AF463086

ENCYCLOPÉDIE

MÉTHODIQUE,

OU

PAR ORDRE DE MATIÈRES:

PAR UNE SOCIÉTÉ DE GENS DE LETTRE
DE SAVANS ET D'ARTISTES;

Précédée d'un Vocabulaire universel, *servant de Table pour tout l'Ouvrag ornée des Portraits de MM.* DIDEROT *&* D'ALEMBERT, *premiers Editeu de l'*Encyclopédie.

ENCYCLOPÉDIE MÉTHODIQUE.

CHIRURGIE,

Par M. DE LA ROCHE, *Médecin du Régiment des Gardes-Suisses, Membre du Collège de Médecine de Genève, & de la Société Royale de Médecine d'Edimbourg, & M.* PETIT-RADEL, *Docteur-Régent de la Faculté de Paris.*

TOME SECOND.

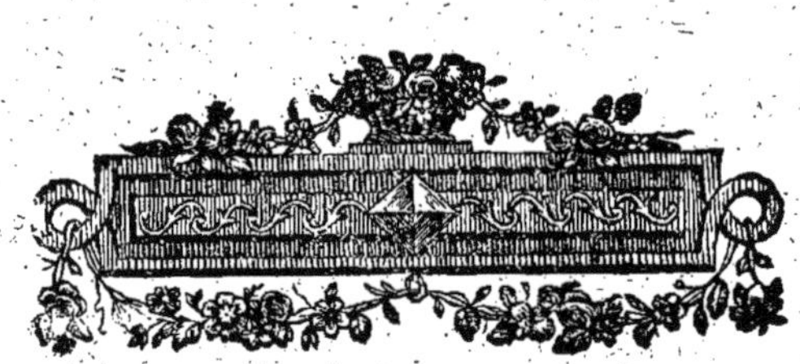

A PARIS,

Chez PANCKOUCKE, Imprimeur-Libraire, Hôtel de Thou, rue des Poitevins.

M. DCC. XCII.

LACÉRATION, déchirement, *Laceratio*, de *Lacero*, je déchire. Plaie formée par la distention violente des parties molles. Ces sortes de plaies se reconnoissent aisément à l'inspection; la manière, dont elles se sont formées, peut servir aussi à les faire distinguer. Elles sont sujettes à traîner après elles des inflammations violentes, qui passent facilement à l'état de gangrène, & demandent à être traitées en conséquence. *Voyez* PLAIE; *Voyez* aussi ANTIPHLOGISTIQUE, INFLAMMATION & GANGRENE.

Des parties considérables du corps peuvent en être séparées par une simple Lacération, & l'on trouve chez les Auteurs divers exemples de pareils accidens. Chéselden a, le premier, décrit dans les Transactions Philosophiques, un fait de cette nature. Samuel Wood, Meunier, ayant la main environnée d'une corde qui fut prise par les dents d'une grande roue de moulin, fut élevé de terre jusqu'à ce que son corps, étant arrêté par une poutre, qui ne lui laissoit point d'intervalle pour passer, la roue emporta & lui sépara du corps un bras & l'omoplate. L'image de la plaie, qui résulte d'un pareil accident est horrible, & la première idée qui se présente naturellement à l'esprit, est que le blessé ne peut pas survivre long-tems à son bras. Samuel Wood échappa à ce second malheur; cette opération avoit été si prompte, qu'il ne sut son bras emporté que lorsqu'il le vit tournant avec la roue. Il descendit par une échelle étroite, sortit du moulin, & fit encore quelques pas pour aller au devant des secours; alors il tomba de foiblesse. Ceux qui arrivèrent les premiers couvrirent sa plaie de sucre en poudre; un Chirurgien vint ensuite, trouva le sang arrêté, & se contenta de ramener la peau, qui étoit fort lâche, par-dessus la plaie, en faisant deux points d'aiguille en croix. Le lendemain, il fut mené à l'hôpital de Saint-Thomas, confié aux soins de M. Fern, qui en étoit pour lors Chirurgien en Chef. Il mit en usage les moyens ordinaires pour prévenir les accidens à craindre en pareil cas. Le premier appareil fut levé sans hémorrhagie, il n'y eut point d'accidens, & le malade fut guéri en deux mois.

Quand le bras fut examiné, on trouva que les muscles qui s'insèrent à l'omoplate, étoient rompus près de leur insertion, & que ceux qui partent de l'omoplate avoient été emportés avec elle. Du reste, la peau qui recouvre l'omoplate étoit restée en place, & elle sembloit avoir été coupée presque parallélement à l'attache du muscle deltoïde.

On lit, dans le Traité des Accouchemens de M. la Motte, qu'un petit garçon, badinant près de la roue d'un moulin en mouvement, fut attrapé par la manche de façon que sa main s'embarra sa dans cette roue, & que la main, l'avant-bras & le bras, étant successivement attirés par la machine, le bras fut arraché & séparé dans sa jointure avec l'omoplate, à cause de la grosseur du corps qui ne pût passer où la roue l'avoit porté. Il sortit si peu de sang de la plaie qu'on n'eut besoin que d'un peu de charpie pour l'arrêter, & l'enfant fut guéri en peu de tems.

Dans le cinquième Volume des Commentaires de Médecine d'Edimbourg, on trouve aussi l'histoire d'un enfant de trois ans & demi, qui eut le bras emporté par une roue de moulin. Le Chirurgien, M. Carmichel, qui vit l'enfant une heure après, le trouva presque mourant, ayant les extrémités froides, le pouls très-petit, & tremblotant, & avec des convulsions dans tout le côté droit, il n'y avoit eu cependant presqu'aucune hémorrhagie Le bras étoit rompu à un pouce & demi au-dessus du coude; le moignon avoit l'apparence la plus hideuse, toutes les parties molles étoient déchirées & contuses, l'humérus étoit dépouillé jusqu'à la jointure, qui paroissoit à découvert. Les muscles & la peau étoient déchirés bien au-delà & en différens sens. On amputa ce qui restoit de l'humérus dans la jointure, ne laissant des chairs & des tégumens que ce qu'il falloit pour couvrir la plaie, & l'enfant fut guéri en deux mois.

On trouve de même dans le II.e Vol. des Mémoires de l'Académie de Chirurgie, l'histoire d'une jambe arrachée dans l'articulation par une roue de carrosse, chez un enfant de neuf à dix ans. Cet accident, non plus que les précédens, ne fut accompagné d'aucune hémorrhagie; on amputa la portion inférieure du fémur, qui avoit été mise à nud, on emporta aussi les chairs déchirées & contuses, & le malade guérit promptement.

M. Morand, qui a rassemblé quelques observations du genre de celles qui nous occupent, dans le deuxième Volume des Mémoires de Chirurgie, en rapporte plusieurs de doigts & d'orteils arrachés par divers accidens, & qui toutes présentent à-peu-près les mêmes phénomènes. En se représentant, dit ce célèbre Praticien, les blessures produites par l'arrachement de membres aussi considérables qu'un bras ou une jambe, il est tout simple d'imaginer que de telles blessures doivent mettre la vie du blessé dans un danger aussi grand que subit de la part de l'hémorrhagie; on le croiroit d'abord. Cependant le contraire est prouvé par l'experience, & la Physique explique le fait. Les vaisseaux sanguins ont d'abord été alongés, & suivant le sort des parties qui les environnoient, ils ont été déchirés; l'extrémité de la déchirure n'est point nette, elle est, pour ainsi dire, frangée; la contraction des fibres longitudinales de l'artere, au moment de la séparation, doit occasionner un rebroussement des fibres circulaires, tel que la cavité du vaisseau, devient pleine, & ferme le passage au sang, qui bientôt forme un caillot & bouche ainsi l'ouverture.

Quoi qu'il en soit de cette opinion de M. Morand, il est certain que le fait qu'elle tend à expliquer est très-curieux; peut-être tient-il à quelque circonstance plus particulière de la structure des vaisseaux, & à l'altération de leur principe vital, occasionnée par l'extrême distension qu'il ont supportée avant de se déchirer. C'est un fait constant qu'on ne voit jamais d'hémorrhagie considérable en conséquence de plaies de la nature de celles dont nous parlons, qui sont par-là même exemptes de ce qui fait le plus grand, ou du moins le plus pressant danger des blessures formées par des instrumens tranchans.

Un second ordre d'accidens est celui qui tient au déchirement des ligamens, de ceux des jointures en particulier, & à l'arrachement des tendons; lorsque quelques doigts, ou orteils sont arrachés, leurs muscles extenseurs & fléchisseurs propres, qui sont des espèces de cordes, en général plus isolées par leur corps que les autres muscles, sont sujets à être rompus dans leurs corps mêmes, ou à être séparés en entier du membre auquel ils appartenoient. Ces sortes de plaies, qui ne laissent pas d'être assez fréquentes, n'ont pas, en général, des suites fort graves, quoique fort effrayantes au premier aspect, à moins qu'elles ne soient compliquées de fractures ou de contusions. On ne peut que s'étonner de voir que, pour l'ordinaire, elles sont moins suivies d'accidens que la simple piquure d'un tendon, ou la blessure d'un ligament. *Voyez* TENDON, LIGAMENT.

Les cas de cette nature ne demandent pas d'autre traitement que celui des plaies compliquées. *Voy.* PLAIE.

Le vagin, la matrice, la vessie sont dans certaines circonstances, sujets à se déchirer. *Voy* pour ces accidens, les articles, VAGIN, MATRICE, VESSIE.

LACRYMALE (Fistule), Αιγιλωψ, *Fistula Lacrimalis.* Ulcère calleux, quelquefois douloureux & enflammé, situé au grand angle de l'œil, & accompagné d'un écoulement de pus & de larmes dont la quantité varie à raison de l'érosion du sac lacrymal qui le complique toujours. La fistule lacrymale est quelquefois la suite d'un égilops, dont la matière, en creusant, a corrodé les parois du sac; mais souvent aussi elle provient d'une cause antécédente, qui empêchant le passage des larmes par les voies lacrymales, donne lieu au gonflement du sac. Nous nous arrêterons d'autant plus volontiers sur cette dernière circonstance, que tout ce qui s'y rapporte, étant bien connu, l'on concevra plus facilement la formation de la Fistule.

J. L. Petit est celui des Praticiens qui le premier ait eu une opinion probable sur l'écoulement des larmes par les voies lacrymales; il compare, avec raison, ces voies à un siphon dont la longue branche est formée par le sac, & le canal nasal; & la courte par les conduits lacrymaux & leur branche commune. Les larmes sont déterminées dans la courte branche de ce siphon, non-seulement par l'obliquité de direction du bord des tarses, mais encore par le mouvement des paupières, qui les poussent dans les points lacrymaux avec toute la force d'un ressort qui se débande, pour nous servir de son expression, & par la faculté absorbante dont jouissent les points lacrymaux, qui continuellement plongent dans les larmes. Or, quand la mécanique dont nous venons de parler, est dérangée par l'obstruction ou l'ulcération des conduits, les larmes regorgent, & ne passant plus par la grande branche du siphon, la narine de ce côté reste à sec, & la joue est plus ou moins mouillée par les larmes qui se répandent sur elle. Etablissons, d'après ces principes, une théorie applicable aux différens cas, & voyons le traitement qui peut leur convenir. On peut considérer la maladie à deux époques distinctes, l'une où il n'y a point érosion au sac, mais simplement intumescence, & l'autre où l'ulcération est complettement formée; les Auteurs désignent le premier état sous le nom d'Hydropisie du sac lacrymal, & l'autre celui de Fistule proprement dite.

De l'Hydropisie du sac lacrymal.

Quelques Praticiens, & même certains Auteurs nomment assez improprement cette espèce d'hydropisie, Hernie du sac, ou Fistule plate. C'est un gonflement du sac lacrymal, à la suite d'une obstruction du canal nasal. Quand cette obstruction est totale, il ne passe rien par le canal, la narine est à sec, les larmes s'accumulent dans le sac; & celui-ci prenant des accroissemens continuels, s'élève peu-à-peu, & forme au-dehors une petite tumeur circonscrite, alongée, molle avec fluctuation, & qui disparoît par une pression un peu forte, qui fait refluer les larmes par les points lacrymaux, & par eux comme par l'orifice inférieur qui s'ouvre dans les narines, quand l'obstruction du canal n'est point de nature à offrir une très-grande résistance. Quelque rempli qu'on suppose le sac, il admet néanmoins les humeurs qui continuellement lui affluent, semblable en cela à la vessie urinaire, & autres réceptacles qui reçoivent toujours, quoique leur dilatation soit au plus haut point. Les larmes, en séjournant dans le sac, de douces qu'elles sont naturellement, deviennent acrimonieuses, ainsi que les humeurs les plus balsamiques qui sont dans un état de stagnation. L'irritation qu'elles y excitent, détermine à porter souvent la main vers le grand angle, & pour peu qu'on comprime cet endroit, soit en voulant essuyer les larmes, ou autrement, le sac se vuide, les larmes sortent par les points lacrymaux, & retombant sur les paupières, elles brûlent ou en excorient l'épiderme, & y occasionnent une plus ou moins grande rougeur. Mais il s'en amasse bien-tôt d'autres, qui, entretenant la même irritation, & gonflant de plus en plus le sac, y attirent l'inflammation & la suppuration, & celui-ci éprouvant érosion, les larmes se répandent dans le tissu cellulaire d'alentour, & donnent lieu à un gonflement œdémateux ou éréfypélateux, qui, vers son milieu, est plus douloureux, plus rouge, plus inflammatoire, & qui, quelquefois, est accompagné de la fièvre & autres symptômes généraux. On traite la tumeur comme un apostême ordinaire, le pus même se rassemble au centre, il se fait jour au-dehors par une érosion de la peau, & la maladie, dès-lors, est une vraie fistule qui verse continuellement avec le pus l'humeur des larmes, qui devoit s'échapper par le canal nasal. La matière, chez quelques sujets, trouvant de la part des tégumens une plus grande résistance, creuse profondément, ulcère la portion du sac, qui appuie sur l'os unguis, & carie même cet os, de manière qu'elle sort alors également & par-dehors & par-dedans les narines.

La maladie, avant d'être compliquée d'érosion, présente des caractères assez distincts, qui empêchent qu'on ne la confonde avec toute autre affection. L'épiphora ou larmoyement est un des principaux; il a lieu par la difficulté que les larmes trouvent à passer par le sac, dont la dilatation se fait toujours avec une certaine résistance. A ce signe succède la tumeur que forment celles qui ont pu y parvenir; la saillie en est d'autant plus grande, que les larmes y ont plus long-tems séjourné; aussi est-elle plus sensible le matin que le soir, à raison de ce qu'on l'a plus ou moins comprimée dans la journée, soit en voulant essuyer l'œil, ou autrement. Une compression un peu forte la fait disparoître, & donne lieu à un reflux de l'humeur, qui sort alors par le nez ou par les points lacrymaux. Quand cette humeur est claire & transparente, on juge avec raison que le mal ne fait que commencer; si au contraire elle est blanchâtre, verdâtre & comme purulente, on doit craindre une érosion du sac. Le sac se vide spontanément pendant la nuit, moins par une action propre de ses parois, que par la tendance qu'a la matière à sortir par les points lacrymaux, qui sont alors dans une position déclive par rapport au sac. Quand la maladie est dans cet état, on peut la regarder comme simple; elle peut durer plusieurs années sans occasionner d'autres accidens que l'épiphora, sur-tout quand le canal n'est pas totalement obstrué. Il n'en est pas ainsi, quand les larmes ont occasionné la suppuration du sac, ce qui arrive quelquefois en peu de jours, avant même que la tumeur ait acquis un volume bien sensible. La maladie est alors compliquée; elle parcourt ses tems d'une manière plus prompte, & se termine toujours par la fistule. Mais quelquefois la tumeur ne se vuide point, telle compression qu'on y fasse, soit que les points lacrymaux aient participé à l'inflammation précédente, ou qu'ils soient obstrués d'une manière quelconque, & que la matière ne puisse se faire jour vers le nez. Mais quand elle se vuide, les larmes offrent toujours un caractère de purulence qui indique cet état.

Il est une hydropisie du sac lacrymal, à la formation de laquelle les larmes ne contribuent en rien, c'est celle qui est compliquée de l'oblitération des points lacrymaux. Elle est produite par l'amas de l'humeur qui suinte des parois du sac lacrymal & du canal nasal. Anel & J. L. Petit sont les seuls Auteurs qui en aient fait mention. Anel dit l'avoir observée chez une femme où l'on ne découvroit aucune trace des points lacrymaux; la compression de la tumeur donnoit issue à une humeur limpide qui couloit dans les narines, il n'y avoit point de larmoiement. Cette maladie parut fort extraordinaire; elle fut montrée à Duverney; Anel ne dit point quel en fut l'événement. J. L. Petit fait mention de trois cas de ce genre; le sujet du premier est une femme qui avoit eu la petite vérole deux ans avant. Le grand angle avoit souffert érosion; il avoit d'abord eu un larmoyement, qu'on avoit cherché à guérir sans réussir; &, dans la suite, il survint une tumeur qu'il ne fut pas possible de réprimer par un bandage compressif. Quelque tems après, la malade rendit du pus par la narine du même côté, & la tumeur se vuida; mais elle reparut le lendemain. Au bout de douze ans, cette tumeur, qui s'étoit dissipée depuis quelque tems, revint aussi grosse qu'auparavant, elle s'enflamma; elle se vida en partie par le point lacrymal inférieur qui s'étoit ouvert. Cette maladie fut guérie par l'incision du sac lacrymal & par l'usage des bougies portées dans le canal nasal. Le sujet du second cas étoit un jeune homme de vingt ans, qui avoit eu la petite vérole à l'âge de quatorze. Il avoit, depuis cette époque, une tumeur au grand angle de l'œil, laquelle pouvoit avoir le volume d'une aveline, & ne se vuidoit ni par le nez, ni par les points lacrymaux. Notre Auteur conseilla de l'ouvrir par une incision, afin de faire cesser la difformité qu'elle occasionnoit, & de prévenir les accidens qui avoient coutume d'arriver. Il en sortit du pus sans odeur; le dedans du sac étoit vermeil; la suppuration qui survint, en procura bientôt le dégorgement & le malade guérit, au larmoyement près, ainsi qu'on l'avoit prévu. Le troisième cas a rapport à une dame à qui l'hydropisie du sac succéda à une inflammation locale, accompagnée d'épiphora. La tumeur du sac ne se vidoit ni par les paupières, ni par le nez, elle resta huit ans dans cet état, après quoi elle devint douloureuse & plus grosse qu'à l'ordinaire. Elle se vuidoit, puis se remplissoit; on y sentoit une fluctuation accompagnée d'un gargouillement semblable à celui que produiroit de l'air mêlé à de l'eau; ce qui donna à penser que le canal nasal s'étant débarrassé, l'air y entroit avec facilité. La malade ne voulut d'abord y rien faire, parce qu'elle n'y sentoit plus de douleur; mais la difformité que la tumeur occasionnoit la détermina à souffrir qu'on y fit une incision qui eut le même succès que dans les cas précédens.

Pour peu qu'on réfléchisse sur la mécanique du siphon lacrymal, tel que nous l'avons exposée, l'on verra que l'indication à remplir, pour guérir l'hydropisie du sac, est de rétablir le cours des larmes à travers l'une & l'autre de ses branches. Voyons si les moyens, qu'on a proposés, peuvent mener à ce but. Le premier, & en même-tems le plus simple, est la compression. Fabrice d'Aquapendente, Scultet & Dionis en font mention, les deux premiers y avoient même recours dans le cas où la maladie avoit récemment dégénéré en fistule. Voici, à cet égard, comme s'explique Dionis, qui a vu cette méthode réussir sur les enfans: » Je mets un petit emplâtre de ceruse brûlée sur l'endroit de la tumeur, & une petite compresse triangulaire d'un demi-pouce par-dessus, pour remplir le coin de l'œil; sur cette compresse, j'en applique une autre, de même figure & de même épaisseur, mais un peu plus large; les ayant trempé toutes deux dans une eau siccative, & je fais soutenir le tout par une bande circulaire, qui, serrant les compresses contre l'endroit du petit sac, fait que l'humeur ne s'y amasse plus, & que le vuide le récolle, pourvu qu'on continue la même pratique pendant quelques mois. » A l'emplâtre de ceruse on a substitué un peu de papier mâché & ensuite un lit de petites compresses triangulaires, qu'on soutenoit avec l'œil simple, jusqu'à ce que Platner imagina un moyen mécanique qui exerce à volonté & plus exactement la compression. C'est un bandage composé de deux bandes d'acier, qui se croisent en leur partie moyenne, & dont la courbure répond à la convexité de la partie supérieure de la tête. Il en porte antérieurement une autre mobile qui se joint à la fixe par une charnière, & qui s'abaisse à volonté au moyen d'une vis qui traverse un écrou dont la branche fixe est percée à son extrémité. Au bout de cette branche mobile, qui est courbée de manière à s'appliquer sur le front, & à porter par en bas sur le grand angle de l'œil, se trouve une petite plaque qu'on garnit d'une pelotte couverte d'un morceau de chamois très-fin & qui doit appuyer sur la tumeur lacrymale. Le reste du bandage est couvert d'étoffe, & les trois autres bandes sont terminées par des rubans, au moyen desquels on la fixe sur la tête. On peut voir ce bandage dans les Planches qui ont rapport à cet Article. Celui-ci, comme ceux qu'on a fait ensuite, doit être porté jour & nuit. Cette méthode de compression, telle avantageuse qu'on l'ait crue, a néanmoins bien des inconvéniens qui l'ont fait tomber. D'abord ceux qui sont obligés de paroître en public ne peuvent s'y faire, à raison de la gêne & du désagrément qu'elle donne au visage; ils veulent bien s'y soumettre la nuit, mais alors l'effet n'en étant pas assez constant on ne peut compter dessus. D'un autre côté, soit qu'on se serve du moyen de Dionis ou de celui de Platner, l'on n'est jamais assez sûr du degré de compression qu'on exerce sur la tumeur. Ainsi, si elle n'est pas suffisante, les larmes s'amassent toujours dans le sac & le bandage n'a aucune utilité; si elle est trop forte, les parois du sac, qui sont dans un état voisin de l'inflammation & à bien plus forte raison quand les larmes sont déjà purulentes, étant dans un contact immédiat, peuvent s'agglutiner au point d'empêcher totalement le passage des larmes par le sac, & alors on guérit bien la tumeur, mais il reste un épiphora, qui continuera toujours. Si cet accident n'arrive point, la pression continuelle de la pelotte détermine une inflammation sur la portion de la paupière, & l'ulcération arrive beaucoup plus promptement qu'elle ne fût venue sans ce moyen. Enfin, comme son effet n'a lieu que sur le sac, & que la cause de la maladie est souvent dans le canal nasal, il est aisé de voir que telle compression qu'on exerce sur la tumeur, tant qu'on ne s'occupera point de l'obstacle qui est au-delà, celle-ci reparoîtra toujours, dès qu'on cessera les moyens compressifs. Une circonstance où la compression pourroit être avantageuse seroit celle où le vice des voies lacrymales proviendroit d'une inertie ou relâchement du sac, sans aucune érotion ni inflammation. En comprimant alors doucement, l'on pourroit empêcher les larmes de séjourner, on rétabliroit le ressort du sac, & par-là on préviendroit le retour de la maladie.

En même-tems que Fabrice employoit les moyens compressifs il cherchoit à corroborer les parois du sac, en appliquant dessus un petit morceau d'éponge trempé dans du gros vin alumineux. Quelques-uns se sont arrêtés à cette seule indication, & ont conseillé pour y répondre, l'application réitérée d'un peu de glace vers le grand angle de l'œil, ou des compresses trempées dans de l'eau-de-vie très-forte. En considérant la facilité qu'ont les remèdes sous forme fluide, de pénétrer par les points lacrymaux, il semble qu'on eût dû faire un plus grand usage de cette propriété absorbante dans la maladie actuelle. Je ne connois guères que Le Dran dont la pratique ait été fondée sur ce point. Cet Auteur conseille, après qu'on a fait sortir les larmes par la pression, de verser dans le coin de l'œil quelques gouttes d'eau dessicative faite avec la couperose blanche, ou avec le sel de saturne; cette eau, dit-il, absorbée passera des points lacrymaux dans le sac & en fortifiera les parois. M. Louis, d'après les mêmes principes, conseille, dans ses Réflexions sur l'opération de la Fistule Lacrymale, insérées dans le 2.e vol. des Mémoires de l'Académie Royale de Chirurgie, les fumigations vulnéraires & balsamiques, mais il ne dit point la manière de les employer. L'idée lui en est venue à l'occasion de la fumée du tabac, qu'on voit quelquefois sortir, chez les fumeurs, par les points lacrymaux. Il cite une demoiselle, qui avoit une hydropisie du sac, dont la tumeur se remplissoit d'air chaque fois qu'elle faisoit des efforts pour se moucher. Ce procédé a été suivi avec succès par M. Moulac, ancien Chirurgien-Major du Régiment de Butta-fucco, sur deux personnes attaquées de fistule. Depuis on l'a également mis en usage, après que d'autres méthodes avoient été infructueuses, & il a pareillement bien réussi. L'Académie Royale de Chirurgie a plusieurs observations sur cet objet, qu'elle pourra communiquer par la suite. Mais la très-grande sensibilité de la conjonctive ne permet pas toujours qu'on mette ce procédé en pratique, & si l'on se détermine à porter la fumigation par le canal nasal, cette voie, qui est plus ou moins embarassée, est souvent insuffisante.

Platner, ayant plusieurs fois eu occasion d'observer l'insuffisance de la méthode compressive, lui ajouta l'incision du sac, qu'il pratiquoit au moyen d'un filet qu'il passoit par un des points lacrymaux, il pansoit ensuite la petite plaie & la conduisoit tellement à la cicatrisation *ut tunicæ*, dit-il, *per hanc contrahantur & receptaculum coarcetur.* Il recommande d'avoir bien soin dans les pansemens que la route des larmes ne devienne pas plus étroite qu'il ne faut, afin que celles-ci puissent facilement trouver leur cours. Cette méthode deviendroit inefficace si l'on ne portoit pas plus loin ses vues, car les accidens dérivent le plus souvent alors de l'obstruction du canal nasal à laquelle l'incision du sac ne sauroit remédier. C'est donc à elle à qui il faut porter l'attention, si l'on cherche à guérir radicalement, aussi allons-nous actuellement nous occuper particulièrement de cet objet en exposant les moyens, qu'on peut encore employer en pareil cas, quoique la maladie eût atteint un terme plus avancé, celui de l'ulcération.

De la Fistule Lacrymale proprement dite.

Quand l'hydropisie du sac est parvenue au point que nous venons d'indiquer, que les larmes sortent par une ou plusieurs ouvertures qui se sont faites spontanément au centre de la tumeur, on dit alors qu'il y a Fistule. Les Auteurs distinguent ordinairement deux sortes de fistules, la simple & la compliquée. La simple est celle dont nous avons donné la définition au commencement de cet article; la compliquée est celle qui est accompagnée d'un vice dans les points lacrymaux, d'une inflammation à la conjonctive d'une œdématie des joues, de la carie de l'os unguis & même de la branche montante de l'os maxillaire supérieur. Les Auteurs parlent encore d'une fistule où il n'y a que les canaux lacrymaux qui éprouvent érosion, elle est fort rare. La complication est ordinaire aux fistules anciennes qui ont été négligées; le pus & les larmes, qui alors sont toujours acrimonieux, en sortant continuellement par l'orifice fistulaire, y entretiennent un éréthisme, les bords deviennent durs & calleux, ils s'y élèvent des chairs fongeuses qui retrécissent souvent l'ouverture, la matière, ayant de la peine à y passer, séjourne au fond de l'ulcère, mine le sac lacrymal, dénude & carie l'os unguis, l'ethmoïde ou la branche montante de l'os maxillaire, & dénature tellement cette portion du siphon lacrymal qu'il ne peut désormais être d'aucun usage. Il y a alors une voie amplement ouverte du grand angle de l'œil vers l'intérieur de la narine & chaque fois que le malade fait une forte expiration, comme en se mouchant ou en toussant, l'air sort avec une grande force & quelquefois avec sifflement. Quand la maladie est portée à ce point, il est rare qu'on la guérisse sans qu'il en reste un larmoyement. Cette complication arrive souvent chez les personnes entichées d'un levain vérolique ou scrophuleux; quand elle est dûe à une pareille cause, il faut, avant tout, traiter le vice général & d'autant plus exactement, que lui une fois détruit, le mal local disparoît de lui-même par les moyens les plus simples.

Les Anciens avoient une méthode fort cruelle de traiter les fistules Lacrymales, qu'elles fussent compliquées ou non. Comme ils s'imaginoient qu'elles étoient toujours accompagnées de carie, ils conseilloient d'inciser d'abord jusqu'à l'os: *oculoque*, continue Celse, *& cæteris junctis partibus benè obtectis, os quod carie vexatum est, ferro adurendum est vehementiùs.* Cette méthode fut celle de tous les Auteurs à l'exception de Paul, qui se contentoit de ruginer l'os quand il étoit simplement découvert. Cette manière de cautériser l'os a été perfectionnée par Fabrice d'Aquapendente; après avoir mis le fond de la fistule à découvert par une incision préliminaire, si son orifice n'étoit point suffisamment grand, il appliquoit l'extrémité d'une canule dessus & moyennant celle-ci, il portoit une tige de fer rougie au feu jusque sur l'os. En procédant ainsi il préservoit les parties environnantes de l'impression du cautère, ce à quoi n'avoient point pensé ceux qui l'avoient précédé. Si quelques circonstances déterminoient à mettre cette méthode en usage, comme la carie de la branche montante de l'os maxillaire, voici comme je conseillerois de se comporter. Le malade placé sur une chaise au grand jour, la tête appuyée sur la poitrine d'un aide, l'œil sain bandé pour qu'il ne voye rien de ce qu'on va lui faire, les paupières de l'œil malade rapprochées l'une de l'autre, & maintenues ainsi par les doigts d'un aide, on aggrandit l'ouverture fistuleuse, en supposant qu'elle fût trop petite, ensuite, ayant bien desséché avec de la charpie ou une éponge fine le bout de l'ulcère, on portera le bout d'une canule à manche, telle que celle qui est gravée dans la Planche qui a rapport à cet Article, & l'on glissera dans sa tubulure le bout rougi au feu d'un cautère actuel qui est de calibre à lui répondre. On réitère plusieurs fois cette opération, si on le juge nécessaire, & ensuite l'on porte au fond de l'ulcère des tampons de charpie sèche; l'on applique un emplâtre de ceruse, puis on termine par des compresses, qu'on trempe dans un défensif, & qu'on contient par le monoculus. L'escarre tombe par la suite & avec elle les portions d'os exfoliées, il renaît des bourgeons & la cicatrice n'est pas lente à se faire.

Le cautère actuel ayant paru cruel & fâcheux, à raison de la déperdition de substances qu'il entraîne, Fabrice lui substitua la méthode du caustique, qui consiste à consumer les callosités & fongosités de la fistule avec des cathérétiques les plus forts, comme les trochisques de minium, le précipité rouge, ou la pierre infernale. Lorsqu'à la chûte de l'escharre, que produisent ces substances, on s'appercevoit d'une altération dans l'os, on y appliquoit de la charpie, chargée de poudre d'euphorbe, ou trempée dans de l'eau mercurielle ou dans de l'acide vitriolique. On revenoit à ce traitement, si les escharres tombées, l'ulcère ne se recouvroit point de bonnes chairs; enfin si ces moyens ne réussissoient point, on ruginoit l'os, comme Fabrice l'avoit conseillé. Mais cette méthode, telle adoucie qu'on la suppose, opéroit, comme l'autre, une très-grande déperdition, occasionnoit également de l'inflammation & autres accidens graves, la plupart du tems un éraillement de la paupière inférieure & toujours l'épiphora.

Tels étoient les procédés reçus, lorsque vers la fin du siècle dernier Woulhouse imagina de perforer l'os unguis, pour former une nouvelle route aux larmes, ce à quoi l'on n'avoit point encore pensé avant lui. Voici quelle étoit sa manière de procéder. Le malade convenablement placé & les tégumens du grand angle de l'œil bien tendus, il prenoit un bistouri courbe avec lequel il faisoit une incision en forme de croissant, dont la convexité regardoit la paupière, & qui pénétroit jusqu'à l'os; il dilatoit ensuite la plaie avec un déchaussoir, qui lui servoit en même-tems à diviser le périoste, &, comme le sang l'empêchoit de voir ce qui lui restoit à faire, il le remettoit au lendemain. Alors il perçoit l'os unguis avec une sonde crénelée pointue à son extrémité, puis, après avoir enlevé les esquilles, il remplissoit l'ouverture avec une tente un peu grosse, & lorsqu'il présumoit que les parois étoient suffisamment détergées, il ôtoit la tente & lui substituoit une canule de métal avec un bord relevé, pour qu'elle ne pût tomber dans le nez. Ensuite il remplaçoit celle-ci par une autre plus petite sans rebord & dont la grosseur étoit proportionnée au trajet qu'elle devoit occuper, afin qu'elle fût exactement embrassée par l'os sans pouvoir vaciller. Il cherchoit alors à cicatriser l'ouverture extérieure par les moyens communs. Si cette méthode de Woolhouse a été avantageuse relativement à la fistule, elle ne l'a pas toujours été par rapport à ses suites. Le dégât qu'on étoit obligé de faire en formant ce nouveau canal, l'inflammation qu'entraînoient les corps étrangers, dont la dureté étoit une cause d'irritation, que beaucoup de sujets ne pouvoient supporter, l'éraillement de la paupiere inférieure, qui venoit de la manière dont on faisoit l'incision, éloignoient toujours ceux qui vouloient la mettre en pratique. Si l'on passoit sur tous ces accidens & qu'on parvînt à guérir la fistule, l'on ne pouvoit remédier au larmoyement qui succédoit à la cicatrice par une raison qu'on devine, si l'on nous a bien suivi jusqu'ici.

Néanmoins les Praticiens étoient partagés sur cette méthode & celle de Celse, lorsqu'au commencement de ce siécle Anel, Chirurgien à Turin, imagina de désobstruer les voies naturelles, qu'il supposoit engorgées, en insinuant successivement, par l'un ou l'autre point lacrymal, un filet d'argent très-fin, qu'il poussoit, par des secousses réitérées, jusqu'au fond du sac. Si l'on en croit l'Histoire, ce procédé d'Anel n'est pas nouveau; Pline, le jeune, parle d'un certain Caius Julius, Médecin, qui traitoit quelques maladies des yeux avec des filets qu'il introduisoit dans l'œil: *specillum per oculos trahens .... dùm immergit specillum per oculos trahens.* Ces passages ont été notés par Morgagni, qui les rapporte dans ses Adversaires. Stahl avoit également sondé ces voies avant lui, avec une corde à boyau, dans la vue de diriger une incision sur le sac lacrymal. Quoi qu'il en soit, on ne peut s'empêcher de regarder Anel comme l'Auteur qui ait le mieux développé cette invention, & qui en ait fait une méthode suivie. Dans la première de ses observations, qui date de 1713, il fait mention de son procédé & dit: que par lui il parvint à déboucher le sac lacrymal, & comme le cas étoit compliqué d'ulcération & de carie, il imagina d'injecter, par les points lacrymaux, une liqueur dessicative, avec une seringue, qu'il inventa, & dont le siphon étoit extrêmement fin. Il réussit également sur la Duchesse de Savoye, arrière-bisayeule du Roi de Sardaigne actuel. Anel donna sa méthode dans un ouvrage qu'il dédia à S. A. S. Monseigneur le Duc d'Orléans, & qui parut en 1716, après avoir été présenté à l'Académie Royale des Sciences. Heister, qui depuis a employé ce procédé d'Anel, dit avoir guéri, en le suivant, des hydropisies du sac, dans l'espace de quatre ou cinq jours; il la croit applicable aux fistules compliquées de carie. Monro en a également obtenu beaucoup de succès; la liqueur dont il faisoit usage étoit l'eau de chaux, dans laquelle il faisoit délayer un peu de miel, il lui ajoutoit, sur la fin, de l'eau de vie, du vin ou quelqu'eau ferrugineuse. Quoique nous ayons déjà parlé de cette méthode d'Anel, à l'article EPIPHORA, nous y reviendrons ici, pour qu'on y trouve l'ensemble que cette matière demande. Voici, en peu de mots, quels étoient les instruments d'Anel & la manière dont il faut s'en servir. C'est d'abord une sonde fort mince à l'une de ses extrémités, qui se termine par un bouton olivaire & devenant insensiblement plus solide par l'autre, pour ne point se replier sur elle-même dans le long trajet qu'elle doit parcourir. La seringue, qui lui succède est non-seulement petite, mais encore elle est garnie d'un siphon dont le calibre est proportionné à la petitesse des points & des conduits lacrymaux. Pour en faire usage, il faut faire asseoir le malade entre ses jambes, sur un siége fort-bas, en lui renversant la tête en arrière, on ouvre les paupières, en les tirant légèrement vers les tempes; on passe la sonde dans le conduit lacrymal supérieur, qui, étant le plus oblique des deux, est le plus propre à la recevoir; on préfère l'inférieur pour passer les injections, par la raison que la paupière inférieure est moins mobile, que la main de l'Opérateur trouvant un point d'appui sur la joue du malade, il est plus facile d'y fixer le siphon de la seringue. Quand on cherche à sonder ainsi les points lacrymaux, il faut se rappeller que les conduits, après avoir régné le long du bord interne de chaque paupière, se coudent, le supérieur de haut en bas & l'inférieur du bas en haut, avant de se terminer sur l'extrémité de cartilages tarses. Ceci bien compris, il faudra donc la pousser d'abord presque perpendiculairement de bas en haut, après quoi on la dirigera obliquement de dehors en dedans & de bas en haut. Lorsque la sonde est une fois engagée dans le conduit lacrymal supérieur on cesse de tirer afin de relâcher les parois de ce conduit, & la tournant légèrement entre les doigts on la fait pénétrer dans le conduit lacrymal qu'elle traverse obliquement de haut en bas & de dehors en dedans. On la pousse doucement jusqu'à ce que le chatouillement que le malade éprouve dans les narines, indique qu'on est parvenu au canal nasal. Il n'est pas moins nécessaire de ne plus tirer la paupière inférieure, quand le siphon de la seringue est introduit dans le canal lacrymal. On poussera alors le piston, avec précaution, en faisant pencher la tête en avant, pour que la liqueur ne tombe point dans la bouche, & n'excite point la toux. On fera ces injections deux fois le jour, & on les continuera aussi long-tems que la maladie pourra l'exiger. Les succès d'Anel annoncent assez ce qu'on peut attendre de sa méthode dans les cas simples, où il n'y a qu'engorgement dans les voies lacrymales; mais si l'obstruction est complette, si le canal nasal ou l'orifice du sac sont remplis de fongosités, peut-on espérer de les débarrasser avec un instrument aussi peu capable d'effort que la sonde qu'on employe? non, sans doute, aussi l'abandonna-t-on par la suite.

En 1734, J. L. Petit revint sur les idées d'Anel, & ayant médité plus qu'aucun autre sur la mécanique des voies lacrymales, il présenta, dans plusieurs Mémoires, qu'on trouve parmi ceux de l'Académie Royale des Sciences, une suite de procédés qui tendoient à remplir les mêmes vues, c'est-à-dire le rétablissement du sac dans son premier état, mais d'une manière beaucoup plus certaine. Voici en quoi ils consistent: Qu'il y ait ulcération ou non, on fait une incision demi-circulaire à la peau & au sac, comme le pratiquoit Woolhouse, en commençant immédiatement près du tendon de l'orbiculaire, & allant en dehors de l'étendue de six à sept lignes, prenant garde d'intéresser la parois opposée du sac. Quoique l'éraillement, qui succède quelquefois à l'opération, provienne moins de la division du tendon, que de ce qu'on a incisé trop près du bord des paupières, néanmoins on évite de le comprendre dans l'incision; c'est à quoi on parvient facilement en faisant tendre les paupières par les doigts d'un aide, qui les tire vers le bord externe de l'orbite; le ligament paroît alors très-sensiblement. Cette incision doit se faire avec un bistouri à rainure, tel que celui qui est gravé dans les Planches relatives à cet article, elle suivra le contour de l'orbite, de manière qu'elle comprenne l'orifice fistulaire, s'il y en avoit un. Monro fait, au sujet de cette première incision, une remarque sur laquelle il est bon de s'arrêter. « J'ai observé, dit-il, que, nonobstant toutes les précautions, la seule pression du bistouri exprimoit les liqueurs contenues dans le sac, & le faisoit affaisser au point que je n'aurois pu l'ouvrir sans courir un danger manifeste de couper en même tems la partie postérieure du sac, & de laisser l'os à découvert. Afin de ne pas tomber dans cette faute j'introduis une petite sonde dans l'un des points lacrymaux, & je la donne à un aide qui soulève le sac, puis avec un petit bistouri pointu, courbé & bien tranchant, je coupe les tégumens tendus à la manière ordinaire, jusqu'à ce que j'apperçoive la sonde. » L'on relève ensuite le dos du bistouri, qu'on tient perpendiculairement, & sur sa rainure on porte la pointe d'une sonde crénelée vers l'orifice du canal nasal, & on la tourne plusieurs fois entre les doigts, ou poussant, comme pour le déboucher, & détruire les obstacles qui peuvent s'y rencontrer. On glisse ensuite sur la crénelure de la sonde le bout d'une petite bougie, dont la tête est munie d'un fil, pour l'ôter plus facilement dans les pansemens. On l'enfonce aussi profondément qu'il est possible; puis on recouvre la plaie avec un plumaceau, un emplâtre d'onguent de la mère, des compresses triangulaires, & l'on termine par l'œil simple ou un bandeau. On laisse la tente les deux premiers jours, on l'ôte le troisième, & à chaque pansement on l'enfonce de plus en plus; ayant soin de la tremper dans un digestif simple, & d'en augmenter le volume à mesure. Le canal ainsi suppure, les callosités & engorgemens se résolvent, & lorsque le stilet passe jusqu'au fond des narines, que l'air sort à plein canal par l'orifice de la plaie, dans une forte expiration, on a lieu de croire que toutes les fontes sont faites & qu'il n'y a plus d'engorgement; alors on panse à plat & à sec pour parvenir à la cicatrice. On juge favo... ment du succès de l'opération, lorsque l'appareil est toujours sec dans les pansemens, & que les chairs sont grainues, vermeilles & que l'ulcère tend à la cicatrisation.

Cette méthode est simple, elle a été heureuse même dans le cas où l'os étoit à découvert, surtout quand, dans les pansemens, on avoit eu soin d'empêcher le séjour de la sanie, en pansant mollement & fréquemment, & en injectant souvent. En effet, l'exfoliation arrive alors sans qu'on soit obligé de l'aider avec aucun caustique, encore moins avec le cautère actuel qui brûle & détruit ce qu'on voudroit ménager. Mais comme, en pareil cas, on doit craindre que les bourgeons charnus ne remplissent trop le vide & n'oblitèrent le sac ou le canal, il convient de le garder ouvert au moyen d'une petite canule d'or ou d'argent, sur lequel la cicatrice puisse se faire. Celles à gorge pourroient mieux convenir que toute autre, il faut seulement avoir soin que leur bord supérieur soit coupé obliquement. On a vu des sujets les garder très-long-tems sans s'en douter & être très-étonné de les rendre en se mouchant. Quand la branche montante de l'os maxillaire participe de la carie, comme l'exfoliation est plus lente à se faire, on est quelquefois obligé de recourir à la rugine. Quand la pièce qui s'exfolie, est volumineuse, alors le sac étant ordinairement rongé en cet endroit, le larmoyement a toujours lieu, à moins qu'on ne place une canule. Mais si l'incision, telle que nous la venons de décrire, a ses avantages, elle a aussi ses inconvéniens. On peut blesser la veine ou l'artère angulaire, la cicatrice qui succède est souvent irrégulière, difforme, la suppuration entraîne souvent l'éraillement de la paupière, sur-tout si l'orifice de la fistule a forcé d'inciser trop près de la commissure, le sommet de la bougie entretient une irritation dans les environs qui amene une inflammation & une suppuration auxquelles on ne devoit point s'attendre & qu'on ne peut dissiper qu'en ôtant la bougie.

M. Pouteau perfectionna cette méthode en sauvant les désagrémens d'une cicatrice chez une femme très-curieuse de ses traits. Elle avoit un anchylops du côté droit; en pressant la tumeur, on faisoit sortir une sérosité purulente par les points lacrymaux. Ayant inutilement tenté de les enfiler & n'osant proposer l'ouverture du sac, la nécessité lui indiqua le procédé suivant. Il plongea une lancette dans le sac lacrymal, entre le caroncule & la paupière inférieure, intérieurement. Il donna à l'instrument une direction oblique vers le fond du sac, & l'enfonça profondément; le pus étant sorti par les côtés de la lancette, il glissa une sonde à aiguille sur le plat de celle-ci dans le conduit nasal, & après avoir retiré la lancette, il déboucha facilement le conduit, en poussant la sonde perpendiculairement & parvint ainsi dans le nez. Cette malade fut parfaitement guérie, à une légère échymose près, qu'il attribua à ce qu'il n'avoit point fait assez grande l'incision de la conjonctive. « On ne peut contester, dit notre Auteur, que ce procédé a des grands avantages, les points lacrymaux restent dans leur intégrité; on peut employer une sonde plus ou moins grosse & flexible qu'on porte plus directement contre les obstacles qui obstruent le conduit, on n'a aucune cicatrice ni aucun larmoyement à craindre, les sondes aigues ne peuvent produire aucun mauvais effet sur les parois du canal & sur le sac lacrymal. Il est cependant, observe M. Pouteau, des précautions à prendre avant l'opération, c'est de laisser remplir le sac lacrymal, & s'il se vuide habituellement par une ouverture fistuleuse, on bouchera celle-ci avec une mouche gommée, afin qu'il se remplisse le plus qu'il est possible. » En faisant l'opération on ne doit pas craindre la grandeur de l'incision, elle est sans danger, pourvu qu'on n'approche pas trop près de la commissure des paupières. Une lancette, sur le plat de laquelle on avoit pratiqué d'un côté une petite canelure, est très-commode pour faciliter l'introduction de la sonde. On fait baisser la paupière inférieure par un aide, on prend la lancette avec la main gauche, lorsqu'elle a été plongée dans le sac, & la droite conduit la sonde dans l'ouverture. Cette sonde est poussée le long du canal, comme dans la méthode de M. Mejéan dont nous parlerons dans peu; on porte dans la narine une érine mousse & applatie vers son extrémité pour accrocher la sonde qui entraîne un fil. On le laisse deux jours puis on attache alors à son bout une soie cramoisie, longue d'un pied, liée en double & formant une anse, de manière que le nœud soit fait par

par le fil, & on le tire de haut en bas pour que le fil suive la même route. L'anse que présente cette soie sert à passer quelques brins de la charpie en double, qu'on tire de bas en haut jusqu'à ce qu'ils soient arrivés à la parois supérieure du sac lacrymal. Les bouts de la charpie, qui débordent le nez, sont repliés contre l'aile du nez & y sont arrêtés avec une mouche. Pour renouveller le pansement, on tire par le nez la charpie, qui ramène avec elle l'anse de soie, on l'en dégage & on la remplace par de nouvelle; on augmente, suivant le besoin la quantité de charpie & on la couvre avec des onguens ou des baumes appropriés. La soie cramoisie est préférée à toute autre, à raison de la teinture qui la rend moins cassante.

Mais telle parfaite que pût être la méthode de l'incision, après toutes ces corrections, celle d'Anel n'en pouvoit pas moins avoir ses avantages. Il est évident aussi que si ce Praticien n'avoit pas toujours réussi avec sa sonde & ses injections, une mèche, portée dans l'intention de faire suppurer le canal par les mêmes voies qu'il faisoit parcourir à sa sonde, pouvoit avoir beaucoup plus de succès, & c'est précisément ce que M. Méjean, Chirurgien à Montpellier, tenta le premier de la manière suivante. Il introduisit par le conduit lacrymal supérieur, à l'imitation d'Anel, une aiguille de six à sept pouces de long & d'un diamètre proportionné à la lumière des points lacrymaux, dont un des bouts, celui qui doit passer le premier, est mousse, sans être arrondi, comme le stilet d'Anel, & l'autre a un œil arrondi, pour recevoir une mèche. S'il trouvoit une certaine résistance, il portoit une aiguille pointue, pour se faire jour plus facilement. L'aiguille ayant été introduite jusque dans le nez, avec la précaution que demande une opération si délicate, il portoit dans la narine du même côté une sonde crénelée & percée à son extrémité, telle qu'elle est gravée dans une des Planches qui ont rapport à cet Article; il en dirigoit la pointe sous le canal inférieur; là, rencontrant le bout de l'aiguille qu'il avoit passé par le point lacrymal, il cherchoit à l'engager dans la rainure de la sonde, pour le faire passer par le trou qui la termine. Alors il relevoit un peu celle-ci en même-tems qu'il poussoit le stilet de l'autre main, en retournant la sonde sur elle-même pour tordre le bout engagé de l'aiguille, & ainsi par ces deux mouvemens combinés il parvenoit à la faire sortir hors du nez. M. Cabanis, Chirurgien à Genève, ayant éprouvé la difficulté d'engager ainsi le bout de l'aiguille, en se servant de la sonde crénelée de M. Méjean, lui a substitué ses palettes. C'est un instrument composé de deux lames qui se meuvent horizontalement & qui sont percées de plusieurs trous lesquels se répondent quand elles sont parallèles, mais qui se croisent lorsqu'on fait mouvoir une d'elles dont la tige passe par le canal qui termine l'autre & s'y meut à-peu-près comme le piston d'une seringue dans son canal. *Voyez* ce jeu exprimé dans la Planche à laquelle nous venons de renvoyer. On introduit la portion perforée sous la conque inférieure, on cherche de la main qui tient l'aiguille en dehors, à en insinuer le bout qui est dans la narine à travers l'un des trous de la palette, & lorsqu'on présume avoir réussi, on pousse l'anneau du milieu qui termine le manche, & les trous, sortant de leur parallélisme, pressent sur lui & le tiennent d'une manière très-ferme. On tire à soi la totalité de l'instrument, & l'on attire l'aiguille & les fils qui tiennent à elle; ces fils restent à la place de l'aiguille, ils sont les bouts d'un peloton, qu'on place sous le bonnet du malade, il faut que ce peloton soit suffisamment gros pour fournir pendant tout le traitement, ou qu'on en coupe une portion à chaque pansement. « Le lendemain de cette opération on attache au fil qui sort de la narine, dit M. Louis, dans le compte qu'il rend de cette méthode, une mèche de quatre ou ou six fils de coton; cette mèche doit avoir à-peu-près la longueur du canal nasal & être faite à deux anses. On passe un fil particulier dans l'anse inférieure, de manière que le bout de celui qui attache le haut de la mèche, y soit engagée. On la trempe dans le basilicum fondu ou seulement dans de l'huile d'amandes douces, en tirant le fil au-dessus du point lacrymal; on fait monter cette mèche dans le conduit nasal jusque dans le sac: on la renouvelle à chaque pansement & on l'attache au même fil qui est fourni par la pelote. On grossit cette mèche par degrés le sixième ou septième jour de l'opération, on l'imbibe de baume verd, & l'on en continue l'usage jusqu'à ce que les mèches ne soient plus chargées de pus, & qu'elles descendent & montent avec facilité dans le conduit. »

Cette méthode offre, sans contredit, beaucoup moins d'inconvéniens qu'aucune de celles dont nous avons parlé; elle dispense de l'incision & évite le désagrément d'une cicatrice, point important pour ceux qui sont curieux de la régularité de leurs traits. Elle restitue la mécanique du siphon lacrymal sans occasionner d'accidens, elle peut avoir lieu dans le cas de simple engorgement du sac, comme dans ceux de fistules même compliquées de carie; la mèche pouvant dans les pansemens entraîner les parcelles d'os, à mesure qu'elles se détachent, & porter sur lui les teintures & remèdes appropriés à la nature du mal. Elle convient dans les fistules simples, en ce qu'une fois le canal bien ouvert, les larmes & écoulemens trouvant plus de facilité à suivre le cours de la mèche, l'ouverture fistulaire qui en est moins abreuvée se déterge & tend à la cicatrisation. Mais quelques avantages qu'on lui trouve, elle a encore ses inconvéniens & même ses défauts. Il n'est pas toujours facile d'enfiler les points lacrymaux, sur-tout avec une sonde boutonnée, soit à raison de la petitesse de leur orifice ou de la difficulté de fixer la paupière supérieure. Mais, en supposant qu'on ait vaincu cet obstacle, on n'a point encore réussi, le cornet supérieur fait un angle droit avec le sac lacrymal & le canal nasal, de sorte qu'en poussant la sonde dans le sac, elle se porte naturellement contre la partie qui touche l'os unguis. La précaution d'élever la sonde, autant qu'on peut, n'empêche point que son bec ne frotte contre cette partie, & ce frottement augmente toujours jusqu'à l'extrémité du canal. Si cette portion du conduit est ulcéré, la sonde percera aisément la membrane & se frayera un chemin contre nature entre lui & l'os, & pourra même passer dans les narines entre le cornet supérieur & l'inférieur. Elle pourroit également, quand la pointe en est bien fine, telle qu'on la recommande pour percer des matières épaissies dans le canal, se faire route entre le sac & l'os. Le procédé est difficile, quelquefois même impraticable quand le cornet inférieur descend trop bas vers le plancher des narines. A force de tirer les fils par les points lacrymaux, souvent on les coupe & l'on donne au tarse une inversion en dedans, qui nuit à la paupière, occasionne de la difformité, & quelquefois par la suite un petit larmoyement, à raison de ce que le conduit lacrymal ne se termine plus comme auparavant par un orifice capillaire, mais par une grande ouverture. La sonde ne peut quelquefois vaincre la résistance qui s'offre dans le canal à raison de sa trop grande foiblesse; ces deux derniers inconvéniens sont évités dans le procédé que M. Jurine, Chirurgien à Genève, a récemment publié. Au lieu d'un stilet mince & boutonné ce Praticien emploie une canule d'or ou d'argent, longue de deux pouces & demi & de la grosseur d'une plume de corneille, légèrement courbe, terminé par un côté d'une pointe d'acier, semblable à celle d'un trois-quart, ouverte de l'autre, & traversée dans toute sa longueur par un stilet de même matière, mais battu, applatie & fort courbe, lequel peut en sortir par un trou pratiqué auprès de sa pointe. Ce stilet mousse, garni d'un bouton à son extrémité inférieure est percé supérieurement d'un œil, propre a recevoir le fil qui doit passer du sac lacrymal dans le nez, & servir à tirer le séton ou la sonde flexible. M. Méjean fait entrer le séton par le point & le conduit lacrimal supérieur, il faut qu'il soit mince pour s'engager dans ce conduit, il doit parcourir le sac & le canal nasal & descendre jusque dans le nez. M. Jurine prend une voie plus courte. Après avoir situé le malade & s'être bien assuré de la position du sac lacrymal, il y plonge la pointe qui termine la canule, cet instrument est ensuite dirigé de haut en bas le long du canal nasal; lorsqu'il est parvenu dans le nez, il pousse le stilet qu'il contient, pour en faire sortir l'extrémité par en bas. La courbure qui est propre à ce stilet & qu'il reprend lorsqu'il est en liberté, le pousse vers l'ouverture des narines, où il est facile à saisir avec des pinces ou autrement. Il est retiré en entier & à mesure qu'il descend il entraîne avec lui le fil dont il est muni; il ne reste plus qu'à ôter la canule & à faire usage de ce fil, comme M. Méjean. En plongeant immédiatement son instrument dans le sac & le canal nasal, M. Jurine ne fait qu'une ouverture, si petite que par la suite la cicatrice en est imperceptible. Les voies lacrymales sont sûrement débouchées, parce que l'instrument a beaucoup de force; le fil, traversant des parties peu sensibles, ne cause presque pas d'irritation, & on peut le choisir d'une grosseur qui réponde à l'usage auquel on le destine; tout ce qu'on peut craindre, c'est que la pointe du trois-quart ne blesse la parois du canal ou qu'elle ne glisse dans leur épaisseur. Il semble, observe M. Sabbatier, que l'instrument & le procédé de M. Jurine rempliroit mieux le bout de l'Art si la canule étoit terminée par une pointe mousse, & que, pour l'introduire, on fit une petite incision aux tégumens & à la partie extérieure du sac; le fil une fois placé, on traiteroit cette incision comme une plaie simple, qu'on laisseroit cicatriser & qui se réduiroit au trou nécessaire à son passage. L'opération pratiquée de cette maniere réuniroit les avantages que promettent la méthode de J. L. Petit & celle de Méjean & n'auroit ni les inconvéniens ni les incertitudes & la difficulté de l'autre.

Enfin M. Laforest, s'arrêtant à un passage des notes de La Faye, sur les Opérations de Dionis, imagina un procédé où quelques-uns de ces inconvéniens sont entièrement évités. « S'il étoit possible, dit ce Commentateur, de faire des injections dans le canal nasal par son orifice inférieur, qui est dans le nez, en se servant d'une petite seringue dont le tuyau seroit tourné de manière qu'on pût la faire entrer dans cette petite ouverture, & si l'on s'accoutumoit à se servir de cette méthode, on la préféreroit peut-être aux autres en bien des cas. » La méthode de M. Laforest est fondée sur cette possibilité. M. Allouel lui en a revendiqué la priorité; mais la vérité est qu'elle n'est dûe ni à l'un ni à l'autre, & qu'ils avoient été tous les deux prévenus, en 1715, par Bianchi, Professeur à Turin, qui a fait à ce sujet imprimer une lettre insérée dans le Théatre Anatomique de Manget, où l'on voit qu'il sondoit le canal nasal par le nez. Il ajoute qu'on pourroit se servir d'une sonde creuse, pour y faire des injections. Mais, laissant de côté cette priorité, il n'en est pas moins vrai que M. Laforest a exposé son procédé mieux que les deux autres, & voici en quoi il consiste. On commence d'abord par porter une sonde pleine, recourbée, à-peu-près comme une algalie, d'une grosseur relative au canal nasal & dont la courbure soit proportionnée à l'âge des sujets. On en voit de différentes grandeurs dans les Planches qui ont rapport à cet Article ; on se sert de ces sondes quand on présume que les obstacles à vaincre sont considérables, & que l'engorgement du canal nasal est fort ancien. Le malade étant assis & sa tête appuyée sur la poitrine d'un aide, on porte sur le plancher des fosses nasales le bec de la sonde pleine, de manière que sa convexité soit en dedans & en haut. Ensuite l'on fait faire un demi-tour à la sonde en en portant le bout qu'on tient de bas en haut & de dehors en dedans; de cette manière l'autre se dirige vers l'arcade que forme la conque inférieure pour y chercher l'orifice inférieur du canal nasal. On connoîtra que le bout de la sonde est entré, lorsque celle-ci n'aura plus de jeu sous la conque. Pour lors on fera faire la bascule à la tête de la sonde par de petites secousses plus ou moins réitérées, jusqu'à ce qu'on en apperçoive la pointe dans le sac nasal. Quelquefois néanmoins on ne découvre point la sonde, quoiqu'elle soit parvenue à la partie supérieure du canal nasal; comme en pareil cas elle se trouve engagée sous un petit rebord de l'os maxillaire, il faut, pour la dégager relever un peu la tête de la sonde & en même-tems la pousser de devant en arrière, & de bas en haut, & alors on ne tardera point à la voir. La sonde une fois entrée, M. Laforest conseille de la laisser plusieurs jours, tant pour détruire l'obstruction que pour faire place à une algalie, qui doit y succéder. Cette algalie a la même figure & les mêmes dimensions que la sonde, mais elle est creuse; on porte plusieurs fois le jour, au moyen de sa tubulure des injections détersives qu'on pousse avec une seringue dont l'orifice du siphon lui réponde, & ainsi l'on répète ce procédé, ôtant de tems à autre l'algalie, jusqu'à parfaite guérison. M. Laforest cite plusieurs fistules très-compliquées qui ont cédé à cette méthode en moins de quatre semaines. La fistule se déterge, se cicatrice, & on augure bien du succès quand les injections sortent par les points lacrymaux sans entraîner aucune matière purulente. Ce Praticien observe que, dans les cas de fistule simple sans engorgement du canal nasal, on peut se dispenser de commencer par l'usage de la sonde pleine; il faut simplement faire des injections avec la seringue à siphon recourbé. Mais s'il y avoit engorgement & qu'on pût l'attribuer à des fongosités dans le canal, il conseille d'y placer un séton. On porte alors une sonde terminée en manière d'œil, on la fait monter dans le canal nasal, jusqu'à ce que son extrémité sorte par l'ulcération; on passe plusieurs fils dans l'ouverture de la sonde, & on les entraîne dans le canal en retirant celle-ci. M. Laforest a fait usage de ce moyen sur deux malades avec succès, d'abord sur une demoiselle, qui avoit une hydropisie du sac, qu'il vouloit guérir par des injections. Un des consultans s'y opposa, en disant qu'il falloit absolument ouvrir le sac, mais cette opération n'ayant pas réussi, M. Laforest se servit du séton pour compléter la cure. Le second malade avoit une fistule compliquée de carie à l'os unguis & au maxillaire; le séton fut employé pendant quinze jours, ensuite on se contenta de laisser dans le canal une sonde au moyen de laquelle on faisoit journellement des injections. De cette manière la carie s'exfolia, l'ouverture des narines fut fermée & l'ulcère parvint à une bonne cicatrice.

Telle simple que soit la méthode que nous venons d'exposer, on peut néanmoins l'employer avec fruit dans les cas mêmes où il y a carie à l'os unguis, ainsi qu'il est constaté par plusieurs autres observations. La possibilité de ses succès est prouvée par ceux qu'a eu la méthode d'Anel dans les mêmes circonstances; elle est, sans contredit, celle qui offre le moins d'inconvéniens & les plus grands avantages. Ce qu'elle a contr'elle, c'est que quelquefois on ne peut introduire que difficilement la sonde ou l'algalie à raison d'un prolongement du cornet inférieur vers le plancher des narines, qu'on peut fracturer le cornet, que la sonde ou l'algalie occasionnent un chatouillement douloureux auquel beaucoup de malades ne peuvent se faire; que souvent il s'ensuit des déchiremens de la membrane pituitaire une inflammation, accidens qui pour la plupart avoient déjà été objectés par Morgagni à Bianchi, ainsi qu'on le peut voir dans ses Adversaires; mais en les réduisant à leur juste valeur & les comparant ensuite avec les inconvéniens qui accompagnent les autres méthodes il est facile de voir qu'ils leur sont bien inférieurs.

Résumé.

Si l'on se rappelle tout ce que nous avons dit sur les différens états par où passe la maladie que nous venons de considerer dans cet Article, les différens procédés par lesquels on a cru devoir en tenter la guérison, on verra que chacun peut avoir son application en certaines circonstances. Il ne s'agit donc en pareil cas que de bien adapter les procédés opératoires au genre de vice actuellement existant. Ainsi, par exemple, dans le cas où la compression du sac détermineroit l'humeur purulente à refluer aussi-bien par le nez que par les points lacrymaux, on pourroit, avec raison, regarder l'obstruction comme peu considérable & la suppuration comme pouvant céder aux moyens les plus simples qui ameneroient la détersion du sac. La méthode d'Anel, qui consiste à injecter par les points lacrymaux, & celle des fumigations peuvent alors être préférables aux autres tant par leur simplicité que par le peu d'inconvéniens qu'elles entraînent avec elles. Mais si les parois du sac sont spécialement affectées, qu'elles soient devenues spongieuses, que la matière du pus sorte en grande abondance par une ou plusieurs fistules, & que néanmoins les points lacrymaux ou l'orifice des fistules ne puissent lui donner une issue suffisante, ni les injections l'entraîner au dehors, il faut en venir aux procédés de J. L. Petit, c'est-à-dire ouvrir le sac, & sans passer des sondes, des bougies ou des sétons dans le canal nasal, il suffira, dit M. Louis, de panser mollement avec de petits bourdonnets chargés des remèdes dessicatifs ou détersifs selon l'état du sac. Monro, en pareil cas se contentoit de toucher légèrement les bords de la plaie avec la pierre infernale, tandis qu'il cherchoit à guérir la maladie du sac par les remèdes qu'il croyoit les plus convenables. Il ajoute que l'ouverture faite aux tégumens se ferme peu de tems après qu'on a cessé d'y introduire des bourdonnets & qu'on panse à plat. S'il y a carie & que, d'une autre part, on puisse espérer de dégorger le canal nasal, on doit préférer le procédé de M. Laforest, la sonde, les injections par le nez au moyen de la canule qui restera à demeure. Mais, en supposant qu'on parvienne à l'introduire avec difficulté, soit à raison de l'étroitesse de l'orifice inférieur du canal ou de la disposition de l'ouverture qui, variant chez les différens sujets, offrent des obstacles qui ont fourni, comme nous l'avons dit, à Bianchi & Morgagni un sujet de contestation, il faudroit placer, au moyen d'un fil passé auparavant, selon le procédé de M. Méjean, une canule flexible armée de son fil, telle que la propose M. Cabanis. *Voyez* à ce sujet la Planche qui a rapport à cet article. On pourroit actuellement en faire de gomme élastique & alors elles n'offriroient aucun des inconvéniens de celles de métal. Mais si l'obstruction du canal étoit de nature à ne pouvoir céder à ces tentatives, il faut en venir au procédé de Woolhouse, la formation d'un nouveau canal, car l'exfoliation est souvent longue à se faire attendre & pendant qu'elle se fait, les chairs naissent qui bouchent le conduit que la nature cherche à établir. Ce nouveau canal est alors la seule ressource qui reste ; mais, pour le bien faire, il faut suivre les règles d'une scrupuleuse anatomie. Il ne s'agit point ici de faire un grand fracas dans l'os, comme nécessairement on le feroit en se servant d'un stilet mousse, du perforatif olivaire, ou des pinces de Lamorier ; il suffit d'une ouverture, observe Monro, de diamètre à recevoir une plume de corbeau. Aussi ce Professeur conseilloit-il un forêt de ce volume, propre à percer l'os sans effort. Mais une sonde crénelée pointue est préférable à tous ces instrumens, même à celui de Monro, car ici il ne faut faire aucun effort ; on plonge l'extrémité la plus affilée obliquement de haut en bas & d'avant en arrière, de manière à percer l'os unguis & sortir entre la conque supérieure & l'inférieure. On s'apperçoit du succès de l'opération quand, en tournant la sonde entre les doigts, pour dilater l'ouverture, le malade rend du sang par le nez, & quand, l'instrument ôté, il sort de l'air lors de l'expiration. On porte alors dans cette ouverture une petite tente dont on continue l'usage, non-seulement, dit Saint-Yves, jusqu'à ce que les os soient exfoliés, mais encore jusqu'à ce qu'il se soit formé une membrane sur toute la circonférence intérieure du nouveau canal. Mais la canule de plomb ou d'or de Woolhouse est beaucoup plus préférable à l'usage de la tente en bien des cas. Je crois en avoir remarqué un, dit à ce sujet M. Louis, où elle conviendroit fort, après l'opération de J. L. Petit. Lorsqu'avant la perforation de la peau le sac lacrymal a été détruit du côté des tégumens par une grande ulcération, la peau émincée n'a plus de soutien, les lèvres de la plaie qu'on a faite, se replient en dedans &, dans cette disposition des choses, il y a tout à craindre qu'il ne reste une fistule pour la guérison de laquelle il faudroit percer l'os. On pourroit prévenir cet inconvénient en mettant dans le conduit nasal une petite canule d'or dont la partie supérieure soutiendroit la peau, & la cicatrice se fera sur elle. » Le procédé de M. Méjean peut également être avantageux en quelque cas. Quoique l'idée en remonte à Anel, qui même employoit son stilet pour déboucher le commencement du canal, l'usage de la mèche lui appartient en propre. Elle peut convenir lorsque la maladie est compliquée avec un engorgement des points & des conduits lacrymaux, lorsque les obstacles à vaincre n'offrent pas une grande résistance, qu'il y a des fongosités dans le canal, qui demandent à suppurer. Mais quand les embarras sont invétérés & tels enfin que Monro désespéroit de pouvoir les percer avec une alêne de cordonnier, le stilet étant trop foible pour le forcer, il faut alors lui préférer le procédé de Laforest, celui de Petit ou de M. Pouteau, ou enfin faire une nouvelle route aux larmes, encore dans ce dernier cas ne peut-on pas se flatter de guérir sans larmoyement. Mais tout en reconnoissant l'efficacité du procédé de M. Méjean, M. Louis observe qu'il vaudroit encore mieux ouvrir le sac & ne se servir de séton qu'après ; il ajoute que dans tous les cas, où cette ouverture ne sera point nécessaire, l'usage du séton deviendra inutile, qu'on peut faire des injections par l'orifice de la fistule dirigée du côté du nez, que Platner a ainsi guéri plusieurs malades sans qu'il en soit résulté aucun accident. (*M. Petit-Radel.*)

LACS. Παγίδες, *laquei*. Espèce des bandes plus ou moins longues, faites de soie ou de fil, ou de cuir, suivant quelques circonstances, destinées à fixer quelques parties ou à faire les extensions ou contr'extensions, convenables pour réduire les fractures & les luxations. On ne se sert pas des Lacs de laine, parce qu'étant susceptibles de s'alonger l'effet en seroit infidèle. Quelques Praticiens ont établi qu'avec une parfaite connoissance de la disposition des parties une expérience suffisante & une grande dextérité, on peut réussir à réduire les luxations par la seule opération de la main, & que les Lacs qui servent aux extensions doivent être regardés comme des liens qui garottent les membres, qui les meurtrissent & y causent des douleurs inouies. Les Lacs sont cependant des moyens que les Anciens & les Modernes ont jugé très-utiles. Oribase a composé un Traité sur cette matière, que les plus grands Maîtres ont loué. Il décrit la manière d'appliquer les lacs & leur donne différens noms qu'il tire de leurs Auteurs, de leur usage, de leurs nœuds, de leurs effets ou de leur ressemblance à quelque chose: tels sont le nautique, le kiasse, le pastoral, le dragon, le loup, l'herculien, le carchèse, l'épangylotte, l'hyperbate, l'étranglant, &c. Toutes ces différences dont l'explication est superflue, parce qu'elles sont inutiles, ne donnant pas au sujet le mérite qu'il doit aux réflexions solides de quelques Modernes, & principalement de J. L. Petit, qui, dans son Traité des Maladies des os, a exposé les règles générales & particulières, relativement à l'application des Lacs, 1.° Ils doivent être placés près des condyles malléoles ou autres éminences, capables de les retenir en place; si on les plaçoit ailleurs, ils glisseroient & ne seroient d'aucun effet. 2.° Il faut qu'un aide tire, avec ses deux mains, la peau autant qu'il lui sera possible, pendant l'application du Lac du côté opposé à l'action qu'il aura, sans quoi, il arriveroit que, dans l'effort de l'extension, la peau pourroit être trop considérablement tirée, & le tissu cellulaire, qui la joint aux muscles, étant trop alongé, il pourroit se faire rupture de quelques petits vaisseaux, d'où s'ensuivroit une échymose ou d'autres accidens. 3.° On liera les Lacs un peu plus fortement chez les personnes grasses pour l'approcher un peu plus près de l'os, sans quoi la graisse s'opposeroit à la sûreté du Lacs, qui glisseroit avec elle pardessus les muscles. 4.° Enfin il faut garantir les parties sur lesquelles on applique le Lacs: pour cet effet, on les garnit de coussins & de compresses, on en met particulièrement aux deux côtés de la cavité que suivent les gros vaisseaux. On doit aussi en mettre aux endroits où il a des contusions, des excoriations, des cicatrices, des cautères, &c. pour éviter les impressions fâcheuses & les déchiremens qu'on pourroit y causer.

Les règles particulières relativement à l'emploi des Lacs pour les cas particuliers, sont exposées aux articles des luxations & des fractures de chaque membre. On les emploie simples ou doubles & l'on tire, par leur moyen, la partie également, suivant le besoin. Le nœud qui les retient, est fixe ou coulant; ces détails, qui s'apprennent par l'usage, ne peuvent se transmettre que difficilement, à moins qu'on ait recours à la démonstration. Les Lacs ne servent pas seulement pendant l'opération nécessaire pour donner aux os fracturés ou luxés leur conformation naturelle; on s'en sert aussi quelquefois pendant la cure pour contenir les parties dans un degré d'extension convenable. C'est ainsi que, dans la fracture oblique de la cuisse, on soutient le corps par des Lacs qui passent dans le pli de la cuisse & d'autres sous les aisselles, & qui s'attachent vers le chevet du lit. D'autres Lacs placés au-dessus du genou sont fixés utilement à une planche qui traverse le lit à son pied. Dans une fracture de la jambe avec déperdition considérable du tibia fracassé, M. Coutavoz parvint à consolider le membre dans sa longueur naturelle au moyen d'un Lacs qu'on tournoit sur un treuil avec une manivelle pour le contenir au degré convenable. *Voyez*, à ce sujet, le second tome des Mémoires de l'Académie Royale de Chirurgie. *Extrait de l'anc. Encyclopédie.* On entend encore par Lacs le lien qu'on applique aux malléoles pour tirer les enfans qui sortent par les pieds. *Voyez* ce que nous avons dit à cet égard à l'Article ACCOUCHEMENT.

(*M. PETIT-RADEL.*)

LAGOPHTALMIE, de λαγως & ὀφθαλμος *oculus leporis.* On appelle λαγοφθαλμοὶ, dit Gorrée, ceux dont la paupière supérieure est tirée en haut, en sorte qu'elle ne peut recouvrir tout l'œil, même pendant le sommeil. La vue imite assez celle des lièvres d'où est venu à la maladie sa dénomination. Les Auteurs, dit M. Louis, de qui nous empruntons le reste de cet Article, ont confondu la Lagophtalmie avec l'éraillement ou l'ectropium. Les descriptions qu'on a donné de ces maux, de leurs causes, de leurs symptômes, & de leurs indications curatives m'ont paru défectueuses à plusieurs égards. Quand la peau qui forme extérieurement la paupière est retirée, par quelques causes que ce soit, la membrane intérieure rebroussée, fort saillante & dans une véritable inversion, se gonfle communément au point de couvrir entièrement la cornée transparente. On ne doit pas confondre l'éraillement qui est la suite d'une plaie simple à la commissure ou au bord des paupières, & qui n'a pas été réunie, avec le boursoufflement de la membrane interne, produit par d'autres causes. Ce boursoufflement idiopathique, qui seroit causé par une fluxion habituelle d'humeurs sereuses ou par l'usage indiscret des remèdes émolliens, demanderoit les astringens & les fortifians, comme on l'a dit au mot ECTROPIUM. Mais ces remèdes pourroient être sans effet, si l'on ne donnoit aucune attention à la cause, il faut détourner l'humeur par les purgatifs, faire usage de la prisane de squine, appliquer des vésicatoires ou faire un cautère, selon le besoin. Souvent même, avec toutes ces précautions, le vice local exige qu'on fasse dégorger la partie tuméfiée au moyen de scarifications; & le tissu de la partie dans les tuméfactions invétérées peut s'être relâché au point qu'il en faut faire l'amputation. L'usage des remèdes ophtalmiques fort astringens ne paroît pas pouvoir être mis au nombre des causes de la Lagophtalmie.

Mais, pour ne parler ici que de la paupière supérieure, les Auteurs ont admis quatre causes principales de son raccourcissement qui sont: 1.° un vice de conformation; 2.° la convulsion de son muscle releveur & la paralysie simultanée de l'orbiculaire qui sert à l'abaisser; 3.° le desséchement de la paupière; 4.° enfin les cicatrices qui succèdent aux plaies, aux ulcères, & aux foulures de cette partie. Maître-Jan ne dispute point l'existence des trois premières causes, quoiqu'il ne les ait jamais observées dans sa pratique; mais il soutient, avec raison, que l'opération que quelques Praticiens ont proposé contre cette maladie n'est point admissible. Cette opération consiste à faire sur la paupière supérieure une incision en forme de croissant dont les extrémités seroient vers le bord de la paupière; on rempliroit la plaie de charpie, & on auroit soin d'en entretenir les lèvres écartées, jusqu'à ce que la cicatrice fût formée. Maître-Jan prouve bien solidement que toute cicatrice, causant un rétrécissement de la peau, & étant beaucoup plus courte que la plaie qui l'a occasionnée, l'opération proposée doit rendre la difformité plus grande, parce que la paupière en seroit nécessairement un peu raccourcie. L'expérience, dit notre Auteur, m'a montré la vérité de cette assertion. Cette opération a été pratiquée sur un homme qui, à la suite d'un abscès, avoit la peau de la paupière supérieure raccourcie, la membrane interne étoit un peu saillante & rebroussée. Après l'opération, elle devint fort saillante & couvrit tout le globe de l'œil; je fus obligé d'en faire l'extirpation. Le malade sentit qu'il avoit la paupière beaucoup plus courte qu'avant l'opération qu'on lui avoit faite pour lui alonger. J'ai traité quelque tems après un homme d'un phlegmon gangreneux à la paupière supérieure; pendant le tems de la suppuration & assez long-tems après la chûte de l'escarre, on n'avoit pu craindre que la paupière demeurât trop longue: le dégorgement permit aux parties tuméfiées de se resserrer au point que, malgré mes précautions, le malade ne guérit qu'avec une Lagophtalmie; preuve bien certaine de l'inutilité de l'opération proposée, & grand argument contre la régénération des substances perdues dans les ulcères. *Voyez* l'article INCARNATION. La membrane interne forma un bourlet fort lâche sur le globe de l'œil au-dessus de la cornée transparente. Le seul usage de lotions avec l'eau de plantin a donné à cette membrane le ressort nécessaire pour ne pas s'éloigner de la peau des paupières. Cet état ne doit pas être confondu avec l'éraillement causé, comme nous l'avons dit, par la simple solution de continuité qui s'étend jusqu'au cartilage qui la borde, comme la fente de la lèvre dans le bec-de-lièvre. Pourquoi donner le nom de mutilation à une simple fente? Le renversement de la paupière ou l'éraillement qui résulte de ce qu'on a entamé la commissure des paupières dans l'opération de la fistule lacrymale, étant sans déperdition de substance, peut être assez facilement corrigée. On a dit à l'article ECTROPIUM que la paupière a trop peu d'épaisseur pour pouvoir être retaillée, unie, consolidée, & remise dans l'état qu'elle doit avoir naturellement. La raison montre la possibilité de cette opération & l'expérience en a prouvé le succès. Le premier tome de l'Académie Royale de Chirurgie contient une observation de M. le Dran sur un œil éraillé, dans laquelle il décrit les procédés qu'il a suivis pour corriger efficacement cette difformité. (*M. PETIT-RADEL.*)

LAIT. Les Chirurgiens emploient le Lait de vache, comme véhicule, pour les cataplasmes émolliens, dans les cas de tumeurs inflammatoires. Il sert de collyre dans ceux d'ophtalmie séche, de lotion dans ceux de gale à la tête, & de gargarisme dans ceux d'angine suppuratoire.

La crême de lait est émolliente & rafraîchissante, lorsqu'elle est acidule. On l'emploie avec, ou sans jaune d'œuf, dans le cas de croûtes laiteuses, ou de brûlures; on en fait un liniment sur les gencives enflammées par la dentition. Dans les cas de brûlures au gosier, ou à l'œsophage, causée par la déglutition d'alimens trop chauds, l'on s'est servi avec avantage de la crême acidule.

LAMBEAU. Amputation à Lambeau. C'est le nom qu'on a donné à une méthode d'amputer les membres, par laquelle on laisse au-dessous du niveau de l'os une quantité suffisante de chair & de tégumens pour recouvrir toute l'extrémité du moignon. L'état d'imperfection où a été jusqu'à ces derniers tems, l'opération par laquelle on retranche l'une des extrémités supérieures ou inférieures, les accidens qui en étoient souvent la conséquence, tels que les hémorrhagies, la saillie de l'os qu'on a été dans bien des cas obligé de scier une seconde fois, l'inflammation & la suppuration abondante de la plaie, &c. ont fait imaginer à quelques Chirurgiens, qu'en conservant un Lambeau de chair & de tégumens, pour en couvrir le moignon, on rendroit l'opération moins douloureuse, & plus sûre, & la cure beaucoup plus prompte. Mais quoique depuis quelques années, on soit parvenu à tirer un grand parti de cette idée, ainsi que nous l'avons vu à l'article AMPUTATION, les premiers essais qu'on a faits de son application à la pratique, ont été peu fructueux. Nous allons tracer ici une esquisse de ces premières tentatives.

L'amputation à Lambeau est récente. Quelques personnes néanmoins ont cru que Celse l'avoit indiquée par ces paroles. *Levanda est, supraque indu-*

cenda cutis, quæ sub ejusmodi curatione laxa esse debet, ut quam maxime undique os contegat.» Il faut retirer la peau vers le haut de la partie, afin qu'après l'opération, on puisse la ramener pour en couvrir l'os. Mais nous ne saurions voir dans ce passage autre chose que la méthode ordinaire, & non une amputation dans laquelle on conserve un Lambeau. C'est dans les Actes des Savans de Leipsick, de l'année 1697, qu'il faut chercher l'époque de cette méthode. On y trouve cité un Livre écrit en Anglois avec ce titre latin *Currus triomphalis ex Terebinth*, donné au Public, en 1679, par Jacob Yonge, Chirurgien Anglois, & l'extrait d'une lettre que cet Auteur a fait imprimer à la fin de son Livre. Dans cette lettre, il fait mention d'un nommé Lowdham Anglois, qui avoit imaginé une nouvelle manière de faire l'amputation. Suivant cette méthode, on conserve un morceau de chair & de peau à un des côtés de la partie qu'on veut retrancher; &, après la séparation du membre, on applique ce morceau sur le moignon; ce qui abrège le tems de la cure, & facilite l'application d'une jambe de bois. On ne fit pas d'abord beaucoup d'attention à l'utilité de cette nouvelle méthode, mais dix-huit ans après, c'est-à-dire, en 1696, Verduin, Chirurgien d'Amsterdam, après l'avoir pratiquée, fit sur ce sujet une dissertation latine que Manget a insérée dans sa Bibliothéque Chirurgique. L'année suivante, les Journaux de Leipsick la donnèrent dans un Extrait, comme nous venons de le dire. En 1702, Sabourin, Chirurgien de Genève, la proposa à l'Académie Royale des Sciences, qui suspendit son jugement, en attendant les preuves de son utilité, que l'expérience pourroit fournir. On ignore si Verduin & Sabourin avoient lu le Livre de Yonge; ainsi, l'on ne sait si l'on doit leur attribuer la gloire de l'invention de la nouvelle méthode. On ne peut du moins leur refuser celle de l'avoir mise en vogue. Verduin imagina certains bandages, & Sabourin étendit la pratique de l'amputation à lambeau jusqu'aux articulations.

Ce furent les imperfections que Verduin trouvoit dans la manière dont on faisoit alors l'amputation, l'embarras de l'appareil & le danger de la gangrène qui dégoûtèrent ce Praticien de la méthode ordinaire. La facilité, avec laquelle la nature réunit les parties divisées, facilité qu'on remarque principalement dans l'opération du bec-de-lièvre, & dans les plaies de tête, où le crâne se trouve découvert, fut le principal motif qui le porta à chercher, ou à suivre la nouvelle méthode. Une difficulté assez considérable l'arrêta pendant quelque tems. Il ne savoit pas si les chairs pourroient se réunir à un os scié & rempli de moëlle. Hippocrate, Celse, Paul d'Egine, Paré, Taliacot, les Fabrices & plusieurs autres Auteurs qu'il consulta, ne lui donnèrent aucunes lumières sur ce sujet. De plus, il craignoit l'envie & la calomnie; mais la Lettre d'un de ses amis, qui avoit été autrefois son Élève, leva tous ses scrupules. Cette lettre lui apprit que la méthode qu'il méditoit avoit été pratiquée avec tout le succès possible par un fameux Chirugien de Londres; c'étoit probablement Lowdham, dont nous avons parlé. Ceci semble prouver que Verduin avoit effectivement inventé ce qu'un autre avoit trouvé dix-huit ans avant lui. La description qu'il a donnée de sa nouvelle méthode est très-exacte, nous pensons que nos Lecteurs nous sauront gré de la leur faire connoître.

On applique deux compresses, l'une sous le jarret, & l'autre sur le trajet des gros vaisseaux. On enveloppe la cuisse d'un linge fin, que l'on soutient par quelques tours de bande. On entoure ensuite toute la partie d'une bande de cuir apprêté, large de six pouces, & garnie de trois courroies à boucle, pour l'assujettir autour de la partie. On place le tourniquet à l'ordinaire. On lie avec une courroie de cuir à boucle la partie au-dessus de l'endroit où l'on veut couper. On fait tenir la jambe par des Aides; on embrasse, avec la main gauche, le gras de la jambe au-dessous de la seconde ligature; on enfonce à l'un des côtés la pointe d'un couteau courbe, que l'on fait passer le plus près des os qu'il est possible, & sortir de l'autre côté. L'on fait descendre le couteau jusqu'auprès du tendon d'Achille, & l'on sépare ainsi presque tout le gras de la jambe, qui n'y tient plus que par le haut, & que l'on relève vers la cuisse; après quoi l'on achève l'opération comme à l'ordinaire. On lave ensuite la plaie avec une éponge mouillée, pour ôter la sciure; on défait la courroie de cuir, qui a servi à assujettir les chairs; on applique le gras de la jambe sur le moignon; on le comprime un peu en le poussant de la partie postérieure vers l'antérieure. Pour le maintenir, on garnit la plaie de vesse de loup, de charpie & d'étoupe. L'on enveloppe tout le moignon avec une vessie, qu'on maintient par des bandes d'emplâtre agglutinatif. On applique sur cette vessie une plaque concave, que l'on comprime par le moyen de deux courroies passées en sautoir, & attachées à la bande large de cuir qui enveloppe la cuisse.

Pour le second appareil, on se sert d'un instrument de fer blanc, que Verduin appelle soutien. Il est garni de compresses, & composé de trois pièces, d'une espèce de gouttière d'une gaine & d'une plaque. La gouttière enveloppe la partie postérieure de la cuisse, jusqu'à l'articulation du genou. La gaine, qui tient à la gouttière, couvre la partie postérieure de ce qui reste de la jambe. La plaque couvre la face du moignon, & tient à la gaine par une lame que l'on passe entre les deux morceaux de fer blanc qui composent cette seconde pièce, & que l'on maintient par le moyen d'une vis. L'usage de cette troisième pièce est de maintenir le Lambeau appliqué sur le moignon, en le comprimant, mais mollement, de peur de le meurtrir. Verduc, Ruysch, Manget & Garengeot ont donné la figure de tous les instrumens dont nous venons de parler.

La Dissertation de Verduin a été imprimée en Hollandois, en Allemand, en Latin & en François. Presque tous les Auteurs, qui en ont fait mention, tels que Ruysch, Reverhost Goëlick, Verduc, Manget, &c. en parlent favorablement & en donnent un extrait.

Garengeot néanmoins a cru devoir y faire plusieurs changemens. Il dit que, pour affermir les chairs, on peut se servir d'une autre bande que celle de cuir, & qu'il faut la placer sur la tubérosité du tibia. Il préfère au couteau courbe de Verduin le couteau à deux tranchans de M. Petit. Il veut qu'on fasse l'incision demi-circulaire, avant celle par laquelle on sépare le Lambeau. Il prescrit de donner quelques coups de la pointe du couteau sur l'extrémité de l'os qu'on veut conserver, & de relever le Lambeau avec une compresse fendue, pendant que l'on scie les os. Il conseille de couper l'excédent du Lambeau appliqué sur le moignon, & d'y faire quelques points de suture pour le maintenir, ou de se servir de la suture sèche, qui, selon lui, vaut mieux.

Malgré le témoignage des Écrivains que nous avons cités, Heister dit que peu d'Auteurs approuvent l'amputation à Lambeau, & qu'elle a été abandonnée par les Anglois, & par Verduin lui-même. Il croit que l'hémorrhagie & plusieurs autres accidens, qui sont souvent, comme il le pense, les suites de la nouvelle méthode, ont fait périr un malade sur lequel Sabourin l'avoit pratiquée à la Charité de Paris. Nous voyons cependant que Duverney & Méry, qui ont rendu compte de ce fait à l'Académie Royale des Sciences, en 1702, n'en ont pas jugé comme Heister.

Junker, dans son Livre, intitulé : *Conspectus Chirurgiæ*, croit que cette méthode d'amputer cause beaucoup de douleur; il pense que les petites éminences des os coupés piquent les chairs qui les recouvrent, excitent de la douleur & causent de l'inflammation. Mais il ne paroît pas que ces inégalités puissent produire de pareils accidens. On voit des fractures qui n'ont point été réduites, & où les chairs touchent constammment les extrémités des os fracturés, sans en occasionner de pareils; & lorsqu'on a, par la suite, occasion d'examiner l'état de ces parties, on trouve ces extrémités lisses & unies. L'expérience d'ailleurs, comme nous l'avons fait voir à l'article AMPUTATION, a démontré que ces craintes étoient mal fondées, puisque les malades, après l'amputation à Lambeaux de la jambe ou de la cuisse, supportent facilement de marcher sur une jambe de bois, appuyée contre l'extrémité du moignon. M. Lucas, dans son Mémoire sur cette opération, inséré dans le cinquième Volume des Recherches & Observations de Médecine de Londres, est très-positif à cet égard. Manget, dans sa Bibliothèque de Chirurgie, dit que Sabourin avoit fait l'amputation à Lambeau sur un homme qu'on voyoit marcher commodément dans Genève, dont les rues sont en talus. M. Garengeot, dans la première Edition de ses Opérations, rapporte que M. Petit a vu des Officiers, sur lesquels on l'avoit pratiquée, danser & sauter avec leurs jambes artificielles comme s'ils avoient eu des véritables jambes.

Malgré les éloges donnés à cette opération par Manget, Ruysch, &c. nous ne trouvons, dans les Annales de la Chirurgie de leur tems, qu'un petit nombre d'exemples de son succès. Verduin dit qu'il la fit sur un homme de trente ans dans l'Hôpital d'Amsterdam, & que le malade se guérit. Ruysch, dans une de ses lettres, nous apprend que le gendre de Verduin opéra de la même manière & avec le même succès, un jeune-homme de seize ans; & Verduc raconte dans son traité d'Opérations que Van-Vlooten réussit également, en la faisant, sur un malade extrêmement maigre, & qui avoit un *Spina ventosa*. La maigreur du sujet obligea de commencer près du tendon d'Achille l'incision, par laquelle on devoit former le Lambeau. Il ne perdit pas trois onces de sang. Le Lambeau, qui, au commencement, excédoit de beaucoup la surface du moignon, se retira de quatre travers de doigts vers la fin de la cure.

On ne peut que s'étonner de voir à quel point de discrédit tomba ensuite cette opération, à laquelle on avoit prodigué tant d'éloges. M. Louis pense que, si elle avoit eu tous les avantages que lui ont attribués ses premiers Inventeurs & leurs Avocats, elle n'auroit pu être aussi universellement rejettée par ceux-là même qui l'avoient vantée avec tant de zèle. Van-Swiéten, dans ses Commentaires, en parle comme d'une opération généralement abandonnée, & M. Sharp dans ses Recherches critiques, qu'il ne publia qu'après avoir été à Paris, n'en fait mention qu'en passant, & comme d'une chose dont il avoit seulement ouï parler. Il paroît qu'une des principales causes, qui l'ont fait abandonner, étoient les hémorrhagies contre lesquelles on ne se tenoit pas assez en garde; l'appareil compliqué & gênant de Verduin étoit bien propre aussi à augmenter l'inflammation de la plaie, & à lui faire prendre une tournure fâcheuse.

On a vu, dans l'exposé que nous venons de faire, quels ont été, au commencement de notre siècle, les progrès de l'Art au sujet de l'amputation à Lambeau. En 1739, Ravaton & Vermale crurent l'avoir perfectionnée, en proposant de faire deux Lambeaux que chacun d'eux formoit d'une manière qui lui étoit particulière; mais l'un & l'autre laissoient subsister les principaux inconvéniens de cette opération, qui bientôt tomba de nouveau. Enfin, en 1762, M. O'Halloran publia dans

dans son livre, intitulé : *A treatise on Gangrene and Sphacelus ; with a new method of amputation* : une manière nouvelle de faire l'amputation à Lambeau qui écarte de cette opération tous les dangers qui l'accompagnoient autrefois, qui en rend le succès aussi certain que celui de la méthode ordinaire d'amputer, & qui lui assure tous les avantages que l'on peut naturellement en attendre dans certains cas, par-dessus toute autre méthode. Nous avons expliqué au mot AMPUTATION en quoi elle consiste, & nous renvoyons le Lecteur à cet article.

LANCE. Instrument dont on se sert pour ouvrir la tête du fœtus mort & arrêté au passage. Mauriceau en est l'Inventeur. Son extrémité est un fer de pique fait en cœur, long d'un pouce & demi, fort aigu, pointu & tranchant sur les côtés. On introduit cette lame dans le vagin à la faveur de la main gauche, & l'on perce la tête de l'enfant entre les pariétaux, s'il est possible, pour donner entrée à un autre instrument appellé tire-tête. *Voyez les Planches.*

LANCETTE, de *Lanceola*, petite lance. Instrument de Chirurgie, d'un acier extrêmement fin, très-pointu, & à deux tranchans, qui sert principalement à ouvrir la veine.

Cet instrument est composé d'une lame & d'une châsse ou manche. La lame est faite en pyramide dont la pointe est très-aiguë; elle ne doit pas excéder un pouce six ou sept lignes, sur quatre lignes de largeur à sa base. Le corps de la Lancette, qui est d'environ sept lignes de longueur, ne coupe point sur les côtés; mais le poli, qui est long de sept à huit lignes, est très-net & très-tranchant jusqu'à la pointe. La base, qui en fait le talon, est engagée dans la châsse, par le moyen d'un clou de laiton, autour duquel elle tourne pour pouvoir s'ouvrir & se nétoyer facilement. La châsse, qui est longue de deux pouces, quatre à cinq lignes, est composée de deux petites lames d'écaille fort minces, & polies, qui ne sont point arrêtées ensemble par leur extrémité.

On fait ordinairement quatre sortes de lancettes; la première, qu'on appelle à grain d'orge, est plus large vers la pointe que les autres, afin de faire une plus grande ouverture; on a dit qu'elle convenoit pour les vaisseaux gros & superficiels, qu'elle dispensoit d'élever la main après la ponction, & qu'en conséquence elle étoit à préférer pour les commençans. La seconde est appellée Lancette à grain d'avoine, parce que sa pointe est plus alongée que celle de la précédente; elle est plus propre que celle-ci à toute espèce de vaisseaux. La troisième est en pyramide ou à langue de serpent; elle va toujours en diminuant, & se termine par une pointe très-longue, très-fine & très-aiguë; elle est particulièrement pour les vaisseaux très-profonds. La quatrième est nommée Lancette à abcès; elle est plus forte, plus longue & plus large que les autres; sa lame a deux pouces & demi de longueur; sa pointe est à grain d'avoine, sans être extrêmement fine, crainte qu'elle ne se casse. *Voyez* les Planches pour la forme de ces différentes sortes de Lancettes. En Allemagne, on saigne très-adroitement avec une flamme à ressort. *Voyez* PHLÉBOTOMIE.

L'on ne devroit jamais employer la première espèce de Lancette pour faire une saignée. L'on ne peut s'en servir, sans faire une plaie aux tégumens deux ou trois fois aussi grande que celle de la veine, circonstance qui n'est d'aucun avantage pour l'opération; au contraire, elle augmente la douleur, ce qu'il importe toujours d'éviter; il en résulte souvent de la difficulté à arrêter le sang; & quelquefois ces grandes plaies sont sujettes à suppurer, ce qui est toujours désagréable.

La Lancette de la seconde & troisième espèce, est un instrument beaucoup plus convenable à tous égards pour faire la saignée. Le peu de largeur de sa pointe fait qu'elle ne cause que très-peu de douleur, en pénétrant au travers des tégumens & des membranes de la veine. On est sûr, avec cet instrument, de faire l'ouverture de la veine presqu'aussi grande que celle des tégumens, & d'arrêter ensuite le sang avec la plus grande facilité; car souvent il s'arrête de lui-même, en ôtant la ligature qui comprimoit les veines. *V.* SAIGNÉE.

Par toutes ces raisons, nous pensons que la Lancette à pointe étroite est infiniment préférable à la première; &, quoique des Praticiens timides puissent regarder cet instrument comme demandant plus de dextérité pour s'en servir, que la Lancette à pointe large, la différence à cet égard est si petite, qu'un peu d'habitude aura bientôt contrebalancé cet inconvénient. Il est bien vrai cependant qu'il ne faudroit pas en permettre l'usage à un Chirurgien dont la dextérité à se servir de l'autre seroit douteuse, & qui n'auroit pas de la fermeté dans la main.

Pour faire une opération quelconque, il faut avoir ses instrumens dans le meilleur état possible; mais il n'y en a point où cela soit aussi important que pour la saignée. Des Lancettes de bonne trempe pourront servir encore passablement bien après avoir été souvent employées; & même nous avons entendu des Chirurgiens, qui avoient une assez grande pratique, assurer que, pendant le cours de bien des années, ils ne s'étoient servi que de deux ou trois Lancettes, sans qu'elles eussent jamais été repassées par le Coutelier. Il est très-sûr cependant que chaque fois qu'on se sert d'une Lancette, elle doit toujours s'émousser plus ou moins; &, comme c'est toujours une chose si importante pour les malades que de leur éviter de la douleur, on devroit se faire une règle invariable de ne jamais se servir deux fois de la même Lancette, sans l'avoir fait repasser; & c'est une précaution qu'il convient de prendre pour toute espèce d'instrument tranchant dont on se sert en Chirurgie; l'embarras & les frais qu'elle entraîne, étant bien peu considérables en comparaison des avantages qui en résultent.

LANFRANC. Né à Milan : il étoit clerc & non laïc, comme quelques-uns ont prétendu. La faction des Guelphes & des Gibelins lui firent quitter sa patrie. Il vint à Paris, où la renommée avoit déjà porté son nom. Il avoit alors étudié sous Salicet, à Vérone & s'étoit nourri l'esprit des hautes connoissances de cet auteur en Chirurgie; aussi lorsqu'il vint à Paris ne fût-il point inférieur à sa réputation. Il faut cependant avouer que, dans ces tems, il étoit beaucoup plus facile de se faire un nom par son savoir qu'actuellement; le nombre des Savans étoit infiniment borné, & cette mixtion informe de capacité apparente & de loquacité que dans le monde on appelle science, & qui n'est qu'une effronterie réelle plus ou moins étudiée, ne s'étoit point encore répandue au point de faire prendre le change sur le vrai mérite. Quoi qu'il en soit, Lanfranc ne tarda pas à lier amitié avec le célèbre Pitard. Ce fut par leur sollicitation réunie que la Chirurgie, jusqu'alors négligée en France, prit un nouveau lustre, sous le règne de St. Louis. Ce fut à cette époque, vers la fin du douzième siècle, qu'elle commença à former un corps, ainsi que nous l'avons dit, à l'article CHIRURGIE, & qu'elle eut quelques réglemens, ainsi qu'on peut le voir dans les *Recherches critiques & historiques sur l'origine & les progrès de la Chirurgie en France*. C'étoit dans ces tems que florissoient à Paris les quatre Maîtres, vivant pieusement sous le même toit, & consacrant leurs travaux & leurs veilles aux pauvres qui venoient leur demander conseil. Si l'éloignement des tems nous a ravi leurs noms, il nous a du moins laissé le souvenir de leurs vertus. Ils furent du nouveau corps qui s'élevoit, & plût-à-Dieu qu'ils en eussent été toujours le modèle. Lanfranc, parvenu au complément de ses vœux, s'occupa dans ses momens de loisir d'un grand ouvrage sur la Chirurgie qui parut longtems après lui, sous le titre de *Practica quæ dicicitur ars completa totius Chirurgiæ* dont il y eut plusieurs éditions. Il avertit qu'il n'a point écrit pour les ignorans, mais pour les personnes déjà instruites; & qu'il seroit dangereux de mettre son livre entre les mains des idiots. Après une courte préface, où Lanfranc parle succinctement de la vie de Jésus-Christ, de sa mort, & des miracles qui l'ont suivis, il traite cette question si rebattue: si la Chirurgie se borne à la manœuvre ou si elle est une science. Il se décide pour la dernière de ces deux opinions. L'ouvrage de Lanfranc mérite d'être lue, quoiqu'il ne contienne que les principaux points de la doctrine de son maître, Salicet, qu'il ne nomme point. *Verbosus utique collector, Arabum imitator, Guilielmi timidior fuit*, dit Haller, *neque immeritò in periculosis administrationibus cum ars Chirurgis deesset, Medicis exercitatio*. (M. PETIT-RADEL.)

LANGUE. Cet organe est sujet à diverses maladies, telles que des ulcérations, des tumeurs, des gonflemens qui mettent quelquefois en danger la vie du malade, & méritent toute l'attention du Praticien.

Une des causes les plus fréquentes des ulcérations de cette partie, ce sont les dents cariées, dont les angles & les pointes y causent une irritation continuelle. Ces ulcères sont souvent rebelles à toute espèce de remèdes, & quelquefois on s'imagine qu'ils sont incurables, faute d'en connoître la cause; tandis qu'il ne s'agit, pour les guérir, sans aucun autre secours, que de faire l'extraction d'une dent, par laquelle la langue est blessée, ou même simplement de la redresser ou de la limer. Il y a dix-huit siècles que cette remarque a été faite; elle est le sujet d'un chapitre que Celse a écrit sur les ulcères de la Langue.

Les mamelons glanduleux, qui sont sur la surface de cette partie, ont, par leur conformation naturelle, une base étroite & une tête plus large, en forme de champignon. Ils sont susceptibles d'augmenter de volume & de produire une tumeur contre nature, qu'on prendroit mal-à-propos pour une végétation cancéreuse. Un jeune homme de dix-huit ans avoit au milieu de la Langue une tumeur circonscrite, du volume d'une moyenne noix muscade (1). M. Louis, qu'il consulta, reconnut que ce bouton n'étoit que fongueux; il en lia la base avec un fil ciré, dont l'anse lui servit à diminuer le diamètre du pédicule, & les bouts à contenir la Langue; d'un seul coup de ciseaux courbes sur le plat, il emporta ensuite le tubercule. Il passa la pierre infernale, avec les précautions requises, sur la base de cette fongosité, & le malade fut parfaitement guéri en cinq ou six jours. Morgagni, dans son Livre sur les causes & le siège des maladies, parle de ces tubercules de la Langue, dont il n'a jamais voulu conseiller l'extirpation, lors même que ces excroissances avoient acquis de la dureté, & étoient devenues squirreuses; non qu'on ne puisse, dit-il, opérer dans ces sortes de cas, mais parce qu'il n'étoit pas sûr de l'habileté des Chirurgiens qu'il auroit pu employer.

La Langue est sujette quelquefois à un véritable cancer; c'est une des maladies les plus affreuses auxquelles l'humanité puisse être sujette. M. Louis a vu une dame qui avoit un bouton cancereux ulcéré au côté gauche de la Langue. Il étoit circonscrit; son volume n'excédoit pas celui d'une aveline; les douleurs étoient lancinantes; l'ulcère avoit creusé, & ses environs tuberculeux étoient d'une dureté carcinomateuse; l'extirpation seule pouvoit délivrer la malade de cette affection fâcheuse; mais elle ne voulut se prêter qu'à une cure palliative, & mourut au bout de quelques mois. Forestus fait mention de quatre fem-

(1) Mémoire sur les maladies de la Langue, dans les Mémoires de l'Académie de Chirurgie, Tome V.

mes attaquées de cancer à la Langue, qui moururent de la pourriture & d'hémorrhagie. On lit, dans les Œuvres de Fabrice de Hilden, la description de la naissance & des progrès d'un tubercule cancereux à la langue d'un jeune-homme qui en mourut avec des douleurs affreuses, & une puanteur insupportable. Le même Ecrivain fait mention d'un autre cas, où l'on voit les bons effets des remèdes adoucissans pour la cure palliative d'un ulcère cancéreux à la langue, & les suites funestes d'une conduite opposée. On lit, dans les Auteurs, beaucoup d'autres cas de la même nature.

La Chirurgie n'est cependant pas sans ressource contre des maladies aussi formidables. L'observation que nous allons rapporter fera connoître ce qu'on peut attendre de l'Art, lorsqu'il n'est pas exercé par des hommes timides.

Une vieille femme avoit à la Langue une dureté avec ulcération; on la lui avoit coupée plusieurs fois, & elle se reproduisoit toujours. Ruysch fut consulté avec l'un des Chirurgiens qui la soignoient, lequel avoit déjà amputé assez profondément; le résultat de leur délibération fut qu'on extirperoit de nouveau la tumeur; mais, qu'après l'avoir enlevée, l'on appliqueroit un cautère actuel d'une assez grande étendue, pour brûler les racines de cette fongosité. La malade y consentit, & supporta les opérations projettées avec une grande fermeté. La Langue fut saisie avec un linge, & Pierre Le Memnonite, Chirurgien de réputation, emporta le mal avec un bistouri courbe. On garnit ensuite la bouche avec des linges trempés dans de l'eau fraîche, & l'on porta le cautère actuel à diverses reprises sur la plaie de la langue. Des gargarismes émolliens suffirent pour appaiser la douleur & faciliter la chûte de l'escarre; la cicatrice se forma bientôt à l'aide de décoctions vulnéraires, dans lesquelles on faisoit délayer du miel rosat & de la teinture de myrrhe & d'aloès.

L'opération seroit bien plus facile, si l'on avoit à retrancher une portion complette de la Langue dans tout son diamètre, que pour amputer une ulcération cancereuse bornée à l'un de ses côtés. Dans l'un & l'autre cas, il y aura des difficultés à l'assujettir; car cet organe est extrêmement mobile, & l'on ne s'en rend pas aisément le maître. La nécessité suggérera des moyens; & dût-on, dit M. Louis, employer les pincettes, dont les extrémités opposées aux anneaux, sont terminées chacune par un double crochet, on s'assurera de la Langue de manière à ne pas laisser échapper la partie qu'il faudra amputer.

Quelque cruelle que soit une pareille opération, on ne doit pas hésiter à y avoir recours toutes les fois que la maladie a fait certains progrès, & qu'elle est décidément cancereuse. Quelquefois cependant on a réussi à la guérir par des moyens plus doux. Nous avons raconté à l'article CANCER l'histoire de la guérison d'un ulcère cancereux dans la bouche, qui, après avoir résisté long-tems à un grand nombre de remèdes céda enfin à l'application répétée des sangsues. Nous avons vu un cas très-menaçant d'affection cancéreuse de la Langue, qui céda complettement à un moyen beaucoup plus simple encore. Une femme de trente-cinq ans, sujette à des maladies de peau & à des ulcères de mauvaise nature, se plaignoit, depuis sept à huit mois, de boutons accompagnés de chaleur & de douleur sur le côté & vers l'extrémité de la Langue; lorsque cette partie vint à se gonfler, à se durcir, & à causer des douleurs lancinantes. La surface en devint tout-à-fait inégale & raboteuse; tout le côté de la Langue s'enfla considérablement; La malade ne pouvoit plus la sortir de la bouche, ni avaler autre chose que du liquide, & son haleine étoit devenue d'une fétidité insupportable. On avoit tenté sans succès différens remèdes adoucissans; on employa la ciguë en forme de topique; on la lui administra intérieurement en grandes doses; on lui fit prendre longtems du sublimé corrosif, & tout cela fut inutile. Enfin la malade étant fatiguée par les remèdes, & n'en voulant plus prendre aucun, on lui recommanda de tenir souvent dans sa bouche un peu de miel. Cette application paroissant la soulager, on lui conseilla d'en faire un usage constant; au moyen de quoi les douleurs s'appaisèrent peu-à-peu; le gonflement diminua, & au bout de deux ou trois mois, la malade se trouva parfaitement guérie, à cela près qu'il resta une cicatrice dure sur la partie affectée, qui gênoit considérablement l'extension de la Langue de ce côté. Nous avons, dans un autre cas moins grave, mais où un ulcère de mauvaise apparence vers l'extrémité de la langue, accompagné d'un épaississement considérable de cette partie subsistoit déjà depuis quelque tems, employé avec le plus grand succès l'extrait de ciguë en hautes doses, *Voyez* CIGUE. Mais nous ne saurions assez le répéter, il ne faut pas s'obstiner trop long-tems à n'employer que des remèdes de cette nature. Lorsque le mal fait beaucoup de progrès, il faut avoir recours à l'instrument tranchant, avant qu'il soit trop tard. *Voyez* CANCER.

Lorsque l'on fait l'amputation d'une partie plus ou moins considérable de la Langue, il faut se tenir en garde contre l'hémorrhagie. *Voy.* ce mot. On fera, s'il est possible, la ligature des principaux vaisseaux, ou, si l'on ne peut pas en venir à bout, on fera user au malade de gargarismes astringens, tels qu'une forte solution d'alun, du vinaigre distillé, ou de l'eau fortement imprégnée d'acide vitriolique. Lorsque ces moyens ne réussissent pas, on doit avoir recours au cautère potentiel ou actuel.

La Langue est sujette quelquefois à s'enflammer & à se gonfler dans toute son étendue, soit spontanément, & sans cause apparente, soit à la suite de quelqu'autre maladie, ou en conséquence de quelque irritation particulière, telle que celle du mercure, ou de quelque substance vénéneuse. Slegel, Médecin Allemand, étant à Paris, vers le milieu du 17e siècle, eut occasion d'y voir un bourgeois à qui l'administration des frictions mercurielles, avoit procuré la salivation. La Langue devint si démésurément gonflée, que la bouche ne pouvoit la contenir, elle grossissoit à vue d'œil. Pimprenelle, célèbre Chirurgien de ce tems, fut mandé; & ayant appris que tout ce qu'on avoit fait pour remédier à cet accident, avoit été inutile, dans la crainte de la gangrène, il coupa la moitié de la Langue. La plaie étant guérie, le malade dit-on, parla aussi distinctement qu'auparavant. M. Louis, de qui nous empruntons ce fait, remarque avec raison que le remède employé par Pimprenelle étoit bien violent, puisqu'il a vu nombre de fois des accidens urgens, occasionnés dans la salivation par le gonflement rapide & excessif de la Langue, lesquels ont toujours cédé promptement aux saignées, aux lavemens purgatifs, au transport du malade dans une autre atmosphère, à la cessation de toute application mercurielle.

Trincavellius parle du gonflement considérable de la Langue chez deux femmes, dont l'une, jeune, avoit été frottée inconsidérément de pommade mercurielle jusques sur la tête; & l'autre, âgée d'environ cinquante ans, souffroit les ravages de la petite vérole sur la Langue. La tuméfaction extrême de cet organe se termina, dans les deux cas, par résolution & par la chûte de la membrane externe. On a eu recours, en cas pareils, à la saignée des veines ranines, & à l'application des sangsues. Mais dans les cas où des accidens menaçans font desirer de pouvoir calmer promptement les symptômes, rien ne réussit mieux, que de faire sur-le-champ une ou deux incisions profondes & longitudinales sur cet organe. C'est ce que prouvent particulièrement les Observations de M. de la Malle, insérées dans le Tome V des Mémoires de l'Académie de Chirurgie, & quelques autres rapportées par M. Louis dans le Mémoire que nous avons déjà cité. Ces observations sont intéressantes, & nous allons en rapporter une ou deux pour les faire connoître à nos Lecteurs, & leur montrer l'importance de la méthode dont nous parlons.

Un homme convalescent d'une fièvre maligne, fut attaqué tout-à-coup d'une douleur à la langue suivie d'une tuméfaction aussi considérable que prompte. En moins de cinq heures cette partie devint trois fois plus grosse que dans son état naturel; & dans cet intervalle, M. de la Malle, qui avoit été appellé au secours de cet homme, l'avoit saigné successivement du bras, de la veine jugulaire & du pied sans succès. Le malade ressentoit une douleur aiguë; la chaleur de la peau étoit brûlante; le visage étoit gonflé; le pouls dur & concentré; la vue égarée; le malade pouvoit à peine respirer; la Langue remplissoit toute la cavité de la bouche, & faisoit saillie hors des lèvres. Le Chirurgien, dans ce cas très-urgent, ne trouva d'autre expédient que de mettre un coin entre les dents, pour tenir la bouche un peu plus ouverte qu'elle ne l'étoit par le gonflement de la Langue, & de faire avec un bistouri, sur la longueur de cette partie, depuis la base jusqu'à la pointe, trois incisions parallèles, l'une au milieu, & les deux autres à égale distance du milieu, & de chaque bord; elles pénétroient dans les deux tiers de l'épaisseur contre nature. Ces taillades eurent tout l'effet qu'on pouvoit en attendre; il en sortit une grande quantité de sang, & la Langue fut dégonflée au point que le malade pût parler une heure après. Les Incisions ne parurent le lendemain que des scarifications superficielles, lorsque la Langue eût repris son premier état, & elles furent guéries en peu de jours, pendant lesquels le malade se servit de tems en tems, en forme de gargarisme, d'une infusion de sommités de menthe & de fleurs de sureau, avec un peu d'eau vulnéraire.

M. de la Malle cite plusieurs autres observations, qui toutes tendent à montrer l'avantage qu'il a tiré de cette pratique dans d'autres cas de la même nature. Il confirme son opinion par le témoignage de quelques Auteurs plus anciens qui l'avoient déjà recommandée. Nous rapporterons encore une observation du même genre tirée de celles de Job à Méekren, célèbre Chirurgien Hollandois, qui vivoit dans le milieu du siècle dernier. Cet Auteur raconte que la femme d'un matelot, qui avoit souffert pendant trois ou quatre jours, une grande aridité dans la gorge, fut menacée tout-à-coup de suffocation par une humeur surabondante qu'elle faisoit des efforts pour rejetter; la Langue, les amygdales & tout le palais se gonflèrent en très-peu de tems. Les gargarismes, les cataplasmes, les lavemens ne produisirent aucun effet. On ne jugea pas à propos de saigner la malade, parce que les parties tuméfiées étoient blanches, & que le gonflement ne paroissoit pas inflammatoire. On insista sur les moyens dérivatifs, tels que les lavemens purgatifs, les ventouses scarifiées à la nuque & aux épaules, & les vésicatoires derrière les oreilles. Ces remèdes ne diminuèrent point le mal, qui, au contraire, augmentoit sensiblement; & la couleur livide de la Langue & des parties voisines faisoit craindre la gangrène. Job à Méekren appella en consultation François de Vicq, Chirurgien d'une grande expérience, qui avoua n'avoir pas rencontré un cas semblable dans toute sa pratique. Il conseilla la saignée du bras & celle des ranines, qu'on fit avec bien de la difficulté; la respiration devint d'abord un peu moins difficile; mais ensuite les accidens demeurant toujours menaçans, on prit la résolution de faire une longue & profonde incision sur la Langue, à droite &

à gauche ; il en sortit beaucoup de sang, & sur le-champ la respiration fut plus libre, la tumeur diminua, la facilité de parler revint, enfin tous les symptômes se dissipèrent d'une manière inespérée. Les syrops de roses & de pourpier servirent de liniment à la Langue, dont les plaies furent bientôt guéries.

On peut inférer de ces observations que les incisions de la Langue auroient empêché la mort de bien des malades, qui ont péri de suffocation par le gonflement de cet organe. Dans la petite vérole, on le voit quelquefois s'enfler à un point extrême ; & il est plus que probable que, dans bien des cas, on pourroit, par l'usage de cette méthode, procurer un grand soulagement aux malades chez qui cet accident va quelquefois au point d'empêcher totalement la déglutition.

LARGILLATA. (Pierre) Cet Auteur, que quelques-uns nomment encore de la Cerlata & Argellata, vivoit dans le quatrième siècle. Il étoit né à Bologne, où il fit ses premières études relatives à la Médecine & à la Chirurgie ; on peut présumer que ce fut vers l'an 1415, époque où il dit avoir ouvert & embaumé le cadavre d'Alexandre V. Largillata fut très-éclairé pour son siècle ; il a composé un corps de Chirurgie en six livres dont le manuscrit se trouve dans la Bibliothèque du Roi, N.° 7137. L'ouvrage de Largillata est très-intéressant & annonce dans son Auteur une grande ingénuité & franchise qu'il seroit à souhaiter qu'on retrouvât dans ceux qui paroissent aujourd'hui. L'ordre que tient Largillata n'est point le même que celui des Auteurs de nos jours. Il traite d'abord du phlegmon de l'érésipèle, & généralement de toutes les maladies inflammatoires ; il passe ensuite à l'histoire de la gangrène du charbon. On trouve dans son second livre tout ce qui a rapport aux abcès, aux écrouelles, au cancer, & les remèdes qu'il pense convenir à ces maladies. De-là il passe aux plaies, dans son troisième livre ; il les considère en général & en particulier. Il rapporte, en parlant des plaies du bras, que dans une, qu'il eut occasion de voir, le blessé perdit tout-à-coup le mouvement, l'instrument ayant percé le bras de part-en-part : *Vidi*, dit-il, *in uno, cui nomen est Jacobus Perolti, qui cum telo in adjutorio fuit vulneratus, & vulnus penetravit ex utraque parte adjutorii, nec os fuit læsum, sed solùm ille musculus novem chordas brachii, & incontinenter manus in rareta cadebat, & hodierna die cadit & perdit motum & non sensum.* Cette dernière circonstance est à noter pour un Physiologiste. Largillata recommande les sutures dans les plaies profondes ; mais il conseille de s'en abstenir sur les nerfs, crainte des accidens graves qu'entraînoit ce genre de moyens lorsqu'on l'admettoit indifféremment. Il y a une édition de la Chirurgie de Largillata, qui ne fait qu'un même volume avec les Œuvres de Matthieu de Gradibus & d'Albucasis. Elle parut dès le commencement avec ce titre : *Eximii artium & Medicinæ Doctoris, Magistri Petri de Largillata, Bononiensis, Chirurgiæ libri sex, novissimè post omnes impressiones ubique terrarum excussas, collatis multis exemplaribus apprimè recogniti, cunctisque mendis & erroribus expurgati.* (*M.* Petit-Radel.)

LARMOYEMENT. *Lacrymatio.* Affection des yeux dans laquelle les larmes sortent, involontairement, & spontanément. *Voyez* l'article Ephiphora. (*M.* Petit-Radel.)

LARYNGOTOMIE, de λαρυγξ, & τεμνω, *Sectio Laryngis.* Incision qu'on pratique non au larynx, comme l'indiqueroit la racine du nom, mais à la trachée-artere, pour donner passage à l'air dans les cas de suffocations qui exigent les plus prompts secours. Cette opération est la même que la Bronchotomie. *Voyez*, pour de plus grands détails, ce dernier Article. (*M.* Petit-Radel.)

LESSIVE DES SAVONNIERS. C'est une solution aqueuse de l'alkali fixe végétal rendu caustique par l'addition de la chaux. Cette liqueur a été fort célébrée pendant un tems sous différens noms, comme un excellent lithontriptique, & l'est encore souvent par des Charlatans. *Voyez* Alkali.

LEUCOMA, λεύκωμα & λεύκωσις, *Nubecula.* Gorrée désigne spécialement sous ces dénominations les cicatrices blanches & comme calleuses, qui sont toujours la suite des plaies & ulcères qui affectent la cornée transparente. On confond souvent le Leucoma avec l'albugo & bien à tort, *voyez* à ce sujet l'article Albugo. Le Leucoma n'est point susceptible de résolution comme l'albugo, à moins qu'on ne le traite lorsque l'ulcération, d'où il dérive, a encore lieu. La tache fait une partie de la cornée, elle n'y est point surajoutée, comme dans l'albugo, on ne peut l'en séparer sans détruire une partie de cette tunique, ce qui n'a point lieu à l'égard de l'albugo. Le Leucoma nuit à la vision, à raison de sa position, de son étendue & de son épaisseur. Quand il n'est que superficiel & situé vers le limbe de la cornée, il est de peu de conséquence & ne mérite aucune attention. Il n'en est pas ainsi dans les circonstances contraires. Quand le Leucoma est accompagné d'ulcération, il faut se conduire différemment que dans l'albugo, il faut éviter les escarotiques qui rongeroient les lames de la cornée, sans qu'il s'ensuive aucun bien. Les déterfifs, notamment l'eau de Daquin, le vin miellé, ou le vin dans lequel on a fait séjourner quelques pièces de cuivre, sont les plus simples remèdes & en même-tems les meilleurs. A mesure que la détersion s'opère, les lames gonflées de la cornée reprennent leur premier volume, s'affaissent & la cornée redevient transparente ou du moins presque telle. Les ulcérations de ce genre sont très-difficiles à se cicatriser ; elles persistent quelquefois long-tems après que l'inflammation s'est dissipée,

& alors il n'est point rare de voir se former à l'entour de l'ulcère un épanchement de sucs albumineux qui, en s'étendant, forme une véritable albugo. On cherche à remédier au mal au moyen de légers cathérétiques; mais la maladie, loin de se dissiper, ne fait que s'accroître & devient plus rebelle. Quand l'ulcération est superficielle, qu'il n'y a aucune irritation ni inflammation, on conseille d'enlever la tache & l'ulcération avec l'instrument tranchant. On se sert dans ce cas du bistouri plat, destiné à abattre le cristallin. L'œil étant convenablement fixé avec un speculum ordinaire ou par un aide, l'opérateur se placera devant lui, comme s'il s'agissoit de lui faire l'opération de la cataracte, ensuite il en tournera à différentes reprises l'épaisseur de la cornée, & emportera tout ce qu'il pourra séparer jusqu'à ce qu'il soit parvenu à rendre à la cornée toute sa transparence. Il semble, dans cette opération, qu'on emporte beaucoup, lorsque réellement on emporte fort peu de chose, cela vient de ce que la cornée a souvent acquis, par l'engorgement, le double de son épaisseur ordinaire. Nous préférons, pour cette opération, la lance à cataracte, parce qu'elle incise de deux côtés, & qu'avec elle on opère plus commodément. On bassine ensuite l'œil avec quelques eaux ophtalmiques spiritueuses, on rapproche les paupières, & on applique sur elles un lit de coton qu'on retient au moyen d'un léger bandeau. (*M. Petit-Radel.*)

LEVAIN. La pâte faite de farine de froment, lorsqu'elle a fermenté au point de pouvoir servir de levain, est un léger rubéfiant, qu'on applique quelquefois à la plante des pieds, ou au gras de jambes des enfans & des adultes. On en fait aussi la base des sinapismes qu'on emploie lorsqu'on veut produire une révulsion plus active.

LEVIER. *Vectis obstetricius.* Tige de fer courbée, de manière à pouvoir se mouler sur la convexité de la tête, & terminée par un manche, comme on le voit représenté dans la Planche relative à cet Article, où il est mis en usage. On pourroit lui substituer une branche de forceps dans les circonstances où il faudroit opérer au dépourvu. Smellie se servoit toujours d'une branche de son forceps, & avec autant davantage que nous du nôtre. Toute l'efficacité du Lévier dépendant de la manière dont on dirige, & d'une connoissance précise des cas qui le demandent, nous concevons avec peine comment, après la mort de Bruyn, l'un des co-possesseurs de celui de Roonhuisen, on a pu vendre à MM. de Vicher & van-de-Poll, environ 5000 liv. de France, un moyen qui, par lui-même, ne peut intrinséquement avoir aucune supériorité sur d'autres. Le Lévier de Roonhuisen, disent ses partisans, n'est applicable que quand la tête est tellement enclavée, le front tourné vers le sacrum & l'occiput contre le pubis, qu'elle ne peut être poussée par les efforts de la mère. Le D. Bruyn dit avoir délivré, en pareil cas, plus de huit cents fœtus avec cet instrument dans l'espace de quarante-deux ans. Sans doute que de son tems cette position de la tête étoit plus fréquente qu'elle n'est actuellement. Tout ce que nous pouvons dire ici d'après un examen sérieux des cas, où de Bruyn employoit son Lévier, c'est que souvent il y avoit recours lorsque les femmes se seroient délivrées sans lui, ou qu'il auroit pu accoucher les autres plus méthodiquement, & avec beaucoup moins de peine; c'est que le plus souvent la tête n'étoit qu'arrêtée au passage, que le vrai enclavement, dont parle Roonhuisen ou ses adhérens, ne permettant pas de porter le plus petit instrument entre le front de l'enfant & le sacrum de la mère, ni entre l'occiput & le pubis, la prétendue supériorité de leur instrument devoit être nulle. Comment donc un Lévier, large d'un pouce & épais de quatre lignes au moins, à raison de sa garniture de peau & d'emplâtre, a-t-il pu être insinué entre ces parties, soit au-devant du sacrum ou en arrière du pubis, en le portant directement sur les points de contact, ou en l'y faisant parvenir, en lui faisant parcourir plus de la moitié de la circonférence intérieure du bassin, ou le quart seulement. Il faut conclure des prétendus succès de cet Auteur, que sa pratique étoit irréfléchie, incertaine & souvent meurtrière, & que, pour quelque succès qu'il obtenoit dans les cas de bonne conformation, où la force suppléoit à l'adresse, il en a dû avoir beaucoup de mauvais, que la grande étendue de sa pratique couvroit. On ne conçoit pas comment, d'après un mûr examen des faits, M. Cowper, & récemment M. Herbiniaux, aient pu vanter les avantages de cet instrument dans les différens cas où la tête éprouve quelques retardemens, de manière à faire craindre l'enclavement. Notre intention n'est point de nous étendre sur l'examen de leur doctrine, examen qui ne peut jetter aucun jour sur les progrès de la pratique. L'on peut voir si l'on désire en savoir davantage, la manière dont elle a été réfutée victorieusement dans l'Ouvrage intitulé, l'*Art des Accouchemens.* C'est pourquoi nous passons à l'usage qu'on doit faire de celui que nous préférons.

On ne doit employer le Levier que pour remédier à certaines positions défectueuses de la tête, & favoriser secondairement sa sortie. La tête, en entrant dans le bassin, s'éloigne quelquefois de la marche qu'elle doit suivre pour le traverser librement. La partie postérieure du sommet, ou la région de la fontanelle postérieure, au lieu de s'avancer de plus en plus, peut s'éloigner à mesure que la tête descend, de sorte que le haut du front venant se présenter au milieu du détroit inférieur, l'occiput se trouvant alors plus ou moins renversé sur le dos de l'enfant, & le menton écarté de la poitrine, de manière que la tête offrant de front le plus grand de tous ses diamètres, l'accouchement devient impossible sans le secours de l'Art, ou tout au moins très-difficile. L'on doit, dans le premier cas, soutenir le haut du front pour l'empêcher de descendre, & dans le second, fléchir la tête sur la poitrine, soit en repoussant le front dans une direction convenable, soit en entraînant l'occiput en en-bas. La main suffit presque toujours pour opérer ce changement, ce n'est que quand elle est insuffisante, qu'il faut recourir au Lévier. C'est toujours sur l'occiput qu'il faut appliquer le Lévier; aussi convient-il que sa courbure soit proportionnée à la convexité de cette région, pour qu'elle l'embrasse exactement, & que son extrémité puisse y trouver un point d'appui suffisant pour l'entraîner. Il faut s'en servir comme d'un crochet mousse, & non comme d'un Lévier ordinaire. Il faut varier la manière de l'employer, & néanmoins suivre toujours les principes généraux que nous indiquons ici. En combinant ainsi son action avec la marche que la tête doit tenir dans les circonstances les plus ordinaires, on réussira beaucoup plus fréquemment & d'une manière plus expéditive, que si l'on avoit employé le Levier tant vanté de Roonhuisen; examinons les cas les plus ordinaires pour compléter cette matière.

Supposant donc que l'occiput répond au pubis, & la face au sacrum, cas qui n'est pas fort commun, & qui est à-peu-près celui pour lequel Roonhuisen recommandoit son Lévier; supposant encore qu'elle ait présenté l'occiput primitivement derrière le pubis, & qu'elle se soit engagée en se renversant sur le dos de l'enfant, si l'on ne peut repousser le front, ou abaisser la région de l'occiput avec les doigs seuls, on insinuera le Lévier derrière la symphyse du pubis jusqu'à ce que sa courbure embrasse exactement la rondeur de l'occiput. Pour l'introduire plus sûrement & méthodiquement, on le tiendra d'une main, de sorte que l'extrémité qui lui sert de poignée, soit très-basse, & l'on en dirigera l'autre bout dans le lieu indiqué au moyen de l'index, & du doigt du milieu de la seconde main, ou bien d'un seul introduit dans le vagin pour faire pénétrer plus librement cet instrument, on relevera insensiblement l'extrémité qui est au-dehors, en la portant un peu alternativement vers l'un & l'autre des cuisses de la femme, jusqu'à ce que la longueur de toute cette portion apparente soit à-peu près parallèle à l'horizon. L'ayant porté à une hauteur convenable sur la tête, on le saisira d'une main placée au-dessus près le pubis, & de l'autre à son extrémité. On tirera à soi avec celle-ci, en baissant légèrement, pendant qu'on agira de la première comme si l'on vouloit déprimer la tête vers le coccix de la mère, & la porter en arrière. Par ce moyen, on lui fera faire une espèce de bascule, moyennant laquelle l'occiput descendra, tandis que le menton se relevera vers la poitrine. Si l'on ne réussissoit pas de cette manière à faire descendre l'occiput autant que la circonstance l'exige, il faudroit dans le tems même qu'on agit avec le Lévier sur cette partie de la tête, repousser un peu le front, qui est en arrière, au moyen de l'extrémité de quelques doigts de la main, qui embrasse le milieu de l'instrument, mais disposée de façon qu'elle puisse affermir le Lévier dans sa situation, & agir de plusieurs doigts sur le front. Dès qu'on a fait ce mouvement de bascule il est rare que la tête tarde à sortir, à moins que d'autres causes ne s'y opposent; alors on a recours au forceps, si l'accouchement ne peut se terminer de lui-même.

Le Lévier est également nécessaire dans le cas où le front répondroit au pubis, & l'occiput au sacrum; lorsque le menton a quitté le haut de la poitrine trop tôt, & que la tête est engagée en se renversant un peu sur le dos; mais encore ne convient-il pas de s'en servir qu'autant que les doigts seuls ne peuvent corriger cette situation désavantageuse, c'est-à-dire, abaisser l'occiput. On porte alors l'instrument entre l'occiput & le sacrum, en le tenant à-peu-près comme on tient l'algalie, pour sonder dans la méthode ordinaire, avec cette différence cependant que l'extrémité du Levier doit être moins inclinée sur celui ci, que le bout de la sonde, pour le faire pénétrer assez loin & jusqu'au-dessus de la protubérance occipitale, il faut abaisser insensiblement l'extrémité désignée, en la portant un peu alternativement de droite à gauche. S'étant assuré de la bonne position du Levier sur la tête, on place une main transversalement au-dessous de la partie moyenne, près du périnée, afin de le fixer près de l'occiput, & de l'autre main, on tire sur son extrémité. On agit d'abord dans une direction presque horizontale, & ensuite en relevant un peu jusqu'à ce que la nuque, ou le derrière du col commence à paroître au bas de la vulve; on retire alors le Lévier, & on dégage la face de dessous le pubis comme dans l'accouchement naturel où elle s'est présentée de cette manière.

Lorsque la tête s'est engagée dans une position transversale, en sorte que l'occiput réponde à l'un des trous ovalaires; on dirige l'instrument un peu de côté, au lieu de l'insinuer directement sous la symphyse du pubis, afin qu'il se trouve toujours appliqué sur le derrière de la tête qu'on abaissera convenablement, & l'on abandonnera ensuite le reste de l'accouchement aux soins de la Nature, à moins que des circonstances particulières ne portent à l'opérer sur-le-champ, & on se servoit du forceps, le succès seroit bien incertain si l'on ne faisoit faire préalablement à la tête l'espèce de bascule dont il s'agit, ainsi qu'on peut s'en convaincre, en se rappellant la manière d'agir de cet instrument, & le rapport des dimensions de la tête, ainsi renversée sur le dos avec celle du détroit inférieur.

Si l'occiput répondoit à l'une des échancrures ischiatiques, il faudroit insinuer le Lévier dans cette direction en tenant son extrémité qui est au-dehors, d'abord très-haut & plus ou moins inclinée vers l'aine du côté opposé. L'on se conduira d'ailleurs comme dans la position où l'occiput répond distinctement au sacrum, jusqu'à ce qu'on l'ait fait descendre convenablement. Le Lévier peut être utile, non-seulement dans tous les cas dont nous venons de faire mention, mais encore dans ceux où la tête s'est engagée, en présentant la face. On peut, dans tous les cas, lui substituer au besoin l'une des branches du forceps ordinaire, ainsi que M. Smellie le faisoit de son tems indifféremment pour tous, quoiqu'elle offre peut-être un peu moins d'avantages, & que son application exige plus de soin & d'attention. Ces règles sont prises de l'Ouvrage, intitulé: *L'Art des Accouchemens.* (*M.* Petit-Radel.)

LEVRET (André), né à Paris, le 6 Janvier 1703. Après avoir suivi le cours des études élémentaires dans les Écoles de Chirurgie de cette Capitale, & avoir pratiqué dans les Hôpitaux en qualité d'Elève, il fut placé chez le Financier Samuel Bernard, qui récompensa généreusement ses services par un legs de cent mille livres. M. Levret plus à l'aise par cette augmentation imprévue de fortune, se fit aggréger au corps des Chirurgiens de Paris, en 1742, après avoir acquis une charge de Chirurgen ordinaire du Roi, à la suite de l'Artillerie de France; ce qui étoit un privilège abusif soutenu par le Grand-Maître, à qui la vente de ces places profitoit souvent au détriment de l'humanité. Mais l'application très-sérieuse que M. Levret donna avec tant de succès à l'étude des Accouchemens, partie vraiment intéressante de l'Art, & qu'il cultiva assiduement pour le bonheur des mères, qui se confièrent à lui, diminue les reproches qu'on pourroit lui faire sur la voie qui l'a conduit au droit de la pratique. Son goût pour la mécanique, le porta d'abord vers la partie instrumentale; & en cela l'Art lui est redevable de plusieurs moyens fort ingénieux. En 1745, il montra, à la séance publique de l'Académie de Chirurgie, des instrumens qu'il avoit inventés pour lier des tumeurs polypeuses, nées dans les diverses cavités du corps, comme le nez & la matrice. Nommé Commissaire pour l'examen d'un Mémoire envoyé à l'Académie, sur des Expériences faites avec l'eau de Balaruc pour diffoudre des tumeurs lymphatiques, M. Levret multiplia les tentatives, & à force d'expériences, il parvint à découvrir un dissolvant de la lymphe épaissie & du lait grumelé. Ce dissolvant est le sel fixe de tartre qui avoit l'eau de pluie distillée pour véhicule. Suivant toujours son goût pour la partie instumentale, M. Levret imagina un tire-tête à trois branches, pour extraire de la matrice une tête qui y auroit resté après la détroncation, & il en démontra le mécanisme; en 1746, dans une des séances publiques de l'Académie de Chirurgie. Mais quelque avantageuse qu'ait pu lui paroître l'invention de cet instrument, le succès dans la pratique fut bien éloigné d'être celui auquel on s'attendoit dans la spéculation. En 1747, M. Levret donna ses *Observations sur les causes & les accidens de plusieurs Accouchemens laborieux*; Ouvrage dans lequel il offre l'histoire de tous les moyens qui ont été mis en usage, ou proposés par les Auteurs, pour tirer une tête séparée du corps, & restée dans la matrice, & il finit par conseiller l'usage de son tire-tête. Il publia, en 1749, un Ouvrage sur la cure radicale des polypes, où l'on trouve l'exposé de plusieurs moyens pour faire la ligature de ces excroissances, notamment de celles qui naissent dans l'intérieur du vagin, ou de la matrice. Les observations qu'il y rapporte font voir que ces nouveaux moyens sont moins le fruit d'une spéculation mensongère, que d'une expérience & d'une pratique raisonnées. Notre Auteur non-seulement communiquoit aux Praticiens les découvertes qu'il faisoit dans la partie de l'Art à laquelle il s'étoit livré; mais il y formoit encore beaucoup d'Elèves, que sa grande réputation lui attiroit, tant de la Province que des Pays étrangers. C'étoit pour leur instruction qu'il fit paroître, en 1753, une suite de Planches avec ce titre: *Explication de Figures sur le mécanisme de la Grossesse & de l'Accouchement.* Cet Ouvrage fut suivi, dans la même année, d'un plus étendu, intitulé: *L'Art des Accouchemens démontré pas les principes de la Physique & de la Mécanique pour servir de base & de fondement à des leçons particulières.* C'est un livre aphoristique, divisé en quatre parties, qui fera toujours honneur à sa mémoire, malgré les progrès que l'Art a pu faire depuis. Ses réflexions sur les Aphorismes de Mauriceau ont le mérite de la brièveté & de la solidité. En 1759, il fut appellé pour accoucher Mad. la Dauphine, mère du Roi, ce qui lui donna une grande considération à la Cour, & chez les Grands, & ce qui lui attira une grande richesse. Mais l'envie de doubler ses fonds, les lui ayant fait confier à des mains peu délicates, il perdit en très-peu de temps, la plus grande partie de sa fortune. La constitution très-robuste de M. Levret lui promettoit de plus longs jours que ceux dont il a joui. Une inflammation dans la région du bas-ventre, qui fut bien-tôt suivie de gangrène les a terminés, le 21 Janvier 1780, à l'âge de soixante & dix ans accomplis. (*M.* Petit-Radel.)

LEVURE DE BIERE. On donne ce nom à l'écume qui s'élève à la superficie de la bière, lorsqu'elle est en fermentation. Cette écume est regardée comme résolutive & antiseptique. On fait avec la farine de seigle détrempée dans la

Levure de bière, un cataplasme recommandé contre l'angine.

LIE-DE-VIN. La lie-de-vin mêlée avec partie égale d'eau, est regardée comme un bon topique antiphlogistique & antigangreneux, particulièrement dans les cas d'entorse, contusion, fracture, luxation; on l'emploie aussi sans mêlange d'eau, dans les cas de relâchement des articulations.

Les Distillateurs d'esprit-de-vin vendent de la lie-de-vin qui a subi la distillation; mais cette lie épuisée n'a plus de vertu.

LIENS, Δεσμοί. *Vincula*. Bandes de soie, de fil ou de laine, dont on se sert pour contenir les malades dans les grandes opérations, notamment celle de la taille, afin qu'ils ne changent point de situation, & ne puissent faire aucun mouvement qui pourroit rendre dangereuse à différens égards une opération qui exige une si grande précision. On met ordinairement le malade sur le bord d'une table garnie d'un matelas & de quelques oreillers pour soutenir sa tête & ses épaules. Cette situation presqu'horizontale est préférable au plan incliné qu'on obtenoit avec une chaise renversée sous le matelas, ou avec un dossier à crémalière. Lorsque le malade est assis sur le bord de la table, on applique les Liens. Ce sont ordinairement des bandes de cinq ou six aunes de long, larges de trois ou quatre travers de doigts; on pose le milieu des deux Liens sur le col au-dessus des épaules; deux Aides placés, l'un à droite & l'autre à gauche, font passer, chacun de son côté, un chef des Liens par-devant la clavicule, & l'autre chef sur l'omoplate. On les amène sous l'aisselle, où on les tourne deux ou trois fois en les cordelant. Ensuite on fait approcher les deux genoux du malade le plus qu'on peut vers le ventre, & pendant ce tems, on fait passer un des Liens entre les cuisses, & l'autre par-dehors; on les joint ensemble tous deux par-dessus en les cordelant une fois. On finit pareillement par approcher les talons du malade vers ses fesses, tandis qu'on engage sa jambe de la même façon. Après quoi on lui fait mettre les doigts de la main sous le pied, & le pouce au-dessous de la malléole externe, comme s'il vouloit prendre son talon. Dans cette situation, on lui engage le poignet & la main avec la jambe & le pied en forme d'étrier, & ensuite on les conduit entre les pieds & les pouces des mains & on serre médiocrement. *Voyez* la Planche relative à cet article; elle représente tout ce qui y a rapport, & même la situation de l'Aide qui comprime sur les épaules, ainsi que l'attitude de ceux qui doivent contenir les jambes & les cuisses pendant l'opération.

Cet appareil a quelque chose d'effrayant pour le malade. On pourroit se dispenser de cette manière de lier, qui imprime de la terreur même aux assistans. Raw ne se servoit de Liens que pour contenir & fixer simplement les mains avec les pieds, au moyen de quelques circonvolutions de bandes. Le Dran a imaginé des Liens assez commodes, qui assujettissent suffisamment les malades, & n'ont point l'embarras des grands Liens ordinaires; c'est une tresse de fil fort, large de deux pouces, longue de deux pieds ou environ, réunie à ses deux bouts par une couture. Cette tresse, pliée en deux, n'a plus qu'un pied de long. Un nœud coulant fait d'une pareille tresse, rapproche & entrelace ensemble les deux côtés de ce Lien, qui alors fait une espèce de 8. Ce nœud n'est pas fixe, on peut le faire couler vers l'un ou l'autre bout du Lien. *Voyez* les Planches. Pour s'en servir, chacun des deux Aides passe une des mains du malade dans un des bouts du Lien, & il l'assujettit avec le nœud coulant à l'endroit de la jointure du poignet; aussi-tôt il fait passer l'autre bout du Lien dans le pied en forme d'étrier. Il porte une de ses mains entre les bras & le jarret du malade pour le soutenir, & de l'autre main il soutient le pied par différens croisés, & il en noue les extrémités. Cette ligature molette & épaisse peut être serrée assez fermement, & elle ne laisse aucune impression comme les bandes de fil.

On donne encore le nom de Liens à des rubans larges d'un pouce, ou environ, dont on se sert pour contenir les fanons dans l'appareil d'une fracture. *Voyez* l'article FANONS. (*M. PETIT-RADEL.*)

LIGAMENS. Nom que les Anatomistes donnent à certains corps flexibles, & le plus souvent membraneux, qui servent à recouvrir les différentes articulations, & au moyen desquels les os, en diverses parties du corps, se trouvent fermement unis les uns aux autres. Mais comme ceux qui remplissent cette dernière fonction, se trouvent presque partout profondément situés, ils sont peu exposés aux accidens provenans de l'action des corps extérieurs; &, par la même raison, lorsqu'ils en ont souffert, il n'est pas trop au pouvoir de la Chirurgie d'y apporter quelque secours particulier. C'est pourquoi nous nous bornerons ici à parler des affections des Ligamens qui recouvrent les jointures, & qu'on désigne ordinairement par le nom de Ligamens capsulaires.

Les Anatomistes ont observé que les Ligamens étoient moins pourvus de nerfs, que la plupart des autres parties du corps; & tant d'après cette observation, que d'après des expériences faites sur des animaux vivans, ils ont été induits à croire & à enseigner que ces organes n'étoient pas doués d'une grande sensibilité. Cette opinion, qui est fondée jusqu'à un certain point, pourroit mener à conclure que les plaies des Ligamens ne sont pas d'une grande conséquence, & seroit ainsi la source d'une erreur bien dangereuse. Mais, quoique ces parties ne soient effectivement ue très-peu sensibles, & quoique, dans un état sain, elles puissent supporter plus que d'autres beaucoup de fatigue sans en souffrir, c'est un fait bien avéré que, lorsqu'elles sont dans un état de maladie, elles acquièrent une extrême sensibilité, & que, lorsqu'elles sont blessées, il peut en résulter des conséquences les plus dangereuses & les plus alarmantes. On ne peut pas disconvenir que les Ligamens des jointures ne soient quelquefois fort endommagés; on les a vus même déchirés par les têtes des os qu'ils environnent, lorsque ceux-ci ont été luxés avec violence, sans qu'il en résultât de suites bien fâcheuses; mais cela est rare, & l'on ne doit jamais s'y attendre; car le nombre des cas où de pareils accidens sont suivis de symptômes très-graves, est de beaucoup le plus grand sans comparaison. En général, néanmoins, ces symptômes ne se manifestent pas dès le commencement; le plus souvent même les premiers jours se passent sans que rien les annonce. Mais ensuite le malade commence à éprouver, dans toute la jointure affectée, une sensation incommode de roideur, qui devient par degrés de plus en plus pénible; la partie se gonfle, se tend & paroît un peu enflammée. A cette époque, la douleur est telle, pour l'ordinaire, que le malade ne peut souffrir qu'on touche le membre affecté; il compare la roideur qu'il sent dans l'articulation, à celle qu'il éprouveroit, si la partie étoit fortement serrée avec une corde. L'inflammation, qui d'abord n'affectoit que la jointure, est prête à s'étendre sur tout le membre.

Si la plaie, ou le déchirement du Ligament capsulaire a beaucoup d'étendue, l'on voit souvent la synovie, pendant les premiers tems, couler en quantité assez considérable hors de la plaie; mais cet écoulement diminue à mesure que le gonflement, occasionné par l'inflammation, fait des progrès, jusqu'à ce qu'enfin la plaie devienne tout-à-fait sèche. Bientôt cependant on voit les foyers de suppuration s'étendre de différens côtés de la jointure; &, lorsqu'on les ouvre, le pus en sort en abondance, mêlé de beaucoup de synovie. Ces opérations soulagent beaucoup le malade, & dissipent à l'instant la tension & le serrement qu'il éprouvoit; mais de nouveaux abcès succèdent aux premiers; en se formant, ils renouvellent tous les symptômes; & peu-à-peu la santé générale du malade est plus ou moins affectée.

Lorsque les plaies des Ligamens ne se cicatrisent pas très-vîte, & presque sans être accompagnées d'aucune suppuration, elles suivent à-peu-près la marche que nous venons de décrire; c'est du moins ce qui a lieu dans les jointures considérables; & c'est dans ces dernières qu'elles sont sur-tout à redouter.

L'histoire de la formation & des progrès de la maladie peut jeter quelque lumière sur la méthode qu'on doit suivre dans le traitement. Elle nous fait voir que ce n'est pas seulement la plaie du Ligament que nous avons à redouter, mais encore une suite de symptômes secondaires, qui, pour l'ordinaire, en sont la conséquence. Les membranes, qui tapissent la surface interne des cavités, qui naturellement ne sont pas exposées à l'impression de l'air, ne paroissent pas douées d'une grande sensibilité; mais lorsque l'air peut y avoir accès, il agit sur elles comme un stimulant d'autant plus actif, qu'elles n'ont jamais éprouvé ce genre d'irritation; il les enflamme & les rend extrêmement sensibles. C'est ce que nous observons dans les plaies du bas-ventre & de la poitrine; & c'est évidemment à cette cause que nous devons attribuer les symptômes qui se manifestent à la suite des plaies des Ligamens capsulaires des jointures.

De cette circonstance résulte une indication très-importante dans le traitement de ces sortes de plaies; c'est d'empêcher, autant qu'il dépend de nous, que l'air ne puisse avoir accès dans les cavités. Cela se trouvera impraticable, pour l'ordinaire, dans les cas où le Ligament est déchiré dans une étendue considérable; il sera beaucoup plus aisé d'y réussir dans les cas de plaies par simple incision.

Il ne faut cependant rien faire dans cette intention, jusqu'à ce qu'on soit sûr qu'il n'y a point de corps étrangers dans la plaie, ou qu'on ait extrait ceux qui pouvoient s'y trouver. Lorsqu'on s'est assuré de ce point, on tâche de couvrir en entier la plaie de Ligament en tirant la peau par-dessus assez, pour que la plaie de celle-ci, ne corresponde point avec celle des parties subjacentes; & comme les tégumens, en général, sont assez lâches autour des jointures, on n'a pas de peine à en venir à bout. On fixe ensuite les parties dans cette position, au moyen d'emplâtres adhésifs, soutenus d'un bandage convenable; le malade doit être au lit, lorsqu'on applique l'appareil, afin de ne pas courir le risque de le déranger; & le membre placé sur un coussin, dans la position la plus propre à favoriser le relâchement de la peau; position qui sera différente, suivant les différentes parties de la jointure, qui se trouveront affectées. Ainsi, lorsqu'il y aura une plaie à la partie antérieure du genou, il faudra que la jambe soit étendue, parce que, dans cette situation, les tégumens, dans l'endroit affecté, se trouveront relâchés autant que possible; &, par la même raison, il faudra tenir le membre dans l'état de flexion, lorsque la plaie sera dans la partie postérieure.

En même-tems, pour prévenir l'inflammation, on entretiendra la liberté du ventre; on favorisera une douce transpiration; on tiendra le malade à une diète très-sévère, & on tirera du sang proportionnément à sa force & à son âge.

Quoique la méthode, que nous venons de décrire, soit souvent accompagnée du plus heureux succès, elle ne suffit pas toujours pour prévenir la naissance des symptômes mentionnés ci-dessus. Lorsque ceux-ci se manifestent, soit qu'on ait négligé les moyens indiqués, qui, à cette époque, ne sont plus admissibles, soient qu'ils aient été employés inutilement, il faut se hâter de recourir à d'autres remèdes. La principale indication qui se présente est de combattre l'inflammation, qui, autrement, ne tardera pas à s'étendre sur toute l'articulation, & à former de différens côtés des abcès; ce qui sera nécessairement accompagné de beaucoup de danger. Les saignées topiques, sont peut-être le moyen le plus efficace de prévenir ces maux; mais, pour en tirer parti, il faut en user hardiment. Chez des sujets robustes, on appliquera quinze ou vingt sangsues le plus près possible de la partie affectée, & l'on répétera cette opération tous les jours aussi long-tems que l'inflammation le rendra nécessaire. On ne pansera la plaie qu'avec du cérat, ou quelqu'autre onguent simplement émollient. On fera, sur le reste de l'articulation, des fumigations avec le vinaigre; ce qui souvent réussit mieux que toute autre chose pour prévenir la formation du pus. En même-tems, comme les douleurs, en pareil cas, sont ordinairement très-vives, on donnera au malade des doses d'opium suffisantes pour les calmer. On les modère quelquefois, en fomentant la partie affectée avec une forte décoction de têtes de pavot; en général cependant, on n'y parvient que par l'usage intérieur des anodins.

En suivant avec soin le traitement que nous venons d'indiquer, on réussira, pour l'ordinaire, à calmer les accidens, pourvu qu'on ne l'ait pas entrepris trop tard. Quelquefois cependant, malgré tous les secours, l'inflammation continue de faire des progrès, & occasionne la formation d'abcès considérables dont les uns ont leur siège dans la cavité du Ligament capsulaire, d'autres dans sa substance même, d'autres dans le tissu cellulaire des environs. Tout ce que l'Art peut faire en pareilles circonstances, c'est de donner issue au pus, lorsqu'il est formé, par une ouverture faite à la partie la plus déclive du sac où il est contenu. Par ce moyen, & par l'usage des cataplasmes & des fomentations appliquées avec assiduité sur la partie affectée, toutes les fois qu'on voit un nouveau foyer de pus se former, *Voyez* Abcès, on réussit quelquefois à sauver des membres, que l'on eût probablement été obligé de couper, si l'on eût suivi quelqu'autre méthode. En général cependant, il n'est aucun Praticien expérimenté qui ne sache que les plaies des jointures, accompagnées de suppuration dans les Ligamens capsulaires, sont toujours dangereuses, & que, malgré tous les secours de l'Art employés de la manière la plus convenable, l'on ne peut guères se promettre de les voir terminer favorablement. Quelquefois même le malade se trouve tellement épuisé par le renouvellement des abcès, ainsi que par l'abondance & la durée de la suppuration, & la fièvre lente qui en résulte, qu'on est obligé, pour lui sauver la vie, de faire l'amputation du membre.

Ces cas malheureux se présentent dans la pratique; mais, quoique les Praticiens conviennent qu'en circonstances pareilles à celles dont nous venons de parler, on ne doit pas hésiter à recourir à l'opération, il faut bien prendre garde à ne pas abuser de cette méthode, en adoptant l'opinion de ceux qui conseillent d'amputer le membre affecté toutes les fois que la plaie intéresse beaucoup la jointure, sans attendre que l'inflammation ait eu le tems de s'y former. Trois raisons principales doivent empêcher tout Chirurgien d'adhérer à cette doctrine. La première, c'est qu'il n'est pas sans exemple qu'une plaie, même très-considérable, du Ligament capsulaire de quelqu'une des principales articulations, se guérisse complettement. La seconde, c'est que, quoique les exemples de cette nature soient assez rares, il l'est beaucoup moins de voir les malades se guérir, en conservant plus ou moins de roideur dans la jointure; accident si peu grave en comparaison de la perte totale du membre, que la conservation de celui-ci, même avec une anchylose complette de la principale jointure, est, pour l'ordinaire, un avantage très-réel. La troisième, c'est que lorsque le mal a fait de tels progrès, que l'on ne peut sauver la vie du malade que par l'amputation, l'affoiblissement & l'épuisement de ce dernier ne sont pas des circonstances qui doivent faire craindre de l'entreprendre; puisqu'au contraire on voit, en pareil cas, les malades supporter parfaitement l'opération, au point que bien des Praticiens ont cru qu'elle étoit moins dangereuse à cette époque, qu'immédiatement après l'accident, lorsque le malade jouissoit encore de toutes ses forces. *Voyez* ce que nous avons dit là-dessus à l'article Amputation.

Nous ne devons pas omettre, avant de finir cet article, d'observer que quelques dangereuses que soient les simples plaies des Ligamens, ils peuvent être coupés, ou déchirés en entier, sans qu'il en résulte de symptômes très-graves. *Voy.* l'article Amputation, au sujet de l'amputation dans les jointures; & l'article Lacération, au sujet du déchirement des Ligamens.

Pour ce qui regarde les autres maladies des Ligamens capsulaires, *Voyez* les articles Articulation, Hydropisie des jointures, Tumeur blanche.

LIGATURE, *Fascia*, bande de drap écarlatte, coupée à droit fil, suivant la longueur de sa chaîne, large d'un travers de pouce ou environ, longue d'une aune, qui sert à serrer suffisamment le bras, la jambe ou le col pour faciliter l'opération de la saignée.

La Ligature, en comprimant les vaisseaux, interrompt le cours du sang, fait gonfler les veines qu'on veut ouvrir, les assujettit & les rend plus sensibles à la vue, & au toucher. *V.* SAIGNÉE.

La manière d'appliquer la Ligature pour les saignées du bras & du pied, est de la prendre par le milieu avec les deux mains, de façon que le côté intérieur soit sur les quatre doigts de chaque main, & que les pouces soient appuyés sur le supérieur. On pose ensuite la Ligature, environ quatre travers de doigt au-dessus de l'endroit où l'on se propose d'ouvrir la veine; puis glissant les deux chefs de la Ligature à la partie opposée, on les croise en passant le chef interne du côté externe, & ainsi de l'autre, afin de les conduire tous deux à la partie extérieure du bras, où on les arrête par un nœud en boucle.

Cette méthode de pratiquer la Ligature, quoiqu'usitée presque généralement, est sujette à deux défauts assez considérables; le premier, c'est qu'en croisant les deux chefs de la Ligature sous le bras, on les fronce de manière qu'on ne serre point uniment; le second, c'est qu'en fronçant ainsi la Ligature on pince le malade. Les personnes sensibles & délicates souffrent souvent plus de la Ligature que de la saignée. Il est très-facile de remédier à ces inconvéniens; on conduira les deux chefs de la Ligature en ligne droite, & au lieu de les croiser à la partie opposée de l'endroit où l'on doit saigner, on fera un renversé avec l'un des chefs, qui, par ce moyen, sera conduit fort également sur le premier tour, jusqu'à la partie extérieure du membre, où il sera arrêté avec l'autre chef par un nœud coulant en forme de boucle.

Les Chirurgiens Phlébotomistes trouvent que, dans la saignée du pied, lorsque les vaisseaux sont petits, on parvient plus facilement à les faire gonfler, en mettant la Ligature au-dessous du genou sur le gras de la jambe. Cette Ligature n'empêcheroit pas qu'on n'en fît une seconde, près du lieu où l'on doit piquer, pour assujettir les vaisseaux roulans. Dans cette même circonstance, on se trouve très-bien, dans les saignées du bras, de mettre une seconde Ligature au-dessous de l'endroit où l'on saignera.

Pour saigner de la veine jugulaire, on met, vers les clavicules, sur la veine qu'on doit ouvrir, une compresse épaisse; on fait ensuite, avec une Ligature ordinaire, mais étroite, deux circulaires autour du col, de sorte qu'elle contienne la compresse; on la serre un peu, & on la noue sur la nuque par deux nœuds, l'un simple & l'autre à rosette. On engage antérieurement, dessous la ligature circulaire, & vis-à-vis de la trachée-artère, un ruban, ou une autre Ligature, dont les bouts seront tirés par un Aide, ou par le malade, s'il est en état de le faire. Par ce moyen, la Ligature circulaire ne comprime pas la trachée-artère, & elle fait gonfler les veines jugulaires externes, & sur-tout celle sur laquelle est la compresse; on applique le pouce de la main gauche sur cette compresse; & le doigt index au-dessus sur le vaisseau, afin de l'assujettir & de tendre la peau. On pique la veine jugulaire au-dessus de la Ligature, à raison du cours du sang, qui revient de la partie supérieure vers l'inférieure, à la différence des saignées du bras & du pied, où l'on ouvre la veine au-dessous de la Ligature, parce que le sang suit une direction opposée, & remonte en retournant des extrémités au centre.

Le mot Ligature, *Ligatio*, *vinctura*, se dit aussi d'une opération de Chirurgie, par laquelle on lie avec un ruban de fil ciré, une artère considérable pour arrêter ou prévenir l'hémorrhagie. *Voyez* HÉMORRHAGIE, ANEURISME, AMPUTATION. On fait, avec un fil ciré, la Ligature du cordon ombilical aux enfans nouveaux-nés. On se sert avec succès de Ligature pour faire tomber les tumeurs qui ont un pédicule, les excroissances sarcomateuses de la matrice & du vagin. *Voyez* POLYPE.

Nous avons parlé, au mot HÉMORRHAGIE, des différens moyens d'arrêter le sang, & nous ne répéterons pas ici ce que nous en avons dit. Nous observerons seulement que la Ligature de l'artère intercostale est souvent difficile, & que divers Praticiens se sont donnés beaucoup de peine pour imaginer les moyens de la faire d'une manière sûre. M. Gérard, Chirurgien de Paris distingué, si l'on en croit ses Contemporains, par une dextérité singulière, a imaginé le moyen de lier cette artère, lorsqu'elle est ouverte dans quelqu'endroit favorable. Après avoir reconnu ce lieu, on aggrandit la plaie; on prend une aiguille courbe, capable d'embrasser la côte, & enfilée d'un fil ciré, au milieu duquel on a noué un bourdonnet. On la porte dans la poitrine, auprès de l'endroit où l'artère est blessée, & du côté de son origine. On embrasse la côte avec l'aiguille, dont on fait sortir la pointe au-dessus de ladite côte, & on retire l'aiguille, en achevant de lui faire décrire le demi-cercle, de bas en haut. On tire le fil jusqu'à ce que le bourdonnet se trouve sur l'artère. On applique sur le côté qui est embrassé par le fil, une compresse un peu épaisse, sur laquelle on noue le fil, en le serrant suffisamment pour comprimer le vaisseau qui se trouve pris entre le bourdonnet & la côte.

M. Goulard, Chirurgien de Montpellier, a imaginé depuis une aiguille particulière pour cette opération; nous en avons donné la description au mot AIGUILLE. Après l'avoir fait passer par-dessous la côte, & percer les muscles au-dessus, on dégage un des brins de fil; on retire l'aiguille de la même manière qu'on l'avoit fait entrer, & l'on fait la Ligature comme ci-dessus. Cette aiguille grossit l'arsenal de la Chirurgie, sans enrichir l'Art. L'usage des aiguilles a paru fort douloureux; les plaies faites à la pleure & aux muscles intercostaux sont capables d'attirer une inflammation dangereuse à cette membrane. La compression, si elle étoit praticable avec succès, mériteroit la préférence. M. Lottari a présenté à l'Académie de Chirurgie un instrument pour arrêter le sang de l'artère intercostale. C'est une plaque d'acier poli & coudée par une de ses extrémités pour former un point de compression sur l'artère. On matelasse cet endroit avec une compresse, l'autre extrémité de la plaque est contenue par le bandage. *Voyez* Mémoires de l'Académie Chirurgie, Tome II.

M. Quesnay, dans un cas très-pressant, sauva la vie à un soldat qui perdoit son sang par une plaie de cette artère. Il prit un jeton d'ivoire, rendu plus étroit par deux sections parallèles; il fit percer deux trous à une de ses extrémités pour pouvoir passer un ruban, & lui fit un fourreau avec un petit morceau de linge. Le jeton ainsi garni, fut introduit à plat jusque derrière la côte; il poussa ensuite de la charpie entre le jeton & le linge dont il étoit recouvert, pour faire une pelotte dans la poitrine. Les deux chefs du ruban servirent à appliquer le jeton de façon à faire une compression sur l'orifice de l'artère.

M. Belloq a examiné, dans un Mémoire inséré dans le second Tome de ceux de l'Académie de Chirurgie, les avantages & les inconvéniens de ces différens moyens; il les a crus moins parfaits qu'une machine en forme de tourniquet, très-compliquée, dont on voit la figure à la suite de la description qu'il en a donnée. *Article extrait de l'ancienne Encyclopédie.*

LIME. Instrument dont se servent les Dentistes pour séparer les dents trop pressées, diminuer celles qui sont trop longues, ôter des pointes, ou des inégalités contre lesquelles la langue ou les joues peuvent porter, & occasionner ainsi des ulcères, &c.

Les Limes doivent être d'un bon acier & bien trempées; on ne les fait pas faire chez les couteliers; on les achète des Clincaillers, qui en font venir en gros. La figure & la grandeur des Limes sont différentes, les plus grandes ont environ trois pouces de long, d'autres n'ont que deux, & d'autres moins. Il faut en avoir de grandes, de petites, de larges, de grosses, de fines, & même plusieurs de chaque espèce pour s'en servir au besoin. M. Fauchard, dans son Traité: *Le Chirurgien Dentiste*, en décrit de huit espèces; 1.° Une mince & plate, qui ne sert qu'à séparer les dents; 2.° Une un peu plus grande & plus épaisse, pour rendre les dents égales en longueur; 3.° Une appellée à couteau, dont l'usage est de tracer le chemin à une autre Lime; 4.° Une plate & pointue, pour élargir les endroits séparés, lorsqu'ils sont atteints de carie. 5.° Une nommée *Feuille de sauge*, qui a deux surfaces convexes, pour faire des échancrures un peu arrondies sur les endroits cariés; 6.° Une demi-ronde, pour augmenter les échancrures faites avec la précédente; 7.° Une ronde & pointue, nommée *Queue de rat*, pour échancrer & augmenter la séparation proche de la gencive; 8.° enfin, une Lime recourbée, propre à séparer avec facilité les dents du fond de la bouche. *Voyez les Planches.*

Il seroit trop long de décrire toutes les circonstances qu'il faut observer dans l'usage des Limes. En général, il faut les appuyer médiocrement lorsque les dents sont de la douleur. Pour éviter que les Limes ne soient trop froides contre les dents, & que la limaille ne s'y attache, on doit, lorsqu'on s'en sert, les tremper de tems-en-tems dans l'eau chaude, & les nettoyer avec une petite brosse. Quand on Lime les dents chancelantes, il faut les attacher à leurs voisines par un fil ciré en plusieurs doubles, auquel on fera faire autant de croisés qu'il en faut pour affermir ces dents contre les autres. S'il y avoit un intervalle assez large entre la dent solide & la dent chancelante, on rempliroit cet espace avec un petit coin de bois ou de plomb en forme de coulisse.

L'attitude des malades & celle de l'Opérateur sont différentes suivant la situation de la dent, à droite ou à gauche, sur le devant, ou dans le fond de la bouche, en haut ou en bas; ce sont des détails de pratique qui s'apprennent par l'usage. M. Garengeot, dans son *Traité des Instrumens*, après avoir parlé succinctement des Limes pour les dents & de leurs propriétés, assure avoir vu plusieurs personnes qui se sont fait égaliser les dents, & qui, trois ou quatre ans après, auroient souhaité qu'on n'y eût jamais touché, parce qu'elles s'étoient cariées. L'inconvénient de l'usage indiscret de la Lime ne détruit pas les avantages que procure cet instrument, lorsqu'il est conduit avec prudence, méthode & connoissance de cause. *Voyez* DENTS. *Article de l'ancienne Encyclopédie.*

LINGUAL. (bandage) Machine pour la réunion des plaies transversales de la langue, imaginé par M. Pibrac, & décrite dans une Dissertation qu'il a donnée à l'Académie de Chirurgie, sur l'abus des sutures, insérée dans le vol. IIIe du Mémoire.

Les sutures ont prévalu dans presque tous les cas sur les autres moyens de réunion, parce qu'il a toujours été plus facile d'en faire usage que d'appliquer son esprit dans des circonstances difficiles à imaginer un bandage qui remplit, par un procédé nouveau, toutes les intentions de l'Art & de la Nature. Ambroise Paré, le premier Auteur qui ait parlé expressément du traitement des plaies de la langue, rapporte trois observations de plaie à cette partie, auxquelles il a fait la suture avec succès. Elle avoit été coupée avec les dents à l'occasion de chûtes sur le menton. Ce Praticien prescrit de tenir la langue avec un linge, de crainte qu'elle n'échappe dans l'opération. La suture est très-difficile, quelque précaution qu'on prenne, sur-tout pour peu que la division soit éloignée de l'extrémité. Ambroise Paré ne désespéroit pas qu'on ne réussît à trouver un meilleur moyen, & M. Pibrac l'a imaginé. Une Demoiselle, dans un accès d'épilepsie, se coupa la langue obliquement entre les dents; la portion divisée, qui ne tenoit plus que par une petite quantité de fibres sur un des côtés, étoit pendante hors de la bouche. En attendant qu'on avisât aux moyens les plus convenables. M. Pibrac crut devoir retenir cette portion par un morceau de linge en double, qu'il mit transversalement en forme de bande entre les dents. Le succès avec lequel la portion de langue coupée fut retenue dans la bouche, suggéra à M. Pibrac l'invention d'une petite bourse de linge fin pour loger exactement la langue; il trouva le moyen de l'assujettir en l'attachant à un fil d'archal replié sous le menton; & qu'il étoit facile de fixer par deux rubans liés derrière la tête, ce qui représente assez bien un bridon. *Voyez les Planches.*

Rien n'est plus ingénieux & plus commode que cet instrument pour réunir les plaies de la langue & maintenir cette partie sans craindre de dérangement. Il suffit de fomenter la plaie à travers la petite bourse de linge avec du vin dans lequel on a fait fondre du miel rosat. S'il s'amasse quelque espèce de limon dans le petit sac, il est aisé de le nétoyer avec un pinceau, trempé dans le vin miellé, & d'entretenir par ce moyen, la plaie toujours nette.

LINIMENT. Espèce de médicament externe, dont on enduit les parties sur lesquelles on l'applique, en les frottant légèrement.

Le Liniment, proprement dit, doit être d'une consistance moyenne entre l'huile par expression ou entre les baumes artificiels & l'onguent; & il ne diffère de l'un & de l'autre que par cette consistance. Sa composition & son usage sont d'ailleurs les mêmes que ceux des onguens. Ce sont toujours des huiles, des graisses, des résines, des baumes naturels, des substances salines, destinés à amollir, calmer, détendre, ou résoudre; & même cette différence, qui dépend de la consistance, ne détermine que d'une manière fort vague la dénomination de ce genre de remèdes; en sorte qu'on appelle presque indifféremment Baume, Liniment, Onguent, des mélanges de matières grasses, destinés à être appliqués extérieurement, & qu'il importe très-peu en effet de les distinguer.

Voici les formules de quelques Linimens qu'on emploie avec le plus d'avantage.

Liniment anodin.

Prenez d'opium une demi-once;
de Savon blanc, deux onces;
de camphre, une once;
d'huile essentielle de romarin, deux gros;
d'esprit-de-vin rectifié une livre:
Mettez l'opium & le savon en digestion dans l'esprit-de-vin pendant trois jours; coulez la liqueur par un linge; ajoutez ensuite le camphre & l'huile, en agitant fortement le vaisseau.

On emploie avec succès ce Liniment pour calmer les douleurs dans les cas de foulures, & d'autres pareilles affections topiques.

Liniment blanc.

Prenez d'huile d'olives, ou d'amandes, deux onc.
de blanc de baleine demi-once;
de cire blanche deux gros;
Faites fondre ensemble.

On emploie ce Liniment pour les gerçures des lèvres & des mammelons, & pour toute autre excoriation.

Liniment camphré.

Prenez de camphre, une once;
d'esprit de sel ammon. caustique, trois onc.
d'esprit de lavande simple, huit onces.
Mêlez l'alkali volatil avec l'esprit de lavande, & distillez huit onces à un feu très-doux. Dissolvez le camphre dans la liqueur distillée.

Ce Liniment est très-élégant & très-actif dans les cas de certaines douleurs locales, particulièrement dans des maux de tête opiniâtres qui ne dépendent pas d'une cause interne.

Liniment volatil.

Prenez d'esprit de sel ammoniac caustique, demi-onc.
d'huile d'olive une once & demie.
Mêlez ensemble ces deux ingrédiens dans une fiole jusqu'à ce qu'ils soient unis.

On a recommandé ce Liniment dans les cas d'angine inflammatoire. En pareil cas, on en imbibe une flanelle qu'on applique autour du cou, & qu'on renouvelle toutes les quatre ou cinq heures. On l'emploie aussi avec succès contre des douleurs de rhumatisme. On peut augmenter ou diminuer la proportion de l'huile, suivant l'effet que produit ce topique sur la peau.

LIPOME, *Lipoma*, de λειπος, graisse. Tumeur charnue formée sous la peau, pour l'ordinaire, par un gonflement de quelque portion de la membrane cellulaire. Il est souvent difficile de la distinguer d'une loupe, si ce n'est par l'inégalité de sa surface, qui, en général, présente diverses éminences. Sa situation hors des parties glanduleuses, son indolence, & sa dureté moindre que celle du squirre, la distinguent suffisamment de ce dernier.

Il n'y a pas d'indication particulière pour le traitement du lipome; lorsque sa nature est bien reconnue, & sur-tout dès qu'il commence à devenir incommode, il faut l'extirper, en le disséquant avec prudence, à moins que quelque circonstance particulière, telle que la situation de la tumeur dans le voisinage de gros vaisseaux, ou d'autres organes qu'il importe de ne pas blesser, ne s'oppose à cette opération, qui deviendra toujours d'autant plus difficile qu'on la retardera davantage; le volume du lipome tendant constamment à s'accroître. *Voyez* Bronchocele & Loupe.

LIT de MISERE, de TRAVAIL. Lit préparé pour les femmes qui sont en travail, & sur lequel elles restent quelque tems après que l'accouchement est terminé. Ce Lit n'est point regardé comme nécessaire chez beaucoup de nations, & sans parcourir les différens endroits du globe, nous nous bornerons à ce qui est d'usage chez nos voisins. En Flandre, en Hollande, en Espagne & peut-être ailleurs, les femmes font usage de chaises disposées le plus convenablement & qu'elles se prêtent même les unes aux autres. On peut voir dans Deventer la forme de ces sortes de sièges. En Angleterre, les femmes se couchent sur le bord d'un lit, le derrière tourné vers l'Accoucheur, les cuisses; les jambes, étant à demi fléchies, & les genoux écartés au moyen d'un oreiller. On dit que, dans quelques provinces de la France, les femmes accouchent agenouillées sur un carreau & les coudes appuyés sur une chaise, & que, dans d'autres, elles se tiennent debout, ou bien qu'elles sont assises sur les genoux d'une personne, qui les soutient. Mais la meilleure de ces coutumes, dit Rœderer, qui a beaucoup vécu en France & ailleurs, est d'accoucher sur le petit lit en usage parmi nous. Au défaut d'une couchette ordinaire, on se sert d'un lit de sangle, on étend dessus deux matelas, dont un dans toute sa largeur & l'autre plié de manière qu'il ne descende qu'à la moitié. On étend ensuite plusieurs alaises ou draps pliés en quarré long, on y ajoute un traversin des draps, une couverture & un oreiller, comme pour un lit ordinaire. On conseille de placer une traverse de bois au bout du lit où se trouvent les pieds, pour que, dans le tems des douleurs, la femme, s'y appuyant, puisse mieux les faire valoir. La femme ainsi placée, on cherche à lui élever le derrière autant qu'il est possible, afin de pouvoir agir plus librement & introduire plus facilement la main quand il le faut. On peut accoucher les femmes les plus indigentes sur un lit fait d'une seule paillasse; mais il faut le garnir de manière qu'elles y puissent rester le premier jour de leur délivrance. Les femmes fortes d'ailleurs ne doivent se mettre sur le Lit de Misère que quand le retour successif des douleurs annonce qu'elles vont bientôt accoucher; celles qui sont foibles & menacées d'accidens feront bien néanmoins de s'y mettre plutôt, & même au commencement du travail. Les femmes qui ont une obliquité de matrice se placeront de bonne-heure sur le Lit de Misère, elles s'y coucheront d'une manière différente, selon l'espèce d'obliquité; elles s'y tiendront sur le dos, quand la matrice sera inclinée en devant; elles se mettront sur le côté gauche, quand l'obliquité sera du côté droit; & sur le côté droit, quand l'obliquité sera du côté gauche. Quelque soit l'espèce d'obliquité on remettra la femme sur le dos, lorsque le travail avance vers sa fin, & elle s'y tiendra de manière que son siège soit un peu élevé. On couvrira le corps de simple drap, quand il fait chaud, & d'une couverture, pendant l'Hiver. On la relevera, en même-tems qu'on écartera les genoux pendant chaque douleur, & la femme, pendant ses efforts s'aggrippera aux personnes qui lui tiendront les genoux fermes, pour qu'elle puisse mieux faire valoir ses douleurs.

(*M. Petit-Radel.*)

LITHIASIS, ou LITHIASE. λιθίασις. *Lithiasis* Affection dans laquelle les voyes urinaires & notamment la vessie, sont embarrassées par des calculs de manière à occasionner différens symptômes, relatifs & à leur figure, leur volume, & aux lieux qu'ils occupent. *Voyez* pour de plus grands détails les articles Pierre & Taille. On désigne encore, sous cette dénomination, différentes concrétions qui se forment vers le bord de l'une & de l'autre paupières. *Voyez* à ce sujet les articles Grêle & Orgeolet. (*M. Petit-Radel.*)

LITHOTOME, de λίθος, & τεμνω, *Sector lapidis*. Dénomination vicieuse par laquelle on désigne tout instrument tranchant, destiné à ouvrir la vessie, pour en retirer une pierre. Les Puristes lui ont substitué celle Cystitome ou Uretro-cystitome qui est plus exacte; mais l'usage a prévalu pour l'autre dénomination. Les Praticiens, qui, les premiers, ont cherché à perfectionner la méthode de tailler par le grand appareil, ont aussi cherché à donner à leurs instrumens la forme la meilleure pour réussir, persuadé que l'instrument faisoit presque tout. Les uns ont choisi un bistouri en manière de lance, d'autres l'ont préféré en rondache. Les Collot, qui se contentoient de faire une incision à l'urètre, parallèle à celle de la peau, se servoient d'un Lithotome rond & mousse; ceux qui sont venus après eux, sentant la nécessité d'étendre l'incision de l'urètre, du côté du col de la vessie, ont alongé & formé en pointe leur instrument, & lui ont alors donné le nom Lithotome en langue de carpe. Mais comme la largeur de cette pointe ne permettoit pas de porter l'incision assez avant pour couper le bulbe de l'urètre sans intéresser le rectum; on l'a donc encore diminué. Tous ces Lithotomes sont tranchans des deux côtés, & leur lames sont reçues dans une châsse composée de deux pièces d'écaille, mobiles sur elles-mêmes, ce qui fait que la lame n'est point bornée dans aucun de ses mouvemens. La lame de ces Lithotomes doit être assujettie sur la châsse par une bandelette de linge fin. Moreau, qui tailloit avec grand succès à l'Hôtel-Dieu de Paris, recouvroit ainsi la lame du sien presque jusqu'à la pointe. L'on a ensuite imaginé de fixer la lame du Lithotome sur un manche & de ne lui donner de saillant que précisément ce qui lui en falloit pour l'incision, tel est l'instrument de Chéselden, le couteau de Le Dran, le Lithotome ou couteau courbe de Foubert. On a ensuite cherché à renfermer cette lame dans une gaine, pour l'introduire sûrement par une ouverture préliminaire qui a découvert l'urètre, & la faire couper de dedans en dehors, & tel est le Lithotome caché du Frère Côme; quelques-uns ont adapté cette lame au côté d'un gorgeret, & ont ainsi converti deux instrumens en un seul dont l'action étoit, selon eux, plus simple & plus sûre; de-là le gorgeret d'Hawkins, Cruischank & autres. A suivre l'exacte vérité, ces instrumens ont un égal succès entre les mains des personnes expérimentées qui se fient moins à eux, qu'aux lumières qui les guident dans l'usage qu'ils en font. Frère Jacques opéroit avec le premier couteau qui lui tomboit sous la main, & souvent il guérissoit; tel instrument que ce soit entre les mains d'un homme plus instruit, pourra donc réussir, s'il le dirige convenablement à sa forme & à la disposition des parties sur lesquelles il doit agir. Les Lithotomistes ressemblent aux Oculistes & aux Dentistes, tous préconisent leur méthode, vantent leurs moyens; ils ont tous un tour de mains qui leur est propre, mais le tout est pour fixer l'opinion publique, & faire porter offrande à leur saint. (*M.* Petit-Radel)

LITHOTOMIE. de λίθος, & de τέμνω. *Sectio lapidis.* C'est la cystotomie proprement dite ou l'opération dans laquelle on incise la vessie pour en extraire un calcul. Nous renvoyons à l'article Taille, tout ce qui a rapport à cette importante matière, tant sur ce qui regarde l'histoire, que les diverses méthodes imaginées par les Auteurs pour en perfectionner la pratique. *M.* Petit-Radel.)

LOCATELLI, (baume de) médicament topique qui a été autrefois en grande recommandation pour la guérison & la consolidation des plaies, & des ulcères; c'est un mélange de cire, d'huile & de térébenthine, avec une petite proportion de baume du Pérou & du sang-dragon; il peut quelquefois être employé utilement, mais il est bien loin de mériter tous les éloges qu'on lui a donnés. *Voyez* les Articles Baume & Onguent

LOMBES. La région des Lombes, ou des reins en style vulgaire, est sujette, ainsi que toute autre partie du corps, à des inflammations suivies de suppurations. Mais les Praticiens ont observé & décrit une inflammation particulière des Lombes qui se fait appercevoir vers la partie supérieure de l'os sacrum, qui a son siège sous le muscle Psoas, & qui se termine ordinairement par un abcès dans cette partie. *Voyez* Psoas.

LOUP, ulcère virulent, & chancreux, qui vient particulièrement aux jambes, ainsi appellé de ce qu'il ronge & consume les chairs comme un Loup affamé. *Voyez* Ulcère.

LOUPE, *Lupia.* Tumeur humorale, mobile sous les tégumens, circonscrite, pour l'ordinaire indolente, sans chaleur, sans changement de couleur à la peau, lente dans sa formation & dans ses progrès, & contenant une matière d'une consistance plus ou moins épaisse. On en distingue plusieurs espèces, comme nous le verrons bientôt. Toute tumeur de ce genre est contenue dans une enveloppe formée par une portion de tissu cellulaire, diversement altérée & condensée, qu'on nomme Kyste. *Voyez* Enkysté.

L'on donne le nom de tissu, ou de membrane cellulaire, à cette substance lâche & souple qui unit entr'e les les parties molles, voisines les unes des autres; cette substance est tellement répandue dans tout le systeme animal, qu'elle paroît former une partie considérable de chaque fibre dans l'état de santé; les cellules, dont ses plus petites parties sont parsemées communiquent entr'elles, & leur surface interne, comme celle des grandes cavités du corps, est constamment entretenue dans un état de souplesse & d'humidité, par la sécrétion d'un fluide qui y est constamment versé par les vaisseaux exhalans, & repompé à mesure par les absorbans lymphatiques. Mais ce fluide n'est pas par-tout de même nature; dans quelques portions du tissu cellulaire, il est purement séreux: dans d'autres, c'est une substance grasse ou huileuse. Les Anatomistes ont fait voir que l'huile, ou la graisse animale n'étoit pas logée, comme on l'a cru pendant long-tems, dans les mailles du tissu cellulaire, mais dans des petits sacs particuliers, qui n'ont pas entr'eux de communications, ainsi que les cellules proprement dites.

Tant que l'absorption de ces fluides, hors du tissu cellulaire est proportionnée à la quantité de ceux qui y sont portés, on ne les voit jamais s'y accumuler; mais différentes causes peuvent contribuer à détruire cet équilibre, & de quelque manière que cela s'opère, si la quantité séparée est plus considérable que celle qui est repompée par les absorbans, la portion du tissu cellulaire où cette inégalité a lieu, devient plus pleine & plus tendue, & il s'y forme une tumeur. Lorsque le fluide surabondant est de nature séreuse, il produit un œdème ou une hydropisie; lorsqu'il est de nature huileuse, l'embonpoint & la graisse en sont la conséquence.

Il n'est pas rare de voir tout le systême animal disposé à des accumulations de cette espèce; elles peuvent aussi avoir lieu dans une portion particulière du tissu cellulaire, lorsque quelque cause locale a détruit la communication qui existe naturellement entre les mailles de ce tissu; en même-tems qu'elle détermine l'accumulation du fluide en cet endroit, en changeant le rapport qui existe naturellement entre la sécrétion & l'absorption.

C'est

C'est ainsi qu'on peut expliquer la formation des Loupes, dont on a distingué plusieurs espèces, suivant la nature & la consistance de la matière qu'elles renferment. Ainsi, l'on a donné le nom d'*Athérome*, à une tumeur, ou Loupe, dont le contenu ressemble à une bouillie plus ou moins épaisse; on appelle *Méliceris*, celle qui contient une matière glaireuse à-peu-près de la consistance du miel. *Stéatome* est une tumeur du même genre qui contient une matière semblable à du suif. Celle qu'on désigne par le nom de *Mole*, est de la même nature, & n'est distinguée que par sa situation dans le cuir chevelu. L'orgeler & le ganglion doivent être aussi considérés comme des espèces de Loupes. *Voyez* ces différens mots.

Il est bon cependant de faire observer que la consistance de la matière qui forme la tumeur, varie beaucoup dans chaque espèce de Loupe. Le stéatome, par exemple, est quelquefois aussi mol & même plus mol que du beurre; d'autres fois, & c'est le plus ordinaire, il est aussi ferme que du suif. L'athérome & le méliceris ont quelquefois la consistance de fromage frais; souvent ils ont la mollesse du miel le plus liquide. Ces variétés dépendent du tems plus ou moins long que ces fluides ont demeuré dans leurs Kystes, de la proportion plus ou moins grande de sérosité, de lymphe coagulable, &c. qui ont été séparées ou absorbées, & peut-être d'autres circonstances. Quelquefois une Loupe est composée de différens Kystes, dont chacun contient une substance de nature différente. Ces différentes causes rendent en général le diagnostic, entre ces diverses sortes de tumeurs, assez difficile; heureusement la distinction n'en est pas absolument nécessaire dans la pratique.

Toutes les espèces de Loupes sont très-petites dans leur commencement, & ne grossissent que par degrés presque insensibles. Elles varient beaucoup en forme & en grosseur. Celles qui se forment sur la tête sont, pour l'ordinaire, rondes & lisses; elles ont souvent la grosseur d'une noix, & acquièrent rarement un volume plus grand que celui d'un œuf; mais celles qui ont leur siège en d'autres parties prennent des formes plus irrégulières, & deviennent quelquefois extrêmement volumineuses; on en a vu qui pesoient jusqu'à vingt livres & même beaucoup au-delà. Elles ne sont jamais douloureuses, au moins dans les commencemens, & la peau conserve long-tems sa couleur naturelle; mais lorsqu'elles sont devenues très-grosses, les veines des tégumens s'élargissent & deviennent variqueuses; la peau devient luisante à leur sommet, & contracte une couleur rouge, semblable à celle d'une partie enflammée, mais qui généralement en diffère par l'absence de la douleur, laquelle se fait rarement appercevoir, à moins que la tumeur n'ait souffert en conséquence de quelque violence extérieure. Car un coup ou quelqu'autre cause de meurtrissure, y déterminera facilement une inflammation, & par-là même de la douleur; occasionnera bientôt la rupture des Kystes, si l'on ne la prévient par une ouverture faite avec l'instrument tranchant.

Telle est la marche la plus ordinaire de ces sortes de tumeurs. Mais, quoiqu'elles ne cheminent jamais rapidement, elles se terminent dans certaines circonstances plus promptement que dans d'autres, sans acquérir un très-grand volume. Sur la tête, par exemple, on voit les tégumens se tendre, s'amincir, & s'ouvrir enfin avant que la Loupe ait acquis une grosseur considérable. Mais en d'autres parties du corps, & particulièrement sur le dos, les épaules & les cuisses, les tégumens conservent leur apparence naturelle, lors même que la tumeur a pris un très-grand accroissement; ce qui paroît tenir à ce que la peau est plus lâche dans ces parties. Sur la tête, elle est naturellement plus tendue, & ne cède pas facilement à une distension ultérieure.

La situation de ces tumeurs contribue aussi beaucoup à déterminer le degré d'adhérence qu'elles contractent avec les parties qui leur sont contigues. Dans quelques endroits elles sont si détachées & si mobiles, qu'elles cèdent à la plus légère pression, tandis que dans d'autres, & surtout lorsqu'elle sont recouvertes de quelques muscles, elles se fixent quelquefois dès le commencement au point d'être tout-à-fait immobiles; l'absence ou la présence de l'inflammation influe singulièrement sur leur adhérence; car elles ne s'enflamment jamais, même dans le degré le plus léger, sans s'attacher plus ou moins solidement aux parties voisines.

Les Loupes sont des maux opiniâtres, mais qui ordinairement ne sont pas dangereux; elles peuvent néanmoins incommoder beaucoup par leur volume, ou par leur situation. On a beaucoup parlé de les dissiper par la simple résolution; & dans ce but, on a recommandé différentes applications discussives, telles que les fumigations de vinaigre, l'emplâtre de ciguë, différens emplâtres gommeux, & par-dessus tout, des onguens & des emplâtres mercuriels. Mais les Praticiens n'ont jamais beaucoup compté sur l'effet de ces topiques, si ce n'est pour les Loupes commençantes; & les plus expérimentés sont aujourd'hui tellement convaincus de leur inutilité, qu'ils ne croient pas que l'on puisse guérir ces tumeurs autrement que par une opération Chirurgicale.

Lorsqu'on est résolu de recourir à ce moyen de guérison, la première chose à déterminer c'est la manière dont on doit y procéder. Lorsque la tumeur ne contient qu'une substance assez fluide pour qu'on puisse la reconnoître à sa fluctuation; le mieux est de la traiter comme un simple abcès; si elle est peu volumineuse, on l'ouvre à sa partie la plus déclive, en faisan avec une lancette une incision au travers des tégumens & du Kyste; on traite la plaie ensuite par les procédés ordinaires. *Voyez* PLAYE. Mais, lorsque la tumeur est très-considérable, la libre admission de l'air dans l'intérieur de sa cavité est toujours dangereuse, & l'on doit être attentif à en prévenir les effets, en faisant l'ouverture de manière que la plaie n'y soit exposée que le moins possible. Nous avons vu au mot ABCÈS, que la meilleure manière d'ouvrir les tumeurs purulentes, étoit d'y faire passer un séton, ou une mèche; cette méthode est aussi très-convenable dans les cas de tumeurs enkystées qui renferment une matière d'une consistance liquide. Nous ne répéterons pas ici ce que nous avons dit à ce sujet. Nous nous contenterons de faire observer que la mèche doit traverser toute la tumeur, depuis son point le plus élevé, jusqu'à sa partie la plus basse; & que l'ouverture inférieure doit être assez grande pour donner un libre passage au fluide. Cette méthode, en général, réussit fort bien, & a souvent opéré des guérisons qu'on n'auroit pas obtenues en aussi peu de tems, en suivant le traitement ordinaire par l'incision. Mais on ne peut en faire usage que dans les cas où le contenu de la tumeur est assez liquide pour s'écouler par une petite ouverture. Lorsqu'il est d'une consistance trop ferme, pour qu'on puisse avoir recours au séton, il faut ou lui donner issue par une grande ouverture, ou emporter, par la dissection, le Kyste tout entier, avec son contenu.

Lorsqu'une tumeur enkystée est tellement adhérente aux parties voisines qu'on ne pourroit la disséquer qu'en y consacrant beaucoup de tems, il ne faut jamais entreprendre de le faire. Il suffira, en pareil cas, de l'ouvrir dans toute son étendue avec le bistouri, & de retrancher les portions du Kyste qui pourront se détacher facilement. On achevera la cure en tenant ouverte la plaie extérieure jusqu'à ce qu'elle se soit remplie par le fond; ou bien on en rapprochera les bords, & à l'aide d'une compression modérée, & de l'inflammation qui ne tardera pas à s'y établir, on en procurera la réunion, ainsi que celle des tégumens avec les parties subjacentes. L'une & l'autre méthode est également sûre, & il est bon d'observer qu'elles sont également efficaces, soit qu'on ait laissé une grande partie du kyste, soit qu'on l'ait disséqué en entier. Lorsque l'on croit qu'il faut l'emporter tout-à-fait, il vaut encore mieux l'ouvrir auparavant; parce qu'après qu'on l'a vuidé, il est bien plus facile de le saisir avec les doigts, ou avec la pincette, & qu'on le dissèque alors beaucoup plus aisément, que lorsqu'il demeure distendu par la matière qu'il renferme.

Après qu'on a enlevé le kyste, soit en tout, soit en partie, on rapproche les bords de la peau, on les tient réunis par quelques languettes d'emplâtre agglutinatif, & l'on met un appareil propre à faire pression douce & égale sur la partie, afin de favoriser la réunion des tégumens avec les chairs qu'ils recouvrent. Cette méthode, la plus propre à abréger le traitement, est toujours la plus convenable, en quelque partie du corps qu'on opère; mais elle l'est particulièrement pour les Loupes situées au visage, ou en quelqu'autres parties extérieures où l'on veut éviter de laisser une cicatrice trop marquée.

Quelquefois, en disséquant ces sortes de tumeurs, on rencontre des artères considérables qu'on est obligé de lier, (*Voyez* HÉMORRHAGIE) on doit alors laisser les bouts des fils hors de la plaie, afin de pouvoir aisément les tirer, après qu'ils seront détachés. Mais souvent ces vaisseaux cessent promptement de donner du sang, lorsqu'ils sont exposés à l'air, & l'on peut se dispenser alors d'en faire la ligature. *Voyez* à ce sujet ce que nous avous dit à l'article CANCER, en parlant de l'extirpation des tumeurs des seins.

Il est rarement nécessaire, dans l'opération dont nous parlons, de retrancher aucune portion de la peau, sur-tout si la Loupe n'a pas un très-grand volume. Au moyen d'une seule incision des tégumens telle que nous l'avons recommandée, on découvrira la tumeur autant qu'il sera nécessaire, soit afin de pouvoir l'ouvrir & donner issue à son contenu, soit pour disséquer le sac; & quoique la peau paroisse alors avoir trop d'étendue, elle ne tarde pas à se contracter, de manière à n'avoir ni plis, ni rides. Cependant, si la tumeur est très-volumineuse, on pourra retrancher quelque portion de la peau. On doit le faire lorsque celle-ci se trouve ulcérée en quelque partie; on pratique alors deux incisions semi-lunaires, qui renferment entr'elles cette portion malade qu'on retranche ensuite avec la tumeur. On se conduit d'ailleurs comme si l'on avoit laissé toute la peau, & l'on ramène les bords des tégumens que l'on met en contact, s'il est possible, afin de les cicatriser par une simple réunion.

Bien des Praticiens conseillent de se servir du caustique pour ouvrir la tumeur, dans les cas sur-tout où l'on juge nécessaire de retrancher une portion de la peau. Mais cette méthode est beaucoup plus longue, & toujours plus ou moins incertaine; & l'on ne devroit jamais la mettre en usage, que lorsqu'on a à faire à des malades assez craintifs, pour ne vouloir pas se soumettre à laisser extirper une Loupe avec l'instrument tranchant.

LUBRÉFIANS. On appelle Lubréfians, adoucissans, démulcens, les médicamens topiques propres à corriger, ou à prévenir l'action des substances stimulantes sur des parties naturellement très-sensibles, ou devenues telles accidentellement. Ces sortes de remèdes agissent, non en corrigeant directement l'âcreté des matières irritantes, mais simplement en les enveloppant, & en empêchant ainsi leur effet. C'est ainsi que l'huile enveloppe les substances acides ou alkalines; & rendent à peu-près nulle l'irritation qu'autrement elles produiroient. Ils sont indiqués aussi dans les cas de sécheresse des parties qui doivent naturellement être souples & comme onctueuses, telles que le vagin, l'anus, l'œsophage.

L'on recommande dans ces diverses intentions, soit les corps gras, tels que les huiles de lin, d'olives ou d'amandes, le beurre, l'axonge, soit les mucilagineux, tels que les mucilages de gomme arabique, de semences de coings, de racines de guimauve. *Voyez* INFLAMMATION.

LUETTE, *Uvula*. Cet organe, en conséquence de fréquentes attaques d'inflammation, & peut-être aussi par d'autres causes, est sujet à se relâcher & à s'alonger; ce qui devient quelquefois très-incommode, non-seulement en gênant la déglutition, mais aussi en irritant la gorge & en occasionnant de la toux, des maux de cœur & même des vomissemens.

De légers degrés de cette incommodité céderont, pour l'ordinaire, à l'usage fréquent des gargarismes astringens, composés de fortes infusions de roses, de quinquina, ou d'écorce de chêne, auxquelles on ajoute une proportion convenable d'alun ou d'acide vitriolique. Mais lorsque ces remèdes ne réussissent pas, & que la tuméfaction de la Luette est telle qu'elle fatigue beaucoup le malade, il faut en faire la résection.

« Celse, dit M. Louis, parle de cette opération en disant qu'il faut saisir la Luette avec des pinces, & couper au-dessus ce qu'il est nécessaire d'emporter; mais Fabrice d'Aquapendente ne trouve pas cette opération facile; comment, dit-il, saisir la Luette avec des pincettes d'une main, & la couper de l'autre dans la partie la plus étroite, la plus profonde & la plus obscure de la bouche, principalement par la nécessité qu'il y a d'une main tierce, pour abaisser la langue? C'est pourquoi, dit-il, je ne me sers point de pinces. J'abaisse la langue, & je coupe la Luette avec des petits ciseaux. Il seroit à propos d'avoir pour cette opération des ciseaux dont les lames échancrées en croissant embrasseroient la Luette, & la couperoient nécessairement d'un seul coup. Les branches en doivent être fort longues, & former une courbe du côté du plat des lames, afin d'avoir les anneaux fort bas, & que la main ne bouche pas le jour. Fabricius Hildanus avoit imaginé un anneau cannelé, portant un fil noué, propre à embrasser la Luette & à la lier. Scultet a corrigé cet instrument, & dit s'en être servi utilement à Ulm, en 1637, sur un soldat de l'Empereur, qui avoit la Luette *pourrie*. Après que Fabrice d'Aquapendente avoit coupé la portion de luette relâchée, qu'il avoit jugé à propos de retrancher, il portoit un instrument de fer, fait en forme de cuiller, bien chaud, non pour cautériser la Luette, mais pour fortifier la chaleur naturelle presque éteinte de la partie, & rappeller sa vie languissante. »

Lorsque l'on veut retrancher une portion de la Luette, il faut tenir la bouche ouverte avec un *Speculum*, *Voyez* ce mot, ou simplement avec un coin de bois garni de linge, qu'on met entre les dents. On saisit alors la Luette, avec des pinces, ou avec un erigne, & on coupe ce qu'il convient de retrancher, soit avec des ciseaux, soit avec un bistouri recourbé & à pointe mousse, soit avec l'instrument inventé par M. Desault & que nous avons décrit sous le nom de KIOTOME. On avoit déja imaginé depuis long-tems un instrument analogue à ce dernier, mais infiniment moins commode, en ce qu'au lieu d'une échancrure dans laquelle on engage facilement la partie qu'on se propose de couper, il avoit un anneau dans lequel il falloit faire entrer l'extrémité de la Luette. *Voyez* les planches.

Après l'opération, s'il coule beaucoup de sang, on employera, pour l'arrêter, quelque gargarisme astringent, ou bien l'on touchera les vaisseaux qui les fournissent avec la pierre infernale, ou quelque autre caustique, avec des précautions convenables. Mais, en général, on n'aura pas d'hémorrhagie considérable à redouter. Quelques personnes, dans la crainte de cet accident, ont conseillé d'employer la ligature au lieu de l'instrument tranchant, & recommandent, pour cet effet, une méthode semblable à celle que nous avons décrite à l'article AMYGDALE.

LUXATION, Ἐξάρθρημα. *Luxatio*. On désigne ainsi la sortie d'un ou de plusieurs os des cavités articulaires, qu'ils doivent occuper pour répondre aux différentes nécessités de la vie. *Est articuli è propriâ sede in alienam exitus, quo voluntaria motio impeditur*, dit Paul. On doit le plus grand nombre de préceptes qui nous ont été donnés sur les maladies de ce genre, à Hippocrate qui les a tous consignés dans son Livre *de Articulis*, minière où ceux qui l'ont suivi ont été exploiter, sans en excepter Celse & Paul, qui ont écrit après lui. Mais, pour bien tirer parti de ces préceptes, il faut avoir des notions profondes sur les différens genres d'articulations propres aux os qui peuvent se déplacer, sur les cavités & saillies qui terminent leurs surfaces articulaires, sur les ligamens & capsules qui les retiennent, les muscles & tendons, qui passent sur les articulations, & qui servent à mouvoir les surfaces articulées, l'étendue de mouvement dont elles sont susceptibles, les vaisseaux & les nerfs qui sont dans le voisinage, &c. Tous ces objets n'étant point de notre ressort, nous renverrons pour eux, aux Ouvrages d'Anatomie qui en traitent le plus amplement, ne voulant considérer que ce qui a un rapport direct avec le sujet que nous traitons dans cet article.

Différences des Luxations.

La Luxation est parfaite ou impafaite; on la dit

parfaite, quand l'os est entièrement sorti de la cavité où il étoit reçu, l'imparfaite a lieu quand la tête appuie encore sur le rebord de l'os, ce qui ne peut guère avoir lieu que dans les articulations ginglymoïdes; celle-ci est connue des Grecs sous le nom de Παραρθρημα, *Subluxatio*. Galien l'appelloit *Elongatio ligamenti*; & Avicenne *Declinatio*, ou *Contorsio*. La Luxation est simple, quand elle n'est accompagnée d'aucun accident grave; & compliquée, quand elle est jointe à une fracture, à une plaie, une tumeur ou toute autre maladie qui demande un traitement particulier. Elle est récente, quand elle est dûe à une violence extérieure, tel qu'un coup, une chûte, un saut, qui ont forcé la tête de l'os; & que l'accident est arrivé il y a peu de tems; ou elle est ancienne, & dans ces cas, il est toujours difficile de les réduire, & quelquefois même impossible. On distingue encore les Luxations en supérieures, inférieures, antérieures & postérieures, à raison du lieu que la tête occupe après son déplacement. Ces dénominations sont très-propres à communiquer de fausses idées, non-seulement sur la manière dont la Luxation s'est faite, mais encore sur la manière dont il faut s'y prendre pour les réduire. Elles ne sont la plupart telles, que parce que les muscles, dans leur action, ont entraîné la tête là où elle se trouve, lorsqu'on est appellé; ce qui a spécialement lieu dans les articulations sujettes à de grands mouvemens, telles que celle du bras avec l'épaule, celle de la cuisse avec l'os des hanches. Dans cette dernière nomenclature, on a toujours égard à la ligne centrale du corps établie par les Anatomistes, pour donner plus de précision à leurs descriptions.

Causes des Luxations.

Les Auteurs se réunissent tous pour les rapporter aux efforts ou violences extérieures & aux vices qui naissent spontanément dans les articulations, ou leur voisinage; & au nombre de ces dernières, ils citent la surabondance de la sinovie, une humeur épaisse & comme glaireuse, qui se ramasse dans la cavité articulaire. Hippocrate avoit fait mention de cette cause, comme succédant aux douleurs sciatiques; car il dit, dans un de ses Aphorismes, *quibus coxendicis dolore conflictatis, coxendicis articulus suo loco excidit, ac rursus recipitur, iis mucores innascuntur.* Galien dans son Commentaire sur cet Aphorisme explique comment les ligamens qui affermissent la tête dans sa cavité, sont relâchés par la surabondance de ce genre d'humeur. Mais J. L. Petit est le premier qui, dans une Observation insérée dans les Mémoires de l'Académie Royale des Sciences, année 1722, ait dit que ce relâchement provenoit souvent d'une suppuration dans l'article, après une violence extérieure, dont l'effet s'étoit porté jusqu'au-dedans. A ces causes, nous ajouterons l'atonie, la paralysie, & quelquefois la violente convulsion des muscles, telle qu'elle a lieu chez certains épileptiques; enfin quelques tumeurs sarcomateuses, ont une exostose née au fond de la cavité articulaire. Il arrive souvent, dans la plupart de ces cas, notamment dans ceux qui reconnoissent pour cause la stase de la sérosité au voisinage, ou dans l'intérieur de l'articulation; que les membranes ou capsules se prolongent, & que les ligamens, qui sont placés tant au-dedans qu'au-dehors de l'articulation, prêtent & permettent ainsi à l'os de se déplacer avec la plus grande facilité; ce qui est le contraire dans les Luxations qui succèdent à un effort violent, où les ligamens intérieurs & même extérieurs sont rompus. *Voyez*, à ce sujet, ce que nous avons dit à l'article BRAS (Luxation du), CUISSE (Luxation de la).

Diagnostic.

Cette partie offre plus ou moins de difficultés, selon que l'articulation est plus ou moins cachée par les chairs, & que la maladie est compliquée ou non d'accidens locaux qui en obscurcissent le caractère. Pour peu, cependant, que le cas soit simple, & qu'on fasse attention aux phénomènes, la vraie nature du mal se manifeste assez. Il y a une dépression ou une cavité à l'endroit d'où l'os est sorti, & une tumeur à l'endroit où il s'est porté, tumeur qui paroît d'autant plus, que le sujet est plus maigre, le membre est plus long ou plus court qu'il n'étoit précédemment, sa figure paroît en tout viciée, ses mouvemens empêchés ou bornés, & toujours très-douloureux; ce dont on déduit les raisons d'après la nature connue de l'articulation, & des muscles qui servent à son mouvement. Quand tous ces phénomènes se présentent après une violente secousse, ou un effort, il n'y a pas à douter sur leur cause. Il n'en est pas de même de celles de cause interne, comme elles se font peu-à-peu, on ne les reconnoît guère que lorsqu'il n'est plus tems d'y remédier. Cependant, en y portant beaucoup d'attention, on s'apperçoit que le membre s'alonge insensiblement, sur-tout quand la cause est dans sa cavité articulaire; il y a le plus souvent un œdème ou empâtement, des douleurs profondes qui se font sentir à divers intervalles, & un amaigrissement du reste du membre. Et au moment où le malade s'y attend le moins, dans un de ces mouvemens les plus simples qu'il fait pour répondre à ses besoins, l'os se déplace entièrement, & toute action est dès-lors impossible. Quand le déplacement est complet, on ne peut faire mouvoir le membre, sans occasionner de grandes douleurs; on peut même quelquefois le replacer avec la plus grande facilité, dans les cas de paralysie ou de stase séreuse; mais le mal ne tarde point à se reproduire. Le replacement est impossible dans les cas où une tumeur sarcomateuse, ou une exostose occupent l'article. Différens signes relatifs aux parties qui avoisinent l'articulation, se manifestent encore, outre ceux que nous venons de rapporter, & apportent une nouvelle conviction dans les cas douteux qui se présentent souvent dans la pratique; nous en avons touché quelque chose dans le détail des cas particuliers, ainsi qu'on le peut voir à chacun de leurs articles.

Du Prognostic des Luxations.

Toute Luxation, excepté celle de la première vertèbre d'avec la seconde, n'offrent par elle-même aucun danger évident de la vie, si ce n'est par les accidens qui s'ensuivent, & qui le plus souvent dérivent de la position où est la tête de l'os après le déplacement, mais aussi chacune offre une perspective plus ou moins sûre de guérison, selon la nature des causes qui l'ont occasionnée, & l'état des parties alors en souffrance. Il est reconnu que celles qui viennent de cause interne sont beaucoup plus fâcheuses que celles qui dérivent de causes externes; & parmi celles-ci, que les incomplettes, qui ont lieu dans des articulations par charnières le sont plus que celles qui arrivent dans celles par genou, vu la tension où sont toutes les parties voisines de l'articulation, dans un pareil état de contrainte; & l'ébranlement & les déchirures qu'elles ont éprouvés par l'impression des causes qui ont pu produire le dérangement. Il est encore reconnu que les Luxations, qui sont anciennes, sont beaucoup plus difficiles à réduire que celles qui sont récentes, & que même souvent elles sont irréductibles, la cavité articulaire s'effaçant peu-à-peu, & même à un tel point, qu'on n'en trouve plus aucun vestige; & cela par une force propre à la fibre osseuse, & dont on a un exemple journalier dans la disparition des alvéoles chez les vieillards, & même chez ceux qui sont dans le terme moyen de la vie. Une des circonstances qui doivent rendre le prognostic des Luxations défavorable, est la fracture près de l'articulation luxée, vu que l'on ne peut agir sur la portion entière de l'os pour la réduire convenablement; mais le cas est encore bien plus fâcheux, quand le rebord osseux de la cavité partage la fracture; car la solution, en pareil cas, est toujours accompagnée d'inflammation & de suppuration, dont les suites sont infiniment fâcheuses; &, si l'on vient à bout de combattre tous ces accidens, il reste toujours dans le membre une roideur qui dure toute la vie, quoique la réduction ait été autant parfaite qu'il est possible. Guy de Chauliac avoit déjà fait mention de ces accidens. Les Luxations, qui surviennent aux anciennes paralysies sont réputées incurables; le membre alors est sans mouvement; l'os est bien mû par une force étrangère; mais il ne peut rester là où on l'a mis; & c'est ce qu'avoit déjà observé Celse; car il dit: *Rursus qui nervorum vitio prolapsi sunt, compulsi quoquè in suas sedes, iterùm excidunt.* Mais, lorsque les Luxations sont la suite d'efforts, & qu'on ne les a point réduites, la tête déplacée se forme une cavité, le tissu cellulaire d'alentour s'épaissit en manière de capsule, les muscles voisins en bornent les mouvemens qui sont encore suffisans pour répondre aux nécessités de la vie; & alors, comme l'observe encore Celse, *tùm pro sedibus & pro casibus qui inciderunt, aut major, aut minor usus membri relinquitur; quoquè in eo plus usûs superest, eo minùs indè extenuatur.*

Traitement des Luxations.

Les indications, qui se présentent ici, sont de remettre la tête de l'os dans le lieu qu'elle doit occuper, de l'y retenir, jusqu'à ce que les parties qui ont été tiraillées, aient repris leur ton, & de parer ensuite à l'inflammation & autres accidens qui peuvent survenir. Mais, avant tout, il faut voir si les circonstances relatives à l'état des parties ne forment point une contre-indication qui s'oppose à de nouveaux efforts qu'on pourroit faire sur l'os. Ainsi, au cas qu'il y eût de l'inflammation, que les muscles fussent violemment contus, engorgés, que la douleur fût grande, il faudroit commencer par combattre ces accidens par des saignées, des douches, des fomentations émollientes, des lotions avec l'eau de Goulard, & le plus grand repos. On peut même faire usage en beaucoup de circonstances, des sangsuës, qu'on applique en nombre proportionné à l'engorgement. Il est cependant des cas où il faut passer par-dessus tous ces obstacles, & en venir promptement à la réduction; comme dans ceux où la tête de l'os presse sur quelques gros nerfs; ou sur quelques gros vaisseaux, de manière à occasionner un engorgement ou une paralysie à toute l'extrémité. Dans ce cas, comme dans les plus ordinaires, il faut tenter aussi-tôt la réduction: Celse en fait un précepte, en disant: *Quidquid autem suo locò motum est, ante inflammationem reponendum est: si illa occupavit, dùm conquiescat, cessandum est; ubi finita est, tentandum est in his membris quæ id patiuntur.*

Pour réussir à réduire un os luxé, il faut avoir recours aux extensions, contre-extensions, & à la coaptation. Ces efforts doivent se faire après qu'on a disposé le membre de manière que les muscles soient dans le relâchement, car alors la force, qu'il faut employer, est infiniment moindre que celle qui est nécessaire en toute autre circonstance. On les exécute par le secours des mains, ou avec des lacqs & des machines; mais soit qu'on emploie l'un ou l'autre de ces moyens, ou non, il faut toujours que l'effort soit relatif à la résistance, que son application soit graduée pour que les muscles moins irrités, puissent céder davantage; qu'elle ait lieu sur le membre même déplacé, & non sur un autre, pour que la plus grande somme des efforts ne se perde point vainement sur lui. Ce dernier précepte n'est pas également admis par tous les Praticiens. *Voyez* ce que nous avons dit à l'article Bras, (Luxation du). Il faut, dans toute réduction, porter l'extension assez loin pour déplacer l'os, & en mettre la tête en parallèle avec le sommet de celui avec lequel il doit être uni; sans cela on risque, dans les efforts de réposition, de rompre le rebord de la cavité, & d'occasionner de tiraillemens inutiles dans les ligamens. Il est des cas où il faut fixer le corps, pour qu'il ne suive point les mouvemens qu'on fait exécuter au membre; & alors on lui applique des forces opposées & contraires, qu'on nomme Contre-extensions; on dirige leur aplication selon le genre d'articulation où la Luxation a lieu, & la nature de celle-ci. D'autres fois le poids du corps seul est le *nisus* le plus propre à résister, comme dans la Luxation des doigts, de la vertèbre odontoïde, & de la mâchoire inférieure. Les Anciens, dont les connoissances en Anatomie étoient loin d'être comparables à celles des Modernes, croyant que le succès ne pouvoit dépendre que de l'emploi des forces, sans avoir aucun égard à leur direction, avoient inventé différentes machines, dont on peut voir leur application & la figure dans Oribase, Fabrice de Hilden, Paré, Scultet, & même dans Heister, Plattner & J. L. Petit, qui ont écrit très-long tems après eux; mais on les a toutes abandonnées, pour n'employer que les mains, dont l'application est loin d'être aussi douloureuse, & dont le jeu est beaucoup plus facile à varier selon les circonstances. « Quand les extensions sont suffisantes, dit M. Louis, dans cet article de l'ancienne Encyclopédie, il faut conduire la tête de l'os dans sa cavité naturelle en faisant lâcher doucement ceux qui tirent afin que l'os se replace. Il n'est pas toujours nécessaire de pousser l'os; les muscles & les ligamens qui n'ont pas été trop forcés, le retirent avec action; il est même quelquefois dangereux d'abandonner l'os à toute la force des muscles; car on court risque, 1.° s'il y a un rebord cartilagineux, de le renverser, en lâchant tout-à-coup, ce qui pourroit causer une anchylose, du moins les mouvemens du membre deviendroient-ils fort difficiles. 2.° Quand même la vitesse du retour de l'os ne romproit pas le rebord cartilagineux, la tête de l'os feroit une contusion plus ou moins forte aux cartilages qui encroûtent la tête & la cavité. Il est donc nécessaire de pousser l'os doucement dans sa cavité, au moins jusqu'à ce qu'on soit assuré qu'il en prend bien la route. Il faut observer que cette route n'est pas toujours le plus court chemin que puisse prendre l'os pour rentrer; mais celui par lequel il est indiqué qu'il est sorti de sa cavité. On est obligé de suivre ce chemin, quand même il ne seroit pas le plus court, tant parce qu'il est déjà frayé par la tête de l'os luxé, que parce qu'il conduit à l'ouverture qui a été faite à la capsule ligamenteuse par la sortie de l'os. Mais il n'est pas bien prouvé que ce dogme soit aussi important dans la pratique, qu'il est spécieux dans la théorie. On dit fort bien que si l'on ne suit pas le chemin frayé, on en fait un avec peine pour l'Opérateur, & douleur pour le malade; que la tête de l'os, arrivant à sa cavité, ne trouve point d'ouverture à la capsule, qu'elle la renverse avec elle dans la cavité; ce qui empêche l'exacte réduction, & cause des douleurs, des gonflemens & autres accidens funestes. J'ai toujours vu ces accidens dans la pratique, & ils ne venoient pas de cette cause; j'ai conduit beaucoup de Luxations, & je n'ai jamais apperçu qu'on pût distinguer cette route précise de l'os; on le réduit toujours, ou plutôt il se réduit lui-même, par la seule route qui peut lui permettre de rentrer, lorsque par des mouvemens méthodiques ou empyriques, on a levé les obstacles qui s'opposoient au replacement. »

On a tout lieu de croire que l'os est rentré dans sa propre cavité, quand, dans le tems de la réduction, l'on a entendu un petit bruit occasionné par la collision des surfaces articulaires; quand, en comparant le membre déplacé, on le trouve précisément de la même longueur & figure que l'autre; quand, en le portant de côté, & d'autre, on ne trouve plus aucun obstacle aux mouvemens. Quand la Luxation a été occasionnée par une violence extérieure, il n'est point nécessaire d'avoir recours à aucun bandage qui puisse empêcher l'os de se déplacer; si l'on en emploie un, ce n'est que pour soutenir les compresses qu'on tient humectées sur la partie; pour remédier au gonflement qui pourroit survenir, ou qui est déjà survenu. On se contente alors de mettre le membre dans la situation la plus commode pour le malade; & si l'on craint pour l'inflammation, on saigne & l'on tient le malade au régime. Quand on a plus à craindre des premiers accidens, on fait faire de petits mouvemens à la partie, pour y fortifier la vie; on y fait des frictions sèches pour exciter l'action des muscles, on la frotte avec le vin aromatique ou l'eau de vie camphrée, pour peu que les malades y éprouvent de la stupeur, ou de l'engourdissement. Quelquefois dans les cas où la Luxation est accompagnée de contusion, la douleur persiste long-tems, & même en une chronique qui demande une attention toute particulière. L'application du bandage est beaucoup plus nécessaire, elle est même indispensable dans les Luxations de cause interne, tant pour retenir les topiques qu'on applique sur le lieu de la Luxation, que pour fixer l'os dans ſa cavité ; auſſi recommande-t-on, dans ces cas, de le faire beaucoup plus ſerré ; on emploie communément alors différens bandages, connus ſous le nom de Spicas, & uſités, tant pour les extrémités ſupérieures que pour les inférieures. Dans les cas où il y auroit fracture & Luxation en même-tems, ſi la première étoit fort éloignée de la Luxation, il faudroit réduire celle-ci d'abord pour en venir enſuite au traitement de la fracture. Mais quand celle-ci eſt ſi proche de l'article, qu'on n'a aucune priſe ſur le membre, le cas eſt beaucoup plus difficile. Dans les petites jointures, tels qu'aux doigts & aux orteils, on peut quelquefois remettre l'os en ſa place ; mais dans les grandes, la choſe eſt impoſſible, il faut donc attendre que la fracture ſoit conſolidée, avant que d'y penſer.

La nature différente des Luxations, tant par rapport à celle des parties, & à la façon dont elles ont été léſées, qu'aux cauſes des déſordres, aux ſymptômes & accidens qu'il produit, rend ſingulièrement variés les procédés que ſuggère la troiſième indication. Comme il ne nous eſt pas poſſible d'entrer dans tous ces détails, ſans alonger cet article, qui eſt déjà très-étendu, nous renvoyons à Paré, parmi les Anciens, & à J. L. Petit parmi les Modernes, qui ſont les plus grands Maîtres qu'on puiſſe conſulter ſur cette matière. Nous dirons ſeulement que, dans le cas de Luxation, à la ſuite d'un engorgement ſéreux dans l'article, l'application du moxa, ou des véſicatoires, pourroient peut-être avoir les plus grands avantages. Hippocrate, en pareil cas, appliquoit un cautère ſous l'aiſſelle ; & voici comment il s'y prenoit. Lorſque la Luxation avoit lieu, il pinçoit la peau avec les doigts ; puis la tirant à lui, il paſſoit au travers un fer ardent, oblong & mince, évitant la léſion dangereuſe des glandes & des nerfs de la partie. Il avoit ſoin de couvrir auſſi-tôt les endroits cautériſés, pour les préſerver de l'accès de l'air froid, & de ne jamais ſoulever le bras, que la commodité des panſemens ne l'exigeât ; & , quand l'ulcère mondifié étoit prêt à ſe cicatriſer, il lioit le bras rapproché des côtes, le jour & la nuit, pour obtenir une cicatrice plus ſolide, plus ſerrée & plus propre à retenir la tête de l'os dans ſa cavité. Il avoit également recours à ce moyen, dans les cas de Luxation de la cuiſſe ; en effet il dit, dans un de ſes Aphoriſmes qui ſuit celui que nous avons cité plus haut, en parlant des cauſes. *Quibus coccendicis dolore conflictatis femoris caput ſuo loco excidit, iis crus tabeſcit, & claudicant, niſi urantur.* En pareil cas, M. Bell conſeille les bains froid ; mais il ne dit point ſi la pratique les lui a fait trouver favorables.

LUXATIONS des tendons & des muſcles. Boërhaave eſt l'Auteur le plus diſtingué qui ait parlé de ce genre de maladie, & qui ait notamment dit : que les muſcles ſouvent ſortoient de leur place, quand leur gaine étoit tellement relâchée qu'elle ne leur offroit plus aucune réſiſtance dans certains mouvemens un peu forcés. Les tendons, qui parcourent les ſinuoſités qui leur ſont aſſignées pour faciliter leur jeu, s'échappent également quelquefois ; d'où il s'enſuit une douleur & un engourdiſſement qui, à l'épaule, en a ſouvent impoſé pour une vraie Luxation. Manget rapporte, à ce ſujet, une obſervation curieuſe. Une femme, trois jours avant qu'elle ne le conſultât, s'étoit luxée, à ce qu'elle ſoupçonnoit, l'os du bras, en tordant des linges qu'elle avoit lavés ; elle lui dit que, pendant cette action, elle avoit ſenti quelque choſe ſortir de ſon épaule. En examinant la partie, il vit avec plaiſir qu'il n'y avoit point de Luxation ; mais il obſerva une dépreſſion du deltoïde, & les deux tendons inférieurs du biceps tendus, & ne permettant nullement l'extenſion du coude. Il ſoupçonna dès-lors que le tendon de ce muſcle, que renferme la ſinuoſité bicipitale, en étoit ſorti ; mais, comme il y avoit du gonflement à la partie, il conſeilla les topiques émolliens, & le lendemain il reconnut la vérité de ſa conjecture ; il tourna le bras avec force dans un ſens oppoſé ; le tendon revint auſſi-tôt en ſa place, & la femme reprit l'uſage de ſon bras. Cowper fait mention, dans ſon Anatomie, d'un cas à-peu-près pareil. Les tendons extenſeurs des doigts de la main, ſont maintenus par un ligament en forme d'anneau, pour diriger les effets de la force motrice juſqu'au bout des doigts. L'on a vu ce fort ligament manquer dans les efforts violens pour porter un poids, ou faire réſiſtance, & alors les tendons s'éparpiller & rendre nul tout mouvement, juſqu'à ce qu'on ait remédié au mal par un bracelet de cuir qui ſerroit fortement le poignet. M. Pouteau, dans ſes Mélanges de Chirurgie, fait mention d'un genre de Luxation des muſcles, qui me paroît bien difficile, & duquel on a peu d'exemple, ſi ce n'eſt ceux qu'il rapporte. A l'entendre, la maladie eſt infiniment facile à comprendre ; reſte à ſavoir ſi elle l'eſt également à ſe former. Il cite l'obſervation d'une jeune demoiſelle qui en offroit tous les ſymptômes. Comme nous ne pouvons ici rien affirmer par nous-mêmes, nous renvoyons à ſon Ouvrage, tant pour le diagnoſtic, que pour les moyens curatifs, qu'il dit être fondés ſur la nature de la maladie. (*M. Petit-Radel.*)

LYCOPODE. C'eſt la poudre fine des anthères du *Lycopodium clavatum* de Linnæus, qu'on appelle auſſi ſoufre de Lycopode. On applique extérieurement cette poudre ſur les excoriations, les gerçures des mammelons, &c. c'eſt le topique le plus doux & le plus commode, qu'on puiſſe employer pour les rougeurs & les excoriation qui ſurviennent entre les cuiſſes & aux plis des aines chez les petits enfans.

M.

MACHINES, *Voyez* INSTRUMENS.

MACHOIRE inférieure, Μύλη, *Mandibula*. Cet os dont personne n'ignore la situation, offre un levier de la seconde espèce, dont les extrémités recourbées obliquement viennent en haut s'appuyer contre deux cavités ou glénes pratiquées dans chaque os temporal à la racine de leurs apophyses zygomatiques, La Mâchoire jouit d'un très-grand mouvement dans la portion prolongée de son arc, ce qui lui est commun avec tout levier qui se meut sur une de ses extrémités. Le mouvement de ses deux branches est plus borné; mais il n'en est pas moins évident, même à la simple vue, pour ceux qui savent observer. Nous ne nous étendrons point ici sur la singularité de ces mouvemens qui dépendent en partie du genre d'arthrodie de son articulation & de la mobilité d'une lame cartilagineuse ou ménisque qui accompagne les condyles dans tous leurs mouvemens; on peut consulter sur ce sujet les Mémoires communiqués, en 1744, à l'Académie Royale des Sciences, par M. Ferrein, & les Remarques sur l'articulation, les muscles & la luxation de la Mâchoire inférieure, par Monro, dans les Essais de Médecine d'Edimbourg. L'on y trouvera tout ce qui est relatif à cette matière. Notre objet étant les maladies qui peuvent attaquer la continuité ou la contiguité de cet os, nous nous occuperons d'abord des premières.

De la fracture de la Mâchoire.

La Mâchoire inférieure, quoique mobile, & conséquemment pouvant suivre les efforts qui pourroient lui faire violence, quoique compacte, & par-là pouvant leur opposer une suffisante résistance, n'en est pas moins sujette à être rompue. Cette fracture peut avoir lieu dans son corps ou dans ses branches, elle peut être avec déplacement, ou sans déplacement; quand la solution arrive principalement près de l'angle postérieur; car alors les muscles ptérigoïdiens, crotaphites & masseter retenant la partie postérieure, les sternohyoïdiens & les digastriques ne peuvent agir sur le corps de la Mâchoire & l'entraîner en bas. On connoît la fracture de la Mâchoire en portant un doigt dans la bouche sur les dents antérieures du côté qu'on croit fracturé, & appuyant dessus pendant qu'on oppose les doigts de l'autre main le long de la base de l'os vers son angle postérieur, en faisant de chaque main des efforts alternatifs, on sent les pièces se mouvoir, & souvent même leur crépitation. Le diagnostic est beaucoup plus facile dans le cas où il y a déplacement; si le corps s'éloigne de la branche & se porte en bas, la bouche sera très-béante, & tirée de côté de manière que la commissure des lèvres s'y trouve beaucoup plus bas, les dents de la portion postérieure se trouveront plus hautes que celles de la portion antérieure. Si une portion se porte en avant, & passe sur l'autre, la bouche paroîtra plus grande de ce côté; elle sera jetée en avant, & les dents cesseront d'être sur la même ligne, les unes étant en-dedans pendant que les autres seront en-dehors.

En général, toutes ces fractures sont la plupart du tems accompagnées de tumeurs, d'ecchymose. La contusion, le déchirement, le tiraillement des tendons, des vaisseaux & des nerfs font souvent naître des accidens fort graves; quelquefois la paralysie ou la convulsion de la joue du même côté ont lieu selon que les nerfs, qui sont renfermés dans le canal maxillaire, sont tiraillés ou rompus, & à raison de la communication que ces nerfs entretiennent avec la portion dure de la septième paire; l'ouïe, disent les Auteurs, en est plus ou moins lésée, il y a un bruissement dans les oreilles, les yeux s'enflamment, la salive coule abondamment, & les lèvres sont souvent agitées de mouvemens convulsifs.

La fracture est avec ou sans déplacement. Dans ce dernier cas, on se contente de tenir fixée la Mâchoire inférieure contre la supérieure, en appliquant le long du côté fracturé une simple compresse, puis la fronde ou mentonnière, dont les chefs viennent s'attacher avec des épingles sur la tête du malade. Le procédé, dans le premier, est un peu plus compliqué. Si la partie antérieure de l'os se trouve plus basse que la postérieure, alors on portera l'index jusque contre la base de l'apophyse coronoïde, & l'on poussera peu-à-peu en arrière cette partie de la Mâchoire, en l'embrassant légèrement, & tenant en même-tems l'index & le doigt du milieu de l'autre main appuyé sur les dents antérieures, & le pouce sous la base de cette portion antérieure. On élève celle-ci en même-tems qu'on relève aussi-tôt la portion postérieure, en sorte qu'on remette presqu'en même-tems les deux portions. Mais, quand l'une des deux pièces monte sur l'autre, il faut avec les doigts appliqués comme nous l'avons dit précédemment, porter une portion en arrière & l'autre en avant, jusqu'à ce qu'elles ne puissent plus se toucher; puis, ralentissant tout doucement, on les rapproche & remet dans leur première place. On croit qu'elles y sont, quand il n'y a plus aucune difformité, & que les dents sont régulièrement placées. Assez souvent il y a une dent comprise dans l'étendue de la fracture, on doit la considérer alors comme un corps étranger qui ne peut que retarder la cure, & conséquemment il faut l'extraire. Mais quand, par hasard, une ou plusieurs des dents situées dans les environs ont été forcées de leurs alvéoles ; il faut, dans tous les cas, les y remettre, & les retenir en les liant aux autres dents voisines. Celse le conseille, en disant, *si hi labant* (dentes), *ulteriores inter se setâ deligandi sunt.* Hippocrate conseilloit l'usage d'un fil d'or. On applique ensuite l'appareil, qui consiste en plusieurs compresses de la forme d'un quarré long, dans l'une desquelles on met un carton ; on les trempe dans l'eau-de-vie, avant de les appliquer, & on les soutient par la fronde à quatre chefs ou par le chevêtre. La fronde est un bandage très-ancien, & dont Celse fait mention en parlant de la fracture dont il s'agit ici. *Mollis habena*, dit-il, *media in longitudinem incisa, ut utrinque mentum complectatur & indè capita ejus supra caput adducta ibi deligentur.* Quelques Auteurs préfèrent à ce bandage simple un autre plus compliqué & qu'on nomme chevêtre, qu'on distingue en simple & en composé ; voici en quoi consiste le simple. On prend une bande de cinq aunes de long & de trois doigts de large, qui sera roulée à un globe excepté environ une demi-aune. On tiendra le globe d'une main & le bout de l'autre. Le milieu ou environ de la portion déroulée sera appliqué sur le bas du front, & l'on conduira les deux parties de la bande derrière la nuque ; là on engagera le bout sous le jet de la bande, ensuite on la conduira en-devant sur le côté opposé à la fracture pour la faire passer sous le menton & de-là la faire monter le long de la joue malade proche le petit angle de l'œil ; on continuera sur le vertex pour descendre derrière l'oreille opposée & revenir par-dessous le menton. On passera une seconde fois sur la joue, formant un petit doloire, on continuera de monter au-dessus de la tête, & l'on descendra obliquement sur la nuque pour revenir du côté de la fracture. On passe deux fois de suite sur le menton & derrière la nuque en forme de circulaire, & une autre fois dessous le menton. Après ce troisième tour, on monte le long de la joue près le petit angle du côté opposé à la maladie jusqu'au sommet de la tête, d'où l'on descend en revenant par le même côté opposé au mal pour passer sous le menton, & faire un second doloire sur la joue malade. Quand on est parvenu sur le pariétal opposé, on retourne de nouveau vers la fracture jusque vis-à-vis la région temporale, & l'on finit le reste de la bande par des circulaires autour de la tête. Ce bandage, tel contentif qu'il paroisse devoir être, n'est cependant pas préférable à la fronde, qui remplit les mêmes vues, & dont l'application est beaucoup plus facile ; car un appareil serré n'est ici que rien moins nécessaire ; & c'est ce qu'avoit déjà bien remarqué Hippocrate dans son Traité *De Articulis*, où il dit : *Scire autem convenit maxillam fractam fasciis parùm juvari, si rectè injiciantur ; ubi minùs rectè, multùm lædi.* Le malade, pendant tout le tems du traitement, ne fera aucun mouvement de la mâchoire, on le nourrira à la cuillère. Si la fracture est compliquée de plaie, on ne défera la bande qu'avec beaucoup de précautions, quand il s'agira de la panser ; & un Aide, pendant ce tems, tiendra toujours les pièces rapprochées pendant qu'on appliquera les différentes parties de l'appareil. Une attention qu'Hippocrate regardoit comme bien essentielle, est de tâter souvent l'intérieur de la bouche pour s'assurer de l'état de la fracture, afin de contenir ou remettre avec les doigts les fragmens osseux qui auroient pu se déranger. Au bout de trois semaines, on permettra l'usage de la parole ; on pourra même ne plus appliquer aucune pièce d'appareil. On nourrira alors le malade avec des alimens plus solides, tels que les œufs & les viandes hachées, &c.

De la Luxation de la Mâchoire.

L'Inspection du genre d'articulation qui unit la Mâchoire avec l'os temporal dit à ceux qui l'observent, que la luxation ne peut arriver que de deux manières ; quand les deux condyles portés en avant, s'avancent en-deçà de la racine de l'apophyse zygomatique, & y restent immobiles, alors la luxation est parfaite, ou quand un des condyles sort latéralement & en-dehors d'un côté, pendant que l'autre est porté antérieurement ; c'est la luxation imparfaite des Auteurs. Dans le premier cas, les condyles sont entièrement hors de la cavité qui doit les recevoir ; dans le second, ils sont encore appuyés sur les bords, l'un étant sorti dehors, & l'autre rentré en-dedans. Le rebord du conduit auditif & la racine de l'apophyse stiloïde sont un obstacle à la luxation en arrière, & c'est ce qu'avoient déjà remarqué Paré & Fabrice d'Aquapendente long-tems avant J. L. Petit & Monro. On ne conçoit point comment, d'après une disposition si parlante, Saliceti, Lanfranc, Gui de Chauliac & de Vigo ont pu admettre ce dernier genre de luxation, & en donner des signes qui ne peuvent être que dérisoires. Dans la luxation parfaite la bouche est béante, le menton descend sur la poitrine, quelqu'effort que le malade & ceux qui l'entourent fassent pour la fermer, ils n'y peuvent parvenir, les tempes sont applanies en raison de la tension des muscles crotaphites, les joues sont tendues & rapprochées des dents la salive exprimée des glandes parotides coule en abondance, la Mâchoire, par l'inclinaison de ses condyles est portée obliquement en arrière, & la parole est nulle, ou peu distincte. La plupart de ces signes sont rapportés par Hippocrate, ainsi qu'on le peut voir dans son Traité *De Articulis*. Dans la luxation imparfaite, la Mâchoire est toute portée d'un côté, la bouche est à moitié ouverte & les dents de l'une & l'autre Mâchoire ne sont plus dans la même ligne, le malade balbutie, la salive retenue par les lèvres obliquement tirées, remplit la bouche & sort ensuite, les malades ne pouvant l'avaler, à raison des mouvemens gênés de la langue. Le condyle déplacé, étant en avant, hors de la cavité glénoïde, l'apophyse coronoïde sera portée près de l'union du zigoma à l'os maxillaire, le condyle de l'autre appuyant sur la racine de l'apophyse zigomatique, & son apophyse coronoïde se portant en dehors. En pareil cas, le crotaphyte du côté luxé sera tendu & applati, pendant que le même muscle & le masséter seront gonflés sur les apophyses qui s'avancent de cette manière.

Il est des causes internes qui occasionnent, particulièrement chez les vieillards, la luxation dont il s'agit dans cet article; la paralysie des crotaphytes & des ptérigoïdiens entr'autres est la plus fréquente. La réduction, en pareil cas, est très-facile, mais l'accident ne tarde pas à revenir; j'ai réduit plusieurs fois dans les hôpitaux ces sortes de luxations, avec la plus grande facilité. Morgagni parle encore d'une excroissance sur l'apophyse condyloïde, qu'il a rencontrée quelquefois chez les vieillards, & qui auroient pu produire cet effet par la suite. Mais, pour que le déplacement total ou parfait ait lieu par une violence extérieure, il faut que la Mâchoire soit ouverte, autrement elle seroit plutôt fracturée que luxée; car alors les condyles devroient nécessairement se porter en arrière, ce qui leur est impossible, à raison de la résistance que leur offre le rebord du conduit auditif.

Les accidens qu'occasionne la luxation de la Mâchoire, ne sont pas d'abord considérables; ceux qui sont d'une complexion irritable, en éprouvent cependant d'assez graves, la douleur est considérable, la convulsion des joues survient, d'autres fois les malades y éprouvent un sentiment de stupeur, les oreilles leur bruissent, & si l'on tarde de replacer l'os, la fièvre & les mouvemens convulsifs, le tetanos même surviennent, & la mort ne tarde point à mettre fin à la vie. Cette terminaison fâcheuse est annoncée par Hippocrate, dans ses Coaques. L'on rapporte tous ces accidens au tiraillement du nerf maxillaire inférieur, qui est un troisième rameau de la cinquième paire, rameau qui parcourt le canal osseux de la Mâchoire inférieure, & qui communique avec la portion dure de la septième paire. Mais quelques fâcheux qu'ils soient, ils n'ont pas toujours lieu chez les vieillards sur-tout. L'on a vu chez eux ces sortes de luxations impossibles à réduire, continuer le reste de la vie, sans que les grandes fonctions en eussent souffert; la déglutition, la prononciation même se rétablissoient, de manière qu'ils pouvoient encore se faire entendre.

Pour replacer la luxation parfaite, on fera asseoir le malade sur un tabouret; on placera derrière lui un Aide, pour lui tenir la tête appuyée sur sa poitrine; puis l'Opérateur, placé devant lui, portera ses deux pouces garnis de linges le plus en avant dans la bouche sur les deux dernières dents molaires de l'un & de l'autre côté. Ensuite avec ses quatre autres doigts placés en dehors, il saisira obliquement vers le menton les bords de la Mâchoire, puis appuyant des pouces, & tenant fermement du reste de la main, il tirera les condyles en bas, & d'avant en arrière, & quand il sentira les muscles céder, il relevera peu-à-peu la partie antérieure de la Mâchoire vers la supérieure. Par ce mouvement les condyles se dégageront du lieu qu'ils occupent sous l'éminence transversale du zigoma, les condyles ainsi libres, il les poussera en arrière. Quelquefois il n'est pas besoin de faire ce dernier mouvement, la contraction des muscles, entraînant si promptement la Mâchoire en sa place, que si l'Opérateur ne comprimoit pas fortement sur les dents molaires, ou ne retiroit pas ses pouces entre les joues & les gencives, ceux-ci seroient mordus.

Dans le cas où cette méthode ne réussiroit point, on pourroit tenter celle de D. Vigo qu'on trouve décrite dans le sixième livre de sa Chirurgie. Elle consiste à mettre de chaque côté au lieu des doigts, deux coins d'un bois lisse, près des dents molaires, lesquels seront tenus fermement par un Aide pendant qu'on mettra une bande à deux chefs sous le menton, l'un au côté droit, & l'autre au côté gauche de la tête; on tirera fortement ceux-ci, pendant qu'un Aide fera une contre-extension avec ses deux genoux appuyés sur les épaules du malade. Le Chirurgien pressera la Mâchoire en arrière & en bas avec les deux pouces; *con questo ingegno*, dit l'Auteur, *ho sempre rimessa ciascuna mascella a suo luogo*. Cette pratique est la même que celle qui est prescrite dans le huitième chapitre du seizième Livre des Œuvres de Paré. Je l'ai vu réussir, dit Bertrandi, entre les mains d'un Rhabilleur de campagne dans un cas où l'autre méthode avoit manqué à un Chirurgien. On trouve, dans le quatrième volume de la Pratique moderne de la Chirurgie de Ravaton, une méthode assez ingénieuse pour réduire la luxation parfaite de la Mâchoire, pratiquée par un soldat dans un cas où ils n'avoient pu réussir. On prend une mentonnière de cuir, faite de deux morceaux cousus ensemble, & garnie de chamois; *Voyez* la Planche relative à cet Article. Cette mentonnière ressemble assez à la partie inférieure d'un masque d'arlequin. Après avoir embrassé le menton & même toute la Mâchoire d'un angle à un autre, elle se prolonge sur les tempes par un angle arrondi, auquel sont cousus deux lacqs qui se nouent ensemble sur le sommet de la tête vers la suture lambdoïde. On met entr'eux & la tête un morceau de carton quarré & plié en manière de demi-canal, lequel empêche la douleur que pourroit faire aux tégumens les deux lacqs dans leur torsion; ensuite on passe entr'eux & le carton un garot qu'on fait mouvoir doucement par un Aide pendant que le Chirurgien, placé au côté droit du malade, applique la main gauche à sa nuque, & pressant le menton de la droite, il le porte en haut, & dirige la Mâchoire jusqu'à ce que les condyles soient rentrés dans leur cavité.

Il est plus difficile de réduire la Mâchoire dans la luxation incomplette, parce qu'il n'est pas facile de porter les pouces jusques sur les dernières dents molaires à cause de la résistance que présentent les muscles. Voici en quoi consiste le procédé qu'il faudra mettre en pratique. Le malade, placé comme précédemment, le Chirurgien poussera sur les dents du côté opposé un morceau de bois plat, fort & garni de toile, & quand il sera arrivé contre la base de l'apophyse coronoïde, il alongera & abaissera la Mâchoire inférieure par des mouvemens convenables, en se servant de ce morceau de bois comme d'une poulie. Quand la Mâchoire s'est un peu éloignée, si elle ne revient point en sa place par l'action des muscles, on portera les pouces le plus en avant qu'on pourra sur les dernières dents molaires; &, faisant le plus grand effort sur le côté luxé, on poussera en bas & en arrière la Mâchoire, en portant ce côté en arrière, de manière que le menton revienne à sa place, & que les dents des deux Mâchoires se correspondent. L'appareil, dans les deux cas, consiste en une compresse qui réponde à la longueur & à la figure de la Mâchoire, on la pose transversalement d'un côté à l'autre, & on la maintient avec la fronde. Ce bandage n'est souvent utile que dans les luxations de cause interne; car, dans les autres, l'action contractile en tient suffisamment lieu. (*M. Petit-Radel.*)

MADAROSE Μαδάρωσις, *Glabreta*, chûte des poils ou cils qui garnissent l'une & l'autre paupière. Cette maladie est souvent la suite des fièvres qui ont duré long-tems chez les jeunes-gens épuisés; elle est encore regardée comme un symptôme de la vérole, portée au plus haut point: on dit qu'elle accompagne toujours l'éléphanthiasis. La Madarose peut être considérée comme dépendante d'un vice général, ou comme dérivée d'un vice local qui détruit les bulbes de chaque cil, en les faisant tomber en suppuration ou autrement; c'est ce qui arrive quelquefois dans le sclériasis; le trachoma ou toute autre inflammation & dartres des paupières. Dans ces derniers cas, il n'y a souvent qu'une portion des cils qui soient tombés, & ordinairement l'affection est accompagnée d'une grande sensibilité de l'œil, qui empêche qu'on ne supporte facilement la lumière.

Quand la Madarose est une suite de l'épuisement, les analeptiques sont les remèdes généraux qu'on doit d'abord conseiller, on en dirigera l'usage selon les principes de la saine Médecine. Si l'on soupçonne une cause vénérienne, il faut la combattre par les remèdes connus, moins pour réparer la Madarose que pour éviter les maux fâcheux, qui tacitement menacent les jours du malade. La Madarose locale demande un traitement borné à la partie. Paul recommandoit les illinitions où entroit le plomb, *Oleo*, dit-il, *seu sevo anserino infectis digitis plumbum contere atque eo oline.* Il parle d'un autre remède qu'il préfère à celui-ci, *quod glabricitati superciliorum medetur nonnihil nigroris quoque inducit.* C'est la poudre de noix pontique, brûlée & mêlée à la graisse de bouc ou d'agneau. Actuellement on conseille la graisse d'ours, de renard ou d'oie; mais souvent bien inutilement, surtout dans la Madarose qui est avec destruction des bulbes. Dans le cas où il n'y a qu'engorgement, comme dans le sclériasis ou le trachoma, il faut recourir aux dérivatifs & aux adoucissans locaux, tels que peuvent les suggérer les circonstances concomitantes. (*M. Petit-Radel.*)

MAGATI (César), né à Scandia, en 1579. Il manifesta, dès sa plus tendre jeunesse, une pénétration d'esprit qu'il est rare d'observer à cet âge; il étoit encore enfant, qu'il avoit fait sa Philosophie & soutenu des thèses à Bologne. A dix-sept ans, il fut reçu Docteur en l'Université de cette Ville; mais, n'osant se livrer à la pratique avec cette assurance que l'habitude donne, il se mit à voyager pour l'acquérir. Il fut à Rome où il se livra spécialement à l'étude & à la pratique de la Chirurgie, & où il prit ces germes qui nous devoient valoir ce bel Ouvrage sur le traitement des plaies dont nous ferons mention par la suite. Il retourna ensuite en sa patrie pour y former un établissement; mais à peine l'avoit-il commencé, que le Marquis de Bentivoglio l'emmena à Ferrare. La réputation, les succès de Magati & la recommandation de son Protecteur, lui firent obtenir une chaire de Médecine en cette Ville. Ce fut alors que les Ecoliers s'empressèrent de toute part de venir l'entendre; il leur dicta le seul Ouvrage qui fût resté sous son nom, intitulé: *De rarâ Medicatione vulnerum, seu de vulneribus tractandis Libri duo, in quibus nova traditur methodus quâ felicissimè ac citiùs quàm alio quovis modo sanantur vulnera. Quæcumquè prætereà ad veram & perfectam eorum curationem attinent, diligenter excutiuntur, permultaque explicantur Galeni & Hippocratis loca eò spe ctantia. Venet.* Magati ne put profiter long-tems de sa réputation si bien méritée, il tomba dangereusement malade; mais, en relevant de sa maladie, il résolut d'entrer dans l'ordre des Capucins. Il n'y trouva point la tranquillité qu'il y cherchoit; le Public étoit continuellement à le demander, & les Supérieurs de son Ordre, qui virent combien un homme de sa sorte devoit être précieux à l'humanité, lui donnèrent une obédience pour aller partout où on le demandoit sous son nouvel habit;

il parut ainsi dans presque toutes les Villes de l'Italie, jusqu'à ce que des douleurs de néphrétique le forcèrent à la retraite. Il fut reconnu qu'il avoit la pierre; il se résolut avec fermeté à subir l'opération; mais elle lui fut funeste. Il en mourut, en 1647, dans la soixante-huitième année de son âge. L'Ouvrage, que Magati nous a laissé, le seul qui ait paru sous son nom, contient un très-grand nombre d'observations intéressantes sur tout ce qui a rapport aux plaies, à quelques parties du corps qu'elles soient. Il y parle du fâcheux effet que l'air y produit; « l'air, dit-il, est chargé de miasmes qui infectent les parties qu'il touche. Jettons les yeux, continue-t-il, sur les œufs qui prennent un prompt degré de putréfaction; s'il y a à la coque une fente qui donne passage à l'air, l'incubation du poulet est pour lors suspendue. » Cet Ouvrage est un de ceux qui ne sont pas susceptibles d'analyse; il contient les germes de tout ce qu'on a dit jusqu'ici sur le traitement des plaies; aussi y renvoyons-nous. (*M. Petit-Radel.*)

MAGGIUS (Barthelémi), Médecin du Pape Jules III, qui florissoit à Bologne, vers l'an 1541. Des raisons de santé le ramenèrent en cette Ville, où il passa le reste de sa vie. Il mourut en 1552; il fut enterré à l'Eglise de Saint-François, & l'on mit sur son tombeau l'épitaphe suivante.

D. O. M.

Bartholomæo Maggio, Bonon.
Philosopho ac Medico præclaro, cujus
Mira virtutum facultas Julio III, Pontifici Maximo,
Henrico Galliarum Regi, totique orbi notissima fuerat.
Qui vixit ann. LXXV, mens. VII, DXXII.
Obiit VII Cal. Aprilis Johan. Bapt. Maggius.
Fratri B. M. P. M. D. LII.

Maggius n'a laissé qu'un Ouvrage, intitulé: *De vulnerum bombardarum & sclopetorum globulis & de earum curatione Tractatus. Bononiæ*, 1552, *in-4.° Bonus Liber*, dit Haller, *& utilis*. Il y soutient que les balles ne brûlent point la plaie, & ses assertions sont confirmées par diverses expériences; que la poudre à canon ne contient rien de vénéneux, & il y réfute d'autres opinions erronées qu'on soutenoit de son tems. Il entre dans de grands détails sur les amputations. (*M. Petit-Radel.*)

MAILLET DE PLOMB. On donne ce nom à une masse de plomb de figure cylindrique, qui a environ deux pouces & demi de long sur quinze lignes de diamètre. Il est percé dans son milieu pour le passage du bout du manche, lequel est de buis, parce que les pores de ce bois étant très-serrés, le manche a plus de résistance.

Ce manche est composé d'une poignée & d'une tige, & orné de différentes façons, suivant le goût de l'ouvrier.

Ce Maillet sert à frapper sur le ciseau ou la gouge, pour enlever les exostoses. *Voyez* Exostose.

On se sert du plomb préférablement à toute autre matière, parce qu'étant plus lourd, il agit par sa masse, & que les percussions en sont plus fortes, quoique faites avec moins d'action de la part du Chirurgien, ce qui occasionne moins de secousse. Si le Maillet avoit moins de poids, il faudroit, pour obtenir un effet égal, que la gouge fût frappée avec plus de vitesse, d'où résulteroit un ébranlement qui pourroit être préjudiciable.

MAITRES (en Chirurgie). C'est le titre qu'on donne à ceux qui ont acquis le droit d'exercer la Chirurgie, par leur réception au Corps des Chirurgiens, après les épreuves nécessaires qui justifient de leur capacité. C'est aux Chirurgiens seuls qu'il appartient d'apprécier le mérite & le savoir de ceux qui se destinent à l'exercice d'un Art aussi important & aussi difficile. Les Loix ont pris les plus sages précautions & les mesures les plus justes, afin que les études, les travaux & les actes nécessaires pour obtenir le grade de Maître en Chirurgie fussent suivis dans le meilleur ordre, relativement à l'utilité publique. Nous allons indiquer en quoi consistent ces différens exercices.

Par la déclaration du Roi, du 23 Avril 1743, les Chirurgiens de Paris sont tenus, pour parvenir à la Maîtrise, de rapporter des Lettres de Maître-ès-Arts en bonne forme, avec le certificat du tems d'étude. On y reconnoît qu'il est important que, dans la Capitale, les Chirurgiens, par l'étude des Lettres, puissent acquérir une connoissance plus parfaite des règles d'un Art si nécessaire au genre-humain; & cette loi regrette que les circonstances des tems ne permettent pas de l'établir de même dans les principales Villes du Royaume. Une déclaration si favorable aux progrès de la Chirurgie, & qui fera un monument éternel de l'amour du Roi pour ses Sujets, a trouvé des contradicteurs, & a été la source de disputes, longues & vives qui ne sont point encore taries. Les vues du bien public ont enfin prévalu, & les Parlemens de Guyenne, de Normandie & de Bretagne, sans égard aux contestations qui se sont élevées à Paris, ont enrégistré des Statuts pour les principales Villes de leur ressort, par lesquels les frais de réception à la Maîtrise en Chirurgie sont moindres en faveur de ceux qui y aspirent avec le Grade de Maître-ès-Arts. La plupart des Cours Souveraines du Royaume, en enrégistrant les Lettres-patentes, du 10 Août 1756, qui donnant aux Chirurgiens de Départemens, exerçant purement & simplement la Chirurgie, les privilèges de Citoyens notables, ont restreint la jouissance des honneurs & des prérogatives attachées à cette qualité, aux seuls Chirurgiens gradués, & qui présenteront des Lettres de Maîtres-ès-Arts en bonne forme.

Un Arrêt du Conseil d'Etat du Roi, du 4 Juillet 1750, qui fixe entr'autres choses l'ordre qui doit être observé dans les Cours de Chirurgie à Paris, établis par les bienfaits du Roi, en vertu de Lettres-patentes du mois de Septembre 1724, ordonne que les Elèves en Chirurgie seront tenus de prendre des inscriptions aux Ecoles de Saint-Côme, & de rapporter des certificats en bonne forme comme ils ont fait un Cours complet de trois années, sous les Professeurs Royaux, qui y enseignent pendant l'Eté la première année, la Physiologie & l'Hygiène; la seconde année, la Pathologie générale & particulière, qui comprend le traité des tumeurs, des plaies, des ulcères, des luxations & des fractures; & la troisième, la Thérapeutique ou la méthode curative des maladies chirurgicales. On traite spécialement dans ces leçons de la matière médicale externe, des saignées, des ventouses, des cautères, des eaux minérales, considérées comme remèdes extérieurs, &c. Pendant l'Hiver de ces trois années d'étude, les Elèves doivent fréquenter assiduement l'Ecole-Pratique. Elle est tenue par les Professeurs & Démonstrateurs Royaux d'Anatomie & des Opérations, qui tirent des Hôpitaux ou de la Basse-Géole, les cadavres dont ils ont besoin pour l'instruction publique. Il y a en outre un Professeur & Démonstrateur pour les Accouchemens, fondé par feu M. de la Peyronie, premier Chirurgien du Roi, pour enseigner, chaque année, les principes de cette partie de la Chirurgie aux Elèves, séparément du pareil Cours qui, suivant la même fondation, se fait en faveur des Sages-femmes & de leurs Apprentisses. Les Professeurs des Ecoles de Chirurgie sont brévetés du Roi, & nommés par Sa Majesté, sur la présentation de son premier Chirurgien. Ils sont permanens & occupés par état & par honneur à mériter la confiance des Elèves & l'applaudissement de leurs Collègues. Cet avantage ne se trouveroit pas si l'état de Professeur étoit passager comme dans d'autres Ecoles où cette charge est donnée par le sort & pour un seul Cours; ce qui fait qu'une des plus importantes fonctions peut tomber, par le hasard, sur ceux qui sont le moins capables de s'en bien acquitter.

Outre les Cours Publics, il y a des Ecoles d'Anatomie & de Chirurgie dans tous les Hôpitaux, & des hommes qui, dévoués par goût à l'instruction des Elèves, leur font disséquer des sujets; & enseignent dans leurs maisons particulières l'Anatomie, & font pratiquer les opérations chirurgicales. Il ne suffit pas que l'Elève en Chirurgie soit préparé par l'étude des Humanités & de la Philosophie, qui ont dû l'occuper jusqu'à l'environ dix-huit ans; âge avant lequel on n'a pas ordinairement l'esprit assez formé pour une étude bien sérieuse, & que depuis il ait fait le Cours complet de trois années dans les Ecoles de Chirurgie; on exige encore que les jeunes Chirurgiens aient demeuré, en qualité d'Elèves, durant six ans consécutifs, chez un Maître de l'Art, ou chez plusieurs pendant sept années. Dans d'autres Ecoles, qui ont, comme celle de Chirurgie, la conservation & le rétablissement de la santé pour objet, on parvient à la Maîtrise en l'Art, ou, pour parler le langage reçu, on est promu au Doctorat, après les seuls exercices scolastiques pendant le tems prescrit par les Statuts. Mais, en Chirurgie, on demande des Elèves une application assidue à la pratique, sous les yeux d'un ou de plusieurs Maîtres, pendant un tems assez long.

On a reproché aux jeunes Chirurgiens, dans les disputes de Corps, cette obligation de domicile qu'on traitoit de servitude, ainsi que la dépendance où ils sont sous leurs Chefs dans les Hôpitaux; mais le bien public est l'objet de l'obligation, & les Elèves n'y trouvent pas moins d'utilité pour leur instruction que pour leur avancement particulier. L'attachement à un Maître est le moyen d'être exercé à tout ce qui concerne l'Art, & par degré depuis ce qu'il y a de moindre jusqu'aux opérations les plus délicates & les plus importantes. Tout le monde convient que, dans tous les Arts, ce n'est qu'en pratiquant que l'on devient habile : l'Elève, travaillant sous des Maîtres, profite de leur habileté & de leur leur expérience; il en reçoit journellement des instructions de détails dont l'application est déterminée. Il ne néglige rien de ce qu'il faut savoir; il demande des éclaircissemens sur les choses qui passent ses lumières; enfin il voit habituellement des malades. Quand on a passé ainsi quelques années à leur service, sous la direction des Maîtres de l'Art, & qu'on est parvenu au même grade, on est moins exposé à l'inconvénient fâcheux à plus d'un égard, de se trouver, long-tems après sa réception, ancien Maître & jeune Praticien, comme on en voit des exemples ailleurs. Dans un Art aussi important, & qui ne demande pas moins de pratique que de théorie, ce seroit un grand défaut dans la constitution des choses qu'un homme pût s'élever à la qualité de Maître sans avoir été Elève de personne en particulier. Les leçons publiques peuvent être excellentes; mais elles ne peuvent être ni assez détaillées ni assez soutenues, ni avoir le mérite des instructions pratiques, personnelles, variables, suivant les différentes circonstances qu'ils exigent. Avant l'établissement des Universités, la Médecine, de même que la Chirurgie, s'apprenoit sous des Maîtres particuliers dont les Elèves étoient les enfans adoptifs. Le serment d'Hippocrate nous rappelle, à ce sujet, une disposition bien digne d'être proposée comme modèle. Je regarderai toujours comme mon Pere, dit-il, celui qui m'a enseigné cet Art, je lui aiderai à vivre, & lui donnerai toutes les choses dont il aura besoin; je tiendrai lieu de Père à ses enfans, & s'ils veulent se donner à la Médecine, je la leur enseignerai sans leur demander ni argent ni promesse; je les instruirai par des préceptes abrégés & par des explications étendues, & autrement, avec tout le soin possible. J'instruirai de même mes enfans & les disciples qu'on aura mis sous ma conduite, qui auront été immatriculés, & qui auront fait le serment ordinaire; & je ne communiquerai cette science à nul autre qu'à ceux-là. »

On pourroit objecter contre l'obligation du domicile, qu'un jeune-homme trouve des ressources pour son instruction dans les leçons publiques, dans la fréquentation des Hôpitaux, & qu'il se fera par l'étude, l'Elève d'Hippocrate, d'Ambroise Paré, de Fabrice de Hilden & d'Aquapendente, comme les Médecins le sont d'Hippocrate, de Galien, de Sydenham, de Boëerrhave. Mais ces grands Maîtres ne sont plus & ne peuvent pas par conséquent répondre de la capacité de leurs Disciples. Il est de l'intérêt public, qu'avant de se présenter sur les bancs, un Candidat ait été attaché, pendant plusieurs années, à quelque Praticien qui l'ait formé dans son Art, introduit chez les malades, entretenu d'observations bien suivies sur les maladies, dans leurs différens états, dans leurs diverses complications, & dans leurs différentes terminaisons. Le grand fruit de l'assujettissement des Elèves, sous des Maîtres, n'est pas seulement relatif à l'instruction: les Chirurgiens y trouvent même un moyen d'avancement vers la fortune. Menés dans les Maisons, ils sont connus du Public pour les Elèves des Maîtres en qui l'on a confiance; ils sont à portée de la mériter à un certain degré par leur application & leur bonne conduite. Ceux qui n'ont pas eu cet avantage percent plus difficilement. C'est ce qu'on voit dans la Médecine, où ordinairement il faut vieillir avant d'atteindre à une certaine réputation, qui procure une grande pratique. Il est rare que des circonstances heureuses favorisent un Homme de mérite : c'est la mort ou la retraite des anciens Médecins, comme celles de anciens Avocats, qui poussent le plus chez les malades & au barreau. De cette manière, on doit plus à son âge qu'à ses talens l'avantage d'être fort employé sur la fin de ses jours; de-là est né peut-être ce proverbe si connu : *jeune Chirurgien, vieux Médecin*, dont on peut faire de si fausses applications. Si les Chirurgiens sont plutôt formés, ils le doivent au grand exercice de leur Art, & ceux même qu'on regardoit comme médiocres sont capables de rendre au Public des services essentiels, & très-utiles par l'opération de la saignée & le traitement d'un grand nombre de maladies qui n'exigent pas des lumières supérieures ni des opérations considérables, quoique l'art d'opérer, considéré du côté du manuel, ne soit pas la partie la plus difficile de la Chirurgie.

L'Elève, qui a toutes les qualités requises, ne peut se mettre sur les bancs pour parvenir à la Maîtrise que pendant le mois de Mars; & il subit le premier lundi du mois d'Avril, dans une assemblée générale, un examen sommaire sur les principes de la Chirurgie. Les quatre Prévôts sont les seuls Interrogateurs; & si le Candidat est jugé suffisant & capable, il est immatriculé sur les Registres. L'acte de Tentative ne peut être différé plus de trois mois après l'immatricule. Dans cet exercice, l'Aspirant est interrogé au moins par treize Maîtres, à commencer par le dernier reçu; les douze autres Examinateurs sont tirés au sort par le Lieutenant du premier Chirurgien du Roi, immédiatement avant l'examen, & en présence de l'Assemblée: dans la Tentative on l'interroge ordinairement sur les principes de la Chirurgie, & principalement sur des points physiologiques. Le troisième acte, nommé Premier Examen, a pour objet la Pathologie, tant générale que particulière. Le Candidat est interrogé par neuf Maîtres, au choix du premier Chirurgien du Roi ou de son Lieutenant; si le Candidat est approuvé dans cet acte, il entre en semaine. Il y en a quatre dans le cours de la licence; dans la première, nommée semaine d'Ostéologie, le Candidat doit soutenir deux actes en deux jours séparés, dont l'un est sur la démonstration du squelette, & l'autre sur toutes les démonstrations nécessaires pour guérir les maladies des os. Après la semaine d'Ostéologie vient celle d'Anatomie, pour laquelle on ne peut se présenter que depuis le premier jour de Novembre jusqu'au dernier jour de Mars, ou au plus tard jusqu'à la fin d'Avril, si la saison le permet. La semaine d'Anatomie se fait sur un cadavre humain : elle est composée de treize actes, l'Aspirant devant travailler & répondre pendant six jours & demi consécutifs, soir & matin, savoir; le matin pour les opérations de la Chirurgie, & le soir sur toutes les parties de l'Anatomie. La troisième semaine est celle des saignées; l'Aspirant y soutient deux actes à différens jours, l'un sur la théorie & l'autre sur la pratique des saignées. La quatrième & dernière semaine est celle des médicamens pendant laquelle le Candidat est obligé de soutenir encore deux actes à différens jours, le premier sur les médicamens simples, le second sur les médicamens composés. Les quatre Prévôts sont les seuls Interrogateurs dans les actes des quatre semaines, & c'est le Lieutenant du premier Chirurgien du Roi qui recueille les voix de l'Assemblée sur l'admission ou le refus de l'Aspirant. Après les quatre semaines, il y a un dernier examen, c'est celui de rigueur, qui a pour objet les méthodes curatives des différentes maladies chirurgicales & l'explication raisonnée des faits de pratique.

Dans cet acte, le Candidat doit avoir au moins douze Interrogateurs, tirés au sort par le Lieutenant du premier Chirurgien du Roi, en présence de l'Assemblée.

Les Candidats doivent ensuite soutenir une thèse ou acte public en latin. La Faculté de Médecine y est invitée par le Répondant; elle y députe avec son Doyen deux autres Docteurs qui occupent trois fauteuils au côté droit du bureau du Lieutenant du premier Chirurgien du Roi & des Prévôts. Cet acte doit durer au moins quatre heures: pendant la première, les Médecins proposent les difficultés qu'ils jugent à propos sur la matière de l'acte; les Maîtres en Chirurgie argumentent pendant les trois autres heures, après quoi, si l'Aspirant a été trouvé capable par la voix du scrutin, aux suffrages des seuls Maîtres de l'Art, on procède à sa réception dans une salle séparée. Le Lieutenant propose au Candidat une question sur laquelle il demande son rapport par écrit. Il faut y satisfaire sur-le-champ, & faire lecture publique de ce rapport; ensuite de quoi, le Candidat prête le serment accoutumé & signe sur les Registres sa réception en la Maîtrise en l'Art & Science de la Chirurgie.

Ceux qui ont rendu, pendant six années, des soins gratuits dans les Hôpitaux de Paris avec la qualité de Gagnant-Maîtrise, après un examen suffisant, sont dispensés des actes de licence, & sont reçus au nombre de Maîtres en l'Art & Science de la Chirurgie en soutenant l'acte public. Il y a six places de gagnant-Maîtrise: deux à l'Hôtel-Dieu, dont une par le privilège de l'Hôpital des Incurables, une à l'Hôpital de Charité, deux à l'Hôpital-Général: l'une pour la maison de la Salpêtrière, l'autre pour la maison de Bicêtre; enfin une à l'Hôtel Royal des Invalides; en sorte que, par la voie des Hôpitaux, il y a, chaque année, l'une dans l'autre, un Chirurgien reçu gratuitement. A l'exception des frais de la thèse, ceux qui ont acheté des Charges dans la Maison du Roi ou des Princes auxquelles le droit d'aggrégation est attaché, sont aussi admis, sans aucun examen que le dernier, à la Maîtrise en Chirurgie, de laquelle ils sont déchus s'ils viennent à vendre leurs Charges avant que d'avoir acquis la vétérance par vingt-cinq ans de possession. Les Chirurgiens qui ont pratiqué avec réputation dans une Ville du Royaume où il y a Archevêché & Parlement, après vingt années de réception dans leur Communauté, peuvent se faire agréger au Collège des Chirurgiens de Paris, où ils ne peuvent prendre rang que du jour de leur agrégation.

Les examens que doivent subir les Candidats paroissent bien plus utiles pour eux & bien plus propres à prouver leur capacité que le vain appareil de thèses qu'on pourroit leur faire soutenir successivement; parce que celles-ci sont toujours sur une matière au choix du Candidat ou du Président; qu'on n'expose sur le Programme la question que sous le point de vue qu'on juge à propos, que le sujet est prémédité, & suppose une étude bornée & circonscrite qui ne demande qu'une application déterminée à un objet particulier & exclusif de tout ce qui n'y a pas un rapport immédiat. Il n'y a personne qu'on ne puisse mettre en état de soutenir assez passablement une thèse, pour peu qu'il ait les premières notions de la Science. Il y a long-tems qu'on a dit que la distinction avec laquelle un Répondant soutenoit un acte public prouvoit moins son habileté que l'artifice du Maître. M. Baillet a dit à ce sujet qu'on pouvoit paroître avec applaudissement sur le théâtre des Ecoles par le secours des machines qu'on monte pour une seule représentation, & dont on ne conserve souvent plus rien après qu'elles ont fait leur effet. On peut lire, avec satisfaction & avec fruit, une Dissertation contre l'usage de soutenir des thèses en Médecine, par M. le François, Docteur en Médecine de Paris, publiée en 1720.

La réception n'est pas le terme des épreuves auxquelles les Chirurgiens sont assujettis pour mériter la confiance du Public. L'arrêt déjà cité du Conseil d'Etat du Roi, du 4 Juillet 1750, portant Réglement entre la Faculté de Médecine de Paris & les Maîtres en l'Art & Science de Chirurgie a ordonné, sur les représentations de M. de la Martinière, premier Chirurgien de Sa Majesté, pour la plus grande perfection de la Chirurgie, que les Maîtres nouvellement reçus, sont tenus d'assister assiduement, pendant deux ans au moins, aux grandes opérations qui se feront dans les Hôpitaux, en sorte qu'ils puissent tous y être admis successivement. Par un autre article de ce Réglement, lesdits nouveaux Maîtres seront tenus d'appeller, pendant le même tems, deux de leurs Confreres, ayant au moins douze ans de réception aux opérations difficiles qu'ils entreprendront; Sa Majesté leur défendant d'en faire aucunes pendant ledit tems qu'en présence & par le Conseil desdits Maîtres à ce appellés. Cette disposition de la loi est une preuve de la bonté vigilante du Prince pour ses Sujets, & fait l'éloge du Chef de la Compagnie qui l'a sollicitée.

Les Chirurgiens de grandes Villes de Département comme Bordeaux, Lyon, Montpellier, Nantes, Orléans, Rouen, &c. ont des Statuts particuliers qui prescrivent des actes probatoires aussi multipliés qu'à Paris; &, suivant les Statuts généraux pour toutes les Villes qui n'ont point de Réglemens particuliers, les épreuves pour la réception sont assez rigoureuses pour mériter la confiance du public, si les Interrogateurs s'acquitent de leurs devoirs avec la capacité & le zèle convenables. Les Aspirans doivent avoir fait un apprentissage de deux ans au moins, puis avoir travaillé trois ans sous des Maîtres particuliers, ou deux ans dans les Hôpitaux des Villes frontières, ou au moins une année dans les Hôpitaux de Paris à l'Hôtel-Dieu, à la Charité ou aux Invalides. L'immatricule se fait après un examen sommaire ou tentative dans lequel acte l'Aspirant est interrogé par le Lieutenant du premier Chirurgien du Roi & par les deux Prévôts, ou par le Prévôt, s'il n'y en a qu'un, & par le Doyen de la Communauté. Deux mois après au plus tard, il lui faut soutenir le premier examen, où le Lieutenant, les deux Prévôts, le Doyen & quatre Maîtres, tirés au sort, interrogent l'Aspirant, chacun pendant une demi-heure au moins, sur les principes de la Chirurgie & le général des tumeurs des plaies & des ulcères. S'il est jugé incapable, il est renvoyé à trois mois pour le même examen, sinon il est admis à faire sa semaine d'Ostéologie, deux mois après. La semaine d'Ostéologie a deux jours d'exercice : le premier jour l'Aspirant est interrogé par le Lieutenant, le Prévôt & deux Maîtres tirés au sort, sur les fractures, les luxations, & sur les bandages & les appareils. On n'entre dans la semaine d'Anatomie que depuis le premier de Novembre jusqu'au dernier jour d'Avril. Cette semaine a deux actes : le premier jour on examine sur l'Anatomie, & l'Aspirant fait les opérations sur un sujet humain, à son défaut sur les parties des animaux convenables. Le second jour, l'examen a pour objet les opérations chirurgicales, telles que la cure des tumeurs, des plaies, l'amputation, le trépan, le cancer, l'empième, les hernies, les ponctions, les fistules, l'ouverture des abcès, &c. La troisième semaine l'Aspirant soutient deux actes : le premier sur la théorie & la pratique de la saignée, sur les accidens de cette opération & les moyens d'y remédier. Le second sur les médicamens simples & composés, sur leurs vertus & effets. Dans le dernier examen, l'Aspirant est interrogé sur des faits de pratique, par le Lieutenant, les Prévôts & six Maîtres tirés au sort. S'il est jugé capable, on procède à sa réception, & il prête serment dans une autre séance, entre les mains du Lieutenant, du premier Chirurgien du Roi, en présence du Médecin Royal, qui est invité à l'acte appellé Tentative, & au premier & dernier examen seulement. Sa présence à ces actes est purement honorifique, c'est-à-dire, qu'il ne peut interroger le Récipiendaire, & qu'il n'a point droit de suffrage pour l'admettre ou le refuser. Pour les bourgs & villages, il n'y a qu'un examen de trois heures, sur les principes de la Chirurgie, sur les saignées, les tumeurs, les plaies & les médicamens, devant le Lieutenant du premier Chirurgien du Roi, les Prévôts ou le Prévôt & le Doyen de la Communauté. *Anc. Encycl.* (M. PETIT-RADEL.

MAITRE-JEAN, (Antoine) Chirurgien du Roi à Méry-sur-Seine, Correspondant de l'Académie Royale des Sciences, né le siècle dernier. Il fut long-tems Auditeur de Dionis; il suivit les Hôpitaux & alla ensuite s'établir à Méry où il pratiqua la Chirurgie des yeux avec la plus grande distinction. L'Ouvrage qui lui a valu une réputation justement acquise en cette partie, est son Traité des maladies de l'œil & des remèdes pour les guérir, qui parut, *in*-4.°, à Paris, en 1707, & dont il y a eu plusieurs éditions. Il a servi de base aux autres ouvrages qu'on a fait depuis sur cette matière; on y voit que Maître-Jean étoit aussi bon Anatomiste que Praticien judicieux. Ses divisions & distinctions sont très-bien faites & avec ordre, ce qui indique un esprit cultivé par beaucoup de lecture & un jugement sain. Il a communiqué différentes observations à l'Académie Royale des Sciences, entr'autres une qui a rapport à un Polype considérable qu'il arracha à un femme assez heureusement par la bouche. (M. PETIT-RADEL).

MANDRAGORE, *Atropa Mandragora*, Lin. Plante narcotique dont la racine s'emploie extérieurement comme anodyne & résolutive. On l'applique dans cette intention, réduite en poudre & mêlée avec du miel ou du lait, en consistance convenable, sur les parotides, les bubons, les squirres.

MARC DE RAISIN. Ce sont les pellicules des raisins dont on a exprimé le suc au tems de la vendange. On leur attribue une vertu fortifiante, astringente, résolutive & anti-septique. On les emploie en forme de fomentation, ou de bain sec local, dans les cas d'ulcères, sordides aux jambes, de gangrène, de paralysie, de tumeurs arthritiques ou rhumatismales, de contraction & de desséchement des membres, de relâchement à une articulation, après qu'on a remis une luxation ou une entorse.

MARIANUS SANCTUS, (*Barolitanus*) Médecin d'Italie, qui florissoit vers l'an 1539. Il naquit d'un petit Village, nommé Barolo, dans le Royaume de Naples, d'où lui vient le surnom de *Barolitanus*. Quoiqu'il fût Médecin, il suivit l'usage du tems, & s'occupa beaucoup de la Chirurgie. Il croyoit, & avec beaucoup de raison, qu'on ne pouvoit exceller dans l'un & l'autre de ces Etats, qu'autant qu'on avoit des connoissances très-étendues sur chacun d'eux, & non superficielles comme la plupart de ceux qui ne visent qu'au lucre dans leur pratique; & qui se mêlent de tout, pourvu que tout leur rapporte. Marianus, muni de toutes les connoissances qu'il pouvoit avoir sur toutes les branches de la Médecine, & sentant un penchant décidé pour celles dont l'évidence pouvoit être soumise le plus aux sens, se tourna entièrement vers la Chirurgie. Il la pratiqua, nous ne dirons point avec distinction eu égard aux maladies externes, côté sous lequel la Chirurgie se rapproche tant de la Médecine, quand elles ne demandent que le seul emploi des topiques. Du moins nous avons lieu de le croire, d'après la manière dont il les

les envisage dans ses *Commentaria in Avicennæ textum de apostematibus calidis & attritione*, qui parurent à Rome, en 1526, *in*-4.e Il a beaucoup pris de Vigo, son Maître, & comme lui, il a grossi son livre d'un très-grand nombre de formules qui, de tout tems, ont été le voile, & le sont encore, sous lequel se cache l'ignorance, qui en impose le plus au Public. Ce que Marianus a le mieux traité, & ce qui lui a valu sa réputation dans les siècles qui ont succédé au sien, ce sont ses procédés pour extraire la pierre par une toute autre méthode que celle de Celse qui étoit en usage avant, & qui ne pouvoit avoir lieu que chez les petits enfans & ceux d'un moyen-âge. Cette méthode a été nommée le Grand-Appareil, vraisemblablement à cause de la multiplicité d'instrumens qu'on employoit alors. Nous verrons en quoi elle consiste à l'article TAILLE. La même année 1535, que parurent ses procédés, dans un Ouvrage, intitulé: *De Lapide ex vesica per incisionem extrahendâ*, imprimé à Venise, il publia son interprétation sur des plaies de tête d'Avicenne. Il suit toujours la doctrine de Vigo, son Maître, & lui paroît fort attaché. On trouve de très-bonnes choses dans ce qu'il a dit sur la pierre, sur la manière de la reconnoître, de l'extraire; nous reviendrons par la suite sur tous ces objets. Il est un des premiers Auteurs qui nous ait laissé quelque chose sur la taille des femmes, les préceptes qu'il donne, marquent en lui une décence qui est rare parmi ceux qui sont fort occupés, & qui font, en quelque sorte, métier de leur Pratique. Il demande qu'on ne les brusque point; *Cùm primùm mulier se pertractandam Medico obtulerit eam Medicus quâ decet reverentiâ & honestate, omni animi procacitate depositâ, incipiat blandis, phaleratisque verbis, alioquin intemeratam taciturnitatem quâ plurimùm capiuntur.* (*M.* PETIT-RADEL.)

MARISCA. *Hemorrhoïs tumens* de Cullen & même de Juvenal comme on le peut croire, d'après le passage suivant:

. . . . *castigas turpia, cùm sis*
Inter socraticos notissima fossa cynædos:
Hispida membra quidem & duræ per brachia setæ
Promittunt atrocem animum, sed podice lævi
Ceduntur tumidæ Medico ridente Mariscæ.

Néanmoins Astruc a employé ce terme pour désigner des excroissances analogues aux fics, qui paroissent aux environs de l'anus comme les thymus, les fraises & les mûres, mais qui sont beaucoup plus grosses. Ces excroissances sont molles, pulpeuses & unies; ou elles ont une dureté, une aspérité qui tient de la nature schirreuse. Elles sont sans inflammation & sans douleur; mais pour peu qu'elles soient irritées par le tiraillement & la pression, elles s'enflamment & suppurent assez pour qu'il s'ensuive des fistules; quelquefois même elles passent promptement à l'état carcinomateux chez les sujets doués d'une très-grande sensibilité. Astruc l'attribue à une intuméfaction des cryptes ou lacunes qui versent l'humeur visqueuse ou sébacée, destinée à oindre les environs de l'anus. Le thymus comme les fics sont quelquefois des accidens primitifs de la verge chez les efféminés; mais on doit plus souvent les regarder comme symptômes consécutifs, *hinc liquet*, dit Astruc, *mora, fraga, ficos Mariscas luem quidem veneream semper, at non semper flagitiosam venerem attestari.* On distinguera toujours les hémorrhoïdes, les Marisca & toutes les autres excrescences de l'anus, en ce qu'elles sont globuleuses, à têtes granulées, tenant par un petit pédicule au bord de l'anus; ce qui n'a point lieu pour les hémorrhoïdes, qui ont toujours une base large, profonde, sortant plus ou moins du fondement. Le traitement est le même que celui que nous avons rapporté à l'article CONDYLOME & FIC. On commence à traiter la maladie générale, puis l'on en vient au traitement particulier, si l'excrescence ne tombe point par elle-même. Dans le cas où elle tourneroit à l'état cracinomateux, il faudroit l'emporter profondément avec un bistouri, vers le milieu du traitement ou plutôt, suivant l'exigence du cas. Cette méthode est préférable à la cautérisation par le fer rouge. (*M.* PETIT-RADEL).

MARS SOLUBE, *Voyez* BOULE DE MARS.

MARQUE, (Jacques de) né à Paris, dit M. Portal, en 1569, d'un Père originaire de Ousse, près Tartas, en Gascogne, & mort dans la même Ville, en 1618, selon l'*Index funereus*. Ce Praticien mérite l'estime des vrais appréciateurs des talens, par la droiture de son jugement & ses hautes connoissances dans la Logique & la Médecine dont il possédoit à fond les meilleurs Auteurs. Il étoit très-versé dans la lecture des anciens Philosophes: aussi voit-on, dans ses écrits, combien il prisoit les connoissances qu'il y avoit puisées. A s'en rapporter aux citations exactes qu'il fait d'Hippocrate & de Galien, on peut juger combien la lecture de ces deux Auteurs lui étoit familière. Il avoit beaucoup profité dans les ouvrages des Médecins; aussi, quand il a occasion de parler d'eux, les appelle-t-il souvent ses Maîtres, bien différent en cela de plusieurs de ses Successeurs qui, ayant tout puisé chez eux, n'auroient osé faire un pareil aveu, crainte de blesser leur amour-propre, & donner atteinte à cet esprit de corps si nuisible aux progrès de l'Art. Nous avons de cet Auteur les Traités suivans:

Paradoxe, ou Traité médullaire, auquel est amplement prouvé, contre l'opinion vulgaire, que la moëlle n'est pas la nourriture des os. Paris, 1609.

Introduction méthodique à la Chirurgie. Paris, 1652, in-8°.

Traité des Bandages de Chirurgie, in-8°., 1618.

Il y a eu plusieurs éditions de ces deux derniers ouvrages. On trouve, dans le premier, plusieurs points intéressans, relativement à la formation du cal. Notre Auteur soutient que cette opération de la Nature se fait également à la partie extérieure de l'os comme à l'intérieure; ce qui détruit l'opinion que la moëlle, dans les os longs, y est pour quelque chose; il s'appuie sur des argumens très-convaincans, quoique pas toujours présentés d'une manière fort claire. Son Introduction à la Chirurgie offre, dans la première partie, des généralités nécessaires à la pratique qui fait le fond de la seconde. Il définit, dans celle-ci, l'opération un mouvement de la main guidée par la raison & assurée par l'expérience. Il admet les quatre grandes divisions des opérations, reçues encore aujourd'hui que la théorie est si perfectionnée, savoir, la Synthèse, la Diérèse, l'Exérèse & la Prothèse. Les détails où il entre, à ce sujet, sont très-intéressans; aussi cet ouvrage a-t-il eu deux ou trois éditions, auxquelles un Médecin de Paris a ajouté un commentaire. Un Chirurgien de cette Ville l'a depuis travaillé à sa guise, & l'a fait paroître sous le titre suivant: *Le Maître en Chirurgie de Laurent Verduc*, sans seulement citer l'Auteur qu'il avoit si mal travesti. Le Traité des Bandages est très-estimé des Connoisseurs; Haller dit de lui: *Plenum opus & conditum, quo (Author) veterum placita peritè retractavit, & cum nuperis conjunxit.* Il est également divisé en deux livres, dont le premier traite des Bandages en général, & le second des Bandages en particulier. Celui-ci est très-étendu, & offre une infinité de faits curieux & utiles, tant relativement à ce qui a rapport à l'application des bandes, qu'aux maladies qui la nécessitent. On y trouve aussi plusieurs observations intéressantes, & qu'on ne sauroit trop méditer. Tous ceux qui ont écrit après lui sur cette partie de la Chirurgie, ont pris dans son ouvrage, & peu l'ont seulement cité: licence que ne devroient jamais se permettre ceux qui écrivent sur une matière. (*M.* Petit-Radel.)

MATRICE Ὑστέρα, *Uterus*, viscère spongieux, membraneux & musculeux, destiné chez la femme à contenir l'enfant, & à lui fournir l'aliment, jusqu'à ce que, suffisamment développé, il puisse vivre par lui-même au-dehors. La Matrice est, tant par sa structure que par sa position & les fonctions qu'elle doit remplir, sujette à beaucoup de maladies Chirurgicales qu'on peut ranger en deux classes; celles qui attaquent son propre tissu, soit en y occasionnant érosion, plaie, intumescence; & celles où ses rapports n'étant plus les mêmes, ce viscère se porte ailleurs que là où il doit être, & occasionne une suite de phénomènes morbifiques, soit pendant ou après la gestation. Dans la première classe, nous placerons les ulcères, les ruptures, les schirres de la Matrice, & dans la seconde se trouveront les hernies, les descentes, les renversemens & les déviations de cet organe. Nous renverrons pour ce qui a rapport aux excroissances à l'article Polype.

I.

Des Ulcères de la Matrice.

Ces Ulcères sont quelquefois le produit d'une inflammation dont la résolution a été imparfaite & qui, passant à la suppuration, amène tôt ou tard une érosion par le même mécanisme que cela arrive dans les autres parties du corps. Paul & Ætius citent une cause qui peut également les produire; savoir, une fluxion d'humeurs âcres & adustes, pour nous servir de leur langage. Mais une autre à laquelle on ne donne point assez d'attention & qui est une des plus fréquentes, est la contagion vénérienne ainsi que les déchirures de l'orifice dans les accouchemens & dans les violences exercées sur le col de la Matrice, dans l'intention de procurer l'avortement. Les Ulcères ont communément lieu vers le col & l'orifice externe; ils sont avec ou sans engorgement des parties adjacentes, avec ou sans douleur, & ils se manifestent pendant le tems que la femme est propre à la génération, ou hors cette époque, ce qui a le plus souvent lieu. Ces Ulcères sont benins, fournissent une matière louable, & bien traités, ils peuvent être amenés à la cicatrisation, ou ils sont malins, avec hypersarcose, écoulement de sanie, & sont accompagnés d'une douleur plus ou moins vive; dans ce dernier cas, ils sont connus sous le nom de Cancer.

On ne peut guères connoître les Ulcères de la Matrice qui occupent le col & le reste de sa cavité, que par les signes anamnestiques qui annoncent ce qui a précédé, & par les excrétions qui se font par la vulve. En général, la plupart des femmes ont une ardeur ou prurit vers le pudendum, qui les dispose singulièrement à la coïtion; plusieurs même sont nymphomanes, & éprouvent des affections nerveuses qu'on pourroit prendre pour une maladie première. Les douleurs sont rémittentes, & leur récurrence a lieu avant & après le coït. Quand l'Ulcère occupe un point de l'orifice de la Matrice, il est aisé de le connoître, & même d'en estimer toute l'étendue; si sa surface est égale, qu'il n'occasionne pas une bien grande douleur; s'il est borné & point variqueux, on peut le regarder comme benin, sur-tout si l'écoulement qui l'accompagne est analogue à celui des fleurs blanches. Il n'en est pas ainsi quand on trouve des fongosités, des déchirures, quand la douleur augmente au moindre contact, que l'humeur qui coule du vagin est une sanie livide, verte, boueuse & puante, que les douleurs sont continues & comme déchirantes, que le moindre mouvement, la marche les augmentent; que les hémorrhagies se succèdent, que le ténesme, la strangurie surviennent. En pareil cas, une fièvre lente se manifeste ordinairement vers le dernier période de la maladie, & les malades fatigués de l'atrocité des symptômes, périssent dans une de leurs exacerbations. Il est assez ordinaire que ces Ulcères entraînent l'érosion du rectum ou de la vessie, selon qu'ils sont placés au-devant près de la vessie, ou en arrière près du rectum: alors le pus sort ou par le fondement ou par le canal de l'urètre, comme aussi les excrémens & les urines peuvent s'échapper par le vagin. De-là les complications qui rendent ces maux encore plus fâcheux.

Les Praticiens les plus consommés s'accordent tous à regarder l'Ulcère malin de la Matrice comme incurable, & c'est avec vérité si l'on se rappelle tout ce qui en a été dit à l'article CANCER, auquel nous renvoyons. Ils se contentent ici d'adoncir la crâse des humeurs en prescrivant le lait, les émulsions, les eaux minérales., légèrement savonneuses, & les hypnotiques qui, appaisant la vivacité des douleurs, diminuent la trop grande violence de la maladie, & font arriver la malade vers sa fin par un chemin moins fatiguant pour elle. Il n'en est pas ainsi de l'Ulcère simple de la Matrice; le régime adoucissant, les boissons tempérantes & rafraîchissantes, les eaux minérales, légèrement alkalines, le petit lait mêlé au suc des plantes de la classe des chicoracés & des crucifères, les demi-bains & les injections déterfives & sarcotiques sont ceux qui généralement conviennent le plus. Paul composoit celles-ci avec le fénugrec, la mauve, le son & la lentille; il y ajoutoit du miel. Un remède qu'on ne peut pas trop apprécier est un digestif fait avec le miel, la térébenthine, l'huile rosat & le baume, auquel on ajoute un peu de safran en poudre; on en recouvre un peu de coton qu'on porte sur l'Ulcère avec le doigt aussi haut qu'il est possible, & lorsque l'ulcère fournit moins de pus, que les accidens sont moindres, on remplace ce digestif par les poudres d'aristoloche, d'iris, de sarcocole & de céruse dont on couvre le coton. Une observation essentielle à faire, c'est que, pour peu qu'on ait des indices de virulence, il faut alors se tourner vers les spécifiques propres à la combattre. De plus longs détails appartiennent à la Pratique Médicale.

De la Rupture de la Matrice.

La Rupture de la Matrice arrive le plus souvent à la suite des violens efforts que la femme fait pour expulser l'enfant, pour peu qu'il lui offre de la résistance. L'enfant passant alors en totalité ou en partie dans la cavité du bas-ventre, occasionne, par sa présence, des accidens urgens qu'aggrave encore la plaie de la Matrice & l'hémorrhagie qui peut s'ensuivre. L'état de la femme est alors on ne peut plus déplorable: d'une part, on a tout à craindre de l'épanchement, & de l'autre on doit redouter les accidens qu'un corps aussi volumineux que l'enfant peut occasionner dans un lieu qui lui est aussi étranger que la cavité du bas-ventre. Mais telle inquiétante que soit la position de la femme, considérée sous ce dernier point, l'on ne doit point encore tout-à-fait désespérer, l'histoire fournissant plusieurs observations authentiques où l'enfant est sorti par pièces, soit par des abcès aux parois du ventre, ou à la suite d'ulcérations aux gros intestins, la mère ayant survécu à un pareil accouchement. C'est ce dont on peut s'assurer en lisant la Dissertation infiniment curieuse de Bartholin, intitulée, *De insolitis partûs humani viis:* publiée à Copenhague, en 1664. En considérant l'importance de l'accident dont il s'agit ici, & les connoissances qu'il suppose pour se déterminer à un parti dont on puisse se louer par la suite, on est étonné de ne trouver que Saviard, & Grégoire ensuite, qui en aient spécialement parlé, & même qui en aient noté les circonstances: car on ne peut guères regarder que comme des citations les histoires transmises par Bonnet, Fabrice de Hilden & autres qui les ont envisagés comme des faits plutôt curieux qu'instructifs, persuadés qu'il n'y a aucun remède à leur porter. Simon après eux parle également de cet accident fâcheux dans le second volume des Mémoires de l'Académie Royale de Chirurgie; mais le seul remède qu'il conseille indistinctement est violent. « Il n'est pas douteux, dit-il, qu'on ne doive faire l'opération césarienne lorsque l'enfant a passé dans le ventre par la crévasse de la Matrice; il y a même peu de cas où l'indication de la pratiquer soit aussi pressante; car l'enfant ne peut survivre long-tems à cet accident; la mère est également en danger de perdre la vie par l'hémorrhagie considérable qui se fait ordinairement dans la cavité du bas-ventre. » Cette opinion a été celle de tous les Praticiens qui ont parlé de la rupture de la Matrice, d'Heister & même de Crantz, dans sa Dissertation *De Rupto in partu utero.* Nous verrons par la suite ce qu'on en doit penser.

La Matrice peut se rompre par une violence extérieure, à tous les termes de la grossesse; le Journal de Médecine, du mois de Décembre 1780, offre l'histoire d'une femme qui, au septième mois de grossesse, éprouva cet accident pour avoir été pressée entre une muraille & une voiture, & le D. Douglas cite une femme chez qui il survint le quatrième. Mais il arrive plus fréquemment vers les derniers mois, & généralement après l'écoulement des eaux, tems où la Matrice, revenant sur elle-même, resserre les parties de l'enfant avec une force d'autant plus grande que celui-ci éprouve une plus grande difficulté à sortir. Si alors le genou, l'épaule, le coude, la tête même s'élève au-dessus de l'oval régulier que doit faire l'enfant pour que les efforts de la Matrice sur lui puissent être véritablement fructueux, & si l'on ne peut remédier à ces saillies, soit en dirigeant convenablement les efforts de la Matrice, en disposant autrement l'enfant, ou en cherchant à l'extraire, si déjà les parois de la Matrice, trop long-tems comprimées entre la partie qui saille & les bords du bassin qui offrent résistance, ont souffert inflammation, ulcération ou gangrène, la rupture s'y fait, & souvent, dans ce dernier cas, sans que l'accident soit accompagné d'une douleur considérable, ce qui a particulièment lieu dans les accouchemens qui sont fort longs. La douleur ne devient violente que quand l'enfant passe dans la cavité du bas-ventre. En lisant les diverses observations rapportées par le D. Douglas, on en trouve une du D. Denman, où les choses se passèrent ainsi, & à l'ouverture du cadavre, on trouva la Rupture à la portion du col de la Matrice qui répondoit directement à la saillie du sacrum, les parois du voisinage conservoient à-peu-près leur même épaisseur; mais ils étoient dans un état manifeste de gangrène. Dans la dix-huitième observation citée par le D. Douglas, non-seulement la Matrice étoit dans un état d'inflammation, mais tout le col étoit d'une couleur livide, approchant du noir, & l'inflammation s'étendoit jusqu'aux viscères du bas-ventre: la crevasse s'étendoit de la partie du col où touche le sacrum jusqu'au museau de tanche; la tête de l'enfant & son placenta étoient tous les deux dans l'intérieur du ventre, & l'épiploon enflammé avoit contracté des adhérences dans les environs. Il y avoit plusieurs onces d'une sérosité sanguinolente, épanchées dans le ventre, & toutes les parties sembloient être devenues singulièrement putrides, quoiqu'on n'eût laissé écouler que quelques heures entre la mort de la malade & l'ouverture de son cadavre. La douleur est beaucoup plus grande, les accidens beaucoup plus alarmans, & la catastrophe beaucoup plus promptement funeste, quand la rupture se fait d'une manière imprévue & au commencement du travail de l'accouchement; l'hémorrhagie & les transes où se trouve alors la femme, lui occasionnent une foiblesse qu'un homme instruit doit regarder comme l'avant-coureur de la mort. La Rupture, en pareil cas, a le plus souvent lieu vers le fond de la Matrice, ou à quelqu'autre endroit de son corps qu'au col, ce qui est le contraire quand la Rupture succède à un accouchement qui traîne en longueur, soit à raison de la mauvaise position de l'enfant ou à raison d'une étroitesse contre nature dans le détroit supérieur du bassin. La Rupture peut être transversale ou bien longitudinale à l'axe de la Matrice, suivant la manière dont l'enfant sera placé, & la direction des efforts qui se feront sur lui; les bords en sont égaux comme ceux d'une plaie faite par un instrument tranchant, ou ils sont comme hachés & ressemblent à ceux d'une plaie contuse. L'enfant peut être sorti par la plaie en totalité ou en partie; le placenta le suit, ou il peut encore rester dans la Matrice: quelquefois l'enfant est dans la Matrice, quoique la crevasse soit fort étendue; les intestins qui flottent au-dessus, peuvent s'insinuer dans la crevasse, y être étranglés comme dans l'observation communiquée à l'Académie, par M. Percy; toutes ces circonstances sont essentielles à se rappeller quand il faut agir.

Ceux qui, à l'ouverture du cadavre, ont vu les pieds de l'enfant, passant par l'ouverture de la Matrice, & touchant les parois du bas-ventre, se sont crus autorisés à regarder les mouvemens de l'enfant comme la cause première de la rupture, d'autant plus que la tête, déjà engagée dans le bassin, ne pouvoit faire sur le fond de la Matrice un pareil effort. Mais des observations plus suivies, & qui ont constaté que le fétus étoit passif dans le travail, que la Rupture étoit souvent éloignée de l'endroit où se trouvent les pieds, ont ramené à une autre opinion. L'action violente de la Matrice, action qu'on pourroit alors regarder comme spasmodique, est la seule qu'on puisse reconnoître, & son effet est d'autant plus prompt que la résistance que lui offre l'enfant est plus grande. En effet, c'est toujours au plus haut période de la douleur, & dans le moment où la femme presse le plus fortement en bas pour en seconder l'effet, que la Rupture se fait. Si alors quelques régions de la Matrice sont plus foibles que d'autres, soit à raison d'une disposition première, ou à cause de la pression qu'elles auront soufferte à la suite d'un travail qui aura été long, la Rupture se fait là plutôt qu'ailleurs. Cela arrive spécialement au col; car alors l'orifice de la Matrice n'étant point suffisamment dilaté, cette partie, pour répondre aux contractions violentes du fond, tiraillée en sens contraire, est plus sujette à céder, ainsi qu'il est confirmé par les observations de D. Douglas, & par le plus grand nombre des Auteurs qui ont écrit sur cette matière, ce qu'on peut conclure, d'après leurs expressions suivantes: *versus pubem inferiùs uterum invenimus laceratum & ruptum illum ad ilium dextrum propè cervicem — cujus partem inferiorem paulò suprà internum os versus posteriora ruptum invenit — versus cervicem — in uteri collo non procul ab orificio interno.*

Les premiers Auteurs, qui ont écrit sur la Rupture de la Matrice, se sont peu étendus sur les signes de ces fâcheux accidens. Quand une femme en est menacée, dit le D. Crantz, le bas-ventre s'élève, se tend, le vagin semble se retirer & l'orifice de la Matrice est porté très-haut, les douleurs sont fortes, rapprochées & sans effet. Mais souvent la Rupture arrive sans qu'on puisse rien observer de tout ceci; cependant, en considérant ce qui se passe alors, on peut en tirer de fortes inductions. Au moment où l'on présume que la Rupture commence, une douleur très-fixe se fait sentir au lieu même, la femme jette un grand cri, son visage pâlit, les syncopes arrivent, le pouls s'affoiblit, la forme du ventre change, les sueurs froides surviennent, & avec elles des mouvemens convulsifs, des vomissemens & autres accidens, suivant que l'épanchement est plus ou moins considérable, & que l'enfant sorti gêne tel ou tel viscère; les douleurs sont souvent récurrentes jusqu'au terme de de la mort; ce que M. Goldson attribue aux efforts successifs que fait l'enfant en passant par l'ouverture de la Matrice: mais elles deviennent de plus en plus moindres, & la mort termine bien-tôt cette fatale catastrophe. La plupart de ces fâcheux symptômes ont eu lieu chez les femmes dont il est fait mention dans les observations du D. Douglas; mais ils n'annoncent cependant point encore évidemment la rupture. Le toucher donne ici une plus grande certitude, quand l'accident précède l'ouverture de la poche des eaux; celle-ci s'affaisse aussi-tôt, quoique rien ne sorte au-dehors, l'orifice de la Matrice se resserre, & si l'enfant est entièrement passé dans le ventre, on sent la matrice revenue sur elle-même ne formant qu'un petit volume au-dessus du pubis; on distingue les mouvemens de l'enfant, s'il vit encore, & souvent on peut reconnoître ses membres dès le commencement. La douleur qu'accompagne la Rupture de la Matrice a cela de particulier, qu'elle est poignante & immédiatement après, comme engourdissante: les femmes la caractérisent sous le nom de crampe. M. Steidele dit que, chez une femme, elle fut accompagnée d'un bruit que les personnes présentes entendirent, ce que nous avons peine à croire. Quoique les douleurs cessent après la rupture, cependant souvent elles reviennent jusqu'à ce que la Matrice se soit débarrassée complettement de l'enfant & de son placanta; tantôt elle le pousse dans le ventre par la crevasse & d'autres fois par l'orifice, où la tête est déjà plus ou moins engagée: quelquefois le fond dans les contractions dégageant le placenta, force celui-ci par l'ouverture, pendant que l'enfant reste dans la Matrice; ce qui arrive quand la crevasse est au col.

L'indication que présente la Rupture de Matrice est infiniment urgente, tant par rapport à la mère qu'à l'enfant qu'on se propose de conserver. Les Auteurs, persuadés que celui-ci une fois sorti, l'ouverture par où il s'étoit échappé dans le ventre, se resserroit de manière à ne pouvoir plus l'admettre, crurent qu'il n'y avoit point d'autre moyen pour sauver l'un ou l'autre, que l'opération césarienne Ce parti est cruel, mais l'observation parle en sa faveur; & pour en convaincre, nous extraitons l'observation suivante de la Dissertation du D. Douglas. « Une négresse de la Jamaïque, bien conformée, mère de trois enfans qu'elle avoit eu par les voies ordinaires, étant en travail du quatrième, souffroit tellement que ceux qui l'approchoient la croyoient en délire, quoiqu'ils pensassent que les douleurs n'étoient pas excessives. Cependant elles affectèrent tellement la femme, qu'elle se fit une longue incision au côté gauche du ventre, avec un couteau dont la pointe avoit été cassée. L'ouverture étoit approchant selon la direction du muscle oblique descendant, & si étendue que l'enfant fut jetté aussi-tôt sur le matelas où elle étoit couchée, & où il fut trouvé conjointement avec une grande portion d'intestin, par une sage-femme qui fut appelée à son secours. Celle-ci noua le cordon, remit les intestins dans le ventre; &, sans chercher à extraire le placenta, elle cousut la plaie de même que sur un cadavre. On envoya chercher le D. Morton, qui n'arriva que trois heures après cette opération; il vit la mauvaise manière dont on avoit cousu la plaie, en coupa les points de suture, la lava avec de l'eau chaude, nettoya les intestins des brins de paille & du sable qui y étoient encore; il fit l'extraction du placenta, replaça les intestins & réunit les lèvres de la plaie par des points de suture entrecoupée. La femme avoit perdu beaucoup de sang, elle fut mise au lit sans que la voix lui revint, & absolument sans pouls. Le jour suivant, elle commença à parler, la fièvre lui vint, les lochies sortirent en petite quantité: peu-à-peu elle alla de mieux en mieux, & au bout de cinq semaines elle put se lever; quinze jours après, elle eut assez de force pour marcher, &, en trois mois, elle fut parfaitement rétablie. Non-seulement les règles lui revinrent comme précédemment, mais elle redevint encore grosse: elle eût répété sur elle la même opération pour éviter les douleurs atroces qu'elle avoit déjà éprouvées, si elle n'eût été surveillée de près. Son travail fut naturel & les suites heureuses. » Mais telle concluante que puisse paroître cette observation, elle ne pourroit guères être applicable qu'aux cas où l'enfant est entièrement sorti de la Matrice, & encore alors est-il des exemples où la Nature lui a formé de nouvelles enveloppes qui le préservassent, lui & les parties voisines, du mal réciproque qu'ils auroient pu se porter. Plenck dit à ce sujet, dans ses Elémens sur l'Art des Accouchemens, publiés à Vienne en 1781: *Moriuntur infelices hæ matres ut plurimum intrà aliquot dies ex uteri & abdominis gangrænâ; interim tamen habentur casus quibus fetus extrà uterum lapsus, per abscessum vel gangrænam topicam abdominis exierit, & mater fuerit servata. Potest & fetus in lithopædion mutari & graviditatem perennem inducere.* Le D. Gartshore, qui s'est spécialement occupé de ce sujet, observe dans un Mémoire qu'on trouve dans le VIII. volume du *London Medical Journal*, que de seize cas de fetus extra-utérins pris dans des Auteurs dignes de foi, sept se terminèrent par l'issue que les os se procurèrent à travers le rectum ; que, dans neuf autres, les fétus s'échappèrent par un abcès qui se forma aux tégumens du bas-ventre, & que la plupart des femmes en réchappèrent, & que plusieurs d'elles devinrent ensuite grosses.

Cependant on ne peut & même on ne doit pas toujours s'attendre à un pareil succès ; il faut donc se déterminer à agir, d'autant plus que les accidens pressent. De la Motte, dans un cas de ce genre, n'hésita pas à aller chercher les pieds de l'enfant à travers la déchirure de la Matrice jusqu'au milieu du bas-ventre où ils étoient ; d'autres disent avoir ramené par cette voie celui qui s'étoit échappé complètement de la Matrice ; chose difficile à croire pour ceux qui savent combien la rupture diminue, quand l'enfant s'est échappé de ce viscère, & qu'on ne pourroit guères admettre que dans le cas de rupture du vagin, qu'on confond souvent avec les premiers. Le procédé de la Motte n'est certainement pas celui qu'il faut mettre en pratique, sur-tout si la tête se présente au passage, & que tout indique que le détroit est convenablement disposé pour la laisser passer ; il faut, en pareil cas, avoir recours au forceps, quelque soit la partie qui ait pénétré dans le bas-ventre ; que si on ne peut l'en extraire au moyen de cet instrument ou du crochet, il faut en venir à la gastrotomie, la seule ressource qui reste dans cette circonstance, comme dans celle où l'enfant est entièrement passé dans l'abdomen. On pratique cette opération, comme nous l'avons dit en son lieu & immédiatement sur l'endroit le plus saillant du bas-ventre, avec les précautions que nous avons indiquées à l'article CÉSARIENNE (OPÉRATION).

Après avoir extrait l'enfant, son arrière-faix, & épongé le sang & l'eau qui peuvent être épanchés dans le ventre, on s'assure du lieu de la rupture, & si les accidens sont de nature à faire soupçonner un pincement d'intestins, on cherche si une portion ne s'y seroit point engagée, pour la débarasser ; si elle y étoit étranglée, il ne faudroit point hésiter d'aggrandir la plaie avec un bistouri, ainsi qu'on le pratique dans l'opération de la hernie. Si l'on avoit retiré l'enfant par les voies ordinaires, & qu'une nouvelle introduction de la main indiquât la présence de l'intestin entre les lèvres de la déchirure, il faudroit en même-tems qu'on tentât la délivrance, ou après, chercher à réduire la portion comprise ainsi que l'ont conseillé quelques Auteurs, & que l'a pratiqué notamment Rungius. Mais, en supposant que cette réduction fût impossible, il ne reste plus qu'à ouvrir le ventre, comme l'a conseillé Pigrai dans le cas de hernie inguinale étranglée, & comme d'autres l'ont pratiqué dans celui de volvulus ; car quel seroit l'homme assez osé pour tenter un débridement en portant un bistouri dans l'intérieur de la Matrice, comme un Chirurgien de campagne dit l'avoir fait ?

De tout ce que nous venons de dire nous tirerons les corollaires suivans, que nous extrairons du D. Douglas : 1.° qu'une Rupture de Matrice, même celle où l'enfant a passé dans la cavité du bas-ventre, ne doit point être considérée comme étant absolument sans ressource ; 2.° qu'on ne peut raisonnablement rien attendre des facultés que la constitution pourroit déployer à l'égard du fétus en pareil cas ; 3.° que le danger de l'accident n'est pas seulement en raison du mal fait à la matrice, mais encore en raison de celui qui peut survenir aux viscères de la part de l'enfant qui les tient dans une continuelle irritation ; 4.° que la gravité sera également relative au tems que l'enfant sera resté dans le ventre, & à la susceptibilité d'éréthisme qui prévaut dans la constitution ; 5.° enfin que la délivrance est la seule espérance que peuvent avoir les femmes, & qu'il faut la tenter du moment que les circonstances le permettent, soit par les voies ordinaires, soit par l'opération. Ce dernier corollaire, ainsi que le second, sont loin de se rapporter à l'assertion du D. Gartshore qui dit qu'en pareil cas il en est plus réchappé de celles qui n'avoient pas été délivrées, que de celles qui l'ont été. *Voyez* le Mémoire que nous avons cité plus haut.

Du Schirre de la Matrice.

La matrice, comme tous les autres viscères, est sujette à devenir schirreuse en totalité ou en partie, soit à la suite de quelqu'affection inflammatoire ou autrement ; c'est ce qu'observe Ætius, lorsqu'il dit : *uterus interdùm quidem nullo priùs indicante signo repentè induratur.* On trouve, dans les Mémoires de l'Académie Royale des Sciences, année 1748, l'observation d'une femme de Luçon de trente-cinq à trente-six ans, qui portoit depuis treize une tumeur qui occupoit la totalité du bas-ventre, dont le volume étoit tel qu'on y mesuroit huit pieds de tour. Cette tumeur avoit une forme assez semblable à celle d'une poire applattie ; elle cachoit tous les viscères ; cette forme, les ligamens qui la soutenoient & le vagin auquel elle aboutissoit, la firent aisément reconnoître pour la Matrice devenue schirreuse. Elle pesoit quarante-sept livres ; sa cavité intérieure étoit effacée. On attribue cette maladie, dans l'observation, à une suppression des règles arrivée subitement. Le Schirre total de la Matrice est une affection très-rare ; il n'en est point ainsi de celui qui occupe le col, & notamment l'orifice ; la conception peut avoir lieu avec celui-ci, & même son produit être porté au plus haut point de développement, ce qui ne peut arriver dans le premier cas. Le Schirre alors occasionne toujours des accidens, soit par les obstacles qu'il oppose à l'accouchement, soit par la déchirure ou crévaſſe qu'il peut éprouver, & qui peuvent donner lieu au cancer. Paul a ſpécialement parlé de celui-ci qu'il déſigne ſous le nom de σκλήρωμα il en donne les ſignes, & il dit qu'il eſt toujours accompagné d'un peu de douleur, & que le doigt le diſtingue aiſément. Le Schirre du col de la Matrice eſt aſſez fréquent chez les femmes qui ont beaucoup joui, il paroît ordinairement vers la quarante-cinquième année, lorſqu'elles viennent ſur lè retour, & chez celles qui ont fait un mauvais uſage des peſſaires pour ſoutenir de prétendues deſcentes de Matrice, qui ne ſont ſouvent que des engorgemens de cet organe. En général, quoique le Schirre du col de la Matrice ſoit par lui-même une maladie aſſez difficile à guérir, on peut cependant en eſpérer davantage que du Schirre du corps même de la Matrice, ſur-tout quand l'habitude du corps eſt en aſſez bon état, & qu'il ne ſe fait aucun écoulement par la vulve. Ætius a dit à ce ſujet: *quæcumque ſchirromata circà os & collum vulvæ conſtiterint, facilè curantur; quæ verò circà fundum, difficulter.* Nous ajouterons qu'on ne guérit jamais ces derniers; qu'on les confond ſouvent avec d'autres maladies, & qu'ils ſe terminent le plus ſouvent par une hydropiſie qui met fin aux jours de la malade.

On a beaucoup vanté de remèdes pour le Schire de la Matrice: les Anciens, perſuadés qu'ils venoient d'une humeur froide & lente qui ſe fixoit ſur ce viſcère, recouroient aux plus forts purgatifs qu'ils réitéroient ſouvent, à l'épythime, l'hiera picra, la confection hamech, &c. Ils portoient les diſcuſſifs, ſoit en vapeur, ſoit ſous forme sèche, ſur le col, & ſans un plus grand ſuccès. Le Schirre une fois bien confirmé, eſt auſſi incurable ici que par-tout ailleurs; cependant quand il eſt accompagné de quelque ſentiment, que l'âge & la conſtitution ſont en faveur d'un traitement, on peut le tenter, mais en ſuivant une autre marche que celle des Anciens. Il faut ici éviter tout ce qui pourroit attirer de l'irritation, défendre abſolument toute coïtion, toute marche forcée, encore plus la danſe & tout ce qui peut augmenter la ſtaſe vers le col, où les humeurs ont déjà tant de diſpoſition à s'arrêter. Il faut ſaigner de tems en tems, ſur-tout ſi l'écoulement des règles eſt moindre, & l'on ouvrira la veine au bras de préférence à toute autre endroit. Les bains généraux ſont préférables aux locaux qui occaſionnent un relâchement partiel dont les effets ſont trop lents. Les injections faites avec l'eau de fleur de ſureau & une infuſion de nepeta, de pouillot & d'armoiſe, par leur qualité légèrement réſolutive, ſont les meilleures dont on puiſſe faire uſage. On aidera leur efficacité par les eaux-minérales fondantes & légèrement alkalines, & par les purgatifs mercuriels. On vante beaucoup l'efficacité du calomel donné à petites doſes & mêlé à quelques abſorbans. Il convient, dans cette affection, de veiller à ce que le ventre ſoit toujours libre; les lavemens émolliens pris chaque jour ſont ceux qui conviennent le plus. Il faut continuer ces remèdes très-long-tems, car beaucoup de Schirres, qu'on auroit pu diſſiper dans leur commencement, ſont réputés incurables pour n'avoir pas mis dans le traitement la continuité qui eſt requiſe pour réuſſir.

II.

De la Hernie de Matrice.

La Hernie de Matrice ou l'Hyſterocèle n'a guères lieu que dans le cours de la groſſeſſe; elle ſe fait, comme toutes les éventrations, à travers l'écartement des muſcles droits ou aux aines. Sennert cite un exemple de cette dernière. Il dit que la femme d'un tonnelier, dans les premiers mois de ſa groſſeſſe, aidant ſon mari à courber des perches, une ſe débanda & alla la frapper violemment à l'aine gauche. Il ſurvint immédiatement après dans cet endroit une tumeur qui augmenta tous les jours au point qu'on ne put en faire la réduction. Le terme de l'accouchement arrivé, ne pouvant retirer l'enfant par les voies ordinaires, on en vint à l'opération céſarienne qu'on pratiqua ſur la tumeur; elle fut avantageuſe pour l'enfant, mais funeſte pour la mère. Mauriceau dit auſſi avoir vu chez une femme groſſe de ſix mois une Hernie ventrale ſi conſidérable, que la Matrice & l'enfant étoient preſqu'entièrement contenus dans cette tumeur qui s'élevoit prodigieuſement par-deſſus le ventre.

La Hernie de Matrice eſt une de celles qui demandent le plus à être retenues; car ſi on la néglige, il ſe forme aux environs des adhérences qui nuiſent ſingulièrement aux contractions de cet organe lors de l'accouchement, & qui même contraignent d'en venir à un procédé grave, l'opération céſarienne. Quelquefois cependant ces adhérences n'ont point lieu, & alors l'accouchement peut ſe faire comme en toute autre circonſtance, & tel étoit ſans doute le cas cité par Ruiſch. Il dit, dans ſes Adverſaires, qu'une femme, après une ſuppuration à l'aine, eut une hernie ſi volumineuſe qu'elle lui venoit juſqu'aux genoux, & que le tems des douleurs étant arrivé, la ſage-femme fit rentrer le fétus, & termina l'accouchement par les voies ordinaires. La réduction faite dès le commencement, on fait porter un bandage convenable & ſuffiſamment ſerré, & l'on fait tenir aux malades un régime relatif aux circonſtances; on leur fait garder le lit, & on leur défend tout exercice quelconque, même le chant. On attend ainſi paiſiblement le terme d'un plus grand développement, où la Matrice trouve moins de facilité à s'échapper par l'ouverture. Si, à cette époque, l'enfant ne peut ſe faire voie par celles qu'il doit ſuivre, il faut néceſſairement en venir à l'opération qui eſt alors la dernière reſſource pour la mère & ſon enfant.

De la Descente de Matrice.

La Descente de Matrice diffère de la hernie en ce que le viscère ne promine point à travers les ouvertures naturelles ou factices des parois du bas-ventre, comme dans la hernie, mais bien en ce qu'il tombe par son propre poids dans l'intérieur du vagin où il manque de soutien. M. Sabbatier, qui a donné sur cette matière un Mémoire qu'on trouve dans le troisième volume de ceux de l'Académie Royale de Chirurgie, & dont nous prendrons beaucoup, observe avec juste raison qu'on peut distinguer trois dégrés différens dans la descente de Matrice : le premier est la relaxation, le second la descente, & le troisième la chûte ou la précipitation. Lorsque la maladie n'est encore qu'à son premier, & même à son second degré, la Matrice descend plus ou moins dans le vagin; on y sent, continue cet Auteur, une tumeur pyriforme autour de laquelle il est facile de promener l'extrémité d'un doigt, & qui est percée à son extrémité d'une ouverture placée en travers. Cette tumeur est située plus haut dans la relaxation de Matrice, & plus bas dans la descente. La Descente de Matrice a quelquefois lieu dans les premiers mois de la grossesse, & elle est d'autant plus grande alors, que le bassin est plus spacieux, & que la femme a eu plus d'enfans. Chez les unes la Matrice vient s'appuyer sur le périnée, & chez d'autres son col, & même la totalité de son corps franchit la vulve & paroît au-dehors ; on voit de ces Descentes le quatrième mois & même le sixième. Lorsqu'au contraire la maladie est parvenue à son dernier degré, la Matrice se précipite tout-à-fait au-dehors, elle entraîne pour lors le vagin retourné sur lui-même, & une partie de la vessie qui lui est fort adhérente : plusieurs des viscères du bas-ventre s'enfoncent quelquefois dans l'espèce de cul-de-sac formé par le vagin, & rendent la tumeur monstrueuse. La Matrice ainsi précipitée forme une tumeur alongée, presque cylindrique & terminée par une extrémité étroite, à laquelle se voit une ouverture transversale qui laisse échapper le sang menstruel aux tems prescrits par la Nature. Les Descentes de Matrice reconnoissent souvent pour causes une foiblesse excessive & un relâchement dans les ligamens latéraux ou larges de ce viscère. Elles peuvent également venir d'un excès de pesanteur de ce viscère, comme lorsqu'elle est affectée d'un schirre ou à la suite d'un effort précédent pour soutenir un fardeau ou autrement. Les filles y sont rarement sujettes, & les femmes grosses beaucoup plus; celles-ci communément accouchent avant terme. Lorsque l'accident date de loin, la tumeur est si unie & si pâle qu'elle a la couleur de la peau; les règles, en pareil cas, suintent de toute la surface dans les tems ordinaires; mais le volume en augmente, lorsque l'évacuation menstruelle est prête à se faire. Les symptômes, qui accompagnent les relaxations & la descente de Matrice, se réduisent à une pesanteur & à un tiraillement incommodes dans les reins, qui augmentent beaucoup lorsque les malades se tiennent debout ou marchent long-tems, & qui diminuent au contraire, & même se dissipent totalement, lorsqu'elles ont resté couchées pendant quelque tems. La précipitation de Matrice est accompagnée de symptômes plus pressans; la pesanteur & le tiraillement sont plus considérables. Les malades prouvent assez souvent une grande difficulté d'uriner; elles sont sujettes à un tenesme continuel, & ressentent quelquefois des douleurs très-vives dans la tumeur même, qui s'enflamme & s'ulcère aisément, à cause de sa situation, du frottement auquel elle est exposée, & de l'âcreté de l'urine qui la baigne toujours.

La relaxation & la Descente de la Matrice se réduisent avec beaucoup de facilité: une situation favorable, qui consiste à être couchée sur le dos les reins un peu plus élevés que la poitrine, suffit souvent pour remettre la Matrice dans le lieu qui lui est propre; ou si elle ne suffit pas, une pression bien ménagée la fait rentrer aisément. La malade ne ressent aucune douleur pendant cette réduction qui souvent est spontanée. La Matrice totalement précipitée ne présente plus la même facilité pour la réduction. Le grand nombre de parties qu'elle entraîne avec elle, & le gonflement qui y survient quelquefois, rendent cette opération presqu'impossible. Il faut pour lors y disposer les parties par les remèdes généraux, & par une situation convenable qu'on fera garder plus ou moins long-tems à la malade. Cette situation consiste à être couchée sur son dos, la tête basse, les cuisses un peu élevées, & à ne faire aucun effort pour changer de posture. On appliquera sur la partie des cataplasmes de pulpes émollientes, & l'on fera observer un régime plus ou moins sévère. Par l'usage constant de ces moyens, on peut parvenir à réduire la Matrice, quel que soit son volume & l'ancienneté de son déplacement. On doit également tenter la même opération dans les cas où la Matrice seroit ulcérée; car ici l'ulcération doit être regardée comme accidentelle, & il y a tout à présumer qu'elle cessera quand la tumeur ne sera plus exposée au frottement ni à l'âcreté des urines, comme elle l'étoit auparavant : ce qui est constaté par l'observation. Il faut, dans tous les cas, avant de tenter la réduction, évacuer la vessie & le rectum, au moyen de la sonde & des lavemens; & quand on a réussi, on applique sur les lombes & le bas-ventre des sachets de poudre de plantes aromatiques & légèrement astringentes, qu'on aura auparavant fait tremper dans le vin austère ou le vinaigre.

La précipitation de la Matrice arrive quelquefois

fois à une époque à laquelle on ne s'attendoit pas à la rencontrer, c'est-à-dire, au plein terme de la grossesse; Portal & Hoin en citent des exemples auxquels il n'y a rien à répliquer. Ce cas demande des attentions particulières. Lorsque la précipitation arrive dans le courant de la grossesse, il faut essayer d'en faire la réduction, ce qui est quelquefois assez facile dans un terme peu avancé, si l'on opère sur-le-champ, en prenant la précaution de solliciter avant la sortie des excrémens & de l'urine par des lavemens & par la sonde. L'introduction de ce dernier instrument n'est pas toujours aussi facile qu'on le pourroit croire, vu le dérangement survenu dans la position naturelle de la vessie & du canal de l'urètre. Il est même des cas où, la sonde à femme ne pouvant convenir, il faut recourir aux sondes courbes usitées pour les hommes, & les introduire par-dessus le ventre. Mais si la grossesse est déjà fort avancée, que la maladie date de long-tems, la réduction devenant très-difficile, il est plus prudent de ne rien faire. On se contente alors de soutenir la Matrice par un bandage convenable, & de faire garder le lit à la femme; & lorsque le tems de l'accouchement est arrivé, on facilite la sortie de l'enfant en dilatant peu-à-peu l'orifice, & l'on procède aussi-tôt à l'extraction du placenta, en portant la main dans la Matrice pour le décoler, & non en tirant sur le cordon; la réduction se fait alors d'autant plus facilement, que les contractions qui surviennent dans le corps de la matière en diminuent de beaucoup le volume.

Il est des Praticiens qui ont osé ici faire une incision à la Matrice pour extraire l'enfant. On en trouve un exemple dans les Ephémérides d'Allemagne, année 3e. décad. 3e. On ne dit point si la malade a échappé aux suites de cette opération; mais quel qu'en ait été le succès, il ne doit point porter à le mettre en pratique.

La Matrice réduite, il reste une indication essentielle à remplir, c'est de s'opposer à sa sortie, ce en quoi on réussit en ayant recours aux pessaires. Les pessaires ne sont pas absolument nécessaires quand la descente est nouvelle & qu'elle est venue brusquement; mais ils sont indispensables pour celles qui sont anciennes & volumineuses. Dans les cas dont il s'agit ici, cet instrument doit être figuré comme un anneau applati sur deux faces, & percé dans son milieu pour recevoir le col de la Matrice, & permettre l'écoulement des menstrues. On fait des pessaires d'or, d'argent, d'ivoire, & plus souvent encore de liège recouvert d'une couche de cire; ces derniers sont sujets à moins d'inconvéniens que les autres. Le pessaire, pour répondre aux vues des Praticiens dans le cas de précipitation de Matrice, doit être assez alongé pour porter sur le rebord de l'un & l'autre ischium, & pouvoir résister à l'effort des parties qui tendent à le chasser; mais alors il cause des accidens assez inquiétans; il amène des difficultés d'uriner, d'aller à la selle, accompagnées de douleurs très-vives & d'une tension dans le bas-ventre. Que, s'il est proportionné à la dilatation du vagin, ou le poids de la Matrice & des viscères qu'il est obligé d'entretenir, le pousse en bas au moindre effort que la malade fait, soit pour uriner, ou pour rendre des excrémens endurcis, ou, malgré sa présence, la malade éprouve une pesanteur continuelle dans l'hypogastre, des tiraillemens dans les reins & des douleurs dans les cuisses, qui la mettent quelquefois dans l'impossibilité de marcher. Le pessaire de Jean Baulieu, composé d'un cercle d'argent soutenu par une espèce de fourche à trois branches, paroît devoir remédier à cet inconvénient. Saviard en a imaginé aussi un; mais tous sont tombés dans l'oubli depuis ceux inventés par M. Suret. *Voyez*, pour de plus grands détails, l'article PESSAIRES.

Il est des attentions que doivent avoir les femmes qui ont des Descentes, & Hernies de Matrice : elles ne doivent prendre ni bains ni vomitifs; elles prendront tous les jours un lavement pour peu qu'elles éprouvent de la difficulté à aller à la garde-robe, elles ne retiendront leur urine que le moins qu'elles pourront, elles marcheront peu dans les premiers jours qu'elles feront usage du pessaire; & modéreront, autant que faire se pourra, les passions violentes qui pourroient les animer. Elles s'injecleront tous les jours le vagin avec de l'eau froide, animée d'un peu d'eau vulnéraire. Il survient quelquefois un écoulement sereux & comme purulent quelques jours après l'application du pessaire, sur-tout quand la descente de matrice est compliquée de l'engorgement de ce viscère. On ne doit rien craindre en pareil cas, la matière provenant du dégorgement qui survient alors; mais il n'en est pas ainsi quand les douleurs sont vives, soit à la Matrice ou à son col; elles dénotent toujours une ulcération qu'on a droit de craindre. En général, le pessaire devient inutile quand il ballote dans le vagin, & que la femme devient grosse; car alors la Matrice remonte considérablement, & son col & son orifice sont retirés en haut.

Du Renversement de Matrice.

Le Renversement de Matrice est une affection de ce viscère, dans laquelle une partie ou sa totalité, passant par son orifice, se retourne sur lui, & sort plus ou moins. On peut distinguer deux Renversemens; l'un complet, qui arrive quand le fond seul de la Matrice passe par l'ouverture de son col & se fait sentir dans le vagin; & l'autre incomplet, quand tout le viscère se retourne sur lui-même, & passant par son orifice, entraîne une partie du vagin avec lui & descend jusqu'entre les cuisses. Hippocrate paroît avoir connu ce dernier cas, car il s'explique ainsi : *Si pudendo exciderint uteri, dependent velut scrotum.*

Cet accident arrive presque toujours au moment de la délivrance, tems où la Matrice ne s'étant point encore contractée sur elle-même & son orifice étant aussi dilaté qu'il puisse être, le fond peut facilement suivre le placenta, pour peu qu'on fasse de violence en tirant sur le cordon. Mais, quoique le plus souvent on doive attribuer le renversement de Matrice aux tiraillemens faits sur le cordon; cet accident arrive aussi quelquefois, soit par les violens efforts que font les femmes pour se délivrer, ou par un relâchement particulier de la Matrice, qu'on ne peut prévoir & auquel conséquemment on ne peut s'opposer. Ruisch dit avoir observé un renversement de Matrice après la sortie de l'arrière-faix, quoique l'accouchement eût été heureux & que la femme eût été délivrée sans aucun effort. La Matrice, en se renversant, ne tombe pas toujours en totalité dans le vagin; quelquefois il n'y a qu'une très-petite portion qui passe à travers l'orifice & qui y est comme étranglée; il s'ensuit alors des symptômes fâcheux dont on ne peut connoître la cause qu'en touchant la femme: d'autres fois la portion échappée est plus volumineuse, on la fait rentrer aisément; mais l'orifice ne se resserrant point & ayant perdu tout son ressort, la tumeur reparoît bien-tôt après que la réduction en a été faite. Le Renversement de Matrice a toujours été regardé comme ne pouvant avoir lieu que pendant l'extraction du placenta, ou peu de tems après, vu l'étroitesse du col de ce viscère & le resserrement de son orifice à toute autre époque; cependant plusieurs observations ont prouvé que cet accident pouvoit arriver en tout autre tems & notamment à la suite de polypes anciens qui ont déja passé par l'orifice, & qui, par leur poids, attirent par en-bas ce viscère. Les pertes de sang peuvent également, quand elles continuent long-tems, occasionner le même accident, soit en relâchant le tissu de la Matrice, ou en déterminant par des douleurs très-vives le diaphragme & les muscles du bas-ventre à se contracter & à presser sur ce viscère avec la plus grande force, & c'est ce qui est prouvé par plusieurs observations communiqnées par M. le Blanc, Chirurgien, à Orléans.

Il est aisé de distinguer le Renversement de Matrice qui succède à la délivrance; on ne sent plus ou peu au-dessus du pubis la tumeur ronde que forme ordinairement la Matrice en revenant sur elle-même pour occuper l'hypogastre. Si le Renversement n'est qu'incomplet, le toucher fait appercevoir dans le vagin une tumeur comme demi-sphérique presqu'égale sur sa superficie & entourée par l'orifice de la Matrice, comme une espèce de bourrelet, autour duquel on peut promener un doigt, soit du côté du vagin, soit du côté de la tumeur. Dans le Renversement complet on découvre hors de la vulve & entre les cuisses de la malade une tumeur ronde; mais suspendue par un pédicule mollet, autour duquel se trouve un bourrelet formé par le contour du vagin renversé. A tous ces signes se joignent divers accidens, dont la nature varie selon que le Renversement est complet ou incomplet. Dans ce dernier cas, les malades ressentent des douleurs aigues dans les aines & dans les reins, une pésanteur incommode dans la région hypogastrique & un tenesme qui les forçant à faire de violens efforts, précipite de plus en plus la Matrice & la Renverse totalement; une perte plus ou moins abondante survient qui complique souvent assez gravement la maladie. Mais, lorsque le Renversement est complet, les douleurs sont plus vives, la perte plus considérable, & les foiblesses dans lesquelles tombent à tout moment les femmes; sont bien-tôt suivies de sueurs froides, de convulsions & du délire.

La réduction est le seul moyen qu'on ait pour calmer tous ces accidens, & on doit d'autant plus promptement y avoir recours qu'ils sont plus urgens, & que la vie des malades est incertaine pour peu qu'on diffère; ce qui a spécialement lieu dans les Renversemens complets qui arrivent inopinément; dans ceux qui sont anciens, il faut n'y procéder qu'après l'écoulement des règles, car alors la Matrice moins volumineuse offre moins de résistance, & peut plus facilement être réduite. Mais cette réduction devient quelquefois impossible à raison du resserrement qu'éprouve l'orifice de la Matrice; alors l'inflammation & la gangrene s'emparant de ce viscère, la femme peut succomber à cet accident. Dans cette dernière circonstance l'extirpation de cette partie est la seule ressource qui reste; elle a été pratiquée avec succès en quelques cas, ainsi qu'il est constaté d'après l'observation. La réduction est quelquefois impossible, non à raison du resserrement de l'orifice, mais à cause de l'embonpoint dont jouit la malade; car alors la cause toujours subsistante déplaceroit bien-tôt la Matrice comme auparavant. Il faut, en pareil cas, se contenter d'appliquer un pessaire à la malade, moins pour s'opposer aux progrès du renversement, que pour soutenir en quelque façon le poids des viscères du bas-ventre, qui forcent la Matrice à descendre dans le vagin, en même-tems qu'ils poussent son fond au travers de son orifice. En supposant que la tumeur fût dans le cas d'être réduite, voici comment il faudroit se comporter: après avoir fait coucher la malade, les cuisses relevées sur le ventre, on la saisit avec les doigts réunis, & peu-à-peu on pousse sur elle, en portant de bas en haut d'une manière oblique, & si l'on est assez heureux pour réussir à cette première tentative, on porte dans le vagin un tampon de charpie trempé dans du vin austère, & l'on fait tenir la femme au lit pendant le traitement; ensuite, quand les premiers accidens sont passés, on place un pessaire comme pour le cas de descente. Mais, en supposant qu'elle fût entièrement sortie, & qu'on ne puisse nullement la réduire, il faut se contenter de la couvrir avec une flanelle trempée dans la décoction émolliente; on saigne plus ou moins la malade, pour calmer les accidens & relâcher l'orifice. Ordinairement, en pareil cas, la Matrice s'enflamme, suppure; quelquefois il s'en sépare des escarres gangreneux, & quand la Matrice est suffisamment dégorgée, elle rentre dans le vagin & y reste sans qu'il ne paroisse rien au-dehors.

Des Déviations de Matrice.

Nous entendons par Déviations de Matrice tout état dans lequel ce viscère se trouve autrement placé qu'il doit être, dans la capacité du bas-ventre, dans le cours d'une grossesse régulière.

Nous rapporterons à cet article ce que les Auteurs entendent communément par le nom d'Obliquité, & ce qu'on a caractérisé, depuis quelques années, sous les dénominations différentes d'Antro-version & de Rétro-version de Matrice.

A dire vrai, la Matrice, dans la grossesse, n'a jamais une situation bien droite, son fond est toujours incliné en devant, & son orifice en arrière; mais, pour peu que cette inclinaison augmente, que les muscles du bas-ventre cèdent, la Matrice se porte de plus en plus en avant & en bas, son fond passe par-dessus le pubis & tombe, en forme de sac renversé, sur les cuisses de la femme. Les femmes ont alors ce qu'on appelle le ventre en besace. Si au contraire la Matrice est entraînée sur l'une ou l'autre région iliaque, l'obliquité est ce qu'on appelle Latérale. Il est une dernière espèce dont Deventer a parlé, c'est la Postérieure; Levret ne l'admet qu'autant que les vertèbres des lombes sont arquées à contre sens de l'état naturel.

Ceux qui ont écrit sur l'obliquité de la Matrice, l'ont rapportée à des causes différentes; les uns l'ont attribuée à une mauvaise conformation, d'autres au relâchement de quelques-uns de ses ligamens & à la contraction des autres; certains à quelques tumeurs des parties voisines ou à l'habitude qu'ont quelques femmes de ne se coucher que sur un côté. Levret l'attribuoit à l'attache du placenta dans un autre endroit que le fond de la Matrice ou son orifice. La cause la moins rare après celle-ci, continue-t-il, est la mauvaise conformation primordiale ou accidentelle de la Matrice, ou de quelques-unes de ses parties, ou même de celles qui l'avoisinent. Mais, si l'obliquité étoit dûe à l'implantation du placenta ailleurs qu'au centre du fond de la Matrice, elle auroit constamment lieu sur le côté où se trouveroit cette implantation. Or c'est ce qui est contre l'expérience, & ce dont ce Praticien fournit la preuve, en rapportant une observation d'après M. Buzan. En considérant l'inclinaison du détroit supérieur du bassin avec l'axe de cette cavité, inclinaison qui a été pour le général évaluée de trente-cinq à quarante degrés, il s'ensuit que la Matrice ne peut s'élever dans l'hypogastre, qu'en se portant au-devant & en s'appuyant contre les enveloppes du bas-ventre, qui la soutiennent d'autant moins qu'elles ont été antécédemment plus affoiblies; & de-là dérive l'explication de l'obliquité en avant qu'on attribue à tant de causes imaginaires. Mais, en faisant attention à la disposition naturelle des parties, on découvrira également la cause des obliquités latérales. Il paroît ici que le rapport de la Matrice avec l'intestin rectum & l'S du colon, ainsi qu'avec la convexité antérieure de la colonne lombaire & la situation que prennent les intestins grêles, relativement à la Matrice même qui les soulève à mesure qu'elle s'élève, y entre pour beaucoup. Lorsque celle-ci est bien développée & arrondie dans son corps, vers le deuxième ou le troisième mois de la grossesse; ce rapport, observe M. Baudelocque, qui traite fort au long cette matière, est tel avec l'intestin rectum qui forme le long du sacrum une sorte de colonne torse, que ces deux parties ne sauroient se toucher que par des surfaces convexes, & conséquemment par très-peu de points, comme le feroient deux sphères. Or, si l'on accorde à la Matrice la mobilité dont elle jouit au milieu du bassin, à cette époque, on conviendra nécessairement que le centre de la convexité postérieure ne peut rester constamment appuyé sur le milieu de la convexité du rectum, qui lui présente de chaque côté des plans d'autant plus inclinés qu'il est alors, quoique momentanément, plus dilaté par les matières stercorales. La portion saillante de la Matrice s'en détournera donc & se portera sur l'un des côtés de cet intestin, ce qui ne peut arriver que le fond ne s'écarte de l'axe du bassin & ne s'incline vers l'un ou l'autre côté. Or, comme le rectum est placé sur la gauche du sacrum, & qu'il laisse la courbure de cet os moins à découvert de ce côté qu'à droite, la convexité postérieure de la Matrice se dirige presque toujours vers ce dernier, & le centre de son fond s'y incline préférablement. Le premier degré d'obliquité, qui tient uniquement au rapport de la forme du corps de la Matrice avec celle de l'intestin pendant son séjour dans le petit bassin, se découvre aisément au toucher dès le deuxième ou le troisième mois de la grossesse chez la plupart des femmes, l'orifice de la Matrice étant dès-lors légèrement tourné vers le côté gauche du vagin & bien plus manifestement du troisième au quatrième. D'après cette explication prise dans la Nature, l'on conçoit pourquoi l'obliquité latérale droite est si fréquente & la latérale gauche si rare: quelques-uns ont établi le rapport qui se trouve entre elles, comme 1 à 100.

Les Auteurs qui ont écrit sur l'obliqité de Matrice, ont tous dit que, dans cette affection, l'orifice du museau de tanche ne répondoit point au milieu du vagin; mais qu'il se trouvoit en devant ou en arrière, à droite ou à gauche, selon que l'obliquité étoit de l'un ou de l'autre côté. Cette observation est loin d'être fondée sur la vérité, l'obliquité pouvant être indépendante de la déviation du museau de tanche. « Plusieurs fois, dit M. Bandelocque à ce sujet, nous avons trouvé l'orifice exactement appliqué contre les os pubis chez des femmes, dont la Matrice étoit tellement inclinée en devant que le ventre, en forme de besace, avoit besoin d'être soutenu par une espèce de suspensoir; & nous avons fait souvent la même remarque à l'occasion de l'obliquité latérale droite chez des femmes où elle ne laissoit pas que d'être assez considérable, quoique l'orifice fût situé auprès de l'ischium du même côté.» L'espèce d'obliquité ne peut se découvrir qu'autant qu'on examine & presse le ventre de la femme, souvent même la vue instruit assez pour qu'on se dispense d'une pareille recherche.

Deventer regarde l'obliquité de Matrice comme la cause la plus ordinaire des accouchemens difficiles & contre nature. On pense communément que les efforts de la Matrice se faisant obliquement sur l'enfant, & non sur l'axe du bassin, l'accouchement n'en pouvoit que devenir laborieux & même souvent impossible. C'est une erreur, comme le manifeste l'expérience, & si quelquefois les choses ont eu lieu ainsi, on doit plutôt s'en prendre à l'impéritie de l'Accoucheur qu'à l'obliquité qu'on avoit en vue; car quelque soit son espèce & son degré, il est toujours facile de la corriger & d'en prévenir les suites. La souplesse de l'enfant, la facilité qu'il a de se courber dans tous les sens, celle de s'accommoder en même-tems à la direction d'une Matrice très-inclinée & à celle du bassin, suffisent pour prouver tout ce que nous avançons à ce sujet. Mais, quoique l'obliquité ne puisse nuire au point où le croyoit Deventer, & Levret après lui, on peut cependant la regarder avec Roëderer comme une cause des douleurs incommodes que les femmes éprouvent dans les derniers tems de la grossesse, surtout vers les aines, sur le devant des cuisses ou vers les lombes. En effet, quand l'obliquité est considérable, le col de la Matrice appuyé pour l'ordinaire contre un des points du parois du bassin, s'ouvre beaucoup plus difficilement que s'il répondoit au centre de cette cavité, parce que les forces qui tendent à l'ouvrir sont alors dirigées de manière qu'elles viennent se perdre en partie sur ce même point, ce qui rend l'accouchement plus long. Dans ce cas, dit M. Baudelocque, si les membranes se rompent de bonne-heure, si l'action des puissances auxiliaires de la Matrice est assez forte & le bassin assez grand, la tête de l'enfant vient se présenter à la vulve recouverte d'une portion de la Matrice qu'elle a forcé de s'étendre & de descendre au-devant d'elle, pendant que l'orifice se porte de plus en plus en arrière. De-là s'ensuivent de grands désordres, si l'Accoucheur ne sait les prévenir à propos, en réprimant les efforts qui dépendent de la volonté de la femme, en repoussant un peu la tête de l'enfant dans l'intervalle des douleurs, en ramenant & en maintenant au-dessous d'elle & vers le centre du bassin l'orifice de la Matrice. La tête s'engage beaucoup moins, lorsqu'elle est ainsi recouverte d'une portion du col de la Matrice chez les femmes dont le bassin est un peu resserré, que chez celles dont l'ouverture est plus large. Mais, comme dans l'un & l'autre cas, les efforts agissent perpendiculairement sur la portion de la Matrice qui la recouvre; celle-ci s'étend, s'enflamme, se déchire même, si l'on ne prévient ces suites, en ramenant l'orifice au centre du bassin, & en l'y maintenant jusqu'à ce que la tête y soit engagée.

Pour aller au-devant de tous les accidens qu'on a lieu d'attendre de l'obliquité de Matrice, il convient de faire coucher la femme sur le côté qui lui est opposé, afin que ce viscère, chargé du poids de l'enfant, puisse s'y porter, ce à quoi on le déterminera davantage, en poussant le ventre de ce même côté au moyen d'une main. On conseillera à la femme, dans l'obliquité antérieure, de ne pas pousser en en-bas. Si l'orifice, au moyen de ces précautions, ne se rapproche pas du centre du bassin après un tems convenable, il faudra l'y ramener avec le doigt pendant l'intervalle des douleurs, & l'y maintenir ainsi jusqu'à ce qu'il soit assez ouvert pour permettre à la poche des eaux de s'y engager en manière de coin. Car la longueur du travail, observe M. Baudelocque, provient toujours en pareil cas de ce que l'orifice de la Matrice ne se trouve pas dans le rapport favorable avec le bassin; établissez ce rapport, & vous accélérerez ce travail, en épargnant à la femme une foule de douleurs inutiles & fatigantes.

Le genre de déviation dont il nous reste à parler, a été nommé par Levret Renversement transversal; ceux qui en ont ensuite traité, l'ont désigné sous les noms de Rétro-version & d'Antroversion. Il paroît que cette affection n'a point été méconnue d'Hippocrate, c'est ce qui est prouvé par les deux passages suivans, pris du livre *de Naturâ pueri*, qu'on lui attribue.

Si circumvertitur περιστροφαι, *uterus menstrua non fiunt, neque in illo genitura: sed tenet dolor imum ventrem, lumbos & regionem iliacam. Ac si immittitur ad convertendum digitum, planè non potest attigi os uteri, quod valdè recessit. — Quibus uterus procidit, in ischia necesse est aversum sit os & superiora petat. Prœtereà quoque imum ventrem dolor detinet, & crura contrahuntur coxendicum juncturæ ad sedem dolent, cùmque ventris onus deponit, dolores acuti detinent præ violentiâ, exiguum stercus prodit, urina stridet, & animi affectio invadit.*—Roderic à Castro, qui vivoit au seizième siècle, en a ensuite dit quelque chose, mais confusément. Grégoire en parla ensuite dans ses cours particuliers sur les accouchemens; & c'est chez ce Chirurgien que Wau en puisa les premières notions. De retour dans sa patrie, il fut appellé pour un cas de cette nature, & s'étant rappellé les préceptes de Grégoire, il chercha à les mettre en pratique; mais, n'ayant pas réussi, il appella en consultation le D. Hunter, lequel s'étant assuré par le toucher de l'état des parties, crut la maladie nouvelle, & en donna la description dans le quatrième vol. des *Medical Observations and Inquiries*. Dans cette espèce de déplacement, la Matrice semble couchée selon sa longueur entre le pubis & le sacrum, mais de manière que son fond est tantôt un peu plus élevé que son orifice, & tantôt beaucoup plus bas, ou semble être sur la même ligne; circonstances très-intéressantes à observer. La rétro-version est le déplacement dans lequel le fond de la Matrice s'est tourné vers la sacrum, & l'orifice vers le pubis; & l'antro-version au contraire celui où le fond s'est porté derrière le pubis, & l'orifice au-devant du sacrum. L'une & l'autre peuvent être plus ou moins complettes: mais il semble cependant, d'après la structure & le rapport des parties, autant que d'après l'observation même, que l'antro-version ne sauroit devenir si considérable que la rétro-version; elle est d'ailleurs plus rare & moins fâcheuse. L'une & l'autre de ces déviations peut arriver hors le tems de la grossesse & dans son commencement. Après le quatrième mois, la chose est impossible à raison de ce que sa hauteur surpasse alors, chez le plus grand nombre des femmes, la largeur du bassin prise du pubis au sacrum. L'une & l'autre peuvent également arriver d'une manière lente ou subitement. Dans le premier cas, on en observe le progrès de jour en jour; & dans le second, il paroît complet en moins d'une heure, & souvent en un instant. Cette dernière succède souvent aux efforts qui accompagnent le vomissement, ou à ceux qu'on fait pour rendre les excrémens ou l'urine.

Les accidens qu'occasionne la rétro-version ou l'antro-version de la Matrice, sont bien moins en raison de l'étendue du déplacement, que du volume de la Matrice comparé à la capacité du bassin. En supposant la Matrice saine & en vacuité, & le bassin de grandeur ordinaire, si le déplacement se fait lentement, la femme sent une pesanteur incommode sur le fondement; insensiblement les aines deviennent douloureuses; des tiraillemens s'y font sentir, ainsi que dans les lombes & au-devant des cuisses. A ces premiers accidens vient se joindre un sentiment d'empreintes, tant au col de la vessie, que du côté de l'intestin; sentiment qui fait naître fréquemment le besoin d'uriner & d'aller à la selle; les urines surmontent souvent l'obstacle elles sortent, mais leur jet est bien-tôt entrecoupé & se soutient difficilement, le déplacement augmentant à raison des efforts que fait la femme pour rendre ses urines ou ses excrémens; tous ces accidens prennent plus d'intensité, & tellement qu'il survient souvent une rétention totale dans ces évacuations. Les accidens paroissent d'une manière bien moins équivoque, quand la Matrice est engorgée, ou que son volume est augmenté par la grossesse. Alors la constipation & la rétention d'urine sont souvent complettes & arrivent en très-peu de tems; c'est ce qu'on observe assez souvent dans le cours du troisième mois de la grossesse au quatrième; car alors la longueur de la Matrice, prise du fond de l'orifice, égale & surpasse même de quelques lignes la distance du pubis au sacrum, ce qui fait qu'elle s'affaisse & comprime fortement le col de la vessie, le canal de l'urètre & l'intestin rectum dès l'instant du déplacement, & qu'elle se trouve elle-même comme enclavée dans le bassin. La Matrice, ainsi renfermée dans cette cavité & continuant de croître comme dans les cas d'une grossesse régulière, se moule en quelque sorte à l'espace qu'elle occupe, en se portant vers les endroits qui lui offrent moins de résistance; son propre tissu s'engorge, s'enflamme même aux endroits qui souffrent une plus grande pression, & se forjette vers ceux où elle est moindre. On trouve dans le quatrième volume des *Medical Observations and Inquiries*, l'histoire d'une jeune femme qui éprouva subitement les effets de cette maladie à la suite d'une frayeur; elle ne pouvoit rendre ses urines & ses excrémens qu'avec la plus grande difficulté, & enfin peu de jours après, ces évacuations furent totalement supprimées. On appella alors M. Walter Wall qui, l'ayant sondé, lui retira environ six ou sept pintes d'urine; il essaya ensuite de faire prendre un clystère, mais sans succès. L'après-midi, il retira encore environ trois pintes d'urine teinte de sang, & la malade étant toujours mal, le D. Hunter étant appellé; celui-ci tenta en vain la réduction; la femme, foiblissant de jour en jour, elle mourut, & à son ouverture, on trouva la vessie prodigieusement distendue par les urines & remplissant presque toute la région antérieure du bas-ventre, comme la Matrice dans les derniers mois de la grossesse: les urines étant sorties par une ouverture qu'on fit à la vessie, on observa que sa partie inférieure qui est unie avec le vagin & le col de la Matrice, & où s'insèrent les uretères, étoit élevée jusqu'au détroit supérieur du bassin par une tumeur ronde qui en remplissoit toute la cavité. Cette tumeur étoit formée entièrement par la Matrice, comme le fit voir un cathéter qu'on passa par le vagin & qu'on fit ainsi parvenir jusqu'à son sommet; le museau de tanche faisoit le sommet de la tumeur sur laquelle la vessie reposoit, & le fond de la Matrice étoit tourné en arrière & en bas vers le coccix ou l'anus. La Matrice dans cette rétro-version étoit devenue si volumineuse & si resserrée dans le bassin, qu'on ne pût l'en débarrasser qu'en coupant la symphyse des pubis & en écartant fortement ces os l'un de l'autre.

D'après tout ce que nous venons de dire sur les Déviations de Matrice, il sera facile d'en établir les signes que le toucher seul peut fournir, & d'en connoître, non-seulement l'étendue, mais encore l'espèce. Si l'on porte le doigt à peu de distance de l'entrée du bassin, on y trouve un corps solide en forme de tumeur qui remplit la cavité du bassin; ce corps est la Matrice même qui offre sa surface antérieure ou postérieure, selon l'espèce de Déviation, & qui est toujours recouverte du vagin. Si l'on porte le doigt dans l'anus, à une certaine hauteur, on y rencontre une tumeur, formée par le fond ou le col de la Matrice qui déprime l'intestin. L'introduction de la sonde dans la vessie, quand elle peut avoir lieu, fait découvrir la même grosseur qu'on a quelquefois prise pour une pierre ou pour une tumeur schirreuse des parois de la vessie; Levret s'y est laissé tromper. La situation de l'orifice & du col de la Matrice, à tel ou tel point de la surface interne du bassin, fait connoître l'espèce de déplacement qui a lieu; mais sa hauteur ne fait pas toujours juger avec exactitude de son étendue; on peut en effet arriver promptement à l'orifice, quoique le renversement soit porté à l'extrême, ce qui vient, observe M. Baudelocque, de ce que le col de la Matrice se recourbe alors comme le bec d'une cornue.

Le prognostic qu'on doit porter sur les Déviations de Matrice sera plus ou moins fâcheux en raison de leur étendue, de leur ancienneté, de l'incarcération plus ou moins étroite de la Matrice dans la cavité du bassin, & du nombre des accidens auquel cet état aura donné lieu; mais en général, l'antro-version est toujours, toutes choses égales d'ailleurs, moins grave que la rétro-version.

Les Déviations de Matrice offrent des indications urgentes, & d'autres auxquelles on peut satisfaire à loisir, & qui sont relatives à leurs causes premières. Il est urgent en pareil cas d'évacuer les urines; car pour peu qu'on diffère, lorsque la rétention, qui n'est qu'un effet secondaire, est complette, il peut s'ensuivre des crevasses & des épanchemens d'urine qui amènent nécessairement la mort. On y parvient en insinuant le doigt le long & à côté de la symphyse du pubis, pour écarter le corps de la Matrice du col de la vessie & de l'urètre, & en répétant cette opération toutes les fois qu'il convient, ou en introduisant une sonde dans la vessie On maintiendra le ventre libre au moyen des lavemens émolliens. Si le pouls indique un état inflammatoire, on fera une ou plusieurs saignées qu'on réitérera selon l'exigence du cas; on mettra en usage les bains de fauteuil & les fomentations, & quand la trop grande sensibilité des parties sera suffisamment diminuée, on procédera à la réduction qui, alors se fait souvent comme spontanément. Mais, avant tout, on fait mettre la femme dans la position la plus convenable. Grégoire se contentoit de la faire coucher sur le dos; depuis on a prescrit de la faire appuyer sur les coudes & sur les genoux, de manière que le bassin soit plus élevé que le ventre & la poitrine. Alors on introduit deux doigts dans l'anus, en supposant que la déviation fût une rétro-version, & avec eux on repousse le fond de la Matrice au-dessus de l'angle du sacrum, en même-tems qu'on en abaisse le col avec deux doigts de l'autre main qu'on porte dans le vagin. Tel est le procédé mis alors en usage par Grégoire, puis répété par Hunter & Wall, ainsi qu'on le peut voir dans les Observations qu'ils nous ont laissées. Mais M. Baudelocque, qui nous a beaucoup servi relativement à tout ce qui concerne cet article, dit qu'on peut opérer également la réduction en repoussant le fond de la Matrice par plusieurs doigts, portés convenablement dans le vagin. Si l'on ne réussit point d'abord, l'on y revient une autre fois; car ce n'est souvent qu'après plusieurs tentatives qu'on obtient du succès. Quand on dirige bien la pression, il faut souvent très-peu d'efforts pour replacer la Matrice; en les tentant, il ne faut pas être en peine de l'avortement qui pourroit suivre, car il n'arrive pas toujours, & d'ailleurs cet accident est bien moindre que le danger auquel le renversement de la Matrice expose & la mère & l'enfant. Dans les cas d'absolue impossibilité de la réduction, le D. Hunter demande si l'on ne pourroit pas diminuer le volume de la Matrice en y faisant une ponction avec un troiscar pour faire évacuer une certaine quantité des eaux de l'amnios. Personne que je sache n'a encore mis ce conseil en pratique, & à dire vrai, rien ne s'oppose à ce qu'il ait son exécution.

En supposant qu'on ait été assez heureux pour faire la réduction, il ne reste plus qu'à maintenir la Matrice dans sa direction naturelle, & empêcher qu'elle ne reprenne sa situation première. La simple attention à ne faire aucun effort, soit pour uriner ou pour aller à la selle, a souvent suffi pour cela. Mais comme on n'est pas toujours sûr de l'exactitude que les Malades mettent à faire ce qu'on leur ordonne, il est plus sûr d'avoir recours à un pessaire qu'on place convenablement. Il est des femmes cependant qui n'en peuvent souffrir l'usage; il faut alors qu'elles prennent le parti de rester au lit jusqu'au quatrième mois

& qu'elles se couchent tantôt sur un côté & tantôt sur l'autre, qu'elles rendent fréquemment leurs urines, & qu'elles se tiennent régulièrement tous les jours le ventre libre. Ordinairement les accidens disparoissent si-tôt que la réduction est faite; cependant ils persistent quelquefois, ce qui vient de l'état accidentel où se trouvent les parties, & qui offrent alors indications toutes particulières. (*M.* Petit-Radel).

MATURATIFS. On donne ce nom aux médicamens topiques, qui favorisent la formation du pus dans les tumeurs phlegmoneuses. Les maturatifs sont principalement tirés de la classe des émolliens; ainsi, l'on emploie particulièrement sous ce point de vue les cataplasmes faits de mie de pain & d'eau ou de lait, les fomentations faites avec des décoctions mucilagineuses, les bains de vapeurs, &c. Dans certains cas, où à cause de la situation particulière & dangereuse d'un abcès, ou lorsque la tumeur, par sa nature, n'est pas disposée à une suppuration prompte & favorable, on emploie souvent, avec succès, des substances plus irritantes, telles que l'oignon ou l'ail cuits dans la cendre ou dans l'huile, &c. le galbanum; la térébenthine & les autres substances de cette nature, les cantharides. En général cependant, comme rien ne favorise davantage une bonne & favorable suppuration que les moyens de diminuer l'irritation dans la tumeur inflammatoire, il faut être très-circonspect dans l'usage des remèdes de cette dernière classe. *Voyez*. les articles Abcès & Inflammation.

MATURATION se dit du procédé de la nature, par lequel elle tend à former une bonne suppuration dans un abcès.

MATURITÉ est l'état d'une tumeur phlegmoneuse, venue à parfaite suppuration, & où la formation du pus a détruit les duretés produites par l'inflammation.

MAURICEAU, (François) né à Paris vers le milieu du dix-septième siècle. Il suivit les Professeurs les plus fameux de son tems, & s'adonna spécialement à la pratique des accouchemens qu'il apprit à l'Hôtel-Dieu. Mauriceau étoit lettré & fort versé dans la lecture des Auteurs anciens & modernes, qui avoient écrit dans le genre de Pratique qu'il avoit choisi. Il étoit pieux; &, après avoir amassé une fortune dans l'exercice de sa profession, suffisante pour satisfaire à ses besoins, il se retira quelques années avant sa mort, tout occupé de sa fin. Il mourut en 1709. Mauriceau, au milieu de ses occupations multipliées, publia un ouvrage, intitulé : *Traité des maladies des Femmes grosses & de celles qui sont accouchées*. *Paris* 1668, *in*-4.° Il y en a eu plusieurs éditions, une Anglaise entr'autres de Chamberlain, qui parut, à Londres, en 1683. Il a donné successivement les suivans : *Alphorismes touchant la grossesse, l'accouchement, les maladies & autres indispositions des Femmes*. *Paris* 1694, *in*-4.° *Observations sur la grossesse & sur l'accouchement des Femmes grosses*. *Paris*, 1695. *Dernières Observations sur les maladies des Femmes grosses & accouchées*. *Paris* 1708, *in*-4.° Le premier ouvrage de Mauriceau fut on ne peut mieux accueilli, & traduit presqu'aussitôt en différentes Langues par les Etrangers, qui en sentirent tout le prix; mais la réputation de ce Praticien étoit, par la circonstance des tems, presque certaine : aucun ouvrage complet, digne de passer à la postérité, n'étoit encore paru en ce genre; en sorte qu'on peut regarder cet Auteur comme le Père de cet Art. On peut cependant lui reprocher d'avoir un peu trop aimé l'emploi des Instrumens, & c'est celui que lui avoient fait déjà Peu, Viardel & la Motte; on a même été jusqu'à l'accuser d'avoir falsifié la plupart de ses Observations, accusation bien mortifiante pour un homme droit & plein de Religion comme l'étoit Mauriceau. Cet Accoucheur avoit sur l'opération césarienne une opinion qui ne pouvoit qu'être contre la plupart des femmes à qui il ne reste plus que cette voie de délivrance. Il prétendoit qu'elle étoit toujours mortelle pour celles qui la subissent, & cette fausse prévention l'engagea à la rejetter dans tous les cas, tant que la mère est encore en vie; mais il conseille d'y avoir recours quand la mort est assurée. Il n'a reconnu d'autres moyens dans le cas d'enclavement qu'un instrument qu'on appelle Tire-tête, & dont l'emploi ne nous paroît rien moins que réfléchi. Cet Instrument a été très-critiqué par Viardel, la Motte & notamment par Peu. (*M.* Petit-Radel).

MÉCHE. Nom que l'on donne à une petite bande de toile, ou à un assemblage de fils de coton, de soie, &c qu'on introduit au moyen d'une aiguille, ou de qu'elqu'autre instrument dans le trajet d'une plaie étroite & profonde, avec contr'ouverture, ou que l'on fait passer sous la peau, afin de produire une dérivation dans le voisinage d'une partie affectée. *Voyez* Séton.

MÉDICAMENS. Les Médicamens se divisent généralement en internes & en externes. Les premiers sont ceux qui, en vertu de leur action sur les parois internes de l'estomac & des intestins, ou de leur absorption dans la masse des humeurs, tendent à altérer l'état morbifique du corps, ou de quelqu'une de ses parties. Les seconds, qu'on nomme aussi remèdes topiques, sont ceux qui s'appliquent à l'extérieur. Nous allons jetter un coup-d'œil rapide sur ces derniers, que nous regardons comme appartenans plus particulièrement à la Chirurgie, sans vouloir cependant exclure de la pratique du Chirurgien les Médicamens de la première classe, dont la connoissance & l'usage lui sont absolument nécessaires dans beaucoup de cas.

Les Auteurs de matière médicale ont rangé

les Médicamens sous différentes classes, soit d'après leurs effets manifestes, soit d'après l'opinion qu'ils se formoient de leur manière d'agir. Ainsi la théorie, plus encore que l'observation, a établi la division générale des médicamens externes en

1.° Altérans des parties solides,
2.° Altérans des parties fluides,
3.° Evacuans,
4.° Spécifiques.

I. Altérans des Parties solides.

On comprend, sous cette dénomination,

Les *émolliens*, ou les Médicamens qui relâchent les fibres des parties. Ces remèdes sont, 1.° aqueux comme l'eau tiède, le lait, &c.; 2.° huileux ou gras; 3.° mucilagineux.

Les *astringens*, qui contractent ou resserrent les fibres des parties, sans les stimuler. Ils sont ou végétaux, comme l'écorce de grenade, la noix-de-galle, &c.; ou métalliques, comme les vitriols; ou acides; ou froids, comme l'eau fraîche, la glace.

Les *corroborans*, ou Médicamens qui contractent les fibres, en augmentant leur force tonique ou en les stimulant. Ils sont ou aromatiques, ou amers, ou spiritueux, ou aqueux-froids.

Les *consolidans*, qui favorisent ou avancent la guérison des plaies & des ulcères. Les Anciens les appelloient *sarcotiques*, ou régénérateurs de la chair. On a regardé comme consolidans la plupart des substances appellées balsamiques.

Les *cicatrisans*, qui facilitent & avancent la cicatrisation des plaies & des ulcères, & qu'on emploie dans les cas de plaies, &c. que les chairs remplissent déjà, mais qui ont de la peine à se fermer. Tels sont la charpie sèche, les terres bolaires, les chaux métalliques, l'alun calciné.

Les *anodins*, ou Médicamens qui font cesser la douleur de la partie affectée. Tels sont l'opium, le camphre, les feuilles de jusquiame, de stramonium, de ciguë, les têtes de pavot, &c.

Les *compressifs*, qui, par leur action mécanique, resserrent ou compriment les parties. Ce sont des moyens mécaniques, tels que le bandage expulsif, le bandage roulé, les lames de plomb, le tourniquet, &c. On s'en sert dans les cas de relâchement, dans ceux d'œdème, de varices, de chairs fongueuses dans les ulcères, de hernies, d'hémorrhagies, &c.

Les *adhésifs*, qui adhèrent avec ténacité à la peau ou aux autres parties.

Les *dilatans*, par lesquels on élargit des orifices ou des conduits trop resserrés, tels que les plaies ou les ulcères dont l'entrée est trop étroite, ou les conduits naturels de l'anus, du vagin, de l'urètre, &c., lorsqu'ils se trouvent rétrécis accidentellement. L'on emploie comme dilatans la racine de gentiane, l'éponge, les bougies, les injections.

Les *irritans*, qui tendent à donner plus d'action aux nerfs & aux fibres motrices. Ils sont indiqués dans les maladies qui proviennent de l'inertie des fibres, comme dans les cas de tumeurs inflammatoires qui tendent trop lentement à la suppuration; dans ceux où il faut accélérer l'exfoliation de la carie; dans ceux où il s'agit de faire une révulsion d'une partie à l'autre; dans ceux où il faut réveiller l'action des parties, &c. Les irritans, considérés sous ces différens points de vue, prennent les noms de rubéfians, de vésicatoires, de suppuratifs, de caustiques, d'excitans. *Voyez* Irritans.

II. Altérans des Parties fluides.

Nous connoissons fort peu la manière dont les Médicamens, tant intérieurs qu'extérieurs, peuvent agir sur nos fluides; il est même fort douteux qu'ils puissent jamais les altérer par une influence directe, & sans modifier préalablement les parties solides. Cependant la théorie a beaucoup multiplié les médicamens qui appartiennent à cette classe, & qui, pour la plupart, se rangeroient plus naturellement sous la première. On comprend, dans celle-là,

Les *antiphlogistiques*, ou les Médicamens propres à combattre l'inflammation. Ils sont distingués en répercussifs, en émolliens & en anodins. *Voyez* Antiphlogistique.

Les *résolutifs*, regardés comme propres à atténuer, dissoudre & dissiper les humeurs. *Voyez* Discussifs.

Les *incrassans*, destinés à épaissir les humeurs & à leur donner plus de densité; ils sont de la nature des mucilagineux & des absorbans.

Les *coagulans*, qui ont la propriété de coaguler le sang, tels que l'esprit-de-vin rectifié, l'acide vitriolique, les vitriols.

Les *maturatifs*, qui sollicitent & font établir la suppuration dans les tumeurs inflammatoires. *Voyez* Maturatifs.

Les *digestifs*, qui sollicitent l'écoulement du pus dans les plaies & les ulcères. *Voy.* Digestifs.

Les *détersifs*, qui détergent en nettoyant les ulcères par une vertu légèrement stimulante & résolutive. *Voyez* Détersifs.

Les *dessicatifs*, qui absorbent la trop grande humidité d'un ulcère. *Voyez* Dessicatifs.

Les *humectans*, qui procurent une certaine humidité à une partie. Ils sont tous de la nature des substances aqueuses ou mucilagineuses.

Les

Les *lubréfians*, qui donnent de la souplesse & une certaine viscosité aux parties. *Voyez* LUBRÉFIANS.

Les *hémostatiques*, qui arrêtent les hémorrhagies des plaies. On comprend, dans cette dénomination des Médicamens de nature bien différente, tels que l'esprit-de-vin, les acides minéraux, les sels métalliques, l'éponge préparée, l'agaric, &c.

Les *révulsifs* & les dérivatifs, qui ramènent les humeurs de certaines parties, 1.° en relâchant par des émolliens, les vaisseaux de la partie où l'on veut attirer les humeurs; 2.° en vidant ces mêmes vaisseaux par des saignées topiques, par des lavemens, &c.; 3.° en les irritant par des sinapismes, des vésicatoires, &c.

Les *répercussifs*, qui chassent d'une partie les humeurs quelconques. Telles sont les applications actuellement ou potentiellement froides, les topiques astringens, les compressifs mécaniques.

Les *antiseptiques*, qui résistent à la putréfaction des solides & des humeurs. *Voyez* ANTISEPTIQUES.

Les *septiques*, qui tendent à détruire des parties solides. *Voyez* CAUSTIQUES.

3. *Evacuans externes.*

Dans cette classe sont compris tous les moyens mécaniques usités pour faire sortir des fluides de diverse nature des différentes cavités du corps. Telles sont les saignées générales & locales, qui prennent les noms de phlébotomie, d'artériotomie, de scarifications, &c., suivant les vaisseaux d'où l'on tire le sang, ou suivant la manière dont se fait cette opération. Telles sont les ouvertures d'abcès pour donner issue au pus; les scarifications & les mouchetures, pour faire sortir la sérosité du tissu cellulaire; l'opération de la sonde, pour évacuer l'urine de la vessie; les frictions, &c. pour exciter la transpiration; l'irritation des narines par des stimulans mécaniques ou chymiques, pour faire couler le mucus de ces parties; la succion, pour tirer le lait des seins; l'application des masticatoires sialagogues, pour exciter l'écoulement de la salive; le chatouillement de l'intérieur de la gorge, pour produire le vomissement; les injections employées pour faire sortir le pus des cavités qui le renferment, ou pour solliciter l'excrétion des matières fécales contenues dans le rectum.

4. *Spécifiques.*

On donne ce nom aux Médicamens qui agissent spécifiquement dans certaines maladies particulières. Tels sont:

Les *antivénériens*, qui consistent tous en différentes préparations de mercure, & qu'on emploie sous la forme d'emplâtre, d'onguent, de lotion, de bain, &c. *Voyez* MERCURE, VÉROLE, &c.

Les *antipsoriques*, destinés à guérir les maladies cutanées, & particulièrement la gale. Tels sont le soufre, le mercure, l'hellébore blanc, les eaux-minérales chaudes, &c. *Voyez* DARTRES, GALE.

Les *anticancéreux*, qui ont la réputation de détruire le virus du cancer. Tels sont la ciguë, l'arsenic, la bella-dona, &c. *Voyez* CANCER.

Les *anticarieux*, employés pour combattre la carie des os; ils sont tous de la nature des Médicamens antiseptiques, ou des irritans, & particulièrement des caustiques. *Voyez* CARIE.

Les *anthelmintiques*, qui tuent les vers, ou qui en détruisent les larves dans les plaies ou dans les ulcères. Tels sont l'esprit-de-vitriol, l'essence de térébenthine, l'aloës, les huiles grasses, &c.

Les *antipédiculaires*, qui détruisent les poux. Tels sont le mercure, les feuilles de tabac, les semences de staphisaigre, &c.

MÉLAS, tache de la peau superficielle, noire, plus ou moins étendue, exempte de douleur & d'excoriation, & qui n'altère la couleur qu'à la surface. Elle est rarement l'objet de la Chirurgie.

MELICERIS, tumeur enfermée dans un kyste, & contenant une matière qui a la consistance du miel d'où lui vient son nom. *Voyez* LOUPE.

MENECRATE. Il naquit sous le siècle d'Auguste & fut successivement Médecin de plusieurs Empereurs; il mourut sous Claude, comme il paroît par une inscription grecque trouvée à Rome. Il mérita sans doute les honneurs dont il jouit auprès des Princes, en s'en rapportant au témoignage de Galien qui en parle, comme écrivain distingué de matière médicale. Ménécrate s'est beaucoup occupé de la Chirurgie; Galien dit qu'il composa plusieurs médicamens externes, & entre autres le diachylum dont on se sert encore aujourd'hui, & un autre onguent propre à faire suppurer & à conduire à cicatrice les tumeurs scrophuleuses & les duretés du sein. « Remarquons, observe M. Peyrihe, que Ménécrate ne changeoit d'abord ce dernier que tous les cinq jours, ensuite tous les trois, & renouvelloit le topique à chaque pansement; méthode très-rationelle & dont on ne s'écartera jamais qu'au détriment de l'art. Ce Médecin, continue le même Auteur, a encore imaginé deux bandages, l'un pour la main, & l'autre pour le nez. Ce dernier est connu sous le nom d'*accipiter*, ou épervier. (*M.* PETIT-RADEL.)

MENYNGAPHYLAX, de Μήνιγξ & φύλαξ. *Custos Meningis.* Instrument dont on se sert dans le pansement, à la suite du trépan, pratiqué dans le cas des plaies de tête qui exigent ce genre d'opération. Il est semblable au couteau lenticulaire, excepté que sa tige est un cylindre exactement rond & sans aucun tranchant. La lentille qui est située horizontalement à son extrémité, doit être très-polie pour ne pas blesser la dure-mère. L'usage de cet instrument est d'enfoncer un peu avec sa lentille la dure-mère, & de ranger la circonférence du sindon sous le trou fait au crâne par la couronne du trépan. *Voyez* les Planches qui ont rapport à cet article. *Extr. de l'anc. Encycloped.* (*M.* Petit-Radel.)

MENTHE CRÊPUE, *Mentha crispa*, Lin. Plante aromatique, regardée comme résolutive & lactifuge. On l'emploie dans les fomentations destinées à dissiper le sang des ecchymoses, & à résoudre les tumeurs laiteuses des mammelles.

MERCURE ou *Vif-argent.* Métal très-pesant qui à la température de l'atmosphère, se maintient toujours dans un état de fluidité, mais qui exposé à un très-grand degré de froid devient solide & malléable.

Ce métal dont les propriétés médecinales étoient à-peu-près inconnues aux Anciens qui le regardoient comme un poison, a commencé à être employé comme médicament par les Arabes qui s'en servoient en forme d'onguens pour la guérison de certaines maladies de la peau & pour détruire la vermine. Aujourd'hui le Mercure est un des articles les plus essentiels de la matière médicale; il a même par-dessus tous l'avantage d'être l'antidote certain d'une maladie qui plus qu'aucune autre, tend directement à la destruction de l'espèce humaine, & qui, sans cette précieuse découverte, seroit probablement demeurée incurable jusqu'à ce jour.

Des premières tentatives qu'on a faites pour l'administration du Mercure.

On a dit que l'efficacité du Mercure contre le virus vénérien avoit été découverte par hasard. Il est plus naturel de présumer que les bons effets qu'on en avoit obtenus dans les cas de maladies cutanées avoient conduit les Médecins à en faire l'essai dans la maladie vénérienne, qui se manifestant souvent par des éruptions à la peau, des pustules & des ulcères, paroissoit avoir quelque analogie avec les affections pour lesquelles on l'avoit employé avec succès.

Les Praticiens, dans les premiers tems où l'on vit paroître cette maladie, n'usèrent de ce remède qu'avec la plus grande précaution, au point que dans plusieurs des compositions où ils le faisoient entrer, à peine formoit-il la quarantième partie du total; aussi ne faisoient-ils que bien peu de guérisons. D'un autre côté, les empiriques, qui remarquoient le peu de succès de ces petites doses, donnèrent dans une autre extrémité, & administrèrent le Mercure en si grande quantité & avec si peu de précaution, que la plupart de leurs malades se trouvoient tout-à-coup attaqués d'une salivation violente qu'accompagnoient souvent des symptômes très-dangereux, & même mortels; ou qui, après leurs avoir fait perdre leurs dents, les laissoit pâles, défaits, épuisés & sujets pour toute leur vie à des tremblemens ou à d'autres affections plus ou moins dangereuses. De ces deux méthodes si différentes, & si opposées entr'elles, il résulta une telle incertitude de ce qu'on pouvoit attendre du Mercure & une telle crainte des dangers qui pouvoient résulter de son usage, que l'on s'attachoit avec avidité à tous les moyens qui offroient quelque chance de guérison sans y avoir recours.

Cependant un médicament aussi puissant, & dont au travers de tous ses inconvéniens, les salutaires effets n'avoient pu échapper aux Praticiens attentifs, n'étoit pas fait pour tomber dans l'oubli; & lorsqu'après avoir cherché à y suppléer par d'autres moyens on eut bien reconnu le peu de confiance que méritoient ceux auxquels on avoit prodigué le plus d'éloges, on fit de nouvelles tentatives pour en tirer parti. On tint un milieu entre la méthode trop timide des premiers Médecins qui en avoient fait usage, & la hardiesse inconsidérée des empiriques, & l'on évita ainsi les écueils contre lesquels les uns & les autres avoient échoué. La réputation du remède s'établit de nouveau d'une manière plus solide, & dès-lors elle ne s'est point démentie.

Ce fut vers cette époque seulement que l'on commença à donner le Mercure intérieurement; jusques-là on ne l'avoit employé qu'à l'extérieur, ce que l'on pratiquoit de trois manières différentes. La première étoit sous la forme d'onguent ou de liniment; la seconde étoit sous la forme d'emplâtre, & la troisième sous celle de fumigation.

La base de l'onguent ou du liniment étoit le vif-argent qu'on éteignoit par la trituration avec de la graisse de porc, d'oie, &c. de manière qu'il fit à-peu-près la sixième ou la huitième partie du total; proportion beaucoup plus considérable que celle qui avoit été d'abord usitée. Mais, dans la crainte qu'il ne fut nuisible aux nerfs par la qualité froide qu'on lui supposoit, & qu'il ne causât des engourdissemens, des tremblemens ou des paralysies, on lui associoit une multitude d'ingrédiens chauds & aromatiques, ou supposés tels, comme l'huile de camomile, les semences d'anet & de sésame, les racines de zédoaire & d'iris de Florence, & mille autres substances que l'on incorporoit avec l'onguent. On frottoit avec cette composition les membres, les jointures & tout le reste du corps, à la réserve de la tête, du ventre & de la poitrine; & l'on répétoit cette onction à des intervalles convenables jusqu'à ce qu'il parût des symptômes manifestes de salivation.

Les ingrédiens des emplâtres, qu'on nommoit aussi cérats, étoient les mêmes que ceux des onguens; seulement on y faisoit entrer moins de graisse, à laquelle on suppléoit par une quantité de cire suffisante pour leur donner la consistance convenable. On étendoit cette composition sur de la peau, & l'on en couvroit tout le corps, à l'exception des mêmes parties qu'on n'osoit pas enduire des onguens. On laissoit ces emplâtres jusqu'à ce que la salivation commençât à se manifester.

Les fumigations se faisoient avec du Mercure éteint dans la térébenthine, ou la salive, ou avec du cinabre. On mettoit ces substances avec des corps gras, ou résineux, tels que la myrrhe, l'opopanax, la noix muscade, &c. &, après avoir réduit le tout en poudre, on en formoit une pâte au moyen d'une quantité suffisante de térébenthine, ou de gomme adragant. On plaçoit ensuite le malade dans une boëte faite exprès, ou sous une espèce de pavillon, hors duquel on laissoit passer la tête dans la plupart des cas. On mettoit auprès de ses pieds un réchaud avec des charbons allumés sur lesquels, de moment à autre, on jettoit quelques portions de la pâte mercurielle, & on le laissoit exposé à la fumée qui s'en élevoit, jusqu'à ce qu'il en résultât une sueur abondante que l'on avoit soin d'entretenir & d'augmenter en le mettant dans un lit chaud, & en le chargeant de couvertures, pendant deux heures ou environ, après quoi on l'essuyoit & on lui faisoit prendre quelques alimens. On répétoit ce traitement tous les jours, jusqu'à ce qu'on vît paroître la salivation que l'on entretenoit aussi long-tems qu'on le jugeoit nécessaire.

De ces trois méthodes, que nous venons de décrire, il n'y a que la première qui se soit conservée; encore a-t-elle subi de grands changemens comme nous le verrons bien-tôt; quant aux deux autres il y a long-temps qu'on ne s'en sert plus que pour le traitement de quelques symptômes particuliers.

L'expérience ne tarda pas à montrer, non-seulement que l'usage des emplâtres produisoit de la chaleur, de la rougeur, des démangeaisons & des éruptions très-incommodes de boutons à la peau, mais encore que cette méthode étoit extrêmement lente & incertaine, & bien-tôt on ne se servit plus d'emplâtres que comme de simples topiques qu'on appliquoit sur les parties où il y avoit quelque tumeur qu'il s'agissoit de fondre & de dissiper.

Les fumigations, considérées comme moyen unique & absolu de guérison, tombèrent aussi en discrédit, parce que, quoiqu'elles offrent un moyen d'appliquer le Mercure d'une manière très-active, elles sont sujettes à de grands inconvéniens. Il est à-peu-près impossible en suivant cette méthode d'avoir une mesure fixe de la quantité de Mercure qu'on emploie; laquelle variera nécessairement suivant l'activité plus ou moins grande du feu dont on se sert pour la fumigation, suivant la position du malade au moment de l'opération, & suivant d'autres circonstances. L'impression de la vapeur sur les organes de la respiration qu'il est difficile d'empêcher complettement, est souvent très-nuisible, & jamais le Mercure n'est plus à redouter comme pouvant produire des affections nerveuses, telles que des tremblemens, des paralysies, &c. que lorsqu'il est appliqué sous cette forme; cependant lorsqu'on se borne à employer les fumigations pour combattre quelque symptôme particulier, elles peuvent être d'une grande utilité. —Voyez ce que nous en avons dit à l'article *Cinnabre.*

La méthode des onctions ou des frictions, qui a toujours été regardée comme la plus efficace, a éprouvé des changemens considérables, & en la simplifiant on l'a beaucoup perfectionnée. On a retranché de l'onguent toutes les substances chaudes & aromatiques, non-seulement comme inutiles, mais aussi parce que souvent elles irritoient & enflammoient la peau. On a aussi beaucoup augmenté la proportion du Mercure, que l'on triture avec le double de son poids, ou avec un poids égal d'axonge, sans aucun mélange d'autres ingrédiens; cette dernière proportion est même aujourd'hui la plus généralement adoptée.

Des principales méthodes qui ont été adoptées pour donner le Mercure intérieurement.

I. *Des préparations Chymiques.*

Les Anciens regardoient le Mercure comme un poison des plus dangereux, même dans son état métallique; & ce préjugé empêcha long-tems les Médecins de l'administrer intérieurement sous aucune forme. Peu-à-peu cependant l'on se familiarisa avec l'idée qu'on pourroit l'employer avec succès de cette manière; & ce qui paroîtra sans doute étrange, c'est que la première préparation de ce minéral qu'on se hasarda à introduire dans l'estomac, fut le précipité rouge. JEAN DE VIGO passe pour être le premier qui, vers le commencement du seizième siècle, recommanda l'usage de ce dangereux médicament; il le donnoit à la dose de trois ou quatre grains mêlé avec de la thériaque, & le vantoit comme un remède souverain contre la peste; il l'employoit aussi à-peu-près de la même manière contre la colique: mais nous ignorons absolument quel étoit le succès de cette pratique. D'ailleurs il ne s'en servoit pas dans le traitement des maladies vénériennes, si ce n'est en applications extérieures sur les chancres & les autres ulcères.

PIERRE-ANDRÉ MATTHIOLE fut le premier, & peut-être le seul qui conseilla l'usage intérieur du précipité pour combattre le virus vénérien, dans un livre publié en 1536. Il prescrivoit de le bien laver dans de l'eau distillée d'oseille ou de plantain, & de le faire sécher à une forte chaleur, observant que, sans ces précautions, il pourroit occasionner de grands accidens ; puis il en donnoit cinq grains par dose en une seule pilule. Les éloges qu'il a donnés à ce remède, ne paroissent pas lui avoir gagné beaucoup de partisans ; sa méthode au contraire a été blâmée par divers Ecrivains de son siècle.

A l'usage du précipité rouge succéda celui du Mercure crud trituré avec diverses substances. Une des plus célèbres de ces préparations fut celle qui porta le nom de pilules de Barba-rossa, parce que le fameux Barberousse, Chef des Algériens, en avoit fait usage, & où le Mercure étoit incorporé avec la rhubarbe, le diagrède, l'ambre, le musc, &c. Ces pilules passoient pour avoir opéré des prodiges dans le traitement des exostoses & des ulcères vénériens; mais un homme qui en avoit pris, étant tombé mort tout-à-coup, on leur attribua cet accident, & elles furent absolument décriées; tant il étoit difficile aux Praticiens de se débarrasser des préjugés qu'ils avoient reçus de leurs Prédécesseurs, relativement aux dangers de l'usage interne de ce remède.

Aujourd'hui cependant on connoît mieux la nature de ce minéral, & l'on est beaucoup plus au fait de tout ce qui concerne son usage, ainsi que des dangers & des avantages qui peuvent l'accompagner. Les Chymistes ont enrichi la Pharmacie de plusieurs de ses préparations qui étoient entièrement inconnues aux Anciens, & qui, douées de la plus grande efficacité, peuvent cependant s'appliquer sans danger à l'intérieur, pourvu qu'à leur usage on joigne celui des précautions dont l'expérience a fait connoître la nécessité, & dont nous parlerons ci-après. Presque toutes ces préparations néanmoins ont une activité dangereuse, que l'on a cherché à émousser en les combinant avec diverses substances, ou par des lotions, des sublimations, &c. Ainsi, l'on trouva le moyen d'affoiblir considérablement celle du sublimé corrosif, qui est sans contredit la plus active de toutes, en le sublimant de nouveau avec une certaine quantité de Mercure crud, lequel s'unissant dans une portion beaucoup plus considérable, & pourtant déterminée, avec l'acide marin, forme une nouvelle composition qui agit d'une manière incomparablement plus douce sur l'estomac & sur les intestins. Cette préparation porte le nom de Mercure doux ou de calomel ; on peut la donner jusqu'à douze grains & au-delà, en une seule fois ; dose à laquelle on ne sauroit porter aucune autre préparation mercurielle. Mais ce succès est le seul de ce genre qu'ait procuré la Chymie; & quelque méthode qu'on ait suivie, on n'est jamais parvenu à mitiger l'activité des autres préparations, quoiqu'en les combinant avec l'opium, le camphre ou quelques aromates, on diminue jusqu'à un certain point leur qualité irritante, ainsi que nous le remarquerons bien-tôt.

Le Mercure précipité jaune, ou le turbith minéral, ainsi qu'on l'appelloit autrefois, malgré toutes les lotions par lesquelles on a prétendu l'édulcorer, est toujours demeuré un remède très-violent & difficile à manier. On l'a cependant administré quelquefois avec succès dans des cas d'affections cutanées vénériennes, à la dose d'un ou deux grains, en y joignant quelques grains de camphre ou un demi-grain d'opium, pour prévenir les violens effets qu'il pourroit avoir sur les intestins; effets qu'on a cru devoir attribuer à l'acide vitriolique, avec lequel on croyoit que le Mercure se trouvoit encore combiné dans cette préparation. Mais, outre que rien n'annonce la présence de cet acide dans le turbith minéral, on sait que le Mercure peut, sans addition d'aucun sel, devenir un médicament non moins irritant ni moins actif que ce dernier.

C'est ce que l'on voit dans le *Mercure calciné*, ou précipité par lui-même (*per se*), ainsi qu'on a coutume de l'appeller, parce qu'il n'a pris cette forme que par la simple action du feu, sans l'intermède d'aucune autre substance. Cette préparation capable d'irriter violemment le canal intestinal, a cependant pris grande faveur, & beaucoup de Praticiens la recommandent préférablement à toute autre, en la joignant avec un peu d'opium.

Une autre préparation beaucoup plus facile à obtenir, & qui paroît, quant aux effets médicaux, ne céder en rien au Mercure calciné, c'est le précipité de Calomel. Il y a environ 25 ans que M. Saunders, Médecin de Londres, portant toute son attention sur les préparations de Mercure, qu'on obtient par la trituration de ce métal avec diverses substances, trouva qu'au moyen de cette opération, on la réduisoit en une poudre grise, plus ou moins abondante, suivant le plus ou le moins de tems qu'on avoit mis à cette trituration. Considérant cette poudre comme du Mercure réduit à l'état de chaux, & soupçonnant qu'il avoit subi le même changement que s'il eût été soumis à l'action d'un acide, il précipita le Mercure du Calomel à l'aide de l'alkali volatil, & obtint un précipité gris, parfaitement semblable en apparence à la poudre obtenue par la trituration. Or, dans toutes les préparations qu'on obtient par cette méthode, il n'y a qu'une très-petite portion de Mercure qui ait subi cette altération, & cependant de celle-ci seule dépendent tous les effets médicaux; tout ce qui conserve la forme de globules, quoique divisé au point d'être imperceptible à l'œil, demeure probablement tout-à-fait inerte. Il fit des expériences pour déterminer la quantité de Mercure altéré par la trituration dans quelques-unes des préparations qui se font de cette manière, & notamment dans l'onguent mercuriel, & trouva qu'il les imitoit parfaitement en substituant à tout le volume de Mercure crud, qu'on employoit pour les obtenir, une quantité de précipité de Calomel égale à celle du Mercure, qui avoit perdu sa forme globulaire. Ainsi, un demi-gros de ce précipité, joint à une once d'axonge, formoit un onguent mercuriel de la même efficacité, que l'onguent fait avec une égale quantité de Mercure & de graisse; & douze grains unis à une quantité convenable de mucilage, donnoient un composé tout aussi actif que celui qui résultoit de la trituration de deux gros de Mercure avec le double de gomme arabique, pendant un tems suffisant pour faire disparoître entièrement les globules.

Ce précipité qui a le grand avantage de pouvoir être également employé à l'extérieur comme à l'intérieur, a aussi ceux d'être d'une préparation très-facile & de pouvoir être administré en doses exactement déterminées; mais il lui est arrivé ce qu'on a pu observer de beaucoup d'autres remèdes, c'est que les éloges même qu'on leur a prodigués avec trop peu de circonspection, ont causé leur discrédit. On crut que, plus constant dans ses effets, il réussiroit dans tous les cas; on imagina même que la facilité d'en mesurer les doses, permettroit de les manier de manière à éviter à volonté les salivations: mais l'expérience montra qu'à l'un & l'autre égard, il n'étoit pas infaillible, & cette raison le fit peut-être trop tôt oublier.

En France, les pilules ou dragées de Keyser, & le syrop de Bellet ont joui, pendant un certain tems, d'une grande célébrité; mais, depuis quelques années, l'une & l'autre de ces préparations a perdu son crédit. Dans la première, le Mercure se trouvoit combiné avec l'acide du vinaigre à l'aide de la trituration; il étoit dans la seconde, sous la forme de solution dans l'acide nitreux. Le secret que leurs Auteurs gardèrent sur ces préparations, & la manière pompeuse avec laquelle ils les annoncèrent dans le Public, contribuèrent peut-être, autant que les cures qu'elles avoient opérées, à les mettre en vogue.

Nous ne passerons pas ici en revue toutes les préparations mercurielles, dont les Praticiens ont successivement fait usage, toujours dans l'idée d'en trouver une qu'on pût, sans inconvénient, administrer intérieurement, dans tous les cas de maladie vénérienne, avec la certitude du succès; on n'en sauroit peut-être imaginer aucune qui n'ait été tentée & recommandée, malgré les réclamations de beaucoup de Médecins, & particulièrement malgré celles d'Astruc, qui les condamnoit toutes également. Ces réclamations n'ont pas empêché la plus active & la plus redoutable de toutes les préparations chymiques de Mercure, le sublimé corrosif, d'avoir son tour comme médicament, & d'acquérir une réputation plus grande & plus étendue qu'aucune autre. Boërhaave avoit déjà dit que, si l'on dissolvoit un grain de sublimé dans une once d'eau, un gros de cette solution adouci avec du syrop de violette, & administré deux fois par jour, pourroit être un puissant remède dans bien des maux qui passoient pour incurables; mais il ne paroît pas qu'il l'ait employé pour combattre le virus vénérien: ce fut Van-Swiéten, son Commentateur, qui en introduisit l'usage dans les cas de cette nature.

Voici quelle étoit sa méthode pour l'administrer. On faisoit dissoudre un grain de sublimé dans deux onces d'eau-de-vie, & l'on donnoit une ou deux cuillerées, c'est-à-dire, une demi-once ou une once de cette solution, deux fois par jour, ce que l'on continuoit aussi long-tems que les symptômes de la maladie subsistoient encore. On recommandoit, avec l'usage de ce remède, un régime peu substantiel & beaucoup de boissons délayantes, telles en particulier qu'une décoction d'orge avec un peu de lait. Donné de cette manière & avec ces précautions, il passoit pour opérer principalement par les urines & la transpiration, faisant disparoître peu-à-peu les symptômes, sans exposer les malades aux fatigues & aux dangers qui accompagnent pour l'ordinaire la salivation. Le nom de Van-Swiéten ne manqua pas de procurer une très-grande réputation à ce remède; de toutes parts on vit les Praticiens lui donner une confiance plus ou moins étendue; on l'employa dans les armées & dans les hôpitaux, & l'on ne peut disconvenir qu'il n'ait eu de grands succès. Le tems cependant & l'expérience ont fait voir que cette méthode, loin d'être aussi supérieure à toutes les autres qu'on se l'étoit imaginé, avoit au contraire de grands désavantages; on a eu lieu trop souvent de s'appercevoir que les guérisons opérées par son moyen n'étoient pas complettes; que, dans les cas récens, elle pouvoit dissiper tous les symptômes apparens, sans mettre entièrement à l'abri des effets du virus; que, dans des cas plus anciens & plus graves, elle n'étoit pas toujours suffisante; & que les malades qui en avoient usé, étoient plus sujets à des rechûtes, que ceux qui avoient eu recours à la plupart des autres. D'ailleurs le sublimé est plus sujet à affecter désagréablement l'estomac & les intestins, qu'aucune autre préparation de Mercure, & souvent on l'a vu irriter la poitrine d'une manière dangereuse. D'un autre côté, l'on a observé qu'il guérissoit les ulcères de la bouche & de la gorge plus promptement que la plupart des autres préparations; mais peut-être doit-on attribuer cet effet à l'application passagère du remède sur les parties affectées, au moment de la déglutition, plutôt qu'à son action générale sur le systême animal.

Nous ne nous étendrons pas davantage ici sur ce qui concerne l'usage intérieur des préparations chymiques du Mercure, qu'on a généralement regardées comme fournissant des médicamens très-actifs, quoique, pour l'ordinaire, les Praticiens aient donné la préférence à l'une plutôt qu'à l'autre, parce que le hasard leur en avoit fait appercevoir plus particulièrement les bons effets, tandis que, frappés de quelques inconvéniens qu'ils avoient vu résulter de l'usage de l'un ou de l'autre de ces médicamens, ils l'ont ensuite constamment rejetté comme infidèle & pernicieux.

II. *Des Préparations du Mercure par trituration.*

Quant aux préparations de Mercure qui ont pour base ce métal dans son état naturel, trituré avec d'autres substances capables de l'éteindre, elles diffèrent peu entr'elles, quoiqu'elles aient été extrêmement multipliées; leur plus ou leur moins d'activité dépendant particulièrement du soin plus ou moins grand qu'on a mis à cette trituration. Personne aujourd'hui n'ignore que le Mercure coulant peut parcourir tout le canal intestinal, sans manifester aucun effet sensible sur la constitution. Néanmoins, lorsqu'on le triture avec des corps gras, visqueux ou en forme de poudre, on parvient à le diviser & à lui faire perdre la forme de globules, &, par ce moyen, on le rend capable d'agir sur le corps animal. On n'a pas manqué de tirer parti de cette découverte pour le triturer avec une multitude de substances, dans l'idée d'obtenir un remède plus efficace que tous ceux que l'on connoissoit. On a particulièrement employé, dans cette intention, les yeux d'écrevisses & d'autres terres absorbantes, la gomme gayac, la térébenthine, le sucre, le miel, la gomme arabique & divers autres mucilagineux. Le Mercure trituré avec le soufre, se combine avec lui de manière à former un composé dépourvu de toute activité, connu sous le nom d'Éthiops minéral.

De toutes ces préparations, ce sont celles qui se font au moyen des mucilages qui ont, à juste titre, obtenu le plus de confiance. M. Plenck, Chirurgien de Vienne, à qui le Public est redevable de les lui avoir fait connoître, se donna beaucoup de peine, il y a une vingtaine d'années, pour déterminer par des expériences quelles étoient les substances de cette classe qu'on pouvoit employer avec le plus d'avantage dans cette intention, & il trouva que le mucus animal & la gomme arabique éteignoient le mercure beaucoup plus promptement & plus complettement qu'aucune autre. Il fit, avec le Mercure ainsi préparé, sur des personnes attaquées de maladies vénériennes, des essais qui lui prouvèrent l'efficacité de ces sortes de préparations, employées soit intérieurement, en forme de pilules ou de boissons, soit extérieurement, comme topiques, sur les ulcères. Sa méthode a depuis été adoptée par un grand nombre de Praticiens, qui ont préféré cette manière d'administrer le Mercure à l'usage des préparations chymiques, comme étant beaucoup plus douce, & tout aussi salutaire dans ses effets.

Nous devons faire observer cependant qu'aucune préparation mercurielle, aucune méthode, inventée jusqu'ici pour le traitement des maladies vénériennes, n'a réussi dans tous les cas où l'on en a fait usage, ni même toutes les fois qu'on l'a employée dans des cas en apparence parfaitement semblables à d'autres où elle avoit eu un plein succès. Aussi les Praticiens doivent-ils, non-seulement être au fait des diverses méthodes qui ont eu quelque réputation, mais encore ils doivent être très-circonspects dans le jugement qu'ils en portent, & très-attentifs à ne se laisser prévenir ni pour ni contre aucune d'elles sans l'avoir suffisamment examinée, afin de ne pas la regarder trop à la légère comme infaillible, ni s'exposer à la rejetter & à se priver ainsi d'un remède utile, parce que dans quelques cas particuliers elle n'a pas eu tout le succès qu'on pouvoit en attendre. Il est à présumer que les effets du Mercure sur le systême animal ne tiennent point essentiellement à la forme sous laquelle il est administré; mais que, de quelque façon qu'on l'introduise, il se combine avec les fluides d'une manière qui est constamment la même, & sous laquelle seule il agit comme médicament. La forme particulière qu'on lui donne peut être plus ou moins favorable à son introduction. La disposition naturelle de chaque individu peut aussi faciliter chez lui l'admission du Mercure, préparé d'une manière plutôt que d'une autre; mais il n'y a aucune préparation de ce métal dont on ne puisse obtenir les mêmes effets curatifs, comme il n'y en a aucune sur laquelle on doive absolument compter.

De la méthode des Frictions.

Dans la pratique moderne, on fait plus de cas de l'application extérieure du Mercure que de toute autre méthode, l'expérience ayant montré 1.° que, par le moyen des frictions, on pouvoit administrer une beaucoup plus grande quantité de ce remède, dans un tems déterminé, qu'on ne pouvoit le faire dans le même tems, en le donnant intérieurement, sans s'exposer à fatiguer le canal intestinal & à nuire à la constitution; 2.° que les malades qui ont été traités par des médicamens internes, sont plus sujets à des rechûtes, lors même que le Mercure a occasionné une salivation abondante, & qu'en pareil cas, c'est sur les frictions qu'on doit sur-tout compter pour obtenir une guérison complette. En conséquence, on a recours au traitement extérieur, toutes les fois que la chose est praticable: mais, comme il y a souvent des circonstances qui le rendent incommode, les autres méthodes ont un grand prix en pareil cas, indépendamment de l'avantage qu'il peut y avoir quelquefois à les combiner avec celle des frictions.

Il peut arriver aussi que la surface du corps soit tellement disposée que le Mercure ne pénètre point par cette voie & ne manifeste aucun effet, soit sur la constitution, soit sur la maladie. Ce cas est rare, mais on en voit des exemples, & alors il est heureux que l'on puisse introduire le remède d'une autre manière, malgré tous les inconvéniens qui peuvent en résulter. On rencontre aussi des individus chez qui son application intérieure n'a aucun effet, ou à qui il est impossible de faire supporter en une quantité suffisante aucune des préparations les plus usitées, & pour lesquels on est dans le cas de varier les tentatives, afin d'en trouver une dont on puisse espérer du succès. Ce seroit un état bien triste que celui d'un malade chez qui les traitemens extérieur & intérieur seroient également infructueux. Heureusement il n'en existe peut-être aucun exemple dans la Médecine.

L'onguent mercuriel, comme nous l'avons déjà dit, se prépare communément aujourd'hui avec parties égales de Mercure crud & de graisse de porc. On a été long-tems dans l'usage d'y ajouter un peu de térébenthine, avec laquelle on trituroit d'abord le Mercure, avant de le mêler avec la graisse, afin d'éteindre plus promptement les globules & d'abréger ainsi le travail. Mais il y a beaucoup de personnes dont l'onguent préparé de cette manière irrite & enflamme la peau; & l'on a renoncé à cette addition à laquelle on supplée par un peu d'onguent mercuriel, qui a aussi la propriété de faire disparoître les globules plus promptement que l'axonge seule. Malgré les précautions de cette nature, l'on ne sauroit donner trop de soin à la trituration de l'onguent, dont la bonté dépend particulièrement du tems qu'on aura mis à sa préparation.

La quantité d'onguent qu'on doit employer pour un traitement quelconque, variera suivant le degré & l'ancienneté de la maladie qu'on veut attaquer, & suivant la disposition du malade à être affecté par le remède. L'on trouve quelque avantage à faire précéder l'onction mercurielle d'un petit nombre de bains tièdes qui nétoyent la peau, assouplissent l'épiderme, & disposent peut-être les vaisseaux à une absorption plus facile du Mercure. En général, les Praticiens modernes n'ont d'autre règle pour l'administration de l'onguent mercuriel, que celle de s'en tenir dans les premiers jours à des petites doses, telles qu'un scrupule ou un demi-gros par jour, pour ne pas s'exposer à affecter trop vivement les glandes salivaires, & à les augmenter ensuite, jusqu'à ce que l'on voie, par une légère affection de la bouche ou par une diminution sensible des symptômes, que le Mercure affecte la constitution. On soutient ensuite ces mêmes doses, jusqu'à ce que les symptômes soient entièrement dissipés: on les continue même encore quelque tems par de-là, sur-tout dans les cas récens qui cèdent plus promptement au remède, & toujours avec l'attention nécessaire pour que la bouche ou les intestins ne viennent pas à s'affecter trop fortement. Si les premières doses, quoique foibles, portent à la bouche, on attendra que ce premier effet soit appaisé, avant de faire une nouvelle friction; alors, en revenant à la même dose, le malade déjà accoutumé à l'impression du remède, en sera moins affecté, & l'on pourra, pour l'ordinaire, le continuer sans inconvénient, & même l'augmenter à la dose d'un ou deux gros & au-delà. *Voyez* VÉROLE.

Quant à la manière de faire l'onction, il faut jusqu'à un certain point proportionner la quantité d'onguent à la surface sur laquelle on l'applique. Deux gros d'onguent, étendus sur une surface proportionnée à cette quantité auront autant d'effet qu'une demi-once sur la même surface; car il ne se fera pas une plus grande absorption dans le second cas que dans le premier. D'un autre côté, si l'on étend l'onguent sur une trop grande surface, l'on n'augmente pas pour cela l'efficacité du remède. Il faut de tems en tems laver les parties qui ont été couvertes de l'onguent, pour ne pas rendre inutile celui qu'on y appliquera de nouveau.

On a toujours été dans l'usage de beaucoup frictionner les malades en administrant ce remède, & l'on a cru que plus l'on employoit de tems à ces frictions, plus on les rendoit efficaces; mais cette opinion n'est point fondée sur l'expérience: il suffit pour l'efficacité du remède que l'onguent soit très-exactement étendu sur la peau.

Des effets du Mercure sur la constitution & sur des organes particuliers.

Le Mercure agit sur le corps de deux manières; l'une qui a son effet indépendamment de toute maladie déjà existante, modifie l'état actuel de la constitution ou de quelque partie du corps; elle tient à une espèce particulière d'irritation. L'autre tend directement à corriger un état morbifique, & ne manifeste ses effets que par la suppression graduelle de cet état.

Les effets de la première classe sont, ou généraux sur tout le systême, ou particuliers sur des parties susceptibles de quelque sécrétion.

Les effets généraux sont une augmentation d'irritabilité dans tout le systême nerveux, qui le rend plus susceptible que de coutume de toute espèce d'impression; une plus grande fréquence & souvent une plus grande dureté dans le pouls; & dans quelques tempéramens, ces symptômes vont au point de ressembler aux effets d'un poison. Chez quelques individus, le Mercure produit une sorte de fièvre hétique, dont les symptômes sont un pouls petit & fréquent, un manque d'appétit, une inquiétude générale, l'insomnie, un teint livide, & une grande variété d'autres accidens; mais, pour l'ordinaire, ces fâcheux effets s'affoiblissent à mesure que le corps s'accoutume à l'impression du remède; & le malade qui d'abord se trouvoit fort éprouvé par les plus petites doses, vient peu-à-peu à en supporter sans inconvéniens de beaucoup plus considérables.

Les effets sensibles du Mercure sur des organes particuliers, se manifestent sur-tout dans ceux où il se fait naturellement quelque sécrétion, tels que les glandes salivaires & tout l'intérieur de la bouche, les intestins, la peau, les reins. Quelquefois il augmente la sécrétion de l'un de ces organes, quelquefois celle de plusieurs ou de tous à-la-fois; mais c'est sur les premiers que se porte principalement son action.

Lorsque le Mercure se porte sur la bouche, non-seulement il augmente la quantité du fluide qui s'y sépare naturellement, mais encore il y occasionne un gonflement considérable qui paroît tenir de l'inflammation érésypélateuse, & qui affecte la langue, les joues & les gencives; les dents s'ébranlent, & l'on voit des ulcérations se former sur toutes les parties affectées. Ces effets augmentent en proportion de la quantité de Mercure qu'on introduit dans le corps, & de la disposition des parties à contracter cette sorte d'irritation; ils vont quelquefois au point de déterminer la formation de la gangrène. La salive revient généralement visqueuse à mesure que le Mercure en augmente l'écoulement, & l'haleine contracte une odeur d'une nature particulière.

Lorsque le Mercure se porte sur d'autres organes sécrétoires, tels que la peau ou les reins, il n'occasionne pas d'accidens bien fâcheux, quoique souvent cet effet nuise à la guérison des symptômes pour lesquels on en fait usage. Lorsqu'il se porte sur les intestins, l'irritation, dans ces organes, est beaucoup plus dangereuse & plus souvent nuisible à l'effet curatif.

Ces différentes évacuations que le Mercure a le pouvoir d'exciter, ont fait imaginer qu'il entraînoit au-dehors la matière morbifique, & que de cet effet dépendoit particulièrement son efficacité dans les maladies vénériennes; mais l'observation a fait voir que cette supposition n'avoit aucun fondement, & que les guérisons les plus complettes pouvoient s'opérer, sans qu'il se manifestât de changement dans aucune des sécrétions. Il y a plus; c'est que ces évacuations, lorsqu'elles ont lieu, paroissent plutôt retarder la guérison, sur-tout chez les individus qui sont le plus susceptibles de ce genre d'irritation; car alors les malades ne peuvent pas recevoir la quantité de Mercure nécessaire pour combattre efficacement les symptômes, & l'on est obligé de régler les doses du médicament sur les effets apparens plutôt que sur la gravité de la maladie. Cependant, comme nous l'avons déjà observé, en conduisant le traitement avec prudence, & de manière à ne pas porter l'irritation à un très-haut point, on pourra parvenir à faire supporter au malade les doses nécessaires, en l'y accoutumant peu-à-peu.

Ces affections locales, d'un autre côté, peuvent être regardées comme la preuve que le Mercure agit sur la constitution, & comme le gage de ses effets sur la maladie; mais ils ne doivent jamais être considérés comme en donnant la mesure, ils ne donnent que celle de la sensibilité des parties à l'action particulière du Mercure. On voit des cas où la maladie paroît céder à l'administration d'une très-petite quantité de Mercure, qui a produit une salivation abondante, mais où elle ne tarde pas à se manifester de nouveau; on en voit d'autres où une quantité plus considérable du spécifique déracine tout-à-fait le mal, sans affecter les glandes salivaires ni aucun autre organe sécrétoire; on en voit aussi où ce remède, quoiqu'administré en doses assez fortes, ne manifeste aucun effet curatif, à moins qu'on n'augmente encore ces doses, & qu'on n'en presse l'administration, jusqu'à ce que la bouche commence à s'affecter. C'est dans ces derniers cas particulièrement que l'on peut regarder les effets locaux du Mercure comme la marque de son action générale, & où l'on peut se permettre d'en régler les doses d'après l'intensité de ceux-ci, auxquels on aura plus ou moins d'égard, suivant que la gravité des symptômes exigera un traitement plus ou moins actif.

Il arrive assez souvent que les Praticiens sont dans le cas de combattre les effets locaux du Mercure, & notamment la salivation, lorsqu'elle est trop abondante; ce qui peut arriver quelquefois, lors même que l'on conduit le traitement mercuriel avec toute la prudence requise. On a généralement regardé les purgatifs comme le moyen le plus sûr de diminuer ce symptôme; mais il ne paroît pas que l'on puisse compter beaucoup sur leur efficacité. La saignée proportionnée à la violence de l'irritation, & les bains tièdes en ont davantage. L'on se sert aussi avec succès des fleurs de soufre données intérieurement, à la dose d'un ou deux gros dans vingt-quatre heures; mais ce qui vaut mieux peut-être qu'aucun de ces moyens, c'est l'usage fréquent de gargarismes anodins qui diminuent l'irritabilité des parties, & calment ainsi les accidens. Un gros de laudanum liquide par once de véhicule fait un très-bon gargarisme; ce remède ne réussit cependant pas toujours.

Le succès de l'opium est beaucoup plus sûr, dans les cas où le Mercure se porte sur les intestins, & occasionne des douleurs de colique & des évacuations abondantes; il faut, en pareil cas, le donner en doses suffisantes pour calmer les accidens qui, ne dépendant que de la trop grande irritabilité des intestins, demandent qu'on s'attache particulièrement à combattre cette cause. Quelquefois on est obligé de recourir aux bains, aux boissons aux boissons mucilagineuses, à la saignée, pour appaiser l'état inflammatoire.

L'usage du Mercure donne lieu quelquefois à la formation de quelque nouvelle maladie, que l'on est toujours porté à regarder comme tenante à la même cause que la première, & qui peut donner beaucoup d'embarras au Praticien, s'il s'obstine à la combattre par la même méthode. Quelquefois il occasionne des douleurs qui ressemblent beaucoup à celles de rhumatisme; d'autres fois il détermine des gonflemens du périoste ou même la formation de nœuds à la surface des os. Plus souvent il produit un gonflement des amygdales accompagné d'ulcères, qui, dans quelques cas, s'étendent jusque sur le voile du palais. On le voit, chez quelques individus, prolonger la durée des ulcères vénériens, après en avoir détruit le principe, & leur faire prendre la plus mauvaise apparence, au point même de les faire paroître cancereux. Il occasionne chez quelques personnes de la langueur, de la foiblesse, des sueurs fréquentes, des affections d'estomac difficiles à guérir. Tous ces symptômes indiqueront au Praticien attentif la nécessité de renoncer à l'usage du spécifique, ou au moins de le suspendre, sur-tout lorsqu'il aura lieu de croire que la quantité de Mercure administrée peut être suffisante pour détruire la maladie première. Les affections de la gorge, celles du périoste & des os dépendent souvent d'une affection scrophuleuse, & doivent être traitées par des remèdes appropriés aux maladies de cette nature.

Outre ces fâcheux accidens dont nous venons de parler, & qui tiennent à l'action du Mercure, indépendamment de la forme particulière sous laquelle on en fait usage, il y en a d'autres qui dépendent de la manière de l'administrer. La méthode des frictions est à-peu-près exempte de tout inconvénient de cette classe; la peau absorbe le Mercure sans en être affectée d'une manière sensible, pourvu qu'on ait soin de ne joindre aucune substance irritante avec l'onguent, qui ne doit être composé que de Mercure & de graisse. Il n'en est pas de même de l'estomac & des intestins qui sont beaucoup plus irritables que la peau, & sur lesquels le Mercure produit souvent des effets très-désagréables, occasionnant des maux de cœur, des coliques & des diarrhées quelquefois très-fâcheuses.

Lorsqu'on est obligé de donner le Mercure intérieurement, & qu'il occasionne de pareils effets, même sous la forme la moins irritante, il faut chercher les moyens de prévenir ou de corriger ces accidens. Si l'estomac seul paroît affecté, on peut joindre au Mercure quelque aromate, tel qu'un peu d'huile essentielle de menthe poivrée de gérofle, &c., ce qui, dans bien des cas, le fera supporter plus facilement. Si l'estomac & les intestins sont affectés à-la-fois, il faut avoir recours à l'opium dont un demi-grain plus ou moins, ajouté à chaque dose de Mercure aromatisé comme ci-dessus, suffira souvent pour calmer les symptômes; les aromates seront moins nécessaires, lorsque les intestins seuls paroîtront souffrir de l'action du médicament.

Aucune préparation mercurielle n'est exempte des inconvéniens dont nous parlons, mais ils sont plus fréquens & plus marqués, lorsqu'on emploie celles où le Mercure est sous la forme saline. Peut-être arrive-t-il aux autres de se combiner avec des acides qu'elles rencontrent dans l'estomac, & d'irriter les intestins en conséquence de cette combinaison; on a conseillé, dans cette supposition, de joindre au médicament quelque terre absorbante ou quelque substance alkaline. Mais quelque précaution que l'on prenne, il est souvent impossible de rendre supportable aucune espèce de préparation; & l'on est obligé de recourir au traitement extérieur.

Des effets salutaires du Mercure dans d'autres cas que dans ceux de maladies vénériennes.

Jusqu'ici nous n'avons considéré le Mercure que comme l'antidote du virus vénérien, parce que c'est comme tel qu'il déploie les propriétés les plus énergiques & les plus constantes. Mais il est aussi un médicament très-essentiel dans plusieurs autres maladies. On ne peut observer son action générale sur le système animal sans appercevoir qu'il irrite toutes les fibres sensibles & motrices; effet qui se manifeste sur-tout par son influence sur les organes sécrétoires & sur le système sanguin qui, pendant un traitement mercuriel, est toujours dans un état qui se rapproche plus ou moins de celui qui accompagne une maladie inflammatoire; il augmente la célérité des battemens du cœur; il rend le pouls dur, & le sang qu'on tire alors de la veine devient couënneux. Il paroît encore avoir d'autres effets sur le principe vital, dont il est capable de modifier par-tout l'énergie; c'est ainsi qu'il augmente singulièrement le pouvoir de l'électricité sur le corps (1), qu'il résout certains spasmes, & notamment le tetanos (2); qu'il agit, comme un puissant résolutif, sur les tumeurs glanduleuses; qu'il dissipe l'inflammation du foie; qu'il change l'état de la peau dans les maladies cutanées. La Médecine en a déjà tiré parti dans le traitement de ces diverses affections, & il n'est pas improbable qu'elle pourra l'appliquer avec succès à de nouveaux usages. Mais plus ce médicament a d'activité, plus il doit être manié avec circonspection. Le préjugé que des Praticiens ont en différens tems conçu en sa faveur, les a engagés quelquefois à insister sur son usage dans des cas où il faisoit évidemment du mal; c'est ainsi qu'on l'a fréquemment administré dans l'intention de guérir le cancer, quoique personne

(1) Hunter on venereal. Diseas. p. 366.
(2) Journal de Médecine, vol. XLV, p. 45.

ne pût citer aucun exemple de guérison opérée par son moyen, là où cette maladie existoit réellement, & qu'il en existât beaucoup de ceux où il avoit accéléré les progrès du mal. D'un autre côté, si le Mercure a des inconvéniens, il n'en est pas moins le plus précieux de tous les médicamens que nous connoissons; & rien n'est plus absurde que de renoncer par cette raison à son usage, pour lui en substituer d'autres infiniment moins certains dans leurs effets. « Rien, dit M. Hunter, ne montre mieux l'ingratitude & la légèreté de l'esprit humain, que la manière dont on a traité ce remède. Car, s'il en existe un seul qu'on puisse regarder comme spécifique, certainement le Mercure est le spécifique de la vérole. Cependant les hommes courent après d'autres spécifiques de cette maladie, comme si les spécifiques étoient plus communs que les maux, tandis que trop souvent on les voit se contenter des procédés les plus ordinaires pour le traitement de diverses maladies contre lesquelles il n'y a point de spécifique connu. Ces préjugés sont entretenus par le Public, qui n'a pas encore pu se délivrer des craintes que l'ignorance des anciens leur avoit fait concevoir contre ce médicament; & beaucoup de Praticiens modernes, non moins ignorans que les Anciens, profitent de ces craintes & les perpétuent.

MÉTASTASE, Μετάστασις, *Metastasis*. Conversion d'une maladie en une autre d'une nature absolument différente, & qui, offrant une toute autre suite de symptômes, demande un traitement qu'on ne pouvoit prévoir au commencement de la maladie première. La Métastase arrive communément aux apostêmes, aux plaies & ulcères qui sont en pleine suppuration; & comme, en pareil cas, la tumeur s'affaisse, & que les surfaces qui suppurent ne fournissent plus de pus, la matière s'étant portée ailleurs, les Auteurs ont défini vicieusement la maladie nouvelle, par la cause qu'ils présumoient la produire, en disant qu'elle étoit un transport d'humeur morbifique d'une partie vers une autre. Ils ont caractérisé, sous le nom de Délitescence, la Métastase qui survient aux apostêmes, & sous celui de Reflux de matières purulentes celle qui arrive aux plaies & ulcères. La matière qui quitte ainsi une partie pour en aller occuper une autre, se jette communément sur les viscères, tel que le foie, les poumons, la rate, & d'autres fois elle se porte dans le tissu des chairs, sur les articulations; ou elle passe par les couloirs & s'échappe avec les humeurs qui naturellement s'y séparent; & alors la cause de la maladie première étant expulsée, tout rentre dans l'ordre, comme il arrive dans le plus grand nombre de cas où l'on dit qu'il y a résolution.

La Métastase suppose toujours, non-seulement l'épanchement des matières, puis leur absorption & transport ailleurs que de l'endroit où elles étoient épanchées; mais encore une certaine crudité qui ne peut sympathiser avec les loix de notre économie, sans quoi la matière élaborée comme dans le cas de résolution, ne feroit qu'une avec les humeurs circulantes, & n'occasionneroit aucun trouble. On présume avec raison que la Métastase est opérée par les racines des absorbans; cette présomption est appuyée sur un si grand nombre de faits, qu'actuellement elle passe pour une vérité. La matière resorbée & passée dans le grand systême de la circulation, occasionne une suite de symptômes, dont la gravité est plus ou moins urgente à raison de sa quantité, de son genre spécifique d'acrimonie, & du lieu sur lequel elle cherche à se déposer. Le systême sanguifère excité à une action plus répétée, acquiert une intensité de mouvemens qui constitue la fièvre, & les frissons qui la précèdent ou l'accompagnent; quelques irrégularités dans les actions vitales, des spasmes ou une torpeur annoncent également que le principe de la vie se ressent de l'hétérogénéité du délétère mis en circulation. Enfin, ce qui n'arrive point dans la résolution, la matière fixée, il se développe de nouveaux phénomènes; si elle occupe les poumons, une difficulté de respirer, une douleur sourde & profonde dans un des côtés de la poitrine, quelquefois dans tous les deux, des crachats sanguins ou purulens; la sterteur, le carus, & généralement des symptômes relatifs à ceux de l'apoplexie, annoncent la stase sur cerveau, comme ceux de l'hépatitis ou du splénitis désignent qu'elle a lieu sur le foie ou la rate. L'évènement est plus évident quand la matière se jette sur un membre à découvert, le gonflement y survient d'une manière plus prompte que s'il eût été primitivement affecté, l'inflammation & toutes ses suites se succèdent rapidement, en sorte que le pus se concentre déja dans le fond d'un tumeur, où tout n'annonce encore qu'un état de crudité.

Il est certaines maladies où la Métastase semble plus volontiers survenir que dans d'autres, & telles sont la galle, la goutte, la gonorrhée, les bubons vénériens ou pestilentiels, & généralement le plus grand nombre des tumeurs chaudes ou apostêmes humoraux. Ces derniers forment ordinairement des dépôts qui se terminent en suppuration; mais il n'en est pas ainsi des autres qui communément dans leurs Métastases entraînent à leur suite des embarras, des indurations, d'où s'en suivent une foule d'accidens & de maladies, sur le caractère primitif desquelles on est fort incertain. L'humeur de la gonorrhée, par exemple, en se portant sur l'œil, l'oreille, le testicule ou sur les articulations, donne lieu à des douleurs & des abcès, qui non-seulement privent de l'usage des parties, mais encore occasionnent une infection à laquelle on ne peut remédier que par un traitement général. Ces sortes de Métastases sont toujours fâcheuses, non-seulement en ce qu'elles donnent lieu au délétère de se fourvoyer dans les détours les plus cachés de l'organisme, mais encore parce que les parties, qui sont secondairement affectées, sont peu susceptibles de grandes actions propres à opérer une coction salutaire. Hippocrate auroit-il eu en vue cette doctrine dans l'aphorisme suivant : -- *Qui ab imbecillibus partibus ad fortiores remeaverint morbi ; ii solutu sunt faciliores ; influxus enim facilè à robore excluduntur ?*

On ignore encore, & sans doute qu'on ignorera long-temps la cause première de la Métastase, ou ce qui peut déterminer les absorbans à prendre le délétère par le convoyer dans le systême général de la circulation ; l'obsevation prouve cependant que l'action nerveuse pourroit y entrer pour quelque chose, la colère, la joie excessive, le chagrin comme la tristesse, affections de l'ame qui montent ou dépriment les ressorts de notre machine, en opérant immédiatement sur l'organisation nerveuse, la mauvaise administration des purgatifs, des astringens ou résolutifs qu'on présume opérer de la même manière, sont entièrement pour cette opinion. Mais, laissant de côté tout ce qui a rapport à ce point de doctrine si sujet à discussion, nous dirons seulement que la Métastase aura d'autant plus de facilité à paroître que l'apostême où on le redoute, approchera plus du caractère chaud ou érésipélateux, que la sensibilité du sujet sera plus grande, & son moral plus susceptible de ces vives émotions qui troublent la machine, & qui souvent vont jusqu'à en bouleverser les plus grandes opérations. Les femmes ne sont jamais plus exposées à ces épanchemens laiteux qu'on peut regarder comme métastatiques, puisque du moment qu'ils paroissent les mamelles s'affaissent, que dans le commencement de leurs couches où tout annonce chez elles une hypéræsthésie que les moindres circonstances peuvent faire tourner en maladie.

Si la matière mise en circulation dans la Métastase peut s'échapper par les couloirs, lorsque d'heureuses circonstances favorisent une pareille évacuation, elle peut aussi, comme il arrive le plus souvent, stâser sur un viscère important, & être cause de nombreux accidens. Il est donc très-essentiel de bien connoître les signes qui l'annoncent, afin de se déterminer à agir suivant les circonstances. On distingue les signes de la Métastase en ceux qui indiquent qu'elle doit se faire, ceux qui annoncent qu'elle se fait & ceux qui font voir qu'elle est faite. Les principaux signes qui indiquent que la Métastase doit se faire dans les tumeurs inflammatoires comme dans les maladies aigues où souvent elle survient, sont en général ceux de la coction. Les phénomènes d'irritation sont singulièrement diminués ; la peau n'est plus sèche & ardente, la langue commence à s'humecter, les urines déposent leur sédiment, les yeux sont moins brillans & plus sereins. Tous ces signes, plus ou moins réunis entre eux, annoncent que le temps de la crise est venu ; alors, pour peu qu'on ne voye point la Nature se déterminer à ouvrir un couloir, on doit s'attendre à une Métastase. On présume que la Métastase se fait quand, à tous ces signes, se joignent des frissons irréguliers, une foiblesse dans le pouls, une intuméfaction de quelques parties, une gêne, une pesanteur dans quelqu'organes, un dérangement d'actions, qu'on ne peut regarder comme symptôme de la maladie première ; & qu'en même-tems on observe un affaissement dans la tumeur, ou une sécheresse sur les surfaces qui sont en pleine suppuration. Enfin l'on est sûr que la Métastase est faite, quand la tumeur est entièrement disparue, que la plaie ou l'ulcère qui auparavant étoient rouges, parsemés de boutons granuleux, sont pâles, blafards, & quelquefois violets, qu'ils ne donnent plus qu'un pus séreux, & même point ; que la maladie secondaire ou métastatique est complettement formée, & qu'elle se manifeste par ses propres signes.

On trouve dans les Prénotions d'Hippocrate nombre de passages, qui font voir combien ce Père de la Médecine étoit attentif à tout ce qui pouvoit annoncer une Métastase salutaire. Parmi un très-grand nombre nous choisirons le suivant. *In vehementibus & periculo proximis pulmonum inflammationibus abcessus ad crura omnes sanè utiles; si vero disparéant abcessus & intro recurrant sputo non prodeunte & detinente febre, gravis morbi periculum, & delirii & mortis ægro imminet.* Baglivi avoit observé que les pleurétiques, à qui il survenoit une douleur dans le fond des oreilles avec suppuration, guérissoient tous. Il a particulièrement fait cette remarque au commencement de 1694, tems ou les pleurésies couroient épidémiquement à Rome & en d'autres villes d'Italie. Mais une Métastase qui a encore plus fréquemment lieu, est celle qui se fait sur l'une des parotides dans la plupart des fièvres malignes. *Optimæ sunt*, dit cet Auteur, *quæ die critico cum signis coctionis veniunt, quæ nec majores sunt quam ferri possint à parte affectâ nec minores quam purgare valeant; quæ sunt diffusæ magis quàm nimium contractæ & quæ sunt, citra ruborem nimium, & citra nimium dolorem.*

La Métastase une fois formée, peut encore se terminer par une évacuation critique ou par délitescence. Hippocrate nous fournit plusieurs exemples du premier cas, il dit que les articulations qui souffroient beaucoup à la suite des fièvres, & qui menaçoient déja d'un abcès, ont été délivrés par un flux abondant d'urines très-épaisses. On observe assez souvent que ceux chez qui les signes annoncent la formation d'un abcès intérieur, en sont souvent délivrés inopinément par diarrhée bilieuse. La délitescence survient souvent dans la petite vérole, lorsqu'elle est parvenue à son troisième tems ; celui de la suppuration.

l'hétérogène qui, avec le pus, s'étoit fixé vers la peau, rentre subitement dans les vaisseaux, & se porte à la tête, ou se jetant sur les larynx ou les poumons, il opprime & suffoque leur action. Des parotides ou des bubons, qui sont presqu'en pleine suppuration, disparoissent ainsi promptement à la suite d'une diarrhée ou d'une intuméfaction au foye.

La Métastase a des suites d'autant plus inquiétantes qu'elle se fait sur des viscères essentiels à la vie; celle qui se fait sur le cerveau est la plus fâcheuse de toutes, elle arrive fréquemment dans le traitement des anciens ulcères qu'on cherche à dessécher avant d'avoir pensé à établir une voie de dérivation à l'humeur qui s'échappoit par celles qui lui étoient connues. La Métastase qui se fait sur les poumons est beaucoup moins à craindre, quoique cet organe soit un viscère aussi essentiel à la vie que le cerveau, le mouvement continuel où il est, la grande surface par laquelle il communique avec l'atmosphère, & les sécrétions abondantes que s'y opèrent, déterminent plus facilement la matière de la Métastase à s'échapper au-dehors sous forme de crachats plus ou moins purulens. Si, en pareil cas, il y a quelques dangers chez certains sujets, c'est que leurs poumons sont naturellement foibles, susceptibles d'agacement, & conséquemment très-propres à donner foyer à l'inflammation. La Métastase se fait assez souvent sur le foye à la suite de la répercussion de l'humeur psorique ou dartreuse. Quand la matière se dépose dans le parenchyme du foye, hors des routes de la circulation, ce viscère s'engage, devient pâteux, il s'abcède en différens endroits, & d'autres fois il passe à une induration parfaite. Quand la Métastase se fait sur la rate, les phénomènes sont beaucoup plus lents à se manifester, on ne s'en apperçoit qu'à une pesanteur qui se fait plus sentir à l'hypochondre gauche.

Les moyens préservatifs de la Métastase sont ceux auxquels les Praticiens doivent porter la plus grande attention. En supposant donc qu'on ait à redouter cette conversion dans le traitement d'une tumeur apostémateuse, il faut faire son possible pour fixer l'humeur sur le lieu qu'elle occupe déjà; on y appliquera les suppuratifs de nature irritante & propre par-là à accélérer la maturation, & si l'on soupçonne quelque malignité dans les humeurs stagnantes on préférera de les ouvrir avec le cautère plutôt qu'avec le bistouri, si pareillement la suppuration se fait lentement dans la plaie, que les chairs soient peu vives, on se sert d'un digestif animé dont on charge les plumaceaux, & l'on entoure la partie avec des compresses trempées dans du vin chaud & même dans du vin aromatique; on panse rarement quand la suppuration est peu abondante. Et dans l'un comme dans l'autre cas, lorsque les sujets sont languissans, maigres, on les soutient avec de bons bouillons; du potage, des consommés, & quelquefois un peu de vin quand il n'y a pas de fièvre. On évite tout ce qui peut occasionner de vives passions; on veille à ce que l'atmosphère soit tempéré, on le corrige s'il est vicié par les moyens que l'Hygiène prescrit. Pendant tout ce tems on observe si quelques symptômes étrangers à la maladie première n'annoncent point une conversion métastatique au-dedans ou au-dehors du corps, l'on se comporte alors conséquemment à leur nature. Si l'humeur vient former apostême au-dehors, on cherche à favoriser celui-ci par l'application des ventouses sèches, des attractifs, & autres moyens dérivatifs connus. Si elle se porte vers les couloirs, on favorise son issue en cherchant à augmenter le genre de sécrétion que le colatoire opère, par les diurétiques, les expectorans, les diaphorétiques, & autres qu'on connoît les plus favorables en pareil cas. (*M. Petit-Radel.*)

MÉTHODE. Μέθοδος, *Methodus*. Art de procéder à la guérison d'après une suite de raisonnemens convenablement déduits des indications que présente une maladie chirurgicale quelconque. Cet art est fondé sur les mêmes bases que la Méthode en Logique, & suppose un esprit juste, qui sache apprécier les causes & les dérangemens qu'elles peuvent opérer dans l'organisme, afin de leur résister, ou les abandonner à elles, ou les oublier momentanément lorsque quelques symptômes plus graves que la maladie; demandent un traitement particulier. La Méthode est indispensable dans la Pratique de l'Art de guérir, soit qu'on s'occupe du traitement des maladies internes, ou de celles qui ont rapport à la Chirurgie, car il ne suffit pas de bien connoître la nature d'une maladie, & le genre de remèdes ou d'opérations qu'elle nécessite, si l'on ignore la manière de lier ensemble & de faire succéder convenablement les uns aux autres les moyens de guérisons, l'on manque son but, & les moyens les mieux indiqués sont sans succès. Un ulcère ancien, par exemple, dur, calleux, avec inflammation, demande l'emploi des topiques emolliens, des cathérétiques, des déterfifs, des épulotiques & des cicatrisans; mais l'usage de ces remèdes quoique bien indiqués, peut néanmoins tourner au détriment du malade, si, dans leur administration, on ne met point l'ordre ni la Méthode que le caractère de la maladie indique. Si, par exemple, dans le commencement où les chairs sont sèches dans un état d'éréthisme, on recouroit aux cathérétiques ou aux déterfifs qui peuvent avoir leur application dans tout autre tems ou augmenteroit l'inflammation, & peut-être la gangrène pourroit-elle être la suite d'un traitement si peu raisonné. La Méthode pour le plus grand nombre des Chirurgiens est la même chose que la routine; la pratique des hôpitaux où la plupart du tem s on ne raisonne point, se transme à l'Elève qui, une fois établi, fait ce qu'il a vu faire, & ne s'en départ point par cette raison dont Horace fait mention.

Quo semel est imbuta, recens
Testa diù servabit odorem.

Et ainsi l'erreur se propage, & les observations de pratique, qui viennent de pareilles sources, ne servent qu'à l'étendre de plus en plus. Une bonne institution dans laquelle on formeroit les Elèves d'après les principes raisonnés d'une saine théorie fondée sur une Pratique éclairée pourroit parer à tous ces inconvéniens. Mais le tems n'est point encore venu où l'homme appréciera combien peut lui être funeste son indifférence à établir un enseignement uniforme & régulier dans l'Art de guérir, si utile à son bonheur. Les Anciens, qui ont le plus vivement senti le prix de la Méthode, nous ont laissé relativement à elle quelques axiômes dont la vérité transmise de siècle en siècle n'en devient par-là même que plus certaine. Ces axiômes sont les suivans : 1.° *Concedendum aliquid & consuetudini & regioni & ætati.* Cet axiôme est d'Hippocrate, il désigne qu'il faut avoir égard à la coutume, à la saison, au climat & à l'âge des sujets dans le traitement des maladies, & diriger la nature des remèdes d'après les indications qu'ils présentent. 2.° *Quos remedium non sanat, ferrum sanat, quos ferrum non sanat ignis sanat, quos ignis non sanat, insanabile.* Cet axiôme du même Auteur, marque la succession qu'on doit mettre dans les moyens de guérison & en même tems le degré de confiance qu'on doit avoir en eux; il seroit à souhaiter qu'il fût continuellement médité. 3.° *Medicamentis uti nisi in vehementibus malis supervacaneum.* Cet axiôme est de Celse; il désigne qu'il faut dans les maladies, qui ne sont pas graves, laisser la Nature à elle-même & ne point la tourmenter par des soins indiscrets & peu réfléchis. *Malim enim*, dit Stoll à ce sujet, *ut nulla prorsus medicina fiat quam inepta, & morbo non respondens atque hoc ipso perniciosa & salutarium moliminum turbatrix.* 4.° *Satius est anceps experiri auxilium quàm nullum.* Celui-ci est encore de Celse, il signifie qu'il vaut mieux employer un remède douteux qu'aucun. Cet axiôme vrai dans son principe comme le troisième, seroit faux dans sa conséquence comme lui, car si les remèdes douteux peuvent tourner au détriment de l'Art sans produire un bien manifeste, il vaut mieux n'y point avoir recours. 5.° *Vehementi malo nisi æquè vehemens auxilium succurrere non potest.* Cet axiôme pris du même Auteur est le même que l'aphorisme d'Hippocrate *ad extremos morbos extrema remedia exquisitè optima.* Ils désignent l'un & l'autre qu'envain l'on s'attend au mieux dans une maladie grave si l'on n'emploie point les grands moyens de guérison. Par grands moyens, il faut entendre ici non-seulement ceux qui opèrent de grands mouvemens tels que les héroïques des Anciens; mais ceux qui sont appropriés au caractère de la maladie & qui souvent agissent d'une manière insensible. 6.° *Quos ratio non restituit, temeritas adjuvat.* Cet axiôme de Celse devroit être un objet continuel d'attention pour le Praticien, car il lui a souvent attiré le mépris comme il a valu la gloire aux charlatans; mais tout en parlant ainsi, nous sommes loin de conseiller une témérité évidemment funeste. 7.° *Naturâ repugnante nihil proficiunt auxilia.* Cet axiôme indique qu'avant de chercher à guérir, il faut être sûr que la Nature répondra aux efforts de l'Art; car, comme le point essentiel consiste dans le ménagement des forces; si celles-ci viennent à manquer, il n'y a plus aucune espérance de succès. 8.° *Medicamenta heroïca in manu imperiti sunt uti gladius in dextrâ furiosi.* La vérité de cet axiôme n'a pas besoin d'aucune explication pour être sentie même de ceux qui ne sont point de la profession. 9.° *Citò, tutò & jucundè.* L'origine de ces trois mots remonte à Asclépiade qui s'en est servi le premier pour prescrire la conduite qu'on doit tenir en observant la Méthode. Ils signifient que la guérison doit être la plus prompte possible, la plus sûre & la plus agréable, ce dernier point suit nécessairement de l'observation des deux premiers; il en est le complément. 10.° *Festina lentè & aliquid Naturæ committe.* Ce dernier désigne qu'il ne faut pas toujours précipiter l'emploi des moyens de guérison; qu'il faut laisser faire quelque chose à la Nature quand le danger n'est point urgent, d'autant plus qu'elle est l'instrument premier de la guérison.

La Méthode, dans la pratique opératoire, consiste dans une manière particulière d'employer tel ou tel instrument en attaquant de telle ou telle manière la partie sur laquelle on se propose de les faire agir, le procédé diffère de la Méthode en ce que celle-ci est plus compliquée, suppose des vues Thérapeutiques dont on peut se passer dans l'autre. Ainsi, par exemple, nous rapporterons à la Méthode les manières différentes d'extraire la pierre de la vessie en attaquant celui-ci par son fond, par son bas-fond, par l'urètre ou par son col, parce que ces différentes manières supposent plus de notions & qu'il n'y a que l'homme véritablement instruit qui puisse en faire l'option. Nous appellerons Procédés, les différens moyens & instrumens dont on fait usage pour mettre la Méthode en action, & dont le succès dépend souvent d'un tour de main propre à chaque Opérateur. (M. PETIT-RADEL.)

MEURTRISSURE. Υπωπιασμος, *Sugillatio* état d'une partie qui a éprouvé les effets de la contusion sur une très-grande surface. *Voyez* pour tout ce que nous pourrions dire ici l'article CONTUSION. (*M.* PETIT-RADEL.)

MIEL-VIERGE. On le recommande pour déterger & guérir les ulcères, pour faire mûrir les tumeurs froides, pour effacer les taches

& les ulcères de la cornée. Le miel, mêlé avec un quart ou environ de cire, à l'aide d'une douce chaleur, forme un excellent cérat pour les plaies & pour les ulcères.

On a donné de grands éloges à l'application du miel sur des brûlures récentes de la peau. Nous avons vu un ulcère cancérant de la langue qui avoit résisté à l'action de beaucoup de remèdes, se guérir par l'usage de cette substance dont la malade tenoit constamment une petite quantité dans sa bouche.

MOLE, Μύλος, *Mola*. Substance carniforme, insensible & molasse, qui se forme dans la matrice à la suite de la conception. La Môle & le faux-germe sont les mêmes à leur origine, toute la différence est que, dans la Môle, on n'apperçoit aucune trace du fétus, que toutes les parties se sont, pour ainsi dire, confondues pour la former, au-lieu qu'on en découvre quelques apparences & même quelquefois des membres bien formés dans le faux-germe. On peut croire, d'après tout ce que présente une scrupuleuse observation, que le faux-germe n'est que le commencement de la Môle, & qu'en suivant celle-ci comme l'autre par rétrogadation, on arriveroit au produit d'une génération régulière. La Môle est toujours seule, & ce n'est que dans des circonstances infiniment rares qu'on en a vu plusieurs; néanmoins Sennert en cite deux, trois, & même davantage; il ajoute que quelquefois elles se rencontrent même avec un fétus, ce qui est infiniment rare.

La Môle est toujours le produit d'une grossesse qui ne peut parvenir à terme; les fétus périssant alors d'une manière quelconque, & le placenta continuant d'absorber les sucs qui devoient passer par le cordon, cette masse s'aggrandit de plus en plus, prend plus de consistance, & acquiert par la vie nouvelle dont elle jouit alors, une organisation différente de celle qu'elle avoit précédemment. Cette organisation varie beaucoup; quelquefois elle offre l'apparence d'un parenchyme dont les fibres ne conservent aucune direction comme celui de la rate; d'autres fois elle forme un amas de petites vessies remplies d'eau, attachées par autant de pédicules à une substance carniforme qui leur tient lieu de base par laquelle elle tient à la matrice. Plusieurs de ces vésicules ou hydatides ont quelquefois un pétiole commun & forment comme une espèce de grappe qui imite assez celle du raisin; &, en pareil cas, l'imagination ayant prêté à la chose, on a été jusqu'à dire que les femmes ont accouché d'une grappe de raisin qu'elles avoient desiré dans les premiers tems de leur grossesse, erreur qu'une attention plus scrupuleuse eût dissipé si les hommes se livroient moins aux préjugés. On trouve dans l'un des Trésors de Ruisch un placenta ainsi converti en hydatides, lequel mérite d'être examiné. J'en ai vu aussi quelques-uns assez curieux dans les Cabinets d'Anatomie à Londres.

On parle de Môles formées chez les filles, les femmes stériles, & même chez les vieilles; mais si quelque chose de semblable a eu lieu chez elles, c'est qu'on a pris un polype pour une Môle, erreur dans laquelle l'intérêt de tromper a pu quelquefois faire tomber. La Môle parenchymateuse dont nous avons parlé plus haut, s'accroît assez vîte, & le sang qu'elle absorbe de la matrice, passant par ses cellulosités, les engorge toutes, & tellement qu'au moindre effort la femme éprouve des pertes qui continuent jusqu'à ce que ce corps soit expulsée hors de la matrice. Il est assez ordinaire que ces Môles aient intérieurement une cavité qui contient plus ou moins d'eau, vraisemblablement c'est celle où nageoit le fétus lorsqu'il jouissoit encore de la vie; mais à une certaine époque on ne la rencontre plus, parce que sans doute elle s'est échappée par une cellule particulière. Quand cet écoulement a lieu, la masse de la Môle se pelotonne à mesure, & prend de plus en plus de la consistance; sa cavité, telle spacieuse qu'elle fût précédemment, s'efface & tellement qu'on ne la retrouve plus après l'expulsion de ce corps qui alors offre une très-grande solidité. Les Môles parenchymateuses sont quelquefois dures, sèches & comme racornies, & c'est ce qui arrive à la suite des hémorrhagies qui ont duré long-tems; la Môle en pareil cas sort sans être accompagnée d'une bien grande perte.

La Môle séjourne un plus ou moins long tems dans l'intérieur de la matrice selon nombre de circonstances sur lesquelles il est bien difficile de pouvoir s'accorder. Ordinairement elle est expulsée du premier au troisième mois de la grossesse, quelquefois elle reste jusqu'au neuvième; les Auteurs éloignent encore bien plus cette époque en la reculant à des années. Il est difficile de s'assurer dans les premiers mois de la présence d'une Môle, ses signes se confondent tellement avec ceux d'une bonne grossesse qu'on ne peut la distinguer d'elle. Mais l'on commence à avoir quelques doutes vers le quatrième mois, tems où les femmes doivent sentir remuer leur enfant & où alors elles ne le sentent point. Quant à ce signe exclusif se joignent une habitude maladive, un gonflement des mamelles sans que le lait s'y sépare, que les douleurs du bas-ventre & les pertes se succèdent, ce sont autant d'indices qui sont pour l'état qu'on soupçonne, & auxquels il reste au toucher à donner de la valeur. On le pratique de la manière que nous l'avons conseillé à l'article Toucher. On cherche à s'assurer si l'enfant balotte au milieu des eaux, que si ce mouvement ne s'annonce en aucune manière au terme où ordinairement il est de la plus grande évidence, & que, d'un autre côté, les signes qui annoncent le développement de la matrice aient lieu, si d'ailleurs on est sûr que ce viscère n'est affecté d'aucune maladie, on peut annoncer la Môle, sur-tout quand il y a eu de fréquentes hémorrhagies. Si cette dernière circonstance n'a point eu lieu, on peut présumer une hydrométra ou un physométra; mais, en général, il arrive souvent qu'on se trompe en pareil cas, soit par la faute des femmes qui rendent mal ce qui a précédé, ou par l'inattention qu'on porte aux phénomènes qui annoncent l'état actuel du désordre.

La matrice se débarrasse d'une Môle par le même mécanisme dont elle se délivre de l'enfant dans une bonne grossesse, dont elle expulse l'air ou l'eau qui la dilatent dans une fausse grossesse. Peu-à-peu le col & l'orifice s'étendent; les fibres turbinées entrent en action & la Môle passe par l'orifice dont la capacité est alors suffisante pour l'admettre; si l'orifice est encore trop peu ouvert, des douleurs surviennent, un travail régulier commence, il est précédé par des hémorrhagies, & une portion de la masse s'engage & est rejetée au-dehors. S'il tarde, on l'accélère au moyen du toucher, des lavemens irritans, on saisit le corps, soit avec les doigts, soit avec la pince à faux-germe, en même-tems que de l'autre main on frotte l'hypogastre pour déterminer les contractions de la matrice; si les douleurs sont considérables à raison de la difficulté qu'offre le col ou l'orifice à la masse qui se présente, on fait des injections dans le vagin pour faciliter le relâchement; on prescrit des demi-bains, on saigne même en certaines circonstances. Que si la femme perd peu de sang & qu'elle conserve assez ses forces, on abandonne le travail à la Nature; sinon l'on porte le doigt vers l'orifice & l'on tâche de le dilater; quelques-uns conseillent même de l'inciser, quand la résistance est insurmontable par tous ces moyens; mais on ne doit prendre ce violent parti que dans le cas où il y auroit coalition entre les bords de l'orifice, comme il arrive quelquefois à la suite des accouchemens laborieux où il y a eu déchirement du museau de tanche. La portion de la Môle qui s'échappe, est quelquefois étranglée par l'orifice, en sorte qu'elle ne peut avancer ni reculer quoiqu'elle soit entièrement détachée de la matrice; il faut, en pareil cas, déchirer ou couper la portion qui est dans le vagin, & qui s'oppose à ce qu'on puisse porter le doigt fort haut, & ensuite insinuer celui-ci dans l'orifice pour le dilater au point qu'il convient. Mais, dans toutes ces tentatives, il ne faut pas confondre la maladie avec un polype, un renversement de matrice ou toute autre affection qui puissent en imposer. (*M. Petit-Radel.*)

MONDIFICATIF. *Voyez* Détersif.

MONOCULE. Bandage pour la fistule lacrymale & autres maladies qui affectent l'œil. Il se fait avec une bande longue de trois aunes, large de deux doigts, roulée à un globe que l'on tient de la main opposée à la partie malade, c'est-à-dire, que, pour appliquer cette bande sur l'œil droit, le globe est dans la main droite, & l'on tient le bout avec la main gauche, & *vice versâ.* On applique le bout de la bande à la nuque, & l'on fait une circulaire qui passe sur le front, & on vient engager le bout de la bande; on descend ensuite sous l'oreille du côté malade, & l'on passe obliquement sur la joue au-dessous de l'œil, sur la racine du nez, sur le pariétal opposé, & à la nuque; le troisième tour de bande forme un doloire avec le second, le quatrième en fait un sur le troisième, & l'on finit par quelques circulaires autour de la tête. Ce bandage est contentif & suppose l'application de l'appareil convenable. Son nom vient du Grec μονος, seul, & de latin *oculus*, œil. Un mouchoir en triangle est aussi bon & moins embarrassant que ce bandage. *Extrait de l'anc. Encycl.*

MORAND (Sauveur), né à Paris en 1697, au sein même de la Chirurgie. Morand eut dans sa jeunesse une éducation cultivée, ce qu'il a bien soin de faire remarquer chaque fois que l'occasion s'en présente. Il se livra, dès son plus bas-âge, à l'étude de l'Anatomie, & suivit les Professeurs les plus en réputation en ce genre. Il se nourrissoit des grands principes de son Art sous son Père, qui étoit Chirurgien-major aux Invalides. Après les Actes de la Maitrise, il fut reçu à l'Académie de Chirurgie, qui alors commençoit à se former. Il succéda à Quesnai comme Secrétaire, place qu'il a remplie avec assez de distinction. Il fut Chirurgien-en-chef à l'Hôpital de la Charité pendant plusieurs années, & de-là il passa à la place de Chirurgien-major de l'Hôtel Royal des Invalides dans laquelle il est resté pendant fort long-tems. Morand avoit réellement à cœur les progrès de la Chirurgie. Témoin plus d'une fois des fâcheux accidens qui accompagnent l'opération de la taille au grand-appareil, il tenta souvent de faire revivre la méthode de Franco qu'il avoit comme en prédilection. Il écrivit même à ce sujet; mais, pendant qu'il entretenoit le Public de ses vues, Cheselden, en Angleterre, tailloit à la méthode de Rau, si heureusement que la renommée de ses succès parvint jusqu'en France. Morand qui vouloit le bien public, mais sans préjudicier au sien propre, détermina l'Académie Royale des Sciences dont il étoit Membre, à l'envoyer à Londres pour apprendre, par lui-même, le tour de main de Cheselden. Les deux rivaux ne se virent point en Philosophes, Morand en devina plus que Cheselden ne lui en avoit dit & montré. De retour il s'essaya, & ses tentatives furent salutaires aux malades qui se confièrent à ses soins utiles, & aux Chirurgiens qui profitèrent de sa pratique. Il publia ses Observations sur la méthode latérale qui fut celle qu'il adopta par la suite. Morand a donné différens Mémoires à l'Académie Royale des Sciences dont plusieurs ont rapport à la Chirurgie. On en trouve également quelques-uns dans le second & le troisième volumes de l'Académie Royale de Chirurgie, qui sont plus ou moins intéressans. Après avoir exercé la Chirurgie pendant plus de quarante ans, ce Praticien se retira en quelque façon du monde, ne conservant que la place de Chirurgien-major des Invalides. Ce fut dans cette espèce de repos, en 1768, qu'il donna la première partie de ses Opuscules qui fut suvie de la seconde. Cet Ouvrage est fort mince sous quelqu'aspect qu'on le considère. Morand mourut en 1773, & fut enterré aux Invalides, dans le tombeau de sa famille. (*M. Petit-Radel*).

MORGAGNI (Jean-Baptiste), né à Forli, Ville de la Romagne, en 1682. Le jeune Morgagni, quoiqu'ayant perdu son Père dès son plus bas-âge, n'en poursuivit pas moins ses études, & à peine avoit-il sa quinzième année qu'il possédoit les Belles-Lettres, plusieurs Langues étrangères, & avoit soutenu différentes thèses sur la Philosophie. Il vint étudier alors à Bologne sous Malpighi & Valsalva, si célèbres en Anatomie, & dont la gloire étendoit ses limites au-delà de l'Europe. Le jeune Elève fit aller de pair l'enseignement & l'étude, & ce fut pour lui une occasion brillante de faire connoître sa vaste érudition. Aussi ne tarda-t-il point à être nommé à une chaire de Médecine, à l'Université de Padoue. Il fut bien-tôt élu dans diverses Académies; & celle des Sciences de Paris ne fut point une dernière à récompenser son mérite. Le premier ouvrage qu'il fit paroître fut ses Adversaires; ouvrage qui confirma sa capacité & ses hautes connoissances en Anatomie. Il y répond à Manger & à Bianchi, & confond en quelque façon, avec les pièces en main, les Athlètes impuissans qui avoient osé s'élever contre lui. La réputation que cet Auteur s'acquit dans toute l'Italie rendit son nom recommandable aux étangers comme aux siens. Partisan de l'ordre de Riolan, il procédoit toujours du simple au composé, & de l'état sain à l'état malade; ce qui ne pouvoit que rendre ses leçons infiniment instructives aux Médecins & aux personnes déjà un peu avancées dans le cours de leurs études. Morgagni, par sa place & par les liens qui le tenoient aux Sociétés dont il étoit Membre, étoit obligé de composer souvent des discours scientifiques, relatifs aux circonstances; tous ceux qu'il a fait en ce genre, & ceux qui ont été publiés, marquent combien ce Savant étoit profond dans la Littérature, l'Antiquité & même les Arts. Au milieu de toutes ses occupations variées de l'enseignement & de la Pratique, Morgagni méditoit ce grand ouvrage qui devoit l'éterniser, & qui a pour titre: *De sedibus & causis morborum per Anatomen indagatis quinque Libri*. 1740, *in*-4.°, 2 volumes. Le quatrième Livre est proprement celui où l'on trouve le plus d'objets relatifs à la Chirurgie. C'est un fond inépuisable qui fournit à mesure qu'on en tire, assez semblable en cela à certaines minières qui donnent d'autant plus qu'elles sont plus exploitées. Nous y avons beaucoup puisé pour cet ouvrage. Si les prodigieuses connoissances de notre Auteur comportoient une vie retirée, il en étoit bien dédommagé par les visites que les Grands, les Potentats, les Empereurs même lui rendirent; hommage bien flateur pour celui qui le reçoit & pour celui qui l'accorde. Morgagni enseigna l'Anatomie jusqu'à la fin de ses jours en reconnoissance des avantages dont elle l'avoit comblé, disoit-il, savoir, 1.° *Il favore di molti grand'uomini*. 2.° *La munificenza della Serenis. Republica*. 3.° *Che con tal mezzo era arrivato al dono di tanta fede ch'esser non potea tentato intorno alla credenza dell'essitenzae providenza di Dio. Gran lezione*, ajoute le Journaliste de Rome, *a certi Letterati intemperanti di tanto inferiori al gran Morgagni*. Ce Savant mourut en 1771, à 89 ans. Il étoit naturellement fort & vigoureux, & d'un aspect assez gai. Il sut se concilier l'amitié des siens & même de ses Confreres, qui la portèrent au point de faire placer, de son vivant, son buste dans le Palais public de Forli, avec l'inscription suivante:

J. Bapt. Morgagno, Nob. Forol. Patria
Inventis librisque ejus probatissimis
Ubique gentium illustrata;
Decrevit A. D. M. D. CC. LXIV.
Ponendam in celeberrimo hoc loco
Marmoream effigiem
Adhuc viventi.

MORSURE, plaie formée par les dents de quelqu'animal. *Voyez* Plaie.

MORTIFICATION. On dit qu'une partie est dans un état de mortification lorsque la vie y est totalement éteinte. On attache le même sens à ce mot qu'à celui de sphacèle ou de gangrène complette. *Voyez* Gangrène.

MOSCHION. Il y a eu quatre Médecins de ce nom; mais celui dont il s'agit dans cet article, nous paroît être le même que cite Pline. Il embrassa la secte des Méthodistes, & n'a laissé qu'un seul ouvrage, intitulé: *De Muliebribus affectibus græcè & latinè*, imprimé à Bâle, en 1538. Gaspard Wolfius croit, & avec raison, que l'original a d'abord été écrit en latin, & que l'exemplaire grec qu'on en a, n'est qu'une traduction. Le texte n'en est point pur, quoiqu'il soit écrit avec beaucoup de méthode. Il est divisé en deux parties; dans la première, il traite de la grossesse, des maladies qui empêchent la conception, de celles des femmes enceintes & en couches; il s'occupe, dans la seconde, des maladies propres au sexe. En général, Moschion a rapporté, avec beaucoup d'exactitude, les causes de la stérilité chez les deux sexes; il cite, chez la femme, l'imperforation de la matrice, l'obstruction de son orifice par une membrane ou quelqu'autre corps, l'érosion, la callosité, la dureté & l'ulcère de son col; &, chez l'homme, le vice de conformation, qu'on appelle Hypospadias, padies, ou Parathoeus. Il faut prendre, dans Galien, la véritable acception de ce mot; car ce qu'en dit notre Auteur est inintelligible, vu son laconisme & l'ambiguité de ses expressions. *Voyez* l'article HYPOSPADIAS. Moschion, en parlant de la stérilité, cite plusieurs médicamens qu'il regardoit comme lui étant contraires; mais un rapport sous lequel cet Auteur est singulièrement estimable, c'est qu'à l'exemple de Cléopâtre, il ne s'est point permis d'indiquer les divers moyens réputés capables de produire la stérilité. On peut même dire qu'en les supposant doués d'une vertu qu'ils n'ont pas, il les regardoit comme abominables, ainsi qu'il le témoigne, en parlant de l'avortement. Il donne des avis relativement à la conduite que les femmes doivent tenir vers le huitième & le neuvième mois de leur grossesse, tant par rapport à leur vêtement, qu'à l'emploi des moyens qui relâchent la voie par-où l'enfant doit passer. Il est de ces conseils qui, à la vérité, sont pernicieux; mais il en est d'autres dont l'oubli peut tourner au détriment de la mère. Il vient ensuite aux signes de l'accouchement prochain, parle de la position qu'on doit donner à la femme, & dit que, lorsque l'accouchement est instant, il faut porter le doigt gauche huilé dans l'orifice de la matrice, pour faciliter la chûte du chorion. Il observe que si la poche des eaux tarde à se rompre, il faut la déchirer avec les ongles, & agrandir cette première ouverture en y portant les doigts rapprochés l'un de l'autre, & en les écartant après qu'ils sont introduits. Moschion rejette, avec raison, la pierre d'amianthe, le verre, & autres moyens usités de son tems pour couper le cordon, & qui agissent plutôt en sciant qu'en coupant; il les regarde, avec raison, comme superstitieux, & veut qu'on fasse tout bonnement cette résection avec le scalpel. Notre Auteur est un de ceux qui se soient le plus étendus sur les causes qui peuvent rendre l'accouchement difficile, & sur les moyens de le bien terminer; il les a sagement distingués en celles qui viennent de la mère, & en celles qui tiennent à l'enfant. Parmi celles de la première classe, se trouvent l'inertie & la trop grande rigidité, l'occlusion de l'orifice de la matrice, & plusieurs autres qu'on n'admettroit point aujourd'hui, où tout ce qui s'oppose à cette fonction a été réduit à une juste valeur. On trouve, parmi les secondes, la grosseur démesurée de la tête de l'enfant, l'hydropisie dont il peut être attaqué, sa mauvaise situation qu'il divise & subdivise en un très-grand nombre d'espèces. Mais de toutes ces positions, la meilleure, selon lui, est celle où la tête se présente, les bras étendus le long du corps, & les cuisses rapprochées. Après vient celle où l'enfant se présente les pieds à l'orifice; mais la première est, de beaucoup préférable à la seconde, parce qu'ici, dit-il, l'on n'a point à craindre, quand on commence à tirer l'enfant, que les bras, s'écartant du tronc, restent dans la matrice. La conduite de Moschion, relativement à ces différens cas, est fondée en principes; & les Accoucheurs actuels, quoique plus avancés, ne rougiroient pas encore de marcher sur ses traces. (*M. PETIT-RADEL.*)

MOTTE, (Guillaume Mauquet de la) Chirurgien juré, Accoucheur à Valognes. Il étudia à Paris, & pratiqua à l'Hôtel-Dieu, où lui vint son goût pour la pratique des Accouchemens, qu'il prit en suivant, comme Topique, les Médecins qui visitoient les femmes grosses & accouchées. Il s'y livra du moment qu'il fut retourné dans sa Patrie, & y obtint une très-grande réputation pendant plus de quarante ans qu'il l'exerça. C'étoit un homme droit: *Non quidem eruditus*, dit Haller, *sed recti judicii, qui plurima expertus, multa simpliciùs & meliùs quàm priores Chirurgi vidit, hactenùs modestus & candidus.* La pratique des Accouchemens commençoit à devenir lucrative aux Chirurgiens qui s'en occupoient, lorque M. Hecquet chercha à réprimer ce prétendu abus. Il fit un petit livre intitulé: *De l'Indécence aux Hommes d'accoucher les Femmes.* Ses raisons ne sont rien moins que fondées; mais elles commençoient à faire sensation sur une certaine classe de personnes qui voyoient aussi pieusement que lui, lorsque la Motte répondit à ces difficultés, dans une Dissertation sur la génération, en appuyant ses raisons sur le récit d'événemens fâcheux arrivés entre les mains des femmes qui avoient voulu se mêler dans une profession qui leur étoit étrangère. La pratique multipliée de notre Auteur le mit à même de faire paroître, en 1721, un Traité complet sur les Accouchemens, tant naturels que contre nature. Il faut moins chercher, dans cet Ouvrage, de l'érudition qu'une pratique appuyée par beaucoup de faits. Il fut le plus en vogue, jusqu'à ce que Smellie & Levret eurent donné le leur; & encore mérite-t-il d'être consulté en beaucoup d'occasions, par rapport aux observations qui y sont rapportées. Un an après la publication de cet Ouvrage, parut un autre Traité complet sur la Chirurgie; c'est un recueil d'un très-grand nombre d'observations faites par cet Auteur, & qui sont fort intéressantes. En général, il parle beaucoup de lui-même; aussi Haller dit-il: *Laudes suas non negligit, non perindè famæ Collegarum studiosus.* M. Sabbatier a donné une édition de ce dernier Ouvrage, enrichie de beaucoup de notes. (*M. PETIT-RADEL.*)

MOUCHETURE, espèce de scarification légère & superficielle. *Voyez* SCARIFICATION.

MOXA. C'est le nom que l'on donne au Japon à une manière d'appliquer le *Cautere actuel* ou plutôt à la substance, dont on se sert pour cette application. On a adopté ce nom en Europe pour désigner une méthode à-peu-près semblable que l'on a commencé, depuis M. *Pouteau*, à pratiquer en France, & dont nous avons parlé à l'article CAUTERE ACTUEL.

Le Moxa est la meilleure & presque l'unique ressource des Japonnois dans la plupart des maladies; aussi voit-on dans cet Empire tous les hommes couverts des stigmats & des cicatrices que laisse l'impression de ce caustique. Il passe pour un remède si certain & un préservatif si sûr que les criminels condamnés à une prison perpétuelle, ont la permission de sortir tous les six mois pour se le faire appliquer. Les personnes libres en réitèrent l'application jusqu'à trois fois par an au renouvellement des saisons, à-peu-près de la même manière qu'en certains pays de l'Europe on a recours à la saignée & à la purgation pour diminuer la plétre, ou prévenir l'orgasme des humeurs. Ces peuples, ennemis irréconciliables de la saignée, comme d'un moyen destructif du principe de la vie, y substituent le Moxa, dont le fréquent usage, à ce qu'ils prétendent, donne de la force & de la vigueur; l'application s'en fait à tout âge & en toute saison, sans distinction de condition ni de sexe. Les Japonnois se croiroient malheureux si on les privoit de ce remède; par lui, dit Then Rhyne, ils éludent & charment presque toutes les douleurs, à peine trouveroit-on un homme qui n'en ait éprouvé les bons effets. »

« Voici la préparation du Moxa à la Chine & au Japon. On ramasse les feuilles les plus tendres de l'armoise, & ses sommités; après les avoir fait sécher à l'ombre, on les frotte dans les mains, on en ôte les fibres, & l'espèce d'étoupe qui reste est conservée pour l'usage. L'armoise ainsi préparée prend le nom de Moxa, le plus ancien est réputé le meilleur. On en forme entre les doigts des petites masses d'une forme pyramidale, qui excèdent un peu le volume d'un pois; quelquefois on enveloppe dans un papier cette laine végétale & on la comprime dans la main, afin qu'elle soit plus uniformément broyée; on en coupe des globules qu'on applique avec l'extrémité des doigts à l'endroit malade ou douloureux, qu'il s'agit de brûler; le sommet de cette étoupe s'allume avec une mèche ou quelque matière enflammée. Le feu ne gagnant l'étoupe qu'avec assez de lenteur, ne la réduit pas tout-à-fait en cendres; il reste à sa base un petit segment; de manière que l'épiderme est attirée sans violence, & qu'il s'y élève une petite vessie ou pustule; le plus souvent la trace du feu n'est qu'une tache cendrée. Il attire à vue d'œil les humeurs peccantes, & les absorbe de manière qu'elles sont totalement consumées sans que la peau le soit; car, dit Ten-Rhyne dans son enthousiasme pour ce remède, « à la chaleur de cette étoupe les humeurs affluent plus précipitamment qu'un homme ne court à l'incendie lorsque la cloison de la maison voisine est en feu. »

« L'application du Moxa n'est pas aussi douloureuse qu'on pourroit le croire; les enfans même la supportent sans beaucoup verser de larmes. Aux personnes foibles & délicates cette opération se réitère communément jusqu'à trois & quatre fois, lorsque les malades sont forts & charnus, ou que les vents (auxquels les Japonnais attribuent un grand nombre de maladies) sont profondément cachés, comme dans la goutte sciatique, on répète l'application du feu vingt, trente, cinquante fois, & même plus jusqu'à ce que les flatuosités opiniâtres cèdent enfin à son activité. Il n'y a aucune suite fâcheuse à craindre. Ten Rhyne est cependant forcé de convenir que ce remède, tout bienfaisant qu'il est lorsqu'il est prudemment administré, jette les malades dans des angoisses qui vont jusqu'à la syncope, quand on en porte l'application à un certain excès. Pour l'ordinaire lorsque l'opération est finie, on peut toucher & comprimer à son gré la partie malade, parce que le Cautère végétal en brûlant appaise la douleur & la dissipe le plus souvent tout-à-fait. »

« Après l'application du Moxa, le Topique vulgaire des paysans Japonnois est la feuille de plantain légèrement flétrie par l'action du feu, ou broyée entre les mains. Si cette feuille est appliquée humide & chaude par son côté nerveux, elle fait suinter un peu de sérosité; si on l'applique par son côté lisse, la playe se ferme bien-tôt sans laisser de cicatrice remarquable. Lorsque les Japonnois ne prennent pas cette précaution, la plaie se couvre de chairs fongeuses qui produisent un pus sanieux, & d'où résultent des cicatrices difformes. Il ne faut pas précipiter la chûte de l'escarre, quoiqu'elle ait peu d'adhérence, mais en confier le soin à la nature, & laisser la matière purulente s'écouler à loisir. »

« Les Médecins de la Chine & du Japon distinguent, par des figures singulières qui font partie de leur art, les endroits où doit se faire l'application du Moxa, & c'est en cela que consistent toute leur science & toute leur habileté. Ces figures furent d'abord composées par un célèbre Médecin Chinois, nommé Oyt, sous le règne de la famille Sio-Nojo, qui est de l'antiquité la plus reculée; on y voit la marche des vaisseaux telle qu'ils l'imaginent. Les endroits qu'on doit brûler y sont désignés par des points rouges, ceux que l'on doit piquer (*Voyez l'art.* ACUPUNCTURE) le sont par des points verds. La connoissance de ces endroits a paru si importante qu'ayant été depuis érigée en art, elle est exercée par des espèces d'Experts, comme sont chez nous les Bandagistes, &c. sur les boutiques des Experts sont gravées les figures qui font reconnoître les points où doit s'appliquer le Moxa » = *Histoire de la Chirurgie, T. I, p.* 88.

MYDESIS de Μυδάω, *humescere.* Corruption d'une partie avec écoulement de sérosité. Galien applique particulièrement ce terme à un écoulement ſéanieux & purulent qui vient de la ſurface interne des paupières, après un phlegmon ou un éréſypèle qui s'eſt terminé par pourriture. *Voyez* l'article PAUPIÈRE. *Anc. Encycl.* (*M.* PETIT-*RA-DEL.*)

MYOCEPHALE Μυοκέφαλον, *Myocephalon*, eſpèce de Staphylome, dans lequel la portion échappée de l'uvée eſt de la groſſeur & de la couleur d'une mouche. *Voyez*, pour de plus grands détails, l'article STAPHYLOME. (*M.* PE-TIT-*RADEL.*)

MYRMECIE, Μυρμηκία, *Myrmecia*, tumeur calleuſe de la conjonctive palpébrale, ayant une baſe large & un ſommet effilé, noirâtre, plus ſouvent rougeâtre ou blanchâtre, partagée en différens grains, comme une mûre; c'eſt proprement un genre de verrue palpébrale, dont on trouvera l'hiſtoire à l'article PAUPIÈRE.

MYRRHE, Gomme-réſine qu'on regarde comme vulnéraire & antiſeptique. On en prépare une teinture qu'on emploie en forme de topique dans les cas de carie, & d'ulcères putrides & gangréneux. *Voyez* GANGRÈNE.

MYDRIASE, Μυδρίασις, Πλατυκορια, *Mydriaſis.* Affection contre nature de l'iris, dans laquelle dit Celſe. *Pupilla effunditur & dilatatur acieſque ejus hebeteſcit ac pœnè caligat.* La Mydriaſe ſurvient ſouvent chez ceux qui ont reſté long-temps dans l'obſcurité; celle-ci pourroit être regardée comme naturelle, en la comparant à celle qui ſuccède à quelque violente maladie. Boyle dit qu'un gentilhomme anglais accuſé d'un grand crime, fut renfermé dans un cachot très-obſcur où il fut un mois ſans rien voir. Au bout de ce temps il apperçût une lumière qui augmenta de jour en jour, au point qu'il voyoit diſtinctement tous les objets qui étoient autour de lui, il parvint même juſqu'à diſtinguer les rats qui venoient ramaſſer ſes miettes, & à remarquer diſtinctement leurs mouvemens. Ayant été enſuite abſous, il eut autant de peine à ſupporter le grand jour que ceux qui ont un œil enflammé ſouffrent à l'aſpect du ſoleil, tant l'ouverture de la pupille avoit de la peine à revenir à ſon premier diamètre. La Mydriaſe eſt idiopathique ou ſymptômatique; la première dépend d'un vice de l'uvée ou de la ſurabondance des humeurs de l'œil comme dans l'hydrophtalmie, & l'autre provient d'une affection nerveuſe générale. Elle a fréquemment lieu chez les enfans attaqués de vers, chez les hydrocéphales & chez ceux qui éprouvent les effets de la commotion après les coups violens reçus à la tête. Maître-Jan fait mention de celle-ci, & il obſerve avec fondement qu'a la Mydriaſe ici n'eſt point une maladie particulière.; mais bien le ſymptôme d'une autre telle que l'augmentation de l'humeur vitrée & la goutte ſereine. Quelques Auteurs parlent d'une Mydriaſe aïgue qu'ils diſent provenir de l'inflammation de l'uvée; mais leur opinion n'eſt appuyée ni ſur la théorie ni ſur l'expérience, les vaiſſeaux de l'iris ne pouvant s'enflammer ſans qu'il ne ſurvienne une affection contraire, un reſſerrement & même l'occluſion de la pupille, dont le diamètre reſte toujours le même ſoit qu'on expoſe l'œil à la plus vive lumière ou qu'on le laiſſe dans l'obſcurité la plus profonde. Lorſqu'on examine l'œil avec attention & de différentes manières, on y apperçoit quelquefois un léger brouillard qui provient de quelques rayons qui réfléchis de l'intérieur de l'œil s'échappent à travers la pupille très-dilatée. Dans la Mydriaſe occaſionnée par une affection ſymptomatique; l'ouverture de l'uvée eſt régulière, ce qui n'a pas toujours lieu dans l'idiopathique notamment celle qui ſuccède à quelque playe ou ulcère des l'iris.

La Mydriaſe idiopathique offre des indications qui ont un rapport direct avec elle; ſi elle provient d'une inſenſibilité accidentelle de l'iris, il faut chercher à détourner les humeurs délétères qui ſiégeant dans l'intérieur de l'œil, peuvent la produire, en preſcrivant l'émétique à petites doſes, & d'une manière réitérée. On fait quelques ſaignées ſi les ſujets ſont pléthoriques, & l'on purge à différentes fois avec les draſtiques ſelon la gravité de la maladie & l'effet que tous ces remèdes produiſent. L'utilité de ces remèdes a été anciennement reconnue par Celſe; en parlant de ceux qui ont été ſubitement affectés de la Mydriaſe. Il dit: *ex quibus non nulli cum aliquandiu nihil vidiſſent repentinâ profuſione alvi lumen receperunt. Quominùs alienum videretur recenti re, & interpoſito tempore, medicamentis quoque moliri dejectiones quæ omnem noxiam materiam in inferiora depellunt.* Le commun des Praticiens fait fréquemment uſage en pareil cas des eaux de Balaruc. La Mydriaſe ſuccède ſouvent aux affections ſpaſmodiques notamment à l'éclampſie, quand l'attaque a été ſubite & violente; les remèdes ſont inutiles en pareil cas, l'affection diſparoiſſant à meſure que la maladie première diſparoît. On remédie à la Mydriaſe naturelle en accoutumant ceux qui en ſont affectés à paroître peu-à-peu au grand jour. On leur couvre à cet effet les yeux avec des beſicles percées d'un petit trou & on les leur fait porter juſqu'à ce que l'affection ſoit ſuffiſamment corrigée. Voyez pour des plus grands détails l'ouvrage de M. Gendron & celui de Maître-Jan. (*M.* PETIT-*RADEL.*)

N.

NATTA. Eſpèce de Lipome ou de Loupe qui vient en différentes parties du corps, & le plus ordinairement ſur le dos & ſur les épaules. *Voyez* LOUPE.

NARCOTIQUES. Aſſoupiſſans, de ναρκάω;

j'engourdis, j'assoupis. C'est le nom par lequel on désigne les remèdes qui ont la propriété de diminuer la sensibilité & l'irritabilité dans le système animal, & par conséquent d'y affoiblir le mouvement & les facultés motrices; ils sont surtout remarquables par le pouvoir qu'ils ont d'amener le sommeil. On les nomme aussi SOPORIFIQUES ou HYPNOTIQUES.

Les principaux Narcotiques usités sont l'opium, les têtes de Pavot, la Cigue, la Jusquiame, la Belladona. *Voyez* ces différens mots.

NECROSE, Νέκρωσις. *Spacelus.* Maladie d'un os dans laquelle une partie de son tout ne recevant plus les influences de la vie, se dessèche, s'isole du reste, & forme ce qu'on appelle un Séquestre, au milieu des parties vivantes qui l'entourent de toute part. Les phénomènes qui surviennent dans le cours de cette maladie ont beaucoup de rapport avec ce qui se passe dans la gangrène sèche des vieillards. La cause délétere en agissant par ses propres facultés, établit une inflammation à la circonférence de la portion qui doit tomber; la suppuration qui survient ensuite la détache du périoste, & l'os privé de tout suc nourricier, devient un corps étranger qui se sépare à mesure que les sucs qui suintent des parties saines réparent le vuide. Quand la portion ainsi détachée est peu volumineuse, elle se réduit insensiblement à rien, & sort par parcelles avec les matières qui se font voie par les ouvertures extérieures; mais quand elle est très-étendue, & qu'on ne tente aucun des moyens que les circonstances peuvent suggérer, elle se fait quelquefois jour par elle-même & sort en totalité. Entre autres exemples de ce que peut alors la Nature quand elle est laissée à elle-même, nous choisirons le fait suivant, que nous extrairons du deuxième volume des *Médical Observations and Inquiriés*, & qui est rapporté par les D. Mackensie: Willam Baxter reçut à treize ans un coup sur la cuisse, qui lui fit éprouver une douleur très-vive. Quelque mois après la partie se gonfla, s'enflamma, & donna des signes d'une fluctuation manifeste. Ses parens pauvres n'appellèrent personne; l'enfant dépérissant, la matière enfin se fit jour par une petite ouverture de la peau à la partie intérieure de la cuisse, environ trois doigts au-dessus de la jointure du genou, & dès ce moment il continua d'en sortir une fanie pendant dix-huit à vingt mois. Enfin, l'ouverture s'élargit, & laissa poindre un bout aigu & inégal d'os à nud, qui lui faisoit éprouver de la douleur par le seul frottement de sa culotte; car l'enfant alloit toujours à l'école, n'étant aidé que d'un bâton quand il marchoit. Après deux ans & demi de souffrance, un matin, comme il étoit au lit, il sentit le bout de l'os qui flottoit beaucoup plus que précédemment. Il le tira un peu fortement, & l'entraîna en totalité. Il survint une hémorrhagie qui, étant cessée d'elle-même, permit à la plaie de se cicatriser en peu de tems, & depuis le malade n'a plus éprouvé d'accidens. Ayant été examiné alors par le D. Mackensie, celui-ci ne découvrit aucun défaut dans la cuisse, si ce n'est qu'elle étoit plus épaisse que l'autre & un peu plus courbée; les muscles étoient moux comme à l'ordinaire, & détachés de l'os comme dans l'état naturel. Il apperçut la cicatrice par où l'os étoit sorti; mais elle étoit solide & sans aucun indice qu'elle voulût s'ouvrir. La pièce détachée offroit une portion de toute la circonférence de l'os, ainsi qu'on le peut voir dans la Planche qui a rapport à cet article; les bouts en étoient rongés par les progrès de la maladie, en sorte qu'il y a lieu de croire que si la pièce eût eu une moindre étendue, elle eût été à la longue détruite spontanément. Le D. Hunter, cite, pour appuyer ce fait, un tibia qui lui fut envoyé par M. Inett, dans lequel on voit l'os primitif détaché & renfermé dans un de nouvelle formation; comme nous avons jugé la pièce très-curieuse nous l'avons fait graver dans les Planches. On y voyoit l'empreinte des muscles, & particulièrement du poplité, du solaire & autres traces qui sont naturellement visibles sur cet os. Il s'étoit séparé à peu de distance de son union avec l'épiphyse à chaque extrémité, & une substance comme osseuse, mais plus poreuse, unissoit les deux bouts restans & renfermoit le séquestre dans son intérieur. On trouve dans le cinquième volume des Mémoires de l'Académie de Chirurgie, l'histoire d'un homme chez qui la totalité de la clavicule se sépara ainsi, sans qu'il perdît l'usage d'aucun des mouvemens auxquels le bras est sujet. La mort du malade, arrivée peu de tems après cette séparation, procura le moyen de voir comment la Nature avoit réparé une aussi grande perte. On trouva une clavicule secondaire ou régénérée, laquelle ne différoit de la première ni en longueur ni en solidité, mais seulement par sa figure, étant plus aplatie & moins ronde dans son corps; elle avoit avec l'acromium & le sternum les mêmes connexions que la clavicule primitive.

La Nécrose attaque non-seulement les os cylindriques, mais encore les plats. Port, dans ses Œuvres Chirurgicales, parle d'un pariétal qui se sépara ainsi en totalité; & d'un coronal qui tomba en grande partie. On trouve, dans une Thèse soutenue, en 1776, aux Ecoles de Chirurgie, sur la Nécrose, l'observation d'un jeune-homme chez qui l'omoplate se sépara ainsi entièrement près de son épine. M. Chopard, qui rapporte le fait, dit avoir vu le jeune-homme bien portant & avoir senti un nouvel os triangulaire mobile soutenant fermement la clavicule, mais plus petit, plus applati & sans aucune apophyse. On l'a également vu survenir à la mâchoire inférieure, ainsi qu'on en trouve des exemples dans les Ephémérides d'Allemagne & dans les Mémoires de l'Académie de Chirurgie. On lit, dans le Ve volume de ces derniers, l'histoire d'une femme qui se présenta à Bicètre, pour être guérie du mal vénérien, dès le commencement du traitement, l'os se découvrit sous les gencives d'en bas & parut peu de temps après vacillant sous une dent. M. le Guernery, qui soignoit la malade, saisit avec un davier la dent qu'il sentoit être fermement enracinée dans la partie branlante de l'os maxillaire, il fit avec ménagement les mouvemens convenables pour enlever la portion d'os dont l'extraction lui paroissoit nécessaire, mais il fut bien surpris en voyant l'étendue de ce qui céda à ses efforts modérés; c'étoit toute la portion de la mâchoire inférieure au-dessus de son angle droit & depuis sa division en apophyse coronoïde & condyloïde, jusqu'entre la première & la seconde des dents molaires antérieures du côté gauche. Il ne restoit du côté droit que le condyle dans la cavité articulaire de l'os temporal. Cette destruction laissoit un vuide considérable, qui faisoit craindre une grande difformité par l'enfoncement des parties molles qu'on présumoit devoir être sans soutien. La plaie fut pansée selon les règles que demandoit la circonstance, & la guérison fut parfaite au bout de deux mois sans qu'on eût donné aucuns remèdes généraux que la première friction. Ce qu'il y a d'étonnant dans cette séquestration, c'est que, quoique le crotaphyte, le ptérigoïdien interne, le digastrique, le génioglosse, le géniohyoïdien & le milo-hyoïdien eussent perdu leur point d'appui, il se fit une si parfaite union de toutes les extrémités de ces muscles, que chaque action à laquelle ils étoient destinés, a été entièrement conservée; de sorte que cette femme ouvroit & fermoit sa bouche avec la même facilité & avec un aussi libre usage de la langue qu'auparavant. On trouve un pareil fait dans le Journal de Médecine, année 1791; les suites ont été les mêmes.

En comparant entre elles toutes les observations données sur la Nécrose, on voit qu'elles se rapportent toutes à l'impression du froid, aux coups, aux chûtes, aux contusions de l'os, à l'action de tous les vices, ou à la dégénérescence de la moëlle à la suite d'un inflammation particulière à sa membrane, & sur ce dernier point les expériences du D. Troja nous paroissent infiniment concluantes. Ce Physicien ayant coupé les jambes d'un pigeon à sa partie inférieure, il enleva au moyen d'un filet qu'il porta dans l'intérieur toute la moëlle qui s'y trouvoit. Ayant tué l'animal le septième jour, & ayant dépouillé l'os de ses muscles, il le trouva beaucoup plus gros à raison d'un autre qui étoit comme écrû par-dessus, ce qu'il découvrit par une section perpendiculaire à l'axe de l'os. L'os primitif étoit déjà libre de toutes parts, & le nouveau paroissoit tout spongieux, rouge partout à raison d'un nombre infini de vaisseaux sanguins qui en parcouroient toute la substance. Le périoste étoit gonflé, la portion la plus intérieure étoit comme cartilagineuse, mais la membrane interne étoit succulente, très-tendre & épaisse, elle se portoit dans l'os de nouvelle formation par plusieurs filets très-déliés qui se déchiroient facilement. L'épiphyse séparée de l'os mort s'étoit tellement uni au nouveau, qu'elle formoit corps avec lui, laissant plusieurs petits trous qui tous communiquoient avec la grande cavité du nouveau. Il n'y avoit rien de changé par rapport aux insertions des tendons & des ligamens. Tous ces phénomènes se rapportent à ce qu'on observe dans une pièce qu'on trouve dans la Planche qui a rapport à l'article CAL. fig. 3. Ils prouvent qu'on peut faire périr un os long en détruisant sa moëlle, & que même l'os nouvellement reproduit périt, quand on déchire & détruit sa membrane intérieure qui paroît essentiellement concourir à sa formation. Mais quelques concluantes que soient ces observations sur le pouvoir ossifiant de la membrane interne, il paroît que le périoste externe n'est pas ici sans action, & c'est ce qu'on peut inférer de l'état où on le trouve pendant que la Nature s'occupe de ce travail.

La Nécrose est une de ces maladies de l'os qui n'offrent des signes bien certains que quand souvent on a déjà tenté divers procédés curatoires, ainsi qu'il conste d'après les observations que les Auteurs nous ont laissées sur ce genre de maladie nouvellement étudié. On l'a souvent confondu avec le spina ventosa & même avec la carie qui est accompagnée de gonflement, & à dire vrai les apparences sont souvent tellement les mêmes que les grands Praticiens s'y sont quelquefois trompés, & notamment le Dran, comme on le peut voir dans le second volume de ses Observations. Cependant, en faisant attention à l'âge du malade, à la situation des ouvertures fistuleuses vers les épiphyses, à la petite quantité de pus d'assez bonne qualité, qui en découle quand on comprime la partie, à ce que fait connoître le stilet quand on le porte dans le trou fistuleux, & joignant tout ce qu'on découvre à l'histoire des causes éloignées qui ont pu produire leurs effets, on parvient à des signes assez certains pour se déterminer à suivire une méthode dans le traitement. Nous ne dirons rien ici du prognostic qu'on peut tirer sur la maladie, tant des circonstances en dérangent le cours que nous laissons aux Praticiens à donner sur cela des préceptes qui, par la suite, puissent concourir à un plus grand développement pour la théorie.

L'indication curative de la Nécrose consiste dans l'extraction du séquestre qui désormais ne pouvant faire corps avec les parties vivantes, peut être regardé comme une substance étrangère qu'on doit enlever. Mais ici souvent la Nature abandonnée à elle-même, agit plus efficacement que l'Opérateur qui croiroit devoir lui porter aide en pareille occurrence, & c'est ce qui est prouvée par l'observation du D. Mackensie dont nous avons fait mention plus haut. Mais comme souvent quand on est appellé de prime-abord & qu'on ignore la nature du mal qu'on a à traiter, on ne peut guères se tourner vers une méthode de curative réfléchie; ce qu'il convient de faire en pareil cas est de suivre de loin la Nature sans vouloir trop la dévancer. Comme il faut que l'inflammation se continue pour que la séquestration s'opère, quand une fois on la présume commencée, il faut éviter les moyens qui pourroient trop la déprimer. Les meilleurs topiques, en pareil cas, seroient une peau de cigne qu'on tiendroit sur la partie, jusqu'à ce que la supuration se manifestât à quelqu'endroit; on ouvriroit alors sur l'abcès, & si, après l'issue du pus l'on découvroit la pointe de l'os, qu'en la saisissant, on la trouvât bien vacillante, il faudroit l'extraire avec une forte pince; mais, pour peu qu'on trouvât de la résistance, on remettroit l'extraction à un autre tems. Si l'ouverture s'étoit faite spontanément, bien avant qu'on eût été appellé, & qu'avec le stilet on ait découvert une très-grande dénudation d'os, il faudroit prolonger les ouvertures avec le bistouri, pour procéder à l'extraction. Mais si le séquestre se trouvoit recouvert par le nouvel os, que le stilet fît juger qu'il est peu volumineux; ne seroit-il pas plus prudent de l'abandonner dans la certitude où l'on seroit qu'il pourroit se dissoudre & sortir par parcelle avec la matière du pus; les expériences faites sur les animaux vivans & les observations qu'ont fourni les faits pathologiques relativement à cette circonstance pourroient avec raison déterminer à suivre ce dernier parti. Alors il faudroit se contenter de tenir les orifices fistuleux ouverts au moyen de l'éponge préparée, ou d'un morceau de gentiane convenablement taillée; à chaque pansement on presseroit la partie pour faire sortir le pus; & quand la source en seroit tarie, on chercheroit à cicatriser l'ouverture. Mais cette méthode est longue, & souvent la suppuration amenant un petite fièvre, on a tout à craindre de la résorption du pus. Le meilleur parti alors est d'ouvrir le nouvel os dans une étendue suffisante avec la gouge & le marteau ou le trépan afin de parvenir au corps étranger, ainsi que l'ont fait Scultet & David en pareil cas. Alors on l'extrairoit avec tout le ménagement possible, & l'on conduiroit ensuite les incisions à parfaite cicatrisation. Quelquefois l'incision des tégumens manifeste à l'intérieur un désordre auquel on ne s'attendoit point; l'os de nouvelle formation est ulcéré en différens endroits de sa surface, on y découvre plusieurs point fistuleux d'où s'élèvent des chairs granuleuses & d'où suinte une sanie ichoreuse; les chairs d'alentour sont dans un état d'engorgement considérable; il y a des indices certains de caries & le mal paroît ne laisser des remèdes que dans une prompte amputation du membre; il fau alors s'y déterminer & le plus promptemens possible. Nous renvoyoes pour de plus grands détails à Thèse *De osium Necrosi*, que nous avons citée plus haut. (*M.* PETIT-RADEL).

NEPHELION, Νεφέλιον, *Nubecula.* Petite tache blanche produite par la cicatrice d'un ulcère situé sur l'œil. Cette cicatrice incommode la vue, lorsqu'elle se trouve sur la cornée transparente, vis-à-vis la prunelle. Les Anciens l'appelloient *Nubecula.* On donne encore le nom de Nephelion à ces espèces de petits nuages qui nagent au milieu de l'urine, & aux petites taches blanches qui viennent sur la surface des ongles, & qui ressemblent à de petits nuages. *Anc. Encyc.* (*M.* PETIT-RADEL.)

NEPHROTOMIE de Νεφροὶ & τεμνὼ. *Nephrotomia, Sectio renis.* Opération dans laquelle on incise sur la région lombaire, pour parvenir jusqu'au rein, & en extraire une ou plusieurs pierres qui s'y seroient formées. On a regardé cette opération comme praticable dans deux cas différens : savoir, lorsque les reins sont dans leur intégrité, & qu'aucun indice extérieur n'annonce qu'ils contiennent des pierres, & lorsqu'il y a un abcès ou une ouverture fistuleuse à la région lombaire. Les raisons sur lesquelles on s'appuie pour prouver la possibilité de la Néphrotomie dans le premier cas, sont : 1.° que cette opération a été conseillée par Hippocrate; 2.° qu'elle a été pratiquée plusieurs fois; 3.° enfin que l'analogie lui est favorable. On va voir combien peu ces raisons ont de force.

1.° Hippocrate dit, *cùm autem intumuerit & elevatus fuerit, sub id tempus juxtà renem secato & extracto purè arenam per urinam cientia sanato; si enim secus fuerit, fugæ spes est : sin minùs morbus hominis commoritur.* Si la partie s'élève & se tuméfie, il faut alors faire une incision au voisinage du rein, pour faire sortir le pus, & chasser ensuite le gravier par le moyen des diurétiques, car cette incision peut sauver la vie au malade; & il ne manquera pas de la perdre sans ce secours. On ne peut, ce semble, conclure de ce passage qu'Hippocrate ait recommandé la Néphrotomie, lorsque le rein est dans un état sain. Au contraire, il paroît ne l'avoir conseillée que lorsque ce viscère est obsédé, & que le pus se porte au-dehors. Celse & Galien l'ont sans doute entendu de cette manière, puisqu'ils ne parlent ni l'un ni l'autre de l'extraction des pierres renfermées dans le rein. Leur silence, à cet égard, a été imité par les Auteurs Grecs & Latins, qui les ont suivis; & c'est chez les Arabes que se trouvent les premiers témoignages hasardés en faveur de cette opération.

2.° On cite peu d'exemples de la Néphrotomie faite sur le rein dans son état d'intégrité; & encore ceux qu'on rapporte, manquent-ils de l'authenticité nécessaire. Le plus ancien n'est presque connu que par tradition. Il est rapporté dans l'Abrégé chronologique de l'Histoire de France, par Mézerai. Les Docteurs de la Faculté de Médecine de Paris, dit cet Historien, ayant su qu'un Archer de Bagnolet, qui, depuis long-tems, étoit attaqué de la pierre, avoit été condamné à mort pour ses crimes, supplièrent le Roi & les Magistrats de vouloir bien permettre qu'on le remît entre leurs mains, pour éprouver sur lui si on ne pourroit pas lui ouvrir les reins pour en tirer le calcul, sans qu'il lui en coûtât la vie; cette opération eut un si bon succès que cet homme vécut plusieurs années après en fort bonne santé.

A la vérité, ce récit semble indiquer qu'on fit l'incision du rein à ce malheureux; mais si l'on consulte Ambroise Paré, qui raconte la même histoire, on verra qu'il n'en est pas question. Voici ses termes : « Je ne puis encore passer que je ne récite cette histoire prise aux Chroniques de Monstrelet, d'un franc Archer de Meudon, près Paris, qui étoit prisonnier au Châtelet pour plusieurs larcins, à raison desquels il fut condamné à mort. En même jour fut remontré au Roi par les Médecins de la Ville, que plusieurs étoient fort travaillés & molestés de pierre, coliques, passions & maladies de côté, dont étoit fort molesté ledit franc Archer, & aussi desdites maladies étoit fort molesté Monseigneur du Boscage; & qu'il seroit fort requis de voir les lieux, où lesdites maladies sont concrées dans le corps humain, laquelle chose ne pouvoit être mieux sçue qu'en incisant le corps d'un homme vivant, ce qui pourroit être bien fait en la personne d'icelui franc Archer; & dedans icelui perquis & regardé le lieu desdites maladies, & après qu'il eut été vu, fut recousu, & ses entrailles mises dedans, & par l'ordonnance du Roi, fut bien pansé tellement que, dedans quinze jours, il fut bien guéri, & eut la rémission, & lui fut donné avec ce argent.»

La différence de ce second récit fait voir combien il est difficile de juger de la maladie du franc Archer; aussi les Auteurs sont-ils fort partagés à ce sujet. Colot pense que ce fut la Néphrotomie qui lui fut faite; Mery, au contraire, croit qu'il avoit une pierre dans la vessie, & qu'il fut taillé par une méthode analogue à celle du grand appareil. Haller, en adoptant l'opinion de Mery sur le siège de la maladie, est d'avis qu'on pratique le haut appareil, puisqu'après avoir tiré la pierre, on replaça les intestins, & qu'on fit une couture au ventre. Enfin Tolet pense que le franc Archer étoit attaqué d'un volvulus, & qu'on lui ouvrit le ventre pour dégager les intestins. A quoi il faut ajouter que les Historiens ne sont pas d'accord sur plusieurs circonstances essentielles de l'évènement dont il s'agit, les uns le plaçant sous le règne de Charles VII, & les autres sous celui de Louis XI; ceux-ci font le malade habitant de Meudon, & ceux-là de Bagnolet; quelques-uns avancent qu'il vécut ensuite long-tems en bonne santé, & quelqu'autres disent qu'il ne survécut pas long-tems, attendu le mauvais état de ses viscères.

Le second exemple d'opération de la Néphrotomie, auquel on puisse s'arrêter, se trouve dans les Transactions Philosophiques pour l'année 1696. On y lit que M. Hobson, Consul de la Nation Angloise à Venise, ayant été long-tems tourmenté de douleurs néphrétiques à l'occasion de pierres dans un des deux reins, il se rendit à Padoue auprès de Dominique Marchettis, Médecin très-expérimenté, qui lui dit qu'il ne connoissoit aucun autre moyen de le soulager, que de lui faire une incision, par laquelle on pût retirer le corps étranger dont il étoit incommodé. Rien n'indiquoit à l'extérieur la présence de ce corps, & Marchettis ne laissa pas ignorer au malade la difficulté & le danger de l'opération; mais celui-ci lui montra tant de résolution & d'envie de guérir, que le Docteur se laissa aller à l'entreprendre : les parties furent incisées avec un bistouri droit. Le sang qui sortit avec abondance, força à remettre l'extraction de la pierre au lendemain; effectivement on en tira deux ou trois, après quoi le malade fut pansé. Les accidens qui survinrent furent peu considérables; & M. Hobson se trouva bien-tôt en état de retourner à Venise, quoique sa plaie ne fût pas totalement cicatrisée, & qu'il y restât une fistule, par laquelle il sortoit du pus & des urines. Quelque tems après, il se présenta une pierre qui fut tirée avec facilité. Enfin le malade guérit d'une manière radicale. Il y avoit dix ans que ce fait s'étoit passé, lorsque M. Hobson & son épouse le racontèrent au D. Bernard, qui le communiqua depuis à la Société Royale.

La cicatrice, qui se voyoit à la région lombaire, en attestoit la vérité; mais elle n'en indiquoit pas les circonstances. Qui peut dire, en effet, si Marchettis ne fût pas déterminé à opérer par la présence d'un abcès situé profondément, & qui étoit ignoré de M. Hobson & son épouse? Ce qui rend cette conjecture vraisemblable, c'est que personne n'a parlé de cette opération, qui, sans doute, aura été faite devant des témoins, & que Pierre de Marchettis qui a survécu à son fils mort en 1673, n'en a point parlé dans son *Sylloges Observationum Medico-chirurgicarum variarum* imprimé depuis pour la troisième fois.

On trouve encore dans les Observateurs d'autres exemples d'opération de la Néphrotomie pratiquée sur le rein sain; mais les détails en sont exposés d'une manière à ne mériter aucune confiance.

3.° L'analogie n'est pas favorable à cette opération. On voit, à la vérité, des abcès considérables se former dans les reins & s'ouvrir au dehors, & des plaies atteindre l'un ou l'autre de ces viscères, sans qu'il en résulte des acciden considérables. Mais la suppuration ne détruit, pour l'ordinaire, que le tissu graisseux de la partie dans laquelle elle se forme ou se dépose, pendant qu'elle ménage les vaisseaux sanguins & les nerfs. Un hasard heureux peut conduire une épée, ou toute autre arme offensive, à travers le tissu des parties délicates sans qu'elles soient blessées grièvement, au lieu que le bistouri porté profondement, coupe tout ce qui se présente à son tranchant.

Le peu de valeur alléguée en faveur de la Néphrotomie, dans le cas où il s'agit ici, n'est pas le seul motif qui doit engager à rejeter cette opération. Il y en a d'autres tirés du défaut de signes qui indiquent la présence de la pierre; & la difficulté de parvenir jusqu'au rein à raison de leur position, de la grande quantité de parties qui la recouvrent. Cette difficulté est telle que Jacques Douglas, Chirurgien d'Edimbourg, ayant tenté de le faire sur le cadavre d'un calculeux, âgé de cinquante-trois ans, il ne put en venir à bout, & fut obligé d'ouvrir le ventre pour aller chercher les reins, qu'il ouvrit selon le procédé usité par les Anatomistes, & dont il tira deux pierres, l'une triangulaire qui pesoit une demi-once, & l'autre de la figure d'un quarré irrégulier & du poids de seize grains seulement.

Outre cela, les pierres se forment en différens endroits des reins; souvent elles sont enclavées dans la substance d'où il seroit impossible de les tirer sans causer des déchiremens fort dangereux; souvent, au contraire, elles se rencontrent dans le bassinet, & la tête de l'uretère est pleine de gravier qu'on ne pourroit faire sortir. Enfin, il n'y a qu'un rein de malade, ou ils le sont tous deux. Dans le premier cas, le malade peut vivre long-tems; dans le second, il seroit inutile de ne l'opérer que d'un côté seulement.

Si la Néphrotomie n'est point praticable lorsque les reins sont dans leur état d'intégrité, il n'en est pas de même lorsque la présence de la pierre a donné lieu à un abcès à la région lombaire, ou lorsqu'à la suite d'un abcès de cette espèce il reste une fistule dans le trajet de laquelle on sent une pierre au bout du stilet. Alors il faut en venir à l'opération; c'est-à-dire, qu'il faut ouvrir l'abcès & chercher avec les doigts portés profondément dans son foyer, le corps étranger, dont on soupçonne l'existence, ou élargir la fistule pour parvenir à ce corps & en faire l'extraction. La plaie doit être ensuite pansée relativement aux circonstances. Si c'est un abcès, on en favorise le dégorgement; si c'est une fistule qu'on ait élargie, on ne se sert que de charpie sèche, au lieu de l'employer couverte d'un digestif; & cette première pièce d'appareil est contenue par des compresses, & par un bandage de corps avec son scapulaire. *Article communiqué par M. Sabbatier.* (*M. Petit-Radel.*)

NEZ, Ρὶς, *Nasus*. Ouverture extérieure des narines, dont l'usage principal est de recevoir les corpuscules odorans destinés à opérer immédiatement a sensation de l'odorat. Cette partie du visage, dont la forme régulière assujettie à certaines loix de convention, en fait le plus bel ornement, offre souvent une difformité plus ou moins apparente, qu'on rapporte à un vice des parties molles ou dures qui la constituent. Voyons d'abord en quoi les premières peuvent contribuer à cette difformité, puis nous passerons aux désordres que peuvent occasionner les autres.

Des Plaies du Nez, & autres affections de la peau.

Un instrument tranchant porté sur le nez peut y faire une plaie dont la nature diffère à raison de sa profondeur & de sa direction. Ces plaies offrent les indications générales qui ont été présentées à l'article Plaies. Si elles sont superficielles, on en maintient les bords rapprochés au moyen de petites languettes agglutinatives, on met une compresse simple, d'un linge très-fin, & l'on termine par l'épervier ou la fronde, dont nous renvoyons la description à leur article. Si la plaie est à lambeau, & que celui-ci soit entièrement séparé depuis peu, & sans meurtrissure, on les réunira avec un point de suture & des languettes d'emplâtre agglutinatif. On remplira les narines avec un rouleau de linge, au milieu duquel on aura mis un tuyau de plume ouvert de chaque côté pour faciliter la respiration, & l'on terminera par une petite compresse simple & le bandage. Si le lambeau ne se colle point, & qu'au contraire il se putréfie, on coupera l'escarre, & l'on pansera la plaie avec le vin miellé & les balsamiques, ainsi qu'on le fait des plaies en pleine suppuration. Quelques Auteurs disent qu'un Nez séparé entièrement peut reprendre si on l'applique exactement sur l'endroit d'où il a été coupé. Le bon Garengeot va plus loin dans l'observation qu'il nous a laissée; mais s'il la croit réellement concluante, ne pourroit-on pas lui appliquer ce vers d'Horace, *Quandoquè bonus dormitat Homerus?* M. de la Faye, qui a voulu éprouver cette méthode, dit qu'il n'en a jamais pu obtenir le moindre succès sur plusieurs chiens qu'il consacra à ses expériences.

On a cherché à réparer la difformité que laisse le défaut du Nez, après une plaie où cette partie avoit été emportée. On en doit les procédés à Taliacot. Cet Auteur conseilloit de faire au bras une incision, dans laquelle il mettoit ce qui restoit du Nez coupé, après en avoir rafraîchi la plaie quand il y avoit déjà eu cicatrice. Lorsque le reste du Nez étoit bien consolidé à la plaie du bras, il vouloit qu'on coupât de la peau ce qu'il en falloit pour réparer le manque du Nez. Cette méthode n'a point pris, parce qu'on a trouvé qu'il étoit beaucoup plus simple de remédier

remédier à ce défaut par un Nez artificiel, que par cette méthode cruelle dont le succès n'étoit rien moins que certain.

La peau du Nez est sujette à bourgeonner; il s'y forme quelquefois des boutons & des verrues qui, quand on les traite par le caustique, causent quelquefois des douleurs sympathiques à l'œil, l'ophtalmie, & même un érésypèle qui s'étend plus ou moins sur toute la face. On remédie à tous ces accidens par les remèdes généraux & topiques; quelquefois néanmoins il s'y forme des abcès dont la fluctuation est sensible au-dehors. Une attention bien essentielle, en pareil cas, est de ne les ouvrir qu'en-dedans des narines, pour éviter la difformité d'une cicatrice. Si les cartilages & les os sont dénudés, on aura recours aux injections d'eau d'orge, avec le miel rosat ou le vin miellé. Quelquefois on est obligé de se servir d'un petit séton fait de quelques fils de coton qu'on passe par une contre-ouverture; on tirera les portions séparées ou affectées de carie par une incision extérieure, si celle des narines ne peut suffire.

De la Fracture des os du Nez.

La manière dont les os du Nez sont implantés entre les apophyses montantes des os maxillaires, & dont ils sont soutenus sur le vomer & le coronal, fait qu'ils sont plus rarement rompus, à la suite des violences extérieures portées sur eux, qu'ils l'eussent été si leur disposition eût été autre. Cependant ils cèdent quelquefois, & ils s'enfoncent & se séparent des os voisins; mais ils ne sont pas toujours rompus tous deux; quelquefois un l'est dans toute sa largeur, pendant que l'autre, sans avoir souffert aucune solution de continuité, se trouve élevé ou déprimé. Il n'est pas rare que cette fracture soit accompagnée de celle de la lame perpendiculaire de l'os ethmoïde; dans ces cas, cette lame est toujours déjettée d'un côté, & on la fait aisément mouvoir, soit avec le petit doigt, ou un stilet introduit dans la narine. En général, cette fracture est souvent accompagnée d'accidens fâcheux; la membrane pituitaire s'enflamme; le Nez & le visage se gonflent; les yeux partagent sympathiquement le désordre; l'hémorrhagie qui quelquefois survient, est difficile à arrêter; la respiration est gênée; & si la violence du coup a été telle qu'elle n'ait pu être perdue dans la fracture, mais qu'elle se soit transmise jusqu'à la lame criblée, les effets de la commotion s'ensuivent quelquefois, & même souvent il se forme un épanchement dans le crâne, ainsi qu'il est constaté par le témoignage des Observateurs. Il est facile de reconnoître la fracture du Nez dès le commencement, le diagnostic est plus difficile, quand il y a gonflement & inflammation; mais alors on attend que les accidens soient calmés, pour chercher à s'assurer de la véritable nature du mal. On remédie à la fracture en replaçant les portions d'os dérangées au moyen du manche d'une spatule garnie de charpie, qu'on introduit dans la narine, & qu'on relève pendant qu'on fait la conformation au-dehors, en appuyant convenablement sur ce qui fait saillie. On répétera ce procédé sur l'autre, si la fracture est des deux côtés. Si la cloison est dejettée, on la redressera avec le même instrument, prenant garde de le porter trop haut pour ne faire aucun effort sur la lame transversale de l'éthmoïde, qui est très-fragile. S'il survenoit un éternuement, on discontinueroit pour recommencer quelque tems après, s'il y a plaie, & que les fragmens soient tellement détachés qu'il n'y ait aucune espérance de réunion, il faudroit les extraire avec le plus grand ménagement, pour ne point irriter les parties déjà trop en souffrance. Il convient, dans les fractures simples, de traiter la maladie comme une plaie simple du Nez; mais, dans les autres où les pièces peuvent si facilement se déranger, il faut les maintenir avec de petits tuyaux de plume, ouverts par les deux bouts & garnis mollement d'agaric, pour remédier à l'hémorrhagie, qui accompagne toujours ces sortes de cas. Ces moyens sont préférables aux corps solides qu'employoit Hippocrate, & même aux doigts du malade que cet Auteur préféroit dans le plus grand nombre de cas. Forestus les recommande d'après Gui-de-Chauliac, qui dit qu'ils servent non-seulement à faciliter la respiration, mais encore au rétablissement des parties dans leur état primitif. On applique ensuite une légère compresse trempée dans de l'eau-de-vie camphrée; on en met d'autres pour remplir le vuide qui est entre les joues & le Nez, & l'on maintient le tout avec la fronde. Ce bandage est préférable à l'épervier dont l'application est plus difficile, qu'on n'a pas toujours sous la main, & qui d'ailleurs a des inconvéniens dont Hippocrate avoit déjà fait mention dans son Traité *de Articulis*. Car, en parlant de lui, il dit : *Inventio enim noxia est, abundèque Medico est ostendisse peritiam quam habet nasum variè deligandi. Efficit autem hæc vinciendi ratio contrà atque oporteat tum quòd qui ob fracturam simi fiunt, si à superiori parte astringuntur, magis adhuc simi evadent.* Quand la fracture est accompagnée d'une telle comminution qu'on ne peut espérer d'en remettre les portions d'os déplacées de manière à ce qu'elles puissent reprendre, il faut les enlever, en pratiquant des incisions convenables, & en dilatant la plaie, s'il y en déjà une. Les Auteurs conseillent, en pareil cas, d'appliquer une lamine de plomb assez creusée pour recevoir le dos du Nez, & suffisamment épaisse pour empêcher le progrès des chairs qui pourroient chercher à se développer. *Voyez* ce qu'en dit Gornée à l'article σιμὸς. (*M. Petit-Radel.*)

NITRE. Sel neutre qui a la propriété d'agir sur le système sanguin comme antiplogistique. On l'emploie sous ce point de vue en gargarismes, en lavemens, en fomentations. On le donne aussi intérieurement dans les affections inflammatoires, dans les maux de dents opiniâtres & dans les hémorrhagies; mais, dans bien des cas, il faut l'employer en doses plus fortes qu'on n'a coutume de faire. — Nous en avons donné demi-once & davantage dans vingt-quatre heures, en différentes circonstances, avec succès.

NODUS. Grosseur ou tumeur qui s'élève sur la surface des os, & dont le volume est moindre que ce qu'on a coutume d'appeller une exostose. On désigne communément ainsi celles qui paroissent sur la surface du crâne ou du tibia, & dont la cause est fomentée par un principe vénérien. Ces tumeurs ne demandent aucun autre traitement que celui de l'infection vénérienne, dont elles sont un symptôme; ordinairement elles disparoissent vers le milieu du traitement; la coutume, dans les Hôpitaux, est de les couvrir d'un emplâtre de de-Vigo *cum mercurio*; mais J. Hunter leur préfère les illinitions mercurielles. Si ces topiques ne suffisent pas, dit-il, il faut tâcher de détruire le mal local, en excitant une inflammation. Cet Auteur dit avoir vu guérir un Nodus vénérien, qui causoit d'affreuses douleurs, par une incision qu'on fit jusqu'à l'os, selon toute la longueur du Nodus. La douleur cessa, le gonflement diminua, & la plaie se consolida peu-à-peu, sans que le malade prît un grain de mercure. Le D. Russell, Médecin de l'Hôpital Saint-Thomas, à Londres, a éprouvé, en pareil cas, un grand succès de la décoction de racine de Mézéréon. Nous renvoyons ce sujet à l'article PÉRIOSTOSE, où l'on trouvera de plus grands détails. (*M. Petit-Radel.*)

NŒUD DU CHIRURGIEN. C'est un nœud qu'on fait en passant le fil deux fois dans la même anse; on se sert du Nœud du Chirurgien pour la ligature des vaisseaux, & l'on assujétit ce nœud par un autre qui est simple. Le nœud double se fait le premier, afin qu'il ne puisse point se relâcher pendant qu'on fait l'anse pour le second nœud.

NOIX, *Juglans regia*. Lin. Le suc exprimé des noix vertes & mêlé avec du miel est utile dans les cas d'angine & de gonflement des amygdales, administré en forme de gargarisme. On l'applique aussi utilement comme détersif sur les aphtes & les autres ulcérations de la bouche.

On a recommandé l'application des feuilles fraîches sur les tumeurs œdémateuses. On se sert avec avantage d'une forte décoction de ces feuilles dans le pansement des ulcères accompagnés de carie pour en corriger la putridité. On loue aussi cette décoction comme un bon résolutif dans certains cas d'engorgemens scrophuleux.

NOLI ME TANGERE. Mots latins qui signifient ne me touchez pas, & dont on a fait le nom d'un ulcère malin au visage. On l'appelle ainsi, parce qu'il peut se communiquer par l'attouchement, ou plutôt parce qu'en y touchant on augmente sa malignité & sa disposition à s'étendre.

Le *Noli me tangere* est une espèce de suite de dartre corrosive que quelques-uns croyent tenir du cancer & d'autres de la lèpre.—On donne particulièrement ce nom à un ulcère externe aux ailes du nez qui vient quelquefois d'une cause vénérienne.

Cet ulcère ne se borne pas toujours aux ailes des nez, quelquefois il corrode aussi les chairs circonvoisines. Il est bien difficile à guérir, surtout quand il a son principe dans une constitution dépravée.

Souvent, en voulant guérir cet ulcère, on ne fait que l'irriter davantage & l'on avance la mort du malade. Il n'est point de nature différente du carcinome ulcéré; on le guérit par l'extirpation des parties affectées, & il n'y a de difficulté à la guérison que lorsqu'il est impossible d'extirper totalement la maladie & toutes les duretés qui en dépendent. — *Article de l'Ancienne Encyclopédie.*

NOUEURE. *Voyez* l'article RACHITIS.

NOYÉ, Καταπλυζόμενος, *Submersus*. État d'une personne asphyctique qui est restée plus ou moins long-tems sous l'eau, & qui peut se terminer très-promptement par la mort, si l'on néglige de recourir aux moyens les plus propres à la rappeler à la vie. La cause de la mort, dans la submersion, a dû fixer, dès l'enfance de l'Art, l'attention de ceux qui, par état, s'occupent à secourir l'humanité dans les maux physiques qui l'affligent.

Mais, quoique cette cause soit intimement liée avec les phénomènes de la Physique, on n'a eu sur elle que de fausses notions, même dès que celle-ci prit l'expérience pour base de ses assertions. La première opinion qu'on ait eue, celle qui se présentoit naturellement au vulgaire, est que les Noyés périssoient par la trop grande quantité d'eau qu'ils avaloient forcément. Le gonflement du ventre, quelques cas où l'on trouva beaucoup d'eau dans l'estomac, parurent confirmer cette idée; & toutes les conséquences qu'on en peut déduire relativement à la Pratique. Mais les Physiciens, les Anatomistes, en France comme en Angleterre, certains Jurisconsultes même, en Allemagne, ne s'en tinrent point à ces apparences; on ouvrit des cadavres, on multiplia les expériences, mais par une fatalité assez ordinaire aux Observateurs, les faits qu'ils découvroient, & regardoient comme probatifs, étoient ceux qui les éloignoient le plus du but. Le résultat de toutes les tentatives fut ; 1.° que les Noyés ne périssoient nullement par l'eau qu'ils avaloient, ce qui est prouvé par une suite d'expériences tentées par *Becher*, & rapportées dans sa Dissertation *De Submersorum morte sine potâ aquâ* ; 2.° qu'ils étoient suffoqués par l'air de la dernière inspiration qui gonfloit excessivement leurs poumons, ce qu'on croyoit être prouvé par la grande quantité d'air qui dilatoit leurs poumons, l'affaissement où ceux-ci tomboient quand on donnoit issue à l'air, au moyen d'une incision pratiquée à la trachée-artère, par le gonflement des hypochondres & l'élévation des côtés, & , par l'obturation de la glotte produite, observe *Detharding*, par l'épiglotte qui lui est appliquée plus ou moins fermement. Cependant, quelques Observateurs avoient déjà été plus loin; *Littre*, entr'autres, avoit remarqué plusieurs fois une eau écumeuse, dont les poumons des Noyés étoient surchargés. L'Histoire de l'Académie Royale des Sciences, année 1719, contient les observations qu'il fit à ce sujet ; mais, entraîné par l'opinion courante, il crut n'en devoir pas faire grand compte, en ce que les pulmoniques, les asthmatiques en avoient davantage. Enfin, *M. Grateron*, de la Société des Sciences de Montpellier, mit soit-disant la chose en évidence par l'expérience suivante, qu'il tenta en 1728. Il musela un chien de manière qu'il ne pût mordre, mais avaler; il fit ensuite une ouverture entre deux anneaux de la trachée-artère, y adapta un tuyau d'argent qui se joignoit à un tube de même espèce, par une vis à écrou. Ces deux tuyaux, joints ensemble, formoient un conduit d'environ quinze pouces de haut. Il plongea ensuite le chien au fond d'une cuve pleine d'eau, en sorte que le tuyau surmontoit l'eau de quelques pouces. Le chien resta, pendant plus d'un quart-d'heure, dans cet état, respirant toujours par le tuyau adapté à la trachée; & quand il fut délivré, il s'échappa & courut comme à son ordinaire. Cette expérience, qui paroît concluante, n'est rien moins que telle; en effet peut-on, observe *M. Louis*, établir la cause de la mort des Noyés sur des animaux qu'on n'a point noyés ; car, dès que l'air a pu entrer & sortir librement des poumons, dans cette expérience, la respiration a dû se faire comme s'ils eussent eu la tête hors de l'eau.

Néanmoins, l'opinion que les Noyés mouroient par faute de respiration, n'en continua pas moins d'avoir cours jusqu'en 1752, que l'Auteur, dont nous venons de parler, publia son Ouvrage sur la certitude des signes de la mort, où se trouvent diverses observations & expériences sur les Noyés. Il noya un chien dans une cuve d'eau ; &, lorsqu'il se fut assuré qu'il étoit complettement mort, il ouvrit la poitrine & trouva les poumons fort gonflés ; il en incisa la trachée-artère, & comprimant ensuite légèrement la circonférence des poumons, il fit couler une partie de l'eau qui y étoit contenue ; il dit une partie, car celle qui a pénétré jusqu'aux extrémités des bronches, se trouvoit mêlée intimement à l'air & formoit une écume qu'une plus forte action de la main fait passer sous la membrane extérieure des poumons. Cependant il restoit à prouver un fait; cette eau n'auroit-elle pas passé, après la mort, dans l'intérieur des bronches ? L'objection étoit spécieuse, & *M. Louis* y répond en disant que, quelque long-tems qu'il ait tenu sous l'eau des animaux morts, il n'a jamais vu qu'il en fût passé dans les poumons, comme cela auroit lieu s'ils eussent été vivans. Mais ce qui ôte matière à tout doute, c'est qu'ayant noyé des oiseaux & des lapins, en leur tenant la tête dans des liqueurs colorées, il a toujours trouvé leurs poumons farcis & gorgés de ces liqueurs; les poumons des moineaux, qu'il avoit noyés ainsi dans de l'eau colorée d'encre, étoient tout noirs, comme s'ils eussent été gangrenés. « Pour découvrir précisément comment on se noie, dit notre Auteur, je fis attacher un chien par ses deux pattes de derrière, avec le bout d'une ficelle de dix à douze pieds de long, assez forte pour porter l'animal, & un poids double du sien qui y étoit pareillement attaché. On jetta le chien, ainsi préparé, dans un réservoir bien nettoyé, que j'avois fait remplir d'une eau très-claire. En tenant à la main l'extrémité de la corde, je soutenois le poids de façon que l'animal, situé perpendiculairement, avoit sa tête deux ou trois pouces au-dessous de la surface de l'eau, afin que je pusse observer facilement tout ce qui se passeroit. L'animal se débattoit beaucoup ; il remuoit les pattes de devant, & faisoit des efforts pour nager : après deux ou trois minutes de mouvemens inutiles, il sortit de sa poitrine beaucoup d'air, qui forma d'assez grosses bulles à la surface de l'eau. Un instant après, l'animal s'agitant toujours, il sortit de l'air en moindre quantité, mais un peu plus longuement; le chien fit ensuite la culbute, & parut mort. Cette expérience, que j'ai répétée plusieurs fois, ne me laisse aucun lieu de douter qu'à l'instant que l'animal est submergé, sa poitrine reste dans l'état où elle étoit avant que de tomber dans l'eau, mais la nécessité dont est la respiration, l'oblige enfin à cesser de suspendre le mouvement de la poitrine. Par le mouvement d'inspiration, l'eau entre dans les poumons, & en chasse l'air qui y étoit renfermé. C'est la sortie de cet air qui forme les bulles qu'on apperçoit à la surface de l'eau. » Ces expériences furent répétées, avec un égal succès, par le D. Goodwyn, ainsi qu'on le peut voir dans l'Ouvrage qu'il publia, en 1788, sous ce titre : *The Connexion of life vith respiration, or an Experimental Inquiry into the effect of submersion, &c.* Il conclut, d'après ces dernières faites avec le mercure & autres liqueurs, que l'eau suffit pour produire tous les phénomènes qui accompagnent la submersion indirectement, en excluant l'air atmosphérique des poumons. Mais il conclut de plus, d'après les notions acquises sur l'utilité première de la respiration, que le sang n'étant plus fourni du principe vivifiant, qui non-seulement le colore, mais excite encore puissamment le cœur à de vives contractions, celui-ci doit, de plus en plus, agir facilement, jusqu'à ce que ses contractions cessent entièrement; ce qui arrive quelquefois en quatre, six, huit ou dix minutes, & quelquefois plus tard.

Ces observations, sur la cause première de la mort des Noyés, ont pour but une Pratique moins meurtrière & plus sûre, dans ses succès, que celle qui étoit en vogue avant qu'elles n'eussent été bien constatées, & même à l'époque de 1740, où Réaumur établit un plan qui n'étoit rien moins que raisonné. Ce qu'on doit avoir ici en vue, est de rétablir la respiration, & de s'opposer à la coagulation des sucs, par l'emploi d'une douce chaleur qu'il faut communiquer d'une manière autant égale qu'il est possible, & de parer à la stâse du sang dans les vaisseaux du cerveau, stâse qui est prouvée par l'engorgement où l'on trouve toujours ce viscère, à l'ouverture du cadavre des Noyés. Ainsi, les indications qu'on doit se proposer de remplir, sont de débarrasser les poumons & le cerveau, & de donner un nouveau branle à la circulation qui peut n'être que suspendue. Nous retracerons ici, à ce sujet, les règles que nous avons déjà établies dans un Ouvrage qui a pour titre: *Nouvel Avis au Peuple, ou Instructions sur les Maladies ou Accidens qui lui arrivent le plus fréquemment.*

Ce qu'on doit d'abord faire, quand on a retiré de l'eau un Noyé, & que la putréfaction ne se manifeste par aucun signe, c'est de le porter dans l'endroit où l'on se propose de lui donner des soins, avec la même attention que si l'on étoit persuadé qu'il fût encore en vie, lui tenant la tête la plus élevée qu'il sera possible. Lorsqu'il y sera rendu, on le déshabillera & on le mettra sur un lit de sangle, près d'un feu fort clair; on l'essuiera bien avec des flanelles chaudes, ou des linges chauds & secs, qu'on laissera quelque tems sur lui, & qu'on renouvellera de tems en tems, pour que, par leur chaleur, ils fondent les sucs & empêchent la coagulation de ceux qui tendent à se prendre. On modérera cette chaleur pour qu'elle n'aille point à l'extrême; on pourra même, si l'on en a la facilité, étendre, sur un lit de sangle, l'épaisseur de quatre doigts de cendre qu'on aura chauffée dans des chaudières. On couchera dessus le Noyé tout nud, on le couvrira avec d'autres cendres également chaudes, & l'on étendra une couverture de laine sur le tout; du sable fin, ou de la terre sèche, pourroient avoir le même avantage. Comme ordinairement il est difficile de lui ôter ses vêtemens, on pourra les lui fendre avec des ciseaux, pour réussir plus promptement. On lui tiendra toujours la tête un peu élevée, & panchée de côté, pour que les mucosités de la bouche puissent aisément en sortir. On changera le corps de position, de tems à autre, pour que la chaleur puisse également se communiquer par-tout.

Pendant que les aides sont employés à ces derniers soins, on s'occupera à donner le branle à la respiration, en soufflant de l'air chaud dans la bouche du Noyé, quand on peut l'ouvrir, ayant la précaution de fermer les narines, pour l'empêcher de revenir par cette voie. Une gaîne de couteau est singulièrement propre à cet effet; on peut en comprimer les parois lorsqu'on est fatigué, de manière à reprendre haleine sans craindre le retour de l'air qu'on a soufflé. Si les mâchoires étoient tellement fermées qu'on ne pût y rien introduire, on pourroit porter une sonde ou un tuyau de pipe dans une des narines, pour y souffler l'air qu'on voudroit y introduire. Quoique l'on emploie communément l'air qui sort des poumons, il n'est cependant pas le meilleur; vu son méphytisme qui, loin de contribuer au rétablissement de la respiration, ne peut que l'arrêter dans l'état de santé; aussi préfère-t-on, avec raison, l'air vital, quand on peut se le procurer, ou l'air commun de l'atmosphère, qui en contient en assez grande quantité. Je l'ai employé (l'air vital) plusieurs fois chez les jeunes animaux, dit le D. Goodwyn, & le rétablissement a toujours été beaucoup plus prompt que quand j'avois recours à l'air atmosphérique; mais je n'en ai jamais pu rétablir aucun avec cet air, quand l'air atmosphérique n'avoit pû me réussir. Le procédé de l'insufflation opère d'une manière très-prompte, quand on le met convenablement à exécution. J'ai observé, disoit à ce sujet le D. Cogan, que le cœur & les artères battoient fortement, pendant qu'on souffloit ainsi dans la bouche d'un enfant nouveau-né, & que les pulsations discontinuoient dès qu'on cessoit les tentatives, pour recommencer quand on y revenoit. » Le manuel demande de la dextérité, & la connoissance du lieu sur lequel on opère, pour qu'on puisse faire parvenir l'air où l'on se propose de le porter.

Pour surmonter plus facilement toute difficulté, il faut se servir d'un tube courbe, assez semblable, pour la forme, à une sonde de vessie; c'est ainsi que M. Monro le recommande. Pour l'introduire, on commencera par porter le doigt indicateur de la main gauche à la bouche, près la commissure des lèvres du côté droit, & dirigeant sur lui, comme sur un conducteur, le bec du tube qu'on portera, de la main droite, vers l'angle gauche de la bouche, jusqu'à ce qu'il ait dépassé le bout du doigt introduit; on le laissera tomber dans l'ouverture de la glotte, plutôt que de l'y pousser. D'une autre part, on aura une grande vessie remplie d'air vital, & fermée à son col par un robinet dont le tuyau soit du calibre de l'extrémité du tube qui est au-dehors. Tout étant ainsi disposé, on pressera les parois de la vessie, de manière à pousser le fluide qu'elle renferme dans l'intérieur des poumons; quelque tems après, on comprimera la poitrine de toute part, pour produire l'expulsion de l'air, & l'on agira ainsi alternativement, comme pour exciter une respiration naturelle. Ce procédé est plus simple que celui de *Hunter*, qui conseille un soufflet à deux cavités distinctes, de manière qu'en en étendant les panneaux, lorsque la tuyère est appliquée aux narines, une cavité puisse être remplie d'air commun, & l'autre de l'air qui sort des poumons, & qu'en les rapprochant, celui-ci puisse s'échapper au-dehors, & l'autre pénétrer au-dedans. Pour ne point mettre d'interruption dans les secours, il faudra se munir de plusieurs vessies garnies chacune de leur robinet, & pleines d'air.

Mais souvent l'air que l'on insinue ne peut se faire voie jusqu'aux dernières ramifications bronchiques, à raison de l'écume & de l'eau qui les obstruent. Le D. Goodwyn, qui a fait différentes expériences sur la submersion, conseille alors un moyen fait d'après les principes de l'Hydraulique, pour attirer l'eau & dégager les bronches. C'est un corps de pompe A B C D E dont le cylindre A B, qui est de cuivre, contient cent pouces cubiques d'air, & dont l'intérieur communique avec l'atmosphère par une petite ouverture circulaire *a*; le piston D E est de bois, & garni, à son extrémité E, d'une substance molle pour le tenir bien serré. Les deux ouvertures *a b* sont pour donner issue à l'air, quand on tire le piston plus haut que l'ouverture *a*. Le tube C est pour y placer un plus petit, qu'on doit mettre dans le nez ou le larynx; *Voyez*, à ce sujet, la Planche relative à cet Article. Quand on se propose d'employer cet instrument, on commence par mettre le petit tube, qu'on choisit d'une longueur & d'une courbure proportionnée, dans l'un des passages de l'air, & l'on tient les autres convenablement fermés. Le piston étant tiré en-haut, & l'orifice *a* fermé avec le doigt, on pousse en-bas le piston, & l'on force ce qui est contenu dans le corps de pompe à passer dans les poumons; quelques minutes après on tire le piston, & l'air passe des poumons dans le cylindre. Alors on ôte le doigt de l'orifice *a*; on presse en-bas le piston, & la plus grande partie de cet air expiré s'échappe dans l'atmosphère. Ensuite on tire le piston une seconde fois, pendant que l'orifice *a* est ouvert, & il entre dans le cylindre un volume d'air frais, qu'on peut porter de la même manière dans les poumons. Mais, quand il convient d'extraire l'eau des poumons, avant l'insufflation, il faut commencer le procédé, le piston étant en-bas; & quand on a inséré le petit tube, comme ci-dessus, on tire le piston jusqu'à ce que sa portion inférieure E soit contigue à l'orifice *a*: l'eau s'élève alors des poumons dans la gorge ou le cylindre. Si elle s'élève dans celui-ci, on peut l'évacuer, en détachant le tube C du petit tube; ce qu'on peut répéter une ou deux fois, toujours avec précaution; ensuite on cherche à souffler dans les poumons, comme nous venons de le dire précédemment.

Lorsque la vie n'est point entièrement éteinte & qu'elle n'est que suspendue, l'emploi bien combiné de ces premiers moyens rappelle quelques contractions du cœur, la chaleur se développe, le pouls commence à battre quoique foiblement, & bien-tôt une ou deux respirations paroissent pour recommencer à de plus longs ou plus courts intervalles. Quelques mouvemens irréguliers des lèvres se manifestent, si alors les apparences du visage indiquent une stase dans le cerveau, il faut en venir à la saignée de la gorge, qu'on fait sans ligature. L'ouverture de la jugulaire est préférable ici à toute autre qui ne fourniroit point une suffisante quantité de sang; elle dégage les sinus du cerveau & débarrasse les grands réservoirs sanguins de la poitrine, du sang qui les opprime, en même-tems que l'insufflation de l'air vital fournit l'âme de la vie. Cependant, malgré l'utilité apparente de cette opération en pareil cas, il faut apporter le plus grand scrupule dans l'examen des circonstances qui la favorisent ou la rejettent. En général, quand il y a bouffissure au visage, échymose à la conjonctive, que le sujet a une apparence forte & vigoureuse, que l'on sait qu'il s'est débattu long-tems dans l'eau, & que tous les signes qui manifestent un embarras dans le cerveau, existent; dès que le retour à la vie paroît être assuré, l'ouverture de l'artère temporale ou de la veine jugulaire est reconnue de la plus grande nécessité & même elle doit aller de concurrence avec les autres moyens; on doit l'omettre dans toute autre circonstance.

L'observation que les intestins très-irritables de leur nature, avoient une grande sympathie avec les organes vitaux, & qu'il suffisoit souvent chez un animal mourant de les irriter pour ramener les contractions du cœur & continuer ainsi plus long-tems la vie, a déterminé quelques Praticiens à solliciter leur irritabilité au moyen de la fumée de tabac portée dans l'anus. Cette tentative a eu dans plusieurs occasions les succès les plus heureux. Je l'ai expérimentée, dit M. *Louis* sur beaucoup d'animaux que j'avois noyés & j'ai presque toujours réussi à les rappeller à la vie lorsque je n'avois pas trop différé à leur donner ces secours. Il y a également des exemples du prompt & heureux effet de cette fumée sur les hommes. On a inventé à ce sujet des appareils qui facilitent singulièrement l'emploi de ce remède. On en peut voir un dans l'Ouvrage de *Muschenbroëck* ; M. *Louis* en a imaginé un autre dont on peut voir la description dans les Mémoires de l'Académie Royale de Chirurgie; il fait partie de la machine qu'on trouve dans tous les Corps-de-Garde à l'usage des Noyés & qui a été imaginée par M. Pia, ancien Echevin de Paris. Mais, comme on n'a pas toujours cet appareil sous la main, on peut satisfaire aux vues qu'il remplit en lui substituant deux pipes allumées dont on a abouché les fourneaux; on met le tuyau de l'une dans le fondement & l'on souffle par celui de l'autre, & pour empêcher la fumée de s'échapper on applique sur l'anus une éponge ou des linges mouillés, qu'on retiendra comme il paroîtra convenable. Mais quelque soit l'efficacité de ce moyen sur laquelle les Praticiens sont encore en suspend, comme il n'a jamais réussi seul, & sans l'insufflation dans les poumons, on ne doit y avoir recours que quand on a employé tous les autres.

On a depuis peu publié les bons effets de l'irritation des narines au moyen de la barbe d'une plume, d'un long tube de papier trempé dans l'alkali volatil & porté dans le nez. L'émovibilité des nerfs olfactifs si proches du cerveau & si facile à procurer par ce moyen, n'est point à mépriser dans un état où les sources de la vie doivent être ébranlées par toutes les secousses favorables; mais il ne faut pas plus compter uniquement sur lui que sur l'insufflation de la fumée de tabac. Nous en dirons autant de l'émétique qu'on a également vanté, on ne sait trop pourquoi, même comme un moyen auquel on devroit d'abord recourir. On ne doit le regarder comme utile que quand le principe de la vie est déjà rétabli & encore ne doit-on y recourir que quand les saignées ont diminué la pléthore du cerveau, & qu'il y a des signes de réplétion dans les premières voies.

Parmi tous ces stimulans que l'on a proposés dans les asphyxies & notamment dans celles qu'occasionne la submersion, on est étonné de ne point trouver le plus puissant de tous ceux que fournit la Nature, c'est-à-dire les commotions; M. Louis, qui a donné un ouvrage sur l'électricité médicale n'en fait aucune mention relativement à la matière que nous traitons. En effet, les substances stimulantes que nous avons citées, ne peuvent avoir qu'un effet lent, parce que leur action est bornée à un petit espace & qu'elles ne peuvent agir sur le cœur que sympathiquement. L'effet de la commotion électrique est bien différent; dans un instant la secousse parcourt les endroits les plus profonds du corps, & par cela même elle paroît être propre à exciter le principe engourdi de la vie. Le D. *Abylgard* rapporte, à ce sujet, que des oiseaux qui avoient reçu de violentes commotions électriques sur *la tête étant regardés* comme morts, ont été rendus à la vie par de légères commotions sur le cœur & les poumons, même après avoir éprouvé vainement les stimulans ordinaires les plus puissans. Si donc ce Physicien a pu priver ces animaux de tout sentiment & les ranimer ensuite à volonté par une administration convenable de ce fluide subtile, on peut espérer de même qu'en ménageant convenablement les commotions électriques, & isolant convenablement les Noyés soit sur une toile cirée ou autrement, on pourroit les employer comme un des moyens les plus efficaces pour les rappeller à la vie.

L'opinion que les Noyés périssoient faute de respirer, a suggéré la nécessité de la bronchotomie, pour, dit-on, donner accès dans les poumons à l'air qui ne peut entrer par la glotte que sa valvule ferme de toute part. Detharding & Hunter ont les premiers donné ce conseil, & le D. Tissot n'a pas manqué de tomber dans cette erreur dans son Avis au Peuple sur sa Santé; il dit même qu'un Chirurgien ayant pratiqué cette opération, il fit tomber dans la trachée quelques gouttes de vinaigre, & qu'il sauva ainsi le malade. Il est peu de Praticiens réfléchis qui se laissent entraîner à une pareille autorité, d'autant plus que l'assertion du Médécin de Lausanne est loin d'être détaillée, de manière à entraîner à la conviction. En effet, que peut faire une pareille opération pratiquée dans l'intention de rappeller la respiration? Donnera-t-elle aux muscles inspirateurs l'énergie dont ils ont besoin pour dilater de toute part la poitrine, & préparer à l'air un espace qu'il puisse parcourir aussi aisément que dans tout autre tems, où l'expansion des côtes précède toujours l'entrée de l'air dans les poumons. D'ailleurs, l'ouverture des cadavres a trop fréquemment prouvé la fausseté du principe, sur lequel est appuyé la nécessité de cette opération, pour qu'on puisse encore la regarder comme indispensable. Il est rare, en effet, que la glotte soit fermée; &, quand elle l'est, l'épiglotte n'est jamais assez abaissée pour la fermer de manière à ôter toute communication entre la cavité de la trachée-artère, & celle de l'arrière-bouche.

Quoique l'expérience ait déjà constaté le mérite particulier des méthodes que nous venons de rapporter, & qu'elle ait indiqué l'une de préférence à l'autre; cependant, il est souvent nécessaire de les combiner ensemble, & quant à l'ordre qu'il faut suivre dans leur administration, on pourra se fixer à celui que nous avons choisi en les exposant, toutes les fois que le corps conservera encore sa chaleur naturelle; mais, lorsqu'elle sera presque anéantie, on commencera par procurer une chaleur artificielle, soit par les bains secs ou d'eau chaude, avant de recourir à d'autres. Si cependant le seul emploi des trois grands agens e la Nature, l'air vital, le fluide électrique, & ı chaleur artificielle étoit prouvé supérieur à tout utre moyen, ne seroit-on point disculpé, avec aison, de l'oubli des autres subalternes, moins fficaces, & qui ne font que reculer les bons ffets de ceux-ci? En effet, pendant qu'on tente ous ces remèdes inutiles, la mort s'avance à grands pas, & enfin le moment vient où tous es efforts de la Nature & de l'Art sont absolument superflus.

Les moyens que nous venons de prescrire employés avec la constance & la prudence que demande une situation aussi critique, sont souvent suivis de phénomèmes qui indiquent le retour à la vie. La bouche se couvre d'écume, & à mesure qu'on l'essuie il en revient d'autre; des bulles d'air retenues par la salive se succèdent les unes aux autres; un petit bruit assez semblable au râle se fait entendre dans la gorge; les lèvres & les joues sont agitées de quelques mouvemens. Alors on persiste dans l'usage de la méthode qui a été efficace; & quand une fois le succès est décidé, que la déglutition & la respiration sont rétablies, on pourra insinuer avec précaution dans la bouche ou moyennant un tube fort long de gomme élastique, quand les mâchoires seront trop serrées, quelques cuillerées d'eau de vie camphrée ou d'eau de vie simple animée d'un peu de sel ammoniac ou de l'eau salée. Quand la déglutition n'est nullement gênée, & que les saignées ont précédé chez les pléthoriques; on peut donner quelques cuillerées d'eau aiguisée de deux ou trois grains d'émétique pour exciter un vomissement dont les secousses peuvent alors être très-utiles. Mais, malgré tout le succès apparent des procédés que nous venons de rapporter on auroit tort de regarder la personne à qui on les administre comme parfaitement rétablies; souvent, en effet, il survient dans la convalescence des accidens fâcheux, tels que l'oppression, la toux, la fièvre & autres maladies qui exigent toute l'attention des Praticiens; aussi ne doit-on les regarder comme parfaitement rétablies, qu'après un assez long-tems où aucune des suites fâcheuses dont nous venons de parler, ne se manifeste. (*M. Petit-Radel*).

NUAGE, Νεφηλίον, *Nubecula. Voyez* l'article Néphélion. (*Petit-Radel*).

NYCTALOPIE, Νυκταλοψ, *Nyctalopus.* Affection dans laquelle la vue est obscure à la lumière du crépuscule du matin ou du soir, & même confuse dans les endroits où les autres voyent distinctement. Les Anciens sont divisés entre eux sur le caractère de cette maladie, Hippocrate, en parlant d'elle, dit expressément: -- Nous appellons Nyctalopes ceux qui voyent pendant la nuit, ce qui revient assez à la dénomination de la maladie. Paul & Actuarius sont précis sur ce point, ils font mention de l'aveuglement nocturne; mais ils observent que les malades voyent parfaitement pendant le jour. Aëtius est du même sentiment, quoiqu'on le pense favoriser l'opinion contraire, lorsqu'il dit qu'ils voyent mieux la nuit que le jour, & qu'ils sont aveugles au clair de la lune. L'Auteur de l'Isagoge embrasse l'un & l'autre sentiment, quand il dit que par Nyctalopes ils entendent ceux qui voyent obscurément le jour, plus clairement au coucher du soleil, & beaucoup mieux quand il fait nuit; ou au contraire pendant le jour ils voyent peu, & qu'ils ne voyent rien le soir ou la nuit; affection que Galien appelle *Cæcitas nocturna.* On trouve la même incertitude dans les Auteurs latins, & notamment dans Celse qui appelle cette affection de la vue *Imbecillitas oculorum.* Il semble, en lisant l'histoire d'une cécité périodique insérée dans les *Medicals Observations and Inquiries*, qu'on pourroit concilier ces descriptions si différentes & si opposées de la Nyctalopie en fixant la maladie dans celle des intermittentes. La différence alors ne consisteroit que dans les différens tems de l'approche de la maladie. Celle dont parle Hippocrate venoit le matin, celle de Paul le soir; toutes deux étoient bien périodiques, & la distance du tems entre les deux paroxsymes étoit respectivement la même, un jour plein ou une nuit pleine.

Si cette observation du D. Pye étoit confirmée par d'autres, elle pourroit éclaircir sur le véritable caractère de cette maladie, dans laquelle la rétine se trouve ainsi comme paralysée à des périodes réglés; elle pourroit également indiquer les remèdes vraiment effectifs auxquels on n'a point encore pensé, savoir, le kinkina qu'on dit être si propre à guérir les maladies qui dérivent d'une ataxie périodique dans le systême des nerfs. En effet, il est constant que la pupille est toujours plus élargie & comme atone pendant l'accès de la maladie; circonstance qui accompagne toujours l'amaurose ou la paralysie de la rétine. Nous renvoyons aux détails que nous promet M. Champseru sur cette maladie, que sans doute il envisagera sous ce rapport aussi curieux qu'utile. (*M. Petit-Radel.*)

NYMPHOTOMIE, *Nymphotomia* de Νυμφη, Nymphe & de τεμνω, je coupe. Amputation d'une partie des nymphes, ou du clitoris, que quelques-uns appellent aussi Nymphes, lorsque ces parties forment un volume si considérable qu'elles empêcheroient la consommation du mariage, ou la rendroient extrêmement difficile.

Galien observe qu'on étoit souvent obligé de faire la Nymphotomie sur les femmes Egyptiennes; mais, dans notre Europe, il est rare que cette opération soit nécessaire.

La Nymphotomie est, à proprement parler, la Circoncision des femmes. L'alongement des Nymphes est si ordinaire dans l'Empire des Abyssins qu'il a fallu y établir la Circoncision pour les femmes.

Les Nymphes & les Lèvres deviennent quelques fois si longues, qu'on ne sauroit approcher certaines femmes. Au rapport de Léon l'Afriquain, il y a des hommes qui n'ont d'autre métier que de savoir retrancher ce que la Nature a trop alongé dans ces parties.

Le célèbre Mauriceau, Chirurgien de Paris, a fait avec succès cette opération. Une femme de condition, obligée de monter souvent à cheval, sentoit alors des cuissons insupportables & de la douleur par le froissement des Nymphes, qu'elle avoit très-longues. Elle se détermina à se les faire amputer par cette raison, & aussi parce que la longueur démésurée de ces parties déplaisoit beaucoup à son mari. Il faut prendre des précautions pour arrêter le sang avec soin; car Mauriceau dit que, plusieurs heures après l'opération, il a vu survenir une hémorrhagie assez considérable qui mit la malade en danger. On préviendra cet accident en lavant la plaie avec de l'eau alumineuse, & par l'application de l'agaric, de la charpie sèche, de compresses graduées soutenues par un bandage qui fasse une compression suffisante, ou par la ligature des vaisseaux qui fournissent le sang. *Voyez l'article* HÉMORRHAGIE. Il y a apparence que les Historiens, qui ont dit que, dans certains pays, on châtroit les femmes, n'ont entendu parler que de la Nymphotomie & non de l'extirpation des ovaires qu'on pratique chez les Truyes pour les rendre stériles. *Voyez* sur la Castration des femmes la GÉNÉANTROPIE de SINIBALDUS. — *Article de l'ancienne Encyclopédie.*

O

OBSERVATION, Παρατήρησις, *Observatio*. Exposé d'un ou de plusieurs faits, tendant à confirmer une doctrine déjà reçue, ou à en faire établir une nouvelle, lorsqu'ils sont assez certains pour qu'on en puisse tirer des inductions. L'Observation, telle que nous la définissons, suppose toujours l'expérience, c'est-à-dire, une application constante aux phénomènes présens, & l'art de les rapporter à leur véritable cause, pour ensuite établir des loix générales & nécessaires dans la Pratique. La vérité, en Chirurgie, repose sur ces deux bases, qui doivent s'entre-soutenir réciproquement; car s'il faut soumettre à une observation scrupuleuse les objets qui sont du ressort de l'expérience, il faut aussi ramener à l'expérience ceux qu'on découvre par l'Observation : l'une & l'autre, liées ainsi, amènent des résultats plus certains, & les faits, loin d'être comme ces feux-folets qui conduisent au milieu de la nuit le voyageur dans l'abîme, deviennent des jets de lumière qui font voir clairement la route qu'on doit tenir. La discussion des faits est le meilleur moyen d'établir la certitude en Chirurgie, & généralement dans toutes les branches de l'Art de guérir; mais il faut que cette discussion soit fondée sur les règles d'une sévère Logique, sans quoi les routes détournées se présentent, & chacun apportant pour garant une expérience souvent empyrique, attire dans un labyrinthe d'erreurs l'homme trop crédule qui prend sur la foi d'autrui; & ainsi l'Observation qui ne devroit servir qu'aux progrès de l'art, contribue à sa détérioration. C'est à ces Observations incohérentes avec les loix de la Nature, & toujours fondées sur les préjugés, qu'il faut rapporter les théories monstrueuses qui ont infecté l'Art dès sa naissance. Ainsi, l'humeur noire & fétide qui découle d'un cancer ouvert depuis long-tems, en imposoit aux Anciens qui la regardoient comme une preuve de surabondance dans l'atrabile, dont le sang étoit en partie formée. « L'Observation, remarque Quesnai, avoit introduit des erreurs encore plus funestes; les blessures attirent des engorgemens qui étoient des fluxions, selon tous les Observateurs; la foiblesse du tissu des parties en étoient, disoient-ils, la source. Dans cette idée ils opposoient aux fluides, qui s'arrêtoient autour de la plaie, les remèdes astringens, & ceux qui pouvoient fortifier les fibres affoiblies. Mais ces remèdes donnant de nouvelles forces aux causes qu'ils devoient combattre, des étranglemens faciles à dissiper devenoient des étranglemens mortels. Ainsi les malades trouvoient dans les Observations les plus reçues un surcroît de maux qui n'étoit pas capable de corriger les esprits prévenus, & ces Observations séduisantes l'emportoient toujours sur le mauvais succès qui les condamnoit. » L'Anatomie, plus scrupuleusement étudiée, les loix de la Physique animale mieux appréciées, & la nature des humeurs ainsi que les détériorations dont elles sont susceptibles, plus connues, ont détruit beaucoup de ces préjugés, & en rapprochant les vérités, elles ont donné à l'Art une beaucoup plus grande stabilité. Les Observations sont venues insensiblement à l'appui les unes des autres; une sévère discussion en a écarté les faits douteux aussi bien que les faux; elle a rapproché ceux qui étoient avérés, & ainsi par une longue suite de travaux & de méditations sur chaque objet, les maladies Chirurgicales ont été plus connues, & les moyens curatifs mieux choisis & plus efficaces. Mais, pour qu'on ne croie point que ces allégations sont de pure théorie, prouvons tout ceci par des exemples. Les coups reçus à la tête font périr, & quelquefois d'une manière si prompte qu'on ne peut porter aucun secours aux blessés; c'est une Observation qu'on eut lieu de faire dès les tems les plus reculés. La surprise d'une mort si subite, sur-tout si le malheur arrivât à une personne qui intéressoit, dût d'abord porter à en rechercher la cause, en ouvrant le cadavre. Un heureux hasard fit d'abord cerveau; c'en fut assez pour faire conclure qu'il falloit, dans ces sortes de cas, ouvrir le crâne pour donner issue au sang dont la présence occasionnoit les accidens. Mais une plus grande expérience montra que l'opinion qu'on avoit trop aisément prise, ne pouvoit quadrer avec un grand nombre de cas; que souvent les symptômes avoient été alarmans, sans que l'ouverture du crâne ait pu vérifier qu'ils fussent dûs à aucun épanchement; c'en fut assez pour les faire regarder comme dépendans d'une toute autre cause. On persista d'autant plus dans ce dernier sentiment qu'on trouva, dans plusieurs sujets, le cerveau affaissé sur lui-même, laissant entre lui & le crâne, un espace vuide qui n'y devoit point être, & une plus grande dureté de ce viscère que celle qui lui est naturelle. De la discussion de tous ces faits sont sorties cette théorie lumineuse de la commotion & de la compression, & l'histoire, tant des signes qui annoncent ces deux états distincts du cerveau que de ceux qui manifestent leur complication, quand elle a lieu. On n'a plus vu dès-lors, dans la violence d'un coup porté à la tête, & dans les accidens qui s'ensuivent, une circonstance qui exigeât l'opération du trépan. On a cherché, dans les cas embarrassans, les signes les plus certains pour leur donner un caractère d'univocité qui pût guider dans la Pratique, & ainsi, en rassemblant les Observations, & comparant ce qu'elles dictoient, à ce que suggéroit l'expérience raisonnée d'après les circonstances, on s'est approché des indicans ou moyens réels de guérison auxquels on n'auroit jamais pu parvenir sans une pareille marche. Une plaie simple tend spontanément à la cicatrisation, même sous la direction du routinier qui croit bien agir lorsqu'il tourmente la Nature par une application peu réfléchie de suppurans ou de cicatrisans dont il la surcharge; c'est encore une Observation qu'on eût occasion de faire dès l'enfance de l'Art, & qu'on peut trouver également vraie aujourd'hui. Mais aussi la même plaie souvent avec la plus belle apparence reste dans un état stationnaire à raison de la dérivation vers elle des humeurs ou acrimonies qui tiennent sa surface dans un état de continuelle irritation.

L'Observation enseigne que le moyen le plus prompt de parvenir alors à procurer la cicatrisation est de détourner ailleurs les humeurs par les purgatifs & autres cathartiques qui irritent fortement les intestins. Ce succès fut d'abord dû au hasard; on remarqua que des blessés qui avoient traîné long-tems sans pouvoir guérir, malgré tous les topiques dont on surchargeoit leurs plaies, se rétablissoient quand ils étoient pris de dévoyement pour être sorti des bornes d'un régime trop sévère. Il n'en fallut pas davantage à l'homme réfléchi qui observa ce fait, pour établir la nécessité des purgatifs réitérés dans le cas où les plaies ayant parcouru tous leurs tems, sont entre le période de suppuration & celui de cicatrisation.

L'Observation & l'Expérience sont les seuls moyens que l'homme puisse avoir pour parvenir à la certitude en Chirurgie comme en plusieurs autres Sciences. Les faits en sont les matériaux, l'Historien recueille ceux-ci, l'Observateur les combine, & celui qui expérimente, vérifie le résultat de ces combinaisons, il sépare ce qui est négatif de ce qui est positif, & dès-lors des faits qui isolés paroissent n'avoir aucune valeur, acquièrent une force qui dérive de leur rapprochement, ou nouvelle combinaison. Les faits deviennent des matériaux dès qu'on en a ramassé un nombre suffisant pour offrir quelqu'apparence de vérité. Si alors on les dispose convenablement, & qu'on ne cherche point à suppléer à ce qui manque par des pièces de rapport mal-assorties, on fait une Observation dont la valeur est d'autant plus réelle que l'imagination n'y est pour rien. Mais il s'en faut de beaucoup qu'on puisse regarder comme telles telles qui paroissent communément, la plupart de ceux qui les donnent, n'ont aucune notion réelle de ce que supposent les faits, ils raisonnent d'après les vues générales de l'organisme sans s'inquiéter des exceptions particulières qui ôtent à leurs conclusions toute leur valeur, & ainsi de principes en principes ils conduisent à une opinion erronée, qui a d'autant plus l'air de la vérité, qu'elle paroît avoir pour fondement le succès. De-là non-seulement le peu de fruit, mais même encore les erreurs qu'on puise dans de semblables Observations. La plupart ne les ont publiées que pour se faire une réputation, & cachant les circonstances en apparence fâcheuses qui auroient été peut-être plus instructives que leur succès, ils ont cherché à faire voir par leurs yeux, & ont porté l'impudence jusqu'à s'arroger le titre d'Interprètes de la Nature, lorsqu'ils n'en étoient que les perturbateurs. Ainsi, non-seulement ils ont été peu utiles à leurs contemporains, mais encore pernicieux à leurs successeurs par les écarts où ils ont entraîné ceux qui comptant sur leur célébrité passagère, ont réglé leur pratique d'après le plan qu'indiquoient leurs Observations. Il n'en est point ainsi de l'Observation où l'on prend la Nature pour guide; où déjà instruit de ses opérations & voyant des yeux de l'esprit tous les égaremens où elle peut tomber, on expose ceux qu'on découvre avec cette simplicité de langage qui est toujours l'expression de la vérité. C'est-là que les dogmes de l'Art qui ailleurs perdroient toute leur authenticité, sont mis dans la plus grande évidence. L'homme instruit y trouve des faits qui confirment sa pratique, & celui qui l'est moins, des moyens propres à diriger sa marche & la rendre plus assurée. Mais, pour retirer tout le fruit qu'on attend des Observations, il ne faut point considérer chacune comme isolée & ne devant confirmer qu'une seule vérité, il faut en rassembler un certain nombre, les comparer, & même les opposer les unes aux autres. « En se conduisant ainsi, remarque Quesnay, on évitera l'erreur où pourroient jetter celles qui renferment des méthodes opposées & propres ainsi à tenir le Praticien incertain sur le choix qu'il doit faire; on découvrira dans celles qui sont remplies d'erreurs, des faits singuliers auxquels n'ont porté aucune attention ceux qui ont fait l'Observation, & qui néanmoins aident à trouver ou à éclaircir des vérités importantes pour la Théorie comme pour la Pratique. On peut ainsi, continue le même Auteur, en examinant plusieurs Observations qui paroissent se rapporter à un même cas, remarquer des particularités qui font découvrir entre elles des différences essentielles qui empêchent qu'on en tire les mêmes conséquences. Enfin on peut, lorsque plusieurs données sur un même sujet, semblent, par la contrariété des faits, s'entre-détruire, appercevoir au contraire qu'elles se servent mutuellement de correctif, se prescrivent des bornes, s'entre-réduisent à leur juste valeur, & qu'elles sont nécessaires pour déterminer des vérités vagues & discordantes qui pourroient égarer dans la Pratique. »

Mais pour parvenir à vaincre les difficultés qu'on trouve dans une pareille entreprise, on doit suivre une marche toute différente de celle du plus grand nombre. Il faut d'abord connoître ce que valent les faits, puis les rapprochant ensemble, unir ceux qui s'accordent, & les opposer à leur contraire; ensuite avec l'esprit froid de la discussion réunir les vérités en une masse dépurée de toutes scories de l'erreur. Mais, combien il s'en faut que ceux qui lisent les Observations, les discutent & les apprécient comme il convient pour en retirer tout le fruit qu'elles peuvent offrir! On n'y cherche la plupart du tems qu'un plan de conduite, & les faits essentiels ne font aucune impression; si l'on y revient, ce n'est que quand il faut éclaircir un point de doctrine avec lequel ils ont quelque rapport. Ainsi, l'Observation devient à celui qui pratique sans principe, ce qu'est à un voyageur une carte de route qui lui apprend bien la direction qu'il doit suivre, mais qui ne lui annonce aucun des obstacles qu'il doit rencontrer. D'un autre côté, si l'Observation est malfaite, les principes mal posés, les circonstances mal développées, elle devient une source d'erreur pour le jeune Praticien; ainsi, comme l'observe Baglivi, *nisi maximas adhibeat cautiones, verendum est ne ibidem errandi causam undè se posse doctrinæ adjumenta petere existimabat.* Ce seroit donc, dit Quesnay, une occupation bien importante que de trier dans la foule des Observations qui nous ont été transmises, les faits qui réellement peuvent éclairer les points douteux de l'Art. Mais, pour réussir dans une pareille entreprise, il faudroit allier à une Pratique très-étendue un très-grand fond de connoissances sur toute la Théorie, non-seulement pour apprécier le manuel de l'Art, mais encore pour appercevoir & indiquer les changemens ou accroissemens dont il est susceptible. Or il est rare que ceux qui publient une Observation jouissent de tous ces avantages, souvent même ils ne l'envisagent pas du côté le plus instructif. La grandeur de la maladie & le succès de la cure les éblouissent; ils parlent continuellement d'eux & exposent avec ostentation leurs procédés, quoiqu'ils n'aient satisfait qu'aux indications les plus communes & les plus évidentes; ce qui est bien l'opposé de la conduite qu'ils devroient tenir. La Nature doit seule parler dans l'Observation; mais comme son langage lors même qu'on le rend fidèlement, est presque toujours enveloppé ou ambigu, souvent même trompeur, il faut pour l'interpréter, faire concourir ensemble les notions épurées d'une Théorie judicieuse avec celles que donne une Pratique raisonnée. Il n'y a donc que ceux qui ont acquis les connoissances que l'une & l'autre peuvent procurer, qui puissent démêler dans l'Observation la réalité de l'apparence, qui puissent y remarquer les mauvais procédés autorisés par un succès équivoque & passager, & y reconnoître la bonne Pratique dans les cas même où elle n'a pas été favorisée par l'événement. » Car, dit Hippocrate dans son livre, *de Arte. Neque verò minùs quæ offenderunt, quam quæ profuerunt artem esse comprobant, si quidem hæc quod rectè adhibita fuerint, profuerunt; illa verò ob incommodum eorum usum nocuerunt.* En revenant sur tout ce que nous avons dit dans cet article sur l'Observation, il résulte que son principal but doit être de contribuer à établir des règles ou maximes, à réformer les préceptes erronés, à faire vérifier ceux qui sont encore incertains, à circonscrire les applications de ceux qui ne sont établis que vaguement, & enfin à fixer dans les cas équivoques les véritables indications que les circonstances concomitantes pourroient obscurcir. (*M. Petit-Radel.*)

OBSERVATEUR. Παρατηρων. *Observator.* Nom qu'on donne à tout homme qui considère, examine & pèse les phénomènes tels qu'ils se présentent à lui dans l'étude d'une Science qui a un être réel pour objet. L'Observateur diffère de celui qui expérimente, en ce que combinant par lui-même, & ne voyant que le résultat de ses propres opérations, sans aucun égard aux circonstances qui pourroient lui fournir d'autres inductions, il peut souvent aller beaucoup au-delà du but où il se propose d'arriver. Mais ce dernier défaut est rare chez celui qui prend pour guide une expérience raisonnée, il suit les faits, développe leur cause, met à part ce qui est conſtant, & le diſtingue de ce qui eſt paſſager ou accidentel, & il forme de l'un & l'autre un tableau où l'on voit l'uniformité de la Nature & les accidens qui peuvent la troubler. Ainſi, par une application continuelle, il parvient à donner à ſes obſervations un degré d'authenticité, qui, ſi elle n'eſt la vérité même, en a au moins toutes les apparences. Pour bien obſerver en Chirurgie, & conſéquemment éviter les ſentiers de l'erreur dans la recherche de la vérité, il faut préliminairement bien connoître la ſtructure des parties qui peuvent être léſées, & les diverſes actions dont celles-ci ſont ſuſceptibles. Il faut enſuite ſe rappeller les affections morbifiques qui peuvent en déranger le mécaniſme, les changemens & les apparences que celles-ci peuvent offrir dans leurs divers périodes. Puis comparant toutes ces notions avec ce que peut offrir l'étude de tous les objets avec leſquels l'homme eſt en rapport, & qui peuvent changer le caractère de la maladie, on en tirera des inductions ſimples qui indiqueront la marche qu'on doit prendre dans les cas qui leur reſſemblent. Ces opérations ſuppoſent, dans l'Obſervateur, un jugement ſain pour n'attribuer à une maladie que ce qui lui appartient véritablement, & ſavoir le diſtinguer de ce qui ne s'y rencontre que fortuitement. C'eſt alors qu'ayant, comme le conſeille le ſage Lockman, obſervé avant de raiſonner, & raiſonné avant d'écrire, l'Obſervateur ne peut que poſer le pied ſur un ſol bien ſolide. Content dès-lors d'être l'Hiſtorien de la Nature, & peu curieux d'entraîner par la pureté & l'élégance du ſtyle, il préſente des faits dont l'ordre ſuivant celui de leur apparition, eſt une hiſtoire nette & préciſe de ce que la Nature tente pour parvenir à la guériſon, & de tous les obſtacles qui ſe préſentent à elle & l'empêchent d'atteindre à cette fin. Sa narration eſt claire, ſimple, on n'y trouve aucune ſurabondance qui puiſſe mériter les reproches que Bacon faiſoit aux Philoſophes de ſon tems, lorſqu'il dit : *ſatis ſcimus habeti hiſtoriam naturalem varietate, diligentiâ ſæpius curioſam, ſi quis tamen exeâ fabulas & antiquitatem, inanes controverſias, ſuperſtitionem, philologiam deniquè & ornamenta eximat, ad nil magni res recidet.*

Il n'eſt aucune règle à preſcrire à l'Obſervateur non-ſeulement pour ſaiſir les faits qui méritent d'être remarqués, mais encore pour les diſpoſer de la manière la plus propre à produire leurs effets. Il faut, s'il a le génie de la choſe, qu'il les range dans l'ordre naturel qu'ils ſe préſentent, & avec la fidélité & l'exactitude qu'il doit mettre dans ſon expoſé; il faut enfin qu'il ſe conforme à l'axiôme ſuivant. λέγε πραττικῶς καὶ πρᾶττε λογικῶς. Il doit annoncer l'évènement heureux ou malheureux ſoit qu'il arrive ſpontanément ou qu'il ſoit la ſuite d'un mauvais traitement. C'eſt une pareille conduite qu'ont ſcrupuleuſement tenue les Foreſtus, les Fabrice de Hildan, les Covillard, les Meckrern, les Stalpart, les Ruiſch & nombre d'autres qui ont devancé ou ſuivi ceux-ci, qu'on doit les axiômes & aphoriſmes qui établiſſent le vrai en Chirurgie. Ces Obſervateurs continuellement appliqués à leur objet, & inſtruits par une longue pratique de toutes les reſſources de la Nature, notèrent d'abord ce qu'ils virent & en remontant des phénomènes aux cauſes, ils parvinrent à des vérités auxquelles n'auroient jamais atteint d'autres qui moins patiens auroient fait les mêmes tentatives avec un eſprit plus préoccupé. Auſſi leurs ſcholies ne ſont-elles le plus ſouvent qu'une ſage déduction des principes que l'expérience & l'obſervation ont donné lieu d'établir & que la pratique confirme encore journellement. Plut-à-Dieu que ceux qui les ont ſuivi, les euſſent toujours pris pour modèle! (*M. Petit-Radel.*)

OBTURATEUR. Inſtrument deſtiné à boucher un trou contre nature à la voûte du palais. Les plaies d'armes à feu ou d'autres accidens, occaſionnés par quelque violence extérieure, peuvent cauſer une déperdition de ſubſtance à la voûte du palais : elle arrive plus communément par la carie des os, & les ulcères que cauſent le virus vénérien & le ſcorbut.

Lorſqu'une ouverture établit contre l'ordre naturel une communication entre les foſſes naſales & la bouche, les perſonnes chez qui cela arrive ne peuvent preſque plus ſe faire entendre en parlant, parce que l'air qui doit former le ſon de la voix, s'échappe par la brèche de la voûte du palais ; & la déglutition eſt fort difficile, parce que les alimens que le mouvement de la langue doit porter dans l'arrière-bouche, paſſent en partie par le nez.

Le traitement le plus méthodique des cauſes virulentes qui ont occaſionné la maladie, l'exfoliation parfaite des os viciés, ou l'extraction des eſquilles dans les fracas de la voûte du palais, par cauſe extérieure, laiſſent un vice d'organiſation auquel il faut ſuppléer par une machine qui empêche les inconvéniens que nous venons de décrire. On y réuſſit par l'application d'une plaque d'argent ou d'or aſſez mince, qui a un peu plus d'étendue que l'ouverture qu'elle doit boucher. Cette plaque doit être légèrement convexe du côté de la voûte du palais, & un peu concave du côté qui regarde la langue. Toute la difficulté eſt de contenir cette plaque. Ambroiſe Paré a donné la deſcription des Obturateurs du palais qu'il a imaginés & appliqués avec ſuccès. Du milieu de la ſurface ſupérieure de la plaque obturatrice s'élèvent deux tiges d'argent, plates & élaſtiques, deſtinées à embraſſer une petite éponge. Elle eſt portée dans le nez par l'ouverture du palais, & les humidités du nez gonflant l'éponge, l'inſtrument eſt retenu en ſituation.

M. Garengeot, dans ſon Traité des Inſtrumens

de Chirurgie, donne la description d'un autre Obturateur. *Voyez les planches.* Du milieu de la convexité de la plaque s'élève une tige haute de huit lignes, & d'une ligne & demie de diamètre. Elle se termine à son sommet par une petite vis, haute de deux lignes; un petit écrou quarré de trois lignes de diamètre en tous sens, est la seconde pièce de l'Obturateur. Pour s'en servir, on prend une éponge coupée de façon qu'elle ait une surface plate; avec des ciseaux on donne au reste la figure d'un demi-globe, qu'on enfile par le milieu avec la tige de l'instrument, & l'on fixe l'éponge par le moyen de l'écrou. On trempe l'éponge dans quelque liqueur; on l'exprime bien ensuite & on l'introduit avec la tige dans le trou de la voûte du palais.

L'expérience a démontré que l'éponge, par son gonflement, ne retenoit pas l'Obturateur avec assez de stabilité, & qu'elle avoit en outre un inconvénient très-désagréable, c'est de contracter, dès le premier jour, une odeur insupportable. On doit donc les construire sans éponge. Ambroise Paré même en a fait graver qui sont retenues dans le nez au moyen d'une plaque qu'on tourne avec un bec-de-corbin. Cette plaque est comme une traverse ou un verrou dans la fosse nasale. Fauchard, dans son Traité du Chirurgien-dentiste, décrit cinq espèces d'Obturateurs, qui sont des machines plus ou moins compliquées, & qui, dans certains cas, peuvent avoir leur utilité. M. Border, dans un Traité, qui a pour titre: *Recherches & observations sur toutes les parties de l'Art du Dentiste*, a donné de très-bonnes remarques sur l'usage des Obturateurs du palais. Il trouve que, dans la plupart des cas, on fait très-mal de se servir d'un Obturateur avec une tige qui passe par le trou de la voûte du palais, parce que cette tige est un corps étranger qui empêche la réunion des parties, lesquelles sont susceptibles de se rapprocher peu-à-peu, & de fermer à la longue, le trou qu'un instrument mal construit entretient constamment. On a vu en effet au bout du six mois ou d'un an, plusieurs brèches du palais se fermer par l'extension des parties molles. Dans cette vue, il faut se contenter d'une plaque avec deux branches, assez étendues pour être attachées avec des fils d'or à une dent de chaque côté. Cette espèce d'Obturateur remplit parfaitement les intentions qu'on a dans l'usage de cet instrument, & il ne met aucun obstacle au rapprochement des parties qui peuvent diminuer considérablement l'ouverture, & même enfin la boucher entièrement.

Dans le cas où la partie de l'os maxillaire détruite avoit des avéoles, & portoit des dents, il faut que l'Obturateur soit en même-tems Dentier. On trouve des machines, ingénieusement inventées pour ce cas dans Fauchard. *Voyez* aussi dans le livre cité de M. Border, l'article des Palais artificiels ou Obturateurs. *Article de l'anc. Encycl.*

OCULISTE. Οφθαλμιατρ, *Ocularius, Chirurgus.* Chirurgien spécialement occupé du traitement des maladies, & de la Pratique des opérations qui ont rapport aux yeux. Avant qu'on eût profondément étudié la structure de l'œil, & les diverses maladies qui attaquent cet organe, l'Oculiste & le Chirurgien ne faisoient qu'un, relativement aux opérations que ces dernières demandent. On trouvoit dans les livres de Médecine la théorie & les remèdes propres aux affections les plus générales, les Chirurgiens opéroient, & les Charlatans suivant aveuglément leur routine dans tous les cas, quelques différens qu'ils fussent, suivoient les maladies, & ainsi la Pratique d'une branche de l'Art de guérir aussi essentielle au bonheur du genre-humain étoit devenue un brigandage commun à tous. Camanusali, Médecin qui florissoit à Baldach, en 1250, fut le premier qui crut devoir envisager la Pathologie des yeux d'une manière plus spéciale, & plus étendue qu'on ne l'avoit fait avant lui. Il sut allier cet heureux mélange de Théorie & de Pratique manuelle qui doivent s'entraider, & que doit posséder celui qui se destine à traiter les yeux. Il est le premier qui ait dogmatiquement écrit sur ce qui a rapport à leurs affections, & qui en fait un corps de doctrine. Son ouvrage parut long-tems après sa mort, sous ce titre: *Liber super rerum præparationibus quæ ad oculorum medecinas faciunt, & de medicaminibus ipsorum, &c. Venetiis, in-folio, 1499.* Il rapporte tout ce que Celse, Paul, les Arabes, les Chaldéens, les Juifs & Indiens avoient dit sur cette matière. Guillemeau fit également paroître son Traité des Maladies des Yeux, en 1585, qui quoiqu'ample, présente cependant peu d'objets relatifs à l'opération. La découverte du siège de la cataracte, & les moyens d'extraire cette maladie par une incision de la cornée, en fixant l'attention publique, donna un tout autre lustre à tout ce qui regarde la Chirurgie des yeux. La délicatesse d'une pareille opération, les accidens dont elle étoit suivie, quand elle étoit mal pratiquée, ramenèrent les malades vers ceux qui seuls pouvoient mériter leur confiance; c'est-à-dire vers le Chirurgien instruit sur toutes les maladies de l'œil. C'est de cette époque que datent les véritables connoissances que nous avons aujourd'hui tant sur les affections du globe, que sur celles des paupières, & des voies lacrymales. Maître-Jan, & Saint-Yves, en faisant paroître leurs ouvrages autant complets qu'on peut le desirer au commencement de ce siècle, ont donné lieu à de nouvelles observations. Woulhouse & Taylor, Circulateurs Anglois, entreprirent des opérations très-délicates dont le succès leur donna la haute réputation dont ils ont joui. Les Maîtres de l'Art profitèrent de leurs succès; ils donnèrent aux Académies, dont ils étoient Membres, des Mémoires intéressans sur divers opérations des Yeux, ils perfectionnèrent le instrumens déjà connus, en inventèrent de nouveaux pour remplir leurs vues, & publièrent leurs doctrines dans des ouvrages plus étendus que ceux qui jusqu'alors avoient paru. C'est à ces travaux des Daviel, des Hoïn, des Petit, des Mauchart, des Janin & de nombre d'autres que nous devons les richesses actuelles de l'Art; richesses dont la valeur est d'autant plus réelle, qu'elles ont pour base les notions fondamentales de la Chirurgie considérée dans tout son ensemble; & même de la Médecine, quoique celle-ci semble n'avoir avec elle aucun rapport. L'œil en effet n'est point un organe isolé du corps, qui vive séparément, & qui soit régi par des loix particulières; plusieurs de ses affections dépendent moins du vice local qu'elles présentent, que d'un désordre éloigné & souvent même caché dans les viscères où l'on ne la croiroit pas exister, si l'observation n'avoit instruit sur ce point. Ainsi, il est des ophtalmies rébelles qu'on ne peut guérir qu'autant qu'on nétoye l'estomac de la saburre qui l'invisque; des amauroses qui dérivent des poisons stupéfians qu'on a avalés, une nyctalopie qui dépend des lieux qu'on habite, ou des troubles qui règnent dans les organes de la première digestion. La Pratique réfléchie fournit sur ce point des exemples sans nombre & qui confirme de plus en plus cette vérité, qu'on ne peut bien traiter les maladies des yeux, qu'autant qu'on est profondément instruit sur tout ce qui a rapport aux autres parties de l'Art de guérir. L'on voit, d'après ce court exposé, ce qu'on doit penser de la Pratique de ceux qui étrangers à toutes ces connoissances, se mêlent de la Chirurgie des yeux. L'aveugle confiance leur conduit journellement des victimes dont ils abusent d'autant plus que passant dans l'esprit du public pour guérir *gratis* ils croyent avoir plus de droit de le tromper. (*M. Petit-Radel.*)

ODONTALGIE. Douleur ou mal de dent, de ὀδος dent, & de ἄλγος, Douleur. *Voyez* Dents.

ODONTOTECHNIE, de ὀδὸς, & de τέχνη, Art; ce qui signifie, à proprement parler, l'Art du Dentiste en général. Quelques-uns entendent particulièrement par ce terme la partie de l'Art du Dentiste qui a pour objet les dents artificielles.

La perte des dents à l'occasion d'un coup, d'une chûte, ou de leur extraction, indiquée par la carie dont elles étoient gâtées, défigure la bouche & nuit à la mastication & à la prononciation. L'Art a des ressources efficaces pour réparer cette perte. *Voyez* Dent.

ŒDEME. de, οἴδημα tumeur, du verbe οἰδεῖν, être enflé. Les Anciens ont désigné par ce mot toutes sortes de tumeurs, mais on s'en sert particulièrement pour désigner cette espèce de gonflement hydropique formé par quelqu'épanchement de sérosité dans le tissu cellulaire. Les parties du corps affectées d'Œdème sont pour l'ordinaire froides & d'une couleur pâle; & comme elles ne conservent que peu ou point d'élasticité, elles retiennent la marque du doigt lorsqu'on en appuie l'extrêmité sur leur surface. Lorsque l'Œdème s'étend sur une grande partie du corps, il prend, pour l'ordinaire, le nom d'*Anasarque.*

Les gonflemens de cette espèce tiennent en général à quelque affection de tout le systême; dans bien des cas cependant, on en observe qui n'affectent que quelque région particulière du corps, & qui tiennent à des causes, dont l'action n'a porté que sur ces parties. Ainsi, les bras ou les jambes qui ont été affoiblis par des contusions, ou par des foulures, sont sujets à devenir Œdémateux. Les tumeurs qui compriment des vaisseaux lymphatiques un peu considérables, occasionnent quelquefois le même accident; on le voit naître aussi en conséquence de la blessure de quelques-uns de ces mêmes vaisseaux, à la suite d'une plaie accidentelle ou après une opération Chirurgicale.

Dans le traitement de l'Œdème, il faut toujours faire attention à la nature de sa cause, afin de déterminer si la maladie tient à une affection générale, ou simplement à quelque vice local. Lorsqu'elle dépend de la pression de quelque tumeur sur les vaisseaux lymphatiques, l'extirpation de cette tumeur pourra seule la faire cesser. Et lorsqu'elle est l'effet de la foiblesse occasionnée dans un membre, par une contusion ou par une foulure, le meilleur moyen de guérison qu'on puisse employer sera de soutenir les parties relâchées au moyen d'un bas lacé, ou d'une bande de flanelle pour empêcher qu'elles ne cèdent trop à la distension, jusqu'à ce qu'avec le tems, & à l'aide du bain froid & des frictions, elles aient recouvré leur ton naturel.

Mais, dans les cas où l'Œdème des pieds & des jambes se présente comme symptôme d'une hydropisie générale, on ne doit jamais chercher à le dissiper par le moyen de la compression; car, si l'eau ne tombe pas sur les extrêmités, elle s'épanchera probablement en quelque partie plus importante. Il faut alors chercher à corriger la maladie générale par des médicamens appropriés à cet état du systême afin d'obtenir une guérison complette. Cependant, lorsque l'enflure devient très-considérable, on peut toujours donner un soulagement passager en ouvrant une issue aux sérosités accumulées par des piquures ou des mouchetures faites avec la pointe d'une lancette au travers de la peau jusques dans le tissu cellulaire; on dissipera quelquefois en assez peu de tems par ce moyen toute l'enflure d'un bras ou d'une jambe. Le soulagement que procure cette opération est quelquefois si considérable, qu'on devroit, suivant nous, y recourir dans la plupart des cas plutôt qu'on ne le fait ordinairement ; d'autant plus qu'indépendamment du bien-être qui en résulte pour le moment, elle prévient l'atonie que l'extrême distension du tissu cellulaire occasionne nécessairement, & qui doit toujours être nuisible lorsqu'on laisse aller l'enflure Œdémateuse à un degré excessif, comme cela se voit dans beaucoup de cas.

On a long-tems été dans l'usage lorsqu'il s'agissoit de dégorger les parties Œdémateuses, d'y faire des incisions plutôt que des piquures. Aujourd'hui cependant il est bien reconnu que les piquures sont préférables, parce qu'elles donnent un écoulement suffisant aux sérosités & qu'elles ne sont pas sujettes aux mêmes inconvéniens que les incisions.

Ces dernières donnent un soulagement plus prompt aux malades ; elles dissipent quelquefois en très-peu de tems toute l'enflure ; mais le plus souvent, au bout de vingt-quatre heures ou environ, les bords des playes commencent à s'irriter, ils se gonflent, se durcissent & s'enflamment & peu-à-peu toutes les parties voisines contractent une rougeur érésypélateuse.

Le sentiment d'irritation dont se plaignoit d'abord le malade se change bien-tôt en ce qu'il appelle une douleur brûlante, qui va souvent au point de lui ôter absolument tout repos ; & il arrive trop fréquemment que toutes les applications qu'on peut faire dans le but de soulager le malade, n'ont aucun effet quelconque pour empêcher la formation de la Gangrène qui, pour l'ordinaire, ne tarde pas à causer la mort.

La meilleure application dont on puisse faire usage lorsque les premiers symptômes de cette inflammation érésypélateuse se manifestent, c'est l'eau de Goulard, ou une solution de sucre de Saturne dans l'eau, dont on imbibe des compresses & qu'on applique toutes froides sur les parties scarifiées. L'eau de chaux employée de la même manière fait quelquefois aussi beaucoup de bien. Les cataplasmes émolliens, les fomentations de sureau & autres topiques de la même nature auxquels on a coutume de recourir, sont beaucoup plus souvent nuisibles qu'utiles. Si, malgré les moyens que nous venons d'indiquer, la maladie faisoit des progrès, & menaçoit de gangrène, il faudroit incessamment avoir recours au kinkina, & aux autres remèdes qu'on emploie en pareil cas. *Voyez* GANGRÈNE.

Les incisions des parties affectées d'Œdème ne causent pas toujours les symptômes fâcheux que nous venons de décrire ; elles ont néanmoins assez fréquemment cet effet ; au lieu que les mouchetures ne sont pas suivies aussi souvent à beaucoup près des mêmes accidens, quoiqu'elles n'en soient pas tout-à-fait exemptes. Il faut être attentif d'abord, après cette opération, à tenir les parties sur lesquelles on l'a pratiquée aussi sèches que possible, en renouvellant très-fréquemment l'application des linges dont on les enveloppe pour imbiber la sérosité à mesure qu'elle s'écoule ; on a sûrement fait du mal dans bien des cas pour n'avoir pas été assez soigneux à cet égard.

On doit se défier des piquures, & sur-tout des incisions, chez les vieillards, & chez tous les individus où le principe vital se trouve très-affoibli par quelque cause que ce soit ; elles ont bien moins de danger chez les personnes qui, malgré les symptômes hydropiques, ont encore beaucoup de force & de vie. On lit dans les commentaires de Médecine d'Edimbourg, Vol. 13, l'histoire d'un homme de 25 ans, robuste & phlétorique, qui après avoir été sujet à des rhumes & à d'autres affections causées par l'impression du froid, contracta une enflure Œdémateuse des pieds & des jambes qui gagna bien-tôt les mains, & ne tarda pas à être accompagnée d'hydropisie ascite & même de quelques symptômes d'hydropisie de poitrine. Ce malade n'éprouva aucun soulagement des divers médicamens dont il fit usage à cette époque ; mais, s'étant trouvé mieux en conséquence d'un écoulement de sérosité qui avoit eu lieu par deux petites ouvertures accidentelles, il eut recours à quelques piquures qu'on lui fit aux jambes ; on les répéta ensuite fréquemment avec un scarificateur composé de dix lancettes ; il coula de toutes ces ouvertures une quantité d'eau prodigieuse ; & le malade faisant usage dans le même tems de kinkina & de quelques topiques martiaux il se rétablit peu-à-peu parfaitement.

On se sert aussi quelquefois de vésicatoires pour évacuer les eaux de l'anasarque, mais ce moyen qui n'est ni aussi prompt, ni aussi efficace que les mouchetures, n'est point exempt des inconvéniens que celles-ci doivent avoir, & ne doit jamais leur être préféré.

Lorsque l'Œdème est occasionné par l'ouverture d'un vaisseau lymphatique, comme cela se voit quelquefois après l'extirpation de quelque glande subaxillaire, des petites mouchetures faites à la partie inférieure du membre affecté soulagent très promptement ; & c'est à-peu-près le seul remède dont on puisse attendre quelqu'avantage en pareil cas.

Les femmes enceintes sont sujettes à l'Œdème des jambes & des cuisses, accompagné pour l'ordinaire de douleurs dans ces parties, & qui en général tend à augmenter jusqu'au moment de l'accouchement, quoiqu'on le voie quelquefois disparoître avant cette époque. Il dépend de la compression des veines iliaques par le volume de la matrice ; il est plus considérable le soir que le matin, à raison de la situation dans laquelle s'est tenue la malade ; il est souvent accompagné de varices dans les veines. Il exige particulièrement le repos dans une situation horizontale ; on recommande quelquefois de fomenter les parties trop distendues avec du vin & des herbes aromatiques.

L'Œdème est fréquemment un symptôme de suppuration, & sert à la faire découvrir lorsqu'elle est profonde; comme on le voit dans l'empyème, les abscès au foie.

Il y a une espèce d'Œdème qui se manifeste tout-à-coup dans quelque partie du corps & dont la formation est accompagnée de symptômes d'inflammation. Tel est celui qui attaque quelquefois les femmes une ou deux semaines après l'accouchement. Cette maladie s'annonce par une douleur plus ou moins vive dans l'une des aines, qui suit le trajet des vaisseaux cruraux dont le cordon éprouve du gonflement. La douleur s'étend bientôt jusqu'au genou, de-là au gras de jambe & au pied; & l'enflure Œdémateuse gagne toutes ces parties au point que l'extrémité inférieure de ce côté devient souvent deux fois plus volumineuse que l'autre dans toute son étendue. L'on recommande, pour dissiper cette enflure, le repos, l'usage des fomentations résolutives, celui des purgatifs doux. Quelquefois, lorsque la douleur & les symptômes inflammatoires vont à un certain point, il convient de commencer la cure par la saignée. Il n'est pas rare, au moment où l'enflure se dissipe, de voir l'autre côté s'affecter comme le premier.

ŒDÉMATEUX, qui est de la nature de l'œdème, ou qui est attaqué de cette maladie. *Voyez* ŒDÈME.

ŒIL, οφθαλμος, *Oculus*. Organe destiné à la perception des rayons lumineux que les corps qui nous environnent, repercutent de toutes leurs surfaces. La structure merveilleuse de cet organe, & son exposition à l'action des agens qui peuvent lui nuire sous des formes singulièrement variées, le rendent susceptibles plus que tout autre, de nombre de maladies plus ou moins compliquées, & qui exigent un grand fond de connoissances que n'ont pas toujours ceux qui s'occupent de la Chirurgie des Yeux. Ceux-ci, envisageant cet organe d'une manière isolée, ont cru devoir faire un art particulier de toutes les affections auxquelles il est sujet, & faisant de leurs procédés une science mystérieuse, ils ont éloigné les progrès que l'Art auroit pu faire, pour satisfaire leur propre cupidité. Cependant, en lisant les Fastes de la Chirurgie, on voit qu'ici la Pratique n'a été réellement fructueuse qu'entre les mains de ceux qui exerçoient l'Art dans toute son étendue, & qui rapportoient les affections des yeux qu'ils traitoient aux notions qu'ils avoient précédemment acquises. Les Anciens, observe à ce sujet M. Louis, ont parlé de ces maladies; il paroît même qu'ils pratiquoient pour les guérir des opérations assez délicates. Ils semblent n'avoir laissé à la plupart des Auteurs modernes que le soin de compiler négligemment leurs écrits & de faire montre de leur peu d'intelligence par la confusion qu'ils ont mise jusques dans la nomenclature en rangeant des maladies essentiellement différentes sous les mêmes dénominations.

L'Œil, ou le globe proprement dit, peut éprouver des maladies dans les membranes qui contiennent les humeurs qui y sont renfermées, où il peut lui-même être déplacé & poussé hors de l'orbite ou agité d'une manière convulsive par une affection particulière des muscles qui le meuvent. Les membranes sont exposées aux plaies, aux ulcères, à différentes inflammations ou ophtalmies, à des pustules, des dépôts ou hypopions, à des tayes, des ulcères; l'uvée peut adhérer à la surface interne de la cornée, elle peut paroître au dehors par une ulcération comme dans le staphylome, l'ouverture de la pupille peut être trop dilatée ou trop resserrée, la rétine peut être affectée de manière à produire la nyctalopie, l'héméralopie & différens spectres ou apparences imaginaires, ou à être paralysée comme dans l'amaurose. L'humeur aqueuse peut être en trop grande ou en trop petite quantité, sa transparence changée, le crystallin peut s'enflammer, des dépôts, des ulcérations peuvent s'y former, il peut y survenir une opacité comme dans la cataracte; son volume peut être trop gros ou trop petit, d'où s'en suivent la myopie & la presbytie. L'humeur vitrée peut augmenter de volume, changer de couleur comme dans le glaucôme, sa membrane devenir opaque & même s'ossifier, ce qui constitue autant de maladies particulières dont nous avons déjà parlé dans divers articles de ce Lexique; aussi nous proposons nous dans celui-ci de ne considérer que ce qui regarde les plaies & contusions de l'œil, & les excrescences fongeuses de cet organe, qui nécessitent son extirpation.

Des Plaies & Contusions de l'Œil.

Ceux qui se rappellent la structure compliquée de l'œil, les divers vaisseaux qui serpentent sur ses tuniques & qui vont fournir au-dedans les humeurs qui lui donnent son volume & sa figure, les molles expansions du nerf optique & les faisceaux nerveux qui portent dans les fibres rayonnées de l'iris la cause de ses mouvemens, le commerce de cet organe avec le cerveau qui est proche; & les communications qu'ont ses membranes avec celles de ce viscère, n'auront point peine à concevoir comment les affections traumatiques de cet organe peuvent être souvent très-graves, quoique fort légères en apparence.

La plaie faite à l'œil, par un instrument tranchant, peut attaquer la sclérotique ou la cornée transparente, dans le premier cas, si elle pénètre le corps vitré peut former saillie au dehors & même s'échapper. Il est alors prudent de faire rentrer ce qui paroît, si le volume en est peu considérable, le bout du doigt suffit souvent &

alors on rapproche les lèvres de la plaie & on les retient unies avec une petite mouche d'emplâtre d'André de la Croix ou de taffetas d'Angleterre; on ferme la paupière & on les maintient closes avec un lit de coton trempé dans l'eau vulnéraire. Si la réduction ne pouvoit se faire, on en feroit la résection, & encore mieux si presque tout le corps vitré étoit au-dehors. On ne doit point désespérer que la vue ne se rétablisse en pareil cas; Nuck dit avoir guéri une plaie de ce genre, sans que la vue en souffrît, & les Oculistes ont plus occasion que d'autres de voir revenir la vue, quoique leur maladresse eût donné lieu à l'issue d'une grande partie de l'humeur vitrée. Dans le second cas, c'est-à-dire celui où l'instrument seroit dirigé sur la cornée transparente, l'humeur aqueuse sort & quelquefois après elle le cristallin. Il n'y a aucun inconvénient alors à retirer ce corps, car il n'est aucun moyen de le rétablir dans son premier lieu. On rapproche les lèvres de la petite plaie, qui se cicatrise comme dans l'opération de la cataracte par extraction. Mais, quand l'instrument a été dirigé de manière à blesser l'iris le plus souvent, il s'en suit une hémorrhagie qui se fait dans l'une & l'autre chambres, & un gonflement souvent prodigieux quand les lèvres de la plaie sont rapprochées & que le sang épanché ne trouve aucun moyen pour sortir. Quand un pareil cas a lieu, il convient de séparer les lèvres de la plaie pour donner issue au sang; souvent l'humeur vitrée & le cristallin suivent quand on attend trop longtems; c'est un accident auquel il n'est pas possible alors de remédier. Il faut, dans tous ces cas, se servir de collyres aqueux & légèrement résolutifs, comme l'eau d'euphraise, de bluet, de roses, animés d'un peu d'eau vulnéraire & auxquels on donne un peu de consistance avec un blanc d'œuf, le mucilage de coings de psylium ou la gomme arabique.

Les plaies qui sont faites par un instrument piquant bien aigu & qui ne pénètrent pas trop avant, ont souvent des suites très-peu fâcheuses; mais celles où les membranes internes, les vaisseaux & les nerfs sont affectés, sont toujours très-inquiétantes; elles peuvent donner lieu à des épanchemens sanguins purulens, à des inflammations violentes; l'instrument peut avoir passé l'œil & gagné le fond de l'orbite ou sa parois supérieure; dans l'un & l'autre cas, les effets sont toujours à craindre, l'on a vu l'instrument dans le premier, gagner la fente surorbitaire, pénétrer le cerveau & faire périr subitement. Wepfer dit que les bouchers de son tems n'avoient point d'autres procédés pour faire mourrir les bœufs destinés à notre usage. Il peut également parvenir jusqu'aux lobes antérieurs du cerveau dans le second, à raison de la foible résistance que sa parois supérieure de l'orbite lui présente, & il est également rare alors que les blessés en réchappent. Tel étoit le cas d'Henri second dont Paré rapporte l'histoire: les saignées, les résolutifs & le régime le plus sévère sont les seuls remèdes que le cas présente dans le moment même de l'accident; les suites fournissent d'autres indications auxquelles on satisfera selon la nature des circonstances.

Les plaies contuses sont en général les plus fâcheuses & encore plus celles qui sont faites par des armes à feu. Ces sortes de plaies sont toujours accompagnés de déchirement, d'extravasation, & de commotion, d'où dérivent un désordre non-seulement dans l'organe, mais encore dans les environs. Il est rare que la vue soit conservée dans un pareil cas, sur-tout quand la cornée transparente est intéressée. Les saignées ici doivent être copieuses; on ne ménagera les incisions qu'autant que la délicatesse de l'organe pourra l'exiger. Il convient toujours d'aller à la recherche des corps étrangers comme éclat de bois, une parcelle de fer; & si, dans ce dernier cas, le débridement ne réussissoit point on en viendroit au moyen de Fabrice de Hildan, ou l'aimant. Si le boursoufflement & l'inflammation étoient considérables & cachassent, en quelque sorte le corps qui entretient le désordre, il faudroit, après les remèdes généraux, en venir aux scarifications & ensuite aux répercussifs, & ici le collyre fait avec le sel de Saturne ou les trochisques blancs de Rhasis & le camphre pulvérisé & mêlé avec les eaux de plantain & de rose est le plus convenable. Mais souvent la contusion pour être légère n'en est pas moins inquiétante. « Un enfant de douze ans étant à l'école à Douai, en Flandre, fut frappé d'un gros grain de sable à l'œil gauche. Il n'en éprouva aucun accident jusqu'au sixième jour où l'œil s'enflamma considérablement & devint douloureux. Un Chirurgien de la Ville fut consulté; il conseilla l'application de deux sang-sues à la tempe du même côté & un cataplasme fait avec la pulpe de pomme cuite. Après six semaines de ce traitement l'enfant fut amené à Londres, dans un si fâcheux état qu'il ne pouvoit voir aucun objet, même ceux qui étoient près de lui. Il fut commis aux soins de M. Wathen, qui apperçut sur la cornée, un peu plus bas que la marge correspondante de la pupille, une saillie obscure de l'étendue environ d'un huitième de pouce & qui imitoit assez bien une tête de mouche; c'étoit l'iris qui étoit forcée par une ouverture de la cornée. Il ne put découvrir que la moitié de cette cloison, l'autre étant cachée par un leucoma, bien apparent, contigu à la saillie. La conjonctive des environs étoit dans un état de très-grande inflammation. M. Wathen se détermina à lui tirer une plus grande quantité de sang de la tempe, & lui fit ensuite appliquer au même endroit un large vésicatoire. Ces moyens ayant disposé le malade, il eut recours à la teinture thébaïque

baïque dont il versoit une goutte chaque jour, ce qu'il fit pendant trois jours; mais la douleur & l'inflammation persistèrent toujours les mêmes, la saillie de l'iris lui paroissant entretenir l'inflammation par le frottement qu'elle éprouvoit du mouvement des paupières, il se détermina à la toucher par-tout avec la pierre infernale. Il humecta ce qui avoit éprouvé l'effet du caustique, pour empêcher qu'il ne se portât trop avant; mais cette précaution n'empêcha pas que la douleur ne fût excessive, néanmoins elle céda bien-tôt à l'application de la teinture. On lava fréquemment ce jour l'Œil avec l'eau végéto-minérale, &, dès le lendemain matin, la diminution de la saillie & de l'inflammation parut évidente. M. Wathen réitéra l'application de la pierre, elle fut moins douloureuse que précédemment. Quinze jours se passèrent dans un pareil traitement au bout desquels l'inflammation fut entièrement guérie. Le malade recouvrit une vue assez passable malgré l'opacité partielle de la cornée & l'adhérence de l'uvée avec elle. »

Les simples contusions de l'Œil quoique d'abord peu inquiétantes par elle-mêmes & ne troublant point visiblement la vue, n'en sont pas moins fâcheuses par leur suite; la rétine en a souvent éprouvé une telle commotion, que c'est avec la plus grande peine qu'elle reprend son premier ton; souvent même elle reste entièrement atone. Il se forme subitement des épanchemens sanguins dans les chambres, lesquels ôtent à l'humeur aqueuse toute sa transparence, ou des stases qui amènent nécessairement la suppuration; & les enveloppes du cristallin étant rompues, ce corps s'échappe & se porte sur la cornée. Si les effets vont plus profondément dans l'orbite, il se fait des épanchemens dans cette cavité, qui souvent sont considérables, & alors le sang s'extravasant, gagne jusqu'aux paupières qu'il gonfle considérablement; & l'Œil poussé hors de l'orbite semble ne plus avoir de connexion avec le fond. Le plus souvent le sang se répand dans le tissu de la conjonctive & y forme une échymose dont la résolution s'obtient difficilement. Le traitement, dans tous ces cas, a beaucoup de rapport avec celui des plaies contuses dont nous venons de parler; il doit être simple dans les contusions légères, & approprié aux différens cas dans les compliquées. Paul & Aëtius recommandoient alors le sang de pigeon; il convient d'en aider les effets par les saignées du pied; si l'on ne peut se le procurer, on a recours aux résolutifs en topique, tels que les eaux ophtalmiques aiguisées par la teinture de saffran. Si la contusion est accompagnée de troubles dans les humeurs, celles-ci se clarifient quand le sang épanché n'est point en grande quantité. On conseille une incision au bas de la cornée, quand l'épanchement est considérable; cette incision peut avoir son utilité; mais, en général, on ne doit la pratiquer qu'à la dernière extrémité; car elle entraîne souvent la perte de la vue. On ne doit pas également se déterminer à inciser dans le cas où le sang seroit épanché dans l'orbite; car, quelque volumineuses que soient les paupières, quelque déjetté que l'Œil paroisse au-dehors, on a vu toutes ces parties revenir à leur volume & à leur situation primitive par un régime sévère aidé des évacuans & des topiques. Quand la résolution est faite, il reste quelquefois une atonie qui rend l'Œil sujet aux gonflemens variqueux de la conjonctive; pour éviter cet accident, on conseille les eaux légèrement astringentes qui rendent aux vaisseaux leur force première, telles sont celles de verveine, de centinode, de bistorte & de quinte feuille auxquelles on mêle un peu d'alun ou de vitriol.

Il est dans toutes les affections traumatiques des yeux des attentions générales, l'omission desquelles rend leurs suites singulièrement opiniâtres, souvent même fâcheuses. Il faut, par exemple, toujours couvrir les deux yeux quoiqu'il n'y en ait qu'un de malade; car, entretenant entre eux une grande sympathie, si l'on n'en couvroit qu'un, l'autre exciteroit un mouvement dans ce dernier, qui ne pourroit qu'être nuisible à la guérison. On doit, dans l'application des pièces d'appareil, avoir soin qu'aucune ne comprime l'Œil trop fortement; cette précaution utile dans tous les cas, l'est encore plus lorsque la cornée est simplement divisée; car la pression pourroit donner lieu à un staphylome ou à l'issue des humeurs de l'Œil même du crystallin. Quand, avec les maladies de l'Œil, sont jointes différentes affections des paupières, il faut avoir soin que ces parties ne se collent ensemble en se cicatrisant. On conseille pour cela au malade de mouvoir fréquemment les paupières; mais il semble qu'un morceau de baudruche taillé sur la forme de l'Œil, & mis entre le globe & les paupières répondroit beaucoup mieux à l'intention. Quand ce collement a eu lieu, on peut détruire l'adhérence par la simple dissection; Fabrice de Hilden, dans un cas pareil, eut recours à un moyen qui fait honneur à son génie, quoiqu'il soit moins expéditif que celui que nous conseillons. Il passa un fil au moyen d'un stilet flexible terminé par un Œil, au-dessus du point d'adhérence de la paupière avec la conjonctive; il attacha au deux extrémités du fil deux petits plombs du poids d'un gros; ce fil, continuellement tendu, parvient ainsi par son frottement répété à détruire l'adhérence.

Des Excroissances fongueuses de l'Œil.

La sclérotique ou la tunique externe de l'Œil, que quelques-uns regardent comme une continuation de la dure-mère, est sujette à des excroissances qui varient tant à raison des lieux qu'elles occupent qu'à raison de leur nature, qui est plus ou moins bénigne. Ces excroissances végètent & parviennent souvent, en très-peu de tems, à un très-gros volume de manière à imposer par une affection cancéreuse. Reusner rapporte, dans ses Observations, qu'un homme fut attaqué d'un carcinôme à l'Œil dont le volume égaloit à-peu-près celui d'un œuf de poule; on ne pouvoit attribuer le mal qu'à un coup reçu sur la partie en descendant de cheval. La vue étoit entièrement perdue depuis cinq ans. Après l'usage d'un collyre dessicatif & anodin, on employa un onguent fait avec la cire, l'encens, le camphre, l'huile de géroflée ou violier jaune, les poudres de terre sigillée de minium de tutie & de plomb brûlé. Cet onguent facilita la sortie d'une grande quantité de pus, la tumeur diminua peu-à-peu, & le malade fut guéri. Ce simple exposé de Reusner fait voir que le vrai caractère de la maladie n'a point été connu, & qu'on a donné le nom de carcinôme à une simple fongosité que la suppuration a détruite. Il est donc, dit M. Louis dans un un Mémoire, où il traite de cette affection, très-essentiel d'apporter ici la plus grande attention à bien discerner le caractère autant que l'étendue du mal; car les indications se tirent moins du volume de la tumeur que de sa nature & des racines plus ou moins profondes qu'elle a jettées. Les tumeurs simplement fongueuses sont molasses, de couleur de chair & le plus souvent sans douleur; les cancéreuses au-contraire sont accompagnées d'une douleur violente, qui se communique aux tempes & quelquefois à toute la tête; les veines qui sont à la base de la tumeur sont très gorgées, celle-ci est dure, inégale, d'une couleur livide, & la matière qui en découle est virulente & corrosive.

On rapporte à trois les moyens de détruire les excroissances dont il s'agit ici, sçavoir: les cathérétiques, la ligature & l'excision. Les cathérétiques ont été employés de tout tems & avec un succès différent, vraisemblablement parce qu'on se méprennoit sur la nature de la maladie où ils auroient pu convenir, & qu'on ne choisissoit pas toujours les meilleurs. Bidloo, qui se plaint de leur peu d'efficacité, a cependant observé que le meilleur en pareil cas, étoit le beurre d'antimoine affoibli par la teinture de saffran ou d'opium, dont on touche de tems en tems l'excroissance au moyen d'un pinceau. On trouve dans l'Histoire de l'Académie Royale des Sciences, année 1703, une observation de Duverney, le jeune, qui a rapport à l'usage des cathérétiques dans la maladie dont il s'agit ici. Un Ecclésiastique de Lyon eut une excroissance à l'Œil, laquelle s'étoit toujours renouvellée malgré toutes les extirpations qu'on en avoit tentées. Elle étoit sur la conjonctive & avoit commencé par un point rouge du côté du petit angle. Elle s'accrut au point de couvrir absolument toute la cornée sans y adhérer. On l'emporta d'abord avec une lancette; mais il en revint bien-tôt une autre qu'on enleva encore, & à celle-ci succéda une troisième. La tumeur paroissant si rebelle, on proposa le feu; mais le malade ne voulut point s'y soumettre; ce fut alors que Duverney le vit & par sa conduite il est aisé de voir qu'il agit en homme de bon jugement. Il prescrivit, pendant quinze jours, une tisanne diaphorétique & purgative, &, pendant tout ce tems il se contenta de faire bassiner l'excroissance avec l'eau céleste. Il lui appliqua ensuite un séton entre les épaules dans l'intention d'établir une dérivation qui favorisât ses tentatives, l'alun calciné fut alors mêlé à l'eau céleste, & il purgea le malade toutes les semaines avec l'hiera picra de Galien. Ainsi, par une combinaison réfléchie de ces différens moyens, il parvint, en deux mois, à tarir la source de l'humeur qui occasionnoit l'excroissance, & la tumeur disparut.

On attaque souvent vainement avec des cathérétiques, des tumeurs qu'on auroit pu lier avec bien moins de danger. Maître-Jan dont la sagacité est si généralement reconnue dans la Pratique des maladies des yeux, paroît ici bien répréhensible dans un cas de ce genre. Comme les fautes des grands Hommes instruisent aussi bien que le récit de leurs succès, nous rapporterons le cas tel qu'il est dans cet Auteur. L'excroissance dont il parle s'avançoit hors des paupières, & couvroit tout l'Œil comme un champignon. On l'avoit emportée plusieurs fois par la ligature, avec des ciseaux, & avec des remèdes; mais trois semaines ou un mois après, elle repulluloit si fort, qu'elle étoit dans le même état qu'auparavant. On l'avoit jugée incurable; les douleurs cruelles que la malade éprouvoit l'obligèrent de demander du secours à Maître-Jan qui ayant bien reconnu que l'excroissance n'étoit point chancreuse, quoique maligne, se détermina à la détruire avec les cathérétiques. Les premiers soins qu'il employa, furent inutiles. Il se servit enfin d'une poudre préparée avec une partie de sublimé corrosif & quatre parties de croûtes de pain bien desséchées; il en saupoudroit toute la superficie, & si-tôt que les chairs blanchissoient, il lavoit l'Œil avec les eaux ophtalmiques un peu tièdes pour empêcher le sublimé étendu par l'humidité de l'excroissance, d'agir sur les parties voisines. Il appliquoit ensuite des compresses trempées dans un collyre fait avec le blanc d'œuf & l'eau de rose, les escarres se formoient assez promptement, & tomboient le soir ou le lendemain matin, & il appliquoit de nouveau de la poudre. En quatre jours, tout ce qui excédoit la paupière fut consumé, alors il affoiblit la poudre en augmentant la proportion de la croûte de pain; car plus il avançoit vers la racine, plus la douleur qu'occasionnoit l'escarotique étoit vive : en trois jours, l'excroissance se trouva détruite au niveau de la cornée. On reconnut seulement alors que la base de la tumeur n'occupoit pas plus d'étendue que la moitié du petit angle, que les racines tenoient à l'uvée, & passoient à travers une ulcération de la cornée. A la chûte des dernieres escarres, l'humeur aqueuse s'écoula ; elle fut suivie de la sortie du cristallin & du corps vitré. L'Œil étant vuidé, toutes les douleurs cessèrent ; l'ulcère fut exactement mondifié & cicatrisé en quinze jours, & le malade n'a depuis ressenti aucune douleur. « Il est évident, dit M. Louis qui entre dans des détails sur cette observation, qu'on a trop fatigué inutilement le malade par l'application réitérée des caustiques dont on lui auroit épargné les douleurs en liant d'abord la tumeur à sa base, puisqu'elle étoit susceptible d'être liée. Peut-être auroit-on conservé l'Œil en administrant des remèdes capables de détourner l'humeur, comme on a vu que Duverney le fit dans l'observation que nous avons rapportée plus haut, & en cautérisant exclusivement, & avec les précautions convenables, la racine étroite où la base du pédicule de cette excroissance, après l'avoir coupée avec des ciseaux, ou fait tomber par la ligature. Il est certain du-moins que par l'extirpation, on auroit fait, en une seconde, tout ce que le caustique a opéré en plusieurs jours avec beaucoup de douleurs & d'inconvéniens. » L'excision est donc la méthode la plus convenable ; elle peut même avoir lieu dans les cas où l'on croiroit devoir mettre la ligature en pratique, c'est-à-dire, lorsque la tumeur est à pédicule, ce qui est très-rare ; elle est beaucoup moins douloureuse, & conséquemment moins sujette à des suites fâcheuses ; mais il faut, quand on y a recours, couper le mal à la racine, & ne point se contenter d'une simple incision extérieure. La tumeur est quelquefois accompagnée de vaisseaux variqueux qui fournissent beaucoup de sang ; un mélange de poudre de colophone & d'alun dont on saupoudre le premier lit de charpie, arrête toujours l'hémorrhagie, & réprime, en pareil cas, les chairs luxuriantes qui tendroient à former champignon.

Du Carcinome de l'Œil, & de l'extirpation que cette maladie exige.

Les excroissances fongeuses, dont nous venons de parler, prennent souvent un caractère carcinomateux, soit par leur nature ou par le mauvais traitement qu'on leur fait subir. Souvent aussi cette maladie survient à la suite de violentes ophtalmies, traitées trop promptement par les astringens. Certains staphylomes dégénèrent également en carcinomes, & , en pareil cas, l'Œil devient plus volumineux ; il sort de l'orbite, il a l'apparence d'une masse charnue, rouge, d'où s'écoule souvent une matière glutineuse, jaunâtre, & plus souvent encore une ichorosité âcre. Les malades y éprouvent un sentiment de chaleur brûlante, & des douleurs redoublées qui semblent répondre derrière la tête & vers les tempes. Dans ces circonstances, il ne reste aucun espoir que dans les opiacés qui pallient momentanément les accidens, ou dans l'opération au moyen de laquelle le mal est amputé jusqu'à sa racine. Les Anciens s'en tenoient à la première de ces méthodes, dans la persuasion où ils étoient que les cancers de la face étoient d'une nature encore bien plus redoutable que celui des autres parties. Ils croyoient que l'opération pouvoit radicalement guérir celui-ci, mais qu'elle ne faisoit qu'empirer la cause conjointe des premiers ; aussi désignoient-ils celui du nez, des joues, des lèvres & des yeux sous le nom de *noli me tangere*. Cette opinion est encore celle de ceux qui tiennent à leurs préjugés, & , selon eux, le cancer des yeux devroit encore leur paroître plus formidable, tant par rapport à la nature du mal qu'à cause de la difficulté d'y employer les moyens usités pour tous les autres. Néanmoins on s'étoit déjà élevé au-dessus de tous ces préjugés en recourant à l'extirpation ; mais il faut le dire, à la honte des Opérateurs ; on s'y étoit souvent déterminé si tard que le mal ayant gagné le nerf optique, le succès a été nul.

C'est dans le Traité des Maladies des Yeux, publié par Bartisch, en 1583, dit M. Louis, qu'on trouve la première époque sur l'extirpation de l'Œil. L'Auteur a orné son Ouvrage de plusieurs figures où se trouvent diverses maladies qui exigent cette opération. Il y propose un instrument en forme de cuiller, tranchante à son bec, pour cerner l'Œil & le tirer de l'orbite. Fabrice de Hilden ayant fait usage de l'instrument de cet Auteur sur les animaux, & n'ayant pu réussir à raison de la trop grande largeur qui empêchoit de le pouvoir porter jusqu'au fond de l'orbite, pour pouvoir couper complettement le nerf optique & les muscles du globe, en imagina un autre dont il se servit avec grand succès sur un Magistrat. C'est un bistouri mousse à son extrémité comme le couteau lenticulaire, pour ne point offenser la parois de l'orbite. Il est monté d'une manière fixe par le moyeu d'une tige sur un manche, de même que le couteau lenticulaire, & la lame est un peu courbe, ni plus ni moins, dit Fabrice, que sont les couteaux dont on se sert pour creuser les cuillers de bois. Il en avoit fait le modèle en plomb, en prenant ses dimensions sur un squelette. Ayant placé convenablement son malade sur une chaise, notre Opérateur prit tout ce qu'il put saisir de la tumeur cancereuse dans une bourse de cuir, dont les cordons furent serrés, afin de pouvoir tirer convenablement à lui, & faciliter ainsi son opération. Cette Méthode, observe M. Louis, est préférable aux anses de fil qu'on forme par deux points d'aiguille, portés parallèlement; car, dans ce dernier cas l'humeur contenue dans la tumeur venant de s'écouler, les membranes s'affaissent, la tumeur devient flasque & l'opération est plus difficile. L'excroissance saisie, Fabrice fit une incision à la conjonctive pour couper les attaches de la tumeur avec les paupières; il porta alors dans le fond de l'orbite son bistouri avec lequel il coupa à leur origine, derrière le globe de l'Œil, le nerf optique & les muscles qui l'entourent. L'opération ne fut ni longue ni douloureuse, & le malade, pansé avec les remèdes balsamiques, guérit en très-peu de tems.

Le procédé de Fabrice avoit été publié; il devoit être connu de Tulpius, & néanmoins ce Sénateur d'Amsterdam, par une trop grande timidité, ne crut pas devoir y recourir chez une jeune fille qui périt par les progrès d'un cancer porté au plus haut degré. On auroit pu, dit-il, extirper l'Œil; mais je ne conseillerai jamais un moyen si cruel, quoiqu'il puisse quelquefois réussir, à moins que le malade ne fût fort vigoureux. Mais le malade de Fabrice étoit âgé, cacochyme & épuisé par une longue & fâcheuse maladie, ce que Tulpius ne pouvoit ignorer. L'instrument de Fabrice resta long-tems dans l'oubli, & en lisant les Fastes de l'Art, l'on observe à quels écarts l'homme peut se laisser aller quand il est abandonné à des principes incertains. Ici l'on voit l'extirpation de l'Œil faite par le conseil de Walœus, avec des tenailles, & le malade périr le quatrième jour; là l'instrument de Bartisch reparoître entre les mains de Job-a-Meeckren, malgré la censure de Fabrice; ailleurs l'extirpation se faire avec une lancette ou un bistouri, après avoir saisi l'Œil au moyen d'une soie passée à travers, comme on en trouve le précepte dans Lavauguyon, Saint-Yves, Heister, & même récemment dans les Cas de Chirurgie d'Olaüs Acrell. L'Art, d'après ceci, manqueroit-il de préceptes dans un cas de cette importance? Les succès d'Hildan indiquent ici la réponse. Consulté plusieurs fois, dit M. Louis, dans des cas qui exigeoient cette opération, je me suis fait une méthode que la structure de l'Œil, ses attaches & ses rapports avec les parties voisines m'ont fait concevoir comme la plus convenable; elle a eu l'approbation de l'Académie Royale de Chirurgie; & plusieurs l'ont pratiquée depuis moi avec succès.

Il faut d'abord inciser les attaches de l'Œil avec les paupières, comme Fabrice l'a fort bien remarqué; il ne faut pas d'instrument particulier pour cela; mais cependant cette incision peut être faite avec plus ou moins de méthode. Inférieurement il suffit de couper dans l'angle ou repli que font la conjonctive & la membrane interne des paupières. On doit penser en même-tems à l'attache fixe du muscle petit-oblique sur le bord inférieur de l'orbite, du côté du grand-angle. Supérieurement il faut diriger l'instrument pour couper le muscle releveur de la paupière supérieure avec la membrane qui le double, & en faisant glisser un peu le bistouri de haut en bas du côté de l'angle interne, on coupera le tendon du grand-oblique. Dès-lors l'Œil ne tient plus à la circonférence antérieure de l'orbite. Il ne s'agit plus que de couper dans le fond de cette cavité le nerf optique & les muscles qui l'environnent; cela se fait d'un coup de ciseaux appropriés à cette section: les lames en sont courbes du côté du plat. Il paroît assez indifférent de quel côté on porte la pointe des ciseaux dans le fond de l'orbite. Dans l'état naturel, l'obliquité du plan de l'orbite & la situation de l'Œil près de la parois interne, prescrivent de pénétrer dans l'orbite du côté du petit-angle, en portant la concavité des lames sur la partie latérale externe du globe; mais comme la protubérance de l'Œil, & la tuméfaction contre nature ne gardent aucune mesure, & que les végétations fongeuses se font vers les endroits où il y a naturellement le moins de résistance, c'est le côté du petit-angle qui se trouve ordinairement le plus embarrassé. Il sera donc au choix de l'Opérateur d'entrer dans l'orbite avec ses ciseaux courbes du côté qui lui paroîtra le plus commode. Les muscles & les nerfs optiques étant coupés, les ciseaux fermés servent comme d'une curette pour soulever l'Œil au-dehors; c'est ce que Bartisch prétendoit faire avec sa cuiller tranchante. L'opération, telle qu'elle vient d'être décrite, est fort simple, & l'on sent assez, qu'ayant pris de la main gauche l'Œil qui tient encore par des graisses molasses & extensibles, il faut les couper avec des ciseaux qu'on a dans la droite.

Dans cette opération, telle qu'elle vient d'être décrite, chaque mouvement de la main, dit M. Louis, est dirigé par les connoissances anatomiques; il n'y en a aucun qui n'ait un effet determiné; l'opération se fait promptement & avec précision. Chaque procédé est raisonné & va directement au but nécessaire; enfin il y a une méthode, & l'on n'en voit point dans l'opération pratiquée avec le bistouri seulement. Si la glande lacrimale étoit engorgée, il faudroit la détacher de sa fossette particulière, avec la pointe des ciseaux courbes, après que l'Œil seroit extirpé, ainsi que toutes les duretés schisteuses qui pourroient être renfermées dans l'orbite. Cette attention tient aux préceptes généraux de l'extirpation des tumeurs cancereuses. Les pansemens doivent être dessicatifs, tant pour réprimer les graisses qui ont grande disposition à se boursouffler, que pour conserver dans l'orbite un vuide suffisant pour recevoir un Œil artificiel.

Du Remplacement d'un Œil qu'on a extirpé.

On remplace l'Œil en pareil cas, plus pour corriger un défaut qui nuit à la régularité des traits que pour l'utilité. L'Art a tellement approché de la Nature sur ce point que les plus habiles peuvent y être trompés, & avoir peine à découvrir celui des deux yeux qui est le faux. Les yeux artificiels sont faits avec l'or, l'argent ou l'émail: ces derniers sont les plus utiles. Les yeux d'or ou d'argent doivent être peints ou émaillés de façon à imiter la couleur naturelle. L'inconvénient d'un Œil de métal est de gêner par son poid, & de procurer un écoulement d'humeur chassieuse, fort incommode. L'Œil de verre & d'émail est bien plus léger, & l'on n'en emploie actuellement point d'autres. L'Œil artificiel doit être différemment configuré, suivant le cas où son applicalion est nécessaire. Lorsqu'on a perdu les humeurs de l'Œil à la suite d'une plaie ou d'un abcès, les membranes qui composent le globe restent & ne forment plus qu'une espèce de moignon qui exécute les mêmes mouvemens que l'Œil sain, par l'action des muscles. Dans ce cas, l'Œil artificiel doit avoir la forme d'une hémisphère alongée dont la concavité s'adapte sur le moignon de l'Œil. On s'habitue bien-tôt à ce moyen de réparation qu'on glisse facilement sous les paupières; on le porte tout le jour, & on l'ôte le soir pour le laver, précaution qu'exige autant la propreté que l'amour-propre. La forme de l'Œil artificiel doit être différente dans le cas où l'on auroit extirpé l'Œil. La cavité de l'orbite étant alors plus ou moins remplie d'une chair vermeille dont les bourgeons ont été fournis par les graisses de l'orbite, il faut que celui-ci ait postérieurement une surface plus ou moins convexe; la forme d'un noyau d'abricot seroit celle qui lui conviendroit le mieux; mais si les choses étoient disposées de manière que rien ne pût tenir dans l'orbite, il y auroit encore un moyen d'éviter le désagrément d'être défiguré. Paré, dans un cas pareil, fit porter l'Œil artificiel à l'extrémité d'un fil de fer applati & couvert d'un ruban qui passoit par-dessus l'oreille & autour de la moitié de la tête. Dans le cas où l'on auroit été obligé d'extirper les paupières cancereuses avec l'Œil, on pourroit, au lieu d'une lame d'acier élastique, porter un Œil garni de paupières ou seulement des paupières artificielles. Le besoin & l'industrie contribueront ici à réparer, autant qu'il sera possible, des difformités qui sont d'autant plus désagréables qu'on est plus curieux de la régularité de ses traits. (*M. Petit-Radel.*)

ŒIL SIMPLE, *Monoculus.* Bandage destiné à contenir les pièces d'appareil qu'on applique sur l'Œil, dans le cas de maladies de cet organe. Voici la manière de le pratiquer: on prend une bande longue de trois aunes & large d'un pouce & demi, roulée d'un globe. On le prend de la main opposée à l'Œil malade, & le bord de la bande se tient de l'autre main. On applique le plein de la bande au milieu du front pour aller derrière la nuque y engager le bout & venir avec la bande, du côté malade, pour passer sur l'angle de la mâchoire inférieure, en montant obliquement proche la racine du nez, & de-là sur le pariétal opposé, descendre ensuite derrière l'occiput, continuer pour retourner sur la mâchoire inférieure, en passant un peu plus haut que le premier jet de bande, pour former un doloire angulaire jusqu'à la racine du nez. On fera les mêmes tours trois fois de suite, & le quatrième sera un circulaire ou deux qui termineront le reste de la bande. *Voyez les planches.*

ŒIL DOUBLE, *Binoculus.* C'est le même bandage que celui que nous venons de décrire, mais disposé de manière à couvrir les deux yeux dans les maladies communes à ces deux organes. Pour l'exécuter, comme il convient, il faut employer une bande qui ait cinq à six aunes de long & un pouce & demi de large: elle sera roulée sur un chef. On commencera par l'appliquer au milieu du front; on l'engagera ensuite derrière la nuque, & l'on viendra passer sur l'angle de la mâchoire inférieure; on montera obliquement sur la joue, puis on passera sur la racine du nez pour aller gagner le pariétal opposé; on reviendra ensuite par la partie moyenne & supérieure de l'autre pariétal pour descendre sur la racine du nez, y former un croisé. De-là on continuera, en descendant sur l'angle de la mâchoire inférieure, à pareille distance de l'autre côté; puis on va derrière la nuque pour revenir par où l'on a commencé, ayant l'attention de placer toujours le jet de la bande en doloires. On croise de nouveau sur la racine du nez, en montant sur le pariétal opposé, & revenant par l'autre comme ci-devant. On continue la même chose trois fois, & l'on termine le reste de la bande par des circulaires à un des côtés de la tête. Extrait du *Traité des Bandages de M. Sue.* (*M. Petit-Radel*).

ŒSOPHAGE. Nom que les Anatomistes ont donné au canal membraneux qui conduit les alimens de la bouche à l'estomac.

Différentes maladies spontanées ou accidentelles peuvent s'opposer au libre exercice des fonctions de cet organe. Des tumeurs, formées dans son voisinage, peuvent le comprimer de manière à gêner, ou même à empêcher totalement le passage des alimens; des corps étrangers, avalés imprudemment, le bouchent quelquefois, & produisent de pareils effets. Quelquefois les parois même de ce canal s'épaississent & en retrécissent peu-à-peu le calibre au point de le boucher enfin presqu'entièrement; souvent une contraction spasmodique produit un semblable effet, d'une manière passagère; souvent aussi ces deux dernières causes se compliquent. On a vu des ulcères attaquer ces parties, & rendre impossible la contraction musculaire d'où dépend sur-tout le mouvement progressif des alimens; des déchiremens, des plaies faites par des instrumens tranchans, &c. rendre cette contraction inutile & même pernicieuse.

Nous avons vu, à l'article CORPS ÉTRANGERS, de quelle manière on doit se conduire dans les cas où l'Œsophage se trouve obstrué par quelque substance que sa forme ou son volume y retiennent; nous ne nous en occuperons pas davantage ici, renvoyant à l'article ŒSOPHAGOTOMIE la considération des cas qui peuvent exiger cette opération. Nous renvoyons de même aux articles GOITRE, LOUPE, TUMEUR, ce qui regarde la compression de l'Œsophage par quelque cause de ce genre qui, pour l'ordinaire, est facile à distinguer. Mais son obstruction peut dépendre de différentes causes, plus difficiles à appercevoir, & dont il importe cependant de connoître de bonne heure l'existence; il ne faut pas confondre la difficulté d'avaler, causée par une simple paralysie de cet organe, avec celle qui provient d'un ulcère. On a vu une impossibilité absolue d'avaler résulter de la luxation d'une des cornes de l'os hyoïde qui, après avoir résisté pendant trois jours à beaucoup de remèdes, céda sur-le-champ à la réduction de cet os. On a souvent attribué un pareil accident à un retrécissement organique, quoiqu'il ne fût que l'effet d'un spasme, & souvent on est tombé dans l'erreur contraire; souvent aussi, l'effet coopérant avec la cause originaire, a rendu la maladie plus grave. Ainsi, le resserrement, occasionné d'abord par un simple spasme, pourra, s'il se répète fréquemment, donner lieu à un épaississement des parois de l'Œsophage dans l'endroit affecté; &, s'il tient à un gonflement des parties, ou même à quelque compression extérieure, il sera fréquemment accompagné d'une constriction spasmodique qui augmentera momentanément la gravité des symptômes.

Le resserrement de l'Œsophage, lorsqu'il est purement spasmodique, n'est pas une maladie dangereuse: il accompagne ordinairement les maladies hystériques, & il se distingue facilement par la cessation totale des symptômes, & par le retour de la faculté d'avaler, qui se rétablit dans toute son intégrité. Mais, lorsqu'après la cessation des autres accidens nerveux, il reste plus ou moins de difficulté dans la déglutition, le cas est très-grave, & la maladie que ce symptôme annonce est une des plus tristes auxquelles l'économie animale soit sujette. Ses commencemens en général sont si légers qu'à peine croit-on devoir y faire attention, les malades n'appercevant qu'une légère difficulté à avaler des alimens solides. Ils demeurent, pour l'ordinaire, dans cet état plusieurs mois, & même plusieurs années, pendant lesquelles toute espèce de nourriture, & même les substances solides, pourvu qu'elles soient en petit volume & avalées lentement, passent avec assez de facilité. Ils ont généralement la voix enrouée, & ils se plaignent d'un peu de gêne dans la respiration. Peu-à-peu le mal augmente, & le canal de l'Œsophage devient si étroit qu'aucune portion de nourriture solide, quelque petite qu'elle soit, ne peut y passer, &, qu'après s'être arrêtée quelque tems à l'endroit où elle trouve l'obstacle, elle est rejettée par un mouvement convulsif, accompagné d'un bruit d'une nature particulière.

Le siège de cette maladie est le plus souvent à la partie supérieure de l'Œsophage, dans l'endroit où ce canal adhère à la partie postérieure du cartilage thyroïde; quelquefois il est beaucoup plus bas, près de l'orifice supérieur de l'estomac. Dans ce dernier cas, la portion du canal immédiatement au-dessus de l'obstruction, est assez souvent plus ou moins dilatée par les alimens qui y séjournent, au point même de pouvoir en contenir une quantité considérable, l'espèce de vomissement par lequel ces alimens sont rejettés par la bouche, suivant de plus ou moins près les tentatives qu'on a faites pour les avaler, selon que la partie affectée se trouve plus ou moins élevée dans l'Œsophage. Dans le dernier période de la maladie, les liquides même ne peuvent plus pénétrer dans l'estomac, & le malade finit à la lettre par mourir d'inanition.

Lorsqu'on ouvre les corps des personnes, mortes de cette manière, on trouve les parois de l'Œsophage fort épaissies, & ne laissant chez quelques sujets qu'un canal si étroit qu'à peine peut-on y introduire un filet ordinaire; quelquefois le passage est entièrement fermé; quelquefois la partie au-dessus de l'obstruction se trouve dilatée plus que dans l'état naturel. Dans bien des cas, on trouve une ulcération auprès du resserrement; alors la partie n'a plus sa forme cylindrique, & elle prend diverses apparences, suivant que l'ulcère a fait plus ou moins de progrès. Quelquefois les cartilages thyroïde & cricoïde se trouvent rongés par l'ulcère; quelquefois la trachée même est percée; quelquefois le même accident a lieu dans les côtés de l'Œsophage.

Cette maladie, lorsqu'elle a fait de certains progrès, & sur-tout lorsqu'elle est accompagnée de quelque degré d'ulcération, peut être regardée comme absolument incurable. Mais, dans ses premiers périodes, on peut en retarder les progrès; on peut parer aux inconvéniens qui résultent du défaut de nourriture; on peut même quelquefois obtenir une guérison complette.

Lorsque le mal consiste dans un simple resserrement de l'Œsophage, sans autre épaississement des parties que celui qui résulte de ce que la substance des parois de ce canal se trouve rassemblée dans un plus petit espace, on peut dilater mécaniquement le passage au moyen de bougies, ou de sondes flexibles qu'on y introduit tous les jours, & dont on augmente graduellement la grosseur. On recommande aussi de faire avaler au malade des bols de beurre, de graisse, & d'autres substances onctueuses auxquelles on donne plus de solidité & de volume, à mesure que les bougies ont élargi le canal. On a vu des cures opérées par ce simple traitement, lorsqu'il est bien administré. *Memoirs of the Medical Society of London. V. 1, p. 286.*

On est redevable à M. *Munckley*, Médecin de Londres, d'avoir fait connoître une autre méthode dont on a observé les plus heureux effets dans des cas de cette nature. Un célèbre Praticien (1), dit-il, ayant été appellé auprès d'une jeune personne atteinte de cette maladie, il jugea, d'après l'enrouement considérable qu'il observa chez elle, & d'après quelques autres symptômes, que le mal pouvoit dépendre d'une affection scrophuleuse des glandes de la gorge. En conséquence, il conseilla d'oindre légérement le col d'onguent mercuriel, & de le recouvrir ensuite d'un cérat de même nature. Ce remède contre son intention occasionna une salivation qui guérit la malade complettement. Encouragé par ce succès il employa le même moyen pour d'autres personnes & réussit chez quelques-unes. M. Munckley auquel il fit part de ces observations, eut bien-tôt occasion de s'en servir dans un cas qui paroissoit très-menaçant. La malade étoit une femme de quarante ans qui, depuis plusieurs années, avoit éprouvé de la difficulté à avaler; mais, en dernier lieu, cette difficulté avoit augmenté au point de lui faire craindre que le passage ne se bouchât bien-tôt complettement; il n'y avoit que les substances les plus liquides & même en très-petite quantité qui pussent pénétrer dans l'estomac. Elle étoit fort maigre, elle avoit la voix fort enrouée & la respiration fort gênée. Elle pouvoit montrer extérieurement l'endroit ou devoit être l'obstacle, mais la vue ni le toucher n'y faisoient rien appercevoir. M. Munckley, encouragé par les cures ci-dessus mentionnées, eut recours à des frictions mercurielles qu'il porta au point d'exciter & d'entretenir pendant six semaines une légère salivation. En suivant cette méthode, il vit disparoître peu-à-peu les symptômes, & la malade obtint enfin une guérison complette. Le même Praticien nous dit qu'il a également réussi dans d'autres cas, quoiqu'il avoue n'avoir pas eu toujours le même succès. L'état d'épuisement où l'on trouve quelquefois les personnes attaquées de cette maladie, peut être tel qu'il les rende également incapables de supporter & le mal & le remède; en sorte que quelques moyens qu'on ait employés pour les soutenir, soit par des lavemens nourrissans; soit de toute autre manière qu'on ait pu imaginer, on les a vu périr sans pouvoir leur administrer aucun secours. On trouve, dans les Recherches & observations de Médecine de Londres, quelques exemples racontés par d'autres Praticiens des heureux succès de la méthode de M. Munckley.

Comme dans cette maladie, la première indication qui se présente, après celle de rétablir la liberté du canal de l'Œsophage, est de suppléer au défaut d'alimens, nous pensons qu'on peut appliquer ici la méthode employée par M. Desault pour nourrir des malades chez qui des tumeurs à la gorge, des plaies ou d'autres accidens ont rendu la déglutition impossible. Cette méthode consiste à porter une sonde flexible par le nez dans l'Œsophage, & à injecter par-là dans l'estomac du bouillon, ou d'autres alimens liquides. Nous espérons qu'on ne trouvera pas hors de propos que nous transcrivions ici un passage du journal de Chirurgie, que publie ce Praticien justement célèbre; quoique ce morceau soit relatif à un cas de plaie d'arme à feu où le malade dût son salut à l'usage qu'on fit d'un pareil artifice pour le nourrir.

« Le malade dont il s'agit s'étoit tiré un coup de pistolet dans la bouche. Les diverses fractures des os, les déchiremens des parties molles, le gonflement inflammatoire qui ne tarda pas à survenir, rendoient la déglutition totalement impossible. M. Desault introduisit, par la narine gauche, une grosse sonde de gomme élastique garnie de son stilet courbé comme le sont les algalies ordinaires; il l'enfonça jusques dans la partie moyenne & postérieure du pharynx; puis il retira le stilet d'une main tandis qu'il soutenoit & fixoit avec l'autre la sonde, qu'il poussa ensuite plus avant, afin de l'engager dans l'Œsophage; mais au lieu de suivre cette voie, la sonde entra dans le larynx; on en fut averti par une espèce de gargouillement & par l'agitation de la flamme d'une chandelle présentée à son ouverture. On retira cette sonde jusqu'à ce qu'elle fût dégagée du larynx, & l'enfonçant de nouveau, elle pénétra jusques dans la partie inférieure du pharynx & dans l'Œsophage; ce que l'on n'obtient quelquefois qu'après plusieurs tentatives semblables. On s'assura que cette sonde n'étoit plus dans le larynx par l'immobilité de la flamme de la chandelle, seul signe auquel on puisse avoir confiance; car, pour l'ordinaire, la présence de cet instrument dans le larynx cause à peine la moindre toux ni la moindre douleur. La sonde fut fixée à l'extérieur avec un fil qui en embrassoit l'extrémité, & dont les bouts furent fixés au bonnet par des épingles. A l'aide d'une seringue, on put, sans peine, injecter, par cette sonde, la quantité de tisanne & de bouillon dont ce blessé avoit besoin. La sonde resta en place jusqu'au dix-huitième jour; on la retira à cette époque; mais la déglutition étant encore trop difficile on la replaça à la demande du

(1) Médical Transaction, V. 1, p. 265.

malade & on la laissa encore une douzaine de jours. »

« Ce n'est pas seulement dans ces sortes de blessures que l'on peut retirer les plus grands avantages des sondes de gomme élastique; elles offrent encore des ressources dans une foule d'autres maladies; comme le Tetanos, la Rage, la Contraction spasmodique du Pharynx, l'Atonie & la Paralysie de ses muscles & de ceux de la langue, les Tumeurs situées le long du trajet de l'Œsophage ou dans ses parois, fussent-elles même dans la poitrine. L'utilité de ces sondes n'est pas bornée aux maladies qui empêchent la déglutition; elles pourroient aussi être employées avec succès dans celles qui affectent les voies de la respiration, toutes les fois que l'obstacle sera situé au-dessus des bronches, comme dans les dépôts de l'intérieur du larynx avec affection des cartilages, dans certaines fistules de la trachée-artère ou du larynx, dans les playes de ces parties, &c. Ne pourroit-on pas même dans le cas où la respiration & la déglutition seroient empêchées en même-tems, tels que certaines esquinancies, des plaies du col où le larynx & l'Œsophage auroient été divisés, passer une sonde par chaque narine, & engager la première dans l'Œsophage & la seconde dans le larynx ? »

« La facilité avec laquelle on introduit ces sondes dans le larynx, le peu de gêne qu'en ont éprouvé les malades qui les ont eues dans ce canal pendant quelques minutes, l'analogie prise de l'exemple des cannules qui ont été portées pendant plusieurs jours après l'opération de la bronchotomie, détruisent les objections que l'on pourroit faire sur la difficulté de l'exécution & l'impossibilité de supporter cette sonde à cause de l'irritation qu'elle semble devoir produire sur ce conduit. »

Nous avons dit que le resserrement de l'Œsophage étoit quelquefois accompagné d'ulcérations, lorsque la maladie avoit déjà fait beaucoup de progrès; mais il y a des cas où cet organe se trouve ulcéré sans aucune diminution de son diamètre. Cette maladie est rare; on en trouve cependant des exemples dans les Auteurs. Quelquefois elle dépend d'une affection extérieure à l'Œsophage; d'autres fois, quoiqu'accompagnée d'affection extérieure, elle a cependant pris son origine à la surface interne de ce canal. On lit un cas de cette dernière espèce dans le premier volume des *Medical Communications*; il étoit accompagné d'une très-grande difficulté, & souvent de l'impossibilité absolue d'avaler les alimens solides; mais les liquides, pourvu que la malade en prît un certain volume à-la-fois, passèrent toujours, quoiqu'avec plus ou moins de facilité. Pendant les trois derniers mois, la maladie fut accompagnée d'une salivation abondante, symptôme qui a été observé dans d'autres cas de la même nature. Cette maladie est peu connue, & nous ne pouvons recommander aucune méthode curative qui promette quelque succès.

Nous ne pouvons quitter ce sujet sans faire mention d'une maladie de l'Œsophage dont nous ne trouvons, il est vrai, qu'un seul exemple décrit dans les Auteurs, mais qui probablement est plus fréquente qu'on ne pense, & pourroit bien avoir été quelquefois confondue avec le resserrement dont nous avons parlé ci-dessus.

Un homme d'environ soixante ans (1), après avoir souffert long-tems d'une difficulté d'avaler, étoit enfin venu au point de n'avoir pu prendre aucune espèce d'alimens depuis plus de vingt-quatre heures. Cinq ans auparavant, il avoit avalé un noyau de cerise qui s'étoit arrêté dans sa gorge, & qui en ressortit au bout de trois jours dans un violent accès de toux, laissant la partie où il s'étoit arrêté assez douloureuse, symptôme qui se prolongea encore quelque tems. Au bout d'un an, ou environ, il s'apperçut qu'une heure ou deux après le repas, une petite partie de ce qu'il avoit avalé ressortoit de sa bouche sans avoir subi de changement, & sans que cela fût précédé d'aucun mal de cœur. La quantité d'alimens qu'il rejettoit de cette manière augmenta peu-à-peu; cela revenoit aussi beaucoup plutôt après le repas que dans le commencement, puis dans le tems du repas, & même à plusieurs reprises; il crut ensuite appercevoir que les alimens ne pénétroient pas du-tout dans l'estomac. Enfin, il trouva que le volume de ce qu'il rejettoit surpassoit celui des alimens qu'il prenoit, de celui de la salive qu'on pouvoit raisonnablement supposer, qui s'étoit jointe à ceux-ci, en passant par la bouche. On supposa que cette maladie dépendoit d'une tumeur, ou d'un resserrement de l'Œsophage; on passa dans la gorge différentes espèces de sonde pour juger de la nature de l'obstacle, mais aucune ne put pénétrer au-delà. On soutint les forces du malade pendant treize jours avec des lavemens de bouillon; enfin il mourut.

L'ouverture du cadavre découvrit, entre l'Œsophage & les vertèbres du col, un grand sac musculeux, dont l'extrémité inférieure pénétroit dans la cavité du thorax. On introduisit alors, par la bouche, une sonde de baleine qui passa librement jusqu'au fond du sac, & fit éprouver alors à la main qui la conduisoit la même résistance qu'on avoit senti auparavant. On fit diverses tentatives pour la faire passer dans l'Œsophage, qui d'abord furent inutiles; on y réussit enfin en poussant son extrémité un peu en avant avec le doigt, & pour lors elle pénétra facilement dans l'estomac. On se convainquit bien-tôt que le sac avoit été formé par la dilatation de toute la substance de la partie postérieure de l'Œsophage, l'épaisseur & toutes les apparences de l'un & de l'autre étant parfaitement

(1) Recherches & Observations de Médecine, V. 3.

faitement les mêmes, au point qu'on ne pouvoit distinguer précisément en quel endroit avoit commencé la dilatation.

On ne peut se refuser à croire que l'accident du noyau de cerise fût la première cause qui détermina la formation de ce sac. Ce noyau qui demeura trois jours dans la gorge, s'étoit logé apparemment dans quelques-uns des plis irréguliers qui se trouvent à la partie inférieure du pharynx, & pressé par les alimens que prit le malade pendant ce tems, il forma probablement une cavité égale tout au moins à son volume. Ce commencement du mal rend aisément compte du reste; la petite cavité reçut & logea constamment quelque portion de matière solide ou liquide, qui, aidée de la compression formée par la contraction musculaire de l'Œsophage, tendit peu-à-peu à la dilater. Les progrès de cette dilatation durent d'abord être très-peu sensibles, mais ils le devinrent davantage à mesure que le sac augmenta en capacité; plus il put contenir de matière, plus celle-ci eut de force pour l'étendre; son poids seul étant une cause constamment agissante. Le sac placé entre les vertèbres & l'Œsophage poussoit nécessairement ce dernier en avant, & conservant, par son poids, sa position perpendiculaire, il favorisoit de plus en plus la déviation des alimens, laquelle enfin devint totale; le canal de l'Œsophage ne se trouvant plus dans la direction convenable pour les recevoir, on croiroit que le sac étant rempli d'alimens, ils devoient enfin refluer & suivre la route de l'estomac; mais, outre que le gonflement du sac, lorsqu'il étoit plein, devoit naturellement fermer l'entrée de la portion inférieure de l'Œsophage en comprimant ses parois, & en les appliquant ainsi l'une contre l'autre, cet organe formé contre nature, de la même substance musculaire que l'Œsophage, irrité par les matières qu'il contenoit, entroit en contraction, & produisoit le vomissement dont nous avons parlé.

Ce cas que nous venons de raconter est un exemple d'une maladie bien rare sans doute, puisque les Auteurs qui se sont sur-tout occupés à faire connoître, par des ouvertures de cadavres, les diverses lésions auxquelles l'économie animale est sujette, n'en font aucune mention, mais qui vraisemblablement le paroîtroit beaucoup moins si ces sortes de diffections étoient plus communes. La cause à laquelle on a rapporté l'accident mortel dont il est ici question, pourra paroître trop peu importante pour avoir été capable de produire des effets aussi funestes; cependant si l'on examine avec attention la suite de ceux-ci, on ne sauroit se refuser à les lui attribuer. Et comme l'Œsophage & le pharynx sont sujets à éprouver des lésions beaucoup plus considérables que celle que produisit ici la pression du noyau de cerise, par des causes de même nature, telles que des os & d'autres substances qui s'y arrêtent quelquefois, on ne voit pas pourquoi ces accidens n'auroient pas, dans certains cas, des conséquences pareilles. Et si un cas semblable se présentoit, on conçoit aisément avec quel avantage on pourroit y appliquer la méthode des sondes flexibles, recommandée ci-dessus, pour faire pénétrer les alimens dans l'estomac; on entretiendroit ainsi les forces & la vie du malade, & en évitant de distendre le sac par l'admission des alimens, on donneroit peu-à-peu aux parties le tems de reprendre leur ton, & peut être de se rétablir enfin entièrement. L'obstacle qui semble naître de la difficulté qu'on éprouva à faire pénétrer la sonde dans la partie inférieure de l'Œsophage, auroit pu se lever en donnant une légère courbure à l'extrémité de cet instrument.

L'Œsophage peut se déchirer par de violens efforts pour vomir. Boërhaave a donné la description d'un cas de cette nature, sous le nom de *Rari, nec prius descripti morbi historia.* On en lit un autre exemple dans le treizième volume des *Medical Commentaries.* Cette maladie n'est pas susceptible de guérison; l'épanchement qui se fait à l'instant même dans la cavité du thorax des matières contenues dans l'estomac, tue nécessairement le malade. Il n'en est pas de même des plaies de ce conduit qui dépendent de causes extérieures; elles ne sont pas mortelles par elles-mêmes lorsqu'elles n'intéressent pas de gros vaisseaux sanguins. On a vu plus d'une fois des plaies faites avec des instrumens tranchans, & qui pénétroient au travers de la trachée-artère jusqu'à l'Œsophage, se terminer favorablement, en conséquence d'un traitement approprié. Nous renvoyons à l'article Plaie ce que nous avons à dire à ce sujet.

ŒSOPHAGOTOMIE. Opération qu'on fait à l'œsophage pour tirer les corps étrangers qui y sont arrêtés, qui ne peuvent être ni retirés, ni enfoncés, & dont le séjour, dans cette partie, seroit une cause d'accidens funestes. *Voyez* Corps étranger.

Comme l'Œsophage est profondément situé, & recouvert par des organes très-importans, tels que la trachée-artère, des nerfs & des vaisseaux sanguins considérables, on a toujours regardé comme fort dangereuse toute opération tendante à pénétrer dans sa cavité, & même on a longtems établi en maxime de n'en jamais tenter de pareille. Cependant, quoique tout Praticien raisonnable convienne qu'il ne faut jamais y avoir recours, sans quelque motif de la plus haute importance, s'il se présentoit un cas où l'Œsophage fût tellement bouché par quelque corps étranger, que les alimens ne pussent absolument pénétrer dans l'estomac, ou si, par un accident de la même nature, la respiraton se trouvoit gênée d'une manière menaçante pour la vie du malade, il n'est pas douteux qu'on ne dût préfarer la chance incertaine de l'opération à la certitude d'un évènement funeste. On a vu plusieurs exemples de plaies accidentelles de l'Œsophage, qui se sont terminées heureusement. M. Bell a vu un homme qui, ayant tenté de se tuer, en se coupant la gorge, pénétra, au travers d'une grande partie de la trachée-artère, jusques dans l'Œsophage. Bohnius raconte le cas d'un homme blessé de la même manière, chez qui la plaie de l'Œsophage étoit manifeste, puisqu'elle donnoit issue à tout ce qu'il essayoit d'avaler. L'un & l'autre de ces malades se guérirent; & l'on trouve beaucoup d'observations pareilles dans les Auteurs.

M. Guattani, Chirurgien de Rome, a publié, dans le 3.e Vol. de l'Académie de Chirurgie, un Mémoire sur ce sujet, où, après avoir indiqué de quelle manière on doit procéder à cette opération, il raconte quelques expériences qu'il en a faites sur des chiens, & qui ont très-bien réussi; il l'a pratiquée aussi sur le cadavre, de manière à faire voir qu'elle étoit praticable sur le corps humain; &, ce qui est encore plus concluant, c'est qu'elle a été faite deux fois sur des personnes vivantes, avec un plein succès. Nous allons rapporter ces faits tels qu'ils sont consignés dans les Mémoires de l'Académie de Chirurgie.

« Au mois de Mai 1738, M. Goursauld, Chirurgien à Couffat-Bonneval, en Limousin, fut appellé pour secourir un homme qui avoit avalé un os d'un pouce de long, sur six lignes de large. M. Goursauld fit différentes tentatives pour faire descendre ce corps étranger dans l'estomac; mais n'ayant pu y réussir, & l'os se faisant sentir du côté gauche, il se détermina à faire une incision sur l'endroit où étoit le corps étranger, pour en faire l'extraction. L'incision étant faite, l'os fut tiré facilement, il n'y eut aucun accident; un simple bandeau unissant procura une prompte guérison. On observa de ne donner au malade aucun aliment pendant six jours, & l'on tâcha d'y suppléer par des lavemens nourrissans. Pareille opération a été faite, avec le même succès, par M. Rolland, Chirurgien-major du Régiment de Mailly. » *Mémoires de l'Académie de Chirurgie*, *Tome 3*.

M. Guattani, dans le Mémoire que nous avons cité plus haut, remarque, avec plusieurs Anatomistes, que l'Œsophage est constamment situé, non pas directement entre la trachée-artère & les vertèbres, mais un peu plus à gauche qu'à droite; observation qui doit toujours déterminer le Praticien, dans les cas où il juge l'opération nécessaire, à l'entreprendre sur le côté gauche du cou. Les parties qui recouvrent cet organe, depuis la portion moyenne & extérieure du cou jusqu'à la supérieure du sternum, sont la peau, la graisse, les membranes, les muscles bronchiques, la glande thyroïde, les artères qui se distribuent à cette glande, les veines qui en rapportent le sang, la trachée-artère, le nerf récurrent, &c. Cela posé, voici comment M. Guattani conseille de procéder à l'opération.

« Le malade assis sur une chaise, ayant la tête penchée en arrière, autant qu'on le jugera à propos, & arrêtée par un assistant, de manière qu'il ne la puisse incliner ni à droite, ni à gauche, l'Opérateur, situé devant le malade, & ayant pincé transversalement, avec les doigts de la main gauche, la peau du côté droit, & fait pincer de même, du côté gauche, par un Aide-Chirurgien, fera, avec un bistouri droit, une incision longitudinale aux tégumens, depuis la partie supérieure du sternum; il dégagera ensuite le tissu cellulaire, la graisse, les membranes, &c. qu'il remarquera entre les muscles sterno-hyoïdiens; il observera de ne porter le bistouri ou scapel, dont il se servira pour séparer ces parties, qu'entre les muscles sterno-hyoïdiens & sterno-thyroïdiens gauches, & le corps de la trachée-artère du même côté; il placera ensuite deux érignes mousses à deux branches, l'une à droite & l'autre à gauche; il écartera, par ce moyen, les lèvres de la plaie, &, dégageant le tissu cellulaire, du côté de la trachée-artère, avec le doigt & quelques coups de bistouri, il verra l'Œsophage, sur lequel il fera une incision longitudinale avec le bistouri droit, dans l'endroit le plus bas, laquelle il dilatera ensuite, de bas en haut, avec des ciseaux courbes & mousses; & s'il y trouvoit de la difficulté, il se serviroit d'une sonde cannelée pour en faciliter le passage; après quoi il introduira de petites tenettes courbes, à-peu-près comme celles qui servent à l'extraction du polype, dans le gosier, pour retirer le corps étranger. L'Œsophage étant ouvert dans l'endroit indiqué, on pourra, au moyen de ces tenettes, retirer le corps étranger, soit qu'il se trouve au-dessous ou au-dessus de l'ouverture de l'Œsophage; cette ouverture sera même avantageuse, dans le cas où le corps seroit si avant qu'on ne pût le retirer avec les tenettes, parce qu'on pourroit aisément le pousser dans l'estomac avec une bougie ou quelqu'autre instrument. »

« L'opération faite, le pansement de la plaie est un point qui mérite beaucoup d'attention, par rapport à la manière d'en procurer la réunion. Elle m'a très-bien réussi sur les animaux qui ont servi à mes expériences; & si la Chirurgie comparée a lieu, c'est certainement dans des cas pareils à celui-ci, où la structure de la partie paroît être à-peu-près la même. Or, il est constaté, par mes expériences (*voyez* le Mémoire) que l'Œsophage se cicatrise très-bien, sans contracter d'adhérence avec les parties voisines.... Il est à propos de remarquer, »

« 1.° Que, les tégumens étant coupés & les parties dégagées, si, par hasard, on coupe la veine qui rapporte le sang de la partie inférieure de la glande thyroïde, & va se rendre à la souclavière gauche, on peut arrêter l'hémorrhagie avec un tampon de charpie comprimé par le doigt d'un aide, pendant le tems de l'opération; après quoi, en faisant la réunion au moyen d'un bandage unissant, la veine se trouvera comprimée, ou bien l'on en fera la ligature. »

« 2.° Que, les lèvres de la plaie étant écartées, on apperçoit le nerf récurrent, qui tantôt se trouve plus près, & tantôt plus éloigné de la trachée-artère. Si donc on prévoyoit qu'on pût l'offenser, tant en dégageant le tissu cellulaire, qu'en faisant l'incision à l'Œsophage, on l'éloigneroit avec la même érigne qui sert à écarter la lèvre gauche de la plaie; de même, avec l'érigne droite, on pourra écarter, avec ménagement, la trachée-artère, en cas qu'elle embarrasse l'Opérateur pour découvrir l'Œsophage, sans craindre de gêner beaucoup la respiration. »

« 3.° Qu'on ouvrira l'Œsophage le plus près qu'il sera possible de la trachée-artère, & sur-tout à la partie supérieure, sur laquelle la branche d'artère, qui, de la souclavière, va se distribuer à la glande thyroïde, serpente quelquefois. »

« 4.° Qu'on dégagera, si on le juge à propos, la glande thyroïde de la partie latérale gauche de la trachée artère, si le corps étranger, engagé dans l'Œsophage, requiert une grande incision, & sur-tout quand cette glande est très-gonflée, parce qu'elle empêcheroit de bien découvrir l'Œsophage. »

« 5.° Qu'on reconnoîtra que l'Œsophage est ouvert, lorsqu'on aura coupé la membrane interne qui est blanchâtre. »

« 6.° Qu'on doit se déterminer à faire promptement l'opération, lorsqu'on l'aura jugée nécessaire, pour éviter les suites fâcheuses de l'inflammation de l'Œsophage. »

« 7.° Que, l'opération étant faite, on facilitera la réunion des parties par l'appareil le plus simple, & le bandage unissant. » *Voyez* PLAIE, BANDAGE.

« Quant au régime, outre tous les remèdes généraux requis en pareil cas, & tout ce qu'une bonne pratique peut nous indiquer, je crois qu'il seroit à propos (autant qu'il sera possible) de ne faire prendre au malade que très-peu de bouillon, de tems en tems, pendant les trois ou quatre premiers jours après l'opération, pour ne pas s'exposer à nuire à la réunion des parties; & même, pour peu qu'on craignît que le bouillon ne causât quelque dérangement à la plaie de l'Œsophage, on sait que les lavemens nourrissans pourroient suffire pour soutenir, pendant ce peu de tems, un malade qui, dans des cas pareils, n'a pas perdu beaucoup de forces. *Voyez*, à l'article ŒSOPHAGE, ce que nous avons dit sur l'usage des sondes flexibles, pour introduire des alimens dans l'estomac, lorsque la déglutition est très-difficile, ou même impossible.

OIGNON, *Allium cepa.* Lin. Les Oignons cuits dans la cendre & mêlés avec le miel, ou avec d'autres ingrédiens, en forme de cataplasme, sont regardés généralement comme un bon topique dans les cas où il convient de hâter la suppuration. On les applique dans cette intention sur les bubons & sur les parotides qu'il faut faire mûrir; on recommande aussi la même application comme propre à dissiper les condylomes calleux.

OMPHALOCÈLE. Tumeur qui se fait au nombril par le déplacement des parties contenues dans le bas-ventre. *Voyez* EXOMPHALE, HERNIE.

OMOPLATES, Ωμοπλάται, *Omoplatæ, Scapulæ.* Os triangulaires qui servent à fixer sur les côtés supérieurs du tronc chacun des humérus, & à faciliter leur jeu dans les diverses circonstances de la vie. Ne devant point nous étendre ici sur leur rapport avec les os du bras, & sur les différens mouvemens dont ces os sont susceptibles, nous laisserons aux Anatomistes les discussions infiniment intéressantes sur cet objet. Ce qui nous importe de connoître, sont les diverses fractures auxquelles ces os sont exposés, & les procédés qu'il faut suivre en certaines maladies qui les intéressent ou les parties qui sont au-dessous.

L'omoplate, d'après sa situation, n'est pas si sujette à être fracturée que les autres os du corps; elle peut cependant l'être dans sa portion émincie, ou dans quelques-unes de ses apophyses. Comme la liberté des mouvemens du bras dépend en grande partie de la bonne disposition de cet os, & comme les fractures qui l'affectent, se guérissent en général difficilement, il s'ensuit souvent une roideur dans l'articulation, qui continue quelquefois toute la vie.

L'Omoplate se rompt en long, obliquement, en travers; quelquefois la fracture est avec éclat, mais rarement il y a déplacement, vu que les fragmens sont soutenus par-tout par des muscles qui en couvrent la surface interne & externe. L'épine dans la fracture en long partage toujours le désordre, ce dont on s'apperçoit en comprimant avec une main sur l'acromion pour l'abaisser; car on sent cette apophyse s'élever & se porter vers la peau, & si, en même-tems, on pousse avec une main, placée à plat contre la côte qui est paralèlle aux vertèbres, on sent celle-ci glisser un peu, se mouvoir; si l'on élève le bras du côté du malade, jusqu'à ce que le coude vienne à la hauteur de la tête, & qu'en même-tems l'on fasse incliner le dos, on peut sentir avec le doigt la division inférieure de l'angle de l'Omoplate. La fracture en travers est toujours au-dessous de l'épine. On la reconnoîtra en appliquant le pouce sur la partie moyenne de l'épine, endroit le plus élevé, & en poussant en bas, comme si l'on vouloit élever la portion sur-épineuse de l'Omoplate vers les côtés. L'autre main étant appliquée à son angle inférieur, si l'on ne sent point que la portion au-dessus de l'épine se hausse proportionnellement, on aura un signe d'une interruption de continuité dont on sera convaincu en mouvant de tout côté, jusqu'à ce qu'on sente la mobilité de la portion inférieure. En tâtant profondément, on trouvera l'endroit de la division, ou le bord du fragment qui chevauche sur l'autre, s'il y a déplacement; ce qui a souvent lieu quand la fracture est avec fracas, & que le coup a été violent. Il arrive quelquefois que la fracture de l'Omoplate est compliquée avec celle des côtés qui sont au-dessous, particulièrement à la suite de coups d'armes à feu: les symptômes sont alors très-graves; la respiration est gênée, la douleur très-grande; il y a emphysême, toux, crachement de sang, commotion dans la poitrine, & souvent épanchement; aussi ce cas est-il toujours mortel.

Les fractures de l'Omoplate offrent les mêmes indications que celles des autres os. S'il n'y a point de déplacement, on appliquera le long de l'Omoplate, à côté de la fracture, deux longuettes assez longues, & à plusieurs doubles, l'une au-dessus & l'autre au-dessous de l'épine, puis une compresse quarrée qui couvre toute l'Omoplate, & ensuite on fera le quadriga ou l'étoilé. *Voyez* ces Articles. Si la fracture est transversale ou oblique, sous l'épine, on rapprochera le plus qu'il sera possible les deux pièces, en comprimant avec une main placée transversalement à plat, au-dessous de l'épine, & avec l'autre en passant en haut la portion inférieure jusqu'à ce qu'ils soient bien rapprochés; ensuite on applique une petite compresse à plusieurs doubles au-dessus de l'épine, & une autre plus grande sur la portion inférieure; une compresse quarrée qui couvre le tout, & l'un ou l'autre bandage que nous venons d'indiquer. Si, dans les différentes fractures dont il vient d'être fait mention, quelques fragmens chevauchoient les uns sur les autres, il faudroit, avant de chercher à les replacer, mettre les muscles dans le relâchement en élevant la tête & les épaules du malade, & portant le bras en haut. Il est plus facile, dans ces cas, de réduire les fragmens que de les maintenir en place; la quadriga & l'étoilé ne réussissent pas toujours; un bandage roulé seroit préférable, si on le disposoit de manière qu'il retînt le bras près du tronc, & en empêchât tous les mouvemens.

On connoît la fracture de l'acromion très-facilement, vu qu'il n'est point couvert de chairs qui puissent cacher la maladie; la portion séparée semble faire éminence, pendant que le bout de l'épaule ἐπωμὶς paroît affecté, ce qui induisoit en erreur bien des Médecins, contemporains d'Hippocrate, qui prenoit ce déplacement pour une luxation; aussi faisoient-ils beaucoup de mal en voulant réduire cette partie qu'ils n'abandonnoient que quand ils avoient perdu tout espoir de réussir. Pour remettre les pièces d'os qui pourroient avoir été déplacées, on fera élever le bras par un Aide, & on portera les quatre premiers doigts de la main sous l'aisselle; &, par leur moyen, on poussera, autant qu'on pourra, en haut la tête de l'humérus, sur laquelle on remettra l'acromion. On la maintiendra ainsi en remplissant la cavité de l'aisselle avec une pelotte de toile. On mettra ensuite sur l'épaule une compresse taillée en croix-de-Malte, & des languettes qui s'entrecroiseront sur la fracture, & l'on terminera par le spica dont les derniers tours seront sur le bras & à l'entour du corps pour empêcher tout mouvement. On mettra le bras en écharpe de manière à le tenir toujours très-élevé, pour maintenir les pièces dans l'état de réduction où on les a mises. Il se forme quelquefois particulièrement à la suite des plaies d'armes à feu, des collections de sang ou de pus sous l'Omoplate, dont il faut procurer l'issue si l'on veut éviter les suites fâcheuses auxquelles ils peuvent donner lieu. Alors il ne faut qu'inciser sur les muscles, mettre l'os à découvert, & si la fracture est avec fragment, on cherche à en enlever quelques-uns pour donner jour à la matière; mais quelquefois on ne trouve alors qu'une simple fente comme après les coups d'armes à feu; il faut, en pareil cas, en venir au trépan comme fit M. Maréchal, premier Chirurgien du Roi. (*M. Petit-Radel*).

ONCOTOMIE, de ὄγκος, une tumeur, & de τέμνω, je coupe, j'incise. C'est l'ouverture qu'on fait d'une tumeur, d'un abcès, avec un instrument tranchant.

ONGLE. *Voyez* Ptérigion.

ONGUENT, remède extérieur qui ressemble aux emplâtres & aux linimens par sa composition, & qui n'en diffère que par sa consistance, laquelle tient le milieu entre celle des uns & des autres. Si l'on fait fondre un emplâtre quelconque dans une quantité d'huile suffisante pour lui donner la consistance du miel épaissi, on en fait un onguent; & on obtient un liniment en augmentant davantage la quantité d'huile. *Voyez* Emplatre, Liniment.

On applique les Onguens sur les plaies & les ulcères en les étendant sur des plumaceaux. *Voyez* ce mot. Dans d'autres cas, on les applique en en mettant une couche légère sur la partie affectée; on aide, pour l'ordinaire, cette application d'une friction plus ou moins forte, & l'on recouvre ensuite la partie de linges chauds. C'est de cette manière d'appliquer l'Onguent, que cette préparation tire son nom; on l'appelle *Unguentum*, du mot *Ungere*, Oindre.

Ce que nous avons dit des mauvais effets des Emplâtres sur les ulcères & les plaies, peut aussi s'appliquer aux Onguens. Les gommes, les baumes dont les Anciens ont tant célébré les vertus détersives & cicatrisantes peuvent être employés dans quelques cas sous la forme d'Onguent sans beaucoup d'inconvéniens, il est même possible que ces substances soient utiles dans quelques circonstances; mais elles sont toujours pernicieuses dans les cas de plaie ou d'ulcère simple. Elles occasionnent généralement beaucoup d'irritation & de douleur; or, tout ce qui produit cet effet, augmente l'inflammation, & par conséquent doit nécessairement retarder la guérison. *Voyez* PLAIE, ULCÈRE. Cependant l'antique préjugé en faveur des Onguens, n'est pas encore détruit, & quoique les Chirurgiens modernes en aient beaucoup circonscrit l'usage, on ne peut se dissimuler que le plus grand nombre donnent encore à ce genre de remèdes beaucoup plus de confiance qu'ils n'en méritent. Excepté quelques cas particuliers dont nous traiterons à l'article ULCÈRE, les Onguens les plus simples, tels que ceux auxquels on donne ordinairement le nom de CÉRATS, *Voyez* ce mot, suffisent pour toute espèce de pansement. Nous allons cependant donner les formules de quelques-uns de ceux qui sont le plus en usage, quoique souvent sous des formes peu différentes.

Onguent simple.

Prenez de cire blanche, quatre onces;
De blanc de baleine, trois onces;
D'huile d'olive, une livre.

Faites fondre le tout ensemble sur un feu doux; & mêlez les ingrédiens en les agitant vivement & sans relâche jusqu'à ce qu'ils soient refroidis.

Cet Onguent est très-doux, & s'applique avec avantage sur les excoriations, les plaies & les ulcères simples.

Onguent Saturnin.

Prenez d'Onguent simple, vingt parties;
De sucre de plomb une partie. Mêlez.

Cet Onguent est rafraîchissant & déficcatif, & supérieur en élégance, comme en efficacité, à l'Onguent *Nutritum* ou *Tripharmacum* qui étoit autrefois en grande réputation.

Onguent de gomme Elemi.

Prenez de gomme Elémi, une livre,
De Térébenthine, dix onces;
De graisse de mouton préparée, deux livres;
D'huile d'olive deux onces;

On fait fondre la gomme Elémi avec la graisse, & après avoir ôté le mélange de dessus le feu, on y ajoute sur-le-champ la térébenthine & l'huile, on passe ensuite le tout.

Cet Onguent qui est essentiellement le même, que l'on connoît sous le nom d'Onguent ou de Baume d'Arcéus, s'emploie pour faire suppurer & pour consolider les plaies.

Onguent Mercuriel.

Prenez de graisse de porc préparée,
De mercure crud purifié, de chacun une livre.
De graisse de mouton préparée, demi-once.

Triturez le mercure dans un mortier de pierre, d'abord avec la graisse de mouton & un peu de celle de porc, jusqu'à ce que l'on n'apperçoive plus de mercure coulant, ajoutez ensuite le reste de la graisse, & continuez à triturer avec soin. On jugera que l'opération est achevée, lorsqu'après avoir étendu une très-petite quantité de cet Onguent sur du papier blanc, ou sur le dos de la main, on n'y apperçoit aucun globule, même en le regardant avec une forte loupe.

On varie, suivant les circonstances, la proportion du mercure à celle de la graisse, qui est quelquefois comme un à deux ou à trois, & même encore plus petite.

L'usage le plus ordinaire de cet Onguent est celui qu'on en fait dans les Maladies Vénériennes, où on l'emploie, non comme topique, mais comme un moyen d'introduire le mercure dans le systême. — *Voyez* MERCURE.

Onguent Citrin.

Prenez de mercure crud purifié, une once;
D'esprit de nitre, deux onces;
De graisse de porc préparée, une livre.

Faites dissoudre le mercure dans l'esprit-de-nitre, au bain de sable, & pendant que la solution est encore chaude, versez-la sur la graisse que vous aurez fait fondre auparavant, au moment où en se refroidissant elle commence à se prendre. Mêlez les ingrédiens en les agitant ensemble vivement dans un mortier de pierre, & faites-en un Onguent.

On le recommande pour la gale, les dartres & autres éruptions cutanées. --- *Voyez* DARTRES.

Onguent Basilicum.

Prenez de résine jaune;
De cire jaune;
D'huile d'olive; de chacune une livre.

Faites fondre ensemble la résine & la cire sur un feu doux, ajoutez ensuite l'huile, & passez le mélange pendant qu'il est encore chaud.

On l'employe comme digestif & maturatif pour les tumeurs inflammatoires & les ulcères. *Voyez* ABCÈS.

Onguent de Soufre.

Prenez de graisse de porc préparée une demi-

livre ;
De fleurs de Soufre, quatre onces ;
D'huile essentielle de lavande, quinze gouttes.
Mêlez le tout ensemble avec soin.

On se sert de cet Onguent pour guérir la gale. *Voyez* GALE. La quantité prescrite dans la formule ci-dessus s'emploie ordinairement en quatre frictions dont on fait une chaque jour. Elle suffit en général pour opérer la guérison ; cependant il faut quelquefois continuer plus long-tems l'usage du remède.

Onguent de Verd-de-Gris.

Prenez d'Onguent basilicum quinze parties.
De verd-de-gris une partie. Mêlez avec soin.

Cet Onguent préférable à l'Onguent Egyptiac des anciennes pharmacopées s'emploie pour nettoyer les ulcères sordides, & pour réprimer les chairs fongueuses, dans les cas d'ulcères où la suppuration est entretenue par l'atonie des parties, l'action du cuivre, contenue dans cette préparation, est quelquefois très-avantageuse. On se sert aussi très-utilement de cet Onguent en l'affoiblissant avec une proportion convenable d'axonge, dans certains cas d'ophtalmie scrophuleuse où les paupières sont principalement affectées.

Onguent de Zinc.

Prenez d'huile d'olive, cinq gros.
De cire blanche, un gros.
De fleurs de Zinc, un gros.
Mêlez le tout ensemble avec soin.

On se sert de cet Onguent sur-tout pour les maux d'Yeux & particulièrement dans les cas où la rougeur dépend plutôt de relâchement, que d'un état d'inflammation active. Il est plus élégant que les Onguens de tutie, de pierre calaminaire & autres semblables des pharmacopées, dont il possède d'ailleurs toutes les qualités dans un degré supérieur.

Onguent de Précipité rouge.

Prenez de mercure précipité rouge, vingt-cinq grains.
De nacre de perle préparée, quinze grains.
De cérat de Galien, un gros & demi.
Mêlez ensemble avec soin.

Cet Onguent est très-utile dans les cas d'ophtalmie où les paupières sont principalement affectées. On en enduit légèrement le bord des paupières le soir, au moment où le malade se met au lit ; ou bien l'on se contente d'en introduire une parcelle avec l'extrémité d'un rouleau de papier, dans le grand angle de l'œil.

Onguent Epispastique.

Prenez d'Onguent basilicum, sept parties.
De poudre de cantharides, un gros.
Mêlez le tout avec beaucoup de soin. Il faut faire attention à ce que les cantharides soient réduites en poudre très-fine.

On se sert de cet Onguent pour panser les plaies faites par des vésicatoires dont on veut entretenir la suppuration.

Onguent Anodin.

Prenez d'huile d'olives, dix gros.
De cire jaune, demi-once.
D'opium crud, un gros.
Mêlez le tout ensemble pour en faire un Onguent.

Cet Onguent est très-utile pour le pansement d'ulcères douloureux. On s'en sert aussi pour adoucir les douleurs des hémorrhoïdes. On en augmente souvent l'effet par l'addition d'un peu de camphre.

Onguent Nervin.

Prenez de graisse de mouton, huit onces.
D'huile de laurier, une livre.
D'huile essentielle de térébenthine, une once.
D'huile de Succin rectifiée, demi-once.
Faites d'abord fondre la graisse ; ôtez-la de dessus le feu, & ajoutez les autres ingrédiens, en remuant avec soin.

Cet Onguent est un topique chaud & stimulant, qui peut jusqu'à un certain point rétablir le sentiment & le mouvement dans des membres paralysés. Son application doit être accompagnée de frictions qui par elles-mêmes sont très-utiles dans les cas de cette Nature.

ONIX, ὄνυξ, *Unguis camemeræ anterioris.* Amas de pus dans la chambre antérieure, entre l'iris & la cornée transparente à la suite de l'ophtalmie dont les effets ont eu lieu intérieurement. Cette collection purulente forme une tache assez semblable à la lunule de l'ongle, d'où les Anciens lui ont donné son nom. Paul l'appelle encore πύωσις. Ætius en parle d'une manière particulière sous le nom d'ὀνοχία : il établit même les différences qui, selon lui, distinguent cette affection de l'hypopion : ces différences sont absolument illusoires, la maladie étant la même & ne différant que par la quantité de pus qui est moindre dans l'Onix, & ne remplit que la chambre antérieure, au lieu que cet espace est plein dans l'hypopion.

Le mot Onix me paroît plus convenir à l'abcès qui se fait entre les lames de la cornée, & qui est assez considérable pour avoir la forme d'un onglet. Maître-Jan, Mauchart & plusieurs autres Oculistes, se réunissent tous pour donner à l'Onix cette acception. L'abcès ici ne présente que les indications générales qu'offrent ceux qui paroissent dans les autres parties du corps; il faut l'ouvrir lorsque le pus est complettement formé, & la lancette est l'instrument dont il faut se servir de préférence. L'ulcère qui reste est toujours long-tems à se mondifier, sur-tout quand il y a encore de l'inflammation. Le meilleur détersif, en pareil cas, est le vin d'Espagne & le sucre brûlé; on se sert encore avec avantage de l'eau ophtalmique de Daquin. (*M. Petit-Radel.*).

OPÉRATION. Application méthodique de quelqu'instrument, ou de la main seule du Chirurgien, sur le corps humain, pour réparer les désordres qui y sont survenus.

L'Opération est le principal caractère de la Chirurgie; cependant, dit M. Louis, on n'est point Chirurgien pour avoir acquis quelque facilité dans l'Art; ou plutôt, quelqu'adresse qu'on ait, on ne possède jamais l'Art d'opérer sans une infinité de connoissances que l'ignorance a voulu faire regarder comme lui étant étrangères, & qui sont néanmoins les lumières sans lesquelles les Opérations ne se feront que par une routine plus souvent meurtrière qu'utile. L'Opération ne convient point dans toutes les maladies Chirurgicales; c'est un moyen extrême qu'il ne faut mettre en usage que lorsqu'il n'est pas possible de guérir le malade par des voies moins douloureuses, lors même que les Opérations ont lieu. Elles ne sont qu'un point du traitement; &, pendant toute sa durée, il faut que, par une conduite intelligente & méthodique, on dispose le malade à l'Opération; qu'on prévienne ou qu'on détruise les accidens qui pourroient en empêcher le succès; & enfin que par le concours de tous les moyens sagement administrés, on guérisse après l'Opération, laquelle, indépendamment de la cause fâcheuse & souvent mortelle qui la prescrit, est souvent, par elle-même, une maladie très-douloureuse. Le succès des grandes Opérations est le triomphe du Chirurgien; mais ce triomphe même peut être la honte de la Chirurgie. L'Opération est la première & l'unique ressource d'un prétendu Chirurgien qui n'est qu'Opérateur. Toute sa gloire & son profit se trouvent dans les Opérations qu'il fait; il ne cherche qu'à les multiplier: au contraire, un vrai Chirurgien, un homme savant & expérimenté cherche à ne compter ses succès que par les Opérations qu'il a su prévenir, & par les membres qu'il a pu conserver.

Ces observations sont d'autant plus intéressantes qu'elles sont le fruit des réflexions d'un Praticien des plus distingués, & dont la Chirurgie s'honore le plus. On a fait beaucoup de mal par l'abus des Opérations; on a oublié qu'il ne falloit y recourir que pour aider le travail de la Nature, ou dans les cas où les efforts de celle-ci, évidemment insuffisans, ne laissoient pas d'autres ressources pour sauver la vie du malade; & non-seulement on a mutilé fort inutilement beaucoup de personnes qu'on auroit pu guérir par un traitement méthodique bien entendu, mais on en a fait périr un grand nombre qu'on eût pu sauver par une Pratique plus douce & plus temporisante. D'un autre côté néanmoins bien des gens ont porté trop loin la crainte des Opérations, & ont voulu mal-à-propos proscrire de la Pratique des moyens cruels, il est vrai, dans l'application, mais du sage emploi desquels dépend souvent le salut des malades. *Voyez* ce que nous avons dit à ce sujet aux articles Amputation, Cancer, &c.

Des différentes sortes d'Opérations.

Toutes les Opérations de Chirurgie se réduisent à réunir ce qui est divisé, à diviser ce qui est uni, à extraire des corps étrangers, & à ajouter au corps humain ce qui lui est utile: les Grecs ont exprimé ces quatre genres d'Opérations par les noms de Synthèse, Diérèse, Exerèse et Protèse. *Voyez* l'énumération méthodique des Opérations que nous avons données dans le Discours préliminaire.

La Synthèse ou réunion, est une Opération par laquelle on réunit, ou l'on rapproche les parties divisées ou éloignées les unes des autres; ainsi, on divise la synthèse en synthèse de continuité & en synthèse de contiguité.

La synthèse de continuité réunit ce qui est divisé. La synthèse de contiguité rapproche ce qui est éloigné, & remet les parties du corps dans leur situation naturelle.

Les divisions contre nature, qui sont l'objet de la synthèse de continuité, sont de deux espèces: savoir, les plaies & les fractures. Les Anciens distinguoient la synthèse de contiguité en *épagogue*, *raphé* & *syntétisme*. L'épagogue est la réunion des plaies sans faire de division. Le raphé est cette réunion par le moyen de quelques points de suture qui font de petites divisions; le synthétisme est la réunion des parties des os fracturés.

Les parties déplacées, qui sont l'objet de la synthèse de contiguité, sont de deux espèces: les unes sont molles & les autres sont dures. Les Anciens appelloient *arthrombole*, la synthèse qui remet les parties dures dans leur situation naturelle; ils appelloient *taxis*, celle qui produit le même effet par rapport aux parties molles.

Les moyens dont on se sert pour exécuter ces différentes espèces de synthèse sont la situation, les bandages, la suture sèche, les lacqs, les attelles, les fanons, les boîtes, les machines & les sutures.

La Diérèse ou division, est une Opération par laquelle on sépare les parties dont l'union est contre nature, & l'on divise celles dont la continuité est un obstacle à la guérison de certaines maladies.

Cette définition de la diérèse renferme en même-tems sa division en deux espèces, dont la première est appellée diérèse particulière, & la seconde diérèse commune.

La diérèse particulière sépare les parties dont l'union est contre nature; elle remédie par exemple, à l'imperforation de l'anus, à celle du vagin dans les femmes, à celle du gland chez les hommes.

La diérèse commune renferme toutes les Opérations où l'on ne divise les parties que pour parvenir à quelque fin; elle comprend, par exemple, l'incision que l'on fait pour tirer les pierres hors de la vessie; celle que l'on fait à la poitrine pour évacuer les fluides épanchés sur le diaphragme, &c.

Les Anciens ont distingué la diérèse relativement à la manière dont elle se faisoit en entamure, piquure, arrachement & brûlure.

L'entamure se fait avec les instrumens tranchans. Ils ont distingué cinq manières de faire une entamure sur les parties dures: savoir, trouer, racler, scier, limer, couper.

On troue, on trépane avec un instrument tranchant, en forme de scie ronde appellé trépan. *Voyez ce mot.* On pratique cette Opération principalement dans les cas de fractures du crâne, pour relever les pièces d'os enfoncées, pour procurer l'issue du sang épanché sous la dure-mère, ou sur cette membrane, pour tirer les corps étrangers, &c. On la pratique encore en deux autres occasions. 1.° Lorsqu'un abcès s'est formé dans la moëlle d'un os long, par exemple, dans le tibia; on procure par ce moyen l'issue du pus, l'on découvre l'étendue du mal intérieur, & l'on y applique les remèdes convenables. 2.° Lorsqu'un corps étranger s'est engagé dans un os plat, par exemple, sous l'omoplate ou derrière les os des iles, & qu'on ne peut le tirer sans faire une ouverture à l'os. L'on pratique aussi cette Opération sur le sternum lorsqu'on a lieu de soupçonner la présence de quelqu'amas de fluide dans le médiastin.

On racle avec un instrument nommé rugine; cette Opération emporte la superficie des os corrompus, ce qui rend plus prompt l'effet des remèdes appliqués; on ne le pratique plus pour découvrir les fractures.

On scie les os des membres dont on fait l'amputation.

On lime les dents pour les séparer, pour les rendre égales & pour en emporter la carie.

On coupe avec des tenailles incisives les extrémités des os cassés, dont les pointes peuvent piquer certaines parties; on coupe les os même dans leur continuité, lorsqu'on ne peut les scier ou les séparer dans leur contiguité.

Les Anciens ont distingué douze manières de faire une entamure aux parties molles: savoir, l'aplotomie, la phlébotomie, l'artériotomie l'oncotomie, le catachasmos, la périérèse, l'hyparspatisme le périscyphisme, l'encopé, l'acrotériasme, l'angéïotomie & la lithotomie.

L'aplotomie est une simple ouverture faite à une partie molle; la phlébotomie est l'ouverture d'une veine; l'artériotomie celle d'une artère, & l'oncotomie celle d'un abcès. Le catachasmos est ce qu'on appelle en françois scarification. Il y en a de trois sortes: savoir, la moucheture qui ne va pas au-delà de la peau, l'incision qui pénètre jusqu'aux muscles, & la taillade qui va jusqu'aux os. La périérèse est une espèce d'incision que les Anciens faisoient autour des grands abcès. L'hypospatisme est une incision qu'ils pratiquoient au-devant de la tête, & qui pénétroit jusqu'à l'os. Le périscyphisme est une incision circulaire qu'ils continuoient depuis une tempe jusqu'à l'autre; la cruauté & le peu de succès de ces trois espèces d'Opérations les ont proscrites. L'encopé est l'amputation d'une petite partie, par exemple, d'un doigt. L'acrotériasme est l'amputation d'un membre considérable, par exemple, d'une jambe. L'angéïotomie est l'ouverture d'un vaisseau. La lithotomie est une ouverture qu'on fait à la vessie pour en tirer une pierre.

La piquure est une division des parties molles, faite avec un instrument piquant: telle est la division que l'on fait aux membranes de l'œil avec une aiguille, pour abattre le cristallin lorsqu'il est devenu opaque, & la ponction que l'on fait avec un trocar pour évacuer les eaux épanchées dans le ventre, dans la poitrine ou dans un kyste particulier.

L'arrachement est une division que l'on fait sur les parties molles & sur les parties dures lorsqu'il faut en retrancher quelque portion; c'est par elle qu'on ôte, par exemple, les dents gâtées.

Les Anciens regardoient comme un arrachement l'effet des ventouses. Ce sentiment supposoit que cet effet est une espèce d'attraction; mais il n'est autre chose que la compression de l'air sur les parties qui sont hors de la ventouse; compression qui force les parties qu'elle couvre à s'y engager, parce que l'air contenu dans cet instrument est plus raréfié que l'air extérieur.

La brûlure est une opération par laquelle on consume quelques parties molles ou dures. Il y a deux sortes de corps dont on se sert pour brûler les parties; les uns sont, ou des métaux rougis au feu, ou des matières combustibles qu'on fait brûler sur les endroits du corps qu'on veut brûler; on les appelle cautères actuels. Les autres sont des médicamens composés de différentes substances qui ont la propriété de désorganiser les parties vivantes en y détruisant & en y produisant un changement semblable en apparence à celui qu'opère le feu, on les appelle caustiques ou cautères potentiels.

L'Exérèse ou extraction, est une opération par

par le moyen de laquelle on tire hors du corps toute substance étrangère qui peut lui nuire; telle est l'extraction d'une pierre formée dans la vessie.

La PROTHÈSE ou addition, est une opération par le moyen de laquelle on ajoute au corps quelque instrument pour suppléer au défaut d'une partie qui lui manque naturellement, ou accidentellement.

On ajoute au corps ce qui lui manque, pour quatre raisons.

1.° Pour faciliter ses fonctions: on ajoute, par exemple, des dents artificielles, ou l'obturateur du palais, pour faciliter la prononciation, &c.

2.° Pour rétablir quelque fonction: on met, par exemple, une jambe de bois à une personne qui ne pourroit marcher sans ce secours.

3.° Pour diminuer une difformité: on met, par exemple, un œil de verre, un nez d'argent ou un menton à ceux que la perte de quelqu'une de ces parties rend difformes.

4.° Pour corriger une mauvaise conformation. Ainsi, l'on fait faire usage de l'escarpolette aux personnes dont l'épine se courbe, ou bien on leur met un corcelet. On met aussi des bottines aux personnes dont les jambes sont courbes.

Tous les genres d'Opérations, c'est-à-dire, la synthèse, la dièrèse, l'exérèse & la prothèse concourent quelquefois à la cure d'une maladie. Par exemple, lorsqu'il s'agit de guérir une personne de la pierre, on fait une incision, on tire la pierre, on procure la consolidation de la plaie, & si les urines ont pris leur cours par l'ouverture qu'on a faite, on applique un instrument qui en empêche la sortie.

Règles qu'il faut observer dans toutes les Opérations.

Les Auteurs ont prescrit différentes Règles générales qu'on doit observer en faisant les Opérations. Les unes regardent les préparations, les autres l'Opération même; d'autres enfin regardent les suites de l'Opération.

1.° Avant l'Opération, il faut s'assurer de la nécessité de la faire, du tems ou du lieu où il convient de la faire, & prévoir tout ce dont on aura besoin en la faisant.

Par rapport à la nécessité, c'est la nature de la maladie & l'inutilité des autres remèdes qui prouvent qu'on ne peut se dispenser de faire une Opération. On remarquera néanmoins qu'il est des cas où ces motifs ne doivent point engager à la faire, parce qu'il se trouve quelques obstacles qui en empêchent l'exécution ou le succès: la foiblesse, par exemple, du malade, son âge, la complication de quelqu'autre maladie, &c. peuvent rendre une Opération impossible ou inutile.

Par rapport aux tems on en distingue deux; l'un de nécessité & l'autre d'élection. Le tems de nécessité est celui où il faut faire l'Opération sans différer; parce que le malade est dans un danger évident. L'Opération du trépan, celle de l'empyème, &c. se font toujours dans un tems de nécessité, parce qu'on ne peut les différer.

Le tems d'élection est celui qu'un Chirurgien choisit pour faire plus avantageusement une Opération: tels sont, par exemple, le Printems & l'Automne qu'on choisit pour l'Opération de la taille, pour celle de la cataracte, &c.

Par rapport aux lieux on en distingue aussi deux, l'un de nécessité & l'autre d'élection. Le lieu de nécessité est celui où la maladie indique absolument que l'Opération doit être faite: par exemple, le lieu où une tumeur se trouve est toujours un lieu de nécessité relativement à l'Opération, parce qu'il faut toujours opérer les tumeurs dans les endroits où elles se sont formées. Le lieu d'élection est celui que le Chirurgien peut choisir: par exemple, le lieu de l'Opération de la taille est ordinairement un lieu d'élection, parce que le Chirurgien, entre plusieurs endroits qu'il peut ouvrir pour tirer la pierre, en choisit un où il fait cette Opération.

Les choses que le Chirurgien doit prévoir, parce qu'elles lui sont ou utiles pour le succès de l'Opération, ou nécessaires pour l'Opération même, sont les remèdes généraux, l'appareil, les instrumens, l'air, la lumière, la situation du malade & celle des aides.

Après avoir disposé l'esprit du malade, en lui faisant connoître la nécessité de l'Opération, & en gagnant sa confiance, on prépare son corps par certains remèdes généraux, qui sont les saignées, les bains, le régime, &c.

On arrange l'appareil convenable à l'Opération sur un plat où on met toutes les pièces dans l'ordre qu'on doit les employer.

On arrange pareillement les instrumens sur un autre plat qu'on a soin de couvrir pour en dérober la vue au malade.

Si l'air a quelque mauvaise qualité, on tâche de le corriger, ou on change le malade de lieu.

On distingue deux espèces de lumière: la naturelle qui est celle du jour, & l'artificielle qui est celle des bougies & des chandelles. Dans certaines Opérations, comme celles de la lithotomie & de la cataracte, on préfère la lumière naturelle; dans d'autres, comme celle du bubonocèle, on choisit l'artificielle.

La situation des malades, pendant qu'on opère, doit varier suivant les différentes espèces d'Opérations. Cette situation, que les Auteurs appellent tractatrice, doit être en général telle que le Chirurgien puisse découvrir toute la maladie, & opérer commodément.

On doit choisir pour aider, des personnes attentives, entendues, discrètes, & autant qu'il est possible des Chirurgiens, parce qu'étant instruits, ils préviennent & exécutent mieux ce qu'ils ont à faire. *Voyez* Aides.

2.° Quant au tems même de l'Opération, chaque Opération a ses règles particulières; mais il y a des règles générales dont il ne faut jamais s'écarter, & que les Anciens ont renfermées en ces trois mots latins, *citò, tutò & jucundè*; promptement, sûrement & agréablement.

Il faut faire les Opérations avec promptitude, afin de ne point prolonger inutilement les douleurs. Le Chirurgien, pour acquérir cette qualité, doit s'être exercé sur les cadavres, & avoir vu opérer les grands Maîtres; car c'est par ces moyens qu'on apprend à faire choix des instrumens, à les tenir adroitement, à ne les point multiplier, & à ne point couper à plusieurs fois ce qu'on peut couper en une. Il faut outre cela que la cure soit aussi prompte qu'il est possible. Le Chirurgien, en prolongeant, blesse sa conscience, risque sa réputation & quelquefois même la vie du malade.

Il faut faire les Opérations avec sûreté, c'est-à-dire, que le Chirurgien doit être assuré de la nécessité de l'Opération, connoître parfaitement la structure des parties sur lesquelles il doit opérer, & prendre en conséquence toutes les précautions nécessaires pour éviter les dangers de l'Opération, & en assurer le succès.

Le mot *jucundè* qu'on a rendu par celui d'agréablement, signifie que le Chirurgien doit encourager le malade, lui cacher en partie les douleurs de l'Opération, & lui épargner, autant qu'il est possible, en agissant avec dextérité & avec promptitude.

3.° Après avoir fait l'Opération & avoir appliqué l'appareil convenable, le Chirurgien doit mettre le malade en situation, prescrire le régime de vie & les remèdes, & pourvoir aux choses nécessaires pour les pansemens suivans.

Il faut placer le malade commodément & à son aise. Il faut situer la partie malade hautement, pour faciliter le retour des liqueurs, mollement, de peur qu'elle ne soit blessée, & sûrement, de peur qu'elle ne soit exposée à quelque mouvement. Les Auteurs appellent cette situation positive.

La nature de la maladie, l'espèce d'Opération, l'âge, les forces du malade, &c. doivent déterminer sur l'espèce du régime & de remède qu'on lui prescrit.

Enfin on pourvoit aux choses nécessaires pour les pansemens suivans, c'est-à-dire, qu'on prépare l'appareil convenable & les remèdes propres à la maladie. *Voyez* Pansement.

OPHTALMIE. ὀφθαλμία. *Inflammatio oculi.* Les Anciens ont caractérisé, sous cette dénomination, l'inflammation humide qui attaque la conjonctive, membrane qui fixe l'œil aux paupières. Celse lui a substitué le mot *lippitudo*, qui, en sa langue, signifioit la même chose. Galien qui avoit remarqué que tantôt cette affection étoit accompagnée d'un flux abondant de larmes, & tantôt point, caractérisoit la première sous le nom d'Ophtalmie & la seconde sous celui de Xérophtalmie.

La conjonctive est une de ces membranes du corps humain la plus fine & la plus transparente qu'on connoisse; elle ne doit sa blancheur éblouissante qu'à l'expansion aponévrotique des tendons, des muscles qui meuvent l'œil, & le portent dans toutes sortes de directions. Mais cette blancheur ne persiste qu'autant que la circulation est régulière dans les différens ordres de vaisseaux qui sont entre elle & cette expansion. Or, quand il y a stase ou une plus grande affluence de sang dans les réseaux infiniment fins qu'ils forment, l'œil devient douloureux, plus rouge, plus sec; insensiblement la lumière devient insupportable, &, pour l'éviter, on ferme spontanément les paupières, & l'on cherche l'obscurité. Mais cette dernière circonstance n'a guères lieu que dans le cas où la maladie se continue jusqu'au dedans de l'organe, & sur les vaisseaux qui ornent la choroïde d'une manière si merveilleuse, ou lorsqu'elle commence par être intérieure, ainsi qu'il arrive assez souvent. Quand la stase est portée au plus haut point, les vaisseaux de la conjonctive sont tellement engorgés, que l'œil paroît tout rouge; la cornée, au lieu de saillir au dehors, se trouve comme dans un creux. Quand la maladie est arrivée à ce terme, les Auteurs l'appellent alors Chémosis. *Voyez* cet article.

Il est rare que l'inflammation n'occupe que l'intérieur de l'œil; quand cela arrive, c'est toujours à la suite de quelque coup de soleil ou de la phrénésie, ainsi qu'il est attesté par les Observateurs. Dans ces cas la douleur est beaucoup plus vive, plus pongitive que lorsque le mal est extérieur; elle semble se porter au fond de l'orbite, & augmente considérablement à l'approche d'une vive lumière. Les objets ne paroissent point nets, la pupille est rappetissée, vraisemblablement à raison de l'affluence & de la stagnation des humeurs dans les vaisseaux radiés de l'iris; néanmoins l'œil ne paroît pas beaucoup plus rouge qu'à l'ordinaire. Ces symptômes prennent de plus en plus de la gravité, & bien-tôt ils sont suivis du délire, à moins qu'une hémorrhagie spontanée ne survienne, & encore, en pareil cas, les vaisseaux dilatés au-delà de leur ton ont-ils peine à revenir sur eux-mêmes; ils restent dans une atonie qui rend l'iris incapable de tout mouvement, & la rétine désormais susceptible d'aucune émotion. Mais, quand par les loix générales au reste de l'organisme, la stase tourne à la suppuration, la violence des symptômes semble s'adoucir, le pus s'écoule & tend, par une propension qui dérive de la disposition des parties, à se porter dans les chambres de l'œil où il vient former un abcès qu'on nomme hypopion. Là, la matière peut rester ou dans son état de primitive fluidité, ou s'épaissir & dégénérer en une substance assez solide, ainsi qu'on en a des exemples. Quand la matière est versée dans la chambre postérieure, elle passe toujours aussi-tôt dans l'antérieure, & vient s'accumuler au bas de la cornée transparente. Lorsque la matière s'épaissit, elle adhère communément ou à la capsule du cristallin ou à la partie postérieure de l'iris, ou à ces deux parties qu'elle colle entre elles; & selon que cette adhérence est plus ou moins étendue, la pupille devient plus ou moins petite & plus ou moins irrégulière. Quand la concrétion ne contracte aucune adhérence, elle erre dans l'humeur aqueuse, & change de place diversement, selon qu'on tient la tête dans telle ou telle direction; elle passe d'une chambre à l'autre, & disparoît souvent pour quelque tems. Quelquefois, mais cela est rare, cette concrétion a la forme d'une membrane, & restant dans la chambre postérieure, elle partage cet espace en deux autres distincts, & peut alors passer pour ce que les Anciens désignoient sous le nom de Cataracte membraneuse. Quelquefois cette membrane adhère par tout son contour à celui de l'iris, sans gêner en rien son action. On a vu, en pareil cas, quand celle-ci se contractoit, la nouvelle membrane se porter en avant, & reprendre sa première place quand la pupille venoit à se dilater. Mais l'inflammation est souvent si étendue, & la quantité du pus si grande que l'œil en est totalement désorganisé.

L'inflammation, qui n'est qu'extérieure, est moins exposée à d'aussi fâcheuses suites. Quand elle est violente, la cornée partage l'affection de la conjonctive; on a vu même des vaisseaux se développer dans cette tunique, qui n'est point organisée, si l'on en croit le plus grand nombre des Anatomistes. Elle change de couleur, blanchit & même s'ulcère; mais le plus souvent le pus au lieu de ronger le tissu de cette membrane s'épaissit, & forme des taches opaques qui, à raison de leur étendue, de leur épaisseur & de leur position, nuisoient plus ou moins à la clarté de la vision. *Voyez* l'article Albugo. Les paupières en sont également affectées; elles sont douloureuses, tuméfiées, lourdes, & ont peine à se mouvoir; la douleur s'étend le long du front & sympatiquement à toute la tête qui est pesante; on sent des démangeaisons dans tout l'œil, les points lacrimaux, obstrués par l'engorgement, n'admettent plus la matière des larmes qui, devenant plus chaudes & plus irritantes, s'écoulent au-dehors sur les joues & les lèvres que quelquefois elles enflamment & excorient.

Les Auteurs s'accordent tous pour distinguer les causes de l'Ophtalmie en internes & en externes; celles-ci sont situées au-dehors de l'organisme, ainsi que l'annonce leur dénomination. On doi regarder comme telles, certaines influences de l'air qui courent épidémiquement d'un canton dans un autre, ainsi que l'ont observé les Météorologistes qui étudient & notent scrupuleusement toutes les variations de l'atmosphère, & les différentes maladies qu'elles occasionnent. Une Ophtalmie de ce genre régna, à Newbury, dans le Berkshire, l'Eté, en 1778, où on la connoissoit sous le nom de Maladie oculaire. Les coups, les chûtes, les blessures, les piquures & les corps étrangers sont encore autant de causes au nombre de celles que nous considérons, & qui, parce qu'elles sont sensibles à la vue, présentent des indications évidentes à remplir. Les causes internes paroissent venir de la plétore ou de quelqu'acrimonie comme la varioleuse, la vérolique ou la scrophuleuse. Cette dernière sévit souvent chez les jeunes gens dont les glandes du col sont fort gorgées, & qui offrent en outre tous les symptômes des écrouëlles. L'Ophtalmie vénérienne est communément la suite de la répercussion de l'humeur gonorrhoïque; souvent aussi elle provient du contact de la matière sur les vaisseaux de l'œil, comme il en est quelques exemples. Saint-Yves est le premier Auteur qui ait parlé de cette espéce d'Ophtalmie. Provient-elle d'une métastase de l'humeur gonorrhoïque sur l'œil, comme le plus grand nombre des Praticiens le croit encore, ou seroit-elle occasionnée par l'attouchement des doigts ou d'un mouchoir imbu de la matière gonorrhoïdale? C'est sur quoi l'on n'est point encore d'accord. Quoi qu'il en soit, l'inflammation, en pareil cas, est toujours accompagnée d'un écoulement blanc & puriforme, qui ressemble beaucoup à la matière de la gonorrhée & qui est aussi acrimonieuse qu'elle. On pourroit encore ranger parmi les causes internes, ou dont l'origine est en nous, l'inversion des cils qui n'étant plus dans la direction qu'ils doivent avoir, piquent & irritent la conjonctive d'une manière continue.

Ces notions données, voyons comment il faut se conduire dans les différens cas que nous venons de rapporter. Nous supposerons que l'Ophtalmie vienne chez un sujet, d'ailleurs bien constitué, & que sa cause soit extérieure, ou qu'elle provienne d'une trop grande abondance de sang. Si la cause est mécanique, il faut commencer par l'extraire par les procédés que sa nature indique. On se sert de petites pinces, d'un morceau de papier roulé, de l'aimant pour extraire les grains de poussière, les paillettes de fer ou les petits fétus qui par leur séjour pourroient occasionner les accidens. Quand ces substances étrangères sont fichées dans l'œil, qu'elles prominent, on les saisit dans une anse de crin ou avec une pince à épiler, & s'ils sont plus enfoncés, on les pique avec une aiguille à cataracte. Si l'accident vient de la piquure de quelque insecte, on y remédie par les fomentations d'eau distillée de cumin, aiguisée d'un peu d'eau thériacale; on applique des compresses fines, imbues de cette eau aiguisée d'un filet d'eau-de-vie; & on les renouvelle toutes les fois qu'elles sont trop sèches; si ces moyens n'ont aucune efficacité, que le mal de tête soit violent & le pouls fébrile, il faut en venir aux saignées du pied. On tirera donc huit à dix onces de sang, & l'on réitérera si les circonstances le demandent, cinq ou six fois en différens tems, jusqu'à ce que les symptômes généraux soient suffisamment abattus. Il ne faut point être avare du sang dans les premiers instans; Avicenne faisoit saigner jusqu'à la défaillance & toujours avec succès. Si l'inflammation continue toujours à être la même, il faut tenter des déplétions qui agissent plus près de la cause du mal. Les sangsues sont un moyen préférable à l'ouverture de l'artère temporale & même de la jugulaire, elles attirent plus immédiatement du lieu enflammé. M. Ware cependant leur préfère la section totale en travers de l'artère temporale, que Galien conseilloit simplement d'ouvrir. Il dit avoir vu des malades qui en ont retiré un soulagement dans le moment même, & qui ainsi ont été délivrés par la suite des fréquens retours de la maladie. Nous ne pouvons sur ce point prononcer d'après l'expérience; mais ce que nous pouvons assurer par nous-mêmes ce sont les heureux succès de l'application des sangsues vers le grand angle de l'œil, sur la veine angulaire; l'ouverture même de ces veines par la lancette dans le cas où l'on en seroit dépourvu, pourroit avoir son efficacité par des raisons que l'Anatomie indique, & qui seroient trop longues à rapporter. Le gonflement qu'occasionne quelquefois l'application des sangsues chez certains sujets, lorsque ces insectes sont mal choisis, a déterminé les Praticiens à les placer à la région des tempes. On peut choisir cet endroit quand des raisons spéciales empêchent de lui préférer celui que nous indiquons. En même-tems qu'on suit cette méthode, on en aide les effets par les purgatifs pris de tems à autres, sous forme d'aposème, avec la manne, le tamarin; par les délayans généraux, tels que le petit-lait, la ptisanne de graine de lin, les bouillons altérans & rafraîchissans, & par les fomentations & les cataplasmes de pulpes de pommes & autres; par les dérivatifs, comme les vésicatoires & les sétons.

Mais souvent, malgré tous ces moyens, l'engorgement persiste; il est moins inflammatoire que chronique; les vaisseaux semblent être comme variqueux; ils couvrent tout le blanc de l'œil, de manière à ne rien laisser voir de la transparence de cette partie. On conseille, en pareil cas, les saignées locales qu'on fait différemment, selon la dextérité dont on est doué, & les moyens qu'on a sous la main. Les Anciens avoient fréquemment recours à ces sortes de scarifications; ils se contentoient simplement d'user l'excédent de la conjonctive avec une petite rape ou un morceau de pierre-ponce qu'ils promenoient sur sa surface. En Allemagne, au commencement de ce siècle, & peut-être encore actuellement, on piquoit de côté & d'autre les vaisseaux au moyen d'une petite brosse de poils fort roides. Platner a décrit cet instrument dans une Dissertation, qui a pour titre : *De scarificatione Oculorum*. Woolhouse, Oculiste ambulant, lui a substitué les filets qui terminent les balles de l'orge, & avec autant de succès; mais on peut plus avantageusement employer les ciseaux courbes de Daviel, ou une lancette affermie dans sa chasse, & voici la manière de se conduire dans cette petite opération. Le malade étant assis un peu plus bas sur un tabouret, l'Opérateur qui est derrière lui sur une chaise plus élevée, lui renversera la tête sur ses cuisses, puis relevant la paupière supérieure, tandis qu'un aide abaisse l'inférieure, il coupe soit avec une lancette, soit avec une aiguille courbe bien tranchante par la pointe, ou avec les ciseaux, les vaisseaux qui sont trop proéminens; il lave l'œil à mesure avec une petite éponge imbibée d'eau tiède, pour faciliter le dégorgement. On continuera également sur les paupières, si elles sont trop gorgées, & l'on applique ensuite une feuille de baudruche entre elles & l'œil, pour empêcher toute adhésion, ce qu'on continuera de faire pendant deux ou trois jours seulement. Ce procédé, quelque laborieux qu'il semble être, nous paroît préférable à celui de Woolhouse, qui est toujours long, quelquefois même accompagné d'accidens; car on a vu, en pareil cas, l'inflammation se continuer à raison des petits brins qui s'étoient détachés des filets, & fichés dans le tissu de la partie. Cependant comme il s'agit moins ici d'ouvrir simplement, que d'emporter les vaisseaux gorgés, je préférerois les ciseaux à l'aiguille & à la lancette qui ne font que diviser.

L'Ophtalmie de l'espèce dont nous venons de parler, c'est-à-dire, celle qui provient de cause externe, cède toujours aux moyens dont il vient d'être fait mention, quand on les met convenablement en usage; mais, pour peu qu'elle soit entretenue par un principe d'acrimonie, il faut alors plus insister sur les moyens qui peuvent l'adoucir, le corriger ou le dériver ailleurs. Les vésicatoires sont très-utiles sous ce dernier point de vue; mais les Praticiens ne sont point d'accord sur l'endroit où il faut les appliquer. Hoffman pense qu'il vaut mieux que ce soit aux jambes qu'à la nuque; il dit avoir observé qu'en ce dernier endroit ils augmentoient toujours le mal, ce qui n'avoit jamais lieu à celui qu'il préfère: cependant la Pratique journalière est en faveur de leur application à la nuque, comme étant plus proche de l'endroit d'où il faut dériver. M. Ware dit en avoir vu de très-bons effets quand on les substituoit aux sangsues qui avoient assez tiré vers les tempes. Les purgatifs semblent ici avoir les plus grands avantages; leur efficacité avoit été observée autrefois par Galien, qui dit positivement à ce sujet, *ex iis quibus oculi tentari phlegmone cœperant, nonnullos solâ purgatione per alvum uno die sanatos vidimus*; mais l'aphorisme suivant d'Hippocrate, *lippientem alvi profluvio corripi bonum*, leur a donné la plus grande vogue dans la Pratique. Les cathartiques & même les drastiques sont ceux qui conviennent le plus, sur-tout dans les Ophtalmies habituelles qui durent depuis long-tems. Dix grains de mercure doux & douze de diagrède forment ainsi une poudre singulièrement propre en pareil cas pour remplir les vues qu'on se propose. Le D. Stoll a réussi dans le traitement de plusieurs Ophtalmies, évidemment occasionnées par une saburre des premières voies, même accompagnées de l'opacité de la cornée, en donnant deux scrupules d'ipécacuanha, mêlés à un grain de tartre émétique. Il est en effet à observer que l'estomac sympathise beaucoup avec les yeux, & qu'en évacuant les saburres que celui-ci contient, on parvient à guérir chez les personnes scrophuleuses dont les digestions se font mal, beaucoup d'inflammations de ce genre, qu'on auroit vainement cherché à combattre par tout autre moyen.

Si, malgré tous les remèdes, l'inflammation continue à être accompagnée de douleurs, si les relâchans & les résolutifs ne réussissent point, on peut tenter l'application de l'opium, notamment la teinture thébaïque. L'histoire de quelques personnes qu'on dit être devenues aveugles pour avoir appliqué de l'opium sur leurs yeux, a en général éloigné les Praticiens de l'emploi de ce remède, sans qu'on sache trop pourquoi; cependant l'expérience prouve directement en sa faveur dans beaucoup de cas, & notamment dans l'Ophtalmie. M. Ware dit s'être bien trouvé dans le cas dont il s'agit ici, de l'instillation d'une ou deux gouttes de cette teinture, une ou deux fois le jour, selon la gravité plus ou moins urgente de la douleur. Il dit que cette teinture causoit d'abord une douleur fort aigue, accompagnée d'un écoulement fort abondant de larmes, lequel continuoit quelques minutes & disparoissoit insensiblement, après quoi le malade éprouvoit un soulagement remarquable. L'inflammation, continue-t-il, est visiblement diminuée dès le premier jour de l'usage du remède, & la guérison, dans les cas les plus fâcheux, a été radicale en moins de quinze jours, après que tous les remèdes connus avoient été tentés inutilement pendant plusieurs semaines & même plusieurs mois. Mais pour que ce remède réussisse, il faut que les évacuations générales aient précédé, & que l'irritation inflammatoire ait perdu de sa première force. Il paroît que l'efficacité du remède dépend de la juste mixtion des ingrédiens qui le composent; car, par eux-mêmes, ils n'ont pas produit un effet bien sensible entre les mains de M. Ware, aussi prescrit-il spécialement la teinture du Dispensaire de Londres, comme lui ayant mieux réussi.

On est souvent forcé, pour completter le traitement de l'Ophtalmie, d'en venir aux altérans, notamment aux mercuriaux dont il faut long-tems continuer l'usage, particulièrement lorsqu'on soupçonne un levain vérolique ou écrouelleux. Il convient même quelquefois de se décider à un traitement mercuriel très-régulier, comme dans les cas où l'Ophtalmie proviendroit de la répercussion de la gonorrhée. J'ai eu occasion de voir plusieurs fois cette fâcheuse métaptose du flux gonorrhoïdal; chez un malade les vaisseaux de la conjonctive étoient tellement gonflés qu'ils formoient à l'entour de la cornée transparente un cercle charnu assez saillant; on y voyoit différens points blanchâtres & jaunâtres d'où suintoit une matière puriforme. Ces points ressembloient assez à ceux qui paroissent à la surface du gland dans les gonorrhées bâtardes: quelquefois le retour de la gonorrhée dissipe la maladie; mais le plus souvent elle persiste, & si l'on temporise, elle va grand train; il se forme des foyers de suppuration dans l'œil même, & bientôt l'organe est entièrement perdu. Je n'ai point éprouvé de plus prompts & de plus sûrs moyens en pareils cas que les frictions mercurielles; mais il faut y recourir aussi-tôt & leur faire aller de pairs les bains, comme dans tous les cas où la maladie est urgente.

L'Ophtalmie, qui est entretenue par un vice scrophuleux, est beaucoup plus opiniâtre que celle dont nous venons de faire mention. Il est facile de la reconnoître aux signes de la diathèse qui la fomente; elle attaque assez souvent les deux yeux à-la-fois. Beaucoup de remèdes ont été vantés contre celle-ci, mais toujours sans un grand succès, excepté cependant la ciguë dont Stork a beaucoup prisé l'efficacité. Le D. Fothergill, qui a répété l'usage de ce remède, pour apprécier sa valeur dans les différentes maladies où on le dit avoir eu beaucoup de succès, a reconnu son efficacité dans celle dont il s'agit ici. Une fille, dit-il, dans une de ses observation, insérée dans le 3.e vol. des *Medical Observations and Inquiries*, d'une complexion foible, pâle, d'environ vingt-huit ans, avoit été attaquée de scrophule dès son bas-âge & à différentes fois. Elle avoit éprouvé plusieurs Ophtalmies, des gonflemens aux glandes & autres symptômes de cette maladie. Elle avoit consulté plusieurs Médecins & Chirurgiens & pris des remèdes de beaucoup de charlatans, & tout récemment d'après mon conseil, elle avoit fait usage de la décoction de salsepareille, du kinkina, de doux mercuriaux, de l'eau de mer, & autres remèdes connus. Quand je crus la devoir mettre à l'usage de la ciguë, elle étoit attaquée de la plus forte Ophtalmie qu'elle eût déjà éprouvée. Son pouls étoit petit & foible, elle avoit peu de repos & d'appétit, ses règles étoient singulièrement diminuées & sans couleur. Les glandes du col de chaque côté jusqu'aux clavicules, étoient fort gonflées particulièrement d'un côté, & la sensibilité de sa vue étoit telle qu'elle se tenoit continuellement dans son lit, les rideaux fermés. Telle étoit son état quand elle commença l'usage de la ciguë; c'étoit dans le commencement de la réputation du remède; aussi les doses furent-elles petites. Quelques semaines s'étoient écoulées avant qu'elle en prît vingt grains par jour. L'extrait dont je faisois usage, étoit bien fait, mais quelques petites que furent d'abord les doses, le bien qui s'ensuivit, encouragea à le continuer & même à les augmenter. L'Ophtalmie ne tarda pas à se dissiper, & le gonflement des glandes les plus grosses diminua considérablement, & les plus petites disparurent; la santé devint meilleure; la malade continua l'extrait constamment pendant plus d'un an, sans en éprouver le moindre mal.

L'Ophtalmie chez les vieillards & les sujets phlegmatiques tient moins du caractère inflammatoire que celles que nous venons de considérer; en général, elle demande qu'on insiste moins sur les saignées & plus sur les purgatifs & les répercussifs, mais ceux-ci ne doivent point non plus être trop forts. Avicenne prétend même qu'on doit en différer l'application jusqu'au troisième jour, *oportet*, dit-il, *ut in principio non adhibeantur inspissantia fortia & quæ sint vehementer styptica, quoniam inspissant tunicas & prohibent resolutionem & augent dolorem.* Quoiqu'il n'y ait que l'expérience qui puisse statuer ici quelque chose, cependant Rivière n'en conseille pas moins des épithèmes doués de cette propriété, sur le front & sur les tempes dans le commencement de l'Ophtalmie; *illis enim*, dit-il, *venæ per quas humores defluunt ad oculos; comprimuntur humorque influens repellitur.* Ces sortes d'épithèmes ont une vertu dont les Praticiens ne font point assez de cas en Europe. La routine les met en usage, & avec fruit dans les Indes où les Ophtalmies par relâchement règnent si fréquemment dans la saison des pluies. Il est très-commun alors de voir les Indigènes à Surate, sur-tout où j'ai pratiqué quelques années, courir les rues, le front enduit d'un mélange de terre de Para, de suc de citron, & de blancs d'œufs qu'ils regardent comme un excellent remède en pareil cas. Les topiques qui conviennent le plus, sont ceux qu'on prépare avec l'eau de rose & de plantain, sur quatre onces desquelles on ajoute une vingtaine de grains de vitriol blanc. L'eau céleste de la Pharmacopée de Londres est également très-convenable en pareil cas, ainsi que la pierre médicamenteuse de Crollius & l'extrait de Saturne à une dose modérée. Comme on trouve dans les Matières Médicales plusieurs formules relatives aux cas dont nous parlons, nous y renvoyons ceux qui sur ce point voudroient avoir de plus grands détails. Il est à observer que les vésicatoires & autres dérivatifs ont moins de succès dans cette espèce que dans un autre où un principe d'acrimonie entre pour quelque chose dans la maladie. On a remarqué encore que les légers diaphorétiques, telles que l'infusion de coquelicot, de fleur de sureau, la décoction des squines, de salsepareille étoient préférables au petit lait & aux boissons nitrées, si efficaces dans les cas complettement inflammatoires.

L'Ophtalmie, qui survient chez les enfans cacochymes, ne se guérit que par un long usage des altérans & l'emploi des dérivatifs, tels que les cautères ou le garou, & par l'usage de l'aquila alba ou du calomel. Il se forme souvent entre les lames de la cornée des épanchemens de sucs qui s'endurcissant, dégénèrent en une tache ou albugo qui est très-difficile à dissiper sur-tout à cet âge où l'on ne sent pas tout le prix de l'organe affecté, & où le malade n'a pas toujours la docilité qui conviendroit en pareil cas. Quand ces taches ne sont point épaisses, qu'elles sont filamenteuses, comme une toile d'araignée, qu'elles ne sont point placées sur le centre de la cornée, elles doivent peu inquiéter; elles disparoissent toujours à mesure que l'inflammation se dissipe; mais, quand c'est le contraire, qu'il y a même ulcération, dès que les premiers accidens de l'inflammation sont passés, il faut en venir aux fondans locaux & y persister d'une manière continue. Une solution de sublimé corrosif dans une eau distillée, dans la proportion d'un grain, pour quatre onces d'excipient, est reconnu un excellent topique en pareil cas, comme dans ceux où il y a excroissance sur la cornée. M. Ware, non-seulement emploie alors ce collyre, mais encore il conseille de toucher l'opacité une ou deux fois par jour avec l'onguent citrin du Dispensaire d'Edimbourg, qu'on applique tout chaud avec un petit pinceau. La coutume, en pareil cas, est de souffler sur la tache la poudre fine de verre & du sucre candi bien porphyrisé, de la frotter avec une brosse & même de la ratisser; mais ces moyens sont moins efficaces ou plus sujets à inconvéniens, que les topiques dont nous parlons. Nous renvoyons pour beaucoup de faits confirmatifs de la doctrine, que nous venons d'établir, aux Observateurs & notamment à l'ouvrage de M. Ware publié à Londres sous ces titres : *Remarks on he Ophtalmy, Psorophtalmy and purulent eyes with methods of cure*, &c.

Terminons par quelques règles propres à empêcher le retour périodique de l'Ophtalmie.

Ceux qui y sont sujets feront très-bien de ne point trop tôt se bander l'œil malade, car on a remarqué que la chaleur trop grande étoit toujours nuisible. Un simple taffetas verd, qu'on tient devant l'œil au moyen du chapeau, est l'appareil qui convient le mieux. Ils feront bien de se laver, tous les matins, les yeux avec de l'eau fraîche aiguisée d'un peu d'eau-de-vie ou de vitriol; on se sert, en pareil cas, du bassin oculaire qui est très-bien imaginé pour ces sortes de lotions. Se laver régulièrement tous les jours a été pour plusieurs un excellent moyen, & qui n'est nullement à mépriser. Enfin on conseille le kinkina dans les Ophtalmies sujettes à retour; mais ce remède doit toujours être précédé par les purgatifs. (*M.* Petit-Radel).

OPHTALMOXSE ou BLEPHAROXYSIS, Scarification ou dégorgement des vaisseaux de l'œil, au moyen de l'instrument suivant.

OPHTALMOXYSTRE. d'ὀφθαλμος & ξειν. Instrument propre à ratisser l'Œil, comme le désigne la racine de son nom. Il est composé d'une petite brosse qu'on fait avec douze ou quinze barbes d'épi de seigle, réunis ensemble au moyen d'un fil ou de la soie. Woolhouse inventa cet instrument pour scarifier les vaisseaux variqueux de la conjonctive ou des paupières. La sacrification des yeux, dit Heister, qui en a spécialement traité, est une opération qui remonte au tems d'Hippocrate; depuis cet Auteur, Celse & Paul, notamment ce dernier, chapitre *De Trachomate*, en ont spécialement traité. Woolhouse est celui des Modernes qui en ait rappellé l'usage; voici en quoi consiste son procédé. Le malade placé commodément sur une chaise & à l'ombre, la tête appuyée sur la poitrine d'un aide & bien assujettie, on renverse avec le doigt index & le pouce d'une main la paupière, de manière que sa surface interne ou rouge se montre bien à découvert, on prend la petite brosse de l'autre main, on l'appuye très-vîte & plusieurs fois de suite sur la partie intérieure des paupières, & même quelquefois sur la conjonctive & la caroncule lacrymale, évitant, dans ce dernier cas, la cornée & le cartilage des paupières. Lorsqu'on aura ouvert une suffisante quantité de vaisseaux, on aidera leur dégorgement en fomentant l'œil avec une infusion chaude de fleurs de sureau, & l'on fera répéter cette fomentation plusieurs fois le jour, recommandant au malade de remuer souvent les paupières pour éviter tout collement qui pourroit survenir entre elles & le globe de l'œil. Woolhouse, en pareil cas, mettoit entre l'œil & les paupières un petit morceau convenablement taillé de la pellicule qu'emploient les batteurs d'or, il en recouvroit les deux faces avec un peu d'onguent ophtalmique de sa composition. On réitérera l'opération à des intervalles plus ou moins distantes selon la gravité du mal, & en même-tems on travaillera à en détruire la cause, par les remèdes tant externes qu'internes qu'on croit les plus favorables.

Hippocrate, pour faire cette opération, paroît s'être servi de l'espèce de chardon qu'on appelle Attractylis. Ceux qui lui ont succédé, employoient une rugine en forme de cuillère avec laquelle ils racloient la surface interne de la paupière jusqu'à ce que le sang en coulât. C'est à raison de cette manière d'agir, que Paul appelloit cet instrument *Blepharoxyston*, & Celse *Asperatum specillum*. On a substitué à cet instrument la presle connue des Botanistes sous le nom d'*Esquisetum majus nudum*, la feuille de figuier, la pierre-ponce & l'os de sèche.

La scarification des yeux, à en croire Woolhouse, est singulièrement utile. 1.° Dans les cas de varices & même dans celui de chemosis de cause interne ou externe; mais particulièrement dans ce dernier cas. 2.° Lorsque l'œil est affecté d'un pterygium, d'un leucoma; 3.° pour fortifier la vue, guérir l'amaurose & la cataracte commençante. 4.° Dans les épanchemens sanguins dans l'une ou l'autre chambre de l'œil. 5.° enfin, si l'on en croit Mauchart & Platner, dans la paralysie & autre maladie de cette classe où l'œil & les paupières sont plus ou moins affectés. Platner la rejette dans la Xérophtalmie ou lippitude sèche, dans les affections des yeux fomentées par un virus vénérien ou scobutique, dans la cataracte, la goutte-sereine, l'hypopion invétéré & dans l'ectropium, le trichiasis, l'anchylops & autres maladies de ce genre. Heister, qui a médité la nature de tous ces avantages, est très-loin de les reconnoître, & conséquemment d'admettre la scarification de l'œil; voyez à ce sujet ce que cet Auteur dit dans le 11.e paragraphe de son chapitre sur la scarification des yeux; ce que rapporte Mauchart dans une Dissertation publiée à Tubinge, en 1726, sous le titre singulier de *Ophtalmoxysi-nov-antiquâ seu Hippocratico-Woolhousianâ*, & ce que nous avons dit nous-mêmes à l'article Ophtalmie. (*M.* Petit-Radel.)

OPIUM, suc épaissi provenant des têtes ou capsules du pavot blanc, *Papaver somniferum* Lin. Cette drogue qui possède au plus haut degré la qualité narcotique, (*Voyez* ce mot), & qui peut la déployer sans nuire à l'économie animale, est peut-être la plus utile de toutes celles que renferme la matière médicale, dans les maladies douloureuses, & dans celles par conséquent qui sont particulièrement du ressort de la Chirurgie. Non-seulement on suspend par son moyen chez le malade tout sentiment de ses maux, & on lui procure ainsi un repos salutaire, mais encore, dans bien des cas, cette suspension produite par l'Opium concourt puissamment à la guérison, soit directement, soit en favorisant l'effet des autres remèdes.

Ce n'est pas ici le lieu d'entrer dans de grands

détails sur ce qui concerne ce précieux médicament. Nous nous contenterons d'indiquer d'une manière abrégée les principanx cas où le Chirurgien doit en faire usage.

Dans les cas de plaies très-douloureuses, où les souffrances du blessé ne cèdent point à l'extraction des corps étrangers qui pourroient les exciter, ni aux autres moyens indiqués ordinairement pour diminuer la douleur, tels que la position, les applications relâchantes, &c.; l'Opium donné en dose suffisante ne manque presque jamais de procurer un soulagement marqué; & quoique souvent cet effet ne subsiste plus après que l'Opium a cessé d'agir, il donne au Chirurgien le tems nécessaire pour chercher la cause de ce symptôme, & pour y appliquer d'autres remèdes. Dans les plaies des parties ligamenteuses & tendineuses, & particulièrement dans celles des jointures, la douleur est quelquefois extrêmement violente, & exige de fortes doses d'Opium. Il y a des cas de cette nature où de simples fomentations, où des cataplasmes faits avec une forte décoction de têtes de pavot ou une solution d'Opium dans de l'eau, suffisent pour calmer; mais le plus souvent on n'y parvient qu'en donnant l'Opium intérieurement, à la suite des grandes opérations; c'est une très-bonne méthode que de donner au malade une dose d'Opium, & de la répéter occasionnellement suivant l'intensité de la douleur, & le degré d'anxiété qu'éprouve le malade. On doit recourir au même moyen pour calmer les crampes & les soubresauts des tendons & des muscles qui tourmentent les malades, sur-tout après les amputations. On recommande, dans ce dernier cas, de n'administrer le calmant, d'abord qu'en petites doses qu'on répétera plus ou moins fréquemment, suivant que cela paroîtra nécessaire. Dans la plupart des autres cas dont nous venons de parler, il faut l'administrer en grandes doses pour en obtenir les avantages que l'on en attend; autrement, loin d'être utile, il semble quelquefois produire un effet contraire.

Rien n'accélère plus la guérison des ulcères de toute espèce que la cessation de la douleur; c'est pourquoi, lorsqu'elle est vive, il faut avoir recours aux narcotiques, dont l'usage est souvent fort avantageux dans ces circonstances. Mais lorsqu'on les prescrit, il faut en augmenter la dose, & les réitérer suivant la violence de la douleur; dans les ulcères cancéreux, ce remède est souvent l'unique auquel on puisse avoir recours, & dont on puisse attendre quelque soulagement.

On donne avec beaucoup de succès l'Opium pour appaiser les douleurs néphrétiques, & pour favoriser la descente d'une pierre le long de l'urétère, ainsi que pour faciliter le passage des calculs biliaires de la vésicule du fiel dans les intestins. Ce médicament est aussi le plus sûr moyen qu'on puisse employer pour soulager les malades affectés de rétention d'urine par une cause spasmodique, comme il arrive souvent à ceux dont l'urètre est en partie obstrué par quelque resserrement de ses parois, sur-tout lorsqu'une gonorrhée, ou quelqu'autre cause, produit une irritation extraordinaire dans cet organe.

L'Opium est un des remèdes qui ont acquis le plus de célébrité dans le traitement du Tétanos; on l'a employé aussi avec beaucoup de succès dans certains cas de Gangrène. *Voyez* TÉTANOS, GANGRÈNE. Dans les fausses douleurs qui souvent précèdent l'accouchement & quelquefois le retardent, une dose d'un ou deux grains d'Opium ne manque presque jamais de donner du soulagement, comme aussi d'accélérer & de faciliter la délivrance; c'est aussi un très-bon moyen pour faire cesser les convulsions qui ont lieu quelquefois pendant l'accouchement, pour calmer les tranchées qui le suivent lorsqu'elles sont trop violentes, & pour modérer la perte lorsque son abondance en fait redouter les suites.

Depuis quelques années, on a prétendu trouver, dans l'Opium, un nouveau spécifique contre les maladies vénériennes. On a recommandé de le donner comme tel en doses graduellement augmentées; depuis un grain jusqu'à quatre ou cinq, & répétées trois ou quatre fois & même jusqu'à six fois par jour, & l'on a cité quelques cas où des malades paroissoient avoir été guéris par cette méthode sans aucun autre secours. Mais de nouvelles expériences faites, dans l'intention de constater jusqu'à quel point on pouvoit compter sur ce moyen, tendent toutes à prouver qu'il y a eu quelque déception dans les premières observations dont on s'appuyoit pour en prouver l'efficacité, que l'Opium seul & sans autre remède ne suffit point pour guérir la vérole, & que si quelquefois on a eu lieu de lui attribuer un pareil succès, c'étoit chez des malades qui avoient déjà subi un traitement mercuriel. *Voyez* à ce sujet le traité de M. Hunter, sur les Maladies vénériennes, & un Mémoire inséré dans le 2.e volume des *Medical Communications*, p. 56.

D'un autre côté, il est démontré, par les mêmes expériences que l'Opium est un remède extrêmement utile dans tous les états & dans tous les périodes de la maladie, qu'il en modère & soulage presque tous les symptômes, & qu'il facilite & accélère de la manière la plus marquée l'effet du mercure. Une solution d'Opium dans l'eau est peut-être la meilleure injection qu'on puisse employer pour appaiser les symptômes d'irritation dans la gonorrhée virulente.

La forme la plus convenable, dans la plupart des cas pour l'administration de l'Opium est celle de pillules; & comme il se dissout facilement

lement dans toute espèce de liquide, il n'est pas nécessaire d'y rien ajouter pour en augmenter la solubilité. Sous cette forme, l'Opium est moins sujet à fatiguer que lorsqu'on l'emploie de toute autre manière, mais son action est plus lente que lorsqu'on le donne sous une forme liquide; c'est par cette raison qu'on en fait différentes préparations de ce genre, dont la plus usitée est la solution vineuse connue sous le nom de Laudanum liquide de Sydenham.

Il est quelquefois difficile d'administrer l'Opium aux personnes qui ne sont pas accoutumées à son usage, à cause de la grande différence qui se trouve chez différens individus, & chez les mêmes individus en différens tems, relativement à la quantité qu'ils en peuvent supporter. Un quart de grain produira plus d'effet chez certaines personnes que ne feront deux ou trois grains chez beaucoup d'autres; & telle dose qui, imprudemment administrée, pourra tuer dans un cas de colique, de strangurie, &c. n'aura peut-être aucun effet sensible dans un cas de tétanos. Au reste, pour peu qu'on mette de circonspection dans l'usage de ce remède, il est difficile qu'il produise jamais un effet funeste; & cela d'autant plus que, dès qu'on le donne en dose un peu trop forte, il est tellement sujet à exciter le vomissement que cette circonstance en écarte presque tout le danger. Lorsqu'on le donne en trop petite dose, il ne manifeste quelquefois son action qu'en causant de l'agitation & un sommeil inquiet; quelquefois aussi, sous quelque forme & en quelque dose qu'on le donne, on ne parvient point à en obtenir l'effet desiré. D'autres fois on voit de très-petites doses amener le sommeil & calmer les douleurs, tandis que des doses plus fortes ont un effet opposé. Il y a des personnes chez qui l'Opium ne paroît exercer son action calmante que long-tems après l'exhibition; en général, son influence ne paroît pas s'étendre plus de huit heures au-de-là du moment où il a été introduit dans le corps.

L'Opium donné en lavement, a les mêmes effets sur le système animal que lorsqu'on le fait prendre par la bouche; mais il faut que la dose en soit double, ou même triple dans le premier cas de ce qu'elle doit être dans le second. En conséquence, on l'administre de cette manière aux personnes qui sont plus que d'autres disposées à le vomir lorsqu'il est dans l'estomac; on évite aussi par-là bien d'autres inconvéniens qu'il occasionne chez divers individus dont l'estomac est particulièrement sensible à l'effet de ce remède.

Les lavemens anodins ont ce désavantage, qu'il est souvent difficile de les retenir dans le rectum, ce qui peut dépendre d'une trop grande irritabilité de ce viscère; mais, en général, on évite cet inconvénient en dissolvant l'Opium dans un très-petit volume de fluide aqueux, auquel on joint quelque mucilage; un lavement de cette espèce ne devroit jamais excéder le volume de trois ou quatre onces de liquide. On préfère cette manière d'administrer l'Opium à toute autre, dans les cas sur-tout où le siége de l'irritation & de la douleur se trouve dans le voisinage du rectum.

L'Opium peut encore agir comme calmant, lorsqu'au lieu de l'introduire dans l'estomac ou dans le rectum, on se contente de l'appliquer sur la peau. Ainsi, l'on voit souvent qu'un emplâtre anodin sur la tempe appaise le mal de dents, ou qu'il fait cesser les douleurs de colique lorsqu'on l'applique sur la région de l'estomac ou du bas-ventre. Mais cette forme n'est pas la plus avantageuse sous laquelle on puisse l'appliquer extérieurement; il vaut mieux, dans cette intention, l'employer sous la forme liquide, & particulièrement sous celle de solution dans une liqueur spiritueuse.

On ajoute quelquefois l'Opium aux emplâtres digestifs destinés à résoudre ou à mûrir les tumeurs froides d'un caractère scrophuleux.

Quelques Praticiens mêlent l'Opium avec la pierre à cautère, ou avec l'emplâtre vésicatoire, pour les faire agir avec moins de douleur. On fait tomber une ou deux gouttes de laudanum liquide dans les yeux, dans certains cas d'ophtalmie chronique, où l'inflammation affecte principalement la surface antérieure du globe de l'œil, & cette application a quelquefois l'effet le plus marqué. On met un demi-grain ou un grain d'Opium dans une dent cariée pour en calmer la douleur. On applique l'Opium en fomentation ou en liniment, sur les parties contractées par un spasme. On calme, avec la solution aqueuse d'Opium, la douleur causée par des ulcères.

OREILLONS. Nom que le Vulgaire donne aux tumeurs des parotides, parce qu'elles viennent autour des oreilles. *Voyez* PAROTIDES. Mais il appartient plus particulièrement à une espèce d'esquinancie, souvent épidémique, qu'on appelle en Suisse OURLES, & que les Anglois désignent par le nom de *Mumps*.

Cette maladie affecte les deux côtés du col, & se manifeste, pour l'ordinaire, tout-à-coup, par un gonflement de ces parties, qui devient quelquefois assez considérable, est accompagné de rougeur à la peau, & souvent d'un peu de fièvre. Mais, quoique la distension des parties soit assez grande, & qu'elle se fasse d'une manière rapide, elle n'occasionne que peu de douleur, étant de nature œdémateuse plutôt que phlegmoneuse, & ayant principalement son siège dans le tissu cellulaire qui avoisine les glandes parotides & maxillaires, quoique généralement ces organes soient eux-mêmes affectés jusqu'à un certain point. Le mal se dissipe ordinairement au bout de quatre ou cinq jours, sur-tout si l'on a soin de préserver le malade de toute impression de froid, & d'envelopper le col de manière à entretenir la chaleur dans les parties gonflées. Du coton cardé, ou de la laine imbibée d'un peu d'huile, remplissent parfaitement cette intention.

Chez les sujets disposés aux écrouelles, les glandes du col demeurent quelquefois plus ou moins affectées : en pareil cas, il faut traiter ces engorgemens comme étant de nature vraiment scrophuleuse. Des petites doses de calomel données intérieurement, ou de légères frictions, faites avec un peu d'onguent mercuriel, sur les glandes tuméfiées, sont le meilleur fondant qu'on puisse employer, en même-tems qu'on aura soin d'entretenir la chaleur de ces parties. *Voyez* ECROUELLES.

Les Oreillons attaquent quelquefois les adultes; mais on les observe beaucoup plus souvent chez les jeunes gens, & sur-tout chez les enfans.

Il arrive assez fréquemment que, dans cette maladie, les testicules s'engorgent & deviennent douloureux, principalement lorsque le gonflement du col se dissipe; mais ce symptôme cède facilement aux applications résolutives.

ORGEOLET. Κριθη, Ποσθίαν, *Hordeolum*. Petit apostême alongé, tuberculeux, qui siège toujours sur les tarses à l'endroit d'où les cils prennent naissance. On lui a donné son nom à raison de sa ressemblance avec un grain d'orge. Cette tumeur est de la nature des enkystées; son contour est rouge, inflammatoire, douloureux; & souvent le kyste suppurant, laisse échapper une matière épaisse, blanche, qui forme la tumeur. Quand cette circonstance n'a point lieu, l'Orgeolet est plus long-tems à guérir; il est dur, comme schirreux, & constitue ce qu'on appelle le *Chalazium* des Anciens. L'Orgeolet vient plus fréquemment à la paupière supérieure qu'à l'inférieure; il paroît indifféremment à ses extrémités comme à son milieu; mais, quand il s'élève vers l'angle interne, il occasionne souvent un larmoyement qui n'est que symptomatique. L'Orgeolet inflammatoire, qui paroît vers le milieu des paupières, est très-peu inquiétant; il suppure à son centre comme un clou, & il lui faut le plus souvent une huitaine de jours pour parvenir à cette terminaison. Une petite mouche couverte de diachylum gommé la favorise singulièrement, & lorsque le pus est sorti, le kyste s'affaisse & l'inflammation se dissipe. Mais si celle-ci étoit très-étendue, que la paupière & même l'œil fussent douloureux, il faudroit en venir aux lotions, aux bains émolliens, aux cataplasmes de pulpe, de pommes cuites, auxquel on mêle un peu de saffran & de camphre. Si la tumeur tourne à la suppuration, on la percera avec une lancette bien aigue, & l'on en exprimera bien le pus. Cette ouverture faite à tems, empêche la matière de s'épaissir & de former un durillon à la circonférence du bouton; il ne faut cependant point la faire trop prématurément, car alors on pourroit empêcher la suppuration du kyste. Si la tumeur ne se résout ni ne suppure, on peut l'ouvrir également pour en exprimer la matière, & quand on l'a enlevée, on touche plusieurs fois le kyste avec une pierre infernale bien pointue, ou avec la pointe d'un cure-dent, trempé dans de l'eau mercurielle. Quand le caustique aura fait une érosion suffisante, on humectera aussitôt la partie avec de l'eau tiède, & on la couvrira avec une petite mouche d'onguent de la mère. Il est des personnes qui sont très-souvent attaquées de l'Orgeolet; elles feront bien, pour prévenir cette maladie, de se laver fréquemment les yeux avec quelques eaux ophtalmiques, dans deux onces de laquelle on versera quelques gouttes d'extrait de saturne, ou une douzaine de grains de couperose. (*M. Petit-Radel*).

ORIBASE, Médecin Grec, qu'on dit être originaire de Pergame, Patrie de Galien. Il suivit l'Ecole de Zenon, qui enseignoit à Sardes, dans le quatrième siècle. Après qu'il eut suffisamment étudié, il vint en Alexandrie où il pratiqua avec distinction. Oribase joignoit à un profond savoir une politesse & une conversation aimable, qualités qui sont si appréciables dans un Médecin qui vise à la haute fortune. Elles lui attirèrent un grand nombre d'amis, & lui donnèrent un tel crédit, qu'il ne contribua pas pour peu à faire monter Julien sur le trône. Cet Empereur fut reconnoissant; il le fit son premier Médecin & Questeur de Constantinople. Après la mort de ce Prince, ses ennemis parvinrent à le rendre suspect à Valentinien, son Successeur, qui le priva de ses biens & l'exila chez les Barbares. Son savoir & ses succès lui attirèrent, même parmi eux, de la considération; on dessilla les yeux à l'Empereur qui le rappella pour le combler de richesses. Haller, d'après le Clerc, regarde Oribase comme un Compilateur qui a tout copié de Galien & d'Ætius; mais Ætius est postérieur à lui. Le reproche est plus fondé relativement à Galien en ce qui concerne l'Anatomie; aussi lui a-t-on donné le sobriquet de singe de cet Auteur; mais encore, toutes ses descriptions ne sont-elles point calquées d'après les siennes, ainsi qu'on peut s'en convaincre en les comparant. Oribase a mêlé tout ce qu'il dit sur la Chirurgie, avec des descriptions anatomiques. Grand Partisan des scarifications, il dit les avoir employées avec succès dans les suppressions de règle, l'inflammation des yeux & la dyspnée. La manière dont il s'exprime sur leur usage dans les différens cas, fait voir qu'il n'agissoit nullement en Empyrique. Il traite aussi de la saignée, des ventouses, des sangsues & des escharotiques, des clystères, des suppositoires, des sinapismes, & généralement de tout ce que l'on appelle aujourd'hui la petite Chirurgie. Un Ouvrage qui a mérité à juste titre, à Oribase, le nom de Compilateur, sont les soixante-dix livres de Collections qu'il prit de Galien & de ses Prédécesseurs. Il le composa à la prière de l'Empereur Julien. Mais encore n'est-ce point une compilation pure & simple, puisqu'il y a ajouté beaucoup d'observations que sa grande pratique lui avoit donné lieu de faire. Il ne nous en reste que les quinze premiers livres, qui ont paru en 1557., *in*-8.°, sous ce titre : *Opera quæ extant omnia Oribasii tribus tomis digesta ; Johanne Bapt. Rasario interpret. eBasileæ*. Le style d'Oribase est fort inégal & très-varié, en sorte que ce qui est obscur en un endroit, se trouve éclairé par le suivant. On doit convenir, à sa gloire, qu'il a répandu un grand jour sur différens points de l'Anatomie & de la Chirurgie de Galien qui, sans lui, eussent été inintelligibles ; voici ce que la postérité a pensé de lui & de ses Ouvrages.

Juliani Regis Medicus celeberrimus hic est
Divus Oribasius dignus honore coli.
Providus instar apis veterum monumenta pererrans,
Ex variis unum nobile fecit opus.

Hist. de l'Anat. & de la Chir. (*M.* PETIT-RADEL.)

ORME, *Ulmus campestris*. Lin. La décoction de l'écorce intermédiaire de l'Orme est mucilagineuse ; on l'a employée avec succès, soit extérieurement, soit intérieurement dans certains cas de dartres ; mais ce remède est bien loin de mériter tous les éloges qu'on lui a donnés. On fait bouillir quatre onces de cette écorce prise sur de petites branches, dans deux livres d'eau qu'on réduit à une par la coction. On prend la moitié de cette dose le matin, & l'autre le soir.

ORPIN. C'est le nom qu'on donne à l'arsenic minéralisé par beaucoup de soufre. On a employé cette substance comme un topique utile pour les ulcères de mauvais caractère, pour les rhagades des mains, & comme dépilatoire. On recommande la solution d'Orpin, telle que le collyre de Lanfranc, pour les ulcères cancereux de la gorge. *Voyez* les articles ARSENIC, CANCER.

Plenck a vu des succès d'un onguent digestif, mêlé avec l'Opium, dans les cas de teigne aux ongles, & de rhagades aux mains & aux pieds.

OS. ὀστέον. *Os*. Partie solide du corps humain, dont l'ensemble est destiné à soutenir les molles & à donner à tout l'édifice la forme & la solidité qui lui sont nécessaires pour l'exercice d'un très-grand nombre de fonctions. L'Os considéré par tous les moyens connus jusqu'ici, offre la même disposition des parties que les chairs, quoiqu'à la première apparence, il semble n'avoir aucun rapport avec elles. Sur une base qui en forme comme le cannevas, se distribuent nombre de vaisseaux, & de nerfs qui portant ici comme ailleurs des principes de vie & de sensibilité, établissent un rapport ou commerce dont l'interruption ou la gêne fait naître des effets morbifiques pareils à ceux qui ont lieu dans les parties molles. Aussi la connoissance de celles-ci éclaire-t-elle beaucoup sur le plus grand nombre des maladies des Os, notamment celles où leur propre substance est intéressée.

L'Os peut éprouver un changement dans sa texture, à la suite d'une playe, d'une contusion ou d'une stase dans les vaisseaux qui parcourent sa substance. Les sucs destinés à lui donner de la solidité peuvent s'accumuler en certains points de son étendue & former diverses espèces de tumeurs. *Voyez* les articles EXOSTOSE, NODUS ; ils peuvent, par l'acrimonie qu'ils ont contractée, en détruire & ronger la substance, *Voyez* les articles CARIE & SPINA-VENTOSA, en détacher même des portions entières, *Voyez* les articles NÉCROSE, EXFOLIATION ; ou occasionner une inflammation qui tournant à la suppuration donne lieu à un amas de pus dans l'intérieur de l'Os ou dans son diploë. Enfin la puissance absorbante prévalant sur celle qui dépose les principes de sa solidité, peut, par son action trop long-tems continuée, occasionner le ramollissement de l'Os, *Voyez* les articles CARNIFICATION, RACHITIS, comme celle-ci l'emportant, sur l'autre, est cause de sa fragilité.

La plaie de l'Os, où il n'y a qu'une incision, ne présente d'autres indications que celles qui se rapportent aux plaies de même nature faites dans les parties molles. Il faut en tenter la réunion en même-tems qu'on procure celle des parties molles par les moyens synthétiques les plus convenables ; & quoique la coalition se fasse aisément, on fera observer un repos constant pour éviter les suites qui pourroient survenir si l'on abandonnoit trop promptement le blessé à lui. Si la plaie ne se réunissoit point, qu'au contraire elle suppurât, y ayant tout à craindre alors de l'altération de l'Os, on se comportera comme dans les cas où l'on attend une exfoliation.

La plaie avec contusion est toujours accompagnée d'un désordre dans le périoste, qui s'étend plus ou moins loin, & quelquefois même de la séparation de cette membrane d'avec l'Os, accidens qui déterminent une irritation, une inflammation accompagnée d'une douleur qui se fait souvent sentir très-profondément. L'Os, qui éprouve les effets de la contusion, perd sa couleur, il devient rouge, puis jaune, brun, enfin noir ; & alors il s'exfolie ou se détruit par les effets d'une carie sèche. Mais, outre ces effets qu'on peut regarder comme secondaires, il en est des primitifs qui sont souvent bien inquiétans tant par eux-mêmes que par les fâcheuses suites qui ont lieu ; tels sont les enfoncemens ou dépressions, les fentes, la commotion & les épanchemens dans les canaux médullaires ou dans les diploës. Plusieurs de ces effets ne se manifestent que long-tems après les coups reçus, époques où les accidens extérieurs étant dissipés, on croit d'autant le malade guéri, que ceux-ci ont été de nature à ne pas exiger une bien grande attention. Cependant, en examinant alors la partie, sur-tout lorsque le siége du mal est dans les régions de l'Os peu couvertes de chairs, on y voit une élévation qui n'est point naturelle; en touchant la partie, on sent une dureté circonscrite, & le malade éprouve une douleur qui se fait sentir assez profondément. Si l'on néglige les premières apparences, bien-tôt elles sont suivies d'un empâtement, d'un engorgement qui occupe une grande partie du membre, l'inflammation arrive lentement & se termine par un dépôt dont l'ouverture laisse échapper une matière sanieuse & purulente, & fait découvrir une carie souvent fort étendue; il faut alors se comporter comme nous l'avons dit à l'article CARIE.

Quand la stase inflammatoire a lieu vers l'intérieur de l'Os, soit à la suite d'une irritation interne, ou de la secousse qui accompagne toujours la contusion, la matière du pus qui lui succède, s'épanche entre l'Os & la membrane médullaire, détruit celle-ci & mêlée à l'huile médullaire ou à la moëlle, elle acquiert un caractère d'acrimonie qui souvent occasionne les plus grands désordres. Les suites sont encore plus fâcheuses quand l'épanchement a lieu dans le tissu celluleux ou spongieux de l'Os, à raison de la facilité que la matière a de se porter de proche en proche jusqu'à des régions fort éloignées, & de la facilité qu'a la substance de l'Os à être corrodée. Dans tous ces cas, les douleurs fixes, que les malades ressentent à l'Os, sont les seuls indicans qui fassent soupçonner le mal. Elles deviennent de plus en plus violentes à mesure que le mal fait des progrès & souvent elles sont plus vives la nuit que le jour.

Les topiques, sous quelque forme qu'on les emploie, sont loin d'opérer aussi efficacement qu'on le desire; les saignées répétées, & le régime ont un effet plus marqué, mais ils ne guérissent point; aussi est-on le plus souvent forcé de recourir à une méthode plus effective. Il faut alors inciser les tégumens, découvrir l'Os en fendant le périoste. Quelquefois cette simple opération appaise la douleur & alors si l'Os est vicié, on en attend l'exfoliation, ou si on a trop à craindre de son retard, on rugine ou l'on perce sa substance avec le trépan exfoliatif. On n'a quelquefois que très-peu d'épaisseur à percer pour parvenir dans l'intérieur de l'Os long; le pus, en pareil cas, sort aussi-tôt en plus ou moins grande abondance, & d'une nature plus ou moins caustique. Mais soit que l'on attende que la matière se fasse jour par elle-même au-dehors, ou qu'on lui donne issue, par les moyens que nous indiquons, quand elle est sortie, il convient de découvrir l'Os dans toute l'étendue malade, & d'enlever avec le trépan ou la gouge ce qui est altéré. On fera usage du cautère actuel ou de l'eau mercurielle, pour attaquer ce qui ne pourra être détruit par ces moyens; & ensuite l'on aura recours aux injections & aux topiques dont il est fait mention à l'article SPINA VENTOSA.

La fragilité de l'Os est toujours en raison de l'abondance du principe calcaire qui remplit les mailles de son tissu parenchymateux. L'Os alors est sec, dur; le grain de sa cassure est fin & assez semblable à celui qu'offre la porcelaine; les vaisseaux qui l'arrosent sont oblitérés, & sa totalité, quoique compacte, cède aux moindres efforts, comme le verre qui jouit de la plus grande densité. Fabrice de Hilden, dans sa deuxième Centurie, parle d'un sexagénaire arthritique dont les Os étoient si fragiles qu'il se rompit le bras & l'avant-bras en mettant un gant; & dans la soixante-huitième observation de la même Centurie, il cite une femme qui se rompit quelques Os en chaussant un soulier neuf. Nicolas Fontano donne l'histoire d'un vieillard à qui le moindre attouchement rompit les Os. Rœderer, dans sa Dissertation, *De Ossium vitiis*, parle aussi d'une femme morte à la suite d'une violente goutte dont tous les os étoient légers, fragiles & même friables, *universali quasi carie exesa, similia Ossium calcinatorum vel acido quodam liquore imbutorum.* Les parties moyennes des Os cilindriques, quoique n'offrant aucune marque de vermoulure, étoient néanmoins légères, d'une substance lâche & tenue, avec un réseau aride & friable. Les Os du métacarpe, du métatarse & des phalanges étoient tellement atténués qu'ils étoient pellucides. On trouve d'autres faits confirmatifs de cette maladie, dans Saviard & dans plusieurs autres Observateurs. Les vices humoraux, notamment ceux qu'on caractérise sous les noms des véroliques & cancereux, doivent beaucoup contribuer à la faire naître, si l'on s'en rapporte aux signes commémoratifs; aussi le mercure, prudemment administré, a-t-il été plusieurs fois suivi de grands succès dans le premier cas. Pour les autres, on est réduit au pur empyrisme. *Voyez*, pour de plus longs détails, les articles qui ont rapport à celui-ci. (*M. PETIT-RADEL.*)

OVAIRES, *Ovaria.* Organes propres aux femmes, & qu'on rencontre de chaque côté dans les régions iliaques, entre les deux ligamens latéraux & postérieurs de la matrice. Nous passons sur tout ce qui a rapport à l'histoire curieuse de ces organes, leur structure, leurs fonctions & usages, pour nous occuper d'une de leurs affections qui quelquefois demande les secours de la Chirurgie, c'est-à-dire, l'hydropisie qu'on peut regarder comme une espèce de celle qu'on appelle communément enkystée. La sérosité s'accumule souvent dans la membrane propre, soit immédiatement ou à la suite d'une affection schirreuse de ces organes. La tumeur dans le commencement est peu volumineuse; les femmes même ne s'en apperçoivent point à cette époque; cependant, avec un peu d'attention, on la voit naître d'un côté ou de l'autre d'une des régions iliaques. Mais les eaux augmentant en quantité, le kyste prend insensiblement plus d'étendue, & comprime à mesure les parties de manière à gêner & même interrompre leurs actions. Il devient alors tellement adhérent aux viscères que quand on ouvre le bas-ventre après la mort, il semble que tous en aient été enlevés. A mesure que le kyste prend ses accroissemens, les règles, si les femmes sont encore dans l'âge de les avoir, se dérangent; enfin elles s'arrêtent entièrement; les urines deviennent briquetées & en petite quantité; souvent la fièvre s'allume, les vomissemens surviennent, le ventre est quelquefois douloureux, quelques coliques se font sentir, & la constipation qui paroît les occasionner, est plus ou moins opiniâtre. Quoique communément les urines coulent en petite quantité, cependant on les a vu, en quelques cas, être rendues en grande abondance, ce qui est le contraire dans l'hydropisie ascite. Quelquefois le kyste est libre & ne tient à l'Ovaire que par un pédicule très-étroit en comparaison de son volume. Ce volume est quelquefois énorme. Morand en conservoit un qui contenoit dix pintes de liqueur; M. Duret, de Vitri-le-François, a envoyé à l'Académie, en 1740, l'histoire d'une hydropisie de l'Ovaire dont le kyste contenoit cinquante pintes d'eau. Il avoit distendu le bas-ventre à un tel point que la malade étoit obligée de porter ses jupes à quatre doigts de l'aisselle. Quelquefois le kyste est rempli en-dedans de masses schirreuses qui naissent de sa surface interne, & qui sont susceptibles d'un accroissement d'autant plus considérable qu'elles sont moins bornées dans la cavité du kyste. Morand dit avoir trouvé deux ovaires de cette espèce qui furent pesés vuides; l'un étoit de quatorze livres & l'autre de vingt-sept.

La liqueur épanchée dans l'Ovaire, est communément épaisse, gluante, & comme gélatineuse; on y trouve quelquefois des filandres ou coagulations épaisses, & des portions de membranes restes d'hydatides, & des hydatides même qui sont flottantes dans la liqueur, & quelquefois après l'issue d'une certaine quantité d'eau, après la ponction, il sort une matière réellement purulente. D'autres fois l'humeur épanchée est comme de la gelée, & elle est renfermée dans différentes cellules ou poches particulières. C'est à raison de cette variété dans la consistance du fluide épanché, qu'il est si difficile de s'assurer du véritable caractère de la maladie par la fluctuation, ainsi qu'on le peut dans un ascite ordinaire. L'épaisseur du kyste, & les duretés schirreuses qui l'augmentent encore, contribuent aussi à la difficulté du diagnostic. Quelquefois cependant on peut reconnoître cette dernière complication; on compte même souvent les masses schirreuses, on en parcourt tout le contour. Morand, à qui ces sortes de cas se sont quelquefois présentés, dit avoir porté le trois-cart dans ces masses; il en sortoit du sang, il reportoit l'instrument ailleurs; l'eau en sortoit, & il ne résultoit, dit-il, de la première ponction qu'une douleur passagère.

On a toujours regardé l'hydropisie de l'Ovaire comme une maladie incurable, & la ponction comme le seul moyen palliatif auquel il falloit recourir, quand la fluctuation de l'humeur épanchée étoit bien évidente. Le D. Hunter, dans ses Remarques sur la membrane cellulaire, faisant suite de l'Histoire d'un enphysème, rapportée dans le IIe Vol. de *Medical Observations and Inquiries*, dit positivement: « Si je puis établir une décision d'après ce que j'ai vu, tant sur le mort que sur le vivant, je suis porté à croire que l'hydropisie de l'Ovaire est une maladie incurable, & que la malade est plus assurée de vivre long-tems avec son mal, que si elle cherchoit à s'en délivrer. La vérité de cette assertion n'a pas toujours été confirmée par la Nature, & l'observation suivante prouvera combien elle est hasardée.

Je fus consulté, en 1774, à Surate, par une Morane qui étoit attaquée d'une hydropisie, depuis deux ans. Elle avoit pris inutilement tous les remèdes que les Médecins du pays & les Chirurgiens Européens lui avoient perscrits. Le tact m'annonça bien-tôt le genre de maladie que j'avois à combattre, mais une plus ample information ne tarda point à m'en caractériser l'espèce. Cette femme bien portante, mais stérile, avoit eu à trente-&-un ans quelque temps avant que sa maladie commençât, une suppression de règle à la suite de laquelle elle s'étoit plainte d'une douleur sourde au bas de la région lombaire gauche. Dès ce moment les urines commencèrent à couler en petite quantité, les accidens qu'elle éprouvoit, ne l'empêchoient pas de vaquer aux nécessités de son ménage. Enfin, elle sentit manifestement une dureté vers le siége de la douleur qui peu-à-peu augmenta en volume & devint de plus en plus indolente. Le ventre dès-lors commença à prendre plus de grosseur du côté gauche que du côté droit, & enfin en un an & demi de temps, il étoit si volumineux que cette femme étoit obligée de se contourner en arrière pour faire équilibre au centre de gravité de son corps qui l'entraînoit toujours en avant. La jambe & la cuisse gauche étoient singulièrement œdématiées, les urines étoient briquetées & en très-petite quantité. Du reste, les forces vitales & naturelles étoient en assez bon état.

Toutes ces circonstances annonçoient assez une hydropisie de l'Ovaire; mais, pour être encore plus assuré du siége de la maladie, je me déterminai à remplir l'indication urgente en revenant à la ponction. Je retirai environ vingt-cinq pintes d'une sérosité verdâtre assez semblable à du petit lait non clarifié, le ventre affaissé & rien ne sortant plus par la canule, je retirai celle-ci; mais, comme il s'échappoit encore de l'eau par l'ouverture, je fis continuer la pression qu'on exerçoit sur le ventre; &, par ce simple moyen, je retirai encore & même plus environ un demi-septier de matière purulente. Ce fut alors que je distinguai le noyau schirreux de l'Ovaire gauche, & que mes soupçons sur la nature de la maladie se convertirent en certitude. La malade pansée, fut tenue à un régime restaurant, elle fit de tems à autre, usage des cathartiques; mais, ces remèdes la fatiguant sans produire un très-bon effet, j'eus recours aux diurétiques. Ma Pharmacie alors mal fournie ne me laissoit aucune incertitude sur le choix de ces remèdes; je me déterminai donc à conseiller la décoction de deux poignées de cendres ordinaires dans une pinte d'eau, adoucie avec un gros de gomme arabique. Le remède fut quelques jours à déterminer la Nature sur les couloirs où elle porteroit la sérosité qui s'épanchoit dans le kyste; enfin elle se fixa vers les reins, &, dès ce moment, les urines commencèrent à couler assez abondamment. Toute l'extrémité gauche se désenfla, mais néanmoins les eaux revinrent, & au bout des vingt-cinq jours la quantité en étoit assez grande pour me déterminer à une seconde ponction; elle fut faite aussi heureusement que la première & la quantité d'eau à laquelle elle donna issue étoit de dix-huit pintes environ. Il s'écoula encore à l'extraction de sa canule, environ une chopine de pus, & l'affaissement du ventre me permit de découvrir alors une diminution dans la tuméfaction de l'Ovaire. Le courage de cette femme excitoit le mien, je me préparois à inciser le kyste pour satisfaire au desir qu'elle me témoignoit d'être entièrement délivrée de sa maladie; mais avant je voulois diminuer l'amplitude du sac, pour opérer en un moindre espace, lorsqu'à mon grand étonnement les eaux se portèrent entièrement vers les reins. Elle en rendoit tous les jours une quantité considérable, & dès-lors il ne se fit plus d'épanchement dans le bas-ventre; tous les symptômes de la maladie disparurent excepté l'engorgement de l'Ovaire qui persista long-tems après. Ayant fait usage pendant deux mois & demi de la décoction susdite, & ses gencives me faisant appréhender quelques atteintes du scorbut, je terminai par le kinkina & l'élexir de vitriol. Je l'ai vue deux ans après, bien portante, & les règles lui étoient revenues.

On a demandé si la maladie une fois bien connue, on ne pourroit point l'attaquer par incision, la traiter même de manière à faire suppurer le kyste. Quelques rapports qu'on a cru voir entre cette maladie & l'hydrocèle, ont donné lieu à cette question, & Le Dran y a répondu par l'expérience. Il a donné à ce sujet deux observations qui sont bien capables d'encourager à une pareille tentative, une entr'autres relative à une hydropisie qui paroît être du genre de celle dont nous parlons, quoiqu'il ne la caractérise pas. Le traitement dans l'une, a été suivi d'une fistule, & dans l'autre, la cure a été radicale, quoique la malade eût éprouvé beaucoup d'accidens pendant le traitement. Morand, dans des remarques faites sur quelques observations communiquées à l'Académie sur le sujet qui nous occupe, fort réservé sur cette méthode de traiter l'hydropisie, la conseille cependant dans le cas où, à la première ponction, il sortiroit une matière purulente. « Car, dit-il, tout amas de liqueur qui tourne à suppuration, rentre dans la classe des apostêmes & l'opération est d'un grand secours pour les malades; mais, observe-t-il, elle ne peut pas être aussi utile pour l'hydropisie de l'Ovaire compliquée de masses squirreuses, par des raisons qu'il est facile de sentir. » M. de la Porte persuadé de la difficulté de guérir cette maladie, quand elle est portée à un trop haut point, demande si l'on ne pourroit point enlever le foyer du mal dès le commencement, en châtrant les femmes, comme on le fait à l'égard des animaux femelles, notamment des volatils. Cette opération, dit Morand, appliquée aux femmes n'a point paru une chimère à Platérus & à Diemerbroëck; c'étoit, au rapport d'Hesichius, une opération commune chez les Lydiens pour des raisons qui ne sont point de l'Art. De Frankenau en avoit vu réussir une, faite par hasard à la suite d'une plaie au ventre; je conviens, dit l'Observateur, qu'en supposant des adhérences du Kyste avec les parties ambiantes, cela n'est pas faisable, mais ce seroit dans le commencement qu'il faudroit le faire, car alors il n'y en auroit point. (*M. Petit-Radel.*)

OZÈNE. ὄζαινα. *Ozæna.* Ulcère qui attaque l'intérieur des narines, quelquefois les os mêmes, & qui ordinairement est accompagné d'un écoulement de matière fétide, plus ou moins abondant. Cet ulcère est simple, ou il est virulent, c'est-à-dire, entretenu par une cause intérieure, tels que les virus cancéreux, vénérien ou scorbutique. Il peut être placé dans les narines mêmes, ou dans les sinus frontaux, maxillaires ou ailleurs. L'Ozène succède quelquefois au coriza, quand l'inflammation a été violente, & n'a pu se terminer par résolution ou l'exsudation purulente, qui la jugent communément. Quoique le froid soit regardé comme la cause de celle-ci, les coups, les contusions avec fracture du nez ne peuvent pas moins la produire, & consécutivement aussi l'ulcère dont il s'agit ici. L'Ozène, & particulièrement le virulent, est souvent accompagné de circonstances qui le compliquent, telles que l'hémorrhagie, l'inflammation, la douleur, la carie même, qui perce la voûte du palais, détruit les cartilages du nez, & produit différens ravages, qui changent la conformation de cet organe, empêchent le passage de l'air par les narines, & altèrent plus ou moins le timbre de la voix. Le D. Meyer a vu un pareil ulcère sur une jeune fille qui en souffroit depuis cinq ans, & qui survint à une fièvre violente, s'étant déclaré par des douleurs nocturnes ostéocopes, qui s'étendoient jusqu'au col. Il ne restoit que le bout du nez, & un bord mince des ailes; les deux joues étoient rongées jusqu'au front, en sorte que tout le visage ne formoit, pour ainsi dire, qu'un grand trou, depuis les os du palais jusqu'à l'os etmoïde. Le mal, ayant résisté aux mercuriels, céda enfin à l'usage de la salsepareille, & à une lotion faite d'un mélange de dix parties d'eau, sur une d'esprit-de-vitriol.

L'Ozène simple demande l'emploi combiné des remèdes généraux, la saignée, les purgatifs réitérés, & les altérans que les circonstances peuvent exiger, conjointement avec les déterfifs, & tels sont la décoction d'orge, de feuilles de lierre terrestre avec le miel & l'eau de chaux. On fait renifler cette décoction, & l'on introduit plusieurs fois dans le jour, sur le mal, des bourdonnets trempés dans ces lotions, & quand le pus paroît de bonne qualité & peu abondant, on substitue à la décoction un cérat où entre une bonne quantité de zinc calciné, ou de pierre calcinaire porphyrisée, & l'on en couvre les bourdonnets. Ordinairement le mal cède à ces moyens; mais souvent il persiste, notamment quand il siège dans l'antre maxillaire, il faut alors se comporter d'après les circonstances concomitantes, & qu'on trouvera développées à l'article ANTRE MAXILLAIRE.

L'Ozène virulent exige qu'on suive une toute autre conduite. Si on le juge vérolique, on prescrit les mercuriaux intérieurement, & l'on fait attirer par les narines l'eau errhine de Locher, qui est faite avec la décoction de marjolaine, la chélidoine, l'huile d'amandes douces, & la teinture d'aloès; on l'avive avec quelques grains de sublimé corrosif, ou d'aquila alba. Si l'ulcère est scorbutique, on met le malade à l'usage des remèdes spécifiques contre le genre de dissolution du sang qui a lieu alors, & l'on fait des injections avec la décoction de feuilles de noyer, & de kinkina, ou d'écorce de chêne, à laquelle on ajoute de l'alun; & si les chairs sont fanieuses & pullulent abondamment, on les réprime avec les décoctions où entre le vitriol, le vert-de-gris & l'alun, & l'on panse ensuite avec le baume verd de Metz. Quand l'ulcère est cancéreux, on se contente de le laver avec l'eau de morelle, & de pallier les accidens.

Quand la matière est très-fétide, d'une couleur brune, ou un peu noirâtre, on a tout à craindre alors de la carie; mais la sonde, en pareil cas, la fait toujours aisément reconnoître. On a fait des injections plus fréquentes, notamment celles de nature déterfive, & souvent les exfoliations alors se font jour d'elles-mêmes. Si les chairs sont trop luxuriantes, & empêchent la chûte des esquilles, on les réprime avec l'onguent ægyptiac, ou l'onguent brun mêlé de précipité rouge. « Il est un préjugé contre ces remèdes, dit M. Bell, dans le traitement des ulcères du nez, à raison de la crainte où l'on est qu'ils n'irritent trop la membrane sensible des narines. Mais cette crainte n'a aucun fondement, & je puis dire, d'après l'expérience, que les onctions, d'une force suffisante pour déprimer la plupart des fongus, peuvent être employés en toute sûreté, & sans aucun risque de nuire aux parties voisines. Un liniment, composé de cire & d'huile, avec une huitième ou neuvième partie de précipité rouge, ou une plus petite proportion de vert-de-gris, peut, en général, être employé avec sûreté; on en augmente, ou l'on en diminue la force proportionnellement aux circonstances. » On ne peut espérer de guérison pour l'Ozène, qu'autant qu'on aura combattu la carie, & que les exfoliations se feront complettement faites; aussi faut-il persister dans l'usage des remèdes généraux & locaux, jusqu'à ce qu'elles aient eu lieu, & ne point s'ennuyer dans le traitement, qui est toujours fort long. (*M. PETIT-RADEL.*)

P

PALETTE. Petit vaisseau d'étain ou d'argent qui reçoit le sang dans l'opération de la saignée.

On dit que ce mot vient de *Poëlette*, ou petite Poële, & qu'on le trouve écrit ainsi dans Villon. Dionis écrit poilette contre l'ancien usage, puisque Paré appelloit Palette, l'espèce de petite écuelle à une oreille dont on s'est toujours servi pour mesurer le sang qu'on tire dans la saignée.

Chaque Palette doit tenir trois onces, afin qu'on sache au juste la quantité de sang qu'on a tiré. On en remplit deux ou trois, ou un plus ou moins grand nombre suivant les circonstances, & on les met sur des assiètes différentes ou sur un plat où elles puissent être de niveau. On est dans l'usage d'avoir des Palettes numérotées; ou bien le Chirurgien les marque en mettant un morceau de papier sur la première, deux sur la seconde & trois sur la troisième.

Dans les saignées du pied on ne se sert point de Palettes; on juge de la quantité du sang tiré, par le tems qu'il y a qu'il sort, comparé avec la grosseur du jet; par la couleur plus ou moins rouge que l'eau reçoit, & par la teinture que cette eau communique à un linge qu'on y trempe. Quelques Chirurgiens mesurent avec un bâton la hauteur de l'eau lorsque le pied y est plongé. Ils retirent autant d'eau qu'ils veulent tirer de sang, & après avoir ouvert la veine, ils en laissent sortir jusqu'à ce que l'eau soit au niveau de la marque faite au bâton. *Voyez* SAIGNÉE.

PANARIS. *Panaritium*, *Paronychia*. Ces mots viennent du grec παρωνυχία, formé de παρὰ auprès & de ὄνυξ Ongle; tumeur phlegmoneuse accompagnée d'une douleur très-vive qui vient à l'extrémité des doigts, ou à la racine & aux côtés des ongles.

Les Auteurs ont décrit différentes espèces ou variétés de cette maladie; mais il n'y en a que quatre qui méritent d'être distinguées; encore sont-elles toutes de la même nature, leur principale différence provenant seulement du plus ou du moins de profondeur de la partie qui en est le siége.

La première espèce a son siége sous l'épiderme; elle commence par former au coin de l'ongle une petite tumeur qui en fait le tour. Quand il s'y forme du pus on lui donne issue en coupant l'épiderme avec des ciseaux; cette opération n'est point douloureuse & n'a aucune suite fâcheuse; quelquefois l'inflammation détruit les adhérences naturelles de la racine de l'ongle qui, ne recevant plus de nourriture, est chassé au-dehors par un autre ongle que la Nature produit.

Dans la seconde espèce, le malade se plaint pendant quelques jours d'une sensation incommode de chaleur à l'exrémité du doigt; la partie devient de plus en plus sensible & douloureuse au toucher; il y survient un peu d'enflure, mais sans que la peau change de couleur, & si l'inflammation, qui est la cause de ces symptômes, ne se dissipe pas par simple résolution, (*Voyez* INFLAMMATION.) il se fait un épanchement de fluide entre la peau & les parties subjacentes. Si l'on incise alors la peau en cet endroit, il en sort une sérosité limpide, & cette évacuation pour l'ordinaire soulage sur-le-champ le malade.

La troisième espèce de Panaris a son siége dans la gaine des tendons fléchisseurs des doigts. Le pus, lorsque l'inflammation ne s'est pas terminée de bonne-heure, se manifeste quelquefois près des articulations & même dans la main par une fluctuation qu'on ne sent point dans la longueur des phalanges, parce que la gaine des tendons & les bandes ligamenteuses sont d'un tissu fort serré. La douleur est très-violente & se fait sentir, non-seulement dans la partie qui est le siége du phlegmon; mais aussi vers le haut des muscles; par cette raison, lorsque le pouce est affecté, la douleur ne passe pas la moitié de l'avant-bras; & quand cette espèce de Panaris arrive aux quatre derniers doigts, on ressent de la douleur au condyle interne de l'humérus, à l'attache fixe des muscles fléchisseurs de ces doigts. L'inflammation se communique fort souvent, & forme des abcès au-dessus du ligament annulaire dans les cellules graisseuses qui sont sous les tendons des muscles profond & sublime, & qui recouvrent le muscle quarré pronateur; quelquefois même la continuité de la douleur & des accidens produisent des abcès à l'avant-bras, au bras, & même jusqu'au-dessous de l'aisselle.

La quatrième espèce de Panaris est une maladie de l'os & du périoste; on la reconnoît à une douleur profonde & vive, accompagnée d'une tension & d'un gonflement inflammatoire qui se borne plus fréquemment que dans la précédente à la phalange affectée. Lorsqu'on fait une incision pour donner issue au fluide épanché, on le trouve sous le périoste, & l'os généralement paroît carié. La fièvre, les insomnies, les agitations & le délire accompagnent plus particulièrement la troisième & la quatrième espèce de Panaris.

Cette maladie peut être produite par différentes causes, elle l'est souvent par des causes extérieures & sur-tout par des piqures ou des contusions; mais plus souvent encore on la voit naître sans avoir été précédée d'aucun accident de cette espèce, & sans qu'on puisse l'attribuer à aucune cause dont la Nature soit connue.

On a recommandé pour le traitement du Panaris des médicamens topiques de deux classes bien différentes. Les uns sont les fomentations, les cataplasmes, & toutes sortes d'applications émollientes. Les autres, sont le vinaigre, les liqueurs spiritueuses, les applications astringentes.

Excepté dans la première espèce de Panaris, l'épanchement occasionné par l'inflammation ne soulage point le malade, & l'expérience prouve qu'on ne gagne rien à le favoriser. Il est manifeste même que cet épanchement ne fait qu'augmenter la douleur; & lorsqu'il a lieu l'on ne retire aucun avantage de l'usage des cataplasmes, ni de tout autre maturatif, sur-tout lorsque le siége de la maladie est profond, car la matière séreuse qui s'épanche en pareil cas, ne prend jamais le caractère du pus. C'est pourquoi la pratique la plus sage consiste alors à prévenir l'épanchement par des saignées locales, par l'usage des antiphlogistiques & par des topiques astringens. L'application de quelques sang-sues sur le doigt malade suffit quelquefois pour faire cesser presqu'à l'instant toute douleur; mais dans les cas où le mal se manifeste avec beaucoup

beaucoup de violence, comme lorſque l'enflure gagne le bras & lorſqu'elle eſt accompagnée de fièvre, il faut ſaigner du bras & donner de l'Opium, même en aſſez fortes doſes, pour appaiſer les ſouffrances du malade, en même-tems qu'on aura recours aux ſang-ſues.

Lorſqu'on aura tiré, de la partie affectée, le ſang qu'on jugera néceſſaire, un des meilleurs remèdes qu'on puiſſe employer ſera l'immerſion du doigt malade dans l'eau-de-vie, ou même dans de l'eſprit-de-vin rectifié; on emploie auſſi quelquefois de la même manière de l'eſprit de térébenthine, ou de très-fort vinaigre, ſur-tout lorſque les piquures des ſang-ſues commencent à ſe cicatriſer.

Mais il ne faut pas oublier que ce n'eſt qu'au commencement de la maladie qu'on doit avoir recours à ce traitement; car il n'eſt deſtiné qu'à prévenir l'épanchement; & il ne ſauroit être d'aucun avantage dès que ce dernier eſt formé; le ſeul parti qu'on ait à prendre alors eſt d'ouvrir ſur-le-champ une iſſue au fluide qu'on chercheroit vainement à convertir en un pus louable, & qui, par ſon acrimonie, tend à nuire aux parties qui le renferment, en même-tems que ſa préſence fait ſouffrir cruellement le malade. Rien n'eſt plus ſimple que cette opération lorſque l'épanchement n'eſt recouvert que par la peau, une ſimple piquure avec la pointe d'une lancette ſuffit pour l'ordinaire; mais, lorſque le fluide eſt ſitué plus profondément, il faut procéder avec circonſpection pour ne pas bleſſer les tendons extenſeurs ou fléchiſſeurs du doigt, & faire l'ouverture aſſez grande pour l'évacuer complettement.

Quand le ſiége du mal eſt dans la gaine des tendons, il ne faut pas attendre que l'épanchement ſe faſſe appercevoir; les accidens ſont trop violens, & l'on riſque beaucoup en différant l'ouverture. Il faut y déterminer le malade, & le mettre en bonne ſituation, de manière qu'il ait le coude appuyé contre quelque choſe de ferme; il ne pourra retirer ſa main ſi le coude ne peut reculer. On prend alors un biſtouri avec lequel on fend le doigt & la gaine; dès qu'on a pénétré juſqu'au tendon on ſe ſert d'une ſonde cannelée fort déliée qu'on introduit dans la gaine pour conduire le biſtouri qui doit la débrider dans toute ſon étendue, tant ſupérieurement qu'inférieurement.

Lorſque l'on fait l'opération à tems, l'ouverture de la gaine arrête le progrès du mal; mais ſi l'étranglement cauſé par les bandes ligamenteuſes qui entrent dans la ſtructure de cette partie n'a pas été détruit avant la formation du pus, il faut prolonger l'inciſion juſques dans le creux de la main quand il s'y eſt fait un abcès. S'il y avoit du pus ſous le muſcle quarré pronateur, il faudroit, pour donner iſſue à la matière, faire fléchir le poignet, & introduire ſous le ligament annulaire, par l'ouverture de l'intérieur de la main une ſonde cannelée, au moyen de laquelle on fera une inciſion qui pénétrera entre les tendons fléchiſſeurs des doigts juſqu'au foyer de l'abcès; on paſſera enſuite un ſéton de la main au poignet. Si les accidens continuoient & qu'on jugeât qu'ils vinſſent de l'étranglement cauſé par le ligament annulaire commun, il faudroit le couper; le Chirurgien, en ce cas, doit avoir la prudence d'avertir que le malade en demeurera eſtropié, & qu'il ne ſe détermine à faire cette opération que pour lui ſauver la vie. Si les accidens venoient du tendon, on pourroit l'emporter entièrement. M. Petit a pratiqué cette opération avec ſuccès, en coupant d'abord l'attache du tendon à la phalange, il le tiroit enſuite de deſſous le ligament annulaire, & le coupoit dans ſon corps charnu.

Lorſque l'affection de la gaine & du tendon forme un Panaris de la troiſième eſpèce, ces parties ſont quelquefois affectées en conſéquence d'un Panaris de la ſeconde eſpèce, lorſque l'ouverture n'en a pas été faite à propos. Si l'on tarde trop, le pus qui eſt ſous la peau comme dans un abcès ordinaire, la perce; la partie la plus ſéreuſe ſoulève l'épiderme, & forme une tumeur tranſparente qui reſſemble au Panaris de la première eſpèce. Lorſqu'on a enlevé l'épiderme, on apperçoit à la peau un petit trou par où le pus ſort. Il faut y introduire une ſonde cannelée &, à ſa faveur, ouvrir la tumeur dans toute ſon étendue, avec les attentions que nous avons décrites. Le ſéjour du pus a ſouvent altéré la gaine & le tendon; & il y a des Panaris de la ſeconde eſpèce dont la matière eſt de ſi mauvais caractère, qu'elle altère les os, d'où s'enſuit la perte des doigts.

Quant à la quatrième eſpèce de Panaris, ſi la tumeur ſuppure, il faut ſur-le-champ l'ouvrir; on eſt ſouvent obligé de faire une inciſion de chaque côté du doigt; il eſt bien rare que le malade conſerve la phalange; cet os eſt ſi ſpongieux, qu'il eſt preſque toujours altéré juſques dans ſon centre. La pratique ordinaire conſiſte à entretenir l'ouverture, juſqu'à ce que la portion altérée de l'os s'exfolie; mais il ne réſulte, de cette méthode, aucun avantage pour le malade; &, de plus, elle eſt extrêmement longue, & très-douloureuſe. Le fluide épanché eſt ſujet à s'inſinuer ſous l'ongle; l'ulcère ſe couvre d'excroiſſances fongueuſes, qu'on a beaucoup de peine à réprimer, même à l'aide des cauſtiques; & l'on voit ſouvent que le malade, après avoir ſouffert pluſieurs mois, perd enfin la phalange, dont on avoit eſpéré de voir exfolier la portion altérée. On abrégeroit conſidérablement les ſouffrances, & l'on éviteroit preſque toujours beaucoup de peine, ſoit au malade, ſoit au Chirurgien, en ſe déterminant à enlever tout l'os affecté, d'abord après avoir fait l'ouverture, pour donner iſſue au fluide, car si l'on a fait l'incision sur toute la longueur de la phalange, on peut aisément la détacher avec des pinces ordinaires. La douleur que cause cette opération, est très-vive; mais, comme elle n'est que momentanée, les malades s'y soumettent d'autant plus volontiers, qu'il n'en résulte pas de grands inconvéniens; car on voit que les personnes sur qui elle a été pratiquée, conservent assez de force, dans les parties qui restent, pour s'accoutumer à cette privation, & n'en éprouver aucun désavantage.

Lorsqu'on a séparé l'os altéré, la plaie, pour l'ordinaire, se ferme avec facilité. Il convient même d'en entretenir les lèvres séparées jusqu'à ce que le fond se soit rempli; c'est ce qu'il est aisé de faire, en insinuant entr'elles un petit plumaceau enduit de cérat. Dans les commencemens, on doit appliquer des cataplasmes, pour procurer la détente des parties, & en continuer l'usage jusqu'à ce que les accidens soient passés, & que la suppuration soit bien établie. Ce pansement doit être le même pour les autres espèces, après qu'on aura fait l'ouverture de la tumeur.

Dans toute espèce de Panaris, excepté un petit nombre de cas où le mal est très-superficiel & très-léger, on voit que l'ongle est très-sujet à tomber, ce qui n'est qu'un inconvénient très-passager; car la Nature manque rarement à reproduire un nouvel ongle.

Lorsque le Panaris commence, il n'affecte jamais que la dernière phalange; &, quelle que soit l'étendue des parties qui viennent, par la suite, à y participer, on ne voit guères que l'os de la seconde phalange s'altère, à moins que le Chirurgien n'ait négligé trop long-tems d'enlever l'os carié, ou de donner issue au fluide épanché. Lorsqu'on a commis une pareille faute, les tégumens, aux environs de la partie malade, sont sujets à s'enflammer, & l'on voit de petites ulcérations se former sur toute l'étendue de l'os carié; alors il arrive souvent qu'on est obligé de conseiller l'amputation de tout le doigt, pour que le mal ne se propage pas dans la main.

PANSEMENT. Application d'un appareil propre à maintenir une partie en situation, & à contenir les remèdes qui lui sont convenables. (*Voyez* Appareil.)

L'utilité des Pansemens, les règles suivant lesquelles on doit y procéder, & les intervalles qu'on doit mettre de l'un à l'autre, sont autant de choses qu'il faut considérer à ce sujet.

Les Pansemens se font par différens motifs, savoir: pour contenir une partie malade dans une situation convenable, pour aider la Nature à se rétablir, & pour faire sortir les matières nuisibles amassées dans la partie.

On met, par exemple, un appareil sur une fracture, sur une hernie, ou sur une plaie simple, pour maintenir les parties dans une situation naturelle & convenable.

On applique des remèdes sur les tumeurs, sur les plaies compliquées, & sur les ulcères, pour faciliter le cours des liqueurs arrêtées, & la consolidation des chairs.

On lève l'appareil appliqué sur une plaie ou sur un ulcère, pour débarrasser la partie chargée de sang, de pus, ou de quelqu'autre matière qui y séjourne.

Quant aux règles générales qu'il faut observer en appliquant les appareils, on les a énoncées en trois mots: il faut panser doucement, mollement, & promptement.

Doucement, c'est-à-dire, en excitant le moins de douleur qu'il est possible.

Mollement, c'est-à-dire, en n'introduisant point, sans nécessité, dans les plaies, des tentes, des bourdonnets, des cannules, dont l'application cause de la douleur, occasionne de l'inflammation, & empêche la consolidation.

Promptement, pour ne pas laisser la partie trop long-tems exposée aux injures de l'air, dont l'impression peut coaguler les sucs, & retrécir le diamètre des vaisseaux. Il faut, pour cette même raison, fermer les rideaux du lit du malade, pendant qu'on le panse, & tenir auprès de lui du feu dans un réchaud.

Pour exécuter ces règles, on met d'abord le malade, & la partie malade, dans une situation commode pour lui & pour le Chirurgien; on lève les bandes, ou bandages, & les compresses, sans remuer la partie affectée; quand le pus ou le sang les ont collés ensemble, ou à la partie, on les imbibe d'eau tiède pour les détacher. Si c'est une plaie qu'on panse, on en nétoie les bords avec la feuille de myrthe, & avec un petit linge ou une éponge; on ôte ensuite les plumaceaux, les bourdonnets & les tentes, avec des pincettes; on essuie légèrement la plaie avec une fausse tente, ou un bourdonnet mollet, ou du linge fin, pour ne causer que le moins de douleur qu'il est possible, & pour ne point emporter les sucs nourriciers; on a toujours soin de tenir, sur la plaie ou sur l'ulcère, un linge, pour les garantir des impressions de l'air; on fait les injections, les lotions, les fomentations nécessaires; on applique ensuite, le plus doucement, le plus mollement & le plus promptement qu'il est possible, un appareil nouveau couvert, ou imprégné des médicamens convenables, & qu'on a eu soin de faire chauffer. Il faut remarquer, au sujet des bandes ou bandages, qu'elles ne servent souvent qu'à tenir les remèdes appliqués à la partie, & qu'elles servent aussi quelquefois à maintenir la partie en situation. Dans le premier cas, elles ne doivent être que peu serrées; dans le second, elles doivent l'être davantage.

On ne fait ordinairement le premier Pansement, à la suite de quelque opération, qu'au bout de quarante-huit heures; à moins que quelque accident, comme, par exemple, une hémorrhagie, n'oblige à lever plus tôt le premier appareil. Comme ce premier Pansement est ordinairement le plus douloureux, on laisse ce long intervalle, afin que l'appareil s'humecte, & puisse tomber aisément. A l'égard des autres Pansemens, on ne peut pas donner de règle générale relativement à l'intervalle qu'il faut mettre entr'eux. L'espèce de la maladie, son état, les accidens auxquels il faut remédier, la nature des médicamens appliqués, sont autant de motifs différens qui doivent engager à panser plus ou moins fréquemment.

Il y a des espèces de maladies qui demandent des Pansemens fréquens; il y en a d'autres où il ne faut panser que rarement. Les mortifications promptes, les dépôts inflammatoires dans les parties graisseuses, les anthrax, & toutes les autres espèces de maladies dont les progrès sont fort rapides, demandent beaucoup d'attention de la part du Chirurgien. Il faut les examiner souvent, pour en découvrir & en prévenir les progrès; il faut renouveller fréquemment les remèdes qu'on y applique, parce que la vertu & l'action de ces remèdes se perdent assez promptement.

Les tumeurs, & autres maladies sur lesquelles on applique des cataplasmes, doivent être pansées fréquemment, parce que ces sortes de topiques, qui agissent principalement par leur chaleur, demandent à être souvent renouvellées. Les maladies qui n'exigent que des fomentations, ne doivent être découvertes que pour voir les progrès, ou la diminution des accidens; mais quoique les fomentations doivent être souvent renouvellées, on ne touche point chaque fois à l'appareil, puisqu'il suffit d'entretenir la partie chaude & humide; ce que l'on peut faire, sans enlever les compresses.

Les plaies simples, les fractures, les luxations, les hernies, & les autres maladies dont la guérison exige beaucoup de repos, ainsi que les tumeurs froides ou chroniques, doivent être pansées rarement. Par exemple, quand on a rapproché les bords d'une plaie, quand on a réduit une fracture, une luxation, ou une hernie, il faut laisser agir la Nature; une curiosité mal placée la troubleroit dans ses opérations. Quand on a appliqué des médicamens sur quelque tumeur chronique, & qui, par sa nature, n'admet que lentement des changemens, ou qui est profondément située, il faut donner à ces remèdes le tems de faire leur effet. Ainsi, l'on panse rarement dans toutes ces maladies.

On condamne aujourd'hui très-généralement, & avec beaucoup de raison, les pansemens fréquens dans le traitement des ulcères; mais c'est une grande erreur que de se jetter dans l'extrémité contraire, comme l'ont fait quelques Praticiens, qui recommandent de ne les renouveller que tous les quatre ou cinq, ou même tous les huit jours. En général, tout ulcère se guérit plus facilement en changeant tous les jours l'appareil, que quand on le renouvelle moins souvent. L'impression de l'air sur les ulcères, sur-tout dans les Hôpitaux, est le principal inconvénient, que l'on croit résulter des Pansemens fréquens; mais il suffit de tenir les nouveaux appareils prêts, de manière à pouvoir les appliquer immédiatement après avoir levé les autres, pour éviter les mauvais effets qui pourroient résulter de l'action de l'air.

Il faut encore avoir égard à l'état, ou au tems d'une maladie; au commencement & à la fin des maladies, les symptômes sont moins violens que dans le second ou le troisième tems. Or, il faut panser plus fréquemment quand les symptômes sont violens, que quand ils ne sont pas considérables, parce que la violence des symptômes diminue promptement la vertu des médicamens. Ainsi les Pansemens doivent être, pour l'ordinaire, plus fréquens vers le milieu d'une maladie, que vers son commencement ou vers sa fin. Les Pansemens des plaies doivent être fréquens à leur second tems où elles sont en suppuration. Leur multiplicité seroit inutile dans le premier tems, où la suppuration n'est point établie; elle seroit nuisible dans le troisième tems, où se fait un développement des substances de la partie, & dans le quatrième, où se forme la cicatrice. Car il est dangereux alors d'exposer souvent une plaie à l'air; d'ailleurs, on ne peut guères lever les bourdonnets, les plumaceaux ou les emplâtres, sans déchirer quelques petits vaisseaux, & par conséquent sans retarder la consolidation de la plaie, & la formation de la cicatrice.

Les accidens qui surviennent, obligent à panser plus souvent qu'on n'auroit fait, s'il n'en étoit point survenu. Par exemple, dans certaines fractures compliquées ou simples, une douleur ou un prurit violent, des abcès, des excoriations, déterminent à lever l'appareil qu'on auroit laissé plus long-tems. Car il faut examiner la cause de ces accidens, débarrasser la partie des matières qui les occasionnent, & appliquer les remèdes convenables. La sortie des excrémens, à la suite de l'opération du bubonocele, ou de celle de la fistule à l'anus, de la taille, &c. obligent de même à lever l'appareil plus souvent qu'on ne le feroit, si on n'étoit point obligé de donner issue à ces matières. Il faut dire la même chose d'une suppuration putride, corrosive, maligne ou vermineuse, dans certains ulcères; d'une suppuration trop abondante dans d'autres ulcères, & dans certaines plaies; d'un amas de pus, de sang & de sérosité dans quelque cavité, comme dans la poitrine, & de la rétention d'urine dans la vessie. Car tous ces accidens, si l'on n'y remédioit, retarderoient la guérison des maladies. Ils demandent, par conséquent, qu'on multiplie les Pansemens.

Enfin, la nature des médicamens déterminera, en partie, sur la multiplicité des Pansemens. Il y a des médicamens qui se dissipent fort promptement, tels sont les liquides, & particulièrement les spiritueux; il y en a qui perdent promptement leur vertu, tels sont les digestifs, les onguens, les embrocations, &c.; il y en a qui s'altèrent & se corrompent en peu de tems, tels sont les cataplasmes faits avec du lait; il y en a dont l'effet est fort prompt, & qui peuvent, par un séjour trop long, endommager certaines parties, tels sont les dilatans & les caustiques prompts, &c. Il faut donc, lorsqu'on se sert de ces sortes de remèdes, les renouveller souvent. Il n'en est pas de même de ceux dont l'action est lente, parce que leurs parties ne se développent & ne pénètrent qu'avec peine, tels sont les emplâtres. Il faut leur donner le tems de faire leur effet.

Toutes ces considérations font voir qu'on ne peut point prescrire, par rapport à chaque espèce de maladie, la longueur des intervalles qu'il faut mettre entre les Pansemens. Ce qu'on peut dire, en général, à ce sujet, c'est que le Chirurgien, n'étant que le ministre & l'aide de la Nature, il doit lui prêter son secours toutes les fois qu'elle en a besoin, & prendre garde de la déranger, dans ses opérations, par un zèle immodéré, ou par des Pansemens très-fréquens. *Extrait des Principes de Chirurgie, de la Faye.*

PARACENTÈSE, ou PONCTION. Petite ouverture qu'on fait à quelqu'une des cavités naturelles du corps, pour en faire sortir un fluide qui s'y trouve épanché contre nature, ou qui s'y trouve retenu en plus grande quantité que ne le comporte l'état naturel de l'organe. Ce nom s'applique plus particulièrement à l'opération qu'on pratique sur les parois du bas-ventre; pour donner un écoulement aux fluides qui s'amassent fréquemment dans sa cavité, en conséquence de diverses maladies, & dont l'accumulation produit la maladie connue sous le nom d'hydropisie ascite. Nous traiterons d'abord de cette espèce de Paracentèse; nous parlerons ensuite de celles de la poitrine & de la vessie, qui demandent surtout notre considération.

De la Paracentèse du bas-ventre.

Il s'exhale naturellement, & en tout tems, dans la cavité du péritoine, un fluide séreux, destiné à lubréfier la surface des intestins & des autres viscères abdominaux. Différentes causes peuvent concourir à augmenter la quantité de ce fluide au-delà des besoins de l'économie; & lorsque cet effet a lieu, quel qu'en ait été le principe, le gonflement qui en résulte se nomme ascite.

Cette espèce d'hydropisie est souvent la conséquence d'une affection générale du système, & se manifeste conjointement avec l'anasarque; souvent aussi elle est une maladie locale, dépendante évidemment d'un vice des vaisseaux absorbans, & particulièrement de leur compression par une tuméfaction de quelqu'un des viscères abdominaux. Les affections squirrheuses du foie sont celles qui produisent le plus souvent cet effet.

L'on connoît qu'il y a un fluide épanché dans la cavité du bas-ventre, par le volume de cette partie, dont l'augmentation est quelquefois énorme; par une sensation particulière que les malades y éprouvent, comme si elle étoit fortement serrée; par l'état de la respiration qui devient difficile & laborieuse, sur-tout lorsque le malade est dans une position horizontale, & par la fluctuation manifeste qui se fait sentir, lorsque, tenant une main sur un des côtés du ventre, on le frappe de l'autre avec l'autre main. Ces symptômes suffisent pour le diagnostic, que confirmeront, dans la plupart des cas, la soif, la sécheresse de la peau, la diminution des urines, & les autres caractères de l'hydropisie.

Lorsque l'enflure s'étend également sur tout le bas-ventre, l'eau, pour l'ordinaire, est répandue dans toute sa capacité, & entre tous les viscères, n'étant circonscrite nulle part, que par le péritoine. Souvent aussi elle se trouve renfermée dans différens kystes (*voyez ce mot*) formés le plus fréquemment dans l'un des ovaires; &, en ce cas, la tumeur qu'elle occasionne n'est pas aussi uniforme, la fluctuation aussi n'est pas aussi distincte que dans le premier cas, au moins lorsque la maladie n'a pas fait encore de très-grands progrès. Il faut observer aussi que le degré de consistance du fluide épanché, rend la fluctuation plus ou moins difficile à appercevoir. Lorsque ce fluide est renfermé dans différens kystes, il est souvent épais & gélatineux; il l'est, en général, beaucoup moins, & paroît même tout-à-fait aqueux, lorsqu'il est uniformément répandu dans toute la cavité du péritoine. Quelquefois on trouve un nombre prodigieux d'hydatides qui nagent dans les eaux des ascitiques. *Voyez* HYDATIDES.

Quelle que puisse être l'efficacité des remèdes diurétiques, & des autres évacuans, dans le traitement des hydropisies générales, il est bien rare qu'ils soient d'aucune utilité dans les hydropisies locales & enkystées. Le principal objet du Praticien doit donc être, en pareil cas, d'évacuer les eaux épanchées par une opération chirurgicale, en même-tems qu'il fera usage des moyens médicaux les plus efficaces, pour tâcher d'en dissiper la cause. — Il faut avouer que ces tentatives, pour opérer une cure radicale, même dans le premier cas d'hydropisie ascite, dont nous avons parlé, ont rarement du succès; cependant il n'est pas sans exemple, qu'elles aient réussi; & probablement on en verroit plus souvent de bons effets, si l'on avoit recours à la Ponction plus tôt qu'on ne le fait ordinairement. Mais, en général, on tarde beaucoup trop à faire usage de ce moyen; les entrailles souffrent d'une immersion trop long-tems continuée dans un fluide souvent vicié; & les vaisseaux lymphatiques perdent, à la longue, leur faculté absorbante. Cependant la Ponction est une opération par elle-même peu importante, simple, facile à exécuter, très-peu douloureuse, & qui n'est accompagnée presque d'aucun danger, si ce n'est par les conséquences qui résultent de la longueur du mal, & de l'état de foiblesse où il a jetté le malade; ce qui est une nouvelle raison de ne pas trop différer d'y recourir. On devroit le faire dès que la tension du ventre & la fluctuation ne laissent aucun doute sur la nature de la maladie, sur-tout si les premières tentatives, qu'on aura pu faire avec des remèdes internes, n'ont pas paru promettre quelque succès. On lit, dans le 4.e Vol. des *Recherches & Observations de Médecine*, un Mémoire de M. Fothergill, qui démontre les avantages de cette méthode, en s'appuyant sur des faits. Lorsqu'une hydropisie ascite commence à se manifester, ce Praticien, justement célèbre, conseille d'attaquer le mal par l'usage des médicamens diurétiques, & des autres évacuans. « Mais, ajoute-t-il, si, après avoir suivi quelque tems ce traitement, on ne voit pas que le malade se trouve mieux; si les entrailles ne sont pas évidemment affectées, de manière à faire craindre qu'elles ne soient plus en état de remplir convenablement leurs fonctions; si la maladie n'est pas l'effet d'une longue habitude d'intempérance; si l'âge & l'état des forces n'ôtent pas tout espoir, j'abandonne alors tout médicament, excepté ceux qui sont de nature à restaurer & à fortifier, & je laisse aller la maladie jusqu'à ce que l'opération soit praticable; après quoi je reviens à l'usage des diurétiques, des martiaux & des amers, afin de prévenir, s'il est possible, par leur moyen, un nouvel épanchement. » Le même Auteur observe qu'il n'est pas très-rare de voir des hydropisies enkystées, se guérir radicalement par la Ponction, sans autres remèdes.

Toutes les fois qu'il s'est formé un amas considérable d'un fluide quelconque, en quelque partie du corps que ce soit, mais sur-tout dans le bas-ventre, où les liqueurs épanchées environnent & compriment beaucoup de vaisseaux sanguins des plus importans, on ne peut, sans danger, évacuer très-rapidement ces fluides, à cause du changement qu'éprouve le système sanguin, lorsque quelques-uns de ses principaux troncs perdent tout-à-coup un soutien qui leur étoit devenu habituel, ou cessent d'éprouver une résistance à laquelle ils étoient, depuis long-tems, accoutumés.

Quoi qu'il en soit de cette explication, le fait est certain; on a souvent vu des défaillances, & même quelquefois une mort subite, à la suite d'évacuations de cette nature. Ces accidens faisoient regarder, chez les Anciens, la Ponction comme une opération très-dangereuse; &, lorsqu'ils y avoient recours, ils avoient soin de ne laisser sortir le fluide que peu-à-peu, & à différentes reprises, laissant quelquefois un intervalle d'un ou deux jours entre les différens tems de l'opération. Mais ces sortes de précautions étoient mal-entendues; elles fatiguoient & faisoient souffrir les malades; & la fréquente introduction du trocar occasionnoit souvent des accidens inflammatoires, & même la gangrène autour des plaies.

Le D. Mead, réfléchissant sur ce qui pouvoit être la cause des accidens qui sont la conséquence de l'évacuation trop subite d'un amas considérable de fluides, fut conduit à essayer ce que la compression extérieure pourroit faire pour les prévenir; imaginant qu'il pourroit, par ce moyen, suppléer à la pression que les liqueurs épanchées exercent sur les vaisseaux sanguins. Le succès de ces tentatives justifia pleinement l'opinion qu'il en avoit conçue; car, lorsque cette compression se fait avec les soins convenables, on peut, sans aucun danger, tirer, aussi rapidement qu'on le juge à propos, toute l'eau contenue dans l'abdomen d'un hydropique; mais il faut, pour cela, comprimer tout le bas-ventre uniformément, & proportionnément aux progrès de l'évacuation, & maintenir cet état de compression plusieurs jours de suite. Le simple bandage du corps (*Voyez* BANDAGE) suffit, pour l'ordinaire, pour remplir cette intention. On en a imaginé d'autres particulièrement adaptés à ce but; nous renvoyons aux *Planches* pour la description de celui qui nous a paru le plus convenable. Il faut que ce bandage soit assez grand pour couvrir tout l'abdomen, & construit de manière à en embrasser également toutes les parties.

Les Anciens, & particulièrement Hippocrate, ont proposé, pour le traitement palliatif de l'ascite, l'application du feu, des incisions faites en diverses parties de l'abdomen, qu'ils n'osoient cependant faire pénétrer jusques dans la cavité du péritoine, de peur de procurer une évacuation trop prompte des eaux, dont ils avoient reconnu le danger; & d'autres moyens dont nous ne nous occuperons pas, comme étant, avec raison, tout-à-fait abandonnés par nos Praticiens modernes. Le trocar est aujourd'hui le seul instrument dont on fasse usage dans cette intention. L'on préfère, en général, que le corps de cet instrument ait une forme cylindrique, avec une pointe triangulaire; quelques personnes cependant trouvent de l'avantage à lui donner une forme applatie, & une pointe faite à-peu-près comme celle d'une lancette; mais peut-être cette dernière forme est-elle plus sujette à occasionner des hémorrhagies. *Voyez* TROCAR.

Le choix de l'endroit où l'on doit faire la Ponction n'est pas indifférent, quoiqu'il y ait eu des Praticiens qui aient soutenu l'opinion contraire. Ainsi, en plongeant l'instrument vers le milieu du bas-ventre, au-dessous du nombril,

& dans le trajet des muscles droits, on pourroit facilement ouvrir l'artère épigastrique; &, si on le portoit vers l'un ou l'autre des os des iles, on s'exposeroit au danger de blesser les intestins. Le lieu que l'on désigne ordinairement comme étant celui où il y a le moins d'inconvéniens à redouter de cette opération, est à une distance à-peu-près égale, entre le nombril & le milieu de la crête de l'os des iles; il ne s'y trouve presque jamais de vaisseau sanguin un peu considérable; les parois du bas-ventre sont moins tendineuses, & plus charnues en cet endroit qu'ailleurs; ce qui donne plus de facilité à la plaie pour se cicatriser; & les intestins ne s'y présentent jamais de manière à pouvoir être blessés par l'instrument, si l'on a soin de coucher le malade un peu sur le côté; car les eaux les tiennent alors suffisamment écartés de la surface inférieure, pour les mettre hors de la portée de l'instrument. Enfin, dans cette position, l'endroit que nous avons désigné, se trouve à-peu-près le plus bas possible, & par conséquent le plus convenable pour ouvrir une issue au fluide épanché.

Il peut cependant se présenter des cas particuliers où il convient de se régler sur les circonstances, pour déterminer le lieu où l'on doit faire la Ponction, plutôt que de s'en tenir au lieu d'élection que nous avons déterminé. Si, par exemple, l'ombilic formoit une tumeur aqueuse, comme cela s'est vu quelquefois, il seroit à propos de percer la peau dans cet endroit, parce que, par la seule ouverture de la peau, on procureroit l'issue des eaux épanchées. Les personnes affectées d'une hernie inguinale complette, qui deviennent hydropiques, ont une tumeur aqueuse, le fluide épanché passant dans le sac herniaire. La Ponction des tégumens & de la portion du péritoine qui forme ce sac, procurera la sortie des eaux plus avantageusement que la perforation de toutes les parties contenantes dans le lieu d'élection. Si la maladie a pour cause l'obstruction du foie, on préfère le côté gauche pour l'opération. On choisit le côté droit, si la rate est gonflée, ou s'il y a quelque squirrhe du côté gauche. Chez les femmes ascitiques, il n'est pas rare que les eaux, par leur poids sur la partie inférieure du bassin, forment une protubérance dans le vagin, & même une tumeur plus ou moins considérable hors des parties naturelles, laquelle cède aisément à la pression, & reparoît aussi-tôt qu'on cesse de la comprimer. En pareil cas, c'est par le vagin qu'on doit faire la Ponction; car c'est-là que se trouve la partie la plus déclive de la tumeur, & la plus propre, par conséquent, à la vuider complettement. L'ouverture doit se faire vers le milieu de cet organe, où l'on risque le moins de rencontrer des vaisseaux sanguins, qui sont plus considérables sur les côtés. Et, comme le vagin n'est jamais fortement tendu par les eaux, il faut, pour qu'il ne glisse pas devant la pointe du trocar, passer deux ou trois doigts dans sa cavité, & par-derrière la tumeur, afin de la comprimer en y renfermant le fluide, & d'en augmenter ainsi la tension, ce qui facilitera l'introduction de l'instrument. Après l'opération, on tiendra des linges chauds auprès de la vulve, pour imbiber les eaux qui pourroient couler encore.

Pour pratiquer l'opération dans le lieu ordinaire, on avoit coutume autrefois de faire asseoir le malade dans un fauteuil; dans cette attitude, les eaux se portent dans la partie inférieure du bas-ventre, & remplissent le bassin, & il n'est pas possible de tirer la plus grande partie de ce qui se trouve au-dessous du niveau de la cannule. Il est plus à propos de faire coucher le malade sur le bord de son lit, un peu penché du côté où l'on opère, parce que, dans cette attitude, avec l'attention de presser la circonférence de l'abdomen mollement & également dans tous ses points, à mesure que l'eau coule, on met presqu'à sec la cavité qui la contenoit; & parce que cette situation est la plus favorable au malade, qui éprouve un soulagement marqué, à mesure que son ventre se débarrasse, en même-tems qu'elle contribue beaucoup à prévenir ces défaillances qui faisoient regarder la Ponction, chez les Anciens, comme une opération très-dangereuse.

Avant de mettre le malade dans cette position, on est dans l'usage de marquer, avec de l'encre, l'endroit où l'on doit plonger le trocar. On place ensuite le bandage, dont nous avons parlé ci-dessus, de manière qu'il laisse cette marque à découvert, par une ouverture pratiquée à dessein; il doit être d'abord passablement serré. Alors le Chirurgien, tenant le manche du trocar dans la main droite, le doigt index de cette main étendu sur la cannule, pour fixer la longueur de l'instrument qui doit pénétrer dans la cavité du ventre, il le plonge en perçant les parties contenantes, jusqu'à ce que, ne sentant plus de résistance, il juge qu'il est parvenu jusqu'au fluide épanché. Il prend alors la cannule, avec les doigts de la main gauche, & retire le poinçon avec la droite. Les eaux coulent alors par la cannule, &, à mesure qu'elles sortent, on a soin de serrer peu-à-peu le bandage. Si, malgré cette précaution, le malade se sentoit foible &, menacé de défaillance, il conviendroit de suspendre, de tems en tems, l'évacuation pendant quelques minutes; ce que le Chirurgien pourra faire aisément, en mettant son doigt sur l'ouverture de la cannule.

Il arrive quelquefois, dans le cours de l'opération, que les eaux cessent de couler avant que l'enflure ait beaucoup diminué. Si cet accident provient de ce que la cannule se trouve obstruée par quelqu'une des parties qui flottent dans le bas-ventre, telles qu'une portion de l'omentum ou des intestins, on éloigne l'obstacle avec un stilet boutonné qu'on introduit dans la cannule. Si c'est la trop grande viscosité du fluide qui s'oppose à son écoulement, on est quelquefois obligé d'introduire un trocar plus gros que le premier. Mais si l'empêchement vient de ce que les eaux sont contenues dans plusieurs kystes particuliers, toutes les tentatives de cette espèce seront inutiles; il faudra, en pareil cas, retirer la cannule, couvrir la plaie d'un plumaceau enduit de cérat, & procéder, tout de suite ou le lendemain, à une nouvelle Ponction, du côté opposé du bas-ventre, ou à la partie la plus déclive de la tumeur, si le gonflement paroissoit limité à quelque partie de l'abdomen.

Quand on a tiré les eaux, il faut ôter la cannule; pour cet effet, on applique deux doigts de la main gauche sur la peau, de chaque côté de la cannule, qu'on retire facilement avec la main droite, en prenant la précaution de lui faire décrire un demi-tour sur son axe.

L'hydropisie enkystée des ovaires, lorsqu'elle est parvenue à un certain point, se distingue difficilement de la véritable ascite, avec laquelle d'ailleurs elle se complique souvent. Cependant la fluctuation, comme nous l'avons dit ci-dessus, s'y fait moins appercevoir pour l'ordinaire, & lorsque la maladie n'est pas très-avancée, la tumeur occupe particulièrement un des côtés de l'abdomen. La Ponction n'est pas moins nécessaire, dans cette espèce d'hydropisie, que dans l'ascite proprement dite; & l'on voit des cas où l'on est obligé de recourir très-fréquemment à cette opération.

Quelques Praticiens, présumant qu'on pourroit parvenir à une guérison radicale de l'hydropisie de l'ovaire, & fondés sur quelques faits qui montroient la possibilité d'une pareille guérison, ont tenté de faire de grandes ouvertures au kyste, afin d'exciter une inflammation qui en réunît les parois, ou de le faire suppurer; mais ces tentatives ont quelquefois coûté la vie aux malades sur lesquels on les avoit faites. Chez quelques autres, elles ont laissé une ouverture fistuleuse, qui paroissoit donner plus de soulagement qu'on n'auroit pu en attendre d'une simple Ponction; mais cet avantage n'est pas assez grand pour encourager à répéter des expériences aussi dangereuses.

La Ponction elle-même est plus sujette à occasionner des accidens dans les cas d'hydropisie de l'ovaire, que dans ceux de simple ascite, à cause de l'inégalité d'épaisseur du kyste, & du risque de rencontrer, avec la pointe de l'instrument, des corps charnus qui se trouvent souvent adhérens à la surface interne de la cavité, & qui rendent l'opération non-seulement inutile, mais dangereuse, par l'inflammation qui peut en être la conséquence. Mais le principal danger qui accompagne la Ponction, en pareil cas, est celui qui peut résulter de la blessure de quelque branche de l'artère épigastrique. Car, comme on n'est pas toujours maître de la pratiquer dans l'endroit que nous avons déterminé comme étant le moins sujet à inconvénient, & comme on est obligé de choisir les points où la fluctuation est le plus manifeste, il n'est pas très-rare, en la faisant, de voir survenir une hémorrhagie occasionnée par l'ouverture de quelque branche de cette artère; hémorrhagie qui peut être très-considérable, & devenir promptement funeste, attendu la difficulté qu'on rencontre à arrêter le sang. Le meilleur moyen d'y réussir est peut-être de faire comprimer la partie blessée, par un Aide qui la tient entre ses doigts, jusqu'à ce que le sang ait cessé tout-à-fait de pouvoir couler. Cette compression se fait ici d'autant plus aisément, que la sortie des eaux laisse les parois de l'abdomen dans un état de grand relâchement.

Il est infiniment rare qu'on ait un pareil accident à craindre, lorsqu'on fait la Ponction dans le lieu d'élection que nous avons indiqué; cependant il n'est pas sans exemple. On en lit un dans le second Volume des *Medical Communications*, p. 136.

L'on n'ôtera pas le bandage compressif, après l'évacuation entière des eaux. On le laissera même passablement serré, afin de soutenir les viscères accoutumés à une pression considérable. On aura recours alors aux remèdes toniques & diurétiques; & si, malgré leur usage, il se fait un nouvel épanchement, on répétera l'opération de la Paracentèse, dès que le volume du ventre l'exigera, sans jamais attendre que la distension soit portée trop loin, par les raisons que nous avons exposées plus haut.

Les fluides aqueux ne sont pas les seuls qui puissent occasionner le gonflement de l'abdomen. On voit quelquefois le même effet en conséquence d'un amas d'air, ce qui constitue la maladie appellée Tympanite.

Cette espèce de gonflement produit une gêne de la respiration semblable à celle qui accompagne l'hydropisie ascite; mais ici la tension est plus grande que dans le cas d'enflure aqueuse; & l'abdomen donne au toucher la même sensation, à-peu-près, que causeroit une vessie pleine d'air.

L'ouverture des cadavres morts de tympanite, a souvent montré un prodigieux volume d'air renfermé dans les intestins. Mais il y a une autre variété de cette maladie, où l'air paroît être répandu dans toute la cavité de l'abdomen, ce qui néanmoins n'arrive peut-être jamais qu'en conséquence de quelque petite ouverture du canal intestinal. Dans l'un & l'autre cas, ce seroit un grand soulagement pour le malade, que de donner issue à cet air, & l'on peut le faire, au moyen de la Ponction telle que nous l'avons décrire pour l'hydropisie ascite, en se servant d'un très-petit trocar, & en serrant le corps graduellement avec un bandage. On ne peut disconvenir que la perforation de l'intestin, pour donner issue à l'air qu'il renferme, ne soit une opération dangereuse & redoutable, & qu'on ne doit jamais entreprendre, que dans un cas de nécessité très-urgente; mais, comme cette maladie, lorsqu'elle est parvenue à un certain point, est généralement funeste, il vaut mieux, après avoir épuisé inutilement les secours de la Médecine, recourir à ce moyen pour soulager le malade, que de le laisser périr dans les souffrances. On a fréquemment employé le même moyen avec le plus grand succès, pour évacuer l'air contenu en trop grande quantité dans l'estomac & les intestins des bœufs & d'autres quadrupèdes, & il n'est pas absolument improbable qu'on pût quelquefois user avantageusement de la même pratique, pour l'espèce humaine.

Après l'opération de la ponction, on a coutume de frotter le bas-ventre, en faisant usage en même-tems, d'applications spiritueuses & astringentes. Cette pratique ne sauroit être nuisible; elle peut contribuer à rétablir le ton des tégumens; &, comme les frictions peuvent aussi tendre à augmenter l'action des vaisseaux absorbans, on ne devroit pas la négliger. Pendant les deux premiers jours, on ne peut guères y avoir recours, parce qu'il pourroit y avoir du danger à ôter le bandage; mais ensuite on peut l'ôter une ou deux fois par jour, pour faire des applications d'esprit-de-vin camphré, & des frictions sur tout l'abdomen, le malade gardant, pendant ce tems-là, une position horizontale.

De la Paracentèse du Thorax.

La nécessité de la Paracentèse du thorax est indiquée lorsque le mouvement du cœur, ou celui des poumons, est gêné par la présence de quelque fluide épanché dans la cavité de la poitrine. Personne n'ignore que le mouvement libre, & non interrompu de ces organes, est indispensable pour le maintien de la vie. Tous les moyens que l'Art peut fournir, doivent être mis en œuvre pour écarter les causes qui tendent à le gêner; &, lorsque l'obstacle se trouve être un amas d'un fluide quelconque, il n'y a point de remède interne auquel on doive avoir grande confiance pour l'écarter; le seul, dont on puisse attendre un soulagement réel, est l'évacuation de ce fluide, par une ouverture faite aux parois du thorax.

La nature du fluide épanché ne sauroit influer sur la nécessité de lui ouvrir une issue de cette manière; &, quoique la plupart des Auteurs n'aient parlé de cette opération, que relativement aux cas, soit d'hydropisie de poitrine, soit particulièrement de collections de pus (*Voyez* Empyème), elle peut être de la plus grande utilité dans ceux où un épanchement de sang, ou un amas d'air (*Voyez* Emphysème) empêchent le libre mouvement des organes vitaux.

§. 1. De l'Hydropisie de Poitrine.

Il n'y a presqu'aucune cavité du corps, où l'on ne voie quelque fois se former des amas d'eau ou de sérosité; & il n'est pas très-rare que cet accident ait lieu dans l'une ou l'autre des grandes caivtés de la poitrine, & même dans toutes les deux. L'hydropisie de poitrine se trouve fréquemment compliquée d'hydropisie générale; mais il y a des cas où elle ne se manifeste que comme maladie locale; & c'est dans ceux-ci surtout que la main du Chirurgien peut être d'un grand secours.

Indépendamment des épanchemens de sérosité dans les grandes cavités du thorax, on en trouve aussi dans le péricarde; ils peuvent encore être entre les lames du médiastin, immédiatement au-dessous du sternum.

Différens symptômes accompagnent ces épanchemens d'eau dans le thorax; il faut cependant y donner beaucoup d'attention, pour bien s'assurer de leur existence, & particulièrement pour déterminer leur situation avec la précision nécessaire, lorsqu'il s'agit d'une opération aussi importante que l'ouverture du thorax.

Lorsqu'un malade se plaint d'un sentiment de pesanteur ou d'oppression à la poitrine, de gêne dans la respiration, d'une sensation plus pénible d'un côté de la poitrine que de l'autre, de ne pouvoir se tenir couché sur le côté sain, d'être sujet, dans son sommeil, de se réveiller en sursaut, comme s'il étoit menacé d'étouffer sur-le-champ; lorsqu'avec tous ces symptômes, il est fatigué par une toux fréquente, que le pouls est petit & irrégulier, & sur-tout lorsque la peau est sèche, que les urines sont en petite quantité, & qu'il existe d'autres symptômes d'hydropisie, on ne peut pas douter qu'il n'y ait de l'eau épanchée dans quelque partie de la poitrine. Quelquefois, lorsque le malade, étant couché, se relève tout-à-coup, ce mouvement brusque lui fait éprouver un sentiment d'ondulation, comme s'il passoit de l'eau d'un côté de la poitrine à l'autre. Ce symptôme très-caractéristique de la maladie, sert encore à déterminer, d'une manière plus particulière, en quelle partie du thorax est l'épanchement. Il mérite, par conséquent, d'être observé avec beaucoup d'attention, comme pouvant servir à indiquer l'endroit où il convient de faire l'ouverture.

Pour s'en assurer encore mieux, on mettra le corps du malade à nud, afin de le bien examiner. S'il y a beaucoup d'eau dans la poitrine, on pourra souvent le reconnoître, en mettant une main sur la partie antérieure des côtes, auprès

près du sternum, & en frappant de l'autre, avec une certaine force, sur les vertèbres; cette secousse fera peut-être appercevoir une fluctuation; &, si elle se manifeste d'un côté seulement, le siège de la maladie sera par-là même connu; mais, s'il n'y a pas beaucoup d'eau, l'on ne doit pas trop compter sur cette épreuve. En pareil cas, le malade étant toujours assis, on conseille de le saisir par les épaules, & de le secouer vivement, & à plusieurs reprises, d'un côté à l'autre; ces secousses agiteront l'eau, s'il y en a dans le thorax, & l'on pourra entendre le bruit de son ondulation.

Lorsque des affections de cette nature ont duré long-temps, on peut tirer des lumières pour le diagnostic d'une autre circonstance, c'est l'élévation de la partie du thorax où se trouve le fluide épanché. On a dit même que, dans quelques cas, toutes les côtes d'un même côté s'étoient trouvées beaucoup plus élevées que celles de l'autre, à cause de la grande quantité d'eau contenue dans leur cavité, qui les empêchoit de se rapprocher dans l'expiration. Un pareil dérangement ne peut avoir lieu, que dans le dernier période de la maladie; mais lorsqu'il existe, il démontre la présence de l'eau, & l'endroit où elle est épanchée.

Quand l'eau est dans le péricarde, on observe à-peu-près les mêmes symptômes que lorsqu'elle est renfermée dans quelqu'autre partie de la poitrine; il y a même bien des cas où l'attention la plus scrupuleuse ne suffira pas pour distinguer sûrement cette espèce d'hydropisie. Un symptôme cependant qui lui est particulier, c'est que le malade, pour l'ordinaire, se plaint beaucoup d'une sensation pénible qu'il éprouve dans le milieu du côté gauche de la poitrine. Et Sénac, dans son excellent Traité du Cœur, donne, pour signe caractéristique de cette maladie, un mouvement ondulatoire assez fort, que l'on apperçoit, à chaque pulsation du cœur, entre les troisième, quatrième & cinquième côtes.

Lorsqu'on est sûr qu'il y a de l'eau dans le thorax, & que l'on a reconnu en quelle partie de sa cavité elle est épanchée, comme il n'y a aucun moyen connu sur lequel on puisse compter pour la dissiper, le Praticien doit conseiller la Paracentèse, dès qu'il a lieu d'en regarder le délai comme pouvant entraîner promptement des conséquences funestes. La gravité de cette opération, sans doute, ne permet pas de la recommander à la légère, & pour une maladie peu sérieuse; mais nous croyons qu'on ne doit pas hésiter à y recourir toutes les fois que les symptômes sont évidemment menaçans, & que les remèdes ordinaires n'ont aucun effet. Voici la manière dont on doit y procéder.

Le malade étant couché sur le dos, de manière que le côté où doit se faire l'ouverture dépasse un peu le bord du lit, & soit légèrement incliné en-dehors, un Aide tirera vers le haut, autant qu'il lui sera possible, la peau qui se trouve couvrir l'endroit où l'on doit faire l'incision, & la maintiendra fermement dans cette nouvelle place, pendant tout le tems de l'opération. Le Chirurgien alors fera, avec un bistouri, une incision de deux pouces de longueur, entre la sixième & la septième côtes, en suivant exactement la direction de ces os, à une distance à-peu-près égale du sternum & des vertèbres; & il sera très-attentif à ne point trop se rapprocher du bord inférieur de la côte supérieure, afin d'éviter les vaisseaux sanguins qui passent dans sa rainure. Mais, quoiqu'il soit nécessaire, pour donner plus de liberté au mouvement du bistouri, que l'incision du tissu cellulaire soit de la longueur que nous avons prescrite, il n'y a pas de raison pour lui donner autant d'étendue vers le fond, en sorte qu'à mesure qu'elle avance au travers des muscles intercostaux, on peut la réduire à la moitié. Quand on est parvenu à la pleure, on l'incise très-doucement, & avec beaucoup de précaution, pour éviter le danger de blesser le poumon, si, par hasard, il se trouvoit adhérant en cet endroit. S'il ne l'est pas, l'eau sortira avec force par la première petite ouverture de la pleure. Mais si, malheureusement, il se trouvoit-là quelque adhérence, il faudroit ou continuer l'incision, en se rapprochant du sternum, ou faire une nouvelle ouverture un pouce ou deux plus haut ou plus bas, dans le thorax. Dès que l'eau commencera à paroître, on introduira, par l'ouverture, une petite cannule d'argent, applatie, & légèrement courbée, (*Voyez les Planches*) qui servira non-seulement à en faciliter l'écoulement, mais aussi à l'arrêter plus aisément, si quelque disposition du malade à tomber en défaillance, rendoit cela nécessaire. Par-là encore on empêche que l'air n'ait un aussi facile accès dans la cavité de la poitrine; ce qui est assez important dans cette opération. *Voyez* AIR.

Quand la quantité d'eau épanchée n'est pas considérable, on peut ordinairement la faire sortir toute en une seule fois; mais, comme la structure du thorax ne permet pas l'usage de la compression que nous avons recommandée lorsqu'on fait la Ponction pour l'ascite, lorsqu'il y a beaucoup d'eau, il faut l'évacuer par petites parties, & laisser, entre chaque évacuation des intervalles plus ou moins longs, suivant les circonstances. Pour cet effet, & afin de pouvoir suspendre à volonté l'écoulement de l'eau, on fixera la cannule, au moyen d'un ruban qu'on y aura attaché, & que l'on passera autour du corps du malade, & l'on y adaptera un petit bouchon. On couvrira la plaie d'un plumaceau enduit de cérat; &, tout étant fixé au moyen d'une serviette & d'un bandage scapulaire, on laissera reposer le malade. Après un intervalle de tems suffisant, qui sera peut-être d'un ou deux jours, on pourra donner issue à une nouvelle quantité d'eau; & en la faisant sortir ainsi, d'une manière lente & graduelle, on ne s'exposera point au danger de nuire au malade, par une évacuation trop précipitée.

De cette manière on pourra évacuer, en toute sûreté, une quantité d'eau quelconque contenue dans la poitrine; &, le malade étant soulagé de l'angoisse extrême qu'il éprouvoit, on retirera la cannule, & l'on fera usage des moyens les plus propres à prévenir un retour de la maladie.

Nous avons supposé, jusqu'à présent, que l'eau n'étoit épanchée que dans un des côtés de la poitrine; mais si les deux côtés sont affectés, on ne peut pas tirer toute l'eau par une seule opération. En pareil cas, il faudra, lorsqu'on aura évacué celle d'un côté, faire une seconde ouverture de l'autre. Mais il y auroit du danger à faire l'opération des deux côtés, à-peu-près en même tems, & à donner ainsi accès à l'air extérieur, dans les deux cavités de la poitrine à-la-fois. Car, quoique nous ayons prescrit de faire l'ouverture de la pleure très-petite, & d'y insérer sur-le-champ une cannule, il est impossible cependant, quelque précaution que l'on prenne, d'empêcher aussi complettement qu'on le desireroit, que l'air n'entre, soit par la plaie, soit par l'ouverture même de la cannule, & ne s'insinue entre la pleure & la surface du poumon; & si l'air pouvoit pénétrer dans les deux côtés de la poitrine à-la-fois, le malade éprouveroit à-peu-près la même oppression que lui causoit l'eau, avant qu'on lui eût donné issue. Avant donc que d'entreprendre l'opération de l'autre côté, on cherchera quelque moyen de faire sortir l'air qui s'est insinué dans la cavité de la poitrine, par le jeu même du thorax, pendant la première opération. Il y en a deux dont on peut se servir: voici celui qui est le plus facile & le plus commode. Aussi-tôt qu'on aura ôté la cannule, le malade fera un effort pour remplir d'air ses poumons, autant qu'il lui sera possible. Cet effort fera sortir une grande partie de l'air renfermé entre la pleure & les poumons; mais il faut, pour cela, ôter tout accès à l'air extérieur, en ramenant sur la plaie la peau qu'on avoit tirée vers le haut, avant de faire l'incision, & en la pressant de manière que l'ouverture de la plaie se trouve bouchée pendant l'inspiration. En répétant plusieurs fois ces mouvemens du thorax, on pourra chasser à-peu-près tout l'air qui s'est introduit dans sa cavité. On assujettira ensuite la peau saine sur la plaie intérieure; &, au moyen d'une compresse & d'un bandage arrangés convenablement, on maintiendra les parties dans la position où elles doivent être pour se cicatriser.

L'autre moyen, dont on peut se servir pour tirer l'air de la capacité du thorax, est la succion. On peut adapter à une seringue aspirante un bec d'yvoire ou de métal, fait de manière à s'appliquer exactement sur l'ouverture de la pleure; chaque coup de piston, quand l'instrument sera ainsi placé, fera sortir beaucoup d'air; &, lorsqu'on croira l'avoir à-peu-près épuisé, l'on retirera la peau saine sur l'ouverture de la pleure; on pansera la plaie comme nous venons de le dire. On peut aussi, au lieu de seringue, se servir d'une bouteille de gomme élastique, avec un bec convenable; mais alors il faut avoir soin, chaque fois qu'on l'écarte pour la comprimer & la vuider d'air, de ramener la peau, pour ôter tout accès à l'air intérieur.

Une certaine quantité d'air, enfermée dans les cavités du thorax, peut nuire, non-seulement en empêchant le jeu des poumons, mais encore par l'inflammation qu'excite ordinairement ce fluide dans les parties destinées naturellement à être à l'abri de son influence, lorsque, par accident, elles sont mises à découvert & exposées à ses impressions. Il faut donc se tenir sur ses gardes contre cet effet, dans tous les cas de cette nature. L'oppression qui a lieu, après qu'on a ouvert un côté du thorax, & qui dépend de l'admission d'un peu d'air entre les poumons & la pleure, n'est pas un symptôme bien grave, parce que cet air, pour l'ordinaire, est chassé par le seul mouvement de l'expiration. Mais l'inflammation qu'il peut causer sur les surfaces extérieures avec lesquelles il vient en contact, est beaucoup plus dangereuse, & demande toute l'attention du Praticien. Il faut aussi qu'il se garde bien de jamais ouvrir les deux côtés du thorax à-la-fois, à cause de l'angoisse extrême que le malade éprouve en pareilles circonstances.

Comme la Méthode que nous venons de décrire pour faire la Paracentèse du thorax, n'est pas généralement adoptée, beaucoup de Chirurgiens préférant de faire l'ouverture dans une autre partie du thorax, & de se servir, pour cela, d'un autre instrument; nous allons entrer encore dans quelques détails sur ces deux points.

On a dit que si l'ouverture ne se faisoit pas plus bas que nous ne l'avons conseillé, il seroit impossible de faire sortir toute l'eau épanchée. Mais si le malade est couché sur le dos, le corps un peu incliné du côté où doit se faire l'opération, l'endroit que nous avons désigné pour l'ouverture, se trouvera dans la partie de toutes la plus basse. Cet endroit nous offre encore un avantage essentiel, c'est que les poumons ne s'y attachent pas aussi facilement qu'ils le font plus bas, où ils sont plus immédiatement en contact avec le diaphragme; d'ailleurs, l'ouverture s'y fait beaucoup plus facilement que lorsque l'on se rapproche davantage des vertèbres, & que l'on se met dans la nécessité d'inciser au travers des muscles épais & charnus de ces parties.

Quant à l'instrument qu'on doit employer pour

cette opération ; nous croyons que le bistouri est le meilleur dont on puisse se servir. Bien des Chirurgiens ont conseillé de la faire avec un trocar ; mais quelque convenable que soit cet instrument, pour les cas où il faut faire la Ponction du bas-ventre ou du scrotum, & où l'on ne craint pas de blesser les parties contenues dans ces cavités, si l'on opère avec prudence, on ne sauroit, sans beaucoup de danger, s'en servir pour percer le thorax, à cause des adhérences qui se trouvent si souvent entre les poumons & la pleure, & de l'ignorance où l'on est s'il n'y a pas une adhérence dans l'endroit même que l'on a choisi pour y faire l'ouverture. Sans doute que s'il y avoit quelque moyen de se mettre à l'abri de ce danger, le trocar, manié avec prudence, rempliroit toutes les intentions de cette opération, avec une entière sûreté pour le malade. Mais si, malheureusement, on le plongeoit dans un endroit où il se trouvât une adhérence, non-seulement on blesseroit grièvement le poumon, mais encore on manqueroit entièrement le but qu'on se proposoit ; car l'instrument, plongé dans la substance du poumon, ne viendroit point en contact avec l'eau épanchée entre cet organe & la pleure, & ne pourroit servir à l'évacuer. Avec le bistouri, l'on ne court point ce danger. Quand on a mis la pleure à découvert, on peut, avec la pointe de l'instrument, y faire une très-petite ouverture ; &, dès que le Chirurgien a lieu de croire qu'il a pénétré au travers de sa substance, s'il ne sort point d'eau, c'est une forte raison de présumer que le poumon est adhérent en cet endroit. En conséquence, il faudra qu'il répète son opération dans une autre place ; ou, si l'adhérence n'est pas forte, ce qu'il reconnoîtra aisément, en introduisant, avec précaution, un stilet bien arrondi entre le poumon & la pleure, il les séparera l'un de l'autre, jusqu'à ce qu'il puisse faire parvenir une cannule en quelque endroit qui ait communication avec l'eau épanchée. Si cette séparation se fait aisément, & si l'adhérence n'a pas beaucoup d'étendue, il achevera ainsi son opération ; & si, malheureusement, le contraire avoit lieu, il aura au moins la consolation de n'avoir fait aucun mal essentiel.

Nous avons jusqu'ici supposé que l'eau étoit épanchée dans une des grandes cavités de la poitrine. Mais lorsqu'elle est dans le péricarde, ou entre les lames du médiastin, que peut-on faire pour lui donner issue ? On a cru généralement que, dans les hydropisies du péricarde, il n'y avoit rien à gagner à tenter une opération pour faire sortir l'eau de sa cavité, parce que le succès ne pourroit en être que très-incertain, & qu'elle exposeroit le malade à un danger plus grand que celui de la maladie même ; en conséquence, on a abandonné les malades à leur destinée.

Mais, quoique les succès de cette opération ne seroient peut-être pas bien fréquens, il est possible cependant que l'on sauvât quelques individus, sur le nombre de ceux qui périssent de cette maladie ; & sûrement on ne les mettroit pas dans un état plus fâcheux que celui où ils se trouvent. Nous n'avons aucune raison de présumer que l'ouverture du péricarde soit, par elle-même, assez dangereuse pour faire rejetter absolument cette opération ; & il y a des exemples de blessures de cette membrane, qui ont été suivies d'une parfaite guérison. -- Mais il est très-essentiel de garantir sa surface interne de toute impression de l'air. *Voyez*, à l'article AIR, un cas très-remarquable de plaie du péricarde.

Lors donc qu'il y a lieu de croire qu'il y a de l'eau dans le péricarde, soit par des indices tirés de la nature de la maladie, soit parce qu'on auroit fait inutilement une ouverture au côté gauche du thorax, il faut se déterminer à en faire la Ponction.

Dans cette maladie, le péricarde est, pour l'ordinaire, tellement distendu, qu'il n'est pas difficile de le trouver. En faisant une ouverture au côté gauche, entre deux côtes quelconques, depuis la troisième ou quatrième, jusqu'à la septième ou huitième, &, à la distance de cinq à six travers de doigts du sternum, on peut être sûr de le rencontrer lorsqu'il est dans cet état de distension. Et lorsqu'on l'aura mis à découvert, par une incision faite à la pleure, qui doit avoir environ un pouce de longueur, on achèvera l'opération, au moyen d'un petit trocar qu'on enfoncera avec précaution, mais d'une main ferme, dans le péricarde. S'il ne contient que peu d'eau, on la tirera toute d'une fois ; mais, s'il y en a beaucoup, on en suspendra l'écoulement, à plusieurs reprises, & pour quelques minutes à-la-fois, afin de prévenir les inconvéniens dont nous avons eu souvent occasion de parler, comme étant la conséquence d'une évacuation trop soudaine de grands amas d'eau, en quelque cavité du corps qu'ils se trouvent ; &, si cette précaution est nécessaire lorsque l'eau est dans quelqu'autre partie, elle doit être d'autant plus importante, lorsqu'il s'agit d'une partie aussi voisine du cœur.

Quand l'eau est contenue entre les lames du médiastin, comme cette membrane est immédiatement au-dessous du sternum, la douleur, ou l'oppression qu'elle excite, doit être plus particulièrement sentie dans le centre de la poitrine, que lorsqu'elle est dans l'une de ses grandes cavités ; &, par cette raison, on ne peut lui donner issue qu'au travers du sternum, en enlevant une portion de cet os, au moyen d'un trépan, ce qui donne un accès facile aux parties qu'il recouvre. Nous ne nous étendrons pas ici sur la manière d'appliquer le trépan, renvoyant à un autre article ce que nous avons à dire à ce sujet. *Voyez* TRÉPAN. Il nous suffira d'ajouter ici que, lorsqu'on a mis à découvert le kyste qui contient l'eau, on doit le percer avec un trocar, & prendre, pendant l'écoulement, les précautions que nous avons indiquées pour les autres cas. On aura grand soin de ne pas laisser la plaie exposée à l'air plus long-tems qu'il n'est nécessaire.

§. II. *De l'Extravasation de sang dans la Poitrine.*

Lorsqu'il se trouve beaucoup de sang extravasé dans quelque partie de la poitrine, il en résulte de l'oppression, & le mouvement des artères devient foible & irrégulier. Il est vrai que ces mêmes symptômes ont lieu toutes les fois qu'il y a un épanchement d'un fluide quelconque dans le thorax; mais on observe qu'ils sont beaucoup plus marqués, & que le malade en est tourmenté bien plus cruellement, quand ils sont occasionnés par du sang extravasé, que lorsqu'ils le sont par toute autre espèce de fluide. A cela près, ils se ressemblent beaucoup, & nous ne nous arrêterons pas davantage à les décrire.

Différentes causes peuvent occasionner une extravasation de sang dans le thorax; telles que,

1.° Des blessures de quelques-uns des gros vaisseaux sanguins de la poitrine, faites par des instrumens aigus, poussés avec force dans sa cavité.

2.° Des blessures de ces mêmes vaisseaux, faites par des côtes rompues, & pressées avec force contre les organes contenus dans le thorax. Des fragmens du sternum, ou des vertèbres, peuvent avoir le même effet.

3.° L'érosion de ces vaisseaux par le pus d'un ulcère, ou d'un abcès; & enfin,

4.° La rupture de quelque vaisseau, causée par un violent effort, & particulièrement par la toux.

Comme, pour l'ordinaire, le sang extravasé dans la poitrine est fourni par des vaisseaux situés dans les poumons, une partie de ce sang est rejettée par la bouche, dans des accès de toux; &, si la quantité évacuée de cette manière est considérable, il en résulte, pour le malade, un soulagement momentané. Mais, lorsque l'action du cœur & des poumons est trop gênée par le sang épanché, il faut tâcher de lui donner une issue; & comme le sang qui ne circule plus dans les vaisseaux, se coagule promptement, & ne pourroit plus sortir qu'avec beaucoup de difficulté, s'il étoit dans cet état, il faut, aussi-tôt qu'on a lieu de craindre qu'il ne commence à demeurer stagnant, se déterminer à faire l'opération nécessaire pour l'évacuer.

L'on a proposé, pour les cas où le sang se trouveroit coagulé dans la poitrine, de manière à ne pouvoir sortir par l'ouverture qu'on auroit pratiquée, de le dissoudre ou de le délayer par des injections d'eau tiède ou d'infusions émollientes. Mais, à moins d'une nécessité indispensable, nous ne saurions recommander une semblable pratique; car les injections les moins irritantes ne peuvent qu'être accompagnées de beaucoup de danger; cependant, s'il arrivoit qu'il y eût un épanchement considérable de sang dans la poitrine, & qu'étant coagulé, ce sang ne pût pas sortir par l'ouverture faite à la pleure, même quand on l'auroit aggrandie jusqu'à lui donner un pouce d'étendue; comme le malade ne peut que périr promptement, si les choses demeurent en cet état, il vaut mieux recourir à un remède douteux, que de ne rien faire pour le sauver. En pareil cas, on fera des injections d'eau tiède qu'on répétera fréquemment, mais avec beaucoup de prudence; on en laissera même séjourner de petites quantités dans la cavité du thorax, ce qui peut se faire aisément, en relevant un peu la partie où l'on a fait l'ouverture; par ce moyen, peut-être viendroit-on à bout de dissoudre peu-à-peu le sang, & d'en procurer ainsi l'évacuation, ce qui néanmoins est peu vraisemblable. Mais, quand il sera au pouvoir du Praticien de choisir son moment pour faire l'opération, il fera une ouverture de la manière que nous avons indiquée ci-dessus, dans la partie du thorax où il y a lieu de croire que se forme l'épanchement.

Quelques Praticiens, & en particulier M. Sharp, conseillent, dans les cas où il y a du sang épanché dans le thorax, d'attendre plutôt qu'il soit absorbé, ou expectoré, que de chercher à l'évacuer par cette opération. Si le sang n'est extravasé que dans les poumons, de manière à pouvoir sortir par l'expectoration; ou même s'il s'épanche dans une des cavités du thorax, mais en trop petite quantité pour qu'il puisse gêner beaucoup le mouvement du cœur ou des poumons, il conviendra mieux sans doute de ne point faire d'opération pour l'évacuer, parce qu'avec le tems, à l'aide des saignées qu'on répétera suivant les forces du malade, au moyen d'un régime approprié à son état, & des remèdes usités dans ces sortes de cas, ce qui est épanché pourra être peu-à-peu réabsorbé, & que d'ailleurs il n'en résultera pas de si grands inconvéniens. Mais ce que nous voudrions particulièrement inculquer, c'est que, lorsqu'il y a assez de sang dans l'une ou l'autre des grandes cavités du thorax, pour gêner beaucoup les fonctions des organes qui y sont contenus, il faut sur-le-champ lui ouvrir une issue. M. Sharp prétend qu'en laissant coaguler le sang épanché, on fera fermer bien plus promptement le vaisseau qui le fournit, que si l'on se hâte de l'évacuer. Mais si le vaisseau dont il sort est petit, on n'ajoutera que bien peu au danger de l'hémorrhagie, en évacuant le sang à mesure qu'il s'extravase, parce que, dans ce cas, il surviendra probablement une défaillance qui mettra fin à son épanchement. Si, au contraire, le sang provient d'un gros vaisseau, le moyen dont parle M. Sharp sera très-insuffisant; car une blessure de quelque vaisseau un peu considérable de la poitrine est, presque toujours mortelle, soit qu'on ait fait, ou non, la Ponction du thorax.

L'on suivra, pour cette opération, les mêmes directions que nous avons données pour évacuer l'eau contenue dans la poitrine. On observera seulement que si le sang provient de quelque vaisseau qui ait été blessé par l'extrémité d'un os fracturé, ou par quelque corps étranger poussé avec force dans le thorax, il faudra faire l'incision aussi près qu'il sera possible de la partie affectée, en sorte que l'ouverture puisse servir, non-seulement pour évacuer le sang, mais encore pour extraire les portions d'os qui se trouvent détachées, ou les corps étrangers qui peuvent être demeurés engagés dans la poitrine; & même, si la blessure a été faite par un instrument pointu, au lieu d'ouvrir un autre endroit, il vaudra mieux, dans la plupart des cas, se contenter d'élargir la plaie extérieure, toutes les fois, au moins, que la blessure sera vers le bas du thorax; mais si elle se trouve dans un endroit trop élevé pour servir à évacuer le sang extravasé, il faudra pour lors faire l'opération entre la septième & la huitième côtes, comme nous l'avons prescrit ci-dessus.

§. III. *De l'Empyème.*

Les épanchemens de pus dans le thorax, sont plus communs peut-être que ceux de toute autre fluide; mais les symptômes qu'ils occasionnent sont à-peu-près les mêmes que ceux qui résultent des épanchemens d'une autre nature; au moins ressemblent-ils beaucoup à ceux qui sont l'effet d'un amas de sérosité. Ils ont cependant quelques caractères particuliers qui servent, non-seulement à faire distinguer l'espèce de la maladie, mais encore à en faire reconnoître le foyer.

Quelques Praticiens ont soutenu qu'il y avoit des cas où le pus se déposoit dans certaines cavités, sans qu'il eût précédé aucune affection inflammatoire de ces parties. Mais, comme il est reconnu que ce fait est très-rare, si jamais il existe, nous croyons pouvoir établir comme un principe constant cette proposition, que l'inflammation doit nécessairement précéder la formation du pus, & conséquemment, que l'on ne voit jamais d'empyème, qu'à la suite d'une inflammation de la partie qui en est le siège.

Lors donc que nous voyons des symptômes qui indiquent un épanchement de quelque fluide dans le thorax, s'ils n'ont pas été précédés par une inflammation des parties affectées, nous pouvons conclure que ce fluide n'est pas du pus. Mais, quand nous trouvons un malade qui s'est plaint, pendant quelque tems, d'une douleur fixe, dans un endroit déterminé de la poitrine, accompagnée de chaleur, d'accélération du pouls, & d'autres symptômes d'un état inflammatoire, & qui enfin prend de l'oppression, & cherche à avoir toujours la tête haute, qui éprouve une impossibilité totale de se tenir couché sur le côté sain, qui est constamment fatigué par une petite toux, & qui a fréquemment des frissons, nous pouvons présumer, d'après cet assemblage de symptômes, qu'il y a, chez ce malade, un amas de pus épanché dans le thorax, soit qu'il en rejette, ou non, par l'expectoration; & il n'y aura plus lieu d'en douter, si, en l'examinant, le côté affecté paroît avoir plus d'élévation & d'étendue que l'autre, ou si l'on observe un gonflement œdémateux sur la partie qui avoit été, dès le commencement, le siège de la douleur. En pareil cas, le seul remède sur lequel on puisse fonder quelque espérance pour la guérison du malade, ou seulement pour le soulager, c'est la Ponction du thorax.

Bien des Praticiens ont regardé cette opération comme plus dangereuse qu'elle ne l'est réellement, & l'on a dit qu'il ne falloit jamais l'entreprendre, que lorsque le siège de l'abcès étoit évidemment marqué par une tumeur extérieure entre deux côtes. Quand il arrive que le poumon s'enflamme dans une partie qui adhère à la pleure, il n'est pas rare de voir de pareils abcès que l'on est dans l'usage d'ouvrir. Mais, quoique l'opération dont nous parlons soit assez importante, pour qu'on ne puisse jamais l'entreprendre, sans une nécessité évidente, nous ne croyons pas que le danger qui l'accompagne soit assez grand pour qu'il ne soit permis de le faire que dans les cas où l'on voit un abcès extérieur. Lorsqu'après une inflammation de quelque partie de la poitrine, suivie des indices manifestes d'une suppuration, il survient beaucoup d'oppression, qui n'est pas bientôt soulagée par une expectoration de pus, il faut promptement se déterminer à faire une ouverture au thorax, dans l'endroit où l'on a lieu de croire qu'est le pus, soit qu'il y ait des marques extérieures d'un abcès, ou qu'il n'y en ait pas. Il pourra souvent arriver qu'il ne sorte point de pus après qu'on aura incisé la pleure; car l'expérience nous apprend que, dans ces sortes de cas, l'abcès se trouve fréquemment dans la substance même des poumons; mais, lors même qu'il en est ainsi, l'ouverture que l'on a faite peut être utile; car le poumon, n'étant plus soutenu, comme à l'ordinaire, dans un certain point, cédera plus facilement, en cet endroit, à la pression du pus. Et lorsque ce fluide est effectivement épanché dans la cavité du thorax, cette opération est le seul moyen duquel on puisse attendre quelque soulagement pour le malade. Nous sommes donc persuadés que, dans tous les cas de cette nature, on doit, sans hésiter, y avoir recours.

La manière d'opérer est la même que nous

avons prescrite pour les autres cas d'épanchement dans la poitrine. Il faut seulement faire observer que, dans le cas d'empyème, toutes les fois que le siège du pus est marqué, ou par une douleur qui s'est fait sentir long-tems dans un même endroit, ou par la présence d'un abcès entre deux côtes, ces indices sont les guides les plus sûrs pour le choix de l'endroit où il faut faire l'incision. Mais quand ils n'existent pas, la place que nous avons indiquée pour la faire, dans les cas d'épanchement d'eau ou de sang, sera aussi la plus convenable pour donner issue à un amas de pus.

Il sera bon d'observer encore que, lorsqu'un abcès s'est formé dans le thorax, en conséquence de quelque plaie extérieure, & particulièrement à la suite de quelque blessure faite par un instrument qui ait pénétré profondément, il n'est pas nécessaire d'avoir recours à aucune opération, si la blessure qui a causé l'abcès est située de manière à pouvoir aisément laisser couler le pus. Mais si elle est trop près du haut du thorax, pour que cet écoulement puisse avoir lieu, il sera à propos de faire une nouvelle ouverture dans une partie plus basse. Et si le pus se trouve logé immédiatement sous le sternum, de manière qu'on ne puisse pas lui ouvrir une issue entre deux côtes, on enlèvera une portion de cet os avec le trépan, comme nous avons conseillé de le faire, en parlant de l'hydropisie du médiastin.

Lorsqu'il y a épanchement de pus dans la poitrine, ce fluide commence, pour l'ordinaire, à se former dans la substance même des poumons, & se verse ensuite dans l'une des cavités du thorax. Mais il y a des cas où l'on trouve de grandes quantités de pus entre la pleure & la surface des poumons, sans aucune affection apparente de ces organes; ce pus vient évidemment d'une inflammation de la pleure, ou de la membrane qui recouvre les poumons. Il est rare qu'il tarde beaucoup à produire des ulcérations; &, lorsqu'elles ont lieu, l'écoulement qui se fait après la Paracentèse, continue ordinairement pendant très-long-tems.

Différentes causes concourent à rendre la guérison des abcès de la poitrine plus longue & plus difficile que celle de semblables affections dans d'autres parties. Telles sont le mouvement continuel des poumons, la délicatesse de ces organes, qui ne nous permet pas d'y exciter le degré d'inflammation que nous savons être nécessaire pour la réunion des parties qui ont été séparées par la formation du pus, & l'impossibilité où nous sommes de faire usage de la compression, que le voisinage des côtes rend impraticable; & quoique, dans un petit nombre de cas, la quantité du pus diminue graduellement que l'ouverture extérieure se cicatrise, cependant, en vertu des causes dont nous venons de parler, le plus grand nombre de ceux à qui on a fait l'opération de l'empyème, ou qui ont eu des abcès dans la poitrine, en conséquence de blessures, conservent un écoulement de pus pendant très-long-tems, & souvent pendant toute leur vie. Il est vrai que, dans bien des cas, la plaie extérieure se cicatriseroit, si l'on n'avoit pas soin d'en entretenir l'ouverture; mais si on lui permet de se fermer, le pus se fait jour de nouveau, ou bien on est obligé d'en venir à une autre opération pour l'évacuer, lorsqu'il s'est amassé en assez grande quantité pour renouveller les symptômes qui annoncent la gêne des mouvemens du cœur & des poumons.

Nous aurons occasion de traiter plus amplement de ce sujet à l'article POITRINE, en nous occupant des blessures de ces parties. Nous croyons cependant devoir observer encore ici que, quoiqu'en général l'on ait condamné, avec beaucoup de raison, l'usage des tentes creuses ou solides, dans le traitement des plaies, c'est se laisser mal-à-propos entraîner par l'opinion, que de les proscrire entièrement dans les cas de blessures qui ont pénétré dans la cavité du thorax. Car, quoiqu'il y ait des Praticiens qui les rejettent absolument, il est certain qu'on a laissé périr des malades qu'on auroit pu sauver, si l'on se fût tenu moins strictement à cette règle. Ainsi, dans le cas qui nous occupe, aussi long-tems que le pus d'un abcès trouve une issue, & s'écoule librement par la plaie, il n'y a aucune raison pour se servir de tentes, & même on auroit tort d'en faire usage. Mais quand la plaie du thorax se ferme trop tôt, quand il en résulte un nouvel amas de pus, & un obstacle au jeu des poumons, il est bien évident qu'il faut entretenir un passage par où le pus puisse s'écouler. C'est ce qu'on fait très-facilement, au moyen d'un bout de bougie, ou d'une petite cannule d'argent qu'on introduit dans l'ouverture, & qu'on y laisse quelques heures, en répétant cette opération aussi souvent que la disposition des parties à se cicatriser en indique la nécessité. Sans doute qu'un écoulement continuel de pus n'est pas sans inconvéniens; mais ils ne doivent pas être plus grands que ceux qui résultent d'un simple cautère, auquel une ouverture, comme celle dont nous parlons, ressemble beaucoup.

§. IV. *Des Epanchemens d'air dans le Thorax.*

L'air, amassé dans l'une des grandes cavités du thorax, produit les mêmes effets sur le mouvement du cœur & des poumons, que les épanchemens d'eau, de sang ou de pus; & les accidens qu'il occasionne sont souvent l'objet des soins du Chirurgien. *Voyez* EMPHYSÈME.

Différentes causes peuvent donner lieu à ces amas d'air dans le thorax.

1.° Nous savons que le procédé de la putréfaction tend à dégager des fluides aëriformes des corps qui y sont exposés; la corruption de quelque partie du poumon pourra, par conséquent, donner lieu à un dégagement de quelque fluide de cette espèce, dans la cavité du thorax. Mais une pareille maladie ne peut guères être l'objet de la Pratique Chirurgicale; car la cause dont elle dépend cède bien rarement aux remèdes par lesquels on cherche à la combattre; & si l'on ne peut pat arrêter les progrès de la putréfaction, ce seroit envain qu'on tenteroit une opération pour donner issue au fluide.

2.° L'air peut passer dans les cavités de la poitrine, en conséquence d'une rupture de la membrane qui enveloppe les poumons; rupture qui peut être causée par des efforts violens qu'on aura faits en toussant, en criant, &c.

3.° Une érosion de la surface des poumons, causée par des ulcères, ou par l'attouchement d'une matière purulente qui aura contracté de l'acrimonie, peut de même ouvrir un passage à l'air dans l'une ou l'autre des cavités du thorax.

4.° Des blessures, qui pénètrent dans la substance des poumons, peuvent encore produire le même effet; mais cela n'arrive que lorsque la plaie a été faite dans une direction oblique, par un instrument étroit & pointu. Car un instrument qui pénètre le poumon, dans une direction à-peu-près perpendiculaire à sa surface, ne donne jamais lieu à un épanchement d'air entre cet organe & la pleure, parce que tout l'air qui s'échappe de l'intérieur, passe au-dehors par la plaie. Mais si la blessure est oblique, il est très-possible que l'air ne trouve pas de libre issue à l'extérieur, à cause du rapprochement naturel des parties; les bords de l'ouverture faite au thorax, agissant alors comme une valvule, forcent l'air à s'accumuler dans l'une des cavités de la poitrine.

5.° Les bords pointus d'une côte cassée, ou de quelque fragment détaché des côtes ou des vertèbres, peuvent aussi causer de pareils accidens.

De toutes ces causes, celle qui produit le plus fréquemment des épanchemens d'air dans la poitrine, c'est la blessure du poumon faite par l'extrémité d'une côte fracturée.

Les symptômes produits par un épanchement d'air, ne diffèrent de ceux qui dépendent d'un épanchement d'eau, ou de pus, que parce qu'ils augmentent rapidement de la manière la plus alarmante, au point que l'on a vu des cas où le malade est mort peu d'heures après s'être cassé une côte, uniquement parce que l'air s'étoit amassé entre la pleure & le poumon, en telle quantité qu'il empêchoit absolument le jeu de la respiration. Dans bien des cas, & peut-être dans le plus grand nombre, en même-tems que l'air s'accumule dans les cavités du thorax, il s'insinue dans le tissu cellulaire de la poitrine; & si l'on n'y porte pas un prompt remède, il pénètre bien-tôt par tout le corps.

C'est une chose vraiment étonnante que de voir avec quelle rapidité la blessure superficielle du poumon, faite par une côte cassée, amène quelquefois les symptômes les plus graves. Le malade se plaint d'abord d'une gêne dans la poitrine, accompagnée d'oppression & de douleur dans la partie la plus particulièrement affectée. Peu-à-peu l'oppression augmente, le malade ne peut plus se tenir couché; il respire plus facilement quand il a le tronc élevé & penché un peu en avant. Le visage devient rouge & enflé. Le pouls est ordinairement foible, & devient bien-tôt irrégulier. Les extrémités se refroidissent; & si le malade n'est pas promptement secouru, il ne tarde pas à périr, avec toutes les marques de la suffocation.

L'enflure emphysémateuse de la poitrine, & des autres parties qu'on observe ici quelquefois, se distingue aisément de celle qui dépend d'un épanchement de sérosité, par l'espèce de bruit qui se fait entendre quand on presse les parties ainsi gonflées, & par la sensation qui en résulte, laquelle ressemble à celle qu'on auroit, en comprimant une vessie sèche, à-peu-près pleine d'air. Pour combattre ce symptôme, on fait des incisions profondes, d'un demi-pouce de longueur, qu'on multiplie dans toute l'étendue de l'enflure. Par ce moyen, on donne issue à une grande quantité d'air, dont on aide la sortie, en pressant l'enflure de manière à la pousser vers les incisions; par-là aussi, on débarrasse la poitrine d'une grande partie de l'air contenu dans ses cavités; car, à mesure qu'il en sort par les ouvertures qu'on a faites dans le tissu cellulaire, il est remplacé par celui qui est dans le thorax; & si la quantité que fournissent les poumons n'est pas plus grande que celle qui s'échappe par les scarifications, on l'aura bien-tôt fait sortir en totalité. Mais il arrive souvent que l'air qui vient de la blessure du poumon, est en plus grande quantité que celui auquel on peut donner issue par un nombre quelconque d'incisions faites à la peau; &, dans ce cas, le soulagement de l'oppression, qui est le plus fâcheux symptôme que le malade éprouve, n'est pas bien considérable.

Il n'y a pas bien long-tems que les malades, dans cet état, périssoient presque toujours suffoqués; car, lorsqu'on ne réussissoit pas à faire sortir l'air, au moyen des scarifications (& même l'usage de cette Méthode n'est pas bien ancien) les Praticiens n'imaginoient pas d'autre moyen de les secourir. Mais aujourd'hui nous savons que, dans tous les cas de cette nature, où la gêne de la respiration est très-grande, & où les symptômes sont évidemment occasionnés par un épanchement d'air dans le thorax, il faut employer, pour lui donner issue, le même moyen que pour évacuer d'autres fluides, savoir la Paracentèse,

Cette opération a été faite bien des fois avec le plus grand succès, l'ouverture de la pleure mettant fin sur-le-champ à la tension de la poitrine, à l'oppression, & à tous les autres symptômes.

Pour éviter les inconvéniens qui résultent du libre accès de l'air extérieur dans la cavité de la poitrine, on a proposé de faire l'ouverture avec un trocar; &, pourvu qu'on introduisît cet instrument, en lui donnant une direction oblique, il pourroit sans doute, dans bien des cas, remplir parfaitement ce but.

Lorsque la cavité de la poitrine est très-remplie d'air, si l'on pouvoit s'assurer qu'il n'existe point d'adhérence entre le poumon & la pleure, l'opération se fait avec la plus grande sûreté, & d'une manière bien plus facile, avec le trocar qu'avec tout autre instrument. Mais, comme nous ne pouvons jamais savoir d'avance, avec quelque précision, si les poumons adhèrent, ou non, nous croyons qu'il est plus sûr de faire cette opération avec le bistouri; &, si l'on suit exactement les conseils que nous avons donnés, de retirer, autant qu'il sera possible, la peau vers le haut, avant de faire l'incision, d'introduire une cannule dans l'ouverture de la pleure aussitôt que l'air commencera à sortir, & de ramener la peau saine sur cette ouverture, dès qu'on croira convenable d'ôter la cannule, on sera bien plus sûr, en faisant cette opération, de ne point blesser le poumon, si, par hasard, il étoit adhérent à la pleure, que si l'on se servoit du trocar, sans avoir cependant moins de chance de réussir.

Dans les cas où le poumon a été blessé par une cause extérieure, il convient de faire la perforation du thorax le plus près possible de l'endroit où se trouve cette blessure, à moins qu'elle ne soit auprès des vertèbres; car alors il faudroit faire l'ouverture dans l'endroit que nous avons indiqué pour les épanchemens d'eau, de sang ou de pus, & lorsque le mal a été occasionné par quelque effort de la poitrine, comme pour tousser, crier, &c., l'endroit affecté sera marqué, pour l'ordinaire, par quelque douleur produite par la rupture de la membrane qui recouvre le poumon.

De la Paracentèse de la Vessie.

Il nous reste à parler de la Paracentèse de la vessie, opération à laquelle on est quelquefois obligé de recourir, après avoir envain employé les autres moyens indiqués, soit pour prévenir la rupture de cet organe, lorsqu'il en est menacé par une distension trop considérable, & sauver ainsi les jours du malade, soit pour mettre à l'abri des maux qui pourroient résulter par la suite, de l'extension forcée de ses fibres. Différentes causes accidentelles, ou spontanées, aigues ou chroniques, peuvent occasionner un pareil accident. Nous en renverrons la considération à l'article RÉTENTION D'URINE.

On a proposé différentes manières de faire cette opération. Quelques Praticiens veulent qu'on fasse une incision dans la partie membraneuse de l'urètre, dans la glande prostate, & dans le col de la vessie; d'autres conseillent de percer la vessie au-dessus du pubis, ou par le périnée, ou enfin par la cavité du rectum. Nous renvoyons à l'article BOUTONNIÈRE, la considération de la première méthode, qui est aujourd'hui, à bon droit, laissée de côté.

La Ponction au-dessus du pubis a été recommandée par des Auteurs très-respectables, en particulier par M. Sharp, & elle est encore mise en usage, par des Chirurgiens du premier rang préférablement à toute autre Méthode. -- Voici la manière dont on doit y procéder.

Il n'y a pas de difficulté à percer la vessie en cet endroit; car, en quelque point que l'on fasse la ponction, à deux ou trois pouces au-dessus du pubis, pourvu qu'on enfonce assez l'instrument, il ne peut manquer d'atteindre la vessie, en l'état de distension où elle se trouve. Mais l'endroit que l'on doit choisir par préférence, est à un pouce ou un pouce & demi au-dessus de la symphise du pubis.

Quelques Auteurs, qui ont écrit sur ce sujet, conseillent de faire d'abord une incision de deux pouces de longueur, dans les tégumens & les muscles, & de percer ensuite la vessie avec un trocar. Mais cette incision préliminaire est parfaitement inutile, puisqu'on peut faire l'opération avec autant de sûreté, & d'une manière bien moins douloureuse pour le malade, en perçant d'un seul coup la peau, les muscles & la vessie. Aussi-tôt que le trocar a pénétré dans la vessie, il faut le retirer, & maintenir la cannule dans sa position par un ruban auquel elle est fixée, & qu'on lie autour du corps. On met un bouchon à la cannule, afin que l'urine ne puisse sortir qu'à volonté, & qu'elle n'incommode pas le malade.

Pour les personnes qui ont beaucoup d'embonpoint, il faut employer un trocar dont la cannule ait deux ou trois pouces de long & quelquefois davantage; mais, pour l'ordinaire, il suffira qu'elle ait un pouce & demi. Cette remarque est importante, & il ne faut pas la négliger; car, lorsque la cannule est trop longue, sur-tout si l'on a fait la Ponction très-près du pubis, il y a toujours quelque danger après que l'urine est évacuée, qu'elle ne cause de l'irritation & de la douleur, en pressant sur la partie postérieure de la vessie. On a vu, dans un cas pareil, non-seulement la vessie, mais encore le rectum percé par l'extrémité de la cannule.

Il faut maintenir la cannule dans sa situation, jusqu'à ce que la cause qui a produit l'obstruction

tion soit dissipée, & que le malade puisse rendre ses urines comme à l'ordinaire. Mais cette partie de l'opération n'est pas sans difficulté, parce qu'il convient que l'extrémité de la cannule demeure à-peu-près contigue à la surface postérieure de la vessie ; autrement, à mesure que ce viscère se contracte, sa partie antérieure, où s'est faite la Ponction, se retire en bas & en arrière, & peut ainsi glisser de dessus l'instrument. Or, comme il n'est pas toujours possible de déterminer la longueur précise qu'on doit donner à la cannule, on court souvent le risque, en la faisant trop longue, de blesser la partie postérieure de la vessie, comme nous venons de le dire, ou en la faisant trop courte, de manquer, au moins en partie, le but de l'opération. Pour parer à ce double inconvénient, M. Hunter a proposé de donner à l'extrémité de la cannule, une courbure telle qu'elle s'adapte, par sa partie convexe, à la surface postérieure de la vessie, sur laquelle elle reposeroit sans l'irriter. L'ouverture de la cannule seroit placée à sa partie concave.

Peut-être, ajoute le même Auteur, sera-t-il plus sûr, & moins douloureux pour le malade, d'introduire par la vessie, jusques dans l'urètre, l'extrémité courbée de la cannule. Il n'est pas bien difficile, en effet, de pénétrer par cette voie dans le méat urinaire ; & l'on sait qu'un tel corps peut séjourner dans ce canal sans aucun inconvénient. Une sonde ordinaire, introduite de cette manière, entre assez avant pour que son pavillon s'applique contre le ventre. Il suffira alors simplement de mettre une compresse pliée en plusieurs doubles entre le pavillon de la sonde & le ventre, & de fixer l'instrument, au moyen d'un ruban passé autour du corps.

On a remarqué fort à propos qu'une cannule ne sauroit, pour l'ordinaire, demeurer plus de dix à douze jours dans la vessie, sans se couvrir d'une croûte pierreuse qui peut rendre son extraction difficile, & même dangereuse. Il faut donc avoir soin, de tems en tems, de retirer la cannule, & de la bien nettoyer; mais, avant de l'ôter, il faut y passer un stilet d'une longueur & d'une force convenable, qui en tienne la place, & au moyen duquel il sera aisé de l'introduire de nouveau dans la vessie, après qu'on l'aura nettoyée. Au reste, il arrive souvent que la vessie contracte des adhérences avec les parties voisines, dans l'endroit où elle a été percée, ce qui facilite l'introduction de cette cannule, même sans le secours du stilet.

En suivant les précautions que nous venons d'indiquer, on peut, en général, pratiquer la Ponction au-dessus du pubis, avec le plus grand avantage pour le malade, lorsque la distention de la vessie est telle qu'elle se fait aisément appercevoir à l'extérieur; mais, chez les personnes qui ont un embonpoint extraordinaire, il faut quelquefois porter l'instrument à trois ou quatre pouces de profondeur, avant de pénétrer dans la vessie, ce qui rend l'opération non-seulement désagréable, mais même dangereuse; car une telle épaisseur des parties, en empêchant de sentir distinctement le gonflement de la vessie, rend le succès de la Ponction très-incertain; & lors même qu'on a pénétré dans la vessie, si cet organe vient à quitter la cannule, comme il arrive quelquefois en pareil cas, l'urine, venant à s'épancher dans le tissu cellulaire, peut occasionner les accidens les plus formidables. D'ailleurs, dans bien des cas de rétention d'urine, ce viscère est si affecté qu'il ne peut être fort distendu, & que les symptômes surviennent de fort bonne heure, avant même que la vessie contienne beaucoup d'urine. Mais si la rétention a déjà duré quelque tems, comme l'espace de vingt-quatre heures, il est permis alors de supposer que la vessie est passablement distendue, ce dont on peut s'assurer, pour l'ordinaire, en passant le doigt dans le rectum.

La Ponction de la vessie par le périnée a, par-dessus celle dont nous venons de parler, l'avantage de procurer une évacuation plus complette de la vessie, en même-tems qu'elle expose beaucoup moins le malade aux accidens qui peuvent résulter d'un épanchement d'urine dans le tissu cellulaire, en conséquence d'un dérangement de la cannule, dont il est bien plus aisé de se mettre à l'abri.

Pour faire la Ponction par le périnée, on placera le malade sur le dos; &, après avoir fait écarter & contenir les cuisses par des Aides, on fera une incision d'environ un pouce & demi de longueur, depuis le commencement de la partie membraneuse de l'urètre, en descendant vers l'anus, parallélement au raphé, mais à un demi-pouce au moins de distance. On fera pénétrer cette incision au travers de la peau & du tissu cellulaire, ce qui non-seulement donnera à l'Opérateur plus de facilité à introduire le trocar, mais encore le mettra à portée d'éviter l'urètre plus sûrement qu'il n'auroit pu le faire de toute autre manière.

Cette incision étant faite, comme la vessie est toujours dans un état de gonflement plus ou moins considérable, lorsque les symptômes font juger qu'on est dans le cas de recourir à la Ponction, on la distinguera aisément, en comprimant légèrement, avec le doigt, le fond de la plaie. Mais lors même qu'on ne l'apperçoit pas de cette manière, il ne faudroit pas hésiter à enfoncer le trocar un peu au-dessus, & à côté de la prostate, que l'on pourra toujours découvrir si l'on a fait l'incision assez profonde. Quelques Personnes ont craint de blesser les uretères, ou les vaisseaux déférens dans cette opération, mais on n'en courra pas le danger, si l'on a soin de conduire la pointe de l'instrument un peu de bas en haut, ou de se régler sur la direction du doigt index de la main gauche, qu'on aura introduit dans le fondement; on peut être parfaitement sûr, en même-tems, de pénétrer dans la vessie, si l'on enfonce suffisamment le trocar.

On a remarqué, & peut-être avec assez de raison, que, dans cette partie de l'opération, le Chirurgien doit quelquefois être un peu embarrassé pour s'assurer du moment où l'instrument a pénétré dans la vessie; & voici le moyen qu'on a imaginé pour obvier à cet inconvénient. On a un trocar de la forme ordinaire, sur la tige duquel est une profonde rainure qui règne dans toute sa longueur. Dès que la pointe de l'instrument a pénétré dans la vessie, l'urine, à l'instant, commence à couler le long de la rainure, & avertit l'Opérateur qu'il peut retirer le poinçon, & assujettir la cannule, ce qui se fait au moyen de deux bouts de ruban passés dans deux anneaux qui tiennent à son bord, & qu'on arrête à un bandage qui fait le tour du corps du malade. Un de ces rubans étant fixé par-derrière, au-dessus du sacrum, & l'autre par-devant, au-dessus du pubis, la cannule ne peut pas se déranger aisément.

Il sera nécessaire, dans cette opération, comme dans la précédente, de nettoyer de tems en tems la cannule; & aussi long-tems qu'on jugera convenable de la laisser, on pourra évacuer l'urine à volonté, au moyen d'un petit bouchon adapté à son extrémité.

La Ponction de la vessie par le périnée, telle que nous venons de la décrire, qui paroît avoir de grands avantages sur celle qu'on pratique au-dessus du pubis, & que des Praticiens distingués recommandent par-dessus toute autre méthode, est cependant sujette à un grand inconvénient, c'est que, dans bien des cas, on ne peut la pratiquer, sans porter l'instrument sur des parties malades. Lorsque la rétention dépend d'une obstruction de l'urètre, le périnée, & même quelquefois le scrotum, se ressentent plus ou moins de l'inflammation qui a lieu alors dans ce canal; & il n'est pas rare de voir ces parties attaquées de dépôts gangréneux considérables, qui souvent sont l'effet de l'irritation excitée par les moyens dont on s'est servi pour rétablir le cours des urines.

La Paracentèse de la vessie, par le rectum, est plus généralement praticable que ne le sont l'une & l'autre des deux Méthodes que nous venons de décrire; car elle n'a pas contre elle l'objection que nous avons faite à la dernière; & comme elle n'exige pas autant que la première une distension considérable de la vessie, il n'y a peut-être que le gonflement de la prostate qui puisse quelquefois mettre un obstacle réel à son exécution. Dans plusieurs maladies de l'urètre, la glande prostate est fort tuméfiée, ce qui peut jetter de l'incertitude sur l'endroit où l'on doit faire la Ponction; car pour lors cette glande sera pressée contre l'anus, en-devant de la vessie, & elle sera la première partie qu'on touchera avec le doigt. Il est donc très-essentiel de distinguer l'une d'avec l'autre; & l'on y pourra réussir, en passant le doigt derrière la prostate; mais ceci n'est pas toujours praticable, & lors même qu'on y parvient, il n'est pas toujours aisé de faire cette distinction; & il pourra arriver que la vessie très-distendue ne paroisse qu'une continuation de la même tumeur.

Lorsqu'on se détermine à faire la Paracentèse de la vessie par le rectum, il convient d'introduire deux doigts dans l'intestin, au lieu d'un seul, comme on l'avoit recommandé; car, de cette manière, on dirige mieux la cannule, & on la retient plus facilement dans la position convenable, tandis qu'on pousse le trocar de l'autre main; mais on ne devroit jamais le passer dans la cannule, que lorsque celle-ci est en place, & que son extrémité repose sur l'endroit même où l'on se propose de faire la Ponction.

On lit, dans les Transactions Philosophiques, un cas de rétention totale d'urine, occasionnée par un resserrement de l'urètre, où l'on fit avec succès la Ponction de la vessie par le rectum. M. Hamilton, qui fit cette opération, en conçut l'idée pour avoir trouvé la vessie extrêmement saillante dans l'intestin, en introduisant son doigt dans le fondement, où l'on n'avoit pas pu faire pénétrer la cannule d'une seringue. On plaça, pour cet effet, le malade dans la même position que pour l'opération de la taille; on introduisit un trocar le long du doigt, dans l'anus, & on le poussa dans la partie la plus basse & la plus saillante de la tumeur, dans la direction de l'axe de la vessie. On introduisit ensuite une sonde droite par la cannule, de peur que la vessie, en se contractant, n'abandonnât celle-ci, que l'on ôta sur-le-champ; on retira aussi la sonde dès que l'urine fut entièrement évacuée.

Malgré cette perforation, la vessie retint l'urine, comme à l'ordinaire, jusqu'à ce qu'il survînt un besoin de l'évacuer; alors l'orifice fait par l'instrument, parut s'ouvrir, & l'urine sortit avec impétuosité par l'anus. Cette manière d'uriner dura environ deux jours, après quoi l'urine commença à passer par la voie naturelle, au moyen d'une bougie qu'on introduisit dans la vessie par l'urètre, & dont l'usage fut continué jusqu'au parfait rétablissement du canal. *Voyez* BOUGIE.

Cette Méthode fut proposée, pour la première fois, par M. Fleurant, Chirurgien de l'Hôpital de la Charité, à Lyon, en 1750; & M. Pouteau en publia la relation, en 1760, avec l'Histoire de trois cas où M. Fleurant l'avoit pratiquée. Ce fut aussi l'apparence de la vessie qui détermina ce Praticien à la perforer en cet endroit, comme il passoit le doigt dans le rectum pour l'examiner. Il en tira l'urine sur-le-champ, & il maintint la cannule en place, au moyen d'un bandage en T, jusqu'à ce que le passage naturel eût repris sa liberté. Mais la cannule, par son séjour dans le rectum, devenoit incommode au malade quand il alloit à la selle, & l'urine, qui couloit continuellement par son ouverture, ajoutoit beaucoup à l'incommodité. M. Hamilton évita ce double inconvénient, en retirant la cannule d'abord après l'opération. Chez un autre malade, M. Fleurant laissa, pendant trente-neuf jours, la cannule dans l'anus & la vessie, sans le moindre inconvénient; ce qui feroit présumer que les objections qu'on a faites contre cette partie de l'opération, ne sont pas bien importantes.

Dans le premier Volume des Mémoires de la Société de Médecine de Londres, il est fait mention de deux cas où, après la Ponction de la vessie par le rectum, on ôta la cannule sans aucun inconvénient, & avec le même succès que dans le cas rapporté ci-dessus. -- On trouve encore un fait semblable dans le premier Volume des *Medical Communications*.

Les réservoirs appellés vésicules séminales, & les vaisseaux hémorrhoïdaux, ont été regardés comme des parties sujettes à être blessées dans l'opération, & qui, par conséquent, ne pouvoient que la rendre dangereuse; mais lors même qu'on blesseroit quelqu'une de ces parties, il ne sauroit en résulter de grands inconvéniens. Pour éviter les vésicules séminales, on recommande de porter l'instrument assez haut, & de perforer la vessie vers le milieu. Cet endroit est, en même-tems, celui où les vaisseaux hémorrhoïdaux sont les plus petits, & où, par conséquent, la blessure de quelqu'une de leurs branches sera de la moindre importance.

Nous ne finirons pas cet article sans faire observer que, chez les femmes, la Ponction de la vessie, à laquelle on est beaucoup plus rarement dans le cas de recourir pour elles que pour les hommes, se pratique d'une manière bien plus sûre & bien plus facile par le vagin que par tout autre endroit. Quand la vessie est très-gonflée par l'urine, on la sent très-aisément avec le doigt, en le portant dans cet organe; & en s'en servant comme de conducteur pour passer l'instrument, on plongera la pointe de celui-ci au travers des membranes du vagin, dans cette partie de la vessie qui se présente la première sous le doigt. Lorsque le trocar est entré dans la vessie, & que l'urine est entiérement évacuée, on laisse la cannule en place, & elle doit y rester aussi long-tems, que la cause qui a produit la rétention subsiste. Pour la pouvoir assujetir, il faut qu'elle ait assez de longueur pour que son extrémité paroisse hors du vagin, & puisse être fixée par des cordons à un bandage en T.

Peut-être qu'il y auroit de l'avantage à ne point laisser la cannule après l'opération, & que l'action de la vessie suffiroit pour forcer l'urine à sortir par l'ouverture, quand le besoin se feroit sentir, comme cela est arrivé dans l'opération par le rectum, tandis qu'elle pourroit y être retenue aussi long-tems que la vessie ne se contracteroit pas. On éviteroit d'autant plus sûrement, de cette manière, l'inflammation de la partie perforée, & les accidens qui peuvent quelquefois en être la conséquence.

PARÉ. (Ambroise,) né à Laval dans le Maine, & de la religion prétendue réformée. L'exiguité de la fortune de ses parens ne leur permit point de donner au jeune Paré une éducation soignée, aussi fut-il entièrement abandonné dans un tems, où communément on dispose l'esprit des enfans qu'on destine aux hautes sciences. Un secret penchant le porta pour la Chirurgie, qui alors s'apprenoit comme un vil métier; il suivit différens Maîtres, & s'instruisit de la partie ministrante de cet Art. Mais une pareille étude ne remplissoit point l'imagination singuliérement pénétrante de Paré; il sentit dès-lors qu'il ne pouvoit se faire un fond de connoissances, borné comme il l'étoit, dans un cercle étroit de personnes qui ne pouvoient le satisfaire dans ses incertitudes. Il vint à Paris, s'y promettant une bien plus riche moisson à récolter, & il ne fut point trompé dans son espérance. Il s'occupa d'abord de la base son Art, l'Anatomie qu'il étudia aux écoles de Médecine, seul endroit alors, où cette science étoit enseignée dans ses plus grands détails. Il y apprit également à pratiquer les opérations Chirurgicales; & plus affermi dans ses connoissances, il se mit à suivre les armées. Ce fut là, où il mit en pratique les préceptes qu'il avoit reçus de ses Maîtres, & qu'il sçut s'en former d'autres, selon que son jugement & son expérience le lui suggéroient. Il recueillit tout ce qu'il observoit, le bon, comme le mauvais, & par un choix combiné il sut en tirer les meilleurs résultats, pour d'autres circonstances. La guerre est sans contredit le théâtre où un Chirurgien peut plus facilement faire connoître ses talens, & avec plus de fruit, relativement à l'avancement de sa fortune. Les chefs, qui ont un si grand intérêt à la conservation de leurs jours, ne voyent pas un homme de mérite qui les a secourus dans un moment critique, sans se ressouvenir de lui après leur campagne. La réputation de Paré passa ainsi des soldats aux Généraux & de ceux-ci à Henri II, Roi de France, qui bien-tôt l'adopta pour son premier Chirurgien. Il le fut ensuite de François II, de Henri III & de Charles IX. Ce dernier qui avoit ordonné le massacre de la Saint-Barthélemi, appréciant le mérite de Paré, l'avoit indiqué, comme devant en être excepté.

Il n'est pas à propos, disoit-il, d'avancer la mort d'un homme qui pouvoit à lui seul conserver un monde entier. Paré, pendant sa résidence près de nos Rois, s'occupoit continuellement de la pratique de son état, comme un simple Chirurgien qui devoit vivre du revenu de ses peines; le desir du bien, celui d'étendre sa célébrité, & de valoir auprès de la Couronne, étoient sans doute pour lui un grand motif. Si l'on en croit Riolan, l'ambition de transmettre son nom à la postérité, fut le seul mobile de toutes ses actions, *non omnis moriar*, pouvoit-on lui attribuer, *magnaque pars mei vitabit libitinam.* Si l'on considère tout ce qu'il a compilé, par le seul desir de faire un gros livre qui parlât de tout, on verra que le reproche de Riolan n'est pas sans fondement. Nous avons peine à croire qu'il fut seul à faire son ouvrage. Haller dit qu'il fut aidé par un Médecin de la Faculté de Paris que Patin nomme Jean Hautin. Quoi qu'il en soit, dit notre Critique, il est certain qu'il apprit son Anatomie de Vésale, ses liens & ses machines des Grecs, qu'il a suivi Guy de Chauliac; pour ce qui regarde les affections des amygdales, que la ligature de l'artère ne lui est point dûe, qu'il l'a prise de Ferri; on pourroit d'autant plus l'en croire, que Paré avoue lui-même avoir appris véritablement la Chirurgie dans les guerres d'Italie. Quoi qu'il en soit, pour nous servir des propres termes de Vanhorne, *rectiùs fecisset.... Si solas rariores observationes edidisset, neque auxisset librum, alieno labore; nihil tamen inde decedit magni viri meritis.* Les Œuvres de Paré parurent *in-folio* en 1561, & furent aussi-tôt traduits en latin, par Guillemeau. Il y a eu plusieurs éditions de ceux-ci. (*M. Petit-Radel*).

PARAPHIMOSIS. De παρὰ & φιμοω, *constringo.* Affection de la verge, dans laquelle le prépuce renversé & gonflé au-delà de la racine du gland, fait un ou plusieurs resserremens en forme de ligature, qui l'empêchent de revenir sur ce dernier, pour le couvrir entièrement. On distingue le Paraphimosis en accidentel, & en symptomatique.

Le Paraphimosis accidentel arrive quand, l'ouverture du prépuce étant naturellement étroite, on force cette expansion de la peau à remonter au-dessus de la base du gland, dont le contour est beaucoup plus étendu. Ceci arrive souvent aux enfans dont le gland n'a point encore été découvert, & qui, par curiosité, font remonter le prépuce forcément; & aux nouveaux mariés dont les épouses sont encore pucelles. Dionis dit avoir réduit un Paraphimosis à un jeune homme à qui pareille chose arriva le jour de son mariage. Il accusoit sa femme de lui avoir donné du mal vénérien, l'Auteur le consola, en lui disant tout ce qui étoit capable de lui faire supporter, avec satisfaction, la douleur que sa femme lui eût épargnée, si elle eût été moins sage.

Le Paraphimosis symptomatique est celui qui annonce une infection vénérienne; il est, le plus souvent, accompagné de chancres au prépuce ou au gland, &, généralement parlant, il ne demande point des secours aussi prompts que l'accidentel; l'inflammation qui l'accompagne tient plus du boursoufflement que de l'engorgement: aussi communément ne le traite-t-on que par les moyens généraux, comme les autres symptômes vénériens.

Le Paraphimosis est facile à découvrir; le gland est apparent, la peau est boursoufflée à l'endroit de la couronne, & au-dessus; elle y fait un bourlet circulaire plus ou moins gros; ce bourlet est sillonné en plusieurs endroits où la peau, n'ayant pu s'étendre autant qu'ailleurs, forme des brides circulaires. Si l'on ne rétablit pas les choses en leur premier état, le gland, & tout le corps de la verge, se gonflent, s'endurcissent; l'inflammation survient, & bien-tôt il s'élève des phlictaines sur les bourlets, & la partie tombe très-promptement en gangrène. Ces accidens arrivent plus communément au Paraphimosis accidentel qu'à tout autre, & c'est pour les éviter qu'on doit aussi-tôt faire la réduction; mais, avant de la tenter, il faut éprouver les effets de la répercussion.

Si l'accident est récent, & l'inflammation peu considérable, on jette de l'eau très-froide sur la verge & les bourses; on y fait même tremper les parties pendant un certain tems. La fraîcheur de l'eau, en répercutant le sang, le force dans les ramifications de la veine honteuse, & dans les troncs artériels, au-dessus de l'étranglement; &, la verge se dégonflant ainsi, le malade parvient communément à réduire la partie. Pour peu qu'il trouve des obstacles, il faut en venir à l'opération qu'on pratiquera ainsi. Le Chirurgien prendra la verge entre les doigts indice, medius, & les pouces des deux mains, &, comprimant latéralement pour alonger le gland, il amènera, en même-tems, le prépuce sur lui. Dionis dit que les deux pouces doivent repousser le gland, pour le faire rentrer dans sa bourse; mais on sent que, par cette manière, on rendroit la base du gland plus large, & l'on s'opposeroit à la réduction. Quand on ne peut remédier à cet accident, par ce simple moyen, qu'on a même à craindre, en le tentant, d'augmenter l'irritation qui n'est déjà que trop grande, il faut en venir aux saignées locales. Si, malgré tous ces moyens, la maladie augmente, il faut se déterminer promptement à l'opération.

La meilleure manière de la faire, consiste à inciser de chaque côté, avec un bistouri bien pointu, les brides qui occasionnent l'étranglement, en ouvrant environ un pouce en longueur, & suffisamment en profondeur, pour détruire les brides. Quelques-uns conseillent d'inciser sur une sonde crenelée, très-fine, qu'on pousse sous chaque bride ; mais souvent il est impossible d'introduire celle-ci assez profondément, pour qu'on puisse ensuite y faire parvenir la pointe du bistouri. Quand on a détruit les brides, on fait des scarifications, avec la lancette ou le bistouri, sur les bourlets, en les fendant selon la longueur de la verge. Par ces incisions, on donne issue à la lymphe putride qui est infiltrée dans le tissu cellulaire. On laisse dégorger suffisamment la partie, en la plongeant dans un vase d'eau chaude, ensuite on fait un pansement à sec; & si l'engorgement tient du caractère inflammatoire, on recouvre le tout avec un emplâtre émollient, ou des compresses trempées dans une décoction antiseptique, s'il y a déjà menace de gangrène. On panse vingt-quatre heures après, & l'on se conduit ensuite selon que les circonstances le demandent, pour porter les incisions qu'on a été obligé de faire, à une parfaite cicatrisation. Il faut, dans toutes ces circonstances, tenir la verge appliquée sur le ventre, comme nous l'avons recommandé à l'égard du phimosis.

Le Paraphimosis symptomatique doit d'abord être traité par les moyens généraux & particuliers, qui sont relatifs au caractère radical de la maladie. S'il résiste à ces moyens, & qu'on ait à craindre des suites de ces symptômes, il faut se déterminer à l'opération, qu'on pratique de la même manière que dans le cas que nous avons rapporté ci-dessus. (*M. Petit-Radel.*)

PAROTIDES de παρα, proche, & de ωτις, l'oreille. C'est proprement le nom de deux grosses glandes, situées derrière les oreilles, qui remplissent l'espace qui est entre l'angle postérieur de la mâchoire intérieure, & l'apophyse mastoïde. Mais on a aussi appliqué cette dénomination aux tumeurs inflammatoires de ces mêmes glandes. Ces tumeurs sont ordinairement malignes & critiques; elles surviennent à la suite des fièvres malignes & pestilentielles. Les Parotides bénignes sont plutôt œdémateuses qu'inflammatoires; elles sont fréquentes chez les enfans, & connues plus particulièrement sous le nom d'Oreillons. *Voyez* Oreillons.

Les Parotides inflammatoires demandent, surtout lorsqu'elles sont critiques, à être déterminées à la suppuration. Dès qu'on s'apperçoit, après l'usage des maturatifs, d'un point de fluctuation au centre de la tumeur, on peut, & on doit l'ouvrir sans différer. La continuation des cataplasmes émolliens & résolutifs procurera la résolution de la circonférence de la tumeur, concurremment avec la fonte suppuratoire qui se fait au centre.

On se presse de faire l'ouverture des parties enflammées, pour empêcher l'engorgement du cerveau, que peut occasionner la compression de ces glandes engorgées sur les jugulaires. Quelques Auteurs prescrivent l'application d'une pierre à cautère, pour entamer cette glande, & en déterminer plus fortement la suppuration.

Dans les virus vénériens & scrophuleux, les glandes Parotides deviennent quelquefois squirrheuses, accident auquel le froid extérieur, aux impressions duquel ces glandes sont fort exposées, contribue beaucoup. La résolution de ces sortes de tumeurs, dépend beaucoup de l'efficacité des remèdes internes, appropriés à la destruction du principe virulent. Les émolliens & les discussifs extérieurs sont fort utiles. Si la Parotide venoit à suppurer, à la suite d'un engorgement vénérien, comme la tumeur s'est formée lentement & par congestion, on n'est pas obligé de recourir aux moyens prompts que prescrit le traitement méthodique de la Parotide critique à la suite d'une fièvre aigue. Il faut laisser le pus se former comme dans les bubons des aines, dont la Parotide ne diffère alors que par la situation du mal. *Voyez* Bubon. Le pus est résorbé sans inconvénient, pendant l'usage des antivénériens; & s'il séjourne dans la tumeur, lorsqu'elle est bien en maturité, une légère incision à la partie déclive suffit pour évacuer le pus. L'attention du Chirurgien doit être seulement de ne pas attendre que les tégumens soient amincis au point de ne pouvoir être conservés.

La cure des Parotides ouvertes est la même que celle des abcès. *Voyez* Abcès, Ulcère. *Article de l'ancienne Encyclopédie.*

PARULIS, ou Parulie, de παρὰ, proche, & de ουλον, gencive. Inflammation des gencives qui vient quelquefois à suppuration. S'il y survient une excroissance charnue, on l'appelle Epulie. *Voyez* Gencives.

PASSAGE. Être au Passage : expression par laquelle on désigne communément que l'enfant parcourt le canal qui s'étend depuis l'un des détroits du bassin jusqu'à l'autre. Mais on ne devroit la conserver que pour désigner le détroit inférieur où souvent la tête s'arrête sans y éprouver un véritable enclavement. La tête s'arrête alors, dit M. Baudelocque, 1.° lorsqu'elle conserve la position transversale ou diagonale qu'elle avoit en franchissant le détroit supérieur; 2.° quand le menton s'écarte du haut de la poitrine, & que l'occiput se renverse sur le dos. 3.° Quand le détroit inférieur est très-resserré. 4.° Enfin quand les épaules sont elles-mêmes arrêtées au détroit supérieur. Quand la tête est ainsi arrêtée, elle est encore mobile, & tellement qu'on pourroit la repousser pour aller prendre l'enfant par les pieds, si l'on n'avoit rien de mieux à faire; en supposant toutes fois qu'elle ait déjà dépassé l'orifice de la matrice, & que le détroit supérieur ne soit point trop resserré. Mais quelquefois la tête paroit immobile & comme enclavée sans cependant qu'il y ait véritablement enclavement, car elle peut encore descendre à chaque douleur, & se relever dès que celle-ci cesse, elle peut même se mouvoir sur son axe; l'on peut toujours, sans beaucoup de difficulté, introduire entre elle & les parois du bassin un levier ou une branche de forceps. La tête est emboîtée dans l'excavation du bassin sans pouvoir avancer ni reculer d'une manière bien sensible, ce dont on se rend facilement raison, si l'on se rappelle ce que nous avons dit à l'article BASSIN; sur la trop grande excavation du sacrum, laquelle va toujours de pair avec une diminution dans les détroits.

Quand la tête ne peut avancer à travers le détroit inférieur, à raison de sa position tranversale comparativement au détroit, il faut la changer & ramener l'occiput sous le pubis, à moins qu'on ne juge plus convenable de la tourner vers le sacrum. Si elle s'est engagée en sorte que le haut du front se présente au centre du détroit inférieur, il faut repousser cette partie pour faire descendre celle où la suture sagittale & lambdoïde se réunissent. Mais si l'étroitesse du détroit inférieur est considérable, il faut recourrir au forceps & ne se déterminer aux autres moyens rapportés à l'article ENCLAVEMENT, que dans les cas où cette étroitesse est excessive. L'application des moyens sera beaucoup plus difficile dans le cas où l'obstacle proviendroit des épaules au-dessus du détroit supérieur. M. Levret est le premier qui ait conseillé de recourir alors au forceps. Mais l'observation démontre que si la marche de la tête est si lente en pareil cas, on doit moins s'en prendre à la position des épaules qu'à la manière dont la tête se présente. *Voyez* pour les détails, l'Art des Accouchemens de l'Auteur que nous avons cité plus haut. (*M. PETIT-RADEL.*)

PATHOLOGIE, racine, Παθὸς. Partie de la Chirurgie dans laquelle on traite de tout ce qui a rapport aux maladies Chirurgicales, leurs différences, leurs causes, leurs signes, leurs symptômes & accidens, & leur conversion les unes dans les autres. Les Auteurs renferment tous ces objets, sous les noms de Nosologie, Æetiologie, Semeïologie, Symptomatologie & Métabolélogie. Comme ce que nous aurions à dire ici sur chacune de ces parties, se rapporte plutôt à des notions de Médecine, qu'à l'Art que nous traitons dans cet Ouvrage, nous renvoyons aux livres de cette Science, & notamment à un relatif à cet objet, & que nous ferons paroître incessamment. (*M. PETIT-RADEL.*)

PAUPIERES, Βλέφαρα, *Palpebræ*. Expansions de la peau qui couvrent supérieurement & inférieurement l'œil, en se réunissant, de chaque côté, à ce qu'on appelle ses angles. Les Paupières sont sujettes à nombre de maladies Chirurgicales dont nous avons déjà parlé, & dont nous parlerons encore dans le reste de cet Ouvrage; nous allons y revenir, dans cet article, d'une manière générale; &, pour en former une espèce de tableau, nous suivons l'ordre qu'on trouve dans l'ancienne Encyclopédie, d'où ce que nous allons dire est en partie tiré.

Les Paupières sont sujettes à des tubercules & des excroissances de différentes grandeurs & figures. Si l'excroissance est petite, rouge, dure, immobile, & située au-dessus des cils, on l'appelle *hordeolum*, à cause qu'elle a la figure d'un grain d'orge. Quelquefois cette petite tumeur est située en dehors, près de la peau, & quelquefois au-dedans de la Paupière. Si le tubercule est mobile, on l'appelle *chalazia*; s'il est en forme de vessie remplie d'une humeur aqueuse, on le nomme *hydatides*; s'il est fait comme un grain de grêle, renfermant une matière tufeuse ou graveleuse, on l'appelle *grando*. Quelques-uns de ces tubercules tiennent de la nature de l'athérome, du stéatome, & du méliceris; mais la plupart sont de l'espèce enkistée, les uns tenant à la peau par une racine fort mince, & les autres ayant une base fort large. Ces tubercules ne sont pas à craindre, quand ils ne causent aucune douleur; cependant ils demandent une attention particulière, lorsqu'il s'agit de les enlever par une incision, à cause de l'extrême délicatesse de la Paupière. Les verrues, qui viennent aux Paupières, ne diffèrent des tumeurs dont on vient de parler, qu'en ce qu'elles défigurent la partie, & affectent souvent la vue. Ces verrues ont une racine grosse ou petite; on les extirpe par le moyen de la ligature ou du bistouri, de même que les autres verrues; mais quand elles deviennent livides ou noirâtres, on ne doit pas y toucher, crainte d'y attirer la gangrène.

Les Paupières se relâchent souvent, au point de défigurer la partie, & de nuire à la vue; cette maladie vient toujours, ou de la paralysie du muscle releveur de la Paupière, ou du relâchement de la peau qui la recouvre. Il vient quelquefois aux Paupières une tumeur œdémateuse ou aqueuse, qui empêche entièrement l'œil de s'ouvrir. Ce cas doit être distingué du précédent; on y remédie aisément par des cathartiques, des diurétiques & des sudorifiques, & en appliquant sur la partie une compresse trempée dans de l'esprit-de-vin camphré & de l'eau de chaux. On a recours, dans l'autre cas, aux corroboratifs, tels que l'emplâtre d'huile noire de tartre, mêlée avec la cire ou le baume du Pérou, de l'eau de la Reine d'Hongrie. Si ces remèdes ne réussissent point, il faut retrancher une portion suffisante de la peau de la Paupière, pour racourcir & faire rentrer celle-ci dans son état naturel; opération délicate, & qui réussit rarement.

Ce qu'on appelle *Palpebra mutila*, ou *Royadas*, est une maladie dans laquelle le bord de la Paupière est fendu, & en partie détruit, de mabière que les angles, de part & d'autre, se retirent & se renversent. C'est une espèce d'éraillement de la Paupière, produit par une plaie, un ulcère, ou autre maladie. Quelque petite que soit cette fente ou mutilation, le mal est incurable, la Paupière ayant trop peu d'épaisseur pour pouvoir être retaillée, & soutenir une ou deux aiguilles aussi long-temps qu'il le faudroit pour en procurer l'union.

Le τραχῶμα, ou dartre des Paupières, est une ulcération de cette partie, accompagnée de rougeur, de prurit, d'inégalités, de fentes & de duretés, dans la partie interne de l'une & l'autre Paupières. On en fait trois espèces, ou plutôt trois degrés différens. Le premier est quand, en renversant les Paupières, on voit qu'elles sont rouges, inégales, âpres; celui-ci est accompagné d'une démangeaison cuisante, on l'appelle *dasites*. Le second a lieu quand ces symptômes sont plus violens; on le distingue à de petits tubercules qui ressemblent à des pepins de figues, c'est le *ficus*, ou ce qu'on nomme communément *ficosa palpebra*. Le troisième est quand la maladie est si invétérée, que la partie interne des Paupières est ulcérée avec des fentes & des duretés calleuses. C'est le σκλήρωσις des Grecs, ou le *callositas palpebræ* des Latins.

Le dérangement des cils des Paupières, dans lequel ils se tournent quelquefois en-dedans, & irritent les yeux, en y occasionnant de la douleur & de l'inflammation, est l'affection qu'on connoît communément sous le nom de *trichyasis*. La chûte des cils constitue une affection différente, qui est le *madarosis*.

Le renversement & l'élévation des Paupières, qui alors ne recouvrent point assez le globe de l'œil, se nomme *ectropium* & lagophtalmie. Quand l'une & l'autre sont collées ensemble, ou à l'œil même, quelle qu'en soit la cause, la maladie est celle que les Grecs nomment *achyloblepharon*. On doit bien distinguer ce genre de coalition d'avec une concrétion passagère, par l'intervention de quelque matière glutineuse, comme il arrive quelquefois dans la petite vérole ou l'ophtalmie. *Voyez*, pour toutes les dénominations que nous venons de rapporter, leurs divers articles respectifs. (*M. Petit-Radel.*)

PÉLICAN. Instrument dont on se sert pour arracher les dents, & qui, prenant le point d'appui hors de la dent qu'on veut tirer, n'est pas sujet à la casser, ainsi que les autres qu'on emploie à cet usage. Il est composé d'une tige ou d'un manche contre une portion duquel se prend le point d'appui, & d'un levier dont une extrémité tourne sur un point fixé en quelque partie de ce manche, tandis que l'autre, terminée par un crochet, embrasse la dent, & la presse contre un point de l'extrémité de ce même manche, à mesure que le Dentiste fait l'effort nécessaire pour l'arracher.

Nous ne nous arrêterons pas ici à décrire le Pélican tel qu'il a été d'abord dans son état d'imperfection, ni à faire connoître tous les perfectionnemens qu'il a acquis, & toutes les modifications qu'il a éprouvées entre les mains des différens Artistes, pour lesquelles on pourra consulter principalement le Chirurgien Dentiste de Fauchart, & l'Art du Coutelier de Perret, ainsi que nos Planches. Nous nous bornerons à le considérer sous sa forme la plus parfaite, celle du Pélican à vis de rappel, d'abord telle qu'elle a été décrite dans l'*ancienne Encyclopédie*, ensuite avec les perfectionnemens également utiles & ingénieux d'un Artiste moderne.

On peut diviser cet instrument en quatre parties, qui sont le corps, le manche & ce qui en dépend, le pivot & la branche. *Voyez* les Planches.

« Le corps est d'acier; c'est une cannule à jour, d'un pouce dix lignes de longueur, & qui a plus de cinq lignes de diamètre. Les côtés de cette cannule ou espèce de niche, sont deux lames d'acier, planes en dedans, légèrement arrondies en dehors, & qui ont une ligne d'épaisseur. »

« De l'extrémité de cette cannule, s'élève une tige qui a un pouce de long, & trois lignes de diamètre. La tige est fendue par son extrémité, ce qui laisse deux avances, une supérieure & l'autre inférieure, lesquelles sont percées par un trou pour contenir une demi-roue ronde. »

« La face antérieure de cette demi-roue n'est point circulaire comme on a coutume de la fabriquer aux Pélicans ordinaires; la convexité de la roue regarde la cannule, & la face antérieure est une cavité semi-lunaire : elle doit représenter un arc dont la corde auroit neuf lignes de longueur. L'épaisseur de cette demi-roue est de deux lignes deux tiers; il y a un trou dans le milieu de sa largeur, de sorte que s'ajustant entre les avances de la tige, elle y est arrêtée par un clou à rivure perdue, ce qui donne un petit mouvement de charnière à cette pièce ajoutée. »

« L'extrémité postérieure de la cannule est une espèce de mitte qui porte sur le manche, & qui est percée dans son milieu pour laisser passer la soie d'une vis. »

« Le manche est composé de deux pièces, dont la première est une double vis; c'est-à-dire, qui a deux pas ou deux filets; sa matière est d'acier, & sa longueur est d'un pouce sept lignes, sur deux lignes de diamètre; elle a une soie qui a environ seize lignes de longueur, & qui est cylindrique l'espace de deux lignes, afin de tourner facilement dans le trou que nous avons fait observer dans la mitte de la cannule; le reste de la soie est quarré pour tenir avec plus de fermeté dans le manche. »

« Il est essentiel d'observer ici que la vis occupe le dedans de la cannule, & qu'elle y tient par une mécanique toute singulière; car la mitte de la vis étant arrêtée par la surface antérieure de la mitte de la cannule, elle y est tellement engagée qu'elle n'en peut sortir, & son extrémité antérieure, taillée comme un pivot, roule dans une petite cavité, creusée à l'extrémité de la cannule.»

« La seconde pièce du manche est d'yvoire; sa figure est celle d'une petite poire, & sa longueur est d'un pouce, sur dix lignes de diamètre dans l'endroit le plus large. Il est percé dans le milieu de sa longueur pour laisser passer la soie quarrée de la vis qui est rivée à sa partie postérieure, sur une rosette d'argent assez solide. »

« Le vrai pivot qui se rencontre dans la machine est mobile, & c'est lui qui avance ou retire la branche par un mécanisme industrieux; sa base est une espèce de piédestal exactement quarré, & dont chaque surface a trois lignes de largeur & autant de hauteur. »

« Ce piédestal est comme soudé sur un rondeau, aussi d'acier, avec lequel il fait corps, & qui sert comme de borne au pivot, en glissant sur la surface intérieure de la cannule. Il est encore percé en écrou pour donner passage à la vis dont nous avons parlé, de sorte qu'en tournant le manche de gauche à droite, ce piédestal s'approche du manche; au contraire, quand on tourne le manche de droite à gauche, il s'en éloigne, & s'approche de la partie antérieure de la cannule, ce qui donne de grands avantages à la machine. »

« Il s'élève de la partie supérieure du piédestal une tige de la hauteur de sept lignes, & de deux lignes & demie de diamètre; elle est exactement cylindrique l'espace de près de trois lignes, & c'est cette partie qui est le pivot autour duquel la branche tourne; le reste de la tige est une vis simple, c'est-à-dire, qu'elle n'a qu'un filet. »

« La branche est un crochet d'acier dont le corps a environ trois pouces de longueur; elle est plate du côté qui doit toucher la cannule, arrondie de l'autre & percée par un trou, afin de loger la tige cylindrique, ou le pivot autour duquel elle tourne. Cette branche est tenue ferme en cet endroit par le moyen d'un écrou en forme de rosette qui s'engage dans les pas de la vis simple, décrite à la tige. Cette branche est ordinairement droite, & la force du levier en est plus grande; il est néanmoins à propos d'avoir des branches coudées pour l'extraction des dernières dents, & même d'en avoir deux différemment contournés pour s'en servir aux deux côtés de la machoire. L'extrémité antérieure de ces branches est un crochet d'environ cinq lignes, terminé par deux petites dents garnies en dedans, d'inégalités transversales, pour mieux saisir la dent qu'on veut arracher; il faut que ce crochet soit bien trempé. »

« Cet instrument est un des meilleurs dont on puisse se servir pour l'extraction des dents. On le prend avec la main droite, si la dent qu'on veut arracher est à droite, & de la main gauche, si la dent est à gauche. On tourne le manche pour avancer la branche; plus ou moins, suivant que la dent est plus ou moins dans le fond de la bouche; on fait asseoir le malade par terre ou sur un coussin, & dans un endroit où le jour éclaire bien. Le Chirurgien derrière le malade, lui fait appuyer la partie postérieure de la tête sur ses cuisses qui sont un peu approchées l'une de l'autre; puis le malade ayant la bouche ouverte, le Chirurgien porte le crochet de l'instrument contre la dent qu'il veut arracher, du côté qui regarde la langue, observant d'avancer les dents du crochet entre la gencive & la dent, autant qu'il est possible, ce qui se fait facilement. Lorsque la couronne est usée par la carie, ou qu'elle a été cassée par les tentatives qu'on a déjà faites pour arracher la dent, on doit avoir la précaution de séparer la gencive du collet de la dent, ce qui s'appelle déchausser. *Voyez* DÉCHAUSSOIR. »

« Le crochet ainsi posé, le Chirurgien doit tenir le Pélican de manière qu'il embrasse son manche, & presque toute la cannule, avec les quatre doigts; le pouce doit être appuyé sur la branche, en s'alongeant presque sur la tête du crochet. On approche alors la cavité semi-lunaire de la demi-roue sur les deux dents voisines de celle qu'on veut arracher; on peut garnir la demi-roue avec le coin d'un mouchoir ou d'une serviette fine. »

« L'instrument en place, comme on vient de le dire, il ne s'agit plus que de donner le tour de main pour arracher la dent. Ce tour de main consiste à tirer l'instrument en-dehors, en soulageant autant qu'on le peut la demi-roue qui appuie sur les dents saines & fort près de la gencive. On observe que les dents du crochet portent seulement sur la dent qu'on arrache, & l'on culbute la dent en faisant que l'instrument décrive avec elle une ligne oblique, en élevant un peu le poignet, si c'est à la mâchoire inférieure, & en l'abbaissant, si c'est à la mâchoire supérieure; si on tiroit horizontalement, on n'arracheroit pas la dent d'un seul coup sans éclater beaucoup la mâchoire; dans ce cas, quand on s'est apperçu que la dent s'est un peu penchée en-dehors, il ne faut pas faire d'efforts avec le Pélican, on peut achever de tirer la dent avec les doigts ou avec un davier. »

Le principal inconvénient du Pélican ordinaire vient du peu d'étendue de la surface qui forme le point d'appui. Ce défaut se trouve corrigé jusqu'à un certain point dans celui dont on vient de lire la description, où le point d'appui se prend

prend à-la-fois sur deux dents voisines de celle qu'on veut arracher. M. Dubois, Dentiste du Roi, a imaginé une autre manière de donner à son Pélican un point d'appui, qui paroît encore plus parfaite. Nous allons exposer ce qu'il en dit, lui-même, dans un petit Mémoire qu'il a eu la bonté de nous communiquer, dans lequel il indique aussi quelques autres perfectionnemens qu'il a faits à cet instrument.

« Tous les instrumens qui servent à l'extraction des dents, dit M. Dubois, sont des leviers, & agissent comme tels en les renversant, communément de dedans en-dehors. Je prendrai pour exemple de ce principe général le Davier, qui, par sa construction, & le mécanisme de son action, paroît être le plus éloigné du levier simple. Lorsqu'on pince exactement une dent avec le Davier, ou lorsqu'on la dresse en la tirant, la mâchoire de cet instrument, qui est placée en-dedans de la bouche, forme la puissance qui agit sur la couronne, tandis que la mâchoire externe forme le point d'appui sur la surface opposée de la dent à son collet; les racines forment la résistance. La dent serrée de cette manière, casse infailliblement au collet, à moins qu'elle ne soit très-chancelante, parce que le point d'appui étant trop près de la puissance qui agit sur un bras de levier trop court pour vaincre la résistance des racines, tout l'effort se porte sur le lieu du point d'appui où la dent est forcée de céder en rompant. Si au contraire on saisit la dent en écartant davantage les mâchoires de l'instrument, alors la mâchoire externe, qui fait le point d'appui, descend plus bas sur le trajet des racines; la couronne forme un bras de levier plus long & plus fort, & la portion de racine qui est au-de-là du point d'appui étant plus courte, & offrant moins de résistance, la dent est moins exposée à casser. Cette théorie est aplicable à tous les cas où le point d'appui se fait sur le trajet des racines; mais l'on conçoit facilement que, par cette méthode, qui est souvent indispensable, la gencive & l'alvéole doivent souffrir par la compression du point d'appui, sur-tout lorsque celui-ci a peu d'étendue, ou qu'il présente des surfaces arrondies ou anguleuses. J'ai remédié à cet inconvénient, en donnant au point d'appui du levier droit, décrit ci-après, une très-grande surface garnie de peau, qui agit sur une étendue de parties proportionnée à la résistance. »

« Ce levier droit, garni d'un levier latéral, constitue l'instrument appelé Pélican. Je ne connois ni son étimologie ni son origine, mais cet instrument est sans doute le meilleur, puisque c'est celui qui est adopté par les plus habiles Artistes. Il a l'avantage, en faisant le point d'appui sur les parties voisines de la dent qu'on doit extraire, de laisser à celle-ci la liberté de suivre la direction qu'on lui donne, sans que le point d'appui puisse s'opposer au libre passage des racines. »

« Cet instrument a subi, depuis le célèbre Fauchard, beaucoup de changemens. Le Pélican à vis est le plus utile, en ce que l'on peut, à volonté, éloigner ou rapprocher les crochets du point d'appui, & les varier suivant l'exigence des cas, de manière à le rendre propre à remplir toutes les indications qui peuvent se rencontrer dans la Pratique. »

« Tous les Pélicans, décrits & en usage autrefois, étoient armés d'un point d'appui rond, appellé la roue du Pélican. Ce point d'appui avoit le grand inconvénient, de ne poser à chaque moment de sa révolution, que sur un point mathématique, tel que celui par lequel un cercle rencontre sa tangente. Ce point supportoit seul tout l'effort de la résistance, en sorte que, si l'on avoit à extraire, par exemple, une grosse molaire à deux ou trois racines, offrant une résistance égale à vingt livres, & que l'on fût obligé de poser le point d'appui sur une petite molaire, à une seule racine, qui ne pouvoit supporter qu'un effort de dix livres, celle-ci ayant un excédent de dix livres à supporter au-dessus de sa force, auroit été renversée elle-même dans l'opération, ou fatiguée au point de périr consécutivement par cette seule cause. »

« Des faits sans nombre constatent la vérité de cette assertion; j'ai cru devoir y suppléer, en adaptant à cet instrument un point d'appui, dont la surface fût plane & garnie de peau pour l'empêcher de glisser, ou d'écailler l'émail, & assez large pour poser en même-tems sur plusieurs dents, & même sur les parties voisines, & leur faire partager l'effort de la résistance. Cette plaque est articulée au corps du Pélican, par une charnière fort lâche, de manière à pouvoir demeurer immobile, tandis que l'instrument fait sa révolution sur la charnière. »

« Les avantages de ce point d'appui reconnus par l'usage, il falloit le rendre applicable aux cas où ces dents déviées vers l'intérieur de la bouche, & placées hors du cercle formé par les autres dents, ne peuvent être tirées de dedans en-dehors comme les autres. C'est ce qui m'a fait concevoir l'idée de rendre l'action de l'instrument inverse, c'est-à-dire tel qu'il puisse renverser les dents vers l'intérieur de la bouche, en y adaptant des crochets taillés en sens contraire, & un point d'appui, dont la surface tangente s'applique sur la surface interne des dents, en sorte que cette opération peut être aussi méthodique, que dans les cas les plus simples sans fatiguer les dents voisines. »

« Ce Pélican, avec tous ses perfectionnemens, exige encore, dans cet état de supériorité qu'il a sur les autres instrumens, l'expérience nécessaire pour établir les distances convenables entre les points d'appui & les crochets, à raison du volume ou de la situation de la dent dont on veut faire l'extraction. Car, si la distance est trop grande, ou si le point d'appui se prend trop près de la dent à extraire, au moindre mouvement que fait celle-ci, hors de la ligne qu'on doit lui faire décrire, le point d'appui se trouve sur la même ligne que la résistance & que la puissance, & le levier n'a plus d'action. Si au contraire la distance n'est pas suffisante, ou si le point d'appui se trouve trop éloigné de la dent à extraire, celui-ci pèse sur les parties qui le soutiennent, en raison de la résistance qu'oppose la dent.»

« Ces inconvéniens qui n'en sont pas pour une main exercée à l'opération, m'ont déterminé à donner à cet instrument une forme telle qu'en remplissant les mêmes vues, il pût être d'une construction plus facile à exécuter, moins dispendieuse que le Pélican à cric, ou à vis de rappel, & d'un maniement plus aisé, & moins sujet aux inconvéniens du premier; enfin, plus à portée des personnes inexpérimentées. Cet instrument consiste en deux branches croisées, arrêtées par une vis, vers les deux tiers de leur longueur. A l'une de leurs extrémités antérieures s'adaptent les différens points d'appui, & à l'autre, les différens crochets que l'on peut changer & varier suivant les cas, & de manière à former ou le levier droit, ou le Pélican ordinaire, ou le Pélican inverse. » *Voyez* nos Planches & leur explication, pour la description détaillée des instrumens.

PEPTIQUES, ou PÉPASTIQUES. C'est la même chose que MATURATIFS. Ces mots dérivent des verbes πέπτω ou πεπαίνω je cuis, je mûris. On donne ce nom aux médicamens qui ont la vertu d'amener des tumeurs à maturité, & de les disposer à une bonne suppuration.

PERIEGESIS. Περιήγεσις Incision que les Anciens pratiquoient autour des grands abcès, & qui actuellement est tombée dans l'oubli. (*M. PETIT-RADEL.*)

PERIOSTOSE, *Periostosis*. Gonflement & épaississement du Périoste, occasionné par des humeurs blanches qui stasent entre ses divers feuillets. Cette affection est quelquefois accompagnée de douleurs, quand elle est récente, & avec inflammation; d'autres fois elle est indolente; on y sent une certaine mollesse, comme si c'étoit un morceau de pâte qu'on pétrit. La tumeur comprend communément toute l'épaisseur du Périoste, se porte même jusqu'à l'os, qui alors est plus ou moins désorganisé. Lorsque la tumeur est indolente, elle peut rester pendant fort longtems sans occasionner de bien grands accidens; mais si elle vient à s'enflammer, & qu'elle suppure, l'os alors forme toujours partie de l'abcès. Le pus, en pareil cas, n'est jamais aussi louable que dans les tumeurs inflammatoires vraies; c'est une mucosité ou gelée mêlée, en partie, avec une matière comme purulente, & qui peut être réabsorbée, sans nuire à la constitution. Aussi la matière ne s'élevant point en pointe, est-il difficile de déterminer quand la suppuration a lieu, & si réellement la matière est formée.

Le Périostose offre deux indications relativement aux moyens que sa nature suggère. Celui qui est accompagné de douleurs demande l'application des topiques émolliens & adoucissans, tels que le cataplasme de mie de pain & de lait avec le saffran, les applications saturnines, l'onguent nutritum & autres. Si, malgré ces moyens, & l'emploi des remèdes intérieurs que les circonstances pourroient demander, le mal augmente, que la tumeur s'élargisse, que la douleur devienne plus aigue, il faut recourir à l'application des sangsues sur la tumeur, jusqu'à ce que, les accidens étant diminués, on puisse se tourner vers des moyens plus efficaces. On a vu, quand les sangsues avoient manqué, les vésicatoires avoir le plus grand succès, quand on les appliquoit immédiatement sur le lieu de la tumeur. Mais si l'on tarde plus qu'il ne faut à recourir à ces moyens, ou que ceux-ci, n'ayant aucune efficacité, ne puissent s'opposer aux progrès du mal, alors il faut faire une incision le long de la tumeur jusqu'à l'os, pour parvenir jusqu'à la matière, qu'on épongera comme il convient. Par la suite, toute la surface découverte entre en suppuration; il s'y forme des granulations charnues; & si l'os étoit précédemment affecté, la portion malade se détache comme dans le traitement des suppurations ordinaires, où l'os est malade. Mais quelquefois la plaie ne peut se cicatriser, à raison d'une infection cachée dont les humeurs sont atteintes, il faut alors recourir aux remèdes généraux qui sont propres à la combattre, notamment les illinitions mercurielles.

Le Périostose qui est avec indolence est le plus communément un signe de la vérole; il se guérit souvent au milieu des préparations qu'on fait subir pour passer par les remèdes. Une lame de plomb, enduite d'onguent mercuriel, & retenue fortement sur la tumeur, au moyen de ligatures, est le moyen le plus simple & le plus efficace pour s'opposer à son accroissement. Le D. Russell, de Londres, vante beaucoup la décoction de Mézéréon, sous cette forme.

℞ Ecorces de racine de Mézéréon fraîche, 1 once.
Eau de fontaine, 2 pintes.

Faites bouillir jusqu'à réduction de moitié; ajoutez sur la fin, racine de reglisse effilé, 1 once.

La dose, une chopine chaque jour.

Mais il observe que la tumeur ne doit point être ancienne. Dans les gonflemens du Périoste qui proviennent de toute autre cause, il a également vu de bons effets de ce remède. Il dit qu'il dissipe les douleurs nocturnes dont sont tourmentés les malades, dans les cas de nodus, mais encore plus sûrement quand on ajoutoit à la décoction un peu de sublimé corrosif. (*M. PETIT-RADEL.*)

PERISCIPHISME Περισκιφισμὸς *Perisciphysmus*, section de la peau du front, usitée parmi les Anciens dans les inflammations & les fluxions opiniâtres des yeux. Voici comme Paul dit qu'on doit la pratiquer. Ayant rasé la partie, on fait une incision transversalement d'une tems à l'autre, de manière que les extrémités se terminent sur les parties immobiles, évitant la suture coronale. On parvient jusqu'à l'os, on écarte les lèvres de la plaie, au moyen de la charpie qu'on y insère, & l'on panse ensuite avec de l'eau & de l'huile. Quand les accidens pour lesquels on a eu recours à cette opération, sont appaisés, notre Auteur conseille de ratisser l'os, puis de recourir aux incarnatifs où entre la pierre-ponce, qu'il regarde comme un astringent. *Ita enim fit*, termine-t-il, *ut ex crassiore cicatrice cute astrictâ, & vasorum orificiis obstructis, solita ad oculos descendere fluxio prohibeatur.* Aëtius, qui parle aussi de cette opération, lui donne le nom d'ἐπισκορισμος. *Sed malè, ut arbitror*, dit Gorrée. La racine de ces mots est σκιφίον, *scyphus*, ou *calvaria.* La théorie que nous avons actuellement, tant sur l'inflammation & les fluxions, que sur les diverses affections des yeux, a fait tomber cette opération dans l'oubli. (*M. Petit-Radel.*)

PERTE. *Hemorrhagia Uterina.* Ecoulement excessif de sang, qui se fait par les voies naturelles chez les femmes grosses ou récemment accouchées. Les Pertes qui viennent au commencement de la grossesse, proviennent toujours d'un décollement partiel du placenta & alors on a toujours à craindre l'avortement ou au moins un accouchement prématuré. L'embrion ou le fétus, en pareil cas, sortent toujours, & assez facilement; mais le placenta, étant beaucoup plus volumineux, & trouvant dans le resserrement du col & de l'orifice de la matrice, une résistance supérieure à celle qu'il peut vaincre, il reste & occasionne des accidens souvent très-graves, & auxquels on est quelquefois bien éloigné de s'attendre; souvent aussi les contractions de la matrice étant trop foibles pour procurer son détachement, il reste adhérent jusqu'à ce que de plus violentes puissent aboutir à cette fin.

Quand le premier cas a lieu, l'orifice étant toujours un peu ouvert à raison de quelques portions de membranes qui séjournent dans le col, le sang coule en partie par caillots, & en partie sous forme fluide. Mais comme la matrice, qui jouit encore de toute sa contractilité, peut revenir sur elle-même, la Perte cesse bien-tôt, & d'autant plus sûrement que le placenta se flétrissant, & les sucs dont il est pénétré, tournant en dissolution, s'échappent à mesure sous forme de lochies plus ou moins putrides. On voit, en pareil cas, les huit premiers jours qui succèdent à l'avortement, des caillots noirâtres, des portions de membranes, & quelquefois même le placenta tout déformé, se détacher à des intervalles plus ou moins rapprochés.

Le placenta, dans le second cas, peut rester long-tems adhérent à la matrice, s'y nourrir comme précédemment; il peut aussi s'en détacher des portions de tems-en-tems; mais dans ce dernier cas, le sang sort par intervalles & en plus ou moins grande quantité, selon l'étendue de la portion détachée. Quand le détachement total s'opère inopinément, le sang coule à grands flots, & la matrice n'ayant point eu assez de tems pour revenir sur elle-même, se fait sentir au toucher par-dessus le pubis, comme une masse flottante, au lieu de présenter cet arrondissement, indice d'une contraction qui s'opère complettement par-tout. Les femmes sont alors dans un état bien critique, & si l'on ne saisit point la véritable indication du mal, on les voit succomber en peu d'heures. Ce qu'on peut faire de mieux alors est de délivrer la femme suivant les procédés que nous avons rapportés à l'article Avortement. On fait frotter l'hypogastre avec des flanelles chaudes; on excite les contractions de la matrice, soit en irritant son orifice avec le doigt ou en y injectant de l'eau froide, si l'on y peut introduire la canule alongée d'une seringue ordinaire.

Le pouls devient foible répété, & insensiblement imperceptible, une pâleur & un froid général s'emparent de tout le corps, les forces s'abbatent, les défaillances se succèdent, la respiration devient haute & laborieuse, les convulsions surviennent, & la mort ne tarde point à terminer cette fâcheuse scène.

La Perte, dans le cas où le détachement est borné à une petite étendue, est d'abord peu considérable; mais elle peut devenir plus inquiétante si les orifices qui fournissent le sang, tardent à se contracter. En supposant, ce qui arrive assez souvent, que le détachement ait commencé près l'insertion du cordon, le sang s'accumule alors entre les parois de la matrice & la face du placenta qui lui répond, & augmentant insensiblement, il décolle celui-ci & même les membranes jusqu'au col, dans la cavité duquel il s'accumule jusqu'à ce que l'orifice soit suffisamment ouvert pour lui donner passage. Alors il sort & continue à couler tant que les sources ouvertes continuent à les fournir. Il convient, en pareil cas, d'arrêter la Perte, tant pour remédier aux accidens graves qui pourroient s'ensuivre tant du côté de la mère que pour la conservation de son enfant, qui peut encore parvenir au terme d'un complet développement, sur-tout quand la grossesse est déjà assez avancée.

Le parti le plus prudent alors, est de mettre la femme à un régime sévère; on la fera tenir au lit ou sur une chaise longue, les reins élevés & la poitrine basse, & si la femme est corpulente, sanguine, on la saignera du bras deux ou trois fois dans la journée, selon la quantité de la Perte; on lui prescrira un lavement d'eau froide ou d'une décoction de roses rouges, on appliquera sur le ventre des compresses trempées d'eau froide & l'on donnera intérieurement les pilules d'alun, l'eau de lin, légèrement aluminée, ou de la limonnade à la glace. Si la femme est d'une constitution foible & languissante; si l'on appercoit chez elle les signes d'une dissolution dans les humeurs, l'on évitera la saignée, & l'on insistera sur les corroborrans, le quinquina, l'élixir de vitriol, les amers de toute espèce, les chalibés & les eaux minérales. Les bains froids, celui de mer sur-tout, sont singulièrement utiles pour changer la disposition qu'ont certaines femmes aux Pertes qui souvent entraînent l'avortement. L'expérience a prouvé que ce moyen loin de leur nuire, comme on pourroit le croire au premier aspect, ne leur est au contraire que très-favorable. En même-tems qu'on mettra tous ces moyens en œuvre, on cherchera à réprimer la Perte par des topiques qu'on appliquera intérieurement. Depuis peu, on a mis en pratique le tamponement qui consiste à fourrer dans l'intérieur du vagin, des morceaux de petits linges fins, blancs de lessive; on les presse à mesure, & quand le vagin en est suffisamment rempli, on retient le tout avec une compresse & un bandage en T. Plusieurs observations, communiquées par M. Roux, Chirurgien de Dijon, attestent l'efficacité de ce moyen; mais il ne peut avoir d'application que quand la femme n'est point encore délivrée. Dans tout autre cas, le sang pourroit continuer de couler, &, ne pouvant s'échapper par l'orifice, il resteroit dans la matrice, & dilateroit d'autant plus celle-ci qu'elle seroit dans un état d'inertie. On a vu, en pareil cas, les femmes périr, & à l'ouverture des cadavres, la matrice être si prodigieusement distendue qu'elle simuloit une véritable grossesse.

En se conduisant ainsi, non-seulement on réussit à arrêter le sang qui coule de la matrice, mais encore celui qui s'échappe des portions détachées du placenta. Ces portions néanmoins ne se recollent point, & restant toujours flottantes dans la matrice, elles peuvent augmenter par un nouveau décollement du placenta qui, lui-même, est accompagné d'une nouvelle hémorrhagie. Mais on prévient cet accident ou on y remédie, quand il a lieu, par les mêmes moyens que nous venons de rapporter, & ainsi avec beaucoup de ménagement, & de la docilité aux avis qu'on leur donne, les femmes sujettes aux Pertes parviennent insensiblement au terme naturel de leur délivrance. Mais si la Perte devient plus forte, qu'elle ne cède à aucun des moyens que nous venons d'indiquer, si les foiblesses continuent & deviennent de plus inquiétantes, il faut alors sans plus tarder, procéder à l'accouchement. Pour cet effet, on introduira un ou plusieurs doigts dans l'orifice, &, avec eux, on travaillera à l'écarter par degré, selon la résistance qu'il offrira; ou s'arrêtera de tems-en-tems, & l'on recommencera ensuite, & ainsi l'on fera naître des douleurs, pendant lesquelles la matrice se contractant, les membranes se présenteront; on les ouvrira aussi-tôt pour que l'évacuation des eaux opérée, la matrice trouve plus de facilité à revenir sur elle. Si le placenta étoit implanté sur le col de la matrice, on se conduira dans cette circonstance, comme nous l'avons indiqué à l'article DÉLIVRANCE, relativement à ce cas. Il est rare alors que la grossesse parcourre tous ses tems, & qu'elle arrive à son dernier terme, sans rien craindre pour la vie. Quoique cette dernière circonstance ait quelquefois lieu après plusieurs Pertes successives, cependant il faut s'attendre à un moindre danger en recourant à une délivrance prématurée, sur-tout quand on fait l'opération avec prudence. Si la Perte continuoit après la délivrance, il faudroit alors chercher à rappeller les contractions de la matrice qui sont toujours fort foibles en pareil cas, en frottant d'une main cet organe sur la région hypogastrique, pendant que les doigts de l'autre, introduits dans son intérieur, en irritent les parois, & quand on sent qu'il revient sur lui-même, on retire à mesure la main, & l'on presse davantage de celle qui est sur l'hypogastre. Si ces moyens ne suffisent pas, on a recours aux injections d'eau froide, à l'application de la glace sur les pubis, & même aux bains d'eau froide. Quelquefois la Perte vient de la présence des caillots dans la matrice, ou des portions du placenta qui, en partie poussées par l'orifice, ne peuvent aller plus loin à raison de leur volume; il faut alors les extraire & nétoyer la matrice avec des injections qui puissent entraîner le reste.

La Perte peut encore venir à toute autre époque que celui de la grossesse; elle indique alors une maladie particulière pour laquelle il faut toujours toucher les femmes afin d'être sûr de sa nature & des moyens de guérison qu'elle comporte. Communément c'est un ulcère ou un polype, *Voyez* pour ce qui regarde ces deux maladies, les articles MATRICE & POLYPES. (*M.* PETIT-RADEL.)

PESSAIRES. Πεσσοὶ Πρόσθετα. *Pessaria* Les Pessaires chez les Anciens étoient les moyens destinés à recevoir les substances médicamenteuses qu'ils vouloient tenir appliquées dans l'intérieur des parties naturelles. *Est autem Pessulus*, dit Paul, *lana pecta & quodcumque aliud teres digiti humani speciem præferens in quo medicamenta sustinentur.* Non-seulement les Anciens faisoient leurs Pessaires avec la laine, mais encore avec de la soie, de la charpie & même avec du linge roulé qu'ils entouroient d'un long fil, pour les retirer après les avoir introduits; on a ensuite substitué à ces substances des gommes, des résines, de la cire qu'on amollissoit, pour leur donner la forme la plus convenable. Oribase, d'après Antillus, reconnoissoit trois sortes de Pessaires, eu égard à leurs propriétés, les émolliens, les astringens & les apéritifs. Il employoit les émolliens dans les inflammations, les ulcérations & les strangulations de matrice, il les composoit avec la cire blanche, la graisse d'oye ou de poule, le beurre frais, la moëlle de bœuf ou de cerf. Il recommandoit les apéritifs dans les suppressions & les retards des règles, dans les resserremens du col de la matrice & du vagin, & les faisoit avec le miel, l'armoise, le dictame, le chou, la rhue & la scamnonée. Les astringens avoient un effet opposé à celui des apéritifs, ils arrêtoient les fleurs blanches & retenoient la matrice qui cherchoit à s'échapper.

L'usage des Pessaires, relativement aux deux indications premières, est actuellement presqu'entièrement tombé; on n'y a plus recours que pour remplir la troisième indication; mais alors il faut choisir des substances beaucoup plus résistantes que celles que nous avons indiquées ci-dessus: en pareil cas, l'on emploie l'or, l'argent, le bois, le buis, l'éponge, la gomme élastique & le liège couvert d'une couche de cire. On donne, aux Pessaires faits de ces substances, une forme ovale, pour qu'ils puissent se soutenir sur deux points opposés du bassin, & offrir une certaine résistance aux parties qui tendroient à s'échapper. Comme l'or est un métal de prix dont peu de personnes peuvent faire usage, on lui a substitué l'argent, l'étain, même le plomb que le préjugé a fait regarder comme ami de l'homme; mais ces métaux ont un très-grand défaut, celui de pouvoir être corrodé par les humeurs qui sortent des parties. Morand parle, dans les Mémoires de l'Académie de Chirurgie, d'un Pessaire d'argent tout rongé qu'il retira avec beaucoup de peine du vagin après plusieurs années qu'il y étoit resté; on y voyoit les restes des hypersarcoses ou des chairs qu'il avoit entraînés. L'ivoire, d'après ceci, pourroit être regardé comme la meilleure matière dont on puisse faire les Pessaires; mais encore a-t-il ses inconvéniens; il se ramollit quelquefois, & ne conserve plus sa première forme: c'est ce qui est prouvé par une observation communiquée à l'Académie, par Camper, où il est dit que la surface d'un Pessaire à bilboquet fut trouvée toute diminuée & sa tige toute contournée. On a substitué l'éponge à cette substance, mais si on l'a trouvée de quelque avantage, c'étoit dans le cas de descente légère de la matrice, & encore le succès n'a-t-il peut-être été dû qu'au soin qu'on a eu de faire tenir la femme long-tems couchée, & de lui défendre toute espèce de mouvement. Cette matière a d'ailleurs un inconvénient, les humeurs âcres en séjournant dans ses porosités, deviennent encore plus acrimonieuses & peuvent, ainsi retenues, augmenter les accidens de manière que la maladie devient plus grave par le remède même. Le bois ordinaire ne paroît pas plus propre à former les Pessaires, car si on le choisit trop dur, il peut blesser par son poids & sa compacité; s'il est trop mou, trop tendre, il aura les mêmes inconvéniens que l'éponge. On a de nos jours substitué à ces substances la caouth qui a également ses inconvéniens; car tantôt il s'amollit tellement qu'il ne peut remplir le but pour lequel on l'emploie, & tantôt il s'endurcit de manière à avoir tous les inconvéniens du métal ou du bois.

Le liège est la substance qu'on choisit de préférence à toute autre, il est plus moux que le métal, il ne résiste point tant, & ne peut conséquemment nuire aux parties sur lesquelles le Pessaire porte, on n'a rien à craindre de la rouille que contracteroit les métaux, il ne perd point sa forme comme l'ivoire, & quand il est convenablement enduit de cire, il n'absorbe point comme l'éponge, & ne peut déterminer aucun accident par son trop long séjour dans les parties. Mais, pour en obtenir tout l'avantage qu'on en peut espérer, il faut faire attention à plusieurs choses relatives à la matière du liège qu'on emploie, & à l'Art de la préparer. Le liège doit être blanc, compact, sans aucune fente ni carie. On commence par le dégrossir avec un couteau & une rape & on le polit avec une lime fine, & on le fait sécher au four. Ensuite on le plonge dans de la cire fondue, on l'en retire après, & on le replonge de nouveau; & ainsi plusieurs fois jusqu'à ce que la couche de cire soit de l'épaisseur d'une ligne. On peut voir tous les détails de ce procédé dans le 34e volume du Journal de Médecine. Il est bon de mêler à la cire dont on se sert, un peu de suif pour la rendre moins cassante, & pour empêcher qu'elle ne se détache par lames, accident qui rendroit le Pessaire sujet aux mêmes accidens qu'on reproche à ceux qui sont faits de bois ou d'éponge.

Quant à la forme des Pessaires, on en distingue deux sortes, ceux qui sont faits en anneaux, ils ont ordinairement une figure ellyptique & ceux qui sont à pétiole ou en bilboquet. Ceux-ci ont été imaginés par M. Suret pour éviter la pression que les annulaires exerçoient sur la vessie & le rectum, & pour mieux retenir la matrice dans les cas où les subérosités des os ischium ne pourroient supporter le Pessaire. Mais ces avantages sont achetés par bien des inconvéniens. Ces Pessaires ne retiennent pas toujours bien la matrice, les liens qui les fixent, se mouillent par les urines & autres humeurs qui sortent du vagin & par leur séjour occasionnent des inflammations & ulcérations, le pétiole allant de côté & d'autre lorsque les femmes marchent il peut blesser les commissures de la vulve. Ces

Pessaires d'ailleurs peuvent occasionner des accidens dans les chûtes, & nuisent toujours au coït; aussi leur préfèrent-on les ellyptiques quand on les fait assez alongés pour pouvoir bien porter sur les rebords osseux du bassin. On les fait un peu creux supérieurement pour qu'ils puissent recevoir le museau de tanche sans le blesser. Les dimensions du Pessaire, avant qu'on ne le couvre de cire, peuvent aller, depuis deux pouces jusqu'à trois, pour leur plus grand diamètre & une sixième ou septième partie pour le moins entre huit & dix lignes d'épaisseur en s'amincissant vers les bords & plus vers le centre que vers la circonférence. Au surplus, ces dimensions doivent être relatives aux parties dans lesquelles on doit les placer. Le trou qu'ils ont, ne doit être ni trop grand ni trop petit, il doit être proportionné au volume du museau de la matrice, en sorte qu'il n'ait que la moitié au plus du diamètre de la partie qui doit être vis-à-vis de lui. Le bout du museau de la matrice doit reposer sur la circonférence qui forme les bords du trou; d'où il résulte qu'un grand Pessaire peut avoir un trou fort petit & un petit Pessaire un trou fort grand.

Maintenant voyons la manière dont on doit faire usage de ce moyen:

On doit d'abord évacuer le rectum & la vessie par un lavement & en faisant uriner la femme, afin que l'introduction du Pessaire soit plus facile & moins douloureuse. Alors la femme couchée sur le dos, les cuisses écartées & les fesses élevées, les genoux & les jambes un peu fléchies & les pieds fixés sur le lit; le Pessaire ayant été préliminairement trempé dans l'huile, on en porte une extrémité selon la longueur de la vulve, & pressant doucement de l'index de la main libre la commissure inférieure, on écarte peu-à-peu les lèvres avec l'autre qui tient le Pessaire. Ensuite on pousse postérieurement & inférieurement vers le rectum, en tournant son plus grand diamètre vers chaque os ischion de manière que l'excavation regarde l'orifice de la matrice. Ensuite, tenant le Pessaire d'un doigt dans le vagin, on relève la femme de l'autre main sur son séant, afin que la matrice tombant sur lui, lui donne plus d'assiète & que l'orifice s'accommode à sa concavité. On met un linge sur la vulve & l'on conseille à la femme de s'abstenir de marcher pendant quelques jours (*M. Petit-Radel.*)

PETIT, (Jean-Louis), né à Paris en 1674. Il eut dès son enfance, un penchant particulier pour la Chirurgie & l'Anatomie, qui en est la base; Littre fut son premier Maître en cette dernière science, & les progrès de l'Elève furent tels qu'il lui laissa à douze ans la direction de son amphithéâtre. Le jeune Petit passa de l'étude de l'Anatomie à celle de la Chirurgie, sous M. Maréchal dont il suivoit les visites à l'hôpital de la Charité. Muni de toutes les connoissances relatives à son état, & desirant d'être livré à lui-même pour les mettre en pratique, il passa, en 1692, à l'armée du Maréchal de Luxembourg. Il n'y vécut point inconnu comme la plupart des Chirurgiens en sous ordre; son mérite fut apperçu; des démonstrations qu'il fit aux Elèves du corps de l'armée & ses succès dans ce genre d'enseignement furent pour lui une recommandation qui, à la fin de la guerre, lui valut la place de Chirurgien aide-major de l'hôpital de Tournai. Cette ville ne présentoit point un théâtre où put convenablement être exercée sa capacité; il revint à Paris se faire recevoir Maître, non sans mériter les applaudissemens de tous ceux qui l'écoutoient dans les examens qu'il subissoit pour pouvoir y parvenir. Petit fut un des premiers démonstrateurs pour les chaires publiques de Chirurgie fondées en 1724. Il y enseigna avec distinction, ainsi que dans ses leçons particulières qu'il continua pendant un très-grand nombre d'années. Son talent connu en Anatomie, & diverses observations qu'il communiqua à l'Académie Royale des Sciences lui donnèrent accès dans ce Corps. Il parvint bien-tôt à être un Praticien des plus employés; sa réputation passa en Espagne, où il fut appellé pour y traiter le Roi; fidèle à sa patrie & sourd à toute proposition, il revint à Paris où il mourut en 1750, âgé de 79 ans. Le seul corps d'ouvrage qu'on ait de M. Petit est son traité des Maladies des Os, qui est sans contredit le meilleur qu'on eut de son tems; il parut, en 1705, *in-12*, & depuis il y a eu plusieurs éditions; la meilleure est celle de 1772. Dire que M. Louis y a ajouté un discours critique & historique & quelques notes, c'est en faire suffisamment l'éloge. M. Petit est encore Auteur d'un très-grand nombre d'observations & de mémoires qu'on trouve parmi ceux des Académies Royales des Sciences & de Chirurgie qui sont singulièrement intéressantes, & dont nous aurons occasion de faire usage dans le corps de cet ouvrage. Il travailloit, depuis long-tems, à un ouvrage complet de Chirurgie; il en avoit déjà même fait graver les planches, lorsque la mort vint mettre fin à sa carrière. Ce Traité a paru depuis par les soins de M. Lesne sous le titre d'*Œuvres posthumes de M. J. L. Petit.* (*M. Petit-Radel.*)

PAUL, surnommé *Œginœta* à raison de l'Isle d'Œgine, dans la Grèce, où il est né. On fixe le tems où il vivoit à la fin du quatrième siècle, d'autres au commencement; selon Freind, il florissoit vers le milieu du septième. Il étudia à Alexandrie; & ensuite il se mit à beaucoup voyager d'où lui est venu le surnom de Περιοδευτης, *Peregrinator.* Il acquit, dans tous ses voyages, cette expérience que la répétition des faits toujours nouveaux peut seule offrir, &

offrir d'une manière beaucoup plus certaine que donne la vue des mêmes faits dans un même lieu pendant une longue suite d'années. Il vécut long-tems à Rome bien après Celse, & suivit beaucoup la doctrine de ce Grand-maître. Mais, quoique partisan du plus grand nombre de ses opinions, il s'en écarte souvent, & motive tellement ses raisons, qu'on ne peut aucunement le regarder comme un vil copiste. Et en effet quand un point de doctrine est tellement évident, qu'on ne peut le récuser, il vaut mieux le recevoir que d'en établir une autre sur le mérite duquel on est encore incertain. Paul a rassemblé le fruit de ses observations dans un ouvrage dont la première édition a paru en grec à Venise, en 1528, *in-folio*. Gemuseus fit quelques corrections au texte des deux premières éditions & même y a ajouté quelques notes. Une édition latine parut ensuite à Basle; celle-ci est d'Albano Torino; Pierre Tolet, Médecin de Lyon, en a donné une en François en 1539. Gauthier d'Andernach en donna ensuite une *in-folio* à Paris, en 1532, elle a pour titre: *Pauli Æginœtæ de re medicâ libri septem 1538*. L'Auteur y traite des maladies des yeux, des ulcères cutanés, de toutes les opérations de Chirurgie, & de nombre d'objets infiniment intéressans. Nous avons eu occasion, & nous l'aurons encore, de faire usage de ses préceptes, & de lui en rapporter la gloire dans les articles de ce Lexique. (*M.* Petit-Radel.)

PEU (Philippe) né à Paris, le siècle dernier. Après avoir suivi ses cours dans cette ville, & avoir subi tous les examens de la Maîtrise, il se livra à la Pratique des Accouchemens, & y acquit une telle célébrité, qu'il devint l'émule de Mauriceau, & en partagea la Pratique, comme les émolumens. Le seul Ouvrage complet qu'on ait de lui, est sa Pratique des Accouchemens, qui parut en 1694, en *in-8.°* *Senilis labor hominis*, dit Haller, *in suâ arte non summi, non tamen perindè miseri ut Mauriceo visum*. En effet, il ne le fit paroître qu'après quarante ans d'une pratique réfléchie & constante, & dans laquelle il dit avoir fait plus de 5000 accouchemens. Peu est l'Auteur qui ait fait le plus de cas du toucher; pour déterminer les différens tems de la grossesse, mais il observe qu'on ne doit pas en abuser. « Outre beaucoup d'autres inconvéniens, dit-il, que ces attouchemens fréquens, sans nécessité, peuvent occasionner, il est certain qu'ils font aisément changer la situation de la tête, car étant forcée, & même enfoncée dans les eaux, elle cède sans peine au mouvement que les doigts lui donnent; ainsi, de droite ligne qu'elle étoit, & en état de suivre naturellement la sortie des eaux, elle prend une situation oblique qui lui fait présenter l'oreille, le front, la joue, &c. Par-là, continue Peu, un travail naturel devient contre Nature; » assertion que nous ne lui accorderons point dans toute son extension. Peu étoit un Accoucheur qui laissoit beaucoup faire à la Nature, & en cela bien différent des turbulens de nos jours il attendoit que le travail fût bien développé, avant de penser à l'aider, quand toutefois les choses étoient bien disposées. *Plus*, disoit-il, *fait douceur que violence*. Il a bien distingué les vraies douleurs d'avec les fausses, choses essentielles à remarquer, *pour ne pas tomber*, dit-il, *dans le malheur d'aider la Nature à contre tems, ou de précipiter la chûte d'un fruit qui n'est pas mûr*. On peut reprocher à Peu de n'avoir point été le partisan de l'opération césarienne sur les vivans, & de l'avoir trop été des crochets, dont l'usage aujourd'hui est perdu depuis l'emploi journalier qu'on fait du forceps. Peut-être n'a-t-il tant vanté ces derniers moyens, que pour faire tomber l'usage du tire-tête de Mauriceau, dont il avoit fait une censure à laquelle ce dernier Auteur répondit dans une édition de ses Ouvrages. Celui-ci alla même jusqu'à l'accuser de falsification dans la plupart de ses Observations. Ce fut à ce sujet que Peu fit paroître, pour sa défense, l'Ecrit, intitulé: *Réponse aux Observations de M. Mauriceau*, in-8.°, 1695. Il s'y justifie sur l'usage des crochets, & fait de nouvelles objections aux Partisans du tire-tête. (*M.* Petit-Radel.)

PEYRONIE, (François de la) né à Montpellier, en 1678. Il étudia sous Chirac, Professeur à l'Université de cette Ville, & vint ensuite se perfectionner à Paris. Il y continua ses études avec la plus grande ardeur, sans que le tumulte & les plaisirs de cette ville pussent le détourner de son plan. De retour chez lui, il s'occupa de l'enseignement de l'Anatomie, tant en public qu'en particulier, avec la plus grande célébrité. Sa réputation l'appella à Paris auprès de Chirac, alors premier Médecin du Duc d'Orléans, à qui tout le mérite du jeune la Peyronnie étoit déjà connu. Il parvint à la chaire du Jardin du Roi, & bien-tôt à une de celles du Collège de Chirurgie; enfin, il fut nommé à la survivance de M. Mareschal. Ce fut alors qu'il chercha à procurer à la Chirurgie tous les avantages qu'il put lui procurer; il travailla, avec ce dernier, à l'établissement des cinq Chaires Royales, dans l'Amphithéâtre de Saint-Côme, ce qui eut lieu en 1724, comme nous l'avons dit à l'article Chirurgie. Son zèle ne s'arrêta point là; il s'occupa de former un Corps Académique parmi les Chirurgiens de Paris, dont les Membres furent pris dans le Collège qui existoit alors. Les séances commencèrent en 1731, & l'établissement, confirmé par Lettres-Patentes, ne tarda pas à être confirmé de la manière que nous l'avons dit à l'article Académie. La Peyronie aimoit les Sciences, & ceux qui s'en occupent sérieusement; il s'étoit spécialement livré à la

Physique de l'homme. L'Académie Royale des Sciences l'envisagea sous ce point, quand elle le reçut dans son sein, en 1732; aussi lui fournit-il plusieurs Mémoires intéressans sur le siège de l'ame, sur les œufs sans jaune, & autres. Mais la partie qu'il avoit le plus en prédilection étoit la Pratique Chirurgicale: aussi a-t-il recueilli plusieurs Observations plus utiles les unes que les autres, & qu'on trouve dans les Mémoires des Académies Royales des Sciences & de Chirurgie. Cependant, en envisageant la capacité réelle de cet Auteur, on est loin de lui avoir autant d'obligations qu'à J. L. Petit, son contemporain. (*M. Petit-Radel.*)

PHALANGOSE, φαλάγγωσις, *Phalangosis.* C'est une affection qu'on peut regarder comme une espèce de trichiase, & dans laquelle, au rapport d'Aëtius, une rangée de cils qui n'est point naturelle, se porte au-dedans & blesse continuellement l'œil. Quelques-uns regardent cette maladie comme la même que la dystichiase, & à dire vrai, la nomenclature des Auteurs est loin d'être la même pour ces différentes espèces de trichiases qu'on doit en regarder comme le genre. *Voyez* l'Art. Trichiase. (*M. Petit-Radel.*)

PHAGÉDÉNIQUE de φαγεῖν, manger. On donne ce nom aux ulcères malins qui s'étendent en rongeant les parties voisines. *Voyez* Ulcère.

On donne aussi le nom de Phagédéniques aux médicamens propres à détruire les excroissances & les chairs fongueuses. *Voyez* Caustiques, & Eau Phagédénique.

PHARYNGOTOME. Instrument dont on se sert pour scarifier les amygdales enflammées & gonflées, lorsqu'elles empêchent la déglutition & menacent de suffocation; ou pour ouvrir les abcès dans le fond de la gorge. Ce mot dérive de φάρυγξ gosier, & de τομὴ incision.

Cet instrument, imaginé par M. Petit, est une lancette cachée dans une cannule, ou gaine d'argent, & que l'on porte dans le fond de la bouche, sans aucun risque, & sans que les malades, qui, pour l'ordinaire, craignent beaucoup les instrumens tranchans, s'en apperçoivent. *Voyez les Planches.*

Le Pharyngotome est composé de trois parties, d'une cannule, d'un stilet, & d'un ressort.

La cannule se divise en deux parties; la supérieure, qui forme le manche de l'instrument, ressemble à une petite seringue à injections; c'est une petite canonnière exactement cylindrique. Ce cylindre est creux, fort poli en-dedans, & long de deux pouces, sur six lignes de diamètre. On fait souder, sur le milieu de cette canonnière, un anneau exactement rond, & poli sur le côté parallèle au tranchant de la lancette; on passe le doigt du milieu dans cet anneau, lorsqu'on tient l'instrument.

La partie inférieure de la cannule est un fourreau, ou gaine d'argent, de même que le cylindre. Sa longueur est de quatre pouces & demi, sa largeur de quatre lignes, & son diamètre d'une ligne & un tiers, y compris la cavité. Ce fourreau ne doit pas être soudé à la cannule; il faut qu'il s'y monte par le moyen d'une vis, pour pouvoir nettoyer l'instrument avec facilité, après une opération qui a couvert de pus ou de sang la lancette, qui rentre dans le fourreau dès que les incisions convenables sont faites.

La gaine doit être légèrement courbe, de façon que la convexité se trouve formée par un des côtés du fourreau, & la concavité par l'autre; cette légère courbure permet à l'œil de voir l'endroit abcédé, ou gonflé, où l'on veut opérer; avantage que n'auroit point une gaine droite.

La seconde partie du Pharyngotome est le stilet, ou, pour mieux dire, le mandrin; sa matière est d'argent, comme toute la gaine, & il est de deux ou trois lignes plus long qu'elle; les deux tiers de son corps doivent être applatis, afin de quadrer avec la cavité du fourreau. Ses deux extrémités sont différemment construites; car l'une est amincie pour y souder une lancette à grain d'orge, assez forte pour résister, & ne pas s'émoucheter; l'autre extrémité est exactement ronde, & représente un petit cylindre dans l'étendue de deux travers de doigt, au bout duquel on fait faire un petit bouton en forme de pommette, & garni, sur son sommet, de petites cannelures en étoile, pour recevoir le pouce par une surface inégale.

Un pouce, ou environ au-dessous de cette pomme, il y a une plaque circulaire, placée transversalement, & soudée dans cet endroit; l'usage de cette plaque est de peser sur le ressort à boudin, de le pousser vers la partie inférieure de la canonnière, & d'empêcher le stilet de s'élever plus qu'il ne faut.

Enfin, la troisième partie du Pharyngotome est un ressort à boudin, fait avec un ressort de montre tourné en cône; on met ce boudin dans la canonnière, de sorte que, lorsqu'on pousse le bouton du stilet, la petite plaque circulaire approche les pas de ce ressort l'un de l'autre; ce qui permet au stilet d'avancer vers l'extrémité antérieure de la gaine, & à la lancette de sortir tout-à-fait au dehors, pour faire des scarifications, ou ouvrir des abcès. Aussi-tôt qu'on cesse de pousser le bouton avec le pouce, le ressort s'éloigne de la canonnière, & la lancette rentre dans sa gaine.

gaine. *Article de l'ancienne Encyclopédie.*

PHARYNGOTOMIE, *voyez* ŒSOPHAGOTOMIE.

PHIMOSIS. φίμωσις. *Phimosis.* Occlusion des conduits, & ouvertures naturelles qui empêchent le passage des substances ou liqueurs qui doivent les traverser. Cette définition générale est de Galien; aussi admet-il un Phimosis des yeux; des lèvres, de l'anus, du prépuce, même de l'utérus. Le mot φιμος, qui est la racine du nom, signifie proprement le resserrement qu'on procure à l'ouverture d'une bourse, en en tirant les cordons. Les Anciens s'imaginant qu'il arrivoit quelque chose de semblable à l'orifice du prépuce, dans l'affection dont il s'agit ici, lui ont donné, par cette raison le nom de Phimosis qu'ils ont emprunté du Grec. Le Phimosis, proprement dit, est une maladie dans laquelle l'ouverture du prépuce est tellement resserrée, qu'il est impossible de découvrir le gland. Les Auteurs ont, avec raison, distingué le Phimosis en naturel & en accidentel. Le naturel vient de naissance, il n'est point dangereux par lui-même, il ne le devient qu'occasionnellement, quand l'urine séjournant trop long-tems entre le gland & le prépuce, y occasionne des inflammations; ou dans les premiers coïts avec une femme étroite. Dans le premier cas, l'intérieur du prépuce, souvent même du gland, s'excorie, suppure, le contour s'épaissit, s'endurcit, quelquefois se fendille & forme des crevasses douloureuses qui ont beaucoup de penchant à prendre le caractère carcinomateux. Quelquefois il se forme à raison du séjour de l'urine, des noyaux pierreux qui forment par la suite, des calculs volumineux. L'accidentel vient inopinément aux personnes même les mieux conformées, & peut se guérir spontanément, quand, dès le commencement, on met promptement en pratique le genre de traitement qu'il demande. On le distingue en bénin & en malin. Le premier vient d'une irritation qui attire un engorgement sur le prépuce, & par-là en retrécit nécessairement l'ouverture; c'est ce qui arrive par le séjour de l'humeur des glandes de Tyson, ou à la suite d'une piquure d'insecte venimeux. Le second tient plus ou moins de la nature du virus cancéreux ou vénérien.

Tout ce que nous venons de dire instruit assez sur le caractère, le diagnostic & même le prognostic de la maladie dans les différens cas où elle se manifeste; aussi passons sur de plus grands détails pour en venir aux moyens curatifs. Dans chacun de ces cas, quand les antiphlogistiques généraux & les topiques n'ont rien diminué de la gravité des symptômes, il faut nécessairement en venir à l'opération & s'y déterminer plus ou moins promptement, selon les cas. Si chez les enfans mal conformés, aucune de ces fâcheuses circonstances n'a lieu, on peut différer jusqu'à l'âge de la puberté; mais, à cette époque, il convient de lever les obstacles, pour faciliter l'éjaculation; ce à quoi l'on parvient en incisant légèrement le prépuce de chaque côté, jusqu'à ce qu'on ait suffisamment découvert le gland. Cette manière est préférable à celle par laquelle on dilateroit l'ouverture par un moyen quelconque sans incision. Quelques-uns conseillent, quand le prépuce est très-long, de faire tout simplement l'opération de la circoncision. On tire à soi ce qu'on présume nécessaire, & on coupe un quart ou une moitié de pouce, ce qui est ordinairement plus que suffisant pour permettre au prépuce de découvrir le gland. Quand le Phimosis accidentel a pour cause une infection vénérienne, on se détermine plus tard à l'opération; car, comme le plus souvent l'accident est dû à des chancres, qui sont à l'intérieur du prépuce, ou à la base du gland, on peut espérer que le traitement mercuriel auquel il faut toujours recourir alors, en guérissant ceux-ci, mettra bientôt fin à la maladie secondaire. Il est cependant des chancres malins qui font des progrès rapides, & qui attirent sur le prépuce une telle inflammation qu'on a tout à craindre de sa prompte terminaison en gangrène. La verge devient alors très-volumineuse, la peau est d'un rouge tirant sur le violet, on sent vers le chancre une dureté qu'on ne peut toucher sans occasionner de violentes douleurs, il sort de l'ouverture du prépuce une matière purulente & sanieuse en grande abondance. Ce cas bien différent de celui des chancres bénins, exige qu'on ait promptement recours à l'opération. Dans ces derniers, on se contente après une ou deux saignées de faire des injections adoucissantes avec l'eau blanche ou le lait, entre le prépuce & le gland; on applique dans les intervalles des cataplasmes de mie de pain & de lait, & l'on tient la verge sur le bas-ventre, pour faciliter le retour du sang de la partie engorgée vers le tronc de la veine honteuse; on peut même ouvrir quelques ramifications de celle-ci pour opérer un plus prompt dégorgement. Quelques-uns ont conseillé l'application des sangsues, mais la morsure de ces insectes étant toujours accompagnée d'un peu d'irritation, on a tout à craindre d'elles l'augmentation de l'inflammation. Ce traitement local joint aux mercuriels qu'on fait prendre intérieurement, ou par la méthode des frictions termine toujours les accidens. Mais quand le gland est si gonflé, & le prépuce si tendu que l'un & l'autre menacent de gangrène, il faut recourir à l'opération. Dans le cas de Phimosis naturel, comme la peau du prépuce est excessivement lâche, il est impossible de couper exactement les deux peaux en se servant d'un scalpel ou d'un bistouri ordinaire; d'une autre part, les ciseaux qu'on conseille pour parer à cet inconvénient, mâchent & contondent les lèvres de la plaie. La Peyronie, pour éviter l'un & l'autre, avoit corrigé l'ancien bistouri herniaire & s'en servoit de manière à inciser à mesure qu'il le poussoit. Depuis peu M. Bell a imaginé l'instrument suivant dont il se sert ordinairement; il est composé d'un conducteur légèrement courbé à son extrémité, & dans lequel est adapté la laine étroite d'un bistouri de manière que le tranchant soit entièrement caché dans la gorge, laquelle doit être d'environ un quart de pouce plus longue que la lame. *Voyez* la Planche relative à cet article. Celle-ci étant renfermée dans sa gorge, on insinue l'instrument entre le prépuce & le gland vers un des côtés de la verge jusqu'à ce qu'on sente avec le doigt qu'il est arrivé au plus haut du prépuce où il puisse aller : le tenant ensuite d'une main on pousse de l'autre le bistouri, de manière à faire passer sa pointe à travers le prépuce; alors on retire le conducteur, & l'on termine l'opération en tirant à soi le scalpel, pour diviser le prépuce dans toute sa longueur. De cette manière, le prépuce est toujours fendu, & l'incision se fait complettement & nettement. Mais il arrive souvent, notamment dans les cas où il y a beaucoup d'inflammation, qu'il est impossible d'introduire le conducteur qui, tel qu'il soit, est encore trop volumineux; alors on a recours à la méthode suivante.

Le malade situé sur le dos dans son lit, l'Opérateur prend la verge de la main gauche, vers son extrémité, en la tenant entre l'indicateur & le pouce, puis prenant de la droite un bistouri très-étroit, comme celui dont on se sert pour inciser l'anneau, dans le cas de hernie, & en ayant garni la pointe avec une petite boule de cire, il le porte à plat entre le gland & le prépuce, sur les côtés, pour éviter les veines & vaisseaux qu'il pourroit rencontrer au milieu. Quand il est parvenu au point où il doit aller, ce qu'il reconnoît quelquefois à la grosseur de la boule de cire qui paroît à travers les tégumens, il relève la tranchant vers la peau intérieure du prépuce, en même-tems qu'il en enfonce la pointe au-dedans, & tirant en même-tems à soi, il finit complettement la section. Mais, pour peu qu'on éprouve de la difficulté à faire entrer la pointe du bistouri, il faut préférer la méthode suivante qui peut servir dans tous les cas. Elle consiste à insinuer d'abord un stilet fort fin, & à conduire dans sa crenelure la pointe d'un bistouri bien étroit, & à pousser de manière à fendre peu-à-peu tout ce qui se présente. On pousse à mesure la sonde, & quand elle est parvenue vers la racine du gland, on fait une dernière incision qui en met à découvert toute la base. Ces sections successives se font avec facilité à raison de la tension où est le prépuce. Si lec hancre étoit voisin de la section, il ne faudroit faire nulle difficulté de l'emporter en coupant les angles de la plaie de chaque côté; si le prépuce étoit gangréné, il faudroit emporter ce qui se présente, en coupant obliquement pour aller finir au filet qu'il ne faudroit point toucher.

Le mal étant mis ainsi à découvert, on commencera par faire saigner la verge dans une décoction, de graine de lin, pour laver toute la sanie & le sang putride qui pourroit couvrir la plaie. Ensuite on applique un lit de charpie molette, quelques languettes simples, une croix de Malthe; & l'on soutient le tout avec quelques tours de bandes; on rabaisse la verge sur le ventre & on l'y maintient appliquée au moyen d'une bandelette dont le milieu tient l'appareil & les extrémités attachées avec une épingle à un bandage de corps ou à une bande qui l'entoure. On a soin en appliquant ces diverses pièces d'appareil d'ouvrir d'un petit trou celles qui posent sur l'orifice de l'urètre, afin que le malade puisse rendre son urine sans mouiller aucune d'elles. On passe douze ou quinze heures après, & lorsque la plaie est dans le période de la cicatrisation, on a le soin de mettre un petit linge fin entre le prépuce & le gland; sur-tout quand celui-ci a été attaqué de chancres, pour éviter toute adhésion qui pourroit survenir entre les parties. M. Bell dit avoir vu plusieurs exemples d'un pareil accident qu'on auroit facilement prévenu, si l'on avoit porté une plus grande attention dans les pansemens. Mais dans les cas où la maladie qui auroit déterminé à l'opération, proviendroit d'une infection vénérienne, il ne faudroit point s'en tenir aux simples procédés que nous venons d'énoncer, mais bien en venir à l'administration des mercuriaux, en cas qu'on ne les eût point commencés. *M. PETIT RADEL.*)

PHLASIS. *Voyez* l'article THLASIS.

PHLEGMON, de φλέγω, je brûle. Tumeur inflammatoire plus ou moins élevée, & circonscrite; visible ou non visible, suivant la partie qu'elle occupe; toujours marquée par une augmentation de tension & de sensibilité; accompagnée d'une douleur aigue, lancinante ou pulsative, d'une chaleur plus grande que celle de l'état naturel, d'une rougeur vive, mais qui devient souvent livide, lorsque la maladie est plus avancée, un peu élevée en pointe, & qui se ramollit du centre à la circonférence.

Tels sont les symptômes que l'on observe, d'une manière plus ou moins marquée, dans toute espèce de Phlegmon. Lorsqu'ils sont légers, & que la partie affectée n'est pas fort étendue, ou très-importante par sa nature & ses fonctions, ils n'influent communément que très-peu sur le système général; mais lorsqu'ils sont plus considérables, & que l'inflammation s'étend, le pouls devient, en général, plein, vif & dur; en même-tems le malade se plaint d'une chaleur universelle, de soif, & d'autres symptômes fébriles.

Lorsque, par les efforts de la Nature, ou par l'application des remèdes convenables, la douleur, la chaleur & la tension se dissipent, les autres symptômes, qui dépendent en grande partie ou même entièrement des premiers dont nous avons fait mention, disparoissent également, & le malade recouvre promptement la santé. Cette terminaison, que l'on desire en général le plus d'obtenir, se nomme Résolution.

Mais si, malgré l'application des remèdes communément usités, les différens symptômes, tels que la chaleur, la douleur & la rougeur, augmentent, au-lieu de diminuer; si les symptômes fébriles s'aggravent en même-tems, la tumeur alors acquiert, par degrés, un volume plus considérable, & s'amollit. On observe une petite éminence vers son milieu, ou vers quelqu'autre point, & sa surface devient luisante; bien-tôt la douleur diminue, les symptômes de fièvre se modèrent, &, en comprimant la tumeur, on y apperçoit la fluctuation d'un fluide. Ceci constitue la seconde terminaison du Phlegmon, connue sous le nom de suppuration. *Voyez* ABCÈS.

Si la douleur, la rougeur & la tension de la partie augmentent, pendant que la plénitude du pouls & les autres symptômes fébriles deviennent plus considérables; si l'on observe, en même-tems, peu de changement dans le volume de la tumeur, il y a tout lieu alors de craindre que la gangrène ne survienne promptement. *Voyez* GANGRÈNE.

Le but principal que l'on doit, en général, se proposer dans le traitement des tumeurs phlegmoneuses, est d'en obtenir la résolution, qui est le moyen curatif le plus sûr & le plus prompt. Il y a néanmoins quelques cas particuliers à excepter, &, en général, il ne convient pas de suivre cette méthode.

Ainsi, l'on recommande de s'occuper à obtenir la suppuration des tumeurs inflammatoires qui surviennent dans les fièvres & dans d'autres maladies internes, ou qui leur succèdent; car, dit-on, la suppuration étant, dans ces cas, un moyen dont se sert la Nature pour se débarrasser des fluides viciés qui se trouvent dans le système, il seroit dangereux d'interrompre ses efforts. Quoi qu'il en soit de cette théorie, il paroît assez constant qu'on favorise davantage le travail de la guérison, en faisant usage des applications les plus propres à accélérer la prompte suppuration de ces tumeurs qu'en employant les moyens qui tendroient à les résoudre, & à prévenir cette sorte de terminaison.

Il y a d'autres tumeurs qui sont dûes à des causes internes, où il est peut-être préférable de ne rien faire pour favoriser la suppuration ou la résolution, mais de les abandonner entièrement à la Nature.

Ainsi, dans les tumeurs inflammatoires qui surviennent quelquefois chez les sujets scrophuleux, il pourroit être dangereux d'appliquer des remèdes répercussifs; & il y a très-peu de cas où l'on puisse favoriser la suppuration de ces tumeurs, parce que le traitement en est toujours très-embarrassant, lorsqu'elles ont été ouvertes naturellement, ou par Art. D'ailleurs l'on sait qu'elles peuvent subsister fort long-tems, sans aucun danger; d'où il résulte qu'il est toujours plus prudent de ne pas y toucher. *Voyez* ECROUELLES.

Dans la maladie vénérienne, nous avons un spécifique presque certain pour obtenir la guérison; & lorsque l'on ouvre les bubons, ainsi que les autres tumeurs inflammatoires qui y surviennent, ils deviennent communément très-embarrassans & très-difficiles à guérir: conséquemment il est plus prudent d'en tenter toujours la résolution; car la suppuration ne met nullement à l'abri des autres accidens de la maladie; il est, au contraire, tout aussi essentiel que le malade subisse le traitement mercuriel, que s'il n'y avoit aucune évacuation de la tumeur.

Le Phlegmon diffère des pustules enflammées, telles qu'on les observe dans différentes maladies, la petite vérole, par exemple, en ce qu'il forme une tumeur beaucoup plus considérable, & généralement solitaire; il diffère du bubon, de la parotide, de l'ophtalmie interne, du panaris, &c. en ce qu'il n'a pas de siège déterminé, comme toutes ces maladies que l'on désigne par des noms particuliers, quoique, par leur nature, elles ne diffèrent en rien du Phlegmon.

Pour ce qui est des causes déterminantes & prédisposantes du Phlegmon, ainsi que de l'exposition détaillée de ses symptômes, de ses diverses terminaisons, & du traitement qu'il requiert, nous renvoyons à l'article INFLAMMATION, & à ceux où nous avons traité de quelques-unes de ses espèces, tels que BUBON, PAROTIDE, PANARIS, &c.

PHLYCTENES, de φλύω, je bous; ce sont des petites pustules ou vésicules qui causent des démangeaisons, & qui viennent sur la peau, principalement entre les doigts & autour des poignets; elles sont pleines d'une sérosité limpide. Elles sont, pour l'ordinaire, un symptôme de gale, & quelquefois de dartres. *Voyez* GALE & DARTRES. On les guérit ainsi que ces éruptions.

Phlyctènes signifie aussi de petites vésicules ulcéreuses, qui viennent quelquefois sur la conjonctive de l'œil, & quelquefois sur la cornée, semblables à autant de petites vessies pleines d'eau, que l'on appelle vulgairement pustules aux yeux.

Elles paroissent comme des grains de millet, & causent quelquefois des douleurs très-vives; les pustules qui viennent sur la conjonctive sont rouges; celles qui viennent sur la cornée sont noirâtres, si elles sont proches de la surface; mais elles sont plus blanches quand elles sont plus profondes. On les guérit par des dessiccatifs & des discussifs. *Voyez* OPHTALMIE.

On appelle aussi Phlyctènes les vessies qui surviennent à l'érésypèle, à la gangrène, aux brûlures, &c. Elles sont formées par la sérosité épanchée entre la peau & l'épiderme. En coupant l'épiderme on détruit la Phlyctène; un peu de cérat camphré suffit pour dessécher la peau dans les Phlyctènes bénignes, telles que celles qui sont formées par la rétention de la respiration, à l'occasion de l'appareil & des bandages dans les fractures. Les Phlyctènes qui sont symptomatiques de quelques maladies dangereuses, ne sont d'aucune considération; c'est la maladie qui les a produites qui mérite l'attention du Chirurgien.

PHYMA de φυομαι, je nais de moi-même. Nom sous lequel les Anciens désignoient généralement toutes les tumeurs inflammatoires & glanduleuses; toutes celles qui étoient formées par des fluides épanchés, tous les genres de condylomes & autres excroissances de même nature.

PIÉBOTS ou PIEDS BOTS. C'est le nom qu'on donne aux personnes qui ont les pieds difformes & contournés, de manière à nuire à leur usage.

Les enfans viennent quelquefois au monde avec les pieds mal contournés, ou ils contractent ensuite peu-à-peu cette désagréable difformité par la faute de ceux qui en ont soin, lorsqu'on les fait tenir trop tôt sur leurs pieds, & qu'on les force à marcher avant le tems. Chez quelques enfans ce sont les jambes mêmes qui sont contournées; chez d'autres, ce sont les genoux; quelquefois le vice est dans l'articulation de la jambe avec le tarse, & dans ce cas les pieds sont tournés en-dedans ou en-dehors. Les Latins nommoient les premiers *Vari* & les derniers *Valgi*.

La cure varie suivant le siège & la diversité du mal. 1.° Le moyen le plus sûr & le plus doux pour garantir les enfans de la fâcheuse incommodité dont nous parlons, est de les empêcher de marcher, ou même de se tenir trop long-tems, ou trop souvent debout, sur-tout ceux que la délicatesse de leur tempérament, ou une disposition maladive, telle que le rachitis ou la nouëure, y rendent plus sujets que les autres. Si la difformité existe déjà, ou si l'enfant l'a apportée du ventre de sa mère, après avoir fait précéder l'emploi des émolliens, on aura recours à quelque machine qui, par une pression douce & long-tems continuée, tende à rétablir la direction naturelle du membre. On pourra se servir pour cet effet de l'appareil que nous avons décrit à l'article DISTORSION, & que l'on verra dans les *Planches*.

Nous ferons cependant observer qu'il ne faut jamais trop se presser de recourir à des moyens de ce genre, & nous dirons avec Heister, que souvent lorsque la difformité de la jambe, ou du pied, n'étoit pas bien considérable, on s'est mieux trouvé d'abandonner les enfans aux soins de la Nature, que de se servir des instrumens ou des machines qu'on a imaginées pour y remédier ces machines, sur-tout lorsque l'application n'en est pas très-méthodique, pouvant faire des impressions fâcheuses sur la partie, & l'empêcher même de prendre son accroissement. Nous croyons donc qu'il n'en faut faire usage que dans le cas d'une nécessité indispensable, & qu'il n'est pas bien rare de voir des enfans dont les jambes sont plus ou moins courbées, se guérir de cette difformité à mesure qu'ils avancent en âge, sans qu'on en ait pris d'autre soin que de les empêcher de marcher trop tôt. D'un autre côté, lorsqu'ils ont acquis une certaine force, l'exercice-même de leurs muscles contribue souvent, plus que toute autre chose, à redonner à leurs membres la direction la plus avantageuse.

PIED, Ποὺς, *Pes*. Parties du corps humain qui en soutienent tout l'édifice dans la station. Les pieds sont le complément de tout ce qu'une mécanique la plus recherchée peut imaginer, non-seulement pour soutenir le corps, mais encore pour le maintenir dans l'équilibre que demandent les inégalités du terrein où il peut se trouver. Entrer dans le détail des faits qui pourroient confirmer cette assertion, seroit nous éloigner de notre objet pour parcourir un champ que les Anatomistes seuls ont en propriété; c'est pourquoi nous passerons sans plus différer à ce qui nous regarde, renvoyant aux traités d'Anatomie, notamment celui de Bertin, qui a traité savamment cette matière. Les deux malléoles qui bornent latéralement les mouvemens du Pied, les forts ligamens qui en partent pour s'épanouir de chaque côté du tarse; la position des tendons des péroniers & jambiers postérieurs qui offrent également une grande résistance; la disposition des surfaces respectives des os articulés, font que la luxation n'arrive jamais sur les côtés sans fracture des malléoles ou diastase du péroné. Il n'en est pas de même pour celles qui se font en avant ou en arrière, quoique cette dernière soit plus rare, à raison de la résistance que peut offrir le tendon d'Achille.

Il est facile de distinguer ces sortes de luxation : lorsque l'astragal est en-dedans, la pointe du pied ainsi que sa plante sont tout-à-fait portés en dehors; ce qui est le contraire lorsqu'il est déjeté en-dehors. Quand il est porté en-devant, le talon semble raccourci & la longueur du pied plus grande. Ces deux genres de luxation sont rares, moins dangereuses que les latérales & plus facilement réductibles. Dans les luxations sur les côtés, on trouve une saillie d'un côté & une cavité de l'autre; elles sont souvent moins fâcheuses quand il y a fracture que quand il y a diastase, par les raisons qu'on peut voir à cet article.

« Dans une fracture complette & compliquée des deux os de la jambe dans leur partie inférieure, dit M. Hévin, les maléolles furent tellement écartées l'une de l'autre par la rupture des ligamens & de la capsule articulaire, que l'astragal sortit presqu'entièrement de l'articulation. Un délabrement aussi considérable sembloit ne laisser d'autres ressources à l'Art que l'amputation de la jambe. Cependant M. Marigues, Chirurgien-major de l'Infirmerie de Versailles, crut devoir tenter de conserver le membre. Pour cet effet, il prit le parti d'enlever l'astragal qui étoit presque totalement détaché; il fit la réduction des os fracturés & mit en usage tous les secours convenables dont l'administration sagement dirigée, suivant les circonstances, eut le succès le plus complet; car le blessé guérit parfaitement, se soutint & marcha par la suite sans beaucoup de difficulté. »

Il faut, dans la luxation du pied, suivre les règles générales que nous avons établies dans l'article LUXATION. Quand l'extension & la contre-extension ont été suffisantes, si la luxation est latérale, on porte le pied du côté opposé à la luxation. Si le pied est luxé en-devant, on prend d'une main l'extrémité inférieure de la jambe, & de l'autre, le pied près de la jointure, & on pousse cette partie en arrière en même-tems qu'on ramène le bas de la jambe en devant. Si la luxation est en arrière, on suit les mêmes procédés, mais dans un sens contraire. Dans toutes ces tentatives on ira avec ménagement, pour ne point fatiguer les tégumens, les tendons, leurs gaînes & les vaisseaux qui sont toujours dans un état de souffrance. Il reste toujours à la suite de ces luxations une foiblesse dans l'article, à laquelle on peut remédier par le repos, & en soutenant la partie au moyen d'une bande de fer unie au soulier, & qui s'appuie sur les côtés de l'articulation, on la maintient là au moyen d'une botine. M. Gooch a imaginé à cet effet un moyen qu'on peut voir dans ses Cas de Chirurgie. (*M. Petit-Radel.*)

PIERRE, λίθος, *Calculus*, Calcul. Corps solide formé de principes terreux, réunis entr'eux par la force incalculable de l'attraction, & dont on trouve les différentes espèces dans les diverses régions du corps. Il se forme des Pierres non-seulement chez les animaux dont la structure approche de la nôtre, mais même encore chez la tortue, le caméléon, les testacées, chez les vers-à-soie même, dont on a vu le corps être couvert, dans certaine épidémie, d'une croûte comme calcaire, ou tartareuse. Les Fastes de la Médecine ont constaté qu'il n'est aucune partie qui ne puisse servir de matrice à des calculs; on en a trouvé jusques dans le cerveau, viscère le plus mol & le plus pulpeux de tous, sur les parties même qui sont les plus exposées aux frottemens, & conséquemment les moins propres de toutes à favoriser leur naissance, comme dans les articulations. Mais les endroits où ces substances étrangères se rencontrent le plus souvent, sont les reins, la vessie urinaire, la vésicule du fiel, les gros intestins, & quelquefois même la matrice.

La formation de la Pierre dérive d'une spécificité d'action dans les organes, dont il est difficile d'établir le mécanisme, & qui a plus particulièrement lieu dans les zônes tempérées & froides, que dans celles qui approchent de l'équateur. L'eau crûe, ou chargée de principes calcaires & séléniteux, dont certains peuples font leur boisson foncière, y contribue pour beaucoup, d'après diverses observations que l'on a eu occasion de faire à ce sujet : mais elle n'ajoute rien à la force lapidifique première, qui subsiste toujours par elle-même, malgré tous les efforts qu'on lui oppose, & qui opère également chez l'enfant, où les principes terreux devroient tous être employés à donner la solidité aux parties qui se forment, comme chez les vieillards, où tout est dans un état de dépérissement. Le Dran, parle d'un calculeux, où cette faculté étoit telle que, quoique l'extraction de la Pierre ait été très-heureuse, le trajet de la plaie, les linges mêmes que mouilloit l'urine, se trouvoient incrustées d'une couche pierreuse, comme un mastic qui se seroit endurci. On avoit beau l'ôter, il s'en formoit une nouvelle, depuis le périnée jusqu'à la vessie. Ces incrustations qui étoient de couleur brune, devinrent si épaisses & si dures, qu'elles bouchoient en partie la plaie, lorsqu'on y portoit la sonde pour y faire des injections; il sembloit, dit ce Praticien, qu'on passât par un aqueduc de pierre de taille; ce qui dura vingt-deux jours sans qu'il fût possible de les détacher.

Toutes les Pierres urinaires ou autres analysées par les réactifs, notamment l'acide nitreux, ou sulphurique affoibli, se dissolvent, & laissent une matrice en forme d'un nuage mucilagineux qui conserve la forme & le volume de la Pierre. Ce corps transparent & léger, est le rudiment, ou comme M. Tenon l'appelle, le cannevas de l'édifice Pierreux; les perles, les incrustations qui se forment sur les dents, les concrétions stercorales même lui ont présenté le même phénomène; & il paroît qu'il est commun à toutes les lapidifications qui se font chez les divers animaux. Ce cannevas, observe cet

Académicien, n'est point le même dans les différentes Pierres, les unes comme les perles fines, les pierres blanches & jaunes murales de la vessie, celles de l'utérus, certains bézoards très-compacts du porc épi, & celles des boyaux de chèvres, ont un cannevas composé de couches articulaires concentriques, emboîtées les unes dans les autres, comme les peaux d'un oignon, transparentes, flexibles & muqueuses. D'autres, comme celles des écrevisses & des homards, le tuf des dents, & quelques-unes du bassinet du rein ont un cannevas composé de couches aussi transparentes, mais plus solides, & seulement semi-orbiculaires, emboîtées les unes dans les autres comme des gobelets. Ces deux espèces de cannevas s'endurcissent par l'eau bouillante, & par l'esprit-de-vin, mais l'eau tiède les ramollit & les réduit à la longue en une substance branchüe & muqueuse. Il est des Pierres dont le cannevas est poreux & représente une espèce d'éponge. Ces cannevas sont de trois espèces différentes; les premiers qui se trouvent dans certaines Pierres des boyaux des chevaux, sont composés outre la substance muqueuse, d'une très-grande quantité de poils très-fins, & de fragmens très-menus de végétaux.

Nous allons parler dans divers articles séparés, des Pierres les plus ordinaires, & qui par leur situation peuvent offrir différentes indications relatives à leur extraction ; les autres étant plutôt du ressort de la Médecine que de la Chirurgie.

Des Pierres Urinaires.

L'urine la plus cuite, la plus limpide, passée à travers le papier gris & abandonnée ensuite à elle-même, laisse déposer nombre de petits grains qui s'aggrumelant, forment enfin une couche d'une certaine épaisseur. Un corps étranger qui séjourne quelque tems dans les voies urinaires, se recouvre également d'une pareille couche & devient par la suite du tems le double, le triple & le quadruple plus volumineux qu'il n'étoit précédemment. On peut voir, à ce sujet, un Mémoire de Morand, relativement aux corps étrangers introduits dans la vessie & le fondement, publié dans le troisième volume de ceux de l'Académie Royale de Chirurgie. On y trouve une suite d'observations, sur des pierres qui avoient pour noyau des morceaux de sondes de plomb, des aiguilles à cheveux, des fèves, des épis de bled, des bougies, des cannules, de tentes, des aiguilles de tête en ivoire & des cure-oreilles portés ou tombés dans la vessie. Presque tous les calculs de la vessie offrent ainsi une substance d'une toute autre nature que la leur, qui sert de base à la matière propre qui les forme, & sur laquelle celle-ci s'appose par couche concentriques d'autant plus grandes qu'elles deviennent plus volumineuses, comme on le peut voir dans les Pierres cassées dans un de leur diamètres. On a beaucoup cherché à connoître la nature des Pierres urinaires, persuadés que si on pouvoit la saisir, on parviendroit à prévenir les suites fâcheuses auxquelles elles donnent lieu. Paracelse qui les croyoit formées d'une espèce de résine, les comparoit aux concrétions arthritiques; Van-Helmont les regardoit comme une coagulation faite par les sels de l'urine & un esprit volatil terreux, & pensoit qu'elles différoient beaucoup de la craie arthritique, dont l'épaississement & l'acidification de la Synovie étoient selon lui la cause. Boyle en avoit extrait de l'huile & beaucoup de sels volatils. Boërhave y admettoit une terre unie à l'alkali volatil, Hales en avoit retiré six cens quarante-cinq fois son volume d'air, & de deux cens trente grains, il n'en avoit obtenu que quarante-neuf de résidu. Toutes ces notions, quelques reçues qu'elles fussent, n'instruisoient point encore sur la nature intime de la Pierre; il étoit réservé à Bergman & à Scheele de prouver qu'elles étoient composées d'une très-grande quantité d'un acide particulier qu'ils appellent Lythique, deux centièmes de chaux, & une matière blanche spongieuse & indissoluble par tous les réactifs, & qui n'est point encore bien connue, & d'une infiniment petite portion de substance extractive qui lui donne sa couleur. Les cristaux de cet acide paroissent à la simple vue sur la fracture d'une Pierre, & il en est même qui semblent n'être qu'un groupe de cristaux. Ainsi la formation de ces Pierres n'offre rien que n'ait présentée la cristallisation dans les opérations générales de la Nature, & ce seroit à tort qu'on recourreroit aux rêveries des Anciens pour l'expliquer.

La Pierre commence communément à se former dans les reins; ses élémens se tamisent en quelque sorte à travers les tubulures dont sont percés les mamelons; on en a même vu dont une extrémité comme branchüe tenoit aux tubulures pendant que l'autre étoit étroitement saisie par le calicule. Quand les urines trouvent de la difficulté à descendre vers la vessie, ces élémens s'agglutinent & font corps dans le bassinet, & augmentant de jours en jours, ils prennent l'apparence d'une pierre irrégulière, & qui est plus ou moins adhérente au parenchyme du rein; telle étoit celle à quatre angles en forme de croix dont parle Tulpius, & qui occupoit tellement toute son étendue, qu'on n'auroit pu l'ôter sans déchirer par morceaux son parenchyme. *Viderint igitur illi*, dit-il à ce sujet, *qui satis speciosè docent ex incisis renibus calculos eximi posse, quam turpi ignominia prostituerint, & se, & artem suam, si quidem aliquandò inciderent in calculum, tam firmiter renibus innatum.* D'autres fois ces Pierres irritent les parties, y attirent une inflammation qui, dégénérant sourdement en suppuration, donne lieu à la fonte chronique du rein. Tel est le cas de cette Pierre volumineuse qu'on retira après la mort du Pape Innocent III, dont parle Dionis. Assez communément la Pierre déjà formée dans le bassinet du rein, ensile la route de l'uretère. Quand elle est ronde & polie de toute part, elle descend aisément le long de ce canal, & n'occasionne que quelques légères douleurs qu'on rapporte au lumbago, & qui s'appaisent par le repos. Mais quand elle est irrégulière, volumineuse, elle séjourne dans l'uretère, & y occasionne des symptômes qui indiquent une vraie néphritique; les douleurs de colique se font spécialement sentir le long de l'uretère; le testicule est tiré en haut, & le spasme du bas-ventre est porté à un tel point que les vomissemens sont continuels. Quand les accidens sont plus mitigés, qu'il survient rémittence & même intermission pendant de longs intervalles, la Pierre peut rester stationnaire, & selon la manière dont elle est posée, laisser un cours libre aux urines; mais alors, par succession de tems, il se fait de nouvelles additions à la Pierre qui se prolongeant dans l'étendue de l'uretère, prennent l'apparence d'un canal plus ou moins alongé. On peut voir dans les Observateurs, des faits singuliers qui confirment cette théorie, & où les urines passoient dans l'intérieur de la Pierre comme dans un canal d'aqueduc. Les accidens, dans les cas de ce genre, ne sont point aussi urgens que dans ceux où la Pierre occasionne des symptômes inflammatoires; mais la mort n'en menace pas moins de loin.

Quand le volume & la figure de la Pierre lui permettent de descendre facilement dans la vessie, elle passe par le détroit de l'uretère à son insertion à la vessie. Mais, pour peu qu'elle trouve de difficulté à traverser les détours de ce canal à travers les membranes de ce réservoir, elle s'y arrête, & peut devenir alors un genre de Pierre enkystée qui gène plus ou moins la descente de l'urine dans la vessie. Mais, en supposant qu'elle y tombe, elle prend des accroissemens d'autant plus grands qu'on en ignore la présence, & que la sécurité où l'on est, fait qu'on n'y porte aucune attention. Ces accroissemens se font par couches qui sont évidemment de couleurs différentes; on en a vu alternativement de noires & de blanches, & d'autres fois entièrement noires ou jaunâtres. Le volume de la Pierre n'est pas le même chez tous les sujets, les unes sont petites, les autres d'une grosseur plus ou moins considérables; on en a vu qui remplissoient toute la capacité de la vessie. Ces sortes de Pierres ont ordinairement sur les côtés des gouttières creusées par les urines, & destinées à les conduire depuis l'extrémité des uretères jusqu'à l'orifice de l'urètre. La figure des Pierre ne varie pas moins; elles sont tantôt régulières & tantôt irrégulières; quelquefois leur surface est polie, d'autres fois âpre, parsemée de pointes; on les nomme alors murales, *calculi echinati*, à raison de leurs ressemblances à une mûre ou à un hérisson. Celles-ci sont ordinairement seules; les Pierres polies sont également quelquefois seules, même celles qui sont à facettes; mais le plus souvent elles vont de deux à vingt, & même à trente. Leur solidité n'est point la même; il en est de fort dures, pendant que d'autres sont molles, friables, & se brisent à la moindre pression, circonstance qui rend leur extraction difficile & laborieuse, & qui même est en faveur de l'opération en deux tems, & dont nous ferons mention à l'article Taille. Enfin le plus grand nombre des Pierres peut se porter d'un endroit de la vessie vers un autre, quand leur pesanteur les y détermine; mais aussi il en est d'autres qui sont tellement fixées, qu'elles sont, pour ainsi dire, immobiles; on les appelle alors Pierres adhérentes, chatonnées ou enkystées, *calculi incarcerati*. Leur immobilité peut venir de ce qu'elles ont contracté des adhérences avec les parois de la vessie, de ce qu'elles sont renfermées dans une poche particulière, de ce qu'elles ont glissé entre les tuniques dont la vessie est composée, ou enfin de ce qu'elles sont engagées à l'extrémité des uretères d'où elles ne peuvent sortir. Voyons comment ces différentes circonstances peuvent avoir lieu.

1.° Si une Pierre inégale, raboteuse & en même-tems pesante, se cantonne dans un endroit de la vessie, elle y produira une excoriation, de laquelle il pourra s'élever des chairs molles & fongeuses, qui s'introduisant dans ses vuides, donnera lieu à une adhérence plus ou moins étendue, comme l'ont prouvé un assez grand nombre de faits, & entr'autres, l'adhérence des pessaires dans le vagin, quand ils y ont séjourné quelque tems. Le Dran tailla, en 1730, une Dame à qui il ôta une Pierre très-grosse, dont une des faces inégales étoit longue de trois pouces, & large de deux & demi; elle étoit par toute cette face adhérente sur la portion de la vessie qui touche le rectum Cette adhérence étoit faite par des inégalités de la Pierre, qui avoient occasionné une excoriation à la portion de la vessie qu'elles touchoient. A cet endroit il s'élevoit de l'ulcère quantité de mamelons charnus ou fongeux, qui s'engageoient dans les inégalités de la Pierre. La Pierre se détacha sans peine, & lorsqu'elle fut dehors, il reconnut qu'elle avoit entraîné plusieurs de ces mamelons. Au bout de dix jours, la portion malade de la vessie s'exfolia & sortit en morceaux par la plaie.

2.° On trouve souvent l'intérieur de la vessie garni des colonnes charnues, plus ou moins saillantes, & disposées fort irrégulièrement. Ces colonnes, comme celles du cœur, laissent entre elles des enfoncemens dans lesquels peuvent s'engager des graviers qui, par leurs accroissemens, formeront des Pierres assez volumineuses. Outre ces vessies à colonnes, il y en a d'autres qui ont, dans l'épaisseur de leur parois, de véritables prolongemens en manière de cul-de-sac, dans lesquels il peut se loger des Pierres avec encore plus de facilité. On voit dans le premier volume de l'Académie Royale de Chirurgie, la figure d'une vessie dont l'intérieur présentoit plusieurs ouvertures qui conduisoient dans des cavités dont le fond étoit plus large que l'entrée; plusieurs de ces cavités ou cellules contenoient des Pierres.

3.° Littre, faisant l'ouverture du corps d'un jeune homme de vingt ans, trouva le rein gauche & l'embouchure de l'uretère à la vessie, considérablement ulcérée du; il y avoit en outre à cet endroit de la vessie, un trou, & un conduit de deux lignes de diamètre, lesquels répondoient à une poche éloignée de sept lignes dans laquelle étoient renfermées deux petites pierres. Or, il est vraisemblable que ces Pierres avoient commencé dans le rein gauche, qu'elles avoient excité à l'extrémité de l'uretère une inflammation suivie d'ulcération, & qu'elles s'étoient avancées peu-à-peu entre les membranes de la vessie jusqu'au lieu où elles s'étoient arrêtées. Cette explication paroissoit si naturelle à Littre, qu'il pensoit que toutes les Pierres enkystées étoient de la même nature, parce qu'il ne concevoit pas que des Pierres pussent contracter des adhérences autrement, ni qu'il pût se former des kystes dans un viscère lavé continuellement comme la vessie.

4.° Enfin le Dran a communiqué à l'Académie Royale de Chirurgie une observation sur une Pierre oblongue arrêtée à l'extrémité de l'uretère. Ce fait est trop bien exposé dans tous ses détails, & l'autorité de le Dran est d'un si grand poids, qu'on ne peut le révoquer en doute. En 1732, il tailla un malade dont la Pierre étoit enchassée dans l'uretère, comme un diamant dans son chaton. Elle ne débordoit dans la vessie que de trois à quatre lignes; il ne put saisir la pierre avec la tenette le jour de l'opération, mais au bout de sept semaines, il sentit qu'elle faisoit dans la vessie une saillie d'un demi-pouce ou environ: il la prit & l'ôta alors plus facilement, vraisemblablement à raison de la suppuration survenue dans le chaton, qui détruisit tout obstacle.

Tant que les pierres de la vessie sont peu volumineuses, qu'elles sont polies, peu pesantes, elles peuvent séjourner dans ce viscère, & néanmoins ne pas occasionner des accidens bien inquiétans; on en a même trouvé d'assez grosses dans la vessie des personnes qui ne s'en étoient jamais plaintes. Mais lorsqu'elles sont de toute autre nature, elles font naître de symptômes dont la gravité est relative à la plus ou moins grande sensibilité des sujets, à l'irrégularité & à la pesanteur de la Pierre; ces symptômes constituent ce qu'on appelle les signes équivoques. Le plus ordinairement c'est un sentiment de douleur que les malades rapportent à l'extrémité du gland, & qui les force à tirailler le prépuce qui, le plus souvent est beaucoup plus gros & plus alongé que de coutume. A ce symptôme se joint un sentiment d'une pesanteur incommode au périnée, une envie fréquente d'uriner ou d'aller à la garde-robe, le cours des urines s'arrête quelquefois lorsqu'elles sont en train de sortir avec la plus grande force, elles s'échappent vers la fin avec douleur, elles sont blanches, glaireuses & comme furfuracées, & pour peu que les malades aient été cahotés, soit en voiture ou en allant à pied par des chemins raboteux, elles deviennent sanguinolentes, quelquefois les cuisses sont comme engourdies & les testicules retirés en haut, les érections sont plus ou moins fréquentes; mais, comme l'observe le Dran, toutes ces apparences sont souvent trompeuses; la vessie est sujette à bien des maladies qui pouvant en imposer par la bizarrerie des accidens qui les accompagnent, font croire qu'ils sont occasionnés par la présence d'une Pierre, quoiqu'il n'y en ait pas, & d'autres fois, semblent ne caractériser qu'une maladie de ce viscère, quoiqu'il y ait des Pierres dans sa cavité. Aussi le signe le plus certain, le signe vraiment univoque est-il le cathétérisme ou l'impression que reçoivent les doigts au moyen d'un cathéter ou d'une sonde que l'on introduit dans la vessie par le canal de l'urètre. *Voyez* pour tout ce qui a rapport à cette opération, l'article SONDE.

Les Pierres urinaires de la vessie, soit par les accidens qu'elles entraînent ou les opérations qu'elles nécessitent, sont toujours très-inquiétantes, notamment chez les hommes, car il est reconnu que les femmes qui en sont plus rarement affectées, s'en délivrent aussi plus souvent, vu la facilité que ces concrétions trouvent à s'échapper par le canal de l'urètre, qui chez elles est très-court & fort large. Les accidens dont leur présence est toujours accompagnée, sont souvent relatifs à l'ancienneté de la maladie, à l'âge & au tempérament des malades. Les Pierres qui sont inégales ou raboteuses, irritent, enflamment même quelquefois la vessie & donnent lieu à des ulcérations qui font périr par la suite les malades, & à leur mort on trouve toujours la vessie dure, racornie, ratatinée & tellement resserrée sur la Pierre qu'il est très-difficile de la dégager. Tous les moyens curatifs sont alors inutiles; il faut s'en tenir à la mitigation des symptômes, si l'on veut être encore utile au malade. Mais à une époque moins avancée, & lorsque les accidens locaux ne sont accompagnés d'aucun désordre dans le reste du corps, on peut encore se déterminer pour l'opération avec espérance de succès, quand on présume que ce genre de moyen est le plus

plus convenable. Le Dran a extrait de très-grosses Pierres de la vessie qui les embrassoit étroitement, & quoique les signes indicassent que ce viscère fût dans un très-mauvais état, le succès n'en fut pas moins heureux, celle-ci ayant suppuré & s'étant détergé à l'aide des injections qu'il y portoit dans les pansemens.

La Pierre reconnue dans la vessie, ne laisse d'autre espérance que dans l'opération de la taille, quelle que soit la méthode qu'on admette pour la pratiquer. Cette ressource est fâcheuse, mais elle est plus certaine que celle qu'offre les divers lithrontiptiques dont on a tant vanté l'efficacité, notamment l'eau de chaux, & l'alkali caustique dans un état de dilution. Ces remèdes ont eu beaucoup de vogue en Angleterre, sous les noms de Stéphens & de Kittich; mais quoique certaines Pierres soient solubles par l'un ou l'autre de ces menstrues, particulièrement la dernière, quand on les y plonge immédiatement, cependant, comme aucun ne peut être porté en cet état dans la vessie sans léser cet organe, & que si on les délaye pour les donner intérieurement, ils perdent leur efficacité dans les routes de la circulation, & qu'ils n'arrivent que très-foibles où ils doivent agir avec la plus grande force, ces raisons plausibles les ont fait abandonner. Cependant si quelques malades en ont éprouvé du soulagement, ce n'est qu'à la longue, & parce que la Pierre s'étoit couverte d'une couche moins dure, & que, par cette raison, elle irritoit moins la vessie; mais nous n'avons aucun fait authentique en faveur d'une dissolution réelle par leur seul moyen, ou par tout autre. Il est même très-inconséquent de porter trop loin l'usage de ces remèdes; ils ruinent la constitution plus ou moins promptement, & mettent le sang dans un état de dissolution scorbutique, dont il lui est difficile de revenir; c'est ce qu'on a eu occasion d'observer souvent en Angleterre, où le charlatanisme trouve souvent des dupes.

La pierre, lorsqu'elle est d'un volume médiocre, peut passer par le col de la vessie, & s'arrêter en différens endroits du canal de l'urètre. Tulpius parle d'un Enfant chez qui plusieurs Pierres s'étoient ainsi accrues au milieu du canal de l'urètre, & formoient autant de tumeurs distinctes qu'on pouvoit toucher séparément, & qui, cependant, n'apportoient aucun obstacle au passage de l'urine. Le Chirurgien à qui le malade fut confié, se contenta d'ouvrir la tumeur, & il en retira plus d'une vingtaine de petites Pierres du volume des petits pois. Les endroits où ces sortes de concrétions se forment le plus communément, & où celles qui viennent de la vessie, s'arrêtent toujours, sont la portion membraneuse, & la fosse naviculaire. La Pierre ne s'arrête communément dans l'espace que forme la portion membraneuse de l'urètre, que chez les personnes qui ont quelques retrécissemens ou brides dans l'intérieur de ce canal. Eprouvant du côté de la vessie comme vers l'obstacle, une résistance qui s'oppose à sa marche, elle séjourne là où elle se trouve, & acquiert insensiblement un plus grand volume, étant continuellement en contact avec l'urine qui s'épanche de la vessie. Quand elle peut aller plus avant, elle s'arrête dans la fosse naviculaire, & y augmente de volume par le même mécanisme que nous venons d'expliquer. Il est rare que le canal se rompe alors, quelque soit l'extension qu'il éprouve, tant est grande la force expansive des membranes qui le composent. George Coopmans, dans sa Névrologie, imprimée à Franéker, en 1789, parle d'un calcul de l'urètre qui, étant placé sous le gland du côté gauche, s'étoit fait jour en occasionnant un ulcère; ce calcul séché, & nétoyé, pesoit cinq onces & demie.

La maladie alors présente des indications sur lesquelles on peut consulter l'article TAILLE, à l'endroit où il s'agit des procédés à mettre en exécution pour extraire les Pierres du canal de l'urètre.

Mais la Pierre se forme quelquefois hors des voies urinaires, lorsque ces voies n'étant point dans une parfaite intégrité, l'urine se filtre lentement dans les cellules du tissu graisseux qui avoisine ses réservoirs, & ses canaux naturels. Cette circonstance arrive assez souvent après l'opération de la taille, de la boutonnière, à la suite de l'ouverture des abcès urineux, ou des fistules urinaires fort anciennes. M. Louis rapporte différens exemples du premier cas, dont plusieurs lui sont particuliers. Dans quelques-uns les Pierres étoient uniques, d'autres fois elles étoient plusieurs, séparées les unes des autres par des cloisons qui leur servoient comme de tuniques. Pour que les Pierres se forment ainsi hors des voies urinaires, il faut que les urines s'écoulent avec la plus grande lenteur, ce qui suppose une ouverture infiniment petite du canal de l'urètre; une plus grande irruption inonderoit le tissu cellulaire, & causeroit les accidens formidables d'une infiltration gangreneuse. L'urine ici, comme l'observe M. Louis, pénètre comme par imbibition; la petite quantité qui s'infiltre, s'épaississant à mesure, sans pouvoir produire d'autre désordre que la concrétion calculeuse qui en dérive. Les Pierres urinaires peuvent succéder encore à une érosion locale du canal de l'urètre, occasionnée par une violence extérieure. On trouve une observation de ce genre dans le III.e volume des Mémoires de l'Académie Royale de Chirurgie; elle a rapport à un Pilote qui n'avoit jamais rendu aucun gravier, ni été affecté de rétentions d'urine, ou de maladies vénériennes, mais qui avoit reçu autrefois sur le scotum, un coup de pied qui lui avoit occasionné une violente douleur. Il lui survint une tumeur au milieu de cette partie, qui fut d'abord prise pour un troisième testicule, & qu'on regarda ensuite comme un schirre, mais qu'on trouva à l'extirpation être une véritable Pierre. Un léger caustique mis dans le trajet qui communiquoit avec l'urètre, y fit une escarre, dont la chûte permit la formation d'une cicatrice solide.

Des Pierres Biliaires.

Les Pierres biliaires, quoique d'une nature différente de celles que nous venons d'examiner, se forment néanmoins dans le plus grand nombre de cas d'après les mêmes principes. Il en est de plusieurs espèces; les unes sont brunes & noirâtres, irrégulieres, tuberculeuses, comme granuleuses, & offrant plutôt l'apparence d'une concrétion que d'un calcul; les autres sont plus dures, brunâtres, jaunâtres, ou verdâtres; elles offrent des couches concentriques, bien distinctes, & souvent sont recouvertes d'une croûte sèche, unie, & grise; leur forme est ordinairement anguleuse, & poliédre. Un troisième genre sont les concrétions blanchâtres, ovoïdes, plus ou moins irrégulières, couvertes d'une écorce grise, inégale, formées de couches comme spathiques, ou de lames comme cristallines, transparentes, & souvent rayonnées du centre à la circonférence. La nature de ces dernières a beaucoup de rapport avec le blanc de baleine, ainsi que plusieurs Chimistes l'ont découvert. Ces Pierres parvenues à un certain volume par la pression qu'elles font sur les parois de la vésicule du fiel, ou par l'obstacle qu'elles apportent au cours de la bile dans le canal choledoque, occasionnent des crispations, ou resserremens, qui arrêtent le cours de la bile, & facilitent sa réfusion dans tout le systême; elles donnent lieu également à des coliques bilieuses, inflammatoires, & à nombre de maladies dont les suites sont très-fâcheuses. Quelquefois ces Pierres tombent dans le duodénum, & se mêlant avec les matières qui parcourrent le canal alimentaire, elles sortent dehors confondues avec les excrémens. Les Pierres qui sont contenues dans la vésicule du fiel, peuvent en être extraites par incision, dans les cas où tout annonce une adhérence entre ce réservoir & les parois du bas-ventre: cette opération en toute autre circonstance pourroit devenir fâcheuse, par l'épanchement, qui pourroit s'ensuivre, de la bile dans l'abdomen. *Voyez*, pour de plus grands détails, les Remarques de J. Louis Petit sur les tumeurs formées par la vésicule dans le premier volume des Mémoires de l'Académie Royale de Chirurgie.

Des Pierres Stercorales.

Ces Pierres se rencontrent non-seulement chez l'homme, mais encore chez le cheval, les chèvres, les chamois & divers autres quadrupèdes. Les matières fécales chez ces individus, s'endurcissent quelquefois tellement, qu'elles prennent la solidité de la pierre, elles s'arrondissent alors, & servent de base à des concrétions qui s'apposent couches par couches sur le noyau primitif, & dont la nature est différente suivant les différens cas. Ordinairement ces Pierres jaunâtres, ou verdatres sont très-fétides, elles acquierrent en se desséchant, une odeur de savon échauffé, leurs couches sont polies & comme grasses au toucher; quand on en met un morceau sur du charbon allumé, il se fond en partie, & le reste s'enflamme ou se calcine; ce qui fait penser que la bile entre pour beaucoup dans la formation de ces concrétions. Telle étoit la nature de la Pierre qui fut extraite à une femme de Versailles par Maréchal. Une fille se plaignoit d'une douleur fixe au côté gauche du ventre, environ deux pouces au-dessous des fausses côtes; ces douleurs se faisoient sentir depuis trois ans dans le même endroit. Elles étoient plus particulièrement violentes quelques heures après avoir mangé des choses difficiles à digérer; mais alors il survenoit un cours de ventre qui terminoit les douleurs, & quand il n'arrivoit point, une purgation ou des lavemens les calmoient ordinairement. Un jour, ayant bu de la petite bierre, elle eût une constipation accompagnée d'une douleur si violente, qu'elle jettoit les hauts cris; les vomissemens survinrent, les lavemens n'avoient aucun bon effet, ainsi que les purgatifs qu'on donna sous différentes formes. La malade étoit réduite à l'extrémité, lorsque tout-à-coup vomissant beaucoup de bile & ayant envie d'aller à la selle, elle sentit passer par bas un corps solide, qui étoit une Pierre d'une figure cubique, irrégulière, ayant un grand enfoncement à deux de ses côtés opposés; elle avoit quatre pouces de circonférence & pesoit cinq gros. Elle étoit composée de filets tissus ensemble, & disposées par couches, & dans le milieu étoit un noyau de prune, situé de manière que les deux côtés du noyau répondoient aux enfoncemens qui étoient à l'extérieur. L'expulsion de ce corps étranger amena la guérison complete de la maladie. Il est des Pierres stercorales, qui paroissent particulièrement formées par l'endurcissement des matières excrémenteuses entre les colonnes du rectum, comme il arrive quelquefois chez ceux qui ont naturellement le ventre paresseux; celles-ci sont grises, foncées, brunes & même noires, elles sont plus volumineuses que les autres, & vont quelquefois jusqu'à la grosseur d'une pomme de renette & même plus.

Quand la Pierre est aussi volumineuse, elle obstrue la totalité de l'intestin, & arrête presqu'entièrement les matières, le malade ressent des coliques, il a des dégoûts, des maux de tête, des insomnies & différens accidens plus ou moins fâcheux, selon la sensibilité plus ou moins grande des sujets. Les purgatifs huileux & les bains prescrits, pour calmer ces accidens, réussissent ordinairement à faire descendre la concrétion jusqu'au rectum. Le malade alors éprouve un poid à cette partie, & une suppression absolue des selles, qui déterminent à porter le doigt dans l'anus; le corps étranger qu'on trouve, instruit alors sur la cause des accidens, & sur la nature des remèdes qu'ils exigent. On peut quelquefois extraire ces Pierres avec le bouton quand elles sont peu volumineuses & recouvertes de couches qu'on peut rompre avec la curette. Mais, quand ils offrent beaucoup de résistance, il faut recourir à une tenette. Il faut avoir soin dans toutes ces tentatives de faire prendre un lavement avant aux malades, pour entraîner ce qu'on pourra des matières qui pourroient se détacher, ensuite on trempe les instrumens dans de l'huile, pour qu'ils fassent moins de douleur, & on les porte chaque fois avec le doigt qui leur sert de conducteur. On est quelquefois nécessité à faire des incisions à la marge de l'anus, mais on ne doit s'y déterminer que quand on ne peut rompre la Pierre avec les mors de la tenette.

Des Pierres de la matrice.

Les Pierres de la matrice ne sont jamais aussi pesantes que l'indique leur volume, elles sont ordinairement d'une consistance plâtreuse & assez souvent elles sont aussi dures que la substance compacte des os, en sorte qu'on a pu, dans bien des cas, les regarder comme de vrais os. Elles causent vers le fond du bassin un sentiment de pesanteur qu'on rapporte communément à un schirre développé. Les femmes qui en sont affectées, éprouvent des douleurs de reins, & quelquefois un prurit insupportable à la vulve, qui les portent à se gratter avec violence. Il n'y a quelquefois qu'une seule Pierre & d'autres fois il y en a plusieurs irrégulières, & fort anguleuses; dans ce dernier cas, elles peuvent occasionner des inflammations & des suppurations locales, accompagnées d'écoulemens putrides & sanieux, ainsi qu'il est constaté par une observation de Michel Morus, Médecin de Sienne, inséré dans les Actes du Leipsick. Les malades quelquefois n'ont d'autres symptômes qu'une difficulté d'uriner, qui quelquefois dégénère en une rétention complette d'urine.

Les Pierres de la matrice sont souvent retenues dans la cavité de cet organe par le resserrement de son col & de son orifice, comme dans le cas de Pierre unique sans ulcération; mais d'autres fois ce resserrement n'ayant point lieu, les Pierres sortent spontanément. Hippocrate rapporte une observation favorable à ce mécanisme; on y voit que les efforts du fond de la matrice ont pu surmonter la résistance qu'opposoit son orifice, & procurer la sortie de la Pierre selon les loix que la Nature suit ordinairement dans l'expulsion d'un enfant, ou d'un arrière-faix. D'autres fois les Pierres sont chatonnées, & font plus ou moins saillie dans la vessie.

J. L. Petit a observé cette circonstance sur le cadavre d'une fille d'environ soixante ans.

On ne trouve guères qu'Ætius qui ait décrit les moyens curatifs propres aux Pierres de la matrice, il recommande de faire une incision sur la Pierre en mettant préliminairement deux doigts de la main gauche, & comprimant avec l'autre main sur la région hypogastrique, afin de faire descendre la Pierre par cette pression réciproque & de l'engager dans le col de la matrice. Ce conseil est loin d'être appuyé sur la connoissance de la structure & du mécanisme des parties; la Pierre étant toujours saisie fortement par les parois de la matrice & n'étant nullement susceptible de répondre à de pareilles pressions. Mais si un stilet introduit par l'orifice de la matrice, glissoit assez facilement entre la Pierre & les parois de cet organe, si cette Pierre n'étoit pas d'un volume démésuré & que la matrice n'eût aucune disposition carcinomateuse, on pourroit entreprendre une opération. Voici celle que conseille M. Louis. Elle consiste à aggrandir l'orifice par deux sections latérales; on pourroit même les faire en un seul & même tems au moyen d'un espèce de ciseaux droits dont les lames longues d'un pouce ou environ, seroient tranchantes extérieurement. On porteroit à la faveur du doigt la pointe de ces ciseaux fermés jusques dessus la Pierre. On les dilateroit ensuite, autant qu'on le jugeroit nécessaire, pour faire une ouverture suffisante en retirant les branches. Cette incision permettroit l'introduction d'un crochet à curette appropriée pour dégager la pierre, & la tirer comme on le pratique dans la méthode au petit appareil. Il seroit aussi convenable de tenir un ou deux doigts de la main gauche, à l'orifice de la matrice pour guider le crochet autant qu'il seroit possible. (M. PETIT-RADEL.)

PIERRE À CAUTÈRE. C'est le nom qu'on donne à l'alkali fixe minéral rendu caustique par l'addition de la chaux, & réduit à parfaite siccité par l'action du feu.

Cette préparation est un caustique très-actif, dont le principal usage est pour la formation des ulcères artificiels nommés CAUTÈRES, *Voyez* ce mot; ou pour l'ouverture des tumeurs qui contiennent un fluide, lorsqu'on ne veut pas recourir, pour cette opération, à l'instrument tranchant; *Voyez* CAUSTIQUES.

PIERRE INFERNALE. On nomme ainsi le sel formé par l'union de l'acide nitreux, & de l'argent, dépouillé par la fusion de toute son eau de cristallisation, & réduit en petits lingots pour l'usage.

Cette préparation est un caustique très-puissant; c'est celui que les Chirurgiens emploient le plus fréquemment, pour consumer les bords calleux des ulcères, ou les chairs qui poussent trop pendant le traitement des plaies; ce qu'il fait très-promptement & très-efficacement en les touchant seulement, plus ou moins légèrement. On l'emploie de même pour détruire les verrues, les condylômes & les chancre vénériens. On ne s'en sert guères lorsqu'il s'agit de former une escarre profonde à la peau, ou d'ouvrir un abcès ou une tumeur enkystée; on préfère alors de se servir de la Pierre à cautères mais, dans tous les autres cas, elle a de beaucoup l'avantage sur les autres substances de ce genre, en ce qu'il est plus facile de la manier & d'en circonscrire l'effet. *Voyez* CAUSTIQUES.

PIGRAI, (Pierre) né à Paris, nous ne savons pas précisément quelle année. Il fut l'élève & l'émule de Paré, avec qui il tint l'amitié la plus étroite. Il exerça, comme lui, à l'armée, à la Cour, & à Paris, & fut même guidé dans le chemin de la fortune par lui, ainsi qu'il l'atteste dans quelques endroits de son Ouvrage. On ne dit point si ce Chirurgien fut lettré; ce qu'il y a de certain, c'est que le premier de ses Ouvrages parut sous le titre suivant : *Chirurgia cum aliis Medicinæ partibus conjuncta. Parisiis*, 1609, *in*-8.°. Peu d'années après parut un autre, intitulé : *Epitome præceptorum Medicinæ, Chirurgicæ, cum amplâ singulis morbis convenientium remediorum expeditione. Paris*, 1612. Haller, en parlant de celui-ci, dit: *liber minimè malus cauti & prudentis hominis*. On y trouve plusieurs observations propres à l'Auteur, mais beaucoup du fond de Paré. Il a puisé dans Saporta, relativement à sa théorie sur la formation des tumeurs humorales. Pigrai avoit déjà parlé des inconvéniens de comprendre les nerfs dans la ligature des vaisseaux, dans les cas d'amputation; car, en parlant de cette ligature, il dit : « mais s'il y a difficulté, & qu'il les faille tirer (les vaisseaux) avec un bec de corbin, qui le plus souvent prend le nerf avec la veine, ce qui cause de grandes & extrêmes douleurs, je n'approuve pas cette façon, & elle me semble plus périlleuse, & même plus douloureuse que ne le seroit le fer chaud. » Il paroît qu'on étoit déjà en usage de donner des narcotiques aux malades, avant de pratiquer les grandes Opérations; car Pigrai blâme nommément l'opium en pareilles occurrences. On peut dire de cet Auteur, que, quoiqu'il ait compilé, il a beaucoup ajouté à ce qu'il a pris chez les autres, ce qui rend son Ouvrage intéressant & instructif. (*M. Petit-Radel.*)

PINCETTES *ou* PINCES. Instrument dont on se sert pour panser les Playes, les ulcères, les fistules; pour introduire dans leur fond les parties d'appareil qu'on ne sauroit y mettre avec les doigts, pour les en ôter dans le besoin, ou même pour en tirer les corps étrangers. Il y a plusieurs sortes de pincettes; celles qui sont à anneaux sont le plus en usage.

Elles sont composées de deux branches unies ensemble par jonction passée, ce qui rend une branche mâle & l'autre femelle.

Le corps, ou milieu des pincettes, qui est formé par l'union des deux branches, les partage en partie antérieure & en partie postérieure. La partie antérieure des pincettes est ordinairement appellée bec. Il commence à la partie antérieure de la jonction passée, & se continue l'espace de deux ou trois pouces, pour se terminer par une extrémité fort mousse & fort arrondie.

L'extérieur des branches qui composent ce bec, est exactement poli & arrondi dans toute sa longueur, & va insensiblement en diminuant jusqu'à l'extrémité, où il est mousse. L'intérieur au contraire est applati depuis la jonction passée, jusqu'à l'extrémité de chaque branche, où l'on remarque des inégalités différentes, suivant les divers usages des pincettes; mais, outre le plane de chaque branche, elles sont encore un peu courbées dans leur milieu; ce qui fait que la pincette étant fermée, on voit un petit espace entre chaque branche, qui s'efface à mesure qu'il s'approche de l'extrémité du bec; cette courbure est nécessaire pour que l'extrémité du bec pince exactement.

Les pincettes ont ordinairement des inégalités transversales & parallèles, à la partie interne de leur extrémité antérieure; mais, par ce moyen, elles ne sont propres qu'au pansement des Plaies; si l'on y pratiquoit des cavités longuettes, & qu'on fît garnir ces cavités de petites dents, ces pincettes n'en seroient pas moins propres au pansement des Playes, & cette structure les rendroit en outre fort efficaces pour l'extraction des corps étrangers. Cette remarque est de M. Garengeot dans son Traité des instrumens.

La partie postérieure des pincettes est à-peu-près de la même structure que la partie postérieure des ciseaux, à la différence que l'anneau est plus petit, & le manche plus arrondi. *Voyez les Planches.*

Les dimensions de ce manche, y compris les anneaux, sont de deux pouces de longueur, lesquels joints avec le corps ou le milieu qui a neuf lignes & le bec qui est de deux à trois pouces, font à-peu-près la longueur de cinq pouces & demi.

La PINCETTE à POLYPE diffère peu de celle que nous venons de décrire. L'extrémité postérieure est un peu plus longue étant de trois pouces y compris l'anneau; l'union est aussi par jonction passée; mais le bec est très-différent, il est très-légèrement arrondi en-dehors, plat en dedans &

va toujours en augmentant peu-à-peu, pour se terminer par une extrémité fort mousse.

On pratique à l'extrémité du bec deux petites fenêtres; ces ouvertures ont quatre lignes de hauteur, sur deux lignes & demie de diamètre; enfin le bec a un pouce neuf lignes de long, sur près de quatre lignes de large, & la pincette n'a en tout qu'un demi-pied de longueur. -- *Voyez les Planches.* —Il y a des pincettes courbes, & beaucoup plus longues, pour tirer les polypes du nez par la bouche. On a imaginé des pincettes de différentes formes pour l'extirpation des polypes dans leurs diverses situations, pour lesquelles *Voyez l'Art.* POLYPE.

PINCETTES ANATOMIQUES, sont un instrument composé de deux petites lames soudées & unies par un bout, qui s'écartent l'une de l'autre par leur propre ressort, & qui se joignent à leur extrémité en les serrant avec les doigts.

Cet instrument a ordinairement quatre pouces de longueur, cinq à six lignes de large à la base de chaque branche qui va toujours en diminuant de largeur, & augmentant un tant soit peu d'épaisseur. Ces branches sont entourées extérieurement d'un petit biseau, & elles ont de petites inégalités transversales à leur partie intérieure & inférieure, ce qui fait qu'elles serrent plus exactement.

L'usage de ces pincettes est de soulever les parties délicates qu'on veut disséquer; elles sont aussi très-utiles dans les pansemens des Plaies & n'effrayent point les malades comme les pincettes à anneaux, qu'ils craignent parce qu'elles ressemblent à des ciseaux. --*Article de l'Ancienne Encyclopédie.*

PINEAU, (Sevérin) Chirurgien-expert de Paris, qui vivoit vers l'an 1570. Il naquit à Chartres; il s'établit à Paris & épousa Geneviève Colot, sa cousine. Il enseigna & avec beaucoup de distinction; il faisoit des Cours publics en Latin, dit-on. Il eut une très-grande réputation comme Lithotomiste. On dit même qu'il écrivit sur la manière de tailler; mais quoi qu'il en soit de la capacité & dextérité de ce Praticien; ce qui l'a le plus fait connoître à la Postérité, sont ses Traités *De virginitatis & conceptionis notis* & *De partu naturali mulierum*, Ouvrages vraiment intéressans & dont un grand nombre d'éditions font suffisamment l'éloge. (*M.* PETIT-RADEL.)

PITARD (Jean.) *Nullo, quantùm novi, opere celebris homo,* dit Haller. Mais si Pitard ne fut point illustré par ses écrits, il le fut par son mérite qui, à l'âge de 30 ans, le porta à la place de Premier Chirurgien de Louis IX. Ce mérite fondé sur une capacité réelle & non sur l'intrigue qui souvent élève à un poste aussi éminent & qui devroit toujours être la récompense de ceux que le Public déclare devoir en être les plus dignes; le maintint long-tems en place. Il accompagna même son Roi à cette expédition qu'un zèle fanatique lui fit entreprendre pour venger les droits de la Divinité. Mais pendant que celui-ci y portoit des armes destructrices, Pitard y venoit avec des mains propres à remédier à des maux que la vraie Religion est bien loin de conseiller. Ses succès & son attachement au service des malheureux qu'il eut occasion de soigner, le rendirent digne de l'amitié de son Roi. Il revint avec lui en France; & pénétré des désordres que les Chirurgiens épars & sans chefs causoient à l'humanité, il lui proposa d'en former un Corps dont son premier Chirurgien seroit à l'avenir le chef. Sa demande lui fut octroyée & dès-lors la Compagnie fut instituée comme une Confrérie pieuse, en 1260, sous l'invocation de Saint-Côme & Saint-Damien. Elle eut des Réglemens & Statuts qui furent confirmés & augmentés en 1379, 1396 & 1424. Mais de tous les Chirurgiens que les factions des Guelphes & des Gibelins avoient éloignés & qui pratiquoient alors à Paris, *solus Lanfrancus qui cum Pitardo*, dit Devaux, *strictam junxerat amicitiam novæ societati sese libenter addixit, in quâ lectionibus Physicis & Chirurgicis demonstrationibus publicè factis & famosis operationibus feliciter absolutis, apprime claruit.* Pitard survécut à Saint Louis; il fut le premier Chirurgien de Philippe-le-Hardi & de Philippe-le-Bel, & la faveur dont il jouit sous ces Rois, le portèrent à conserver les Priviléges du Corps dont Pitard étoit le Chef, & même à les augmenter.

Les sentimens d'humanité, dit M. Portal, qui avoit porté Pitard à fonder son collége, le détermina à rendre au Public un autre service. Les eaux de la Seine, bourbeuses dans certains tems de l'année peuvent donner lieu à plusieurs maladies; cette rivière est d'ailleurs éloignée des fauxbourgs de Paris. Pour obvier à ces inconvéniens, Pitard fit faire à ses frais un puits à l'usage du Public qui lui marqua sa reconnoissance par cette inscription qu'on mit sur la porte de sa maison.

Jean Pitard en ce repaire,
Chirurgien du Roi, fit faire
Ce Puits en mille trois-cens dix,
Dont Dieu lui donne son Paradis.

Pitard vécut jusqu'à 87 ans, il mourut en 1315, *à sociis plurimùm desideratus* dit l'*Index funereus.* (*M.* PETIT-RADEL.)

PIQUURE, plaie faite avec un instrument piquant ou pointu. Les Piquures sont souvent plus dangereuses que les plaies plus étendues, faites par un instrument tranchant; elles donnent lieu fréquemment à des inflammations profondes, & à des suppurations qui, ne trouvant pas une issue facile au-dehors peuvent avoir les plus funestes conséquences. Lorsque la Piquure porte sur quelque partie tendineuse ou aponeurotique, il en résulte quelquefois des accidens très-graves, tels que la tension inflammatoire, le spasme de la partie, les convulsions de tout le corps; la fièvre alors s'allume, & si l'Art n'apporte au malade un prompt secours, l'inflammation de la partie peut la faire tomber en gangrène. La réunion des parties divisées, qui est le but auquel l'Art doit tendre dans toute solution de continuité contre l'ordre naturel, ne peut être obtenue primitivement dans les Piqures qui sont accompagnées de quelqu'accident; il faut, pour y remédier, faire cesser le désordre local, qui consiste dans la tension & le tiraillement des fibres blessées, une incision suffit dans les cas simples. D'autre fois on passe un séton dans tout le trajet de la plaie. Les Anciens brûloient avec de l'huile de térébenthine bouillante toute l'étendue d'une plaie où ils jugeoient qu'un nerf avoit été piqué; cette cautérisation faisoit cesser les accidens, comme on détruit la douleur de dents en brûlant, avec un fer rouge, le nerf qui est à découvert par la carie. Lorsque la cautérisation ne réussissoit pas, on n'hésitoit point à faire des incisions transversales, pour couper absolument les parties dont la tension étoit l'origine de maux formidables. *Voyez* PLAIE.

PLATNER (Jean-Zacharie) célèbre Professeur de Médecine en l'Université de Leipsick, & qui florissoit vers l'année 1729. Il s'est occupé spécialement à la Chirurgie & au traitement des maladies des yeux. Il est Auteur de plusieurs Dissertations qui ont été soutenues sous sa Présidence & qui se trouvent dans différens recueils. Mais l'Ouvrage qui lui a le plus fait d'honneur est le suivant: *Institutiones Chirurgicæ rationalis tùm medicæ tùm manualis. Lipf.* 1745, *in*-8.° C'est un précis où ce Praticien a rassemblé tout ce que ses Prédécesseurs lui offroient de meilleur. On y trouve des points de doctrine savamment discutés & des citations de chacun relativement à eux, qui annoncent combien étoit grande l'érudition de notre Auteur. L'Ouvrage est par aphorisme & pourroit servir de base à un cours élémentaire de Chirurgie qui disposeroit les jeunes Elèves à des notions plus étendues. Un cours en ce genre seroit bien utile l'Eté où les jeunes gens sont en quelque façon abandonnés à eux-mêmes; mais, pour qu'il fût bien fait, il faudroit qu'un Grand maître s'en occupât & éclairât ses préceptes par une pratique judicieuse & précise. Mais tant de dégoûts accompagnent en France une aussi belle carrière, ceux qui la plupart s'en mêlent, avilissent tant la profession par une incapacité qu'ils cachent sous les dehors barbares de la Science, que le tems trop court des Etudes est passé avant qu'on ait pu s'appercevoir de son mauvais choix. (*M.* PETIT-RADEL.)

PLAYE ou BLESSURE. Solution de continuité dans les parties molles, qui intéresse la surface du corps, occasionnée par une cause externe. Cette définition donnée par M. Bell est plus exacte & plus complette, qu'aucune de celles qu'on trouve chez les autres Auteurs.

Les Playes sont susceptibles d'une multitude de variétés, soit dans leur nature, soit dans leurs apparences extérieures. Ces variétés dépendent particulièrement de la nature des parties affectées, de la manière dont s'est faite la blessure, & de l'étendue de cette dernière.

Les Playes des parties charnues diffèrent extrêmement, soit par leur nature & par le danger qui les accompagne, soit par leurs apparences extérieures, de celles qui affectent sur-tout des parties membraneuses ou tendineuses. Il y a des différences essentielles entre celles qui sont faites par des instrumens tranchans, & celles qui sont produites par un déchirement, & accompagnées de contusion. Il y en a aussi de très-grandes & très-importantes entre les Playes occasionnées par l'impulsion d'un corps étroit & pointu, & celles qui présentent une large ouverture. Nous entrerons ci-après dans les détails nécessaires sur ces différences.

L'on distingue encore les Playes suivant les parties où elles sont faites; les unes se trouvent aux extrémités, les autres au tronc: celles-ci peuvent arriver à la tête, ou au cou, ou à la poitrine, ou au bas-ventre; elles peuvent pénétrer jusqu'aux parties intérieures, ou se borner à l'extérieur. Celles des extrémités ou celles du tronc qui ne sont qu'extérieures, peuvent affecter les tégumens, les muscles, les tendons, les vaisseaux, les glandes, les ligamens des articulations, &c.

Enfin les Auteurs insistent beaucoup sur les différences des Playes, qui se tirent de leur simplicité, de leur composition & de leur complication.

« La Playe simple n'est qu'une solution de continuité des parties molles faite par une cause externe, telle qu'un instrument tranchant, & qui ne demande que la réunion. »

« La Playe composée, est celle qui se trouve jointe à quelqu'autre indisposition, qui ne demande pas d'autre traitement particulier que la Playe simple; telle, est par exemple, une Playe simple faite aux parties molles par un instrument tranchant, qui en les divisant, a affecté les os. »

« La Playe compliquée est celle qui se trouve jointe avec quelqu'autre indisposition, qui demande un traitement différent de celui de la Playe simple. Elle peut être compliquée avec sa cause, ou avec quelque maladie, ou avec quelque symptôme ou accident. »

« Lorsque l'instrument qui a fait la Playe, est resté dans la partie blessée, la Playe est compliquée avec sa cause. S'il se forme un abcès dans la partie blessée, ou s'il y a Playe & fracture en même-tems, la Playe est compliquée avec la maladie. Si la douleur, l'hémorrhagie, la convulsion, la paralysie, l'inflammation, la fièvre, le dévoyement, le reflux de matière purulente surviennent à une Playe, elle est compliquée avec ces accidens. »

« La douleur survient de deux manières aux Playes; 1.° par la division imparfaite de quelques parties aponeurotiques, nerveuses ou tendineuses, 2.° par la présence de quelques corps étrangers, ou par l'épanchement de quelque fluide sous une partie membraneuse. »

« L'hémorrhagie est d'autant plus à craindre, que l'ouverture est faite à un vaisseau sanguin considérable, & situé dans un lieu où il est plus difficile de porter du secours. On doit à ce sujet se rappeller la distribution du vaisseau. »

« Quant aux convulsions il y en a de deux sortes; les unes sont produites par l'irritation des fibres nerveuses, ou par la section des muscles antagonistes ; les autres sont la suite de quelque grande hémorrhagie. »

« Deux sortes de paralysie surviennent aussi aux Playes; l'une vient de ce qu'un nerf dont les branches se distribuent dans une partie est totalement coupé, & l'autre de ce qu'un muscle principal d'une partie, ou son tendon, est coupé totalement, ou imparfaitement. »

« L'irritation des parties blessées qui est la conséquence nécessaire de toute espèce de Playe, l'impression de l'air sur les surfaces qu'elle a mises à découvert, la compression faite par des corps étrangers, des os déplacés, ou des escarres, occasionnent toujours plus ou moins d'inflammation aux environs des Playes. »

« La fièvre est une suite de la douleur vive, ou un symptôme de l'inflammation portée à un haut degré, ou un indice de la suppuration qui se prépare. »

« Le dévoyement est un accident qui change le bon état d'une Playe, trouble la suppuration & la régénération des chairs. »

« Ce qu'on appelle reflux de matière purulente est un accident très-dangereux pour les Playes; sa cause prochaine est un éréthisme des vaisseaux de la partie blessée qui, se communiquant à des parties internes, peut y causer plus ou moins promptement un dépôt purulent. L'exposition d'une Playe à l'air, le mauvais régime, les passions de l'ame, la fièvre, l'application des remèdes qui ne conviennent pas à l'état de la Playe, un pansement peu méthodique, &c. sont les causes qui peuvent l'occasionner, la diminution de la suppuration, l'affaissement des bords de la Playe, sa pâleur, la mauvaise qualité du pus trop liquide ou trop épais, jaune & de mauvaise odeur; les frissons irréguliers suivis de fièvre & de sueur froide; la petitesse du pouls; enfin les symptômes d'un dépôt à la tête, à la poitrine ou au foye en sont les indices. »

« Les signes des Playes se divisent en commémoratifs & en diagnostics. »

« Les signes commémoratifs sont les circonstances qui ont accompagné la blessure lorsqu'elle a été faite; par exemple la situation du blessé & celle de la personne ou de la chose qui l'a blessée, la grosseur & la figure de l'instrument qui a fait la Playe qu'il faut avoir soin de comparer avec celle de la Playe. »

« Les signes diagnostics des Playes s'apperçoivent par les sens, & par la raison. »

« Par la vue on reconnoît la grandeur extérieure d'une Playe, & si elle est avec perte ou sans perte de substance. Par le toucher, soit avec le doigt, soit avec la sonde, on en découvre la direction & la profondeur. Par l'odorat on sent les excrémens qui peuvent sortir par les Playes de certaines parties. »

« La raison juge qu'une Playe s'étend jusqu'à certains endroits, par la lésion de l'action d'une certaine partie, par la situation de la Playe & de la douleur, par les excrémens qui sortent de la Playe, ou qui ne s'évacuent pas comme à l'ordinaire. En se rappellant les idées générales de l'anatomie, on trouvera facilement dans les Playes l'application de toutes ces choses. » *Principes de Chirurgie de la Faye.*

Des phénomènes des Playes simples.

Après avoir exposé ces notions générales, nous allons décrire les phénomènes qu'on observe dans les Playes qu'on peut regarder comme les plus simples, celles qui sont formées par incision; ce qui nous conduira à exposer d'une manière plus claire & plus intelligible, ce que nous avons à dire sur la théorie des Playes, & sur leur traitement en général.

Dès que l'instrument tranchant est sorti des parties qu'il vient de blesser, la première chose qu'on apperçoit est une séparation plus ou moins grande des parties qui ont été divisées. Cette séparation paroît plus ou moins considérable suivant la longueur & la profondeur de la Playe, & suivant que la direction se trouve transverse, ou parallèle à celle des fibres musculaires qu'elle affecte. Une incision dans une partie charnue qui se trouve suivre la même direction que les fibres musculaires, quoique très-profonde, paroîtra toujours moins grande qu'une Playe de la même étendue, où les muscles sont coupés en travers. Dans ce dernier cas, la rétraction des parties de part & d'autre, est quelquefois telle qu'on est porté à croire qu'elle tient à une déperdition de substance, tandis que, dans le premier, les bords de la Playe demeurent à-peu-près en contact; circonstance qui souvent a induit des Praticiens peu circonspects, à n'attacher d'abord que peu d'importance à des Playes qui par la suite ont traîné après elles les accidens les plus fâcheux; & qui montre combien il est essentiel, d'examiner avec la plus scrupuleuse attention, les Playes qu'on est appellé à traiter.

Après la solution de continuité, ce qui frappe le plus dans une Playe récente, c'est la perte du sang, ou l'hémorrhagie, qui est plus ou moins abondante, suivant le diamètre & le nombre des vaisseaux ouverts. *Voyez* HÉMORRHAGIE.

On se souviendra que nous ne parlons ici que des Playes faites par incision ; car, dans les cas de Playes contuses & déchirées, l'hémorrhagie n'est point proportionnée au nombre ni au calibre des vaisseaux affectés; souvent même elle est tout-à-fait nulle, quoiqu'elle intéresse des vaisseaux du plus grand diamètre.

L'hémorrhagie est le symptôme dont communément on s'effraye le plus, & auquel par conséquent on s'empresse le plus de porter remède; cependant lorsqu'on néglige de le faire, à moins que le sang ne soit fourni par de gros vaisseaux, l'on ne voit pas pour l'ordinaire qu'il en résulte rien de bien fâcheux. L'irritation produite par la Playe même, & l'impression de l'air sur les orifices des vaisseaux coupés, suffisent généralement pour y exciter un degré de contraction, qui bien-tôt diminue l'écoulement du sang rouge & ne tarde pas à y mettre fin. Il ne paroît plus qu'un fluide séreux, dont le suintement cesse pareillement au bout de quelques heures; après quoi toute la surface de la Playe se desseche, à moins qu'on n'ait négligé d'enlever le sang, & qu'il ne soit coagulé sur toute son étendue.

Tel paroît être le procédé de la nature pour mettre fin aux hémorrhagies occasionnées par les Playes. D'autres ont cru qu'il se formoit dans les extrémités des vaisseaux ouverts, de petits caillots qui bouchoient leurs orifices: mais, pour se convaincre que la suppression de l'hémorragie ne tient point à un pareil méchanisme, il suffit d'examiner l'état, où se trouve le moignon d'un malade qui meurt peu de tems après une amputation. Au lieu de trouver les extrémités des artères bouchées par du sang coagulé, on les trouve au contraire tout-à-fait vuides, & dans un état de contraction, jusqu'à une distance assez grande de leurs orifices; ou s'il s'est écoulé déjà quelque tems depuis l'opération, elles ne paroissent plus que comme des petites cordes solides, & incapables de transmettre aucune particule de sang.

En même-tems que cette contraction s'exerce sur les extrémités des vaisseaux, par les causes dont nous avons fait mention, de manière à empêcher le sang d'y pénétrer, la nature ouvre de nouvelles routes à ce fluide, en le forçant à se jetter dans les vaisseaux collatéraux, qui peu-à-peu, s'élargissent de manière à lui laisser un libre passage.

La blessure faite par un instrument tranchant très-affilé, n'occasionne pas d'abord une douleur bien considérable, à moins qu'elle n'ait entamé quelque nerf, ou quelque partie tendineuse. Mais, dans tous les cas, la partie affectée, devient douloureuse au bout de quelques heures. Elle commence alors à contracter de la rougeur, de la tension, du gonflement; & si la Playe est très-considérable, ou si elle intéresse des parties importantes, la chaleur augmente dans tout le système; il survient de l'altération, de la fréquence dans le pouls & d'autres symptômes fébriles.

Quelquefois ces symptômes se soutiennent, & vont même en augmentant, jusqu'à ce qu'enfin ils se terminent par la gangrène; cependant, à moins de circonstances particulières propres à favoriser cette terminaison, ils prennent en général une tournure plus favorable. *Voyez* GANGRENE. La surface de la Playe, qui d'abord étoit demeurée parfaitement sèche, se ramollit, & s'humecte peu à-peu; il s'y fait un suintement de matière séreuse qui s'accumule dans sa cavité & se convertit en pus, & pour l'ordinaire la douleur, la tension & les autres symptômes consécutifs à la Playe, diminuent plus ou moins rapidement, à mesure que la suppuration se forme, & suivant qu'elle est plus ou moins abondante.

Tous ces symptômes qui surviennent en conséquence d'une Playe, sont les mêmes qui accompagnent généralement une affection inflammatoire, & que nous avons donnés comme formant les caractères essentiels du Phlegmon. *Voy.* PHLEGMON. Nous pouvons donc regarder les Playes comme les causes excitantes de l'inflammation, & dans le traitement de tout accident de cette nature, il ne faut jamais perdre de vue cette considération qui est d'une très-grande importance dans la pratique.

Du pronostic des Playes.

Lorsque dans une Playe simple faite par un instrument tranchant, telle que nous venons de la décrire, l'incision n'a pénétré que dans les muscles, & n'a blessé aucun organe essentiel à la vie, si aucune circonstance particulière ne vient déranger le travail de la nature, toute la surface des parties qui ont été séparées, commence à se garnir de bourgeons charnus, presque aussi-tôt que la suppuration a commencé à se former, & à mesure qu'ils se développent, les chairs se rejoignent peu-à-peu, jusqu'à ce que la cicatrisation soit achevée; mais cette heureuse terminaison peut être dérangée par différentes causes dont nous avons parlé aux articles INFLAMMATION ET GANGRÈNE, & en d'autres endroits; il y en a d'autres qui tiennent à la nature même de la Playe, & dont nous allons nous occuper.

L'inflammation qui survient à une Playe faite par incision, n'a en général que le degré d'intensité nécessaire pour amener une bonne suppuration, & la forme de ces sortes de Playes est telle pour l'ordinaire, que le pus en sort aisément à mesure qu'il y est versé. Ces deux circonstances sont de la plus grande importance pour la guérison des Playes; tout ce qui tend à rendre l'inflammation trop vive, ou à favoriser le séjour du pus dans quelque cavité, doit être regardé comme nuisible. Aussi les blessures faites par des instrumens

instrumens pointus, ou qui sont accompagnées de déchirement & de contusion, sont-elles particulièrement dangereuses.

Les Playes faites avec des instrumens pointus (qu'on nomme aussi piqures), sont plus dangereuses que celles qui sont faites par incision, & qui ont une étendue plus considérable à l'extérieur, soit en raison des vaisseaux sanguins & des autres organes importans qu'elles peuvent affecter, quoique profondément situées; soit par la douleur qu'elles excitent en conséquence d'une division partielle de nerfs ou de parties tendineuses; soit principalement parce que le pus qui s'y forme, ne trouvant pas d'issue facile, est sujet à s'accumuler dans un ou plusieurs endroits, & à causer ainsi de fâcheux accidens que le Chirurgien doit mettre toute son attention à prévenir.

Dans les Playes déchirées & contuses, si la cause qui les a produites n'a pas agi avec beaucoup d'intensité, les parties reprennent souvent leur ton, sans que l'inflammation devienne très-violente, la suppuration s'établit, & la guérison s'achève, à-peu-près comme dans les cas de Playes par incision. Mais on voit fréquemment des cas où les parties voisines de celles qui ont été divisées, ont trop souffert pour qu'on puisse s'attendre à une terminaison aussi favorable. Quelquefois les parties affectées ont tellement souffert dans leur organisation, que la circulation s'y trouve absolument détruite & qu'elles tombent en gangrène; & lorsqu'une certaine étendue de parties molles se trouve maltraitée de cette manière, le cas doit toujours être regardé comme très-dangereux. Les contusions peuvent encore donner lieu à la gangrène par la violente inflammation qui en est la conséquence; l'inflammation excitée par une cause de ce genre, est plus sujette à se terminer de cette manière, que celle qui tient à toute autre espèce de violence produite par une cause externe.

On doit toujours avoir présentes à l'esprit les circonstances dont nous venons de parler, lorsqu'il s'agit de former un pronostic dans un cas de Playe; mais il y en a d'autres encore qu'il ne faut point perdre de vue: telles sont l'âge & le tempérament du malade, le genre d'organisation de la partie affectée, & le danger que peuvent courir des organes importans par leur situation dans le voisinage de cette partie, quoiqu'ils ne soient point intéressés directement dans la blessure.

Il n'est pas difficile de comprendre que des Playes chez des sujets sains & bien constitués, doivent être moins dangereuses que chez des personnes mal saines & d'une mauvaise constitution, & l'observation nous montre tous les jours que lorsqu'il y a quelque vice général dans le système, tel qu'une disposition scorbutique, scrophuleuse ou siphilitique, les plus légères blessures sont quelquefois extrêmement difficiles à guérir, & prêtes à dégénérer en ulcère qu'il est impossible de cicatriser, jusqu'à ce que l'on ait rétabli la santé générale.

Nous voyons aussi que le succès dans le traitement des Playes dépend, jusqu'à un certain point, de l'âge du blessé, & qu'on les guérit plus facilement chez les jeunes gens & les personnes d'un moyen-âge, que chez les vieillards; ceci néanmoins n'est pas sans exception: car, lorsque l'âge n'a pas beaucoup diminué le ton & la vigueur des fibres musculaires, lorsque la constitution conserve encore assez d'irritabilité pour exciter le degré d'inflammation nécessaire à la cicatrisation d'une Playe, la vieillesse ne sauroit être regardée comme un obstacle à sa guérison. Au contraire, elle est plutôt avantageuse en pareilles circonstances, puisqu'elle tend à modérer les symptômes qui, dans un âge moins avancé, se seroient développés avec plus de violence. C'est ce qu'on observe sur-tout dans les cas de Playes très-étendues; c'est ce qui est particulièrement évident dans les opérations de Chirurgie telles que la taille & l'amputation des membres; opérations qui réussissent peut-être plus généralement chez des vieillards d'un tempérament sain que dans toute autre circonstance.

Quant à l'organisation des parties affectées personne n'ignore que les Playes se cicatrisent plus facilement & plus promptement en certaines parties du corps qu'en d'autres. Ainsi, les Playes qui attaquent principalement le tissu cellulaire, sont plus faciles à guérir que celles qui pénètrent dans les muscles, & celles qui n'intéressent que la substance musculaire sont bien moins redoutables que celles qui affectent des parties tendineuses ou ligamenteuses; ces dernières occasionnant plus de douleur & d'inflammation & exposant le malade à des conséquences beaucoup plus fâcheuses. Un muscle, même des plus considérables, peut être coupé en travers, sans qu'il en résulte aucune incommodité permanente; au lieu qu'une jointure peut devenir tout-à-fait roide & immobile lorsque les tendons, qui la font mouvoir, ont été coupés.

Les Playes qui affectent les os, sont toujours plus longues & plus difficiles à guérir que celles qui sont bornées aux parties molles; car il est rare que la cicatrice ait lieu sans être précédée de quelque exfoliation de l'os affecté; opération de la nature qui demande toujours beaucoup de tems pour s'achever.

Les Playes des parties glanduleuses sont généralement plus fâcheuses qu'on ne seroit porté à le craindre, d'après la bénignité des premiers symptômes. Les petites glandes se cicatrisent assez facilement après avoir été blessées; mais il n'en est pas de même de celles qui ont un volume plus considérable; leurs Playes sont très-sujettes à devenir fongueuses, & à former des ulcères difficiles à guérir.

Les Playes où se trouvent compris des vaisseaux lymphatiques d'un certain calibre, ont aussi beaucoup de peine à se fermer, à cause de l'écoulement qui se fait continuellement par les orifices de ces vaisseaux d'un fluide séreux & limpide, qui empêche la cicatrisation. Et lorsqu'on est parvenu à les cicatriser, on voit souvent survenir dans la partie inférieure du membre qui a souffert, des gonflemens œdémateux très-opiniâtres, en conséquence de l'obstruction qui en résulte au passage de la lymphe; cet accident n'est pas rare après l'extirpation des tumeurs squirrheuses des glandes subaxillaires, sur-tout de celles qui sont profondément situées.

La division complette d'un nerf, même considérable, n'occasionne pas beaucoup de douleur, mais les parties auxquelles il se distribue se trouvent tout-à-coup privées de sensibilité & de mouvement, à moins qu'elles ne reçoivent des nerfs de quelqu'autre tronc. Mais lorsqu'un nerf est seulement piqué, ou n'est divisé qu'en partie, il en résulte généralement une douleur très-aigue qu'accompagne bien-tôt une inflammation très-vive, une forte fièvre, des soubresauts dans les tendons, des convulsions, & souvent même la mort.

Lorsqu'une Playe est accompagnée d'une forte hémorrhagie, il faut d'abord chercher à reconnoître si le sang est fourni par des artères, ou par des veines. En général, il y a peu de danger à redouter de l'ouverture d'un vaisseau veineux, même d'un grand diamètre, tandis que celle des artères d'un certain calibre, peut devenir promptement mortelle, comme cela se voit quelquefois lorsque l'artère est située de manière qu'il est impossible de passer une ligature au-dessus de son orifice. D'autres fois, quoique l'on puisse facilement arrêter l'hémorrhagie par la ligature, si le vaisseau, qu'on a lié est le seul qui fournisse du sang à la partie où il se distribue, celle-ci perd bien-tôt la vie & tombe en gangrène. Mais ce danger est moins grave que le précédent; car, pour l'ordinaire, lorsqu'on a lié un gros tronc artériel, la circulation se rétablit peu-à-peu dans la partie où il se distribue par le moyen de vaisseaux collatéraux, qui s'anastomosent avec ses branches.

La situation d'une Playe est encore un objet d'une très-grande importance. Les Playes des extrémités, limitées aux parties qui reposent sur des os, ne doivent pas être regardées comme aussi dangereuses que celles qui pénètrent dans les articulations; & en d'autres parties du corps, celles qui intéressent de grandes cavités, sont toujours beaucoup plus fâcheuses que celles qui n'affectent que les parties extérieures. Car on a toujours lieu de craindre dans celles-là, que quelque organe important n'ait souffert de la blessure même; ou qu'il n'y soit resté quelque corps étranger, ou que l'accès de l'air n'occasionne une inflammation dangereuse dans une cavité que la nature n'avoit point destinée à être exposée à ses impressions; ou enfin que le pus ne vienne à s'y accumuler, accident dont il est bien difficile de se mettre à l'abri dans les Playes de cette nature.

Une autre considération qu'il ne faut pas perdre de vue, c'est que, quoique la blessure ne paroisse pas avoir atteint aucun organe important, ni par conséquent mettre la vie du malade immédiatement en danger, elle peut encore devenir mortelle par différentes circonstances.

Ainsi, les blessures du poumon, ou des autres viscères, peuvent affoiblir le malade par la durée de l'hémorrhagie, & le tuer enfin par l'épuisement, quoique d'abord la perte du sang ne parût pas assez considérable pour faire craindre un pareil évènement. L'estomac & d'autres parties du canal intestinal, peuvent être affectés de manière à causer une maladie qui se terminera par la mort, quoique d'abord rien ne parût annoncer une semblable catastrophe. On a vu la membrane extérieure de l'aorte endommagée par la pointe d'une épée, & le blessé mourir tout-à-coup par la rupture de ce vaisseau lorsqu'on le croyoit absolument hors de danger, & que la blessure étoit à-peu-près cicatrisée. Les Playes de la vésicule du fiel, ou de son conduit excrétoire, celles du réservoir du chyle, celles du canal thorachique, & de divers autres organes peuvent devenir mortelles sans qu'on ait pu pendant quelque-tems s'attendre à rien de pareil.

L'on voit quelquefois l'inflammation s'étendre de la partie immédiatement affectée, à des organes voisins & importans qui n'avoient point souffert de la blessure, mais qui, par la part qu'ils prennent ainsi à la maladie, finissent par la rendre mortelle. Le défaut de soins; un traitement mal entendu; des imprudences commises par le malade, soit relativement à son régime, soit à d'autres égards, n'ont que trop souvent de pareils effets dans des cas qui par eux-mêmes, & s'ils eussent été bien conduits ne devoient avoir aucune fâcheuse conséquence.

Toutes ces considérations, que nous venons d'exposer, doivent être pesées avec soin lorsqu'il s'agit de porter un jugement sur la manière dont une Playe doit se terminer; aussi un pareil pronostic est-il la pierre de touche à laquelle on reconnoît le Chirurgien instruit, & le Praticien consommé. L'adresse & la fermeté de la main, du sang-froid, & une connoissance exacte de l'Anatomie suffiront ordinairement pour mettre en état d'exécuter assez bien les opérations même les plus importantes; aussi n'est-il pas bien rare de rencontrer de bons Opérateurs, sur-tout dans les grands hôpitaux où l'on a plus qu'ailleurs des occasions de s'exercer. Les connoissances nécessaires pour mettre un homme en état de p[illegible]oir d'une manière prompte & sûre toutes les conséquences qui doivent résulter d'une Playe, demandent beaucoup plus de talens, de tems & de travail pour les acquérir; aussi sont-elles beaucoup moins communes.

Du Traitement des Playes simples.

§. I. *Traitement de l'Hémorrhagie.*

L'hémorrhagie, lorsqu'elle est considérable, est le premier objet qui doive attirer l'attention du Praticien dans le traitement d'une Playe quelconque; la sûreté du malade exige qu'il s'occupe d'abord des moyens de l'arrêter; il doit le faire pour rassurer le blessé & ceux qui l'entourent; il y est obligé même, s'il veut pouvoir reconnoître l'état de la Playe que la présence du sang ne lui permet pas d'examiner. On arrête sur-le-champ une hémorrhagie, même considérable, en comprimant les artères qui la fournissent, au-dessus de leur orifice, au moyen d'un tourniquet, ou simplement avec les doigts; on lie ensuite les extrémités de ces artères. *Voyez* l'article HEMORRHAGIE.

Il est rare que les artères blessées soient situées de manière qu'on ne puisse en faire la ligature; car, lorsqu'elles s'ouvrent dans une Playe profonde dont l'embouchure est très-étroite au-dehors, on a la ressource de dilater cette Playe pour découvrir l'orifice du vaisseau, ce qui sera généralement praticable & mettra à portée de le saisir & de le lier. Cette pratique à laquelle sans doute on ne doit pas recourir sans nécessité, & qui pourra paroître trop cruelle à bien des personnes, est cependant la meilleure à laquelle on puisse recourir dans certains cas, où la timidité des Praticiens à cet égard a eu plus d'une fois des suites fâcheuses; car on a tourmenté les malades par des bandages compressifs, par des styptiques, par l'application même du cautère actuel, & souvent à pure perte. On en est venu même à faire l'amputation de membres où l'on ne pouvoit venir à bout d'arrêter une hémorrhagie, dans des cas sur-tout de fractures compliquées, où l'on auroit pu éviter de faire cette opération en faisant une incision qui mît le vaisseau affecté à découvert.

Lorsque l'artère blessée se trouve logée dans la substance d'un os, il est évident qu'on ne sauroit y appliquer une ligature, & qu'il seroit fort inutile d'aggrandir la Playe pour y parvenir. Mais les artères situées de cette manière sont rarement assez considérables, pour qu'on ait lieu de s'effrayer de la quantité de sang qu'elles peuvent fournir, &, pour l'ordinaire, elles cessent bien-tôt d'en donner, lorsqu'elles ne sont divisées qu'en partie, mais alors si l'on peut achever de les diviser transversalement, l'hémorrhagie ne tarde pas à s'arrêter.

§. II. *Extraction des corps étrangers.*

Lorsqu'on a arrêté la perte du sang, la première chose dont il faut s'occuper, c'est de retirer de la Playe les corps étrangers qui peuvent s'y être engagés, ce dont on vient facilement à bout, & même sans autre secours que celui des doigts quand la Playe n'est pas profonde. Mais lorsqu'ils ont pénétré à une certaine profondeur, c'est une chose très-délicate & qui demande beaucoup d'adresse & de circonspection de la part du Chirurgien, que de s'assurer de leur présence & d'examiner leur position; car, en maniant les parties rudement, on fait souffrir le malade & l'on s'expose à exciter un degré d'inflammation, qui peut devenir très-dangereux. Cependant si l'on est à peu-près certain qu'il y a quelques corps étrangers logés dans une Playe, il faut tâcher de reconnoître de quelle manière ils sont situés, & ne rien négliger ensuite pour les retirer, à moins que cela ne puisse se faire sans risquer de blesser des organes très-importans. En pareil cas, c'est le jugement du Praticien qui doit le décider après qu'il aura mûrement pesé le danger qui se présente de part & d'autre.

Les Auteurs modernes, en général, insistent beaucoup sur les inconvéniens des tentatives trop peu ménagées pour sonder les Playes, & pour en faire sortir les corps étrangers; & ils font observer avec beaucoup de raison, qu'autrefois on faisoit bien du mal par des soins de ce genre très-mal entendus. D'un autre côté peut être, est-on allé trop loin en donnant dans une extrémité opposée. Car, quel que soit le danger de manier indiscrettement des parties blessées, quel que puisse être celui des sondes, des pincettes & des autres instrumens dont les Anciens ont tant abusé, il est certain que la présence de corps étrangers dans les chairs, ou dans quelqu'autre partie, excite souvent beaucoup de douleur, & une inflammation violente, qui n'existeroient point sans cette cause.

On dit qu'il y a nombre d'exemples de corps étrangers qui ont séjourné long-tems en différentes parties du corps sans occasionner d'accidens; que cela se voit particulièrement dans les cas où ces corps sont d'une nature peu irritante; & que lorsque par leur forme, ou leur qualité particulière, ils tendent à causer beaucoup de douleur, ils ne tardent pas, par-là même, à exciter une suppuration abondante qui les entraîne au-dehors d'une manière bien plus douce pour le malade que n'en eût été l'extraction. Mais, quoiqu'il y ait des cas, ainsi que nous l'avons déjà observé, où l'on ne sauroit faire cette extraction sans danger, comme lorsque la Playe se trouve voisine de quelque gros vaisseau, & où il vaut mieux attendre que la suppuration y supplée, il n'y a pas de raison de s'en dispenser lorsqu'on peut la faire sans risque, & sans causer une grande douleur, car, par ce moyen, on est assuré d'abréger le traitement: d'ailleurs on n'est pas toujours sûr que la suppuration détermine efficacement la sortie de ces corps étrangers, & si l'on est obligé de les extraire, on le fait avec bien plus de facilité lorsqu'il n'y a encore ni gonflement ni inflammation dans les parties affectées; les parties voisines cèdent alors facilement aux efforts nécessaires, & se prêtent au passage des corps durs, sur-tout s'ils ne sont pas d'une forme angulaire, & si le Chirurgien procède à ce travail avec lenteur & circonspection. Mais si l'on diffère cette opération quelque-tems, les parties se gonflent, perdent leur souplesse & deviennent douloureuses; & lors même que la suppuration les a détendues, elles conservent encore beaucoup de roideur & de sensibilité, & donnent beaucoup plus difficilement passage aux corps qu'il s'agit d'extraire.

Il est à propos d'observer que les corps étrangers, qui peuvent se trouver engagés dans une Playe, ne sont pas tous également nuisibles. Une balle de plomb peut demeurer très-long-tems logée dans quelque partie du corps, sans y causer ni douleur, ni aucun autre désagrément; tandis qu'un éclat de bois, de verre ou de fer, ou quelque lambeau d'étoffe, produisent souvent de grands accidens. Le Praticien aura égard à cette circonstance, & s'inquiétera moins de la présence d'une balle de plomb dans une Playe, que de celle de toute autre substance, & s'il ne peut pas l'extraire facilement, convaincu qu'elle ne sauroit causer une très-grande irritation, il la laissera jusqu'à ce que la suppuration puisse en faciliter la sortie, ou que venant à la découvrir dans une situation différente il puisse l'extraire à l'aide d'une contre-ouverture. Mais s'il a lieu de présumer que la Playe recèle quelque substance capable d'exciter beaucoup d'irritation & de douleur, il ne sauroit rien faire de plus avantageux pour son malade, que d'en faire l'extraction, s'il juge qu'elle soit praticable.

Il faut, autant qu'il est possible, extraire les corps étrangers avec les doigts plutôt qu'avec des instrumens. Mais il y a des cas où l'un & l'autre de ces moyens est également insuffisant; comme lorsqu'il est entré dans une Playe de la poussière, du sable ou d'autres choses pareilles. On cherche à entraîner ces substances en baignant les parties blessées dans de l'eau tiède, ou en y versant de l'eau, ou en l'injectant doucement avec une seringue. Il faut toujours avoir soin lorsqu'on lave une Playe, ou que l'on cherche de quelqu'autre manière à en faire sortir les corps étrangers, de placer le malade dans la posture la plus favorable & la plus propre à mettre les parties blessées dans un état de parfait relâchement, afin que l'ouverture de la Playe soit aussi béante que possible; c'est une attention de laquelle peut dépendre tout le succès des tentatives qu'on fera dans le but dont il est ici question.

§. III. *Réunion & Cicatrisation des Playes.*

Dans toute Playe faite par incision, on voit d'abord une séparation plus ou moins manifeste des parties divisées, & pendant quelque-tems cette séparation s'augmente peu-à-peu en vertu de la contraction des fibres musculaires qui ont été affectées. Lorsque l'on se contente de couvrir une Playe de cette nature avec de la charpie, ou avec des plumaceaux enduits d'onguent, sans se mettre en peine d'en rapprocher les bords, & de les maintenir en contact, il commence au bout de quelque-tems à se faire un suintement de sérosité par les orifices des vaisseaux qui ont été ouverts; ce fluide se convertit bien-tôt en pus, & la surface de la Playe se garnit de bourgeons charnus qui s'étant accrus à un certain point, paroissent remplir toute la cavité; il se forme alors par-dessus une pellicule sèche de la nature de l'épiderme, & qu'on nomme la cicatrice. *Voyez* RÉGÉNÉRATION.

C'est ainsi que la nature achève la guérison des Playes, lorsqu'elle ne reçoit aucune assistance de l'art, ou lorsque l'on n'aide son travail que par l'usage des moyens propres à garantir les parties blessées des injures de l'air, & à les protéger contre d'autres accidens. Mais quoiqu'il y ait des cas où l'on n'ait pas d'autre méthode à suivre que celle-là, elle ne laisse pas d'avoir des inconvéniens dont on peut se mettre à l'abri par un traitement d'un autre genre.

Dans les Playes d'une grande étendue dont la guérison est ainsi abandonnée à la nature, la suppuration est ordinairement très-abondante, ce qui peut nuire au malade, sur-tout lorsqu'il est d'une constitution délicate; la guérison d'ailleurs se fait très-lentement; & lorsque les muscles ont été coupés transversalement le jeu des articulations en souffrira plus ou moins, si l'on permet que les parties divisées se cicatrisent séparément les unes des autres. D'ailleurs la cicatrice d'une grande Playe, qu'on a traitée de cette manière, a toujours une apparence désagréable, elle n'acquiert point la souplesse des parties qui n'ont pas souffert, & elle n'a jamais le degré de force nécessaire pour donner aux parties subjacentes la protection dont elles ont besoin. L'Art, comme nous venons de le dire, peut, par des soins très-simples & faciles à administrer, parer à ces divers inconvéniens dans la plupart des cas.

L'expérience nous a appris, que toutes les fois que deux surfaces dans un état d'inflammation se trouvent en contact, elles ne tardent pas à contracter ensemble une forte adhérence. Ce fait, que le hasard sans doute a fait connoître aux hommes, est devenu d'un grand avantage dans la pratique de la Chirurgie, qui en a tiré parti, soit pour traitement des blessures accidentelles, soit pour celui des Playes que le procédé des opérations rendoit nécessaires. On a vu qu'en rapprochant l'une de l'autre les parties divisées, & en les maintenant en contact, on guérissoit très-promptement des Playes d'une grande étendue, on conservoit le libre mouvement des membres dans des cas, où sans ces précautions, il eût été nécessairement fort endommagé, & l'on procuroit une très-bonne cicatrice.

Ce n'est pas sans beaucoup de soins & de recherches que les Physiologistes sont parvenus à se faire une idée de la manière dont la nature forme cette réunion. On a long-tems été persuadé qu'elle s'opéroit par une nouvelle jonction de chaque fibre en particulier, & par l'inosculation des deux orifices de chaque vaisseau coupé; on croyoit que chaque partie alloit rejoindre exactement celle avec laquelle elle étoit auparavant unie. Mais, quoique dans le pansement d'une Playe, le Chirurgien doive être très-attentif à replacer les parties separées aussi exactement qu'il lui sera possible dans leur situation naturelle, afin d'en conserver la symmétrie, & de ne point les défigurer, elles se réuniront quelque peu d'attention qu'il ait donnée à ce replacement, pourvu qu'elles soient en contact; & moyennant cette condition, on verra une membrane contracter adhérence avec un os, & l'extrémité d'un vaisseau artériel ou veineux se réunir avec la première substance auprès de laquelle elle se trouvera.

Il est certain que le sang circule au travers du plan de réunion des parties divisées, & c'est ce dont on ne concevoit pas la possibilité sans supposer un rapprochement exact de chacune de leurs portions. Mais les observations des Anatomistes les ont mis à portée de juger que cette circulation ne s'établit pas du moment que la cicatrice est formée; elles leur ont appris que ce parfait rétablissement tient à un procédé secondaire de la nature & à la formation de petits vaisseaux, qui sont comme autant de rejettons des troncs artériels & veineux de chaque côté de la Playe, & qui s'anastomosent ensemble, de manière à établir une libre circulation entre les uns & les autres.

On ne sauroit douter que tel est le procédé de la Nature dans la réunion des parties qui ont été divisées accidentellement, lorsqu'on voit que la circulation s'établit également entre celles qui, destinées à être séparées, viennent cependant à se réunir en conséquence de quelques circonstances particulières. Ainsi, l'on voit quelquefois que deux doigts, ou deux orteils voisins l'un de l'autre, s'ils sont dans un état d'inflammation, sans qu'on prenne soin de les tenir séparés, contracteront de fortes adhérences en vertu desquelles la circulation s'établira de l'un à l'autre. Les Chirurgiens ont fréquemment occasion d'observer de pareilles réunions contre nature en d'autres parties du corps.

Quoique ce rétablissement de la circulation entre des parties divisées demande un certain tems pour s'achever, il n'en faut pas beaucoup pour former entr'elles une réunion solide. Aussi, lorsqu'elles ont été replacées & contenues avec soin, on peut généralement, au bout de quatre ou cinq jours, les abandonner à elles-mêmes sans craindre qu'elles se séparent de nouveau. Leur adhésion dépend d'une exsudation de la partie lymphatique ou glutineuse du sang qui se fait entre leurs surfaces, par les orifices des vaisseaux coupés; cette lymphe, qui sert d'abord à les unir par une espèce d'agglutination, devient ensuite la matrice où se forment les vaisseaux qui doivent rétablir la circulation entr'elles.

Cette manière de cicatriser les Plaies à laquelle les Chirurgiens Anglois donnent le nom de guérison par première intention, est la plus favorable de toutes, & l'on ne devroit jamais négliger d'y avoir recours lorsqu'elle se trouve praticable; ce qui n'est pas toujours le cas, comme nous le verrons ci-après en parlant de Playes d'une nature différente de celles qui nous occupent actuellement.

Dans celles-ci, c'est-à-dire dans les Playes faites par une simple incision, il est rare qu'on ne puisse opérer la réunion des parties; mais cela devient plus difficile lorsqu'il y a déperdition de substance. Il sera quelquefois absolument impossible de les rapprocher & de les maintenir en contact, lorsque l'instrument tranchant aura enlevé & séparé du corps une certaine étendue de peau avec une portion des muscles subjacens; mais on pourra toujours diminuer la distance des bords de la Plaie, & en abréger le traitement en proportion de ce qu'on en aura resserré l'étendue. Quelquefois on trouvera assez de difficulté à rapprocher les parties, quoiqu'il n'y ait eu aucune déperdition de substance, comme dans les cas où les fibres des muscles ont été coupées en travers à une profondeur considérable; mais alors on facilitera beaucoup ce rapprochement en plaçant le membre blessé de manière que les muscles qui ont souffert soient dans la position la plus favorable à leur relâchement, & avec cette précaution on pourra presque toujours parvenir à mettre en contact les parties divisées.

Lorsqu'on est parvenu à les rapprocher convenablement, il faut chercher à les maintenir en place, & choisir entre les moyens qu'on a proposés pour cela ceux qui s'adaptent le mieux au cas actuel. Ces moyens sont, différentes sortes de bandages, les emplâtres agglutinatifs, & les sutures.

Dans les cas de Playes longitudinales sur quelqu'une des extrémités, & dans quelques-uns de Playes à la tête, on retient aisément en contact les parties divisées au moyen d'un bandage unissant. (*Voyez* BANDAGE.) Mais ce bandage réussit rarement pour les Playes du tronc,

& l'on ne doit jamais s'en contenter pour réunir celles des extrémités, lorsque les muscles ont été coupés transversalement. Et même dans la plupart des cas, où ce moyen paroît être le mieux indiqué, on fera bien de ne pas se reposer entièrement sur lui, parce qu'il laisse souvent quelque chose à desirer relativement à l'intention d'obtenir une cicatrice égale & unie.

Le meilleur moyen qu'on puisse employer pour maintenir exactement les bords de la peau dans la situation la plus convenable, ce sont les emplâtres adhésifs ou agglutinatifs. Ces emplâtres suffisent souvent sans autre secours; mais, lorsqu'on a lieu de s'attendre à une forte rétraction des fibres musculaires, il faut y joindre le bandage unissant, toutes les fois que la situation de la Playe en permet l'application.

Bien des Praticiens recommandent l'usage des emplâtres adhésifs dans tous les cas où il convient de tenter la réunion des bords d'une Playe, préférablenent à celui des sutures; il y a cependant bien des cas où celles-ci méritent la préférence. Les emplâtres rempliront le but du Chirurgien dans tous les cas de Plaies superficielles qui ne pénètrent pas au-delà des tégumens; on les emploiera aussi avec avantage dans ceux où il y aura une perte de substance telle qu'on ne sauroit mettre les bords de la Playe en contact; ils serviront alors à les rapprocher autant que possible, & à diminuer ainsi l'étendue de la Playe & par conséquent celle de la cicatrice. Mais, dans les cas de Playes profondes, si l'on peut suffisamment rapprocher les parties divisées, il n'y a pas de moyen plus sûr pour les retenir en contact que la suture entortillée. *Voyez* SUTURE. On se sert plus ordinairement, en pareil cas, de la suture entrecoupée, mais elle ne soutient pas les parties aussi sûrement que la première; les points de suture sont plus sujets à couper les parties autour desquelles on les a placés, & ils laissent plus souvent une cicatrice désagréable.

On est généralement dans l'opinion que l'usage des emplâtres adhésifs, ou celui des sutures, ne sauroit être admissible que pour les Playes récentes. Mais, quoique pour bien des raisons le mieux soit toujours d'y avoir recours le plutôt possible, il ne faut pas négliger de la faire dans un état de la Playe beaucoup plus avancé, & même lorsque la suppuration est établie; car les parties adhéreront facilement ensemble lorsqu'elles seront dans cet état, pourvu qu'on puisse les maintenir en contact.

Quelque méthode que l'on suive pour réunir les côtés d'une Playe, il faut toujours avoir soin de soutenir les parties, par une position convenable; la négligence, à cet égard, peut faire manquer tout-à-fait le but de l'opération. Indépendamment de ce soin, si l'on s'est servi d'emplâtres, on peut encore tirer un grand avantage de l'application du bandage unissant; il n'en est pas de même lorsqu'on a fait la réunion par la suture entortillée.

Lorsqu'on a rapproché & fixé convenablement les uns vis-à-vis des autres les bords d'une Playe, soit par la suture, soit par des emplâtres, il n'y a rien de plus à faire pour le pansement si ce n'est de les recouvrir d'un peu de charpie humectée d'eau de guimauve, ou enduite d'un peu de cérat pour les défendre de l'air extérieur.

On recommandera ensuite au malade de laisser la partie blessée dans la position qu'on aura jugée la plus favorable, & on donnera les directions nécessaires pour son régime. S'il est foible & épuisé, on lui permettra quelques alimens propres à le soutenir; mais s'il a quelque disposition à la pléthore ou aux maladies inflammatoires, & sur tout si la Playe est d'une grande étendue il faudra lui enjoindre un régime très-sévère; car quoiqu'un léger degré d'inflammation soit nécessaire pour former une bonne réunion des parties, une inflammation trop forte occasionneroit des accidens qui pourroient nuire essentiellement à cette réunion, & entraîner d'autres fâcheuses conséquences.

Dans le traitement des Playes qui sont demeurées ouvertes, le meilleur moyen qu'on puisse employer pour diminuer l'inflammation lorsqu'elle est portée trop loin, est l'application de cataplasmes émolliens & très-chauds; mais, comme ces cataplasmes tendent toujours à accélérer la suppuration qu'on doit plutôt éviter comme tendante à retarder la réunion, il vaut mieux, dans le cas dont nous parlons, recourir à d'autres moyens tels que de simples fomentations émollientes ou d'autres topiques rafraîchissans.

Lorsque le malade se plaint peu de douleur & d'inflammation, on ne dérange point l'appareil mis sur la Playe jusqu'à-ce qu'on ait lieu de présumer qu'elle est fermée; mais si la douleur acquiert un certain degré de vivacité, il faut se défier de l'inflammation qui pourroit survenir. On ôte alors l'appareil & l'on bassine les parties affectées avec une décoction émolliente, on les baigne, on y applique des sang-sues. Si ces moyens locaux ne diminuent pas promptement les symptômes, on saigne le malade & on lui donne des anodins.

Ces secours suffisent, en général, pour modérer l'inflammation & assurer la guérison de la Playe. Quelquefois cependant ils ne remplissent pas ce but; la douleur, la tension & l'inflammation allant en augmentant malgré leur usage, en pareil cas, on n'a autre chose à faire que de couper les points de suture, & d'ôter les emplâtres & les bandages qui assujettissoient les parties; le malade s'en trouvera soulagé à l'instant, la douleur & la tension ne tarderont pas à disparoître & l'on abandonnera la guérison & la cicatrisation de la Playe à la Nature. Mais les cas où l'on est obligé de prendre ce parti ne sont rien moins que fréquens; ils tiennent généralement à quelque disposition particulière du sujet. Le plus souvent la réunion va son train sans accidens, & vers le cinquième ou sixième jour, on peut ôter les sutures, qui, à cette époque, deviennent inutiles, & pourroient avoir des inconvéniens si on les laissoit plus long-tems.

On a élevé quelques objections contre cette méthode de réunir les Playes; on a dit que les ligatures, qu'on est obligé de mettre sur les artères pour arrêter le sang, renfermées entre les deux surfaces de la Playe, agiront comme des corps étrangers & empêcheront leur réunion. On ajoute qu'il se forme du pus dans la Playe, qui, venant à s'y accumuler, creusera des sinus dangereux & difficiles à guérir. Mais ces objections ne sont pas fondées. Les ligatures des artères sont rarement bien nombreuses; lorsqu'elles le sont le plus, elles n'occupent que bien peu de place, & si elles ont été faites de la manière que nous avons prescrite à l'article HÉMORRHAGIE, on retire facilement les fils sans nuire au reste de la Playe. Quant aux sinus, à la formation desquels on prétend que cette méthode donne lieu, il est certain que si les côtés de la Playe ne sont rapprochés que par les bords, il se formera une cavité dans le fond où le pus séjournera. Mais c'est un accident qu'il faut attribuer à une mauvaise manière d'opérer & non à la méthode; car il n'arrivera rien de semblable si l'on a soin de mettre les surfaces entières en contact, ainsi que nous l'avons recommandé.

Toutes sortes de Playes faites simplement par incision ne sont pas susceptibles du traitement que nous venons de décrire. Lorsqu'il n'est pas possible d'en rapprocher les bords assez pour les mettre en contact, l'expérience nous a appris que les secours les plus efficaces que la Chirurgie puisse donner sont ceux qui tendent à accélérer la formation du pus; car c'est un fait certain qu'en aucun cas rien ne contribue plus à calmer les symptômes qu'une bonne & abondante suppuration, dont le procédé aussi tient essentiellement à la guérison, puisque la cicatrisation ne commence jamais que la Playe ne soit couverte d'un bon pus. La guérison qui s'opère de cette manière est tellement l'ouvrage de la Nature, que quoique l'Art puisse jusqu'à un certain point la favoriser, le Praticien ne doit avoir en vue dans le traitement que d'écarter les obstacles qui pourroient lui nuire, de garantir & de protéger les parties jusqu'à ce que la cicatrice ait acquis assez de solidité. Or, nous savons que la cicatrisation ne peut jamais se faire d'une manière convenable aussi long-tems qu'elle est très-douloureuse; nous savons aussi qu'aucune application qu'on puisse faire sur une Playe ne sauroit remplacer l'effet du pus pour la maintenir dans cet état de calme qui est si favorable à sa guérison. Notre premier objet, par conséquent, doit être ici d'accélérer, autant qu'il est en notre pouvoir, la formation du pus; le meilleur moyen d'y réussir, est de traiter la Playe comme un phlegmon, c'est-à-dire, en y appliquant continuellement des fomentations émollientes & des cataplasmes.—*Voyez* PHLEGMON & ABCÈS. Lorsque la Playe est récente, il faut commencer par la bien couvrir afin de la préserver complettement des impressions de l'air; si elle est très-douloureuse, on peut sur-le-champ y mettre des cataplasmes pour modérer la douleur; mais, lorsque celle-ci est supportable, il vaut mieux suspendre un jour ou deux l'usage de ces applications qui, employées trop-tôt, peuvent quelquefois ralentir plus qu'il ne convient l'inflammation nécessaire à la formation du pus & à la guérison. Mais en général dans tous les cas de la nature de ceux dont nous parlons, les cataplasmes émolliens sont infiniment utiles après les deux ou trois premiers jours, époque à laquelle l'inflammation est parvenue au point nécessaire pour amener la suppuration, & où les topiques dont nous venons de parler ont le plus grand effet pour la déterminer.

Lorsque, par le moyen des cataplasmes, on a obtenu un pus d'une bonne qualité, & suffisamment abondant, il ne faut pas trop insister sur leur usage; car, en les continuant trop long-tems, on fait souvent plus de mal que de bien en relâchant outre mesure les parties sur lesquelles on les applique, qui, au lieu d'avoir la fermeté & la rougeur des chairs saines, deviennent pâles, molles & spongieuses, & ne fournissent, au lieu d'un bon pus, qu'une sérosité claire & beaucoup trop abondante; ce qui trop souvent donne lieu à la formation d'ulcères de de mauvaise nature, dont la guérison est toujours plus ou moins difficile. C'est au Praticien expérimenté à juger du moment où il convient d'abandonner l'usage des topiques relâchans; on peut cependant établir à cet égard cette règle; que tant que la douleur & l'inflammation subsistent, on fera bien de continuer ces sortes d'applications; mais que lorsque ces symptômes s'appaisent, que la Playe fournit une quantité suffisante de bon pus & qu'elle commence à se garnir de bourgeons charnus, il faut y renoncer; ils ont fait tout le bien qu'ils pouvoient faire, & ils pourroient nuire par un plus long usage.

§. IV. *Du Pansement.*

Le Pansement des Playes, sur-tout pendant les premiers jours doit être le moins irritant possible (*Voyez* PANSEMENT.) On étoit autrefois dans l'usage d'y appliquer, dès le commencement, des onguens plus ou moins stimulans, des baumes

& d'autres subſtances de la même nature auxquelles on attribuoit une vertu cicatriſante, & qui, pour l'ordinaire, avoient un effet diamétralement opposé lorſqu'on inſiſtoit ſur leur uſage. De nos jours les Praticiens ſont revenus aſſez généralement de ces préjugés, & ils ont ſubſtitué les cérats les plus doux aux onguens & aux baumes des Anciens. Un grand nombre de Chirurgiens préfèrent la charpie sèche, ou l'éponge fine, à toute autre application pour une Playe récente; ces topiques cependant ne laiſſent pas de cauſer aſſez de douleur; ils en occaſionnent ſur-tout lorſqu'il s'agit de les enlever & de les détacher des bords de la Playe. On remédie à ces inconvéniens en trempant la charpie dans une décoction de guimauve, ou ſimplement dans l'eau tiède, avant de l'appliquer & en l'humectant enſuite avec un peu de la même décoction, dont on l'arroſe de tems en tems, & particulièrement avant de l'enlever. D'autres Chirurgiens préfèrent d'appliquer des plumaceaux de charpie enduits de quelque onguent très-doux, tels que le cérat de Galien, ou celui de Goulard. *Voyez* CÉRAT. On recouvre ces plumaceaux d'étoupes & de compreſſes que l'on fixe par quelque bandage convenable. Les Chirurgiens Anglois préfèrent aux bandes de toile qu'on emploie généralement pour cet uſage, des bandes de flanelle, qui, ayant plus de ſoupleſſe & d'élaſticité, fatiguent moins les parties & ont l'avantage de céder juſqu'à un certain point au gonflement qui peut ſurvenir.

Les Praticiens ne ſont pas bien d'accord ſur l'époque où ils conſeillent de lever le premier appareil de deſſus les Playes &, dans le fait, l'on ne peut poſer, à cet égard, aucune règle préciſe, parce qu'on eſt obligé de ſe gouverner d'après les circonſtances particulières de chaque cas. Tout ce qu'on peut dire, c'eſt qu'en général on doit panſer une Playe dès qu'elle eſt abondamment couverte de pus. C'eſt ce qui a lieu pour l'ordinaire au cinquième ou au ſixième jour; cependant, comme la formation du pus tient à différentes circonſtances, particulièrement à la ſanté générale du malade & au degré de chaleur qu'on a eu ſoin d'entretenir dans les parties affectées, cette époque eſt très-ſujette à varier. L'uſage aſſidu des cataplaſmes, dès le troiſième jour, accélère le moment où l'on peut lever l'appareil, en favoriſant la ſuppuration & en humectant la charpie & les compreſſes, de manière qu'elles ſe détachent avec facilité.

Lorſque la guériſon de la Playe chemine comme il faut, & ſans interruption, le ſecond panſement & les ſuivans doivent tous ſe reſſembler; car le but qu'on ſe propoſe étant toujours le même il n'y a pas lieu à rien changer au traitement. Comme rien n'eſt plus nuiſible aux Playes que de les expoſer beaucoup à l'air, un des grands ſoins du Chirurgien doit être de les en préſerver le plus qu'il lui eſt poſſible; &, par conſéquent, d'être très-réſervé ſur les panſemens, qu'il ne renouvellera qu'autant que le ſoin de la propreté le rendra indiſpenſable, & auxquels il ne donnera que le moins de tems néceſſaire. En général, il conviendra de panſer les Playes une fois par jour; rarement ſera-t-on obligé de le faire plus ſouvent; & il y a peu de cas où l'on doive éloigner davantage les panſemens, ſur-tout lorſque les Playes ſont d'une grande étendue, car alors le pus devient fétide & corroſif.

On continuera l'uſage des topiques doux & émolliens, tant que l'on verra que la Playe avance convenablement vers ſa guériſon; mais, ſi elle venoit à prendre une apparence défavorable, il faudroit changer le genre des applications & ſe régler, pour le choix de celles qu'on devroit ſubſtituer aux premières, ſur l'état des parties affectées. Nous renvoyons ce que nous avons à dire ſur ce ſujet à l'article ULCÈRE.

§. V. *Traitement des Playes accompagnées de beaucoup de douleur & d'autres accidens.*

Juſqu'ici nous avons ſuppoſé des ſymptômes peu violens, tels qu'ils ſe rencontrent dans le plus grand nombre des cas, & nous n'avons propoſé que le traitement qui peut convenir dans une pareille ſuppoſition. Mais les choſes ne vont pas toujours de cette manière; la guériſon ſouffre quelquefois beaucoup de dérangement & d'interruption; quelquefois même la vie des malades ſe trouve en danger par la violence de la douleur & de l'inflammation, & par des accidens convulſifs, qui ſe manifeſtent dans certaines circonſtances.

Une Playe cauſe toujours plus ou moins de douleur; quelque petite qu'elle ſoit, elle affecte des parties qui reçoivent des ramifications nerveuſes, & qui, par conſéquent, ſont ſenſibles. Pour l'ordinaire cependant cette douleur qui a lieu au premier inſtant ſe modère bien-tôt, & ne ſubſiſte plus qu'en un degré qui ne demande pas qu'on s'en occupe d'une façon particulière; ſouvent même elle s'appaiſe entièrement, après qu'on a ôté les corps étrangers qui pouvoient avoir pénétré dans les chairs, & qu'on a couvert les parties affectées d'un appareil convenable; ou ſi elle ſe fait ſentir encore, elle ceſſe pour l'ordinaire entièrement dès que la ſuppuration eſt formée. Mais il y a des cas où ce ſymptôme ne cède point auſſi promptement. L'opium alors eſt un remède précieux & qui manque rarement de donner du ſoulagement; mais ſouvent cet effet n'eſt que momentané, & il ceſſe dès que le remède a épuiſé ſon énergie.

En pareil cas, il ne faut rien négliger pour s'aſſurer de la cauſe de la douleur. Elle peut dépendre de l'irritation produite par quelques particules de corps étrangers qui ont échappé à l'attention du Chirurgien, ou de l'inflammation des parties des parties affectées, ou de la blessure de quelque filet nerveux, ou de quelque tendon qui n'a été divisé qu'en partie, ou de l'irritation générale de toute la Playe.

Lorsqu'on a lieu de soupçonner la présence de quelque corps étranger, il faut examiner la Playe avec attention, pour tâcher de le découvrir, car si la douleur tient à une cause pareille, on la fera cesser pour l'ordinaire à l'instant même où l'on aura écarté le corps irritant; au lieu que rien ne pourra la calmer efficacement tant qu'il demeurera dans la Plaie. On pourra s'aider pour cet objet des injections dont nous avons parlé ci-dessus, ou si elles ne réussissent pas, on aura peut-être plus de succès en baignant, même à plusieurs reprises, la partie blessée dans de l'eau tiède; car, par ce moyen, on réussit quelquefois à dissoudre ou à détacher des particules de matière qui auroient pu continuer à causer beaucoup d'irritation.

La douleur excessive d'une Playe dépend de l'inflammation, plus souvent que de toute autre cause. Lorsque l'extérieur de la Playe est enflammé, il est facile de s'en appercevoir & de comprendre à quoi tiennent les souffrances du malade. Mais quelquefois l'inflammation affecte particulièrement le périoste & d'autres parties profondément situées, sans se manifester, à l'extérieur, d'une manière sensible; on pourra néanmoins en soupçonner la présence par la chaleur, la soif & les autres symptômes de fièvre qui auront lieu en pareil cas. Il est rare d'ailleurs que l'inflammation ne se propage pas promptement des parties internes de la Playe à l'extérieur & ne mette ainsi le Praticien sur la voie de ce qui se passe au fond de la Playe.

Lorsque les symptômes fébriles montent à un certain point, on est quelquefois obligé de les combattre par d'abondantes saignées. Mais, pour l'ordinaire, on peut s'en tenir aux saignées locales faites sur les bords mêmes de la Playe, au moyen des sang-sues; leur application répétée, suivant le besoin, aura presque toujours l'effet le plus marqué pour diminuer l'inflammation & pour appaiser les douleurs. On insistera ensuite sur l'usage des fomentations & des cataplasmes, afin de déterminer plus sûrement la formation du pus.

On voit des cas, où sans aucune inflammation manifeste, au moins dans les commencemens, les malades se plaignent de douleurs aigües dans les parties blessées, qu'on ne peut attribuer à la présence d'aucun corps étranger.

On doit alors soupçonner que quelque filet nerveux, ou quelque tendon (car la blessure de l'un & l'autre peut produire les mêmes accidens) a été divisé en partie. On peut, en pareil cas, procurer un peu de soulagement, en mettant la partie blessée dans la position la plus favorable au relâchement des fibres musculaires; mais le moyen d'appaiser le plus complettement al douleur, c'est de couper tout-à-fait en travers l'organe dont la Playe cause ce symptôme; opération qui peut généralement se faire sans danger, mais qu'on ne doit jamais différer trop long-tems lorsqu'on a reconnu la nature du mal, & qu'on a employé sans succès les autres moyens dont on pourroit attendre du soulagement; car, lorsque la douleur aura été au point de causer des accidens convulsifs, il sera peut-être trop tard pour y avoir recours, ou du moins, pour en obtenir l'effet desiré. Lorsque, par une incision suffisante, on se sera assuré d'avoir coupé transversalement la partie dont la blessure causoit les symptômes actuels, on se conduira comme dans le cas d'une playe simple; on mettra la partie dans une position favorable au relâchement, & on la couvrira d'un cataplasme. Si l'opération a réussi, le malade se sentira bien-tôt soulagé; mais si elle ne réussit pas, comme il arrive quelquefois, soit que par timidité ou par quelqu'autre raison on ait trop renvoyé de la faire, soit qu'on ait mal jugé de la cause des accidens, on a tout lieu de craindre que le malade ne succombe. *Voyez*, pour la conduite à tenir en pareil cas, l'article TÉTANOS.—*Voyez* à l'article AMPUTATION ce que nous avons dit au sujet des spasmes du moignon.

Enfin il y a des cas de Playes accompagnés d'une douleur superficielle qui tient à l'irritabilité générale des parties affectées. Cette douleur généralement n'est pas très-violente, mais souvent elle va au point de fatiguer extrêmement le malade, & de lui ôter le sommeil; la suppuration en même-tems est sujette à devenir âcre & corrosive.

Les cataplasmes & les applications émollientes, dont on a coutume de faire usage en pareil cas, ne sont pas les meilleurs topiques qu'on puisse employer; souvent ils paroissent augmenter l'irritabilité. Les anodins, donnés en grandes doses, sont le remède sur lequel on doit le plus compter. Extérieurement, on peut appliquer une solution d'opium ou de sucre de Saturne, dans de l'eau, ce qui ne manque presque jamais de procurer un soulagement marqué.

Des Playes faites par des instrumens pointus.

On donne le nom de piquure à une Playe faite avec un instrument étroit & pointu, dont l'ouverture extérieure est petite & serrée, au lieu d'avoir une largeur & une étendue proportionnée à sa profondeur, telle est une Playe faite par un coup d'épée.

Les Playes de cette nature sont en général bien plus dangereuses que celles qui sont faites par incision, quoique beaucoup plus étendues; soit qu'en pénétrant plus aisément à une grand profondeur, elles atteignent plus souvent des organes importans; soit qu'elles portent très-avant des corps étrangers difficiles à extraire; soit que le pus soit plus sujet à y former des sinus, soit enfin qu'elles soient plus difficiles à cicatriser.

Il est évident que le danger de ces sortes de Playes vient particulièrement de ce qu'elles sont si étroites qu'on ne peut porter aisément jusqu'au fond les secours nécessaires. Il l'est également que le plus sûr moyen de parer à cet inconvénient, est de dilater leur ouverture extérieure; & cela est si vrai que l'on ne devroit jamais perdre de vue, dans le traitement des Playes de cette nature, l'idée de les réduire à l'état de Playe simple par incision, en dilatant leur orifice toutes les fois que cela se trouvera praticable. Les Praticiens ne sont pas d'accord sur ce point; les uns conseillent de procéder dans tous les cas à cette dilatation, soit avec le bistouri, soit avec des tentes, tandis que d'autres regardent cette précaution comme rarement nécessaire. Et, parmi ceux qui en admettent la nécessité, les uns n'y ont recours que lorsque le mauvais état de la Playe les y détermine, les autres croyent qu'on ne sauroit trop se hâter de le faire.

Le Chirurgien doit avoir ici le même objet en vue, que dans le traitement des sinus. (*Voyez* FISTULE) Une blessure faite par un instrument pointu doit être regardée comme un sinus dans un état récent; & cette manière de la considérer indique, sur-le-champ, la conduite qu'on doit tenir, pour en procurer la guérison. Dans toute espèce de fistule, on doit avoir en vue de réunir les parois qui forment sa cavité; mais nous savons que cette réunion ne peut avoir lieu qu'à l'aide d'un certain degré d'inflammation. C'est pour y déterminer cet état inflammatoire que tantôt on y passe une mèche de séton, tantôt on y fait des injections irritantes; lorsqu'on en est venu à bout, il ne s'agit plus pour achever la guérison que de comprimer les parties malades de manière à mettre en contact celles qui doivent être réunies. Dans les cas de Playes récentes, on n'auroit pas besoin de tous ces moyens dont on vient de parler pour exciter l'inflammation, que la simple division des parties ne tardera pas à faire naître; & l'on pourroit supposer *à priori* qu'il suffiroit de les comprimer pour les guérir. Mais l'on se tromperoit si l'on vouloit agir d'après cette supposition; l'inflammation, dans ces sortes de blessures, est généralement trop vive pour que l'on puisse faire usage de cette méthode. L'impossibilité où l'on est d'ailleurs de décider s'il n'est point resté quelque corps étranger dans la Playe, ne sauroit permettre d'y avoir recours, au moins dans les cas où l'instrument a pénétré à une certaine profondeur. Dans ceux de Playes peu profondes & voisines de la surface, on peut quelquefois employer ces moyens avec succès.

Lorsque la direction de la Playe est telle qu'on ne peut y faire passer un séton, il faut l'ouvrir d'un bout à l'autre, ou du moins aussi loin que cela peut se faire sans danger, au moyen d'un bistouri & d'une sonde cannelée; on traite ensuite cette plaie comme les plaies par simple incision. Mais, si l'on peut faire usage du séton, on préférera cette méthode : on appliquera d'abord un cataplasme émollient sur la partie, & l'on continuera cette application jusqu'à ce que la suppuration soit bien établie. Ensuite, on passera le séton, dont la mèche sera d'une grosseur à-peu-près proportionnée à l'ouverture de la Playe, & après l'avoir laissée assez long-tems pour s'assurer qu'elle a entraîné les corps étrangers qui auroient pu se loger dans les chairs, on en diminue peu-à-peu la grosseur, en ôtant un fil tous les deux ou trois jours. Lorsqu'on l'a ainsi réduite au tiers ou au quart, de ce qu'elle étoit d'abord, on l'ôte tout-à-fait, & l'on comprime doucement la Playe dans tout son trajet, afin d'en achever la guérison.

Il n'est pas difficile de passer un séton le long d'une Playe qui a deux ouvertures à l'extérieur, il suffit pour cela d'une sonde, ou d'un stilet mousse, avec une chasse à son extrémité. Mais, lorsque l'instrument n'a pas percé les tégumens du côté opposé à celui par où il est entré, il faut faire une contre-ouverture avec le bistouri, sur l'extrémité du stilet, ou en introduisant le long du sinus une aiguille à séton recouverte d'une cannule.

La méthode d'ouvrir la Playe dans toute sa longueur a divers avantages sur toute autre; elle met, sur-le-champ, en évidence les corps étrangers qui peuvent s'y être logés, elle donne plus de facilité pour se rendre maître de l'hémorrhagie si elle est considérable; elle tend à diminuer plutôt qu'à augmenter l'inflammation subséquente. Mais on répugne souvent à la mettre en usage, parce qu'il paroît cruel de convertir une petite Playe en une très-grande, sans une nécessité manifeste. Cependant les Praticiens qui savent, par leur propre expérience, combien les Playes dont nous traitons en ce moment, leur donnent quelquefois d'embarras, & occasionnent de souffrances aux malades, doivent sentir l'utilité de ces incisions, & l'avantage de les faire le plutôt possible, avant que les parties blessées s'enflamment & deviennent douloureuses. Ceci s'applique particulièrement aux cas de blessures faites par des coups d'épée, ou de bayonnette, qu'on devroit ouvrir dans toute leur longueur lorsque cela se trouve praticable, & au premier instant où l'on est appellé à les soigner.

Nous avons observé, néanmoins, qu'il y a des cas où l'on ne peut point adopter cette méthode; tels sont ceux où la Playe s'enfonce profondément dans les muscles, & ceux où elle pénètre dans le voisinage de nerfs, ou de vaisseaux sanguins considérables. On comprend aisément qu'il y auroit alors plus de danger à courir en faisant une incision, qu'en laissant la Playe à elle-même, ou en ne la dilatant qu'en partie; on pourra quelquefois y suppléer en introduisant un séton, qui n'aura pas les mêmes inconvéniens. Mais, si la Playe n'est pas située de manière à admettre la contre-ouverture nécessaire pour passer le séton, on se bornera à l'usage d'une légère compression, non-seulement dans l'intention d'empêcher le pus de s'accumuler & de former des sinus, mais afin de favoriser la réunion des parties divisées.

Lorsque ces moyens ne réussissent pas, on emploie quelquefois avec avantage des injections légèrement astringentes; mais comme les remèdes de cette espèce sont contraires jusqu'à un certain point au but qu'on se propose dans l'usage du séton, on ne devroit jamais y avoir recours que, lorsque ce moyen, ou d'autres analogues, auroient manqué de succès. Le but du séton est d'exciter un certain degré d'inflammation le long du sinus; l'effet des injections astringentes est de diminuer l'inflammation. Leur utilité par conséquent paroît être bornée aux cas où la Playe soit par relâchement, soit par une trop grande irritabilité des parties, fournit une suppuration trop abondante.

Les Praticiens diffèrent beaucoup dans leur opinion sur l'usage des injections astringentes dans les Playes; car, tandis que les uns les emploient presque par-tout, d'autres les regardent comme si dangereuses qu'ils ne les admettent dans aucun cas. Les uns & les autres nous paroissent également mal fondés dans leur opinion. Dans les Playes récentes, elles ne sont jamais nécessaires; & lorsque la suppuration est établie, elles peuvent être dangereuses en entraînant trop rapidement le pus; aussi ne doit-on jamais y avoir recours tant que la guérison paroît cheminer convenablement; mais on peut quelquefois en tirer parti lorsque la Playe ne se cicatrise pas, & que la suppuration est trop abondante. Les Auteurs ont recommandé différentes sortes d'injections de cette nature; les solutions de plomb sont celles sur lesquelles on doit le plus compter. On se sert aussi avec succès dans la même intention d'eau de chaux, ou d'une solution d'alun dans de l'eau pure ou mêlée de vin rouge.

Dans le traitement de piquures profondes où l'on ne peut pas faire usage du séton, il est quelquefois difficile d'empêcher l'ouverture extérieure de se fermer, même long-tems avant que le fond de la Playe ait commencé à se cicatriser; il est néanmoins très-important de maintenir cette ouverture, de peur que le pus ne s'amasse dans la cavité, & n'occasionne des accidens. C'est dans cette intention qu'on se sert de tentes faites d'éponge préparée, de racine de gentiane, & d'autres substances qui, ayant la propriété de se gonfler à l'humidité, tiennent l'orifice de la Playe dans un état de dilatation, en imbibant le pus. Mais, si elles ont cet avantage, elles ont aussi des inconvéniens. Lorsqu'une Playe est bouchée par une tente, le pus ne peut en sortir qu'aux époques des pansemens, & son accumulation en favorise l'absorption, ainsi que la formation des sinus. C'est pourquoi lorsqu'on en fait usage, il faut avoir soin qu'elles ne bouchent pas entièrement l'orifice de la Playe; il faut, ou que leur diamètre soit plus petit que celui de cet orifice, ou s'il y a des raisons pour les faire telles qu'elles en compriment exactement toute la circonférence, il faut qu'elles soient creuses intérieurement; elles auront alors le double avantage de maintenir l'ouverture de la Playe, & de laisser au pus une libre issue. On se sert ordinairement dans cette intention de cannules d'argent; celles de plomb valent mieux, parce qu'étant moins dures, elles blessent moins les parties, & parce qu'on peut mieux leur donner la forme qu'on veut pour les adapter à toutes sortes de Playes, en les applatissant, en les courbant, &c.

Même avec les précautions que nous venons d'indiquer, il ne faut pas se servir de tentes indifféremment & à tout propos. Les jeunes Chirurgiens instruits de bonne-heure du danger de laisser accumuler le pus dans les Playes, sont toujours prêts à faire usage de bourdonnets & de tentes dans tous les cas de fistules ou de Playes étroites & profondes, afin d'empêcher qu'elles ne se ferment trop tôt. Mais on ne sauroit trop leur répéter que ces moyens sont rarement nécessaires, & que, dans le plus grand nombre des cas, l'ouverture s'entretiendra par le simple écoulement du pus, lorsqu'il aura commencé à se former. Il est vrai que l'on voit des exceptions à cette règle; c'est pourquoi le Chirurgien doit être attentif à ne pas s'en laisser imposer par une fausse apparence de guérison; & lorsqu'il verra une Playe disposée à se cicatriser à l'extérieur, avant d'être fermée par le fond, il fera bien d'en maintenir l'ouverture, & se servira pour cet effet de cannules de plomb, plutôt que de tout autre moyen de ce genre.

Des Playes déchirées & contuses.

On nomme Playes déchirées celles où les parties, au lieu d'être divisées par un instrument tranchant, le sont pour avoir été tirées avec une violence capable de surmonter leur force d'adhésion. Les bords de ces sortes de Playes, au lieu d'être égaux & uniformes, sont dentelés & inégaux. On nomme Playe contuse celle qui est faite par un instrument obtus, qui a frappé le corps avec violence. Ces deux genres de Playes se ressemblent beaucoup, & comme elles demandent à-peu-près le même traitement, nous allons nous occuper à-la-fois des unes & des autres.

Les déchiremens (*Voyez* DÉCHIREMENT) & les contusions (*Voyez* CONTUSION) diffèrent des

Playes simples par incision, principalement en ceci, c'est que, quoique moins menaçantes en apparence au premier coup-d'œil, elles sont bien plus dangereuses. Ainsi, dans les dernières, la rétraction des parties, & la perte du sang sont généralement beaucoup plus considérables que dans une Playe par déchirement de la même étendue; la guérison cependant en est bien plus facile. Il est même à propos de faire remarquer que c'est un effet presque constant des déchiremens & des contusions, lors même que ces Playes ont ouvert des vaisseaux considérables, d'empêcher l'épanchement du sang qui, naturellement, devoit avoir lieu; effet qui trompe quelquefois les Chirurgiens peu attentifs, & peut les engager à porter un faux pronostic. Mais les Praticiens expérimentés ne s'y trompent pas, ils connoissent tout le danger des Playes de cette nature; & ils savent que bien loin que l'hémorrhagie soit proportionnée à leur importance, elle est au contraire d'autant moins abondante que la cause qui les a produites a déployé plus de violence. On a vu des membres arrachés & séparés du corps, sans qu'il s'ensuivît presqu'aucune perte de sang. *Voyez* Lacération.

La douleur pareillement est ici, pour l'ordinaire, en raison inverse de la cause qui a fait la blessure. Elle est généralement assez violente dans les cas de contusions peu considérables; elle l'est très-peu au contraire dans les grandes contusions, où l'organisation des nerfs affectés a été presque entièrement détruite.

L'effet immédiat des Playes par déchirement & par contusion est une rétraction & un gonflement plus ou moins considérable de leurs bords; ce gonflement paroît être la conséquence d'un épanchement de sérosité dans le tissu cellulaire. Lorsque les parties contuses n'ont pas été extrêmement maltraitées, la suppuration succède à l'épanchement de sérosité; les parties qui ont le plus souffert se séparent de celles qu'elles recouvrent, sous la forme d'escarres, & la guérison s'achève comme dans les cas de Playes simples. Mais lorsque les parties ont beaucoup souffert dans leur organisation, & sur-tout lorsque des artères d'une certaine grandeur ont perdu leur activité, au point que le sang n'y circule plus, il y a tout lieu de craindre qu'elles ne viennent à se gangrener. Si la constitution est saine & si l'étendue de la Playe n'est pas très-grande, le malade peut se guérir malgré cet accident; (*Voyez* Gangrene) mais, dans d'autres circonstances, cette terminaison de la Playe menace toujours du plus grand danger, car alors le mal ne se limite pas nécessairement aux parties très-contuses; mais il arrive souvent qu'il s'étend de proche en proche à celles qui n'avoient point été affectées par la blessure.

La gangrène, occasionnée directement par la désorganisation des parties, n'est pas la plus à redouter; la plus fâcheuse est celle que détermine trop souvent la violente inflammation des parties qui ont souffert sans perdre beaucoup de leur irritabilité: c'est aussi celle qui demande le plus l'attention du Praticien, lequel ne doit rien négliger pour prévenir l'inflammation avant qu'elle soit portée à cet excès qui peut la rendre funeste. C'est pourquoi il ne craindra pas de laisser couler un peu de sang, si la Playe en fournit dans les premiers momens; ensuite, il fera le pansement suivant les règles que nous avons posées ci-dessus, & se contentera de rapprocher les parties divisées sans faire de suture pour les réunir. Si le malade se plaint de douleurs, il faudra lui tirer du sang, plus ou moins, suivant la violence de ce symptôme & celle des autres symptômes fébriles, & suivant l'état de ses forces; il faudra, sur-tout, faire des saignées locales par le moyen de sang-sues autour des bords de la Playe; elles réussiront souvent mieux que les saignées générales, à modérer l'inflammation & à appaiser la douleur.

Lorsqu'on aura tiré une quantité de sang suffisante, on couvrira la Playe de charpie humectée d'eau tiède, ou enduite de cérat, & l'on mettra par-dessus un cataplasme émollient que l'on renouvellera trois ou quatre fois par jour, afin d'accélérer le plus qu'il sera possible la formation du pus, ce qui est un objet de la plus grande importance. Car, lorsque les Playes de la nature de celles dont nous parlons viennent à se couvrir d'un pus de bonne qualité, la douleur & la tension diminuent, les parties désorganisées & gangrénées commencent à se détacher; elles tombent enfin, & la guérison s'achève comme dans les cas de Playes simples. Quelquefois on peut, après la chûte de l'escarre, abréger le reste la cure, en rapprochant les bords de la peau pour diminuer d'autant l'étendue de la cicatrice, de la même manière que nous l'avons indiqué ci-dessus, en parlant des Playes avec perte de substance.

Si, dès les premiers momens d'une Playe de la nature de celle dont nous parlons, l'on suit avec soin le traitement que nous venons d'exposer, on réussira dans la plupart des cas à lui faire prendre une tournure favorable, & à en procurer la guérison. Mais il arrive quelquefois que, soit pour avoir négligé dans les premiers instans les remèdes convenables, soit parce que la constitution du malade n'en favorise pas l'effet, les parties que l'inflammation a d'abord affectées deviennent noires & tombent dans un état de mortification complette, malgré les saignées générales & locales, & malgré les autres secours. Il faut alors renoncer à toute espèce d'évacuation, qui ne feroient qu'aggraver le mal, éviter tout ce qui tend à affoiblir, & faire usage de tous les moyens propres à rétablir le ton du systême, & à lui donner de la vigueur. On accordera pour cet effet au malade des alimens plus substantiels qu'on n'avoit fait jusqu'alors, on lui donnera du bon vin autant qu'il en pourra supporter facilement, & on lui fera prendre du kinkina en fortes doses, comme d'un ou deux gros à-la-fois, si l'estomac peut les garder; & on les répétera toutes les deux heures, ou même toutes les heures. On donne aussi avec succès l'esprit de vitriol en même-tems que le kinkina. Dans les cas où la gangrène paroît tenir à la foiblesse & à l'irritabilité du systême, l'on emploie quelquefois l'opium avec grand avantage, & sans nuire à l'effet des autres remèdes dont nous venons de parler. *Voyez* GANGRENE.

En même-tems qu'on soutient ainsi l'état général des forces & le ton des vaisseaux, s'il y a encore dans les environs de la Playe quelque tendence marquée à l'inflammation, on se contentera d'y tenir des cataplasmes pour favoriser la suppuration, qui doit se manifester avant que les parties malades se séparent des parties saines. Mais, comme cette suppuration ne sauroit avoir lieu sans quelque degré d'inflammation, si l'on ne voit aucune apparence de celle-ci, on tâchera de l'exciter par quelques applications stimulantes. On se sert avec succès dans cette intention de cataplasmes faits avec de la moutarde, ou d'autres rubéfians, tels qu'une solution de sel ammoniac dans du vinaigre & de l'eau. Mais il faut savoir s'arrêter à propos, de peur d'aller plus loin qu'il ne conviendroit, & dès qu'on voit un cercle rouge autour des parties gangrénées, on doit substituer aux topiques irritans, ceux qui sont propres à déterminer la formation du pus. On pourra retrancher une portion des chairs mortifiées qui ne font qu'entretenir la puanteur de la Playe; mais, sans toucher aux parties vives, ce qui ne feroit que du mal, ainsi que les scarifications profondes que bien des Chirurgiens sont dans l'usage de faire, & dont nous avons ailleurs exposé le danger.

En suivant avec soin le traitement que nous venons d'indiquer, on viendra fréquemment à bout de donner une terminaison favorable à des Playes gangrénées de la plus mauvaise apparence. Mais il arrive souvent aussi que, malgré tous les efforts de l'art, la maladie continue à faire des progrès, & se termine enfin par la mort. On a cru que lorsque le mal avoit son siège dans quelqu'une des extrémités, il falloit amputer le membre dans les parties saines, pour empêcher la gangrène de s'étendre plus haut. Nous avons examiné cette méthode à l'article AMPUTATION, & nous avons fait voir que, bien loin d'être avantageuse, elle n'étoit bonne, dans la plupart des cas, qu'à accélérer les progrès de la maladie, & qu'on ne devoit jamais songer à amputer un membre ainsi affecté, que lorsque la gangrène étoit tout-à-fait arrêtée.

Nous avons posé pour maxime que toutes les fois que la gangrène commençoit à se manifester, il falloit être extrêmement réservé sur l'usage de toute espèce d'évacuation. Nous croyons cependant devoir ajouter, à ce que nous avons dit à ce sujet, que par-tout où l'on voit une inflammation assez vive pour qu'on ait lieu de craindre qu'elle n'amène la gangrène, & sur-tout dans des cas de Playes contuses & déchirées, il faut, jusqu'à ce qu'on apperçoive les premiers symptômes de mortification, suivre la méthode antiphlogistique dans toute son étendue, particulièrement dans l'usage des saignées générales & locales, sur lequel on insistera sans hésiter, tant que le degré d'inflammation paroîtra le rendre nécessaire; on a souvent fait bien du mal par trop de timidité à cet égard.

Après nous être occupés de considérations générales sur les Playes & sur la manière de les traiter, nous allons entrer dans quelques détails sur les cas qui, par la nature ou par la situation des parties affectées, demandent un traitement particulier.

Des Playes des Veines.

Nous avons parlé à l'article HÉMORRHAGIE des difficultés qu'on rencontre souvent, lorsqu'il s'agit d'arrêter la perte du sang fourni par des vaisseaux artériels, dont la force contractile ajoute beaucoup à l'impulsion que ce fluide a reçue du cœur. Les blessures des veines donnent bien moins d'embarras; ces vaisseaux n'ont que dans un très-foible degré la faculté de se contracter, & le cœur ne paroît pas y avoir beaucoup d'influence sur la circulation. Aussi, leurs Playes se ferment-elles bien plus facilement que celles des artères, même celles de leurs plus grosses branches.

On arrête aisément le sang qui sort d'une veine ouverte par une incision longitudinale ou oblique, en couvrant la Plaie de charpie sèche, ou d'une compresse de toile souple & fine. Si ce moyen ne suffit pas, on sera toujours sûr de faire cesser l'hémorrhagie en appliquant sur l'ouverture un morceau d'éponge sèche, ou d'agaric qu'on assujettira par une légère compression. Mais, lorsqu'une veine se trouve coupée transversalement, soit dans sa totalité, soit seulement en partie, il peut arriver quelquefois qu'on ne puisse pas en comprimer l'orifice d'une manière assez efficace, & en pareil cas, on conseille de le cautériser, soit avec le cautère actuel, soit par des applications caustiques. Ces moyens cependant sont incertains dans leur effet, & peuvent d'ailleurs incommoder beaucoup le malade. Il vaut mieux alors recourir à la ligature du vaisseau, qui s'exécutera de la même manière que nous avons recommandée pour les artères. Il ne faut pas redouter la gêne de la circulation qui peut résulter de l'oblitération d'une veine, même des plus considérables, à la surface du corps, car il y a une multitude de branches collatérales qui s'anastomosent avec les branches supérieures, & qui ne tardent pas à se dilater au point que le sang y circule aussi facilement qu'il faisoit auparavant dans le tronc du vaisseau.

Des Playes des Vaisseaux lymphatiques.

Il arrive quelquefois qu'une Playe intéresse quelque vaisseau lymphatique assez considérable pour qu'il en résulte des conséquences désagréables & même fâcheuses. Comme ils sont généralement très-voisins des veines, ils sont sujets à être blessés dans l'opération de la saignée; ils le sont aussi assez fréquemment, dans les opérations qui se pratiquent sur des parties glanduleuses. Leurs petites branches se cicatrisent facilement avec le reste des parties blessées, mais celles qui ont une certaine grosseur demeurent souvent ouvertes, tandis que les parties se cicatrisent. On voit alors s'élever à l'orifice du vaisseau comme une petite tumeur d'un blanc jaunâtre, posée sur un pédicule étroit, laquelle verse continuellement une liqueur séreuse en assez grande abondance quelquefois pour mouiller les appareils, & pour jetter le malade dans l'épuisement. On ne doit rien négliger en conséquence pour arrêter cet écoulement. On a recommandé pour cet effet l'application de substances astringentes, celle de l'éponge, ou de l'agaric, celle des caustiques; de la pierre infernale en particulier; enfin, celle du cautère actuel. Mais une simple compression réussit mieux souvent que tous ces moyens, ou si l'on n'en obtient pas l'effet desiré, on peut être sûr d'en venir à bout en liant le vaisseau blessé de la même manière que nous avons prescrite pour les artères.

Des Playes des Nerfs, & des Tendons, & de la rupture de ces derniers.

Il doit arriver souvent que des nerfs, ou des tendons, se trouvent blessés & divisés incomplettement, dans les Playes des autres parties. Mais le Chirurgien n'est pas appellé à s'occuper de cet accident lorsqu'il n'occasionne pas de douleur, ni d'autres symptômes particuliers. Mais souvent on voit qu'en vertu d'une irritabilité extraordinaire de la partie affectée, ou d'une disposition particulière de la constitution, qu'on ne peut pas trop expliquer, la plus légère piquure d'un nerf, ou d'un tendon, excite des douleurs violentes, une inflammation très-forte, des convulsions, & cause enfin la mort.

Dès que la présence d'une vive douleur donne lieu de craindre que les autres symptômes dont nous venons de parler ne surviennent, il faut recourir aux moyens les plus efficaces pour les prévenir; car, dès que les convulsions commencent à se manifester, on ne peut jamais être sûr de les faire cesser. Celui sur lequel on doit le plus compter, ainsi que nous l'avons dit plus haut, est la section transversale complette du nerf, ou du tendon affecté. Nous verrons à l'article TÉTANOS ce qu'on doit faire dans les cas où le spasme affecte tout le système.

Les tendons sont exposés, non-seulement à être blessés par des causes extérieures, mais ils sont sujets aussi à se rompre accidentellement par une contraction vive & soudaine des muscles auxquels ils appartiennent. Il est très-important, en pareil cas, de procurer la réunion des portions divisées, afin de conserver en son entier l'usage du membre que cet organe étoit destiné à faire mouvoir; mais cela n'est pas sans difficulté, à cause de la contraction des fibres musculaires qui les tient quelquefois séparées à une assez grande distance. Les Anciens conseilloient de rapprocher par force l'une de l'autre les extrémités du tendon, afin de les mettre en contact, de les réunir par quelques points de suture, & après avoir placé là le membre dans une position convenable de traiter la Playe comme une Playe simple. Mais, quoique par cette méthode ils aient pu réussir dans quelques cas, les Praticiens modernes ont tout-à-fait abandonné cette manière d'opérer qui étoit très-douloureuse, & en même-tems très-inutile. On croyoit autrefois que la réunion des tendons, ainsi que celle des os, ne pourroit se faire qu'autant que les parties divisées se trouveroient parfaitement en contact; aujourd'hui l'on sait que cette opinion n'étoit pas fondée, & que, dans tous les cas de cette nature, la guérison peut s'opérer, lors même que les parties qu'il s'agit de réunir demeurent plus ou moins éloignées. Des portions d'os considérables se forment entre les bouts d'un os fracturé, &, quoiqu'il ne paroisse pas qu'il arrive rien de pareil aux tendons rompus, leurs extrémités contractent quelquefois de telles adhérences avec les parties voisines qu'elles se trouvent liées ensemble par ce moyen, avec assez de force pour suppléer, au-moins jusqu'à un certain point, au défaut d'intégrité de l'organe.

Lorsqu'un tendon a été coupé transversalement, comme lorsqu'il a été rompu sans aucune Playe des tégumens, il faut commencer par placer le membre dans la position la plus favorable au rapprochement des portions divisées. Ensuite, au moyen d'un bandage convenable, on fixera les muscles de tout le membre, de manière à les empêcher d'entrer en action; & l'on aura soin de laisser la partie dans la situation la plus favorable à leur relâchement. Ainsi, lorsque le tendon du muscle droit de la cuisse a été blessé ou rompu, il faut poser la jambe dans l'état d'extension, & la cuisse dans celui de demi-flexion, afin que le muscle puisse demeurer relâché autant qu'il sera possible. Si c'est le tendon d'Achille qui a souffert, le genou doit demeurer constamment fléchi afin de relâcher les muscles de la jambe, en même-tems que le pied demeurera étendu, de maniere à remonter le talon, & à rapprocher ainsi l'une de l'autre les extrémités du tendon. En plaçant le bandage destiné à empêcher les muscles d'entrer en contraction, il faut le serrer assez pour qu'il puisse les contenir, & prendre garde en même-tems à ce qu'il ne puisse pas gêner la circulation. On se servira, pour cet effet, d'une bande de flanelle plutôt que d'une bande de toile, parce qu'étant plus élastique, elle cédera plus facilement au gonflement qui pourroit survenir dans le membre affecté.

Le tendon d'Achille, quoiqu'un des plus forts qu'il y ait dans tout le corps, est plus sujet qu'aucun autre à se rompre par quelque violent effort des muscles. *Voyez* à l'article ACHILLE ce que nous avons dit de cet accident & de son traitement. *Voyez* l'article LIGAMENT pour tout ce qui concerne les Playes de ces organes.

Des Playes de la Face.

Nous avons parlé en divers endroits des Playes qui intéressent différentes parties de la face, telles que les yeux, le nez, la langue, les sinus frontaux &c.; nous renvoyons à leurs articles respectifs ce qui regarde les blessures de ces organes.

Le premier objet qu'il faut avoir en vue dans le traitement des Playes de la face, c'est de prévenir la difformité. Toute cicatrice est plus ou moins difforme, & pour qu'elle ne le soit que le moins possible, il faut rapprocher très-exactement les parties divisées, & employer pour les maintenir en contact, les moyens qui offenseront le moins la peau. C'est pourquoi on n'emploiera que des emplâtres agglutinatifs pour réunir les Playes du visage qui n'auront que peu de profondeur, & même pour celles qui étant plus profondes, seront dans la direction des fibres musculaires de la partie affectée; mais lorsque la contraction des muscles retire, de part & d'autre, les bords de la Playe, de maniere à les tenir écartés à un certain point, on ne se contentera pas de ce moyen qui sera presque toujours insuffisant, & l'on aura recours à la suture. L'on préférera la suture entortillée à toute autre, comme étant d'un effet plus sûr, sans être plus douloureuse, ni plus incommode. *Voyez* SUTURE.

Les Plaies des joues sont très-sujettes à affecter les conduits salivaires, accident qui dans le traitement devient quelquefois un objet très-important, parce que l'écoulement perpétuel de la salive entraîne beaucoup d'inconvéniens, nous en parlerons à l'article SALIVAIRE CONDUIT.

Les Playes du front sont accompagnées quelquefois d'hémorrhagies, qui donnent beaucoup d'embarras, par l'impossibilité de lier les artères qui fournissent le sang, lorsqu'elles sont logées dans quelques cavités de l'os; tel est le cas par exemple, où se trouve une petite branche qui sort de la carotide interne, immédiatement au-dessus des sourcils. Il faut, en pareil cas, avoir recours d'abord à l'éponge, à l'agaric, ou à quelque doux astringent, dont on aidera l'effet par une légére compression. Si ce moyen ne réussit pas, on tâchera de saisir le vaisseau à l'aide d'une pincette, ou d'un crochet, afin d'en tenter la ligature; mais si l'on n'en vient pas à bout, & si en même-tems l'hémorrhagie est assez abondante pour que l'on puisse en redouter les suites, on enlèvera la table extérieure de l'os dans l'endroit d'où sort le sang, afin de mettre le vaisseau à découvert, ou s'il le faut, on enlèvera toute la portion d'os dans laquelle il passe.

Des Playes de la Trachée-artère & de celles de l'Œsophage.

On est quelquefois obligé de faire des ouvertures dans la trachée-artère, & dans l'œsophage, pour retirer des corps étrangers engagés dans ces conduits. Nous avons parlé de ces opérations aux articles BRONCHOTOMIE & ŒSOPHAGOTOMIE.

Quant aux Playes accidentelles de ces organes, *Voyez* pour celles de la trachée-artère, l'article COL. Nous nous bornerons ici à dire quelques mots sur celles de l'œsophage.

Ces Playes sont très-dangereuses par la situation profonde de ce conduit, par la difficulté de porter jusque-là les secours nécessaires, & par celle de fournir au malade les alimens dont il a besoin. Elles le sont encore par le voisinage de vaisseaux & de nerfs considérables. Si les nerfs récurrents sont coupés, la voix en souffre beaucoup, & si les artères carotides, ou quelques-unes de leurs grosses branches sont ouvertes, l'hémorrhagie pour l'ordinaire devient mortelle, avant qu'on puisse avoir du secours.

Dans toutes les Playes qui intéressent la trachée-artère & l'œsophage, il faut se hâter d'arrêter le sang, non-seulement pour en diminuer la perte, mais pour obvier au mal de cœur, & à la toux, qui aggravent beaucoup le mal, & sont occasionnés par le sang qui pénètre dans l'estomac & dans les poumons; on liera pour cet effet tous les vaisseaux qui paroîtront en fournir. On liera même l'artère carotide, si l'on en a le tems, car généralement la blessure de cette artère est promptement mortelle. Cependant, si l'on se trouvoit assez tôt à portée de pouvoir le faire, on ne devroit pas hésiter à passer une ligature au-dessus & au-dessous de la Playe; il est très-probable que cette opération auroit le succès desiré. Nous croyons au moins qu'on devroit la tenter dans le cas d'aneurisme de cette artère où jusqu'à présent on a toujours abandonné la maladie à la nature. *Voyez* ANEURISME. Quant aux Playes de la veine jugulaire, on ne sauroit douter du succès de la ligature dans les cas où cette veine seroit coupée entièrement en travers; mais lorsqu'elle ne l'est qu'en partie, on peut toujours essayer la compression. Il suffit quelquefois d'exercer un léger degré de pression sur son orifice pour arrêter la perte du sang, & cela se fait aisément au moyen d'un bandage circulaire autour du cou, mais ce moyen ne peut plus convenir lorsqu'il s'agit de comprimer le vaisseau avec une certaine force. On peut y suppléer au moyen d'un instrument particulier destiné à cet objet, pour lequel *Voyez les Planches.*

Lorsqu'on est maître de l'hémorrhagie, il s'agit de rapprocher & de réunir les bords de la Playe. On a cru qu'il falloit employer la suture pour faire la réunion des parties divisées de l'œsophage, & pour cet effet M. Bell conseille même d'élargir la Playe extérieure, afin de faciliter l'accès à celle de l'œsophage Mais il y a tout lieu de présumer que cette précaution n'est pas nécessaire, même dans les Playes transversales de l'œsophage, & qu'on pourra les guérir de la même manière que celles de la trachée-artère, par la position de la tête, & par le bandage unissant *Voyez* Col & Œsophagotomie. On nourrira les blessés au moyen d'une sonde de gomme élastique, passée par le nez jusques au-dessous de la Playe. *Voy.* Œsophage.

Des Playes du Tronc.

Nous renvoyons à l'article Poitrine tout ce qui regarde les Playes de cette partie du corps, & aux articles Abdomen & Intestin ce qu'il y avoit de plus important à dire sur les Playes du bas-ventre; mais comme cette dernière cavité contient différens organes dont les blessures peuvent donner lieu à quelques remarques particulières, nous allons nous en occuper quelques momens.

Des Playes de l'Omentum & du Mésentere.

L'omentum & le mésentère participent fréquemment aux Playes de l'abdomen; mais nous n'avons aucun moyen de juger s'ils sont blessés ou non, à moins qu'ils ne sortent par la Playe extérieure.

Lorsqu'une portion de l'omentum paroît au-dehors, il faut, si elle a souffert, retrancher ce qui pourroit être déjà en grande partie séparé du reste; il faut également retrancher ce qui a perdu de sa chaleur naturelle, & qui tend à se gangréner; mais si l'on n'apperçoit rien de semblable, on fera sans perdre de tems, rentrer dans le bas-ventre tout ce qui en étoit sorti. *Voy.* à l'article Hernie ce que nous avons dit des Hernies de l'omentum.

Ce qu'il y a de plus à redouter dans les Playes du mésentère, c'est qu'intéressant quelqu'un des vaisseaux sanguins ou lactés, qui se trouvent en grand nombre dans la duplicature de cette membrane, il n'en résulte une hémorrhagie interne; ou un écoulement de chyle dans la cavité de l'abdomen. C'est pourquoi, lorsque quelque partie de cet organe paroît au-dehors, il faut l'examiner avec soin, & si l'on découvre quelque vaisseau blessé, il faut le fermer par une ligature, dont les bouts demeurant hors de la Playe, permettront de la retirer lorsqu'il en sera tems. *Voyez* Hemorrhagie.

Des Plaies du Foye & de la Vésicule.

La position du foye l'expose à souffrir de toutes les Playes qui pénètrent dans l'hypochondre droit, ou dans l'épigastre.

Le foye ne paroît pas être doué d'une grande sensibilité, car on a souvent vu des Playes pénétrantes au-delà de sa surface, se guérir avec la même facilité que des Playes extérieures, & sans occasionner aucun symptôme extraordinaire. Mais celles qui pénètrent à une profondeur un peu considérable, doivent toujours être regardées comme dangereuses, soit à raison de la grande quantité de sang qui se distribue dans cet organe, soit par l'interruption plus ou moins complette de la sécrétion de la bile, qui peut en être la conséquence, soit enfin par l'épanchement de ce fluide, qui peut avoir lieu dans l'abdomen.

On reconnoît que le foye est blessé, par la situation & la profondeur d'une Playe, par la quantité de sang qui en coule, & qui est plus grande que celle que pourroient fournir les vaisseaux des tégumens, ou des muscles; par un écoulement au-dehors de bile mêlée avec le sang, par des évacuations de sang & de bile par le vomissement ou par les selles, par le gonflement & la tension de l'abdomen, enfin par la présence d'une douleur au sommet de l'épaule droite, symptôme qui se montre fréquemment dans les affections du foye.

Tout ce qu'on peut faire dans les Playes de ce viscère, c'est de modérer la violence de l'inflammation & des hémorrhagies, & de débarrasser le bas-ventre du sang ou de la bile qui peuvent s'être épanchés dans sa cavité, lorsqu'ils y sont en assez grande quantité pour qu'il vaille la peine de recourir à la ponction, afin de leur donner issue. *Voy.* Paracentèse.

On arrête, ou l'on modère l'inflammation & l'hémorrhagie, par les saignées, les laxatifs doux, le régime & les remèdes antiphlogistiques, & par le plus parfait repos d'esprit & de corps. *Voyez* Foye.

Les Playes de la vésicule du fiel sont généralement plus fâcheuses que celles du foye; elles se cicatrisent plus difficilement, & sont plus sujettes à occasionner des épanchemens de bile dans l'abdomen. Nous avons vu, il est vrai, à l'article Cystocele Biliaire que cet organe pouvoit être ouvert accidentellement, ou par une opération chirurgicale

chirurgicale, sans qu'il en résultât ni épanchement de bile, ni d'autres accidens dangereux; c'est qu'en pareil cas, l'adhérence de la vésicule au péritoine ne permettoit pas à la bile de couler ailleurs que par la Playe extérieure. Mais, lorsqu'il n'existe point de pareille adhérence, il y a peu d'exemples de guérisons de Playes qui ayent ouvert la vésicule. Tout ce que la Chirurgie peut faire en pareil cas, c'est de faciliter la sortie de la bile par la Playe extérieure, soit par une position favorable, soit de toute autre manière, jusqu'à ce que l'inflammation ait fait adhérer les bords de la Playe de la vésicule aux parties voisines; & de donner issue à la bile épanchée, s'il y a lieu de le faire, par la paracentèse.

Des Playes de la Rate, du Pancréas & du réservoir du Chyle.

Lorsque dans une Playe de l'abdomen, la rate est mise à découvert, on voit bien-tôt si elle a été blessée ou non; mais comme il ne se fait aucune sécrétion dans cet organe qui puisse nous en donner des indices; comme d'ailleurs il est peu sensible & par conséquent peu susceptible de symptômes propres à en manifester les affections, il n'est pas aisé de juger s'il participe à une Playe, lorsqu'on n'a d'autre guide pour cela que la profondeur & la direction de la blessure. On a cru observer que le sang, qui sortoit de la rate, avoit une teinte particulière de rouge foncé, mais on ne peut faire aucun fond sur cet indice. On ne doit pas conclure non plus de ce qu'une Playe dans la région de la rate donne beaucoup de sang, que ce viscère est blessé, car l'hémorrhagie peut être fournie par les artères ou les veines émulgentes, ou par d'autres vaisseaux considérables qui se trouvent dans son voisinage. Les Playes de la rate ne demandent pas de traitement particulier; ce que nous avons dit de celui des Playes du foye s'applique également à celles-ci, qui peuvent être regardées comme moins dangereuses.

Les Playes du pancréas ne se manifestent par aucun caractère particulier. Elles sont sur-tout fâcheuses lorsque le conduit de cette glande est ouvert, & que le fluide qu'il porte aux intestins ne peut y parvenir, mais la Chirurgie ne peut y porter de secours que par les moyens généraux. Il en est de même de celles du réservoir du chyle qui sont ordinairement mortelles, en vertu de l'épanchement de ce fluide nécessaire au soutien du corps, & qui ne parvient plus à sa destination.

Des Playes des Reins & des Uretères.

On juge que les reins sont blessés par la situation de la Playe & par les symptômes qui en sont la conséquence.

Une blessure qui n'affecte que les membranes extérieures du rein peut bien n'être suivie d'aucun accident grave; mais il n'en est pas de même des Playes qui attaquent sa substance, celle sur-tout du bassin, ou les uretères. Le malade alors ne tarde pas à se plaindre d'une douleur vive dans la partie affectée, & qui s'étend sur toute la région des lombes, dans l'aine, dans la verge, & même dans les testicules; il éprouve bien-tôt des maux de cœur & des vomissemens; les urines, qui pour l'ordinaire, sont teintes de sang ne sortent que difficilement & en causant de la douleur; & quoiqu'une grande partie de la Playe vienne à se cicatriser, il reste généralement une ouverture fistuleuse, qui dure même toute la vie.

Lorsque le rein est percé à sa partie antérieure, l'urine pour l'ordinaire s'épanche dans la cavité du bas-ventre; mais s'il a été blessé par derrière, ou même de côté, l'urine sortira par l'ouverture extérieure, ou filtrera le long du tissu cellulaire; car le rein étant placé derrière le péritoine, elle ne sauroit en ce cas pénétrer dans sa cavité. Le danger de la Playe dépendra donc beaucoup de cette circonstance; il sera très-grand dans le premier cas; dans le second, le blessé aura une bonne chance de se rétablir, s'il survit à l'hémorrhagie; mais avec l'inconvénient de garder une ouverture fistuleuse par où l'urine continuera de sortir. On a quelques exemples de guérisons de pareilles fistules, mais ils sont si rares qu'on ne peut guères se flatter d'en rencontrer de semblables. Tout ce que l'Art peut faire dans un cas de cette nature, c'est d'aviver de tems-en-tems les bords de la Playe lorsqu'ils sont devenus calleux, au moyen de la pierre infernale ou du bistouri; & d'être très-attentif à ce que l'urine ne forme pas de dépôts.

Des Playes de la Vessie.

La vessie lorsqu'elle est vuide, est absolument renfermée dans la capacité du bassin; mais lorsqu'elle est pleine d'urine, elle s'élève plus ou moins au-dessus de ses bords. On pourra juger dans un cas de Playe de la région hypogastrique, si elle intéresse la vessie ou non, lorsqu'on saura si elle étoit pleine ou vuide lors de l'accident. Mais, en général, il n'est pas difficile de se tirer de doute à cet égard; car si la vessie est blessée, l'urine ordinairement sort en partie au moins par la Playe, & ce qui passe par l'urètre est toujours teint de sang dans les premiers instans.

Le danger des Playes de la vessie est toujours plus ou moins grand suivant la portion de cet organe qui a été blessée. Ainsi, une ouveture à sa partie supérieure, qui n'est recouverte que par le péritoine, expose le malade à une extravasation d'urine dans le bas-ventre, accident qui peut amener les conséquences les plus funestes; tandis qu'une blessure à sa partie inférieure n'est sous vent accompagnée d'aucun symptôme de quelque importance; comme on le voit dans l'opération de la taille, ou dans celle de la paracentèse. *Voyez* ce mot.

Il n'y a rien à faire dans les cas de Playe à la partie inférieure de la vessie, qu'un pansement superficiel très-simple, en même-tems que par un régime sévère, les remèdes antiphlogistiques & les saignées répétées, suivant les forces du malade, on fait tout ce qui est possible pour prévenir l'inflammation, symptôme extrêmement dangereux dans les affections de cet organe, & que l'on combat lorsqu'il existe, par ces mêmes moyens dont nous venons de parler, par l'usage des anodins proportionné à la vivacité des douleurs, par des fomentations sur le ventre, & par des demi-bains qui souvent réussissent mieux que tout autre remède.

Lorsque la vessie est affectée à sa partie supérieure, on a à redouter, outre les symptômes inflammatoires, les accidens qui peuvent résulter de l'épanchement des urines dans l'abdomen. Les moyens chirurgicaux qu'on a proposés pour prévenir cet épanchement, ne paroissent pas trop admissibles dans la pratique; tel est celui d'amener la portion blessée de la vessie vers la Playe extérieure, & d'en unir les bords avec ceux du péritoine & des tégumens, au moyen d'un point de suture; tel est encore celui de M. Bell, qui propose de fermer la Playe de la vessie par la suture du pelletier (*Voy.* Suture) sans la fixer à la Playe extérieure. Nous pensons qu'en faisant usage des moyens propres à combattre l'inflammation, il vaut mieux se contenter d'empêcher toute accumulation d'urine dans la vessie, en donnant constamment, ou du moins très-fréquemment, issue à ce fluide, au moyen d'une sonde flexible, qui demeurera dans le canal jusqu'à ce que la Playe soit consolidée.

Des Playes de la Matrice.

La matrice est un sac musculeux très-fort, particulier au sexe féminin & dont l'usage est destiné uniquement à la formation & au développement du fœtus. Il a un peu la figure d'une poire à-peu-près triangulaire; il est situé entre la vessie & le rectum, & renfermé en entier dans le bassin, si ce n'est pendant la grossesse; car alors il s'élève au point que sa partie supérieure atteint le nombril & même l'estomac, tandis que sa partie inférieure qu'on nomme le col de la matrice, ou le museau de tanche, se termine au vagin. La matrice a différentes appendices qu'on nomme les ligamens larges, les ligamens ronds, les trompes de Fallope, & les ovaires.

On comprend aisément que des Playes qui peuvent affecter cet organe lorsqu'il est dans un état d'extension, ne l'atteindront point lorsqu'il sera dans son état naturel de contraction, ou même lorsqu'il sera moins distendu. C'est pourquoi il ne faut pas perdre de vue cette circonstance dans l'occasion. Dans les cas de Playes très-étendues, on juge aisément par l'examen des parties si la matrice a souffert; mais on n'a pas cette ressource dans ceux où l'orifice extérieur de la blessure est étroit.

Les Playes de la matrice, hors du tems de la grossesse, offrent à-peu-près les mêmes symptômes que celles des parties voisines. Mais celles qui ont lieu pendant la gestation sont infiniment plus fâcheuses, soit en déterminant l'avortement, soit en occasionnant une hémorrhagie qui peut devenir promptement funeste par son abondance, ou par l'épanchement de sang dans l'abdomen. Malheureusement la Chirurgie n'offre aucun secours particulier pour ces sortes de cas; on a conseillé, en pareilles circonstances, de tirer l'enfant de la matrice par l'opération césarienne, comme le seul moyen de porter efficacement remède à l'hémorrhagie; mais ce remède ne seroit-il point pire encore que le mal?

Les Playes des extrémités qui demandent un traitement particulier sont celles qui affectent les os ou les articulations. — *Voyez* pour ce qui les regarde les mots Amputation, Articulation, Fracture, Ligament.

PLAYES VENIMEUSES *ou* EMPOISONNÉES. On donne ce nom aux playes qui, indépendamment du mal qu'elles peuvent faire par la simple division des parties, nuisent encore par l'accès qu'elles donnent à des substances capables d'agir sur le corps comme des poisons. En général, c'est sous ce dernier point-de-vue qu'elles sont particulièrement dangereuses; il est très-rare qu'elles le soient sous le premier.

Il y a différentes sortes de Playes vénimeuses. La morsure du serpent à sonnettes, celle de la vipère, & de divers autres animaux de la même classe, en sont des exemples; les piqures de la tarantule, des guêpes, &c. sont de la même nature. Telles sont encore les morsures des chiens & des autres animaux enragés; les incisions & les piqures faites avec des instrumens imprégnés de virus, provenant de différentes sortes d'ulcères; telles sont enfin les blessures que font les armes, & sur-tout les flèches dont se servent différentes Nations sauvages, qui, avant d'en faire usage, en imprègnent la pointe du suc de certaines plantes, dont la plus petite quantité, logée sous l'épiderme, agit sur le corps comme un poison.

Les piqures de guêpes, d'abeilles & d'autres insectes de notre climat, peuvent quelquefois occasionner beaucoup de douleur, mais ne sont jamais suivies d'aucun symptôme grave. L'application d'un peu de vinaigre ou d'esprit-de-vin sur la partie affectée, immédiatement après l'accident, préviendra, pour l'ordinaire, la douleur, la tension & l'inflammation qui autrement pourroient survenir; & lorsque ces symptômes auront commencé à se manifester, rien ne réussira mieux à les calmer que l'application de l'eau froide sur la partie malade. Dans les pays méridionaux de l'Europe où l'on rencontre fréquemment des scorpions, c'est un préjugé populaire que dès qu'on a été piqué par cet animal, ce qu'on a de mieux à faire est de l'écraser & de l'appliquer sur la Playe; nous avons lieu de croire cependant que les mêmes remèdes que nous avons recommandés pour les piquures des guêpes, &c. réussiroient mieux que ce genre d'application en pareil cas, ainsi que pour toute espèce de piquure vénimeuse d'insectes.

La morsure de la vipère est suivie quelquefois de symptômes très-fâcheux, & demande par conséquent une attention particulière. Il est vrai qu'elle se guérit souvent sans être accompagnée d'aucun accident, ce qu'il faut attribuer probablement à ce que le venin de cet animal étant renfermé dans une vésicule située auprès de la racine de chaque dent, & à ce qu'il peut le faire sortir ou le retenir à volonté, & suivant qu'il est plus ou moins irrité lorsqu'il mord. Quoi qu'il en soit, comme on ne peut juger, dès le premier moment, si la morsure est envenimée ou non, il faut toujours s'en défier, & se tenir sur ses gardes, en tâchant d'empêcher que le venin ne pénètre dans le systême.

Lorsqu'on n'a rien fait dans cette intention, ou lorsque les tentatives qu'on a faites sont infructueuses, l'on voit se manifester au bout de douze ou quinze heures les premiers symptômes du poison. Le malade commence à se plaindre d'une vive douleur, & d'une chaleur brûlante dans la partie affectée, qui ne tarde pas à s'enfler. La tension & l'inflammation ne se bornent pas à cette partie; elles s'étendent peu-à-peu sur tout le membre, & même quelquefois sur tout le corps. Le malade est abbatu; son pouls est petit & foible; il se plaint de mal de tête & de nausées; il a des vomissemens; il ressent une douleur fixe dans la région du cœur; il devient jaune par-tout les corps; ses urines ont la même couleur, & paroissent fortement imprégnées de bile; il survient des sueurs froides, des mouvemens spasmodiques en diverses parties du corps; & la mort souvent termine la scène, si l'Art ne vient promptement s'opposer au progrès du mal.

Lorsqu'on est à tems de prévenir l'action du poison sur le systême, le moyen le plus sûr pour y réussir est de détruire la partie qui a été mordue, soit en l'amputant avec le bistouri, soit en la consumant avec le cautère actuel ou potentiel. Plus on se hâtera d'employer ce moyen, plus on sera sûr de le faire avec succès. On faisoit autrefois grand usage de la succion pour extraire le venin des Playes; on se servoit quelquefois d'instrumens adaptés à cette fin, mais le plus souvent, on suçoit les Playes avec la bouche, ce qui peut généralement se faire sans danger, tant que la peau de cet organe est saine & entière. Ce moyen sans doute peut être souvent efficace, & l'on ne doit pas le négliger lorsqu'on n'est pas à portée d'autres secours. Mais comme on ne sauroit avoir à cet égard aucune certitude, ni par conséquent donner une confiance entière à ce remède, le cas dont il s'agit est trop grave, & ses conséquences trop dangereuses, pour qu'on ne doive pas employer un moyen d'un effet plus certain, quoiqu'en apparence plus cruel.

Mais lorsque le poison paroît avoir déjà attaqué le systême, il faut recourir à un traitement d'un autre genre. On a vu quelques exemples des bons effets d'embrocations faites avec de l'huile chaude, non-seulement sur la partie affectée, mais même sur tout le corps, en même-tems qu'on faisoit prendre toutes les heures au malade deux cuillerées d'huile d'olive; ce remède, dit-on, a quelquefois calmé les plus violens symptômes, survenus en conséquence d'une morsure de vipère. D'autres observations cependant ont fait soupçonner qu'il ne méritoit pas une très-grande confiance. Aujourd'hui on est assez généralement d'accord à regarder les remèdes sudorifiques comme les plus efficaces dans les cas dont il s'agit, & à croire qu'une sueur abondante & long-tems continuée est le plus sûr moyen d'adoucir les symptômes, & même d'en procurer l'entière guérison. On a recommandé l'alkali volatil comme un sudorifique particulièrement adapté à ce cas, & on l'a donné sous la forme d'eau-de-luce, à la dose de vingt gouttes toutes les heures, avec un plein succès. Toute autre forme de ce remède auroit sans doute les mêmes effets.

On a beaucoup vanté la thériaque & toutes les compositions du même genre, ainsi que divers remèdes nommés alexipharmaques, contre la morsure de la vipère; on en a même désigné quelques-uns comme étant propres à guérir la morsure de certaines espèces de vipères plutôt que d'autres; mais nous avons trop peu de raison de croire à leur efficacité pour entreprendre d'en faire l'énumération.

De toutes les Playes venimeuses connues dans notre climat, la plus dangereuse, sans comparaison, est la morsure d'un animal enragé; car, quoiqu'on ait tous les jours des exemples de Playes de cette nature qui se sont cicatrisées sans accident, il n'est pas extraordinaire non plus de voir des cas où l'hydrophobie en est la conséquence. Or les cas où l'on a été assez heureux pour guérir cette maladie sont si rares, qu'on peut la regarder, lorsqu'une fois elle a commencé à se manifester, comme étant hors du pouvoir de l'Art, malgré tous les nostrums & tous les remèdes prétendus infaillibles dont une foule de charlatans ou d'ignorans inondent le Public.

Nous ne connoissons aucun préservatif sûr de l'hydrophobie, après la morsure d'un chien ou d'un autre animal enragé, que la destruction entière & immédiate de tout ce que sa dent a touché & divisé, laquelle peut se faire, ou par le bistouri, ou, ce qui vaut mieux encore, par le cautère actuel. Car c'est un fait généralement connu que des personnes mordues par des chiens enragés qui ont été traitées de cette manière n'ont éprouvé aucun accident, tandis que d'autres mordues aux mêmes époques, & par les mêmes animaux, ont péri d'hydrophobie: On recommande de faire abondamment suppurer la Playe, en employant alternativement des applications irritantes & des cataplasmes, suivant l'exigence du cas; mais cette précaution nous paroît assez superflue lorsque les parties affectées ont été entièrement détruites, & nous n'avons pas grande confiance dans l'effet qu'elle pourroit avoir lorsque l'opération n'auroit pu se faire d'une manière complette.

On ne sauroit trop se hâter de recourir à ce préservatif, après la morsure d'un animal enragé; mais si on ne l'a pas fait dans les premiers instans ni même dans les premiers jours, il ne faut pas pour cela y renoncer tout-à-fait; car il n'est pas improbable qu'on ne puisse l'employer avec succès, même au bout de plusieurs jours, puisque généralement il se passe un assez long intervalle de tems après la morsure, avant que le poison manifeste ses effets sur le systême.

On a conseillé comme antidote du virus hydrophobique l'usage du mercure, & l'on a des faits assez bien constatés qui prouvent l'utilité de ce remède, non-seulement comme préservatif, mais même comme curatif dans des cas où les symptômes d'hydrophobie avoient commencé à se déclarer. Mais c'est un fait encore plus certain, que bien des gens ont péri après avoir usé de ce remède de manière à lui donner un plein & entier effet, & nous en avons vu nous-mêmes des exemples dans notre pratique. Nous croyons cependant qu'on fera bien de l'employer toutes les fois qu'on n'aura pas été à portée de détruire de bonne heure la partie affectée, en le poussant aussi loin que cela pourra se faire avec prudence, & en soutenant long-tems son effet.

Lorsqu'une Playe se trouve envenimée par la matière de quelqu'ulcère de mauvaise nature, accident auquel se trouvent souvent exposés les Chirurgiens, ce qu'il y a de mieux à faire est de brûler la partie sur-le-champ avec un fer rouge, ou de l'enlever avec le bistouri, ainsi que nous l'avons conseillé pour les cas de morsure. Bien des gens peut-être ne seront pas disposés à user d'un remède aussi douloureux dans le cas de Playe infectée de virus vénérien, contre lequel on a un antidote sûr; cependant la douleur momentanée d'une brûlure seroit bien à préférer à un traitement mercuriel. Mais nous croyons qu'on ne devroit jamais hésiter à recourir à ce préservatif, dans le cas où une Playe se trouve infectée du virus cancereux, contre lequel on ne sauroit trop se tenir en garde. Ce seroit probablement aussi le meilleur parti à prendre pour prévenir les funestes conséquences des Playes faites avec des armes empoisonnées, lorsqu'elles en laisseroient le tems.

PLAYES D'ARMES A FEU *ou* D'ARQUEBUSE. Solution de continuité faite par un corps dur & contondant quelconque, mis en mouvement par la poudre à canon.

On a été dans l'usage jusqu'à présent de considérer ces Playes comme très-différentes des autres blessures, & d'en traiter séparément. Cependant les différences qu'on observe entre les unes & les autres ne sont point essentielles; elles entraînent en général les mêmes sortes de désordres, les mêmes symptômes, les mêmes accidens. Mais ceux qui résultent des Playes d'armes à feu sont en général plus violens & plus compliqués, & demandent par-là même plus d'attentions & de soins de la part du Praticien, quoique le traitement doive s'établir sur les mêmes principes. Elles sont ordinairement accompagnées de contusion, dans un degré plus ou moins considérable; de déchirement, même au-delà de l'endroit frappé; d'inflammation violente, & souvent de suppuration, d'irritation, d'ébranlement, comme aussi de stupeur dans toute la machine; & presque jamais d'hémorrhagie, à moins que le corps qui a fait Playe n'ait ouvert un gros vaisseau.

Les Playes d'armes à feu varient si fort entre elles qu'il seroit difficile d'en trouver deux parfaitement semblables.

Leurs différences viennent principalement de celle des parties où elles sont situées, de celle des corps contondans qui les ont faites, du degré de force que la poudre a communiqué à ces corps, de la distance où étoit le blessé de l'endroit d'où le coup est parti, des différentes figures & dimensions de ces Playes, & des différentes manières dont elles sont compliquées. Elles sont d'ailleurs susceptibles de toutes les variétés qui peuvent résulter de la différence des organes affectés.

Les balles, les boulets, les éclats de bombes & de grenades, les pierres, le menu plomb, & généralement tous les corps qui peuvent être chassés par la poudre à canon, font des effets très-différens, suivant leur masse, leur forme, leur nombre. La superficie des balles est, pour l'ordinaire, lisse & unie; quelquefois elle est inégale, comme lorsqu'elles ont rencontré un corps dur avant que de toucher la partie. Il n'y a quelquefois qu'une balle dans une arme, quelquefois il y en a plusieurs, & celles-ci peuvent être séparées ou unies ensemble par une chaîne, &c.

Les balles, en pénétrant dans le corps, peuvent entraîner dans la Playe un morceau de vêtement du blessé, ou une portion de quelqu'autre corps qui se trouve dans ses poches, d'une clef, par exemple, d'une pièce de monnoie, &c.

Les boulets, les éclats de bombes, de grenades, &c. causent plus ou moins de désordres, à raison de leur volume & de la partie qu'ils blessent. Les coups que les boulets portent à la tête ou au tronc sont ordinairement mortels. Lorsqu'un boulet frappe perpendiculairement un membre, il l'emporte pour l'ordinaire entièrement. Lorsqu'il atteint une partie charnue, telle que les fesses, les gras-de-jambes, &c. il peut emporter une portion considérable de substance sans causer la mort.

Les boulets sont dangereux, même à la fin de leur course, & lorsque la violence de leur mouvement est amortie; car ils peuvent encore causer des contusions considérables, fracturer les os & altérer la texture des parties.

Quant aux éclats de bombes & de grenades, ils peuvent frapper une partie par leur grande superficie, ou par un de leurs bords; dans le premier cas, la Playe est plus large & plus irrégulière; dans le second, elle est plus profonde.

Toutes les Playes d'armes à feu sont compliquées; mais les unes le sont beaucoup plus que les autres, & celles-ci peuvent, en quelque manière, être regardées comme simples, par rapport aux premières.

Ainsi, on peut appeller simple une Playe d'arme à feu, faite dans les chairs, & qui n'est accompagnée que de perte de substance, de contusion nerveuse ou de stupeur, effets communs à toutes les Playes de cette classe.

L'on peut appeller compliquée une Playe d'arquebuse dans laquelle, outre ses effets communs, il y a hémorrhagie, contusion à l'os, fracture ou fracas à un ou à plusieurs os, contusion ou déchirement des tendons, des aponeuroses, des ligamens. On peut, à plus forte raison, regarder comme compliquée une Playe d'arme à feu, lorsque quelques corps étrangers sont restés, ou que le coup a pénétré dans quelques-unes des cavités du corps, & qu'il a offensé quelque viscère.

Un corps qui frappe une partie, & qui est à la fin de sa course, ne fait quelquefois point de Playe apparente; mais il cause une contusion plus ou moins considérable, accompagnée d'épanchement de sang, soit fluide, soit en caillots, dans l'endroit frappé, & quelquefois même de fracture, selon la force avec laquelle le coup a été porté.

Lorsqu'il y a Playe extérieure, elle a généralement la forme du corps qui a frappé, surtout quand ce corps a été porté perpendiculairement. Une balle, par exemple, portée perpendiculairement, fait, pour l'ordinaire, une Playe ronde, & un éclat de grenade qui frappe par un de ses bords, la fait longitudinale ou irrégulière.

Lorsqu'une balle a traversé une partie, si l'on examine la blessure peu de tems après qu'elle a été faite, l'ouverture par où la balle est entrée paroît plus petite que celle par où elle est sortie; la peau & les chairs sont enfoncées du côté de la première, & forment une saillie en dehors du côté de la seconde. Les environs de l'un & de l'autre sont jaunâtres, bruns, violets, noirs, suivant le tems qui s'est écoulé depuis la blessure, & suivant la quantité de sang extravasé par la compression ou l'ébranlement des vaisseaux cutanés. *Voyez* ECCHYMOSE. Les parties molles qui se sont trouvées plus directement dans le trajet de la balle, sont ou entièrement détruites & emportées, ou tellement brisées & contuses que leurs vaisseaux ont perdu leur structure & leur vie. Ce sont ces chairs écrasées qui forment ce qu'on appelle une escarre.

Quand le corps, qui est chassé par la poudre, rencontre un os, il le contond, & souvent il le brise en un ou plusieurs éclats, ou il y reste enclavé. La contusion de l'os se connoît par le doigt ou par la sonde, & par l'applatissement de la balle; il faut se souvenir néanmoins que la balle peut, avant que de blesser, avoir rencontré un corps dur qui l'aura applatie. La fracture de l'os se fait sentir par la crépitation des pièces fracturées, par la sonde ou par l'introduction du doigt dans la Playe.

Les aponeuroses, les ligamens, les tendons, les nerfs, les gros vaisseaux, peuvent encore être contus & déchirés par le corps qui a fait la blessure, ce qui se reconnoît par la direction de la Playe, par sa profondeur, par la structure de la partie & par l'investigation au moyen du doigt ou de la sonde. Si un gros vaisseau est ouvert dans une grande partie de son diamètre, l'hémorrhagie se manifeste sur-le-champ; au lieu que s'il n'est que contus, elle n'a lieu qu'à la chûte de l'escarre qui arrive ordinairement au bout de sept ou huit jours.

Trois sortes de corps étrangers restent ou peuvent rester dans la Playe : ceux qui l'ont faite; savoir, les balles, la bourre, &c. ceux que ces premiers ont entraînés, comme des morceaux d'étoffe, des pièces de monnoie, &c. & ceux qui ont été séparés de la partie par l'effet du corps frappant, c'est-à-dire, des esquilles d'os. L'escarre, quoiqu'attachée encore à la partie, peut être mise au nombre de ces derniers.

Lorsqu'une Playe ne traverse pas la partie, il y a tout lieu de croire que le corps qui l'a faite y est resté, à moins que la Playe étant peu profonde; il n'en soit ressorti par la même ouverture qu'il a faite en entrant.

Lorsqu'une balle rencontre un os, & que sa force est supérieure à la résistance de cet os, elle le brise. Lorsque la résistance de l'os est plus grande que la force du mouvement de la balle, celle-ci s'applatit & s'arrête, ou bien elle change sa ligne de direction, & suit celle à laquelle la résistance de l'os la détermine; elle se glisse alors dans les interstices des muscles, ou s'engage dans leur substance. On en a vu qui, après avoir tourné autour d'un os cylindrique, reprenoient leur première direction pour sortir par le côté opposé à celui par lequel elles étoient entrées. Il se peut faire encore qu'une balle écorne un os, ou même s'enclave dedans, plus ou moins profondément, ou s'enclave entre deux os, comme entre ceux de l'avant-bras ou de la jambe, ou traverse de part-en-part un os, & laisse un canal; ceci ne peut guères arriver qu'aux extrémités des os longs. Il est rare qu'une balle, en rencontrant des os plats, tels que ceux du crâne, l'omoplate ou les os ilium, change sa première direction. Pour l'ordinaire, elle perce ces sortes d'os, & reste enclavée dans l'ouverture qu'elle a faite, ou passe au-delà, suivant le degré de sa force. L'ouverture qu'elle laisse alors est de la grandeur & de la forme du corps qui l'a faite, & quelquefois n'est accompagnée d'aucune autre fracture.

Quand une balle n'a pas un mouvement assez rapide pour traverser la partie qu'elle frappe, elle s'y arrête dans un endroit plus ou moins éloigné de celui par lequel elle est entrée. Elle s'arrête quelquefois tout-auprès, ou à peu de distance de la peau qu'elle auroit percée pour sortir. On la sent alors plus ou moins, & elle peut former sous la peau une espèce de saillie en-dehors. Il faut donc bien examiner tous les environs de la partie blessée, & le côté opposé à la blessure, en observant de faire mettre le malade dans la situation où il étoit à-peu-près lorsqu'il a reçu le coup.

Deux Playes dans une même partie & opposées diamétralement, ou à-peu-près diamétralement l'une à l'autre, indiquent, pour l'ordinaire, qu'une balle l'a traversée. Il ne faut pas néanmoins conclure de-là qu'il n'est demeuré dans la partie, ni balle, ni portion de balle; car il a pu se faire que l'arme ayant été chargée de deux balles, l'une ait traversé la partie, & l'autre y soit restée; ou que l'arme n'ayant été chargée que d'une seule balle, cette balle ait été divisée en frappant contre un os, & qu'il en soit sorti une partie sans l'autre.

Si un fusil ou un pistolet renfermoit deux ou trois balles, elles peuvent, en sortant, s'écarter, & faire deux ou trois Playes, dans chacune desquelles on pourra observer tout ce que nous venons de dire d'une seule.

Une balle peut entraîner avec elle dans la Playe la bourre de l'arme, & tout ce qu'elle rencontre dans sa course. Ces corps étrangers peuvent aussi sortir avec elle; mais s'ils l'abandonnent dans leur trajet, ou si la balle n'est point sortie, ils restent dans la Playe, & obligent à des recherches; ils donnent même quelquefois beaucoup d'inquiétude, par rapport aux accidens qu'ils peuvent occasionner. Il faut tâcher, comme nous le dirons ci-après, de retirer, aussi-tôt qu'il est possible, les balles & les autres corps étrangers qui peuvent être restés dans la Playe. Quelquefois les changemens de direction d'une balle, sa pesanteur, l'action des muscles, &c. la déterminent à s'écarter, même assez loin de la direction apparente de la Playe, ce qui en rend la recherche difficile, & assez souvent infructueuse.

Le mal que les corps poussés par la poudre à canon peuvent faire, n'est pas toujours borné aux parties qu'ils frappent, ni aux environs. Ils causent quelquefois dans toute la machine des désordres plus ou moins grands, relativement à la force qu'ils ont en frappant, aux parties qu'ils frappent, à la résistance qu'ils éprouvent & aux différens états où l'on peut être en recevant le coup.

Ces désordres sont le changement de couleur du visage, qui devient pâle, jaune ou plombé; la concentration du pouls, la pesanteur & le froid universel; la syncope, les symptômes d'irritation générale ou de stupeur du systême nerveux; les mouvemens convulsifs, le hoquet & les vomissemens. Ces désordres, qui ne sont que momentanés, peuvent être augmentés par la frayeur, & produire, dans la suite, des accidens plus ou moins considérables, & plus ou moins multipliés, à raison de la partie blessée, à raison de leur violence & à raison de l'état général du systême au moment de la blessure. *Voyez* les articles INFLAMMATION & GANGRÈNE.

Ces accidens s'appellent consécutifs, parce qu'ils sont la suite des désordres qu'on pourroit regarder comme des accidens primitifs: ils se manifestent dans des tems différens. Les uns surviennent peu de tems après la blessure, d'autres ne paroissent que plusieurs jours après; quelques-uns enfin ne s'apperçoivent que beaucoup plus tard.

Les premiers peuvent être regardés comme les suites immédiates de la blessure, & sont plus ou moins violens, selon la nature des parties lésées. Tels sont l'échymose, l'engourdissement, la pesanteur & la douleur gravative de la partie blessée; la chaleur, la tension, le gonflement & l'inflammation occasionnés par l'irritation de la Playe, & par la réaction du pouvoir nerveux.

Les seconds accidens sont les suites des désordres de différentes parties séparément, ou de plusieurs en même-tems.

Si la blessure est bornée aux parties charnues, la chaleur, la fièvre, l'insomnie, la tension, l'engorgement & le gonflement, qui s'étoient manifestés d'abord, deviennent plus considérables; mais quand le désordre s'étend jusqu'aux parties membraneuses ou tendineuses; quand les os sont contus, écornés ou brisés; quand une esquille presse ou pique quelque partie irritable; quand des corps étrangers sont restés dans les parties, ou quand on a négligé les soins nécessaires dans les premiers tems, les accidens dont on vient de parler augmentent, & il peut en survenir d'autres, tels que les mouvemens convulsifs, les abcès, la gangrène; alors la Playe est pâle & peu ou point humectée. Le malade est agité, très-altéré; il tombe dans le délire; la chaleur de tout le corps est très-considérable; la peau devient sèche, les excrétions sont retenues, la tête s'embarrasse de plus en plus.

L'hémorrhagie survient dans l'instant du coup, comme nous l'avons dit, quand le corps frappant a ouvert un vaisseau d'un certain diamètre; mais quand un gros vaisseau n'a été que simplement contus, elle n'arrive que vers le septième ou le huitième jour, c'est-à-dire, lorsque l'escarre de ce vaisseau se détache & tombe; ainsi, elle est tantôt un des premiers accidens & tantôt un des seconds.

Les troisièmes accidens sont les suites du désordre local, ou de celui de la machine, ou même des seconds accidens. Ces troisièmes accidens sont en assez grand nombre; ils sont le plus souvent, ainsi que la plupart des seconds, les conséquences de l'inflammation. C'est ainsi qu'il se forme, dans bien des cas, des abcès intérieurs, l'inflammation générale ayant laissé, dans quelques endroits, des points d'irritation qui s'étendent peu-à-peu, & occasionnent une suppuration plus ou moins considérable. Ces abcès se manifestent par une douleur fixe; quelquefois par l'altération de la Playe, & par tous les symptômes qui annoncent la formation du pus. Heureux le malade, si les dépôts sont à la portée des remèdes & de l'opération!

Il arrive fort souvent, dans le traitement des Playes d'armes à feu, comme dans celui des autres Playes, qu'il se développe quelque maladie, dépendante d'un virus particulier; ou de quelque disposition inhérente à la constitution; cela se voit sur-tout chez les soldats, dont le genre de vie & la mauvaise nourriture peuvent être cause que ce développement survient plus fréquemment chez eux que chez les autres.

Une Playe d'arquebuse se cicatrise quelquefois avant l'exfoliation d'une partie d'os qui a été altéré, ou avant l'extraction d'un corps étranger, resté dans la Playe. La portion d'os altéré, quand elle est séparée, ou le corps étranger, occasionnent, pour l'ordinaire, un dépôt qu'il faut ouvrir pour donner issue, non-seulement au pus, mais encore à la partie d'os exfoliée ou au corps étranger. On dit, *pour l'ordinaire*, parce qu'on a vu des blessés porter toute leur vie, & sans incommodité, une balle restée dans l'interstice de quelque partie, ou enclavée dans un os. Les dépôts dont on vient de parler ne surviennent qu'au bout de plusieurs mois, même d'une année.

La diarrhée, l'épuisement des forces, l'insomnie, le marasme sont autant d'accidens qu'on voit naître fréquemment à la suite des grandes Playes, comme après d'autres maladies de tout genre qui ont beaucoup fatigué le système.

Du traitement des Playes d'armes à feu.

Après cette exposition des principaux faits concernant les Playes d'armes à feu, que nous avons extraite des principes de Chirurgie de M. la Faye, nous passons à ce qui regarde leur traitement.

Nous observerons d'abord, que pendant longtems, on a cru que le danger des Playes d'armes à feu ne dépendoit pas seulement de la division & du froissement des parties blessées, mais aussi de ce qu'elles étoient, jusqu'à un certain point, venimeuses. D'autres imaginoient que les corps chassés par la poudre brûloient les parties qu'ils frappoient, & ils regardoient l'escarre qui se forme dans une Playe de cette nature, comme le produit de la cautérisation. Mais personne n'ignore aujourd'hui que l'une & l'autre de ces opinions est destituée de fondement; que les parties blessées ne souffrent ni de l'effet d'aucun poison ni de celui de la chaleur, & que tous les symptômes qui semblent appartenir particulièrement aux Playes de cette nature, résultent principalement de la contusion qui y est portée au plus haut degré.

Indépendamment des dangers qui peuvent résulter directement de la solution de continuité dans les parties molles ou dures, les symptômes qu'on a le plus à redouter à la suite des Playes d'armes à feu sont l'inflammation, la gangrène, ou une suppuration qui, par son abondance, épuise les forces du malade. Quelquefois la contusion est si violente & si étendue que la gangrène, qui en résulte surle-champ, peut mettre le malade dans le plus grand danger; mais, pour l'ordinaire, l'inflammation est le symptôme le plus redoutable; car si l'on n'est pas très-attentif dès les commencemens à la prévenir & à la modérer, elle se termine fréquemment par la gangrène, ou par des suppurations abondantes, & dont le foyer est très-étendu.

Le premier objet du Chirurgien sera donc de combattre l'inflammation; & comme rien n'a plus directement cet effet que de diminuer la masse du sang par la saignée, & sur-tout par la saignée locale des parties affectées, on fera bien, dans tous les cas, de laisser saigner abondamment les vaisseaux artériels ou véneux qui ont été blessés avant de les lier. Peut-être même pourroit-on poser pour maxime générale dans le traitement de ces sortes de Playes, de ne jamais s'inquiéter de l'hémorrhagie qui peut avoir lieu, à moins qu'elle ne vînt de quelque gros tronc d'artère. Nombre de faits tendent à prouver l'utilité de cette hémorrhagie; les guérisons les plus étonnantes, après des Playes d'armes à feu, ont eu lieu chez des soldats qui étoient demeurés long-tems sur un champ-de-bataille, & avoient perdu une grande quantité de sang. Mais, comme on l'a dejà fait observer, les Playes de ce genre ne fournissent pas toujours beaucoup de sang; en pareil cas, le Chirurgien se hâtera donc de saigner le malade, soit en lui ouvrant la veine, soit par l'application d'un nombre suffisant de sangsues sur la partie blessée. En général, par cette conduite, on empêche l'inflammation de s'élever à un point considérable; mais s'il en est autrement, & si, malgré ces précautions, les parties viennent à s'enflammer beaucoup, on répétera les mêmes évacuations, suivant l'exigence des cas.

Après avoir fait les premières, on s'occupera des corps étrangers qui peuvent être logés dans la Playe. Lorsqu'on a lieu de croire qu'il y est resté une balle ou une portion de balle, ou quelqu'autre corps, il faut la dilater profondément, &, s'il est possible, par une large incision, afin de favoriser l'extraction ou la sortie de ces corps. Quand une balle n'a pas eu assez de force pour traverser entièrement la partie, si l'on apperçoit qu'elle s'est arrêtée à une distance peu éloignée du côté opposé à celui par lequel elle est entrée, on fera une contr'ouverture pour la tirer; cette méthode sera, dans bien des cas, non-seulement la plus sûre & la plus commode pour y réussir, mais elle sera généralement aussi la moins douloureuse. Lorsque la Playe a peu de profondeur, au lieu de faire une simple contr'ouverture, on l'incisera dans toute sa longueur, jusqu'à l'endroit par où la balle auroit dû sortir, précaution avantageuse, même lorsque la balle n'y est pas restée; car lorsqu'elle a traversé tout-à-fait les parties, si les deux ouvertures ne sont pas éloignées l'une de l'autre, il vaudra toujours mieux les réunir par une incision; si cela peut se faire sans blesser aucune partie importante; de cette manière, on débarrassera plus certainement la Playe de tout corps étranger, on procurera un dégorgement plus complet des vaisseaux de la la partie affectée, & l'on préviendra plus sûrement la formation des accidens consécutifs.

Après avoir fait les dilatations & les ouvertures nécessaires, on extraira les corps étrangers. Il est aisé d'ôter les caillots de sang qui peuvent être restés dans l'interstice des parties, & les esquilles qui sont entièrement séparées. Quant à celles qui tiennent encore aux chairs, si elles ne sont pas considérables, il faut les séparer avec le bistouri; si elles sont grosses & dans le voisinage de quelques vaisseaux importans, on les remet en leur place, de manière qu'elles ne puissent plus piquer les chairs ni les parties nerveuses, tendineuses, &c. Quelquefois elles se réunissent aux os dont elles ont été séparées; si elles ne se réunissent pas, la suppuration les détache, après quoi on les tire facilement.

Lorsqu'une balle seule, ou avec d'autres corps étrangers qu'elle a entraînés, n'est point enclavée dans un os, ni entre deux os; lorsqu'elle n'a pas changé de direction dans son mouvement, & sur-tout lorsqu'elle n'est pas logée profondément, il est aisé, pour l'ordinaire, de l'extraire, ainsi que les autres corps étrangers, avec les doigts, ou avec les pinces. Mais lorsqu'elle s'est enclavée dans les os, ou qu'elle s'est cantonnée dans quelque partie membraneuse, ou derrière un tendon, ou dans quelque viscère, & sur-tout lorsqu'elle a pénétré à une certaine profondeur, il est, en général, assez difficile de la découvrir. Mais, pour l'ordinaire, elle ne tarde pas à causer des accidens qui avertissent de son séjour, & obligent de nouvelles recherches.

Lorsqu'une balle est enclavée dans un os ou entre deux os, on tâche de la tirer avec les pinces. Lorsqu'on ne peut pas y réussir de cette manière, & si l'os est plat, il faut se servir du trépan, & appliquer une couronne dont le diamètre soit plus large que celui de la balle, afin de scier l'os tout autour, & d'en ôter la portion dans laquelle la balle est enclavée. Quelquefois, pour retirer une balle, logée entre deux os, on est obligé de faire une contr'ouverture vers l'endroit par lequel elle est entrée. On recommande de débrider le ligament interosseux, dans les cas où une balle est enclavée entre deux os, afin de prévenir les accidens qu'on a lieu de craindre lorsqu'il a été déchiré ou contus. Quand on découvre qu'une balle est derrière un tendon, il ne faut pas, lorsqu'il est altéré, hésiter de le couper, afin de parer aux accidens qui peuvent être la conséquence de sa blessure.

Les corps étrangers sont quelquefois si cachés qu'ils échappent aux recherches les plus exactes. On est obligé alors d'en remettre l'extraction à un autre tems, ou de les abandonner à la Nature qui, aidée des secours de l'Art, les fait sortir quelquefois avec la suppuration de la Playe, ou par le moyen d'un abcès qui se forme dans le lieu où ils sont arrêtés. Il ne faut pas même pousser trop loin les recherches, parce qu'elles peuvent être dangereuses par la fatigue qu'elles causent aux parties blessées. De nombreuses observations ont fait voir qu'il y avoit, en général, moins de danger à laisser une balle au fond d'une Playe, qu'à user de trop de force pour la retirer. S'il y a une exception à cette règle, elle est pour les

les balles, enclavées dans les os qui occasionnent presque toujours des accidens, & rendent la guérison beaucoup plus difficile lorsqu'on a négligé de les extraire, ou qu'on n'a pas pu y réussir.

On a imaginé, pour en faciliter l'extraction, différens instrumens, sous le nom de tire-balles, mais avec si peu de succès que toutes ces inventions ont été mises de côté, & que la pincette est à-peu-près le seul moyen dont on fasse usage, lorsque les doigts ne suffisent pas pour débarrasser la Playe des corps étrangers, après qu'on a fait les dilatations nécessaires & praticables. *Voyez* Tire-Balles.

Après avoir pris les différentes précautions dont nous venons de parler, on couvrira la Playe d'un plumaceau enduit de cérat, & d'un cataplasme émollient; ce pansement est, à tous égards, préférable aux applications chaudes & irritantes que l'on n'est encore que trop dans l'usage d'employer, & dont on a sur-tout abusé dans les cas de Playes d'armes à feu. L'irritation & la douleur qui accompagnent généralement ces sortes de blessures indiquoient la nécessité d'un pansement plus doux. Dans cette intention, & lorsque les topiques que nous venons d'indiquer ne suffisent pas, l'on fait usage avec succès des préparations de plomb, soit sous la forme de cérats, soit en faisant les cataplasmes avec l'eau de Goulard. On fera bien, après le premier pansement, de donner au blessé une dose d'opium propre à le calmer, & de le placer dans la position la plus convenable pour qu'il puisse prendre du repos.

Ce que le Chirurgien doit avoir le plus particulièrement à cœur dans le traitement de toute espèce de Playe contuse, c'est d'amener une bonne suppuration; car, jusqu'à ce qu'on la voie paroître, on a toujours lieu de craindre la formation de la gangrène. L'application fréquemment renouvellée de cataplasmes émolliens très-chauds, est le plus sûr moyen d'accélérer cette favorable apparence, & l'on ne doit pas en abandonner l'usage jusqu'à ce que l'enflure & la tension des parties soient dissipées.

On s'est toujours beaucoup occupé de l'escarre qui recouvre, pour l'ordinaire, les Playes dont nous parlons, mais qui n'est pas toujours aussi considérable qu'on pourroit l'imaginer, d'après l'importance que mettent les Auteurs à la partie du traitement qui la concerne, & aux moyens qu'ils recommandent pour en hâter la suppuration. Cependant cette escarre, produite par la contusion, se réduit souvent à peu de chose; dans bien des cas même elle disparoît, & se fond dans la matière séreuse que fournit la Playe au premier ou au second pansement; elle ne mérite pas par conséquent qu'on s'en occupe beaucoup en pareil cas; & lorsqu'elle est plus forte & plus profonde, on la voit, pour l'ordinaire, se séparer, de manière à se détacher aisément, aussi-tôt que la suppuration est bien établie.

Les cataplasmes émolliens sont, ainsi que nous venons de le dire, le meilleur de tous les topiques qu'on puisse employer dans les Playes récentes d'armes à feu; il est bon cependant d'observer que, lorsqu'on en a obtenu les effets dont nous venons de parler : savoir, la cessation du gonflement & une bonne suppuration, il ne faut pas insister davantage sur leur usage; car, en le prolongeant trop long-tems, on court risque de relâcher trop les parties, de les rendre molles & spongieuses, & de déterminer un écoulement beaucoup trop abondant de matière purulente, accidens qui jettent quelquefois le malade dans un danger plus grand que celui qui pouvoit résulter d'aucune autre circonstance de son état, & qui sont d'autant plus fâcheux qu'on vient difficilement à bout de les arrêter. Mais si l'abus des topiques relâchans peut donner lieu à une suppuration excessive, celle-ci peut aussi être la conséquence d'une inflammation trop violente qui s'est étendue au loin, & a causé des épanchemens & des abcès en différens endroits des environs. Or nous ne saurions trop l'inculquer & le répéter, ce n'est que par d'abondantes saignées, faites de très-bonne-heure, qu'on pourra se mettre sûrement à l'abri de symptômes aussi fâcheux.

Quelle qu'ait été la cause d'une suppuration trop abondante, la méthode à suivre pour y porter remède sera toujours la même. Il faut ouvrir les dépôts qui peuvent s'être formés (*Voyez* Abcès), & placer la partie malade dans la position la plus propre à favoriser l'écoulement du pus; il faut soutenir les forces du blessé par un régime doux & nourrissant, & par l'usage du kinkina. On a fréquemment observé les plus heureux effets de ce remède dans ces cas de Playe, où les symptômes inflammatoires étant à-peu-près entièrement dissipés, le malade se trouve affoibli & épuisé par une suppuration trop abondante; mais, pour en tirer tout l'avantage possible, il faut l'administrer en grandes doses. On emploie aussi avec succès, en pareil cas, l'esprit-de-vitriol.

Il arrive quelquefois que ces moyens ne réussissent point, & que, malgré tous les secours, la suppuration continue de plus en plus abondante. Il n'est pas rare, en pareil cas, qu'il y ait quelque esquille d'os ou quelque corps étranger logé dans la Playe, qui a échappé aux premières recherches, & qui, irritant continuellement les parties où il est renfermé, occasionne cet écoulement de fluides qu'il s'agit de supprimer. On examinera donc de nouveau la Playe, & si l'on y découvre quelqu'esquille ou quelqu'autre corps étranger, on les extraira sur-le-champ. Les morceaux de toile ou d'étoffe qui peuvent être entrés dans la Playe sont plus difficiles à découvrir que d'autres corps, parce qu'ils n'offrent pas assez de résistance à la sonde. Lorsqu'on soupçonne la présence de quelque chose de semblable, il faut, si la nature de la Playe le permet, passer un séton le long du trajet de la balle, c'est le meilleur moyen d'entraîner tout ce qui peut s'y trouver d'étranger.

Nous avons recommandé l'opium comme un excellent remède dans les premiers périodes des Playes d'armes à feu, il est aussi quelquefois très-utile pour diminuer leur suppuration excessive, par la propriété qu'il a, par-dessus tout autre médicament, de diminuer l'irritation, quelle qu'en soit la cause. Il ne faut pas, par conséquent, en négliger l'usage, toutes les fois que l'excès de la suppuration paroît tenir à la présence de quelque cause irritante; sur-tout lorsqu'elle est accompagnée de beaucoup de douleur dans la partie affectée.

Il n'est pas ordinaire de voir une hémorrhagie considérable, immédiatement à la suite d'un coup d'arme à feu, mais on voit plus souvent cet accident se manifester quelque tems après, ordinairement au bout de sept à huit jours; il est occasionné alors par la chûte de l'escarre produite par la contusion, lorsque quelque vaisseau artériel d'un certain diamètre s'y trouve enveloppé. Le Praticien, à cette époque, doit se tenir extrêmement sur ses gardes; sur-tout lorsqu'il a lieu de croire qu'il y a quelques gros vaisseaux dans le voisinage de la Playe, ou lorsque celle-ci a beaucoup d'étendue. Souvent cette hémorrhagie est précédée par beaucoup de chaleur & par une douleur pulsative dans les parties affectées; &, en pareil cas, on peut la prévenir plus ou moins complettement par des saignées générales & locales. Mais lorsqu'elle se déclare avec une certaine abondance, on doit incessamment chercher à faire la ligature des vaisseaux ouverts. Et comme dans bien des cas elle peut être si violente, & si soudaine, qu'on n'ait pas même le tems d'aller chercher du secours, il sera de la prudence, toutes les fois qu'on pourra user de ce moyen, de poser sur la partie un tourniquet prêt à être serré; ou si cela ne se peut pas, il faut faire tenir toujours auprès du blessé un aide entendu qui puisse le secourir à propos.

Nous n'avons rien dit jusqu'ici de la méthode de scarifier les Playes d'armes à feu, méthode généralement recommandée par tous les Auteurs qui ont écrit sur ce sujet, & qui, jusqu'à ces derniers tems, a été presqu'universellement admise. Le but de ces scarifications étoit d'accélérer la séparation des escarres, & d'abréger ainsi la cure. Cependant les Chirurgiens modernes ont reconnu que cette pratique reposoit sur une opinion erronée, & que loin d'être avantageuses, les scarifications faisoient le plus souvent du mal, augmentant la douleur & l'inflammation & donnant plus d'étendue à la Playe, sans la mettre davantage à l'abri des accidens qui peuvent en être la conséquence.

On a même beaucoup abusé de la méthode, souvent utile, de dilater ces sortes de Playes par de profondes incisions. Lorsqu'une balle n'a pas fait un long trajet, & lorsque la nature des parties qu'elle a traversées ne s'oppose pas à cette opération; il est toujours à propos de les inciser d'un bout du sinus jusqu'à l'autre, ainsi que nous l'avons déjà recommandé. Mais on ne voit pas quel avantage peut résulter de la simple dilatation de l'orifice extérieur d'une Playe étroite & profonde, telle que celle qui est faite par une balle de fusil ou de pistolet; on ne fournit par-là aucun moyen de dégorgement aux vaisseaux affectés, on ne facilite point l'écoulement du pus, & l'on augmente plutôt l'irritation inflammatoire, en donnant davantage de surface, à la Playe. Dans les cas où la situation de la Playe, ou sa trop grande étendue, ne permettent pas de l'ouvrir d'un bout à l'autre, comme lorsqu'une balle a percé la cuisse, on y passera un séton qui suppléera mieux, que toute autre chose, à l'effet qu'on attendoit de l'incision; mais peut-être vaut-il mieux attendre, pour le faire, que le premier période inflammatoire soit passé, de peur d'occasionner, à cette époque, trop de douleur & d'irritation. Si la direction & la situation de la Playe sont telles qu'on ne puisse pas faire usage du séton, après avoir combattu les symptômes inflammatoires par les moyens convenables, & avoir amené une bonne suppuration, on se conduira suivant les règles que nous avons établies en parlant des Playes faites par des instrumens pointus.

Un grand fracas d'os, un déchirement considérable de parties aponeurotiques ou tendineuses, la violence de la commotion & la mauvaise disposition du blessé occasionnent souvent la mortification des parties affectées. L'augmentation du gonflement, de la tension, de l'inflammation, de la douleur, de la fièvre & des autres accidens annonce qu'elle est prochaine; & l'on ne doit rien négliger pour la prévenir, ou pour en arrêter les progrès. *Voyez* GANGRÈNE. Nous ne répéterons pas ici ce que nous avons dit dans cet article sur le traitement nécessaire en pareilles circonstances; nous observerons seulement que la gangrène la plus à redouter dans les Playes d'armes à feu, est celle qui survient en conséquence de l'inflammation, & que le plus sûr moyen de la prévenir, est de suivre avec exactitude le traitement que nous avons recommandé pour le période inflammatoire. Il n'empêchera pas que les parties qui ont été extrêmement froissées & contuses par le coup de feu, ne tombent dans un état de mortification complette; mais cette espèce de gangrène est peu à redouter, parce qu'elle est généralement circonscrite, & sans aucune tendance à s'étendre.

Comme dans bien des circonstances, le kinkina est un excellent remède contre la gangrène, on en a fait usage dans tous les cas de Playes d'armes à feu, où l'on a cru qu'elle tendoit à se manifester, mais souvent on l'a fait mal-à-propos. On peut toujours donner le kinkina dans un cas de gangrène, à un sujet foible & épuisé; &, rarement alors, l'employera-t-on sans succès. Mais il n'est pas ordinaire de voir des Playes d'armes à feu ailleurs que chez des hommes robustes & pléthoriques; ni par conséquent que les symptômes de gangrène qui surviennent de bonne-heure en conséquence de ces Playes, soyent de nature à exiger des remèdes toniques d'aucune espèce; néanmoins lorsqu'il ne reste plus ni inflammation, ni pléthore, si la gangrène a la moindre disposition à s'étendre, il faut donner le kinkina hardiment & à hautes doses.

Lorsqu'un membre a été tellement fracassé par un coup de feu qu'on n'ait pas lieu de se flatter de pouvoir le conserver, le Chirurgien, au lieu de perdre du tems & d'exposer son malade à perdre la vie par le développement des divers symptômes que nous avons énumérés, doit savoir se déterminer à propos à en faire l'amputation. On a dit, avec beaucoup de raison sans doute, qu'il ne falloit pas recourir à cette opération trop légèrement; & que, souvent dans le cas qui nous occupe, on avoit coupé des membres qu'on auroit pu facilement sauver par un traitement méthodique. Un Chirurgien du Roi de Prusse, M. Bilgner, a même publié, il y a une trentaine d'années, un ouvrage qui a eu beaucoup de célébrité, où il a cherché à prouver que l'amputation n'étoit presque jamais nécessaire, & qu'on ne doit l'entreprendre pour aucune espèce de lésion causée par une arme à feu. Le public sans doute a beaucoup d'obligations à M. Bilgner pour avoir, plus que personne peut-être, contribué à empêcher l'abus des amputations trop fréquentes; mais il paroît aussi que le zèle qui l'animoit l'a porté trop loin, &, qu'en suivant son principe à la lettre, on exposeroit un grand nombre d'individus à des souffrances & à des dangers qu'on peut leur épargner, en suivant une pratique différente. Ainsi, lorsque la substance musculaire d'un membre a été, pour la plus grande partie, violemment contuse & déchirée, lorsque quelque jointure a été brisée ou même lorsqu'un os a été fracassé dans une grande partie de son étendue, il vaut mieux recourir sur-le-champ à l'amputation avant que l'inflammation se soit établie. *Voyez* ce que nous avons dit là-dessus à l'article AMPUTATION.

PÉRINÉE. Hernie au Périnée. *Voyez* HERNIE.

PÉRINÉE. Fistule au Périnée. Nom par lequel on désigne un ulcère sinueux de cette partie, communiquant le plus souvent avec l'ulcère, & quelquefois avec le corps même de la vessie. On étend ce nom aux ulcères de la même nature qui s'ouvrent dans le scrotum, ou en quelque partie des tégumens, le long de la verge.

Le nom de fistule devroit proprement être réservé à cette espèce d'ulcère sinueux, dont les bords sont devenus durs & calleux; mais on est dans l'usage de l'appliquer à toute espèce d'ulcère profond, dont le pus sort par une ou plusieurs ouvertures étroites des tégumens. Aussi le donne-t-on à des maladies en apparence bien différentes. Quelquefois ce n'est qu'une ouverture en quelque endroit du Périnée ou de la verge, d'où sort un peu de pus mêlé d'urine, sans aucune inflammation ni dureté des parties voisines. D'autres fois il y a plusieurs ouvertures qui communiquent avec l'urètre & par où l'urine sort en totalité, ou du moins en grande partie, & l'on apperçoit que les environs sont dans un état de maladie plus ou moins marqué. Dans quelques cas on les trouve simplement durs & calleux, sans beaucoup de gonflement; dans d'autres, outre la dureté, on découvre une enflure & une inflammation considérables, accompagnées de beaucoup de douleurs. Quelquefois le gonflement & la dureté sont limités à un petit espace; mais pour l'ordinaire, & sur-tout lorsque la maladie a duré long-tems, ils en occupent davantage & s'étendent depuis l'anus jusqu'au scrotum. Le scrotum même, & la partie antérieure de la verge, participent souvent à cet état, & si malheureusement l'urine pénètre dans le tissu cellulaire de ces parties, elle occasionne les accidens les plus fâcheux.

En traitant de cette maladie il faut commencer par en distinguer les causes. En voici les principales.

1.° Les Playes & les autres affections de ces parties occasionnées par des causes extérieures.

Dans l'ancienne méthode de tailler par le grand appareil (*Voyez* TAILLE), les parties où se faisoit l'ouverture étoient tellement contuses & déchirées, que l'on voyoit rarement la plaie se cicatriser sans accident, & particulièrement sans occasionner quelque fistule au Périnée; il est très-rare aujourd'hui de rien observer de semblable après cette opération, à moins que l'urine trouvant quelque obstacle à son libre passage par l'urètre, ne continue à couler par la plaie, jusqu'à ce que les bords de celle-ci soient devenus calleux. Quelquefois cette maladie s'établit en conséquence d'incisions faites au canal pour en extraire des pierres qui s'y étoient engorgées.

2.° Un abcès formé dans le voisinage de l'urètre, donne lieu fréquemment à une érosion de ses parois, & par conséquent à la formation d'un ulcère fistuleux où l'urine passe avec le pus. Cette variété de la maladie est assez souvent la conséquence d'une gonorrhée virulente; car, lorsqu'une que l'inflammation s'étend le long du Périnée vers l'anus, si l'on ne parvient promptement à la dissiper par la saignée & par d'autres moyens indiqués, elle est très-sujette à se terminer par suppuration. *Voyez* GONORRÉE.

Les abcès qui se forment dans les parties molles autour de l'anus, donnent aussi lieu quelquefois à la fistule au Périnée, lorsque l'inflammation s'étend jusqu'au tissu cellulaire qui environne l'urètre, & qu'il se forme une nouvelle suppuration dans cette partie.

3.° Les différentes causes qui mettent obstacle au libre passage de l'urine le long de l'urètre (*Voyez* RÉTENTION D'URINE), peuvent également donner lieu à cette maladie, par l'inflammation qui s'établit souvent dans ce canal, auprès de l'obstacle. Cette cause est même la plus fréquente de toutes celles dont nous avons fait mention.

Le Chirurgien appellé à traiter un cas de cette espèce, doit mettre toute son attention à bien reconnoître quelle en est l'origine. Il s'attachera particulièrement à distinguer si le mal est venu à la suite d'une obstruction de l'urètre, ou s'il est l'effet d'une cause extérieure ou accidentelle; car le traitement doit être très-différent dans ces deux cas. Lorsque l'ouverture du canal a été occasionnée par une obstruction dans quelqu'une de ses parties, on ne fera aucun pas vers la guérison, en employant des remèdes généraux, ou en faisant des applications extérieures; mais on attaquera le mal par la racine, en rétablissant le diamètre uniforme du canal au moyen des bougies. Et, au contraire, les bougies feront plus de mal que de bien, si l'on en fait usage dans toute autre espèce de cas.

Il importe aussi que le Chirurgien sache distinguer les affections purement locales de celles qui tiennent à l'état général du systême. Car quelque bien entendus que soient les soins qu'il pourra donner au traitement local de l'ulcère, si le malade a quelque disposition scorbutique, vénérienne ou scrophuleuse, on parviendra difficilement à le guérir sans combattre, par des moyens convenables, cette maladie du systême.

Nous supposerons d'abord que le mal est tout-à-fait local, ou que l'on a déjà suffisamment combattu l'affection qui pourroit l'entretenir; nous supposons encore qu'il dépend originairement d'une obstruction de l'urètre. Nous n'entrerons pas ici dans le détail du traitement nécessaire, en pareilles circonstances, renvoyant pour cela aux articles BOUGIE & RÉTENTION D'URINE.

Lorsque le principe du mal est détruit, & que l'on a rétabli la parfaite liberté du canal, si l'ulcère fistuleux ne se cicatrise pas bien-tôt de lui-même, cela tient ordinairement à ce que ses bords sont durs & calleux, & l'on procédera, pour le guérir, de la manière que nous avons exposée à l'article FISTULE. On place, pour cet effet, le malade sur une table dans la même posture à-peu-près que pour l'opération de la taille; on passe une sonde dans l'urètre jusqu'au-delà du siège de l'ulcère, & on la fait tenir ferme par un aide. Le Chirurgien alors introduit un stilet par l'ouverture extérieure jusqu'au fond de la cavité, & s'en sert comme de conducteur pour ouvrir le sinus dans toute sa longueur. S'il y a plusieurs sinus, il les ouvre de même. Si les bords de l'ulcère sont extrêmement durs & calleux, il en retranche une portion plus ou moins grande; cette dernière précaution, au reste, n'est pas souvent nécessaire, car l'inflammation & la suppuration qu'exciteront les incisions, dissiperont, pour l'ordinaire, les duretés qui existoient dans la partie affectée.

Après avoir fait les incisions nécessaires, on ôte la sonde, on met légérement un peu de charpie entre les bords des playes, on les couvre de plumaceaux, enduits de quelque cérat émollient, & l'on met par-dessus des compresses que l'on fixe par un bandage.

Vingt-quatre heures après l'opération, on recouvre l'appareil d'un cataplasme émollient qu'on renouvelle de tems-en-tems, & dès que la suppuration est établie, on ne panse plus la Playe que de la manière la plus douce & la plus légère, jusqu'à ce qu'elle soit cicatrisée en se remplissant par le fond.

On a recommandé de laisser une bougie ou une sonde flexible dans l'urètre, pendant cette partie du traitement de la fistule au Périnée, dans l'idée que, par ce moyen, on maintiendroit efficacement le diamètre du canal à l'endroit de la cicatrice, & afin d'empêcher que l'urine, en coulant par la Playe, ne mît obstacle à la guérison. Mais la présence de la sonde, au contraire, cause une irritation qui en retarde beaucoup le progrès; il vaut bien mieux, si, lorsque la Playe est cicatrisée, il reste en cet endroit un retrécissement au canal, employer, pendant quelque tems, des bougies, pour le dilater autant qu'il sera nécessaire. Quant au danger de laisser couler l'urine par la Playe, il suffit de rappeller ce qui se passe après l'opération de la taille, où l'on ne voit pas qu'il résulte aucun inconvénient de cette cause.

Lorsqu'il y a beaucoup de duretés & de callosités dans les parties qui forment le Périnée, on conseille, avant de recourir à l'opération, d'en tenter la résolution par un long usage de cataplasmes, de frictions mercurielles & d'emplâtres gommeux résolutifs. Mais on ne retire pas grand avantage de tous ces moyens; la suppuration qu'ils excitent est toujours trop peu considérable & trop partielle pour avoir l'effet qu'on voudroit en obtenir.

On a fort conseillé aussi, dans les cas où les remèdes dont nous venons de parler ne réussiroient pas à fondre les duretés, de les extirper entièrement avec le bistouri. Mais il n'y a aucune nécessité de recourir à une méthode aussi cruelle; car, quoiqu'il puisse convenir de retancher le bord calleux des ulcères, il n'y a aucun avantage à extirper les duretés en entier; elles se fondront & se dissiperont entièrement en conséquence de la suppuration que les incisions auront déterminée, & la cicatrisation, en général, sera bien plus prompte en ce cas-ci que dans l'autre.

On ne sauroit mettre trop de soin à traiter les abcès qui se forment dans le voisinage du canal de l'urètre, & à les amener promptement à une bonne suppuration, par l'usage assidu des cataplasmes émolliens, quelle que soit la cause qui a déterminé leur formation. Ce moyen, suivi avec assiduité & intelligence, suffit souvent pour guérir des cas qui, s'ils eussent été négligés, auroient pu entraîner des accidens très-graves. Mais, dès que l'ulcère prend une apparence fistuleuse, il faut avoir recours à la méthode que nous avons exposée ci-dessus.

PLOMB. C'est un fait bien reconnu aujourd'hui que le plomb dépouillé de sa forme métallique, agit puissamment sur le corps; les vapeurs qu'il exhale, les chaux qu'on en obtient, toutes les préparations qu'on en fait en le mêlant avec des substances salines, manifestent des effets puissamment sédatifs sur l'intérieur du corps & agissent comme des poisons. Mais une heureuse expérience a appris aux Praticiens que l'on pouvoit employer ce métal à l'extérieur, sous différentes formes, dans une grande variété d'affections inflammatoires.

Nous avons l'obligation à M. Goulard, Chirurgien de Montpellier, d'avoir fait connoître au Public tous les avantages qu'on pouvoit attendre de ce précieux médicament. Il faut avouer que M. Goulard, en les exaltant, s'est laissé entraîner trop loin; il a trop généralisé les effets de son remède favori, & lui a attribué plus d'efficacité que n'en a trouvé probablement aucun de ceux qui en ont fait usage à sa recommandation. Néanmoins on est toujours redevable à cet Auteur, non pas il est vrai d'avoir découvert un nouveau médicament, car toutes les préparations de plomb qu'il a recommandées, étoient déjà plus ou moins connues des Praticiens, mais d'avoir rendu d'un usage plus général un remède très-efficace pour résoudre les tumeurs phlegmoneuses.

M. Goulard, dans sa Dissertation sur l'usage externe des préparations de Plomb, les recommande toutes comme à-peu-près également avantageuses dans les différens périodes de l'inflammation. Lors même que les tumeurs sont entièrement en suppuration, l'usage convenable de son extrait de Saturne, dit-il, en rend presque toujours l'ouverture inutile, non en agissant comme répercussif, car il ne lui attribue pas cette qualité, mais en occasionnant une exsudation de la matière contenue dans la tumeur.

Il ajoute que l'application du même remède est convenable dans les différentes espèces de gangrène. Mais l'expérience générale des Praticiens ne vient point à l'appui de cette assertion; elle ne confirme pas mieux ce qu'il a avancé sur la guérison des abcès où le pus étoit complettement formé. Ce n'est que lorsque l'état inflammatoire subsiste véritablement, & qu'il y a lieu de compter encore sur la résolution, que l'on doit conseiller ces sortes d'applications qui, en pareil cas, manquent rarement de produire un bon effet. Car, lorsque la préparation qu'on emploie, est d'une force convenable, on la voit, pour l'ordinaire, diminuer la douleur & la tension, en même-tems qu'elle communique à la partie une sensation agréable de fraîcheur.

Les effets funestes du Plomb, sur l'intérieur du corps, ont déterminé quelques Auteurs à s'élever contre l'usage de ces préparations, même à l'extérieur.

On ne peut douter que le Plomb pris intérieurement, sous différentes formes, n'ait agi souvent comme poison; il est même certain que quelques-unes de ses préparations, appliquées extérieurement, ont produit, dans quelques occasions, des symptômes fâcheux; mais ces accidens peuvent être regardés comme extrêmement rares, ainsi que l'attesteront nombre de Chirurgiens qui n'en ont jamais observé de semblables, quoiqu'il leur arrive assez fréquemment, sur-tout dans des cas de brûlure, de couvrir une grande partie de la surface du corps de préparations de plomb, pendant plusieurs jours, & même pendant des semaines entières.

Le sucre de Saturne vaut toutes les autres préparations de plomb qu'on emploie à l'extérieur; il en réunit tous les avantages, & s'il en diffère, c'est principalement en ce que l'on est beaucoup plus certain, lorsqu'on s'en sert, du degré de force de la préparation que l'on emploie, qu'on ne peut l'être en donnant la préférence à toute autre. Dans l'extrait de Saturne de Goulard, ainsi que dans le vinaigre de Saturne ou de litharge des Pharmacopées, qui sont le même remède, l'on peut, il est vrai, être très-certain de la quantité de Plomb que l'on met dans le vinaigre; mais la crystallisation est l'unique moyen de s'assurer avec quelque exactitude de ce qui a été dissous par le menstrue; car la dissolution varie par une infinité de circonstances accidentelles; telles sur-tout que la force de l'acide, & le degré de la chaleur que l'on applique. Comme on n'est pas toujours maître de diriger exactement ces circonstances, on devroit en général préférer le sucre de Saturne.

La meilleure manière d'employer ce remède

paroît être sous la forme de solution aqueuse; les proportions suivantes remplissent communément le but qu'on se propose.

Prenez une demi-once de sucre de Saturne, faites-le dissoudre dans quatre onces de bon vinaigre, & ajoutez-y deux livres d'eau distillée.

L'addition du vinaigre rend la solution beaucoup plus complette; car, quand on emploie une aussi grande quantité de plomb sans ce menstruer, il s'en sépare une partie qui tombe au fond de la solution.

Telle est la forme sous laquelle on peut employer ce remède; mais, comme la plupart des Chirurgiens préfèrent l'extrait & l'eau de Goulard, nous donnerons sa méthode pour les préparer. L'extrait se fait de la manière suivante.

Prenez, Litharge d'or, une livre;
——— Vinaigre, deux livres.

Mettez-les dans un vaisseau de terre vernissée, & faites les bouillir une heure, ou une heure & un quart sur un feu doux, en remuant toujours avec une spatule de bois; ôtez ensuite le vaisseau de dessus le feu, décantez la liqueur, & gardez-la pour le besoin.

L'eau dont se servoit M. Goulard & qu'il appelloit *Eau végéto-minérale*, se fait en mettant une cuillerée à café d'extrait de saturne sur une pinte d'eau commune, & deux cuillères à café d'eau-de-vie; on peut augmenter ou diminuer la quantité de l'extrait & de l'eau-de-vie, suivant les circonstances tirées de la nature de la maladie, & de la sensibilité plus ou moins grande de la partie sur laquelle on applique le remède.

Lorsque l'on emploie l'une ou l'autre de ces dissolutions dans des cas d'inflammation, il est essentiel d'en tenir les parties malades constamment humectées; & l'on remplira très-bien cette indication, en les couvrant de cataplasmes faits avec cette eau & de la mie de pain. Si la partie enflammée est tellement sensible & douloureuse, qu'elle ne puisse supporter le poids des cataplasmes; circonstance qui n'est pas fort rare, on pourra les remplacer assez bien par des morceaux d'un linge doux, humectés de la dissolution; mais toutes les fois qu'on n'est pas arrêté par cet obstacle, les cataplasmes sont préférables en ce qu'ils retiennent plus long-tems l'humidité. Ces applications seront toujours froides, ou du moins elles n'auront pas plus de chaleur qu'il n'en faut pour que le malade ne se plaigne ni de douleur ni de mal-aise. Il faut les laisser presque constamment sur la partie, & avoir toujours soin de les renouveller avant qu'elles se sèchent.

PLOMBER une dent. C'est mettre du plomb en feuille dans le creux d'une dent cariée pour la conserver.

Pour Plomber une dent, il faut nétoyer le creux que la carie a fait; on se sert, à cet effet, d'un instrument d'acier convenable. Ensuite on introduit à différentes reprises un petit bouton de coton proportionné à l'ouverture, afin d'emporter les ordures, les débris d'alimens qui peuvent s'y être introduits; cela étant ainsi disposé, on porte un peu de coton imbibé d'essence de canelle ou de girofle, dans le fond de la carie, pour dessécher le nerf, qui, sans cette précaution, pourroit souffrir de la pression du plomb. Quand le nerf n'est pas douloureux, c'est-à-dire lorsqu'on le dessèche, ou dans les caries qui n'ont pas encore fait assez de progrès pour le mettre à découvert, on procède à l'intromission du plomb qu'on serre dans le creux de la dent avec une espèce de fouloir, afin qu'il en remplisse bien tout le vuide. Une dent bien plombée reste ainsi sans faire de douleur, jusqu'à ce que l'action des alimens contre les dents ait usé le plomb, ou le fasse sortir de sa cavité & oblige à renouveller l'opération; la carie est quelquefois placée si désavantageusement, & le trou est si peu propre à retenir le plomb, qu'on ne peut compter sur la conservation de la dent par ce moyen. *Voyez* DENT.

PLUMACEAU. Assemblage de plusieurs brins de charpie, unis longitudinalement les uns aux autres, repliés par leurs extrémités, & applatis entre le dos d'une main & la paume de l'autre; leur usage est d'être introduits dans les Playes lorsqu'on veut en tenir les bords écartés; plus généralement, ils servent seulement à les couvrir; aussi doivent-ils être proportionnés à la grandeur des Playes. Ce mot vient du latin *Pluma*, une plume; parce que les Anciens cousoient des plumes entre deux linges, pour le même usage.

On avoit coutume de couvrir autrefois les plumaceaux d'onguens, de baumes, &c. aujourd'hui l'on se contente, pour l'ordinaire, de les enduire de quelque cérat très-doux, ou de les tremper dans de l'eau tiède.

PNEUMATOCELE, de Πνεῦμα, & de Κήλη. *Ramex venti.* Hernie venteuse. C'est l'hernie fausse des Anciens, occasionnée par la présence de l'air, dans les mêmes endroits où la sérosité se trouve dans l'hydrocèle. Il ne faut point confondre cette maladie, qui est très-rare, avec l'enterocèle qui en a quelques apparences à l'extérieur. On distinguera toujours ces deux affections l'une de l'autre, en considérant l'état des anneaux, & en faisant une compression sur la tumeur; l'enterocèle rentre ordinairement, ce qui ne s'observe point dans le Pneumatocèle. La formation du Pneumatocèle est établie sur les mêmes principes que ceux de toutes les maladies emphysémateuses, qui viennent insensiblement par la décomposition du sang, ou promptement par la rupture de quelques-unes des voies aëriennes. Il peut cependant paroître dans d'autres circonstances, & d'une manière très-prompte; Monro en rapporte un exemple,

Un homme, à Edimbourg, fut blessé dans une dispute, par la pointe d'un épée, qui passa à peu près vers le milieu de l'espace qui est entre le cartilage xyphoïde, & le nombril; une partie de l'épiploon sortit; on la réduisit aussi-tôt. Le malade étoit excessivement foible; il vécut douze heures après, & dans cet espace de tems son scrotum devint aussi gros que la tête, & présentoit tous les signes d'un Pneumatocèle. A l'ouverture du corps, on trouva beaucoup de sang extravasé, qui provenoit d'une plaie de la veine-porte que l'instrument avoit divisée; la plupart des veines du bas-ventre & du tissu cellulaire ainsi que le scrotum étoient très-distendus par l'air. Le Pneumatocèle est une maladie qu'on peut feindre par cupidité, ou par d'autres motifs. Dionis dit avoir vu de petits gueux qui se perçoient le scrotum, & qui en soufflant au-dedans avec un chalumeau de paille, l'emplissoient tellement de vent qu'il devenoit d'une grosseur extraordinaire. Ils se couchoient ensuite à la porte d'une église, le scrotum découvert, & excitoient la pitié des passans dont ils recevoient la charité. Dans tous ces cas, l'air est répandu dans toutes les cellules du tissu cellulaire du scrotum, & le rend entièrement emphysémateux. Il est facile de distinguer le Pneumatocèle dont il s'agit ici, il offre les mêmes phénomènes que l'emphysème. Mais quand l'air est renfermé dans la cavité du péritestes, cas qui est très-rare, & dont je n'ai aucun exemple, en envisageant toujours la maladie comme simple, il ne peut guères y avoir que la légèreté, & la transparence de la tumeur qui puissent en faire bien connoître la nature, si toute-fois elle peut exister. Dans tout autre cas, les signes sont fort incertains, & se confondent avec ceux qui désignent les maladies premières, dont le Pneumatocèle n'est en quelque sorte que l'effet. Quand le Pneumatocèle dérive d'une dissolution générale, il faut recourir aux remèdes, notamment au kinkina, & aux martiaux, car tous les discussifs sont alors par eux seuls d'une bien médiocre efficacité. Quand la cause est locale, on a recours aux cataplasmes de farines d'orobes, de cumins, d'urine qu'on fait avec le vin ou l'eau-de-vie; on fait des fomentations avec le vin aromatique. On conseille, quand on présume que l'air est contenu dans la cavité du péritestes, de faire de petites ponctions avec une aiguille, ou un trois-cart; mais le cas qui exigeroit ces sortes d'opérations, étant infiniment rare, on voit avec quel scrupule on doit y avoir recours. Il convient, dans tous ces cas, de soulever, & maintenir le scrotum au moyen d'un suspensoir convenablement fait; cette précaution s'étend à toutes les maladies du scrotum. (*M.* Petit-Radel).

PNEUMATOMPHALE de Πνευμα, & d'ὀμφαλὸς. *Ventus umbilici.* Les Scholiastes, qui ont souvent beaucoup trop multiplié les espèces des maladies, en leur donnant des noms particuliers, ont parlé d'une tumeur venteuse à l'ombilic, sans déplacement de parties. C'est celle qu'on appelle aujourd'hui Pneumatomphale. *Voyez* l'article Emphysème. L'hernie ombilicale formé par une portion d'intestin passée à travers l'anneau de l'ombilic, forme une tumeur comme venteuse, à raison de l'air contenu dans l'intestin. Les moyens curatifs dans ce dernier cas ne doivent être relatifs qu'à la réduction de l'intestin. (*M.* Petit-Radel.)

PŒDARTROCACE, de Παῖς ἄρθρον & κακὴ. Nom que Sevérino donne au spina ventosa qui siège aux jointures chez les enfans. Il semble, en lisant cet Auteur, qu'il y ait une différence réelle entre cette maladie & le spina ventosa des Praticiens; cependant, quoique la douleur ne soit pas si violente, ce qui vient sans doute de la facilité qu'ont à prêter les fibres des extrémités des os, des phénomènes de la maladie n'en sont pas moins foncièrement les mêmes, & la douleur n'en devient pas moins vive par la suite, comme l'observe très-bien Heister dans ses Instituts de Chirurgie. *Voyez* les articles Arthrocacé & Spina Ventosa. (*M.* Petit-Radel.)

POIGNET. Δράξ. *Pugnus.* Articulation des deux os de l'avant-bras avec la première rangée des os du carpe. Cette articulation est comme toutes les autres gynglymes, non-seulement contenue par une membrane orbiculaire qui passe d'un os à l'autre, mais encore par des ligamens latéraux qui sont les cubito & radio-carpiens, & par les tendons des muscles qui vont gagner la main. Quoique toutes ces puissances suffisent dans le plus grand nombre des cas pour empêcher la luxation d'avoir lieu, cependant quelquefois celle-ci arrive néanmoins & alors il y a ce qu'on appelle luxation en avant ou luxation en arrière. Ces deux espèces sont beaucoup plus fréquentes que celles qu'on dit être sur les côtés, qui ne peuvent arriver sans la rupture des ligamens quelquefois même des apophyses stiloïdes, & sans lésion des tendons voisins. On dit que luxation peut également se faire entre l'articulation de la première & la seconde rangée des os du carpe; celle-ci n'est point encore bien prouvée. « Lorsque le Poignet est luxé en devant, la main est renversée en arrière, les doigts sont fléchis, les tendons des muscles sublimes & profonds sont contractés & forment une protubérance ou saillie à la partie interne de l'avant-bras. Dans la luxation du Poignet en arrière, la main est renversée en dedans & les doigts sont étendus. Quand le Poignet est luxé en-dedans ou du côté du pouce, la main est tournée en dehors, les doigts ne peuvent être fléchis ni étendus sans douleur; & quand il est luxé en-dehors, la main est tournée vers le pouce. La douleur est des plus vives dans toutes les luxations du Poignet, parce que les ligamens & les tendons sont fort distendus, les muscles alongés & tiraillés & l'aponevrose qui couvre l'avant-bras est fort tendue; cette douleur augmente quand le blessé veut faire quelques mouvemens. Si l'on diffère la réduction, il survient bien-tôt un engorgement inflammatoire à l'avant-bras & à la main, qui souvent sont suivis de dépôts très-fâcheux & souvent d'une anchylose. Si l'on réduit les parties aussi-tôt, les mouvemens du Poignet & de la main ne s'exécutent pas moins difficilement pendant long-tems. On fait l'extension en prenant le métacarpe le plus près qu'il est possible, & la contre-extension en faisant tirer l'avant-bras du côté du corps. Si la luxation est en-devant, celui qui fait l'extension doit fléchir la main malade en la tirant à lui & l'impulsion se fait facilement. Si elle est en arrière il tournera la main en dehors, en la tirant de même à lui. Si la luxation est sur les côtés, l'aide qui fera l'extension portera au-dehors pour diriger les os du Poignet du côté du pouce. Si le déplacement est en-dedans, il fera la même manœuvre en sens contraire; le Chirurgien, pendant les extensions, aura toujours ses mains sur l'articulation pour diriger ces différens mouvemens & conduire les os dans leur cavité. L'appareil consiste en compresses soutenues d'un bandage d'abord appliqué très-lâche à raison du gonflement & autres accidens qui peuvent survenir & auxquels on opposera des saignées abondantes & multipliées & les topiques anodins, relâchans & légèrement résolutifs. » (*M. Petit-Radel.*)

POIL. Τρίξ. *Pilus. Mastodynia.* Engorgement des mamelles accompagné souvent de rougeur, d'inflammation, de douleur, de fièvre aigue & souvent même quelquefois de suppression des lochies. On a donné à cette affection sa dénomination, d'après l'opinion vulgaire où l'on est que chaque vaisseau laiteux étoit bouché par un Poil; erreur qui remonte jusqu'à Alsaharavius & que les lumières aujourd'hui acquises, ont démontré être fausse. Les deux mamelles sont quelquefois affectées en même-tems, mais le plus souvent le mal ne siège que sur une & passe successivement de l'une à l'autre. L'engorgement n'a quelquefois lieu que dans les capillaires sanguins, & peut passer alors à une suppuration complette sans que le lait discontinue de couler. Il n'en est pas de même quand il occupe le corps des glandules mammaires, il est alors moins douloureux, plus resistant, le lait ne coule point ou qu'en très-petite quantité, on y sent des inégalités en forme de nœud; les glandes de l'aisselle sont douloureuses, insensiblement la peau se tend, l'engorgement se porte jusqu'aux vaisseaux sanguins, & le mamelon rentrant en dedans paroît enfoncé & comme s'il n'y en avoit plus.

Différentes causes peuvent concourir à produire le Poil, notamment le froid auquel les femmes s'exposent dans les premiers jours de la couche, ainsi que les chaleurs excessives par un mécanisme différent, les saisissemens subits & le plus souvent encore, le mauvais usage des astringens appliqués sur les mamelles dans l'intention de suspendre l'excrétion du lait. Quand l'une ou l'autre de ces causes ou plusieurs ensemble agissent, l'engorgement se fait souvent en fort peu de tems & le corps de la mamelle ne pouvant suffire à une si prompte distension, se crevasse en plusieurs endroits, & il sort une humeur laiteuse parsemée de grumaux qui ont toute l'apparence d'un lait caillé. A mesure que cette humeur sort, la mamelle se dégonfle; les accidens généraux s'appaisent & les excrétions reprennent leur cours. La sueur sur-tout a une odeur d'aigre plus ou moins développé, & les urines déposent un sédiment blanc & comme purpuracé. Il est rare que cette ouverture ne se ferme point d'elle-même quand du reste on s'est bien conduit dans le traitement de la maladie; les escarres alors se séparent spontanément & le lait étant dévié ailleurs, la cicatrice se fait aisément. Passons aux remèdes qui conviennent le plus en pareil cas.

Si l'engorgement est léger qu'il paroisse avoir spécialement lieu dans les glandules de la mamelle, il faut tenir la partie dans un degré modéré de chaleur en y appliquant des peaux d'agneau chaudes, & faisant prendre quelques boissons légèrement diaphorétiques. Mais, s'il est plus considérable, que la fièvre soit vive, il faudra en venir à la saignée; les cataplasmes seront résolutifs, on continuera les boissons diaphorétiques. Si l'engorgement persiste, on en viendra aux douches qu'on fera avec la lessive alkaline de cendre de sarment, de genet. Ces douches conviennent particulièrement pour dissiper les engorgemens qui restent après que l'inflammation est tombée. Pour peu qu'on sente un foyer de suppuration s'établir en quelqu'endroit, on en aidera la formation par un cataplasme de fleurs de camomille & de mélilot hachées & pilées bien menu, & dans lequel on mettra un peu d'onguent de la mère. On attend que l'ouverture se fasse d'elle-même, on panse cette plaie avec un digestif simple en mettant dans son ouverture un petit bourdonnet pour que le trou ne se ferme pas, & sur le reste de la mamelle des cataplasmes anodins, & l'on continue toujours les remèdes internes. Il se fait quelquefois sur le mamelon une ou plusieurs crevasses qui ne laissent pas que d'occasionner des douleurs, sur-tout quand les femmes donnent à téter à leurs enfans. On remédie à cet inconvénient en saupoudrant ces fentes avec la poudre de gomme arabique ou de tragacante, ou

simplement

ſimplement en les recouvrant d'huile d'amande douce.

Quelquefois la tumeur tient plus de la nature de l'épanchement que de l'engorgement, & c'eſt ce qui arrive aux femmes qui ont abondamment du lait & qui ne nourriſſent point. Il faut, en pareil cas, les réduire à une diète rigoureuſe, & chercher à procurer au lait une autre iſſue par les lochies, ce à quoi on parvient en donnant des lavemens laxatifs en faiſant prendre les ſels neutres à petite doſe notamment l'*arcanum duplicatum* & des bains de pied pluſieurs fois la journée, ayant même recours aux ſaignées de pieds ſi les circonſtances le font juger convenable. Mais, une manière d'évacuer promptement le ſyſtême des mamelles, eſt de faire allaiter la femme par un enfant fort & volumineux. On preſcrit, communément à l'intérieur, la décoction de canne de Provence, & quand on ne peut s'en procurer celle des racines de perſil. On applique extérieurement les cataplaſmes de farines réſolutives, des ſachets, de ſon, de ſel, de plâtre chaud, &, de tems-en-tems, on douche la partie avec la diſſolution de ſel ammoniac dans une décoction vulnéraire ou avec une légère leſſive de cendre de ſarment, ou une diſſolution de ſavon blanc dans de l'eau diſtillée.

Quelque prudemment traités que ſoient les engorgemens que nous venons de conſidérer dans cet article, il reſte quelquefois ſoit dans le corps de la mamelle, ce qui eſt aſſez rare, ſoit dans les glandes des duretés qui ſont très-longtems à ſe fondre; ſouvent même ces duretés perſiſtent & deviennent une cauſe cachée de cancers à l'époque où les régles ſe ſuppriment naturellement; ce à quoi on doit porter la plus ſcrupuleuſe attention pour donner les conſeils qu'exige une maladie auſſi grave dans ſes ſuites. Nous renvoyons à ce ſujet, à l'article Cancer. (*M. Petit-Radel.*)

POINT-DORÉ. C'eſt le nom qu'on a donné à une opération que pratiquoient les Anciens pour la guériſon radicale des hernies. *Voyez* Hernie.

POITRINE ou THORAX. Nom que l'on donne à la partie ſupérieure du tronc, ou à cette partie du corps qui eſt environnée par le ſternum, les côtes & les vertèbres du dos.

La poitrine eſt ſujette à différentes ſortes de léſions, occaſionnées par des cauſes extérieures, dont l'importance des organes qu'elle renferme rend la conſidération extrêmement eſſentielle au Chirurgien. Nous nous ſommes déjà occupés de quelques-unes pour leſquelles on pourra conſulter les articles Côtes, Emphysème, Empyème, Paracentèse. Nous deſtinons celui-ci à traiter de ce qui concerne les playes de cette partie du corps; mais, avant que d'entrer en matière, nous rappellerons au lecteur quelques notions Anatomiques des organes qu'elle renferme.

Le thorax eſt une cavité très-vaſte, d'une figure irrégulièrement ovale, bornée antérieurement par le ſternum, latéralement par les côtes, poſtérieurement par les vertèbres du dos, ſupérieurement par les clavicules & inférieurement par le diaphragme, membrane muſculaire très-forte, qui forme une cloiſon entre ſa capacité & celle de l'abdomen.

Le diaphragme ne s'étend pas en droite ligne d'un côté du thorax à l'autre; au contraire, il deſcend beaucoup plus bas en quelques endroits qu'en d'autres; ſi l'on ouvre cette cavité par une ſection tranſverſale vers le milieu du ſternum, & ſi l'on jette les yeux ſur le diaphragme, on le voit très-proëminent & arrondi vers le milieu, & s'abbaiſſant par les bords vers tous les points où il s'attache. A ſa partie antérieure la plus élevée, il eſt fixé au cartilage enſiforme, d'où, deſcendant obliquement à droite & à gauche, il s'attache de part & d'autre à la ſeptième côte, à toutes les côtes inférieures, & enfin aux premières vertèbres du dos. D'où il réſulte que la cavité du thorax a beaucoup plus de profondeur & de capacité poſtérieurement qu'antérieurement, circonſtance dont les Chirurgiens doivent être bien inſtruits, autrement ils ſeront ſujets à commettre de grandes erreurs dans les jugemens qu'ils porteront ſur les playes de ces parties. Ainſi, ceux qui manqueroient de connoiſſances Anatomiques ſuffiſantes, pourroient imaginer qu'un coup porté perpendiculairement ſur la partie antérieure du tronc ne ſauroit atteindre les poumons après avoir pénétré dans la cavité de l'abdomen, tandis qu'il eſt conſtant qu'il ne peut être porté dans la direction dont nous venons de parler, même quelques pouces au-deſſous de la partie la plus élevée de l'abdomen, ſans entrer dans la cavité de la Poitrine.

Toute cette cavité eſt tapiſſée d'une membrane qu'on nomme la pleure, laquelle eſt par-tout adhérente aux parties oſſeuſes qui en forment les parois, ainſi qu'au diaphragme. Chaque côté du thorax a une pleure diſtincte, elles ſe réuniſſent vers le milieu, & s'étendent depuis le ſternum juſqu'aux vertèbres; elles forment ainſi deux cavités qui n'ont enſemble aucune communication. L'adoſſement des deux membranes forme la cloiſon mitoyenne qu'on nomme le médiaſtin; ces deux membranes ſont fortement collées l'une à l'autre à la partie antérieure, dans toute la longueur du ſternum; mais, poſtérieurement, elles s'écartent en s'approchant des vertèbres, pour donner paſſage à l'aorte & à l'œſophage. Le cœur renfermé dans le péricarde, occupe une place conſidérable dans la cavité gauche de la Poitrine, dont le reſte, ainſi que tout le côté droit, eſt rempli par les poumons. Les autres parties logées dans la Poitrine, ſont l'aorte, l'œsophage, le canal thorachique, le thymus & les gros vaisseaux voisins du cœur. Dans l'état de santé, les poumons ne doivent pas adhérer à la pleure; mais il arrive souvent qu'il se forme des adhérences considérables entre ces parties, après qu'elles ont été affectées de quelque maladie inflammatoire.

La Poitrine peut être le siège de playes de tout genre; mais ce qui en caractérise particulièrement l'importance, c'est leur plus ou moins de profondeur. Celles qui ne pénètrent pas au-delà des tégumens ne seront que bien rarement suivies de conséquences fâcheuses, lorsqu'elles auront été bien traitées; celles qui pénètrent dans la cavité de la pleure, même par la plus légère ouverture, pourront au contraire, dans certaines circonstances, occasionner les accidens les plus graves; celles enfin qui attaquent quelqu'un des organes renfermés dans le thorax, doivent être regardées, dans tous les cas, comme exposant le malade à un très-grand danger.

D'après cette considération, nous établirons trois espèces de playes de la Poitrine; 1.° celles qui n'affectent que les tégumens & les muscles; 2.° celles qui pénètrent dans la cavité sans affecter aucun viscère; 3.° celles où les poumons ou quelqu'autre viscère se trouvent affectés.

Des Playes extérieures de la Poitrine.

Le premier soin du Chirurgien sera donc, toutes les fois qu'il sera appellé à traiter une playe du thorax, de s'assurer si elle a pénétré ou non dans la cavité, ce dont il pourra juger de différentes manières. 1.° En plaçant le blessé dans la situation où il étoit lorsqu'il a reçu le coup, & en examinant alors très-soigneusement avec les doigts ou avec la sonde, la direction & la profondeur de la playe. 2.° En se faisant présenter, s'il est possible, l'instrument qui l'a faite, & en s'informant de la profondeur à laquelle il a pénétré. 3.° En injectant quelque liquide dans l'orifice de la blessure, & en examinant s'il en ressort à l'instant ou s'il y demeure. 4.° En observant la couleur & la quantité du sang qui sort de la blessure, si l'expectoration n'en amène point. 5.° En examinant si les environs de la blessure ne deviennent point emphysémateux, & s'il n'en sort point d'air à mesure que le blessé respire. 6.° Enfin en faisant attention à l'état du pouls & à celui de la respiration.

C'est un précepte général, que pour bien reconnoître l'état d'une playe, il faut, autant qu'il est possible, placer le malade dans la même posture où il étoit en recevant le coup; mais il est particulièrement essentiel de ne pas négliger cette précaution, lorsqu'on examine une playe de Poitrine. Le grand nombre de muscles qui environnent cette partie, & la mobilité des côtes, peuvent faire qu'une playe qui, dans certaines positions du corps paroîtroit tout-à-fait superficielle, se trouvera dans un autre avoir pénétré à une grande profondeur; car si quelques parties d'un côté ou d'un autre, ou même du tissu cellulaire, se trouve placée par la situation actuelle du malade sur le trajet de la playe, ni le doigt, ni la sonde, ni aucune injection ne passeront avec la facilité nécessaire pour un pareil examen.

Quelquefois l'orifice de la Playe a une telle étendue qu'on peut aisément distinguer à l'œil si elle a pénétré ou non dans la cavité; ou bien l'on y passe le doigt qui vaut mieux qu'aucune sonde, lorsqu'on peut l'introduire sans déchirer ni trop fatiguer les parties voisines. Mais, quand la petitesse de l'ouverture ne permet pas d'user de ce moyen, on est obligé de se servir d'une sonde; la meilleure qu'on puisse employer en pareil cas, est une bougie avec laquelle on sera moins exposé au danger de pénétrer dans des parties saines, qu'on ne l'est en se servant d'une sonde métallique, accidens néanmoins qui n'arrivent guères à un Praticien prudent & expérimenté. Il est bon au reste de faire observer ici que, quel qu'avantage qu'il puisse y avoir à s'assurer de la direction & de la profondeur d'une playe, on a souvent fait beaucoup de mal en poussant trop loin de pareilles recherches. Il est peut-être plus important de bien reconnoître l'étendue d'une playe qui ne pénètre pas au-delà du tissu cellulaire ou des muscles intercostaux, que de savoir si une playe pénètre dans la cavité du thorax. Car lorsqu'on a découvert que la pleure a été divisée, si la playe n'est pas accompagnée d'accidens fâcheux, cette connoissance ne doit rien changer au traitement, & si l'on voit se manifester des symptômes plus graves que ceux qui résulteroient d'une simple playe extérieure, on n'a pas besoin de sonde pour savoir que la blessure a pénétré dans la cavité.

Pour s'éclairer dans les recherches de la nature de celles dont il s'agit, on pourra tirer quelques lumières de l'examen de l'arme qui a fait la blessure, de la direction qu'elle a paru suivre, & de l'étendue de la portion qui a pénétré dans le corps. Il est impossible, dans la plupart des cas, d'avoir aucun renseignement sur ces différens points; il y a cependant des occasions où cela se peut, & alors le Chirurgien ne doit pas négliger ces sortes d'indices.

Lorsque, par aucun de ces moyens, on ne vient à bout de s'assurer si la playe pénètre ou non dans la cavité, divers Auteurs ont recommandé d'y injecter de l'eau tiède. Si l'eau en ressort à l'instant, on pourra en conclure qu'elle n'est que superficielle; mais si l'eau y reste en tout ou en partie, sans occasionner aucun gonflement à l'extérieur, il n'y aura plus lieu de douter que la pleure n'ait été ouverte. Mais cette manière de reconnoître l'état des parties ne vaut pas mieux que l'usage de la sonde; car si l'on emploie un certain degré de force pour faire parvenir l'eau jusqu'au fond de la playe, on peut offenser des parties qui ne l'avoient point été; d'ailleurs une quantité quelconque de liquide, répandue entre le poumon & la pleure, n'est jamais sans inconvénient, & elle contribuera nécessairement à augmenter la gêne de la respiration.

Lorsqu'il sort de l'air de la playe pendant l'inspiration, on a lieu de soupçonner que le poumon est blessé. Mais, quoique l'on donne cette circonstance comme une preuve certaine de l'affection du poumon, elle n'est cependant pas décisive. Car si le poumon adhère quelque part à la pleure, il peut être blessé dans cet endroit, sans que la playe pénètre dans la cavité proprement dite; en pareil cas, il ne sortira point d'air par l'orifice de la playe. D'un autre côté, l'air extérieur peut s'insinuer par l'ouverture du thorax, entre la pleure & le poumon, & alors on le verra sortir pendant l'inspiration, quoique ce viscère n'ait pas été affecté. Pour écarter tout doute à cet égard, on engagera le blessé à faire des inspirations aussi fortes qu'il lui sera possible, afin de faire sortir l'air qui peut être amassé dans la cavité, en ayant soin à la fin de chaque inspiration, de ramener la peau sur l'orifice de la playe, & de l'y retenir avec le doigt pendant l'expiration, pour ne pas permettre à l'air extérieur d'y rentrer. De cette manière, on aura bien-tôt fait sortir l'air épanché; &, s'il continue à en sortir une certaine quantité pendant l'inspiration, on peut en conclure avec certitude que le poumon est blessé.

Il se forme quelquefois un gonflement emphysémateux autour des playes de la Poitrine, occasionné par une certaine quantité d'air qui s'est insinuée dans le tissu cellulaire. Cet accident qu'on ne voit guères dans les cas de playes très-étendues à l'extérieur, n'est point rare dans ceux de blessures faites par un instrument pointu, ou par une côte cassée, &c. sur-tout lorsque ces blessures ont une direction oblique. *Voyez*, à ce sujet, l'article EMPHYSÈME.

Lorsqu'une playe de Poitrine donne beaucoup de sang, on peut être assuré qu'elle n'a pas seulement pénétré dans la cavité, mais qu'elle a atteint quelqu'un des organes qui y sont contenus. Car, à l'exception des artères intercostales, qui suivent le bord de chaque côte, tous les autres vaisseaux à l'extérieur du thorax sont très-petits, &, comme on peut facilement arrêter l'hémorrhagie qui vient d'une artère intercostale, en comprimant ce vaisseau, il est aisé de s'assurer si le sang vient d'une partie extérieure ou de l'intérieur.

L'apparence même du sang, fourni par la playe, peut donner quelques notions sur sa profondeur. Le sang qui sort des poumons est plus vermeil & plus écumeux que celui qui vient de quelqu'autre endroit.

On ne peut douter que le poumon ne soit blessé lorsqu'on voit le malade cracher du sang; mais l'absence de ce symptôme ne sauroit non plus être une preuve du contraire.

L'état du pouls & celui de la respiration demandent aussi toute l'attention du Praticien. Dans les playes qui ne vont pas au-delà des tégumens, ni l'un ni l'autre ne paroissent altérés, au moins dans les commencemens; mais celles qui pénètrent dans la cavité, & particulièrement celles qui affectent quelques viscères, peuvent souvent se reconnoître dès les premiers instans, par leurs effets sur le système des vaisseaux & sur les organes de la respiration. Lorsque les poumons sont blessés, s'ils le sont dans un endroit où ils aient contracté des adhérences avec la pleure, la playe a pu pénétrer à une grande profondeur sans que l'air puisse s'épancher dans la cavité du thorax, & sans que les fonctions de ces organes paroissent fort altérées; mais si l'air ou le sang peuvent s'épancher dans cette cavité, les poumons se trouvent à l'instant comprimés, la respiration devient difficile, le pouls foible, gêné & intermittent, & il ne peut rester aucun doute sur la nature de la playe.

Après nous être suffisamment étendus sur le diagnostic des playes du thorax, nous allons nous occuper de leur traitement.

Les playes du thorax, qui ne pénètrent pas au-delà de la peau & du tissu cellulaire, ne sont généralement accompagnées d'aucun danger. Elles se cicatrisent avec la même facilité & par les mêmes moyens que des playes simples & superficielles dans toute autre partie du corps. Lorsqu'elles atteignent les muscles, particulièrement les muscles intercostaux, & sur-tout lorsqu'elles font un certain trajet entre ces parties, il y a toujours lieu de craindre qu'elles ne viennent enfin à pénétrer dans la cavité du thorax, si l'on ne prend pas tous les moyens possibles pour prévenir la suppuration, ou pour empêcher le pus de se frayer une route jusqu'à la pleure, & enfin de la percer. (*Voyez* ABCÈS & FISTULE). Dans les playes par incision, lorsqu'on n'a pas pu les cicatriser par simple réunion des parties, (*Voyez* PLAYE) il suffit d'empêcher qu'elles ne se ferment par les bords avant qu'elles soient bien remplies par le fond. Celles qui sont faites par des instrumens pointus, ou par des armes à feu, doivent être ouvertes d'un bout à l'autre avec le bistouri, si elles ne sont pas très-étendues, & traitées ensuite comme les précédentes; mais, lorsqu'elles parcourent un très-long trajet, il vaut mieux y passer un séton. Par ce moyen, on empêche la cicatrice de se former trop tôt à l'extérieur, l'on donne le tems à la playe de se remplir également par-tout, après quoi l'on diminue peu-à-peu la mèche du séton, & lorsqu'on l'ôte enfin tout-à-fait, il suffit, pour l'ordinaire, d'exercer, pendant quelques jours, un léger degré de compression sur la partie blessée, pour achever la guérison. Quelques Auteurs ont prétendu qu'on pouvoit, par la compression seule, guérir toutes les playes de ce genre; mais quoique cette pratique puisse réussir quelquefois dans d'autres parties du corps, & principalement sur les extrémités où l'on peut plus facilement comprimer un sinus dans toute sa longueur, aussi long-tems qu'on le juge nécessaire, il n'en est pas de même sur la Poitrine où une pression un peu forte, lorsqu'il faut la continuer un certain tems, devient toujours extrêmement incommode.

Pour guérir une playe en cette partie, par ce seul moyen, il faut faire plusieurs tours de bande, assez serrés autour du thorax, & les soutenir par un scapulaire; au lieu qu'après l'usage du séton, il suffit de contenir par des emplâtres agglutinatifs, les pelottes & autres moyens qu'on emploie pour former la compression.

Cette méthode du séton ou de l'incision longitudinale des playes sinueuses à l'extérieur du thorax, est infiniment préférable, quoique plus cruelle en apparence, à celle qu'on suivoit ci-devant, & qui consistoit à entretenir l'ouverture extérieure de ces sortes de playes, en la tenant dilatée avec des tentes, jusqu'à ce qu'elles fussent remplies par le fond. On peut se servir avantageusement de tentes dans le traitement des playes qui ont pénétré dans la cavité du thorax, ainsi que nous l'avons dit ailleurs (*Voyez* Plaie); mais, dans le traitement de celles dont il est ici question, le grand objet qu'on doit avoir en vue étant d'empêcher que le pus pénètre dans la Poitrine, il faut éviter avec soin tout ce qui peut tendre à l'accumuler dans la playe. Cette méthode d'ailleurs est plus longue, plus incertaine & plus douloureuse que celle que nous venons de décrire.

Il est très-essentiel de faire attention au régime des blessés, dans tous les cas de playes d'une certaine importance; mais il est particulièrement nécessaire lorsque c'est la Poitrine qui est affectée, parce qu'elle contient des organes extrêmement essentiels à la vie; & parce que ces organes sont très-sujets à s'enflammer, même en conséquence de playes peu profondes. C'est pourquoi, dans les cas même qui paroissent le moins menaçans, il faut tenir le malade à un régime sévère; il faut lui entretenir la liberté du ventre par des lavemens ou par des laxatifs très-doux; &, lorsque le pouls paroît l'indiquer, il faut lui tirer du sang. On doit insister sur ce que le blessé demeure dans un parfait repos; car toute espèce de mouvement nuit à la guérison de ces playes; ainsi, il évitera, autant qu'il sera possible, de tousser, de rire & même de parler.

Des Playes pénétrantes de la Poitrine.

Les playes pénétrantes de la Poitrine sont toujours dangereuses, & méritent par conséquent toute l'attention du Praticien. Nous nous occuperons d'abord de celles qui pénètrent dans la cavité sans offenser aucun viscère.

Dans l'état de santé, les poumons remplissent, dans la cavité du thorax, l'espace que leur laissent les autres organes qu'elle renferme avec une telle exactitude qu'ils sont par-tout en contact avec la pleure, pendant l'inspiration comme pendant l'expiration; &, dès qu'il s'insinue quelque portion d'air, de sang ou d'autres substances entre leurs surfaces, il en résulte à l'instant plus ou moins d'angoisse & de difficulté à respirer. Or dans toutes les playes où la pleure se trouve divisée, si cette membrane n'est pas en cet endroit adhérente au poumon, en conséquence de quelque maladie antérieure, il est difficile que l'air extérieur, ou quelque peu de sang, ou l'un & l'autre ne s'épanchent dans la cavité. Si l'artère intercostale est ouverte, & si en même-tems la playe extérieure est très-étroite, le sang fourni par ce vaisseau est très-sujet à tomber dans l'intérieur, ce qui occasionne aussi-tôt une grande gêne dans la respiration, & les autres symptômes qui sont l'effet de la compression du poumon, & dont nous avons parlé à l'article Paracentèse. Nous ne répéterons pas ce que nous avons dit à ce sujet; nous nous contenterons de faire ici quelques remarques sur les précautions à prendre pour prévenir de pareils épanchemens.

Dans les cas de playes qui n'offensent aucun viscère de la Poitrine, il n'y a que l'artère intercostale qui puisse fournir une certaine quantité de sang; & comme elle peut en donner beaucoup, il ne faut point perdre de tems pour y porter remède, lorsqu'elle est blessée. D'un autre côté, sa situation dans une rainure à la partie inférieure de la côte, en rend la ligature assez difficile; avec un peu d'attention cependant on peut en venir à bout.

Lorsque la petitesse de l'orifice extérieur de la playe ne permet pas d'appercevoir celui du vaisseau, il faut le mettre à découvert par une incision suffisante, faite avec le bistouri. On a proposé différens moyens pour le comprimer, ou pour en faire la ligature, & comme on a vu que ceux qui irritoient la pleure étoient sujets à occasionner des accidens graves, on a imaginé des instrumens destinés à comprimer l'artère sans affecter cette membrane; mais qui, en général, remplissent assez mal leur objet; nous les avons indiqués à l'article Ligature. Heureusement tous ces moyens recherchés, ne sont pas nécessaires. Lorsqu'on a suffisamment dilaté la playe des tégumens, si l'on ne peut pas saisir le vaisseau avec la pincette, on pourra presque toujours le faire avec un crochet un peu plus recourbé que celui dont quelques Praticiens se servent, préférablement à cet instrument, pour la ligature des vaisseaux, & dont nons avons fait mention à l'article HÉMORRHAGIE. Un embonpoint considérable peut cependant être un obstacle au succès de cette méthode, & alors il ne faut pas hésiter à passer tout autour de la côte une forte ligature qui comprimera l'artère au moyen d'un petit bourdonnet de charpie. On aura grand soin, en faisant cette opération, de prendre garde à ne pas blesser le poumon, ce qui n'est pas difficile quand il n'y a pas d'adhérence dans l'endroit affecté; & lorsqu'il y en a, il faut commencer par détacher doucement avec le doigt, le poumon de la pleure, avant de passer la ligature.

L'hémorrhagie une fois arrêtée, il faut tâcher de débarrasser la Poitrine de l'air qui aura nécessairement pénétré dans sa cavité par l'orifice extérieur de la playe, afin de diminuer l'angoisse de l'oppression, & afin de mettre le malade en état de supporter l'appareil qu'exige la Playe. Pour cet effet, ainsi que nous l'avons déjà indiqué ailleurs, le malade fera lentement une inspiration aussi profonde qu'il lui sera possible, ce qui fera sortir par la playe une certaine quantité de l'air épanché. Le Chirurgien alors, ramenant la peau sur la blessure, la tiendra exactement bouchée pendant le tems de l'expiration, & en répétant quelquefois le même procédé, il débarrassera bien-tôt la Poitrine de la totalité de cet air, ou à-peu-près. Il rapprochera ensuite exactement les bords de la playe, les contiendra par quelques morceaux d'emplâtre agglutinatif, & soutiendra le tout par le bandage du corps, convenablement appliqué.

Des Playes de la Poitrine qui affectent le poumon.

Nous avons déjà fait, ci-dessus, l'énumération des symptômes qui indiquent l'affection de quelque viscère dans les playes de Poitrine, & nous ne répéterons pas ici ce que nous en avons dit.

Le danger des playes du poumon dépend, en premier lieu, de la perte du sang qui peut aller au-delà de celle que le blessé est en état de supporter, & en second lieu, de l'inflammation & des abcès qui en sont les conséquences.

Le meilleur moyen d'arrêter l'hémorrhagie est de saigner abondamment le malade; on recommande même, en pareil cas, de pousser sur-le-champ la saignée jusqu'à la défaillance. On place le blessé dans un appartement frais, on lui enjoint le plus parfait repos, on le tient à un régime sévère, & l'on entretient la liberté du ventre par des lavemens ou par quelques laxatifs très-doux. Indépendamment du repos du corps, il faut aussi que les poumons demeurent dans la plus grande tranquillité; il importe par conséquent que le blessé évite de tousser, de rire, de parler & de faire de profondes inspirations; car, lorsque ces orgnes sont blessés, il est impossible que l'air les distende à un certain point sans tirailler proportionnément les vaisseaux sanguins qui ont été divisés. Malgré ces précautions, il n'est pas rare de voir la blessure devenir mortelle, en conséquence de l'hémorrhagie; d'autres fois, un épanchement considérable de sang entre la pleure & le poumon, cause la mort, en empêchant la respiration; d'autres fois enfin, il se forme des abcès dans la substance même du poumon qui tuent le malade d'une manière plus lente.

Nous avons déjà parlé, à l'article PARACENTÈSE, du traitement à suivre dans les cas d'épanchement de sang dans la cavité du thorax, nous nous contenterons ici de présenter quelques remarques sur les abcès du poumon.

Un abcès formé dans la substance du poumon, à la suite d'une playe, peut se vuider de trois manières. Le pus peut sortir par l'expectoration ou par l'orifice extérieur de la playe, ou bien il peut s'épancher entre le poumon & la pleure.

Lorsque l'abcès s'ouvre dans les bronches, il n'est pas impossible, qu'au premier instant, il suffoque le malade; mais lorsqu'une abondante expectoration de pus a écarté ce danger, s'il n'y a dans la Poitrine aucun vice de constitution, ni aucune disposition héréditaire à la phthisie, il n'est pas rare de voir le malade se guérir au moyen d'un régime très-doux, d'un exercice constant & modéré, tel que celui du cheval, &c. La Chirurgie, en pareil cas, ne peut être d'aucun secours.

Mais, lorsque l'abcès s'est vuidé dans la cavité du thorax, ou qu'il tend à se faire jour par la playe, on peut souvent, au moyen d'une opération, conserver la vie au malade qui périroit sans ce secours.

Nous avons vu à l'article PARACENTÈSE ce qu'on doit faire dans les cas d'épanchement de pus dans la cavité de la Poitrine. Mais, lorsque la playe qui a donné lieu à la suppuration se trouve encore ouverte, de manière que le pus tende à sortir par cette ouverture, il faut se conduire de la même manière que pour un abcès situé en tout autre partie du corps, c'est-à-dire, en donnant issue au pus par une ouverture suffisante (*Voyez* ABCÈS); car il n'est pas difficile de comprendre que le danger de cette opération ne sauroit être comparé à celui qui résulteroit de la rupture de l'abcès dans la cavité de la Poitrine, ou dans les bronches. Souvent un léger suintement de matière purulente par la playe extérieure, annonce la formation d'un pareil abcès; quelquefois on le découvre au toucher, en introduisant le doigt par l'orifice de la playe, & , en pareil cas, on ne doit pas hésiter à suivre cette méthode, &, lorsqu'à la suite d'une playe de la nature de celles dont nous parlons, on a vu, pendant quelque tems, couler du pus au-dehors, si cet écoulement venant à se supprimer, il survient des symptômes qui indiquent une nouvelle suppuration, quoiqu'on ne l'apperçoive point à la vue ni au toucher; comme, en pareilles circonstances, le malade se trouve dans un danger imminent, on doit se déterminer à élargir la playe par des incisions faites aux tégumens & aux muscles intercostaux, afin d'avoir une ouverture qui permette d'y passer le doigt, & de chercher le siège de l'abcès. Si l'on est assez heureux pour le découvrir, à quelque profondeur qu'il soit situé, on introduira un bistouri le long du doigt, & on le poussera doucement jusques dans sa cavité. M. Bell a vu deux cas de cette nature où il a ouvert des abcès profondément situés, & qu'il n'avoit apperçus qu'en introduisant son doigt presqu'en entier dans la playe. Les malades furent soulagés à l'instant, &, quoiqu'avant l'opération, ils parussent être dans un danger qui laissoit peu d'espérance de guérison, ils recouvrèrent l'un & l'autre une santé parfaite.

En faisant l'ouverture d'un abcès aussi profondément situé, il faut d'abord ménager extrêmement l'incision, afin de ne blesser la substance du poumon que le moins possible. Mais lorsqu'on voit paroître le pus, il faut lui ouvrir une issue assez large pour qu'il puisse sortir librement; & pour vuider complettement toute la cavité de l'abcès. Ensuite on aura soin d'entretenir l'ouverture extérieure, pour que le pus, qui se formera par la suite, ne séjourne pas dans la playe; car si on lui permet de se cicatriser avant que la cavité de l'abcès ne soit remplie par le fond, il se formera bien-tôt un nouvel amas de pus, & le malade se trouvera dans le même état de danger où il étoit avant l'opération. On se servira, pour cet effet, de canules de plomb, ainsi que nous l'avons recommadé à l'article PLAYE. Ces canules doivent être larges & applaties; elles doivent aussi avoir un bord plus large que l'orifice de la playe, afin de se mettre à l'abri de toute espèce de crainte qu'elles ne tombent dans la cavité du thorax, accident qui n'est pas sans exemple.

Une tente solide peut remplir la même intention qu'une cannule, lorsqu'elle ne s'adapte pas exactement à l'ouverture de la playe, & que le pus peut couler le long de ses côtés; mais il faut toujours préférer une tente creuse, lorsqu'il n'y a pas d'autre moyen d'entretenir l'écoulement habituel du pus.

Dans les grandes playes avec déperdition de quelque portion du sternum ou des côtes, on voit quelquefois une partie du poumon sortir hors de l'ouverture. Le Chirurgien, s'il est appellé d'abord après l'accident, se hâtera de faire rentrer cette partie déplacée; mais si elle a déja été longtems exposée à l'air, & sur-tout si elle a beaucoup souffert au moment de l'accident, il commencera par examiner si elle n'est point gangrénée, &, en ce cas, il retranchera tout ce qui lui paroîtra être dans un état de mortification complette, avant que de replacer le reste. En faisant cette résection dans les parties mortes, on ne courra aucun risque d'occasionner par-là ni hémorrhagie, ni aucun autre symptôme dangereux, &, en retranchant des parties altérées à ce point, on prévient le danger qui résulteroit nécessairement de leur rentrée dans le thorax.

Des Playes du cœur & des gros vaisseaux, & de celles du canal thorachique.

Les playes du cœur & des gros vaisseaux attenans à ce viscère, doivent toujours être regardées comme mortelles, & tout l'Art des Chirurgiens ne sauroit prévenir cette terminaison. Car, quoiqu'on lise chez quelques Auteurs des Observations qui tendent à prouver que le cœur même peut être blessé, sans que la mort en soit la conséquence, il y a tout lieu de se défier de l'authenticité de pareils faits. On comprend qu'une blessure superficielle de cet organe peut bien ne pas entraîner sur-le-champ la perte de la vie; mais on voit aussi qu'elle doit tôt ou tard avoir cet effet; car la portion du cœur qui aura souffert, se trouvant plus foible que toute autre, cédera peu-à-peu à l'effort de sa contraction, & lorsqu'elle sera distendue au point de former un aneurisme, le mal ne tardera pas à augmenter de plus en plus rapidement, jusqu'à ce que le sac aneurismal, venant à se rompre, le malade périsse subitement. *Voyez* ANEURISME & CARDIOGMUS.

L'unique méthode à suivre, en pareil cas, consiste à diminuer l'action du cœur par des saignées répétées de tems-en-tems, par un régime sévère, par le repos du corps; ces moyens, il est vrai, n'opéreront pas une guérison; mais ils prolongeront plus ou moins la vie, en ralentissant les progrès du mal. Ce que nous disons des playes du cœur s'applique également à celles des gros vaisseaux.

Il y a dans la Poitrine un autre organe très-important dont il est à propos de faire ici mention, c'est le canal thorachique. Car, quoique les playes de cet organe se terminent, dans la plupart des cas, par la mort, il y a des circonstances où un traitement sage & méthodique pourra opérer une guérison. Le canal thorachique, en s'éloignant du réservoir du chyle, passe le long de l'épine du dos près de l'aorte; il passe derrière ce vaisseau, vers la cinquième ou sixième vertèbre du dos, &, remontant jusqu'à la veine souclavière gauche, il verse le chyle dans sa cavité.

On juge que le canal thorachique est blessé par le siège & la direction de la playe, par la nature du fluide qui en découle & qui paroît tout-à-fait blanc comme du chyle, ou mêlé d'une proportion considérable de fluide; enfin, par l'affoiblissement du malade, affoiblissement qui augmente de jour en jour beaucoup au-delà de ce qu'on auroit lieu d'attendre d'une playe de la même grandeur, en toute autre partie du corps.

Pour favoriser la cicatrisation de cette playe, il faut prévenir, autant qu'il est possible, la trop grande distention du canal, & diminuer ainsi l'étendue de l'ouverture faite à ses parois. Il faudra, pour cet effet, tenir le blessé à un régime extrêmement sévère, & ne lui donner le peu d'alimens qu'on lui accordera que par très-petites doses, fréquemment répétées; on ne lui permettra pas même de prendre beaucoup à-la-fois d'aucune boisson. On aura soin d'entretenir la liberté du ventre; on recommandera le repos du corps le plus parfait, & l'on fera éviter même tout mouvement laborieux de la Poitrine, & tout ce qui peut contribuer à rendre la respiration plus fréquente.

Des Playes du diaphragme, du médiastin & du péricarde.

On juge que le diaphragme est blessé, par la situation de la playe & par la nature des symptômes qui l'accompagnent. Comme cet organe est toujours en action pendant qu'on respire, il ne sauroit être endommagé sans que la respiration en soit affectée, & sans que le blessé éprouve, pendant la respiration, une douleur assez vive, non-seulement dans l'endroit de la playe, mais encore dans toutes les parties où le diaphragme s'attache. Il se plaint en outre de douleurs dans toute la région de l'estomac, & quelquefois dans les épaules; il a des maux de cœur, des vomissemens, du hoquet, de la toux, du délire, un pouls dur & fréquent, de la fièvre & tous les symptômes qui annoncent l'inflammation. On parle du rire involontaire comme d'un symptôme que causent quelquefois les playes de cette partie.

C'est une opinion assez généralement admise, parmi les Praticiens, que les playes des parties tendineuses du diaphragme sont toujours mortelles, & que celles des parties musculaires sont accompagnées de moins de danger. Mais cette distinction ne paroît pas trop fondée sur l'expérience; tout ce que celle-ci nous apprend, c'est que les playes de cet organe, en quelqu'endroit qu'elles se trouvent, sont toujours extrêmement dangereuses.

Les symptômes, qui sont ici le plus à redouter, sont ceux qui dépendent de l'inflammation ou de l'irritation. Le moyen, sur lequel on doit le plus compter pour les prévenir ou les modérer, est la saignée abondante & répétée suivant l'état & les forces du malade. L'on fera grand usage de fomentations émollientes sur tout l'abdomen & le thorax; on tiendra le blessé à un régime sévère & dans un parfait repos, & on lui administrera des doses suffisantes d'opium pour calmer les symptômes d'irritation.

Un accident qui, lorsqu'il a lieu, rend les playes du diaphragme particulièrement fâcheuses, c'est, lorsqu'une portion de l'estomac du colon ou de quelqu'autre partie du canal intestinal, passe par cette ouverture de l'abdomen dans le thorax, & se trouve étranglée au passage, d'où résultent des douleurs atroces & tous les accidens qui accompagnent les hernies étranglées. Il n'est pas possible de réduire une pareille hernie, & quand on en pourroit venir à bout on n'auroit aucun moyen pour l'empêcher de se former de nouveau.

Les playes du médiastin ne demandent pas de traitement particulier; les conséquences qu'on a le plus lieu d'en redouter, sont un épanchement de sang dans l'une des cavités du thorax, l'inflammation, la suppuration & les accidens qui en sont la conséquence. Les remarques que nous avons faites sur les autres playes pénétrantes de la Poitrine s'appliquent également à celles-ci. Nous ne croyons pas, non plus, devoir nous étendre sur les blessures du péricarde. Cet organe contient un fluide qui paroît être destiné à rendre le mouvement du cœur plus facile &, lorsque ce fluide peut en sortir & se répandre dans la cavité du thorax, on seroit fondé à regarder cette circonstance comme pouvant augmenter le danger de la Playe. Néanmoins les blessures du péricarde ne paroissent pas être aussi dangereuses dans le fait qu'on pourroit le supposer *à priori*, & l'expérience ne montre pas qu'elles demandent aucun soin particulier.

Toutes les playes pénétrantes de la Poitrine où il se forme une suppuration, sont sujettes à ne se cicatriser que très-lentement; il y a même des cas où il s'établit un écoulement de pus qui subsiste pendant nombre d'années, & quelquefois pendant toute la vie, malgré tout ce qu'on peut faire pour y porter remède. L'inquiétude des malades & leur impatience de se voir délivrés d'une incommodité aussi désagréable a souvent engagé les Praticiens à redoubler d'efforts, soit pour leur procurer une guérison complette, soit au moins pour diminuer l'abondance du pus; c'est dans de pareilles vues qu'ils ont imaginé différentes sortes d'injections appellées détersives & vulnéraires. Mais, rarement l'usage de ces topiques a-t-il eu les bons effets qu'on s'en étoit promis, & malgré toutes les précautions & tous les ménagemens avec lesquels on a pu les employer, ils ont souvent fait du mal; ils irritent & enflamment les poumons & les parties voisines; &, au lieu de cicatriser l'ulcère ou l'abcès, ils lui donnent plus d'étendue en divisant & en déchirant le tissu cellulaire.

Nous croyons donc qu'on fera mieux de renoncer à tout remède de ce genre, & de s'en tenir à ceux que nous avons indiqués ci-dessus.

POLYPES. Πολυπώδεις. *Polypi.* Excroissances charnues & indolentes qui s'élèvent des différentes cavités du corps, ou des viscères creux qu'elles renferment, & qui se présentant au-dehors, ont différentes formes & couleurs, selon leur nature particulière. On leur a donné le nom de Polypes à raison de ce qu'on a cru qu'elles avoient plusieurs racines ou pieds comme les Polypes ou Zoophytes, auxquels on les a comparés. Les narines, la gorge, les sinus maxillaires, la matrice & le vagin, sont les endroits d'où ces excroissances naissent le plus communément; on en a cependant quelquefois vu dans le conduit auditif externe, & dans le canal urinaire des femmes. Il est fait mention d'un dans les Mémoires de l'Académie de Dijon, année 1783, qui naissoit du rectum. On en fit avec succès la ligature, à l'aide d'une grosse corde de violon, montée sur une double canule, instrument dont nous parlerons par la suite. Nous ne traiterons, dans cet article, que de ceux du nez, du sinus maxillaire, de la gorge, de la matrice & du vagin, comme étant les plus communs.

Des Polypes du nez.

Les Polypes de ce genre naissent immédiatement de la membrane qui tapisse les narines, ou plutôt ils sont dûs à une prolongation de cette membrane qui alors s'amollit, s'engorge & change plus ou moins de nature, selon le caractère de l'excroissance & le tems qu'elle a été à se former. Voici la définition que Celse en donne. *Polypus est caruncula modò alba, modò subrubra, quæ narium ossi inhæret, & modò ad labra tendens narem implet, modò retrò per id foramen quo spiritus à naribus ad fauces descendit, adeò increscit ut post uvam conspici possit, strangulatque hominem maximè austro aut euro flante.* Le Polype a sa racine implantée sur l'os ethmoïde, sur la voûte même du palais vers les apophyses pterygoïdes, ou à l'un des cornets inférieurs du nez. On en cite qui naissent des sinus frontaux maxillaires & sphénoïdaux. Ruisch, dans ses Observations de Chirurgie, parle d'un qui avoit pris naissance dans le sinus maxillaire; nous parlerons plus bas de cette espèce. Le Polype n'occupe ordinairement qu'une seule narine; mais quand il est ancien, qu'il a pris un grand volume, alors il se porte dans l'autre narine, après avoir déjetté & même usé la cloison qui les sépare. Le Polype parvient quelquefois à un volume prodigieux; j'en ai vu un aux Invalides dont une partie sortoit par l'orifice orbitaire du canal nasal, une autre rentroit dans l'orbite par la fente sous-orbitaire, & même dans le crâne par la fente sphénoïdale, & qui, par une autre, gagnoit l'arrière-bouche par les narines postérieures. Ce sont les Polypes de ce genre auxquels les Anciens ont trop facilement accordé plusieurs racines; mais les recherches que les Modernes ont faites depuis pour les mettre en évidence, ont manifestement fait voir que quelque volumineuse que soit la tumeur, & quelques multipliés qu'en soient les rejettons, elle n'avoit cependant qu'une seule racine, ce qui est vrai, même à l'égard de tout autre Polype dont nous avons ci-dessus fait mention. Le Polype est toujours seul; cependant M. Manne cite l'Abbé de Royas qui avoit les deux narines jonchées & farcies de dix excroissances polypeuses qu'il lui extirpa heureusement.

Les premiers indices qu'on a du Polype, est une anosmie ou insensibilité aux odeurs les plus fortes, laquelle est accompagnée d'un sentiment de réplétion ou d'engorgement pareil à celui qu'on éprouve quand on est nouvellement attaqué de ce qu'on appelle un Rhume de cerveau. Les malades, en portant leurs doigts dans la narine, n'y sentent rien; mais, pour peu qu'ils les fourent fortement, ils font sortir une certaine quantité de sang, & bien-tôt la tumeur éprouvant un dégorgement suffisant, l'odorat revient, mais pour peu de tems. Les accidens reparoissant & augmentant de plus en plus en intensité, déterminent les malades à consulter. Si alors on regarde dans l'intérieur de la narine, on y découvre une petite tumeur qu'on ne peut bien voir qu'autant qu'on leur fait tenir la tête fort élevée en arrière; si l'on fait faire une forte expiration, on voit la tumeur s'avancer & s'enfoncer de nouveau, quand on fait cesser l'expiration. Quelquefois la tumeur se retire spontanément dans les tems secs & s'avance dans les tems pluvieux d'une manière étonnante. La tumeur alors offre différens degrés de consistance; elle est quelquefois très-solide, & même approche de la dureté cartilagineuse, mais le plus souvent elle est molle & saigne pour peu qu'on la touche un peu fortement; c'est ce genre de Polype sur qui la température de l'atmosphère a une très-grande influence. La tumeur offre également une couleur fort différente; quelquefois elle est pâle comme transparente, d'autres fois elle est d'un rouge foncé. Cette couleur semble être plus propre à ceux qui sont d'une certaine consistance, comme la pâleur l'est à ceux qui sont moux. Le Polype d'abord n'est pas accompagné d'une bien grande douleur, même à une époque beaucoup plus avancée, sur-tout ceux qui sont d'une nature molle; mais ceux qui sont plus consistans deviennent plus douloureux à mesure qu'ils augmentent en volume, sur-tout quand on les touche trop souvent. Ordinairement ils s'enflamment, & bien-tôt la suppuration s'établissant à leur surface, il sort par le nez une plus ou moins grande quantité de matière purulente. Ce sont ceux-ci qui ont une grande tendance à l'ulcération cancéreuse; mais aussi ils sont moins portés à croître avec autant de promptitude que ceux qui sont moux. Ceux-ci produisent rarement des accidens dès leur commencement, tant qu'ils sont confinés dans les narines; mais, dès qu'ils ont acquis assez de volume pour en sortir, alors ils en occasionnent dont la nature est relative aux parties qui sont plus ou moins comprimées, ou aux passages plus ou moins obstrués. En appuyant sur la conque inférieure, ils bouchent & ferment tellement le canal nasal que les larmes ne pouvant couler par le nez, elles dilatent le sac & refluent par les points lacrimaux de manière à rendre l'œil tout larmoyant. Quelquefois, chez les personnes dont l'ossification n'est pas encore complette, les os prêtent avec la plus grande facilité, la face s'élargit, le nez, qui n'est plus soutenu par la cloison entièrement jettée de côté, s'affaisse, & une portion du Polype pénétrant les sinus maxillaires par son orifice naturel, & s'y trouvant encore à l'étroit, porte sa portion orbitaire en haut, chasse l'œil de l'orbite, détruit & défigure ainsi les divers os du crâne & de la face, de manière à les rendre méconnoissables. M. Bonnet a envoyé à l'Académie de Chirurgie, un crâne où l'on voit tous les désordres qui peuvent survenir en pareil cas. Les parois des sinus maxillaires sont singulièrement émincées & détruites en divers endroits, non-seulement du côté des fosses orbitaires, mais encore du côté de la voûte du palais, dont la grande partie a été rongée. Les cornets inférieurs du nez, les lames spongieuses de l'ethmoïde, les sinus & toutes les éminences de l'os sphénoïde sont aussi totalement détruits. Mais pour peu que les os offrent de la résistance & que les Polypes soient moux & indolens, ils tombent en devant sur les lèvres, ou se portent en arrière vers le gosier, & non-seulement alors ils gênent la déglutition, mais même encore la respiration, en déprimant plus ou moins l'épiglotte sur l'orifice de la trachée-artère.

La cause proégumène du Polype est relative aux deux espèces que nous avons admises. Le moux paroît visiblement provenir de l'engorgement aqueux des vaisseaux de la membrane des narines, comme il arrive chez ceux qui sont sujets au coriza; c'est celui que les Auteurs nomment communément Vésiculaire, à raison de la transparence qui le distingue de toute autre tumeur. Le dur provient de la même cause qui fait naître les tumeurs sarcomateuses dans les différentes parties du corps; il est souvent fomenté par une cause vénérienne, qui commence par carier l'os, circonstance qui en complique toujours le traitement. En général, les Polypes de l'une & de l'autre espèce peuvent prendre des accroissemens plus ou moins prompts, selon que la tumeur & les parties d'où elle naît, sont plus ou moins sujettes à s'enflammer. Ainsi, l'on en voit qui restent, pendant un très-long tems, dans un état stationnaire, quand les malades ne sont point forcés à s'exposer en plein air, pendant que d'autres font des progrès très-rapides, notamment chez le peuple accoutumé à braver l'intempérie des saisons, & chez qui les retours des catharres sont fréquens.

Il faut faire attention à ces deux genres de causes, ainsi qu'au degré de la maladie, pour apprécier la valeur des moyens de guérison & porter un prognostic sur la curabilité de la maladie. Selon quelques Auteurs, les Polypes sont toujours dangereux, en sorte qu'on peut regarder ceux qui en sont attaqués comme étant dans une position fort inquiétante. Selon d'autres, ils sont rarement funestes quoiqu'occasionnellement suivis de quelques dangers. Les premiers conseillent de n'y jamais toucher, pendant que les autres veulent qu'on les tourmente sans s'occuper de ce qui peut en résulter. Cette diversité d'opinions vient de ce que tous n'ont point distingué les espèces, avec la précision qu'ils auroient dû. Nous avons déjà remarqué que les tumeurs de ce genre avoient différens degrés de consistance; eh bien! nous pouvons dire, d'après l'expérience, que les dangers qui en accompagnent le traitement chirurgical, est en raison de leur dureté. Les Polypes moux sont non-seulement moins douloureux que les autres, mais encore on a moins à craindre dans leur traitement. Il n'en est pas de même de ceux qui sont durs & comme sarcomateux; non-seulement ceux-ci occasionnent de la douleur dans l'opération, mais ils sont encore sujets à revenir après qu'on les a traités. Ainsi, en supposant d'ailleurs la constitution du corps autant bonne qu'elle puisse être, on peut donner un prognostic favorable dans presque tous les cas de Polypes moux & peu volumineux; c'est le contraire pour ceux qui sont sarcomateux ou durs, car alors il est rare qu'on puisse emporter ceux-ci complettement; &, quand même on y réussiroit, ils sont sujets à revenir, & même à laisser après eux un ulcère cancéreux.

Avant de penser au traitement manuel du Polype, il convient de recourir aux moyens révulsifs qui peuvent détourner les humeurs des narines; cette règle a particulièrement son application dans les Polypes sarcomateux commençans. Ainsi, l'on purgera fréquemment le malade avec les drastiques; on ouvrira un cautère ou un séton à la nuque, où l'on fera porter le garou au bras; puis on en viendra aux fondans apéritifs & à la ptisanne des bois. Si l'on peut rapporter la cause de la maladie à un principe vérolique, on aura recours aux mercuriaux; si l'on présume qu'elle dérive d'un levain scorbutique, on s'en tiendra aux remèdes qu'on regarde comme spécifiques en pareil cas. Enfin, dans toutes autres circonstances, on en viendra au traitement local, quand on y aura préliminairement disposé le malade.

Les Auteurs, qui ont spécialement traité cette matière, ont rapporté les moyens curatifs aux suivans, savoir : l'exsiccation, la cautérisation, l'excision, l'extirpation, le séton & la ligature. Quand on s'est déterminé pour l'un ou l'autre de ces moyens, on place le malade convenablement, c'est-à-dire, sur une chaise de moyenne hauteur, vis-à-vis une fenêtre bien éclairée, même au soleil, s'il est possible. On lui fera pancher la tête qu'un aide tiendra affermie sur sa poitrine, en appuyant ses mains croisées sur le front, & l'on fera usage des moyens qu'on aura choisis.

L'exsiccation ne peut guère avoir lieu que pour les Polypes moux, indolens, ceux enfin que quelques-uns nomment véficulaires ou mouqueux. On emploie, dans cette méthode, le suc des plantes astringentes, l'esprit-de-vin, l'eau alumineuse, du vinaigre distillé, la décoction d'écorce de chêne, qu'on fait renifler de tems à autre. Celse conseilloit la composition suivante : ℞. *Minii sinopici, chalcitidis, calcis, sandarachæ* aa p. 1, *atramenti sutorii*, p. 11. Il la portoit sur la tumeur au moyen d'un pinceau ou d'un peu de charpie. M. Bell dit avoir vu des Polypes assez gros se dessécher, se rider & devenir singulièrement petits, étant traités par l'exsiccation; mais il observe que la cure n'est jamais radicale. Néanmoins, continue-t-il, ce n'est pas peu que de rendre, par des moyens aussi doux, une opération douloureuse moins nécessaire. Mais, en pareil cas, il vaut mieux recourir aux remèdes exsiccatifs sous forme sèche & qu'on dirige comme on veut au moyen d'un chalumeau; tels sont les poudres de noix de galle, de cyprès, d'écorce de grenade, d'aristoloche auxquelles on joint un peu d'alun, un mélange de poudre de sabine & d'ochre, qui les affaisse & les flétrit peu-à-peu. Il convient, quand on choisit cette méthode, que le malade ne prenne point de tabac, & ne respire qu'un air sec, autant qu'il lui sera possible.

La cautérisation qu'on mettoit en pratique dans tous les cas où l'on redoutoit l'hémorrhagie après l'extirpation de quelque tumeur, fut d'autant mieux reçue dans le traitement du Polype, que la membrane pituitaire est disposée à fournir beaucoup de sang, même dans les cas les plus ordinaires. Paul ne parle de ce moyen que pour les malins; il a été en vogue sous les Arabes & chez les restaurateurs de l'Art, Thévenin, Guy de Chauliac & Dionis. On se servit d'abord d'une verge de fer qui se terminoit par un bouton olivaire, & qu'on passoit, après l'avoir fait rougir, dans une canule, pour préserver les parties environnantes de l'action du feu, & l'on répétoit l'application autant de fois qu'on le croyoit nécessaire. Non-seulement on attaqua ainsi le Polype; mais on crut encore devoir en dériver ailleurs la cause humorale, en brûlant la peau du front à différens degrés de profondeur. On peut voir, à ce sujet, la pratique d'Albucasis & de Mesué, qui aujourd'hui est tout-à-fait abandonnée, malgré ce qu'a fait Marc-Aurel Séverin pour la faire revivre de son tems. Mais on ne tarda pas à s'appercevoir combien il étoit difficile de porter ainsi un fer rouge dans un lieu obscur comme les narines, sans intéresser les parties saines. D'une autre part, les douleurs affreuses dont étoit accompagnée & suivie cette pratique, les inflammations & dégénérescences de ce qui n'avoit pu être attaqué convenablement, & les accidens généraux qui souvent survenoient, l'ont fait abandonner pour lui substituer une méthode plus simple, celle des corrosifs, qui peut avoir son efficacité lorsque le Polype est petit, moux, spongieux, & qu'il n'est pas bien avant dans le nez. On peut, dans cette méthode, employer les poudres de verd de gris, de vitriol calciné, de précipité rouge, d'alun brûlé, ou la dissolution de pierre infernale, de pierre à cautère, l'esprit de nitre, ou l'eau mercurielle. Communément on se sert de préférence du beurre d'antimoine, dont on touche le Polype avec une fausse tente. Quand on emploie cette méthode il faut avoir le soin, chaque fois qu'on en fait l'application, de faire tirer de l'eau froide par le nez, pour diminuer l'effet corrosif en cas qu'il fût porté trop haut. En général, cette méthode des caustiques ne peut avoir de succès qu'autant que le remède agit promptement sur toute la tumeur, car s'il n'a d'effet que sur une portion, l'excroissance revient de sa propre racine, sur-tout si celle-ci, par sa position, est hors de l'atteinte du caustique, & la maladie loin de guérir n'en devient que plus rebelle.

L'excision remonte à Celse. Il faut, dit cet Auteur, en parlant de la cure du Polype, le séparer de l'os des narines auquel il est attaché, au moyen d'un ferrement aigu fait en manière de *spatha*, en apportant toute l'attention possible pour ne point blesser en bas le cartilage qui se guériroit difficilement, & lorsqu'il aura été coupé, il faut le retirer avec un crochet, puis avec un linge tortillé, ou un pinceau, y porter un médicament qui arrête le sang. Il faut même en remplir la narine légèrement. Paul, qui a exposé cette méthode d'une manière étendue, fait mention d'un instrument qui diffère peu de celui de Celse, si ce n'est qu'il est plus pointu. *Sinistraque*, dit-il, *manu nasi meatum adapertum tenentes, dextrâ polypicâ spathâ ad myrthacei folii figuram factâ Polypum seu carnis excrescentiam circumcidemus, eam in partem ferramenti acie injectâ quâ naribus adhæret; deindè ferro converso manubrioli ejus concavitate excisam carnem protrahemus. Sique ita purum nasi meatum effectum viderimus, ad medicamenta descendemus. Sin autem pars Polypi fuerit relicta, altero ad Polypum eradendum accommodato ferramento immisso, modò promovendo, modò intorquendo, modò radendo non timidè reliquias vitii educimus.* Albucasis qui vécut long-tems après, conseilloit, pour opérer plus sûrement & plus commodément, de tirer le Polype au-dehors, au moyen d'un crochet ou des tenettes & d'en couper à mesure tout ce qui se présentoit, & de revenir à cette opération autant de fois qu'il faudroit. Guy de Chauliac, Séverin ont, ainsi que plusieurs autres, suivi cette méthode. Fabrice d'Acquapendente avoit, pour la perfectionner, imaginé des tenettes tranchantes, qu'il enfonçoit dans les narines aussi profondément qu'il le pouvoit, & lorsqu'il étoit parvenu à la racine du Polype, il la saisissoit & la coupoit aussi exactement qu'il lui étoit possible; puis retirant son instrument, il regardoit dans la narine, & s'il y trouvoit encore quelques portions adhérentes, il le reportoit pour opérer de nouveau. Sennert & Glandorp ont suivi cette méthode, & Heister dit avoir été témoin lui-même plusieurs fois de ses bons effets. Mais quels qu'ils aient pu être en quelque cas, la difficulté de porter un instrument tranchant dans un espace aussi tortueux que les narines, sans courir les risques de blesser les parties saines du voisinage qu'il faut conserver, l'impossibilé d'attaquer aussi-tôt la racine du Polype, la seule à détruire, l'hémorrhagie dont est suivi la plupart du tems ce procédé, l'a fait entièrement tomber en discrédit. On pourroit cependant y avoir recours dans certain cas, qu'une longue pratique seule peut offrir; quand, par exemple, la tumeur naît dessus le plancher inférieur des narines & que la pointe d'un scapel bien aigue peut y atteindre, on doit même, sans hésiter, employer ce moyen de préférence à la ligature, car alors on peut faire agir l'instrument plus commodément, & s'il arrive quelqu'hémorragie, elle n'est point ordinairement fort considérable, & l'on peut mieux en venir à bout par la compression. Un scalpel bien pointu à lame étroite, garni de linge jusqu'au bout, & une érigne pour saisir & attirer la tumeur, sont les seuls instrumens qui soient alors nécessaires.

L'extirpation est, en quelque sorte, dûe à Fabrice d'Acquapendente; l'instrument dont il se servoit étoit fait sur le même modèle des pinces à Polype, avec cette différence que les bords en étoient tranchans. Son instrument, dont il vante beaucoup les avantages, agissoit en effet & en coupant & en arrachant. Voici, selon Dionis, qui a le mieux décrit cette méthode, en quoi elle consiste. Le malade situé convenablement & les narines bien ouvertes avee le speculum ou les doigts, on y porte une pince dont les mors sont en bec de canne. On saisit avec cet instrument le Polype le plus haut & le plus près de sa base que l'on peut; & après l'avoir tourné un tour ou deux en le tirant doucement, on l'arrache avec ses racines; on y revient à plusieurs fois s'il est nécessaire, en faisant renifler de l'eau pour nétoyer les narines & y voir plus clair. Quand même le Polype, observe le même Auteur, s'avanceroit jusques derrière la luette, cette portion a coutumé de suivre celle qui se trouve dans le nez, parce qu'elles sont continues l'une à l'autre. Cependant, si la partie qui se montre en arrière, étoit longue & grosse, il seroit plus à propos d'arracher le Polype par la bouche que par le nez. On fera attention, observe le même Auteur, de ne point pincer la luette, qui est placée au-devant du Polype. Avant Dionis on se servoit d'un bec de canne à ressort, ou d'un bec de grûe de différentes longueurs, tels qu'on les voit représentés dans la Planche qui a rapport à cet article; mais, comme elles ne saisissoient pas convenablement la tumeur, on les a abandonnés pour des pinces œillées, & dont les mors sont garnis en dedans de pointes pour mieux fixer la tumeur. Il y en a de droites & de courbes, ainsi qu'on peut le voir dans la Planche à laquelle nous venons de renvoyer. Leurs branches doivent être aussi délicates qu'il est possible pour entrer plus facilement dans les narines, car pourvu qu'elles soient de bonne trempe, elles offriront toujours assez de résistance. Mais si le Polype se porte plus haut vers le nez, qu'on ne le sente point en arrière & qu'on éprouve de la résistance à introduire les pinces par les narines, on conseille d'inciser sur le cartilage du nez, afin de leur ouvrir un passage; &, après qu'on a enlevé la tumeur, on réunit les parties divisées, soit avec une emplâtre adhésive ou avec un point de suture. On peut néanmoins se dispenser de mettre en pratique un procédé si violent, en ayant recours à la pince de Richter qui est faite d'après le modèle du forceps. On introduit chaque branche séparément, comme on le fait pour les forceps dans les accouchemens, en leur faisant suivre les côtés du Polype, & quand elles sont à hauteur égale, on les joint comme si elles fussent les branches du forceps, & on les fait alors agir toutes les deux en même-tems. Le D. Richter, dans un cas de cette espèce, où le Polype de nature très-dure remplissoit tellement la narine, qu'on ne pouvoit y introduire les pinces, employa le moyen suivant qui lui réussit comme il s'y attendoit. Il fit au centre de la tumeur un trou avec un trois-car ordinaire, qu'il avoit fait rougir & qu'il avoit ensuite garni avec sa canule. Par ce moyen il pratiqua un canal par lequel le malade pût respirer aisément, & la tumeur diminua beaucoup; mais malheureusement le malade ayant changé son domicile, il ne pût completter la guérison par l'extraction. Le Polype est souvent si volumineux que quoiqu'on fasse pour le faire sortir par l'arrière narine, on n'y peut réussir. La Faye, dans ses Notes sur Dionis, conseille alors, à l'imitation de J. L. Petit, de couper, avec un bistouri, la cloison charnue du palais, & de saisir ensuite le Polype avec des pinces courbes, ou avec les doigts. Quelques-uns regardent ce conseil comme imprudent, en ce que, disent-ils, il est fort incertain si la playe du voile pourra se réunir. Mais qu'elle se réunisse ou non, la déglutition ne s'en fait pas moins facilement comme chez ceux qui ont cette partie fendue par un vice de naissance. La Faye disoit cependant à ses élèves, qu'il s'étoit au moins convaincu par la suite que cette section étoit inutile. Morand, dans un pareil cas, n'eut recours qu'à ses doigts, il en mit un dans une narine & un second dans la bouche par derrière la cloison, &, les portant ensuite de côté & d'autre, il arracha ainsi le Polype que le malade cracha à différentes reprises.

L'extirpation a été regardée comme préférable à toute autre méthode; en ce que quand le Polype étoit d'une certaine dureté, on pouvoit l'emporter jusqu'à la racine, ce qu'on ne pourroit faire avec l'instrument tranchant, en ce que la torsion qu'éprouvoient les vaisseaux à la base de la tumeur, les disposoit de manière à ne pouvoir fournir une bien grande hémorrhagie comme dans l'excision, ce qui peut être vrai pour quelques espèces & non pour d'autres; car il est certain que cette méthode telle sagement qu'on l'ait mise en pratique, a été suivie d'une très-grande perte de sang, sur-tout dans les cas des polypes qui demandoient qu'on opérât par la bouche, vu peut-être la difficulté qu'on avoit à faire la torsion si recommandée en pareil cas. Mais, en général, l'hémorrhagie n'est à craindre, qu'autant qu'elle vient des parties qui avoisinent le pédicule de la tumeur, car le sang qui vient de la tumeur même, doit peu inquiéter, sur-tout quand le malade loin de s'affoiblir sent ses narines plus libres & sa respiration plus aisée. Néanmoins comme il peut y avoir des cas inquiétans, les Praticiens que leur expérience a mis à même d'avoir recours à plusieurs moyens propres à réprimer promptement le sang, ont conseillé les uns un séton de linge au milieu duquel est fixé un ou plusieurs morceaux d'agaric ou un bourdonnet serré & imbibé d'eau styptique & assez gros pour fermer les arrières-narines, puis de tamponer la partie antérieure avec plusieurs rouleaux de charpie; les autres des poudres & des liqueurs styptiques qu'ils faisoient tirer par le nez ou injectoient par les narines. Mais cette dernière méthode peut avoir quelque danger quand les remèdes se portent par l'arrière-bouche jusqu'au larynx. Les moyens compressifs suivans nous paroissent être les meilleurs. Comme le plus souvent l'hémorrhagie vient de l'ouverture de quelques vaisseaux qui rampent dans les fosses nasales postérieures, c'est par l'arrière-bouche qu'on doit tenter la compression sur les vaisseaux qui fournissent. On introduira donc une aiguille plate, boutonnée & un peu flexible par le nez jusques dans le fond de la narine; pendant qu'on pousse cette aiguille d'une main, un doigt de l'autre porté jusques derrière le voile du palais ramène l'extrémité boutonnée dans la bouche & au dehors. L'aiguille est armée d'un fil qui suit le même trajet; lorsqu'elle est tout-à-fait sortie, on coupe le bout du fil pour le séparer de son conducteur; on y attache un tampon de charpie, imbibé d'eau alumineuse & bien pressé ensuite: puis tirant le bout du lien qui sort par le nez, on attire le bourdonnet jusques derrière le voile du palais dans la fosse nasale qu'il remplit assez pour comprimer les vaisseaux qui fournissent le sang. Au lieu d'aiguille plate ou ronde, on peut, dans un cas urgent d'hémorrhagie, se servir d'une bougie à sonder l'urètre ou même d'une bougie à brûler qu'on appelle rat-de-cave. Le Dran, dans un cas semblable introduisit sur le bout du doigt une bandelette de linge effilée qu'il porta par l'arrière-bouche jusqu'à la narine postérieure, où il l'alla saisir avec des pinces pour l'attirer hors du nez. Cette bandelette entraînoit un bourdonnet trempé dans une liqueur astringente. Belocq avoit imaginé un instrument particulier, pour porter de dedans en-dehors le moyen compressif. Comme cet instrument ingénieux est fort utile pour faciliter la ligature des Polypes de la gorge, nous en parlerons dans peu en décrivant la meilleure manière de placer la ligature sur eux.

Quelque précaution qu'on prenne pour employer la méthode de l'extirpation, souvent il reste des portions inaccessibles aux pinces & qu'il faut cependant détruire, si l'on ne veut voir revenir la maladie, telle qu'elle étoit avant. Les Anciens, qui employoient la méthode de l'excision n'ignoroient point cet inconvénient & la difficulté d'y remédier. Paul, après avoir donné les moyens de reconnoître s'il n'en est point encore resté, continue en disant qu'il faut prendre un fil de lin de médiocre grosseur, tortillé comme de la ficelle, *funiculi modo intortum*, y faire des nœuds séparés les uns des autres d'environ deux ou trois doigts. On passera le bout de ce fil dans l'œil d'un stilet; on introduira ensuite le bout de celui-ci par le nez, en haut vers l'arrière-narine, puis l'ayant saisi par la bouche, on tire à soi le stilet dont on débarrasse le fil, ensuite prenant celui-ci de chaque main, on tire en avant & en arrière pour déchirer les chairs restantes par le moyen des nœuds, qui agissent alors comme les dents d'une scie. Albucasis & plusieurs autres venus après lui, ont copié ce procédé de Paul, sans rien dire de ses inconvéniens. Un des principaux que trouve Fabrice d'Acquapendente est qu'il n'a aucun effet sur les parois supérieures des narines où ces restes de Polypes sont ordinairement implantés. Néanmoins le Dran dit, dans ses Observations, l'avoir employé avec succès à la Charité, & Lafaye rapporte dans ses

Remarques sur Dionis, avoir été témoin du fait. Ce fut d'après l'idée de ce moyen que Levret imagina un instrument qu'il appelle Verticillé, pour détruire un Polype muqueux qui avoit résisté à tous les remèdes. Cet instrument est un fil d'archal tourné en spirale sur un stilet d'argent très-flexible, & terminé à chaque bout par un manche dont l'un seulement s'adapte à vis. On fait passer celui-ci, après qu'on en a dévissé le manche, dans la narine, jusqu'à ce qu'on l'apperçoive en arrière. On le saisit alors avec des pinces à Polype pour l'attirer au dehors en même-tems qu'on pousse par le nez avec l'autre main, ensuite on adapte le manche à cette extrémité, puis on prend de chaque main un des manches de l'instrument, & par des mouvemens combinés tantôt en bas tirant à soi, tantôt à droite ou à gauche tirant sur les côtés, tantôt en haut tirant d'une main & repoussant avec l'autre dans un même sens, faisant ensuite faire à celle-ci ce que faisoit celle-là, & à cette dernière ce que faisoit la première, combinant enfin ces divers mouvemens, leur direction & leur durée, on parviendra à confondre en rapant pour ainsi dire. Telle est la manière dont Levret se proposoit d'opérer; mais, la répugnance de la malade, pour cet instrument, empêcha, dit-il, d'en justifier l'excellence. Mais quelque soit la valeur de la cordelette de Paul, celle du verticillé de Levret, nous croyons qu'il vaut encore mieux détruire ces restes au moyen d'une mèche garnie de bourdonnets qu'on charge d'onguent brun ou ægyptiac, & quand la narine est assez libre, alors on substitue l'eau de chaux, l'eau vulnéraire & autres dessiccatifs. Mais, comme ce traitement a beaucoup de rapport à la méthode du séton dont nous allons parler, nous n'en dirons pas davantage.

Le séton a été mis en usage d'après l'observation de ce qui se passe, quand on a recours à ce moyen pour faire suppurer une fistule ou un sinus. On a cru qu'en passant ainsi dans l'intérieur des narines, une cordelette de soye ou de coton imbue de consomptif, & la retirant journellement pour en appliquer une autre, on parviendroit en excitant une inflammation & une suppuration convenable, à la détruire par suite de tems. Cette théorie étoit fondée sur celle qu'on avoit des suppurations ordinaires, où l'on admettoit une grande abrasion des solides. On a tenté cette méthode, mais elle n'a point eu tous les avantages qu'on s'en étoit promis; si d'abord elle a eu quelque succès, c'est que les bourdonnets & autres corps chargés de médicamens, avoient agi en poussant ailleurs le Polype & dégageant ainsi momentanément les narines; mais en la cessant, la maladie revenoit bien-tôt comme précédemment. D'ailleurs la suppuration n'est que superficielle & jamais assez profonde pour donner lieu à un affaissement complet; &, pour peu que la tumeur tourne à la malignité, ces remèdes caustiques ne font que l'accélérer.

La ligature est le dernier moyen de guérison qu'on ait employé dans le traitement du Polype. On en fait cependant remonter l'origine à Hippocrate, quoique cet Auteur soit loin d'être clair sur cet article. L'Auteur le plus ancien qui ait expressément parlé de cette méthode, est Glandorp, ainsi qu'on le peut voir dans son Ouvrage, intitulé: *Tractatus de Polypo narium, affectu gravissimo, observationibus illustratus*, imprimé en 1628. « Il faut, dit-il, entourer le Polype le plus près de la racine qu'on le peut avec un fil de soye ciré, nouer ensuite ce fil & couper enfin l'excroissance au-dessous de la ligature. Mais comme, par cette opération, il faut de toute nécessité lier le Polype au-dehors avec des pinces ou une érigne s'il ne saillit point, il faut prendre garde, ajoute-t-il, d'arracher la tumeur, avant de l'avoir liée. Quoique Glandorp ait employé ce moyen avec succès chez une dame dont il avoit d'abord traité le Polype par les caustiques, cependant il ne paroît pas avoir le degré de confiance qu'il auroit dû donner à une méthode dont la réussite lui fût si avantageuse. Cette méthode fut en quelque sorte oubliée jusqu'à Heister qui la tenta avec succès sur une personne âgée, dont le Polype avoit été infructueusement traité avant par la méthode des caustiques. Il se servit dans cette opération d'une aiguille courbe, qui a beaucoup de ressemblance à celle que Goulard imagina pour lier l'artère intercostale, & qui a latéralement vers la pointe un œil pour porter un fil, & se termine comme l'autre par un manche applati. Un peu avant, Dionis avoit également conseillé cette méthode pour celle des tumeurs dont les racines étoient grêles; il la faisoit avec un fil disposé en anse, dans lequel il comprenoit la tumeur, ensuite un bout sortant par la gorge & l'autre par le nez, il procédoit à la serrer, assez difficilement cependant ainsi qu'il l'avoue. On doit à Levret une suite des moyens qui rendent la méthode de la ligature aussi aisée, que tout autre procédé, ainsi qu'on en sera convaincu par la suite. Aussi doit-on regarder ce Praticien comme le véritable Inventeur de cette méthode; l'application qu'il eut à faire de ce genre de moyen aux Polypes de la matrice, lui donna sur lui des notions beaucoup plus précises, que d'autres n'avoient pu les avoir. Le premier instrument qu'il fit connoître, fut celui qu'il appelle Porte-anse ou serre-nœud: c'est une espèce de pincette à anneau de longueur proportionnée. Aux côtés de chaque branche, vers le sommet, est une ouverture dans laquelle est placée une petite poulie. Au bas, c'est-à-dire à environ une ligne de la jonction est une avance qui loge également une autre poulie. Enfin les anneaux de l'instrument doivent être fendus dans les trois quarts de leur étendue; *Voyez* la Planche relative à ce article. Cet instrument lui servit d'abord pour lier les Polypes du nez & de la matrice, il en avoit un autre pour diriger le lien, il s'appelloit Conducteur de l'anse. Mais ce Praticien ne fut pas long-tems à s'appercevoir que sa méthode étoit embarrassante entre les mains du commun des Opérateurs, il la simplifia en lui substituant un tuyau d'argent, dont l'ouverture supérieure finissoit par une traverse pour séparer un fil d'argent écroui, lequel devoit faire l'anse. Il passoit les deux bouts du fil d'argent en double de chaque côté de la traverse, pour les faire sortir par l'extrêmité inférieure du tuyau, il n'en laissoit supérieurement qu'autant qu'il falloit pour former l'anse qui devoit embrasser le Polype, ayant soin qu'un des bouts du fil soit libre du côté inférieur & que l'autre soit arrêté dans un des anneaux placés au bas. L'instrument ainsi disposé, il le portoit jusqu'à la base du Polype qu'il attiroit à travers l'anse du fil, avec une pincé fenetrée & donnant celle-ci à tenir à un aide, il poussoit l'instrument, en alongeoit l'anse ou le retrécissoit jusqu'à ce qu'il fût assuré d'avoir bien embrassé la base de la tumeur, alors tenant ferme les deux bouts du lien, il faisoit deux ou trois torsions pour l'étrangler; ensuite il ôtoit la canule & appliquoit le fil sur l'une des joues. Il renouvelloit la torsion de tems-en-tems, en redressant les fils & les réunissant de nouveau comme à la première fois, & poussant la canule jusqu'au pédicule, & cela jusqu'à ce que le Polype tombât de lui-même. Cette méthode ne réussit pas toujours à son Inventeur ni même à ceux qui la tentèrent après lui, aussi quelques-uns, & je présume que ce fut Cheselden, lui ajoutèrent de nouvelles perfections qui consistent à former deux tuyaux qu'on adosse dans toute leur largeur. *Voyez* la Planche relative à cet article : on leur donne une direction droite ou courbe selon qu'il est nécessaire, & on les garnit d'un fil d'argent suffisamment long pour s'attacher aux ailes de l'instrument ou à une petite manivelle percée à son arbre. On tire un peu les fils d'argent comme on le voit représenté dans les Planches, & l'on porte doucement l'instrument dans la narine : quand il paroît dans la gorge, l'Opérateur avec son doigt placé dans la bouche ouvrira l'anse suffisamment pour y engager la partie saillante de la tumeur, & ayant porté le fil le plus près possible de sa racine, il poussera la canule jusqu'au Polype, portant les doigts de tems-en-tems dans la gorge pour conserver le fil dans la meilleure position. Alors il tirera le bout du fil avec le doigt ou la manivelle d'une manière assez serrée, & l'attachera aux ailes de l'instrument s'il se sert d'un simple. Il laissera ainsi le tout jusqu'au lendemain qu'il le serrera de nouveau, ce que répétant chaque jour, la tumeur tombera tôt ou tard, selon son volume. Si elle est petite, elle tombera probablement le second jour. En général, il ne faut point serrer trop fort, car alors le fil agiroit comme instrument tranchant, ce qui pouroit occasionner une hémorrhagie aussi considérable que celle qu'on redoute dans la méthode de l'excision.

Des Polypes de la gorge.

On peut de cette manière emporter tous les Polypes, quoiqu'ils aient leurs racines dans la gorge, ou au commencement du pharinx ; si l'on peut les saisir dans l'anse du fil, soit avec les doigts, soit avec une paire de pince ou un stilet fourchu. Mais, dit M. Bell, on a des exemples d'excroissances de ce genre, situées trop profondément dans l'œsophage, pour qu'on puisse espérer à les lier de la manière que nous venons de le dire. Dans le III. vol. des *Physical and Litterary Essays of Edimburgh*, on trouve un cas où une méthode bien ingénieuse fut mise en pratique par M. Dallas, pour lier un Polype. L'excroissance assez volumineuse pour gêner beaucoup la respiration, & la déglutition prenoit naissance de l'œsophage ; il en sortoit une très-grande portion dans la bouche toutes les fois que le malade faisoit des efforts pour vomir ; mais ensuite elle redescendoit & restoit cachée dans le pharinx jusqu'à ce qu'un nouveau vomissement revînt. M. Dallas imagina le moyen que voici. Il fit, avec un fil ciré, un nœud coulant adapté à la rainure de l'anneau C. D. *Voy.* la Planche relative à cet article ; il plaça ce fil dans la rainure & en fit couler les deux bouts dans la cavité des deux branches courbes qui les soutiennent, en les faisant passer par l'ouverture C. D. & sortir par les deux orifices E. qui sont de chaque côté à la réunion des deux branches à la tige. Tout étant disposé ainsi, & les deux bouts du fil roulés autour de la tige, il poussa son instrument, après avoir fait passer la tumeur dans l'ovale jusqu'à la base, puis déroulant les fils de la tige, & les tirant à lui, il parvint à serrer suffisamment la tumeur. Ce premier nœud fait, & l'instrument retiré, il en fit un second qu'il poussa avec un instrument fort ingénieusement fait, & imaginé d'après les mêmes principes que l'anneau de Fabrice de Hildan. C'est une longue tige. *Voy.* la Planche relative à cet article, qui est également un peu courbe, se terminant à une petite caisse applatie qui renferme deux petites roues de cuivre, larges de cinq huitièmes de pouce, & d'un demi-pouce d'épaisseur, plus ou moins. Il passa chaque bout de fil sur la gorge des poulies, comme on le voit représenté dans la Planche. Ainsi, en tenant ferme les fils, & poussant l'instrument en haut, il parvint à faire un nœud fort serré. La portion liée tomba, comme le Praticien s'y étoit attendu ; mais une autre portion qui se portoit vers l'estomac, & qui n'avoit point paru ; ayant continué de croître, le malade mourut deux ans après des suites de celles-ci.

La ligature des Polypes dont il s'agit, & de ceux des fosses nasales postérieures manquoit souvent entre les mains de Levret, à raison de la difficulté qu'il trouvoit à tenir la bouche ouverte, quelques fussent les spéculums qu'il employât pendant l'opération. M. Herbiniaux le taxe durement à ce sujet, relativement à ce qui lui arriva sur M. Roderic, habitant de Cologne. Ce particulier ayant un Polype dont il avoit été vainement traité par Levret, imagina pour s'en défaire, un moyen qui lui réussit. C'est un instrument qu'il composa de plusieurs grains de chapelets d'yvoire, au bas duquel est un tourniquet. *Voyez* la Planche relative à cet article. Il introduisit d'abord l'anse du fil pour embrasser le Polype; puis réunissant les deux branches de ce fil, il enfila les grains les uns après les autres jusqu'à ce qu'il en eût formé une colonne torse, assez longue pour être très-proche du pédicule. Après quoi il passa les deux bouts du fil dans la traverse du tourniquet, les y arrêta & serra le fil en serrant la traverse qui est en vis. La tentative lui réussit, & plusieurs jours après le Polype tomba.

M. Brasdor, convaincu de toutes les difficultés qu'on avoit éprouvé avant lui dans les cas de ce genre, imagina une méthode détaillée dans dans un Mémoire qu'il lut, en 1783, à la séance publique de l'Académie de Chirurgie, & qu'il dit lui avoir réussi depuis plus de trente ans. Il l'exécute avec trois instrumens différens: le premier a été imaginé par Bellocq, pour conduire de la bouche dans les arrières narines un bourdonnet sec ou imbibé d'une liqueur styptique, lorsqu'il est question d'arrêter une hémorrhagie. Il est composé d'une canule longue de cinq à six pouces, légèrement cambrée vers une de ses extrémités. Elle contient dans son calibre une lame élastique, recourbée comme un ressort de montre. Cette lame est soudée par un bout à un stilet qui sert à la faire sortir de sa canule & à l'y faire rentrer; elle porte un bouton à son autre extrémité. Le second de ces instrumens est le serre-nœud de Levret. Cet instrument est un tuyau long de trois pouces & demi, & a deux lignes de diamètre. A l'une de ces extrémités est une traverse qui sert à séparer les fils qu'on y a introduit, & à empêcher qu'ils ne se tordent l'un sur l'autre quand on tourne le tuyau. A son autre extrémité sont soudés deux anneaux sur les côtés opposés du calibre. M. Brasdor ayant réfléchi au frottement que la narine éprouvoit quand on tournoit ce tuyau, l'a renfermé dans un autre qui reste immobile pendant que la torsion s'exécute. Une mitre placée à l'extrémité où sont les anneaux, le soutient contre l'action du fil qui l'enfonceroit sans cette résistance. Le troisième est un fil d'argent de coupelle, composés de deux brins, tournés l'un sur l'autre en spirale. Ce fil doit être long de dix à huit pouces; on en reployera avec un bec de corbin environ deux lignes de long, ce qui formera une petite anse dans laquelle on engagera un fil de chanvre, long de trois à quatre pouces, & dont on nouera également ensemble les deux extrémités. Un autre fil de chanvre, composé de plusieurs brins réunis & cirés, sera passé dans la grande anse du fil d'argent; on en nouera également les deux bouts ensemble, pour faire encore une anse qui comprendra le fil d'argent. Le fil de chanvre est pour ramener l'anse de celui d'argent vers le gosier, dans le cas où elle auroit passé pardessus la masse polypeuse sans s'y arrêter, & par ce moyen, éviter la nécessité de recommencer l'opération. *Voyez* les Planches relatives à cet article où tous ces instrumens sont représentés.

L'appareil ainsi préparé, on place le malade dans un fauteuil, la tête renversée sur le dos de ce siège; il est tenu avec fermeté, les mains appuyées sur les bras du fauteuil. Alors l'Opérateur prend de la main droite l'instrument de Bellocq dont la concavité est en bas; la lame élastique étant cachée dans la canule, il en porte l'extrémité, à laquelle est le bouton, dans la narine, du côté dont il croit l'attache du Polype la plus proche; il pousse le stilet, le bouton qui termine la lame élastique vient se présenter aux dents de la mâchoire supérieure. Il accroche à ce bouton le fil de chanvre qui est attaché aux extrémités du fil d'argent, il retire le stilet, la lame élastique rentre dans la canule; il tire l'instrument jusqu'à ce qu'il soit sorti du nez, & il coupe près du bouton le fil de chanvre qui se trouve alors passé de la bouche dans le nez. Cela fait, il continue de tirer le fil de chanvre que suivent les deux bouts du fil d'argent jusqu'à ce qu'ils soient hors du nez, & que l'anse opposée soit dans la bouche. Alors il examine si le fil d'argent est derrière ou devant le Polype; dans le dernier cas, l'excroissance est atachée à la partie supérieure ou postérieure du pharinx, & elle prend naissance de la cloison du nez dans le premier. L'Opérateur prend ensuite de la main gauche les deux chefs du fil d'argent qu'il fait sortir au dehors, moyennant quoi l'anse de ces fils avance vers le gosier. Dans ce moment, son doigt indicateur & celui du milieu de la main droite seront portés dans l'anse pour la tenir ouverte, la diriger & la conduire sur le Polype. Ses doigts doivent être situés devant ou derrière l'anse. Alors il enfile le chef dans le tuyau, par l'extrémité où est la traverse destinée à les tenir séparés; & lorsque le tuyau est enfoncé, autant qu'il est possible, il tortille les fils autour des anneaux qui sont à l'autre bout du tuyau; il tourne ensuite jusqu'à ce que la résistance fasse craindre la rupture des fils qu'il attache après avec des épingles au bonnet du malade. Il laisse ainsi la canule & les fils dans le nez, ayant soin de serrer souvent, jusqu'à la chûte du Polype qui arrive plus ou moins promptement; mais qui ne passe point le neuvième jour, à compter du moment où la ligature a été faite. Au reste, le prochain volume des Mémoires de l'Académie de Chirurgie en contiendra un dans lequel on trouvera la théorie de cette opération avec de plus grands détails que ceux que comporte le plan de cet Ouvrage.

Des Polypes du sinus maxillaire.

Ceux-ci qui viennent du prolongement ou de l'induration sarcomateuse de la membrane qui revêt les parois du sinus ou antre maxillaire. Ruisch fait mention d'un de ce genre, dans la VII.e Observation de son Recueil. Ceux-ci sont impossibles à découvrir dans les commencemens, on n'est assuré de leur existence que quand il n'est plus tems d'y remédier. On peut cependant les soupçonner à la mauvaise conformation du sinus qui a lieu alors, à la vacillation des dents, à leur chûte spontanée, au saignement qui arrive à différens intervalles par l'ouverture que laissent alors les alvéoles, à l'issue de quelque portion de chairs fongeuses par les orifices. Si alors il paroît quelques tumeurs sarcomateuses du côté des narines, ou du côté du grand angle de l'œil; enfin si les parois osseuses sont jettées au-dehors ou écartées, ce qui arrive toujours quand la tumeur est parvenue à un certain degré, on peut être assuré du caractère de la maladie, & l'on aura des indices qui empêcheront de la confondre avec la suppuration du sinus maxillaire. *Voyez*, pour de plus grands détails, l'article ANTRE MAXILLAIRE.

Quand un cas de ce genre se présente, il ne faut point balancer à inciser aussi-tôt sur le sinus extérieurement, à moins qu'il ne se soit déjà fait une ouverture par une des alvéoles, & après avoir suffisamment aggrandi, on traite le mal selon que les circonstances le demandent, soit en arrachant le Polype avec une petite paire de pinces, soit en y excitant une suppuration par le moyen des digestifs & des escharotiques & même du cautère actuel en quelque cas. En opérant ainsi, il faut faire en sorte que la racine du Polype éprouve l'effet des remèdes; car si l'on se contente d'extirper ce qui promine de la tumeur sans s'inquiéter de ce qui reste dans le sinus, on n'obtient qu'un succès momentané; la membrane molle & spongieuse s'engorge de plus en plus, & la tumeur reparoît bien-tôt. C'est ce qui est confirmé par plusieurs exemples rapportés par Bordenave, dans le V.e volume des Mémoires de Chirurgie.

Le Polype est quelquefois accompagné de carie dans l'os maxillaire, & la matière qui en sort est sanieuse & ichoreuse. Il n'y a point alors d'autres remèdes que le cautère actuel; il ne faut point se contenter d'une seule application, mais y revenir à différentes fois jusqu'à ce que la carie soit bornée, & l'on panse dans les intervalles avec des bourdonnets trempés dans la teinture de myrrhe & d'aloës. On trouve, dans les Observations de le Dran, l'histoire d'une maladie de ce genre qui paroissoit devoir son origine à un principe scorbutique inconnu. Nous la rapporterons ici d'autant plus volontiers qu'elle servira à prouver combien la guérison est difficile & souvent même impossible dans les cas un peu compliqués. Un septuagénaire qui éprouvoit une douleur fort vive au-dessus des dents incisives du côté gauche, se fit arracher une des premières dents molaires. Le lendemain, il parut une excroissance dans l'alvéole, & les gencives de ce côté étoient fort gonflées. On tenta inutilement de consumer cette excroissance par les cautères actuel & potentiel. Le régime ne fut pas plus utile; la tumeur s'étendoit tout le long de la mâchoire jusqu'à la dernière des dents molaires, tant en-dehors qu'en-dedans jusqu'aux os du palais, & fit un tel progrès en deux mois qu'elle s'étendit entre les os du nez & de la pomette jusqu'au grand angle de l'œil qui en paroissoit repoussé du côté du petit angle. Le Chirurgien, qui prit soin de ce malade, connut que cette tumeur étoit solide & y apperçut deux conduits, dont l'un pénétroit par l'alvéole dans le sinus, & se portoit du côté des os du palais qui étoient cariés. La tumeur sarcomateuse qui occupoit le sinus, chassoit les os en-dehors, sortoit par l'alvéole & fournissoit une grande quantité de sanie. En vain on fit l'extraction de plusieurs dents, les grandes incisions, la section de la tumeur qui occupoit dans la bouche la partie antérieure & latérale gauche de la gencive ne furent d'aucune utilité, quoique trois tumeurs de la voûte du palais parussent avoir cédé à ces opérations. Un petit reste de tumeur qui n'avoit pu être emporté, fit, en peu de tems, des progrès considérables. L'odeur qui s'exhaloit de la tumeur étoit fétide; les os cariés fournissoient des esquilles; il survenoit des hémorrhagies fréquentes. On tenta encore d'extirper la tumeur qui remplissoit le sinus. Par cette opération, on découvrit le mauvais état des parties, & l'on vit naître des accidens qui ne finirent qu'avec la vie, environ quinze jours avant la première opération. L'examen des parties fit voir une destruction presque générale des os maxilaires, de la pomette & même de ceux de la base du crâne qui paroissoient sans consistance. Tous les sinus étoient remplis d'excroissances fongeuses, & l'on sentoit seulement quelques fragmens d'os vermoulus mêlés avec les parties molles.

Des Polypes utérins & du vagin.

Levret, qui a spécialement écrit sur les Polypes dont il s'agit ici, les distingue avec raison en ceux dont le pédicule est au fond de la matrice, ce sont les plus fréquens, ceux qui prennent naissance du col de cet organe, & ceux qui sont attachés

attachés à l'orifice même du museau de tanche; ces derniers sont plus rares.

Les Polypes utérins croissent par des degrés insensibles & relatifs à l'abord des sucs & à l'expansibilité du tissu de la matrice qui se laisse alors engorger. C'est toujours vers la surface interne de cet organe que la tumeur commence à s'élever en forme de sarcome, & sans donner aucun signe caractéristique qui puisse faire connoître sa nature. A mesure que celle-ci augmente, elle s'alonge & descend dans la cavité de la matrice dont les parois lui offrant une égale résistance, la forcent à gagner l'orifice où elle peut plus facilement se développer. A cette époque, les femmes ne se plaignent que d'un sentiment de gêne qu'elles rapportent à des causes indifférentes, &, par cette raison, elles cherchent rarement du conseil. Quand le col de la matrice trouve de la difficulté à céder, le corps se développe de manière à simuler une vraie grossesse; mais, quand il en arrive autrement, le Polype ayant une fois dépassé l'orifice de la matrice, trouve dans le vagin un espace libre où rien ne le contraignant, il prend un beaucoup plus grand volume. La portion qui avoisine le lieu de son implantation, s'alonge, se retrécit en forme de col, & quelquefois se réduit à la grosseur du doigt; on appelle alors ce prolongement le Pédicule du Polype. C'est par lui que se portent les vaisseaux qui vont nourrir la tumeur, & qui viennent de la surface interne de la matrice. A mesure que le Polype grossit, il dilate l'orifice; mais bien-tôt celui-ci ne pouvant souffrir un plus long développement, il éprouve, de sa part, une sorte d'étranglement qui empêchant le sang de revenir par les veines, donne lieu au gonflement variqueux de celles-ci, &, par suite, aux hémorrhagies qui souvent s'ensuivent. La sortie du Polype de la matrice dans le vagin s'opere souvent d'une manière insensible; elle est relative aux progrès de la tumeur; mais quelquefois elle est instantanée, & le plus souvent alors accompagnée d'hémorrhagie & même de syncopes, comme il arrive après des efforts violens, des chûtes ou des secousses trop fortes. Si l'on ne touche alors la femme, il est aisé de se méprendre sur la nature des accidens & sur ceux des moyens curatifs qu'on croit être les plus indiqués. Quand l'orifice de la matrice continue d'agir, & que la tumeur devient de plus en plus volumineuse, son pédicule s'amincissant toujours à raison du tiraillement qu'il éprouve par le poid du Polype, il devient souvent incapable de le supporter; il se déchire, ou, étant trop comprimé, la tumeur qui ne reçoit plus de sang, tombe en pourriture comme si on en eût fait la ligature. On trouve des faits confirmatifs de ceci dans Ruisch, Rhodius, Fred, Hoffman, Mauriceau & autres Observateurs. Souvent aussi le resserrement de l'orifice n'est point assez considérable pour agir sur la tumeur de manière à procurer sa chûte, & alors celle-ci augmentant de jour en jour, bien-tôt elle paroît & traverse la vulve qu'elle dépasse même, & offre l'apparence d'une masse ronde, plus ou moins volumineuse dont on peut, en touchant la femme, suivre la continuité jusqu'à l'orifice de la matrice; on la perd plus loin si l'on pousse le doigt à travers celui-ci, qui n'a rien perdu de sa figure circulaire. Quand le doigt est arrêté dans quelque point de l'orifice un peu au-dessus de lui, & qu'une portion de celui-ci est comme recourbée en arrière, on peut croire que le pédicule de la tumeur est au col même de la matrice. Ce dernier genre de Polype est moins souvent accompagné d'hémorrhagie que les Polypes dont nous venons de parler. Le Polype qui a son pédicule à l'orifice de la matrice ou près, est contenu en totalité dans le vagin; l'orifice, en pareil cas, est alongé, les bords en sont moins relevés qu'à l'ordinaire, & le Polype lui-même est plus arrondi & plus volumineux. Il est souvent difficile d'en reconnoître le pédicule, sur-tout quand la tumeur est très-considérable; car alors, étant refoulée vers son insertion par les résistances que lui offre l'entrée du vagin, le pédicule se confond avec la portion de la lèvre de l'orifice où il a pris naissance. Aussi rarement ces Polypes ont-ils un pédicule bien distinct, & s'ils deviennent cancereux, ils sont toujours incurables, à raison de la facilité que le mal trouve à se communiquer au col de la matrice.

Les Polypes du vagin diffèrent de ceux de matrice, en ce qu'ils ont leur base implantée sur un point de parois de ce canal. Cette base est le plus souvent large & courte, & vient originairement de quelques-unes des rides ou plis de ce conduit. On ne peut le réduire ou le faire rentrer comme une tumeur herniaire; ce Polype est sujet à entraîner avec lui le vagin hors des grandes lèvres; ce canal est alors retourné sur lui comme le seroit un doigt de gand.

Cette description du Polype utérin & vaginal, donne l'idée la plus exacte qu'on puisse avoir de sa naissance & de ses progrès; mais cependant elle n'en établit point si bien la nature, qu'on ne puisse encore la confondre avec différentes tumeurs qui paroissent au-dehors & audedans de la vulve, & demandent un tout autre traitement. La maladie pour laquelle on l'a le plus souvent pris est la descente de matrice. La tumeur en effet paroît ici être fongeuse & pyriforme; mais, en y portant un peu d'attention, on ne pourra s'y méprendre. 1.° La tumeur, il est vrai, passe à travers l'orifice, mais non pas de la même manière que dans le cas de Polype; dans celui de descente, c'est la partie la plus large qui y est logée, au lieu que dans celui de Polype, elle en est très-éloignée, celle-ci étant antérieure & la partie la plus étroite postérieure.

2.° En supposant la solidité égale, le pédicule même d'un fort gros Polype tient l'orifice très-peu dilaté, & ne lui fait point perdre sa direction parallèle avec l'axe longitudinal du corps; &, au contraire, une fort petite portion du fond de la matrice écarte considérablement son orifice, & le rejette souvent d'un côté ou de l'autre. 3.° La descente souffre plus ou moins la réduction, le Polype n'est susceptible d'aucune. 4.° Le Polype a un vrai pédicule, la descente n'en a point.

On pourroit plus facilement confondre le Polype avec le renversement complet de la matrice, le fond de ce viscère passant par son orifice. La tumeur, comme celle du Polype, a la forme d'une poire; sa partie inférieure est plus large que la supérieure; on n'y découvre point non plus inférieurement d'ouverture qui puisse passer pour l'orifice de la matrice. Mais on évitera cette erreur, car 1.° quel que volumineux que soit le Polype, on peut passer entre lui & les parois du vagin le doigt ou quelques instrumens mousses, & les porter assez loin dans ce conduit, ce qu'on ne peut faire dans le renversement de matrice, où il n'y a aucun vuide à la place du vagin qui ici est retourné, & forme, comme dit Levret, la gueule d'un sac. 2.° La partie supérieure qu'on pourroit prendre pour le pédicule du Polype, loin d'être dure & solide comme celui-ci, est molle, & paroît au tact visiblement creuse & bien moins résistante que le reste de la tumeur.

On distinguera également la hernie de vessie par le vagin, du Polype de cette gaine, si l'on a égard aux signes suivans. 1.° La tumeur dans la hernie de vessie est toujours en haut & en avant; mais, dans les cas de Polype, elle est indistinctement dans tous les points du conduit. 2.° La hernie de vessie est compressible; la compression excite la femme à uriner, & la tumeur alors diminue en se ramollissant considérablement; il n'en est pas ainsi dans le cas de Polype, la tumeur reste la même, & si on la comprime un peu fortement, l'urine s'arrête quand on la rend. 3.° Dans les cas d'entérocèle & de cystocèle par le vagin, le museau de tanche est plus ou moins déplacé. Ces hernies peuvent être toutes réduites, sinon en totalité, au moins en partie, & pour un tems. Le Polype du vagin ne déplace point le col de la matrice, & ne souffre aucune réduction du dehors de la vulve au-dedans du vagin.

Les Polypes de matrice & du vagin sont, le plus souvent, moux & comme charnus; ceux-ci sont quelquefois creux intérieurement, de manière à en avoir imposé à ceux qui les avoient extirpé, ayant cru, à la direction de la tumeur, avoir amputé la matrice; d'autres fois, ils sont solides, durs & d'une nature comme cartilagineuse; ceux-ci, quand ils sont portés à un très-gros volume, peuvent, par leur pesanteur, entraîner la matrice dans le vagin, & occasionner le tiraillement des ligamens larges, & les divers accidens qui s'ensuivent & qui disparoissent par le rétablissement de la matrice, après qu'on a emporté la tumeur. Ces derniers sont moins sujets à l'inflammation & aux hémorrhagies; ils peuvent, comme toutes les tumeurs sarcomateuses, acquérir un volume très-considérable, & tellement dilater la matrice qu'il semble que les femmes soient grosses. Les accidens, en pareils cas, peuvent devenir très-graves; on a vu la constipation, la proctalgie & la rétention d'urine tellement les compliquer, qu'on ne savoit alors à quelle indication répondre. La présence d'un Polype, dans la matrice, n'empêche point la formation d'un autre. M. Baudelocque fit, il y a quelques années, la ligature d'une tumeur de ce genre qui avoit dix-neuf pouces de circonférence, chez une femme dont le ventre étoit si gonflé & si dur que plusieurs Praticiens avoient jugé la matrice schirreuse. L'opération fut heureuse; mais, après la chûte du Polype, le ventre qui étoit resté à-peu-près tel qu'il étoit auparavant, s'affaissa subitement, & un autre Polype, beaucoup plus volumineux que le premier, parut dans le vagin. L'état de la malade ne permit pas une seconde opération; elle mourut, &, à l'ouverture du cadavre, on trouva dans le vagin un Polype dont l'attache étoit dans la matrice qui étoit aussi saine qu'il est possible. Le Polype ne s'oppose pas toujours non plus à la conception & même au développement du fétus jusqu'au terme de l'accouchement; on a même vu celui-ci n'être accompagné d'aucune difficulté, ce qui est prouvé par plusieurs observations consignées dans le Mémoire de M. Levret sur cette matière; mais ordinairement alors le Polype disparoît pour revenir après la délivrance.

On a proposé, pour détruire les Polypes de la matrice & du vagin, la cautérisation, la section, la torsion & la ligature. La cautérisation a été conseillée par Juncker & Verduc; mais il n'est personne qui en ait fait usage d'une manière efficace, & l'analogie dit assez qu'elle pourroit avoir des suites fâcheuses, tant pour les parois du vagin qui peuvent en partager les effets que pour la tumeur qu'elle pourroit faire dégénérer en cancer. La section a été conseillée par Ætius, Fabrice d'Acquapendente, Dionis & Platner; Tulpius & Vater citent une observation où elle a eu tout le succès possible. Mais, malgré toutes ces autorités, on n'en doit pas moins regarder cette méthode comme très-périlleuse, vu l'hémorrhagie dont elle pourroit être suivie dans les cas où l'on n'auroit pas préliminairement employé la ligature. On trouve dans Zacutus Lusitanus un fait confirmatif de cette assertion. Un empyrique qui traitoit une pauvre femme pour des douleurs dans l'hypogastre, ayant apperçu dans le vagin une excroissance de chair spongieuse de la grosseur d'un amande, la toucha d'abord avec de l'huile de vitriol; mais, voyant ses tentatives sans succès, il coupa la tumeur avec des ciseaux. Cette section fut suivie d'une hémorrhagie si considérble que la malade en périt. Il y a moins de danger à craindre dans les cas où l'on auroit déjà employé la ligature, ou dans le cas où l'on opéreroit chez une femme âgée, à raison de l'état d'exsiccation où est alors la matrice. J'ai vu un cas de ce genre où le Polype, très-volumineux, étoit accompagné d'un tel renversement de matrice qu'on ne pouvoit distinguer les limites de la tumeur d'avec le fond de cet organe. On coupa celle-ci au niveau des grandes lèvres; l'opération fut faite sans accidens, & insensiblement ce qui restoit de la matrice rentra, & tout fut remis dans l'état ordinaire en moins d'un mois.

La torsion a eu ses partisans dans Dionis, Juncker & Heister; elle consiste à prendre la tumeur avec les doigts, quand elle est peu volumineuse, ou avec le branches d'un forceps, quand elle est très-grosse, & à la tordre toujours du même sens & avec beaucoup de ménagement. Quelquefois la première tentative suffit pour entraîner la tumeur, quand son pédicule est fort grêle & peu résistant; mais, le plus souvent, il faut y revenir deux ou trois fois; quelquefois le Polype tombe de lui-même dans l'intervalle de ces tentatives, comme on en a plusieurs exemples. Mais, quoique cette méthode ait été mise en pratique avec succès, notamment par Boudou, on ne peut cependant se dissimuler les accidens qui peuvent s'ensuivre. En tentant la torsion, on peut produire le même effet sur la matrice, & donner lieu à son inflammation, & consécutivement à celle de tout le bas-ventre. Si cependant le Polype avoit son insertion au parois du vagin ou à l'orifice de la matrice, que le pédicule fût grêle & pût conséquemment être saisi par une paire de pinces, qui empêchât les effets de la torsion de se porter au-delà du pédicule, on pourroit encore avoir recours à ce moyen.

La ligature consiste à embrasser le pédicule du Polype, en le comprenant dans l'anse d'un fil, & à le serrer autant exactement qu'il est possible, pour le faire périr. Autrefois on le traversoit de part-en-part avec une aiguille, armée d'un double fil de lin ciré, dont on formoit ensuite une anse de chaque côté, & qu'on lioit d'un double nœud, de la même manière qu'on faisoit autrefois la ligature de l'épiploon; mais, pour agir ainsi, on attendoit toujours que le Polype fût sorti en totalité ou du moins pour la plus grande partie hors du vagin. Mais, en attendant cette époque, la plupart des femmes périssent souvent d'hémorrhagie ou d'autres accidens relatifs à la rétention d'urine & à l'ulcération.

Levret réfléchissant sur la nature & les causes de tous ces accidens, conçut dès-lors la possibilité d'y remédier & même de les prévenir en liant le pédicule de la tumeur lors même qu'elle est encore dans le vagin. Après avoir inutilement employé plusieurs moyens compliqués & difficiles à mettre en œuvre & dont on peut voir l'exposé dans son Traité des Polypes, il s'en tint à un composé de deux tuyaux d'argent soudés parallélement dans leur longueur, qui chacun ont huit pouces de long sur deux ou trois lignes environ de diamètre. L'extrémité supérieure est terminée en forme de larme & l'inférieure porte un anneau soudé de chaque côté pour l'attache du lien. Celui-ci est un fil d'argent de coupelle bien recuit & d'une grosseur médiocre; il doit former une anse pour comprendre le polype. *Voyez*, à ce sujet, la Planche relative à cet article. L'instrument armé de son fil & la malade située convenablement, il présentoit à la vulve l'anse seule de la ligature en la dirigeant dans les sens de la grande fente, mais obliquement pour l'introduire par un des côtés du vagin, la courbure la plus basse du fil en bas, entre les parois de ce canal & la tumeur. Alors il poussoit le fil libre, en le faisant glisser en haut jusqu'à ce que la résistance annonçât qu'il étoit au fond du vagin. Ensuite il portoit les deux doigts de la main droite dans le vagin, pendant que la gauche tenoit les tuyaux; & avec ses deux doigts il faisoit passer entièrement la tumeur dans l'angle aggrandi de la ligature, en introduisant le tuyau dans le vagin, & le transportant au côté oppposé jusqu'à ce qu'il sentît une résistance. Alors il introduisoit de nouveau un doigt moyennant lequel il s'assuroit si l'anse du fil étoit portée aussi haut qu'il est possible. En cas qu'il le fût, le pédicule, par ce procédé se trouvant embrassé par le fil d'argent, il retenoit les tuyaux en place & retiroit le bout mobile du fil, jusqu'à ce qu'il n'en puisse plus sortir. Cela fait, il arrêtoit le fil à l'anneau libre; & par le moyen de la torsion, il serroit &, étrangloit la racine du Polype & il inclinoit la partie inférieure de l'instrument vers l'une des cuisses de la malade, & pour éviter qu'il se dérangeât, il l'y fixoit au moyen d'une bandelette. Le reste du traitement consistoit à à tordre le fil comme il avoit fait la première fois, ce qu'il réitéroit plus ou moins selon les circonstances.

Notre Praticien fut quelques années à suivre cette méthode avant de s'assurer de ses inconvéniens. Un des principaux, est que quand la tumeur est très-volumineuse, il est souvent difficile & même impossible de porter l'anse de la ligature jusqu'au haut du Polype, cette anse cède & l'on ne peut la faire avancer. Aussi Levret y substitua-t-il une paire de pinces faite sur le modèle de celles à panser avec cette différence que les anneaux sont sur les côtés de chaque tige qui sont creuses, & qui, au point de leur réunion, s'écartent l'une de l'autre pour former un ovale d'environ deux pouces de large quand l'instrument est fermé & près de trois quand il est ouvert. *Voyez* la Planche qui a rap-

...pport à cet article. Au moyen de ces branches garnies d'un fil d'argent & portées fermées jusqu'au haut de la tumeur, on peut, en les déployant, ouvrir une très-grande anse propre à comprendre le Polype telle grosse qu'en soit la racine, & en les rapprochant ensuite & retirant le fil mobile serrer l'anse suffisamment pour le tordre ensuite convenablement. Cet instrument au fond n'est que le même qu'il inventa d'abord, mais dont chaque tuyau est mobile à l'instar des branches d'une paire de pinces. Cet Auteur inventa aussi uue curette suffisamment large & creuse d'un côté pour soulever le Polype quand il étoit très-volumineux, & rainée doublement, pour y faire couler les deux bouts des branches de la pince. On peut, également voir cet instrument dans nos Planches.

David, Chirurgien en Chef de l'Hôtel-Dieu de Rouen, ayant trouvé ces pinces difficiles à introduire à cause de leur largeur, leur substitua deux tiges d'acier, polies & percées obliquement vers leur partie supérieure pour laisser passer un fil. A un demi-pouce de-là, de part & d'autre, est un retrécissement qui, quand les deux lames sont réunies, est destiné à être reçu dans deux cannules d'argent. La première de ces canules est longue de quatre pouces, & se termine par deux oreilles creuses pour recevoir de chaque côté les fils qui passent par les trous obliques de deux tiges de fer dont nous venons de parler. La seconde longue de deux pouces se termine par un cric dont l'arbre est percé pour recevoir, à demeure, le bout de chaque fil; & garni au-dehors d'une tige quarrée qui est mobile par une clef de montre. Toute cette mécanique est rendue dans la Planche qui a rapport à cet article. Voici actuellement en quoi consiste l'usage de cet instrument. Une de ses tiges étant munie de son fil qui doit la dépasser au moins de trois pouces, on commence par la porter aussi haut qu'il est possible, dans le vagin entre sa parois & le Polype, puis on porte également l'autre enfilée de l'autre chef du fil, & à l'opposite, puis on ramène ensuite ces deux branches en arrière de la masse à lier, on les réunit par leurs faces planes au moyen d'un tenon de fer qui entre dans un trou pratiqué à l'une d'elles, on passe ensuite la canule la plus longue dans les oreillles de laquelle on insinue de chaque côté les fils, puis on introduit la seconde; on fait passer à l'opposite par le trou de l'autre les deux fils; on les noue & on les serre sur l'arbre au moyen de la clef. De cette manière il résulte supérieurement une anse plus ou moins grande, à raison du volume du pédicule qu'elle comprend & qui devient de plus en plus petit, à mesure que l'on tourne le fil sur l'arbre du treuil.

Enfin, M. Desault a imaginé un procédé pour appliquer un lien de fil ciré, qui paroît assez simple à la première inspection, mais qui est d'une application difficile dans les cas de Polype considérable. Ses instrumens sont deux tiges de fer qui, par un bout, se terminent par une fente à ressort, dont les deux branches rapprochées laissent un trou destiné à recevoir un fil; les branches sont tenues en approximation par une canule d'argent qui reçoit la tige dans presque toute sa longueur. Les deux tiges, armées de leurs canules & de leur fil, sont portées dans le vagin aussi haut qu'il est possible, & ensuite elles sont ramenées en sens contraire, comme celles de David, pour se retrouver à une des parties du vagin opposée à celle sur laquelle on les a portées. On saisit alors chaque chef du fil qui accompagne l'un & l'autre tige; & les ayant réunis, on les fait passer à travers l'œil d'un serre-nœud presqu'aussi long que l'instrument, & on les pousse aussi haut qu'il est possible, en même-tems qu'on tire à soi, dans un sens opposé, les deux fils. Quand on sent une résistance égale de part & d'autre, c'est signe que l'anse est aussi serrée qu'elle peut être; alors on fait entrer le fil dans l'échancrure qui termine intérieurement le porte-nœud, & on le tourne autour de la platine. On laisse l'instrument qui dépasse de peu le vagin, & l'on fait tenir le lit à la malade; & on lui prescrit, comme dans toute autre méthode, les remèdes généraux que demande son état. Le reste du traitement consiste à diminuer l'anse du fil qui comprend la tumeur, ce qu'on fait de tems à autre en dévidant celui-ci de dessus la platine, & poussant plus haut le serre-nœud en même-tems qu'on attire à soi les fils. *Voyez* ces instrumens dans nos Planches. Le jeu des deux tiges ne pouvant souvent se faire commodément quand la tumeur est volumineuse, sur-tout quand il faut les porter en sens contraire, & le fil, par cette raison, ne pouvant pas toujours être porté à la partie la plus supérieure du pédicule. M. Baudelocque leur préfère les pinces-creuses de Levret, au moyen desquelles il porte le fil où il veut, & beaucoup plus sûrement; il termine ensuite par le serre-nœud, comme M. Desault.

La méthode de la ligature, telle que nous venons de la décrire, est actuellement la plus en usage, & celle qu'on doit suivre dans le plus grand nombre de cas. Souvent le Polype tombe deux ou trois jours après qu'elle a été faite, mais quelquefois la chûte est beaucoup plus tardive. Elle a communément lieu sans accident; on l'a cependant vu être précédé de la fièvre, mais celle-ci est purement épigénomatique, & provient de la suppuration, elle est presque toujours de bonne augure, quand d'ailleurs il n'y a aucun autre accident. On peut en dire de même des légères douleurs qui s'étendent par-tout le ventre, immédiatement après la torsion de la ligature qui embrasse le pédicule de la tumeur. Le lendemain, & quelquefois plus tard, il paroît des écoulemens séreux, sanieux & souvent même purulens qui tachent plus ou moins les linges. Il convient alors d'injecter toutes les cinq ou six heures d'une décoction d'eau d'orge ou de vin miellé; on fera prendre intérieurement de petites doses de camphre & de kinkina pour s'opposer aux effets de la résoption des sucs putrides. Mais quelquefois l'écoulement est du sang en nature, & par cette raison, il devient inquiétant aux femmes aussi-bien qu'aux personnes qui l'entourent. Quand cet écoulement vient peu de tems après la ligature, qu'il est modéré, & que les femmes le supportent sans tomber dans des foiblesses inquiétantes, il n'offre rien de fâcheux, on doit le rapporter à l'ouverture des vaisseaux veineux & variqueux qui vont se porter au corps de la tumeur, & que la torsion ou serrement du fil a ouvert en plusieurs endroits : en général, cet écoulement n'est que momentané, il cesse même de tems à autre, quand tout d'ailleurs est dans les plus heureuses circonstances. Quand le Polype est au vagin, il reste assez souvent après sa chûte une descente plus ou moins grande des parois de ce canal, mais qui cesse bien-tôt par le rétablissement spontané des membranes en leur lieu primitif. Quand il est implanté à la matrice, & qu'il y a eu descente ou inversion de cet organe, la matrice insensiblement remonte & se remet à sa situation première. Si le pédicule du Polype est grêle & peu résistant, il tombe en putréfaction avant la tumeur; mais, s'il est gros & volumineux, c'est la tumeur qui se pourrit d'abord. Les Polypes à pédicule étroit ne sont jamais accompagnés d'une bien grande suppuration dans leur chûte. Il n'en est pas de même de ceux qui ont un pédicule fort large; comme dans ceux-ci, il reste une portion de la substance du Polype qui a été contuse par la ligature, il s'ensuit toujours une suppuration dont l'abondance est en raison des surfaces ulcérées; ce qui est confirmé par plusieurs observations rapportées dans le Mémoire de Levret sur cette maladie. (*M. Petit-Radel.*)

PONCTION. *Voyez* Paracentèse.

PORREAUX. Ἀκροχορδόνες. *Verrucæ veneræ.* Excroissances carniformes formées sur la peau qui recouvre les parties génitales chez l'un & l'autre sexe, & qui, à la différence des hypersarcoses, ont un épiderme comme les parties dont elles prennent naissance. Les Porreaux ont communément une base en forme de pédicule, & une sommité qui s'épanouit en forme de rayon du centre à la circonférence, dont le bord se termine par différens points granuleux en manière de frange. Il y a cependant en ceci beaucoup de variétés qu'il n'est pas possible d'énoncer sans tomber dans des détails minutieux. Une chose surprenante, est cette singulière faculté que les Porreaux ont de vivre & végéter par eux-mêmes indépendamment des affections que peuvent éprouver les parties sur lesquelles ils croissent; c'est à cette faculté qu'on doit rapporter l'expansion que prend le Porreau par son sommet, quoique sa base soit peu étendue, & que souvent son pédicule n'ait presque que la grosseur d'un fil. Ainsi, l'on conçoit comment ces excroissances, une fois élevées au-dessus de la peau, peuvent s'élargir & devenir une substance épaisse, molle, ronde & fragiforme. Il paroît, d'après cela, que leur formation doit être attribuée à une élongation ou alongement particulier des vaisseaux que l'irritation vénérienne détermine, & qui persiste tant que le virus paroît fixer localement ses effets. Aussi cette structure les expose-t-elle souvent à être meurtris par les corps qui les pressent & les frottent de trop près, ce qui n'arrive point sans qu'il s'ensuive de vives douleurs & quelquefois un écoulement de sang assez copieux.

On regarde communément les Porreaux comme l'indice d'une infection vénérienne qui ne peut disparoître qu'autant que celle-ci est radicalement guérie. Peut-être va-t-on trop loin dans cette dernière opinion, ainsi qu'une pratique répétée me l'a prouvée. Quoi qu'il en soit, il paroît que telle grande que soit la faculté qu'a le Porreau de vivre par lui-même, certaines affections du sol où il croît, peuvent la lui diminuer, même l'en priver totalement. D'après ces considérations, il sembleroit que les instrumens tranchans & les escharotiques ne sont pas toujours si nécessaires qu'on le croit communément. On ne se détermine à traiter les Porreaux vénériens que lorsqu'on a remédié suffisamment à l'infection vénérienne par les anti-vénériens qu'on juge les plus convenables. On a recours alors à deux méthodes, l'instrument tranchant & les escharotiques, souvent même on les emploie tous deux; quelques-uns conseillent aussi la ligature, mais c'est un moyen trop douloureux & qui peut avoir des mauvaises suites chez les sujets doués d'une très-grande sensibilité. La cautérisation s'obtient en touchant l'excroissance avec un petit pinceau trempé dans de l'eau mercurielle, ou en mettant sur elle un peu de beurre d'antimoine, quand l'escarre est tombée, on applique de nouveau le caustique, & ainsi successivement jusqu'à ce qu'on soit parvenu à la racine. Quoique tous les escharotiques puissent produire l'effet caustique sur le Porreau; néanmoins l'expérience a prouvé qu'on réussissoit mieux avec l'eau mercurielle, le beurre d'antimoine ou un mélange bien exacte de ver-de-gris & des feuilles de sabine. Les Porreaux s'enflamment & suppurent quelquefois spontanément, sur-tout quand ils sont un peu volumineux, puis ils se cicatrisent & reprennent leur première apparence:

& quelquefois plusieurs fois de suite, comme j'ai eu occasion de l'observer dans le traitement des maladies vénériennes. Quand on saisit ce période suppuratoire, on peut les guérir promptement en les pansant avec un mélange de poudre de sabine, d'ocre & de vitriol, ou bien d'alun calciné & de précipité rouge incorporé avec le basilicum. M. Lombard emploie communément la composition suivante : ℞ Ægyptiac ℥ 2. Alun calciné, poudre d'ocre & de sabina aa ℈ 1. Mêlez. Quand ces excroissances sont tombées & que l'ulcération qu'elles laissent, offre de bonnes chairs, il faut promptement la conduire à cicatrice par les moyens connus (*M. Petit-Radel.*)

PORTE-AIGUILLE. Instrument dont on se sert pour embrasser exactement les aiguilles, & leur donner plus de longueur, lorsqu'elles sont si fines & si petites qu'on ne sauroit les tenir avec les doigts. Cet instrument est une tige d'acier ou d'argent, longue de deux pouces, fendue selon presque toute sa longueur, en deux branches, pour former une espèce de pincette qui se ferme par le moyen d'un anneau; au-dedans de chaque branche est une petite rainure longitudinale pour loger la tête de l'aiguille; elles se tiennent écartées par leur propre ressort; elles s'approchent quand on glisse l'anneau en avant, & s'écartent quand on le retire. La partie postérieure de la tige, qui sert de manche, est une petite tête creuse garnie dans sa cavité de trous semblables à ceux d'un dez à coudre, pour pousser l'aiguille en cas de besoin. *Voyez* les Planches.

M. Bell recommande une autre espèce de Porte-aiguille, fait en forme de tenailles, dont les mâchoires d'un demi-pouce de long, ou à-peu-près, ont une rainure faite pour embrasser la tête de l'aiguille, lorsqu'on les serre l'une contre l'autre. Les branches de l'instrument longues d'environ quatre pouces, se tiennent écartées par un ressort placé entr'elles, lorsqu'elles sont abandonnées à elles-mêmes. *Voyez* les Planches.

PORTE-PIERRE INFERNALE. Instrument fait en forme de porte-crayon, qui s'engage au moyen d'une vis dans un étui garni d'un écrou. *Voyez* les Planches.

POULAIN. Expression commune pour désigner le gonflement des glandes inguinales, à la suite d'un commerce impur. *Voyez* Bubon. (*M. Petit-Radel.*).

POUSSOIR. Instrument dont on se sert pour ôter les dents & leurs racines ou chicots, en poussant de dehors en-dedans. Cet instrument a une tige & deux extrémités. Sa tige est ronde ou à plusieurs pans, légèrement courbée à sa partie antérieure; elle est longue d'environ deux pouces, & plus étendue dans sa partie convexe, que dans sa partie concave. Sa partie concave est unie du côté de son extrémité dentelée, & sa convexité est un peu arrondie. A cette extrémité il y a une échancrure qui forme deux dents, partageant la concavité & la convexité en deux moitiés, l'une droite & l'autre gauche, prises sur la largeur de l'extrémité de sa courbure; cette extrémité est large d'environ deux lignes. A l'extrémité opposée il y a une mitte convexe du côté de la tige, & plate de l'autre; au-delà est une soye quarrée qui se fixe dans le manche. Ce manche doit être en forme pyramidale, & beaucoup plus gros par son extrémité opposée à la mitte. Il doit être arrondi, ou a plusieurs pans de la longueur d'environ deux pouces. Son gros bout doit être à-peu-près arrondi, en forme de poire; on fait ce manche d'yvoire ou d'ébène, &c.

Lorsqu'on veut se servir de cet instrument, on l'emploie de façon que son manche appuie sur le centre du dedans de la main. Le pouce & les autres doigts l'embrassent. On alonge sur la tige, tantôt le pouce, tantôt l'indicateur, tandis que les dents de l'instrument appuyent sur la dent ou sur le chicot qu'on veut enlever. On pousse la dent ou le chicot de dehors en dedans. Lorsque c'est aux dents de la mâchoire inférieure qu'on fait cette opération, on donne un mouvement d'élévation avec le poignet, qui produit un effet à-peu-près semblable à celui que les doigts produisent en saignant lorsqu'on exécute la ponction & l'élévation.

Lorsqu'on se sert du Poussoir aux dents de la mâchoire supérieure, l'on tient & l'on appuye de même cet instrument en fléchissant le poignet de bas en haut, & l'on produit ainsi le même effet. On peut, si l'on veut, ajouter sur la face de cet instrument une espèce de crochet tourné à contre sens, semblable à l'extrémité denteléе du Poussoir. Ce crochet sert à tirer en-dehors de la bouche les racines ou les dents, qu'on ne peut enlever en poussant de dehors en dedans. *Voyez* les Planches.

PRATIQUE. Πρᾶξις. *Practice.* Réduction des préceptes d'une science en action, ou emploi méthodique de ses principes pour parvenir à une fin. La pratique en Chirurgie est sans contredit la pierre de touche à l'aide de laquelle on distingue le vrai du faux; on peut la regarder comme le creuset ou les dogmes de l'Art s'épurent & acquièrent ainsi qu'un métal prêt à faire l'éclair, ce brillant qui annonce la purification complette de toute hétérogénéité. Mais, pour en retirer tout le fruit qu'on doit en attendre, il faut qu'une théorie sage & lumineuse dispose l'esprit à percevoir la vérité, qu'un jugement sain écarte tout ce qui peut l'obscurcir & qu'un raisonnement sévère, en discutant les faits, s'en tienne aux probatifs & exclue ceux qui, trop incertains, ne sauroient mener à l'évidence. C'est en se conduisant ainsi, qu'on saura convenablement lire dans le grand Livre de la Nature. Alors la vérité désormais débarrassée du nuage qui ternissoit sa splendeur, devient une pour tous, les opinions prennent une apparence uniforme & ne s'entrechoquant plus, elles deviennent autant de bases fixes sur lesquelles reposent les préceptes de l'Art.

La Pratique peut s'acquérir non-seulement par un exercice personnel, mais encore par la méditation des évènemens d'une maladie, rapportés par d'autres avec cette simplicité de langage qui caractérise le bon Observateur. C'est ce que remarque Baglivi, lorsqu'il dit à ce sujet dans sa Pratique Médicale, *longarum observationum præsidio instructa mens sagax potissimum curandorum hominum rationem assequitur, præsertim si librorum lectio accesserit.* Mais à côté du froment croît l'ivraie, & c'est ce qui n'a point échappé à notre Auteur, car il dit en continuant, *iis tamen evolvendis nisi maximas adhibeat cautiones, verendum est ne ibidem novam inveniat errandi causam, undè nova se posse doctrinæ adjumenta petere existimabat.* Il est donc faux contre ce que le vulgaire croit, que, pour être un grand Praticien, il suffise d'avoir beaucoup travaillé. Ce n'est pas l'exercice seul qui instruit, la répétition d'une action n'éclairera jamais sur les motifs de l'action, mais bien les évènemens soumis à une sévère discussion. C'est moins en voyant beaucoup qu'en voyant bien, qu'on s'instruit dans un Art dont la Pratique suppose une application raisonnée de principes. Les Colot, en se donnant de père en fils leurs procédés pour extraire la pierre de la vessie, avoient beaucoup vu, & cependant ils avoient toujours mal vu jusqu'à ce que Jacques de Beaulieu apporta la méthode latérale, où l'on ouvre à la pierre un espace qu'elle peut traverser facilement, sans qu'il s'ensuive aucun des inconvéniens qui accompagnoient le grand appareil. Les Anciens & ceux qui pratiquèrent jusqu'à la fin du siècle dernier, croyoient également bien voir en s'en tenant à leurs procédés pour abaisser la cataracte, & cependant ils virent mal jusqu'au tems ou Lasnier, jeune Chirurgien, démontra la possibilité d'une guérison plus réelle, en pratiquant l'extraction.

Mais pour bien voir, dans la Pratique, il faut savoir lier d'un nœud indissoluble la théorie, l'expérience & l'observation. Conduit par ces trois guides, le Praticien devient ferme dans sa marche, les faits qui se présentent & qui par leur gravité, pourroient faire dévier l'homme peu instruit, ne lui donnent que plus d'à-plomb. N'ayant en vue que la cause de la maladie, & laissant de côté les épiphénomènes qui pourroient en cacher le caractère, il la poursuit & ne se croit victorieux qu'autant qu'il l'a réduite à l'impossibilité de nuire, soit en la détruisant complettement, ou la disposant de manière que changée de forme, elle soit réduite à l'inaction.

La théorie ouvre les grands magasins où se trouvent toutes les richesses de l'Art, elle étale les vérités, donne plus d'évidence à celles que cachoient des circonstances accessoires, couvre celles qui peu essentielles quoique plus apparentes, pourroient nuire à d'autres qui doivent paroître au plus grand jour. L'expérience combine les analogies, voit ce que demandent les ressemblances, ce que rejettent les disparités, & aidée d'une suite d'inductions tirées des faits réduits à leur juste valeur, elle tente les évènemens, les prévoit même souvent avec cette certitude qu'un Astronome annonce une apparence dans le firmament. L'observation expose ces derniers, les range dans l'ordre qu'ils se suivent, & le lie les uns aux autres de manière à faire naître des résultats propres à guider dans la Pratique. C'est ainsi que, par une heureuse réunion de ces trois moyens, le Praticien parvient à une conviction intime & a des succès qui ne peuvent que tourner au profit de l'Art, & auxquels ne peut prétendre l'empyrique dont les tentatives sont incohérentes avec les principes. Car comme l'observe Hippocrate dans son Livre, *De Arte* - *Quod temerè fit, nil prorsùs esse constat, si quidem quidquid fit propter quid fieri deprehenditur & ad aliquid refertur. At quod temerè, fit nullo modò subsistere videtur, sed nomen tantum inane.* Voyez, pour des plus grands éclaircissemens, les articles EXPÉRIENCE, OBSERVATION, THÉORIE, & le commencement du Discours préliminaire de cet Ouvrage. (*M. PETIT-RADEL*).

PRATICIEN, celui qui met en action les préceptes d'un Art en agissant diversement, selon que les circonstances l'exigent. Le Praticien en Chirurgie diffère de l'Opérateur en ce que celui-ci purement adonné au manuel de l'Art, n'a en vue que l'application des moyens mécaniques, application qui demande l'agilité de la main & la souplesse des doigts; l'autre au contraire non-seulement connoît ces moyens, mais encore il sait en faire l'emploi le plus convenable, les varier même suivant la diversité des cas, ce qui suppose une combinaison d'idées, dont quelquefois n'est pas susceptible l'Opérateur qui trop souvent n'est qu'un routinier. Le Praticien qui, aux notions de théorie, joint une expérience raisonnée, & fondée sur les faits qui lui sont propres, ou qu'il s'est appropriés par une étude réfléchie, est inappréciable aux yeux de ceux qui pensent. Mais combien sont rares ceux qui peuvent se glorifier de ces qualités! Tous cependant ont la prétention de les avoir, depuis l'élève, qui servilement sous les yeux du Maître, excerce une routine ministrante, jusqu'au vieillard qui dit avoir beaucoup vu, chacun parle de sa pratique & en relève les succès sans rien dire de ceux qui en ont été les victimes. Tant que ces ambitieux se contentent de discourir sur eux-mêmes, il est assez difficile d'avoir des preuves non équivoques de leur ineptie, mais l'envie de survivre à soi-même, de laisser des preuves d'une capacité qu'ils s'attribuent, les portant à publier quelques ouvrages, ils offrent eux-mêmes matière à la conviction. L'homme instruit se demande alors comment avec des moyens si foibles, ils ont pu parvenir à une réputation, comment le Public a pu être assez crédule, pour se rendre victime de leur empyrisme; comment enfin le nombre de leurs fautes n'a pu les faire rentrer dans une obscurité d'où jamais ils n'auroient dû sortir. Nous pourrions, si la critique étoit entrée dans notre plan, prouver ce que nous avançons par des citations particulières, mais quel est l'homme instruit qui ne fasse pas lui-même des applications?

Le Praticien se forme pas l'exercice; la réitération des faits réduits à leur juste valeur lui fait voir les forces actuelles de la Nature, & comment il faut composer avec elle, ce qu'elle peut donner, ce qu'elle doit refuser, en quel tems & comment elle peut l'accorder. Mais pour bien saisir tous ces objets, il faut d'avance avoir un grand fond de connoissances dans les loix qui régissent l'économie animale & dans le pouvoir des moyens de guérison. Or ces connoissances ne peuvent être le partage de la jeunesse, où l'esprit n'est point encore assez fait, pour savoir se conformer aux règles d'un prudent septicisme. Car à cet âge on ne doute de rien; le premier évènement qui frappe, est regardé comme provenant d'un systême de loix qu'on a adopté & qu'on regarde comme devant toujours persister les mêmes. On y rapporte tout ce qu'on voit, on se rend compte de tout, & la doctrine qu'on a prise, devient la pierre de touche à laquelle on prétend reconnoître la marche de la Nature & les écarts dont elle est susceptible. Aussi n'est-ce point à cette première époque de la vie qu'on puisse se dire Praticien dans le sens que nous l'entendons ici, dans le sens vraiment didactique, dans le sens où l'emploi des moyens peut tourner au profit de l'Art & de ceux qui en éprouvent les bienfaits. Si, à cet âge, la main se prête à toutes les déterminations que la volonté imprime, si la souplesse des doigts, la finesse de la vue favorisent les procédés les plus délicats qui sont du ressort du plus habile Opérateur, le jugement souvent se refuse pour indiquer la route à tenir dans les cas compliqués où il s'agit moins d'opérer, que de savoir si l'on doit, comment on doit, & quand on doit opérer.

Dies diem docet & Naturæ judicia explicat, confirmat. L'âge fait d'après cet axiome, est donc l'époque de la vie la plus propre à l'exercice; les évènemens alors ne frappent plus si vivement les sens, les impressions qu'ils laissent, n'entraînent point aussi impérieusement à l'action, & l'expérience fondée sur l'observation réitérée des faits, porte à discuter les indications, à les opposer à leurs contraires & à écouter le langage de la Nature, quand elle parle d'accorder du délai. Les découvertes des autres peuvent alors devenir notre propriété & une propriété dont on ne rougit point encore comme dans la vieillesse, où l'on s'imagine n'avoir besoin de rien, parce qu'on a l'âge où l'on doit tout avoir. Mais si à ce dernier terme de la vie la roideur des doigts & la foiblesse de la vue détournent d'entreprendre toute opération, le jugement quand il a été convenablement disposé par des études & une application continuelle aux principes de l'Art, sert encore dans les cas épineux qui, sous une parité spécieuse, pourroient suggérer une pratique funeste. Les conseils du vieillard instruit ont alors une valeur réelle, fondée sur ce coup-d'œil qui leur fait souvent découvrir la nature cachée d'un mal, là où les moins expérimentés sont loin de soupçonner le moindre désordre. (*M. Petit-Radel.*)

PROGNOSTIC. Πρόγνωσις, *Præcognitio*, *Prænotio.* Connoissance qu'on a d'un événement qui doit arriver dans le cours d'une maladie, & qui la doit changer en bien ou en mal. Hippocrate est celui des Auteurs qui se soit le plus illustré dans ce genre de connoissances; aussi ses Contemporains que, l'exactitude de son Prognostic étonnoit, lui élevèrent-ils une statue de bronze, & ses descendans furent-ils nourris dans le Printanée aux dépens publics. En effet, ses Prénotions & Prédictions renferment des prodiges en ce genre qui nous étonnent encore aujourd'hui, que l'Art d'observer est porté au plus haut point. On voit, dès le commencement de ses Prénotions combien ce Vieillard prisoit l'Art de prédire lorsqu'il étoit fondé sur un vrai savoir. — *Operæ pretium*, disoit-il, *mihi facturus Medicus videtur si ad providentiam sibi comparandam omne studium adhibeat, cùm namque præsenserit & prædixerit apud ægrotos, tùm præsentia, tùm præterita, tùm futura quæque ægri omittunt, exposuerit, res utique ægrotantium magis agnoscere credetur, adeò ut majore cùm fiducia sese homines committere audeant.* Le Prognostic est établi sur la connoissance qu'on a de la nature de la maladie & des divers symptômes, & épiphénomènes qui peuvent l'accompagner ou lui survenir, & sur les divers évènemens qu'une observation réfléchie & une longue expérience ont fait découvrir en être une suite nécessaire. Aussi, communément ceux qui ont vieilli dans la pratique de l'Art & qui ont toujours fait marcher, d'un pas égal, leur expérience avec l'étude des faits & l'observation, sont-ils ceux dont le Prognostic est le plus certain. Cette prérogative du vrai Praticien qui l'élève au plus haut point de gloire; soit qu'il annonce un évènement heureux ou funeste, ne peut être le partage de l'ignorant. Celui-ci abandonné à ses notions incertaines & n'ayant aucun point en vue, erre aveuglément dans le vague de ses idées avec la confiance qu'inspire l'ignorance des obstacles qui peuvent se présenter. L'homme instruit au-contraire, affermi dans ses principes, voit tout, rien ne lui échappe, & les moindres

moindres circonstances, qui paroissoient être indifférentes à tout autre, sont pour lui de la plus grande conséquence; car, comme l'observe Baglivi, *Natura nil frustrà molitur, minimaque sunt sæpiùs magnarum rerum initia.* Hippocrate offre, relativement au Prognostic dans le traitement des maladies Chirurgicales, beaucoup d'axiômes dont la vérité se confirme encore de nos jours, & qui sont autant des preuves de sa grande capacité à observer. Sachant combien la pourriture du cerveau est dangereuse sur-tout lorsqu'il n'y a au-dehors aucune voie par où les portions gangrenées puissent trouver issue; il dit, *ubi syderatione cerebrum periclitatur, quidam tribus diebus, etiam septem moriuntur; quos si evaserint, servantur, ex quorum numero servantur quibus perfectionem os disparatum fuerit.* Dans ce dernier cas, y ayant une séparation ou écartement dans les os, la Nature peut quelquefois se suffire, ainsi que les Observateurs en fournissent des exemples. L'érésypèle est, pour quelques vieillards, une maladie vraiment critique & dont la rentrée ne peut que leur être funeste. Nous devons cette observation au Père de la Médecine; mais ce divin Vieillard ne passe point aussi sous silence les suites fâcheuses qui peuvent accompagner sa rentrée; c'est ce qui est exprimé dans le passage suivant de ses Prénotions. *Eresypelas verò foris quidem extare utile, intrò autem vergere læthale, cujus quidem indicium est, cùm rubore evanescente pectus gravatur & ægriùs spiritum trahit æger.* Hippocrate, dans les divers endroits de ses ouvrages où il traite du Prognostic, y manifeste par-tout un génie, une pénétration d'esprit & une profondeur de connoissance qui étonnent pour le siècle où il vivoit, & qui sont le plus beau témoignage d'équité pour ceux qui lui déférerent, dans ces tems les plus reculés, les honneurs de la Divinité. Comme il ne nous est pas possible d'entrer maintenant dans de grands détails pour prouver la vérité de ce que nous avançons ici, nous nous contenterons de citer les passages suivans sans y ajouter aucun commentaire pour les développper. *Quibus è posteriore parte ossis fracti capitis dolor inest vehemens & crassa è naribus fluxio, malo est. — Iis dolore antea ad oculum suborto rigore corripiuntur, quin etiam ossium ad tempora effracturæ convulsiones accersere solent. — Vulnere in thoracem accepto si quidem externa vulneris pars sanitatem receperit interna verò nequaquam, suppurationis periculum impendet. — Ulcus lividum & aridum aut pallidum effectum mortem indicat. — Quibus concussum fuerit cerebrum vel ex plagâ doluerit aut aliquo casu, his illico vox deficit, neque vident, neque audiunt, fere intereunt. — Ex cerebri vulnere febris ut plurimùm ac bilis vomitus succedit & corporis resolutio, iique perniciosè habent.*

Les connoissances prises de l'Anatomie & de l'usage des parties, facilitent beaucoup le Chirurgien dans l'Art de bien tirer son Prognostic & le mettent à portée de prédire un événement fâcheux; dans des circonstances où d'autres entraînés par l'erreur, n'annoncent rien d'inquiétant. Un emphysème au-dessus des clavicules, suffit à M. Louis pour annoncer la mort d'une petite fille, qui avoit avalé une fève, si l'on ne lui faisoit l'opération de la bronchotomie; & l'opiniâtreté des consultans qui s'y opposèrent donna lieu de vérifier la vérité de l'événement qu'il avoit prévu. C'est pourquoi celui qui possédera bien les loix suivant lesquelles nos parties se régissent, les différentes actions dont elles sont susceptibles & les rapports qu'elles ont entre elles, saura beaucoup mieux prédire que celui qui n'aura aucune ou au moins qu'une très-foible connoissance de toutes ces choses. Le Praticien, qui cherche à exceller dans le Prognostic, doit donc ne négliger aucun des moyens qui peuvent le mener à cette branche si intéressante de l'Art de guérir; &, pour y parvenir plus promptement, il doit se rendre familières les notions qu'en ont donné ceux qui l'ont devancé, notamment les Observateurs qui ont écrit non avec le langage que certains ont prêté à la Nature, mais avec l'expression qu'elle emploie quand elle parle par elle-même, & sans être aidée de ceux qui s'en disent trop communément les Interprêtes. On verra dans les différens articles de cet ouvrage l'histoire des particularités dans lesquelles nous ne pouvons entrer ici sans nous éloigner de notre objet. (*M. Petit-Radel.*)

PROSTATE. Nom d'une glande placée au dessous & sur les côtés du col de la vessie qu'elle paroît embrasser, & que, par cette position, elle obstrue facilement lorsqu'elle vient à se gonfler. La rétention d'urine occasionnée par ce gonflement est une maladie beaucoup plus fâcheuse que celle qui tient à des obstacles formés dans le canal de l'urètre, parce qu'on a moins de moyens pour la guérir. *Voyez* les articles Bougie, Rétention d'Urine, Urètre. Cependant on est plus maître dans ce cas que dans celui de simple resserrement du canal, de soulager le malade par une évacuation d'urine artificielle, puisqu'on a généralement beaucoup plus de facilité à introduire la sonde. Le gonflement de la Prostate est beaucoup plus commun chez les personnes âgées que chez les jeunes-gens.

Quand la Prostate est gonflée, elle ne diminue pas la surface interne de la partie du canal qu'elle occupe; elle tend plutôt à l'augmenter. Car, étant située principalement sur les côtés du canal, lorsqu'elle vient à se gonfler, elle presse les deux côtés de l'urètre l'un contre l'autre. Ce gonflement est aussi cause qu'elle s'étend de devant en arrière; de façon que le canal de l'urètre, au lieu d'être rond, se trouve applati sur les côtés, & forme, en cet endroit, une fissure étroite. Quelquefois cette glande se gonfle plus d'un côté que de l'autre, ce qui rend oblique le canal qui la traverse.

Outre cet effet occasionné par le gonflement de ses parties latérales, une petite portion de cette glande qui se trouve située tout au commencement de l'urètre, à sa partie postérieure, s'enfle en avant & fait saillie dans la vessie; elle forme comme une valvule à l'entrée de de l'urètre. On peut remarquer cette éminence dans le cadavre, lors même que l'enflure n'est pas très-considérable, en regardant de haut en bas l'orifice de l'urètre, après avoir ouvert la vessie à sa partie supérieure; elle est quelquefois si considérable qu'elle s'avance de quelques pouces dans l'intérieur de la vessie. Cette projection fait courber l'urètre, & devient un obstacle au passage de la sonde, ou de la bougie; Souvent elle relève l'extrémité de la sonde au point de la faire passer par-dessus une pierre, de manière qu'on ne peut l'appercevoir; elle est même quelquefois un obstacle à l'entrée de la sonde dans la vessie, qu'on a de la peine à surmonter.

Quand la Prostate se tuméfie, sa consistance devient généralement beaucoup plus ferme. Les effets de cette tuméfaction sont très-graves; car alors les côtés de l'urètre sont pressés l'un contre l'autre, & la pointe avancée de cette glande empêche, en quelque façon, l'urine d'enfiler le canal; &, dans plusieurs cas, l'arrête entièrement. D'ailleurs la solidité de la glande étant augmentée elle lui ôte sa souplesse & l'empêche de se prêter à l'effort que l'urine fait pour sortir, en sorte qu'il n'en passe que peu, ou même point. Les symptômes particuliers, qu'occasionne cette maladie, sont les mêmes qui dérivent d'une rétention d'urine produite par d'autres causes. *Voyez* RÉTENTION D'URINE.

Lorsqu'à l'occasion d'une difficulté d'uriner, le Chirurgien aura eu recours à la sonde, si elle a passé aisément, il sera porté à soupçonner l'existence d'une pierre. Mais, si l'examen ne confirme point ce soupçon, il doit présumer que la maladie a son siège dans la Prostate, surtout si la sonde, ou la bougie dont il se sert, est arrêtée tout-à-coup, ou passe avec difficulté quand la pointe de l'instrument est proche du col de la vessie.

Il faut alors que son attention se porte sur la glande Prostate pour en examiner l'état, ce qui ne se peut faire qu'en introduisant le doigt dans l'anus, après l'avoir frotté d'huile, & en le tournant du côté du pubis. S'il sent alors de la dureté dans ces parties, aussi loin que l'extrémité du doigt peut atteindre; si cette dureté fait une saillie qui se fasse sentir du côté du rectum, & si, en promenant le doigt de côté & d'autre pour sentir l'étendue de la tumeur, elle lui paroît s'étendre au-delà de la longueur du doigt, il peut être assuré que la tuméfaction de cette glande est très-grande, & qu'elle est la cause de tous les symptômes.

Dans les cas où les côtés seulement de la glande sont gonflés, on introduit aisément dans la vessie, une bougie ou une sonde; mais la pointe de la glande, qui s'avance dans la vessie, empêche souvent qu'elle ne parvienne dans la cavité; ce n'est qu'avec la plus grande difficulté qu'on peut faire franchir à l'instrument cette partie de la glande, sur-tout quand le volume en est considérable, parce qu'alors son sommet forme un angle avec le passage. Il est nécessaire, en pareil cas, d'être bien circonspect dans les efforts que l'on fait, sur-tout quand on se sert de la sonde métallique, de peur de blesser la partie qui fait obstacle. La sonde flexible est sans doute préférable dans ce cas; néanmoins la pointe de cet instrument peut encore faire du mal en heurtant contre la saillie de la glande; & si on la force, son extrémité se courbera plutôt en arrière qu'en avant, de manière qu'on ne pourra l'introduire dans la vessie, ou bien elle pénétrera dans la substance même de la tumeur.

M. Hunter, de qui nous empruntons ces réflexions, raconte un cas de cette nature, où un Chirurgien poussa sa sonde tout au travers de la partie saillante de la glande, de manière que parvenant enfin dans la cavité de la vessie, il en fit sortir l'urine, mais le sang qui sortoit de la partie perforée de la Prostate, passa dans la vessie. On tenta une seconde fois de sonder le malade, mais sans aucun succès. M. Hunter ayant été appellé, passa la sonde jusqu'à l'endroit qui faisoit obstacle, &, ayant reconnu le gonflement de la Prostate, il inclina la partie supérieure de la sonde, de manière à en relever l'autre extrémité, & réussit de cette manière à la faire passer par-dessus la saillie. Malheureusement le sang qui s'étoit coagulé dans la vessie, boucha les trous de la sonde, ce qui l'obligea de la retirer plusieurs fois pour la nétoyer. La même difficulté se présentant toujours, M. Hunter se proposoit de faire l'opération de la Lithotomie, pour faire sortir de la vessie le sang extravasé, mais il en fut dispensé par la mort du malade dont l'ouverture ne laissa aucun doute sur la nature de l'accident qui avoit donné lieu à l'extravasation du sang.

Autorisé par la connoissance de divers faits de cette nature, M. Hunter a pris le parti, toutes les fois que l'urine ne sortoit pas immédiatement après l'introduction de la sonde dans la vessie, de pousser cet instrument plus avant, en inclinant la partie qui reste en dehors, pour en relever l'autre extrémité, afin qu'elle puisse atteindre dans le fond de ce viscère, & il a toujours réussi.

On ne connoît aucun moyen sur lequel on puisse compter pour dissiper l'engorgement de la Prostate. On a recommandé dans cette intention la cigue, l'éponge brûlée, les bains de mer, comme ayant quelquefois réussi. On a vu un séton au périnée dissiper presqu'entièrement un gonflement très-considérable de la Prostate, mais le mal reparut après qu'on eut retiré le séton, & ne céda pas de nouveau lorsqu'on l'eut introduit une seconde fois.

PROTHÈSE, du grec προθεσις, addition, application. Opération par laquelle on ajoute & l'on applique au corps humain quelques parties artificielles, en place de celles qui manquent, pour exercer certaines fonctions; telles sont une jambe de bois, des dents artificielles, &c. *Voyez* DENTS, JAMBE DE BOIS, &c.

L'application d'une plaque, au palais rongé par un ulcère, dépend de la Prothèse. *Voyez* OBTURATEUR.

L'usage de ces différentes machines, a des règles relatives aux différens cas & à chaque espèce que chacun d'eux présente.

PRURIT. *Pruritus.* Démangeaison qu'on sent à la peau, à la circonférence des Playes & des ulcères. Le Prurit est ordinairement l'effet de petites éruptions érésypélateuses. On donne aussi le nom de Prurit à la démangeaison occasionnée par la gale.

La transpiration, supprimée ou retenue sous les pièces d'appareil dans les fractures, occasionne le Prurit; on y remédie en donnant de l'air à la partie. *Voyez* FLABELLATION. Les lotions, avec l'eau tiède, avec une légère lessive, &c., enlèvent la crasse, débouchent les pores, & remédient au Prurit en détruisant sa cause. L'excoriation qui suit le Prurit se desséche par les mêmes secours, & par l'application d'un peu de cérat simple ou camphré.

PSOAS. Le tissu cellulaire qui environne les muscles Psoas est sujet à une inflammation, laquelle se termine souvent par la suppuration, & donne lieu à des abcès qui, suivant l'endroit par où ils viennent à s'ouvrir, ont des conséquences plus ou moins fâcheuses.

Ces abcès sont toujours précédés par une douleur & une tension qui se font sentir dans la région des lombes, & s'étendent souvent par momens vers le haut, le long de la colonne vertébrale & jusques aux cuisses vers le bas, empêchant jusqu'à un certain point le malade de se tenir de bout. Quelquefois ces symptômes font soupçonner une maladie des reins; plus souvent on les prend pour une affection rhumatismale. Lorsque la suppuration commence à se former, le malade éprouve ordinairement des frissons, mais, les douleurs devenant moins aigues, il est porté à se croire mieux & près de sa guérison. Le pus, cependant, après avoir descendu graduellement derrière le péritoine, commence à former une tumeur à l'extérieur, tantôt auprès de l'anus, tantôt à la partie antérieure & supérieure de la cuisse, à l'endroit où les gros vaisseaux sortent du bas-ventre sous le ligament de Poupart, & tantôt plus bas.

Lorsque le pus suit le cours de l'intestin, & se manifeste par une tumeur auprès de l'anus, il s'ouvre bien-tot une issue au-dehors, si le Chirurgien ne se hâte de la faire avec la lancette. Mais lorsqu'il suit la route de l'artère fémorale, comme c'est le cas le plus ordinaire, & qu'il passe dessous le *fascia lata*, il descend peu-à-peu jusques vers la partie inférieure de la cuisse, quelquefois même jusqu'au genou. Il n'y a de douleur que celle qui résulte de la distension de l'aponeurose & des autres parties dans lesquelles le pus se trouve renfermé; la couleur de la peau n'est point altérée, & demeure, pour l'ordinaire, la même jusqu'à la fin. On apperçoit manifestement la fluctuation d'un fluide dans toute l'étendue de la tumeur, particulièrement quand le malade est debout, car alors la partie gonflée est beaucoup plus tendue que lorsqu'il est couché; cette dernière position favorisant le retour d'une grande partie du pus vers le sac où d'abord il étoit renfermé.

Nous avons dit que, lorsque le pus forme une tumeur auprès de l'anus, on confondoit souvent cette sorte d'abcès avec ceux qui se forment en conséquence d'un phlegmon de cette partie. Cette erreur est peu importante; le seul inconvénient qui puisse en résulter c'est que le Chirurgien pourra donner un faux pronostic, car l'ulcère occasioné par l'ouverture demandera en général bien plus de tems pour se cicatriser dans le premier cas que dans le second. Mais, lorsque le pus paroît au-dessous du ligament de Poupart, la tumeur qu'il occasionne a tellement l'apparence d'une hernie crurale incarcérée, que, souvent, on s'y est trompé. Il n'est pas difficile cependant de distinguer l'une de l'autre ces deux sortes de tumeurs, en faisant attention à la manière dont elles se sont formées, & aux circonstauces qui les ont précédées.

Une hernie crurale, pour l'ordinaire, se manifeste tout-à-coup après quelque violente exertion musculaire sans avoir été annoncée par d'autres symptômes; généralement elle est accompagnée de vomissemens, de constipation, &c.; & l'on ne peut la manier sans causer de la douleur. Dans le cas où la tumeur est l'effet d'une collection de matière purulente, le malade a éprouvé auparavant des douleurs dans la région des lombes, & d'autres symptômes d'inflammation; il n'y a d'ailleurs aucun des symptômes caractéristiques de hernie, & le malade n'éprouve pas de douleur lorsqu'on manie & comprime la tumeur. Dans la hernie, la tumeur n'acquiert pas tout d'un coup un volume considérable, & lorsqu'elle devient volumineuse, ce n'est jamais que lentement & par degrés; on n'y découvre aucune fluctuation; elle paroît mollasse au toucher, & d'une consistance inégale, suivant les parties qu'elle contient, & suivant le tems qu'elles y ont séjourné. Dans le cas d'un abcès, la tumeur se forme rapidement, & s'étend promptement à la distance de plusieurs pouces le long de la cuisse; on y apperçoit toujours de la fluctuation, & la consistance en paroît très-uniforme. Dans le cas d'une hernie, lors même qu'elle n'est pas étranglée & que le malade est couché, il faut toujours comprimer plus ou moins la tumeur, pour la réduire, au lieu qu'elle devient flasque & disparoît même souvent entièrement aussi-tôt que le malade est dans une position horizontale, sans le secours d'aucune compression, lorsqu'elle est formée par un fluide. On voit même, quelquefois, lorsque le pus a beaucoup descendu, que la partie supérieure du kyste qui le renferme est vuide, & qu'il n'y a aucune espèce de gonflement entre elle & le bord inférieur des muscles abdominaux, ce qui n'a jamais lieu dans les cas d'une hernie.

Dans l'état inflammatoire de cette maladie, il faut suivre le régime antiphlogistique le plus sévère, & les moyens les plus propres à prévenir la suppuration. *Voyez* PHLEGMON. C'est ordinairement à la suite d'un coup violent sur les lombes ou de quelque mouvement trop brusque de cette partie, qu'on voit naître cette affection des muscles Psoas, & l'on en préviendroit souvent les conséquences fâcheuses si l'on prenoit sur-le-champ les précautions qu'exigent des accidens de cette nature. On insistera particulièrement sur les saignées, soit générales, soit locales; ces dernières doivent être faites par de profondes scarifications aidées de ventouses. On fera usage de vésicatoires, de purgatifs doux & d'anodins, suivant que les symptômes paroîtront le requérir.

Lorsque l'on a négligé ces premiers soins, lorsqu'ils se sont trouvés insuffisans, & que le pus paroît au bord de l'anus ou ailleurs, il ne faut pas hésiter à lui donner une issue; car, si l'on néglige de le faire, le pus peut s'épancher dans la cavité de l'abdomen; il détruit quelquefois les parties molles qui sont dans le voisinage des vertèbres, & attaque même les corps de celles-ci que l'ouverture des cadavres a fait voir, en pareil cas, détruites en partie par la carie. Mais, en faisant l'ouverture nécessaire, il est bon aussi de prendre garde à ne pas donner à l'air un accès trop facile dans un ulcère très-profond & peu disposé par lui-même à se cicatriser; c'est pourquoi l'on a conseillé d'employer, pour cette opération, le trocar préférablement à tout autre instrument. On comprime, pour cet effet, la tumeur de manière à accumuler le pus dans sa partie inférieure, & à lui donner une tension suffisante pour qu'on puisse, sans crainte, y enfoncer le trocar; on laisse ensuite une canule dans l'ouverture, pour faciliter l'écoulement du pus. Dans le cas cependant où l'on auroit lieu de craindre que la tumeur ne fût compliquée, il vaut mieux en faire l'ouverture avec le bistouri, d'une manière lente & mesurée, afin d'éviter tout danger de blesser des organes importans.

Lorsque le pus a coulé pendant quelque tems par la playe, sans que sa quantité paroisse diminuer d'une manière bien marquée, on peut, au bout de deux ou trois semaines, faire quelques injections d'eau de chaux, d'une légère solution de plomb ou de quelqu'autre liqueur modérément astringente; ces moyens réussiront quelquefois à diminuer l'écoulement & à accélérer la cicatrisation de l'ulcère. Mais il y a des cas où la guérison n'est jamais complette, & où le malade conserve toute sa vie une ouverture fistuleuse à l'endroit par où le pus est sorti.

PSOROPHTALMIE; ψωροφθαλμία, de ψώρος & ὀφθαλμία, *Scabies oculi. Lippitudo scabra. Oculi Psoriasis.* C'est une maladie des paupières qui consiste dans l'inflammation & l'érosion de leur membrane interne vers leur bord, avec écoulement d'une matière âcre, purigieuse & comme purulente. Pour se former une idée exacte de la Psorophtalmie, il faut se rappeller que l'un & l'autre tarse sont garnis intérieurement de plusieurs rangées perpendiculaires de glandules du genre des sebacées, dont les canaux viennent s'ouvrir sur le biseau intérieur de chaque cartilage, pour y verser une matière huileuse que l'on connoît communément sous le nom d'humeur de Méibomius. Ce sont ces glandes qui sont spécialement affectées dans la Psorophtalmie, la matière qu'elles ont coutume de verser, au lieu d'être douce & balsamique, est âcre & collante, & forme ce qu'on appelle la Chassie, laquelle irrite l'œil & les paupières, ulcère les bords inférieurs de celles-ci, & prolonge ainsi la maladie pendant un très-long-tems. Saint-Yves est de tous les Auteurs celui qui décrit le plus exactement cette affection, en traitant de l'ophtalmie qui survient à la petite vérole.

La Psorophtalmie succède souvent à l'ophtalmie & quelquefois même elle l'accompagne dans tous ses tems, ce qui est assez ordinaire chez les écrouelleux, & chez ceux qui sont tourmentés d'une acrimonie dartreuse. Mais quelquefois aussi elle est la suite de cette affection purulente des paupières à laquelle les Grecs ont donné le nom de σίον. *Stion.* L'ulcération, dans la Psorophtalmie, est ordinairement bornée au bord des paupières; mais quelquefois aussi elle s'étend beaucoup plus loin sur leur surface extérieure, & même jusques sur les joues qui en sont excoriées; la maladie a alors l'apparence d'un érésypèle. Quelquefois aussi elle est accompagnée d'une rétraction de la paupière inférieure ou d'un véritable ectropium; & alors elle est fort opiniâtre. Les Anciens, & même plusieurs des Modernes, ont détaillé diverses affections, qui ont beaucoup de ressemblance à celles dont nous venons de parler ici; mais ils les ont regardées comme dépendantes d'un vice général qu'il falloit détruire, & dont la guérison amenoit toujours celle de la maladie actuelle qui, selon eux, n'étoit que symptomatique. Leur opinion sur ce point peut être réelle dans les cas où il y a quelqu'autres symptômes qui parlent en faveur de la maladie première qu'ils soupçonnent; mais elle peut conduire à de bien grandes erreurs, quand il n'y en a aucune. L'ulcération des glandes ciliaires dans la Psorophtalmie est sensible non-seulement à la loupe, mais à la vue même quand on retourne l'une ou l'autre paupière; la matière qui s'en écoule en partie purulente & en partie huileuse, contracte par la chaleur de l'inflammation, une âcreté qui porte ses effets au loin; ce qu'il y a de plus tenu s'évapore, le reste se desséche & forme des croûtes qui collent l'une à l'autre les paupières. Quand la Psorophtalmie est accompagnée de symptômes qui indiquent un vice général, la première chose à faire est d'y remédier.

L'affection scrophuleuse est celle où l'on observe plus souvent cet accident; aussi convient-il en même-tems qu'on tente les topiques, de prescrire les remèdes généraux reconnus les plus efficaces en pareil cas. Le D. Stork vantoit beaucoup son extrait de ciguë; il rapporte en confirmation de son efficacité, vingt observations, où il l'a d'abord donné à la dose de deux grains répété deux fois par jour; il augmenta le nombre jusqu'à trois, à trois différentes fois. Le D. Fothergill dans les essais qu'il en a fait & dont on trouve le détail dans le troisième volume des *Medicals Observations and Inquiries*, tout en reconnoissant les bons effets de ce remède, dit qu'il ne réussit pas toujours. Ce Praticien avoit déjà vanté l'efficacité du kinkina dans le cas d'ophtalmie invétérée, il paroît qu'il préféroit ce moyen; car il y revenoit toujours dans sa pratique ordinaire, en le joignant au calomel dont il formoit des pillules. Quand on soupçonne un levain vérolique ancien, ou qui a dégénéré par un traitement irrégulier, les mercuriaux alliés aux purgatifs de manière à leur donner une qualité fondante, sont les remèdes les plus propres, & sous ce point de vue, les pillules de Belloste doivent passer pour un des meilleurs. Quand on les continue long-tems de manière qu'elles n'ayent aucun effet purgatif, de quinze jours en quinze jours, on leur rend cet effet en les prenant à la dose d'un gros plus ou moins. En général, la plupart des Oculistes avant qu'on ait bien connu le caractère de la maladie dont nous parlons, s'en tenoient aux substances adoucissantes aux mucilages de graines de coings, à la crême, au beurre frais, à l'onguent rosat, de thutie ou au cérat dont ils induisoient le bord des paupières pour les empêcher de se coller ensemble. Par ces moyens ils parvenoient à ramollir les croûtes, & à les faire tomber, mais bien-tôt il s'en formoit d'autres, & ainsi continuellement. Rhasès cependant fut un des Anciens qui alla plus loin. Dans le dix-neuvième chapitre de son neuvième Traité au Roi Almanasar, il recommande un collyre composé avec la pierre hématite, le colcothar calciné, l'airain brûlé, la myrrhe, le saffran dans du vieux vin; il recommande d'humecter avec ce cathérétique les paupières ulcérées. Saint-Yves a suivi la même indication que Rhasès, ainsi qu'on le voit dans le passage suivant, où l'Auteur ayant indiqué le peu de succès des eaux ophtalmiques, continue ainsi; « j'ai trouvé qu'en touchant ces ulcères avec la pierre infernale, ils se cicatrisoient aisément. Il faut en ôter l'ardeur aussi-tôt qu'elle les a touchés en faisant baigner l'œil plusieurs fois dans un petit verre d'eau; & il faut sur-tout prendre garde que l'endroit de la paupière sur lequel on a appliqué la pierre, ne pose point sur le globe de l'œil, que la cuisson qu'elle a causée, n'en soit passée. On les touchera une ou deux fois la semaine, jusqu'à ce qu'on juge que ce soit assez, & on met sur ces endroits soir & matin, de la tuthie en poudre très-fine qui achevera de les cicatriser.

L'application de la pierre infernale, telle que la recommande l'Auteur que nous venons de citer, n'est pas sans inconvéniens, & elle en a eu entre les mains de ceux qui y ont eu recours inconsidérément. Un topique moins équivoque, & qui peut remplir la même indication, est une pommade faite avec vingt-quatre grains de précipité rouge en poudre très-fine, incorporés dans deux gros d'onguent rosat pour en oindre légérement le bord tuméfié des paupières. M. Tronchin employoit fréquemment ce remède, & d'autres Praticiens s'en sont servi depuis avec un égal succès. M. Ware employa l'onguent citrin du Dispensaire d'Edimbourg, avec un égal succès. Voici la manière dont il conseille de s'en servir: il faut en remplir une petite boîte & la faire chauffer à la chaleur d'une lumière, quand une portion est fondue en huile, on trempe dedans le bout du doigt, ou un petit pinceau, & l'on en frotte légèrement le bord ulcéré des paupières; quand le malade se met au lit, on applique aussi-tôt sur l'œil un emplâtre de cérat pour retenir les paupières, & empêcher qu'elles ne se collent pendant la nuit; & si elles sont adhérentes, malgré cette précaution, on les nétoye avec un peu de crême fraîche qui détache les croûtes beaucoup plus aisément que toute autre matière. Si l'inflammation s'étendoit fort au loin, on chercheroit à l'arrêter avec la teinture thébaïque comme nous l'avons recommandé à l'article OPHTALMIE.

En général, comme cette maladie est très-sujette à revenir, il convient, dans un très-grand nombre de cas, de recourir aux remèdes généraux,

aux rafraîchissans, aux délayants & aux évacuans, & sur-tout au régime qui est plus nécessaire qu'on ne pense dans toutes les affections des yeux. Nous ne nous étendrons point ici sur tous ces moyens; ceux qui ont une vraie idée de la nature du mal & de son état actuel, ne manqueront point de saisir les vraies indications qu'il suggérera; car ordinairement ce sont moins les formules qui manquent, que le jugement qui doit les employer. (*M. Petit-Radel*).

PTERYGION, Πτερύγιον, *Ala, Unguis.* Les Grecs ont donné ce nom à plusieurs parties du corps, ainsi qu'à diverses maladies auxquelles leur nature les expose. Ils l'ont transporté de la tête aux pieds, ainsi qu'on le peut voir à cet article dans les *Definitiones Medicæ* de Gorrée, qui s'est fort étendu sur lui. Le Ptérygion, dont il s'agit ici, n'a rapport qu'à l'œil, c'est l'affection qu'on nomme communément Ongle, & qu'il ne faut point confondre avec l'Onix qui est un dépôt dans la chambre antérieure de l'œil. Elle consiste en une excroissance platte qui ordinairement naît d'abord sur la conjonctive vers le grand angle de l'œil, puis s'étend insensiblement sur la cornée qu'elle couvre enfin tout-à-fait. Les Grecs lui donnent d'abord le nom de πτερυγον de πτέριξ qui signifie petite aile, parce que l'excroissance ressemble assez à l'aile d'un papillon. Les Latins en ont parlé sous le nom de *Pannus*; & les Arabes sous celui de Sebel. On lui a donné celui d'Ongle dans notre langue, parce qu'elle a à-peu-près la grandeur & la figure de l'ongle. Les Anciens, dit M. Louis, ont reconnu trois espèces d'ongles; un membraneux parce qu'il ressemble à une membrane charnue, le second adipeux parce qu'il est plus blanchâtre que le précédent, & qu'il semble être de la graisse congelée; ils ont nommé le troisième variqueux, parce qu'il paroît un tissu de beaucoup d'artères & de veines assez grosses; c'est celui qu'on nomme communément *Pannus*. Il est le plus fâcheux de tous, parce qu'il est susceptible d'inflammation de douleur & d'ulcération.

Richter, qui a donné sur cette maladie un Mémoire qu'on trouve parmi ceux de la Société de Gottingue, observe qu'elle est très-rare, & que dans plusieurs cas, qui se sont présentés à lui, il a toujours vu l'excroissance s'avancer de la cornée vers le grand angle de l'œil, ce qui est contre ce qui auroit dû arriver, si la maladie eût pris naissance du repli sémilunaire du grand angle comme à l'ordinaire. Les Auteurs, dit-il, qui ont parlé du Ptérygion n'en ont rien dit d'après leurs expériences, pas même Gendron & Jannin qui sont les plus récens. On ne trouve d'exemples concluans que dans Acrell. Il dit, dans ses Observations de Chirurgie, qu'une femme étoit attaquée d'une ophtalmie humide depuis fort longtems, les humeurs avoient tellement gonflé les vaisseaux de la cornée, qu'il s'y étoit formé comme un voile charnu qui la recouvroit presqu'entièrement. Il l'opéra de la manière suivante; il saisit l'*adnata* avec un crochet, fit une incision circulaire autour de l'excroissance en suivant une ligne qui répondoit à l'adhérence de la cornée avec la sclérotique, & ainsi ôta toute communication de la conjonctive avec celle qui recouvroit la cornée. La plaie donna beaucoup de sang; huit jours après, une nouvelle chair parut, il l'enleva de même, & enfin il rétablit la vue. Il n'est fait, dans cette maladie, aucune mention qu'elle provînt du grand angle de l'œil.

Le prognostic du Ptérygion n'est point équivoque; si on ne le guérit pas, il prive celui qui en est attaqué, de l'usage de la vue, il faut donc nécessairement employer les remèdes qui conviennent pour le détruire.

La cure du Ptérygion est différente, suivant son état; s'il est médiocre & récent, on peut, selon Maître-Jean, l'atténuer & le détacher par les collyres secs avec le vitriol blanc, le sucre candi, l'os de sèche, l'iris de Florence & la poudre de tuthie. On y ajoute du verre ou du cristal subtilement pulvérisé. Chaque particule de cette substance conserve des angles tranchans qu'on apperçoit au microscope, & qui servent à escorier la surface du Ptérygion. Ces sacrifications imperceptibles procurent l'écoulement de l'humidité qui abreuve cette excroissance, & y attirent une légère suppuration. Maître-Jean assure s'être servi plusieurs fois de ces topiques avec beaucoup de succès, & sans qu'il en soit jamais résulté aucun inconvénient. Mais, avant d'y avoir recours, il faut faire précéder la saignée, les purgations & autres remèdes généraux pour peu que les yeux soient rouges, douloureux, & qu'il y ait tendance à l'inflammation; on les souffle ensuite à différentes reprises, sur le mal de la manière que nous l'avons dit à l'article Collyre. Si, au bout d'un certain tems, l'on ne voit aucune diminution ni aucune érosion dans l'excroissance, ce qui est rare, on ajoute à la poudre quelques grains de précipité rouge, on l'y mêle exactement, puis on en touche le Ptérygion tous les vingt-quatre heures, en prenant la précaution chaque fois de tenir l'œil ouvert pendant quelque tems, & de le laver ensuite. On peut également détruire l'excroissance avec des consomptifs liquides, tel que le suivant. ♃ Vitriol bleu ou le safran des métaux XII grains. Eau de roses & de plantin a a onces. Mêlez, pour un collyre, dont on verse quelques gouttes à différentes fois le jour. Si ce moyen est insuffisant, on peut avoir recours à la pierre infernale; mais le parti le plus sûr est l'excision.

On prépare d'abord une aiguille un peu longue & ronde, en la détrempant pour la courber comme on le juge nécessaire. On en émousse ensuite la pointe sur une pierre à aiguiser afin qu'elle ne pique point, & qu'elle glisse plus aisément entre le Ptérygion & la conjonctive sans blesser cette membrane. On enfile ensuite cette aiguille d'un fil de soie tors, & l'Opérateur assis, fait asseoir le malade par terre, & lui fait renverser & appuyer sa tête sur ses genoux. Le Chirurgien peut encore se tenir debout, & faire asseoir celui qu'il opère dans un fauteuil dont le dossier puisse se renverser. Un Aide tient la paupière inférieure abaissée pendant que l'Opérateur relève l'autre. Celui-ci passe l'aiguille par-dessous le Ptérygion vers son milieu, en sorte qu'il le comprenne entièrement. Le fil étant passé & l'aiguille ôtée, il liera d'un double nœud un peu serré dans le milieu de l'excroissance, pour fixer fermement le fil sur elle & empêcher qu'il n'échappe pendant le reste de l'opération. Au moyen de l'anse de ce fil, on la soulève pendant que de l'autre main on le coupe en avant du grand angle vers le petit, & le plus près possible de la cornée, en se servant d'une lancette bien affermie sur sa chasse, ou avec la pointe d'un bistouri, & prenant bien garde d'intéresser la caroncule lacrymale. On se servoit autrefois d'un crin de queue de cheval, & lorsqu'il étoit passé, on le faisoit aller en différens sens d'un angle à l'autre, comme pour scier. Ce moyen est beaucoup plus douloureux que celui dont nous venons de parler; il est moins expéditif, & il peut attirer des accidens. Si le Ptérygion occupoit tout le tour de l'œil, & qu'il ne pût être embrassé entièrement avec l'aiguille, Heister, après Saint-Yves, conseille de le partager en quatre, & de n'en prendre que le quart à-la-fois, ayant le soin d'emporter tous les vaisseaux variqueux qui se trouvent sur la superficie de l'œil. Après l'opération, on lave l'œil, on y souffle de la poudre de tuthie & du sucre candi, on met dessus une compresse trempée dans un collyre rafraîchissant : on panse ensuite la plaie avec les remèdes qui conviennent aux ulcères superficiels de l'œil, & on les continue jusqu'à la fin de la cure. Maître-Jean, ayant extirpé un Ptérygion de la manière dont nous venons de le rapporter, fut obligé, pour arrêter le sang, de se servir d'une poudre faite avec parties égales de gomme arabique & de bol, & une sixième partie de colcothar. Le même Auteur ayant eu occasion de faire l'opération d'un Ptérygion dont les vaisseaux étoient gros, le lia près du grand angle, & se contenta de couper l'autre extrémité. La ligature tomba cinq ou six jours après, & par ce moyen, il ne fut point incommodé du sang. M. Louis a fait plusieurs fois cette opération avec succès. *Extr. en partie de l'anc. Encyclopédie.* (*M. Petit-Radel.*)

Pterigion. Celse donne aussi ce nom à une saillie charnue qui vient aux ongles des pieds & des mains, & qui les couvre en partie. La cause de cette maladie vient de l'accroissement de l'ongle vers les parties latérales, ce qui le fait entrer dans la chair & cause une douleur continuelle très-souvent accompagnée de fièvre. L'ongle du pouce du pied est plus sujet à cette affection; &, dans ce cas, on ne peut marcher qu'avec peine. On a observé que les Religieux déchaussés ne sont point sujets à cette infirmité. Ceux qui négligent de se couper les ongles, & ceux qui portent des souliers trop étroits, ou dont le patron est trop dur en sont incommodés, parce que l'ongle n'ayant pas de liberté de pousser en-dehors, croît vers les côtés. On tente de guérir cette maladie en consommant la chair par le moyen de cathérétiques, & en employant ensuite les dessiccatifs; mais on travaille envain, car tant que les pointes de l'ongle subsistent, on ne peut guérir la maladie, sans en venir à l'opération. Il faut d'abord faire tremper le pied dans de l'eau chaude pour amollir l'ongle, puis le Chirurgien fait asseoir le malade sur une chaise plus haute que la sienne, il met le pied sur son genou, & avec un petit bistouri, il coupe en long la partie de l'ongle qu'il croit devoir ôter; quand il l'a ainsi séparée du corps de l'ongle, il prend des pincettes pour saisir cette portion, & la tirer le plus doucement qu'il lui est possible. Il y a de petites pincettes incisives fort commodes pour couper l'ongle, s'il étoit séparé du doigt, il ne faudroit point se servir du bistouri pour inciser l'ongle, on le couperoit avec des ciseaux en passant une des pointes dans le jour qui est entre l'ongle & le doigt, & coupant à plusieurs reprises jusqu'à ce qu'on soit parvenu à la racine. Cette opération est très-douloureuse par rapport aux houppes nerveuses qui sont tiraillées. Après l'opération, on enveloppera le doigt avec de la charpie, une petite compresse circulaire, une croix de Malte & une bandelette, comme il est dit à l'article Panaris. On conseille au malade de rester plusieurs jours sans marcher, & on le panse tout simplement avec une compresse trempée dans de l'eau-de-vie. Pour empêcher la récidive du mal, il faut avoir soin de se couper l'ongle, & de le ratisser de tems à autre avec un morceau de verre; en l'éminciflant ainsi, les sucs nourriciers se portent vers le milieu, & l'ongle ne croît plus sur les côtés. *Ancien. Encyclopédie.* (*M. Petit-Radel.*)

PTOSE, Εκτοπος, *Aberratio.* Affection des parties organiques qui consiste dans leur déplacement respectif de situation. Les Ptoses ont beaucoup de ressemblance avec les protubérances; néanmoins ces deux genres diffèrent beaucoup l'un de l'autre, en ce que, dans les Ptoses la tumeur est faite par des substances solides, au lieu que ce sont les fluides ou les sucs épaissis qui forment la protubérance. Les Ptoses comprennent sous elles les prolapsus, les hernies & les luxations; les deux premiers genres ont rapport aux parties molles, & les derniers aux parties dures. Dans les prolapsus les parties qui se déplacent paroissent à nud, & on peut les toucher immédiatement; dans les hernies, elles sont couvertes des tégumens communs, & ne sont sensibles que médiatement, & dans les luxations, ce sont les extrémités articulaires qui, sorties de leurs cavités, font plus ou moins de saillies au-dehors.

Les parties ne restent dans leur situation respective, que parce que les forces qui les retiennent sont égales en action, & même supérieures à celles qui les favorisent à en sortir. Les premières sont la peau, les tendons, les ligamens, les muscles, & les membranes qui agissent par les forces vives qui leur sont inhérentes. Les secondes sont les efforts, les sauts, les cris & les coups. D'où il suit, que toute Ptose doit être attribuée ou à une violence, une force qui déplace, ou à la foiblesse des forces qui contiennent. De cette distinction dérivent les divers symptômes, & le genre de moyens curatifs réputé les plus convenables. Quand la Ptose est une suite de la violence, il y a douleur, chaleur & tension; quand elle succède à un relâchement, il n'y a aucun de ces symptômes, ou ils sont très-peu considérables. Dans les premiers, le replacement des parties est très-difficile, mais il est aisé de les maintenir; dans les seconds, on peut aisément les replacer, mais il n'est pas si facile de les maintenir. Dans les premiers cas, les relâchans, les adoucissans & émolliens & la saignée même sont utiles; dans le second, ce sont les desséchans, les fortifians, les irritans, les aromatiques & les toniques qui conviennent. Ceux donc qui méprisent les forces expultrices & retentrices des Anciens, & qui ne voient pas leur influence dans la production des Ptoses ne peuvent qu'errer, tant sur la nature que sur le diagnostic & le traitement de ce genre de maladies. *Voyez* les divers articles de cet Ouvrage pour les particularités de cette classe de maladie. (*M. Petit-Radel.*)

PUS, πύον, sang putrifié, de πύθω, je corromps. Nom que l'on donne à une liqueur onctueuse, blanche, de la consistance à-peu-près de la crême, qui s'engendre dans les playes & dans les ulcères.

Plusieurs Auteurs, tels que Boërhave, Platner & d'autres se sont imaginé que le Pus étoit formé par les vaisseaux sanguins, les nerfs, les muscles & les autres solides, dissous dans les fluides des parties affectées de tumeurs inflammatoires. Ils regardoient ce fluide ainsi composé de substances hétérogènes, après qu'il avoit subi une certaine coction dans les parties où il s'étoit formé, comme une substance essentiellement différente du mucus, quelque ressemblance qu'ils eussent entr'eux à l'apparence extérieure, mais sans donner aucune marque caractéristique par laquelle on pût toujours les distinguer l'un de l'autre. Ils prétendoient seulement que le Pus provenoit toujours d'une partie qui avoit souffert quelque solution de continuité, tandis que le mucus provenoit toujours d'une surface intacte à cet égard. Mais l'irritation d'un vésicatoire donne lieu à la formation d'un vrai Pus sur la surface de la peau, & d'autres genres d'irritation en produisent également sur des surfaces demeurées entières. Nous verrons ci-après sur quoi repose la véritable différence entre l'un & l'autre fluide.

D'autres Auteurs ont cru que la matière purulente s'engendroit dans le sang, & que quand elle étoit complettement formée, elle se déposoit dans les abcès, les playes & les ulcères. Ils fondoient cette opinion principalement, sur ce que l'on voit quelquefois des abcès, ou des amas de matière puriforme, se manifester presque tout-à-coup, sans avoir été précédés d'inflammation. Mais il y a toujours quelque déception dans les observations de ce genre; l'inflammation peut avoir existé sans s'être manifestée par des symptômes aussi marqués qu'à l'ordinaire; il est possible aussi que ce qu'on a cru être du Pus en pareil cas, en l'examinant à la légère, fût réellement un fluide d'une nature très-différente.

Il faut encore remarquer que si la matière purulente existoit fréquemment dans le sang toute formée, comme cela devroit être nécessairement si l'opinion dont nous parlons étoit fondée, on auroit pu y reconnoître cette matière, au moins dans quelques cas; mais il ne paroît pas qu'il existe aucune observation de ce genre. D'ailleurs le Pus que l'on trouve dans les playes & les ulcères ne paroîtroit pas d'abord limpide & séreux, tel qu'on l'observe toujours, s'il se séparoit du sang complettement formé.

D'autres enfin ont présumé que la formation du Pus dépend d'un changement produit par un certain degré de fermentation qui s'établit dans la partie séreuse du sang, lorsqu'elle est déposée dans les cavités des ulcères & des abcès, & que ce changement, qui est l'effet de la chaleur naturelle de la partie, peut être favorisé par l'application d'une chaleur extérieure. Pringle a trouvé que du sérum pur, conservé quelques jours dans un fourneau dont la chaleur étoit toujours égale à celle du corps humain, se troubloit d'abord, & déposoit ensuite un sédiment blanc, qu'on a supposé être du pus. De nouvelles expériences, faites par M. Gaber de Turin, ont paru confirmer la même doctrine. Mais, en examinan la chose de plus près, on a vu que le procédé de la nature dans la formation du Pus étoit bien différent de ce qu'on avoit supposé, & que le vrai Pus avoit des caractères qui ne se rencontroient point dans ce fluide puriforme qu'on retiroit artificiellement du serum.

Le Pus, d'après les observations les plus exactes & les plus récentes (*Voyez*, *A dissertation on the properties of pus, By Everard Home M. D.*), est un fluide composé de deux parties; savoir, une liqueur aqueuse, transparente, & une substance qui a la forme de globules. La production de ce fluide

fluide dépend d'un état d'inflammation existant depuis un certain tems dans quelque partie du corps, comme le tissu cellulaire, la surface d'une membrane où il se fait naturellement quelque sécrétion, &c.

L'inflammation est une condition essentielle à la formation du Pus, & quoiqu'on ait cru trouver des collections de fluide de cette nature, dans des endroits du corps où il ne s'étoit manifesté aucun signe d'affection inflammatoire, de pareilles observations reposent sur une erreur de fait; car le fluide puriforme qu'on trouve en pareil cas, diffère essentiellement du véritable Pus.

Le Pus, en quelque partie du corps qu'il ait été formé, soit qu'on le prenne au fond d'un abcès ou à la surface d'une membrane, a constamment la même apparence & les mêmes propriétés générales, s'il provient d'un sujet sain, à la maladie près qui a donné lieu à sa formation, & s'il est sans mélange d'aucune substance étrangère. Mais, comme différentes causes peuvent altérer, ou du moins modifier sa nature, nous allons énumérer les qualités qui lui sont propres & essentielles; nous ferons ensuite mention des variétés qu'éprouve ce fluide, en vertu de diverses circonstances accidentelles.

Le Pus, pris d'un ulcère simple, sur un corps d'ailleurs sain, près du centre de la circulation, comme sur la poitrine ou sur le bras, se sépare aisément de la surface qui le fournit, & laisse voir, lorsqu'on l'a enlevé, des granulations charnues de la meilleure apparence. Sa couleur est blanche; il a une consistance à-peu-près comme celle de la crême, un goût fade, &, pendant qu'il est chaud, une odeur particulière, qu'il perd lorsqu'il est refroidi. Examiné au microscope, il paroît consister de globules blancs & opaques, & d'un fluide aqueux & transparent; il a une pesanteur spécifique plus grande que celle de l'eau; il ne rend pas facilement à la putréfaction; exposé à la chaleur, il s'évapore jusqu'à siccité, mais il ne se coagule point; il ne se mêle pas avec l'eau, s'il demeure exposé à la température ordinaire de l'atmosphère; mais, à un certain degré de chaleur, il s'unit à elle d'une manière uniforme, & ne s'en sépare plus, même en se refroidissant, les globules étant alors décomposés. L'analyse Chymique y trouve les mêmes principes que dans le sang & la lymphe animale.

Les apparences du Pus varient suivant les circonstances qui modifient l'ulcère où il se forme. Le degré de l'inflammation, & son caractère plus ou moins rapproché de celui qu'elle a dans un corps sain, sont les circonstances qui altèrent le plus sa nature. Il est bon d'observer néanmoins que ces changemens qu'il éprouve paroissent dépendre, plutôt de l'inertie des vaisseaux de la partie, ou de leur trop grande irritabilité, que d'aucune autre affection particulière; car on ne voit pas que des poisons spécifiques en occasionnent nécessairement, lorsqu'ils attaquent un corps sain & bien constitué. Ainsi, le Pus d'une gonorrhée, celui d'une petite vérole bénigne, celui de la vérole volante sont, à l'œil, parfaitement semblables à celui d'un ulcère simple; on n'y découvre autre chose que des globules flottans dans un fluide transparent, & rien de ce qui constitue le virus particulier dont chacun est imprégné. Le Pus d'un cancer peut être considéré comme formant une exception; mais on ne peut jamais regarder l'individu attaqué d'un cancer comme jouissant d'une constitution saine.

Dans les ulcères qu'on nomme froids, c'est-à-dire, où l'inflammation est lente & peu active, quelle que soit la cause de cette inertie, soit qu'elle tienne à la nature de la constitution, ou à la foiblesse des parties, ou à toute autre circonstance, le Pus paroît être composé de globules & de parties d'une autre nature, en forme de flocons qui nagent dans un fluide transparent; on voit aussi ces dernières s'attacher à la surface de l'ulcère, & lui ôter la couleur vermeille qu'il devroit avoir. Les globules & les flocons sont en différentes proportions, suivant le degré d'inertie des organes affectés; c'est ce qu'on observe particulièrement dans les abcès scrophuleux. Dans les dépôts prétendus purulens, qui n'ont été précédés d'aucune inflammation, on ne voit point de globules, & seulement une matière floconneuse, semblable à du lait caillé, & dont la consistance varie beaucoup.

Pour former du bon Pus, il faut que la constitution soit saine, & que le principe vital dans la partie affectée soit aussi dans l'état le plus favorable à la santé; car tout ce qui en altère l'énergie, altère également la disposition la plus convenable à la formation de ce fluide. C'est ce qu'on remarque fréquemment dans les ulcères des extrémités inférieures. Un homme avoit une fracture compliquée à la jambe droite, & un ulcère à la jointure du pied gauche; sa santé d'ailleurs étoit bonne, & l'une & l'autre playe étoient en bon état. Mais, ayant été saisi d'une fièvre, l'ulcère qu'il avoit au pied cessa de fournir du bon Pus, & prit un mauvais aspect, tandis que la playe de la jambe droite conservoit encore une apparence favorable. Au bout de douze heures, le même changement se manifesta dans celle-ci, qui étoit de six pouces plus haute que la première, & plus voisine par conséquent du centre de la circulation.

On voit de même que toutes les causes qui affectent l'état général du systême, altèrent facilement la suppuration des ulcères; c'est un fait bien connu des Chirurgiens, & particulièrement de ceux qui travaillent dans les Hôpitaux; ils savent à quel point les miasmes putrides de ces Maisons nuisent à leurs malades. Il n'est pas rare, même dans la pratique particulière, de voir des ulcères où la suppuration alloit bien, changer tout-à-coup en mal, à raison de quelque cause qui a influé, même légèrement, sur la santé générale du sujet, telle qu'une affection de l'ame, une indigestion, un changement dans l'état de l'atmosphère, &c.

Le Pus des ulcères, accompagné de beaucoup d'irritation, n'a souvent que très-peu de consistance; il paroît principalement consister en un fluide aqueux, qui a plus ou moins d'acrimonie, & qui contient peu de globules; ces ulcères sont souvent accompagnés d'un peu d'hémorrhagie, provenante des petits vaisseaux de la partie, & qui altère considérablement la qualité du Pus, en le disposant singulièrement à la putréfaction; disposition que le Pus n'a point par lui-même, & qu'il n'acquiert que par le mélange de substances hétérogènes. Quelquefois aussi on voit, chez des constitutions très-irritables, le Pus des ulcères prendre la même apparence qu'on remarque dans les cas où il y a beaucoup d'inertie, d'où il résulte que l'aspect de l'ulcère ne suffit pas pour assurer le jugement qu'on doit porter de la cause qui le fait dévier de l'état le plus favorable; il montre seulement si la partie affectée est, ou n'est pas, dans l'état le plus convenable pour favoriser une bonne suppuration.

La propriété caractéristique du Pus, & qui le distingue des autres substances avec lesquelles on pourroit le confondre, c'est d'être composé de globules. Cette circonstance jette un grand jour sur le sujet qui nous occupe; car la présence des globules indique la perfection du Pus, & nous met sur la voie de découvrir quelles sont les circonstances nécessaires à sa production. C'est à M. Hunter que nous devons les premières notions de cette découverte; c'est lui qui, le premier, a enseigné la véritable distinction à faire entre le Pus & le mucus animal, ou les substances animales dissoutes, par la putréfaction; ces dernières se montrent toujours dans les fluides purulens sous la forme de flocons.

Si les globules du Pus le distinguent des autres substances avec lesquelles on pourroit le confondre, ils montrent qu'il a une grande affinité avec les sécrétions animales, quoiqu'il en diffère en bien des circonstances.

Le Pus se distingue du sang par ses globules, par leur indissolubilité dans l'eau froide, & par la propriété qu'a sa partie aqueuse de se coaguler par le contact d'une solution de sel ammoniac.

Il diffère du chyle par le plus grand volume de ses globules, qui ne se coagulent point à l'air, ni par l'action de la chaleur, comme ceux de ce fluide.

Le suc pancréatique contient des globules; mais ils sont beaucoup plus petits que ceux du Pus.

Le lait est composé de globules de la même grosseur à-peu-près que ceux du Pus, mais beaucoup plus nombreux. Le lait se coagule par la présure qui n'a point d'effet sur le Pus; il contient d'ailleurs du sucre & de l'huile, qu'on ne trouve point dans ce dernier fluide.

L'inflammation est le constant avant-coureur & l'unique cause de la formation du Pus. M. Hunter pense que les vaisseaux de la partie enflammée se modifient de manière à devenir des organes sécrétoires, & que le Pus est une sécrétion résultante de ce changement. Voici quelques faits qui justifient cette opinion.

Les petits vaisseaux d'une partie enflammée acquièrent un diamètre beaucoup plus considérable que celui qu'ils avoient auparavant; ils deviennent aussi beaucoup plus nombreux; on en voit naître & se développer par-tout dans la lymphe épanchée & coagulée sur les playes récentes (*Voyez* PLAYE). Il est très-probable que ces vaisseaux de nouvelle formation, sont organisés de manière à donner, au sang qui y circule, la forme & les propriétés du Pus, puisque ce fluide ne paroît jamais qu'après leur développement.

Le Pus est toujours en harmonie avec les organes qui le préparent, qu'il n'irrite jamais, quoiqu'il irrite quelquefois les parties circonvoisines. Cette propriété paroît être particulière aux sécrétions. C'est ainsi que les larmes excorient quelquefois les joues, quoiqu'elles n'aient aucun effet semblable sur les conduits lacrymaux.

Les qualités du Pus varient suivant la santé du sujet au moment de sa formation; elles sont même promptement altérées par de très-légers changemens dans l'état général du systême. Ce phénomène, qui s'observe dans les différentes sécrétions animales, n'auroit pas lieu dans le cas dont nous parlons, si le Pus n'étoit autre chose qu'un fluide composé de débris putréfiés de la partie affectée.

Le Pus, lorsqu'il n'est imprégné d'aucune substance étrangère, peut être réabsorbé, ainsi que toute autre humeur séparée par des parties glanduleuses, & porté dans la circulation, sans produire aucun effet fâcheux sur l'économie animale. Il est vrai qu'on a été long-tems persuadé que l'absorption du Pus étoit la cause de beaucoup de maladies; mais cette opinion n'est fondée sur aucun fait manifeste, & l'on observeroit plus fréquemment de pareils effets, s'ils dépendoient réellement de la cause à laquelle on les attribue.

Les principales affections qu'on attribue à l'absorption du Pus sont le marasme & la fièvre lente. On ne sauroit nier qu'on n'observe très-généralement de pareils maux chez des personnes sujettes à une abondante suppuration, en conséquence d'ulcères ou d'abcès d'une grande étendue; mais si l'on fait attention au tems que l'affection locale a duré, & aux maux que la constitution doit en avoir éprouvé, ainsi qu'à toutes les autres circonstances qui ont accompagné la naissance de la maladie secondaire, on verra qu'il n'y a pas de fondement bien manifeste à l'opinion qui en attribue l'origine à l'absorption de la matière purulente, absorption qui a dû avoir lieu dès que le Pus a commencé à se former : & l'on comprendra qu'il est plus raisonnable d'en chercher le principe dans l'affoiblissement occasionné par une grande déperdition de substance, & dans l'irritation constante des organes premièrement affectés ; irritation dont les effets s'étendent peu-à-peu sur la constitution, & deviennent enfin la cause de maladies générales.

Enfin le Pus, ainsi que tous les fluides formés par des vaisseaux sécrétoires, est très-aqueux au moment où il sort de ces organes ; il s'épaissit ensuite, & prend, dans un tems déterminé, la consistance qu'on lui connoît, à mesure que se forment les globules qui n'existoient point dans les premiers instans.

Le Pus paroît être essentiellement nécessaire à la formation des granulations charnues, au moyen desquelles la Nature remplit & cicatrise les playes, qui ne se ferment pas par la simple réunion de leur côté. Mais nous ignorons absolument comment il contribue à leur production. Nous ne connoissons pas mieux quels sont ses effets sur les organes qui l'ont produit, ni sur le systême général ; nous avons lieu de croire seulement que ceux qu'il paroît avoir tiennent moins aux qualités propres du Pus, qu'à celles de certaines matières étrangères, combinées avec sa substance, ou à quelqu'affection particulière des vaisseaux où il s'est formé.

PUSTULES. φλυκτίδες. *Pustulæ*. Tumeurs grégales, d'un très-petit diamètre, colorées, suppurant à leur sommet, & formant par la suite des croûtes, qui tombent par écailles. Elles sont ordinairement du genre des affections chroniques, & d'une nature symptomatique. *M. Petit-Radel.*)

PUZOS (Nicolas), né à Paris en 1686, de l'un des Chirurgiens-majors des Mousquetaires du Roi. Il étudia la Chirurgie sous les plus savans Professeurs, & dans les plus grands Hôpitaux de cette Ville. Lorsqu'il fut suffisamment instruit, son père le fit employer dans les Hôpitaux Militaires où il s'exerça dans la pratique de la grande Chirurgie. Après avoir passé six ans hors de Paris, au service du Roi, le jeune Puzos revint en cette Ville. Il quitta dès-lors la pratique de la Chirurgie, & s'adonna à celle des accouchemens. Il suivit les leçons de Clément, un des plus célèbres Accoucheurs de son tems, & il y fit les progrès qu'un homme avancé dans la carrière comme il l'étoit, devoit nécessairement faire. Il n'y avoit pas encore une dixaine d'années que l'Académie Royale de Chirurgie venoit d'être formée, lorsqu'il en fut nommé le Vice-directeur. Puzos se fit d'abord connoître par un Mémoire, qui se trouve au nombre de ceux de cette Académie, & dans lequel il donne les moyens d'arrêter les pertes de sang, qui survienent aux femmes grosses, sans en venir à l'accouchement. Ce fut douze ou quinze ans après qu'il parut un Ouvrage très-intéressant, sous ce titre : *Traité des Accouchemens, contenant des observations très-importantes sur la pratique de cet Art. In-4°.* Ce fut M. Morisot Deslandes, Médecin de la Faculté de Paris, qui en fut l'Editeur. C'est un des bons Ouvrages qu'on ait sur cette matière ; on lui doit plusieurs points nouveaux, notamment pour ce qui regarde le Toucher. La grande réputation de Puzos, les amis qu'il sut se faire parmi la classe des hommes qui appréciant le plus la vie, savent mieux récompenser ceux qui la leur conservent, lui attirèrent les regards du Roi, qui lui accorda des titres de noblesse. Puzos jouit peu de tems de cette récompense, qui flattoit tant naguères le puéril amour-propre des hommes, qui croyoient ajouter à leur valeur réelle par un titre sans réalité, & souvent acheté par un conduite avilissante. Il mourut en 1753, dans la soixante-huitième année de son âge.

Q

QUADRIGA. Espèce de bandage décrit dans Galien, pour les luxations ou fractures des côtes, des vertèbres, des clavicules, du sternum. Le nom de Quadriga signifie aussi un char à quatre chevaux. Les circonvolutions de la bande se croisent dans ce bandage, comme les brides de ces chevaux. On l'appelle aussi *Cataphracta*, mot qui, chez les Grecs, signifioit cuirasse, parce que ce bandage couvre la poitrine, comme les lames de fer des anciens Soldats, armés de toutes pièces.

On ne fait plus aucun usage de ce bandage, auquel on substitue aujourd'hui le simple bandage de corps, dans presque tous les cas où on l'employoit autrefois. *Voyez* Bandage.

QUESNAY (François), né, en 1694, à Mérey, près Montfort-Lamaury. Il étoit très-versé dans les Lettres. Il fut long-tems ignoré à Mantes où il étoit établi comme Chirurgien. Les circonstances l'amenèrent à Paris où le sort, qui jusqu'alors lui avoit été ingrat, le dédommagea bien-tôt des torts qu'il lui avoit faits. Il fut nommé Secrétaire de l'Académie de Chirurgie à son établissement, & bien-tôt après il fut reconnu comme Médecin consultant du Roi. Le savoir de Quesnay, mis en plus grande évidence, lui valut une adoption dans les Académies Royales des Sciences de Paris & de Londres. Les premiers Ouvrages que Quesnay donna au Public annoncent un grand Physicien & un Mécanicien instruit & profond. Son Essai sur l'économie animale offre toutes les opinions reçues alors sur la nature & le caractère des humeurs. La Physique des humeurs sera toujours pour ceux qui s'en occuperont un fond propre à fournir de nouveaux matériaux à la dispute. Le rapport qui est entr'elles & les solides est un transparent par où chacun croit voir, & souvent ne voit rien, faute de moyens qui dirigent la vue. La Chimie manquoit à notre Auteur; aussi tout ce qu'il dit sur les infiniment-petits de la Physiologie, qui ont rapport à cette partie de l'Art, nous paroît-il fabuleux. Les connoissances n'étoient point encore mûres au tems où il écrivoit comme aujourd'hui, où graces aux progrès de la Chimie, l'on commence à voir plus clair. Les notions moins appuyées sur de hypothèses, & que notre Auteur nous a laissées sur l'usage du trépan, sur les cas où il faut en multiplier l'application, les exfoliations des os du crâne, les playes du cerveau, &c. & qu'on trouve dans les Mémoires de l'Académie Royale de Chirurgie, sont infiniment plus appréciables; elles servent de base à la conduite que le Praticien doit tenir dans ces cas alarmans où, après de violens coups reçus à la tête, la vie est enfin grand danger. (*M. Petit-Radel*).

QUINQUINA ou KINKINA. Ce médicament est un des plus importans de toute la matière médicale. Nous ne nous proposons cependant pas d'entrer dans aucun détail sur ce qui le regarde; soit parce que nous en avons déja parlé en différentes occasions, soit parce que ce sujet appartient plutôt à la Médecine qu'à la Chirurgie. Nous nous contenterons d'indiquer les principaux cas où les Chirurgiens y ont recours.

On peut généralement se flatter d'employer avec succès le Quinquina, dans tous les cas d'ulcération, de suppuration, ou de gangrène, où il y a atonie manifeste des parties affectées, ou de tout le système, & dans lesquels on ne craint pas d'exciter l'inflammation, ou de lui donner trop d'activité. Toutes les fois qu'il est utile dans la gangrène, c'est en excitant un certain degré d'inflammation & de suppuration autour de la partie gangrénée; moyen par lequel la nature sépare les parties mortes des vivantes, mais que souvent elle ne peut mettre en usage, parce que les parties, où cette inflammation salutaire devroit avoir lieu, n'ont plus assez de force pour en être susceptibles. C'est dans des cas de cette nature que le Quinquina, donné en hautes doses, a souvent réussi pour rétablir le ton des vaisseaux, & déterminer l'inflammation nécessaire pour arrêter les progrès de la gangrène. Mais, lorsque les parties qui commencent à se gangrener, sont d'ailleurs dans un état d'inflammation considérable, non-seulement ce médicament est inutile, mais il agit souvent à fin contraire. *Voyez* Gangrène.

Dans tous les cas d'ulcères, où la constitution est affoiblie, soit par la durée de la suppuration, soit par quelque autre cause, le Quinquina est d'une grande ressource; il rétablit les forces, donne aux playes une apparence plus favorable, & améliore la suppuration. On l'emploie fort avantageusement dans les cas d'ulcères appellés scorbutiques, & même dans ceux qui sont accompagnés de carie. *Voyez* Ulcère. On le recommande aussi comme très-utile, lorsqu'il reste une foiblesse ou une irritabilité du corps & des viscères, après une violente commotion du cerveau, ou de tout autre organe.

Mais, pour obtenir tout l'effet qu'on peut attendre de ce remède, il faut l'employer en grandes doses. Dans les cas de gangrène, on le donne à la dose d'un gros, toutes les deux heures, ou même toutes les heures; en général, dans tous ceux où son usage est fortement indiqué, on peut établir pour maxime, d'en donner autant que l'estomac peut en supporter. Il arrive fréquemment que l'estomac ne peut pas en supporter de grandes quantités à-la-fois, sur-tout si on le donne en substance. Cependant c'est en substance qu'il manifeste ses plus grands effets. L'addition d'un peu de vin, de quelqu'eau spiritueuse, ou de petites doses d'opium, empêche souvent qu'on ne le rejette par le vomissement. L'estomac le garde aussi plus facilement lorsqu'il est en poudre très-fine, que lorsqu'il a été pulvérisé avec moins de soin.

L'usage extérieur de ce médicament n'est pas à dédaigner. Une forte décoction de Quinquina devient un excellent moyen de fomenter les playes & les ulcères où il y a gangrène, & sans gangrène; on l'applique aussi en forme de cataplasmes, ou simplement en poudre. On s'en sert en forme de collyre dans certaines ophtalmies, accompagnées de relâchement des vaisseaux de la membrane conjonctive : on le fait entrer aussi dans la composition de poudres dentifriques.

R

RACHITIS, de Ῥάχις, *Spina.* Affection des os, & particulièrement de ceux qui composent la colonne épinière, dans laquelle ne recevant plus leurs principes de solidité comme en santé, il survient une difformité dans les différentes parties, & même une telle foiblesse, que le corps, pour ainsi dire, manque de soutien. Cette maladie a vraisemblablement existé de tout tems; elle ne paroît avoir aucun rapport avec la vérole, encore moins avec le scorbut, comme quelques-uns l'ont voulu faire croire: vérité dont on sentira toute l'évidence, pour peu qu'on consulte l'observation & l'expérience. Elle paroît plus endémique dans les pays du Nord, que dans ceux du Midi; & généralement elle sévit plus chez les enfans du bas-peuple, qui prennent une nourriture grossière, que chez ceux qui vivent d'alimens mieux choisis.

Le Rachitis paroît ordinairement depuis l'âge de deux ans jusques vers celui de sept environ; il est rare qu'il continue passé ce terme, époque où ses victimes ont succombé ou en ont été heureusement délivrés. Les Auteurs, depuis Glisson jusqu'à M. Le Vacher de la Feutrie; qui a écrit, il y a quelques années, sur cette maladie, ont beaucoup disserté sur sa nature & sur ses causes; ils ont parlé du virus qu'ils en ont reconnu comme la proégumène, comme s'ils en eussent fait l'analyse. On a ainsi, d'après eux, bâti hypothèse sur hypothèse, & l'on a cru posséder la vérité, lorsqu'on n'avoit que le produit de l'imagination de ceux qui savoient mieux faire jouer les ressorts de leur esprit. C'est cependant à quoi se bornent toutes nos richesses, à l'époque où nous sommes, malgré l'émulation qu'a excité, il y a dix ans, la Faculté de Médecine de Paris, & dernièrement la Société de Médecine, par les Programmes qu'elles ont publiés dans leurs Séances publiques.

A ne consulter que la simple observation, il paroît que l'affection rachitique entretient un très-grand rapport, avec l'état des forces digestives & la nature indigeste des alimens solides, dont on fait usage à la première époque de la vie.

Il est certain que les enfans qui ont été mal nourris, auxquels on a fréquemment changé le lait, qu'on a surchargé de bouillie épaisse, & chez qui l'acrimonie acide, suite d'une pareille nourriture, prédomine, sont plus sujets au Rachitis que d'autres; sur-tout quand quelque passion lente, telle que la jalousie, vient lui ajouter une plus grande énergie. Aussi voit-on les symptômes diminuer, & même disparoître à l'époque de la puberté, tems où les facultés digestives morales jouissent de toutes leurs forces, & où le travail de l'animalisation est dans sa plus grande vigueur.

Les effets morbifiques que les os éprouvent, paroissent ne pas être les mêmes aux mêmes époques, & de-là la diversité des apparences, ou symptômes de la maladie, suivant que la cause siège plus profondément dans une partie ou dans une autre. Quand elle attaque les membres chez un enfant, on s'en apperçoit à sa marche lourde & gauche, à laquelle succède bien-tôt l'impossibilité absolue de tout mouvement. Ces accidens sont toujours accompagnés d'une douleur & d'un pincement dans les chairs, & même plus profondément; d'où l'on peut croire que les os éprouvent alors quelques désordres. Si ces symptômes se passent à la région du col, & que le mal siège sur une ou plusieurs vertèbres, l'enfant a de la difficulté à supporter sa tête, il cherche à s'appuyer sur une table, ou sur l'oreiller de sa chaise; le visage est bouffi, les yeux pâles & ouverts, & les sens émoussés. Si le mal occupe les vertèbres du dos, les signes d'une digestion dépravée, deviennent de plus en plus évidens; la toux est sèche, & la respiration laborieuse, tout annonce une phthisie instante. Quand les vertèbres lombaires sont les seules affectées, les extrémités inférieures perdent peu-à-peu leur force & leur sentiment, & bien-tôt les enfans ne peuvent plus retenir leurs excrémens, encore moins leur urine. On se méprend souvent à cet âge, sur la cause de ces accidens, on la rapporte communément à une santé chancelante, tant qu'ils ne sont pas bien prononcés; mais, quand ils deviennent évidens, le mal est tellement avancé, qu'il n'est plus possible d'y remédier. On trouve aisément, en effet, une ou plusieurs vertèbres cariées, & l'épine plus ou moins rentrée en-dedans, & tellement qu'aucun des moyens que nous avons rapportés à l'article Gibbosité, ne peuvent être d'aucune utilité. Le vice de conformation alors est purement accidentel, & non protopathique, comme dans les cas où une cause rachitique n'entre pour rien dans le caractère de la maladie.

Le traitement du Rachitis est plus médical que chirurgical. Il faut viser dans cette maladie, à fortifier les organes de la première digestion, & à procurer aux alimens une élaboration plus complette, ce qu'on ne peut obtenir qu'en corrobotant tout le système de la chylification. C'étoit l'indication que Boërrhave se proposoit de remplir, en prescrivant des pilules faites avec du fiel d'anguille & de brochet; pilules dont il dit avoir retiré beaucoup de succès dans les cas de ce genre. Porter ses vues plus loin en prescrivant les pilules d'alun, les sels à base de terre calcaire, c'est courir le risque d'augmenter l'engorgement des viscères peptiques, accident qui n'a que trop de propension à se développer. Le Kinkina, les bains froids, notamment ceux de mer; les martiaux dans le commencement ont eu & auront toujours, dans les mains d'un Praticien prudent, des succès certains, sur-tout quand ils seront prescrits dès le commencement, & qu'on les continuera un tems suffisamment long pour en éprouver l'efficacité. Les cautères pourroient également avoir leur utilité, ainsi qu'on peut le croire d'après leurs succès, dans les cas de gibbosité. Nous passons sur de plus grands détails qui ne sont point de notre objet, ainsi que sur le traitement local de quelque maladie, qui dérivent de cette cause, renvoyant sur cet objet à leurs divers articles respectifs. (*M. Petit-Radel.*)

RACOSE, Ῥάκωσις, *Prolapsus scroti.* Dénomination usitée chez les Lexicographes, & empruntée de Paul, pour désigner le relâchement du scrotum, tel que cette partie, alors flasque, tombe vers le milieu des cuisses. Cette affection est très-rare parmi les Habitans des pays du Nord; elle est au contraire très-commune chez ceux du Midi, & notamment chez les Orientaux. J'ai eu occasion de l'observer chez les Musulmans, & parmi ceux qui habitent la ville de Surate, & qui s'adonnent à des travaux très-fatigans. La maladie n'est point assez grave pour qu'on doive recourir à l'opération que Dionis conseille en pareil cas. Il faut se contenter de fomenter la partie avec des décoctions astringentes, & de la maintenir avec un suspensoir. Des sachets remplis de poudre de tan, & tenus appliqués long-tems dessus, seroient le plus sûr moyen en pareil cas. Ce remède, par sa stypticité, fronce & resserre les mailles du tissu cellulaire & du dartos, & donne aux parties un ton d'une beaucoup plus longue durée, que celui que procure l'emploi de tout autre moyen. (*M. Petit Radel.*)

RAFRAICHISSANS. Nom par lequel on désigne les médicamens qui ont la propriété de diminuer la chaleur du corps, ou de la partie du corps sur laquelle on les applique. Tels sont l'eau froide, l'air froid, les acides, les sels neutres, & particulièrement le nitre & le sel ammoniac.

Il ne paroît pas qu'aucun de ces médicamens ait le pouvoir de diminuer la chaleur du corps au-dessous de sa température ordinaire dans l'état de santé; ils n'ont que celui d'en modérer le degré lorsqu'elle s'élève au-delà de ces limites. C'est ainsi que les acides & le nitre, pris intérieurement, appaisent plus ou moins la chaleur qui accompagne les affections inflammatoires. Appliqués extérieurement, ils peuvent plus efficacement en diminuer l'intensité à la surface du corps; mais, au-delà, leur effet est le même que celui des rafraîchissans dans l'intérieur. Ils paroissent agir en modérant l'activité de la circulation, qui est toujours plus grande que dans l'état naturel, lorsque la chaleur du corps est augmentée.

Dans les cas d'hémorrhagie, de brûlures, d'écorchures, de playes contuses, &c. on diminue l'érétisme des vaisseaux sanguins & la chaleur locale qui l'accompagne, par une application long-tems continuée d'eau fraîche, ou en répandant, sur la partie affectée, du nitre ou du sel ammoniac, sur lequel on verse de l'eau, qui engendre du froid en dissolvant le sel. *Voyez* Brulure, Inflammation.

RAISIN D'OURS. *Arbutus uva ursi.* Lin. Les Feuilles de cet arbrisseau sont recommandées comme un remède utile dans diverses affections de la vessie & des voyes urinaires, telles que la gravelle, les ulcères des reins & de la vessie, l'ischurie résultante de la paralysie de cet organe, l'incontinence d'urine & les pertes blanches. Différentes observations justifient la bonne opinion que quelques Praticiens ont eu de ce remède, qui cependant n'a pas maintenu toute la réputation qu'il avoit d'abord acquise. On donne un scrupule ou un demi-gros de la poudre des feuilles, deux ou trois fois par jour ou plus souvent; on le donne aussi en infusion ou en décoction.

RAPPORT, *Renunciatio.* Acte authentique qu'on fait en Justice, pour constater l'état d'une personne, d'une maladie, d'une blessure, ou d'une mort, occasionnée par une violence extérieure, ou arrivée spontanément; c'est-à-dire, sans qu'aucune cause apparente y ait donné lieu. La nécessité des Rapports a été connue de tout tems chez les peuples policés, qui ont eu des Médecins juridiquement avoués. Ainsi Antistius visita les playes de Jules-César, & en fit son Rapport aux Consuls, au Sénat & au Peuple. Cette circonstance, & plusieurs autres qu'on trouve chez les Historiens, semblent annoncer que la Jurisprudence des Romains sur les Rapports, étoit à-peu-près la même que celle de nos jours; car sans l'utilité légale, pourquoi visiter avec tant de soin les blessures d'un mort. Ce fut par cet examen qu'on sut que des vingt-trois coups de poignard, dont fut percé le Vainqueur des Gaules, un seul étoit mortel.

Le Rapport pour être valable, doit être fait par un Chirurgien attaché à un Tribunal, & muni de provisions qui certifient son pouvoir, ou son droit à prononcer. Comme souvent ce Rapport est une pièce justificative, qui contribue à faire absoudre, ou à inculper un accusé, l'homme qui le fait, ne sauroit être trop scrupuleux sur l'exactitude des termes qu'il emploie, & sur les conclusions qui terminent son exposé. Aussi les Tribunaux devroient-ils porter la plus grande & la plus sérieuse attention, à ne confier une pareille commission qu'à des personnes instruites, & qui puissent par une logique exercée, suivre les difficultés éventuelles, de manière à moins souvent se tromper; à des personnes intègres, que l'or ne puisse détourner de dire la vérité, & assez profondément versées dans tout ce qui regarde le mécanisme animal, pour ne pas tomber dans des bévues, qui souvent ont les plus funestes conséquences. Les commissions de Chirurgiens aux Rapports, étoient autrefois vénales, aujourd'hui elles se donnent gratuitement, mais souvent avec si peu de choix de la part des Tribunaux, que les énormes abus qui s'ensuivoient autrefois, sont aujourd'hui à-peu-près les mêmes, s'ils ne sont pas pires.

Le Chirurgien ne sauroit être trop prudent dans ce qui regarde la contexture de son Rapport, il ne doit pas s'en tenir aux événemens inattendus, qui souvent dérivent d'une toute autre cause que du sévice, car l'accusé est bien responsable de ce qui vient de son fait, mais non de tout accident étranger qui pourroit survenir. Ainsi, en supposant que la mort d'un blessé arrive, peu de jours après une rixe précédemment constatée, on agiroit bien inconsidérément, si sans aucune recherche ultérieure, on l'attribuoit aussi-tôt aux violences qui s'en sont suivies; l'accident, en effet, peut en être absolument indépendant, & provenir d'un désordre qui existoit déjà, quoique cachée; d'un anevrisme interieur, par exemple, qui se sera ouvert au moment de la mêlée ou après. D'autres fois aussi, comme l'observe M. Chaussier, de qui nous avons beaucoup pris pour faire cet article, la contusion la plus légère, la blessure la plus simple en apparence, dégénère par la suite, prend le caractère d'une maladie longue, grave, soit par le développement d'un vice humoral qui préexistoit, ou par un mauvais traitement suggéré par l'ignorance. Souvent encore, continue notre Auteur, des motifs de vengeance, d'animosité, d'intérêt, engagent un blessé à exagérer ses plaintes, à feindre des douleurs, des maladies dont il n'est point réellement ffecté. Ainsi, l'on a vu plus d'une fois, des personnes aveuglées par les passions les plus odieuses, s'exposer à une insulte, provoquer en quelque sorte un outrage, saisir avidement l'occasion d'une rixe légère, pour intenter une affaire sérieuse; & pour en rendre les circonstances les plus aggravantes, ne pas craindre de se faire eux-mêmes des contusions, & des entamures plus ou moins profondes. On a poussé la méchanceté jusqu'à outrager un cadavre, en lui rompant les os, lui faisant des mutilations, des incisions, & des délabremens de toute espèce.

Les Tribunaux en pareilles circonstances, ne peuvent rien prononcer, sans que le délit n'ait été bien constaté; sans que le cadavre n'ait été ouvert, pour voir si les fractures sont accompagnées des effets ordinaires à ce genre de solution de continuité chez le vivant; sans que les personnes frappées n'aient été scrupuleusement examinées, pour s'assurer que les effets morbifiques se rapportent aux causes qu'on dit les avoir occasionnées. Tous ces objets, & les conclusions qu'on en peut tirer, étant uniquement de la compétence du Chirurgien, c'est à lui seul à prononcer; il est le premier juge de l'affaire, & son jugement sera d'autant plus compétent, qu'il aura pour base les notions profondes de son Art, qui ne sauroient le tromper. Prouvons cette assertion par le fait suivant. Un jeune homme, à Autun, en 1755, dans une dispute avec deux Avocats, fut terrassé & battu. Quinze jours après, il est pris d'une petite vérole, d'une nature maligne, qui couroit épidémiquement, & bien-tôt il y succomba. Le père poursuit les adversaires en justice, on requiert l'exhumation trente-sept jours après la mort du blessé; les Médecins & Chirurgiens qui sont appellés à l'examen, certifient d'un commun accord, avoir vu une échymose, & plusieurs contusions à la tête, dont la plus grande à la partie postérieure, avec congestion d'un sang noir & en partie fluide; le crâne & les parties qu'il renferme sans lésion; d'autres échymoses aux hypocondres & aux cuisses, qui sembloient avoir été faites par un bâton, des pierres, ou autres corps solides. Pour peu qu'on considère la forme & l'énoncé de cette déposition, on verra qu'il n'offre aucunement ce qu'on appelle un corps de délit: aucun détail sur la figure & la grandeur de l'instrument contondant sur la léthalité de la playe, & les circonstances qui la constatent: rien sur les symptômes qui ont succédé & continué jusqu'à la mort, & comment ils ont pu terminer la vie. Cependant le mot de contusion devint la base d'une procédure criminelle, & les premiers Juges partirent de lui, pour condamner l'un à un bannissement de deux ans, & l'autre à une amende de deux mille francs. Une nouvelle instance au Parlement de Dijon, donna lieu à une consultation qu'on envoya à la Faculté de Médecine de Paris, laquelle rapporta judicieusement les marques livides, à une dissolution putride des humeurs. L'on auroit évité bien des difficultés, si, dès les premiers jours, ou immédiatement après la mort, l'on avoit constaté le délit. En effet, dans le cas de contusion, il y a toujours solution de continuité dans les chairs au-dessous de la peau & congestion de sang; ce qui n'a jamais lieu dans le cas de suggillation, à la suite des causes internes. C'est à l'homme instruit à s'assurer du fait par la dissection, & non comme font la plupart du tems ceux qui, n'étant pas conduits par une notion préliminaire, se fourvoient à mesure qu'ils avancent. Car, comme l'observe fort bien à ce sujet Van-Swiéten, *Sæpè quando imperiti cadaver examinant, non tam lustrant vulnera, quàm faciunt.*

Le Chirurgien qui est appellé à l'information d'un fait, doit patiemment écouter la déposition du plaignant, celle des témoins, & savoir réduire à leur juste valeur des preuves souvent exagérées, & en prendre d'autres de circonstances qu'on tait, soit par oubli ou par méchanceté. La visite qu'il jugera nécessaire, d'après les dépositions, sera faite avec décence, sur-tout s'il faut découvrir des parties que la pudeur tient cachées: s'il s'agit d'une playe, il observera le lieu qu'elle occupe, la direction qu'elle a, son trajet, les parties que ses notions ou les accidens survenus indiquent qu'elle peut intéresser. S'il faut constater une maladie, il notera toutes les apparences, sur-tout celles qui peuvent entrer comme preuve de la validité de la demande; il les réunira en masse, pour appuyer ou changer la détermination des Juges: s'il est appellé pour constater la mort & les causes qui ont pu la déterminer, il faut qu'il fasse attention à toutes les circonstances que présentent les diverses apparences extérieures, & qu'il ne passe à la recherche de ce que peut présenter l'intérieur, qu'après avoir noté tout ce qu'il y a d'intéressant à connoître au-dehors.

Quand toutes les recherches ont été faites, il ne reste plus qu'à dresser le Rapport. Pour le rédiger convenablement, dit M. Chaussier, il faut non-seulement la fidélité & l'exactitude la plus scrupuleuse dans le récit des plaintes, dans l'exposition des blessures, mais encore la simplicité, la clarté, la précision, & même le choix dans les expressions; car ces descriptions étant uniquement destinées à éclairer les Juges, en présentant la vérité, on doit y éviter soigneusement toutes distinctions scholastiques, toutes discussions & dénominations scientifiques inutiles à l'objet, & qui ne sont pas familières à tout le monde. Enfin, ce qui importe le plus dans la rédaction des Rapports, il faut la prudence la plus consommée pour présenter le résultat de la visite qui a été faite, & tirer de la comparaison & du rapprochement de toutes les circonstances, une conséquence qui porte avec elle le caractère de la vérité. Sans ce concours d'attentions, tant pour la visite que pour la rédaction du

Rapport, l'objet le plus essentiel pour la Justice, le corps du délit reste dans l'incertitude; car qu'il soit constaté incomplettement, ou d'une manière défectueuse, c'est à-peu-près comme s'il ne l'avoit pas été du tout. Le Rapport n'est plus qu'une formule insuffisante & illusoire; le Juge ne peut en tirer aucune conséquence, & il est alors réduit à la funeste alternative, ou de condamner un innocent, ou de laisser un crime impuni.

Quand on considère, continue notre Auteur, la nécessité indispensable des Rapports dans les procédures criminelles, & combien cet acte devient intéressant au Juge, pour la tranquillité de sa conscience; aux Accusés, pour la sûreté de leur vie, de leur honneur; au Public, pour le maintien de l'ordre social: quand on considère combien la rédaction de cet acte exige de soins, d'attentions, & des qualités particulières, on est porté à croire que des fonctions si importantes ne sont confiées qu'à des hommes d'un mérite, d'une probité & d'une capacité reconnues. On se persuade que sans doute la Loi a fixé des règles, établi des précautions pour assurer l'exactitude des Rapports en Chirurgie, & prévenir toute défectuosité. Cependant, avouons-le, rien de tout-cela n'existoit précédemment; presque par-tout l'exercice des Rapports étoit un droit qui se louoit ou s'achettoit à prix d'argent. Aussi le plus ordinairement ces fonctions importantes étoient-elles entre les mains des Chirurgiens les plus jeunes, les moins exercés; & quoique les Ordonnances aient établi, dans chaque grande ville, deux Chirurgiens aux Rapports juridiques, cependant ils ne se réunissoient jamais pour une même expérience, de sorte que, dans un cas où il s'agissoit de prononcer sur un fait, dont la réalité peut coûter la vie & l'honneur à un citoyen, on s'en rapportoit à un seul homme, tandis que pour valider un acte qui intéresse seulement la fortune, on exige la présence de deux Notaires, ou d'un seul avec deux témoins. Ajoutons encore que la visite se faisoit souvent avec précipitation & légèreté, presque toujours sans témoins, & que rarement le Rapport étoit rédigé sur les lieux. Eloigné des objets, l'Expert s'en rapportoit à sa mémoire, quand il s'agissoit de les décrire, & comme elle ne lui étoit pas toujours bien fidelle, il s'en tenoit à des approximations vagues, indéterminées, qui étoient bien éloignées d'être la vérité. Enfin, on déposoit le Rapport au Greffe, & de-là, sans vérification & sans examen préalable, on l'admettoit quel qu'il fût comme une pièce probante; & c'étoit sur un tel acte que le Juge établissoit, continuoit l'instruction, l'information, & préparoit son jugement.

On pourroit, selon M. Chaussier, remédier à tous ces abus, en se conformant dans la confection des Rapports aux trois moyens suivans.

I.

Astreindre les Chirurgiens chargés des visites à suivre une formule ou méthode constante & immuable dans la rédaction des Rapports.

Le Rapport pour répondre à l'intention de la Justice doit contenir non-seulement la description de l'état du corps, de la situation, de la forme, de l'étendue des blessures, mais encore il doit offrir le résultat, les conséquences des lésions observées & décrites, & en quelque sorte le jugement de l'Art. Mais, pour porter ce jugement d'une manière solide, il faut être instruits des circonstances antécédentes. Tout Rapport, pour être réputé bien fait, doit offrir trois parties distinctes, & dans un ordre constant.

Après la formule préliminaire & d'usage, qu'on trouvera plus bas, on doit passer à l'exposé des circonstances qui ont précédé la visite dans cette première partie du Rapport. Le Chirurgien s'attachera à recueillir tous les signes commémoratifs; il s'informera du nombre des coups qui ont été portés, de l'espèce & de la forme de l'instrument avec lequel on a frappé, de la nature des accidens qui ont succédé à la rixe, & des remèdes qu'on leur a opposés. Il portera même son attention sur le tempérament du blessé, les maladies dont il peut être actuellement attaqué, & celles qui règnent épidémiquement; & pour avoir une plus ample information sur tous ces objets, non-seulement il s'en rapportera au récit du blessé ou de ses proches, mais encore au Rapport de la partie adverse, quand il peut avoir communication de ses pièces. Mais, dans cet exposé des circonstances antécédentes, il faut se borner à celles qui sont essentielles & relatives à l'état actuel, à celles enfin qui peuvent établir le jugement de l'Art & en faire connoître les motifs.

La seconde partie contiendra la description & la reconnoissance de l'état du blessé. Il faut apporter ici l'exactitude la plus grande; car il ne suffit pas, comme on le fait trop communément, d'indiquer le nombre, la situation & l'étendue des blessures, il faut encore exprimer par quel signe sensible on a reconnu telle ou telle affection; par quel moyen on s'en est assuré. Enfin, s'il s'agit de déterminer la longueur d'un fœtus, la grandeur d'une playe, d'une contusion, on ne doit jamais se permettre des approximations vagues; mais il faut en indiquer la longueur, la grandeur précise, en la rapportant toujours au pied de roi, ou de toute autre mesure fixe & commune.

La troisième partie du Rapport est plus particulièrement du ressort du Chirurgien; elle distingue l'homme instruit, & met son mérite dans la plus grande évidence; elle doit présenter ce qu'on appelle le résultat de la vérité; c'est-à-dire, les conséquences directes que fournit l'exposition des signes commémoratifs, & la description des circonstances qu'on a observées en la faisant. Ces conclusions, qui

qui servent à diriger l'opinion du Juge, doivent toujours être distinctes des deux premières parties du Rapport, & conformes aux loix de la Nature, & aux principes de l'Art.

Modèle d'un Rapport conforme aux règles précédemment établies.

Nous soussignés Médecins & Chirurgiens du Tribunal d'un tel arrondissement, siégeant à tel endroit.... nommés par MM. Juges d'Office, le 24 Novembre 1791, pour procéder à la visite du nommé Robert Amelot, compagnon Menuisier; certifions que ledit sieur, d'un tempérament fort & vigoureux, n'étant sujet à aucune maladie, ayant été attaqué nuitamment par des voleurs, qui l'ont poursuivi à coups de bâton, en a été abandonné sur le chemin de Pantin, route de Paris, après avoir reçu la décharge de plusieurs coups de pistolets.

Qu'ayant été transporté chez lui, rue de la Lanterne, n.° 4, nous l'avons visité & remarqué ce qui suit. Une playe contuse, de deux pouces de long, sur le front, avec gonflement & échymose des deux paupières sans dénudation de l'os; une autre avec fracture des os du nez & déplacement, la conjonctive échymosée, différentes échymoses & contusions sans playe sur la poitrine & le dos, qui offroient déjà les apparences de résolution. Poursuivant notre examen, nous avons trouvé une playe faite avec une arme à feu, ayant son entrée à la partie externe & inférieure de la jambe droite, & son issue à la malléole interne, fracassant dans son progrès la partie inférieure du péroné & la malléole interne, avec dilacération du tendon d'Achille & des ligamens qui entourent la jointure du pied. Le reste du corps nous a paru en assez bon état, même le pouls & toutes les autres fonctions qui indiquent que, si l'on suit bien toutes les indications, le malade pourra en réchapper.

Nous estimons enfin que, si le Chirurgien, à qui le malade s'est confié, persiste à vouloir conduire cette playe par une méthode ordinaire, ce sera au détriment du blessé, un tel fracas & délabrement dans la jointure étant absolument incurable; aussi croyons-nous que l'amputation de la jambe, faite au plutôt, est le seul moyen capable de le sauver. Fait à Paris, ce 30 Novembre 1791. *Signé*...

Autre, tiré de l'Ouvrage de Devaux, sur un homme mort de la foudre.

Rapporté par moi, Maître Chirurgien-Juré, au Bourg de Lonjumeau, qu'en vertu de l'ordonnance de M. le Prévot, au Siège dudit Bourg, j'ai vu & visité le corps de feu Martin Josier, dit Lavallée, âgé de quarante ans environ, étant au service du sieur Bertrand Vaugire, Receveur de la terre & Marquisat de Chilly, en qualité d'un de ses charretiers, auquel j'ai d'abord observé qu'il exhaloit de son cadavre une odeur sulphureuse, & je lui ai ensuite apperçu, sur le haut de la tête, un endroit plus froid que le reste du corps, ce qui m'ayant porté à examiner plus soigneusement ledit endroit, j'y ai trouvé nombre de poils brûlés & réduits en poussière, de la largeur d'un écu; & au-dessus, une petite ouverture de figure ronde, entourée d'un cercle noirci, pénétrante comme une escarre, dans toute l'épaisseur des tégumens: puis, ayant introduit une sonde dans cette ouverture, j'ai trouvé le crâne perforé dans toute son épaisseur, & ma sonde ne rencontroit aucun obstacle à pénétrer dans le vuide, selon toute sa longueur; sur quoi, après avoir dilaté les tégumens, j'ai connu que le crâne étoit percé sur le milieu de la suture sagittale. Après cela, j'ai scié le crâne, & j'ai reconnu que tant la dure & la pie-mère que toute la substance du cerveau étoit dissoute, en forme de bouillie délayée dans une liqueur noire. Enfin, examinant la base du crâne, j'ai apperçu un trou se glissant obliquement de la selle de l'os spénoïde vers l'os du palais, que j'ai trouvé percé du côté droit, & deux dents canines brisées en menues parties, & le muscle orbiculaire des lèvres tout noir & corrompu en-dedans. Toutes lesquelles observations font voir clairement que ledit Josier a été frappé de la foudre qui, lui ayant percé le crâne de part en part, est sortie par la bouche, pendant l'orage qu'il a fait ce matin. Fait au Bourg de Lonjumeau, le 26 Juin 1680.

Signé....

Ce Rapport, quoique peu conforme aux règles que nous avons établies, n'en n'offre pas moins des effets bien singuliers de la foudre. Notre objet n'est point d'entrer actuellement dans des détails à ce sujet, nous pourrons y revenir par la suite, dans un autre ouvrage que celui-ci.

Autre, fait à l'ouverture du corps d'Henri III.

Nous soussignés, Conseillers, Médecins, Chirurgiens ordinaires du Roi, certifions que le jour d'hier, mercredi de ce présent mois d'Août 1589, environ les dix heures du matin, suivant l'ordonnance de M. le Grand-Prévôt de France & Hôtel du Roi, nous avons vu & diligemment visité le corps mort de défunt de très-heureuse mémoire, & de très-Chrétien Henri III, vivant Roi de France & de Pologne, lequel étoit décédé le même jour, environ les trois heures après minuit, à cause de la playe qu'il reçut de la pointe d'un couteau, au ventre inférieur, au-dessous du nombril, partie dextre, le mardi précédent, sur les huit ou neuf heures du matin; &, à raison des accidens qui survinrent à sa

Majesté très-Chrétienne, si-tôt après icelle playe reçue, de laquelle & accidens susdits reçus, nous avons fait plus ample Rapport à justice.

Et pour avoir plus ample connoissance de la profondeur de ladite playe & des parties intérieures offensées, nous avons fait ouverture dudit ventre inférieur, avec la poitrine & la tête. Après diligente visitation de toutes les parties contenues au ventre inférieur, nous avons trouvé une portion de l'intestin grêle, nommé ilion, percé d'outre en outre, selon la largeur du couteau, de la grandeur d'un pied, qui nous a été représenté saigneux plus de quatre doigts, revenant à l'endroit de la playe extérieure; &, profondant plus avant, ayant vuidé une très-grande quantité de sang, nous avons aussi vu le mésentère percé en deux divers lieux, avec incision des veines & des artères.

Toutes les parties nobles, les naturelles & animales, contenues dans la poitrine, étoient bien disposées, &, suivant l'âge, bien tempérées & sans aucune lésion ni vice, excepté que toutes les susdites parties, comme aussi les veines & artères, étoient exangues & vuides de sang, lequel étoit très-abondamment sorti hors par ces playes internes, principalement du mésentère, & retenu dedans ladite capacité comme en un lieu étranger & contre nature; à raison de quoi la mort de nécessité, & en l'espace d'environ dix-huit heures, est advenue à sa Majesté très-Chrétienne, étant précédée de fréquentes foiblesses, douleurs extrêmes, suffocations, nausées, fièvre continue, altération, soif intolérable avec de grandes inquiétudes; lesquelles indispositions commencèrent un peu après le coup donné, & continuèrent ordinairement jusqu'au parfait & final syncope de la mort, laquelle, pour les raisons & accidens susdits, quelque diligence qu'on y ait pu apporter, étoit inévitable. Fait sous nos seings manuels, au camp de Saint-Cloud, près Paris, le jeudi matin, 3 d'Août 1589.

II.

Faire la visite & la reconnoissance, en présence d'un ou deux témoins ou adjoints.

Ce point a déjà été arrêté par un Décret de l'Assemblée Constituante, sur la réformation de la Jurisprudence criminelle, qui enjoint expressément de dresser les procès-verbaux en présence de deux Adjoints, & de les leur faire signer à peine de nullité. Cette précaution est très-sage; sans doute qu'elle obligera l'Expert à apporter de l'attention dans la visite, & à être exact dans l'exposition des causes antécédentes, dans la description des blessures; enfin elle fournira aux Juges un moyen pour s'assurer, en cas de besoin, comment la visite a été faite. Cependant quoique la présence des adjoints, & leur signature sur le Rapport ne puissent prévenir les inconvéniens; au moins feront-elles que l'intention de la Justice soit moins trompée, les faits mieux constatés, & c'est ce qui importe le plus. Si les conséquences sont fausses, illusoires, même erronées, on trouvera toujours moyen de les rectifier, de les suppléer, mais les faits restent dans leur intégrité, & le cours de la Justice n'est pas arrêté ou annullé. La présence de deux Adjoints, pris indifféremment dans le tableau, & prescrite par l'Assemblée Constituante, suffira bien dans le plus grand nombre de cas, où les recherches à faire se bornent à l'extérieur; mais, dans le cas d'ouverture de cadavre, où, en supposant que la répugnance ne ralentit point le zèle, leur jugement pourroit être souvent en défaut; il paroîtroit convenable de nommer un troisième adjoint extraordinaire, pris particulièrement dans la classe des personnes adonnées à la pratique de l'Art. Mais cet adjoint, observe M. Chaussier, ne doit être considéré que comme un témoin plus éclairé que les deux autres adjoints, & plus propre à surveiller l'Expert; le Rapport & ses conséquences devant être rédigés & présentés par lui seul. De cette déposition résultera encore un autre avantage bien essentiel dans les cas de doute sur le Rapport; car, alors le Juge pourra appeller en témoignage l'adjoint extraordinaire, & apprendre de lui toutes les circonstances de la vérité, ce qu'on ne pourroit faire si le Rapport étoit présumé l'ouvrage de deux personnes de l'Art.

III.

Ecrire le Rapport sur le lieu de la visite.

Plusieurs Ordonnances ont déjà été faites à ce sujet, mais, quoique très-précises à cet égard, elles ont été toujours éludées sous prétexte du recueillement & de la méditation nécessaires pour rédiger les faits, les rapprocher, & en tirer les conséquences. Le Chirurgien s'en tient alors à sa mémoire, ou à quelques notes fugitives, prises avec précipitation. Le prétexte qui motive une pareille conduite est spécieux, mais en analysant les parties qui doivent constituer le Rapport, on le réduira bien-tôt à sa juste valeur. Les deux premières, savoir, l'exposition des signes commémoratifs, ou la recherche des causes antécédentes, la description des blessures, ou la reconnoissance de l'état actuel, n'exigent que de l'attention. Ce sont des faits positifs, la méditation n'y peut rien ajouter ou retrancher; il suffit de les exposer, de les décrire avec clarté & précision. Cet objet qui importe le plus à la Justice, peut toujours & très-facilement être rempli sur le champ: il est même essentiel qu'il le soit; car, si quelqu'article échappoit ou paroissoit douteux, on peut aussi-tôt le vérifier sur les lieux. Ainsi, ces deux parties du Rapport seront écrites sur le lieu même de la visite, & pour qu'on n'en puisse point douter, elles seront lues & signées par les Adjoints. Quant à la troisième partie, destinée à représenter le résultat de visite, & les conséquences directes de l'information, comme elle exige quelquefois des réflexions particulières, on peut sans inconvénient laisser à l'Expert la liberté de la rédiger dans le silence du cabinet, pour l'ajouter à la suite de l'exposition & de la description déja signée & certifiée par les adjoints.

Appuyons ces résultats de l'Auteur que nous avons suivi jusqu'ici par des faits qui arrivant journellement, donnent lieu d'en sentir toute la valeur. Un Chirurgien est souvent requis pour donner son Rapport, à l'occasion d'un homme qu'on aura trouvé pendu; il s'agit alors, pour constater le corps du délit, de savoir si la personne a été pendue vivante ou morte. Paré, dans son Livre des Rapports, donne à ce sujet des éclaircissemens qui ne sont point à mépriser. « Si le mort a été pendu vif, dit-il, le vestige du courdeau, à la circonférence du col, sera trouvé rouge, livide, noirâtre, & le cuir d'entour amoncelé, replié, & ridé par la compression qu'aura faite la corde, & quelquefois le chef de la trachée-artère rompu & lacéré; semblablement les bras & les jambes seront trouvés livides, & toute la face, parce que les esprits ont tout-à-coup été suffoqués.» Si, au contraire, la suspension n'a eu lieu qu'après la mort, rien de tout ceci paroîtra, pas même l'empreinte de la corde à l'entour du col. C'est ce qui avoit déja été noté par le Collège de Leipsick, au rapport de Bohn, qui dit : *Fæminæ cujusdam suspensæ nec facies nec collum nec humeri thorace peregrino colore imbuti, nec oculi prominentes, nec lingua humida ac nigra, nec laquei vestigium deprehensa fuerunt; utrumque potius abdominis latus à costis nothis, lumbi ad podicem usque, ac femora livida fusca atque sugillata comparuerunt; conclusit anno 1708, die 19 Octobri, Collegium Lipsiense illam non tam viventem se ipsam strangulasse quàm ejus cadaver post fustigationem & verbera lethalia suspensum fuisse.* Ainsi, en faisant attention à la nature des échymoses, on distingue aisément celles qui sont la suite de la suspension, d'avec celles qui dérivent des coups de fouet; dans celle-ci, la peau présente toujours des signes de lésion à quelqu'endroit, elle est sillonnée par des saillies rameuses, notamment chez ceux qui ont été frappés de verges. Un Chirurgien de Village, dit M. Louis, dans une thèse soutenue sous sa présidence, en 1786, répandit un nouveau jour dans un cas de ce genre. Un jeune-homme fougueux, âgé de 18 ans, fut trouvé pendu à un arbre, en 1736. Le père, la belle-mère, & trois sœurs du défunt, d'après la rumeur publique, furent emprisonnés; mais l'Avocat du Roi les fit élargir; ayant jugé que le mort s'étoit pendu lui-même. L'affaire fut portée au Parlement d'Aix, qui en jugea autrement, d'après les informations & délibérations de M. Gueidan, alors Avocat-Général. Les signes de strangulation paroissoient indubitables; mais, d'après le Rapport du Chirurgien, on voyoit sur le col une trace avec sugillation, laquelle se portoit horizontalement & immédiatement sur les épaules, & qui indiquoit que le jeune-homme ayant été jetté à terre, la corde au col, avoit ainsi péri étouffé, & qu'ensuite on l'avoit attaché à un arbre. On voyoit la trace du lien, allant obliquement depuis le menton jusqu'au derrière du col, sans aucun changement de couleur dans le sillon de la peau. Mais, outre ce signe de sévice, l'examen attentif du cadavre en manifesta d'autres; les dents étoient enfoncées dans la bouche & teintes de sang, par l'effort que le père avoit fait sur elles avec le pied. Voyez à ce sujet la Dissertation de M. Louis, publiée en 1763, sous ce titre : *Memoire sur une question anatomique, relative à la Jurisprudence, dans lequel on établit les principes pour distinguer, à l'inspection d'un corps trouvé pendu, les signes du suicide d'avec ceux de l'assassinat.*

L'Auteur y dévelope différens faits très-intéressans, ralativement à notre objet. La corde, dit-il, chez ceux qui se pendent eux-mêmes, n'agit point du tout sur le conduit de l'air; elle fait sous le menton, une impression circulaire, qui se continue obliquement des deux côtés, derrière les oreilles, pour finir à la nuque, en montant vers l'occipital. Alors, la tête est fléchie directement en devant, & le menton porté sur la partie antérieure & supérieure de la poitrine. L'impression est plus horizontale, lorsque le nœud coulant, au lieu d'être à la nuque, est retenu sous la mâchoire dans un des points de la circonférence du col qui y répond; l'inclinaison de la tête est toujours à la partie opposée, & le sillon formé par le lien est plus profondément imprimé à la partie cachée par cette inclinaison. Il est également essentiel de bien examiner s'il n'y a pas deux impressions au col; l'une circulaire & tout-à-fait horizontale avec échymose, faite par torsion sur le sujet vivant, & l'autre sans meurtrissure, dans une disposition oblique vers le nœud, laquelle auroit été l'effet de la suspension après la mort. Mais, outre ces signes extérieurs, dit cet Auteur, on trouve encore par la dissection, chez ceux qui ont été pendus vivans, les poumons, le cœur & le cerveau extrêmement gorgés de sang, souvent même des épanchemens, occasionnés par la rupture des vaisseaux alors surchargés. Tous ces signes ne se rencontrent pas quand le corps a été pendu mort. Il y a, selon Alberti, distorsion, dépression, & même lacération des cartilages du larinx; & de plus, luxations des vertèbres du col, sur-tout dans une exécution où la tête a été depuis tirée en devant, dans l'intention d'accélérer la suffocation.

Une attention profonde que donna M. Louis aux causes qui constituent le corps du délit, sauva également plusieurs accusés, dans un cas très-intéressant, & qui peut également ne se rencontrer que trop fréquemment. La veuve Montbailli fut trouvée morte au moment où on s'y attendoit le moins. Les Médecins & Chirurgiens firent leur Rapport d'après lequel il conste que toute la face étoit échimosée, les narines remplies d'un sang coagulé, la poitrine livide antérieurement, ainsi que la partie supérieure de chaque bras; il y avoit une plaie au-dessous du sourcil droit, qui pénétroit dans l'orbite; tous les viscères, d'ailleurs, étoient dans l'état naturel. Rien de tout ceci, d'après le Rapport, ne pouvoit être regardé comme cause de la mort subite dont elle étoit périe. Il rapportoit les lésions contre nature à une chûte ou à l'action d'un corps contondant, & la plaie du sourcil à un instrument piquant ou coupant, tel qu'un couteau ou du verre. La rumeur publique indiquoit le fils de la défunte comme convaincu du crime, & la chambre criminelle d'Arras avoit déjà condanné l'accusé au dernier supplice, lorsque la grossesse de la femme, qui devoit assister comme témoin, fit différer l'exécution. Les pièces furent communiquées à M. Louis qui, dans la consultation, reconnut que la femme n'avoit point succombé sous les coups du détenu, mais bien aux suites d'une apoplexie témulente, étant tombée sur l'angle d'un coffre. C'est à cette chûte qu'il rapporta la plaie de l'œil, la sugillation de la face & des autres parties, & la sortie du sang des narines à la suite de la commotion. Le Praticien que nous citons, appuya sa décision sur plusieurs faits tirés de Bohn, de Forestus, des Actes des Médecins de Berlin, de Morgagni & de Lancisi. Il observe que ceux qui font des Rapports sur la léthalité des plaies, ne sauroient trop se rappeller l'avis de ce dernier, lorsqu'il dit : *In hâc re cautos velim tàm ipsos Medicos qui, propriam aliquandò sententiam pro usu forensi interponere debent, quàm judices punituros eos qui etiàm si levi impulsu dejecerint ebrium, vel quemque alium; si, hic statim de vitâ obierit, illatæ mortis fiunt rei.* Aussi son avis détermina-t-il les juges à absoudre les accusés, & à établir que désormais les Médecins & Chirurgiens seroient plus circonspects dans leur rapport, & qu'ils y exprimassent exactement les causes, tant prochaines qu'éloignées de la mort; & les raisons de leur doctrine ou opinion sur tout ce qu'ils pourroient découvrir. C'est en se comportant ainsi qu'on pourra constater le corps du délit; & c'est ce qui avoit été déjà établi par le Commentateur du code criminel de Charles V. Empereur des Romains, ainsi qu'il conste d'après le passage suivant : *Si inspectio quæ ad corpus delicti spectat, omittatur ob defectum certæ scientiæ, an vulnus fuerit lethale vel non, pœna ordinaria adhiberi nequit, quippè quæ nunquàm decerni potest, nisi ubi constiterit de vulneris lethalitate, de quâ tamen judex certus esse non potest, nisi factâ priùs diligenter cadaveris inspectione.*

Souvent encore il s'agit de décider sur le genre de mort dont a péri un cadavre qu'on vient de retirer de l'eau. La mort est elle dûe à la submersion, ou doit-on la rapporter à quelque violence qui l'ont précédée? C'est la question la plus simple & celle qui intéresse le plus dans plusieurs cas où il s'agit de constater un sévice. M. Louis, dans ses Lettres sur la certitude de la mort, publiées en 1752 & dont nous avons eu occasion de parler à l'article NOYÉ, établit plusieurs faits qui constatent le genre de celle dont ils périssent; le principal est la présence de l'eau dans leur bouche, laquelle y est toujours sous la forme d'une écume plus ou moins bourbeuse, & qu'on ne retrouve point chez ceux qui ont été jettés dans l'eau. C'est sur ce signe démontré vrai par une foule d'expériences que se fondèrent MM. Faissole & Champeaux, Chirurgiens du Roi aux Rapports en justice de la ville de Lyon, pour établir la cause de mort de Claudine Rouge à l'ouverture de son cadavre. Comme l'histoire de ce fait est très-intéressante, & qu'elle a donné lieu à des repliques où l'on a taxé d'incertitude les signes que l'on a regardés jusqu'ici, comme les plus certains du genre de mort dont les noyés périssent, nous transcrirons ici ce Rapport, qui mérite d'être connu dans la circonstance présente.

« Nous, Chirurgiens du Roi, députés aux Rapports en justice, gradués & maîtres en Chirurgie à Lyon, certifions qu'en conséquence de l'ordonnance rendue le septième jour du courant par M. le Président Dugai Lieutenant-criminel en la Sénéchaussée & siége présidial de Lyon, sur les conclusions de M. le Procureur du Roi auxdits siéges, nous nous sommes transportés dans le charnier de la paroisse de Saint-Michel, sous Condrieu, pour procéder au Rapport des causes de la mort de Claudine Rouge après l'exhumation de son cadavre que nous avons trouvé dans une bière découverte, enveloppé d'une grosse toile, vêtu d'une espèce de casaquin d'indienne rouge & blanc & d'une chemise de toile neuve. L'ayant attentivement visité, nous avons trouvé la tête sans tégumens, le crâne à découvert & sans fracture, la face, le col & les extrémités supérieures rongées par les vers, la poitrine & le ventre n'étant pas encore ouverts par ces insectes & la putridité; *pudenda sine pilis, vasisque naturalis exteriora vermibus jàm depasta.* Les extrémités inférieures prodigieusement boursoufflées & presque sans épiderme ou surpeau. D'après ce détail, il nous est impossible de reconnoître aucune cause de mort sur toute l'habitude extérieure. Ayant procédé à l'ouverture du cadavre, nous avons trouvé les vaisseaux du cerveau très-gorgés, le cœur dans son intégrité à-peu-près naturelle, les poumons extrêmement affaissés & sans eau dans leur intérieur. De-là nous avons ouvert le bas-ventre; tous les viscères de cette capacité nous ont paru être dans leur état naturel. Ayant fait l'ouverture de l'estomac, nous l'avons trouvé rempli d'une pâte verdâtre que nous pensons être de l'herbage que ladite Rouge avoit mangé, environ une heure avant sa mort, attendu que la digestion de ces alimens ne faisoit que commencer. Nous jugeons, d'après tout ce que nous venons de dire, que cette fille a péri d'une mort violente, peu de tems après avoir mangé; & qu'elle a été jettée dans l'eau après sa mort; étant dans l'impossibilité de reconnoître quel est positivement le genre de mort qu'elle a éprouvée, eu égard la putridité dont nous avons parlé; ce qui nous fait présumer que ce cadavre a resté long-tems dans l'eau, de laquelle l'on nous a dit l'avoir retiré. Ce que nous attestons véritable. A Saint-Michel, sous Condrieu, le 10 Juillet 1767. *Signés*, Faisolle & Champeaux.

Ce Rapport est subséquent à un qu'avoit dressé un Chirurgien de Condrieu, & dans lequel étoient mentionnées des preuves de mort violente qui avoient déterminé les poursuites de la justice. Les preuves, sur lesquelles sa validité appuye, sont les faits même & les nombreuses expériences tentées par ceux qui ont cherché à constater la véritable cause de la mort des noyés. Il se rapporte, quant au plus grand nombre de circonstances, à ce que Paré avoit déjà remarqué à ce sujet dans son livre des Rapports où il dit : « Si le Chirurgien est appellé pour faire Rapport d'un corps mort tiré hors de l'eau pour savoir s'il a été noyé vif, ou jetté en l'eau mort; les signes, qu'il aura été jetté vif sont, qu'on trouvera l'estomac & le ventre remplis d'eau. Il sort du nez quelques excrémens morveux, & par la bouche écumeux & baveux, & le plus souvent il saignera du nez; de plus il aura l'extrémité des doigts & le front écorché, parce qu'en mourant il gratte le sable au fond de l'eau, pensant prendre quelque chose pour se sauver, & qu'il meurt comme en furie & rage. Au contraire, s'il a été jetté en l'eau mort, il n'aura aucune tumeur en l'estomac ni au ventre, parce que tous les conduits sont affaissés & bouchés, & qu'il ne respire plus, & aussi n'aura morve au nez, ni bave en la bouche, ni vestige aux doigts ni au front. C'est pourquoi, selon ces figures, le Chirurgien pourra faire son Rapport fidèlement des corps morts trouvés en l'eau, s'ils ont été jettés morts ou vivants; & quant aux corps morts qui s'élèvent sur l'eau, c'est qu'alors ils sont déjà cadavéreux & remplis d'air qui les fait élever sur l'eau, comme une vessie remplie de vents. »

Il est encore quelquefois nécessaire de statuer sur le genre de mort d'un enfant récemment né; car la perversité des mœurs n'engage que trop souvent les mères à porter une main parricide sur ces chétives créatures; &, si elles sont poursuivies, elles disent que leurs enfans sont nés morts. La rougeur de la face, en pareil cas, ne prouve rien pour l'étranglement; car il est constaté par l'expérience, que cette rougeur est ordinaire à ceux dont la tête est restée long-tems au passage, & que communément elle disparoît en peu de jours, quand l'enfant continue à vivre. L'épreuve des poumons, usitée en pareil cas, est loin d'être un moyen assez certain pour que, d'après elle, on puisse décider si un enfant a vécu ou non après sa naissance. L'enfant en effet peut avoir vécu après être venu au monde sans qu'il ait respiré, quoique les poumons indiquent le contraire; ou enfin l'enfant n'a pas vécu & encore moins respiré, après être sorti du sein de sa mère, quoique les épreuves avec le poumon déposent le contraire; considérons chacun de ces cas, d'après les idées du Prof. Meckel, qui s'est spécialement étendu sur cette matière. Le premier cas a lieu, lorsque des concrétions ou agglutinations contre nature dans la bouche, des glaires tenaces & collantes bouchent le nez, la gorge, & s'opposent au passage de l'air dans les poumons. Le second cas se rencontre lorsque la respiration a été incomplette ou rare, & qu'inconsidérément on a pris pour les expériences, une portion de poumons qui n'avoit pas encore été développée; lorsque le sang s'est tellement accumulé dans les poumons même après la respiration, que la gravité spécifique de ce viscère en a été considérablement augmenté. Le troisième cas a lieu, quand la putréfaction a déjà dégagé l'air, & que l'insufflation a développé les poumons; dans ce cas, les poumons des enfans morts-nés auront acquis une gravité spécifique moindre que celle de l'eau. Dans les deux premiers cas, les juges, qui ne consulteroient que les épreuves avec les poumons, absoudroient; &, dans le dernier cas, ils condamneroient injustement l'accusé. La suffisance de ces raisons doit porter à ne point admettre l'épreuve des poumons pour décider sur la naissance d'un enfant venu mort ou vivant, ou du moins à ne l'admettre comme probatoire qu'autant qu'elle se rencontre avec les circonstances suivantes.

I. *Conditions sous lesquelles l'épreuve des poumons peut déposer sur la vie de l'enfant après sa naissance.*

1.° Si le fétus a au moins les dimensions & la pesanteur d'un enfant de sept mois ou encore mieux d'un enfant venu à terme.

2.° Si le cadavre est frais, exempt de toute apparence de putréfaction qui pourroit faire croire que l'air a été dégagé de la substance des poumons.

3.° S'il ne présente aucun vice de conformation qui auroit pu l'empêcher de vivre.

4.° Si l'examen de la tête ne présente rien en-dehors ni au-dedans, qui puisse indiquer que l'enfant a péri, lors de l'accouchement, tels que des engorgemens, des extravasions, &c.

5.° Si les poumons recouvrent presqu'en entier le cœur & le péricarde, &, si le poumon droit s'étend jusqu'au médiastin, qu'ils soient pâles, &, qu'en les découpant, ils rendent un son propre aux poumons qui ont servi à la respiration, qu'ils n'enfoncent pas dans l'eau, & que les recherches attestent qu'on n'a pas soufflé d'air dans ce viscère. 6.° Si les dimensions du thorax & l'abaissement du diaphragme font juger que la respiration a eu lieu. 7.° Si les vaisseaux sanguins des poumons plus dilatés que dans un embryon qui n'a pas encore respiré, & la vacuité du canal artériel prouvent que la circulation pulmonaire a été établie.

8.° Si l'on rencontre un commencement de coagulation dans les vaisseaux ombilicaux & le canal artériel.

9.° Si la vessie est presque vuide & les intestins déchargés de la plus grande partie de leur méconium; ce qui est toujours un indice que l'enfant a déjà vécu un certain tems. Toutes ces conditions, se rencontrant avec ce qu'indique l'épreuve des poumons, peuvent annoncer que l'enfant est venu au monde vivant; mais encore ne peuvent-elles pas servir à constater un parricide volontaire; car il faudroit alors être assuré que l'enfant, la tête & le front, ayant franchis le passage, n'aient pas été retenus un certain tems par le cordon ombilical qui auroit été entortillé autour des jambes, de manière que la circulation, entre la mère & l'enfant, ait été interceptée.

II. *Conditions pour un enfant mort-né.*

1.° Le poids & les dimensions sont au-dessous de ceux d'un fétus de sept mois.

2.° La putréfaction y est manifeste. 3.° On reconnoît à la tête des signes évidens de violence éprouvée lors de l'accouchement. 4.° Le péricarde est à découvert, les poumons sont ramassés dans le derrière du thorax, ils sont d'un rouge foncé, d'une consistance très-dense, on n'y trouve ni duretés schirreuses, ni engorgement qui puisse les faire aller au fond de l'eau. 5.° La cavité du thorax est courte, étroite, & le diaphragme convexe & avancé dans la poitrine. 6.° Le canal artériel est rempli d'un sang liquide, & tellement ouvert qu'on peut supposer qu'il a encore livré passage conjointement avec le trou oval peu de tems avant sa mort, à tout le sang qui auroit dû passer par les vaisseaux pulmonaires, si l'enfant avoit vécu un certain tems après sa naissance. 7.° Les vaisseaux sanguins du cordon ombilical, ainsi que le canal veineux, sont ouverts & pleins d'un sang liquide; la veine-porte petite & les ramifications de la veine ombilicale, dans le foie très-sensible. 8.° La vessie est pleine d'urine & les intestins de méconium. Ces conditions sont plus que suffisantes pour décider la question & faire rejetter le résultat contradictoire des épreuves des poumons, qui pourroit souvent arriver. Afin de constater combien il faut être réservé dans ses décisions, lorsqu'il s'agit d'inculper une accusée d'infanticide, M. Meckel a inséré, dans sa Dissertation, un Rapport détaillé concernant un enfant venu au monde qui a été incontestablement vivant, au moment de sa naissance, mais si foible & tellement mal conformé, qu'il y avoit impossibilité physique pour la continuation de sa vie. *Voyez*, à ce sujet, le *Mémoire du D. Hunter*, dans le sixième volume des *Medical Observations and Inquiries*. Sous ce titre *On the uncertainty of the signs of Murder in the case of bastard children.*

Il est un autre genre de Rapport, qui, ayant pour objet une dispense d'office ou excuse, ne doit point être confondu avec ceux dont nous avons parlé jusqu'ici, où il faut accuser ou absoudre; ceux-ci sont nommés en justice Exoines. Ils se donnent à la simple réquisition ou par ordonnance de justice. Ces sortes de certification, dit Devaux, sont de trois espèces, les ecclésiastiques, les politiques & les juridiques. Les exoines ecclésiastiques tendent à obtenir du Pape, des Evêques & de tous ceux qui ont quelque supériorité dans la Hiérarchie ecclésiastique, des dispenses de fonctions ou d'observations de loix canoniques, la dissolution du mariage, sur faits d'impuissance attribués à l'un ou à l'autre des conjoints. Les exoines politiques regardent tout l'état en général, ou le service des maisons Royales en particulier. On n'observe dans ceux-ci aucune formalité judiciaire, seulement on n'y a égard que lorsqu'ils sont donnés par des Médecins ou Chirurgiens d'une réputation connue & non suspects de subornation. Les exoines juridiques se donnent dans les procédures civiles & criminelles, pour retarder le jugement d'un procès dont l'instruction ou la poursuite demande la présence des parties. Elles sont encore requises ou ordonnées, lorsqu'il est question d'élargir, de resserrer ou de transférer un prisonnier que le mauvais air feroit périr infailliblement; quand il s'agit de commuer la peine d'un forçat qui n'est pas en état de servir sur les galères, d'épargner ou de modérer les douleurs de la torture à un criminel que sa foiblesse met hors d'état d'en essuyer toute la violence. Il faut pour la validité des exoines, non-seulement une procuration spéciale de l'exoiné par laquelle on affirme à l'audience de la validité de l'exoine, mais encore il faut produire le Rapport d'un Médecin approuvé, qui ait affirmé de la vérité de sa certification par-devant les juges du lieu. Au reste, toutes les circonstances marquées pour bien faire les Rapports proprement pris, doivent être gardées dans les exoines juridiques sur-tout dans la procédure criminelle, & la loi ne veut pas qu'elles soient admises à moins qu'elles ne fassent voir que les accusés ne sont pas en état de comparution; sans les mettre en danger de perdre la vie, & si ce fait n'est attesté par l'affirmation que le juge permet aux Parties de faire respectivement, pour justifier ou annuller l'exoine; sans quoi ces sortes de certificats frauduleux soustrairoient les preuves en matières criminelles & donneroient lieu à l'impunité du crime.

Enfin, le dernier genre de Rapport est relatif aux soins, visites, opérations, pansements & fournitures de médicamens faits par un Chirurgien, lorsqu'on lui conteste la rétribution qui lui est dûe après un traitement; ce Rapport est ordinairement connu sous le nom d'Estimation. En ce cas, les juges ordonnent que les Mémoires seront prisés & estimés par des Experts qui, quelquefois sont nommés d'office, mais dont communément les parties conviennent; le demandeur en nommant un & le défenseur l'autre. Le Mémoire alors leur est remis pour procéder à l'estimation, au jour & à l'heure dont ils conviennent entre eux, pour l'ordinaire, ou qui leur sont quelquefois prescrits par le jugement; ce que les juges ordonnent lorsqu'ils pensent que le défendeur y doit être présent auquel cas il est aussi assigné pour s'y trouver, si bon lui semble; lui déclarant néanmoins qu'il y sera procédé tant en absence qu'en présence Les Juges ordonnent que l'estimation sera faite en présence des parties. 1.° Quand le Mémoire contient les pansemens d'une maladie particulière sur laquelle le demandeur n'a dû s'expliquer que fort généralement dans une preuve aussi publique que l'est un Mémoire signifié. Car alors, pour donner aux experts les éclaircissemens dont ils ont besoin, pour faire une juste estimation, il faut absolument que les parties s'expliquent en leur présence sur la nature de la maladie, sur les accidens qui sont arrivés, sur ses complications & sur toutes les circonstances de la curation, aussi-bien que sur les reproches qu'ils se font l'un à l'autre.

2.° Dans le cas où le défendeur allégueroit qu'il n'est pas bien guéri; les juges alors ordonnent qu'avant de faire l'estimation, il sera procédé à la visite du défendeur par des experts qui, le trouvant parfaitement guéri, ou autant qu'il peut l'être, par rapport à la nature de sa maladie, feront en conséquence leur estimation. Cette estimation sera faite, article par article, en marge du Mémoire qui leur aura été remis, pour que les Juges voyent aussi-tôt l'état de la réduction. S'il y a soustraction, elle sera nettement rendue en chiffres arabes comme dans les calculs ordinaires. S'il n'y a rien à retrancher, ou mettre, en marge, simplement *Bon.* Ils calculeront ensuite le total des sommes qu'ils estimeront être justement dûes, & en dresseront leur certificat au bas du Mémoire, en forme de procès-verbal.

Nous terminerons cet article par un Rapport singulier que nous sommes bien éloignés de donner pour modèle & qu'on trouve dans le Dictionnaire de Trévoux. Le sujet est une fille de trente ans qui avoit été forcée & violée.

Nous, Marie Mirau, Christophlette Reine & Jean-Porte Poulet, Matrones, jurées de la ville de Paris. . . . . Certifions à tous ceux qu'il appartiendra, que le 22.e jour d'Octobre de l'année présente 1672, par l'ordonnance de M. le Prévôt de Paris, en date du 15 de ce dit mois, nous nous sommes transportées dans la rue Pompière en la maison qui est située à l'occident de celle où l'écu d'argent pend pour enseigne, une petite rue entre deux où nous avons vu & visité Olive. Tifferand, âgée de trente ans ou environ, sur la plainte par elle faite en justice contre Jacques Mudont, Bourgeois de la ville de la Roche-sur-Mer, duquel elle a dit avoir été forcée & violée.

Le tout vu & visité au doigt & à l'œil, nous avons trouvé que les tourons dévoyés, c'est-à-dire, la gorge flétrie. . . . Les barbes froissées. . . l'os pubis. . . . . Le lippion recoquillé. . . . . Le poil. . . . . L'entrepet ridée. . . . . Le périnée. . . Le pouvant débiffée. . . . La Nature de la femme qui peut tout. . . . . Les balunaux pendants. . . Les lèvres, ... Le lippendis pelé. . . . . . Le bord des lèvres, ... Les baboles abattues. . . Les nymphes, ... Les halerons démis. . . . . . Les caroncules, ... L'entrechenat retourné. . . Les membranes qui unissent les caroncules les unes aux autres, ... Le barbideau écorché. . . . Le clitoris, ... Le guilboquet fendu. . . . Le col de la matrice, ... Le guillenard élargi. . . Le vagin, ... La dame du milieu retirée. . . . L'hymen, . . . L'arrière-fosse ouverte. . . L'orifice interne de la matrice. Le tout vu & visité feuillet par feuillet, nous avons trouvé qu'il y avoit trace, &c. . . . . . Et ainsi, nous dites Matrones, certifions être vrai à vous, M. le Prévôt; au serment qu'avons fait à ladite Ville. Fait à Paris ce 23 Octobre 1672.

(*M. Petit-Radel.*)

RAW (Jean Jacques), né à Bade, en 1658, dans l'indigence, sol où a si souvent germé le savoir. Il entra à 14 ans en apprentissage chez un Chirurgien de Strasbourg, & lorsqu'il se crut suffisamment instruit, il voyagea en Angleterre & en Espagne où il séjourna quelque tems. Il revint ensuite en Hollande, mais ce ne fut pas pour y rester long-tems; il repassa en Angleterre avec l'escadre du Prince d'Orange, en qualité de Chirurgien de vaisseau. Le jeune Raw, que l'envie de s'instruire rendoit avare, épargna sur ses appointemens quelques sommes qu'il destina à ses études. Il vint à Leyde, & lorsqu'il se présenta à l'Université, il étoit déjà assez instruit dans les Humanités, pour suivre, avec fruit, les leçons de Médecine. Il vint ensuite à Paris, où il se perfectionna dans l'Anatomie & la Chirurgie, il retourna à Leyde, en 1694, où il prit les grades, & reçut le bonnet sous la présidence du célèbre Drelincourt. Amsterdam, lui parut être la ville où il pût le mieux mettre ses talens en évidence; il s'y rendit donc, & s'y fit connoître d'abord par quelque démonstrations particulières d'Anatomie; & bien-tôt après, par ses succès dans quelques opérations de Chirurgie. Les Magistrats lui permirent dès-lors de disséquer dans leur Amphithéâtre, & ce fut à cette époque, que sa réputation prit de la consistance. Toutes les opérations majeures lui étoient abandonnées comme ayant, entre ses mains, un succès assuré. Raw pratiquoit la taille selon la méthode de Jean de Romanis. Ce fut alors que le frere Jacques, qui avoit trouvé si peu de partisans en France, voyageoit en Hollande, portant de ville en ville sa méthode & ses succès. Raw le vit opérer, & plus prudent qu'aucun autre, il ne porta aucun jugement, il réfléchit, il étudia ce que cette nouvelle méthode pourroit devenir entre les mains d'un homme judicieux. L'obliquité de l'incision lui parut infiniment préférable à la perpendiculaire qu'il pratiquoit communément; il alongea le bec de son catheter, fit quelques changemens au lithotome, & ainsi il se fit une méthode qui lui réussit si bien qu'il tailla près de huit cens calculeux, avec un succès qui attiroit tous les yeux de l'Europe. Tous les Médecins & les Chirurgiens instruits alloient en Hollande pour le voir opérer. Raw étoit soupçonneux & se méfioit beaucoup de ses Auditeurs; il ne vouloit donner, à quelque prix que ce fût, le produit de ses veilles, quoique d'une ame naturellement noble; aussi vainement le sollicita-t-on de publier sa méthode; & quand on le pressoit sur ce point, il se contentoit de dire, lisez Celse; &, en effet, ce dernier cache, dans le peu qu'il dit, beaucoup de choses qui se rapportent à la méthode de Raw. Ce Lithotomiste ne divulgua rien sur elle; mais le célèbre Albinus qui l'avoit souvent vu opérer, & qui avoit combiné tous ses mouvemens avec la structure des parties qu'il devoit couper en les exécutant, a bien dédommagé le Public par l'exposé qu'il en a donné. Nous y reviendrons à l'article Taille. Raw fut toujours regardé par les Savans de son tems, comme un grand homme; il fut nommé, en 1718, Recteur de l'Université. Il jouissoit alors de la plus grande considération, satisfaction bien juste pour un homme qui a beaucoup travaillé pour l'acquérir; lorsque, par une chûte s'étant blessé au pied, il fut obligé de garder le lit, il tomba dès lors dans une affection hypochondriaque & mourut en 1719. Il fut inhumé à Leyde, où Bernard Albinus prononça son oraison funèbre. (*M. Petit-Radel.*)

REFLUX DE MATIERES PURULENTES *Puris regressus.* Genre de métastase propre aux surfaces ulcérées qui sont en pleine suppuration. *Voyez* l'article Métastase. Le retour du pus dans la masse du sang survient communément aux plaies qui présentent une large surface comme après l'amputation de la jambe, de la cuisse ou l'opération du cancer. On peut quelquefois le prévoir d'avance; mais souvent il arrive instantanément, après une peur, une joie ou toute passion violente qui agite fortement la machine. La résorption du pus est toujours accompagnée d'un dérangement général ou local de la puissance nerveuse qui complique beaucoup l'état fâcheux qui a lieu alors; c'est ce qu'on peut croire d'après l'affaissement & l'inertie où sont les parties qui auparavant fournissoient duement & convenablement la matière purulente. Leurs surfaces, au lieu d'être rouges, vermeilles, granuleuses & sensibles, sont pâles, unies & comme atones; &, à mesure que ces changemens surviennent, le pus prend insensiblement une vilaine apparence, il devient séreux, aqueux & enfin se supprime, ou ne sort qu'en très-petite quantité. La fièvre, en pareil cas, s'allume toujours, si elle n'avoit pas précédé l'accident; elle est du genre des hectiques elle a ses redoublemens le soir, & s'appaise le matin & continue ainsi jusqu'à ce qu'il s'établisse un devoiement ou que des sueurs colliquatives surviennent, qui semblent en amener la rémission.

Il faut, dans le cas de Reflux de matières purulentes, non-seulement porter ses vues sur l'état de la playe, mais encore faire attention aux dispositions actuellement existantes dans l'organisme, afin de faire coincider le traitement extérieur avec celui que demande ce dernier. La Médecine ici peut porter une grande lumière dans les routes obscures où le Chirurgien doit diriger ses pas, pour sonder la Nature sur ce qu'il y a à faire. Mais peu y ont recours, chacun croit se suffire à soi-même & une fâcheuse catastrophe n'apprend que trop souvent aux malades & à ceux qui s'intéressent à eux, combien on est dans l'erreur. Quand on peut attribuer le Reflux des matières purulentes au croupissement du pus, il faut chercher à donner issue à celui-ci en faisant des contre-ouvertures, des dilatations ou des compressions convenables à chaque pansement en recourant aux injections amères & toniques en pansant fréquemment ou rare-

ment

ment selon les circonstances, en faisant des fomentations avec les eaux thermales naturelles ou factices, ou les lessives légèrement alkalines, telles que les décoctions de cendres de bois neuf & de sarment, d'absynthe ou tamarisc. Si la trop grande sensibilité des sujets y entre pour quelque chose, on la déprime par les moyens moraux connus & par les préparations opiacées les plus efficaces & notamment le laudanum qu'on donne à plus ou moins grande dose. On diminue la masse du sang, selon que la nature des symptômes existans le demande, & l'on se comporte du reste selon que les circonstances peuvent le suggérer. *Voyez*, pour de plus grands détails, les articles PLAIES, ULCÈRES & MÉTASTASE. (*M. PETIT-RADEL.*)

REDUCTION, Ἀναγωγή. *Reductio.* Opération par laquelle on remet ou replace en leur lieu naturel les parties qui en sont sorties, soit par une violence subite ou par toute autre cause. Les parties peuvent sortir ou à la suite d'une plaie, ou après un effort subit qui rompt les liens qui les retenoient, ou force les ouvertures par où elles s'échappent. *Voyez*, à ce sujet, ce qui a été dit aux articles, HERNIES, LUXATIONS, FRACTURES & PROLAPSUS. Il est dans tous ces cas, ainsi que dans leurs variétés, des attentions particulières qu'il faut avoir, & qui sont relatives à la nature des parties sorties, à l'état actuel où elles se trouvent, à la disposition des ouvertures qui leur ont livré passage, & à l'espace de tems plus ou moins long qu'elles ont resté dehors. Car, quoique l'indication soit ici facile à saisir, il est souvent des circonstances qui s'opposent à ce qu'on la remplisse, & dont le Praticien est seul juge compétent. Il faut donc ici toute la prudence qu'il est possible d'avoir pour ne point aller trop vîte, mais pour bien aller; or, il n'y a qu'une profonde connoissance de l'Art qui puisse guider comme il convient en pareil cas. *Voyez*, pour de plus grands détails, les articles que nous avons cités plus haut. (*M. PETIT-RADEL.*)

RÉGÉNÉRATION. Terme par lequel on désigne le procédé de la Nature, pour la réparation des substances séparées du corps dans les playes, ou consumées par des ulcères.

Les playes, les suppurations, donnent lieu à la formation de cavités plus ou moins considérables, résultantes d'une solution de continuité dans les solides. Cette solution de continuité dans des organes dont les fonctions requièrent l'intégrité, dérange nécessairement l'exercice de ces fonctions; mais la Nature y pourvoit, en réunissant les parties séparées, par un procédé particulier, dont l'inflammation de toute la surface interne de la cavité est la base.

Le but de cette inflammation paroît être de mettre les vaisseaux sanguins en état de former une substance propre à unir ensemble les côtés de la cavité, ou à remplir l'espace qui subsiste entr'eux. Cette substance doit être une matière animale, douée du principe vital, ou susceptible de le devenir. Les vaisseaux sanguins, dans leur état ordinaire, ne sont pas propres à la former; c'est une faculté que leur communique l'inflammation, dans les cas où cela devient nécessaire. Nous ignorons quelle est la nature du changement produit dans les vaisseaux sanguins, qui les rend propres à remplir cette nouvelle fonction. On observe seulement que leurs dimensions augmentent, en sorte qu'un grand nombre de leurs branches capillaires, auparavant invisibles, cessent de l'être dans l'état d'inflammation, parce que leur diamètre devenant plus considérable, elles admettent facilement les globules rouges du sang qui, jusque-là, ne pouvoient y pénétrer. La circulation paroît aussi se faire avec plus de rapidité dans les vaisseaux d'une partie enflammée qu'en d'autres parties. Il est à présumer que ce sont les orifices des artères qui fournissent la substance nouvellement formée; mais tous ces faits ne nous instruisent point de l'espèce de modification qui a lieu dans l'action de ces vaisseaux.

On distingue deux époques, ou, si l'on veut, deux variétés très-remarquables, dans l'inflammation par laquelle la Nature ferme ou remplit les cavités. Les Physiologistes modernes ont désigné la première de ces variétés par le nom d'inflammation adhésive, parce qu'elle donne lieu à la formation d'une substance qui sert de lien entre les parties divisées; ils nomment l'autre suppurative, à cause de la suppuration qui en est la conséquence. (*Voyez* PUS). L'une & l'autre tendent à oblitérer les cavités, mais par des moyens bien différens, dont nous allons traiter séparément.

De l'Oblitération des cavités par l'inflammation adhésive.

Lorsque cette espèce d'inflammation affecte la cavité d'une playe, &c. les vaisseaux sanguins de la partie blessée acquièrent un plus grand diamètre, la circulation s'y fait avec beaucoup plus de rapidité, & bien-tôt on voit, sur toute la surface enflammée, une exsudation qui prend l'apparence d'une membrane ou couenne jaunâtre; elle est formée probablement en entier, ou du moins en très-grande partie de la lymphe coagulable du sang, avec laquelle elle a une très-grande analogie. Les surfaces opposées d'une playe, &c. recouvertes de cette exsudation, se réunissent lorsqu'elles sont en contact, & en oblitèrent la cavité. *Voyez* PLAYE.

Ce *gluten*, ou matière adhésive, qui d'abord ne présente aucune apparence d'organisation, ne forme pas, dans les premiers instans, une réunion bien solide entre les parties qu'elles a collées ensemble. Mais bien-tôt les vaisseaux sanguins commencent à s'y étendre de tous les points de la surface enflammée, & poussant des branches dans toute sa substance, réparent complettement le désordre occasionné par la solution de continuité, & forment un tout organique des parties, qui avoient été séparées.

La quantité de matière qui se dépose ainsi par une sorte d'exsudation sur les surfaces enflammées, n'est pas assez abondante pour former une couche très-épaisse, & par conséquent ne peut servir à leur réunion, à moins qu'elles ne soient à-peu-près en contact. Quelquefois le sang extravasé dans une playe aide à cette réunion. Au lieu d'être absorbé, comme il l'est ordinairement dans les parties où il n'y a pas d'inflammation, il se coagule, s'unit à la couche formée par l'exsudation inflammatoire, & reçoit les vaisseaux formés dans celle-ci, qui s'étendent bien-tôt dans toute sa substance, & y donnent par-tout la vie. C'est aux travaux de M. Jean Hunter que nous sommes redevables de la connoissance de ces faits, également curieux & intéressans.

Comme le sang coagulé, & l'exsudation inflammatoire, sont les substances au moyen desquelles la Nature réunit les parties divisées, il s'ensuit que lorsque l'une ou l'autre se trouve manquer de la qualité nécessaire pour remplir cet office, la réunion ne sauroit avoir lieu.

Nous ignorons si un état de maladie, ou d'autres causes, peuvent ôter au sang cette propriété; mais c'est un fait qu'il la perd, lorsqu'il reste un certain tems exposé à l'air libre. S'il s'épanche dans quelqu'une des parties internes du corps, excepté les intestins & les poumons, les tégumens demeurant entiers, l'air n'y peut avoir aucun accès, & ne sauroit par conséquent l'altérer. Mais, dans les cas de playes & de fractures compliquées, le sang extravasé est nécessairement exposé à l'air. S'il ne l'est que pour un tems très-court, il n'en résulte pas de mauvais effets; mais si ce tems se prolonge au-delà d'un certain terme, le sang se corrompt, & perd par-là même la faculté de servir de lien entre les parties qu'il s'agit de réunir.

Mais si le sang peut servir de milieu pour cette réunion, sa présence n'y est point nécessaire. Il n'en est pas de même de l'exsudation inflammatoire, sans laquelle cette opération de la Nature ne sauroit avoir lieu; celle-ci, pour remplir son objet, doit aussi avoir certaines qualités qui paroissent dépendre absolument du degré d'inflammation de la partie affectée. C'est une opinion généralement reçue, que les côtés d'une playe se réunissent plus facilement quand elle n'est accompagnée que d'une légère inflammation, que lorsque celle-ci est plus forte. Mais cette opinion n'est pas fondée dans tous les cas; l'expérience journalière montre que les playes se ferment, en général, plus facilement chez les sujets robustes & vigoureux, que dans les individus foibles & mal sains; & nul Praticien n'ignore que l'inflammation est plus foible chez les derniers que chez les premiers.

Les forces médicatrices de la Nature développent sur-tout leur efficacité sur les gens robustes, pendant les premières époques de l'âge viril. Aussi voyons-nous que c'est dans ces corps qui ont acquis toute la vigueur dont ils sont susceptibles, que l'inflammation se manifeste dans le degré le plus convenable, pour opérer la réunion & la cicatrisation des playes. Elle est souvent trop violente dans le tempérament sanguin; dans le tempérament phlegmatique, elle est sujette à manquer de vivacité. Mais ce juste degré, requis pour opérer l'oblitération des cavités contre Nature, ne tient point au tempérament de l'individu; il se rencontre dans ces corps heureusement organisés, où aucun tempérament particulier ne prédomine. Si l'inflammation est trop languissante, l'exsudation sera trop peu abondante ou de mauvaise qualité, & n'opérera point la réunion des parties séparées. Si elle est trop violente, l'action excessive des vaisseaux la rendra également impropre au procédé par lequel doit s'opérer la réunion.

Lorsque, dans des sujets lâches & foibles, on veut opérer la réunion d'une playe simple (*Voy.* PLAYE), il arrive souvent qu'au lieu de voir une vive inflammation se manifester au bout de quelques heures, on observe au contraire qu'il se passe quelques jours sans qu'on en apperçoive aucun symptôme; mais qu'enfin elle survient, se porte à un degré très-considérable, & se termine par une suppuration abondante de toute la surface. Mais au lieu d'imputer, comme on le fait, cet accident à la violence de l'inflammation, on ne doit l'attribuer qu'au peu d'énergie de l'inflammation adhésive, qui a déterminé la Nature à exciter la suppuration, pour parvenir à cicatriser la playe.

Les symptômes de l'inflammation adhésive sont exactement les mêmes que ceux de l'inflammation phlegmoneuse, si ce n'est qu'ils ont moins d'intensité, & qu'ils sont, pour l'ordinaire, moins violens. Dans un cas de playe légère & superficielle, où l'inflammation adhésive est telle qu'elle doit être, les symptômes locaux sont peu considérables, & les symptômes généraux ou fébriles sont tout-à-fait nuls. Dans les grandes playes, les symptômes inflammatoires ont proportionnément plus de gravité; ils sont généralement accompagnés d'un peu de fièvre; il y a aussi plus ou moins de chaleur, de gonflement & de douleur dans la partie affectée.

Ces symptômes montrent la présence d'un degré d'inflammation suffisant pour oblitérer la cavité de la playe, sans avoir la vivacité nécessaire pour déterminer la suppuration, ou pour faire appréhender qu'elle ne survienne. On pourra être parfaitement tranquille à cet égard, si l'on voit les symptômes dont nous venons de parler s'appaiser en peu de tems, comme au bout de douze ou de vingt-quatre heures au plus; mais, si au lieu de diminuer, on les voit aller en augmentant à cette époque, & sur-tout après le second ou le troisième jour, il y a tout lieu de s'attendre à la suppuration.

Un trop grand degré d'inflammation est plus souvent un obstacle à la réunion des playes que le contraire. Aussi cette réunion a-t-elle plus sûrement lieu dans les cas de playes dont les bords ont peu soufferts, que dans ceux où les parties ont été fort contuses & lacérées, & où par conséquent l'inflammation devient nécessairement plus violente, ainsi que nous l'avons dit à l'article PLAYE. D'ailleurs quand les parties divisées ont été tellement maltraitées que la vie n'y subsiste plus, on comprend aisément qu'il ne peut plus y avoir lieu à leur réunion. Les corps étrangers empêchent aussi qu'il ne se forme d'adhérence entre les parties divisées

De l'Oblitération des cavités par l'inflammation suppurative.

Lorsque la simple réunion ne peut pas avoir lieu, la Nature suit une autre marche, pour fermer les cavités & cicatriser les playes; elle excite dans ce but la suppuration, à moins que le désordre des parties affectées ne soit tel qu'il y détermine la formation de la gangrène. *Voyez* GANGRÈNE.

L'inflammation adhésive a lieu dans toute espèce de playe; mais lorsque, par quelqu'une des causes ci-dessus mentionnées, elle ne peut opérer la réunion des parties divisées, au lieu de diminuer au bout de vingt-quatre heures, elle acquiert plus de vivacité (*Voyez* PLAYE). La surface de la playe fournit d'abord un écoulement, qui n'est autre chose que du sang plus ou moins altéré; mais bientôt il s'y joint une sérosité très-fluide, qui peu-à-peu s'épaissit, devient blanche, & présente, au bout de quatre ou cinq jours, tous les caractères du pus.

Dans les playes qui viennent à suppuration, il y a toujours un vuide plus ou moins grand formé par la perte de substance, ou seulement par la rétraction des parties. Pour remplir ce vuide, la Nature crée une nouvelle substance, qu'on nomme bourgeons ou tubercules charnus, & qui végète sur toute la surface enflammée. Cette substance de couleur vermeille s'élève en forme de petites pointes irrégulières, arrondies au sommet, humectées par le pus qui s'y prépare & qui en découle, & si délicates qu'elles saignent pour peu qu'on les touche rudement. Ces bourgeons sont, en général, plus nombreux & plus considérables au fond des playes que vers leurs bords. Lorsque deux bourgeons se trouvent en contact, ils se réunissent & croissent ensemble jusqu'à ce que la cavité de la playe en soit remplie au niveau de la peau.

De quelque partie du corps que naisse cette nouvelle substance, elle est toujours de même nature; celle même qui végète sur les os ne diffère en rien de celle qui sort des parties molles les plus délicates. Lorsqu'on coupe les bourgeons, on n'y découvre aucune apparence de fibres; on n'y voit qu'une masse charnue d'un tissu très-uniforme; ils semblent être principalement composés de vaisseaux sanguins. Ils paroissent avoir aussi des vaisseaux lymphatiques & des nerfs, & probablement ils renferment une substance qui sert à les réunir. Ils commencent à se montrer vers le troisième ou le quatrième jour, & à mesure qu'ils se développent, les bords de la playe se rapprochent, ce qui en diminue la cavité.

C'est une chose qui paroît assez singulière que ce rapprochment des bords d'une playe, auquel il semble que l'élasticité des parties devroit s'opposer. Cependant, si on examine avec attention ce phénomène, on verra qu'il tient uniquement à l'affaissement des parties. Au premier instant d'une playe, l'élasticité des tégumens & des chairs les fait contracter de part & d'autre, & le gonflement qui survient bien-tôt après, augmente encore leur distance. Mais, lorsque l'enflure diminue, cette distance diminue par-là même; de plus, les parties voisines de la blessure s'affaissent toujours plus ou moins, au-delà de leur état naturel, ce qui relâche la peau & lui permet de s'étendre plus qu'auparavant.

Le procédé par lequel se cicatrisent les playes, en conséquence de la suppuration, est le même par lequel la Nature ferme la cavité d'un abcès. L'évacuation naturelle ou artificielle du pus permettant aux parois de cette cavité de se rapprocher, les bourgeons charnus qui se forment à leur surface interne, croissent, viennent bien-tôt en contact les uns avec les autres, & complettent la réunion des parties qui avoient été séparées.

Telle est la manière dont les cavités se ferment par la suppuration. Pour que cette opération se fasse de la manière la plus convenable, il faut, comme dans le cas de réunion par simple adhésion des parties, un certain degré d'inflammation, qui ne soit ni trop violent ni trop foible, tel qu'on l'observe chez des sujets jeunes, robustes & bien constitués. Elle doit être, en général, accompagnée d'un peu de fièvre, au moins lorsque la cavité à remplir est d'une certaine étendue; car, en pareil cas, s'il n'y a ni soif ni chaleur, ni aucun autre symptôme d'affection générale, l'inflammation, pour l'ordinaire, est très-légère, la suppuration sera d'une mauvaise qualité, & les granulations n'auront point les caractères convenables pour opérer la cicatrisation. D'un autre côté, si la fièvre est très-forte; si, au lieu de se modérer au bout d'un certain intervalle, ses symptômes vont en augmentant; si elle se prolonge au-delà du période où la suppuration doit être complettement établie, si les forces du malade ne se remontent pas, on ne peut rien attendre de bon de cet état de choses.

Quant aux signes locaux, ceux qui annoncent que le procédé de la suppuration chemine convenablement, sont un degré modéré d'inflammation, une granulation d'une couleur vermeille, & un pus de bonne apparence. Les bourgeons, de couleur pâle, livide ou trop foncée, ceux qui sont trop petits & uniformes, trop peu nombreux ou trop abondans, donnent lieu de craindre que la cavité ne se remplisse mal, ou point du tout. L'on peut former la même opinion lorsqu'on voit la plaie fournir un pus séreux, ichoreux, fétide, &c.

De la Régénération de la peau.

Après avoir expliqué de quelle manière se fait la Régénération des chairs dans les plaies, &c., il nous reste à parler de la Régénération de la peau & de la manière dont se forme une cicatrice.

Lorsqu'une plaie se ferme, en conséquence de l'inflammation adhésive, les bords de la peau fournissent l'exsudation inflammatoire, ainsi que les parties plus profondément situées, & se réunissent au moyen de ce fluide & du sang extravasé entre eux. Il se forme sur la surface de la plaie une croûte produite soit par du sang extravasé, soit par une exsudation des parties divisées qui se coagule & se dessèche par l'évaporation de sa portion aqueuse. Cette croûte ne s'organise point, mais elle demeure fortement attachée aux parties qu'elle recouvre. Au-dessous d'elle, & au niveau des tégumens, se forme la nouvelle peau, membrane fine & délicate qui, peu-à-peu, devient plus forte & plus épaisse. La croûte, dont nous avons parlé, lui est tellement adhérente, que si on vouloit l'arracher, on déchireroit aussi la cicatrice; mais, si on la laisse à elle-même, elle durcit, se resserre, se détache peu-à-peu & se sépare enfin de la nouvelle peau. Celle-ci paroît d'abord rouge, puis elle prend une couleur brune, & devient, au bout d'un certain tems, aussi blanche, mais plus luisante que l'ancienne peau.

Lorsque la cicatrisation se fait de la manière la plus favorable, les tubercules charnus s'élèvent exactement au niveau de la peau; s'ils poussent au-delà, il ne se forme point de cicatrice, à moins que la Nature ou la main du Chirurgien ne détruise l'excédent; s'ils ne s'élèvent pas assez, la conséquence en est la même: néanmoins ceci doit s'entendre dans une certaine latitude.

On observe que la cicatrice est généralement beaucoup moins mobile que l'ancienne peau; celle-ci n'étant par-tout attachée aux parties subjacentes que par un tissu cellulaire plus ou moins lâche; au lieu que la cicatrice se forme immédiatement sur les granulations auxquelles elle demeure solidement unie; c'est pour cette raison que quoique d'abord elle se trouve au niveau de la peau, elle paroît souvent plus enfoncée lorsque les parties voisines, ayant repris de l'embonpoint, s'élèvent au-dessus de ce niveau, ce que ne peut faire la cicatrice.

La cicatrice diffère tellement en apparence de la véritable peau que tout le monde est d'accord à la regarder comme une autre substance. Cependant, si on l'examine avec soin, on verra sa surface couverte, ainsi que celle de la peau, d'épiderme & de réseau muqueux. Au-dessous de ces membranes, on trouve une surface lisse & polie qui, proprement, est celle de la nouvelle peau. Mais, si l'on veut la séparer par la dissection des parties qu'elle recouvre, on ne trouve qu'une masse uniforme, sans distinction de membrane & d'autres parties. Il n'y a donc point de nouvelle peau, mais la surface de l'ulcère en a contracté l'apparence en devenant moins vasculaire, en perdant la faculté de fournir du pus, en prenant un tissu serré, lisse & poli & en devenant capable de former l'épiderme & le réseau muqueux. Elle n'a pas la flexibilité & l'élasticité de la vraie peau; mais elle a à-peu-près la même force pour défendre les parties qu'elle recouvre des injures extérieures. La différence qui se trouve entre l'une & l'autre diminue à la longue, mais ne s'efface jamais entièrement; car la cicatrice n'acquiert jamais les papilles qu'on observe par-tout sur la peau.

Des différences qu'on observe dans la manière dont se fait la Régénération en diverses parties du corps.

La Régénération des parties, telle que nous venons de l'exposer, n'est pas généralement admise par les Praticiens; quelques-uns même du premier rang ont cherché à prouver que dans les plaies & les ulcères, il ne se faisoit jamais aucune reproduction de parties charnues. Ils prétendent, qu'en pareil cas, l'oblitération des cavités est la conséquence de l'affaissement de leurs côtés, & non de ce qu'une nouvelle substance se forme pour les remplir. Mais, comment se refuser au témoignage des yeux qui prouve le contraire? comment se persuader que la Nature n'ait d'autre marche à suivre, pour réparer le désordre qui suit la destruction d'une petite portion de chairs, que d'en consumer un volume beaucoup plus considérable aux environs de la partie blessée?

La destruction de quelques parties du corps est suivie de différens effets suivant les organes qui ont souffert. Quelquefois le corps n'a aucun pouvoir pour régénérer ce qu'il a perdu, d'autres fois il se forme une nouvelle substance qui en remplit le voide, mais qui est incapable de remplir les fonctions de celle qu'elle remplace ; d'autre fois enfin cette nouvelle substance est semblable à la première & propre à exercer les mêmes fonctions.

Lorsque quelqu'une des extrémités du corps, telle qu'une main, un doigt, une oreille, ou quelqu'autre partie qui ne laisse après elle aucune cavité se trouve emportée, la Nature ne fait rien pour la remplacer ; elle se contente de former une cicatrice sur l'endroit d'où elle a été séparée. Mais s'il y a déperdition d'une portion d'os ou de muscles, la cavité se remplira d'une nouvelle substance, dont le volume pour l'ordinaire, sera moindre que celui de la portion retranchée, parce que les côtés de la cavité se rapprochent toujours plus ou moins. Dans une plaie simple cependant où il n'y a point de perte de substance, la cavité formée par la rétraction des parties se remplira, de même que dans ce dernier cas, par la formation d'une nouvelle substance dont la quantité sera proportionnée à son étendue. Cette substance façonnée par les vaisseaux lymphatiques qui en absorbent les parties fluides & gélatineuses, & par les artères qui y déposent une matière plus solide, se convertit avec le tems en une masse fibreuse plus ou moins semblable au tissu cellulaire.

On ne peut pas regarder cette nouvelle substance comme une véritable Régénération des parties détruites ; elle n'a ni le tissu, ni l'apparence, ni les propriétés de celle qu'elle remplace, quoiqu'elle répare quelques-uns des inconvéniens que le défaut de celles-ci pourroit occasionner. Mais il se fait quelquefois une reproduction plus utile & plus complette des parties détruites, quoiqu'à l'exception de l'épiderme & du tissu muqueux il n'y en ait aucune qui se régénère entièrement telle qu'elle étoit auparavant. Ainsi, la peau, les tendons, les ligamens les nerfs même, les os & peut-être d'autres organes se régénèrent souvent au point de pouvoir remplir les mêmes fonctions qu'auparavant, sans cependant avoir tout-à-fait la même apparence que dans leur état naturel.

La Régénération de quelques parties d'un tendon ou d'un ligament, n'est point une chose très-rare. La substance, formée pour remplir le vuide, ressemble un peu, en apparence, au tissu fibreux de ces organes ; il suffit, pour qu'elle en remplisse les fonctions, qu'elle puisse soutenir l'effort des muscles ou le mouvement des jointures, sans se déchirer & c'est ce qu'on voit souvent arriver. Cette substance n'a pas tout-à-fait la même couleur que celle qu'elle remplace, ses fibres ne sont pas disposées d'une manière aussi régulière, & elle est toujours plus volumineuse, ce qui occasionne un nœud ou un renflement dans l'endroit où le tendon se trouve ainsi réparé. Il arrive aussi fréquemment que, contractant des adhérences avec les parties voisines, elle est génée dans ses mouvemens, ce qui nuit au jeu de l'organe ; mais cette gêne, pour l'ordinaire, se dissipe peu-à-peu.

De petites portions de nerfs se régénèrent quelquefois ; on est du moins autorisé à le supposer, parce qu'on voit que des parties, qui étoient devenues paralytiques en conséquence de la section d'un nerf, avoient repris ensuite le sentiment & le mouvement. Mais ce rétablissement a rarement lieu, il demande beaucoup de tems, & il dépend peut-être de circonstances très-différentes d'une Régénération de substance.

Les os, formés de la matière la plus dure qui entre dans la composition du corps humain, se régénèrent de la manière la plus remarquable ; & cette Régénération a lieu non-seulement là où il y a une simple solution de continuité de ces organes, mais aussi lorsqu'une portion en a été retranchée ; & même on a vu se reproduire des os qui avoient été enlevés en entier. Mais le nouvel os n'est pas exactement semblable à l'ancien ; il en diffère par son apparence extérieure, & généralement sa figure est très-irrégulière. La nouvelle ossification est sujette à s'étendre plus qu'il ne convient, & il faut que le Chirurgien s'occuppe à la contenir dans ses justes bornes. L'irrégularité de la forme, & la trop grande étendue du nouvel os occasionnent souvent une anchylose lorsque le calus se forme auprès d'une jointure.

Le nouvel os se forme par un procédé exactement semblable à celui par lequel ont été formés tous les os du corps ; c'est-à-dire par l'ossification des artères. *Voyez* CAL.

Dans presque tous les cas où la substance Régénérée s'assimile à la nature de l'ancienne, ce changement commence de part & d'autre aux bords des parties qui ont été divisées, & s'avance graduellement vers le centre de la cavité. Mais cette observation ne s'applique pas à la Régénération des os, comme à celle des autres parties ; car, quoique l'ossification suive cette marche, lorsqu'il n'y a qu'une portion d'os peu considérable à réparer, il n'en est pas de même lorsque cette portion est très-étendue, ou lorsqu'il y a un os entier à Régénérer ; en pareil cas, l'ossification commence à se faire en plusieurs endroits à-la-fois, ce qui abrège beaucoup le procédé. *Voyez* un Ouvrage de M. J. Moore, Chirurgien de Londres, intitulé : *A dissertation on the process of Nature in the healing of Wounds, &c.*

RÉGIME, *Regimen.* Conduite, manière de se gouverner relativement au boire & au manger, au repos, au mouvement, à l'exercice de toutes les fonctions du corps. Dans l'acception vulgaire de ce mot, on l'applique seulement à la conduite qu'on doit tenir dans l'état de maladie. Nous n'entreprendrons pas ici de traiter dans toute son étendue ce sujet, dont la considération appartient à la Médecine proprement dite ; nous nous contenterons seulement de présenter quelques remarques sur ce qui concerne le Régime à suivre dans les maladies chirurgicales.

La circonstance qui mérite le plus l'attention du Praticien dans les playes, & dans la plupart des maladies, qui sont du ressort de la Chirurgie, c'est l'inflammation, ainsi que nous avons eu fréquemment occasion de le faire observer dans le cours de cet ouvrage. (*Voyez* particulièrement les mots INFLAMMATION, PLAYE, CANCER, ULCÈRE). On ne doit rien négliger pour prévenir, ou du moins modérer cet état, d'où dépend généralement le plus grand danger du malade. Or, le régime est un des plus sûrs moyens d'y réussir, & souvent la négligence à cet égard suffit pour empêcher le succès de tous les autres qu'on pourroit employer. On aura soin, pour remplir cette indication, de tenir le malade dans le plus parfait repos de corps & d'esprit ; on le placera dans la position qui lui sera la plus commode ; on écartera de lui tout ce qui peut frapper ses sens un peu vivement, comme le bruit, une lumière trop vive, & tout ce qui peut fatiguer l'attention ou émouvoir fortement les affections de l'ame ; on évitera, autant qu'il sera possible, de le tenir dans un air trop chaud ou trop froid. On sera sur-tout attentif à ne lui donner que des alimens faciles à digérer, & en petite quantité ; souvent même il faudroit le priver de toute espèce d'alimens proprement dits, & ne lui permettre que des boissons aqueuses, qui, en s'unissant au sang, le rendent plus doux & moins propre à irriter le systême des vaisseaux. On entretiendra la liberté du ventre, au moyen des lavemens ou des laxatifs les plus doux, de peur que l'accumulation des matières dans les intestins ne tende à augmenter l'irritation générale ; mais on évitera tous les purgatifs âcres, qui ne manqueroient pas de favoriser la disposition inflammatoire.

Telles sont à-peu-près les règles du Régime rafraîchissant, sur la nécessité duquel les Praticiens sont assez généralement d'accord dans le traitement des playes accidentelles, ou à la suite des grandes opérations, & dont on augmente ou l'on modère la sévérité, suivant la nature & l'importance du cas. On doit aussi le faire observer avec plus ou moins de rigueur dans toute les maladies accompagnées d'inflammation, sur-tout lorsqu'on a lieu de craindre qu'elle ne devienne générale ; cependant il y a bien des cas où il faut prendre garde à ne pas le pousser trop loin, au moins pour ce qui regarde l'usage des alimens. Ainsi, dans les cas d'ulcère, une diète très-austère est souvent nuisible à la cicatrisation. La pléthore extrême, un régime très-nourrissant & échauffant ne conviennent, il est vrai, dans aucune espèce d'ulcère ; mais la trop grande maigreur & un régime sévère, capable d'affoiblir le malade, ne sont pas moins préjudiciables.

Il faut en conséquence, dans les cas de cette nature, prendre un parti mitoyen, & entretenir le malade dans une situation telle au moins, qu'il ne soit pas beaucoup plus foible que dans l'état ordinaire de santé ; mais il faut, à cet égard, se conduire principalement suivant que l'exige chaque cas particulier ; car la disposition inflammatoire est portée au point chez quelques malades, que la moindre écorchure peut s'enflammer & causer des accidens fâcheux. Lorsqu'il survient des ulcères un peu considérables chez des personnes ainsi disposées, il est souvent nécessaire, sur-tout dans les premiers tems, de leur faire observer un régime très-sévère.

Mais il n'est pas rare aussi que des individus d'une constitution différente, qui sont fort affoiblis par la longueur du mal, ou par une mauvaise nourriture, & qui n'ont aucune disposition particulière aux maladies inflammatoires, supportent très-bien, & même se trouvent mieux d'un Régime plus nourrissant que celui auquel ils étoient accoutumés auparavant. Dans les cas de gangrène, il est souvent nécessaire de faire suivre un Régime très-différent de celui qu'exige l'état inflammatoire, lors même que la gangrène est le plus manifestement la conséquence de l'excès de ce dernier ; car alors le malade étant extrêmement épuisé par de fortes évacuations, ou seulement par l'effet de la maladie, l'indication principale doit être de prévenir la trop grande foiblesse, afin de mettre le systême en état de se débarrasser des parties mortifiées, ou de les détacher. Or, rien ne contribuera plus à remplir cette indication qu'une nourriture substantielle, l'usage du vin, &c. *Voyez* GANGRÈNE.

On voit aisément qu'on ne sauroit donner de règle générale pour le Régime à suivre dans le traitement des maladies chirurgicales, mais qu'on doit abandonner au jugement & à la discrétion du Praticien le soin d'indiquer celui qui paroîtra le plus convenable à la situation particulière de chaque malade.

RENVERSÉ se dit des plis qu'on fait faire à une bande dans un point de la circonférence d'un membre inégal, afin que la circonvolution de la bande, qui ne porteroit que par un de ses bords ne fasse point de godet. Pour faire ce bandage on observe, dans les différens tours inégaux qui forment des doloires, des mousses, ou des rampans sur le membre ; on observe, dis-je, de renverser la bande aux endroits inégaux à la partie postérieure, jamais sur la playe ou l'ulcère. Pour éviter la multiplication des Renversés, on garnit la partie inégale avec des compresses assez épaisses & graduées. Les Renversés doivent être bien unis & les plus courts qu'il est possible. Pour y réussir, il ne faut pas dérouler trop de bande, il faut tenir le globe assez près de la partie, & diriger de l'autre main qui est libre le pli qu'on veut faire faire à la bande; sans cette précaution le Renversé est long & plissé en façon de corde. *Article de l'ancienne Encyclopédie.*

RENVERSEMENT, Προπτωμα, *Prolapsus*. Etat d'une partie dans lequel la surface, qui étoit précédemment interne, devient externe en passant par son orifice. La matrice, le vagin, le rectum, sont les parties qui éprouvent le plus communément un Renversement. On dit que la vessie a éprouvé un semblable changement chez certaines femmes. Voyez à ce sujet les Observateurs, & pour le Renversement de matrice, du vagin & du rectum, les articles MATRICE, VAGIN & ANUS. (*M. PETIT RADEL.*)

REPERCUSSIFS de *Repercutio*, je repousse. Nom donné par les Anciens à des médicamens topiques, qu'ils supposoient avoir la propriété de repousser les humeurs affluentes sur une partie, ou qui s'y seroient déjà engagées.

Les remèdes auxquels on a particulièrement appliqué cette dénomination sont ceux dont l'effet direct est de diminuer, ou de faire cesser l'état inflammatoire d'une partie, soit qu'il tienne à une affection phlegmoneuse, érésypélateuse, ou dartreuse. Tels sont l'eau froide, la glace, une solution froide de nitre ou de sel ammoniac, le vinaigre, le sucre & l'extrait de Saturne. Toutes ces applications ont l'effet plus ou moins marqué de diminuer l'action des vaisseaux sanguins, & d'appaiser ou de modérer en eux cette espèce particulière d'éréthisme à laquelle tient l'inflammation. L'on attribue aussi la même propriété aux astringens proprement dits, tels que l'alun, les vitriols, le vin rouge, &c. On regarde encore comme Répercussives certaines applications irritantes, telles que la solution du sublimé corrosif, celle du vitriol bleu, &c. qui dissipent quelquefois très-promptement l'inflammation existante dans une partie, en y causant une irritation d'une nature différente.

L'usage de ces différens moyens est d'une grande utilité dans la pratique, quoiqu'employés indiscrettement ils puissent, dans certains cas, faire beaucoup de mal. Mais la théorie, bien plus encore que l'observation, a engagé beaucoup de Praticiens à les condamner; & il ne faut pas s'étonner que ceux qui leur attribuoient le pouvoir de repousser, dans la masse du sang, des humeurs morbifiques & vénéneuses dont la nature cherchoit à débarrasser le corps, en les portant vers quelque endroit de la surface, se soient élevés autant qu'on l'a fait contre leur usage. Une Physiologie plus éclairée a fait voir que les fluides vénéneux se formoient dans les parties affectées de maladies, plutôt qu'ils n'y étoient amenés par des procédés dépuratoires; qu'après leur formation ils pouvoient être transportés dans d'autres parties du systême; mais que ce transport peu nuisible dans la plupart des cas, & qui a toujours lieu, s'opère par l'action des vaisseaux absorbans lymphatiques; qu'enfin les applications astringentes, & autres nommées Répercussives, ne peuvent avoir l'effet de repousser dans la circulation les fluides morbifiques, qui ne sont tels qu'après avoir quitté les extrémités des vaisseaux sanguins, & qui ne peuvent y rentrer en vertu de l'action de pareils agens.

Les Répercussifs agissent, ainsi que nous l'avons dit, en diminuant l'état inflammatoire des vaisseaux sanguins, & sont en général très-utiles pour dissiper une inflammation commençante. Mais si on les emploie plus tard, sans précautions & sans faire concourir leur usage avec d'autres remèdes; ils ont quelquefois des conséquences très-fâcheuses. Voyez ce que nous avons dit à ce sujet, aux articles INFLAMMATION, PERTES, GONORRHÉE, &c.

REPOUSSOIR. Instrument dont on se sert pour arracher les chicots des dents: c'est une tige d'acier, longue d'environ deux pouces, cimentée dans un manche d'ivoire ou d'ébène, fait en poire, pour appuyer dans la paume de la main. L'extrémité antérieure de la tige est terminée de deux façons, ce qui fait deux espèces de Repoussoirs. A l'un, c'est une gouttière oblique, longue d'environ huit lignes, qui finit par deux petites dents. A l'autre, ce sont deux espèces de crochets, tournés à contre sens, terminés aussi par deux petites dents garnies d'inégalités. Avec le premier Repoussoir, dont on porte les dents sur le chicot; le plus bas qu'il est possible, on le fait sauter. Avec le second on peut aussi repousser le chicot, mais avec le crochet tourné en dedans, on peut l'attirer à soi & l'enlever. *Voyez les planches.* Avec un bon Pélican, manié avec adresse, on peut se dispenser de l'usage du Repoussoir. *Voyez* PÉLICAN. *Article de l'ancienne Encyclopédie.*

RESINE ELASTIQUE. Suc végétal, épaissi au Soleil, qui a une flexibilité & une élasticité étonnantes. On en fait différens instrumens de Chirurgie, particulièrement des bougies & des sondes creuses, qui malgré la grande sensibilité de l'urètre, peuvent y être laissées très-long-tems, & sont pour cet objet infiniment préférables aux sondes métalliques, qui, sont sujettes à devenir incommodes aux malades par leur dureté, leur pesanteur, leur roideur, & par la facilité avec laquelle les urines ou les pus les attaquent. On en fait encore de larges anneaux pour assurer les fractures; des pessaires pour la chûte de l'anus & du vagin; des bottes pour les jambes enflées; des seringues; de longues cannules flexibles, &c. Le public est fort redevable à M. Bernard ingénieux Artiste de Paris, pour la perfection à laquelle il a amené ces sortes d'instrumens.

RESOLUTIFS ou DISCUSSIFS. Noms que l'on donne à des remèdes, qui, en agissant comme topiques, ou par un effet général sur tout le systême, ont la propriété de dissiper des tumeurs

& des gonflemens contre l'ordre naturel. On les a aussi nommés ATTÉNUANS, FONDANS & INCISIFS, dans la supposition qu'ils agissoient particulièrement sur les humeurs, à la manière des agens chymiques, en diminuant leur viscosité & la cohérence de leurs parties, & en les rendant par-là, plus propres à rentrer dans les voies de la circulation. On comprend aisément que cette supposition est mal fondée, & que les médicamens dont il est ici question, ne sauroient avoir un pareil effet, que par une application immédiate sur les fluides à résoudre, laquelle ne sauroit avoir lieu de la manière dont on peut en faire usage. Car, donnés intérieurement, ils sont trop altérés avant que d'entrer dans le cours de la circulation, & ils arrivent en trop petite quantité vers la partie affectée pour qu'on puisse rien attendre de leur opération : & appliqués à l'extérieur, ils ne sauroient pénétrer au travers de la peau. *Voyez* ÉMOLIENS.

La plupart des Résolutifs agissent en vertu d'une qualité sédative & antispasmodique. Ainsi, c'est par le moyen de remèdes propres à calmer la trop grande activité des vaisseaux sanguins, qu'on obtient la résolution des tumeurs inflammatoires, *voyez* INFLAMMATION ; c'est par des applications narcotiques & anodines, telle que la ciguë, la belladona, &c. qu'on parvient quelquefois à dissiper des tumeurs squirrheuses.

Il y a cependant des Résolutifs d'une nature bien différente ; ce sont ceux qui agissent comme stimulans & comme toniques, dont l'effet direct est, ou de faire cesser l'éretisme particulier des vaisseaux de la partie affectée, en y substituant une irritation d'un autre genre, ou d'exciter l'action des absorbans lymphatiques dans le cas d'engorgemens qui dépendent de leur inertie. On peut ranger dans la première classe, les rubéfians, les substances résineuses, les savonneux, le mercure ; dans la seconde, doivent être compris les astringens proprement dits, les aromatiques, les amers. Mais il n'est pas facile de déterminer *à priori* parmi le grand nombre des médicamens qui appartiennent à ces deux classes, quels sont ceux qui sont particulièrement indiqués dans tel ou tel cas déterminé. L'expérience même n'est pas un guide très-sûr à cet égard, puisque tel remède fondant, qui a parfaitement bien réussi dans un cas, manque souvent son effet dans d'autres en apparence parfaitement semblables, ou agit même d'une manière opposée à ce qu'on en attendoit. Ainsi, le mercure qu'on a employé avec le plus grand succès dans certains engorgemens glanduleux, n'a servi souvent qu'à déterminer une ulcération cancéreuse, dans des cas qui paroissoient de la même nature.

Voyez l'article DISCUSSIFS pour l'énumération des remèdes qui appartiennent à cette classe, & pour ce qui regarde leurs usages particuliers, *voyez* les articles CANCER, ECROUELLES, INFLAMMATION, SQUIRRHE, TUMEUR, &c.

RETENTION D'URINE, ἰσχουρία; *Ischuria cystica.* Maladie dont le principal symptôme consiste dans une intumescence de l'hypogastre, occasionnée par l'urine tellement retenue dans la vessie, qu'il ne s'en échappe que quelques gouttes, & quelquefois point. Sauvages, dans sa Nosologie Méthodique, place cette maladie dans la classe des Cachexies, & à dire vrai, l'on n'en découvre point clairemment la raison. Quoi qu'il en soit, s'il est dans l'erreur relativement à ses distributions, ses descriptions qu'il a empruntées du D. Cussac, n'en ont pas moins leur mérite pour l'exactitude & la clarté qu'elles ont. Pour bien concevoir ce que nous allons dire, tant sur les causes que sur les phénomènes de la maladie dont il s'agit dans cet article, il faut se rappeller que l'urine est un excrément qui doit nécessairement être rejetté de la masse du sang, comme contenant tous les principes peu propres à l'entretien & au développement des parties. La Nature prévoyante en tout, a formé chez les animaux, composés deux organes qu'elle a placés dans leurs abdomens, hors de ce qu'on appelle le Sac du péritoine ; elle y a fait venir le sang par deux grosses artères très-courtes, mais dont les branches, singuliérement multipliées, suffisent à une très-prompte & très-abondante sécrétion. C'est là où les principes de l'urine se tamisent à travers les pores des dernières artérioles, & qu'ils s'unissent pour tomber dans chaque bassinet ou calicule, par les ouvertures de la substance mamelonée. Les artères la reçoivent de chaque rein, pour la transmettre à la vessie, où elle s'accumule jusqu'à ce que le besoin de la rendre sollicite sa sortie. La prostate embrasse si étroitement le col de la vessie, & les fibres musculaires qui, de cette glande, vont se perdre sur les côtés du col de ce réservoir, le serrent tellement dans l'état le plus ordinaire, qu'aucune goutte de cet excrément ne peut sortir, si ce n'est quand les fibres des parois agissent avec la plus grande force. On conçoit dès-lors que l'excrétion de l'urine est l'effet d'une opération forcée, qui exige l'intégrité de nombre de puissances destinées à faciliter son expulsion, comme aussi celle des organes ou parties par où cette liqueur excrémenteuse doit se frayer une route, avant de paroître au-dehors. Les Auteurs & Dionis lui-même, ont désigné la maladie qui succède au trop long séjour de l'urine dans la vessie, sous le nom d'Ischurie ; mais ceux qui sont survenus après n'ont pas manqué de trouver combien ce nom étoit impropre, & que, désignant l'état où les urines sont supprimées, il pouvoit également se rapporter au défaut d'urine dont la cause est dans le rein, aussi-bien que celui qui provient d'un vice de la vessie ou des parties d'alentour. Celui de Rétention écarte toutes les difficultés qui pourroient s'élever à cet égard, c'est celui dont

dont se servent les Praticiens en Chirurgie & qu'on conserve dans les Ouvrages de l'Art, comme plus significatif & moins sujet à erreur. La Rétention d'urine, quoique facile à connoître, est cependant une maladie sur laquelle on se méprend souvent, chez les sujets sur-tout dont la vessie a peine à s'élever au-dessus du pubis dans son plus grand degré de dilatation. Souvent aussi l'issue de l'urine, qui a lieu en pareil cas, porte à ne point soupçonner une affection dont une mauvaise théorie en écartoit ce symptôme, quoiqu'en pareil cas, on dût le regarder comme le plus certain ou le moins équivoque; mais des événemens malheureux, dont l'ouverture des cadavres a constaté la cause, ont jetté sur la théorie comme sur la pratique, une plus grande lumière, & l'Art en a dès-lors fait son profit. C'est à ces sortes de recherches qu'on doit les notions qu'on a sur la Rétention d'urine qui accompagne la rétroversion de matrice, l'endurcissement de la prostate, & souvent les hernies. La Rétention d'urine peut être l'effet d'un très-grand nombre de causes, dont la manière d'agir est très-différente. Il ne sera fait mention ici que de celles qui sont produites par la paralysie de la vessie, par l'inflammation de son col, par les corps étrangers qui y sont contenus, par la pression que la matrice exerce sur elle pendant la grossesse, par la tuméfaction de la prostate, & par le retrécissement & l'imperforation de l'urètre. Ce que nous allons dire sur chacune d'elles, nous a été communiqué par M. Sabbatier, qui a bien voulu nous aider dans ce travail.

De la Rétention d'urine causée par la paralysie de la vessie.

Cette maladie commune aux personnes avancées en âge, peut survenir à toute autre époque de la vie, à la suite d'une commotion violente de la moëlle de l'épine, ou, ce qui est fort ordinaire, si après avoir pris une grande quantité de boisson à-la-fois, on néglige de répondre au besoin de rendre ses urines, & qu'on les retienne trop long-tems. Elle se manifeste quelquefois d'une manière lente, & quelquefois assez subitement. Dans le premier cas, elle commence par une espèce de débilité qui empêche la vessie de se vider complettement, de sorte qu'après avoir uriné, le malade en conserve encore le besoin, & est obligé de se présenter souvent pour y satisfaire. Peu-à-peu cette incommodité augmente; enfin les urines se suppriment tout-à-fait, & la vessie s'élève au-dessus du pubis, où elles forment une tumeur ronde & circonscrite, dont la grosseur & l'étendue sont plus ou moins considérable. Dans le second cas, la suppression des urines est le premier symptôme que le malade éprouve, & la vessie se remplit & se distend de la même manière. Pour le plus souvent la tumeur que forme ce viscère, peu douloureuse dans le commencement, le devient par la suite, à raison de la pression qu'elle exerce sur les parties voisines. Quelques-uns font beaucoup d'effort pour uriner, d'autres sont plus tranquilles. Cet état dure pendant un, deux ou trois jours, après lesquels les urines recommencent à couler goutte à goutte, tantôt d'une manière continue, & presque toujours à la volonté des malades. Il y en a chez qui elles sortent en quantité égale à la boisson dont ils usent, sans que la vessie se vide, & qu'elle cesse de faire saillie au-dessus du pubis; on dit alors que les urines sortent par regorgement. Cette circonstance a quelquefois trompé les gens de l'Art, au point de leur faire méconnoître l'incommodité dont les malades étoient attaqués, & de leur faire prendre la tumeur que forme la vessie pour un abcès. François Collot dit, que cela est arrivé plusieurs fois de son tems, & que ces prétendus abcès eussent été ouverts, s'il n'avoit fait avertir les malades de la méprise dont ils alloient être les victimes. J'ai été consulté par une femme de qualité, & qu'on se proposoit d'envoyer aux eaux, dans la vue de fondre une tumeur dure, qui lui étoit survenue à la suite d'un accouchement laborieux, & qu'on croyoit avoir sa racine à la matrice. Cette tumeur n'étoit autre chose que la vessie gonflée par l'urine, & elle disparut, sur-le-champ, par l'introduction d'une sonde; on ne s'étoit pas douté de sa nature, parce que, depuis cinq ou six semaines qu'elle avoit commencé à paroître, les urines sortoient à volonté & en quantité raisonnable. Une observation insérée dans une thèse, soutenue en 1777, à Upsal, sous la présidence du D. Murray, prouve bien que la tuméfaction de la vessie peut devenir assez considérable, pour jetter dans des méprises les plus grandes. Une femme délicate sentit son ventre grossir sans cause apparente & sans éprouver d'incommodités; elle se crut grosse, cependant elle fut bien-tôt détrompée, par la rapidité avec laquelle son ventre continua à s'élever, & l'infiltration extrême qui survint aux extrêmités inférieures. Cette infiltration s'étendit aussi aux supérieures & au visage : la malade fut jugée hydropique; on fit venir un Chirurgien pour lui faire la ponction. La fluctuation du liquide contenu dans le ventre étoit évidente, on prescrivit quelques diurétiques avant d'en venir à l'opération. Dans l'intervalle de ces remèdes, la malade se plaignit d'une suppression d'urine depuis trois jours, accident qu'elle n'avoit pas encore éprouvé. Le ventre étoit tendu, les veines en étoient gonflées par-tout. On crut devoir sonder la malade, avant de faire usage du trois-quart; l'étonnement fut grand lorsqu'on vit sortir dix-huit livres d'urine, & la tumeur du ventre s'affaisser; le lendemain, il sortit encore douze livres d'urine, mais dès-lors l'anasarque, qui étoit purement symptomatique, commença à se dissiper : on fit des fomentations d'eau froide, qui rétablirent le ressort de la vessie, & tellement qu'après avoir tiré trois livres d'urine par le catheter, la malade pouvoit en rejetter trois à quatre autres spontanément, ou en comprimant légèrement la vessie. Le D. Murray fit beaucoup de recherches pour savoir si cette femme a été complettement guérie, mais elles furent sans succès.

Les Rétentions d'urine produites par la paralysie de la vessie, & la tumeur que ce viscère forme alros au-dessus du pubis, peuvent durer long-tems sans que les malades en soient autrement incommodés, que par un sentiment de pesanteur vers la région du pubis, & le fréquent besoin d'uriner qui accompagne cet état. J'ai vu des malades qui en étoient attaqués depuis plus de six mois & qui ne s'en doutoient pas. On y remédie en portant dans la vessie une sonde creuse ou algalie, au moyen de laquelle les urines puissent s'écouler. Cela se fait aisément par le procédé qu'on emploie pour s'assurer de la présence des pierres dans la vessie; mais il ne suffit pas de vider cette poche, il faut empêcher que les urines ne s'y amassent de nouveau, & par conséquent y laisser la sonde. Quelques-uns croient qu'il vaut mieux la passer chaque fois que le malade a besoin d'uriner; mais ce besoin se renouvelle si souvent, qu'il seroit à craindre que le canal de l'urètre se fatiguât, ou que le Chirurgien ne pût donner au malade des soins aussi assidus que son état l'exige. On assujettit la sonde avec deux longs rubans de fil, large d'une ligne & demie, qui traversant les anneaux dont son pavillon est garni, & qui passant au-dessus & au-dessous des cuisses, viennent s'arrêter à une ceinture. On en ferme l'ouverture avec un bouchon de liège ou de bois, pour que le malade ne soit point incommodé par la sortie continuelle des urines. Enfin on attache, au pavillon de cet instrument, une languette de drap, le long de laquelle ce fluide coule dans un vase destiné à le recevoir. Si la maladie a duré quelque tems, que la région de la vessie soit douloureuse, & qu'il y ait de la fièvre, on saigne du bras, & dans tous les cas, on prescrit des boissons délayantes & légèrement diurétiques, on aide les intestins par des lavemens, & on règle le régime du malade d'un manière relative à la situation où il se trouve.

Les choses restent plus ou moins long-tems dans cet état; si alors les urines sortent de la sonde par un jet rapide, si l'on s'apperçoit qu'il en passe entre la sonde & l'urètre, c'est un signe que la vessie a repris son ressort, & qu'elle peut se vider par elle-même. Dans ce cas, on ôte le sonde, & alors le malade peut reprendre ses occupations & son genre de vie ordinaire. Mais, si les urines ne sortent que par la sonde, & que le jet en soit lent, il faut persister dans l'usage de celle-ci, sans quoi la vessie pourroit se remplir de nouveau, & perdre le peu de ressort qu'elle a repris. En pareil cas, il convient de ne point la laisser plus de douze à quinze jours; car il est des personnes dont les urines sont tellement chargées de mucosité & de matières sablonneuses, qu'il s'y formeroit bien-tôt une incrustation, si l'on n'avoit le soin de la retirer de tems-en-tems pour la nétoyer. D'une autre part, la pression exercée par elle sur la partie de l'urètre, qui répond à la racine de la verge au devant des bourses, y occasionne une inflammation grangreneuse, à laquelle succède bientôt une escarre, souvent de l'étendue d'un écu, & par suite, une fistule qui dure toute la vie. Ce dernier événement n'a point échappé à J.-L. Petit, & c'étoit pour l'éviter & rendre ainsi l'usage de la sonde plus commode, qu'il en avoit imaginé à doubles courbures, dont la forme approchât d'une S. Ces sondes lui réussirent assez bien; elles causoient moins de douleurs que les sondes ordinaires qui n'ont qu'une courbure, il étoit plus facile d'en diriger le pavillon, ou l'ouverture vers le vaisseau qui doit recevoir les urines, & elles étoient moins sujettes à se déplacer, mais elle nuisoient toujours par leur solidité. Les sondes flexibles, dont on a fait usage par la suite, ont paré à cet inconvénient: on attribue à Van-Helmont, l'idée d'en faire en cuir; mais on ne dit point s'il a mis son projet à exécution. Fabrice d'Acquapendente, parle de sondes de corne qui sont plus souples que celles de métal; on en a fait ensuite avec un fil d'argent, applati & tourné en spirale. Tolet en a vu, à Paris, dès 1680, mais il ignore quel en est l'inventeur; il trouve cependant que ces sondes sont plus difficiles à introduire que les autres, qu'elles laissent suinter continuellement les urines, & que s'il est nécessaire de porter des injections dans la vessie, on peut moins y réussir par leur moyen. Ces raisons ne sont cependant pas celles qui les ont fait rejetter, on a craint que la peau mince dont on avoit coutume de les couvrir ne se décolât, & que venant à se déchirer, elle laissât les spirales d'argent à nud, & ne leur permît de s'écarter, & de blesser la membrane intérieure de l'urètre, ou même de se rompre. J'ai vu un Chirurgien, fort intelligent, qui voulant faire usage de cette espèce de sonde pour un malade, dont la vessie avoit totalement perdu son ressort, les garnissoit d'une manière si solide, qu'il étoit presqu'impossible qu'il y survînt du dérangement. Il commençoit par couvrir la sonde d'une languette de parchemin, qui faisoit un tour & demi, & qui étoit unie avec de la colle forte. Sur ce parchemin, il tournoit avec patience & en spirale de la soie écrûe, par-dessus laquelle il passoit un morceau de cire chauffée au feu, afin de l'arrêter & d'en remplir les intervalles. La sonde ainsi préparée étoit tournée entre les doigts & bien égalisée, ensuite il la trempoit dans de l'emplâtre de Nuremberg fondu, dont il avoit rempli un moule de fer-blanc, il la laissoit égoutter & l'égalisoit avec un couteau, & la roulant entre ses mains, il en rendoit la surface unie. Il faisoit depuis deux ans usage de cette sonde chez un malade, elle restoit dans la vessie pendant quatre ou cinq jours sans qu'elle éprouvât d'altération; chaque fois qu'il la changeoit, il faisoit des injections dans l'urètre pour extraire les mucosités qui s'y amassoient. Le malade, avec cette sonde, exécutoit tous les mouvemens possibles, non-seulement il changeoit de place dans son lit, mais encore il se levoit, marchoit, alloit en carrosse, & il acquit, de plus en plus, un embonpoint qu'il avoit perdu depuis qu'il faisoit usage des sondes solides.

On obtient les mêmes avantages avec les nouvelles sondes flexibles, imaginées par le sieur Bernard, Orfévre, qui d'abord s'occupa à fabriquer les instrumens d'or & d'argent usités en Chirurgie, & qui ensuite se fixa à la construction des sondes dont il s'agit. Elles sont faites avec un tissu de soie fort serré, cousu dans sa largeur sur un mandrin, & couvert d'un enduit de gomme élastique. Ces sondes réunissent la solidité à la souplesse & au plus beau poli, de sorte qu'elles peuvent être long-tems dans la vessie sans que les malades en soient incommodés, & sans qu'il leur arrive aucun accident quelconque.

Le tems où la vessie recouvre la faculté de se contracter varie beaucoup; quand la maladie est accidentelle ou subite, il n'est pas rare de la voir se dissiper en peu de jours : lorsqu'elle est venue d'une manière lente, elle dure pour l'ordinaire six semaines; il ne faudroit cependant pas désespérer de la guérison, si elle s'étendoit beaucoup au-delà. J'ai vu des malades qui ont porté la sonde pendant quatre-vingt-dix jours & plus, & qui se sont bien rétablis. Lorsqu'on présume que les urines peuvent sortir seules, on ôte alors la sonde avec la précaution de bien observer l'état du malade; s'il est lent à uriner, s'il a des épreintes, s'il éprouve un sentiment de pesanteur sur le col de la vessie, ce viscère n'a pas repris tout son ressort, & la sonde est encore nécessaire. Il m'est arrivé plusieurs fois d'en conseiller l'usage, pendant la nuit seulement, à des personnes qui urinoient passablement bien le jour, & qui ressentoient la nuit les incommodités dont nous venons de parler, & le succès a été complet. Lorsqu'il se passe plus de cent jours sans que les urines reprennent leur cours ordinaire, on peut assurer que le ressort de la vessie est perdu pour toujours; il ne reste alors d'autres ressources que de faire porter continuellement une sonde flexible au malade, ou de l'accoutumer à se sonder lui-même.

De la Rétention d'urine causée par l'inflammation du col de la vessie.

La Rétention d'urine dont il s'agit ici, s'annonce par les symptômes les plus pressans; au besoin d'uriner, & aux efforts que ce besoin nécessite, se joignent la tuméfaction de la vessie au-dessus du pubis, la douleur profonde de ce viscère, & de toutes les parties qui l'avoisinent, la fièvre, les dégoûts, les nausées, les vomissemens, l'odeur urineuse de la bouche & celle de la sueur, les anxiétés, la difficulté de respirer, l'assoupissement, les mouvemens convulsifs (1) & la mort. On remédie à tous ces accidens par le antiphlogistiques, telles que les saignées, les boissons délayantes & relâchantes, les lavemens, les demi-bains, les calmans, & sur-tout par l'introduction de la sonde. Celles dont il convient de se servir en pareil cas, doivent être minces, afin qu'elles franchissent plus aisément le col de la vessie. Si on ne peut la faire passer, & que les accidens augmentent, comme on ne peut espérer que les urines sortent par regorgement, ou qu'elles se fassent jour de quelqu'autre manière, il ne reste d'autre ressource que d'en procurer la sortie par la ponction.

Du tems de Dionis, on faisoit cette opération avec une espèce de scapel étroit, pointu, & long de quatre à cinq pouces, qu'on plongeoit dans la vessie, en commençant à côté du raphé, au lieu où finissoit l'incision dans le grand appareil. La sortie des urines faisoit connoître qu'on étoit parvenus dans la vessie; on glissoit alors, le long du bistouri, une sonde droite, & à la faveur de cette sonde, une canule, qu'on laissoit aussi long-tems qu'il étoit nécessaire, avec la précaution de l'assujettir, au moyen des rubans passés dans les anneaux, dont elle étoit garnie à sa partie la plus large, & d'en boucher l'ouverture avec une tente de linge. Quelques-uns cependant commençoient par inciser le périné avec le secours d'un catheter, introduit dans l'urètre aussi avant qu'il étoit possible, & après avoir ouvert ce conduit, ils portoient un gorgeret le long du catheter, jusque dans la vessie; & sur ce gorgeret, une canule, qu'ils laissoient à demeure. Ce procédé, plus méthodique que le premier, ne devoit réussir que dans les cas où le resserrement du col de la vessie étoit peu considérable, & où l'introduction de la sonde étoit encore possible; ainsi, il étoit au moins inutile. L'autre, en perçant le canal de l'urètre en plusieurs endroits, & en frayant une voie aux urines à travers la

(1) Ces deux derniers symptômes sont ordinairement occasionnés par la présence de l'urine sur le cerveau. Chez un homme que j'ouvris à la suite d'une pareille maladie, je trouvai environ un demi-septier d'urine bien caractérisée, épanchée entre l'une & l'autre méninge; la pie-mère étoit boursoufflée en différens endroits, & séparée çà & là du cerveau qui étoit fort pâle. En général, quand le mal est parvenu à ce point, on doit regarder le cas comme mortel; cet assertion est confirmée par les Observateurs, & notamment par Tulpius.

prostate, augmentoit l'inflammation dont ce corps glanduleux étoit attaqué, & rendoit la maladie, sinon mortelle, au moins beaucoup plus difficile à guérir.

Aujourd'hui la ponction de la vessie se pratique en trois endroits différens; à la partie latérale du périné, au-dessus du pubis, & à travers le rectum. Dionis paroît être le premier qui ait pensé qu'on pourroit ouvrir la vessie, sur le côté du périné, à l'endroit où le Frère Jacques faisoit son incision dans l'opération de la taille. Il jugeoit qu'en opérant ainsi, on feroit moins de douleur au malade, parce qu'on ne perceroit pas l'urètre, & qu'on n'offenseroit pas le col de la vessie; mais il vouloit qu'on ne se servît du même procédé que pour la ponction au milieu du périné; c'est-à-dire, qu'on enfonçât d'abord un scapel étroit, qui permît l'introduction d'une sonde, & ensuite celle d'une canule. Il étoit simple de substituer un trois-quarts d'une longueur convenable, à ces instrumens embarrassans. C'est ce que Junker conseilla, en 1721, & qu'on pratique actuellement.

Pour faire cette opération, le malade doit être placé & assujetti de la même manière que si on vouloit le tailler. Un Aide intelligent, appuie la main gauche sur la région de la vessie, au-dessus du pubis, pour enfoncer ce viscère dans le petit bassin, & relève les bourses avec la droite. Alors, le Chirurgien assis ou agenouillé devant le malade, met le doigt indicateur de la main gauche, sur le côté du périné, entre l'urètre & la branche de l'ischion, à un pouce ou environ au-dessus de l'anus, & prenant un trois-quarts droit, dont la pointe & la canule ont quatre pouces & demi de long; il le plonge dans la vessie, sans lui donner d'autres inclinaisons que d'en porter légèrement le manche vers le raphé, pour que la pointe s'éloigne en dehors, & qu'elle n'aille pas traverser la prostate. En opérant ainsi, on ne sauroit trop avoir attention à ne pas élever ou baisser le manche de l'instrument. Si on le tient élevé, on court risque d'en porter la pointe entre le rectum & la vessie; si on l'abaisse, cette pointe passe entre la prostate & le pubis: il faut donc le conduire dans une direction parfaitement horizontale. Quelques-uns conseillent de mettre le doigt indicateur de la main gauche dans le rectum, pour détourner cet intestin; mais il vaut mieux l'appuyer sur le lieu du périné qu'on va percer, pour tendre cette partie; & diriger plus sûrement la pointe du trois-quart. La sortie de quelques gouttes d'urines qui échappent le long de la canule du trois-quart & le défaut de résistance, indiquent qu'il est parvenu dans la vessie. Il faut alors cesser de le pousser plus avant, & en retirer le poinçon après avoir saisi le pavillon de la canule avec le doigt de la main gauche. Les urines s'écoulant, la canule est assujettie par des liens, & bouchée avec une espèce de tente, si on le juge convenable; & le malade est remis dans son lit, qui a été préalablement garni d'une alèse. Peut-être cette opération seroit-elle plus sûre, si on commençoit par faire une incision profonde au périné, comme dans l'appareil latéral, & qu'on ne plongeât le trois-quart dans la vessie qu'après s'être bien assuré de sa situation, & après avoir reconnu la fluctuation. Garengeot a donné ce conseil à Foubert, relativement à sa manière de tailler, il auroit également son application ici. La ponction ne remédiant qu'à la distension de la vessie, il faut après l'avoir pratiquée, de quelque manière que ce soit, s'attacher à combattre la cause qui y a donné lieu, en insistant sur les antiphlogistiques, & rétablir le plutôt possible le cours des urines, au moyen d'une sonde placée dans les voies naturelles. En effet, si la Rétention d'urine duroit quelque tems, il seroit à craindre que la présence de la canule laissée dans la vessie, n'attirât, dans toute l'étendue du trajet qu'elle parcourt, une inflammation suivie de suppuration, & d'une croute gangréneuse, dont la suppuration aggrandissant le trou fait par le trois-quart, laisseroit échapper les urines, & leur permettroit de se filtrer dans le tissu cellulaire. La plus grande utilité de l'incision préliminaire au périné, seroit de prévenir l'effet de cette infiltration, en donnant une voie libre aux urines, à mesure qu'elles sortiroient de la vessie, & peut-être de dissiper plutôt l'inflammation de ce viscère par le dégorgement, d'abord sanguin, puis purulent, dont cette incision seroit nécessairement suivie.

La ponction de la vessie à la partie latérale du périné a ceci d'avantageux, qu'elle se pratique dans un lieu convenable, d'où la plus grande partie des urines peut aisément s'écouler, & que la vessie étant naturellement attachée au pubis par ses ligamens extérieurs, elle ne peut quitter la canule lorsqu'elle cesse d'être remplie. Mais on n'est jamais sûr du lieu qu'on va percer, & l'instrument se fait quelquefois jour dans le voisinage du siège de la maladie qu'il doit rendre plus grave; d'ailleurs l'opération est difficile, elle demande beaucoup d'adresse & une grande connoissance des parties intéressées.

Il n'en est pas de même de celle qui se pratique au-dessus du pubis; l'idée de cette manière d'opérer, qui dérive de la possibilité de tirer la pierre de la vessie par le haut appareil, ne s'est présentée que depuis que cette méthode de tailler a été connue. On s'est d'abord servi pour la faire d'un trois-quart, & sans doute le même dont on fait usage dans l'ascite. Les inconvéniens de ce procédé ont dû s'offrir à ceux qui l'ont employé. Si le trois-quart est long, sa canule va blesser la partie opposée de la vessie, & y cause une inflammation, suivie d'une escarre gangreneuse, dont la chûte permettoit aux urines de tomber dans le ventre, ou de passer dans le rectum, comme Sharp l'a observé, sur un malade qui ne rendoit plus d'urine par la canule, & qui mourut d'une diarrhée. Si le trois-quart est court, la vessie en s'affaissant, ou en se resserrant sur elle-même, quitte peu-à-peu la canule qui devient inutile, & il faut réitérer la ponction. Quelque précaution qu'on prenne pour enfoncer le trois-quart obliquement de haut en bas, afin que la canule soit en quelque sorte parallèle à l'axe de la vessie, on ne peut empêcher que l'un ou l'autre de ces événemens ait lieu.

Il ne falloit, pour le prévenir, que substituer au trois-quart ordinaire, une courbe, dont la canule se portât naturellement dans la direction qui convient; c'est ce qu'a fait le Frère Côme, auteur du lithotome caché. On avoit bien imaginé un trois-quart de cette forme avant lui; mais la pointe de cet instrument ne tenoit pas à une tige, qu'on pût retirer par la canule, lorsque celle-ci est entrée dans la vessie. Elle étoit fixée à la canule dont elle faisoit partie, de sorte qu'il falloit retirer l'instrument après la sortie des urines, de peur que la vessie ne soit blessée. Celui du Frère Côme est construit sur de meilleurs principes. Le poinçon, long de quatre pouces ou environ, est renfermé dans une canule comme celui du trois-quart ordinaire. La courbure de cet instrument est une portion de cercle de sept pouces de diamètre, qui doit être fort exacte, afin que le poinçon puisse sortir aisément de la canule. On a pratiqué une canelure sur la partie convexe du poinçon, depuis le manche jusqu'à deux lignes de la base de la pointe, & un trou à la canule, vis-à-vis l'extrémité de cette canelure, afin que les urines puissent couler le long du manche, lorsque l'instrument est dans la vessie & annoncer qu'il y a pénétré. Le pavillon de la canule est incliné de manière à s'appliquer sur le ventre, & garni de deux anneaux, par lesquels passent les liens destinés à l'assujettir.

Pour se servir de cet instrument, on fait coucher le malade sur le côté droit de son lit, la tête & la poitrine un peu élevées, & les cuisses légèrement fléchies. Le Chirurgien appuie le doigt indicateur de la main gauche, sur le lieu qu'il va opérer, de manière que l'ongle de ce doigt soit tourné vers le côté gauche du malade. Puis, prenant de la main droite le trois-quart, de sorte que la convexité regarde la poitrine, il le plonge au bas & au milieu de la ligne blanche, un pouce & demi au-dessus du pubis. Plus haut, il s'exposeroit à ne pas tirer tout le fruit de son opération, parce la vessie en se contractant quitteroit aisément la canule: plus bas, il auroit de la peine à parvenir dans la vessie, qui s'élève perpendiculairement derrière les os pubis, & laisse un vide entre elle & eux. Lorsque par le défaut de résistance, & par la sortie de quelques gouttes d'urine, il s'apperçoit qu'il a pénétré suffisamment, il saisit le pavillon de la canule, entre le pouce & le doigt du milieu de la main gauche, & il retire le poinçon avec la main droite pour permetre à la vessie de se vider; après, il passe des liens dans les anneaux qui sont au pavillon de la canule afin de l'assujettir, & il la bouche avec une tente de linge. Le malade est remis dans son lit, & ensuite traité comme il convient; on débouche la canule d'heure en heure, pour permettre aux urines de s'écouler, & on fait coucher le malade, avec précaution, sur l'un ou l'autre côté, dans la vue d'en favoriser la sortie.

La ponction de la vessie, au-dessus du pubis, n'est pas seulement plus facile, elle est aussi moins douloureuse, & n'expose pas à aggraver la maladie qui l'a rendue nécessaire, parce qu'elle se fait dans un endroit éloigné du siége de l'inflammation. Mais, néanmoins, de si grands avantages sont compensés par plusieurs inconvéniens: elle se pratique dans un lieu qui n'offre aucune dextérité, de sorte que la vessie ne se vide pas aussi complettement que par la ponction au côté du périné, & si la maladie exige que la canule séjourne quelques tems, le trajet qu'elle parcourt s'élargit, & les urines ont beaucoup de facilité à s'infiltrer dans le tissu cellulaire du voisinage.

La ponction à travers le rectum est exempte de ce danger; elle permet aux urines de s'évacuer en entier, on la fait assez loin du col de la vessie pour ne pas augmenter l'inflammation, & elle doit causer moins de douleurs au malade, parce que l'épaisseur des parties est moindre que par-tout ailleurs. On la doit à M. Flurant, Chirurgien de Lyon; ce Praticien ayant remarqué en un homme, âgé de soixante-dix ans, que la vessie faisoit une saillie considérable au-dedans du rectum, il se détermina à la percer en cet endroit, au lieu de faire la ponction au périné, comme il se l'étoit proposé. Le trois-quart dont il se servit étoit droit, & ne différoit en rien du trois-quart ordinaire. Les urines sortirent totalement; il fut assez difficile d'assujettir le pavillon de la canule, qui étoit fait en bec de cuiller, & qui ne pouvoit être fixée avec des liens. Néanmoins, M. Flurant l'engagea dans l'anus, & le maintint avec des compresses épaisses & un bandage en forme de T. La sortie des excrémens pouvoit le déranger; le malade prévenu, avertit le lendemain qu'il étoit pressé du besoin d'aller à la selle, on prit soin de contenir la canule en la dégageant un peu de l'ouverture de l'anus, après quoi elle fut replacée. Le malade fut tenu à une diète sévère, pour obvier à cet inconvénient, qui ne dura que trois à quatre jours, après lesquels les urines reprirent leur cours ordinaire. Le malade fut bien guéri.

Cette observation est de 1750; deux mois

après, M. Flurant eut occasion d'opérer de la même manière un homme du peuple, attaqué d'une ischurie, qui ne céda ni aux moyens antiphlogistiques, ni à la sonde. Le succès quant à la facilité de percer la vessie & d'évacuer la totalité des urines fut le même; mais le malade périt de la maladie qui duroit depuis long-tems. M. Flurant reconnut mieux cette fois combien il étoit nécessaire d'avoir un trois-quart convenable à l'opération dont il s'agit; il pensa dès-lors à en faire faire un qui fût plus long, qui eût une courbure déterminée, & dont la canule eût un pavillon disposé de manière à ne pas boucher l'ouverture de l'anus, & à se loger commodément entre les fesses. Celui qu'il fit exécuter, avoit de la ressemblance avec celui dont on se sert pour la ponction au-dessus du pubis, mais la courbure en étoit plus grande. Dans la Planche insérée dans les mélanges de Chirurgie de M. Pouteau, le bec de cuiller, qui en forme le pavillon, est fermé vers la concavité de sa courbure; c'est une méprise qui doit sans doute être attribuée au Graveur. Si le bec de cuiller n'étoit pas placé du côté opposé, il atteindroit mal le but auquel on le destine, qui est de diriger les urines vers le vase où on se propose de les recevoir.

La manière dont on se sert de cet instrument est simple : le malade situé & assujetti au bord de son lit, comme s'il falloit le tailler, & les bourses relevées, le Chirurgien introduit un ou deux doigts de la main gauche dans le rectum, aussi loin qu'ils peuvent aller, pour s'assurer de la plénitude de la vessie, & pour conduire l'extrêmité du trois-quart sur le lieu qu'il doit percer. Cet instrument, dont on a retiré la tige de cinq à six lignes en-dedans de la canule, de manière que le poinçon qui le termine, y soit renfermé & porté dans le rectum; &, lorsqu'il est parvenu à sa destination, le Chirurgien enfonce la tige dans la canule pour en faire sortir la pointe, & il perce le rectum & la vessie. Il ôte alors les doigts de la main gauche de dedans l'anus, & saisissant la canule avec le pouce & le doigt du milieu de cette main, il retire le poinçon du trois-quart avec la droite, & il permet aux urines de s'écouler. Il ne reste plus qu'à assujettir la canule avec des rubans; on peut se dispenser d'en boucher l'ouverture, parce qu'il est facile de placer sous les fesses du malade, un vase pour recevoir les urines à mesure qu'elles s'échappent de la vessie.

Ce fut ainsi que M. Flurant opéra, en 1757, un homme, âgé de 57 ans, sujet depuis plusieurs années à des Rétentions d'urine opiniâtres. N'ayant pu le sonder, il se détermina, de l'avis de M. Charmeton, à lui faire la ponction à travers le rectum, les urines sortirent avec beaucoup de facilité; on assujettit la canule avec des rubans qui alloient s'attacher par-devant & par-derrière à une ceinture; &, comme cette canule retomboit peu-à-peu, on mit un bandage en T, pour mieux la contenir, avec des compresses. Lorsque le malade avoit besoin d'aller à la garde-robe, on ôtoit le bandage, & on détournoit un peu la canule. Dès le lendemain de cette opération, le malade fut mieux; les moyens ordinaires rétablirent le cours naturel des urines. Dès le troisième & le quatrième jour on put ôter la canule; depuis ce tems, il n'en est sorti que quelques gouttes par l'anus.

On a peu d'exemples de la réussite de l'instrument de M. Fleurant. M. Le Blanc dit s'en être servi une fois avec succès. On voit aussi dans les Transactions Philosophiques, pour l'année 1776, qu'un homme, sur qui on l'avoit mis en usage, a fort bien guéri, les urines ayant repris leur cours naturel au bout de six jours. Ce n'est pas que cette manière d'opérer n'ait des avantages assez grands; mais, en général, la nécessité de faire la ponction à la vessie est fort rare : si quelque chose pouvoit détourner de la faire selon cette méthode, ce seroit la difficulté de parvenir jusqu'à la vessie avec les doigts, pour assujettir la canule du trois-quart, & la crainte de blesser les vésicules urinales. Cependant, comme celles-ci s'éloignent beaucoup l'une de l'autre à la partie supérieure, on n'est pas exposé à les atteindre, si l'on porte la pointe du trois-quart suffisamment haut. Sans cette précaution, la partie la plus large des canaux déférens, & le lieu où elles s'adossent, ne seroient pas à l'abri de l'instrument.

De la Rétention d'urine causée par des corps étrangers, renfermés dans la vessie.

Les vers, le sang, le pus, & nombre d'autres corps étrangers, peuvent se trouver enfermés dans la vessie, & ainsi donner occasion à la Rétention d'urine; nous ne parlerons que des deux dernières, parce qu'elles sont les plus fréquentes. Une ou plusieurs pierres dans la vessie, font naître divers symptômes dont l'ensemble est connu; cependant il est rare qu'elles produisent une Rétention totale d'urine. Mais, en supposant ce cas, il seroit facile à reconnoître, en se rappellant ce qui a précédé : on pourroit également y remédier, & peut-être pour long-tems, au moyen de la sonde, qui déplaçant la pierre, pourroit la déterminer à se porter vers le bas-fond de la vessie & y rester. Ces intermissions dans les symptômes ne sont nullement rares. Un riche Ecclésiastique fut ainsi sondé, par un Chirurgien connu, celui-ci lui annonça qu'il avoit la pierre, & qu'il pouvoit être taillé : mais les douleurs étant devenues moindres, & même nulles, le malade, prévenu de l'erreur de celui à qui il avoit donné sa confiance, lui laissa en mourant son corps pour son instruction. Celui-ci l'ayant accepté, la vessie fut ouverte en présence de beaucoup de témoins, & on y trouva une pierre d'un très-gros volume.

Le sang peut tomber des reins dans la vessie, il peut s'amasser dans cette poche, à la suite de la lésion de ses parois, ou de l'excoriation de sa tunique intérieure : s'il conserve sa fluidité, il sort presqu'aussi facilement que les urines. S'il se coagule, les caillots qu'il forme peuvent boucher le col de la vessie, & donner lieu à une Rétention d'urine, d'autant plus fâcheuse que le fluide amassé ne peut être tiré par l'introduction de la sonde. Il convient alors d'en essayer dont le calibre soit plus gros qu'à l'ordinaire; si ce moyen ne réussit pas, il faut ajouter au pavillon de la sonde une seringue, avec laquelle on pompe le sang & les urines. Ce procédé a été mis en usage, avec le plus grand succès, dans des cas qui paroissoient dangereux.

De la Rétention d'urine causée par la pression que la matrice exerce sur la vessie pendant la grossesse.

Cette Rétention ou difficulté d'uriner arrive le plus souvent vers les derniers mois de la grossesse; les femmes y remédient spontanément en se tenant accroupies sur les coudes, position qui détermine la matrice à comprimer le col de la vessie avec moins de force. Quelques-unes portent un ou deux doigts dans le vagin & relèvent leur matrice; mais il en est à qui ce simple moyen ne sauroit convenir, on est alors obligé de les sonder, sur-tout au moment de l'accouchement. Lorsqu'il ne se présente point d'autres obstacles à cette opération, que la cause même de la maladie, l'introduction de la sonde est peu difficile. Levret en avoit fait construire, qui au lieu d'être percées de deux yeux sur les côtés, l'étoient à leur extrémité d'une ouverture, fermée avec une lame ou bouton, qui tenoit au filet dont ces sondes étoient remplies. Lorsque cet instrument étoit entré dans la vessie, il retiroit le filet & le bouton, & il le remettoit après la sortie des urines; de cette manière, la sonde formoit un corps solide & sans aspérité, lequel ne pouvoit blesser l'urètre. Il avoit aussi proposé des sondes qui fussent plates, au lieu d'être rondes, comme elles sont ordinairement, afin que l'introduction en fut plus aisée. M. Bell dit qu'on leur donne cette forme à toutes en Angleterre.

Lorsqu'il se présente des obstacles, tel que celui qui résulte de la courbure de l'urètre, soit que cette courbure soit l'effet d'une sorte de prolapsus, qui a lieu depuis long-tems, ou qu'elle vienne de la pression arrivée pendant le travail, on ne réussit à tirer les urines, qu'au moyen d'une algalie, construite comme la sonde dont il vient d'être parlé, laquelle doit être introduite par-dessus le ventre, & en faisant un demi-tour qui en porte le pavillon en bas.

De la Rétention d'urine causée par la tuméfaction de la prostate.

Lorsque la tuméfaction de la prostate est inflammatoire, la Rétention d'urine s'annonce par les symptômes qui caractérisent l'inflammation du col de la vessie. Cette maladie se termine quelquefois par un abcès, qui s'ouvre de lui-même, ou dont l'introduction de la sonde détermine l'ouverture, & le pus qui s'en écoule sort avec les urines sans se confondre avec elles. Quelques-uns conseillent, dans ce cas, de pratiquer une ouverture au périné, & de fendre la prostate comme si l'on se proposoit de tirer une pierre de la vessie. Ce moyen pourroit être mis en usage si l'abcès fournissoit une grande quantité de pus, s'il étoit long à se déterger, & que le malade tombât dans le marasme. En procurant une issue libre aux urines, il en préviendroit le séjour & l'altération, & donneroit la facilité de porter les injections convenables jusques sur le siége du mal. Mais, pour l'ordinaire, les choses se rétablissent d'elles-mêmes, & l'on n'est pas obligé de faire courir au malade le risque d'une opération aussi dangereuse.

La tuméfaction de la prostate, qui donne lieu à la Rétention d'urine, est pour le plus souvent fongeuse ou squirreuse. Dans le premier cas, elle est molle, & ne paroît être produite que par un accroissement plus ou moins considérable de son volume; dans le second, elle est dure, & présente un changement marqué dans son organisation; souvent le corps de la prostate est malade, quelquefois aussi la partie de cette glande, à laquelle on donne le nom de luette vésicale, est la seule qui soit affectée. J'ai vu, en plusieurs cas, cette luette former une tumeur ronde, portée sur un pédicule étroit : sa grosseur varioit depuis celle d'un noyau de cerise jusqu'à celle d'une grosse noix (1). Lorsque cela arrive, elle bouche le col de la vessie sur lequel elle est entraînée par le cours des urines, & elle s'oppose à leur écoulement. L'introduction du doigt dans l'anus, fait aisément connoître si la prostate est tuméfiée, & si ce corps est mou ou squirreux; mais aucun signe n'indique d'une manière positive le gonflement de la luette vésicale.

La Rétention d'urine à laquelle ces différens états de la prostate donnent lieu, commence

(1) Ces Observations précieuses prouvent que la luette vésicale n'est autre chose qu'un repli ou une protubérance de la membrane interne de la vessie, occasionnée par la situation & pression de l'extrémité de la prostate. Cette éminence ou luette disparoît en effet quand la prostate est enlevée.

par des difficultés d'uriner, semblables à celles qui sont causées par l'inertie de la vessie, & à laquelle on remédie par l'usage des boissons légèrement diurétiques. Lorsque le mal devient plus pressant, & que les urines ne peuvent plus sortir, on ne peut se dispenser de sonder le malade. Cette opération, quoique facile en toutes les circonstances, n'a pas toujours le succès désiré. La sonde pénètre aussi avant qu'elle puisse aller, mais les urines ne sortent pas, parce que le bout de cet instrument, engagé entre les parois de la prostate, ou entre le col de la vessie, & la tumeur formée par la luette vésicale, ne parvient pas jusqu'au siège des urines. Il faut, dans ce cas, employer les sondes, dont le bec soit extrêmement alongé; &, si on est assez heureux pour tirer les urines, on laisse la sonde dans la vessie, jusqu'à ce que ce viscère ait repris son ressort, & on se conduit en tout comme dans la Rétention d'urine produite par la paralysie. Si, au contraire, l'on ne réussit pas à la faire entrer, il ne reste d'autres ressources que celle de la ponction de la vessie au-dessus du pubis, & non ailleurs, de peur que l'épaisseur des parties à traverser ne s'oppose à son succès, si on la pratiquoit au périné ou à travers le rectum. Mais cette ressource n'est que momentanée, à moins que la vessie ne reprenne son ressort, ou qu'on ne puisse y introduire une sonde par les voies ordinaires: si cela n'arrive pas, il faut laisser la canule du trois-quart à demeure. L'action par laquelle la nature cherche à se débarrasser, la crainte qu'il ne se forme des incrustations, au-dedans & au-dehors de la canule, celle de ne pas retrouver aisément le chemin qui mène à la vessie, lorsqu'on a retiré cet instrument & qu'on veut le remettre, sont autant de raisons qui doivent s'y opposer. Cependant, on est quelquefois parvenu à fixer des canules dans la vessie; Colot cite deux cas où ce moyen lui a été utile: on trouve un exemple d'un pareil succès, dans la thèse soutenue sous la présidence de D. Murray, citée précédemment. On avoit pratiqué une incision au-dessus du pubis, pour avoir plus de facilité à porter le trois-quart dans la vessie. La playe s'enflamma, suppura, se retrécit & se cicatrisa; mais les urines n'ayant pu reprendre leurs cours par l'urètre, on laissa la canule en place. Il y avoit déja deux ans que les choses étoient en cet état, lorsque le D. Murray vit le malade. Cet homme, âgé de 60 ans, jouissoit de la meilleure santé, il débouchoit sa canule toutes les quatre heures, la cicatrice de sa playe étoit belle & sans rougeur.

De la Rétention d'urine produite par le retrécissement de l'urètre.

La Rétention d'urine produite par cette cause, arrive si souvent à la suite de la gonorrhée vénérienne, qu'on pourroit croire qu'elle en est toujours l'effet. Quelques-uns cependant disent l'avoir vue survenir à des personnes qui n'avoient jamais éprouvé ce genre d'incommodité. Elle ne commence pas aussi-tôt que l'écoulement qui y a donné lieu. Pour l'ordinaire, les malades n'en ressentent les premières atteintes qu'au bout d'un tems plus ou moins long, & même quelques années après. La cause première n'en est pas bien connue; l'opinion où l'on a été que l'humeur de la gonorrhée est fournie par des ulcères, qui se forment au-dedans de l'urètre, a fait penser que ce canal se remplissoit de chairs fongeuses, auxquelles on a donné le nom de carnosités, ou qu'il est retréci par des cicatrices. Mais l'urètre n'est point ulcéré dans cette maladie, l'humeur qui en sort, paroît n'être qu'une excrétion abondante & viciée, de celle qui lubréfie ce canal dans l'état naturel, comme celle qui coule des narines dans le coriza, vient des glandes muqueuses dont la membrane pituitaire est garnie. D'ailleurs des observations exactes, faites au commencement de ce siècle par Saviard & répétées depuis, sur un grand nombre de sujets, par J. L. Petit, La Faye & M. Bell, prouvent qu'il ne se trouve presque jamais de carnosités ou de cicatrices chez ceux qui ont eu la gonorrhée; il faut donc que le retrécissement qui lui succède, vienne du spasme ou de l'engorgement des parois de l'urètre.

La Rétention d'urine causée par ce retrécissement a pour l'ordinaire une marche fort lente, les malades éprouvent d'abord une difficulté d'uriner, avec diminution du jet des urines. Cette difficulté, à laquelle ils ne font pas d'attention dans le commencement, est sur-tout remarquable lorsqu'ils font des excès dans la boisson, ou qu'ils se sont échauffés avec les femmes; elle augmente peu-à-peu, & en même-tems la grosseur du jet des urines devient moindre, souvent ce jet est comme bifurqué, les besoins d'uriner sont plus fréquens, l'urine se trouble & prend de l'odeur, elle dépose un sédiment de couleur blanche, tirant sur le gris; enfin le mal fait des progrès, tels que ceux qui en sont attaqués, sont forcés de demander du secours, sans quoi ils tomberoient dans une Rétention totale d'urine. Ce dernier événement est ordinairement précédé de tumeurs au périné, de fistules ou d'abcès urineux. Nous avons donc à considérer l'espèce de Rétention d'urine dont il s'agit, sous plusieurs aspects différens: 1.° Lorsqu'elle ne consiste encore que dans une lenteur & une difficulté d'uriner plus ou moins grande. 2.° Lorsqu'il s'est formé, en même-tems, une ou plusieurs tumeurs au périné. 3.° Lorsque ces tumeurs se sont ouvertes, & qu'elles ont dégénéré en fistules. 4.° Lorsqu'il est survenu un grand abcès. 5.° Enfin, lorsque la strangurie est complette.

1.° La lenteur avec laquelle les urines s'écoulent, ainsi que la diminution & la grosseur du jet

jet qu'elles forment, montrent assez que, dans ce premier cas, le calibre de l'urètre est diminué, & qu'il doit être nécessairement élargi. On remplit cette indication au moyen des bougies qu'on y introduit peu-à-peu, & dont on augmente la grosseur par degrés, jusqu'à ce que le canal ait repris ses dimensions. Anciennement on faisoit des bougies avec du plomb, de la baleine, de la corde à boyau & de la cire, dans laquelle on avoit trempé des mèches de coton. Actuellement on les fait avec du linge, imprégné & couvert de substances emplastiques, qui sont bien préférables aux premières. En effet, les bougies de plomb ont une dureté qui les rend difficiles à supporter. Le desir de les rendre en quelque sorte flexibles, & peut-être aussi celui de leur procurer une vertu analogue à la cause antécédente de la maladie qu'on se propose de combattre, a engagé à les frotter avec du mercure, qui s'amalgamant avec le plomb, lui ôte une partie de sa ténacité. Lorsqu'elles ont été préparées de cette manière, elles deviennent cassantes, ce qui expose les malades au danger d'une opération plus pénible & plus grave qu'on ne pense, si la portion de bougie rompue est encore dans l'urètre, ou à la nécessité d'être taillé, si cette portion de bougie s'est glissée dans la vessie, & qu'il se forme des connections pierreuses autour. Les bougies de baleine ne font pas courir les mêmes risques; mais elles sont également dures, & l'effort qu'elles font pour se redresser, augmente la pression incommode qu'elles exercent sur l'urètre. Celles de cordes à boyaux ont l'avantage de se gonfler par l'humidité qui transpire de ce canal; avantage pour lequel des Praticiens distingués les ont adoptés. La pratique cependant montre qu'elles sont difficiles à introduire & à retirer, parce qu'elles n'ont pas de solidité quand elles sont sèches, & qu'elles se gonflent inégalement dans l'urètre dont elles blessent les parois. Le Dran veut qu'on les enfonce dans une espèce d'étui de linge, couvert de substance emplastique; M. Bell les conseille préparées de cette manière, ce qui les fait entrer dans la classe de celles dont l'usage est le plus généralement adopté. Enfin les bougies faites de cire, étendues sur une mèche, sont sujettes à s'amollir ou à casser; &, dans ce dernier cas, il est possible qu'une portion de cire quitte la mèche & reste engagée dans l'urètre, ou qu'elle s'introduise dans la vessie pour y devenir le noyau d'une pierre. Celles qui sont emplastiques n'ont aucun de ces inconvéniens, on leur donne à volonté le degré de consistance qu'on juge convenable; on pourroit même leur procurer des qualités diverses, si l'on avoit d'autres vues à remplir que celle d'élargir le canal. Toute composition d'emplâtre est bonne, pourvu qu'elle ne soit pas trop dure, & qu'elle n'ait pas une vertu astringente & irritante. Sharp & Bell, proposent le diachylum, auquel le premier ajoute l'antimoine en poudre, & le mercure éteint dans du miel; & le second, de l'huile & de la cire. Ces substances ayant été fondues à part, on les mêle dans un vase plat, puis on y plonge des morceaux de linge, long de dix à douze pouces, & larges de huit & demi pour six bougies, lesquels sont roulés & qu'on y déroule. S'ils ne se chargent pas également, on y étend de l'emplâtre avec une spatule de fer, qu'on a fait chauffer, après quoi on les laisse refroidir & sécher. Il ne s'agit plus que de les couper avec un couteau & une règle, en bandelettes larges de cinq huitièmes de pouces, dont on retranche une petite portion angulaire, pour que les bougies soient plus minces à l'une de leur extrémité qu'à l'autre, & de rouler ces bandelettes entre les doigts, & ensuite sur une table de marbre ou de bois bien unie.

Lorsqu'il s'agit de faire usage de la bougie, on fait coucher le malade sur le bord de son lit, ou on le fait tenir debout devant soi, de manière que ses genoux viennent appuyer sur ceux du Chirurgien. Celui-ci saisit ensuite la verge de la main gauche, comme s'il vouloit porter une sonde dans la vessie, & fait entrer la bougie, qu'il a soin de bien graisser avec de l'huile. Si elle pénètre avec peine, il la pousse avec ménagement & lenteur, & s'arrête au premier obstacle qu'il rencontre. Il convient pendant les premiers jours de n'y laisser que peu de tems; une demi-heure ou une heure, par exemple, afin que le canal s'y habitue peu-à-peu. Dans la suite on la porte plus avant, & on la laisse séjourner davantage, jusqu'à ce qu'elle entre de toute sa longueur & qu'elle cesse d'être douloureuse; alors on en emploie de plus grosses. Il faut aussi, lorsqu'on est parvenu à ce point, l'attacher avec un lien de coton, de peur qu'elle ne se perde dans la vessie. Le lien qu'on fixe à la grosse extrémité de la bougie par un nœud simple, qui répond au milieu de sa largeur, est noué une seconde fois, à la distance de quinze à dix-huit lignes de l'ouverture du gland, & les deux bouts passés, l'un à droite & l'autre à gauche, autour de la verge, au-dessus du prépuce, ou entre le prépuce & le gland, sont réunis par un troisième nœud, au-delà de la couronne de ce corps. On ne peut dire précisément combien de tems il faut continuer l'usage des bougies pour assurer la guérison. Si elles ont été faciles à introduire, que le malade ait pu les garder dix à douze heures, sur les vingt-quatre heures, sans en être incommodé, & que les urines commencent promptement à couler avec liberté & par un gros jet, il est moins nécessaire d'insister sur leur usage. Si, au contraire, le malade est longtems à s'y habituer, & que les urines continuent à sortir avec peine, il doit être plus long. La guérison est rare avant le terme de trois ou quatre mois, encore n'est-elle presque jamais parfaite; c'est-à-dire, que les personnes qui ont eu ce genre d'incommodité, sont très-sujettes à y retomber pour peu qu'elles fassent d'excès; &, si elles n'ont pas la précaution de se passer de tems en tems une bougie, pour conserver le bon effet qu'elles ont obtenu & prévenir de nouveaux rétrécissemens de l'urètre. Quelquefois il est nécessaire, pendant le traitement, de faire usage des boissons relâchantes & adoucissantes, de prescrire des bains, & de suspendre les bougies, si elles causent trop de douleurs, ou qu'elles attirent sur l'un des testicules, une inflammation qui le gonfle & qui le rende sensible. *Voyez*, pour de plus grands détails, l'article BOUGIES.

2.° Les tumeurs qui se forment au périné de ceux qui ont une rétention d'urine, occasionnée par le retrécissement de l'urètre, sont le résultat d'une légère crevasse, qui s'est faite au parois de ce canal, en-deça de l'obstacle qui s'oppose au cours des urines, ce qui leur permet de s'infiltrer dans le tissu spongieux de l'urètre, ou dans la substance cellulaire voisine. Le nombre, la grosseur, la position de ces tumeurs varient; le plus souvent, il n'y en a qu'une; quelquefois il s'en trouve plusieurs; elles sont placées dans la direction de l'urètre ou semblent implantées sur le corps caverneux ou sur une de ses racines. Dans le commencement elles ont beaucoup de dureté, & causent peu de douleurs; elles s'amollissent dans la suite, & deviennent plus ou moins sensibles. Ces tumeurs finiroient par s'abcéder & par s'ouvrir d'elles-mêmes, si l'on n'en arrêtoit les progrès, & les urines qui continuent de s'échapper de l'urètre, passant à travers l'ouverture qui s'y seroit faite, la rendroient fistuleuse. On ne peut prévenir cette terminaison que par l'usage des bougies, qui rendent à l'urètre les dimensions qu'il a perdues, & rétablissent la liberté du cours des urines, ce qui empêche qu'elles ne se fourvoient davantage. Mais il faut pour cela que le mal ne soit pas fort avancé, & que les bougies puissent être introduites avec facilité. S'ils durent depuis long-tems, & que la sensibilité & le retrécissement de l'urètre s'opposent au passage des bougies, la suppuration & la crevasse des tumeurs sont inévitables, & le malade aura une ou plusieurs fistules urineuses.

3.° Les fistules ne s'ouvrent pas toujours à l'endroit où les tumeurs dont il vient d'être parlé se sont élevées. Si le tissu qui les environne se trouve lâche & qu'il cède avec facilité, l'urine fort plus ou moins loin, & dans toutes les directions possibles, & va produire des tubercules, qui s'ouvrent en des endroits éloignés de la crevasse de l'urètre, qui leur a donné naissance. On trouve des fistules urineuses au périné, sur les bourses au pli des aines, sur les fesses au-dedans des cuisses, & quelquefois même à l'un des côtés du sacrum. Elles diffèrent en nombre & en dureté; quelquefois leur trajet est marqué par une corde, qui s'étend de l'urètre à leur orifice extérieur. En d'autres cas, il se forme dans leur voisinage des callosités, qui offrent beaucoup de résistance, & qui confondent toutes les parties qu'elles occupent les unes avec les autres; le pus qui en sort est séreux, & lorsque le malade rend ses urines, il éprouve dans le canal un sentiment de chaleur & d'irritation, qui l'avertit qu'une partie plus ou moins grande de ce fluide le traverse, suivant que le retrécissement de l'urètre est plus ou moins considérable. Il n'est pas rare de voir des malades, qui rendent presque toutes leurs urines par les ouvertures fistuleuses qui se sont établies au périné aux bourses, & chez qui le canal destiné à leur excrétion, en transmet très-peu au-dehors.

La maladie parvenue à ce point, est plus grave que dans les deux circonstances dont il a été fait mention ci-dessus. Cependant elle est la même, & peut encore guérir par les mêmes moyens, c'est-à-dire, par l'usage des bougies; il ne s'agit que d'y mettre du tems & de la patience, & de s'aider de quelques moyens accessoires, tels que les bains de fauteuil & les onctions mercurielles, employées comme fondantes, & faites seulement sur l'endroit affecté; car on doit supposer que le mal est purement local, & qu'il n'y a pas à craindre que le malade ait la vérole, ou qu'on a pris avant tout les précautions les plus sûres pour l'en guérir. A mesure que le cours naturel des urines se rétablit, les callosités qui compliquent les fistules se fondent & se détruisent, parce que la cause qui les a produites & qui les entretient, cesse d'agir sur elles. Lorsqu'une fois le canal de l'urètre est entièrement dilaté, les bords de la crevasse, qui s'y étoit faite, se rapprochent & se réunissent. Il est quelquefois nécessaire, pour obtenir cet effet, de se servir de sondes flexibles, qui, comme les bougies, écartent & soutiennent les parois du canal, & qui transmettant les urines au-dehors, empêchent qu'il ne s'en introduise dans l'ouverture fistuleuse intérieure quelques gouttes, ce qui nuiroit à sa consolidation. Lorsque la maladie est terminée, il est encore plus nécessaire d'entretenir l'urètre dans l'état de dilatation que les bougies lui ont procuré, que dans le cas où ce canal n'est que resserré sans aucune ulcération de ses parois. On sent, en effet, que pour peu que les urines trouvent d'obstacle à le parcourir, elles agiroient sur la cicatrice de ce canal, & ne tarderoient pas à la rouvrir.

Toutes les fistules urineuses ne cèdent point au traitement simple que nous venons d'exposer. Il en est qui sont produites par un tel engorgement de l'urètre, & compliquées de tant de callosités qu'il est impossible de faire pénétrer les bougies. Les personnes, qui sont dans ce cas, doivent garder leur infirmité; à moins qu'elle ne devienne excessive, & qu'elle ne les expose au danger de périr. Si donc les urines cessent de couler à travers l'urètre pour s'échapper en entier par de nombreuses ouvertures aux bourses & au périné, si ces parties sont tuméfiées ou calleuses, & si elles rendent du pus avec abondance, si le malade a des envies continuelles d'uriner, qu'il soit attaqué de fièvre & d'insomnie, qu'il tombe dans l'amaigrissement, il faut tenter de le rétablir par une opération grave, à la vérité, mais moins dangereuse que le mal dont il est attaqué. Cette opération consiste à fendre les callosités extérieures par une incision profonde, & d'une étendue proportionnée à la leur, & à en emporter une partie de côté & d'autre, de manière à faire une playe avec perte de substance, qu'on remplit mollement de charpie, on termine par des compresses larges & un bandage en double T. On panse cette playe aussi souvent qu'il est nécessaire, & l'on a soin chaque fois qu'on la découvre, d'engager le malade à pousser ses urines. Si on s'apperçoit qu'elles sortent plus abondamment par une des ouvertures qui viennent y aboutir que par une autre, on introduit une bougie dans cette ouverture, aussi avant qu'elle peut pénétrer. Lorsqu'au bout de quelques jours on s'est assuré que cette bougie est parvenue jusque dans la vessie, on y substitue une sonde canelée, obtuse à son extrémité, le long de laquelle on introduit un bistouri convexe, comme dans le procédé de le Dran, pour l'appareil latéral, afin d'inciser le trajet fistuleux que cette sonde traverse dans toute son étendue, ainsi que la partie membraneuse de l'urètre & le col de la vessie. Il ne reste plus qu'à faire glisser sur cet instrument une canule qu'on laisse à demeure pour détourner les urines en-dehors, & empêcher qu'elles se répandent à travers les callosités & les trajets fistuleux qui se rendent dans la playe. Bien-tôt, à l'aide des pansemens simples & mollets, la suppuration s'établit dans toutes les parties engorgées; & celles-ci diminuent tant en dureté qu'en volume. Les bougies, devenues plus faciles à introduire, élargissent peu-à-peu l'urètre, & enfin lorsque ce canal peut recevoir une algalie, on y en passe une qui, pénétrant dans la vessie, rend la canule inutile, & permet à la playe de se cicatriser. Telle est la conduite qu'il faut tenir dans ces cas épineux, & dont on trouve l'exemple suivant de réussite, aussi détaillé qu'instructif dans le Traité des Opérations de Chirurgie de le Dran. « En 1730, dit cet Auteur, je vis un malade qui avoit au périné & au scrotum, tant de callosités, qu'on ne distinguoit pas même les testicules, le scrotum & le périné ne faisant, pour ainsi dire, qu'une masse informe. Les callosités étoient percées d'environ trente trous fistuleux, par où l'urine ne sortoit presque que goutte à goutte. Il n'en sortoit que très-peu par la verge, & je ne pus y introduire la plus petite bougie. Ainsi, je crus que ce malade ne pourroit guérir que par une opération. L'ayant préparé par deux saignées, je le mis dans la même attitude que pour faire la taille, & je fis au périné, à côté de l'endroit où devoit être l'urètre, que je ne pouvois distinguer, une incision très-longue, & profonde de trois travers de doigt dans l'épaisseur de ces callosités. J'emportai d'un second coup une partie des callosités du côté de la branche de l'ischion, qui fait l'un des pilliers de la voûte du pubis, & je remplis aussi-tôt la playe avec de la charpie. Le lendemain je mis le malade dans la même attitude, pour lever cet appareil, & ayant ôté toute la charpie, je le fis uriner; alors je vis sortir l'urine de plusieurs endroits. Je choisis celui qui parut s'approcher le plus de l'urètre; j'y introduisis & j'y laissai même un bout de bougie de corde à boyau, qui ne put avancer plus d'un pouce, à cause de l'obliquité du sinus fistuleux. Je pansai la playe avec un digestif simple, ayant soin de tenir les lèvres écartées. Le lendemain, & sur-lendemain, je pansai de même, & à chaque fois la bougie avança un peu plus dans le sinus. Enfin, le cinquième jour, elle entra dans l'urètre, & je connus qu'elle y étoit, parce qu'en la poussant elle entra dans la vessie; alors je fis couler le long de la bougie une sonde canelée dont le bout étoit ouvert, & ayant retiré la bougie, la canelure de la sonde me servit à conduire un bistouri avec lequel je fendis tout le trajet jusqu'au col de la vessie inclusivement, faisant cette incision comme dans la taille, & évitant le rectum. Aussi-tôt, je portai, à la faveur de la même sonde, une canule de plomb dont un bout se perdoit dans la vessie, & dont l'autre fut fixé par le bandage, au niveau de la peau du périné; je pansai le reste de la playe à l'ordinaire. L'urine coula librement par la canule, & elle ne passa plus par les fausses routes qu'elle s'étoit faite; ainsi, toutes les callosités se fondirent en partie. L'urètre devint alors plus accessible aux bougies, & je pus y en introduire une petite jusque dans la playe. Ayant élargi l'urètre jusqu'à un certain point avec les bougies graduées, je crus qu'il falloit le faire suppurer par un secours plus efficace que celui des bougies, & j'y introduisis une petite algalie. Je fis sortir les yeux de l'algalie par la playe, & j'y passai un fil que je retirai par la verge, en retirant l'algalie. Ce fil me servit à faire passer un séton de plusieurs mèches. Je les garnissois d'un mélange d'onguent d'althéa & d'emplâtre divin fondu ensemble. Je les changeois à chaque pansement. Je fis cela pendant trois semaines, dans lequel tems la playe suppura beaucoup, & toutes les callosités se fondirent. Ainsi, la playe devint une playe simple, pareille à celle d'un malade qui a été taillé depuis trois semaines. Alors j'ôtai la canule, je passai l'algalie par la verge jusque dans la vessie, & je l'y laissai cinq à six jours, pendant lequel tems la playe que j'abandonnai, pour ainsi dire à la Nature, se resserra jusqu'à un certain point. J'ôtai ensuite l'algalie & je laissai fermer la playe, qui acheva de guérir en moins de quinze jours avec des pansemens les plus simples. Je recommandai au malade l'usage des bougies & d'une sonde de plomb, pour tenir l'urètre dilaté, & éviter l'ouverture de la cicatrice. »

On a cru long-tems que toute fistule urineuse exigeoit qu'on en ouvrît le trajet dans toute son étendue. Mais à quoi serviroient les incisions multipliées qu'elles exigeoient, s'il y en avoit plusieurs, & quel succès se promettre d'une opération où on ne seroit pas sûr d'attaquer le principe du mal? Quel que soit le nombre des fistules qui communiquent avec l'urètre, elles n'ont, du côté de ce canal, qu'une ouverture dont il est impossible de connoître la position, & qui peut se trouver dans un lieu inaccessible à la portée des instrumens. Si l'effet de l'opération dont il s'agit est de les fendre & d'en faire suppurer les bords, il est évident qu'elle manqueroit fréquemment le but qu'on se propose, & que les fistules ne tarderoient pas à se reproduire, en supposant qu'elles puissent être guéries pour quelque tems. Cet événement seroit encore plus à craindre dans le cas où les fistules urineuses dépendroient d'une crevasse à la vessie même, ainsi que J. L. Petit & M. Bell disent l'avoir observé. Mais comme ils n'ont pas eu occasion d'examiner ce genre de fistule par la dissection, & qu'ils ont cru la reconnoître à l'écoulement involontaire des urines dont il étoit compliqué, il seroit possible qu'ils se fussent trompés, qu'ils eussent pris pour une fistule de la vessie même, une fistule urineuse ordinaire, accompagnée d'incontinence d'urine.

4.° Une crevasse un peu plus considérable que celle dont il a été parlé à l'occasion des tumeurs dures, qui surviennent quelquefois au périné des personnes attaquées de Rétention d'urine par le retrécissement de l'urètre, donne lieu à des abcès dont la marche est plus ou moins rapide. Ces abcès commencent par une tumeur peu douloureuse, qui ne change pas la couleur de la peau, qui offre peu de résistance, & au centre de laquelle on sent une fluctuation profonde. Le siège de la tumeur qui occupe le périné au-dessous des bourses, le sentiment de chaleur que le malade y éprouve, lorsqu'il rend ses urines; la difficulté avec laquelle ce fluide s'écoule, celle qui a eu lieu précédemment, font aisément connoître qu'elle en est la nature. Lorsque la fluctuation commence à y être sensible, il ne faut pas hésiter à y plonger un bistouri jusqu'au foyer du mal, & à ouvrir l'abcès dans la plus grande partie de son étendue, de manière sur-tout que les écoulemens qui doivent se faire par la plaie, trouvent, en-dehors & en-dedans, une pente facile. Si l'on tardoit à le faire, les urines & le pus pourroient s'amasser en si grande quantité qu'il en résultât un engorgement gangréneux, qui s'étendît sur le scrotum, & qui mît les testicules & les corps caverneux à nud par la chûte des escarres qui auroit lieu par la suite. On ne peut donc être trop attentif à observer les progrès de la maladie, pour s'y opposer à tems. Quelques topiques émolliens & relâchans peuvent favoriser la maturation de l'abcès, & lorsque celui-ci est ouvert, il en sort des urines mêlées de pus, & d'une odeur infecte. On remplit la plaie avec de la charpie molette, & le reste du pansement est le même que celui de l'opération qu'exigent quelquefois les fistules urineuses, compliquées de callosités. Comme la suppuration est toute établie, que les urines continuent à sortir par la crevasse de l'urètre, & qu'elles s'échappent ensuite par la playe, ce pansement doit être renouvellé fréquemment dans les premiers tems. Lorsque l'abcès est suffisamment dégorgé, il faut introduire des bougies dans l'urètre, pour en faire cesser le retrécissement. Si l'on ne peut les faire parvenir jusque vis-à-vis la playe, on leur substituera une algalie d'argent, à double courbure, laquelle est bien plus facile à conduire que ne le seroit une sonde flexible, préparée avec la gomme élastique, & on laissera la playe se cicatriser; si, au contraire, on négligeoit l'usage des bougies, ou qu'elles ne pussent être introduites assez avant, le malade courreroit le risque de rester avec une fistule urineuse qu'il pourroit garder toute sa vie.

Les abcès dont il vient d'être fait mention se forment, pour le plus souvent, au-dessous des bourses; rien n'empêche cependant que les urines se glissent de proche en proche sous les tégumens voisins, & qu'elles aillent produire des abcès de cette espèce ailleurs. J'en ai vu à l'aine & au-devant du pubis, lesquels n'ont été annoncés par aucune difficulté sensible d'uriner, & qui ont été méconnus jusqu'à ce qu'ayant été ouverts, la qualité du pus qu'ils ont rendu, en ait fait distinguer la nature. Il est impossible que ces sortes d'abcès n'aient pas un foyer au périné; lorsque cela a lieu, le Chirurgien doit pratiquer en cet endroit une contre-ouverture, soit qu'il incise les tégumens sans guide, ou qu'il se serve d'une grosse sonde boutonnée qu'il fait glisser sous les tégumens à travers la playe. Lorsque les abcès du périné sont d'un volume considérable, la Faye croit qu'il ne faut pas se contenter de les ouvrir; mais qu'il faut encore porter une canule dans la vessie; il ne dit cependant pas comment cette canule doit être placée. J'en ai vu faire usage étant fort jeune, & sans doute les Praticiens exercés s'en servoient comme ceux que j'ai eu occasion de voir opérer: ils introduisoient une sonde cannelée dans la vessie à travers la crevasse de l'urètre; &, après avoir incisé le col de ce viscère avec un bistouri qu'ils faisoient glisser le long de sa cannelure, ils s'en servoient pour placer la canule qu'ils laissoient à demeure. Les vues qu'ils se proposoient sont faciles à saisir. Ils vouloient donner à la vessie la facilité de se vuider, & à la playe celle de se dégorger; mais il n'est pas nécessaire de faire une opération aussi importante pour parvenir à ce but. J'ai ouvert & fait ouvrir beaucoup d'abcès urineux; ils ont été tous pansés comme il a été dit ci-dessus, & lorsque les malades ont été dociles, & qu'ils se sont prêtés à tems & assez long-tems à l'usage des bougies, ils ont été guéris complettement, & sans avoir éprouvé d'accidens graves. Si j'en crois mon expérience, les abcès urineux ne sont d'aucun danger, à moins que le mal n'ait fait beaucoup de progrès avant que le malade ait appellé à son secours, & que les tégumens du périné & des bourses soient dans une disposition très-prochaine à la gangrène. Alors, après les avoir ouvert, il faut attendre la formation des escarres que rien ne peut empêcher, ou en favoriser la séparation par des topiques onctueux & relâchans, panser les playes qui résultent de leur chûte de la manière la plus simple, & même avec de la charpie sèche, & soutenir les forces du malade au moyen d'un régime analeptique & de l'usage du quinquina en poudre, à la dose de quelques gros par jour.

5.° Le retrécissement de l'urètre, porté à l'excès, donne presque toujours lieu à la formation d'abcès de l'espèce de ceux dont il vient d'être parlé; & si le malade tombe dans la strangurie complette, pendant le tems que ces abcès emploient pour parvenir à leur maturité, il en est promptement soulagé par leur ouverture. Quelquefois cependant il ne survient rien de semblable, & la difficulté d'uriner dégénère tout-à-coup en une Rétention totale d'urine. Le malade fait en vain les plus grands efforts pour s'en débarrasser, à peine en sort-il quelques gouttes; cependant la vessie s'emplit, & s'élève au-dessus du pubis; le ventre se tend & devient douloureux; la fièvre s'allume, le visage s'enflamme, la tête se prend, & les circonstances deviennent extrêmement affligeantes; il faut alors avoir promptement recours aux moyens antiphlogistiques. On saigne le malade une ou plusieurs fois, on le plonge dans le bain, on lui applique sur le ventre des fomentations ou des onctions relâchantes & des sangsues au fondement, on lui prescrit des boissons légèrement diurétiques, & sur-tout on tâche de passer une sonde dans la vessie. Quelques-uns croient que celles dont le diamètre est un peu considérable réussissent mieux que les autres, parce que le bec de cet instrument écarte les parois de l'urètre, & fait, à mesure qu'il s'avance, un vide qui permet de le porter plus avant. Il m'est prouvé, par des succès assez nombreux, que les sondes les plus minces sont celles qui pénètrent avec plus de facilité; aussi celles dont je me sers sont-elles aussi petites qu'elles puissent être. J. L. Petit en avoit fait construire pour cet objet qui, au lieu d'avoir deux ouvertures latérales auprès de leurs extrémités, sont percées au bout d'une ouverture ronde, fermée par un bouton, pour permettre aux urines de s'écouler. Au moyen de cette construction ingénieuse, il n'est pas à craindre que le tissu spongieux de l'urètre s'y engage, comme il le fait dans les yeux des autres. On ne peut douter que ce Praticien n'eût effectivement imaginé les sondes dont il s'agit, puisqu'il s'en attribue l'invention; cependant elles étoient connues avant lui, on en trouve le modèle dans Franco, avec cette seule différence, qu'elles sont aussi percées sur leurs côtés. Du reste, Franco en recommande l'usage dans le cas d'excroissances ou de caroncules dans l'urètre. Si la sonde ne peut être portée dans la vessie, il faut essayer des bougies. On voit souvent l'irritation que ces corps exercent sur les parois de l'urètre, exciter efficacement l'action de la vessie, & la forcer à chasser les urines; peut-être n'agissent-ils en ce cas, que comme en tous ceux où on y a recours, c'est-à-dire, en écartant les parois de l'urètre & en procurant la dilatation momentanée de ce canal. Quoi qu'il en soit, lorsque cette ressource manque, & qu'il y a lieu de craindre que le malade périsse, il reste encore celle de la ponction à la vessie, en attendant que le calme se rétablisse, & que les bougies puissent être employées avec plus de succès.

De la Rétention d'urine causée par l'imperforation de l'urètre.

Cette maladie est rare, mais elle peut se présenter particulièrement chez l'enfant nouveau-né. On en est averti par le défaut d'excrétion des urines, & par les tourmens & l'agitation que la distention de la vessie cause à l'enfant. Si les circonstances sont assez heureuses pour qu'il n'y ait qu'une membrane mince à percer, l'opération est facile, parce que cette membrane est tendue & poussée au-dehors par le flot des urines qui cherchent à s'échapper. Quelquefois la Nature se suffit à elle-même en pareil cas, témoin l'observation rapportée par Cabrole, d'une jeune fille qui rendoit toutes ses urines par le nombril depuis le moment de sa naissance, & qui fut guérie par la simple perforation de la membrane qui bouchoit le méat urinaire. Peut-être est-ce également aux efforts que la Nature fait pour se débarrasser de l'urine, qu'est dûe l'ouverture qui se remarque au-dessous du gland, à l'endroit du frein du prépuce chez les hommes en qui l'urètre ne s'étend pas jusqu'au bout de la verge, ce qui constitue le vice de conformation, connu sous le nom d'Hypospadias. Quelques-uns ont, pour remédier à cette disposition, conseillé de pratiquer avec la pointe d'une lancette une ouverture artificielle au gland, d'y placer une canule, & de cautériser les bords de l'ouverture naturelle avec un caustique, pour les aviver & en faciliter la réunion; mais il est probable que cette opération difficile & dangereuse n'a pas été pratiquée; il est sûr au moins qu'elle n'a jamais dû l'être, puisque l'espèce d'hypospadias dont il s'agit, ne nuit ni à l'excrétion des urines ni à la génération. (*M. Petit-Radel.*)

RÉUNION. Action par laquelle on unit & l'on maintient les lèvres d'une playe rapprochées l'une de l'autre, afin que la Nature puisse les consolider. Cette consolidation prend aussi le nom de Réunion.

La Réunion s'obtient par la situation de la partie, par les bandages & appareils méthodiques, & par la suture, au moyen du fil & des aiguilles. Les premiers moyens sont préférables aux sutures, lorsqu'ils suffisent. *Voyez* Playe, Suture.

Les playes en long se réunissent fort aisément par le bandage unissant. *Voyez* Bandage. La situation de la partie avec l'aide d'un bandage suffit aux playes antérieures du col; on a des exemples de playes où la trachée-artère se trouvoit presqu'entièrement coupée, & qui ont été guéries par la seule attention à tenir la tête penchée en devant, le menton appuyé sur la partie supérieure de la poitrine. On réunira de même les playes transversales de la partie postérieure du col, en tenant la tête suffisamment renversée en arrière par un bandage convenable, qui sera le divisif de la partie antérieure. *Voyez* Divisif.

Les playes transversales du tendon d'Achille seront réunies par le bandage & la situation de la partie. *Voyez* Achille, Playe.

Les playes transversales de la partie extérieure du poignet, avec ou sans lésion des tendons extenseurs, peuvent être réunies, en ayant soin de tenir la main renversée, au moyen d'un bandage approprié; mais ce qui fait voir les grandes ressources de l'Art entre les mains de ceux qui sont nés avec le génie propre à l'exercer, c'est le bandage inventé par M. Pibrac, pour la Réunion des playes transversales de la langue. *Voyez* Lingual. La langue est sujette à être coupée entre les dents, dans des chûtes ou dans des attaques de convulsions épileptiques ou autres. Les Anciens recommandoient la suture; on sent de quelle difficulté il est de coudre la langue; l'espèce de bride que M. Pibrac a inventée porte un petit sac dans lequel on contient facilement la langue, de façon à obtenir, sans inconvénient, la Réunion de la playe qui y a été faite. *Voyez* les Planches. Le détail des cures opérées à l'aide de ce bandage ingénieux est dans le troisième Tome des Mémoires de l'Académie de Chirurgie.

Les playes obliques & transverses dont on ne peut espérer la Réunion par la seule situation de la partie, admettent l'application des emplâtres agglutinatifs grillés, connus sous le nom de suture sèche; on les avoit d'abord adoptés pour les playes du visage; mais le bon effet dont elles y sont a déterminé à en faire usage pour la Réunion de toutes sortes de playes.

Pour se servir de la suture sèche, on fait raser les environs de la playe, s'ils sont couverts de poils; on lave la playe pour la nétoyer des ordures des corps étrangers, ou des caillots de sang qui s'opposeroient à la consolidation; on rapproche ensuite les lèvres de la playe; on les fait contenir par un aide, tandis qu'on applique les languettes d'emplâtre adhésif. *Voyez* Emplatre.

Lorsque les points de suture paroissent indispensables pour la Réunion, on en diminue le nombre, en mettant alternativement un point & une languette agglutinative; cette suture mixte épargne de la douleur au malade & une partie des accidens que la suture peut occasionner.

Si un gonflement, un érésypèle ou quelque éruption cutanée obligeoit de lever l'emplâtre agglutinatif avant la consolidation parfaite de la playe, ou lorsque la cicatrice est encore récente, il faudroit avoir la précaution de le lever par l'une de ses extrémités jusqu'auprès de la division, en appuyant un doigt sur la peau que couvroit l'emplâtre, à mesure qu'il se détache; pour favoriser sa séparation, & empêcher les dilacérations qu'il pourroit occasionner par son adhérence; on reprend ensuite l'autre extrémité pour la conduire à pareille distance de l'autre lèvre de la division; on détache le reste par de petits mouvemens opposés & alternatifs. *Voyez* Playe, Suture. *Article de l'ancienne Encyclopédie.*

RHAGADES de ῥήσσω, je casse, je romps. Terme dont on se sert pour signifier les fentes, crevasses ou gerçures qui surviennent aux lèvres, aux mains, à l'anus & ailleurs. L'humeur âcre qui coule du nez dans le coryza cause des gerçures aux orifices des narines & à la peau de la lèvre supérieure. Le froid qui cause un resserrement violent à la peau délicate des lèvres, la ride comme un parchemin mouillé qu'on expose à l'action du feu pour le sécher. Les gerçures occasionnées par le froid se guérissent facilement, de même que toutes les autres crevasses de la peau, avec la première pommade, pourvu qu'il n'y ait point de cause intérieure acrimonieuse ou virulente. Les Rhagades qui sont des symptômes de lèpre ou de gale, ne cèdent qu'aux remèdes convenables à la destruction de ces maladies.

Les Rhagades du fondement sont souvent les symptômes de la maladie vénérienne; ils sont ordinairement accompagnés de callosités & souvent d'ulcération. Lorsqu'on a détruit le principe de la maladie par des remèdes qui y sont propres, on voit les Rhagades disparoître d'eux-mêmes. Ceux qui viennent à la suite d'une diarrhée ou de la dyssenterie, sont l'effet de l'irritation causée par des matières âcres, & se guérissent comme toutes les crevasses bénignes, avec l'onguent rosat, le cérat de Galien ou l'onguent populeum &

d'autres remèdes semblables. *Article de l'ancienne Encyclopédie.*

RHASÈS. (Abubeker Mohamed) né à Ray, en Perse, dans le dixième siècle; on ne sait quelle année. On dit que le surnom de Rhasès lui a été donné du lieu de sa naissance. Il cultiva, dès sa jeunesse, la Musique & la Chimie puis la Philosophie & la Médecine. Il acquit une grande réputation dans la pratique de cette dernière Science à une époque où l'on étudie encore aujourd'hui. Il voyagea pour s'instruire, & s'établit à Cordoue où il jouit de la considération que ses travaux lui avoient acquise. Il écrivit beaucoup & laissa, parmi les différens Traités qu'il a donnés, plusieurs qui ont rapport à la Chirurgie. Il a, le premier, développé d'une manière assez satisfaisante la nature du *spina ventosa* qu'il definit une corruption de l'os avec tumeur & douleur. Il établit judicieusement une distinction entre le *spina ventosa* & le *Pœdartrocace.* Celui-ci, dit-il, n'attaque que les épiphyses & est rarement avec douleur; l'autre, au-contraire, occupe indifféremment toute l'étendue de l'os & particulièrement la diaphyse; la douleur en est un symptôme inséparable. Rhasès établit encore une différence entre le nodus & les deux affections dont nous venons de faire mention; dans le nodus, observe-t-il avec raison, la tumeur se forme du dehors en commençant par les couches extérieures de l'os avant d'arriver aux plus intérieures, ce qui est le contraire dans les autres. La méthode de Rhasès est encore celle qu'on suit aujourd'hui; il est d'avis qu'on ouvre la tumeur, qu'on applique le cautère actuel pour détruire toute la partie suppurée de l'os. Notre Auteur parle du cancer en maître; il le distingue en occulte & en ulcéré, & s'étend beaucoup sur le traitement; il remarque qu'on ne doit jamais l'emporter quand il a contracté des adhérences, crainte que les parties qu'on est forcé de laisser, ne soient un nouveau foyer du mal. Rhasès a aussi écrit sur plusieurs maladies particulières aux Orientaux, notamment sur le Feu Persique, *Ignis Persicus*, espèce d'érésypèle, sur le vers, appellé *Vena Medinensis*, sur lequel nous nous sommes très-étendus à l'article DRAGONEAU. La meilleure édition que nous ayons de Rhasès, est la suivante: *Rhasès opera exquisitiora per Gerardum Toletanum Andreum Vesalium Albanum Torinum latinitate donata. Basileæ*, 1554, *in-fol.*

RHOGME. Ρωγμή, *Fissura.* Fracture du crâne, superficielle ou profonde, mais dans laquelle les pièces rompues ne sont point séparées & se touchent encore dans tous leurs points. Cette définition de Paul est un peu différente de celle que donne Galien, mais elle n'est pas moins reconnue par tous ceux qui ont écrit depuis, & nous l'adoptons volontiers comme la plus conforme à toute la doctrine que nous développerons en parlant des playes de tête *Voyez* l'article TÊTE. (*M. PETIT RADEL*).

RŒDERER (Jean-Georges,) né à Strasbourg en 1726. Son éducation fut très-soignée. Il étudia d'abord la Médecine dans sa Patrie, puis il se mit à voyager pour se perfectionner. Il séjourna long-tems à Paris, de-là il passa en Angleterre, en Hollande & en Allemagne. Dans tous ses voyages, Roëderer tourna toujours ses vues sur la manœuvre & la pratique des Accouchemens; il suivit M. Levret, dont la réputation, à Paris, commençoit à se former; il eut, avec ce célèbre Accoucheur, une liaison particulière qui devint une amitié. En 1754, il obtint une chaire à Gottingue où il enseigna, pendant long-tems, tout ce qui a rapport à la théorie & à la pratique des Accouchemens. Il fut étroitement lié avec Haller dont il avoit été le disciple & à qui il avoit de très-grandes obligations. Fixé d'une manière convenable à ses goûts, Rœderer enseigna avec fruit, pour ceux qui venoient l'écouter de toute part, & qui répandirent son nom fort au loin. Il composa différentes Dissertations où il fit voir une maturité de jugement & une érudition très-étendue; mais ce qui a le plus contribué à répandre cet Auteur fut l'ouvrage qu'il publia sous ce titre: *Elementa Artis obstreticiæ in usum Prælectionum Academicarum*, Gotting. 1753 *in*-8.° Il y présente les principes fondamentaux de la Science; & tout ce qu'il dit tant sur la forme & les dimensions du bassin que sur les procédés de l'Art qui doivent avoir pour base ces notions, est, on peut le dire, marqué au coin de la vérité. Il s'est étendu plus qu'aucun avant lui sur les dimentions du bassin & les proportions que doivent avoir les os qui le forment; il a parlé du rapport qui doit se trouver entre le volume de la tête & la capacité du bassin de la mère. Le chapitre de l'Ouvrage qui traite du toucher, offre des vues fort intéressantes dans la Pratique. L'objet de cette recherche, dit-il, est de déterminer l'état de grossesse ou non d'une personne; s'il y a défloraison, si la matrice est oblique ou droite, les maladies de cet organe, & particulièrement de son orifice, celles du vagin, la disposition du bassin, l'état éloigné ou proche de l'accouchement, la différence des douleurs qu'éprouvent les femmes, si elles sont vraies ou fausses, les parties que l'enfant présente, la position de l'orifice, selon celle qu'a l'enfant dans la matrice, les causes de stérilité, celles des hémorrhagies qui surviennent vers le dernier tems de la grossesse. Il termine par l'avortement, la môle & l'accouchement césarien. Rœderer a donné plusieurs Dissertations qui ont paru en particulier, & dont la plupart sont relatives aux affections de la matrice, une entre autres sous ce titre: *De uteri schirrho*, qui offre tout ce qu'il importe de connoître sur une maladie si fréquente chez les femmes qui sont sur leur retour. On en en trouvera également plusieurs autres qui ont rapport à des sujets différens de Médecine. Il est encore Auteur de plusieurs Mémoires intéressans qu'on trouve dans le recueil de la Société de Gottingue. (*M. Petit-Radel.*)

ROTULE; Επιγουνις. *Rotula, Patella.* Dénominations anciennes par lesquelles on désigne le petit os qui forme antérieurement ce qu'on appelle communément la boëte du genou. Le genou peut être regardé comme une articulation très-composée, non-seulement quant à la disposition des os qui se touchent par leurs surfaces respectives, mais encore par rapport aux cartilages, aux ligamens, aux tendons & membranes aponévrotiques, qui facilitent le jeu des os, en même-tems qu'ils les retiennent avec la plus grande fermeté. Les Anatomistes ont presque tous comparé la Rotule à l'olécrâne, par rapport à ses fonctions. En effet, interposée entre la jambe & la cuisse, elle peut être comparée à une poulie mobile, & par-là d'autant plus propre à augmenter la puissance des muscles, qui du fémur se portent au tibia, qu'elle obéit au différentes combinaisons des mouvemens, sans leur opposer la moindre résistance. Mais la forme de cet os du côté où il touche les condyles du fémur est telle qu'il semble plutôt être une dépendance de celui-ci que du tibia; & c'est ce dont on se convaincra encore en considérant l'action de la Rotule, dans les divers mouvemens de l'articulation du genou, & la manière dont elle borne les mouvemens de cet os dans les positions forcées où il tend à se porter avec force en avant. La Rotule est sujette aux diverses affections des os en général, notamment aux luxations & aux fractures, mais plus particulièrement à ces dernières. Souvent, en effet, il est fracturé à la suite de violens efforts, lorsqu'on cherche à se lever, le corps chargé d'un pesant fardeau, ou dans toute autre circonstance. Camper, qui a porté l'exactitude du calcul dans tout ce qu'il a dit sur la Physique animale, observe, dans une Dissertation sur la fracture de la Rotule & de l'olécrâne, publiée en 1789, que lorsqu'on fait un effort pour soulever un fardeau de 1900 livres, la Rotule fait une résistance qui équivaut à 24,960 livres. Or, c'est lorsque l'effort est au-dessus de cette résistance, que la Rotule se rompt, elle, ou les tendons qui servent à la fixer. L'homme tombe alors, mais sa chûte est moins la cause que l'effet de la fracture; opinion qui est loin d'être celle du plus grand nombre. La fracture de la Rotule a beaucoup plus fréquemment, lieu alors, qu'à la suite de l'action des corps qui ont été portés sur elle, ainsi qu'il est constaté d'après l'observation des Praticiens qui ont écrit sur ce genre de maladie. Qu'on considère la situation de la Rotule & les puissances qui la meuvent dans les différentes actions de la vie, & l'on sentira la raison de tout ce que nous avançons ici.

Des fractures de la Rotule.

Les Auteurs parlent des fractures en travers, obliques & longitudinales; mais tout en admettant les premières, peu s'accordent sur l'existence des dernières; à moins, disent-ils, que ce ne soit dans les plaies d'armes à feu. La fracture en travers, observe Hévin, arrive ordinairement dans le tems d'une flexion plus ou moins forte de la jambe. Si l'on tombe dans cette position, le centre de la Rotule porte à faux, parce qu'elle est alors placée dans l'espace de l'articulation du fémur & du tibia & qu'elle est fortement assujettie par ses extrémités. L'on a vu ce genre de fracture survenir à une forte contraction des muscles extenseurs de la jambe, sans que le genou fût frappé, ou que le malade fût tombé dessus; cet accident arrive plus communément aux grands danseurs de spectacles, vu les efforts violens qu'ils font souvent dans des attitudes forcées. Ruisch fait mention de cette circonstance dans sa Centurie d'Observations Anatomico-Chirurgicales. *Visitavi*, dit-il, *cum magistro Petri Adriani filio, virum satis robustum, qui è ponte descendens, in terram ferè ceciderat; imò pede lubrico resistens tamen, quantum potuit, in terram non fecerit prolapsus; sed ab illâ resistentiâ transversim fracta est ejus patella, adeò quidem evidenter ut inter utramque partem locari potuerit manus, una enim suprà, altera infrà genu sentiebatur.* J. L. Petit observe également avoir vu quantité de Rotules cassées par des faux pas & par des efforts sans qu'aucun corps ait frappé le genou; on voit quelquefois, en pareil cas, des Rotules être cassées même en plusieurs morceaux. Il y a toujours, dans les fractures de ce genre, un écartement plus ou moins grand entre les pièces fracturées, lequel est occasionné, par la rétraction des muscles extenseurs de la jambe, dont le fort tendon s'implante sur le bord supérieur de la Rotule, & même l'embrasse antérieurement en forme d'aponevrose. Quelquefois l'écartement est de quatre pouces; d'autres fois cependant le vuide est peu sensible, à raison du peu de mouvement qu'ont fait les blessés, immédiatement après l'accident; l'aponevrose qui entoure extérieurement la Rotule, étant alors encore entière, réunit assez les parties divisées, pour qu'il ne paroisse aucune séparation. Il faut faire attention à cette circonstance, afin de ne point rompre, par des tentatives indiscrettes, l'expansion aponevrotique qui maintient en contact les pièces rompues, sous prétexte de s'assurer s'il y a fracture ou non.

On a lieu de croire à l'existence de celle-ci, s'il y a eu précédemment un effort suffisant, ou si le blessé a reçu sur l'os un coup propre

à

à le fracturer; s'il dit y avoir ressenti un craquement, & qu'appellé immédiatement, on ait senti un vuide plus ou moins profond, qui, naturellement, ne doit point s'y trouver. Nous disons immédiatement; car le plus souvent il survient, & assez promptement, un gonflement sur tout le genou qui empêche de reconnoître la fracture; enfin s'il ne peut fléchir la jambe qu'avec la plus grande difficulté. Ceux qui admettent des fractures en long, avouent qu'il est très-difficile de les bien distinguer, parce que les pièces n'étant point dérangées, mais retenues entr'elles par leurs ligamens & aponeuroses, elles restent en contact dans les divers mouvemens qu'on fait exécuter à la jambe. Il en est cependant où l'os est cassé en travers & en long; c'est-à-dire où il est rompu transversalement, la pièce supérieure étant entraînée par l'effort des muscles de la jambe en haut du genou, & éloignée de l'inférieure qui étoit séparée en deux, selon sa longueur. M. Valentin dans un ouvrage, intitulé: *Recherches critiques sur la Chirurgie moderne*, en rapporte un exemple à la suite d'une chûte sur le genou. Si donc, observent les Editeurs des Œuvres Chirurgicales de Bertrandi, la fracture longitudinale peut se compliquer avec la transversale, il ne paroît pas impossible que cette dernière ne puisse arriver seule, sur-tout à la suite des coups sur le genou, lorsque la jambe est dans un état d'extension. Quoique la fracture, en plusieurs pièces, soit toujours accompagnée d'un grand gonflement & d'une échymose qui occupe souvent tout le genou; cependant, si l'on étend la jambe, l'on sent toujours, à travers le gonflement, les fragmens se mouvoir les uns sur les autres.

En général, le pronostic que les Anciens portoient sur la fracture de la Rotule, étoit toujours très-fâcheux. Ambroise Paré dit que personne n'en guérit sans claudication. En parlant d'une fracture, de ce genre, arrivée à un homme de quarante-ans, Fabrice de Hildan dit, *ab initio & si ex arte curatus fuisset æger, nihilominùs tamen dolores accutissimi aliaque symptomata supervenerunt. Tandem dolore reliquisque sedatis symptomatibus, convaluit quidem, sed claudicatio ac summa imbecillitas totius cruris secuta est, ità ut non nisi maximâ cum difficultate ambulare, & tibiam ascendendo sublevare possit.* Cette claudication vient-elle, comme le dit Paré, de ce que la conjonction faite par le callus, empêche le genou de se pouvoir fléchir, & de ce que les malades travaillent beaucoup en montant. Fabrice de Hildan, tout en regardant cette opinion, comme admissible, ose cependant avancer un scrupule qui lui reste sur elle. *An fractâ patellâ*, dit-il, *extuberantia calli talis esse possit ut cavitatem hancce quæ inter femur & os tibiæ magna est, adeò impleat, ut motum actionemque genu impedire possit? Videmus enim*, poursuit-il, *ut plurimùm in reliquis ossium fracturis, nisi contusio ossis & periostei fuerit maxima, naturam tàm decenter & eleganter connectere ossa ut rarò relinquatur fracturæ vestigium.* Si Fabrice eût fait attention aux mauvais procédés alors en usage, dans le traitement de ce genre de fracture, il y eût apperçu la véritable cause de la claudication dont il parle. Les pièces d'os n'étant point tenues dans le plus grand contact, il se formoit entre elles comme une coënne cartilagineuse qui, n'ayant point la solidité de l'os, laissoit aux pièces mal remises, la liberté de se mouvoir séparément toute la vie; ce qui ne pouvoit que contribuer à gêner les mouvemens du genou. Cette cause, qui est la plus ordinaire dans les cas où l'on traite mal la fracture dont il s'agit, est souvent aidée par les suites de l'inflammation qui s'établit quelquefois dans l'intérieur de l'articulation. M. Flajani, dans une Dissertation sur la fracture de la Rotule, qu'on trouve dans l'Ouvrage dont nous avons déjà fait mention, à l'article CLAVICULE, cite l'observation d'un homme qui, forcé de rester au lit pour une maladie étrangère à notre sujet, mourut après trois mois, non sans avoir éprouvé pendant tout le tems de très-grandes douleurs, quand il vouloit mouvoir le genou. Il ouvrit cette partie, qui, à l'extérieur, n'offroit aucune apparence de maladie; il trouva le ligament capsulaire adhérent à la tête du tibia & aux condyles du fémur, & la Rotule tellement collée à ces os, qu'après avoir coupé le tendon des muscles extenseurs, il fut obligé d'avoir recours au scalpel pour détruire cette union, après quoi il trouva les deux condyles du fémur unis avec la tête du tibia, & l'articulation remplie d'une matière glutineuse, dure & compacte. Si donc, conclut M. Flajani, la seule inaction de la partie, sans aucune lésion dans l'article, peut occasionner les effets énoncés; combien ne devront point être aggravés ceux-ci, quand il y a fracture à la Rotule. Il est clair, continue-t-il, que celle-ci ne peut avoir lieu sans lésion des parties contiguës; la réunion ne peut s'en faire si l'on ne condamne pas le malade aux peines du repos & des liens dont on l'entoure. Cependant, malgré tant de tourmens, rarement on en vient à son but, ainsi que le prouve le témoignage des Anciens & Modernes. Mais accordons encore que ceux-ci aient réussi à placer les pièces dans un mutuel contact par leurs moyens industrieux; les malades, après la consolidation, acquièrent-ils, dans un moindre espace de tems, la liberté ordinaire de l'article qu'ils l'eussent eu, si elle n'eût point été faite? Non, certainement, répond-il, au-contraire l'on observe dans la pratique, que plus la réunion est intime, plus la gêne du mouvement est grande, ainsi l'ont observé Wander-Wiel, Ravaton & M. Pott. Ces observations de M. Flajani ne tendent rien moins qu'à introduire une méthode bien différente de traiter cette maladie, que celle actuellement reçue, persuadé comme il est, que la réunion intime n'est point nécessaire pour les mouvemens libres de l'article. Cette opinion est, en quelque sorte, confirmée parce qu'avance M. Pott, que ceux qui marchent le mieux après une fracture de la Rotule sont ceux qui l'ont eu fracturée transversalement en deux parties presqu'égales, qui ne sont point restés couchés au-de-là du terme ordinaire de l'inflammation, & ceux dont on fait mouvoir le genou modérément, après que les premiers accidens ont été dissipés; enfin ceux en qui les pièces fracturées ne sont pas dans un contact absolument exact, mais entre lesquelles il y a un léger intervalle. Ces mouvemens, faits à des intervalles réglés, sont regardés comme moyens curatoires, essentiels, en pareil cas, pour tenir les os articulés dans un état de mobilité, & empêcher l'anchylose qui est si souvent la suite de cette maladie.

Quelle que soit l'espèce de fracture de la Rotule, il faut, dans le traitement, tenir la jambe dans l'extension la plus parfaite. Dans cette vue, l'on placera le malade dans un lit assez dur pour ne point trop creuser, pendant tout le tems qu'il sera forcé de le garder; précaution nécessaire dans toutes les fractures des extrémités inférieures où la mauvaise position devient la source de bien des maux & souvent de la séparation des os nouvellement replacés. Si la fracture est en long, il suffira de maintenir les pièces rapprochées par des longuettes épaisses, qu'on placera des deux côtés de l'os, & qu'on fixera par un bandage unissant; on mettra la jambe dans des fanons, pour empêcher la flexion; ces simples moyens suffisent pour opérer une assez prompte réunion. Si la fracture est transversale, on dispose tellement la jambe qu'elle soit dans le plus grand degré d'extension, & le pied appuyant sur une planche solide mise en travers sur les colonnes du lit, on embrasse la cuisse avec les mains, les pouces en-dessus pour comprimer de l'un & de l'autre successivement, la portion remontée, la faire redescendre vers l'inférieure qu'un aide assujettira pendant ce tems. Quand on peut mettre les pièces dans un contact immédiat, on doit le faire; il est cependant des cas où la guérison ne s'en est pas moins suivie quoiqu'on eût laissé entre elles l'intervalle d'un pouce. On maintient ensuite les parties ainsi rapprochées, par le bandage appellé Kiastre. *Voyez* cet article. Mais, observe M. Louis, un bandage roulé qui assujettit les muscles par des circulaires bien faits, depuis la partie moyenne supérieure de la cuisse jusqu'à la Rotule, ne peut être suppléée par aucune invention. Les premiers tours de bande couvrent une compresse échancrée en arc, & posée au-dessus de la Rotule qu'on loge dans cette échancrure. Un aide tire les chefs en bas le long des parties latérales de la jambe, on recouvre en même-tems la Rotule des tours de bande. Tous les bandages à jour, continue-t-il, sont défectueux, ils donnent lieu au gonflement du tissu cellulaire à l'endroit qui n'est pas comprimé mollement comme le reste. Une grande gouttière de cuir de vache ou de carton fort garni de compresses & qui sert comme de cuirasse à la partie postérieure du genou, s'étendant à six ou huit travers de doigts sur la cuisse & à pareille longueur sur la jambe, permet l'application d'une bande plus serrée dont l'action est à la partie antérieure & inférieure de la cuisse & sur la Rotule. Cette gouttière empêche la flexion de la jambe & encaisse, pour ainsi dire, le genou. Cet appareil très-simple, continue notre Auteur, m'a toujours réussi; les malades qui l'ont porté deux ou deux mois & demi ont été mis en liberté avec la Rotule bien solidement réunie.

Mais on ne peut s'empêcher de voir dans cette méthode, comme dans celle où l'on emploie le kiastre, les accidens qui doivent s'en suivre de la compression trop exactement faite, sur une partie qui est déja en souffrance. M. Valentin est un des premiers qui aient senti, non-seulement l'inutilité, mais même les inconvéniens d'une pareille méthode, aussi en recommande-t-il une qui lui est bien opposée. Elle consiste à tenir la jambe le plus élevée qu'il est possible, pour que les pièces rompues soient dans le plus grand contact. Il recommande pour l'y maintenir une pantoufle, à laquelle on attache trois liens, dont deux sur les côtés & l'autre à la pointe; leur longueur doit être suffisante pour venir s'attacher fermement à un bandage de corps. On en aide l'action en plaçant, sous la cuisse & la jambe, des coussins suffisamment épais, pour soutenir toute l'extrémité. Ces bandes, quelques bonnes qu'elles aient pu être en certaines circonstances, ne peuvent être également avantageuses à toutes, par la raison qu'elles n'agissent point immédiatement sur les parties éloignées. De tout tems les Auteurs ont erré sur l'application de leurs moyens, en les dirigeant de manière que la portion supérieure, comme l'inférieure, leur fussent soumises. La plus légère réflexion devoit cependant leur faire voir que l'effort ne devoit pas se passer sur celle-ci, mais bien sur l'autre, que les extenseurs entraînent avec eux. On trouve dans le Système de Chirurgie de M. Bell, la description d'un bandage qui nous paroît singulièrement bien devoir remplir les indications que présente la fracture dont il s'agit ici. Nous l'extrairons de lui, ainsi que la figure qui le représente, & qu'on trouvera dans la planche qui a rapport à cet article. Il est fait de deux courroies, *fig* I A B, d'un cuir très-fort, garni d'une flanelle douce, auxquelles sont attachées deux autres plus longues O S, & d'une compresse sémi-lunaire G, avec une autre courroie plus grande D, en allant de la pointe du pied à la boucle, sur la courroie supérieure & circulaire, comme on le voit à la *fig*. 3. La jambe étant suffisamment élevée, pour en relâcher les muscles extenseurs, le bord supérieur de la courroie circulaire inférieure A, sera appliqué à la portion inférieure de la portion d'os, qui est encore attachée à son ligament, de manière, seulement à la fixer dans sa situation naturelle, sans la forcer de monter plus haut. On bouclera alors la courroie assez serrée, pour que le blessé puisse le souffrir. Ensuite on rapprochera la portion supérieure en bas, puis on placera la compresse circulaire E, *fig.* 3, sur son bord supérieur, & l'on bouclera la courroie. Ensuite, au moyen des deux courroies perpendiculaires, on fera des extensions graduées, qui ne se passeront point sur la courroie inférieure, si elle est bouclée assez fermement; mais qui ameneront l'autre vers celle-ci, de manière à entraîner avec elle la portion supérieure de l'os rompu. Mais ceci s'opérera encore mieux avec la courroie D, qui est fixée à la courroie supérieure, par une boucle qui lui répond. On tiendra le membre dans cette position, pendant douze ou quinze jours, & même vingt pour plus de certitude, & ensuite on pourra mettre le membre à découvert pendant quelques heures, & ensuite on réappliquera le bandage. On fera exercer au malade quelques petits mouvemens, en ayant soin, pendant qu'il les fait, de tenir rapprochées, avec les doigts, les portions fracturées. Au bout de quarante jours, on peut lever le malade, si les parties sont suffisamment raffermies, il sera prudent de lui faire porter les deux courroies circulaires pendant quelques jours, pour empêcher toute séparation qui pourroit survenir.

Mais quelque favorable que soit, dans le plus grand nombre des cas, l'emploi de tous les moyens dont nous venons de faire mention, il en est cependant où la situation a encore beaucoup plus contribué à la guérison. C'est une observation qui est confirmée par différens faits insérés dans un Mémoire de M. Sabatier, & qu'on trouve parmi ceux de l'Académie Royale des Sciences, an. 1783. Cet Auteur dit, qu'ayant appliqué deux fois le bandage usité dans pareilles circonstances, & ayant été forcé de l'ôter pour remédier au gonflement survenu, qui demandoit un traitement particulier, la réunion des pièces n'a pas moins été la même, que s'il se fût fixé à la méthode reçue. On pourroit croire, dit cet Auteur, que, pour maintenir les pièces l'une contre l'autre, il est nécessaire de mettre le genou dans une extension parfaite, & par conséquent, de tenir le pied fort élevé. Rien, en effet, n'est plus propre à procurer le plus grand relâchement possible aux parties du genou, & à permettre à la pièce inférieure de la Rotule de s'approcher de la supérieure, mais j'ai éprouvé dans un cas combien cette situation est incommode; le malade ressentit bien-tôt au jarret, une douleur à laquelle il est impossible de résister, & que je ne calmois qu'en donnant au genou une légère flexion. L'appareil dont je faisois usage, m'en facilita les moyens; il ne fallut que fléchir un peu davantage la cuisse sur le bassin, en élevant les oreillers sur lesquels elle étoit posée. Il conseille de tenir le malade couché sur un côté, ayant le genou légèrement plié, & la cuisse placée de manière que la partie supérieure de la Rotule fracturée, puisse être amenée en contact avec la partie inférieure, & être tenue en cette position au moyen d'un bandage. La raison qui le porte à prescrire une légère flexion de la jambe, est que, par cette attitude, les muscles fléchisseurs sont dans un état de relâchement, & qu'il est possible alors de faire faire à la cuisse un angle aigu avec le tronc; ce qui ne pourroit se faire sans douleur, si l'on vouloit tenir la jambe & la cuisse en ligne droite.

De la luxation de la Rotule.

Quelques Auteurs, pour plus d'exactitude dans leur description, ont admis des luxations de la Rotule en haut & en bas; mais ces luxations sont impossibles, à moins qu'il n'y ait rupture dans le ligament qui attache cet os au tibia, ou dans le fort tendon des muscles extenseurs de la jambe, comme M. Bell dit en avoir vu quelques exemples. Galien fait mention de ce genre de luxation dans ses Commentaires sur le Livre, *De Articulis*, d'Hippocrate, où il dit, *cuidam adolescenti eorum qui in palestrâ versantur luctanti evulsa è ligamentis mola è genu quidem secessit, abiit autem sursùm ad femur.* On doit regarder ce cas comme très-fâcheux, & d'autant plus inquiétant que quelqu'effort qu'on fasse pour ramener la Rotule à son lieu primitif, elle remonte toujours dès qu'on les cesse, quel que soit l'appareil qu'on y applique. Ces sortes de luxations surviennent souvent aux chûtes qu'on fait sur les genoux, lorsque la jambe est dans un état de forte flexion. Duverney en cite un exemple que nous rapporterons d'autant plus volontiers qu'il jettera beaucoup de jour sur cette matière. « Un jeune-homme, dit-il, de vingt-cinq ans, venant d'une cour pour entrer dans une salle où il y avoit deux marches à descendre, eut la pointe du pied retenue par un pavé. Ce faux pas le fit tomber sur le pavé, au-delà des marches; le genoux fléchit, tout l'effort se porta du côté de la flexion; la résistance des muscles extenseurs, la situation de la Rotule fixée, & l'attitude où le malade se trouva dans sa chûte, ne contribuèrent pas peu à cette séparation. S'étant levé, il ne put s'appuyer sur le pied ni mouvoir la jambe. La tension & le gonflement de tout l'article se firent si promptement, qu'il fut impossible de s'assurer de la rupture du ligament, ni même de la situation de la Rotule. Un Chirurgien de la connoissance du blessé le traita pendant quelque tems sans succès. Comme le gonflement persistoit, le malade ne pouvoit, en aucune manière, faire les mouvemens de cette partie. Il vit plusieurs Chirurgiens. Les topiques qui lui furent ordonnés, diminuèrent le volume de l'article; la situation de la Rotule fut connue, & la rupture du ligament, par le vuide qu'on sentoit dans le centre de l'articulation. La Rotule étoit logée deux bons travers de doigt au-dessus du condyle; elle étoit immobile en cet endroit, & fortement attachée aux portions des muscles vastes externes & internes. On mit tout en usage pour la remettre en sa place, mais inutilement. Le malade est resté près d'un an sans marcher; par la suite, il essaya de le faire. Quand il vouloit descendre un escalier, c'étoit sans beaucoup de peine, mais il ne pouvoit le monter que très-difficilement; il boitoit peu, il ne pouvoit se mettre à genou ni rester dans cette situation. L'on trouva un expédient pour le soulager, qui fut de lui mettre, à la place qu'occupoit la Rotule, un petit bourlet attaché par des cordons autour du genou. Il en reçut beaucoup de soulagement; les mouvemens se faisoient plus librement, il étoit moins gêné & plioit la jambe avec facilité, & se soutenoit dessus. Quoiqu'il soit prouvé par cette observation que la luxation puisse ainsi arriver supérieurement, cependant on n'admet communément que celles sur les côtés; en-dedans, si la cavité externe de la Rotule se trouve sur le condyle interne du fémur; & en-dehors, si sa cavité interne reçoit le condyle externe du même os. La Rotule se luxe plus aisément en-dedans qu'en-dehors, eu égard à la moindre saillie du condyle interne du fémur, & au peu de résistance qu'on trouve de ce côté.

On découvre facilement ces luxations au commencement, la Rotule manque où elle doit être, on apperçoit un des condyles qui fait plus de saillie que l'autre, & un des bords de la Rotule qui promine. Le diagnostic n'est pas toujours si facile, quand la maladie date depuis quelque tems, à raison de l'engorgement qui se forme, non-seulement sur l'articulation, mais encore dans ses environs. La marche dans tous les cas est impossible, & le plus petit mouvement ne se peut faire sans beaucoup de douleur. Galien, en parlant du jeune-homme dont nous venons de faire mention plus haut, dit de lui à ce sujet, *Periculosa curatio in genu & ambulatio in declivibus erat, ob idque substentaculo ac firmamento opus erat hujus modi lora permeanti.* Dans le cas où la luxation seroit latérale, le malade étant couché dans son lit, on lui étendra la jambe le plus qu'il sera possible, pour en mettre les muscles extenseurs dans le plus grand relâchement, & l'on comprimera, avec le pouce, le bord saillant de la Rotule, ayant soin de la lever en quelque sorte avec les autres doigts, pour qu'elle chemine plus facilement. Quand elle aura été réduite, on la maintiendra avec les deux doigts, & l'on appliquera sur le genou une compresse, fenêtrée dans son milieu, puis un carton mouillé, pour qu'il puisse bien se mouler à la forme de la partie; on finit par deux longuettes, qu'on place sur les côtés, & enfin, par le double spica avec des circulaires sur la Rotule. Les luxations supérieures avec rupture du tendon ou du ligament, se traitent comme les fractures de la Rotule. Henri Bass, dans ses Observations Anatomico-Chirurgicales, Décade III, dit avoir observé sur une femme, la luxation d'un des cartilages sémi-lunaires du genou, après une chûte sur cette partie. La malade y éprouvoit beaucoup de douleurs, sa marche étoit pénible, le gonflement considérable, le cartilage sortoit au côté externe, il rentroit quand on le comprimoit avec la main, en faisant un petit bruit, & il ressortoit quand on cessoit la compression. Bass la replaça, puis il fit dessus une onction avec l'esprit-de-vin martial de Blancard, & appliqua ensuite un emplâtre de minium; il assujettit le tout avec la fronde & le bandage, qu'on appelle communément la tortue. (*M. Petit-Radel.*)

ROUSSET (François), Médecin, vivoit à la fin du quinzième siècle. Il fut attaché au Prince de Savoye, & fit ses études à Montpellier, sous Rondelet. Il demeura chez Saporta, où il eut toutes les occasions de s'instruire, & dès-lors, il tourna spécialement ses vues vers l'étude de la Chirurgie. Nous avons de lui, en ce dernier genre, un Ouvrage, intitulé: *Traité nouveau de l'Hysterotomotokie*, ou *Enfantement Césarien*, qui fut imprimé à Paris, en 1581, *in*-8.° & dédié au Prince de Savoie, son Protecteur. Cet Ouvrage est un de ceux qui illustrèrent ce siècle, à raison des grands points de doctrine qu'il renferme; aussi un an après fut-il traduit en latin par Gaspard Bauhin; il y en a eu depuis plusieurs éditions. L'ouvrage de Rousset est très-bien fait; il commence par les détails de théorie, & après les avoir établis comme base, il en déduit des points de pratique, qui ne peuvent qu'être très-bien accueillis. « Nous entendons, dit-il, proprement par l'Enfantement Césarien une extraction dextrement faite de l'enfant par le côté de la mère, ne pouvant autrement accoucher que par suffisantes incisions, tant de l'épigastre ou ventre extérieur que du corps matrical, sans toute fois préjudicier à la vie de l'un & de l'autre; pourvu que d'ailleurs ne leur survienne mal, voyre même sans que la mère laisse pour cela de porter enfant après. » Nous devons à cet Auteur d'avoir ouvert les yeux aux Opérateurs, sur la possibilité & la réalité des succès d'une opération si utile dans les cas où l'accouchement est impossible par les voies ordinaires. *Voyez* ce que nous avons eu occasion d'en dire à l'article Opération Césarienne. Tout ce que cet Auteur dit sur cette opération est très-conséquent. Il détaille tout ce qu'il importe à savoir sur l'étendue de la playe qu'on doit faire sur l'hémorrhagie qui peut survenir à la première incision, qu'il dit ne devoir comprendre que la peau, les graisses & les muscles. Il passe à ce qui regarde l'incision du péritoine, qu'il dit n'être nullement suivie de spasme, comme on le pensoit de son tems; il répond aux objections qu'on pourroit lui faire sur la hernie qui pourroit s'ensuivre, & vient ensuite à l'incision du corps de la matrice. « Si, dit-il à ce sujet, on fait instance sur ce que la playe ne peut qu'être bien grande, & conséquemment périlleuse y étant passé librement un tel corps, je dis conformément avec Galien, au lieu où il traite de la discussion d'icelle, qu'elle se retire soudain après l'enfantement, ce qu'elle fait encore plus que l'abdomen, parce que l'enfant & la secondine étant retirés, elle n'a plus rien en soi qui l'en garde de s'approcher en elle-même de toutes les parties: & est-ce là suffisante cause qu'elle n'a que faire de couture; s'approchant côté à autre si à propos qu'il semble qu'elle se consolide par première intention, avec quelqu'autre aide de telle chaleur naturelle & humidité radicale qu'elle communiquoit à l'enfant, aidée aussi de la suave fomentation des parties prochaines, & ce naturellement mieux que par artifice. » Quant à l'hémorrhagie, l'Auteur semble ne point la redouter, pour plusieurs raisons qu'il détaille, & aussi parce que du moment que l'enfant est sorti de la matrice, le sang s'y porte en bien moindre quantité. « Car, dit-il, ce sang n'y étoit pas envoyé pour elle, mais en faveur de l'enfant qui en est tiré. En témoignage de quoi quand Nature n'y envoie rien en âge trop jeune ou trop vieil, où elle ne permet d'avoir enfant, ladite matrice s'appetisse & desséché si fort qu'elle est ès vieilles appellée morte, même en la Sainte-Ecriture. » Rousset a fortement combattu l'opinion de son tems, que la cicatrice qui succédoit à la playe de la matrice en pareil cas, empêchant le développement de la matrice, devroit nécessairement être une cause subséquente de stérilité. Il prouve la vérité de ce qu'il avance par nombre de faits & de citations qu'il seroit superflu de rapporter aujourd'hui où la pratique nous a donné plus d'expérience. Il y parle aussi de l'opération faite au Franc-Archer de Bagnolet, & dit que ce fut par le flanc qu'on lui chercha la pierre & non ailleurs. « Mais, dit-il, quant à l'imitation de cet exemple, je ne prétends pour tout cet allégué de conseiller à la volée telle section de rein avant que d'en avoir fait d'autres pareilles pratiques. Car, comme une hirondelle seule n'assure pas du Printems ni un beau jour d'Eté, aussi une expérience n'est pas suffisante de résouldre telles difficultés. Et puis un lapidaire inciseur jamais n'opérera qu'il n'ait, avec sa sonde, tâté & fait parler la pierre en quelque lieu qu'elle puisse être, combien que plusieurs autres signes, voyre univoques y attestent, ce qu'il ne peut faire au rein comme en la vessie. » Quoi qu'il en soit, Rousset s'écrie beaucoup sur la négligence de ceux qui, ayant pratiqué cette opération, n'en ont point cité aucune circonstance intéressante, & de ne « l'avoir pas mise eux-mêmes par écrit, voyre fait engraver en table d'airain, la consacrant à la mémoire, & la dressant publiquement. » C'est dans cet ouvrage que Rousset, par occasion parle de l'opération de la taille, par le haut appareil, avec le plus grand éloge, en s'appuyant des raisons les plus solides, & il y fait voir que la vessie étant hors du sac du péritoine, au bas de la ligne blanche, on peut l'inciser sur le vivant, en cet endroit sans aucune crainte. Rousset joint d'autres remarques à celle de Franco, qui le premier a parlé de cette opération; mais il avoue qu'il ne l'a pratiquée que sur le cadavre.

Le Traité de Rousset ne manqua par d'exciter la jalousie des Chirurgiens. Marchand, Chirurgien du Roi, & du Corps des Chirurgiens de Paris, lui reprocha même de ce que, sans titre, il avoit médit de cette Compagnie; c'est ce qu'on voit par l'épigramme suivante qu'il fit paroître avec ce titre.

Pro Regio Parisiensium Chirurgicorum Collegio.

Ordinis an cujus, rogo dic Rossete, vel artis?
Medicorum, inquis; te suus ordo rogat;
Nec tu donatus lauro, titulove medentum,
Et furtim exerces, quod titulo ipse nequis.
Sed tu dùm scindis miseras per frusta parentes,
Artis eris cujus, dic rogo, carnificis.

Les Auteurs des Recherches sur l'origine de la Chirurgie en France, tiennent un langage opposé à celui de Marchand, ils le font Médecin & Chirurgien. (*M. Petit-Radel.*)

RUBÉFIANS. Médicamens qui causent de la rougeur à la partie sur laquelle on l'applique. Tels sont les acides minéraux, le alkalis & particulièrement l'alkali volatil; différentes plantes de la classe sur-tout des siliqueuses ou crucifères, les gommes, résines, les cantharides, &c.

On se sert de Rubéfians lorsqu'il s'agit de faire une révulsion d'une partie à une autre; on les applique aux pieds, par exemple, dans les cas de goutte remontée, ou lorsque la tête ou quelque viscère se trouve affecté en conséquence de la répercussion d'une dartre ou d'un éréspipèle. Dans certaines inflammations, telles que l'angine, le rhumatisme, &c. On se sert de Rubéfians pour exciter sur la peau, dans le voisinage de la partie affectée, une irritation souvent salutaire. On les emploie aussi avec plus ou moins de succès pour rétablir l'énergie du principe vital dans les parties affectées de paralysie.

Les principaux Rubéfians en usage sont les

acides minéraux, les alkalis, les cantharides & la moutarde. *Voyez* pour les trois premiers, les articles auxquels ils se rapportent.

La graine de moutarde contient une substance volatile très-pognante à l'odorat & au goût, & une grande proportion de substance farineuse, capable de fermentation lorsqu'elle est mêlée avec une portion d'eau suffisante, & qui en fermentant favorise le développement de la partie volatile. C'est par cette raison que la moutarde qui a été humectée pendant quelque tems, est beaucoup plus piquante que celle qui vient de l'être au moment où l'on s'en sert. Aussi convient-il mieux d'employer, pour les sinapismes, la moutarde qui a été préparée quelque tems d'avance, que la moutarde fraîche. *Voyez* SINAPISME.

La moutarde appliquée sur la peau, de quelque manière qu'elle ait été humectée, pourvu qu'elle n'ait pas perdu son principe volatil, excite plus ou moins promptement une rougeur qui augmente peu-à-peu, & une inflammation considérable qu'accompagnent bien-tôt les ampoules ou cloches remplies de sérosité. La surface enflammée continue, pendant plusieurs jours, à fournir un fluide purulent, & l'ulcération est ordinairement plus durable & plus difficile à cicatriser, que celle qui est produite par des vésicatoires. On évite, dans l'application des Rubéfians, de les laisser assez long-tems pour produire la supuration de l'épiderme, & l'on a soin de les ôter dès qu'ils ont excité un certain dégré d'irritation & de rougeur à la peau.

RUISCH (Frédéric) né à la Haye en 1638, d'Henri Ruisch, Secrétaire des Etats-Généraux. Il alla à Leyde, dès son bas-âge, pour y étudier la Médecine; il s'appliqua spécialement à l'étude de la Botanique & de la Chirurgie; &, après avoir fait un assez long séjour à Leyde, il alla à Francker, où il prit ses degrés. Il revint alors à la Haye, sa Patrie, & s'y exerça dans l'Art des Injections. Il s'occupoit paisiblement, dans sa retraite, de ses travaux en Anatomie, lorsque déterminé par la forfanterie d'un certain Bilsius, envoyé par le Roi d'Espagne, pour professer à Louvain, il se fit connoître par un Ouvrage sur les valvules des vaisseaux lymphatiques. Il fut dès-lors appellé à Amsterdam pour y enseigner l'Anatomie, Science qu'il sut développer sous un si nouveau jour, qu'on eût pu dire qu'elle étoit toute nouvelle, tant il y avoit déjà ajouté. Profitant des moyens employés par Svammerdam, il sut si bien remplir les vaisseaux, qu'il donnoit au corps ses premières apparences. Les momies de Ruisch, dit Fontenelle, dans son éloge, prolongeoient en quelque sorte la vie, au lieu que celles de l'ancienne Egypte ne prolongeoient que la mort. Tous ces morts sans dessèchement apparent, sans rides, avec un teint fleuri & des membres souples, étoient presque des ressuscités, ils ne paroissoient qu'endormis, tout prêts à parler quand ils se réveilleroient. Les talens si parlans de Ruisch le firent connoître parmi tous les Savans de l'Europe, & attirèrent chez lui jusqu'aux Princes qui vouloient par eux-mêmes contempler toutes ses merveilles. Ruisch, quelqu'occupé qu'il fut à faire des découvertes dans les différentes branches de l'Anatomie, trouvoit néanmoins du temps à employer dans la pratique de la Chirurgie. Il s'occupoit spécialement de la partie des Accouchemens, & nous a laissé sur la délivrance d'excellentes observations. Il s'est également adonné aux autres, & sa grande réputation en Anatomie le faisoit appeller souvent en consultation, ce qui lui a donné lieu d'observer & de traiter des cas fort graves, & d'ouvrir beaucoup de cadavres. La République de Hollande l'honora de plusieurs places; le revenu qu'il en tiroit joint à un patrimoine qui étoit assez considérable, fournirent à toutes ses dépenses & lui donnerent lieu d'être aussi somptueux qu'il étoit libéral. Ruisch a beaucoup plus écrit sur l'Anatomie que sur la Chirurgie. Ses Trésors anatomiques, qui sont au nombre de dix, sont sans contredit un de ses meilleurs Ouvrages. On y trouve plusieurs Observations de Chirurgie très-intéressantes, sur différens sujets; le latin n'en est pas des plus purs, mais il se laisse néanmoins entendre. On trouve tout ce qu'il a écrit sur la Chirurgie, dans un *in*-4.°, qui parut à Amsterdam, avec le titre suivant: *Ruischii opera omnia Anatomico-Chirurgica luce hùc usque edita.* On trouve dans ses Adversaires une remarque intéressante sur le circocèle, & particulièrement sur les mauvaises dénominations qu'on donne à beaucoup de maladies, sans consulter leur vrai caractère. *Utinàm*, dit-il à ce sujet, *qui inventis nova imponunt nomina morbis, curam semper gererent ut in his formandis observaretur sedulò convenientia vera nominis cum ipsâ rei qui datur naturâ, ut ità vox exprimeret rem eâ designandam. Quænam quæsò causa suadet venas testium dilatatas nominare appellatione Herniæ varicosæ? Nonne aptiùs varices venarum spermaticarum appellasse opportuerat? Revera non est alia hujus mali indoles nisi tantùm quòd sit congeries venarum quæ ultrà nativam suam magnitudinem dilatatæ atque spissiores redditæ apparent.* Ses *Observationes Anatomico-Chirurgicæ*, contiennent beaucoup de faits chirurgicaux qui prouvent combien il jugeoit sainement dans les cas de Chirurgie. On en trouve plusieurs, entr'autres sur le renversement de matrice à la suite de l'accouchement, affection qu'il désigne sous le nom d'Inversion. Il regarde le cas comme très-fâcheux, & pouvant même occasionner très-promptement la mort. *Tantus enim*, dit-il, *ut plurimùm sanguinis est affluxus ad uterum propendentem, ut statim inflammetur induretur & propter impeditam sanguinis circulationem gangrænam concipiat.* Ce prognostic de Ruisch, quoique l'accident soit toujours très-grave, est cependant loin d'être aussi fâcheux qu'il le rapporte. *Voyez* à ce sujet ce que nous en avons dit à l'article MATRICE. Les connoissances de Ruisch en Anatomie lui faisoient souvent trouver des moyens dans des cas où d'autres incertains ne savoient qu'elle route tenir, aussi conseilloit-il à ses élèves une continuelle application à cette Science. *Omnes*, dit-il, *qui Chirurgiæ operam dare decreverunt, perpetuò sese exercere debent non in fistulæ plectri aliorumve musicorum instrumentorum lusu uti inter ipsos nunc consuetum est, sed in rebus Anatomicis; sic in millenis occasionibus non solum afflictis sæpè opem ferrent verùm etiam summos honores sibi ipsis procurarent.* Il prouve ceci par le fait suivant. Un Chirurgien ouvrit un bubon pas encore mûr à un homme; un gros vaisseau lymphatique fut ouvert, qui dès-lors versa une si grande quantité de lymphe que tous ses linges en étoient continuellement mouillés. Ignorant d'où pouvoit venir un pareil accident, il en demanda la cause à Ruisch, qui la lui expliqua, & en même-tems lui conseilla de faire une compression au moyen d'une compresse pliée, épaisse, sur le trajet du vaisseau ouvert, & le succès couronna cette méthode. Ruisch s'appliqua beaucoup à l'histoire des animaux, & porta dans leur étude des notions qu'il devoit au soin qu'il avoit pris de bien connoître l'organisation de l'homme. Aussi fut-il connu, non-seulement aux personnes de son état, mais encore aux Naturalistes de son pays & de toute l'Europe. Mais, au milieu de toute sa gloire, Rhuich fut malheureux; à peine l'Académie Royale des Sciences venoit de l'agréer parmi ses Membres qu'il perdit son fils, qui marchoit à grands pas dans les mêmes Sciences qu'il cultivoit. L'année d'ensuite, 1728, il se cassa la cuisse en tombant. Il se rétablit de ce dernier accident. Il se plut, dès-lors, dans la retraite; il s'occuppa de l'éducation de la plus jeune de ses filles, à laquelle il enseigna lui-même l'Anatomie & la Botanique. Enfin les infirmités l'assaillirent pendant les deux derniers mois de sa vie, & il y succomba en 1731, âgé de plus de quatre-vingt-douze ans, ayant joui en personne, dit l'Historien de l'Académie, de sa réputation, grace à sa bonne constitution, qui l'a fait survivre à l'envie. (*M.* PETIT-RADEL.)

RUPTOIRE. Médicament qui a la vertu de brûler & de faire une escarre aux parties sur lesquelles on l'applique; c'est la même chose que le *cautère potentiel. Voyez* CAUSTIQUE. On prépare les médicamens Ruptoires avec la chaux vive, les cendres gravelées, &c. Hildanus en faisoit grand usage dans les cas de gangrène, pour séparer le mort du vif. Ambroise Paré les recommande fort dans ceux de charbons pestilentiels & autres tumeurs critiques, pourvu que l'inflammation ne soit pas excessive. Quand l'escarre est faite, on en procure la chûte par les remèdes maturatifs & suppurans.

Le sujet du premier prix que l'Academie de Chirurgie a proposé, en 1732, à sa naissance, étoit de déterminer pourquoi certaines tumeurs doivent être extirpées, & d'autres simplement ouvertes; dans l'une & l'autre de ces opérations, quels sont les cas où le cautère est préférable à l'instrument tranchant, & les raisons de cette préférence. Les Mémoires qui sont imprimés sur cette question contiennent d'excellens principes sur l'usage des cautères potentiels. L'Académie a depuis donné la question de l'usage des remèdes caustiques en général, & tout ce qui regarde ces médicamens a été traité avec étendue. On peut avoir recours aux Dissertations imprimées dans le recueil des pièces qui ont concouru pour les Prix de l'Académie de Chirurgie. *Article de l'ancienne Encyclopédie.*

RUPTURE. Déchirement d'une partie à l'occasion d'une extention violente, à laquelle elle n'a pu se prêter, accident qui arrive particulièrement aux tendons. M. Petit a donné, à ce sujet, plusieurs observations à l'Académie des Sciences, année 1722 & suivantes, & a traité cette matière dans son livre des maladies des os.

La Rupture du tendon d'Achille est celle qui arrive le plus fréquemment; c'est aussi cet accident qui fait le principal sujet du Mémoire de M. Petit. Cette Rupture est complette ou incomplette. La possibilité de la Rupture est complette par un seul effort, est prouvée par beaucoup de faits. Il suffit, pour qu'elle arrive, que la partie tendineuse n'ait pu résister à la force avec laquelle elle étoit tirée en-haut par la partie charnue, & en-bas par le poids du corps. M. Petit donne l'observation d'un sauteur, qui se rompit complettement les deux tendons d'Achille, en sautant sur une table élevée de trois pieds & demi; il n'y eut que le bout des pieds qui portèrent sur le bord de la table; ils n'y appuyèrent qu'en glissant & qu'autant qu'il falloit au sauteur pour se redresser; c'est dans cet effort qu'il se cassa les tendons. On a des exemples de fracture de l'os du talon par la seule rétraction du tendon d'Achille dans un faux pas; & les Praticiens savent que la contraction forcée des muscles extenseurs de la jambe est capable de casser transversalement l'os du genou. *Voyez* ROTULE. Si les os peuvent se casser par des causes si légères en apparence, comment les tendons résisteroient-ils toujours, lorsque les muscles seront obligés d'agir, non-seulement pour résister au poids du corps, mais même pour le relever avec force? La Rupture complette du tendon d'Achille n'est suivie d'aucune douleur; pourvu qu'il n'y ait aucun désordre aux environs. On sent sous la peau un espace à mettre trois doigts, formé par l'éloignement des bouts cassés, & le malade ne laisse pas d'étendre son pied par l'action des muscles jambier & péronier postérieurs.

La Rupture incomplette du tendon d'Achille occasionne beaucoup de douleurs, en conséquence de l'inégale traction des fibres tendineuses. On y sent une cavité qui descend & paroît en-dehors, lorsqu'on plie le pied, & qui, au contraire, remonte & s'enfonce, lorsqu'on l'étend, & l'inflammation, qui s'empare sur-le-champ de la partie, ne tarde guères à faire des progrès considérables. Les malades ne guérissent pas toujours sans accidens, comme dans la Rupture complette, parce qu'il se fait communément adhérence des tendons à leurs épines, ce qui ôte cette facilité à glisser, qui rend ces organes si propres à exercer leurs mouvemens en tout genre. *Voyez* ACHILLE, PLAYE. *Article extrait de l'ancienne Encyclopédie.*

SAGES-FEMMES

SABINE, *Juniperus Sabina. Lin.* Les feuilles de cette plante contiennent une huile essentielle très-âcre, & peuvent être regardées comme légèrement escarotiques. On a conseillé d'en répandre la poudre sur les fungus du cerveau, sur les polypes des narines, sur les ulcères fongueux & carieux, & particulièrement sur les condylomes & les verrues du gland & du prépuce; cette application réussit fréquemment dans ce dernier cas; on en aide quelquefois l'effet en mêlant la poudre de Sabine avec celle de verd-de-gris.

L'on emploie la décoction des feuilles pour laver les parties affectées de gale. La poudre mêlée avec du miel est un bon détersif pour certains ulcères. L'infusion aqueuse soulage quelquefois l'odontalgie, & une forte décoction est un remède vanté pour les ulcères avec carie & le *spina ventosa*.

SAC ou KYSTE. *Voyez* KYSTE.

SAC-HERNIAIRE. Portion du péritoine qui contient les parties déplacées dans la hernie. *Voyez* HERNIE.

SAFRAN. *Crocus Sativus. Linn.* On regarde le safran comme résolutif & antispasmodique. On l'arrose de vin pour l'appliquer sur les nerfs blessés & sur les parties contuses ou meurtries. On le loue cuit dans le lait comme un bon topique dans les cas d'ophtalmie sèche. On le joint aux cataplasmes émolliens & anodins.

SAGES-FEMMES. Ἀκεστρίδες, Μαῖαι, *Iatrinæ*, *Assæ*, *Obstetrices.* Femmes destinées à secourir les mères qui sont en travail, ou prêtes à accoucher. En lisant l'Histoire, on voit que de tout tems les femmes ont eu le privilège de s'assister réciproquement, à l'époque critique de leur accouchement. Ainsi les Grecs citent Aspasie, Laïs, Agnodice, Salpe; & les Latins, Lybica, Sotira, qui toutes eurent chez eux une très-grande réputation dans cette partie de la Chirurgie. Les femmes présidoient également aux accouchemens chez les Egyptiens & les Hébreux, ainsi qu'il conste, d'après un passage de la Genèse, où il est dit que, Pharaon voulant exterminer les Hébreux, ordonna aux Sages-Femmes de faire mourir tous les enfans mâles qui naîtroient des Femmes d'Israël. Ce Roi voyant qu'il étoit désobéi, appella les Sages-Femmes, qui se disculpèrent en disant, que les Israëlites avoient toutes la science des accouchemens, & qu'elles se rendoient réciproquement service dans leur travail.

Les Sages-Femmes d'alors s'occupoient, non-seulement de tout ce qui est relatif aux accouchemens, mais encore de tout ce qui a rapport à la conservation de la beauté, & dont on a fait depuis une science connue sous le nom de Cosmétique. Leurs fonctions, si l'on en croît Platon, s'étendoient encore beaucoup plus loin chez les Grecs. Les Républiques leur confioient l'établissement des époux, afin d'éviter toute union politique, si contraire à la population; union où souvent une stérilité certaine étouffe & flétrit en pure perte la plus brillante & la plus riche fécondité. *Sic illæ*, dit Langius, *tanquam pronubæ in conficiendis nuptiis, in conferendis conjugiis quam cuique ad generosæ prolis procreationem jugare oporteret, optime callebant: quarum officium eo nomine institutum fuit quàm crebro in aliquo stemmate ad quod sacerdotii vel regni dignitas spectabat, hæres desideraretur ob uxorum sterilitatem, ne tantâ dignitate stemma illud privaretur facto divortio, aliam conjugem fecundam in sterilis locum sufficiebant.* Enfin, de même qu'un cultivateur habile fait confier à chaque sol la semence qui lui convient, de même, selon Platon, les Acestrides de la Grèce avoient parfaitement l'art d'assortir les individus, de la manière la plus propre à donner à l'état des citoyens forts & vigoureux.

Cependant, dès ce tems, l'on avoit remarqué combien d'accidens dérivoient d'une confiance sans bornes dans des femmes, qui le plus souvent étoient loin d'avoir les lumières qu'on leur accordoit si communément, & c'est ce qui détermina l'Aréopage d'Athènes, à défendre expressément aux femmes de s'immiscer dans la pratique des accouchemens. L'Histoire rapporte que les Dames Athéniennes, indignées d'une loi qui exposoit leur pudeur, aimèrent mieux mourir que de s'y soumettre. Alors, une jeune fille, qui précédemment avoit étudié la Philosophie, touchée des malheurs de ses concitoyennes, se déguisa en homme pour aller s'instruire sous le célèbre Hyérophile, de tout ce qui étoit relatif à l'art des accouchemens. Elle réussit dans son entreprise, &, ayant mis les Dames d'Athènes dans sa confidence, elle fut tellement dès-lors en vogue, que les Médecins, jaloux de ses succès, la citèrent comme subornant & corrompant les femmes chez qui elle alloit. Elle se justifia en prouvant son sexe, mais la loi qui défendoit aux femmes de pratiquer aucune branche de la Médecine, fut dès-lors contre elle, & la fit condamner. Les Athéniennes coururent au Sénat, crièrent à l'injustice, & se résolvant à plutôt mourir, que de s'exposer désormais aux yeux des hommes, à l'époque de leur accouchement; & l'effet d'une pareille résolution commençoit à s'ensuivre, lorsque le Sénat révoqua une loi trop précipitamment portée.

La pratique des accouchemens a ainsi continué d'être entre les mains des femmes, non-seulement chez les peuples policés, dont nous venons de parler, mais encore parmi nous, & même chez les Sauvages, ce qui est prouvé par l'Histoire & par le récit des Voyageurs, qui s'accordent tous sur ce point. L'usage des petites minuties, l'esprit des femmes généralement compatissant, la plus grande intimité que donne une ressemblance de sexe, qui soumet celle qui soulage, aux mêmes maux que celle qui souffre, durent, de tout tems, attirer aux Sages-Femmes une très-grande confiance. Cela étoit très-naturel, & même plausible, dans les cas les plus ordinaires, où la Nature suit le systême de loix qu'elle s'est imposé pour produire à la vie les individus dont elle a en vue l'existence. Mais, comme quelquefois elle est arrêtée dans sa marche par des obstacles fortuits qui s'opposent à ses intentions, il arrivoit, ce qu'il arrive encore aujourd'hui, que l'accouchement devenoit laborieux, souvent même impossible, par l'ignorance où étoient les Sages-Femmes, sur les causes & les accidens de l'accouchement. L'éducation des femmes, en général, les éloigne de l'étude & de l'application aux sciences de combinaison; plus adonnées au genre d'imitation qu'à celui d'invention, elles savent moins comparer & prendre, dans les circonstances difficiles, un parti motivé, que suivre ce qu'elles ont vu faire, quelque soit la nature des cas qui devroit les guider. Aussi, l'art des accouchemens a-t-il fait peu de progrès entre leurs mains, & sans les travaux continuels des hommes célèbres, qui, depuis plusieurs siècles, s'en sont sérieusement occupés, en portant la précision rigoureuse des Mathématiques, la pratique en ce genre seroit encore ce qu'elle est dans le fond des campagnes, une pure routine trop souvent désastreuse.

Les femmes qui, en France, se destinent à la pratique des accouchemens, étudient dans les grandes villes sous les Chirurgiens, qui leur font des cours particuliers; elles peuvent également suivre les Professeurs publics aux Ecoles de Médecine & de Chirurgie. Elles apprennent la pratique sous celles qui exercent dans le Public, ou qui sont stipendiés par les Hôpitaux pour aider les femmes qui viennent y faire leurs couches. Quand elles ont rempli le tems assigné par la loi, elles sont dans le cas d'aspirer à la maîtrise. Quoique les Sages-Femmes aient une maîtrise, à cette époque encore, où rien n'est décidé sur les réformes à faire dans ce qui concerne l'Art de guérir, elles ne forment néanmoins aucune communauté entr'elles. Elles sont reçues maîtresses par le corps des Chirurgiens, à la police duquel elles sont soumises. Les loix pour les Sages-Femmes de Paris, sont différentes de celles de la Province. Dans cette ville, elles ne peuvent être reçues à la maîtrise avant l'âge de vingt ans; il faut qu'elles aient été trois ans apprentisses chez une maîtresse Sage-Femme, ou trois mois seulement à l'Hôtel-Dieu. Les brevets d'apprentissage, chez les Sages-Femmes, doivent avoir été enrégistrés au greffe du premier Chirurgien du Roi, dans la quinzaine de leur passation, à peine de nullité. Les apprentisses de l'Hôtel-Dieu, sont tenues de rapporter un simple certificat des Administrateurs, attesté par la principale Sage-Femme de l'Hôpital. L'aspirante à la maîtrise est interrogée, au Collège de Chirurgie, par le premier Chirurgien de Roi ou son Lieutenant, par les quatre Prévôts du Collège de Chirurgie, par les quatre Chirurgiens ordinaires du Roi, en son Châtelet, & par les quatre Sages-Femmes Jurées, en présence du Doyen de la Faculté de Médecine, des deux Médecins du Châtelet, du Doyen des Chirurgiens, & de huit autres Maîtres en Chirurgie. Si l'aspirante est jugée capable, elle est reçue sur-le-champ, & on lui fait prêter le serment ordinaire, dont les principaux points sont, de ne donner aucun médicament capable de causer l'avortement, & de demander du secours des Maîtres de l'Art, dans les cas épineux & embarrassans : on n'exige point d'apprentissage pour les Sages-Femmes de Province. Toute aspirante à la pratique est admise à l'examen pour la maîtrise, en rapportant un certificat de bonne vie & mœurs, délivré par le Curé qui ordinairement ne le donne qu'à celles de sa paroisse, qui a déja quelque disposition pour cet état. Cette aspirante est ensuite interrogée, moins pour donner des preuves de sa capacité, que pour recevoir des instructions sur les difficultés qui peuvent se présenter. On la reçoit le plus souvent, quelque peu instruite qu'elle soit; & ainsi elle est réputée propre à sacrifier les victimes, qui bien-tôt viendront s'offrir à elles. Abus funeste auquel on est encore bien éloigné d'avoir remédié! Un enseignement régulier, fait dans les principaux Départemens, pourroit en diminuer le danger, ainsi que nous l'avons déja dit à l'article ACCOUCHEUR. Mais il faut espérer que dans le nouvel ordre de choses, qui s'établit actuellement en France, le cri des mères en souffrance réveillera l'attention des Législateurs, si portés à tourner les yeux vers toutes les causes qui contribuent à la dépopulation du Royaume. (*M. PETIT-RADEL.*)

SAIGNÉE. Opération par laquelle on ouvre un vaisseau sanguin pour en tirer le fluide qui y est contenu.

La saignée, soit qu'on la considère relativement à son influence sur le systême animal, ou relativement à la délicatesse, on pourroit presque dire à la difficulté des moyens par lesquels on l'exécute, est peut-être une des opérations les plus importantes de la Chirurgie. Comme cependant elle se pratique très-fréquemment & comme on la voit exécuter tous les jours sans aucune apparence de difficulté, même par les derniers de ceux qui se donnent pour avoir des connoissances dans l'Art de guérir, le Public s'est accoutumé à regarder son exécution comme une bagatelle. Cependant il n'y a pas un Praticien instruit qui ne doive reconnoître que cette opération, pour être bien faite, demande beaucoup de précision dans le coup-d'œil, comme aussi beaucoup de sûreté & d'exactitude dans la main.

Notre intention n'est point d'entrer dans l'examen des diverses circonstances où il peut être avantageux d'ôter une partie du sang contenu dans le système vasculaire. Nous n'entreprendrons pas non plus de traiter des effets divers des saignées générales & locales ; car toutes ces considérations qui sont de la plus grande importance, nous meneroient trop loin ; d'ailleurs elles trouveront mieux leur place dans le Dictionnaire de Médecine. Tout ce que nous nous proposons se réduit à décrire aussi clairement qu'il sera possible les différentes manières de Saigner qui sont en usage.

Dans toute affection inflammatoire qui produit un dérangement général de l'économie animale, la manière de saigner telle qu'elle a été pratiquée de tems immémorial, consiste à tirer en peu de tems la quantité de sang qu'on juge nécessaire, par une ouverture faite avec la lancette dans une artère ou dans une veine. Il est très-difficile de déterminer avec un certain degré de précision la différence qu'il peut y avoir quant à l'effet entre ces deux manières de Saigner ; mais il y a lieu de supposer qu'indépendamment de la quantité de sang que l'on tire, la différence qu'il y a entr'elles est moins importante qu'on ne l'imagine ordinairement. La première qu'on appelle *Artériotomie*, & la seconde nommée *Phlébotomie*, sont les moyens qu'on emploie pour faire la Saignée que l'on nomme générale, & dont nous allons bien-tôt nous occuper.

Souvent une maladie de nature inflammatoire se manifeste par une affection locale, sans être accompagnée de beaucoup de fièvre ; & l'on voit, en pareil cas, que la Saignée générale n'a pas grand effet pour appaiser les symptômes, tandis qu'on les calme très-efficacement si l'on tire du sang de la partie même qui est affectée, en ouvrant un certain nombre des petits vaisseaux qui lui en fournissent. C'est cette opération que l'on nomme Saignée topique ou locale. Les moyens qu'on emploie pour la faire seront exposés dans la suite ; nous allons à présent parler de la Phlébotomie.

On peut ouvrir les veines pour tirer du sang par-tout où il s'en trouve d'assez grosses pour que l'on puisse y atteindre facilement, & sans inconvénient, avec la lancette. Mais on fait cette opération particulièrement sur les veines du bras dans le pli du coude, sur les veines jugulaires, & sur les veines du pied près de la cheville. Dans certains cas particuliers, on tire aussi du sang des veines de la main, de la langue, &c. Les Anciens comptoient à la tête, cinq veines qu'on pouvoit ouvrir.

La première est la frontale ou préparate ; elle traverse le milieu du front ; c'est une branche de la veine angulaire ; elle rapporte le sang des parties voisines & de la partie postérieure de la tête dans les angulaires. Hippocrate recommande l'ouverture de cette veine dans les douleurs de la partie postérieure de la tête.

La deuxième est la temporale ; elle accompagne l'artère du même nom ; elle rapporte dans la veine jugulaire externe, dont elle est une branche, le sang des parties postérieures, latérales & antérieures de la tête. Il y a une veine temporale de chaque côté, & ces deux veines ont communication ensemble & avec la veine frontale. Les Anciens faisoient l'ouverture de ces veines temporales dans les douleurs vives & chroniques de la tête.

La troisième est l'angulaire ; elle est située dans le grand angle, ou angle interne de l'œil ; c'est la continuation du tronc de la veine jugulaire externe. Les Anciens l'ouvroient pour guérir les ophtalmies.

La quatrième est la nasale ; elle se trouve entre les cartilages latéraux du nez. On en faisoit autrefois l'ouverture dans les maladies de la peau du visage, comme dans la goutte-rose.

La dernière est la ranine ; elle est située sous la langue à côté du filet ; c'est une branche de la jugulaire externe. Les Anciens l'ouvroient dans l'esquinancie.

Toutes ces veines portent le sang dans les jugulaires ; ainsi, en ouvrant la jugulaire on produit le même effet qu'on produiroit en ouvrant une de ces autres veines, & on le produit plus facilement & plus promptement, parce que les jugulaires sont plus grosses, & par conséquent fournissent par l'ouverture qu'on y fait une bien plus grande quantité de sang ; c'est pourquoi l'on a presque entièrement abandonné la pratique des Anciens, & l'on n'ouvre guères que les jugulaires.

Il y a deux veines jugulaires externes, une de chaque côté du cou ; elles sont recouvertes du muscle peaussier & des tégumens ; elles reçoivent le sang de toutes les parties extérieures de la face & de la tête, & communiquent avec les jugulaires internes.

Il y a au pli du bras quatre veines qu'on a coutume d'ouvrir ; savoir la céphalique, la médiane, la basilique & la cubitale.

La Céphalique est située à la partie supérieure & externe du pli du coude.

La médiane se trouve un peu plus bas ; elle n'est autre chose qu'une branche de communication de la céphalique avec la basilique ; elle est ordinairement placée sur le tendon du muscle biceps.

La basilique est plus près de la partie interne du bras, & plus bas que la médiane. C'est sous cette veine que se rencontre ordinairement l'artère.

Enfin la cubitale est située vers le condyle interne du bras.

Ces quatre veines s'étendent à l'avant-bras, au poignet, & jusques sur le dos de la main. On peut les ouvrir dans quelques-uns de ces endroits, lorsqu'on ne peut le faire au pli du bras.

Il y a au pied deux veines qu'on peut ouvrir ; la saphène interne & la saphène externe. La première est cette veine assez considérable qui se trouve couchée sur la malléole interne, & qui est formée par les rameaux qui sont sur le pied. On ouvre ces rameaux lorsqu'on ne peut pas ouvrir la saphène sur la malléole. La saphène externe, que quelques-uns nomment sciatique, est située vers le condyle externe.

Règles qu'on doit observer en faisant une saignée.

Il y a des règles générales qu'il est bon de connoître en quelque partie du corps que l'on doive faire cette opération. Nous allons d'abord les indiquer, avec autant d'exactitude qu'il sera possible ; nous traiterons ensuite en détail de la Saignée du bras ou des autres parties.

1.° Dans cette opération, comme dans toute autre, il faut que la position du malade, & même celle de l'opérateur, soient déterminées d'une manière précise. Comme celle du malade pendant que le sang sort de la veine, influe beaucoup sur l'effet général de la saignée, cette circonstance mérite une attention particulière.

Il y a des maladies où il importe d'évacuer une assez grande quantité de sang, sans occasionner de défaillance. En pareil cas, & surtout lorsque l'on sait que le malade est sujet à tomber en foiblesse pendant la Saignée, il faut le coucher sur un lit, car il n'y a pas de Praticien qui ne sache que la position horizontale est préférable à toute autre pour prévenir une défaillance. Mais il y a aussi des cas où cette défaillance produite par la Saignée peut être avantageuse, comme par exemple ceux de hernie avec étranglement, où l'on a lieu de desirer un relâchement général du système. Alors, au lieu de faire coucher le malade, il faut lui donner une posture plus relevée ; plus son corps sera relevé plus il sera facile de le faire tomber en syncope. Il faut donc se régler à cet égard par l'objet particulier qu'on se propose en faisant l'opération.

Quelque opération que l'on entreprenne, il convient de mettre le malade dans un jour favorable, & cela n'est jamais plus nécessaire que lorsqu'il s'agit de faire une Saignée. La meilleure règle qu'on puisse donner à cet égard, c'est de placer le malade dans l'endroit le plus éclairé de l'appartement, & de manière que le jour tombe directement sur la partie où l'on se propose de Saigner. Quand on ne peut pas avoir la clarté du jour, on y supplée par celle d'une bougie ou d'une chandelle.

Les Chirurgiens sont dans l'usage de faire cette opération étant debout ; cependant comme elle est très-délicate ils feroient mieux de s'asseoir, cette posture étant la plus commode & celle qui leur donne le plus de fermeté & de précision dans la main.

2.° Les membranes des veines sont plus lâches que celles des artères, & le sang ne circule pas dans les premières avec autant de rapidité que dans celles-ci. Par cette double raison, le sang ne sort pas d'une veine avec une certaine force, à moins qu'on n'ait mis un obstacle à son retour vers le cœur, au moyen d'une ligature convenablement placée pour produire cet effet.

Lors donc qu'on a mis le malade dans la position où il doit être, la première chose à faire, est de comprimer, au moyen d'une bande, la veine qu'on se propose d'ouvrir. Cette compression doit s'étendre également sur toutes les veines voisines ; car on ne gagneroit pas grand chose à n'en comprimer qu'une seule, à cause de la communication qui a lieu entre toutes les branches collatérales. Et non-seulement cette compression augmente le jet du sang qui doit sortir par l'ouverture du vaisseau, mais encore en accumulant le sang dans les veines, elle sert à les faire voir plus distinctement, & à donner ainsi à l'opérateur plus de facilité à faire l'ouverture comme il convient qu'elle soit faite.

En faisant sa ligature, le Chirurgien doit cependant prendre garde à ne pas la serrer trop fortement ; car, si la compression venoit à s'exercer avec une certaine force sur les artères, les veines ne recevroient plus de sang, & n'en pourroient par conséquent pas fournir lorsqu'il les ouvriroit avec la lancette. Quand on voit les veines se gonfler en conséquence de la compression, sans que les pulsations de l'artère soient moins distinctes dans les parties qui sont au-dessous de la ligature, on peut être sûr que la pression est au degré convenable, & qu'il ne faut pas l'augmenter.

3.° La lancette est l'instrument le plus généralement employé pour ouvrir la veine, quoiqu'en quelques pays on en ait adopté un autre, savoir le Phlébotome à ressort. On place la lame de ce dernier immédiatement au-dessus de l'endroit où l'on veut faire l'ouverture ; puis au moyen d'une détente, on la fait plonger tout-à-coup dans la veine, où elle fait une incision d'une grandeur exactement proportionnée à son étendue.

Le Phlébotome a acquis de la réputation dans une grande partie de l'Allemagne, sur-tout pour la Saignée à la jugulaire ; mais il est sujet à beaucoup d'inconvéniens qui empêcheront probablement qu'il soit jamais généralement admis. Le premier est que, par la nature même de cet instrument, l'opérateur est obligé de déterminer la profondeur à laquelle il doit pénétrer avant de s'en servir. Or, l'on ne peut rien savoir de précis à cet égard avant que de Saigner ; car, après avoir plongé la lancette, on trouve quelquefois qu'il faut l'enfoncer plus qu'on ne s'y étoit d'abord attendu; de sorte qu'en se servant du Phlébotome, on peut souvent manquer son coup, à moins d'en employer un pour tous les cas qui soit fait pour pénétrer à une profondeur à laquelle il est rarement nécessaire d'atteindre.

Mais la principale objection que l'on fasse à cet instrument, c'est que lorsqu'il se trouve au-dessous de la veine une artère, ou quelqu'autre partie qu'il seroit dangereux de blesser, on court un plus grand risque de le faire en se servant du Phlébotome qu'en se servant de la lancette. Car en saignant avec celle-ci, dès qu'on a pénétré dans la veine, on peut aggrandir l'orifice autant qu'on le juge convenable, simplement en poussant l'instrument le long du cours du vaisseau, sans le faire entrer à une plus grande profondeur, ce qui n'expose à aucun danger; au lieu que le Phlébotome doit toujours pénétrer aussi loin que sa longueur le permet, circonstance qui ajoute beaucoup au danger de blesser les parties qui sont au-dessous de la veine.

Indépendamment de ceci, en se servant de la lancette, on est bien plus maître de faire l'ouverture de la grandeur que l'on veut, que lorsqu'on saigne avec le Phlébotome. Nous croyons donc pouvoir prononcer hardiment que ce dernier instrument n'est d'aucune nécessité; cependant en faveur de ceux qui seroient enclins à en faire usage, nous en avons représenté la meilleure forme dans nos planches.

Lorsqu'on veut s'en servir on place la pointe de l'instrument, dont on a tendu le ressort, au-dessus de la veine qu'on veut ouvrir, de manière qu'elle y fasse une ouverture oblique lorsqu'on lâchera la détente. L'on se conduit ensuite de la même manière qu'après s'être servi de la lancette, & nous en expliquerons bien-tôt les détails.

Lorsqu'on veut saigner avec la lancette, la forme de cet instrument est nécessairement la première circonstance à laquelle il faut faire attention, quoiqu'il arrive rarement que l'on s'en occupe comme on le devroit. Nous avons vu, à l'article Lancette, les observations à faire sur cet instrument & sur la meilleure forme à lui donner.

4.° La forme de la lancette étant déterminée voyons comment l'on doit s'en servir. Le Chirurgien & le malade étant placés comme il faut, & la ligature ayant été mise depuis quelques momens, de manière à produire un certain degré de gonflement dans les veines, l'on doit choisir parmi les plus apparentes celle qui roule le moins sous les doigts quand on la presse; car il y en a qui sont si peu fixées par le tissu cellulaire, qu'elles roulent avec la plus grande facilité; & quelque saillantes que celles-ci puissent paroître, elles sont beaucoup plus difficiles à ouvrir que d'autres qui paroissent plus profondes. Il faut donc se déterminer pour une veine qui, en même-tems qu'elle se découvre parfaitement à l'œil, se trouve liée d'une manière assez ferme aux parties contigues. Il n'est, sans doute, pas nécessaire de faire remarquer que lorsqu'une veine se trouve assez voisine d'une artère ou d'un tendon, pour qu'il y ait quelque danger de blesser ces parties dans l'opération, il ne faut pas hésiter à en préférer une autre, s'il y en a que l'on puisse ouvrir sans s'exposer au même risque.

Une veine peut être placée immédiatement au-dessus d'une artère ou d'un tendon, sans qu'il y ait aucun danger de les toucher en l'ouvrant, si le Chirurgien est suffisamment adroit & prudent; mais il arrive quelquefois que la veine est unie de si près, & si intimement avec ces parties, que le Chirurgien le plus sûr de sa main ne sauroit, sans imprudence, entreprendre de l'ouvrir. Avec un peu d'attention, cependant, on peut quelquefois se mettre à l'abri de tout danger à cet égard. Ainsi, lorsque le vaisseau qu'on doit ouvrir est posé directement sur le tendon du muscle biceps, il faut mettre le bras en pronation; & ce tendon qui a son attache derrière la petite apophyse du radius, se cache, pour ainsi dire, & s'enfonce.

Il ne faut jamais piquer, à moins que le vaisseau ne soit sensible au tact, quand même quelques cicatrices l'indiqueroient. Il y a des vaisseaux qui ne se font pas sentir aussi-tôt que la ligature est faite, mais quelque tems après. Lorsqu'ils sont si enfoncés qu'ils ne se font appercevoir ni à l'œil ni au tact, on fait mettre le membre où l'on se propose de saigner, dans l'eau chaude qui, en raréfiant le sang, fait gonfler les veines.

Le choix de la veine étant fait, l'Opérateur, s'il doit saigner de la main droite, saisira fortement de la main gauche le membre dont il doit tirer du sang; ensuite, avec le pouce de la même main, il comprimera la veine, à un pouce & demi ou environ, au-dessous de la ligature, ce qui servira à donner un certain degré de tension aux tégumens, à assujettir les vaisseaux, ceux sur-tout qui sont roulans, & en même-tems à interrompre, pour le moment, toute communication entre les parties inférieures de la veine, & celles qui se trouvent entre la ligature & l'endroit ainsi comprimé.

Si le vaisseau qu'on doit ouvrir est très-enfoncé, il faut porter la pointe de la lancette presqu'à plomb; car, si on la portoit obliquement, elle pourroit passer par-dessus. Si le vaisseau est si enfoncé qu'on ne puisse l'appercevoir que par le tact, il faut ne point perdre de vue l'endroit sous lequel on l'a senti; on y porte la pointe de la lancette, on l'enfonce doucement, jusqu'à ce qu'elle soit entrée dans le vaisseau, ce qu'une légère résistance, pareille à celle que l'on sent lorsque l'on perce du cannepin, & quelques gouttes de sang font connoître.

Ce sont ordinairement les personnes grasses

qui ont les vaisseaux très-enfoncés, & par conséquent il y a souvent moins à craindre de piquer l'artère, le tendon ou l'aponeurose, en ouvrant les vaisseaux enfoncés, qui sont presque toujours entourés de beaucoup de graisse, qu'en ouvrant des vaisseaux apparens. Lorsqu'on ouvre ces derniers, il faut porter la pointe de la lancette obliquement, de peur d'atteindre quelque partie qu'il seroit dangereux de piquer.

Il importe extrêmement de ne se servir que de lancettes parfaitement affilées; car l'on conduit bien mieux une lancette qui pique & qui coupe bien, qu'une mauvaise qui oblige à employer plus de force, & dont on n'est pas le maître quand on a vaincu la résistance.

Le Chirurgien ouvrira la lancette assez pour qu'elle fasse un peu moins d'un angle droit avec le manche; il la tiendra par le talon, entre le pouce & l'index de la main droite, de manière qu'il en reste un peu plus de la moitié à découvert; il fléchira ses deux doigts, & posera les extrémités des autres sur la partie, pour s'assurer la main; ensuite, poussant la pointe de la lancette doucement, & plus ou moins à plomb, suivant le plus ou le moins de profondeur du vaisseau, au travers des tégumens jusque dans la veine, il la portera en avant, dans une direction oblique relativement à celle du vaisseau, jusqu'à ce que l'ouverture soit de la grandeur dont il se proposoit de la faire, ayant soin en même-tems de lui faire décrire une ligne aussi droite qu'il sera possible, de peur qu'elle ne plonge dans les parties qui sont au-dessous. Alors il retirera sa lancette, & cessant de comprimer la veine avec le pouce, il laissera couler le sang dans les palettes préparées pour le recevoir.

Il importe ici de faire remarquer que, tant que le sang coule, il faut tenir le membre exactement dans la position où il étoit quand on a introduit la lancette; autrement, l'incision faite à la peau est sujette à s'écarter de l'orifice de la veine, ce qui est toujours incommode, & donne souvent beaucoup d'embarras par l'épanchement du sang dans le tissu cellulaire des environs.

Nous avons dit que lorsqu'on tient la lancette pour saigner, elle doit faire une angle un peu aigu avec son manche. Il n'y auroit pas d'inconvénient si l'angle étoit droit, mais s'il étoit plus grand, le manche se rapprocheroit trop de la main de l'Opérateur & pourroit l'embarrasser. La longueur de cette partie de la lancette que le Chirurgien laisse à découvert, avant que de la plonger dans la veine, est une autre circonstance à laquelle il faut faire attention; car, s'il n'en laisse pas assez, il ne peut pas agir librement. S'il emploie une lancette de grandeur ordinaire, il ne doit cacher entre ses doigts que la moitié à-peu-près de la lame.

L'entrée de la lancette dans la veine est une autre circonstance à laquelle il faut être attentif. Il n'est pas difficile d'appercevoir le moment où elle entre dans sa cavité, car aussi-tôt qu'elle y a pénétré, le Chirurgien éprouve une résistance sensiblement moindre qu'auparavant à la force qu'il emploie pour l'introduire; &, dès qu'il a donné la plus petite étendue à l'ouverture, le sang qui commence à jaillir met la chose tout-à-fait hors de doute. Nous avons recommandé, lorsque la lancette est dans la veine, de la porter en avant dans une direction oblique, & de prendre garde à en maintenir la pointe au même degré d'élévation depuis le moment où elle en a percé les membranes. Cette partie de l'opération demande une attention particulière. C'est au défaut de précaution à cet égard, ou plutôt c'est aux mauvaises règles établies là-dessus par tous les Auteurs qui ont écrit à ce sujet, qu'il faut attribuer la plus grande partie des accidens qu'on a vu arriver à la suite de cette opération.

Il est aisé de voir pourquoi nous prescrivons de donner à l'incision une direction oblique. Si on la fait suivant le cours de la veine, les bords de la playe se tiendront trop rapprochés, & le sang ne pourra pas couler librement. D'un autre côté, si l'on ouvre le vaisseau tout-à-fait en travers, la playe a beaucoup de peine à se guérir: ce qu'il y a de mieux, c'est donc d'ouvrir la veine obliquement. Mais ce qu'il importe le plus de ne pas oublier, c'est la direction qu'il faut donner à la pointe de l'instrument, lorsqu'elle a pénétré dans la veine. Presque tous les Auteurs qui ont écrit sur la Saignée prescrivent, pour étendre l'orifice, de relever le manche de la lancette en même-tems qu'on pousse la lame en avant, de manière que la main décrive un arc de cercle dont la pointe de l'instrument soit le centre.

La raison que l'on donne de cette précaution, est d'empêcher que l'orifice intérieur de la veine ne s'étende plus que l'incision faite aux tégumens, & que le sang ne vienne à s'épancher dans le tissu cellulaire, & à former des ecchymoses, comme cela se voit fréquemment, lorsqu'on se sert de lancette à pointe large ou à grain d'orge. Mais on évite facilement cet accident avec l'autre espèce de lancette dont le peu de largeur permet qu'on en porte la pointe dans la cavité de la veine, aussi loin qu'il est nécessaire. Quand l'opération est bien faite, l'ouverture du vaisseau doit être à-peu-près de la même grandeur que celle de la peau. On évite aussi, en agissant comme nous l'avons prescrit, le danger principal que l'on court nécessairement en suivant implicitement la règle dont nous avons fait mention tout-à-l'heure, car un effet certain du mouvement que l'on fait pour relever la main, ou la partie postérieure de la lancette, c'est d'en abaisser la pointe; & il est aisé de voir combien il peut être dangereux d'abaisser la pointe de l'instrument, lorsqu'elle glisse déjà peut-être sur le côté opposé du vaisseau, puisqu'elle doit alors le percer inévitablement; & s'il se trouve au-dessous une artère, un nerf ou un tendon, elle ne peut manquer de les blesser; cette seule cause doit avoir donné lieu à une multitude d'accidens de cette nature. Puis donc que le danger de cette pratique est évident, & que l'inconvénient qu'on a supposé devoir résulter d'une pratique différente, peut aisément s'éviter, lorsqu'on se sert de la lancette étroite ou à langue de serpent, il ne peut plus y avoir de doute sur la méthode que l'on doit choisir pour faire cette opération.

Pour ce qui est de l'étendue qu'il faut donner à l'ouverture, on la réglera d'après la nature de la maladie pour laquelle la Saignée a été prescrite. Lorsqu'on veut tirer rapidement une assez grande quantité de sang, soit dans la vue de causer une défaillance, soit pour quelqu'autre raison, il faut que l'ouverture soit très-grande; mais dans la plupart des cas cela n'est pas nécessaire.

Lorsqu'on se sert d'une lancette étroite, il suffira le plus souvent que l'ouverture ait une ligne & demie de long; mais avec la lancette à pointe large, une ouverture de trois lignes n'est pas trop grande, car celle de la veine aura bien rarement plus de la moitié de cette étendue. *Voy.* Lancette.

Nous avons dit qu'après que le Chirurgien aura retiré la lancette de la playe, il ôtera aussi sur-le-champ le pouce de sa main gauche de l'endroit où il l'avoit placé. Peut-être trouvera-t-on ces détails trop minutieux; & que cette circonstance en particulier ne méritoit pas qu'on en fît mention; mais, dans une opération importante, il ne faut négliger aucun détail. Le premier but dans lequel nous avons recommandé au Chirurgien de placer son pouce sur la veine, étoit afin de tendre la peau dans l'endroit où il devoit l'ouvrir, & de fixer la veine pour l'empêcher de rouler sous la lancette. Un autre avantage qui en résulte, c'est qu'en comprimant la veine avec une certaine force, on empêche qu'il ne sorte beaucoup de sang entre le moment où l'on a retiré la lancette & celui où l'on peut approcher le vase qui doit le recevoir. Il arrive souvent que pendant cet intervalle, il se perd beaucoup de sang, ce qui devient incommode au malade, au Chirurgien & aux assistans, & cependant avec un peu d'attention, il est fort aisé de l'empêcher.

5.° Lorsque l'ouverture a été bien faite, & qu'elle est assez grande, il arrive rarement qu'on ait de la peine à tirer tout le sang qu'on juge nécessaire, quelquefois cependant cela n'est pas sans difficulté, soit que l'ouverture des tégumens se soit écartée de devant celle de la veine, soit que le malade ait quelque disposition à tomber en foiblesse; dans ce dernier cas, il faut faire entrer un courant d'air frais dans l'appartement; il faut faire sentir du vinaigre au malade, & le mettre dans une position horizontale s'il n'y étoit pas déjà. Par ces différens moyens, on viendra à bout, pour l'ordinaire, d'écarter la syncope; mais si, malgré cela, le sang ne couloit pas librement, on mettra le membre dans toutes les positions que l'on peut supposer propres à ramener l'ouverture de la peau vis-à-vis celle de la veine & l'on s'appercevra bien-tôt, si l'on y a réussi, quand le sang se mettra à couler. Il faut exciter le jeu des muscles dans la partie où se fait la Saignée; par exemple, si l'on Saigne au bras, on réussira quelquefois mieux que par tout autre moyen à faire couler le sang en jet continu, en mettant dans la main du malade un étui, ou quelqu'autre corps solide qu'il aura soin de faire tourner fréquemment avec les doigts. Enfin, si le battement des artères est très-foible dans la partie inférieure du membre, ou s'il ne se fait point appercevoir du tout, on peut être sûr que la ligature est trop serrée, & alors l'on peut à l'instant faire jaillir le sang en la relâchant, & en faisant ainsi cesser la compression qu'on avoit, mal-à-propos, faite sur les artères.

6.° Lorsqu'on aura tiré la quantité de sang proportionnée à ce qu'exige l'état actuel du systême, on se hâtera d'ôter la ligature qui servoit à comprimer la veine, & si l'on s'est servi d'une lancette très-étroite, le sang, pour l'ordinaire, cessera de couler à l'instant même. Souvent cependant on voit arriver le contraire, & en général, on doit se mettre à l'abri de l'hémorrhagie qui pourroit avoir lieu. C'est pourquoi le Chirurgien, comprimant la veine, au-dessus & au-dessous de l'orifice, avec l'index & le pouce, lavera les parties tout autour, pour ôter tout le sang qui pourroit s'y trouver; il nétoyera aussi l'ouverture avec soin, en rapprochera également les bords, & les recouvrira d'un morceau d'emplâtre adhésif, nommé vulgairement *Taffetas d'Angleterre*, ou de quelqu'autre de même nature, de manière à les retenir ensemble solidement; en suivant cette méthode, il aura rarement besoin de mettre des bandes sur la playe. Cependant, lorsque le sang aura coulé avec beaucoup de force pendant l'opération, & qu'on aura eu de la peine à l'arrêter après avoir ôté la ligature, il sera prudent de mettre une petite compresse de toile par-dessus l'emplâtre, & de la maintenir en place, au moyen d'une bande, que l'on mettra autour du membre de la manière la plus convenable.

Nous avons prescrit de bien nétoyer l'ouverture avant que de la couvrir de l'emplâtre. Ceci est plus important qu'on ne le pense ordinairement; car, pour avoir manqué à ce soin, comme aussi pour n'avoir pas rapproché exactement les bords de la playe, on donne lieu quelquefois à des gonflemens inflammatoires, & à des suppurations, qu'un peu d'attention auroit fait éviter.

Toutes les fois que l'opération a été bien faite, la playe devroit se réunir & se cicatriser par une simple adhérence de ses bords, sans aucune formation de pus; mais c'est ce qui ne peut arriver que rarement, si les bords de la playe n'ont pas été soigneusement rapprochés & nétoyés de tout le sang qui pouvoit y demeurer attaché.

Un autre argument montre encore l'importance de cette précaution. Parmi les fâcheuses conséquences que l'on voit de tems en tems résulter d'une Saignée, une de celles qui cause quelquefois le plus de désordres, c'est une inflammation qui a lieu dans la cavité même de la veine; &, comme rien ne contribue davantage à produire une pareille inflammation que l'admission de l'air dans son intérieur, cela indique manifestement la nécessité qu'il y a d'en fermer exactement l'orifice. Car, quoique ces affections inflammatoires de la surface intérieure des veines ne soient pas fréquentes, il est certain qu'on en voit quelquefois des exemples; &, comme leurs conséquences, la suppuration sur-tout, si elle a lieu, ne peuvent avoir que des suites funestes, il ne faut négliger aucune précaution, aucun moyen possible pour s'en mettre à l'abri.

Nous allons parler à présent de certains accidens que l'on voit quelquefois arriver après la Saignée, & auxquels le Chirurgien devroit toujours être prêt à porter remède. Les principaux sont de petites tumeurs, occasionnées par des épanchemens de sang, versé par l'orifice de la veine dans le tissu cellulaire; les blessures des artères; les piqûres des nerfs & des tendons, & enfin l'inflammation de la surface intérieure des veines, dont nous venons de parler. Nous allons traiter de chacun dans un article séparé.

De l'Ecchymose ou Thrombus.

Nous avons recommandé de laisser la partie sur laquelle on fait une Saignée, dans la même position exactement où elle étoit quand on a introduit la lancette, jusqu'à ce que l'on ait tiré tout le sang qu'on jugeoit nécessaire de faire sortir. Quand on néglige cette précaution, il arrive souvent qu'il se forme une petite tumeur, immédiatement au-dessus de l'orifice de la veine, occasionnée par l'accumulation du sang dans le tissu cellulaire. Cette tumeur, quand est elle petite & arrondie se nomme THROMBUS, & quand elle est plus étendue, elle prend le nom d'ECCHYMOSE.

Dès qu'on apperçoit un gonflement de cette espèce, il faut ôter la ligature de dessus la veine; ensuite, le membre étant replacé dans la position où il étoit lorsqu'on a introduit la lancette, on remettra la ligature; cela suffira souvent pour rétablir le jet du sang tel qu'il doit être, & pour dissiper la tumeur, ou du moins, pour empêcher qu'elle ne vienne de nouveau gêner l'écoulement du sang. Mais, quelquefois on voit ces tumeurs acquérir tout-à-coup un tel volume qu'il est impossible d'achever la Saignée par le même orifice. Dans ce cas encore, la première chose à faire, c'est d'ôter sur-le-champ la ligature, parce que c'est le moyen d'empêcher que la tumeur n'augmente davantage; car, en laissant subsister la compression, le sang continue à être poussé avec force dans le tissu cellulaire des environs, ce qui donne lieu quelquefois à des gonflemens qui causent beaucoup d'embarras, tandis qu'en se conduisant différemment, l'on auroit pu les empêcher d'acquérir un volume tant soit peu considérable.

Lorsque la tumeur est très-grosse, comme il seroit inutile de chercher à faire couler une certaine quantité de sang par l'ouverture qui existe, il faut sur-le-champ s'occuper d'en faire une nouvelle, non à la même veine, dont il ne seroit plus possible de faire jaillir le sang comme il faut, mais à quelqu'autre qui se trouve disposée pour cela.

Il n'est pas besoin de rien faire pour dissiper ces tumeurs lorsqu'elles ne sont pas bien volumineuses, parce que le sang épanché ne tarde pas à être réabsorbé. Cependant il peut être quelquefois nécessaire d'avoir recours à des applications résolutives, & alors celles qu'on tire de la classe des astringens sont les plus efficaces; l'eau-de-vie ou d'autres liqueurs spiritueuses sont peut-être les topiques les plus utiles dans les cas de cette nature. Des compresses trempées dans du vinaigre, imprégnées d'un peu de sel ammoniac crud, & appliquées avec un léger degré de pression, ont réussi pareillement à dissiper des tumeurs de cette espèce.

Quelquefois on a vu de semblables tumeurs, où le sang étoit amassé en si grande quantité, qu'il ne pouvoit être tout réabsorbé. Quand pareille chose arrive, ce qui est fort rare, comme on ne peut point attendre de bonne suppuration dans une tumeur qui ne contient que du sang, il faut l'ouvrir, dès qu'on a lieu de croire que son volume ne diminuera pas davantage par l'absorption. Lorsque, par ce moyen, on a fait sortir le sang coagulé, l'on doit traiter la playe comme toute autre blessure. *Voyez* PLAYE.

Mais les accidens de ce genre sont bien peu de chose, lorsqu'on les compare avec d'autres qu'on voit arriver quelquefois à la suite d'une Saignée, & dont nous allons nous occuper. Le premier, dont nous parlerons, sera la blessure des artères.

Des Blessures des Artères.

Les petites artères, comme par exemple toutes les petites branches de l'artère temporale, peuvent être ouvertes sans qu'il en résulte de grands inconvéniens; mais des observations multipliées nous ont appris que les blessures des artères d'une certaine

certaine grosseur sont souvent dangereuses, & que l'on a toujours beaucoup de peine à les faire cicatriser.

Lorsqu'en faisant une Saignée on a quelque lieu de soupçonner qu'on a blessé une artère, & que le sang qui coule sort à-la-fois de l'artère & de la veine par le même orifice, il est très-important de pouvoir s'en assurer, & voici la manière d'y parvenir.

Quand le sang n'est fourni que par la veine, il suffit de la comprimer au-dessus & au-dessous de l'ouverture pour en arrêter à l'instant l'écoulement, quoique la compression ne soit pas assez considérable pour affecter l'artère plus profondément située. Mais si le sang vient en partie de l'artère, la pression que l'on fait sur la veine, au lieu d'en arrêter le jet, doit tendre au contraire à lui donner plus de force. Et si l'on voit en même-tems que le sang ne sorte pas uniformément, mais par sauts, cette circonstance vient encore fortement à l'appui du soupçon que l'artère a été blessée. Nous observerons cependant qu'elle ne suffiroit pas seule pour le démontrer, parce qu'une veine qui se trouve précisément au-dessus d'une artère d'une certaine grosseur, en reçoit l'impulsion assez fortement, pour qu'étant ouverte, elle laisse échapper le sang à-peu-près, à la manière des artères. Mais le premier indice dont nous avons fait mention, suffit seul pour décider la question sans laisser de doute; car, si la veine étant comprimée au-dessus & au-dessous de l'ouverture, le sang continue à en sortir avec force & en grande abondance, on peut être parfaitement sûr que l'artère est blessée.

Lorsqu'on est assuré que l'artère a été percée par la lancette que faut-il faire? Rien de ce que l'on conseille ordinairement, mais il faut suivre une pratique absolument opposée.

En pareil cas, on recommande toujours de comprimer la partie où l'on fait la piquure, au moyen de plusieurs compresses placées sur l'orifice de la veine; on conseille même d'y mettre une pièce de monnoie, ou quelque autre corps dur pour augmenter la pression, & de contenir le tout par une bande fortement serrée.

Mais quel effet peut-on raisonnablement attendre d'une semblable compression. On ne peut pas supposer qu'elle soit destinée à agir sur l'artère même; car, par ce moyen, quand l'artère principale d'un membre seroit blessée, on arrêteroit totalement la circulation du sang dans toute cette partie. Si au contraire la pression ne s'exerce que sur les parois de la veine, il en résultera nécessairement une résistance considérable au cours du sang dans l'artère; & le sang se trouvant ainsi retardé dans sa route naturelle, sortira avec bien plus force de ce vaisseau, qu'il n'eût fait si la cavité de la veine fût demeurée parfaitement libre & perméable.

Dans tous les cas de cette espèce, au lieu de faire aucune compression, il faut se servir de tous les moyens propres à relâcher, autant que possible, le systême vasculaire; &, pour arrêter le sang, on ne fera que rapprocher les bords de la playe, que l'on retiendra avec des bandelettes d'emplâtre agglutinatif, sans aucune espèce de bandage. Et comme il n'y a pas de meilleur moyen de relâcher le systême général, & celui des vaisseaux en particulier, que de tirer rapidement beaucoup de sang; dès qu'on s'appercevra que l'on a ouvert une artère, on se déterminera sur-le-champ à tirer, par l'orifice qu'on vient de faire, autant de sang que le malade pourra supporter d'en perdre. On fera tenir le malade dans le plus grand repos, afin de prévenir toute action trop forte du systême artériel. On le rafraîchira par l'usage de quelque laxatif très-doux: on lui fera observer une diète sévère, & on le saignera de nouveau si les circonstances l'exigent. Par ces différens moyens, on donnera à des playes de cette nature quelque chance de se cicatriser, sur-tout lorsqu'elle seront très-petites; au lieu qu'en employant la compression dont nous avons parlé, on ne peut que faire du mal en forçant le sang artériel à sortir par l'ouverture qu'on vient de faire, seul passage qui lui reste.

Il faut avouer cependant qu'il y a des cas où aucune méthode quelconque ne réussit; & où l'ouverture de l'artère ne se cicatrisant pas, il se fait un épanchement considérable de sang dans les parties voisines. Dans cet état de choses, on conseille encore une forte compression, comme un moyen de dissiper la tumeur. Mais à moins que cette tumeur ne soit très-molle, & que le sang n'y ait conservé sa fluidité, aucune pression ne sauroit avoir le moindre pouvoir pour la dissiper; car aussi-tôt que le sang épanché a commencé à se coaguler, on ne peut pas supposer que la compression puisse le faire rentrer par l'ouverture du vaisseau dont il étoit sorti. Il ne paroît pas non plus que ce moyen puisse être d'aucun usage pour accélérer l'absorption du sang extravasé. La théorie pourroit nous conduire à cette conclusion, mais l'expérience ne fournit aucune observation sur laquelle on puisse l'appuyer.

Il y a cependant une espèce particulière de gonflement qu'on observe quelquefois à la suite d'une piquure d'artère faite par une lancette, qui a percé d'outre en outre une veine voisine, & pour laquelle on emploie avec avantage un certain degré de compression. Lorsqu'une artère ainsi blessée se trouve tout-à-fait en contact avec la veine correspondante, il peut arriver qu'il demeure un passage ouvert entre les deux vaisseaux, après que l'orifice extérieur de la veine s'est cicatrisé, & qu'il y ait ainsi une communication directe de l'un à l'autre. La veine alors éprouvant toute la vivacité des pulsations de l'artère, ses membranes, qui n'ont pas assez de force pour y résister, se distendent peu-à-peu, & il en résulte un gonflement dans cette partie. Il n'est pas douteux qu'en pareil cas, une certaine compression ne puisse être très-utile en servant de soutien à la veine, & en prévenant ainsi l'accroissement de la tumeur; mais il n'y a aucune autre espèce de gonflement causé par l'épanchement du sang, fourni par la blessure d'une artère, où la compression doive être mise en usage: il y a lieu de croire au contraire, par les raisons ci-dessus exposées, qu'elle ne peut y faire que du mal. Lorsque nous sommes assurés qu'une artère a été ouverte, & que la tumeur formée dans le voisinage de la playe est occasionnée par le sang épanché dans le tissu cellulaire qui l'environne, si le parfait repos du corps, & du membre en particulier où est la blessure, si le soin de ne point comprimer les vaisseaux ouverts, si tous les autres moyens que nous avons indiqués ne réussissent pas à empêcher l'augmentation de cette tumeur, aucune autre méthode que nous connoissions ne sauroit avoir davantage de succès. La maladie alors doit être considérée comme formant une espèce d'aneurisme, & demande des secours d'un autre genre. *Voyez* Aneurisme.

Des Piqures de Nerfs & de Tendons.

On ne devroit jamais avoir à craindre, à l'occasion d'une Saignée, ni la piquure d'une artère, ni celle d'un tendon, lorsque le soin de cette opération est confiée à un Chirurgien, qui a un certain degré de dextérité dans la main; car, comme ces parties se distinguent facilement au tact, pour que l'on puisse aisément en déterminer la situation, ce sera toujours la faute de l'Opérateur, s'il ne dirige pas la pointe de sa lancette de manière à les éviter. Une des principales causes des accidens de cette espèce est, comme nous l'avons déja fait voir, l'usage où l'on est d'abaisser la pointe de l'instrument, après qu'il a pénétré dans la veine; pratique également dangereuse & inutile. Mais quoiqu'avec de l'attention on puisse toujours être sûr d'éviter les tendons & les artères, on pourra dire cependant que les nerfs, trop petits généralement pour être distingués de la même manière, courent toujours un grand danger d'être blessés; & que les accidens que l'on voit arriver quelquefois à la suite de la piquure d'un nerf, sont bien aussi terribles qu'aucun de ceux qui accompagnent jamais la Saignée.

Quoiqu'il soit vrai que les nerfs, en raison de leur petitesse, ne peuvent jamais se distinguer au tact avant l'opération, cependant, si le Chirurgien est très-attentif à diriger la pointe de sa lancette de manière à être sûr de ne pas percer la veine d'outre en outre, cette même précaution qui le met à l'abri du danger de blesser les artères & les tendons, le garantira presqu'aussi sûrement de celui de piquer les nerfs. Car, s'il plonge sa lancette, comme il devroit toujours le faire, dans la partie antérieure de la veine, & s'il évite en même-tems de couper le vaisseau en travers, comme il le feroit nécessairement s'il enfonçoit la pointe de l'instrument jusques dans sa partie postérieure, il ne courra jamais de risque de blesser les nerfs voisins, quelque près qu'ils soient de la veine qu'il ouvre. En effet, ils se trouvent placés immédiatement au-dessous des veines; ou du moins ils sont situés le long de leurs côtés assez profondément, pour ne pouvoir être touchés par la lancette, si l'on a le soin de l'introduire où il convient, & si on ne lui fait pas percer le vaisseau de part en part, ce qui ne peut jamais arriver que par la faute du Chirurgien. Jamais on ne blessera de nerf en ouvrant une veine dans sa partie antérieure; on ne court ce danger, qu'en plongeant la lancette jusques dans le côté opposé; or, un Chirurgien devroit toujours être assez sûr de sa main pour éviter un pareil accident.

Mais, quoiqu'avec un peu de précaution il fût aisé de prévenir tous les accidens de cette espèce, il n'est pas moins vrai qu'il en arrive quelquefois de pareils; soit qu'on doive l'attribuer à un défaut d'attention chez l'Opérateur, soit qu'il n'ait pas dans la main toute la sûreté nécessaire. C'est un fait que l'on pique quelquefois des nerfs ou des tendons en faisant une Saignée, & qu'il est presque impossible d'éviter les cruelles suites de ces accidens.

Quelquefois donc on observe qu'au moment où l'on introduit la lancette, le malade se plaint d'une douleur extrêmement vive; & d'après ces symptômes, on peut toujours être bien sûr qu'un nerf ou un tendon a été blessé. Dans quelques cas, si l'on tire tout de suite beaucoup de sang par l'ouverture qu'on vient de faire, si l'on tient la partie blessée dans le repos le plus parfait, & si l'on fait observer au malade un régime très-rafraîchissant, la douleur dont il se plaignoit s'appaise peu-à-peu, & enfin se dissipe entièrement sans aucune autre conséquence fâcheuse.

Mais d'autres fois cette douleur, qui s'est fait sentir tout-à-coup au moment de la piquure, au lieu de diminuer augmente bien-tôt après; il survient de la tension, ou un petit degré d'enflure autour de la playe dont les bords se durcissent & s'enflamment; & avant qu'il se soit écoulé vingt-quatre heures, il commence à sortir une sérosité aqueuse par l'orifice.

Si les moyens qu'on emploie ne donnent pas bien-tôt du soulagement, ces symptômes se maintiennent à-peu-près au même degré, encore pendant deux ou trois jours. Alors la vive douleur, qui s'étoit fait sentir dès le commencement, devient plus insupportable en changeant de nature: au lieu d'être aigue comme auparavant, elle est accompagnée d'une sensation de chaleur brûlante, qui continue à augmenter, & ne cesse de tourmenter le malade jusqu'à la fin. Les lèvres de la playe continuent à se gonfler & à se durcir; l'enflure des parties voisines s'étend peu-à-peu sur tout le membre, depuis le pied jusques au haut de la cuisse, quand l'opération s'est faite sur l'une des extrémités inférieures; & depuis le coude jusqu'à la main, & le long de l'humérus jusques sur le muscle pectoral & au-delà, lorsque la Saignée s'est faite au bras.

Enfin les parties devenant excessivement dures & tendues, une couleur érésypélateuse s'étend sur tout le membre; le pouls à cette époque est très-dur & fréquent, la douleur extrêmement forte, l'agitation excessive; il survient plus ou moins de soubresauts dans les tendons; quelquefois il se manifeste un tétanos ou d'autres affections convulsives, & tous ces symptômes continuant à augmenter, il arrive souvent que les souffrances du malade ne se terminent que par la mort.

Bien des gens accoutumés à voir pratiquer la Saignée aussi communément qu'on le fait, auront de la peine à regarder cette opération comme étant d'une exécution aussi délicate que nous l'avons représentée, ou comme pouvant être accompagnée de conséquences aussi terribles que celles que nous venons de décrire. Il faut avouer que de pareils cas ne sont pas fréquens, mais on en voit cependant assez d'exemples, pour se convaincre de la nécessité qu'il y a d'user de la plus grande précaution en faisant une Saignée. Dans une pratique très-étendue, un Chirurgien n'a que trop d'occasions de voir cette opération suivie d'accidens funestes, où les symptômes dont nous avons fait l'énumération, se présentent uniformément dans l'ordre que nous avons décrit.

On a eu différentes opinions sur la cause de ces symptômes. Quelques-uns les ont attribués aux blessures des tendons. D'autres regardent les tendons comme tellement destitués de toute sensibilité, que leurs blessures ne sauroient occasionner autant de souffances, & ils supposent, d'après cela, que, dans tous les cas de cette nature, la piquure de quelque filet nerveux est la vraie cause de tout le mal.

C'est d'après l'une ou l'autre de ces suppositions, que l'on a expliqué les divers phénomènes qu'on observe dans cette maladie, jusqu'au moment où le célèbre M. Jean Hunter, de Londres, a mis en avant une opinion différente. Il pense que tous les fâcheux symptômes occasionnés par la Saignée, peuvent s'expliquer d'une manière bien plus satisfaisante, par l'inflammation de la surface interne de la veine que par toute autre cause. Il a souvent reconnu cet état inflammatoire de la veine dans des chevaux qui étoient morts, en conséquence d'accidens produits par une Saignée, & il a trouvé la membrane interne de la veine enflammée, non-seulement dans le voisinage de la partie qui avoit été ouverte, mais quelquefois tout le long de son cours, & même jusqu'au cœur. Il a vu aussi quelques exemples d'une affection semblable dans le corps humain, où, après la mort, il a trouvé la veine dans un état de violente inflammation. Il a même observé quelques cas où cette inflammation s'étoit terminée par la suppuration, & le pus ainsi produit, se trouvant porté par la circulation jusqu'au cœur, il pense qu'alors cette circonstance seule a pu causer la mort.

Il n'y a aucun lieu de douter du fait exposé par M. Hunter, que dans des cas de cette nature l'on a trouvé, après la mort, les marques d'une inflammation considérable dans les veines qui avoient été ouvertes. Mais quelque ingénieux que puissent être les argumens, d'après lesquels il conclut que c'est l'état de la veine qui est la cause première de tous les fâcheux symptômes dont nous avons parlé: & quoique nous ne puissions nier qu'une inflammation de ce vaisseau, ne doive beaucoup contribuer à augmenter les divers symptômes produits originairement par d'autres causes, que ce ne soit même cette circonstance particulière, qui souvent leur donne une terminaison funeste, on ne trouveroit peut-être pas un seul cas où l'on pût, d'après cette théorie, rendre raison d'une manière satisfaisante de leur première formation.

Dans la plupart de ceux que l'on a pu observer, le malade, au moment de l'opération, avoit senti une douleur très-vive; quelquefois même cette douleur avoit été, dès le premier instant, presque insupportable. Or, on ne peut expliquer une pareille sensation par la simple piquure d'une veine; car, quoique les membranes des veines ne soient pas absolument insensibles, nous savons fort bien qu'elles n'ont pas un assez grand degré de sensibilité, pour qu'en les piquant d'une manière quelconque, on puisse jamais exciter une bien vive douleur. Il faut donc regarder cette inflammation des veines, que M. Hunter a observée dans le cadavre, plutôt comme un effet que comme une cause; & il est assez naturel de penser que des affections de la nature de celles que nous venons de décrire, peuvent souvent occasionner une inflammation des veines voisines. En moins de quarante-huit heures, après l'opération, lorsque les symptômes fibriles commencent à se manifester, tous les alentours de l'orifice sont déja dans un tel état de dureté & d'inflammation, qu'il seroit assez étonnant que la veine, presque entièrement environnée de parties aussi violemment affectées, ne participât en aucune manière à cet état.

Supposant donc que l'inflammation des veines est plutôt une conséquence des autres symptômes, qui peuvent survenir après une Saignée, qu'elle n'en est la cause, nous revenons aux idées qu'on avoit depuis long-tems adoptées sur ce sujet, & nous croyons qu'il faut attribuer ces symptômes à la piquure d'un nerf ou à celle d'un tendon.

Jamais les Praticiens n'ont mis en doute qu'une légère blessure d'un nerf n'occasionnât quelquefois les plus fâcheux symptômes. Mais on a essayé de démontrer, comme nous l'avons déja dit, que les tendons sont presqu'entièrement destitués de sensibilité; & l'on est parti de-là, pour dire que leurs blessures ne sauroient jamais être regardées comme la cause des maux qu'on leur a souvent attribués.

Il y a bien lieu de croire cependant, qu'en différens cas, on a vu des causes différentes occasionner la même suite de symptômes, & que ces accidens ont pu devoir leur origine, tantôt à la piquure d'un nerf, & tantôt à celle d'un tendon. Telle est décidément notre manière de penser à ce sujet, & nous croyons que toute personne qui l'aura considéré avec attention sera du même avis. Et comme le même traitement convient également à la maladie, dans l'une & l'autre supposition, nous n'entrerons pas dans de plus grands détails, pour déterminer dans chaque cas particulier, à laquelle de ces causes il faut la rapporter. Nous avons déjà montré comment on peut toujours, en faisant une Saignée, éviter de pareils accidens; nous allons à présent exposer les moyens les plus propres à empêcher que les symptômes n'arrivent à un grand degré de violence, lorsqu'on a eu le malheur de donner lieu à leur formation.

Lorsqu'au moment de l'opération le malade se plaint d'une douleur très-vive, on peut toujours être sûr qu'on a blessé quelque partie qu'il ne falloit pas toucher; mais en prenant tout de suite les soins convenables, on a quelque chance de prévenir les symptômes qui ne manqueroient pas de se manifester, si l'on tenoit une autre conduite.

La première chose à faire dans cette intention, c'est de tirer beaucoup de sang par l'ouverture de la veine: on aura soin ensuite, au moins pendant plusieurs jours, de laisser le membre blessé dans le plus parfait repos, & de tenir tous les muscles qui lui appartiennent dans l'état le plus relâché; on rafraîchira le malade; on lui fera observer une diète sévère, & si cela paroît nécessaire, on lui fera prendre quelques laxatifs.

Par ce traitement seul, on peut souvent empêcher la formation des funestes symptômes dont nous avons parlé; & lorsqu'ils se manifestent dans un cas où l'on n'a pas pris ces précautions, on peut les regarder comme étant pour le moins autant une suite de cette négligence que comme tenant à la nature même de la playe.

Mais, si nonobstant les moyens que nous avons recommandés, la violence des symptômes augmente au lieu de diminuer; si les bords de la playe se durcissent & s'enflamment; si la douleur augmente, & sur-tout si l'enflure commence à s'étendre, il faut tenter d'autres remèdes. Dans cet état de la maladie, on adoucit souvent les symptômes par une Saignée locale, que l'on fait en appliquant des sangsues aussi près qu'il est possible de l'ouverture; & quand le pouls est plein & fréquent, il faut tirer encore beaucoup de sang, en ouvrant une veine en quelqu'autre partie.

Les topiques qu'on emploie ordinairement sont des cataplasmes & des fomentations émollientes. Lorsqu'il y a dans d'autres parties quelque affection de cette nature, nous ne connoissons point d'application qui promette plus de succès que celles-là. Et, comme en général les fomentations chaudes & les cataplasmes tendent puissamment à favoriser la formation du pus; comme il semble aussi que, dans le cas dont il s'agit, rien ne contribueroit davantage à abattre les symptômes qu'une bonne suppuration, on avoit lieu de croire qu'on ne les employeroit pas sans succès, pour les accidens de cette espèce. Mais l'expérience a fait voir qu'il y avoit bien peu à attendre ici, des remèdes de cette classe; & même en poussant l'usage de ces applications aussi loin qu'il étoit possible, le succès a rarement répondu à l'attente du Praticien. Les parties qui sont ici particulièrement affectées, étant presque entièrement membraneuses, & incapables par conséquent de donner du pus, il est très-probable que les cataplasmes chauds ne faisoient qu'aggraver les symptômes; car, lorsque ces topiques ne déterminent pas une suppuration convenable, la chaleur qu'ils communiquent aux parties, agit continuellement comme un stimulant, & doit plutôt tendre à augmenter l'inflammation. Aussi voyons-nous que, dans la maladie qui nous occupe, tous les remèdes de cette nature font plus de mal que de bien. La chaleur de la partie affectée est un des symptômes les plus pénibles, & les cataplasmes chauds, au lieu d'y apporter du soulagement, tendent plutôt à augmenter le tourment qu'elle excite. Par la même raison, ils augmentent la dureté & le gonflement des lèvres de la playe qui sont incapables de fournir une bonne suppuration; ils en rendent la douleur plus vive, & font étendre plus rapidement l'enflure sur les parties voisines.

Ambroise Paré, Dionis, Heister & d'autres, au lieu d'émolliens, prescrivent d'autres substances de la même nature. Nous ne saurions affirmer l'inefficacité de ces moyens, auxquels la plupart des Praticiens ont renoncé, dans la crainte de l'irritation qu'ils pourroient causer, en vertu de leur qualité stimulante. Mais, sur le témoignage de Praticiens distingués, nous pouvons assurer que, dans les cas de la nature de ceux dont nous parlons, les applications rafraîchissantes & astringentes, soulagent bien plus les malades, & en total ont des effets salutaires, bien plus marqués que les topiques émolliens. De tous les remèdes de cette classe, aucun ne paroît en avoir d'avantage que les préparations de plomb. Rien ne réussit mieux, pour diminuer la chaleur & la douleur de la partie affectée, que de la couvrir alternativement avec des compresses trempées dans une solution de sucre de Saturne & avec des plumaceaux enduits de cérat de Goulard.

Lors donc qu'en pareil cas on aura mis, sur les parties principalement affectées, un nombre de sangsues, proportionné à la violence des symptômes, & tiré une quantité de sang suffisante, on les couvrira de compresses de linge fin, trempées dans la solution de sucre de Saturne, *voyez* Plomb. On continuera, pendant quelques heures, à les humecter avec cette même liqueur, & ensuite on les remplacera avec des plumaceaux enduits de cérat. On couvrira de même alternativement, avec l'un ou l'autre de ces topiques, toutes les parties plus ou moins affectées; l'on n'en discontinuera pas l'usage aussi long-tems qu'il y restera quelque enflure.

En même-tems qu'on emploie ces secours extérieurs, il faut parer aux symptômes fébriles par un régime rafraîchissant, par une diète sévère, par l'usage des moyens propres à entretenir la liberté du ventre, &, suivant le besoin, par de nouvelles Saignées.

Pour calmer les douleurs qui sont quelquefois excessives, au point que le malade ne peut avoir un instant de sommeil, on lui donnera de l'opium; ce médicament est sur-tout nécessaire lorsqu'il survient des soubresauts dans les tendons, & d'autres symptômes convulsifs. Mais, pour obtenir de ce remède l'effet qu'on en attend, il faut le donner en fortes doses; autrement, loin de produire des effets salutaires, il tend plutôt à aggraver les symptômes, soit en augmentant la chaleur & l'agitation, soit par une influence directe sur le systême nerveux, qu'il rend évidemment plus susceptibles d'être affecté par la douleur, & par les autres fâcheux effets de la blessure.

Il arrive trop souvent que les symptômes de cette cruelle maladie ayant été, ou tout-à-fait négligés, ou mal soignés dans les commencemens, on n'obtient plus aucun succès, ni des anodins, ni des autres remèdes ci-dessus énoncés, lorsqu'on vient enfin à les employer. Alors la fièvre, les douleurs, l'enflure des parties affectées continuant, il survient enfin des convulsions dans les muscles, & toutes les marques du danger le plus imminent. Si, en pareilles circonstances, on n'a pas sur-le-champ recours à quelque moyen très-efficace, le malade ne tarde pas à succomber. Le seul moyen auquel on puisse encore, dans cet instant, donner quelque confiance, est une incision profonde & très-étendue des parties voisines de la piquure qui a occasionné tant de maux. L'expérience de tous les siècles nous a appris que la division partielle d'un nerf, ou d'un tendon, cause beaucoup plus de douleur & d'autres fâcheux accidens, que ne feroit la division complette de ces mêmes parties. Et le but de l'opération que nous recommandons ici, est de diviser complettement le nerf ou le tendon que nous supposons avoir été blessé par la pointe de la lancette, & avoir ainsi donné lieu à tous les symptômes qui se sont manifestés.

Cette opération étant très-douloureuse, on ne peut guères y avoir recours de bonne heure, pour faire cesser des symptômes dont il seroit peut-être difficile de faire comprendre le danger au malade; &, avant que de la proposer, il faut avoir usé de tous les secours recommandés ci-dessus. Il faut pourtant prendre garde à ne pas laisser faire trop de progrès à la maladie, avant que d'en venir à cette dernière ressource; car, si le malade étoit déjà très-affoibli par la violence & la durée des symptômes fébriles, on ne pourroit plus fonder d'espérance, ni sur cette opération, ni sur aucun autre moyen dont nous ayons connoissance. Lors donc qu'après avoir suivi avec soin le traitement que nous avons prescrit, on s'est assuré que l'on ne peut compter sur son succès, il faut sans perdre de tems, faire l'incision dont nous avons parlé. Voici comment l'on doit y procéder.

Toutes les parties voisines de l'ouverture de la veine étant très-enflées, & dans un état de violente inflammation, il est impossible d'arriver au nerf, ou au tendon blessé, autrement que par une incision très-grande & très-profonde. Or, comme cela ne peut se faire sans courir le risque d'ouvrir au moins quelques rameaux artériels assez considérables, la première précaution à prendre, est de se garantir du danger de cet accident, par la compression de l'artère principale, au moyen d'un tourniquet. Cette précaution est nécessaire, non-seulement pour prévenir la perte du sang qui résulteroit de la section des grosses branches artérielles, mais encore pour n'être pas interrompu, comme on le seroit nécessairement, par l'écoulement du sang que fourniroient les petits vaisseaux pendant l'opération. C'est particulièrement dans cette dernière intention qu'on doit appliquer le tourniquet; car, quoiqu'il soit très-à-propos de se tenir sur ses gardes contre l'hémorrhagie que pourroit occasionner l'ouverture des gros vaisseaux, avec un peu de prudence, il est facile dans la plupart des cas de s'en garantir.

Lors donc qu'on aura placé, & serré convenablement le tourniquet, on fera, au moyen d'un bistouri ordinaire, une incision transversale dans les parties malades, dont la direction croise à angle droit, celle de l'ouverture faite à la veine.

La témérité est toujours blâmable lorsqu'il s'agit de faire une opération chirurgicale quelconque, & il en est souvent résulté les conséquences les plus funestes; mais une trop grande circonspection vient presque toujours de ce que l'Opérateur n'a que des idées inexactes & confuses de l'anatomie des parties, & elle engendre un degré de timidité, plus capable de nuire au malade que ne pourroit faire une trop grande hardiesse; car on voit souvent que, dans une opération ou il faut incifer les parties, fi le premier coup de biftouri ne fuffit pas pour cet effet, toutes les autres parties de cette opération, font ordinairement ou beaucoup retardées, ou manquent peut-être tout-à-fait leur but.

Il n'y a aucune opération où il foit plus néceffaire que dans celle-ci d'agir hardiment, pour faire du premier coup une incifion fuffifante. Une petite incifion caufera prefque autant de douleur au malade qu'une grande; & elle aura cet inconvénient très-effentiel, que le Chirurgien ne pourra achever fon opération, ni auffi facilement, ni auffi promptement que s'il lui avoit donné plus d'étendue.

L'Opérateur ayant fait une ouverture fuffifante dans les tégumens, il procédera enfuite d'une manière plus mefurée, faifant l'une après l'autre de petites incifions, & évitant, avec tout le foin poffible, de bleffer les vaiffeaux artériels ou veineux qu'il rencontre; il tâchera, de cette manière, de découvrir le nerf bleffé; ou, s'il ne peut pas en venir à bout en ôtant, au moyen d'une éponge, avec tout le foin & toute l'exactitude poffible, chaque particule de fang qui s'extravafe à mefure qu'il opère, il continuera à travailler lentement & graduellement, jufqu'à ce qu'il ait divifé toutes les parties qui fe trouvent entre la peau & le périofte, à la réferve des gros vaiffeaux & des tendons.

Ayant pouffé jufques-là fon incifion, le Chirurgien lâchera le tourniquet, & en ce moment, pour l'ordinaire, le malade exprime beaucoup de contentement de l'opération qu'il vient de fubir. Car, fi l'on a coupé tranverfalement le nerf, dont la bleffure avoit caufé tant de fâcheux fymptômes, il fe fentira foulagé fur-le-champ; mais fi, au contraire, la douleur continue à fe faire fentir avec violence, on peut être affuré que le fiège du mal eft dans quelqu'un des tendons. Il faut donc examiner de nouveau, avec foin, l'intérieur de la playe, la nétoyer exactement avec une éponge; & très-probablement on trouvera, dans le tendon le plus voifin de la veine où l'on avoit fait la Saignée, ou les marques d'une bleffure, ou les fignes évidens d'une inflammation. Mais, quoi qu'il en foit, & lors même qu'on n'appercevroit rien de femblable, il faut fans héfiter couper ce tendon; & même s'il y en avoit deux ou trois dans le voifinage de la veine, qui par conféquent euffent été également expofés à être bleffés par la lancette, il faut les couper tous. Cela étant fait, il arrivera bien rarement que le malade n'en éprouve pas du foulagement à l'inftant même. Et fi, contre toute efpérance, il en étoit autrement, on aura du moins fait tout ce qui pouvoit donner quelque efpérance de guérifon.

La fection des parties étant achevée, on relâchera tout-à-fait le tourniquet, & l'on fera la ligature des artères qui auront été ouvertes dans l'opération. On mettra un léger appareil fur la playe, qu'il faudra gouverner enfuite comme une playe ordinaire.

En ne confidérant que légèrement ce dont il eft ici queftion, l'on pourra regarder comme bien cruel le moyen de guérifon que nous venons de propofer; car fans doute une incifion auffi profonde ne peut qu'être extrêmement douloureufe; & la fection d'un ou de plufieurs tendons, non-feulement ôtera la faculté de faire certains mouvemens, mais pourra priver pour toute la vie de l'ufage entier d'un membre. Mais fi l'on porte fon attention fur l'importance de l'objet qu'on a en vue, toutes ces confidérations perdent leur force. Ce n'eft pas un avantage de peu de conféquence qu'on fe propofe d'obtenir par cette opération, & ce n'eft que dans des circonftances graves & urgentes qu'il convient d'y avoir recours. Or, dans le cas que nous avons décrit, il eft évident que la vie du malade doit dépendre de fon fuccès; & le Chirurgien le plus timide, s'il eft capable de raifonner, doit reconnoître la convenance qu'il y a de la faire. D'après l'événement bien connu de tous les cas de cette efpèce lorfqu'ils font parvenus au point pour lequel nous avons recommandé ce fâcheux moyen, on peut hardiment prononcer que le malade qui éprouve de pareils fymptômes, eft dans le plus grand danger de perdre la vie; conféquemment dans une femblable pofition, aucun remède qui donne une chance de guérifon, ne devroit être rejetté.

D'après la théorie feulement, on feroit déjà porté à croire que, dans le cas dont il s'agit, aucun remède ne promet d'avantage que l'opération ci-deffus propofée; mais, fi le raifonnement fe trouve fortifié par l'heureux fuccès de plufieurs tentatives, les argumens qu'on peut faire encore contre fon ufage ne méritent plus d'être écoutés. Dans différens cas de cette nature qui n'étoient pas d'une extrême gravité, M. Bell a vu réfulter de grands avantages de la pratique que nous avons recommandée. Il en a vu un entr'autres, où après une faignée à la veine médiane céphalique, les fymptômes réfiftant opiniâtrément à tous les remèdes, avoient été portés à un tel degré que le malade paroiffoit devoir périr infailliblement; mais une profonde incifion que l'on fit dans les parties affectées le fauva. Au moment où il étoit dans le danger le plus imminent & où il fouffroit les douleurs les plus vives, il fe trouva foulagé prefque fubitement; l'enflure, qui, jufqu'à cet inftant, avoit réfifté à tout ce qu'on faifoit pour la diffiper & s'étendoit conftamment de plus en plus, ne tarda pas à s'abattre, & le malade obtint une guérifon en beaucoup moins de tems qu'on n'auroit pu l'efpérer.

Tout ce que nous avons dit jufqu'à préfent de la Saignée regarde cette opération en général. Nous allons à préfent la confidérer suivant les différentes parties du corps où on la fait; & nous parlerons d'abord de la Saignée du bras.

De la Saignée du Bras.

On Saigne plus souvent sur la partie antérieure de l'avant-bras, près du pli du coude, qu'en aucune autre partie du corps. Les veines en général sont beaucoup plus visibles en cet endroit, mais c'est la seule raison que l'on puisse donner de cette préférence; car les nerfs, les tendons & les grosses artères qui se trouvent dans le voisinage de ces veines, rendent l'opération plus dangereuse en cet endroit qu'en tout autre. Aussi est-il évident que, s'il est nécessaire toutes les fois qu'on fait une Saignée de ne négliger aucune des précautions recommandées ci-dessus, l'observation en est encore plus importante lorsque la Saignée se fait en cette partie, où les veines se trouvent si voisines d'organes qu'il est dangereux de blesser.

Comme nous avons déjà expliqué fort en détail les différentes parties de cette opération, nous nous contenterons, pour éviter les répétitions, d'indiquer ce qui est particulièrement nécessaire pour la saignée du bras.

La ligature destinée à arrêter le cours du sang dans les veines, doit être placée à un pouce, ou un pouce & demi au-dessus du coude; on en fera le nœud sur la partie extérieure du bras pour qu'il ne gêne pas le Chirurgien au moment où il devra enfoncer la lancette. Un seul nœud pourroit suffire, mais un nœud à anse pardessus le premier, l'empêcheroit de glisser, & n'est pas difficile à faire.

Pour le choix de la veine qu'on doit ouvrir, il faut suivre bien attentivement les règles générales que nous avons indiquées. Il faut préférer celle qui est la plus visible & qui roule le moins sous la peau, à moins qu'il ne se trouve une artère immédiatement au-dessous & en contact avec elle; car alors, si l'opérateur n'est pas parfaitement sûr de sa main, il ne doit pas hésiter à en choisir une autre. Pour l'ordinaire cependant, l'artère est si profonde en cet endroit que l'on peut ouvrir en toute sûreté la veine basilique, au-dessous de laquelle elle court le plus souvent; & si cette veine ordinairement se montre davantage à l'extérieur que les autres, c'est probablement à cause de la pulsation continuelle de l'artère qui est au-dessous, & qui empêche que la circulation ne s'y fasse bien librement; cette raison même doit la faire préférer aux autres. Il y a encore quelques raisons de Saigner à la basilique, plutôt qu'à la céphalique, ou à la médiane. La première, savoir, la basilique, est plongée moins profondément dans le tissu cellulaire; en outre, comme elle se rapproche davantage de l'intérieur du bras, la portion de l'expansion tendineuse du muscle biceps, qui la recouvre, est plus mince que celle qui recouvre les autres. Toutes ces circonstances font que la Saignée est moins douloureuse à cette veine qu'à aucune autre; & cette considération seule doit influer beaucoup sur le choix que fait le Chirurgien.

Lorsqu'on saigne en cet endroit, quoique l'opération puisse se faire de la main droite sur l'un ou l'autre bras, elle se fait avec plus de dextérité de la main droite au bras droit, & de la main gauche au bras gauche; quiconque s'y prend autrement, doit se sentir gêné, & n'a point de facilité pour palper & comprimer comme il convient avec ses doigts les veines du malade.

Chez les personnes qui ont beaucoup d'embonpoint, il n'est pas rare que toutes les grosses veines se trouvent tellement enfoncées dans le tissu cellulaire que l'œil ne puisse pas les appercevoir; mais pourvu qu'on les sente bien distinctement avec les doigts, on peut les ouvrir hardiment quoiqu'on ne les voye pas. Quelquefois cependant, il arrive qu'on ne peut les distinguer ni par le toucher, ni par la vue; alors, comme il est toujours possible de trouver celles qui sont auprès du poignet, ou sur le dos de la main, on ôtera la ligature de la partie supérieure du bras pour la placer sur le milieu de l'avant-bras, ce qui fera paroître les veines qui sont au-dessous. Or, par-tout où l'on apperçoit distinctement les veines, on peut aisément faire une Saignée.

De la Saignée à la Veine jugulaire.

Dans les cas d'esquinancie, de maux d'yeux & d'autres affections de la tête où l'on desire de tirer du sang des vaisseaux voisins des parties malades, il arrive souvent que l'on juge convenable d'ouvrir la veine jugulaire externe.

Il n'y a qu'un rameau de cette veine, savoir sa branche postérieure, qu'il soit facile de faire paroître en dehors, assez pour qu'on puisse l'ouvrir comme il convient. Sa situation cependant, n'est pas très-voisine de l'extérieur, car elle est couverte non-seulement par la peau & le tissu cellulaire, mais encore par les fibres du muscle large du col; ce qui fait qu'on est obligé de la comprimer assez fortement pour la faire gonfler autant qu'il est nécessaire. En conséquence, on conseille ordinairement au Chirurgien de placer son pouce sur la veine, de manière à y former la compression dont il a besoin, à un pouce ou un pouce & demi de distance au-dessous de l'endroit où il doit faire son ouverture. Mais, en général cette compression ne suffit pas, parce que le sang arrêté dans cette branche de la jugulaire trouve aisément un passage par les autres veines; en sorte que, pour y produire une distension suffisante, il faut aussi comprimer la principale veine de l'autre côté du col. Pour cet effet on mettra une compresse passablement ferme, ſur la plus groſſe veine du côté opposé à celui où l'on ſe propoſe de Saigner, on ſera paſſer par-deſſus une jarretière ou quelqu'autre ligature convenable qu'on nouera ſolidement ſous l'aiſſelle vis-à-vis de manière à interrompre tout-à-fait la circulation dans ce vaiſſeau; ce qu'il eſt aiſé de faire par ce moyen ſans gêner, en aucune façon, la reſpiration du malade.

Cela étant fait, & la tête étant ſoutenue comme il convient, le Chirurgien, en comprimant la veine avec ſon pouce, la fera gonfler plus aiſément; alors il plongera la lancette dans la veine, & avant que de la retirer, il agrandira l'orifice autant qu'il ſera néceſſaire, pour tirer tout le ſang qu'il ſe propoſe d'évacuer. Il eſt bon de faire obſerver que la Saignée à la jugulaire demande toujours une ouverture plus grande que celle du bras, autrement on a de la peine à tirer aſſez de ſang. Lorſqu'on juge à propos d'en arrêter l'écoulement, cela ſe fait ſans aucune difficulté; il ſuffit de ne plus comprimer les veines, & de mettre ſur la playe une petite bande d'emplâtre agglutinatif, ſans employer aucun bandage.

Pour faciliter l'ouverture de la veine, & pour qu'elle pût ſe faire avec plus de préciſion, on a quelquefois conſeillé de commencer par la mettre à découvert, en faiſant, avec le biſtouri, une inciſion au travers de la peau, du tiſſu graiſſeux & des fibres muſculaires, avant que d'y plonger la lancette. Mais cette précaution n'eſt pas néceſſaire; car il eſt bien rare qu'on ne vienne aſſez facilement à bout de faire couler le ſang comme il faut, en ouvrant tout-là-fois les téguments & la veine. D'ailleurs il faut prendre garde que cette double opération eſt toujours déſagréable au malade, qui ne manque pas d'accuſer le Chirurgien de maladreſſe, lorſqu'il ne voit pas jaillir le ſang du premier coup, en quelqu'endroit que ſe faſſe la Saignée.

De la Saignée du pied.

Après tout ce que nous avons dit ſur l'opération de la Saignée, il n'eſt pas néceſſaire d'entrer ici dans beaucoup de détails, ni de répéter que, pour ſaigner au pied, il faut commencer par comprimer les veines, pour y accumuler le ſang. Pour faire cette compreſſion, on place une ligature au-deſſus de la cheville qui, ſur-le-champ, fait paroître au-dehors toutes les branches de la veine ſaphène, ſur la partie interne, ainſi que ſur la partie externe du pied; &, comme ces branches ſont très-voiſines de la ſurface, n'étant, pour la plupart, couvertes que par la peau, on peut ouvrir indifféremment la première qui paroît propre à cette opération.

Pour faciliter l'écoulement du ſang, on a conſtamment été dans l'uſage, en ſaignant en cet endroit, de mettre le pied dans l'eau tiède, au moment où l'on venoit d'ouvrir le vaiſſeau. Mais cette manière de procéder eſt tout-à-fait peu convenable, parce qu'elle ne permet point d'évaluer avec quelque préciſion la quantité du ſang qui ſe mêle avec l'eau à meſure qu'il ſort de la veine. D'ailleurs le ſecours de l'eau tiède n'eſt point néceſſaire; car lorſqu'on a fait une compreſſion ſuffiſante, & une aſſez grande ouverture, il n'y a pas plus de difficulté à faire une copieuſe Saignée par les veines du pied que par celles de toute autre partie du corps.

Dès qu'on ôte la ligature, l'écoulement ceſſe, pour l'ordinaire, à l'inſtant même, & il ſuffit de couvrir l'ouverture d'un peu d'emplâtre agglutinatif.

Nous avons paſſé en revue les différentes parties où l'on a coutume d'ouvrir la veine pour tirer du ſang. Mais il ſe préſente des cas où, dans la vue de dégager plus ſûrement les parties malades, on croit qu'il eſt à propos d'ouvrir les veines en d'autres endroits, comme particulièrement celles de la langue, celles de la verge, les vaiſſeaux hémorrhoïdaux extérieurs, &c. Lorſqu'il s'agit de procurer de cette manière une évacuation de ſang ſur la verge, il eſt aiſé d'en faire paroître les veines, en les comprimant au moyen d'une ligature. Mais quand il faut ſaigner à la langue, ou aux veines hémorrhoïdales, ou en d'autres parties qui n'admettent pas de compreſſion, tout ce qui dépend de la Chirurgie, c'eſt de faire une aſſez grande ouverture ſur la portion de la veine qui eſt la plus apparente. Si cela ne ſuffit pas pour faire couler une aſſez grande quantité de ſang, tout ce qu'on pourra faire pour en faciliter la ſortie ſera de plonger la partie dans l'eau tiède; cette précaution deviendra même alors très-néceſſaire.

De l'Artériotomie.

L'artériotomie ſe pratique fort rarement, & ſeulement aux artères temporales, parce que ces vaiſſeaux s'ouvrent plus commodément que les autres artères, & qu'on y peut faire plus ſûrement la compreſſion, à cauſe des os du crâne qui fourniſſent un point d'appui. *Voyez* ARTÉRIOTOMIE.

Des Saignées locales.

Lorſque pour ſoulager une douleur fixe, qui a ſon ſiege en quelque partie extérieure, ou dans quelqu'autre intention, on veut tirer du ſang directement des petits vaiſſeaux de la partie affectée, au lieu de faire une Saignée par l'ouverture de quelque gros vaiſſeau, les moyens qu'on emploie pour cet effet ſont, l'application des ſangſues, les ſcarifications faites avec la pointe ou le tranchant d'une lancette, & celles qu'on fait au moyen d'un inſtrument nommé ſcarificateur. Cet inſtrument contient depuis une juſqu'à vingt lancettes, ou davantage, fixées de telle manière que quand on veut s'en servir, on peut, au moyen d'un ressort, les plonger toutes à-la-fois, exactement à la profondeur qu'on desire, dans la partie affectée. Mais, comme par ces scarifications on ne cherche à ouvrir que les petits vaisseaux de la surface, qui ne laissent pas facilement échapper beaucoup de sang, il faut, de quelque manière, aider cette évacuation.

Pour cet effet, on a depuis long-tems imaginé de se servir de tasses de verre dont l'orifice étoit différemment configuré, suivant les parties où l'on devoit les appliquer. Ces tasses auxquelles on donne le nom de ventouses, étoient percées d'un petit trou vers le fond, par lequel, après les avoir appliquées sur la partie où l'on devoit saigner, de manière que leur bord se trouvât environner toutes les ouvertures faites par le scarificateur, une personne suçoit avec la bouche l'air contenu dans leur cavité, & augmentoit ainsi considérablement l'évacuation du sang. Mais, comme cette opération étoit pénible, & n'avoit pas toujours tout l'effet qu'on pouvoit desirer, on adapta aux ventouses une petite pompe aspirante, avec laquelle il étoit facile de vuider l'air. Cependant cet instrument n'est pas commode, sur-tout lorsqu'il faut s'en servir pendant quelque tems de suite; & il n'est pas toujours facile de l'ajuster de manière que l'air n'ait point de passage par où il puisse rentrer.

On a trouvé qu'en chauffant l'air contenu dans les ventouses, on pouvoit le raréfier autant qu'il étoit nécessaire pour produire un degré considérable de succion. Et comme cet instrument, ainsi simplifié, a tous les avantages qu'on peut en attendre, en même-tems qu'il est plus facile à manier, & qu'on peut toujours l'avoir sous la main, on a renoncé à l'usage de la pompe. On comprend que, pour s'en servir de cette manière, la ventouse ne doit pas être percée; & même s'il y a la plus petite communication entre la cavité & l'air extérieur, elle ne peut plus produire aucun effet.

On chauffe la ventouse de différentes manières; en la renversant pendant quelques secondes sur la flamme d'une bougie, on en raréfie l'air autant qu'il est nécessaire; mais, si au lieu d'en mettre la flamme exactement dans milieu de la ventouse, on lui laisse toucher le fond ou les bords, il arrive souvent qu'elle se casse à l'instant. Un moyen plus sûr & plus facile de la chauffer, pour ceux qui ne sont pas exercés à cette opération, c'est d'y mettre un morceau de papier qu'on vient d'allumer, après l'avoir trempé dans l'esprit-de-vin. Au moment où ce papier est prêt à s'éteindre, on renverse la ventouse sur la partie scarifiée. Ce degré de chaleur, que l'on règle comme on veut par la grandeur du papier qu'on emploie, laquelle doit être proportionnée à celle de la ventouse, peut toujours suffire pour raréfier l'air; & il est facile de l'appliquer de manière à ne point casser de ventouse.

Quand les scarifications sont bien faites, le sang sort en assez grande quantité au moment où l'on vient d'appliquer la ventouse; &, dès qu'elle est en grande partie pleine de sang, il faut l'ôter, ce qui se fait aisément, en soulevant un peu l'un de ses côtés, pour donner accès à l'air extérieur. Lorsqu'on veut avoir davantage de sang, on lave les parties avec de l'eau tiède, &, après les avoir bien essuyées, on applique une autre ventouse de la même grandeur que la première; de cette manière, si la scarification a pénétré assez profondément pour couper tous les vaisseaux cutanés de la partie, on peut tirer par-là presqu'autant de sang que l'on veut. Quelquefois cependant il arrive qu'on ne peut pas tirer du même endroit tout le sang qu'on se proposoit d'évacuer; il faut alors appliquer le scarificateur sur une autre partie aussi voisine de la première qu'il est possible, après quoi l'on fera de la ventouse le même usage qu'auparavant.

Lorsqu'on veut faire la Saignée très-rapidement, on peut mettre tout-à-la-fois deux ou plusieurs ventouses sur des parties scarifiées; on accélère aussi beaucoup l'écoulement du sang, en mettant, pour quelques instans, les ventouses sur les parties avant que de les scarifier. La succion qu'elles produisent peut avoir quelqu'effet pour rapprocher de la peau les vaisseaux qui se trouvent plus profonds, & en mettre un plus grand nombre à portée d'être ouverts par le scarificateur.

Lorsqu'on a fait une Saignée suffisante, il faut laver les incisions pour en ôter tout le sang, & les recouvrir d'un peu de linge ou d'un plumaceau de charpie trempé dans du lait ou de la crême, sans faire d'autre pansement. Si l'on n'y met que du linge sec, non-seulement le malade en est plus inquiété, mais aussi les petites playes sont plus sujettes à s'envenimer que lorsqu'on l'humecte ainsi que nous venons de le dire.

Quoique cette opération ne soit pas difficile à exécuter, il faut pourtant assez d'habitude à la pratiquer pour la faire avec dextérité & d'une manière efficace; cependant un Chirurgien attentif n'aura pas de peine à se mettre en état de tirer par les ventouses autant de sang qu'il le jugera nécessaire.

Dans certains cas de douleurs locales, & dans d'autres où l'on voudroit déterminer une suppuration de la partie affectée, on se sert souvent de ce qu'on appelle des ventouses sèches; &, dans bien des occasions, on le fait avec beaucoup de succès. Ce sont des ventouses qu'on applique sur la peau, sans faire usage du scarificateur. On excite par ce moyen un gonflement de la partie, & toutes les fois qu'on a lieu d'espérer quelqu'heureux effet d'un plus grand abord de sang dans un endroit particulier, il est à présumer qu'on déterminera plus sûrement par ce moyen que par tout autre ce fluide à s'y porter.

On verra, dans nos Planches, la figure d'un scarificateur, & celles de ventouses de différentes formes & grandeurs, dont un Chirurgien devroit toujours avoir un assortiment, afin de pouvoir en adapter sur toutes les parties où il conviendra de faire une Saignée locale; car par-tout où l'on peut s'en servir, ce moyen est préférable à tout autre. Quelquefois cependant la partie où l'on voudroit tirer du sang de cette manière ne permet pas de se servir de ventouses. Ainsi, dans les cas d'inflammation des yeux, du nez & des autres parties du visage, l'on ne peut pas appliquer le scarificateur sur les parties affectées. Alors on se sert ordinairement de sangsues que l'on peut placer dans presque tous les endroits d'où l'on veut tirer du sang.

La meilleure manière de fixer ces animaux sur un endroit marqué est de les y contenir au moyen d'un petit verre à liqueur. Elles mordent plutôt, si, avant que de les appliquer, on a soin de les faire ramper pendant quelques minutes sur un linge ou sur une planche sèche, & d'humecter avec du lait, de la crême ou du sang, la partie sur laquelle on veut les fixer. Lorsqu'elles sont tombées, on accoutume, pour faire couler le sang, de couvrir les parties où elles ont fait leurs piqures, avec des compresses trempées dans de l'eau tiède, ou de les exposer à la vapeur de l'eau chaude; & souvent c'est le meilleur moyen qu'on puisse employer dans cette intention. Mais lorsqu'on peut appliquer des ventouses sur les playes qu'elles ont faites, cela vaut encore mieux; & il faut en faire usage toutes les fois que la figure & la situation des parties le permettent.

Parmi les moyens de faire une Saignée locale, nous avons mentionné les scarifications faites avec la pointe ou le tranchant d'une lancette. Il n'y a pas beaucoup de cas où l'on doive se servir de cette méthode; on en voit cependant où elle convient mieux que toute autre. Tels sont particulièrement ceux de certaines inflammations des yeux, où le globe de l'œil est sur-tout affecté, & où les Saignées générales, & les Saignées locales faites sur les parties voisines, ne donnent point de soulagement. On voit souvent, en pareil cas, que des scarifications faites sur la membrane conjonctive ont les plus heureux effets, quoiqu'elles n'aient peut-être donné que que ques gouttes de sang. On a même cru que la simple division des vaisseaux de cette membrane étoit par elle-même suffisante; en général, cependant, il paroît que les avantages de cette opération sont proportionnés à la quantité du sang évacué.

On a proposé différens moyens pour faire cette opération; mais plus facile & le plus efficace, est de scarifier avec la pointe ou le côté de la lancette. Pour cet effet, tandis que la paupière supérieure est soutenue par un aide, le Chirurgien fixe la paupière inférieure avec sa main gauche, & de la droite il fait, avec la lancette, un certain nombre de légères mouchetures sur tous les vaisseaux de la conjonctive qui paroissent les plus gonflés. Quelques personnes ont proposé de fixer l'œil, au moyen d'un *Speculum*, avant de scarifier les vaisseaux; mais cette précaution ne paroît point nécessaire, car l'œil est toujours suffisamment contenu pour cette opération, quand on le comprime légèrement avec les doigts, comme nous l'avons indiqué. D'ailleurs, dans l'état d'inflammation où se trouve l'œil, la pression du Speculum pourroit aisément faire du mal.

Ceux qui n'auront pas vu faire cette opération la regarderont peut-être comme trop délicate, pour être entreprise par des Chirurgiens peu expérimentés; mais avec un peu de sûreté dans la main, on peut l'exécuter facilement & sans aucun risque. Quand on a fait un nombre suffisant de scarifications, le meilleur moyen de faire couler le sang, est de baigner l'œil dans l'eau tiède.

On peut employer ces mêmes scarifications pour diminuer l'inflammation des paupières; on pourroit aussi probablement s'en servir, avec succès, pour de semblables affections dans d'autres parties.

Entr'autres moyens qu'on a proposés pour scarifier les vaisseaux sanguins des yeux, on a beaucoup vanté, pendant un tems, les barbes des épis d'orge, dont quelques personnes se servent encore. En les traînant sur la surface de la conjonctive, dans une direction contraire à celle des petites pointes dont elles sont hérissées, on faisoit couler assez de sang. Mais cette méthode étoit très-douloureuse, & comme elle n'avoit pas d'avantage sur celle de la lancette, elle commence à être généralement abandonnée.

SALICET, (Guillaume) né dans le douzième siècle à Plaisance, & par cette raison surnommé *Placentium*. Il étoit clerc comme le plus grand nombre des Médecins de son tems, & contemporain de Théodoric; il professoit à Véronne où il mourut en 1277. Il nous a laissé un grand Ouvrage sur la Chirurgie, où il traite d'un très-grand nombre de maladies; il a néanmoins omis celle des femmes; *ut clericum decet*, dit Haller. Cet Ouvrage parut *in-folio* à Venise en 1502. Quoiqu'il ait beaucoup pris d'Albucasis, cependant son travail n'en est pas moins neuf sous plusieurs points, & l'éloge que Guy de Chauliac en fait, est une preuve de son mérite. Cet Auteur lui donne le titre de *valens homo* ou d'*homme entendu* en Médecine & en Chirurgie. Salicet est un des premiers qui ait dit que les signes du calcul pouvoient avoir lieu sans que le calcul existât. Il annonce que l'intromission du doigt dans l'anus, est le seul signe qui puisse ne point être sujet à l'erreur; opinion qu'on a encore où tout ce qui a rapport à l'histoire des signes, a été si bien discuté. Salicet prise beaucoup l'adresse de la main dans l'Opérateur, aussi-bien que l'érudition; ce qu'il dit à ce sujet est très-judicieux. Parmi les conseils qu'il donne, il en est un qui mérite de trouver place ici, d'autant plus que la vérité qui le distingue, est de tous les tems: le Chirurgien, dit-il, ne doit pas se familiariser avec les laïques. (La plupart des Chirurgiens étoient alors clercs.) Ils ont coutume de détracter les Médecins: d'ailleurs la familiarité engendre le mépris, & fait que le Chirurgien n'ose pas demander avec autant de hardiesse le prix de son travail; il est néanmoins important de se bien faire payer, puisque c'est un des meilleurs moyens pour acquérir de la célébrité & s'attirer la confiance des malades. (*M. Petit Radel.*)

SALIVATION. Flux de Salive beaucoup plus abondant que dans l'état naturel, excité le plus souvent par l'usage du mercure. *Voyez* Mercure, Vérole.

L'on a cru pendant long-tems que cette évacuation étoit essentielle à la cure radicale des maladies vénériennes dont on mesuroit en quelque sorte la certitude sur la quantité de salive que perdoit le malade.

De nos jours on a reconnu que l'on pouvoit à moins de frais obtenir des guérisons tout aussi sûres; & l'on est venu à regarder la Salivation comme un accident dont on doit chercher à se garantir pendant le traitement mercuriel, plutôt que comme une circonstance nécessaire à la guérison. Le seul point de vue favorable sous lequel on puisse la considérer, c'est comme donnant un indice de l'action du mercure sur le corps, lorsqu'on en a déjà introduit une certaine quantité; mais quelquefois les plus petites doses de ce médicament suffisent pour l'exciter, & alors elle devient un symptôme fâcheux, puisqu'elle rend très-difficile l'introduction d'une quantité de mercure suffisante pour le traitement de la maladie qui en nécessite l'administration.

Les Praticiens se donnoient autrefois beaucoup de peine pour porter l'action du mercure sur les glandes salivaires, lorsque cet effet ne se manifestoit pas spontanément après quelques frictions; mais il leur arrivoit plus souvent encore d'exciter des accidens douloureux pour le malade, & difficiles à réprimer, en poussant l'usage du mercure aussi loin qu'ils le jugeoient convenable pour exciter une pleine Salivation. Ces inconvéniens leur avoient montré la nécessité d'user de beaucoup de prudence dans la conduite de ce traitement, & de chercher à régler les doses du remède de manière à opérer la guérison, sans courir les risques des accidens que son administration inconsidérée pourroit exciter.

De quelque manière qu'on emploie le mercure soit intérieurement, soit en frictions, la Salivation peut en être la conséquence. Cependant les Praticiens, qui ont regardé cette évacuation comme nécessaire, se sont tenus généralement à cette dernière méthode, parce qu'il est difficile de faire supporter aux malades des doses de préparations mercurielles suffisantes pour l'exciter & l'entretenir, sans fatiguer beaucoup l'estomac & les intestins; au lieu qu'on en introduit facilement par la peau une quantité quelconque.

Astruc distingue trois périodes dans une Salivation mercurielle. Le premier est celui où l'on administre les frictions nécessaires pour exciter la Salivation. Dans le second, l'on soutient & l'on règle l'évacuation jusqu'à ce que les symptômes de la maladie disparoissent; & dans le troisième, on emploie les moyens propres à arrêter le flux de Salive, & à réparer les forces du malade, après qu'on a obtenu du mercure tout l'effet qu'on s'en étoit promis pour la guérison.

On administre dans les trois, quatre ou cinq premiers jours trois frictions, chacune de deux gros à demi-once d'onguent mercuriel fait avec parties égales de mercure & de graisse; ces frictions doivent se faire alternativement sur les jambes & sur les cuisses, & ces parties doivent être couvertes ensuite de bas & de caleçons de laine que le malade conservera tout le tems du traitement.

Après la seconde, ou la troisième friction, on examinera attentivement chaque jour la bouche & l'haleine du malade, pour voir s'il y a des symptômes qui annoncent les approches de la Salivation. Ces symptômes sont un goût métallique, une haleine fétide, des gencives blanches & une sensation dans toute la bouche comme si elle eût été brûlée par quelque liqueur chaude. A ceux-là se joignent quelquefois des pesanteurs de tête, un pouls accéléré, un sentiment de mal-aise tendant à la défaillance, &c. Lorsqu'on voit paroître ces symptômes, il ne faut pas se hâter de revenir aux frictions, mais attendre les effets que le mercure va produire. Si la Salivation s'établit tout de suite d'une manière régulière & complette, on la laissera aller, sans faire de nouvelles frictions, à moins que cette évacuation ne paroisse pas assez abondante, auquel cas on en fera une quatrième qu'on étendra sur tout le dos depuis les fesses jusqu'à la nuque. Le malade mettra alors une chemise de flanelle qu'il ne quittera plus jusqu'à la fin du traitement, il mettra aussi autour de son col & sous son menton une cravatte de laine pour garantir ces parties de toute impression du froid.

Si, à cette époque, outre les symptômes dont nous venons de parler, les glandes parotides &

ſubmaxillaires ſont enflées & douloureuſes, ſi l'intérieur des joues eſt gonflé & enflammé, on ſuſpendra l'uſage du mercure, on ſaignera le malade, on lui donnera des boiſſons délayantes & rafraîchiſſantes & on le purgera avec du ſel, de la manne ou quelqu'autre doux laxatif. Les ſymptômes venant à diminuer par ces moyens, & la Salive coulant avec plus de facilité, on pourra, ſi cela paroît néceſſaire, recommencer l'application du mercure, ſans courir de riſque. Mais, ſi l'inflammation a déjà été au point de former d'épaiſſes croûtes ou eſcarres dans l'intérieur de la bouche, la Salivation ne peut plus ſe faire librement; de nouvelles doſes de mercure augmentent l'irritation des parties, donnent lieu à la formation de nouvelles croûtes & viennent enfin à exciter un flux de Salive dont on ne peut preſque plus être maître, & cela à l'époque où l'on deſireroit de voir cette évacuation tendre à ſon déclin.

Le malade, dès la première friction, doit ſe tenir dans une chambre d'une bonne température; il ne boira point de vin, il évitera toute eſpèce de nourriture animale & ne prendra que peu ou point d'alimens ſolides; une diarrhée fâcheuſe ou même une dyſſenterie peuvent ſurvenir s'il ſe gouverne autrement. Il prendra pour toute nourriture des bouillons, des panades, des ſoupes farineuſes & d'autres alimens de cette nature; il boira abondamment de l'eau d'orge, ou de quelqu'autre liqueur pareille un peu chaude.

Le ſecond période de la Salivation commence au moment où cette évacuation s'établit d'une manière complette & régulière. On appelle Salive régulière, celle où l'on voit couler de la bouche conſtamment, ou avec de très-courts intervalles, de trois à cinq ou ſix livres d'une Salivation épaiſſe & viſqueuſe dans les vingt-quatre heures. Suivant Aſtruc, ſi la quantité de cette évacuation ne va pas à trois livres par jour, la maladie ne ſera pas ſubjuguée, à moins qu'on ne prolonge beaucoup le traitement; & ſi elle s'élève au-delà de ſix livres, le malade ne pourra la ſoutenir aſſez long-tems pour aſſurer ſa guériſon.

Tant que la Salivation demeure dans les limites dont nous venons de parler, il ne faut ni l'exciter davantage, ni la reſtreindre, mais la ſoutenir au même point pendant quinze, vingt ou vingt-cinq jours ſelon qu'elle eſt plus ou moins abondante; car c'eſt dans ſa quantité qu'Aſtruc & bien d'autres Auteurs mettent la plus grande confiance.

Si la Salivation eſt au-deſſous de la meſure indiquée, la guériſon ne faiſant en même-tems aucun progrès, on examinera l'état de la bouche; car ſi elle eſt très-enflammée & s'il y a des croûtes formées par le mucus épaiſſi autour des orifices des conduits Salivaires, c'eſt envain qu'on voudroit pouſſer la Salivation. Il faut alors ſaigner le malade, le purger avec de la manne ou des ſels, & lui donner quelques doſes de nitre. L'inflammation étant appaiſée par ces moyens, on recommencera les frictions & on les continuera ſuivant le beſoin.

D'un autre côté, ſi la Salivation va au-delà des limites convenables, il faut l'arrêter & la réduire dans de juſtes bornes. On ſe hâte, en pareil cas, d'ôter les bas, les caleçons, &c. chargés de mercure: on touche les ulcères de la bouche avec un peu de miel, mêlé d'eſprit de vitriol; on procure une dérivation des humeurs au moyen des remèdes purgatifs & diurétiques, répétés autant qu'on le jugera néceſſaire, & l'on preſcrit au malade, une décoction de gomme arabique pour ſa boiſſon.

Le régime, pendant ce ſecond période, doit être à-peu-près le même que pendant le premier. On aura le plus grand ſoin de tenir les dents propres, en les nétoyant tous les jours avec une broſſe bien douce, de peur que le dépôt, qui ne manqueroit pas de s'y former ſans cette précaution, ne ronge & ne détruiſe les gencives, ce qui pourroit occaſionner la chûte des dents. Le malade ſe lavera la bouche avec de l'eau d'orge, avant que de boire, pour ne point avaler de cette ſalive âcre & viſqueuſe qui tapiſſe toute la bouche, & qui cauſeroit des maux de cœur, des coliques, &c. ſi elle paſſoit dans l'eſtomac; il aura ſoin, par la même raiſon, ſoit qu'il ſe tienne aſſis ou couché, d'avoir toujours la tête légérement penchée en avant, même pendant ſon ſommeil, & de ſe tenir alternativement ſur les deux côtés, pour que la Salive qui coule conſtamment en-dehors, ne fatigue pas trop long-tems de ſuite les mêmes parties. Il préviendra la conſtipation, s'il y étoit diſpoſé, en prenant de tems-en-tems des lavemens.

La Salivation s'étant ſoutenue pendant quinze, vingt ou vingt-cinq jours, & les ſymptômes de la maladie ayant enfin diſparu, l'on ſe trouve au dernier période du traitement. A cette époque, il ne reſte qu'à mettre fin à l'écoulement de la Salive, à guérir la bouche, & à réparer les forces du malade par une nourriture convenable.

Pour arrêter la Salivation, il faudra, non-ſeulement ceſſer d'adminiſtrer de nouvelles frictions, mais encore ôter de deſſus le corps du malade, la chemiſe de flanelle, les bas & les caleçons imprégnés de mercure; on nétoyera ſa peau avec du ſavon; on introduira graduellement l'air extérieur dans ſa chambre, on lui donnera une purgation que l'on répétera de tems-en-tems, juſqu'à ce que la Salive ait ceſſé tout-à-fait de couler.

Les ulcères qui ſe forment fréquemment dans la bouche pendant la Salivation, ſont généralement dûs à ce qu'on a négligé de combattre l'inflammation occaſionnée par le mercure, par les moyens indiqués ci-dessus, ce qu'on peut toujours faire sans danger de nuire au traitement, lorsqu'on emploie ces moyens avec la prudence nécessaire; toutes ces précautions, cependant, ne sont pas toujours suffisantes. Quoi qu'il en soit, lorsqu'il s'est formé des croûtes ou des escarres sur les joues, la langue, &c. elles sont souvent remplacées, après leur chûte, par des ulcères sujets à s'étendre & difficiles à guérir. Ce qu'il y a de mieux à faire, est de toucher, de tems à autre, ces ulcères avec du miel acidulé au moyen de l'esprit de vitriol; de laver souvent la bouche avec une infusion de sauge, ou une décoction d'orge, mêlée de miel rosat, auxquelles on ajoute quelquefois un peu de vin rouge; on recommande même, dans certains cas, d'employer le vin rouge seul, comme le meilleur de tous les topiques. Lorsque, par ces moyens, on aura arrêté le progrès des ulcères, on n'emploiera plus que des gargarismes mucilagineux & adoucissans. Pendant tout le tems qu'il y aura quelqu'ulcération dans la bouche, ou seulement une tendance à l'ulcération, le malade aura soin de remuer fréquemment la langue de côté & d'autre, de peur qu'elle ne contracte des adhérences avec les parties voisines; il ouvrira aussi la bouche de tems-en-tems, autant qu'il lui sera possible, pour conserver la liberté du mouvement des mâchoires.

L'on réparera les forces du malade par de bonnes nourritures, adaptées d'abord à l'état de sa bouche, & mesurées avec circonspection, de peur que l'abus dans la quantité, ainsi que dans la qualité des alimens, ne ramène la Salivation & de nouveaux accidens, comme on le voit arriver quelquefois. L'air de la campagne, l'usage du lait d'ânesse ou de chèvre, l'exercice achèveront de le rétablir.

Les Auteurs qui ont tracé la marche du traitement que nous venons d'exposer, n'ont pas ignoré que, malgré toutes les précautions possibles, la méthode de la Salivation pouvoit être accompagnée d'accidens plus ou moins graves; & par conséquent, que ces accidens étoient d'autant plus à redouter, que la conduite de la cure seroit entre les mains de personnes moins éclairées & moins circonspectes. Nous allons jetter un coup-d'œil rapide sur les principaux, qu'on a distingués en trois classes, suivant le période de la Salivation auquel ils appartiennent.

Dans le premier période, le malade se trouve quelquefois saisi, dès la première, mais plus souvent après la seconde ou la troisième friction, d'une diarrhée, qui, dans quelques cas, est accompagnée de fièvre, de douleurs de colique, de chaleur dans les entrailles, de déjections muqueuses ou sanguinolentes, & d'un ténesme presque constant. Dans tous les cas, la première chose à faire, est d'arrêter les frictions, & de débarrasser la peau, du mercure avec lequel elle peut être en contact. On recommande alors, si les symptômes ne sont pas violens, de purger doucement avec un peu de rhubarbe ou de séné, de donner ensuite la décoction blanche, & si ces moyens ne suffisent pas, de faire prendre au malade dix à vingt gouttes de laudanum liquide. S'il y a de la fièvre, beaucoup de chaleur & de douleur d'entrailles, on aura recours à la saignée, à une boisson abondante d'eau de veau ou de poulet, de décoction d'orge ou de gomme arabique, &c. à l'usage de l'huile d'amandes, à la dose d'une ou deux cuillerées, trois ou quatre fois par jour; &, après qu'on aura calmé les symptômes d'inflammation, on administrera le laudanum comme ci-dessus.

Quelquefois après la troisième ou la quatrième friction, le malade est saisi d'une fièvre intermittente ou continue; il éprouve en même-tems beaucoup de chaleur dans la bouche, il respire avec difficulté, & il se forme une éruption sur la peau. On attribue l'accession de la fièvre, lorsqu'elle est violente, à ce qu'on a commencé le traitement sans avoir préalablement disposé le malade, par les moyens propres à le rafraîchir, à purifier & à adoucir le sang; à ce qu'on a administré le mercure avec trop de précipitation & sans examiner l'état de la bouche; enfin, à une erreur de régime que le malade peut avoir commise.

Si la fièvre est légère, on ne la regarde pas comme un bien fâcheux symptôme, & on la laisse aller sans autre remède qu'un régime sévère, & un usage abondant de boissons délayantes. Mais, si le pouls est élevé à un certain point, on aura recours à la saignée, & même on la répétera en raison de la vivacité des symptômes fébriles, & de l'inflammation de la bouche; on donnera des laxatifs, & l'on empêchera toute nouvelle action du mercure sur le corps. Si le malade paroît très-affoibli par cet accident, on suspendra, autant qu'il sera possible, le traitement mercuriel, & on ne le recommencera qu'avec les plus grandes précautions.

Ce qui peut arriver de plus dangereux à cette première époque, c'est un gonflement subit de la tête, des amygdales, des glandes parotides & maxillaires, & de la langue qui s'enfle quelquefois, au point que la bouche ne peut plus la contenir. A ce gonflement se joint une fièvre plus ou moins vive, & un degré considérable d'assoupissement; la déglutition & même la respiration deviennent extrêmement difficiles; le malade ne peut articuler aucune parole; enfin, il court un danger imminent de mourir dans un état d'étranglement ou d'apoplexie. C'est ordinairement après la troisième ou la quatrième friction, que l'on voit paroître ces symptômes alarmans, lorsqu'on les a administrés avec trop peu de précaution & d'une manière trop rapprochée.

Dans un cas aussi grave, on ne sauroit trop se hâter de modérer l'activité de la circulation, & de procurer une forte dérivation du sang vers d'autres parties que la tête. Pour cet effet, après avoir débarrassé le corps de tout le mercure avec lequel il pourroit être en contact, on lui fera une saignée abondante, que l'on répétera à de courts intervalles, suivant l'exigence du cas, & les forces du malade. On donnera des lavemens émolliens, & une purgation de séné, de sels, &c. qui sera réitérée à des intervalles convenables, jusqu'à ce que la tête, la gorge & la bouche soient suffisamment soulagées. On injectera fréquemment dans la bouche de l'eau de guimauve, du lait, &c. pour déterger & adoucir les parties, & prévenir ainsi la formation d'ulcères phagédéniques, mais on se gardera bien de faire aucune injection astringente. On veillera attentivement à ce que la langue tuméfiée, & forcée à sortir de la bouche, ne soit point endommagée par les dents; quelques personnes ont conseillé de mettre des coins de bois entre les mâchoires pour prévenir cet accident. *Voyez* LANGUE.

Les accidens, qui ont lieu dans le second période de la Salivation, tiennent, ainsi que les précédens, à la précipitation avec laquelle on a poussé les frictions; ils dépendent aussi, jusqu'à un certain point, de la disposition particulière des malades, de la foiblesse de quelqu'organe particulier, ou de quelque vice de constitution.

Un des plus importans qui aient lieu quelquefois, sont des hémorrhagies plus ou moins dangereuses. Chez les femmes, il n'est pas rare de voir les régles paroître hors de leurs époques pendant un traitement mercuriel, & en plus grande abondance qu'à l'ordinaire. Il suffit, lorsque la quantité de l'écoulement n'est pas telle qu'elle puisse trop affoiblir la malade, de suspendre les frictions, & de laisser aller les choses d'elles-mêmes. Mais, si la perte est considérable, il faut saigner, mettre la malade à un régime antiphlogistique très-sévère, entretenir la liberté du ventre par de doux laxatifs, & donner des remèdes astringens, tels que l'alun, l'acide vitriolique, la teinture de roses, la décoction de quinquina, &c. Si l'action du mercure détermine une perte chez une femme enceinte, il faut, après avoir fait cesser cette cause, autant qu'il est au pouvoir du Praticien, conduire la malade, comme on le feroit en toute autre circonstance.

Les personnes sujettes à une toux habituelle, ou qui ont naturellement la poitrine délicate, sont exposées au danger d'une hémorrhagie bien plus alarmante. On les voit quelquefois saisies, au milieu d'une Salivation, d'un crachement de sang, qui par lui-même, ou par ses suites, ne peut être considéré que comme très-fâcheux. On doit distinguer ce crachement de l'hémorrhagie causée par la chûte des escarres de la bouche, ou de celle qui provient, dans quelques cas, d'une dent cariée. Lorsque le sang paroît venir manifestement de la poitrine, les précautions ci-dessus indiquées, combinées avec le traitement ordinaire de l'hémorrhagie, doivent être mises en usage avec toute la célérité possible. Lorsqu'on est venu à bout de calmer cet accident, on peut, si le malade n'est point trop affoibli, revenir au traitement mercuriel; mais alors il faut redoubler de soins & de précautions, pour ne pas ramener l'hémorrhagie.

Quelquefois encore le traitement, dont il est ici question, détermine des attaques épileptiques, sur-tout chez des personnes qui en avoient déja éprouvé auparavant. La circonspection dans l'administration des frictions, les remèdes laxatifs & les antispasmodiques, sont les seuls moyens de prévenir de nouvelles attaques.

Nous ne nous arrêterons pas à parler des autres accidens, qui peuvent avoir lieu pendant cette seconde époque & pendant la troisième; quoiqu'embarrassans pour le Praticien, ils sont bien moins dangereux que ceux dont nous avons fait mention, & la conduite qu'on doit tenir à leur égard se déduira facilement, de ce qui a été dit relativement aux autres.

Lorsque par l'impression du froid, ou par quelqu'autre cause, une Salivation, même peu abondante, vient à s'arrêter subitement, il en résulte quelquefois des symptômes très-graves. Ainsi, l'on a vu quelquefois des ophtalmies opiniâtres, des douleurs atroces dans les membres, des vomissemens qu'aucun remède ne pouvoit arrêter, occasionnés par cette cause, & ne céder, après mille autres tentatives, qu'à une dose de mercure suffisante, pour rappeller la Salivation qui avoit été inconsidérément supprimée.

Une Salivation opiniâtre est quelquefois symptomatique de quelque irritation des parties voisines. On a observé un accident pareil, résultant d'une accumulation de petits paquets de laine, qui avoient été introduits & abandonnés, par négligence, dans le conduit audisif. On l'a vu résulter aussi de l'irritation occasionnée par une concrétion pierreuse, formée dans le canal salivaire. Dans l'un & l'autre cas, la maladie a cédé à l'extraction de la cause irritante.

SANIE. Matière séreuse, qui découle d'ulcères mal conditionnés, & particulièrement de ceux qui affectent des parties membraneuses. *Voyez* ICHOREUX. La Sanie diffère du véritable pus, qui est plus épais & plus blanc. *Voyez* PUS.

SANGSUES. Espèce d'insecte, ou de ver aquatique, qui, appliqué au corps, perce la peau, tire le sang des veines, & procure quelquefois la santé par cette évacuation.

Les Chirurgiens, dans l'application des Sangsues, préfèrent les plus petites aux grosses, parce que leur piqûre est moins douloureuse; &, entre les petites, on choisit celles qui sont marquetées de lignes sur le dos.

Il n'est pas impossible que les Anciens aient appris à saigner de ces insectes, car tout le monde sait que lorsque les chevaux sont attirés au Printems par l'herbe verte, dans les étangs & dans les rivières; de grosses Sangsues, qu'on appelle Sangsues de chevaux, s'attachent à leurs jambes & à leurs flancs, leur percent la peau; leur procurent une hémorrhagie abondante, & qu'ils en deviennent plus sains & plus vigoureux.

Si, contre toute vraisemblance, Thémison n'est pas le premier qui se soit servi de Sangsues, il est du moins le premier qui en ait fait mention; Hippocrate n'en a point parlé, & Cœlius-Aurelianus n'en dit rien dans les extraits qu'il a faits des écrits de ceux qui ont pratiqué la Médecine, depuis Hippocrate jusqu'à Thémison. Les Disciples de Thémison se servoient de Sangsues en plusieurs occasions; ils appliquoient quelquefois des ventouses à la partie d'où les Sangsues s'étoient détachées. Galien ne fait aucune mention de ce remède, apparemment parce qu'il étoit particulier à la Secte méthodique qu'il méprisoit. Il est vrai qu'il en est parlé dans un petit Traité imparfait, intitulé: *De cucurbiculis, de scarificatione, de Sanguisugis, &c.* qu'on attribue à Galien, mais sans aucun fondement; car Oribase, qui a écrit *des Sangsues*, L. VII, dit avoir tiré ce qu'il en rapporte, d'Antille & de Ménémaque, l'un & l'autre de la Secte méthodique, ou du moins ce dernier. Il y a apparence que l'on doit aux Paysans la découverte de ce remède.

Quant aux choix des Sangsues qu'il convient d'employer, on prendra d'abord celles qu'on aura pêchées dans des ruisseaux & dans les rivières dont les eaux sont claires, ce sont les meilleures; celles qu'on trouve dans les lacs, dans les étangs, & dans les eaux croupissantes, excitent quelquefois des inflammations, des tumeurs & des douleurs violentes. Les personnes les plus expérimentées, à cet égard, préfèrent encore aux autres, celles qui ont la tête petite & pointue, dont le dos est marqueté de lignes verdâtres & jaunâtres, & qui ont le ventre d'un jaune rougeâtre; car, lorsqu'elles ont la tête large, & tout le corps d'un bleu tirant sur le noir, on les tient pour être venimeuses. On recommande de ne jamais appliquer des Sangsues récemment pêchées dans des rivières ou dans des eaux troubles, & de les tenir, pendant un mois ou deux avant de s'en servir, dans un vase d'eau pure, qu'on doit changer de tems-en-tems, afin qu'elles se purgent de ce qu'elles peuvent avoir de sale & de venimeux, mais ceci n'est fondé que sur un préjugé populaire; le fait est que les Sangsues, ainsi conservées dans l'eau pure, s'attachent à la peau avec plus d'activité, & par-là sont plus propres à l'usage auquel on les destine.

Avant que d'appliquer la Sangsue, on la tirera de l'eau, & on la tiendra pendant quelques minutes dans un verre, ou sur un linge sec, afin qu'étant altérée, elle s'attache ardemment à la peau, & tire une plus grande quantité de sang. Quant à la partie qu'il faut faire piquer, ce sont ordinairement les tempes ou le derrière des oreilles, si la tête ou les yeux sont affectés par une trop grande quantité de sang, ou sont dans un état d'inflammation, & sur-tout si le malade est dans un état de délire. On les appliquera aussi quelquefois, très-convenablement, aux veines du fondement, dans les cas d'hémorrhoïdes sèches & douloureuses, ainsi que dans ceux d'hémorrhagies, de crachemens de sang, &c. Elles sont très-propres à procurer une révulsion, lorsque l'hémorrhagie provient de l'obstruction des hémorhoïdes.

Avant que d'appliquer la Sangsue, on commencera par frotter la partie jusqu'à ce qu'elle soit un peu rouge. On prend ensuite l'animal par la queue, avec un linge sec, on le lève, on le tient à moitié sorti hors du vaisseau, & on le dirige vers l'endroit où l'on veut qu'il s'attache, ce qu'il fait pour l'ordinaire avec beaucoup d'ardeur. S'il est à propos d'appliquer plusieurs Sangsues, on s'y prendra successivement de la même manière que nous venons d'exposer. On le fait aussi d'une manière plus expéditive & plus sûre, en mettant toutes les Sangsues à-la-fois dans un petit verre, dont on appliquera l'orifice sur la partie où l'on veut qu'elles mordent. Lorsqu'elles refusent de prendre, ce qui arrive quelquefois, on humecte la partie avec de l'eau sucrée, ou avec du lait, ou avec du sang; si cela ne suffit point, il en faut choisir d'autres. L'application des Sangsues à la caroncule, dans le grand angle de l'œil, après la Phlébotomie, se fait avec beaucoup de succès dans les maladies inflammatoires de cet organe.

Aussi-tôt que les Sangsues sont pleines de sang, elles se détachent d'elles-mêmes; s'il étoit à propos de faire une plus grande évacuation, on en appliqueroit de nouvelles; en général, il suffit, pour tirer une quantité de sang suffisante, d'exposer la partie à la vapeur de l'eau chaude, ou de laver de tems-en-tems les piquures avec de l'eau tiède. Si, lorsqu'on a tiré assez de sang, elles ne lâchent point prise d'elles-mêmes, on n'aura qu'à jetter sur elles un peu de sel ou de tabac, & elles tomberont sur-le-champ. Cette méthode vaut beaucoup mieux que de les détacher de force, parce que de cette manière, on risque d'occasionner une inflammation dans l'endroit où elles sont attachées.

L'hémorrhagie continue ordinairement pendant quelques tems, quelquefois pendant deux heures & même davantage, après que les Sangsues sont tombées. Comme on ne reçoit point alors le sang dans des vaisseaux, & qu'il est entièrement absorbé par le linge, il paroît être en beaucoup plus grande quantité qu'il n'est en effet, ce qui souvent alarme, mal-a-propos, le malade ou les assistans. Dans le cas où quelques piquures continueroient à donner une certaine quantité de sang, on sera toujours le maître d'en arrêter l'écoulement, au moyen d'un peu d'agaric, partout où l'on pourra employer une légère compression; ou par l'application d'un stypique, comme l'eau-de-vie, avec un peu de colcothar mis en poudre; mais on a rarement besoin de recourir à ce moyen. *Article extrait de l'Ancienne Encyclopédie.*

Nous ajouterons ici que les Sangsues, qui sont un des moyens les plus commodes & les plus sûrs de faire une saignée topique, s'emploient avec succès, non-seulement dans les cas indiqués ci-dessus, mais encore dans tous ceux d'inflammation phlegmoneuse, quelle qu'en soit la cause; elles procurent un soulagement très-prompt dans des douleurs fixes, rhumatismales, ou de toute autre nature, & leur usage a été quelquefois de la plus grande efficacité dans le cancer. *Voyez ce mot.*

SAPORTA. (Antoine) Ses Ancêtres étoient originaires de Lérida, en Espagne. Il vécut dans le quinzième siècle, & fut reçu Docteur, en l'Université de Montpellier, en 1531. Dix ans après sa réception, il succéda à Gilbert Griffi, comme Professeur Royal, & bien-tôt il fut nommé Chancelier de l'Université, à la place de Rondelet, que la mort venoit d'enlever. Il en remplit les fonctions pendant treize ans, avec les applaudissemens de tout le monde. Saporta eut une très-grande réputation, & conséquemment une pratique très-multipliée. Il eut peu de tems pour écrire; le seul ouvrage que nous ayons de lui, est un Traité qui parut après sa mort, sous ce titre: *De tumoribus præter naturam libri quinque. Lugd. 1624, in-12.* Ses divisions & indications sont à-peu-près les mêmes, que celles qu'on trouve dans les ouvrages de ceux qui l'ont précédé; on y rencontre cependant quelques observations relativement à l'aneurisme, qui sont entièrement neuves pour le tems où il écrivoit. Il s'agit d'une tumeur de ce genre, qui parut au-dessous de l'angle inférieur de l'omoplate. Notre Auteur, d'après tous les signes, annonça un aneurisme, & porta en même-tems un prognostic fâcheux. On appella en consultation, deux Médecins, qui furent d'un avis contraire. Le malade mourut quelque tems après; l'ouverture du corps, dit Saporta, justifia la vérité de mon diagnostic. Il sortit de la tumeur une grande quantité de sang, & nous vîmes une des artères intercostales extrêmement dilatée; il y avoit du sang épanché entre les muscles intercostaux, la côte & la vertèbre voisine nous parurent cariées: Saporta fait une remarque bien juste au sujet de l'aneurisme, c'est qu'il se présente souvent avec l'apparence si trompeuse d'un œdême, qu'il est facile de s'y méprendre; il cite, à ce sujet, un Chirurgien de Montpellier, qui tomba dans cette erreur; le malade succomba par l'hémorrhagie. Saporta pratiqua long-tems la Médecine, avec la plus grande distinction. Il mourut à Montpellier, sincèrement regretté du Public, en 1473. On doit à Henri de Gras, Praticien à Lyon, de l'avoir fait connoître à la postérité, en faisant imprimer son manuscrit, qu'il trouva dans la Bibliothèque de Ranchin, Chancelier de l'Université de Montpellier. (*M. Petit Radel.*)

SARCOCELE, de Σαρξ & κηλή. *Procidentia carnis, hernia carnosa*, chûte de chair. Il semble que les Auteurs aient pris à tâche d'obscurcir la plupart des maladies qui, chez l'homme, attaquent les parties de la génération, tant leur nomenclature grecque est peu expressive, & souvent même propre à mener à l'erreur, ainsi qu'on l'a pu voir aux articles PNEUMATOCÈLE, CIRCOCÈLE, & autres espèces de fausses hernies, dont nous avons fait mention dans le corps de cet Ouvrage. L'art a besoin d'une grande réforme à cet égard; mais chercher à la faire, après que les termes sont en quelque sorte naturalisés, ne seroit-ce pas soi-même devenir plus obscur? Aussi, pour éviter un pareil défaut, avons-nous cru devoir conserver ceux déja reçus, tout en faisant voir leur impropriété, quand l'occasion s'en présente. Monro, qui étoit choqué de cette barbarie des Ecoles, à vouloir désigner des maladies que tous doivent entendre, par des termes usités, il y a deux mille ans & plus, trouvoit ce que nous trouvons encore actuellement, beaucoup d'obscurité dans la nomenclature des maladies qui attaquent le scrotum & les organes qu'il renferme. Il voyoit, ce que nous voyons encore de nos jours, l'embarras où sont les Etudians, pour trouver les caractères principaux des maladies dans les noms qui les représentent. Persuadé des inconvéniens sans nombre auxquels donnoit lieu une pareille inconséquence, il proposoit de donner à chacun des noms plus exacts, & qui eussent rapport aux mêmes maladies, qui naissent dans les autres parties du corps. Ainsi, il proposoit de nommer tumeur œdémateuse du scrotum, ou du cordon spermatique, hydropisie enkistée du cordon, des tuniques ou du sac herniaire, les collections aqueuses de ces parties, &c. Cette méthode nous paroîtroit bonne pour un ouvrage particulier, elle ne conviendroit point à un de la nature de celui-ci, aussi ne l'avons point employée. Mais revenons au Sarcocèle.

C'est une intumescence chronique du testicule, dans laquelle les vaisseaux infiniment délicats de cet organe, sont convertis en une substance dure, résistante, & qui offre assez l'apparence de la chair, quoique plus souvent encore elle soit plus compacte, & semble même être un véritable cartilage, comme Ruisch en cite un exemple dans l'un de ses Trésors. Dans les cas où la maladie date de fort loin, le testicule se trouve confondu avec toutes ses membranes, & l'on ne trouve aucun intervalle entre l'albuginée & le péritestes: la tumeur offre dans son intérieur, une solidité qui n'est pas la même; il est même certains endroits où où la substance du testicule est convertie en un véritable putrilage, ainsi qu'on s'en est assuré par la dissection. Les Anciens ont scrupuleusement distingué différentes espèces de cette maladie, selon la bénignité ou la malignité de ses symptômes. Ainsi, dit Pott, qui fait cette remarque, le Sarcocèle, l'hydro-sarcocèle, le schirre, le cancer, ce qu'ils désignent sous le *caro adnata ad vasa, ad testem*, qui ne sont tous que différens états d'une même maladie, sont regardés comme autant d'affections particulières, qui demandent un traitement différent, & relatif aux autres causes variées qui les produisent. Si le corps du testicule, quoique augmenté & endurci à un certain point, est parfaitement égal par-tout, sans douleur, ni aucun signe d'épanchement, & qu'il n'occasionne aucun sentiment de gêne, sinon celui qui dérive de son poids, on le désigne alors sous le nom de Sarcocèle, ou Schirre du testicule. Mais, si avec ces apparences, se trouve jointe une collection de matière dans la tunique vaginale, la maladie alors prend le nom d'Hydro-Sarcocèle; si la partie inférieure du cordon spermatique, ainsi que l'épididyme sont augmentés en volume, s'ils sont durs & noueux, on désigne l'affection sous le nom de *caro adnata ad vasa*, dans l'idée où l'on est que c'est un champignon, ou fongus de la partie. Si le testicule lui-même offre différentes inégalités à sa surface, sans aucune douleur, c'est le *caro ad nata ad testem*. Si aux apparences du Sarcocèle se joignent des douleurs, irrégulièrement récurrentes, c'est le Cancer caché ou bénin. Si ces symptômes sont compliqués d'ulcérations, que la douleur soit aigue, qu'il y ait hémorrhagie, hipersarcose, c'est le Cancer malin ou confirmé.

Le véritable Sarcocèle n'est, le plus souvent, qu'une affection locale; mais, quelquefois à cette affection se joignent différens symptômes, tels qu'une apparence pâle, comme plombée, des indigestions, des nausées, un dévoiement qui annonce un délabrement des viscères de la première digestion. Le mal n'occupe d'abord que le testicule; mais, par la suite, il fait des progrès par le haut, il affecte le cordon, & se propageant jusques dans le ventre, il devient incurable. Le volume qu'acquiert alors le testicule est surprenant; Dionis rapporte, dans son Traité d'Opération, qu'un Malabare en portoit un dur comme une pierre, d'un pied trois pouces six lignes de longueur, & d'un pied trois pouces de largeur, sur le devant; cette tumeur, dont la relation avoit été envoyée de Pondichery, en 1710, par le Père Mazaret, pesoit environ soixante livres. Le D. Schorte fait mention d'un encore plus volumineux, chez un Nègre; on peut voir ce qu'il en dit dans les Transactions Philosophiques de la Société Royale de Londres. Lorsque la tumeur a acquis ce volume & cette solidité, elle peut rester long-tems sans occasionner aucun mal par elle-même, quand on a le soin de la bien soutenir, pour qu'elle ne fatigue point le cordon; mais s'il est des endroits plus moux, & conséquemment plus susceptibles des actions de la vie, la tumeur travaille, & bien-tôt elle dégénère en un véritable Cancer. On a généralement cru qu'une pareille dégénérescence ne pouvoit commencer par l'épididyme & le cordon. Pott réfute cette opinion d'après sa propre expérience, ainsi qu'on peut le voir dans sa quarante-deux, quarante-huit & quarante-neuvième observation dont les suites ont été fâcheuses. Dans quelques cas aussi, il se fait un amas d'eau dans la tunique vaginale, qui produit l'état mixte, qu'on appelle Hydro-Sarcocèle; & dans d'autres, c'est le corps du testicule même qui contient, dans quelques loges, une espèce d'eau trouble, où une sanie sanguinolente, & même une matière fétide & comme purulente.

Le Sarcocèle succède à la contusion ou compression du testicule, à l'application irréfléchie des répercussifs ou résolutifs très-actifs, dans les cas de gonflement inflammatoire du testicule; où il est dû au vice des humeurs, notamment à une diathèse vérolique ou scrophuleuse, quelquefois il est la suite d'un spermatocèle, dont la résolution n'a pu s'opérer. Quelques Auteurs admettent encore un Sarcocèle comme consécutif à l'hydrocèle; mais, en examinant bien leurs preuves, on voit qu'ils prennent l'effet pour la cause, & que le Sarcocèle est toujours antérieur à la maladie, qui, alors la complique. En effet, dans le cas où l'hydrocèle a commencé la maladie, l'on a toujours observé que le gonflement du testicule qui l'accompagne, étoit d'une nature molle & comme pulpeuse, ce qui n'est nullement le caractère du Sarcocèle. *Voyez*, à ce sujet, l'article Hydro-Sarcocèle. Cette observation mérite la plus grande attention, elle est de la dernière conséquence; car, dans la persuasion où l'on étoit que le gonflement du testicule étoit schirreux, on a souvent, à l'ouverture d'un hydrocèle, emporté un testicule qu'on auroit pu conserver, si l'on n'eût point eu l'esprit imbu d'une fausse opinion.

On ne sauroit donc trop faire attention aux signes qui caractérisent le Sarcocèle; les affections qui ont précédé la maladie, les symptômes qui l'accompagnent, comparés à ceux qui pourroient en indiquer un autre, sont pour l'homme réfléchi, un moyen d'éviter l'erreur. Cependant quelquefois on se trompe, Forestus cite un homme qui avoit une tumeur dure du testicule, & qui, comme un schirre, distendoit tout le scrotum; elle fit des progrès pendant cinq ans; tous les Praticiens la jugeoient un Sarcocèle, elle s'amollit par l'usage des émolliens & des maturatifs; elle se rompit ensuite, & l'évacuation d'une grande quantité d'eau, procura l'affaissement du scrotum & du testicule. La tumeur étoit donc une hydrocèle qu'on avoit méconnue, observe feu M. Louis, & à laquelle on auroit pu porter remède bien plutôt, sans cette erreur dans le diagnostic. En général, quand on sent manifestement une augmentation dans le volume du testicule, qu'on en sent la chair beaucoup plus dure, & la surface beaucoup plus raboteuse & inégale qu'elle ne doit être, que cet organe est douloureux au toucher, que les douleurs se font sentir, lorsque la tumeur est abandonnée à elle, le long de l'aine jusqu'au dos, on peut prendre tous ces indices comme autant d'annonces du Sarcocèle.

Le prognostic du Sarcocèle est différent, suivant les causes qui l'ont produit, les progrès plus ou moins rapides qu'il a fait, suivant les dispositions qu'il a, à ne pas changer de caractère, ou à suppurer & devenir cancéreux, & suivant la diathèse des sujets qui en sont affectés. Les grands principes de l'Art doivent guider ici dans l'annonce qu'on pourra faire du bon ou du mauvais succès, & des moyens qu'il faut choisir pour en opérer la cure. Il est certain que, lorsque le Sarcocèle est bien confirmé, il n'est aucun remède qui puisse en opérer la guérison; mais on ne peut gueres le regarder comme tel, que lorsqu'il est ancien, très-dur & pesant. Lorsqu'il est récent & dû à une cause extérieure, on peut encore avoir quelques espérances, avant de recourir au dernier moyen, qui est la castration. Voici alors comment on pourra se comporter.

On fera observer au malade un régime humectant; on le mettra à l'usage des boissons diaphorétiques, légèrement apéritives, &, en même-tems, on lui fera prendre des bains, qu'on continuera très-long-tems; on aidera ces moyens, par quelques saignées du bras, selon que les circonstances pourront le demander, & l'on en viendra ensuite à l'usage intérieur des fondans, notamment à la panacée ou au calomel, dont on aidera l'action, par des purgatifs donnés de tems à autre. On fera garder le lit au malade; ou s'il se lève, on soutiendra la tumeur avec un suspensoir bien serré. On appliquera d'abord des cataplasmes de pulpes émollientes, pour ramollir les sucs épaissis, & l'on viendra ensuite aux emplâtres fondans, tels que celui fait avec une partie égale de diachylum & de Vigo, au quadruple de mercure. On peut également avoir recours aux douches faites avec des décoctions émollientes, qu'on coupe avec la lessive de cendre de sarmens, & dont on aide les bons effets, avec des cataplasmes de porreaux, auxquels on ajoute la gomme amoniaque dissoute dans le vinaigre. Quelquefois il survient, après un certain tems de l'usage des remèdes, un abcès à la surface du testicule. Lorsque les douleurs sont modérées, il y a tout à espérer de cette terminaison, qui peut quelquefois contribuer à la fonte, ou au moins à la diminution de la tumeur; on laissera alors séjourner la matière, dans le foyer de l'abcès, pour qu'elle fonde tout ce qu'elle pourra, & lorsqu'on trouvera la fluctuation bien évidente, on donnera issue au pus, par une suffisante ouverture. Cette conduite est plus prudente que celle de Municks, qui conseille d'attaquer d'abord la tumeur, par une incision faite à la partie supérieure, & dans laquelle on introduira, au moyen d'une tente, des remèdes très-actifs, pour mettre la masse en suppuration. A chaque pansement on aura soin, dit-il, de néroyer la playe, sans en exprimer tout le pus, afin qu'il serve à consumer la tumeur. Fabrice d'Acquapendente, d'où il semble avoir pris cette méthode, ne la conseilloit que dans celles d'hydro-Sarcocèles, ce qui est une circonstance bien différente. Quelques Auteurs, & notamment un, dont l'Ouvrage publié dernièrement pour les Elèves, croyent que le Sarcocèle, même ceux d'un très-gros volume, peuvent se guérir, ou du moins diminuer beaucoup par la formation d'une hydrocèle; c'est une erreur qui ne peut être fondée sur l'observation de ce qui se passe dans la pratique; l'hydrocèle, en pareil cas, a été méconnue dans son origine, ainsi que l'affection du testicule qui le complique. La simple évacuation de l'eau, qui alors paroît nécessaire, loin de contribuer à l'amélioration de la maladie, ne fait au contraire que l'irriter; mais lorsque l'engorgement est détruit par les remèdes convenables, il n'est pas rare que le fluide soit ressorbé. En général, quand le Schirre est bien formé, il ne reste plus d'autre ressource que la castration; c'est un moyen cruel, mais qui l'est encore moins que la méthode empyrique de ces hommes privés de toute connoissance, qui ne se mêlent que trop fréquemment pour le malheur de l'humanité, du traitement, tant intérieur qu'extérieur, des maux auxquels elle est sujette. Il porte l'espoir certain d'un rétablissement, quand le mal est pris à tems, au lieu que l'autre n'offre que la mort, sous l'apparence déceptive de la guérison.

Les Auteurs, dans le cas qu'ils désignent sous la dénomination de *caro adnata ad vasa* ou *ad testem*, & pour lesquels ils offrent une théorie singulière, conseillent une pratique qui n'est rien moins que bonne; la maladie n'étant alors qu'un engorgement de l'épididyme, qui peut céder au traitement raisonné de la vérole, dont la plupart du tems elle n'est qu'un symptôme. Voyez, à ce sujet, les erreurs d'André de la Croix, de Brunus, de Roland, de Lanfranc, de Fallope, & des deux Fabrice, dans les Ouvrages qu'ils nous ont laissés. Nous nous contenterons de terminer par un Auteur plus moderne, Heister, dont nous rapporterons les propres paroles. *Si quid verò carnis enatum à testiculo deprehenditur, quod graviter hominem affligat, nec discuti tamen per adhibita medicamenta convenientia queat, tùm si testiculus integer adhùc atque ilibatus, feliciter ut plurimùm sanari sine noxâ poterit, ipseque testiculus servari; dum modo quidquid præter naturam super increvit, deoperto seroto quàm exactissimè ab eo servatur atque rescinditur. Quod si autem ipsum testi-*

culum invaserit, vel excindi etiam propter nimios cruciatus vel similes alias causas, indecorè prominentes partes nequeant, necessarium utique erit vel universum testiculum vel quamdam saltem ejus partem modo jam proposito exscindere. On conçoit difficilement comment un Professeur aussi instruit que celui-ci, a pu répéter ces étranges distinctions, qui pouvoient passer dans des siècles où l'Anatomie auroit été moins cultivé. La vérité est que ces deux sortes de Sarcocèles, sont des symptômes, & non point des maladies, & que provenant de causes différentes, elles doivent se rapporter à ce qu'on appelle communément la hernie humorale, ou le gonflement inflammatoire du testicule, dont il a été fait mention à l'article GONORRHÉE, & l'autre au vrai Sarcocèle, dont il est sujet ici, ou à celui qui est déja dégénéré en Cancer. (*M.* PETIT-RADEL.)

SARCO-ÉPIPLOCELE, de σαρξ ἐπιπλοον & κηλη. Maladie composée d'un sarcocèle & d'une hernie de l'épiploon à l'aine. Cette affection offre les caractères d'une complication, qui souvent est difficile à connoître; nous renvoyons pour de plus grands détails à ces maladies primitives. (*M.* PETIT-RADEL.)

SARCO-EPIPLOMPHALE, de σαρξ ἐπιπλοον & ὀμφαλος. C'est la même maladie que celle que nous venons d'indiquer, mais qui a lieu à l'ombilic. (*M.* PETIT-RADEL.)

SARCO-HYDROCELE. C'est un sarcocèle accompagné d'hydrocèle. Cette dernière maladie est souvent consécutive au sarcocèle, & provient toujours de l'obstacle que la tumeur oppose à la circulation de la lymphe. *Voyez* pour de plus grands détails, l'article SARCOCÈLE. (*M.* PETIT-RADEL.)

SARCOME. Tumeur molle, sans changement de couleur à la peau, indolente, formée par un amas contre nature de sucs graisseux & lymphatiques. Les Grecs ont pris ces tumeurs pour des excroissances charnues, c'est pourquoi ils les ont appellées Sarcomes, σαρκωματα. Elles ne sont que la portion de la membrane cellulaire tuméfiée.

Toutes les parties du corps sont sujettes au Sarcome, c'est-à-dire, à des tumeurs fongueuses. C'est pourquoi on a donné ce nom aux tumeurs ou excroissances de la matrice & du vagin, & aux polypes du nez; sur la surface du corps tout Sarcome est une vraie loupe graisseuse. *Voyez* LIPOME.

Quelques Auteurs ont pris beaucoup de soin de distinguer le Sarcome d'avec le Polype; mais ils n'ont pas établi cette distinction sur aucune différence essentielle. Ces tumeurs sont de même nature, & ce ne sont que des dispositions purement accidentelles, qui leur ont fait donner des dénominations différentes.

Le Sarcome se guérit en l'extirpant avec l'instrument tranchant, ou en le consumant avec les caustiques, ce qui rend la cure plus longue & plus douloureuse, quoique, par poltronnerie, la plupart des malades préfèrent cette méthode à l'extirpation par le fer. On peut lier avec succès les Sarcomes dont la base est étroite. Si le Sarcome est carcinomateux, il n'y a de guérison que par l'extirpation, si elle est praticable. *Article extrait de l'ancienne Encyclopédie.*

SARCOMPHALE, de σαρξ & ὀμφαλος, *Caro umbilici*, excroissance charnue du nombril. Maladie infiniment rare, & dont on ne trouve guère d'exemples dans les Observateurs. Les risques sont les mêmes que ceux du sarcome dont nous avons parlé plus haut; aussi y renvoyons-nous pour tout ce qui a rapport au diagnostic. On peut tenter la cure du Sarcomphale par les émolliens & les résolutifs. Si ce traitement ne suffit pas, observe l'Auteur de cet article, dans l'ancienne Encyclopédie, & que la douleur soit indolente & un peu vacillante, on peut en faire l'extirpation. Pour cet effet, on incise en long la peau qui recouvre la tumeur, on découvre la dureté sarcomateuse, & on la détache, avec le bistouri, des adhérences qu'elle a contractée avec les parties voisines. Il faut être muni de quelques poudres astringentes, pour arrêter le sang qui sort des vaisseaux qui portent la nourriture au sarcome. A la levée du premier appareil, on panse la playe avec le digestif, & lorsqu'on a procuré la suppuration, on modifie l'ulcère, & l'on procède à le cicatriser suivant les règles de l'Art. Si l'instrument tranchant avoit laissé quelques racines de l'excroissance, on pourroit les consumer avec les caustiques. *Extrait de l'ancienne Encyclopedie.* (*M.* PETIT-RADEL.)

SARCOPHAGE, de σαρξ, chair, & de φάγω, je mange, je consume. Ce mot se prend quelquefois comme synonyme de caustique, ou escarotique, pour désigner les médicamens qui consument les chairs. *Voyez* CAUSTIQUES.

SARCOTIQUE ou INCARNATIF. Médicament supposé propre à faire revenir la chair dans les ulcères, & dans les playes avec perte de substance. Les Auteurs ont attribué cette qualité à une multitude de substances, qu'ils ont rangées aussi sous les dénominations de vulnéraires, de cicatrisans, de déterfifs, de corroborans, &c. *Voyez* les articles PLAYE, RÉGÉNÉRATION, ULCÈRE.

SARSEPAREILLE. *Smilax Sarsaparilla*, *Lin.* Cette racine fut apportée en Europe, par les Espagnols, vers le milieu du seizième siécle, & regardée alors comme un spécifique contre la vérole, maladie qui avoit commencé à se manifester quelque tems auparavant. Mais le succès ne justifia point les éloges qu'on avoit donnés à ce remède, & même des Praticiens ont nié qu'il ait aucune vertu quelconque. Il paroît cependant que, quoiqu'il n'ait pas répondu aux espérances qu'on en avoit conçues, il ne laisse pas d'être, dans quelque cas, un très-bon sudorifique, & même on en a obtenu d'excellens effets, dans bien des cas supposés vénériens, après l'usage du mercure, quoiqu'il n'ait peut-être jamais réussi pour guérir des accidens dépendans de cette cause, & où le mercure n'avoit pas encore été employé. L'on donne la Sarsepareille en décoction, à la dose de deux ou trois onces de la racine, pour autant de livres d'eau chaque jour. On emploie aussi l'extrait, à la dose d'un gros, trois ou quatre fois par jour.

SAUGE. *Salvia officinalis*, *Lin.* La décoction des feuilles de cette plante s'emploie comme gargarisme, dans le cas de relâchement de la luette, & en fomentation dans ceux d'ecchymose. On s'en lave la bouche & la gorge, dans les cas d'aphtes ou d'ulcères de la bouche.

SAVIARD (Barthélemi,) né à Marolle sur Seine, en 1656. Il suivit la carrière ordinaire de ceux qui veulent être foncièrement instruit dans leur état, il vint à Paris, & y étudia sous les plus grands Maîtres. Il entra à l'Hôtel-Dieu, & y pratiqua la Chirurgie pendant dix-sept ans. Il s'appliqua spécialement à la pratique de la Lithotomie, & y fut assez heureux. Saviard a donné différentes observations, qu'on trouve dans le Journal des Savans, années 1691, 1692, 1693, 1694 & 1696. Mais l'ouvrage qui lui a fait plus d'honneur est le suivant. *Nouveau Recueil d'Observations Chirurgicales*, Paris, 1702, *in*-8.° & dont il y a eu différentes éditions & traductions. *Eximius Liber*, dit Haller, & qui contient plus de 121 Observations, la plupart fort utiles à connoître. Ce qui rend ce Livre intéressant aux Praticiens, c'est le peu de théorie qui accompagne les faits : on pourroit peut-être reprocher à l'Auteur un peu trop d'amour-propre, & des détails sur des points peu intéressans, & qui sont supposés d'après la nature même des faits qu'il développe ; mais il faut savoir se mettre au-dessus de ces petits défauts, pour profiter de la lecture de son Ouvrage. Il est comme Guy de Chauliac, grand partisan de la section du rectum, toutes les fois que cet intestin a souffert dénudation à la suite des ulcères du fondement ; quand même il n'auroit point été percé par le pus ; & parce que, dit-il, l'on ne peut jamais établir une bonne cicatrice dans le fond de l'ulcère, quand la matière a touché le corps de l'intestin, ce qui occasionne la récidive... On pourroit éviter d'ouvrir l'intestin s'il étoit éloigné de l'abcès ; car, si l'on sent l'intestin bien mince, il faut nécessairement le percer, & couper la fistule pour guérir l'abcès sans récidive : au lieu que, si l'on y remarque une épaisseur de chair assez raisonnable, l'on peut espérer de guérir l'ulcère, sûrement & sans retour, sans couper l'intestin. On trouve encore dans cet Auteur beaucoup de faits curieux, relativement aux accidens qui suivent le grand appareil, la guérison de l'exomphale, les hernies avec étranglement, la chûte de matrice & les imperforation du vagin. Saviard est mort en 1702. (*M.* Petit-Radel.)

SAVON. On regarde le Savon appliqué extérieurement comme un bon résolutif. On l'emploie dans cette intention sous la forme de liniment après l'avoir fait dissoudre dans l'eau-de-vie, ou sous celle d'emplâtre. On en fait usage pour les tumeurs enkystées & autres qui ne sont pas acompagnées d'inflammation. On l'ajoute aussi aux fomentations résolutives & aux lotions destinées à déterger les croûtes scabieuses de la peau.

SCAPULAIRE. Espèce de bandage qui fait partie du bandage de corps, & dont on se sert pour soutenir la serviette qui entoure la poitrine ou le bas-ventre. C'est une bande longue d'environ une demi-aune, large de quatre doigts, fendue dans le milieu pour y passer la tête, & dont les deux bouts pendent l'un pardevant, l'autre par-derrière, & s'attachent à la serviette par des épingles pour l'empêcher de descendre. *Voyez* Bandage.

SCARIFICATEUR. Instrument qui sert à Scarifier. *Voyez* Scarification.

Le Scarificateur est une espèce de boîte dans laquelle sont douze, quinze ou dix-huit lancettes qu'on bande avec un ressort, & qui se débandent par le moyen d'un autre, faisant toutes à-la-fois leur incision dans la peau. Jusqu'à l'invention de cette espèce de Scarificateur, qui est moderne, on se servoit au lieu de lancettes, de petites roues tranchantes.

L'usage du Scarificateur est d'évacuer le sang & les autres humeurs qui séjournent sous la peau, en y faisant un grand nombre d'ouvertures, lesquelles étant faites toutes à-la-fois causent une douleur bien plus supportable que s'il falloit les souffrir l'une après l'autre.

Cet instrument n'est guères en usage qu'après l'application des ventouses. *Voyez* Ventouse. Il diffère peu de celui qui se trouve décrit dans Ambroise Paré, & dont cet Auteur recommande l'usage pour prévenir la gangrène qui peut suivre les contusions ; au lieu de lancettes, il a trois rangs de roues tranchantes, ce qui revient à peu-près au même pour l'effet. *Voyez* les Planches.

SCARIFICATION. Opération par laquelle on fait plusieurs incisions à la peau avec une lancette ou avec un instrument destiné particulièrement à cet usage. *Voyez* Scarificateur.

La Scarification est d'usage principalement dans l'opération des ventouses ; son effet est d'évacuer le sang. *Voyez* Ventouse.

On fait des Scarifications sur les parties contuses ou violemment enflammées, & qui menacent de gangrène. Ces incisions sont des saignées locales qui débarrassent la partie suffoquée par la plénitude des vaisseaux, ou par l'épanchement du sang qui croupit dans la partie dans le cas de contusion. *Voyez* Contusion & Gangrène.

On fait des Scarifications aux jambes, aux cuisses, au scrotum & autres parties, lorsque le tissu cellulaire est infiltré de lymphe. *Voyez* Œdeme. Mais ces Scarifications sont souvent suivies de gangrène; on leur préfère de légères mouchetures sur les endroits les plus luisans de l'œdème; elles se font avec la pointe de la lancette, comme des égratignures; on les multiplie tant qu'on veut, parce qu'elles ne causent aucune douleur, & elles ne laissent pas de procurer l'écoulement des sérosités. On couvre ordinairement les parties scarifiées de compresses trempées dans l'eau-de-vie camphrée ou autres remèdes. *Article extrait de l'Ancienne Encyclopédie.*

SCIE. Instrument dont on se sert pour Scier les os dans l'amputation des membres. *Voyez* Amputation.

Pour examiner cet instrument dans toutes ses parties, il faut le diviser en trois pièces. *Voy.* les Planches. La première est l'arbre de la Scie, la seconde est le manche, & la troisième est le feuillet. L'arbre de la Scie est ordinairement de fer, il est fort artistement limé & orné de plusieurs façons qui donnent de l'agrément à l'instrument; mais l'essentiel est d'en considérer les trois différentes parties. La principale suit la longueur du feuillet & doit avoir, pour une Scie d'une bonne grandeur, onze pouces quelques lignes de long.

Les extrémités de cette pièce sont coudées pour donner naissance à deux branches de différente structure; la branche antérieure a environ quatre pouces huit lignes de long; elle s'avance plus en avant & son extrémité s'éloigne d'un pouce huit lignes de la perpendiculaire qu'on tireroit du coude sur le feuillet. Elle représente deux segmens de cercle, lesquels s'unissent ensemble formant au-dehors un angle aigu, & leur convexité regarde le dedans de la Scie.

Le commencement du premier cercle forme avec la pièce principale un angle qui est plus droit qu'obtus; la fin du second est fendue de la longueur d'un pouce cinq lignes pour loger le feuillet qui y est placé de biais & qui forme avec ce cercle un angle aigu.

L'extrémité de ce second segment de cercle est encore percé par un écrou comme nous allons le dire.

La branche postérieure a un pouce de moins que l'antérieure, les deux segmens de cercle qui la forment, sont moins alongés & plus circulaires. Le premier fait un angle droit avec la principale, & le second en fait de même avec le feuillet; ce second cercle se termine en une extrémité applatie des deux côtés, arrondie à sa circonférence & percée par un trou quarré. L'union de ces deux segmens de cercle ne forme pas en-dehors un angle aigu comme à la branche antérieure; mais ils semblent se perdre dans une pomme assez grosse terminée par une mitte taillée à pans, lesquelles pièces paroissent être la base de toute la machine.

Il sort du milieu de la mitte une soie de près de quatre pouces de long, qui passe dans toute le longueur du manche.

La seconde partie de la Scie est le manche, il est le même que celui du couteau à amputation; *Voyez* Couteau; mais sa situation n'est pas la même, car au lieu de suivre la ligne qui couperoit la Scie longitudinalement en deux parties égales il s'en éloigne d'un demi-pouce, & s'incline vers la ligne qui seroit prolongée de l'axe du feuillet; mécanisme qui rend la Scie fort adroite & fait tout autant que si le manche étoit contigu au feuillet, sans pour cela la rendre plus pesante.

L'avance recourbée, ou le bec du manche de la Scie est encore tourné du côté des dents du feuillet, afin de servir de borne à la main du Chirurgien. Ce manche est percé dans le milieu de son corps suivant sa longueur, ce qui sert à passer la soie de l'arbre qui doit être rivée à son extrémité postérieure.

Le feuillet & les pièces qui en dépendent sont la troisième partie de la Scie.

Ce feuillet est un morceau d'acier battu à froid quand il est presque entièrement construit, afin qu'en resserrant par cette mécanique les pores de l'acier, il devienne plus élastique; sa longueur est d'un bon pied sur treize à quatorze lignes de large; son épaisseur est au moins d'une ligne du côté des dents; mais le dos ne doit pas avoir plus d'un quart de ligne.

On pratique sur le côté le plus épais de ce feuillet des petites dents faites à la lime & tournées de manière qu'elles paroissent se jetter alternativement en-dehors & former deux lignes parallèles, ce qui donne beaucoup de voie à l'instrument, & fait qu'il passe avec beaucoup de facilité & sans s'arrêter.

La trempe des feuillets de Scie doit être par paquets & même recuite, afin qu'elle soit plus douce, & que la lime puisse mordre dessus.

Les extrémités du feuillet sont percées afin de l'assujettir sur l'arbre par des mécaniques différentes; car son extrémité antérieure est placée dans la fente que nous avons fait observer à la fin du second segment de cercle de la branche antérieure, & elle y est assujettie par une vis qui la traverse en entrant dans le petit écrou que nous avons fait pratiquer à l'extrémité de cette branche.

L'autre extrémité du feuillet est plus artistement arrêtée sur la branche postérieure; elle y est tenue, pour ainsi dire, comme par une main, qui n'est autre chose qu'une avance plate, légèrement couverte au-dehors, & fendue pour loger le feuillet qui y est fixé par une petite vis qui traverse les deux lames de cette main & le feuillet. Cette main, qui couvre environ huit lignes du feuillet paroît s'élever de la ligne diamétrale d'une base ronde qui est comme la mitre du feuillet; cette mitre est adoucie, très-polie, & légèrement convexe du côté de la main, mais plane & moins artistement limée à sa surface postérieure, afin de s'appuyer juste sur le trou quarré de la branche postérieure.

On voit sortir du milieu de cette surface postérieure de la mitre une espèce de cheville différemment composée; car sa base est une tige quarrée de quatre lignes de hauteur, & proportionnée au trou quarré de la branche postérieure; le reste de cette cheville a un pouce de longueur, il est rond & tourné en vis; on peut le regarder comme la soye du feuillet.

Enfin la troisième pièce dépendante du feuillet est un écrou; son corps est un bouton qui a près de cinq lignes de hauteur, & six ou sept d'épaisseur; sa figure interne est une rainure en spirale qui forme l'écorce, & l'extérieure ressemble à deux poulies jointes l'une auprès de l'autre.

Il part, de la surface postérieure de cet écrou, deux ailes qui ont environ neuf lignes de longueur & qui laissent entr'elles un espace assez considérable pour laisser passer la soie du feuillet ou de sa mitre.

L'usage de cet écrou est de contenir la vis, afin qu'en tournant autour il puisse bander ou détendre le feuillet de la Scie.

La manière de se servir de la Scie, dont nous venons de faire la description, est de la prendre par son manche, de façon que les quatre doigts de la main droite l'empoignent, & que le pouce soit alongé sur son pan intérieur.

On porte ensuite l'extrémité intérieure du pouce de la main gauche, ou le bout de l'ongle sur l'os qu'on veut Scier, & dans l'endroit où l'on veut le couper; puis on approche la Scie de cet endroit de l'os & par conséquent auprès de l'ongle qui sert comme de guide à la Scie, & l'empêche de glisser à droite ou à gauche, ce qui arriveroit immanquablement sans cette précaution, & pourroit causer dans les chairs des dilacérations fâcheuses.

On pousse ensuite la Scie légèrement & doucement en avant, puis on la tire à soi avec la même légèreté & la même douceur; ce que l'on continue doucement & à petits coups jusqu'à ce que sa voie & sa trace soient bien marquées.

Quand une fois la Scie a bien marqué sa voie sur l'os on ôte le pouce de la main gauche de l'endroit où on l'avoit posé, & l'on empoigne de cette main le membre qu'on veut couper, ce qui sert comme de point d'appui au Chirurgien. Il ne faut plus alors Scier à petits coups, mais à grands coups de Scie, observant toujours de Scier légèrement & de ne pas trop appuyer la Scie; car, en l'appuyant, ses petites dents entrent dans l'os & l'arrêtent; ce qui fait qu'on ne Scie qu'avec peine & par secousse.

Il y a de petites Scies sans arbre dont les lames, très-solides, sont convexes & montées sur un manche, pour Scier dans l'opération du trépan les ponts ou intervalles qui restent entre l'application de deux couronnes, & avec lesquelles on peut Scier des pointes d'os & ceux du tarse & du métatarse. *Article de l'ancienne Encyclopédie.*

SCLÉRIASIS, Σκληρίασις. C'est une maladie des paupières, dans laquelle les bords des cartilages tarses, sont durs, secs & comme calleux. Galien en fait spécialement mention dans son Isagoge. Le Sclériasis est le plus souvent, la suite de la psorophtalmie dont la résolution n'a point été complette. Il est simple & existe seul, où il est accompagné d'inflammation, de suppuration, resserrement & éraillement des paupières. Le Sclériasis, qui est ancien, est ordinairement avec lippitude, ou écoulement de chassie qui colle entr'elles les paupières. Le récent, est celui qui est le plus susceptible de guérison. Il faut d'abord chercher à ramollir les duretés par l'usage des lotions & des cataplasmes émolliens; en oignant fréquemment les bords des paupières avec le beurre de cacao. Lorsque les duretés sont suffisamment ramollies, on cherche à les résoudre avec l'onguent mercuriel, les vapeurs du vinaigre qu'on jette sur une pelle rouge ou la fumée du café brûlé. (*M.* Petit-Radel.)

SCLEROPHTALMIE, de Σκληρὸς & ὀφθαλμός. *Voyez* l'article Xerophtalmie.

SCULTET, (Jean) né à Ulmes, en 1595, d'un Marinier. Il étudia à Padoue sous Spigel & Marchettis. Il fut reçu Docteur en 1621, & revint s'établir dans sa patrie, où il pratiqua long-tems & s'acquit, par ses succès, la confiance & l'estime de ses concitoyens. Scultet fut un de ces Médecins qui pensent que l'exercice de la main ne peut déshonorer la décence de leur état; opinion qu'ont eue, dans tous les tems, certains esprits peu faits pour avancer la Science. Il s'appliqua beaucoup à la pratique des opérations de Chirurgie, & acquit dans cette partie une très-grande réputation. Le seul ouvrage qu'on ait de cet Auteur est intitulé : Χειροπλοθήκη ou *Armamentarium Chirurgicum tabulis æri incisis exornatum Ulmæ*, 1653, *in-folio*. Il y en a eu un très-grand nombre d'éditions & de traductions. Cet ouvrage, dit Haller, ne parut qu'après la mort de l'Auteur; il offre dans une nombreuse [illegible] de Planches les instrumens & appareils usités de [illegible] tems; mais ces Planches sont prises la plupart d'Ori[illegible], de Ferri, de Paré & de Fabrice. Il étoit très-entreprennant, & dans la première partie qui offre une description assez détaillée de ses instrumens, on le voit conseiller les opérations d'après les plus légères indications. La seconde partie de l'ouvrage de Scultet offre une suite d'observations très-bien faites, où l'on trouve des faits fort surprenans. Il est un des premiers qui aient réfuté le signe des fractures du crâne donné par les Anciens; de faire mâcher quelque chose de dur pour savoir si les blessés ne sentiroient point quelque bruit dans la tête. Il dit que certains malades ont été jusqu'à casser des noyaux de cerises entre leurs dents, sans cependant qu'ils éprouvassent le moindre sentiment, quoiqu'ils n'en eussent pas moins des fractures fort étendues au crâne. Il parle de très-grandes portions de tibia enlevées, sans que la mort s'en soit suivie Il rapporte l'histoire d'une paracenthèse qui fut heureuse, quoiqu'il laissât la canule dans la plaie qu'il avoit faite; observation qui pouvoit être favorable au procédé de M. Monro, relativement à cette opération. On a ajouté de nouvelles Planches dans une édition qui parut à Amsterdam en 1667; on y a inséré aussi plusieurs observations qui sont également curieuses & qui rendent cette édition supérieure à toutes les autres. Scultet mourut, en 1645, d'une apoplexie, à la cinquante-cinquième année de son âge; regretté non-seulement de ses amis, mais encore des personnes de son Art, à l'avancement duquel il avoit contribué. (*M. Petit-Radel.*)

SEPTIQUE. Médicament topique qui corrode les chairs, tel que la pierre à cautère, le beurre d'antimoine, &c. Le mot septique est grec; il vient de σηπω, je fais pourrir. *Voyez* Caustique.

SEQUESTRE. *Sequestrum.* Portion séparée d'un os vivant par le mécanisme de l'exfoliation & rejettée au-dehors par une inflammation & une suppuration qui lui ouvrent une issue. Cette dénomination s'applique particulièrement à toute partie qui comprend une portion entière d'un os cylindrique, ainsi que divers Observateurs en ont fourni des exemples. *Voyez*, pour de plus grands détails, les articles Exfoliation & Necrose. (*M. Petit-Radel.*)

SERINGUE, du grec συριγξ, flûte, tuyau; cylindre creux, avec un piston, dont la tête est garnie de filasse, de feutre ou de castor, bien uni & graissé, pour en remplir exactement la capacité, glisser facilement dedans, & pousser quelque liqueur dans une cavité, ou en pomper les fluides épanchés. Il y a des Seringues qui contiennent une chopine, ou seize onces de liquide; & d'autres plus petites, pour injecter les playes, les ulcères, les fistules, l'urètre, la vessie, le vagin, la poitrine; par conséquent, il faut en avoir de différentes grandeurs. Celles qui servent à faire des injections dans la vessie, dans la poitrine & dans les grands abcès, sont ordinairement longues de quatre pouces & demi, sur un pouce neuf lignes de diamètre. On en a de plus petites par degrés, à proportion des cavités qu'on veut injecter. La plupart de ces Seringues sont d'étain; leurs siphons ou canules, qui s'adaptent à l'extrémité antérieure du cylindre, sont plus ou moins longs, gros ou menus, droits ou recourbés, suivant le besoin. Quelques-unes ont le bout fait en poire, percé de petits trous, afin que la liqueur en sorte comme d'un arrosoir, tel est celui qu'on emploie pour le vagin. Les petites Seringues n'ont pour siphon qu'un petit tuyau pyramidal, soudé ou monté à vis, au milieu de l'extrémité antérieure du cylindre. Le piston de toutes les Seringues, excepté de celles à lavement, est terminé postérieurement par un anneau, dans lequel on passe le pouce pour appuyer dessus & faire sortir la liqueur, tandis qu'on tient le corps de la Seringue avec les autres doigts. On fait aussi des Seringues de cuivre, assez grandes pour injecter les vaisseaux dans les préparations anatomiques. Les Oculistes se servent d'une petite Seringue d'argent, appellée Seringue oculaire, pour injecter les points lacrymaux : elle est longue d'environ deux pouces. Son diamètre a quatre lignes : son siphon, long de dix lignes & demie, s'adapte sur la Seringue, par le moyen d'une vis, qui s'ajuste dans un écrou. L'extrémité antérieure de ce siphon, donne naissance à un petit tuyau, d'environ trois lignes de longueur, qui est si fin, qu'à peine apperçoit-on l'ouverture qui est au bout. Enfin, l'on a inventé une espèce de Seringue pour injecter l'oreille, par la trompe d'Eustache. Son corps est assez semblable à celui des autres petites Seringues, mais son siphon est un canal de cuir, long de trois pieds & demi, sur trois lignes de diamètre. A ce canal, terminé en vis, on ajoute encore un siphon auxilaire, long de six grands pouces, sur trois à quatre lignes de diamètre, fait d'étain, fort courbé, & recourbé à contre-sens vers son extrémité, qui est terminée par un mamelon alongé, applati par-dessus, & dont la figure imite en quelque manière celle d'un pigeon. Au bout de ce mamelon est un bouton, haut de deux lignes, percé sur son sommet d'un petit trou. C'est ce bouton qui doit s'adapter à l'entrée de la trompe d'Eustache, dans le fond de la bouche, derrière la cloison du nez. Deux choses sont particulières à cette Seringue; 1.° une soupape de cuivre, garnie de cuir, appliquée sur la tête du cylindre, couverte d'un petit chapiteau d'étain, sur lequel s'ajuste le siphon, par le moyen d'un écrou d'étain qui y est lié, qui reçoit une vis percée, qui se trouve sur le sommet du chapiteau. Cette soupape en se levant, permet à la liqueur de la Seringue de passer dans le canal de cuir, & en refuse le retour en s'abaissant. 2.° Une pompe d'étain, composée d'un tuyau, long d'environ six pouces, sur trois lignes de diamètre, dont l'extrémité postérieure est évasée en mamelon, montée sur un petit réservoir de neuf lignes de large vers sa base, & sur une culasse quarrée, large de huit lignes, haute de quatre. Toutes ces pièces se montent à vis. La culasse est percée d'un trou, large de quatre lignes, bouchée par une cheville de bois, aussi percée d'un trou, dont le diamètre est d'environ une ligne & demie; sur le sommet de cette cheville est attachée une soupape de cuivre, garnie de cuir, qui permet à la liqueur, qui entre par la culasse & le trou de la cheville, de passer dans le tuyau de la pompe & dans la Seringue. C'est par cette pompe, posée dans un grand pot d'eau tiède, qu'on charge la Seringue. En la faisant jouer, l'eau entre par ce tuyau dans le cylindre, parcourt toute la machine, s'insinue dans la trompe d'Eustache, & sort par le nez & par la bouche. *Voyez* le Traité des Instrumens de Chirurgie par Garengeot, deuxième édition, où il est marqué que le sieur Guyot, Maître de Postes de Versailles, a inventé cette Seringue pour son utilité particulière, & a été entièrement guéri d'une surdité de cinq ans, par le moyen de plusieurs injections d'eau chaude, qu'il fit avec cette Seringue.

On peut aussi se servir de Seringues, avec des siphons particuliers, pour sucer les playes, sans se servir de la bouche. *Voyez* SUCCION.

Dans quelques Pays étrangers, au lieu de Seringue on se sert d'une vessie préparée & adaptée à un siphon. Le défaut où l'on peut se trouver de l'instrument convenable à faire des injections dans une partie, peut être réparé par la vessie. On noue d'abord la vessie au-dessus de la canule, on la remplit de la liqueur par l'autre extrémité, qu'on noue ensuite. On ôte la première ligature, &, par la pression des mains, on fait sortir la liqueur par le tube. Hippocrate a décrit cette manière d'injecter. Nos Seringues sont d'invention moderne. *Article de l'ancienne Encyclopédie.*

SETON. *Seto* ou *Setaceum*, de *Seta*, qui signifie crin de cheval. C'est le nom qu'on donne à une mèche de coton, ou à une bandelette de toile, qui sert à entretenir la communication entre deux playes.

Les Anciens se servoient de crins de cheval pour faire leurs Sétons. Fabrice d'Aquapendente employoit un cordon de soie. Les mèches de coton sont ce qu'il y a de plus commode, & ce qu'on employe aujourd'hui le plus généralement, quoique bien des Chirurgiens préfèrent une bandelette de toile, dans l'idée que le linge convient mieux aux playes. Ils recommandent d'effiler cette bandelette sur les bords pour qu'elle passe plus facilement, & qu'elle s'applique plus mollement aux parois de la playe.

Le Séton est d'un grand secours pour porter les médicamens, tout le long du trajet d'une playe longue & étroite, qui a une entrée & une sortie, comme cela se voit particulièrement dans les playes d'armes à feu. *Voyez* PLAYES D'ARMES A FEU. Quelques Praticiens objectent que le Séton est un corps étranger qu'on entretient dans la playe, & qu'ainsi, l'usage doit en être proscrit; mais on ne peut se dispenser de reconnoître qu'il est souvent de la plus grande utilité: il empêche que les orifices des playes ne se referment avant le milieu; il sert à porter les remèdes topiques dans toute leur profondeur, & à conduire au-dehors les matières nuisibles. Si le Séton a quelquefois produit des accidens, que l'on a vu cesser lorsqu'on l'a supprimé, c'est que la playe n'étoit point assez débridée, ou que le Séton, tiré d'un mauvais sens, accrochoit quelque esquille, laquelle en picotant des parties très-sensibles, excitoit de vives douleurs. Lorsque le Séton est à l'aise dans la playe, il ne produit aucun mauvais effet; il procure, au contraire, de très-grands avantages. Lorsque la playe est mondifiée, on ôte le Séton, & alors elle se guérit fort aisément, s'il n'y a aucun obstacle d'ailleurs.

Pour passer le Séton au travers d'une playe, il faut avoir une aiguille destinée à cet usage. *Voy.* AIGUILLE.

Le Séton doit être fort long, parce qu'à chaque pansement, il faut retirer ce qui est dans la playe, & en faire suivre une autre partie, que l'on est dans l'usage de couvrir d'onguent ou de cérat, dans toute l'étendue qui doit occuper la longueur de la playe. On coupe ensuite ce qui en est sorti & qui est couvert de pus. Quand tout le Séton est usé, & que l'on a encore besoin de son secours, il ne faut pas en passer un nouveau avec l'aiguille, mais on l'attachera au bout de celui qui finit, en observant, autant qu'il est possible, de faire entrer le Séton par le côté supérieur de la playe, & de le faire sortir par celui qui en est l'égoût.

Quand on supprime le Séton, on met assez ordinairement de la charpie brute sur toute la longueur de l'endroit sous lequel le Séton a passé, & par-dessus une compresse assez épaisse. En rapprochant par ce moyen les parties du sinus, on procure une prompte réunion.

SÉTON est aussi une opération de Chirurgie, par laquelle on perce, ordinairement d'un seul coup, la peau, en deux ou trois endroits, avec un instrument convenable, pour passer une mèche de coton, ou une bandelette de linge, d'une ouverture à l'autre, afin de procurer une fontanelle, ou un ulcère artificiel, dans une partie saine. Le Séton se pratique à la nuque, & en diverses autres parties du corps.

Il y a bien des Auteurs qui ne sont point partisans de cette opération. On fait contr'elle des objections qui lui sont particulières, ou communes avec les cautères. Plusieurs Personnes, fort éclairées d'ailleurs, ne croient pas qu'un trou fait à la peau, & au tissu graisseux, puisse servir d'égoût aux humeurs viciées, qui produisent des maladies habituelles, telles que les maux de tête invétérés, les ophtalmies opiniâtres, &c. Mais de quelque manière qu'on explique la manière d'agir, & les effets qu'on peut attendre de cette opération, il y a en faveur de ses succès, les observations

observations les plus multipliées, & le témoignage d'un grand nombre de Praticiens distingués. On en a particulièrement recommandé l'usage pour les maladies de la tête chroniques rebelles, telles que la céphalalgie, l'épilepsie, les affections soporeuses, & sur-tout les maladies des yeux; mais on l'emploie aussi avec un très-grand succès dans divers autres cas, tels que les maux de poitrine, les inflammations chroniques du foie, le gonflement de la glande prostate, &c. On applique dans tous ces cas le Séton, le plus près possible de la partie affectée.

Les raisons particulières qu'on trouve dans les Livres contre l'opération du Séton, ont pour fondement la méthode cruelle suivant laquelle on la pratiquoit. Les Anciens pinçoient la peau avec des tenailles percées à leurs extrémités comme les pincettes à polypes, & passoient un fer ardent au travers de ces ouvertures pour percer la peau.

Pour faire cette opération par une méthode plus simple & moins douloureuse, le Chirurgien pince la peau & la graisse longitudinalement, avec les pouces & les doigts indicateurs des deux mains; il fait prendre, par un Aide, le pli de la peau qu'il tenoit de la main droite, & de cette main, il perce la peau avec un petit bistouri à deux tranchans; après avoir retiré son instrument, il passe la mèche par le moyen de l'aiguille à Séton; il panse ensuite les deux petites playes avec de la charpie, une compresse, & un bandage adapté à la partie. On peut avoir un bistouri, avec une ouverture ou œil, vers la pointe, ou une aiguille, telle que nous l'avons décrite ailleurs. *Voyez* AIGUILLE; par ce moyen, on passera la mèche en même-tems qu'on fera les incisions.

Cette espèce de fontanelle a de grands avantages sur le cautère; l'irritation qu'elle produit a quelquefois un effet immédiat sur la partie affectée, ce qu'on n'observe point de ce dernier. Nous avons vu un Séton, appliqué sur le côté du thorax, faire cesser entièrement, au bout de quelques heures, un point de côté très-douloureux, qui duroit depuis six semaines, accompagné de divers symptômes de suppuration au poumon, & qui avoit résisté à divers autres remèdes, même à l'action d'un vésicatoire. Le Séton se fait dans un moment, la suppuration s'y établit dès le second jour, & dans l'application du cautère, il faut attendre la chûte de l'escarre, qui ne se fait souvent qu'au bout de douze ou quinze jours. L'ulcère formé par le Séton, est tellement soumis à la volonté du Chirurgien, qu'on l'entretient aussi long-tems qu'on le desire, & qu'on le guérit de même dès qu'on le souhaite. L'ulcère qu'on fait avec le cautère, se guérit quelquefois malgré qu'on en ait, & souvent on desireroit le guérir sans pouvoir y réussir, du moins aussi promptement que le Séton; dans ce dernier cas, la guérison est une affaire de vingt-quatre heures.

SEVERIN, (Marc-Aurèle) né à Carthagène, en Tharse, vers le commencement du seizième siècle. Il étudia sous Jassolinus, & lui succéda dans la chaire d'Anatomie & de Chirurgie, que cet Auteur remplissoit avec la plus grande distinction, dans le Collége de Naples. La Chirurgie de son tems étoit loin d'avoir l'éclat dont elle jouit actuellement; Severin s'en occupa, & parvint, par ses travaux multipliés, à lui donner un certain lustre. Ses savantes leçons lui attirèrent un très-grand nombre d'Auditeurs; & sa pratique, qui lui étoit heureuse, un prodigieux concours de malades qui venoient le consulter. Aux connoissances foncières de son Art, Severin ajoutoit celles de la Botanique qu'il possédoit parfaitement, pour le tems où il vivoit. Cette étonnante réunion de Sciences, qui, dans ces tems, étoit très-rare dans un même sujet, attira les étrangers, qui désertèrent l'Université de Padoue, pour venir étudier à Naples. Au milieu d'une vie tumultueuse, occupé de l'enseignement & de la pratique, Severin nota les cas de toutes les maladies qui lui parurent les plus singuliers, & les moyens les plus efficaces, qui lui avoient le mieux réussi; il les a rapportés dans un Ouvrage qui a paru sous le titre suivant: *De efficaci Medecinâ libri tres, quâ herculeâ quasi manu armata cuncta mala proteruntur*, *Francfort*, *in-fol.* 1646. Il y en a eu une traduction en françois, donnée à Genève, en 1668, *in-4.°* Il s'y plaint de la timidité & pusillanimité des Chirurgiens de son tems, qui se contentoient des onguens & emplâtres, & qui craignoient de recourir à d'autres moyens; il excite leur courage sur ce point. En général, Severin a porté l'enthousiasme sur ce moyen, au point de regarder le feu comme un remède universel; tant est grande l'erreur des hommes, qui toujours mettent la vérité aux deux extrêmes. Le feu, sans contredit, est un excellent remède, & l'on s'en sert actuellement avec le plus grand succès, sur les ulcères baveux, dans le traitement de la carie & même des hémorrhagies, dans les douleurs nerveuses, les sciatiques anciennes; mais, ce n'est que dans des circonstances qu'un Praticien seul peut apprécier, qu'on peut y avoir recours, avec succès. En général, cet ouvrage de Severin, quoique d'un style diffus, annonça dans son Auteur, un très-grand fond de connoissances, & sur-tout beaucoup d'érudition. Il y a traité de toutes les manières dont on peut employer le feu, dans les différens cas où il peut être nécessaire. Mais un autre qu'on apprécie beaucoup plus, est celui qui parut en 1632, à Naples, sous ce titre: *M. Aurel. Severini de reconditâ abcessuum naturâ libri octo.* Il en donna, dès son vivant, une seconde édition, très-augmentée & corrigée, qui parut, à Francfort, en 1643. Cet Auteur parle de l'abcès véritablement en maître.

Il y distingue l'abcès critique d'avec le symptomatique, & il entre à ce sujet dans des détails, tant sur ses différences que sur les signes généraux & particuliers. Les notions qu'il avance conduisent à des préceptes relatifs à la guérison, lesquels sont de la dernière importance. Quelques années après avoir fait paroître cet ouvrage, Severin publia le suivant : *Trimembris Chirurgia inq uâ Dietetico-Chirurgica, Pharmaco-Chirurgica & Chymico-Chirurgica. Lugd. in-4.° 1653.* C'est un ouvrage où l'on trouve tous les remèdes, tant simples que composés, qui sont de notre Auteur ou d'autres. Il a encore paru, sous son nom, un ouvrage *in-12*, en 1664, intitulé : *Synopseos Chirurgicæ libri VI.* C'est un ramas mal conçu, & pour nous servir des propres expressions d'Haller, *fraus bibliopolæ, meri sunt morborum tituli neque labor est Severini.* Severin a fait paroître plusieurs ouvrages d'Anatomie, dont quelques-uns sont assez bien faits, & contiennent plusieurs observations curieuses. La mort de cet Auteur annonça une révolution dans les écoles d'Italie; les étrangers restèrent chez eux, & s'attachèrent aux Professeurs qui enseignent dans leur Université. (*M. Petit-Radel.*)

SHARP. (Samuel) Il étudia à Londres, sous le fameux Chefelden, Chirurgien en chef de l'Hôpital à Saint-Guy. Il se fixa dans cette ville, & y pratiqua avec la plus grande distinction. Ses succès, & la réputation dont il jouit, lui valurent le titre de Correspondant de l'Académie Royale de Chirurgie. Au milieu d'une pratique très-étendue, Sharp n'abandonna point le travail qui pouvoit nous faire jouir du fruit de ses veilles & de son expérience. Il nous a laissé deux ouvrages intéressans, qui parurent à différentes époques. Le premier est relatif aux Opérations Chirurgicales, il parut sous ce titre : *A Treatise on the Operations of Surgery, or description, and representation, of the instruments and an introduction on the nature and treatment of wounds, abcesses and ulcers London, 1659, in 8.°* A peine ce Traité fut-il connu en France, qu'il y fut traduit. Ce qui caractérise cet ouvrage, c'est que son Auteur parle d'après lui; ce qui est d'un grand poids, quand on a beaucoup de jugement, & qu'on est déja instruit de ce qu'ont donné les autres; sinon l'on tombe dans des erreurs; & c'est ce qui est arrivé à lui-même, lorsqu'il avance que l'opération de la taille avoit été défendue en France par un arrêt du Parlement. Assertion qui est absolument fausse. Le second ouvrage que Sharp a donné a pour titre : *Enquiry into the present state of Surgery. London, 1750, in-8.°* Celui-ci a été également traduit par M. Jault. Il contient différentes observations, dont les sujets sont tous intéressans. Nous avons eu occasion d'en faire mention dans les divers articles de cet ouvrage. (*M. Petit-Radel.*)

SIGNES. σημεῖα. *Signa.* Apparences morbifiques qui se manifestant chez les malades, peuvent être connues par elles-mêmes & sans leur aveu, soit que ces apparences entrent comme symptômes de la maladie, ou qu'elles n'en soient que les effets; tous les changemens enfin qui τὰ παρέοντα καὶ τὰ προγεγονότα καὶ τὰ μέλλοντα ἔσεσθαι *quæ sint, quæ fuerint & quæ mox ventura sint, denuntiant.* Hippocrate est le premier Auteur qui ait porté une attention sérieuse à cette partie de l'Art de guérir; aussi les dogmes qu'il a laissés sur elle sont-ils si bien établis sur les démarches de la Nature & ses prognostics tellement cohérens avec elle, qu'ils lui ont valu le surnom de Divin. Donnant peu de remèdes & contemplateur attentif de tout ce qui survenoit dans le cours des maladies, il avoit plus d'occasions de distinguer ce qui en étoit le produit que ceux qui la tourmentent continuellement par des soins indiscrets. Aussi ses aphorismes & ses prognostics ne sont-ils qu'un épitome des bons & des mauvais évènemens qu'il a eu occasion d'observer dans sa pratique. Galien, son successeur, s'est moins étendu que lui sur le diagnostic; mais aussi s'est-il spécialement occupé des apparences qui annoncent un bon ou un mauvais évènement. Les divers commentaires que cet Auteur a donnés sur cette matière, prouvent combien il s'étoit livré à tout ce qui lui a rapport. Ici, il prédit au Philosophe Eudème le jour qu'il aura la fièvre, quelle en sera l'espèce & l'évacuation critique qui la jugera. Là, il annonce au Sénateur Sextus le jour que la fièvre lui viendra, qu'elle cessera le sixième, qu'elle reviendra le quatorzième, & qu'elle se jugera le le dix-septième par des sueurs. Par-tout on voit des preuves de sa sagacité à suivre les pas de la Nature & à en prédire les évènemens. Le coup-d'œil de ce Praticien étoit si juste sur ce point, qu'il excitoit même la surprise des Médecins. Quoi, lui dit un jour en le rencontrant, Martianus l'un des premiers Praticiens de Rome; vous savez tout ce qui est contenu dans le second livre des Prognostics d'Hippocrate, je le sais aussi, & je ne puis prédire comme vous.

Les signes sont au Praticien, ce qu'est à l'Astronome, qui cherche à faire un systême, l'apparence d'un astre à tel ou tel point du firmament. Ils ne dénoncent rien quand on les considère isolés, mais bien quand on les a réunis pour en observer les diverses circonstances.

. . . . *alterius sic*
Altera poscit opem res, & conjurat amicè.

Ils ne sont pas toujours partie de la maladie quoique plusieurs puissent y entrer comme symptômes; ainsi, des urines graveleuses, sanguinolentes, des excrémens purulens teints de sang, la matière ichoreuse noirâtre qui sort d'un ulcère ou d'une carie cachée, qui ne sauroient constituer aucun symptôme, deviennent néanmoins autant de Signes pathognomoniques dans un très-grand nombre de cas.

Les symptômes sont les parties intégrantes des maladies, ils doivent donc en être les premiers Signes; l'urine & autres excrétions ainsi que le pouls ne doivent être considérés qu'autant qu'ils viennent à leur apppui & leur donnent une nouvelle force. Ainsi ce seroit la preuve d'une bien grande ignorance que de ne s'arrêter qu'aux Signes pour avoir une notion exacte des maladies, ce que font tous les jours les Charlatans ici comme par-tout. Une maladie ne peut être apperçue qu'autant qu'on considère tous les symptômes & toutes les circonstances qui les caractérisent, & que par une suite de raisonnemens, d'inductions & de déductions, on s'est assuré de son caractère. Or, une pareille considération ne peut être que le partage de celui qui n'a négligé aucune des parties de l'Art de guérir qui le concerne.

On distingue les Signes en commémoratifs ou anamnestiques, en diagnostics, ou délotiques & en prognostics. Les Signes commémoratifs sont ceux qu'offrent certaines circonstances où le malade s'est précédemment trouvé & qu'on tire de la revision de tout ce qui s'est fait avant l'attaque de la maladie, comme de la manière de vivre du malade, du pays qu'il a habité, de la constitution de ses parens, de la situation où il étoit au moment de sa blessure, s'il s'agit d'une plaie, les maladies auxquelles il a été sujettes ou celles qu'il a contractées. Les Signes commémoratifs sont en général hors du malade & ont rapport aux circonstances antécédentes, ce qui ne sauroit avoir lieu à l'égard des Signes diagnostics & prognostics. Les Signes diagnostics annoncent la présence & l'état actuel de la maladie, ils sont conséquemment ceux qui peuvent entrer dans sa définition. Les Prognostics dénoncent les changemens qui doivent survenir pendant le cours d'une maladie, soit que ces changemens soient avantageux ou non. L'histoire des Signes forme une partie de la Pathologie à laquelle les Auteurs ont donné le nom de Semeïotique. *Voyez*, pour de plus grands détails, les articles DIAGNOSTICS & PROGNOSTICS.

SINAPISME de *Sinapi*, moutarde. Médicament externe, composé de substances irritantes, & dont la farine de moutarde fait le principal ingrédient; on s'en servoit autrefois dans les maux de tête invétérés & dans les longues fluxions; aujourd'hui, leur principal usage est dans les fièvres, lorsque la tête se prend, & pour rapeller la goutte aux pieds lorsqu'elle se porte sur la tête, sur l'estomac ou sur quelque autre viscère.

Deux parties de farine de froment, & une de farine de moutarde, mêlées ensemble & réduites, avec du vinaigre, en une pâte ferme, font un Sinapisme suffisamment actif pour la plupart des cas, mais dont on peut augmenter ou diminuer la force en variant la proportion de moutarde. On ne doit pas laisser le Sinapisme trop long-tems sur la partie, autrement il pourroit y faire lever des ampoules comme les vésicatoires, & même causer une inflammation plus profonde; dans la plupart des cas, il produit tout l'effet qu'on en attend, dans l'espace de deux ou trois heures.

SINDON, *Sindon*. Petit morceau de linge, coupé en rond, qu'on attache à un fil pour le retenir, & destiné à être placé dans l'ouverture du trépan, pour empêcher le cerveau de sortir au-dehors, & les frottemens qu'il pourroit éprouver contre les bords de l'ouverture du crâne. On l'étend convenablement au moyen du méningophylax, après l'avoir trempé dans un peu d'huile de térébenthine, & l'on remplit le reste du trou avec de la charpie. (*M. PETIT-RADEL.*)

SINUS. Petite cavité ou poche oblongue, qui se forme pour l'ordinaire dans les chairs, à côté d'une blessure ou d'un ulcère, dans lequel le pus s'amasse. *Voyez* FISTULE.

SMELLIE, (Guillaume) Médecin & Accoucheur très-renommé, qui pratiquoit à Londres au milieu de ce siècle. Il a enseigné long-tems cette partie, & y a gagné de grandes richesses. Il a publié, à différentes époques, plusieurs Ouvrages sur l'Art des Accouchemens, qui ont été très-bien accueillis, même des plus grands Praticiens de son tems. Le premier a pour titre: *Treatise on Theory and Practice of Midwifry London*, 1752. *in*-8.° L'Auteur, dans une préface très-bien faite, considère l'Art des Accouchemens depuis Hippocrate jusqu'au tems où il écrivoit, & développe tous les accroissemens par où il a passé d'une manière fort scientifique. Quoiqu'il n'ait eu en vue que ses Elèves, cependant les points de pratique qu'il offre, peuvent également convenir, même aux personnes les plus expérimentées. Il y dit que Deventer a trop donné à l'obliquité de la matrice, comme cause d'accouchement difficile; il assure que, dans cent accouchemens, il y en a sept où l'enfant a une mauvaise situation. Cet Auteur est un des premiers qui ait employé le forceps, d'après des notions fondées sur la position de la tête & ses rapports avec les régions du bassin.

M. Préville, qui a donné une traduction Française de cet ouvrage, l'a enrichie de l'histoire du forceps de Roonhuishen, telle que l'ont publié MM. de Vischer & Van-der-Pool. Deux ans après cet Ouvrage, Smellie fit paroître le suivant, intitulé: *Cases in Midwifry Lond.* 1754, *in*-8.°, dans lequel il confirme, par diverses opérations, les faits qu'il a avancés dans la première partie de son Ouvrage. La plupart lui appartiennent, les autres sont le fruit de ses lectures. Il restoit, pour completter la partie des accouchemens, à représenter les différentes positions de l'enfant dans la matrice, & les procédés qu'elles exigent dans la Pratique, & c'est ce qu'il a fait dans trente-neuf Planches qui ont paru sous ce titre : *A set of Anatomical tables for Midwifry. Lond.* 1754, *in-folio.* Le célèbre Camper a fait les desseins de douze. Après sa mort, parut le suivant. *A collection of præternatural cases and observations in Surgery.* (M. Petit-Radel.)

SOLAIRE. Nom qu'on donne à un bandage pour la saignée de l'artère temporale. Il porte ce nom, parce que ses circonvolutions forment des rayons sur la tête.

SONDE. Καθετηρ. *Catheter*, Algalie. Instrument destiné à être introduit dans l'intérieur de la vessie, soit pour s'assurer de la présence d'une pierre, ou pour donner issue aux urines. L'introduction de cet instrument dans l'arsenal de la Chirurgie, date du tems où le grand appareil fut reçu, & même plus long-tems après; on n'en trouve aucune mention dans Hippocrate, Celse & Paul; les deux Fabrices & Paré en ont donné une assez bonne description. On peut voir à l'article Retention d'urine, tout ce qui a rapport à la confection de ces instrumens, & les progrès que l'Art a fait pour parvenir à la perfection qu'on peut dire qu'il a acquise aujourd'hui sur ce point. Les Sondes ont différens volumes & différentes formes, relativement aux sexes & à l'âge des malades, auxquels elles doivent servir. On peut voir toutes ces différences dans les Planches qui ont rapport à cet article. On distingue à toutes les Sondes, une extrémité qui doit plonger dans la vessie, & à laquelle on donne le nom de Bec; une autre qui est en-dehors & qui est évasée en forme d'entonnoir, & garnie de chaque côté d'une anse pour le passage d'un fil ou cordonnet; on appelle celle-ci Pavillon. Le bec de la Sonde est ouvert, tantôt latéralement par deux yeux, d'autres fois par un œil unique, qui comprend tout son cylindre, & qui se ferme par le stilet comme avec un bouton. Les Sondes, destinées aux femmes, sont beaucoup plus courtes & presque droites, si ce n'est vers leur bec où elles sont un peu courbes. En général, il vaut toujours mieux préférer les Sondes un peu grosses à celles qui sont fines, elles entrent mieux, & leur bec, en dilatant le canal davantage, passe plus facilement sur les lacunes que ne feroit une Sonde plus mince, & on est moins exposée à faire une fausse route.

Quand on se propose de remédier à une rétention d'urine, il faut placer le malade sur le bord de son lit, la poitrine & la tête un peu relevées par des oreillers, les jambes & les cuisses légèrement fléchies. On peut le sonder debout quand on n'a que l'intention de s'assurer de la présence d'une pierre; mais alors il faut, quand la Sonde est introduite, lui faire lâcher promptement ses urines, pour que la pierre, entraînée par son poids comme par le flot des urines, vienne frapper le bec de la Sonde, dont on a bien soin de tenir alors fermement le pavillon. On prend une Sonde d'une courbure proportionnée au détour présumé de l'urètre, & d'un volume tel que l'indique l'orifice du gland. On la chauffe entre les doigts pour lui donner une chaleur approchante de celle du canal qu'elle va parcourir, & on la trempe dans de l'huile d'olive très-douce.

On distingue communément deux manières d'introduire la Sonde chez les hommes, savoir, par dessus le ventre ou par ce qu'on appelle le coup de maître. La première est plus facile, plus sûre & moins douloureuse pour le malade. Voici en quoi elle consiste. On prend la verge entre le pouce & le doigt indicateur de la main gauche, en tenant le pavillon de la Sonde entre les mêmes doigts, de la main droite; on en porte le bec dans l'orifice de l'urètre, de sorte que la concavité de cet instrument regarde le ventre du malade; on la conduit ainsi jusqu'à la racine de la verge, en la faisant glisser doucement pendant qu'on tire la verge sur lui. « Le grand art de sonder, dit le Dran, est qu'il y ait une espèce de concert entre la main qui tient la verge & celle qui tient l'algalie; car elles doivent, pour ainsi dire, s'entendre, de manière qu'alternativement l'algalie soit poussée dans la verge, & la verge tirée sur l'algalie; cette attention est sur-tout nécessaire quand le bout de l'algalie passe à l'endroit où la verge est attachée au pubis par le ligament suspensoire, & quand il passe à l'endroit ou l'urètre se courbe pour passer sous les pubis. » Si, dans ce trajet, on trouvoit quelque résistance, il ne faut point la forcer; mais il faudra retirer un peu à soi la Sonde, & diriger son bec vers un autre point du canal : cette résistance n'est souvent rien autre que l'orifice d'une lacune où se fourvoiroit la Sonde, si l'on poussoit plus avant. Lorsque le bec est enfin parvenu près de la symphyse des pubis, on baisse en même-tems & la verge & le pavillon de la Sonde, en les éloignant du ventre; par ce mouvement le bec de l'instrument fait une espèce de bascule, au moyen de laquelle il franchit la portion de l'urètre, qui est au-dessous de l'angle des pubis; traverse la partie membraneuse de ce canal & pénètre jusque dans la vessie. Mais quelquefois, sur-tout, quand la glande prostate présente quelque résistance, le bec de la Sonde, pour peu qu'on pousse avec force, faisant effort sur cette dernière partie, la déchire, & au lieu d'arriver dans la vessie, on se fait une fausse route entre elle & le pubis, ou entre elle & le rectum. Pour éviter un pareil accident, il faut, pour peu qu'on trouve de la résistance en cet endroit, introduire, bien huilé dans l'anus, le doigt indicateur de la main gauche, & avec lui élever le bec de la Sonde, pendant qu'en même-tems on pousse doucement son pavillon en avant, pour le faire entrer dans la vessie; & lorsqu'on sent qu'on a dépassé la résistance, on abaisse aussi-tôt le pavillon, ce qui fait entrer dans le moment même le bec dans la vessie; les urines qui sortent alors indiquent qu'on a réussi. La résistance vient quelquefois du verumontanum; mais alors on la franchit aisément, en relevant le bec de la Sonde, pour le faire glisser le long de la parois de l'urètre, opposée à cette élévation. L'autre manière de sonder diffère de la précédente, en ce que la convexité de la Sonde regarde le ventre du malade, au moment où on en introduit le bec. Lorsqu'on l'a conduite ainsi jusqu'à la racine de la verge, on fait faire un demi-tour à l'instrument, ainsi qu'à la verge, vers l'aine droite, on baisse ensuite l'un & l'autre en même-tems, & alors le bec entre facilement dans la vessie. L'introduction de la Sonde dans l'une comme dans l'autre de ces méthodes, demande une grande dextérité, qui ne s'obtient que par l'usage. Les jeunes gens ne sauroient donc trop saisir les occasions de la pratiquer sur les cadavres, afin de moins faire de fautes par la suite sur le vivant. Mais si le plus souvent il est aisé d'y réussir, on éprouve les plus grandes difficultés quand la prostate est endurcie, le canal enflammé ou variqueux, & le col de la vessie spasmodiquement resserré; les bains, les saignées, les cataplasmes au périné, les hypnotiques sont alors les moyens qu'il faut préliminairement mettre en usage avant de faire aucune tentative, relativement à l'introduction de la Sonde.

On peut également sonder les femmes, couchées ou debout; mais communément on les fait mettre dans la première situation pour leur plus grande commodité. L'opération est beaucoup plus facile chez elles que chez les hommes, à raison de la brièveté du canal de l'urètre, & de la direction presque transversale qu'il conserve dans toute son étendue. On commence à écarter des doigts de la main gauche, les grandes & petites lèvres pour découvrir le canal urinaire. On y fait entrer le bec de la Sonde à femme de manière que la courbure soit du côté du pubis, & l'on continue de passer l'instrument en avant jusqu'à ce qu'il soit entré dans la vessie.

Quand, en sondant, on n'a d'autres intentions que de donner issue aux urines; quand on a franchi tout obstacle, & que celles-ci coulent par l'ouverture de la Sonde, on en ôte aussi-tôt le stylet, & on laisse couler toutes celles qui se présentent. Quand le jet en est moins rapide on presse sur l'hypogastre pour en faire sortir tout ce qui peut obéir à cette pression, puis si l'on présume que la vessie soit dans un état de paralysie, on laisse la Sonde quelque tems, & on la retient au moyen de deux cordons qui, passant de chaque côté par les anneaux qui garnissent son pavillon, viennent se fixer au-dessus & en-dessous de chaque cuisse à une bande circulaire qui entoure l'hypogastre. On ferme le pavillon avec un bouchon qu'on ôte de tems-en-tems, ou on met au pavillon une languette de drap qui sert comme d'égoutoir à l'urine qu'on reçoit dans un vase qu'on place entre les deux cuisses. On laisse plus ou moins long-tems la Sonde comme nous l'avons dit à l'article Re-tention d'urine. Mais quand on sonde pour s'assurer de la pierre, alors on tourne la Sonde ou le catheter de tout côté. Pendant que les urines sortent, on fait tourner le malade successivement sur les deux côtés; on le fait tenir sur les genoux; & ordinairement au milieu de ces sortes de tentatives, on reconnoît la pierre par la collision qui se passe sur le bec de l'instrument. Il faut, en pareil cas, ne point se laisser tromper par une schirrosité ou endurcissement de la vessie, qui quelquefois donne la même secousse à la Sonde qu'une pierre bien formée. On dit que Cheselden, un des plus grands Lithotomistes de l'Angleterre, tomba trois fois dans cette erreur. Mais quand on a de l'expérience & qu'on s'est familiarisé avec le choc qu'occasionne la pierre sur le bec de la Sonde, il est infiniment rare de se méprendre. On se trompe plus souvent en niant l'existence d'une pierre, quoiqu'elle existe réellement, quand sur-tout la pierre est très-petite & que la vessie est fort spacieuse; & c'est la circonstance où se trouvoit la Peyronie. Il étoit si persuadé d'avoir la pierre, quoique lui ni plusieurs de ses amis n'eussent pu la sentir, qu'il recommanda, en mourant, qu'on ouvrit son cadavre pour s'en assurer. Il faut, en pareil cas, ne pas s'en tenir une seule fois à l'introduction de la Sonde, mais y revenir à différens intervalles, afin d'acquérir une plus grande certitude.

La Sonde ne fait pas seulement connoître la présence de la pierre dans la vessie, elle instruit encore sur son volume, son poli, ses aspérités, sa molesse & sa dureté, & enfin sur le nombre. Si la pierre est grosse, on la sent toujours au bout de l'instrument, quelque position qu'on donne à celui-ci. Si, au contraire, elle est petite, elle lui échappe à plusieurs fois, & ne se fait sentir que comme à la dérobée. Quand sa surface est lisse, la Sonde glisse dessus avec facilité; lorsqu'elle est raboteuse, le bec de la Sonde est souvent arrêté. Une pierre molle n'offre presque pas de résistance, & rend un son obscur; une pierre solide résiste plus & donne un son clair; enfin lorsqu'il y en a plusieurs, on sent aisément qu'on passe d'un de ces corps étrangers à un autre. (*M. Petit-Radel.*)

SOUFRE. Le Soufre s'emploie extérieurement comme spécifique pour la gale. *Voyez* Gale. On loue l'onguent de Soufre mêlé avec le jus de citron pour la teigne de la tête; d'autres préconisent l'emplâtre de Soufre pour les écrouelles. Une livre de chaux vive & autant de Soufre, dissous dans trente livres d'eau bien chaude, fournissent un bain artificiel sulphureux utile pour la gale, & dans des cas d'affections arthritiques & rhumatismales.

Le baume de Soufre, fait avec le Soufre & l'huile de lin, est un remède dessicatif & détersif dans les ulcères.

SPATULE, du grec σπαθη, une épée large. Instrument dont les Chirurgiens & les Apothicaires se servent, qui est plat par un bout & rond par l'autre, & qui sert à étendre des onguens.

Les Chirurgiens ont de petites Spatules d'acier, les Apothicaires ont aussi de grandes Spatules de bois pour remuer leurs drogues, quand ils les délayent, les mêlangent & les font bouillir.

La Spatule des Chirurgiens est longue de cinq pouces deux ou quatre lignes; on la divise en deux parties dont une, qui est véritablement la Spatule, se nomme la palette, & l'autre son manche. La palette va du manche en augmentant jusqu'à sa fin; elle a deux pouces de long sur une ligne & demie d'épaisseur; un des côtés est exactement plane & l'autre va doucement en arrondissant.

Le manche est une tige irrégulièrement cylindrique; il va un peu en diminuant jusqu'à son extrémité, où il se termine différemment suivant la volonté des Chirurgiens.

Les uns y font ajouter de petites rainures transversales après l'avoir un peu applatie & recourbée, ce qui forme un élévatoire; d'autres, y font ajouter une sonde boutonnée ou cannelée.

Le manche doit avoir trois pouces deux ou quatre lignes de long. La matière des Spatules est de fer ou d'argent. Les premières sont plus fortes & conviennent à la construction d'un élévatoire; les autres sont plus propres & ne se rouillent pas.

La palette des Spatules sert à étendre les onguens tenaces & les emplâtres sur le linge, le cuir ou le taffetas, & à charger les plumaceaux, tentes & bourdonnets des médicamens convenables, comme baumes, digestifs & onguens mols; &, comme cette palette a un côté plat & l'autre d'une rondeur évasée, ces mêmes médicamens sont étendus & chargés en plus ou moins grande quantité suivant le côté qu'on emploie. *Article de l'ancienne Encyclopédie.*

SPECULUMS, *Specula*, Miroirs. Nom donné à différens instrumens, qui, tenant les ouvertures extérieures dilatées, font voir ce qui se trouve contre-nature dans les cavités où elles mènent. Il en est de différentes espèces, relativement aux parties auxquelles ils sont destinés, savoir:

Le Speculum *ani* qui est un instrument dont on se sert pour écarter les bords de l'anus & faire voies aux pinces tenettes ou boutons destinés à tirer des os & enlever toutes matières qui pourroient, par leur séjour, occasionner quelque accident.

Le Speculum *matris* destiné à faciliter l'examen des parties naturelles des femmes & à aider l'extraction des corps étrangers arrêtés dans le vagin.

Le Speculum *oris* destiné à tenir les mâchoires écartées l'une de l'autre pour aider dans les opérations qu'on est obligé de faire dans l'intérieur de la bouche. *Voyez*, à ce sujet, l'article GLOSSOCATOCHE. On nomme encore ainsi une spatule fort large qui, s'appliquant sur la langue, sert à la déprimer dans les mêmes circonstances. Levret a fait graver, dans son Traité des Polypes, un Speculum oris qu'il dit mieux répondre aux usages qu'on attendroit de ceux déjà connus. Pour opérer aisément dans le fond de la bouche, soit par la ligature ou autrement, des polypes du nez qui s'étendent derrière le voile du palais, ou pour amputer des amygdales extraordinairement tuméfiées, il faut se rendre maître du mouvement de la mâchoire inférieure & de la langue. Les divers Speculums ne remplissent que fort imparfaitement ces intentions, ils gênent beaucoup l'Opérateur & dans quelques cas, ils empêchent absolument l'opération. Le Speculum de Levret n'a pas ces inconvéniens. On monte à vis le coin de bois sur la planche du côté opposé à celui où l'on doit opérer. Ce coin est entre les dents molaires, la plaque contient la langue. On avoit cru mal-à-propos que la surface polie de la plaque réfléchiroit dans le fond de la gorge, les rayons de lumière d'une bougie, mais c'est une erreur, puisque l'haleine la ternit aussi-tôt.

Le Speculum *oculi* destiné à éloigner les paupières l'une de l'autre & à offrir l'œil bien ouvert lorsqu'il s'agit d'opérer sur lui. Il est beaucoup de Speculums de ce genre, le plus en vogue, est l'annulaire de J. L. Petit. Nous renvoyons aux Planches pour la description. L'Auteur l'avoit inventée pour écarter les paupières, & mettre les points lacrymaux à découvert quand il lui falloit injecter le point lacrymal inférieur. On en trouve également plusieurs autres destinés à faciliter l'opération de la cataracte. (*M. PETIT-RADEL.*)

SPERMATOCELE, de σπερμα & de κηλη, chûte de semence. On est convenu de donner ce nom à une tumeur du testicule & de l'épididime, causée par le séjour & l'épaississement de la liqueur spermatique. Cette maladie est très-rare. La nature, toujours prévoyante, & qui cependant ne pensoit pas qu'on dût aller contre son impulsion, a tellement disposé les organes destinés à servir de réservoir à la semence, que cette liqueur n'y peut séjourner un certain tems, sans porter l'homme à chercher les moyens naturels d'en procurer l'émission. S'il est sourd à sa voix par motif de religion ou autrement, elle se suffit encore à elle-même; elle met en action les puissances expultrices, & procure au milieu du sommeil, une émission spontanée qui débarrasse les organes. Mais quelquefois tout est contre elle, sur-tout chez les personnes extrêmement sages, & qui cependant sont d'une constitution forte & vigoureuse. Alors la liqueur spermatique, ne pouvant trouver admission dans les vésicules, s'arrête dans le canal déférent, & de proche en proche, dans le corps même du testicule, qu'elle gonfle, rend douloureux, d'où s'en suit l'inflammation. J'ai donné mes soins à un Prêtre, chez qui, après des accidens très-graves, la suppuration survint dans le corps même du testicule, & qui cependant guérit, après un traitement qui dura fort long-tems. Si la maladie ne cède point aux délayans, aux antiphlogistiques, aux pulpes, aux cataplasmes & emplâtres anodins, elle dégénère en sarcocèle, & alors il faut emporter le testicule, si l'on veut guérir complettement. Il ne faut point confondre cette maladie, avec l'hernie humorale dont on a parlé, en traitant des accidens de la gonorrhée. (*M. Petit-Radel.*)

SPHACELE. σφακελος. Corruption, ou mortification totale de quelque partie, *Voyez* Mortification. On l'appelle aussi quelquefois Nécrose, & quelquefois Sidération.

Le Sphacèle diffère de la gangrène, en ce que celle-ci n'est qu'une mortification commencée, &, pour ainsi dire, le commencement du Sphacèle, qui est une mortification parfaite & achevée. On distingue le Sphacèle par la noirceur de la partie affectée, par sa mollesse, son insensibilité & son odeur de cadavre.

Les causes du Sphacèle sont les mêmes que celles de la gangrène. *Voyez* Gangrène.

SPICA. Nom qu'on a donné à une espèce de bandage, parce qu'il représente, par ses tours de bande en doloire, les rangs d'un épi de bled.

Le Spica est différent suivant les parties auxquelles on l'applique. On en fait un pour la luxation de l'humerus, pour la fracture de l'acromion & pour celle du bout externe de la clavicule. *Voyez* Bras, Clavicule; on fait aussi un Spica pour le bubonocèle, & pour la luxation de l'os de la cuisse. *Voyez* Hernie, Luxation.

Pour faire le Spica qui convient à la luxation de l'humerus, on prend une bande de trois doigts de largeur, sur six aunes de longueur, & roulée à un chef. On pose l'extrémité de la bande sous l'aisselle opposée, on tire un jet de bande de derrière en devant, en croisant obliquement les deux épaules; on passe sur la tête de l'os luxé, sous l'aisselle, & on vient croiser sur le deltoïde; on descend sur la partie antérieure de la poitrine obliquement; on conduit la bande sous l'aisselle opposée, où l'on assujettit l'extrémité de la bande. On revient par derrière le dos sur le premier jet de bande, pour passer autour de la tête de l'humerus, en formant une doloire avec la première circonvolution de la bande : on fait trois ou quatre doloires, & ensuite un circulaire autour de la partie supérieure du bras. Ce circulaire laisse un espace en triangle équilatéral avec le premier croisé de la bande, ce que les Auteurs appellent *gerani*. On remonte ensuite par un rampant, & on conduit le globe de la bande, sous l'aisselle opposée, pour terminer par des circulaires autour du corps; on arrête la bande avec des épingles à l'endroit où elle finit.

Avant l'application de ce bandage, on a soin de garnir le lieu malade & le dessous de l'aisselle, avec des compresses.

Le Spica pour la clavicule se fait de même, à l'exception que les croisés de la bande se font sur la clavicule.

Pour faire le Spica de l'aîne, on pose le bout de la bande sur l'épine de l'os ilion, du côté affecté; on descend obliquement sur l'aîne, entre les parties naturelles; on entoure la cuisse postérieurement; on revient croiser antérieurement sur l'aîne; on conduit la bande sur l'os pubis, au-dessus de l'os des isles, du côté opposé; on entoure le corps au-dessus des fesses, & on revient sur le bout de la bande pour continuer, en faisant des doloires, quatre ou cinq circonvolutions comme la précédente : on finit par des circulaires autour du corps.

Le Spica de la cuisse se fait de même, à l'exception que les croisés qui forment les épis, se font sur la partie extérieure & supérieure de la cuisse. *Article de l'ancienne Encyclopédie.*

SPINA BIFIDA, *Hydro-Rachytis* Epine fourchue, Hydropisie de l'épine. Dénominations données à une maladie du canal vertébral, dans laquelle les deux portions de l'arrière-train de chaque vertèbre, au lieu d'être réunies chez l'enfant, pour former les apophyses épineuses, restent séparées, à raison d'une tumeur dans le canal, qui s'oppose au complément de leur ossification. Les Arabes, qui ont parlé les premiers de cette maladie, l'ont désignée d'après ce dernier caractère; mais bien à tort, puisqu'il n'est qu'un effet consécutif d'où on ne doit prendre aucune indication. Il n'en est pas de même de la tumeur & du fluide qu'elle renferme; aussi, Morgagni & d'autres Auteurs, qui ont cherché à être conséquens dans leurs définitions, lui ont-ils donné le nom d'Hydro rachytis, ou Hydropisie de l'épine. Cette tumeur se manifeste plus particulièrement vers la fin du canal spinal, à la jonction des vertèbres lombaires avec le sacrum. Le fluide qu'elle contient est sereux, un peu plus coulant que le blanc d'œuf, & souvent coagulable comme lui, ordinairement limpide, sans couleur, & d'autrefois sanguinolent. Quand on presse la tumeur, on y sent une fluctuation évidente, & pour peu qu'on appuie, on découvre une séparation contre nature dans les apophyses épineuses, à mesure qu'on descend vers le sacrum. Le fluide épanché est contenu dans une espèce de kyste, formé par la dure-mère, & tellement confondu avec les tégumens que, quand on ouvre la tumeur, il semble qu'elle n'ait aucune enveloppe particulière.

Le Spina-bifida est quelquefois accompagné d'un hydrocéphale; l'on a même vu, en pareil cas, le volume de la tête singulièrement diminuer, après l'ouverture fortuite de la tumeur & l'issue de l'humeur qu'elle contient, preuve d'une communication établie entre ces deux parties. Voyez pour des faits confirmatifs de cette assertion, les Ephémérides des Curieux de la Nature, Décade III, art. I, Décade II, art. 2. Les eaux, qui alors étoient contenues dans les ventricules latéraux & le troisième ventricule, gagnant le quatrième, par l'aqueduc de Sylvius, rompent la cavité dite *Calamus scriptorius*, & tombent dans le canal de l'épine. Communément elles s'arrêtent à la partie la plus déclive; mais quelquefois elles s'accumulent vers la nuque, où elles forment une tumeur qui offre les mêmes caractères que celles où elles séjournent vers le sacrum; c'est ce qui est confirmé par plusieurs faits, qu'on trouve dans les Observations Anatomiques de Ruisch.

La cause proëgumène du Spina-bifida est la même que celle de toutes les tumeurs *ab illuvie serosâ*. Il n'est pas évident en quoi la mauvaise situation du fœtus dans la matrice pourroit le déterminer, comme l'ont cru Tirfingh & Ulhorn; encore moins comment l'imagination de la mère le produiroit. Les Auteurs ont beaucoup raisonné à ce sujet; mais aucun n'a proposé, pour appuyer sa doctrine, des argumens auxquels on ne puisse rien repliquer. Il n'en est pas de même des suites fâcheuses auxquelles on doit s'attendre, quand se méprenant sur le caractère de la tumeur, on l'attaque brusquement par le fer; la mort en effet n'est point tardive, & quelquefois même elle arrive sur-le-champ. *Quam calamitatem si quidem reformides, Chirurge, cave sis improvidè aperias quod tàm facilè occidit hominem*, dit à cet égard Tulpius, dans ses *Observationes Medicæ*.

Mais qu'on ouvre la tumeur ou non, cette maladie n'en est pas moins une des plus fâcheuses auxquelles les enfans soient les plus sujets; il est rare qu'avec elle ils puissent parvenir à leur troisième année; ordinairement ils languissent pendant plusieurs mois après leur naissance, & périssent ensuite inopinément. Cette maladie est communément une de celles qu'on apporte en naissant; les enfans qui viennent avec elle, ont toujours les extrémités inférieures paralysées; ils sont quelquefois assoupis, insensibles, sans mouvement; ils ne font des efforts pour se mouvoir que quand ils cherchent le mamelon; souvent ils rendent leurs urines & leurs selles sans s'en appercevoir.

Toutes les observations qu'on a sur le Spina-bifida annoncent le danger qu'il y a d'en tenter la cure par l'ouverture; car les malades, en pareil cas, sont toujours morts sur-le-champ ou très-peu de tems après l'opération. M. Bell, malgré ce témoignage de tous les Auteurs, ose cependant concevoir des espérances plus favorables qu'on ne les a eues jusqu'ici, d'après le caractère connu du mal. « Si la tumeur, dit-il, provient d'un désordre de la moëlle épiniaire ou de ses membranes, il est hors de toute probabilité qu'on puisse jamais découvrir quelque remède qui puisse la guérir. Mais si la déhiscence des apophyses épineuses des vertèbres dont elle est toujours accompagnée, n'est point un effet de la maladie, comme on le croit communément, mais que le peu de résistance de la dure-mère, qui dérive du défaut d'ossification, soit la cause du séjour de la sérosité dans la tumeur, ne conviendroit-il pas de faire une ligature à sa base, non-seulement dans la vue de l'emporter, mais encore pour rapprocher du centre les parois du kyste, pour qu'elles puissent contrebalancer l'effort de ce qui tendroit à les pousser au-dehors. Le bien qui peut résulter d'une pareille pratique est sans doute fort incertain; mais, dans une maladie qui ne peut que mal tourner, on ne peut que me savoir gré de proposer une méthode qui porte avec elle la moindre chance de succès; aussi ai-je dessein d'y avoir recours à la première occasion. Après avoir fait une ligature, aussi près qu'il me sera possible de la base de la tumeur, quand celle-ci sera tombée, j'appliquerai un coussinet, semblable à celui usité dans la confection des bandages à l'ouverture des vertèbres, & je le soutiendrai par une bande convenablement serrée, pour fixer & maintenir les parties qui sont au-dedans. » Cette méthode de M. Bell suppose qu'il n'y a aucun désordre dans la moëlle épiniaire, aucun dans le cerveau, ou les membranes qui tapissent le canal spinal; mais ce cas est infiniment rare, ainsi qu'il conste d'après le témoignage des Observateurs, &, quand même on pourroit croire qu'il a lieu beaucoup plus fréquemment qu'on ne pense, comme il est impossible alors de s'en assurer, on pourroit souvent faire une opération inutile, ce qui est contre les règles de la méthode, reconnues & suivies dans la pratique de l'Art. Ajoutez qu'on ne porteroit point un fil sur une semblable tumeur recouverte de la peau, sans occasionner des douleur violentes, & que le plus souvent la base en est si large qu'elle rejette absolument ce genre de moyen, qui ne peut convenir que sur les tumeurs à pédicule. (*M.* PETIT-RADEL.)

SPINA-VENTOSA. Παιδαρθροκακη, de παις αρθρον, & κακη. *Pædarthrocace*. Maladie que les Auteurs rapportent communément à une corruption de la moëlle, & qui est toujours accompagnée d'un gonflement apparent dans la substance de l'os, & quelquefois d'érosion ou de carie. Quoique le Spina-ventosa s'observe aussi bien chez les enfans que chez les adultes, néanmoins

moins on le rencontre plus ſouvent chez ces derniers, & aux extrémités des os longs. Il n'eſt même pas rare que la maladie s'empare à-la-fois de différens os, ou qu'elle occupe divers endroits ſéparés d'un même. La douleur eſt le ſeul ſymptôme qui d'abord l'indique; elle eſt ſi profondément ſituée que le malade la rapporte toujours au centre de l'os; elle perſiſte la nuit comme le jour, & quand elle a duré quelque tems, il eſt rare qu'il ne paroiſſe pas au milieu des chairs un gonflement qu'on ſent provenir de l'os. Le mal alors eſt dans ce qu'on appelle ſon premier état. Dans le ſecond, non-ſeulement l'os & le périoſte ſont affectés, mais encore les parties molles & les chairs qui l'entourent. Il y a tuméfaction, inflammation; la ſuppuration bien-tôt leur ſuccède, & il ſe forme des abcès qui, s'ouvrant ſpontanément, dégénèrent en fiſtule. La douleur alors eſt beaucoup moindre de ce qu'elle étoit précédemment, & l'humeur qui étoit maintenue dans l'intérieur de l'os, pouvant s'échapper dans le tiſſu des chairs, les rend molles, lâches, & quelquefois ſans changement de couleur à la peau; le gonflement étant en partie ſéreux & inflammatoire, ſemble tenir de l'emphyſême. Les Arabes, pour exprimer cette apparence, ont ajouté le mot *ventoſa* à celui de *Spina*, qui étoit déja reçu, pour mieux rendre la nature de la douleur qui accompagne la maladie. Dans la ſuite quelques Auteurs, qui ne ſe firent point de ſcrupule de forger des termes, admirent celui de *Ventoſitas ſpinæ*, qui n'a aucune ſignification réelle. Quand la maladie eſt parvenue au point que nous indiquons, il s'y joint ordinairement une fièvre lente, & le malade meurt dans le dernier degré du maraſme.

Le Spina-ventoſa eſt une maladie, dont on doit l'hiſtoire aux Arabes. Avicene eſt le premier Auteur qui en ait traité, quoique Freind, dans ſon Hiſtoire de la Médecine, en faſſe honneur à Rhasès. Pandolphe a fait ſur elle quelques remarques intéreſſantes, qui ſont noyées dans une théorie fort obſcure. Voyez ſon *Tractatus de ventoſitate ſpinæ, ſæviſſimo morbo. Firmi*, 1614; Ouvrage qui ne valoit pas les notes dont l'a orné Mercklin. Nous n'en dirons point de même de ce que nous a laiſſé ſur cette maladie, M. A. Severin, dans ſon Livre *De reconditâ abceſſuum naturâ*, imprimé, à Naples, en 1632. Cet Auteur s'étend fort au long ſur tout ce qui a rapport à cette maladie, & ſes réflexions, très-judicieuſes, ſont fondées ſur l'expérience & l'obſervation. Le Spina-ventoſa paroît être dû à une acrimonie ſpécifique du ſuc médullaire, qui n'a point encore été bien examinée, & ſur laquelle il y auroit certainement beaucoup d'obſervations à faire; mais, comme juſqu'à préſent on a vu cette maladie d'une manière fort empyrique, les faits réels ſont encore loin d'avoir été appréciés. Boërrhave lui trouve un grand rapport avec la carie; toute la différence eſt, que celle-ci commence à l'extérieur pendant que l'autre a ſon principe au-dedans; *ſi autem ex interno malo*, dit-il, *tùm ferè Spina-ventoſa audit*; mais la carie n'eſt point accompagnée du genre de douleur qui ſe trouve toujours avec le Spina-ventoſa, & d'ailleurs les autres ſymtômes ſont bien différens. Lorſque cette maladie occupe la diaphyſe de l'os, on obſerve des altérations ſingulières dans les fibres, que l'on ſait être très-rapprochées dans cette région; les unes ſont ſimplement écartées, d'autres s'entrecroiſent en différens ſens, & ſont comme entaſſées les unes ſur les autres, pendant que d'autres ſont incruſtées de différentes couches de matières oſſeuſes ou hériſſées de pointes. La matière qui, dans le commencement, ſort du Spina-ventoſa, eſt toujours mêlée avec celle que fourniſſent les chairs ſuppurées des environs; elle eſt le plus ſouvent ſanieuſe, puante; mais à meſure elle s'éclaircit, elle devient tenue; & l'air trouvant un facile accès dans l'intérieur de l'os, la fétidité augmente, & quelquefois devient inſoutenable. La matière en continuant de couler, entraîne avec elle toute la moëlle; & l'os, tel dur & épais qu'il ſoit, ſe convertit ſouvent en une poche très-mince, dont l'apparence imite exactement celle d'une veſſie; en ſorte que quand on y introduit un ſtylet, & qu'on le promène de toute part intérieurement, on eſt étonné de ne trouver par-tout aucune réſiſtance. Cependant la dégénéreſcence au lieu d'être toujours telle, imite ſouvent celle qui a lieu dans la carie, particulièrement quand la maladie occupe les extrémités des os longs; les Auteurs lui donnent indifféremment alors le nom d'Arthrocace ou de Pédarthrocace. Voyez ces mots à leurs articles reſpectifs; mais, dans tous ces cas, une apparence qui diſtingue toujours la maladie de ce genre d'éroſion, eſt le gonflement de l'os, qui n'a jamais lieu dans une ſimple carie, & la douleur conſidérable, qui dans les rachytis eſt très-obſcure. Le ſiége le plus ordinaire du Spina-ventoſa eſt dans les os de la main & du pied. Heiſter, qui aſſure en avoir vu des exemples dans ces os, dit qu'il n'y en a peut-être pas un ſeul qui ne puiſſe être expoſé à cette cruelle maladie. Nous renvoyons à cet Auteur pour nombre de détails, tant relativement aux cauſes, qu'aux effets de cette dégénéreſcence; & nous paſſerons aux moyens curatifs qu'on juge les plus convenables ſelon les circonſtances.

Si cette maladie avoit des ſignes qui annonçaſſent bien poſitivement ſon commencement, l'indication la plus ſimple, & celle qui préſenteroit une plus grande eſpérance de ſuccès, ſeroit d'ouvrir les tégumens, de trépaner l'os pour en évacuer l'huile médullaire, dont la dépravation occaſionne tout le déſordre. Ce moyen, en effet, a eu les plus heureux ſuccès dans quelques cas particuliers; mais communément on ne prend pas volontiers un parti violent; on temporiſe; on fait des fomentations, des linimens; on applique des emplâtres fondans ou résolutifs, & on expose la partie à la vapeur de l'esprit-de-vin, sans qu'on n'en voie dériver aucun bien, si ce n'est la cessation de la douleur pendant quelques jours. Mais bien-tôt elle recommence, & la tumeur de l'os, après avoir été long-tems stationnaire, fait en bien peu de tems des progrès qui surprennent. En parcourant les Auteurs, on voit une assez grand diversité dans les remèdes qu'ils prescrivent intérieurement; le plus grand nombre conseillent la décoction des bois sudorifiques, & les huiles de buis, de sassafras, unies au sucre, en manière d'éleosaccharum; pendant que d'autres ne visent qu'à fortifier le corps par les bains froids, les eaux minérales & le kinkina; & quand la douleur est considérable, ils veulent qu'on l'appaise au moyen des opiacés. Mais, quand le mal est apparent au-dehors, qu'il y a même ulcération, il faut sans plus différer en venir à un traitement local. On aggrandit l'ouverture en différens sens, tant pour s'assurer du désordre, que pour donner une issue facile à la sanie. On applique une ou plusieurs couronnes de trépan, si l'ouverture de l'os n'est point suffisante pour donner issue à la matière. On trouve dans les Auteurs, plusieurs exemples de succès d'une pareille opération, dans le cas de suppuration dans l'intérieur de l'os; nous en prendrons un entr'autres du Traité des maladies des os de J. L. Petit.

Un Homme avoit été traité méthodiquement de la vérole, pour une tumeur à la partie moyenne du tibia. Les douleurs ne cessèrent pas entièrement; elles augmentèrent même quinze jours après être sorti de chez M. Petit. Le malade avoit de la fièvre, sa jambe étoit devenue rouge & même douloureuse à l'extérieur; on délibéra dans une consultation, qu'il falloit ouvrir l'endroit où il avoit eu tumeur, pour donner issue à la matière qu'on soupçonnoit infiltrée dans le périoste & causer les accidens. L'incision ne procura aucun mieux; on se détermina, deux jours après, à l'application du trépan, qui amena l'évacuation d'une très-grande quantité de pus fétide; la moëlle étoit toute fondue, & le canal médullaire paroissoit presque vuide. Petit appliqua trois autres couronnes de trépan, & coupa les ponts intermédiaires. Le cautère actuel fut employé plusieurs fois pour détruire la carie, & le malade, après tous ces tourmens, guérit enfin radicalement. Dans les cas où l'on s'est ainsi frayé voie dans l'intérieur de l'os, il faut chercher à en nétoyer l'intérieur avec des injections déterfives & antiseptiques, dans lesquelles on fait entrer la myrrhe & l'aloës; & l'on panse avec un digestif animé. En certains cas, l'on pousse dans les ouvertures, des bourdonnets liés, imbus de teinture de succin, ou de sarcocole, & exprimés; & l'on recouvre les playes avec une simple emplâtre de styrax. En d'autres, l'on a recours au cautère actuel, dont Marc-Aurèle Severino, exalte beaucoup l'efficacité; mais, malheureusement, il n'est pas toujours possible de le porter profondément jusqu'au mal, & la dépravation d'ailleurs est quelquefois trop grande pour qu'on puisse espérer de la détruire complettement par ce moyen. Quand il occupe les extrémités des grands os, comme au bras, à l'articulation de la cuisse avec la jambe; la coutume est d'amputer le membre, quand d'ailleurs l'état du malade permet qu'on ait recours à ce moyen extrême; mais un fait dernièrement tenté par l'ingénieux M. Parck, Chirurgien, à Liverpool, pour sauver un membre ainsi affecté, donne lieu de revenir sur ce précepte. Il l'a conservé, en n'en emportant que la tête, au moyen de la scie; & il a eu la satisfaction de porter à une bonne cicatrice, la playe qu'il avoit été obligé de faire, en pratiquant une pareille résection. (*M. Petit-Radel*).

SQUIRRHE, de σκιρρος, du marbre. Tumeur dure, circonscrite, située pour l'ordinaire dans une partie glanduleuse, généralement mobile, sans rougeur à la peau & très-peu sensible. Il ne paroît pas qu'on puisse regarder aucune partie du corps comme absolument exempte de cette maladie; mais elle a son siège principalement dans les glandes conglomérées & à la surface des parties que recouvre une membrane sécrétoire.

Les Auteurs, qui ont écrit sur ce sujet, ont attribué la formation du Squirrhe à un grand nombre de causes & particulièrement à l'inflammation des glandes, à la contusion, au frottement, à la compression des parties affectées, à la répercussion, à la coagulation du lait dans les seins, au dérangement ou à la suppression des règles, aux affections tristes de l'ame, à la disposition héréditaire.

Boërrhave & ses Disciples ont été les principaux défenseurs de l'opinion que le Squirrhe étoit une des conséquences naturelles de l'inflammation. D'autres Praticiens ont révoqué en doute ce fait, dont il n'est pas facile de démontrer la réalité; des Auteurs anciens & modernes dont l'autorité est d'un grand poids ont affirmé que l'inflammation du foie étoit souvent la cause déterminante d'un gonflement Squirrheux dans ce viscère; ils ont avancé aussi que la même cause occasionnoit fréquemment le Squirrhe de la matrice. Il n'est pas facile de décider à quel point ils peuvent être fondés dans cette supposition; il nous suffira de faire observer que si l'inflammation des viscères intérieurs peut produire des tumeurs Squirrheuses dans ces parties, il n'en est pas de même des organes extérieurs où une maladie de ce genre n'a peut être jamais dû son existence à cette cause. Mais il n'en est pas moins vrai que toute irritation propre à enflammer ces tumeurs, contribue plus que toute autre chose à les augmenter & à les faire dégénérer en cancer, & que les moyens les plus efficaces pour en retarder les progrès & pour prévenir cette fatale terminaison, sont de la même nature que ceux qu'on emploie pour dissiper des engorgemens inflammatoires, ainsi que nous l'avons vu à l'article CANCER.

Il n'est pas aisé non-plus de déterminer jusqu'à quel point les autres causes, dont nous avons parlé, peuvent contribuer à la production du Squirrhe. C'est un fait que les tumeurs Squirrheuses des seins se manifestent plus souvent que chez d'autres, chez les femmes qui mènent une vie très-sédentaire, chez celles qui sont sujettes à des suppressions de leurs règles, ou qui sont parvenues à l'époque de la cessation de cette évacuation périodique. On a observé aussi que les femmes, accoutumées à des règles très-abondantes, étoient plus sujettes que d'autres à des Squirrhes des seins ou de la matrice à cette même époque. Mais ces faits même ne jettent pas beaucoup de lumière sur la cause prochaine du Squirrhe, & il n'est point de Praticien qui n'ait fréquemment vu naître cette maladie, indépendamment de l'opération d'aucune cause qu'il ait été à portée d'observer.

On a trouvé des tumeurs Squirrheuses dans le cerveau, dans l'œsophage, dans les poumons, dans l'estomac, dans les intestins, dans le foie, dans la rate, dans le pancréas, dans les reins, dans la vessie, dans la matrice, dans les testicules, &c. Les symptômes & les effets de cette maladie varient considérablement suivant qu'elle a son siège dans l'une ou dans l'autre de ces différentes parties; & pour s'en former une juste idée, il faut en étudier, avec soin, l'histoire dans chacun de ces cas particuliers. *Voy.* ŒSOPHAGE, FOIE, MATRICE, TESTICULES, &c. Tout ce que nous pouvons observer ici, est que la présence d'un Squirrhe dans une partie quelconque du corps, entraîne, après elle, toutes les conséquences fâcheuses qui peuvent résulter d'un dérangement de l'organisation de cette partie, de l'interruption partielle ou complette de ses fonctions, & de la gêne que doit naturellement occasionner la pression d'une tumeur contre nature sur les organes voisins.

Une tumeur Squirrheuse, séparée du corps, & soumise à l'examen, ne présente qu'une masse presque par-tout uniforme, & dont toutes les parties constituantes sont tellement confondues qu'on ne peut plus y reconnoître ni vaisseaux, ni cellules, ni nerfs, &c. On trouve quelquefois vers son centre ou dans un autre point plus voisin de sa surface, quelques gouttes d'une liqueur rousse, brune ou jaunâtre. En faisant long-tems macérer ou bouillir cette matière dans l'eau, on en extrait une certaine quantité de lymphe coagulable, & sa substance qui devient, par ce procédé, dure & élastique, commence à manifester une apparence celluleuse, mais sans montrer beaucoup plus de ressemblance avec la structure primitive de la partie.

Il est très-important de distinguer les tumeurs Squirrheuses, des tumeurs enkystées, de celles qui sont de nature scrophuleuse, de celles qui tiennent à la sécrétion du lait, des phlegmons & des abcès des mammelles, de l'hydrocèle, &c. & il n'est pas difficile d'en établir les caractères distinctifs dans tous ces cas; mais il est moins facile de bien reconnoître la présence d'un Squirrhe dans l'intérieur du corps. On a vu des cas où l'on a pris un Squirrhe du mésentère ou de l'ovaire pour un abcès, & où l'on s'est déterminé en conséquence à en faire l'ouverture. Les duretés qui subsistent quelquefois à la suite d'un phlegmon, & les callosités, qui bordent les ulcères fistuleux ou de mauvaise nature, ne doivent point être confondues comme cela est souvent arrivé avec des affections Squirrheuses. *Voyez* CALLOSITÉ.

Tout Squirrhe tend à dégénérer en cancer quoique d'une manière plus ou moins rapide, suivant les parties où il se trouve, suivant la disposition naturelle de la personne qui le porte, suivant son genre de vie & suivant les causes occasionnelles auxquelles elle peut être exposée. On a cependant vu des tumeurs qui, paroissant appartenir à cette classe, se sont heureusement dissipées, (*Voyez* CANCER;) ce sont celles qui affectent des organes intérieurs qui cèdent le plus souvent aux remèdes employés dans cette intention.

Une glande Squirrheuse, au sein par exemple, peut demeurer long-tems dure & insensible, conservant à peu-près le même volume & la même apparence. Pour l'ordinaire, cependant on la voit tôt ou tard à l'occasion d'un coup, d'un accès de fièvre ou de quelqu'autre cause accidentelle, souvent aussi sans aucune cause occasionnelle apparente, on la voit, dis-je, grossir & acquérir de la sensibilité. La malade sent d'abord une sorte de prurit dans la partie affectée, lequel, venant à augmenter, se change en une douleur sourde qui, peu-à-peu, acquiert de la vivacité, est accompagnée d'élancemens, & devient enfin très-aigue. La tumeur alors perd sa mobilité & prend une forme irrégulière; les veines cutanées des environs grossissent considérablement & deviennent souvent variqueuses; la peau prend, en quelques endroits, une teinte jaunâtre, pourprée ou livide, & au-dessous de ces places décolorées il s'épanche un fluide âcre & virulent qui ne tarde pas à détruire les tégumens & à produire une ulcération. La maladie une fois parvenue à ce point prend le nom de cancer.

Nous avons, en parlant de cette maladie, suffisamment insisté sur la nécessité de prévenir sa formation, toutes les fois que la chose est possible, en extirpant, de bonne heure, le Squirrhe par une opération Chirurgicale; & sur le danger auquel on expose le malade, en lui faisant perdre du tems sous le spécieux prétexte de dissiper la tumeur par des remèdes fondans & résolutifs, dont les bons effets sont malheureusement trop rares, pour qu'un Praticien, sage & prudent, doive leur donner beaucoup de confiance, ou insister long-tems sur leur usage, hors les cas où l'Art ne lui offre pas d'autres ressources. Dans ceux, où une tumeur Squirrheuse occupe une partie interne, on ne peut avoir recours qu'à des moyens de ce genre, & quelquefois on le fait avec succès.

On donne fréquemment le nom de Squirrhe à certaines affections du foye, du mésentère, des ovaires, &c. accompagnées d'un gonflement plus ou moins considérable & plus ou moins circonscrit de ces viscères; quoique, dans ces cas, on ne puisse pas toujours attacher à cette dénomination le même sens précisément que nous lui avons attribué jusqu'ici. On attaque souvent les tumeurs de cette nature par des remèdes internes avec le succès le plus favorable. Les remèdes qui réussissent le mieux dans ces sortes de cas, sont les préperations de mercure seules ou combinées avec d'autres médicamens, les feuilles de digitale, la ciguë, le savon, l'alkali fixe végétal ou fossile, les frictions douces & long-tems continuées, les bains & douches d'eaux thermales. Lorsque le mal est accompagné de beaucoup de douleur, un emplâtre gommeux, mêlé d'une proportion considérable d'opium, appliqué sur la partie affectée, procure souvent, pour quelque tems, un soulagement marqué.

Lorsque l'œsophage, ou le rectum deviennent Squirrheux, & que la capacité de leur canal vient à se retrécir, on peut quelquefois parer, jusqu'à un certain point, à cet accident en les dilatant par des moyens mécaniques; mais cette méthode ne sauroit être employée dans tous les cas. Dans celui, par exemple, où le diamètre d'un canal se trouveroit diminué par la compression d'une tumeur située dans son voisinage, on comprend aisément que toute tentative, qu'on feroit pour le dilater mécaniquement, devroit être plus nuisible qu'utile. On a réussi quelquefois à rétablir dans son état naturel l'œsophage devenu Squirrheux ou gêné par le voisinage d'une glande tuméfiée, par l'usage du mercure. *Voyez* Œsophage. Ce remède néanmoins ne doit point être employé indifféremment contre toute espèce de Squirrhe; il a souvent précipité l'ulcération de ces sortes de tumeurs, & augmenté la malignité de celles qui étoient déja devenues cancéreuses; dans le cas particulièrement où le mal avoit son siège dans les glandes des mammelles.

Lorsqu'il existe un Squirrhe en quelque partie du corps; &, qu'en raison de sa situation, ou de quelqu'autre circonstance, on ne peut en faire l'extirpation, il ne faut négliger aucune précaution propre à l'empêcher de dégénérer en cancer, ou à retarder l'époque de ce changement. Pour cet effet, on mettra le malade à un régime végétal doux & rafraîchissant; on lui tiendra le ventre libre par de légers laxatifs; on lui fera éviter, autant qu'il sera possible, toutes les affections morales qui peuvent irriter le systême des nerfs & celui des vaisseaux, & l'on défendra soigneusement la partie malade contre toutes les causes d'irritation extérieures; on n'y fera pour cet effet que des applications propres à la contenir doucement & mollement, & l'on se gardera bien de la couvrir de topiques âcres & stimulans, qui ne peuvent avoir que de mauvais effets.

STAPHYLOME, Σταφυλωμα de σταφυλὴ *Uva*. Espèce de proptose, ou hernie de l'iris à travers la cornée, ou de la choroïde à travers la sclérotique à la suite de l'érosion, de l'incision ou de la déchirure de l'un ou l'autre de ces deux tuniques de l'œil. Les différentes apparences que présente la tumeur dans chacun de ces cas, lui ont fait donner différens noms; quand sa base est étroite & sa superficie arrondie comme un grain de raisin, on la nomme proprement Staphylome, *uva*; elle est noire, molle, douloureuse & ordinairement comme étranglée à sa base. Si elle est plus petite, alongée, on la désigne sous le nom de Perle, *margarita*; si elle ressemble à un clou, c'est le *clavus* des Auteurs; si elle est petite, applatie, assez semblable à la tête d'une mouche, c'est le *miocéphalon*; enfin, quand elle est beaucoup plus grosse & bien arrondie, on lui donne le nom de Pomette, à raison, dit-on, de ce qu'elle ressemble à une petite pomme. Toutes ces apparences quelques variées qu'elles soient, ne changent point le caractère de cette maladie qui, au fond est toujours le même; elles sont telles à raison de l'ouverture ou érosion qui laisse échapper les membranes, & de la quantité plus ou moins grande d'humeur que celles-ci contiennent. Ce genre de maladie ne doit point être confondu avec les excroissances qui paroissent sur la cornée transparente ou opaque, & proviennent d'un gonflement ou hypersarcose de son tissu ou des vaisseaux de la conjonctive; Ætius qui fait mention de celles-ci, dit qu'elles sont beaucoup plus rares que le vrai Staphylome par hernie. On doit également le distinguer des petites hydatides qui surviennent quelquefois sur la conjonctive, & auxquelles on remédie facilement par une simple incision.

Le Staphylome survient souvent à la suite de la petite vérole; quand il se forme entre les lames de la cornée un abcès qui les entraîne dans une suppuration complette. Alors la résistance étant moindre vers cette ulcération, l'humeur aqueuse porte insensiblement & entraîne avec elle l'uvée & l'iris, & les forcent au-dehors. Il survient aussi souvent à la suite des ulcères de la cornée & de la sclérotique qui succèdent aux violentes ophtalmies.

On doit diſtinguer deux eſpèces de Staphylome à raiſon du ſiége de la tumeur, celui de la cornée tranſparente & celui de la ſclérotique; ce dernier eſt beaucoup plus rare que l'autre, le plus ſouvent même il eſt compliqué avec lui; ſa couleur eſt communément d'un bleu céleſte. Saint-Yves fait expreſſément mention de cette eſpèce. « J'ai vu, dit-il, à l'occaſion d'un coup reçu à l'œil, à la partie ſupérieure du globe, à une ligne de la cornée tranſparente, arriver un Staphylome à la conjonctive. La violence du coup avoit fendu la cornée opaque, ſans endommager la conjonctive, & l'humeur aqueuſe s'échappant par cette fente, ſoulevoit la conjonctive, en manière de Staphylome. Saint-Yves dit avoir guéri cette maladie par un bandage compreſſif appliqué ſur l'œil, à l'endroit de la paupière qui répondoit à la tumeur; ce qui, dit-il, fit repaſſer l'humeur aqueuſe dans la cavité de l'œil & donna lieu aux membranes de ſe rejoindre. Le D. Gleize, qui réfute la vérité de cette obſervation, n'eſt nullement pour ce genre de moyen curatif; il conſeille, en pareil cas, de ne rien faire, que la vue ſoit perdue ou non, excepté néanmoins lorſque le Staphylome eſt volumineux ou douloureux; alors il conſeille les adouciſſans & les calmans; &, ſi les accidens perſiſtent & portent atteinte à l'œil ſain, il veut qu'on ſe diſpoſe à l'opération qui conſiſte à couper ſeulement la cornée tranſparente à une demi-ligne de la ſclérotique & à tirer l'iris avec une petite pince. Mais il eſt difficile de croire qu'une pareille traction puiſſe ſe faire ſur cette membrane ſans occaſionner le déchirement du ligament ciliaire, avant de produire ſon effet ſur la choroïde qui forme la tumeur.» Auſſi, obſerve-t-il, quelquefois les humeurs de l'œil ſont confondues; alors cet organe ſe vuide d'abord après l'opération, mais il ſe remplit inſenſiblement. Il a obſervé, en pareil cas, que la ſclérotique, qui forme le Staphylome, ſe retiroit & ſe reſſerroit au point que la tumeur diſparoiſſoit tout-à-fait; mais, continue-t il, l'œil, après la guériſon, ſe trouve ſphérique & de la groſſeur qui convient pour pouvoir placer un œil artificiel. Il préfère cette méthode d'inciſer la ſclérotique comme S. Yves & d'autres Auteurs le recommandent, à raiſon de la douleur & de l'hémorrhagie dont eſt ſuivie communément cette opération.

Le Staphylome, qui ſiége ſur la cornée tranſparente, eſt formé par le déplacement de l'iris qui paſſe à travers une ſolution de la cornée: comme la tumeur eſt ſouvent tellement étranglée qu'elle tombe d'elle-même, comme une portion d'inteſtin compriſe dans l'anneau inguinal, on lui a donné le nom d'hernie. Les accidens, qui accompagnent cette eſpèce, ſont généralement plus graves que ceux de la première. Ce ſont des douleurs, des battemens dans l'œil & par toute la tête, l'inflammation, l'inſomnie, la fièvre, un flux de larmes brûlantes qui, quelquefois, ſont accompagnés d'une douleur ſi aigue qu'on la croiroit occaſionnée par une pointe d'épingle; mais ces accidens n'ont guères lieu que dans les cas où la tumeur eſt très-volumineuſe & compliquée d'adhérence. Les Anciens n'ont propoſé, pour cette maladie, que des ſubſtances plus ou moins cathérétiques. Galien recommande l'application du ſuc de cantharides; Paul & Guy la cadmie, Fabrice d'Acquapendente les fruits non mûrs du thymelea; Plempius le bol d'Arménie & l'alun; on a même été juſqu'à conſeiller les cauſtiques les plus forts, tels que la pierre infernale & en particulier le beurre d'antimoine. Le Staphylome de l'uvée approche plus que tout autre du caractère de la hernie; on peut donc ici ſuivre les mêmes indications que préſentent les tumeurs herniaires, faire rentrer la tumeur & empêcher qu'elle ne ſorte de nouveau. Si la tumeur eſt fort petite, qu'elle ait paru à la ſuite d'une piquure ou d'une petite plaie, il ſuffit, lorſqu'on l'a fait rentrer, de rapprocher les paupières l'une de l'autre, & de les maintenir fermées avec un lit de coton, de manière à produire un degré ſuffiſant de compreſſion, ſi ce moyen ne réuſſit point, on applique un petit morceau de baudruche, enduit d'emplâtre d'André de la Croix, ſur l'ouverture, après que la tumeur ſera rentrée. Wolhouſe employoit une plaque d'or, d'argent ou de plomb, faite de manière à répondre à la convexité de l'œil; il la plaçoit ſous les paupières après en avoir enduit la convexité avec quelques ſubſtances onctueuſes pour ne point irriter les paupières; ſi l'on éprouvoit de la difficulté à faire cette réduction, à raiſon d'une légère adhérence des parties, il faudroit alors ſe ſervir de deux ſondes boutonnées, & pendant qu'on pouſſe avec l'une ce qui eſt ſorti, on retient avec l'autre ce qui voudroit s'échapper. Il faut, en procédant ainſi, aller avec beaucoup de ménagement, crainte de déchirer ou de rompre quelques vaiſſeaux. Quand le Staphylome ſuccède à une playe, après la réduction faite, on panſe plus rarement, afin de donner le tems à la cicatrice de ſe faire; mais quand il eſt ancien, que la réduction en eſt impoſſible, on conſeille de recourir à la ligature. Celſe, en parlant de cette méthode, dit que pour la mettre en pratique, il faut, *ad ipſas radices per medium tranſuere acu duo lina ducente, deindè alterius lini duo capita ex ſuperiore parte, alterius ex inferiore adſtringes inter ſe, quæ paulatìm ſecando id excidunt.* La ligature, telle précaution qu'on prenne, n'eſt pas ſans inconvénient, quoique Camper diſe l'avoir vu réuſſir une fois, pratiquée ſelon la méthode de Celſe; elle occaſionne ſouvent, non-ſeulement la perte de la vue, mais encore elle donne lieu à la fonte du globe par la ſuppuration qui ſouvent s'enſuit; & c'eſt ce qu'obſerve Maître-Jan, qui dit l'avoir vu toujours ſans ſuccès. Auſſi Saint-Yves lui préféroit-il toujours l'inciſion. Voici ſon procédé, d'après ſes propres expreſſions, « Quand le Staphylome n'eſt point étendu ſur toute la ſurface externe de la cornée, je prends une aiguille courbe; je la paſſe au milieu de la tumeur, & avec une lancette je la coupe à ſa baſe, je panſe la plaie avec l'eſprit-de-vin & l'eau; par ce moyen, le Staphylome ceſſe, ſoit que la cornée qui ſe cicatriſe, devienne plus épaiſſe, ou qu'il reſte un petit trou au milieu de la plaie par lequel l'humeur aqueuſe ſe vuide à meſure qu'il y en a de trop dans l'œil; ce qui n'apporte aucune incommodité au malade, cette humeur prenant le cours ordinaire par le nez. » Quand la tumeur étoit plus volumineuſe & qu'elle occupoit toute la cornée tranſparente ou la plus grande partie; alors notre Auteur emportoit une portion de l'œil, &, à cet égard, il renvoie à l'article de cette opération. Une attention eſſentielle à avoir, eſt de ne jamais mettre ces procédés en pratique, ſans auparavant y avoir diſpoſé les malades par les remèdes généraux & topiques, ſur-tout quand il y a tendance à l'inflammation, encore plus quand elle a lieu. Quant au trou fiſtuleux qui ſuccède par la ſuite, le D. Gleize aſſure qu'on ne doit point s'en inquiéter, qu'avec le tems il ſe ferme par une bonne cicatrice, & que quand celle-ci tarde à ſe former, la cauſe eſt ſouvent la ſortie d'une portion de l'iris, comme il en cite des exemples.

M. Guerin, dans le cas de Staphylome vraiſemblablement ſans adhérence, dit qu'il fit une inciſion dans le voiſinage de la tumeur & qu'avec un inſtrument étroit & plat, placé dans cette inciſion, qu'il étendit l'iris & l'obligea de ſe remettre en place; & pour empêcher que l'humeur aqueuſe ne forçât de nouveau cette membrane, il tint l'œil en vacuité pendant huit jours, en ſoulevant toutes les quarante-huit heures l'un des bords de la plaie, pendant qu'il travailloit à la cicatriſation de l'ulcère. Il eſt difficile à croire qu'au bout de ce tems, les lèvres de la cornée ne ſoient pas réunies de manière à ne pouvoir être décollées; en pareil cas, ſi l'on tente de les écarter, on peut faire naître, non-ſeulement des douleurs très-aigues, mais encore des inflammations & leurs ſuites fâcheuſes. D'ailleurs cette nouvelle inciſion de la cornée nous paroît devoir trop compliquer la maladie, pour que nous oſions la conſeiller.

Il eſt un Staphylome qui ſuccède quelquefois à l'opération de la cataracte par extraction; il provient de l'engagement de l'iris ou de la capſule de l'humeur aqueuſe entre les lèvres de la plaie qu'on a été obligé de faire. M. Wenzel en cite des exemples dans ſon Traité de la Cataracte, & ceux qui ont écrit ſur la Chirurgie des yeux, en ont également rapporté pluſieurs. Le Praticien, que nous venons de citer, ne conſeille, en pareil cas, aucun des moyens que nous venons de rapporter; il veut qu'on laiſſe l'œil libre & qu'on ne faſſe rien à la tumeur; car, dit-il, les mouvemens des paupières déterminent d'abord à réunir les côtés de la cornée par où l'inſtrument eſt entré & ſorti; alors il ſe fait une preſſion ſur la tumeur qui la force peu-à-peu à rentrer. Quelque tems après, une portion ſe cicatriſe encore & fait rentrer également une partie de l'iris & ainſi de ſuite juſqu'à la réduction entière. Je puis, continue-t-il, bien aſſurer que je n'ai vu que très-peu de Staphylomes ſurvenus à la ſuite de l'opération, qui ne ſe ſoient diſſipés avec un peu de tems par la ſeule action des paupières, ſur-tout ſi on laiſſe l'œil libre & ſans aucun bandage. Ce moyen réuſſit toujours pour les Staphylomes produits ſoit par l'iris ou par la capſule de l'humeur aqueuſe. Cependant, quand ces derniers durent trop long-tems, je n'héſite pas à couper la poche qu'ils forment en-dehors. Cette ſection a toujours été ſuivie de ſuccès, elle n'a aucun inconvénient, & elle accélère la guériſon. La capſule, dont il s'agit, a une ſi grande facilité à ſe réunir & à s'étendre, que quelquefois, après avoir été emportée d'un coup de ciſeau & l'humeur aqueuſe qu'elle contenoit étant évacuée, on trouve le lendemain un ſecond Staphylome à la même place, il faut alors le couper de nouveau.

Il eſt un autre genre de Staphylome qui provient moins d'une proptoſe que d'un engorgement de la cornée tranſparente, c'eſt la ſeconde eſpèce du D. Goock. Richter parle d'une beaucoup plus rare que la première que nous venons de conſidérer. La cornée, dans celle-ci, fait une ſaillie hors de l'orbite, tombe ſur la joue, en manière de cône & y produit une inflammation par le frottement qu'elle y excite, ſouvent même pouſſe la paupière inférieure & occaſionne ſon inverſion. *Voy.* ECTROPIUM. Le globe de l'œil alors expoſé continuellement a l'effet que peuvent produire ſur lui les corps extérieurs & le frottement des cils, rougit, s'enflamme, devient plus ou moins douloureux. La cornée eſt toujours plus ou moins opaque & nuit ainſi à la clarté de la viſion. On croiroit qu'une telle maladie eſt toujours ou doit toujours être accompagnée d'une plus grande capacité dans la chambre antérieure de l'œil; mais l'expérience a prouvé le contraire. « J'ai ſouvent ouvert ces ſortes de Staphylomes, dit le D. Richter, & j'ai toujours obſervé qu'il ne s'en étoit échappé qu'une très-petite quantité d'humeur aqueuſe & que la tumeur s'étoit peu affaiſſée après la ſortie de celle-ci. Je n'ai point trouvé que les parois en fuſſent fort minces, au contraire elles étoient épaiſſes & juſqu'à une ligne & quelquefois deux; la chambre antérieure étoit très-petite, ſouvent même elle étoit abolie de manière que la ſurface interne de la cornée touchoit & adhéroit à l'iris. » Quelquefois on voit des tubercules raſsemblés & comme noueux sur la surface de la cornée ; c'est ce que l'on appelle le Staphylome *ramosum* des Auteurs. L'on a cru que chacun de ces tubercules étoit creux, & qu'il contenoit une portion de l'humeur aqueuse ; mais notre Auteur les ayant disséqués, les a toujours trouvés solides ; il en a même vu un qui, ayant été coupé trois fois successivement, a toujours reparu. La cornée dans cette espèce de Staphylome, non-seulement se dejette en-dehors, mais encore en dedans ; l'adhérence qui survient alors avec l'iris, donne lieu à la maladie qu'on nomme *Synechia*.

Ceux qui ont regardé le Staphylome comme une proptose, ont conseillé le remède le plus simple, celui qui convient au plus grand nombre des hernies, la compression. On a employé ce moyen différemment ; on a d'abord eu recours à de petites compresses, entre lesquelles on avoit mis une petite plaque de plomb, & qu'on maintenoit avec une bande roulée à l'entour de la tête. Puis Woolhouse a substitué à ce moyen la plaque d'argent dont nous avons parlé ci-dessus. Platner ensuite a remplacé celui-ci par un instrument compressif qu'il a fait graver dans son Ouvrage. Le premier moyen manque de fixité ; la compression qu'il exerce, ne peut être suffisamment réglée ; ou elle est trop grande, ou point assez, & chacun de ces deux cas a ses inconvéniens. Celui de Woolhouse ne peut convenir, à raison de la douleur que produit la plaque qui est en contact avec l'œil, toujours très-douloureux, en pareil cas. On en peut dire autant de la machine de Platner ; mais, si l'on se rappelle ce que nous venons de dire sur le caractère de la maladie dont il s'agit, on concevra que tous ceux qui ont proposé ces moyens compressifs n'en avoient aucune idée ; car que peut faire la compression pour guérir une tumeur pareille qui vient de congestion.

Ceux qui ont conseillé l'incision, paroissent en avoir mieux saisi l'éthyologie. Ils ont pensé qu'alors l'humeur aqueuse étant écoulée, la tumeur se rappetisseroit, & que le globe reviendroit à sa première forme ; mais il n'en est point ainsi, car la plaie étant cicatrisée, & l'humeur aqueuse s'étant régénérée, la cornée se tuméfie de nouveau. Richter dit avoir ainsi ouvert jusqu'à dix fois la cornée transparente chez un paysan, & n'avoir pas plus avancé qu'à la première fois. Ceux qui ont eu recours aux astringens, ont été plus heureux, sur-tout quand ils ont saisi la maladie dans son principe ; *bis nascentem*, dit notre Auteur, *suffocari morbum externo aquæ frigidæ usu* ; car, à une époque plus avancée, il y a moins de succès à espérer. On a tenté de produire sur le siège même du mal un écoulement purulent qui pût dissiper l'engorgement, & cette méthode a été heureuse entre les mains du D. Richter. *Insigni cum successu hâc methodo usus sum, il'amque non solum tumorem corne ; sed etiam illius opacitatem sensim tollere observavi.* On verse, dit-il, sur un petit morceau de pierre infernale un peu d'eau pour qu'elle se fonde ; on y plonge le bout d'un pinceau & l'on porte celui-ci à l'endroit le plus bas de la cornée & successivement, de manière à ouvrir celle ci insensiblement. On conserve l'ulcère ouvert un très-long tems, & l'on répète l'application du caustique, s'il tendoit à une trop prompte cicatrisation. Je ne sais, continue-t-il, quelle est la propriété astringente propre à cette méthode, comment & pourquoi elle a lieu, mais elle n'en est pas moins réelle.

M. Janin, en pareil cas, vante beaucoup le beurre d'antimoine. Le D. Richter en fit l'épreuve sur un enfant de huit ans dont chaque œil étoit affecté d'un Staphylome, à la suite de la petite vérole. Chaque cornée sortoit de l'orbite de près de la longueur d'un pouce, la tumeur étoit opaque, parsemée de vaisseaux rouges, & elle tomboit sur les joues. Ayant écarté l'une & l'autre paupière, il trempa un petit pinceau dans le beurre d'antimoine suffisamment, pour que l'effet puisse se borner à la tumeur seule ; il en frotta la cornée, sans que le malade éprouvât de la douleur ; elle survint cependant peu après, mais il la modéra par des ablutions faites avec le lait chaud ; il pansa ensuite avec les préparations de saturne. Le malade souffrit beaucoup la première nuit, néanmoins le matin il n'y avoit aucune inflammation. Il répéta l'opération trois fois successivement, savoir le quatrième, le septième & le dixième jour, & le quatorzième il ne paroissoit aucun vestige du mal. M. Janin dit que ce procédé est appliquable aux Staphylomes de la sclérotique, & même à la proptose de l'iris ; mais le D. Richter observe qu'il ne peut prononcer ici, d'après son expérience. (*M.* PETIT-RADEL.)

STEATOME, de στέαρ, suif. Tumeur mobile sous les tégumens, indolente, sans changement de couleur à la peau, & qui contient une matière qui a la consistance du suif. *Voyez* LOUPE.

STERNUM. Στέρνον. Os situé à la partie antérieure de la poitrine, & qui recevant l'extrémité de chaque côte, leur sert de point d'appui dans les différens mouvemens qu'elles exécutent lors de la respiration. Cet os peut, comme le plus grand nombre de ceux qui composent le squelette, être fracturé, soit après un coup, une chûte, à la suite d'une décharge d'armes à feu ; il peut être carié par l'effet d'un vice qui infecte les humeurs, il peut enfin se former sous lui différens dépôts, qui écartant les lames du médiastin, & même les ulcérant, peuvent, par la suite, donner lieu à des épanchemens mortels dans la poitrine. Considérons tous ces différens cas, pour savoir la conduite qu'il faut tenir dans chacun d'eux, en commençant par ceux qui ont rapport à la fracture.

De la fracture du Sternum.

Le Sternum éprouve ce genre de solution de continuité, le plus souvent par une chûte qu'on fera sur un corps aigu, qui offre une très-grande résistance : il est rare alors que les pièces conservent leurs positions naturelles, elles se dérangent toujours plus ou moins, & occasionnent, par les pressions qu'elles exercent sur les parties voisines, des accidens plus ou moins urgens. Les artères mammaires, par la violence du coup, sont quelquefois déchirées, ce qui donne lieu à des épanchemens primitifs de sang, qui deviennent souvent fort inquiétans. Cette dernière circonstance arrive plus fréquemment dans les playes d'armes à feu, qui intéressent cette partie. Les malades n'éprouvent pas d'abord de bien grands accidens, par la raison que l'épanchement se fait d'une manière forte lente, & que les feuillets du médiastin offrent au sang qui sort, une certaine résistance ; la quantité de celui-ci, propre à produire quelque désordre, ne peut s'échapper que d'une manière fort lente. Mais bien-tôt ils se plaignent d'un poid qui gène leur respiration, & qu'ils disent ressentir vers le Sternum.

En touchant la région de cet os, on trouve un commencement d'œdématie ou d'infiltration, qui doit porter à faire la plus sérieuse attention à ce qui pourroit survenir par la suite. Si les vaisseaux mammaires n'ont point été intéressés, les phénomènes que nous venons d'énoncer, sont beaucoup plus lents à paroître. L'épanchement qui survient alors, est en partie sanguin & purulent ; il provient tant du diploé de l'os, que de la suppuration qui s'établit dans le voisinage de la fracture ; & la manière dont il se forme, a tant de rapport à celle des épanchemens sur le cerveau, à la suite des playes de tête, que les Auteurs qui en ont traité, ont eu recours à la même théorie pour expliquer leur formation. C'est ce qui est confirmé par le témoignage de Juncker, de Duverney, & même de J. L. Petit. Verduc, dit même que les accidens qu'on a à redouter, sont encore bien plus graves & bien plus promptement funestes ; notamment les palpitations de cœur, la dyspnée, la phrénésie, les convulsions & la mort ; & quoiqu'il les rapporte à la dépression des pièces détachées, & qu'il conseille pour les relever l'usage du tire-fond, son prognostic n'en est pas moins fâcheux. Il s'en faut de beaucoup cependant qu'on ait si promptement à craindre des épanchemens qui se forment consécutivement à la fracture du Sternum, que de ceux qui succèdent à celle du crâne, & c'est ce qui est confirmé par le plus grand nombre des Observateurs, auxquels nous renvoyons pour de plus grands détails.

La fracture simple du Sternum, qui n'est accompagné d'aucun accident, qui vient d'une chûte ou d'un coup, & qui est sans aucun déplacement de pièces, demandent un traitement simple. Aux remèdes généraux, la diète, le repos, & les saignées plus ou moins répétées, selon l'exigence des cas, on fera succéder des topiques résolutifs, telles que des compresses trempées dans de l'eau marinée, aiguisée d'un peu d'eau-de-vie, & qu'on maintiendra avec un bandage de corps, aidé d'un scapulaire. Si les pièces étoient déplacées, on cherchera à les relever, en pressant de chaque côté le thorax ; en appliquant sur le lieu déprimé, un emplâtre d'André de la Croix, munis d'un cordon, pour pouvoir le tirer fortement, quand il sera bien adhérent. On a conseillé, quand les pièces sailloient en-dehors, une pression faite avec un baril, mais l'usage des doigts sera toujours infiniment préférable à ce moyen, quand il sera bien dirigé. Enfin, quand aucune de ces tentatives ne réussissent, il faut se déterminer à inciser sur le lieu de la fracture, & à relever, avec un élévatoire ces pièces, comme dans les cas de fracture du crâne. Si la fracture compliquoit une playe d'armes à feu, il faudroit suivre le même procédé, & enlever les pièces qui seroient assez détachées des parties voisines, pour peu qu'on doute qu'elles puissent se réunir à elles. Il arrive quelquefois, en pareil cas, que les vaisseaux mammaires, isolés de toutes parts, sont sans appui. Un cas pareil se présenta à M. La Martinière ; « j'aurois peut-être dû lier, dit-il, cette artère pour prévenir les accidens que son ouverture inopinée auroit pu causer. La curiosité de voir ce que cela deviendroit, me fit prendre le parti d'attendre ; je soutenois les vaisseaux avec de la charpie mollement conglobée, que j'insinuois dessous, pour servir comme de pilliers d'acqueduc. Chaque jour l'intervalle devenant moins étendu, par le rapprochement des parties, je diminuois proportionnellement la charpie. Enfin l'artère fut réunie aux chairs voisines, & la cicatrice gagnoit solidement de la circonférence au centre de la playe. Trois semaines après, il fut parfaitement guéri. » Si les accidens déterminent à inciser, & que le Sternum soit simplement fendu, il faudroit alors se disposer à le trépaner, n'y ayant que ce parti qui puisse procurer l'évacuation des matières épanchées, auxquelles on rapporte les accidens.

De la Carie du Sternum.

Cette affection fâcheuse est souvent la suite de dépôts formés sur cette partie, & qui s'ouvrant spontanément, pour avoir été abandonnés à eux-mêmes, ne laissent échapper lentement qu'une très-petite quantité de pus. Le reste alors, séjournant dans le fond du foyer, & acquiérant une acrimonie corrosive, ronge peu-à-peu l'os avec lequel il est en contact. On trouve plusieurs faits de ce genre, notamment dans Galien, l'Auteur le plus ancien qui ait traité cette matière, dans

dans toute l'étendue qu'elle demande. Comme la pratique ne peut qu'éclairer la théorie, quand elle est fondée sur des principes, & que la conduite de cet Auteur prouve qu'il donnoit à chaque une égale attention, nous rapporterons ses Observations telles qu'elles se trouvent consignées dans son septième Livre des Administrations Anatomiques, chap. 13.

Un jeune-homme s'exerçant à la lutte, reçut un coup sur le Sternum; le mal fut d'abord négligé, & ensuite traité peu convenablement. Au bout de quatre mois, il survint un abcès à l'endroit qui avoit été frappé, on en fit l'ouverture, & la guérison fut aussi prompte qu'on l'avoit espéré. Une nouvelle inflammation produisit bien-tôt un second abcès, qui fut ouvert, & qu'on ne pût parvenir à cicatriser. Le Maître de ce jeune-homme appella en consultation plusieurs personnes de l'Art; Galien étoit du nombre. On convint unanimement que le Sternum étoit carié; mais personne n'osoit entreprendre d'enlever l'os corrompu, à cause du mouvement du cœur qu'on sentoit du côté gauche, & dans la crainte de pénétrer dans la cavité de la poitrine. Galien leur garantit qu'il feroit l'opération sans endommager les parties contenues, comme ils le craignoient; mais il ne promit rien sur la guérison, ne sachant, leur disoit-il, si les parties qui sont sous le Sternum étoient altérées, & jusqu'à quel point elles le seroient. Ayant découvert l'os, il vit que la carie ne s'étendoit pas jusqu'aux endroits que les artères & les veines parcourent sous le Sternum, ce qui le détermina encore plus volontiers à entreprendre l'opération. Lorsque la portion cariée fut enlevée, il trouva la partie supérieure du péricarde altérée par la pourriture, & dans cet endroit le cœur se montroit à nud. Quoique, dans cette circonstance, Galien n'eut pas grandes espérances de sauver le malade, il guérit néanmoins, & en fort peu de tems. Pour obtenir ce succès, il falloit, dit-il, emporter l'os carié, & il ajoute, qu'il n'y avoit qu'un homme fort exercé dans les préparations anatomiques qui en fût capable. Il tait cependant les moyens dont il a fait usage; sans doute que ce sont les mêmes que ceux usités pour le traitement de la carie, la rugine ou le feu, quoique ce dernier ne doive pas être employé inconsidérément dans un endroit si voisin du cœur. La rugine est l'instrument le plus à préférer. On incise les tégumens, s'il n'y a point d'ouverture, ou l'on aggrandit celle qui est déjà, & l'on ratisse toute la portion viciée de l'os. Si l'on trouve qu'elle s'étende à toute l'épaisseur de l'os, on a recours au trépan, qu'on applique ici avec les mêmes précautions que sur le crâne. On emploie aussi les injections détersives les plus convenables, & avec les attentions que demande la nature des circonstances, ainsi que nous l'avons déjà dit à l'article INJECTION; &, lorsque le pus paroît de bonne de qualité, que la quantité en est moindre chaque jour, on les diminue, & même on les cesse, & l'on panse à plat & à sec. Les parties cartilagineuses des côtes partagent quelquefois le désordre; il faut alors les scier, ainsi que la partie attenante du Sternum, au moyen d'une très-petite scie, appropriée à cette fin. La perte de substance, qui résulte de ces opérations, ne doit point inquiéter, tant que la plèvre conserve toute son intégrité, car la nature vient à bout d'y suppléer, ainsi qu'il est constaté par l'observation d'Harvée.

Quoique nous ayons dit plus haut que l'emploi du feu n'étoit pas sans crainte dans le traitement des caries du Sternum; cependant, si l'on s'en rapporte aux Observateurs, on l'a employé quelquefois avec succès. Josué Aymar, Chirurgien de Grenoble, a donné, dans les Œuvres de Lazare Rivière, une observation sur une carie du Sternum, à la suite d'une tumeur dure, qui s'étoit terminée, au bout d'un an, par la suppuration. L'application réitérée du cautère actuel a été le principal moyen dont il s'est servi, pour détruire efficacement cette carie. Marchettis, Professeur de Padoue, est cependant contre ce moyen; mais les raisons qu'il donne nous paroissent trop futiles pour les rapporter; il peut avoir une grande efficacité entre les mains d'un homme instruit & prudent, comme il peut être très-nuisible dans celles d'un ignorant.

Des Dépôts sous le Sternum.

Ces dépôts arrivent à la suite des inflammations qui siégent sur le péricarde, le médiastin antérieur, entre les extrémités des côtes & la plèvre qui les recouvre; ou ils sont la suite des coups, des chûtes qu'on a faites sur cette partie. Quelquefois ils sont accompagnés de la fièvre & de tous ses épiphénomènes, & d'autres fois ils viennent insensiblement & d'une manière cachée. La tumeur offre alors l'apparence d'un véritable stéatôme, dont l'ouverture laisse échapper une matière indigeste. Les dépôts dont il s'agit ici, ont été complettement décrits par Avenzoar; c'est une remarque que fait Freind, dans son Histoire de la Médecine. Cet Arabe dit que le péricarde & le médiastin qui lui est contigu, sont sujets à l'inflammation & à ses différentes terminaisons, aussi-bien que la plèvre & les poumons. Freind, à ce sujet, rapporte les signes qui annoncent cette inflammation. Il y a, dit-il, fièvre aigue, inquiétude, soif, respiration courte & fréquente, grande chaleur dans le thorax, une petite douleur par-tout, excepté au Sternum, où l'on sent en respirant un resserrement & une gêne, plutôt qu'une vraie douleur : avec cela la toux continue & le pouls est toujours dur, comme il l'est dans la pleurésie. Les signes de l'abcès du médiastin, produit par cause interne & aigue, se déduiront de la considération de ces symptômes & des signes rationels, qui en indiquent la terminaison en suppuration ; comme la rémission des symptômes de l'inflammation, accompagnée de frissons irréguliers, & autres indices locaux, qui ne peuvent échapper à un Praticien éclairé. C'est en pareil cas que Sotingen recommande le trépan sur le Sternum, dans la certitude que la matière est épanchée dans la duplicature du médiastin ; il dit même que Purmans a fait deux fois cette opération avec succès.

Mais, quoique les raisons sur lesquelles cet Auteur s'appuie soient, généralement plausibles, il est cependant des cas où l'on pourroit venir à une fin heureuse, sans néanmoins recourir à une pareille opération ; & tels sont ceux où la matière s'étendroit assez en haut, ou sur les parties latérales, pour qu'on puisse lui donner issue en incisant sur les parties molles, au bas du col, dans l'intervalle des côtes, ce qui reviendroit au cas de l'empième, dans le lieu de nécessité. Cette assertion trouve sa preuve dans une observation communiquée à l'Académie de Chirurgie, par M. Duvivier, Chirurgien de l'Hôpital du Roi, à Landrecy. Un Soldat Irlandois, n'étoit guéri qu'en apparence d'une péripneumonie, qu'il avoit eu cinq mois auparavant. Depuis ce tems, des frissons irréguliers, accompagnés quelquefois de fièvre, & d'une toux fort sèche, l'avoient incommodé par intervalles. Il parut au côté gauche du col, au-dessus du Sternum, une tumeur rouge & douloureuse, avec fluctuation. Le Praticien en fit l'ouverture, & reconnut qu'il avoit incisé le sommet d'un abcès, dont le fond étoit inférieurement dans la poitrine, derrière le Sternum. La situation convenable favorisoit l'issue du pus, d'un pansement à l'autre ; & lorsqu'on renouvelloit l'appareil, on obtenoit cet avantage en faisant tousser le malade. Par ces attentions à procurer l'évacuation du pus, l'état du malade changea bien-tôt en bien, la fièvre diminua, l'expectoration devint facile vers le quatrième ou le cinquième jour de l'opération. On crut les crachats purulens ; l'humeur qui les formoit étoit semblable en couleur, en consistance & en odeur à la matière de la suppuration ; enfin le malade sortit de l'Hôpital parfaitement guéri, cinquante jours après l'ouverture de l'abcès. (*M. Petit-Radel.*)

STILET. Petite verge de métal plus ou moins déliée, obtuse, & pour l'ordinaire boutonnée à son extrémité, que l'on introduit dans les playes & dans les ulcères, *voyez* Sonde. Anel a imaginé de petits stylets d'or, extrêmement déliés, à-peu-près comme des soies de porc, & néanmoins boutonnés à leur extrémité, pour sonder les points lacrymaux, & désobstuer le conduit nazal. *Voyez* Lacrymale, Fistule.

STRABISME. Στραβισμός. *Distortio Oculi.* Mauvaise disposition du globe de l'œil, qui rend louches ceux qui en sont affectés, & les fait regarder de travers, soit en haut, soit en bas, ou sur les côtés. On convient assez généralement que cette indisposition provient de la contraction de quelques muscles de l'œil, & du relâchement de leurs antagonistes, tellement que les muscles contractés tirent le globe de leur côté, pendant que ceux qui sont dans le relâchement, cèdent à leur action. Pour prouver ceci, on dit que les enfans sont sujets à devenir louches, lorsqu'on les place dans leurs berceaux de manière qu'ils ne voient la lumière, ou autres objets remarquables, qu'obliquement. Les muscles habitués à cette contraction s'y affermissent & tournent les yeux de ce côté-là. Pour remédier à ce défaut, on change la situation de l'enfant, on met du côté opposé les objets qui les attachoient : on leur place sur la tempe opposée, des mouches de taffetas gommé, afin d'y faire tourner l'axe de la vision. Paul a inventé un masque qui couvre les yeux, & qui a deux petits trous correspondans au centre de chaque œil, pour recevoir directement les rayons lumineux ; c'est ce que les Modernes ont nommée Besicles. M. de Buffon a parlé du Strabisme dans les Mémoires de l'Académie Royale des Sciences. Il y conseille d'obliger les enfans de se regarder souvent dans le miroir, afin de corriger ce défaut. Maître-Jan prétend que le Strabisme ne dépend pas de l'action des muscles, mais d'une mauvaise conformation de la cornée transparente, plus tournée d'un côté que de l'autre ; que c'est un vice naturel, irréparable, & que tous les moyens proposés pour rendre la vue droite à ceux qui l'avoient de travers, ont été sans effet. *Extrait de l'Ancienne Encyclopédie.* L'homme est le seul des animaux, dit Aristote, qui soit affecté de Strabisme, par la raison, dit-il, qu'il est le seul qui soit sujet à l'épilepsie ; mais l'assertion de ce Philosophe est contre ce que l'expérience manifeste tous les jours, notamment chez les quadrupèdes, ainsi qu'on l'observe sur le cheval. (*M. Petit-Radel.*)

STYPTIQUES, de στύφω, je resserre. Médicamens qui ont la propriété d'arrêter les hémorrhagies. *Voyez* Astringens, Hémorrhagie, Playe.

STYRAX. Gomme-résine, que l'on regarde comme balsamique & vulnéraire. *Voyez* Baume. On en prépare un onguent, dont on se sert pour panser les playes & les ulcères gangreneux, ainsi que pour les blessures des ligamens ou des tendons. *Voyez* Gangrène, Playe, Ulcère. On recommande, à plus juste titre peut-être, un onguent fait avec une partie de Styrax & deux parties de graisse, ou d'onguent basilicum, pour frotter les membres affoiblis par la paralysie, ou par le rachitis.

SUBLIMÉ CORROSIF. Sel métallique, composé de mercure & d'acide marin. C'est de toutes les préparations de mercure la plus active & la plus irritante. Nous avons déjà vu, à l'article

MERCURE, ce que l'on peut attendre de son usage intérieur : nous ne parlerons ici que de ses effets à l'extérieur du corps.

Le Sublimé est un puissant caustique. Appliqué sur une partie du corps quelconque, il l'altère & même il la détruit. Mais, lorsqu'il est dissous dans une quantité d'eau suffisante, on l'emploie en différens cas, comme un excellent topique; cependant, on ne doit jamais en faire usage, même sous cette forme, sans beaucoup de circonspection.

Deux à quatre grains de ce sel, dissous dans une livre d'eau distillée, avec une once de gomme arabique, forment un mélange qu'on peut employer pour des injections dans l'urètre (*Voyez* GONORRHÉE,) dans le vagin, pour les cas de fleurs blanches, dans les narines, pour l'ozène. On emploie aussi cette solution en lotions & en fomentations pour les ulcères, les bubons, les tophus vénériens; & en gargarismes, pour les ulcères vénériens de la bouche.

On prépare pour d'autres cas une solution plus chargée, & qu'il faut manier avec plus de précaution. On fait par exemple dissoudre trois grains de Sublimé dans une once d'eau distillée, & l'on touche avec cette liqueur les ulcères vénériens carieux, & ceux des aînes qui paroissent dégénérer en cancer. On la porte aussi, au moyen d'un pinceau, sur les ulcères vénériens de la gorge. On donne le nom d'eau phagédénique à une solution d'un gros de Sublimé, dans une livre d'eau de chaux; cette solution qu'on recommande sur-tout pour les ulcères dartreux, est trop irritante, dans la plupart des cas, pour être employée sans avoir été étendue dans une certaine quantité d'eau commune. On emploie quelquefois avec succès, en forme de collyre, une solution beaucoup plus légère que toutes celles que nous avons mentionnées, dans les cas d'ophtalmie vénériennes, de taches de la cornée, de prurit des paupières, &c.

Le Sublimé répandu en poudre sur les ulcères fongueux, détruit plus rapidement qu'aucune autre application toutes les fongosités. M. Plenck a vu un tubercule fongueux sur le sternum, d'une dureté cartilagineuse, & cancéreux, se guérir avec du Sublimé en poudre, qui le rongea en peu de jours, quoique le précipité rouge, ni la pierre infernale, n'eussent pu le consumer. Mais, quoique des Charlatans inconsidérés emploient quelquefois ce moyen avec succès, il n'en est pas moins un remède dangereux, dont tout Praticien prudent feroit mieux de s'abstenir entièrement. Car le Sublimé appliqué de cette manière, est facilement absorbé, & produit nombre d'accidens, dont le moindre est une salivation violente; il excite des nausées, des vomissemens que rien ne peut appaiser, des douleurs horribles, de l'oppression, des convulsions, & enfin la mort, qu'on a vu occasionnée par cette cause, même en moins de vingt-quatre heures. Degnerus fait l'histoire d'une Dame, qui fut empoisonnée de cette façon. Un Empirique prétendit la guérir, par l'application du Sublimé, d'une petite dureté qu'elle avoit à la cuisse. Le poison forma une escarre très-épaisse, occasionna des douleurs violentes, & une tumeur inflammatoire, du volume du poing, outre des angoisses, des foiblesses, & des convulsions effrayantes. Ces symptômes furent suivis d'une salivation fougueuse & immodérée, & la malade périt au bout de quinze jours. M. Pibrac, dans une Dissertation sur ce sujet, rapporte plusieurs faits de la même nature. *Voyez* le Tome IV. des Mémoires de l'Académie de Chirurgie.

SUCRE. Cette substance est regardée comme légèrement déterfive, antiseptique & résolutive. On déterge les ulcères sordides, fongueux, avec du Sucre en poudre. Les dents sales se nétoient avec du Sucre. On recommande le Sucre saupoudré sur le globe de l'œil, pour dissiper les taches de la cornée; on l'emploie aussi pour guérir les crévasses des seins des Nourrices. On le souffle dans les narines des enfans, pour faire cesser l'enchifrenement. On nétoie avec de l'eau sucrée les aphtes de la bouche & l'écoulement fétide des oreilles.

SUFFUSION, *Suffusio*. Terme emprunté de Celse, pour désigner la cataracte, dans la croyance où il étoit que cette maladie provenoit d'une humeur épaisse, qui s'étendant comme un rideau devant le crystallin, nuisoit plus ou moins à la vue. Il l'avoit pris du latin *suffundere*; les nouvelles notions sur les vrais caractères de cette maladie, a fait rejetter cette dénomination. (*M.* PETIT-RADEL.)

SUGILLATION. Ἐκχύμωμα. *Sugillatio*. Epanchement de sang dans le tissu cellulaire d'une partie, à la suite d'un coup, d'une violence extérieure, ou d'un effort qui a rompu les vaisseaux sanguins qui le contiennent. On peut appeller ces dernières spontanées, pour les distinguer des premières dont la cause est toujours évidente. Les Sugillations spontanées arrivent quelquefois à la conjonctive chez les sujets forts, vigoureux, dans la contrainte, où sont souvent toutes les parties pour soulever un poids, ou porter quelque fardeau. Elles paroissent également chez certaines femmes, au milieu des douleurs de l'enfantement, & disparoissent plus ou moins long-tems après le travail. Nous passons sous silence celles qui arrivant intérieurement, se soustraient par-là, & au diagnostic qu'on en pouvoit prendre, & aux moyens de guérison qu'on pouvoit leur opposer; leur histoire se rapportant plus à un Lexique de Médecine qu'à un Ouvrage de Chirurgie.

Le sang dans la Sugillation est toujours répandu sur une grande surface, & très-près de la peau; aussi la couleur noire, que le sang prend alors, paroît-elle au-dehors, au-dessous de la peau mince ou épiderme, qui les recouvre; sur-tout quand les effets de la violence ont eu lieu à l'extérieur. Mais, quand ils se sont fait sentir plus profondément, ce n'est alors que long-tems après que la Sugillation paroît, & lorsque la maladie tend à la guérison. Quelquefois le sang s'amassant promptement dans de grands espaces du tissu cellulaire, & s'y coagulant aussi-tôt, il survient une tumeur circonscrite, dure, sans changement de couleur à la peau. C'est le thrombus ou la bosse des Auteurs qui ont parlé de tout ce qui a rapport à l'histoire des contusions. Si, dans ce dernier cas, la peau paroît toujours conserver la même teinte, ce n'est ordinairement pas pour long-tems, car à mesure que la tumeur diminue, l'alentour devient noirâtre, & cela plus ou moins loin, ainsi qu'on en a un exemple journalier dans l'opération de la saignée, où l'on a fait une trop petite ouverture.

La Sugillation ne se termine jamais par la suppuration, encore moins par la gangrène, mais bien par la résolution, comme on le voit journellement. La peau, qui en pareil cas, étoit fortement noire, devient, de jour en jour, d'une couleur plus claire. Les contours de la Sugillation deviennent bleuâtres, entremêlés de jaune & de verd; le centre est comme tacheté, & la partie qui étoit plus ou moins tendue, devient à mesure plus ou moins flasque. Tous ces phénomènes sont le résultat d'un commencement de dissolution, que le sang éprouve avant d'être resorbé, & de sa resorption, qui alors est plus ou moins prompte. Ce sont les vaisseaux absorbans, qui, en pareil cas, se chargent du sang épanché, & qui le repompent tant que leurs orifices sont en contact avec lui. Ceci est prouvé par différentes expériences intéressantes, & qu'on trouvera consigné dans le Traité des vaisseaux absorbans, publié il y a quelques années par M. Cruischank. Nous devrions, pour completter cette histoire de la Sugillation, traiter des moyens curatifs; mais nous renvoyons pour tous ces détails, à ce que nous avons déjà dit aux articles CONTUSIONS, ECHYMOSE, BOSSES & THROMBUS. (*M. PETIT-RADEL.*)

SUIE. La Suie de four brillante passe pour être résolutive & vulnéraire. On la loue pour les cas d'ulcères qui se portent au loin; pour ceux de tumeurs scrophuleuses & de dartres miliaires. On la réduit en poudre, que l'on répand sur les parties affectées. On en prépare aussi une décoction dans l'eau de chaux, dont on se sert pour faire des lotions & des fomentations.

SUPPOSITOIRE. Médicament plus ou moins solide, rond ou oblong, en forme de globe, de petit cône ou de gland, qu'on introduit dans l'anus, ordinairement dans le but d'exciter l'évacuation des matières fécales. On les fait de savon, de miel épaissi, & d'autres substances plus ou moins irritantes. Un gros de savon, demi-gros de sel commun, & une quantité suffisante de miel épaissi par la coction, formeront un bon Suppositoire, qu'on oindra d'huile ou de beurre avant de l'introduire. On en compose, si l'on veut, un plus irritant, avec un scrupule d'aloës en poudre, autant de sel commun, cinq grains de coloquinte & quantité suffisante de miel épaissi. On emploie quelquefois des Suppositoires de ce genre pour exciter les hémorrhoïdes.

SUPPURATIFS. Médicament externe, qui procure & favorise la formation du pus.*

Pour bien connoître les propriétés & la manière d'agir des remèdes Suppuratifs, il faut savoir précisément en quoi consiste l'action de la nature qui produit le pus. Nous avons vu à l'article PUS, que la production de ce fluide étoit une véritable sécrétion; qu'il étoit formé dans les vaisseaux de la partie affectée, modifiés par l'état inflammatoire dans leur action, & même dans leur organisation, & qu'il n'existoit point de véritable pus sans un certain degré d'inflammation. Nous avons vu aussi que l'excès de l'inflammation & la trop grande irritation des parties, nuisoit à la formation du bon pus; & en se rappellant ce que nous avons dit à ce sujet, l'on verra aisément, que la génération de ce fluide ne sauroit être l'effet d'aucun médicament, qui ait spécifiquement la vertu suppurante. Le remède qui est Suppuratif, dans certaines circonstances, procure la résolution dans d'autres, & *vice versâ* : ainsi, l'on ne doit regarder comme tel que celui qui est capable, dans certains cas déterminés, de favoriser les symptômes nécessaires dans ces mêmes cas, pour la formation du pus.

Quand l'inflammation d'une partie est considérable, les remèdes émolliens, humectans & anodins, calment l'érétisme des vaisseaux, & peuvent en conséquence procurer la suppuration. Ainsi, dans ce cas, les cataplasmes faits avec de la mie de pain & le lait, ou avec les farines émollientes, sont généralement les meilleurs Suppuratifs. Mais s'il y a peu de chaleur dans la partie, & si l'action des vaisseaux paroît y être trop languissante, les topiques de cette classe ne réussissent pas, & l'on emploie alors avec plus de succès des substances plus ou moins irritantes, dont l'effet est d'augmenter l'état inflammatoire des vaisseaux. *Voyez* ABCÈS, INFLAMMATION, MATURATIF, PUS.

SUPPURATION. Formation du pus dans une partie enflammée, qui fait de la tumeur inflammatoire un abcès.

L'attention du Chirurgien, dans le traitement d'une inflammation, consiste à s'opposer à la Suppuration, s'il convient & s'il est possible de l'empêcher, & à la procurer ou à la favoriser, quand elle est avantageuse ou inévitable. *Voyez* ABCÈS & INFLAMMATION.

SUSPENSOIR. Bandage qui sert à soutenir

le scrotum, & à contenir l'appareil appliqué sur cette partie.

Le Suspensoir est une espèce de poche, dont on ne peut déterminer la largeur ; il faut qu'elle soit proportionnée au volume du scrotum. Il se fait ordinairement avec une pièce de toile ou de futaine, de six à huit pouces en quarré, pliée en deux parties égales. On la coupe par un côté, depuis le milieu jusqu'à la réunion des deux angles de cette extrémité, en observant de décrire une ligne courbe. On cout ensuite l'endroit coupé, ce qui donne une espèce de poche. On fait un trou au milieu de la partie supérieure de cette poche pour passer la verge. On cout ensuite un bout de bande de trois quarts d'aune de long, garnie de quelques œillets à l'un des angles supérieurs ; & un autre bout de bande d'un demi-pied, garnie de même à l'autre côté. On place aux angles inférieurs deux autres bouts de bande de demi-aune, pour faire passer sous les cuisses. Les chefs supérieurs s'attachent autour du corps comme une ceinture, & les inférieurs passent de devant en arrière, &, après avoir croisé chaque cuisse, au-dessous de la fesse, ils seront attachés aux côtés de la ceinture, l'un à droite, & l'autre à gauche.

On fait un Suspensoir assez commode avec une bande de toile, longue d'une aune, large de cinq à six pouces, & fendue à chaque extrémité jusqu'au milieu, à deux travers de main près. On applique la partie entière de la bande sur l'appareil qui couvre le scrotum, de manière que deux regardent en haut & deux en bas ; on fait passer la verge entre les deux chefs supérieurs, puis on les conduit autour du ventre, & on les noue sur les lombes. On croise les deux chefs inférieurs sur le périnée, on les renverse sur les fesses, puis on les mène pardevant, & on fixe le droit sur l'aîne gauche, & le gauche sur l'aîne droite.

L'on ne doit jamais négliger l'usage des Suspensoirs dans les maladies des testicules, afin de prévenir, par son moyen, l'irritation qui vient du poids de ces parties, ce qui dans bien des cas est très-essentiel. Ce bandage, sans autre secours, est quelquefois un remède curatif du varicocèle. *Voyez* ce mot.

SUTURE. Couture que l'on fait aux plaies pour en tenir les lèvres approchées afin qu'elles puissent se réunir. *Voyez* PLAYE.

Les Chirurgiens ont pratiqué différentes sortes de Suture, dont l'expérience a depuis long-tems déterminé l'usage, en employant l'une plutôt que l'autre dans certains cas déterminés. On les a nommées Suture entrecoupée, Suture enchevillée, Suture du Pelletier & Suture entortillée. Les Anciens Auteurs font mention de plusieurs autres, mais les quatre que nous venons de nommer sont les seules dont on se serve à présent, & même toutes ne méritent peut-être pas d'être conservées.

Le but de toute espèce de Suture est de réunir des parties qui, par hasard ou à dessein ont été divisées. Cela se fait encore au moyen d'emplâtres agglutinatifs, & cette manière de rejoindre les bords des plaies a été nommée par les Chirurgiens Suture sèche ou fausse Suture, par opposition aux autres qui se font avec l'aiguille, & qu'on a nommées Sutures vraies ou Sutures sanglantes. Nous allons nous occuper d'abord de ces dernières ; nous parlerons ensuite des Sutures improprement ainsi nommées qui se font au moyen des emplâtres.

I. *De la Suture entrecoupée.*

Cette espèce de Suture est celle à laquelle on donne ordinairement la préférence dans les cas de playes profondes où l'on veut favoriser la réunion des parties qui ont été séparées, quoique par les raisons que nous avons mentionnées à l'article PLAYE, & par celles que nous allons exposer bien-tôt, elle paroisse moins convenir pour cet objet que la Suture entortillée. Voici cependant la manière dont on doit la faire lorsqu'on est déterminé à s'en servir.

Dans tous les cas où il paroît convenable de rapprocher les bords d'une playe au moyen de la Suture entrecoupée, on recommande ordinairement de faire passer la ligature par le fond de la playe, afin de laisser au pus le moins de place possible pour s'y amasser. Pour cet effet, on introduit l'aiguille de dehors en dedans à une certaine distance de la playe & l'on en fait ressortir la pointe par le côté opposé, à la même distance. Mais cette même Suture se fait plus aisément, & d'une manière plus élégante, en passant les deux extrémités du fil depuis le fond de la playe en-dehors, au moyen de deux aiguilles enfilées chacune à l'un de ses bouts. On introduit chaque aiguille par l'intérieur de la playe, & on la pousse depuis le fond à l'extérieur, de manière qu'elle ressorte à une distance convenable de son ouverture. On ôte ensuite les aiguilles, & l'on laisse le fil sans le nouer jusqu'à ce qu'on ait passé toutes les ligatures que l'étendue de la playe paroît requérir.

Le nombre des ligatures nécessaires pour une playe se détermine en grande partie par son étendue. Les Auteurs ont donné pour règle qu'en général un point de Suture suffisoit pour chaque pouce d'étendue de la playe ; & pour l'ordinaire il n'en faudra pas davantage. Il y a des cas cependant, ceux particulièrement où les muscles ont été coupés transversalement à une grande profondeur, & où par conséquent la rétraction des parties est très-forte, qui demandent un plus grand nombre de ligatures. Il en faut plus aussi pour une playe qui a beaucoup d'angles, que pour une playe droite de la même étendue ; car il faut en placer une à chaque angle, quelque peu considérable qu'il soit.

Il faut être très-attentif, en faisant une Suture, à ne percer la peau qu'à une distance convenable du bord de la playe; car, si les fils ne renferment pas une épaisseur de chairs à peu-près proportionnée à la profondeur de la blessure, & à la force de rétraction que l'on peut attendre, ils couperont les parties qu'ils sont destinés à contenir. Quelques Chirurgiens conseillent de percer la peau à une distance des bords de la playe égale à sa profondeur. Mais cette règle ne sauroit être admise dans la pratique. Dans une playe, par exemple, qui auroit trois pouces de profondeur, il ne peut y avoir aucune nécessité de passer les ligatures à trois pouces de ses bords. D'un autre côté, dans les cas de blessures superficielles, il arrive quelquefois que l'on est obligé de mettre la ligature à une distance du bord plus grande que celle de la surface au fond de la playe. Il n'y a presque aucun cas où cette distance puisse être moindre de demi-pouce, & dans presque tous, il suffira de lui donner un pouce, même dans les playes les plus considérables.

On comprendra facilement que la grosseur des Aiguilles, & la force des fils doit être proportionnée à la profondeur de la playe, & à la force avec laquelle les parties tendent à se retirer. On verra, dans les planches, la forme & la grosseur des Aiguilles que l'on a coutume d'employer. *Voyez* AIGUILLE. Les fils doivent être un peu moins gros qu'il ne faudroit pour remplir exactement les chas des Aiguilles. Dans le but de les rendre plus faciles à introduire & moins susceptibles de se pourrir, & en même-tems afin de pouvoir leur donner plus aisément une forme applatie qui les empêche de couper les chairs aussi facilement que s'ils étoient ronds, il faut avoir soin de les bien garnir de cire avant de s'en servir.

Lorsqu'on a passé toutes les ligatures dont on a besoin, on rapproche avec beaucoup de soin les bords de la playe, & on les fait soutenir par un aide dans la position convenable, jusqu'à ce qu'on ait noué tous les fils, de manière qu'ils ne puissent plus se relâcher; il importe peu que l'on commence par ceux qu'on a mis au milieu de la playe, ou à l'un des bouts. En faisant le nœud, on passe ordinairement le bout du fil deux fois dans la première anse qu'on a formée pour lui donner plus de solidité, & l'on dit que le nœud étant fait de cette manière, un seul suffit à chaque ligature; mais, comme il est fort aisé d'en faire un second, & comme par ce moyen on empêche absolument que la ligature ne puisse se relâcher, on ne devroit jamais négliger cette précaution. Quelques Chirurgiens sont dans l'usage de mettre un peu de charpie entre le premier & le second nœud, ou entre la peau & le premier nœud pour défendre les parties qui sont au-dessous & que leur compression pourroit blesser; mais ces précautions ne servent pas à grand'-chose; &, comme elles peuvent empêcher que les nœuds ne se fassent avec toute l'exactitude nécessaire, il vaut mieux les abandonner tout-à-fait.

Quelques Praticiens conseillent de ne pas faire les nœuds sur les bords même de la playe, mais à l'un des côtés, sur la peau saine. Quiconque cependant aura essayé les deux méthodes, se sera bien-tôt apperçu que cette dernière ne doit point être préférée; car les bords de la playe ne seront jamais soutenus aussi également que lorsque l'on aura fait les nœuds exactement sur le lieu de leur réunion.

II. *De la Suture enchevillée.*

Comme la Suture enchevillée est encore en usage chez quelques Praticiens, nous croyons devoir en décrire le procédé.

Dans les blessures profondes accompagnées d'une rétraction forte des muscles, il faut toujours prendre la précaution d'aider à l'effet des Sutures, par des bandages placés de manière à contenir, autant qu'il est possible, les parties divisées. Mais, malgré tous les secours de cette nature, il arrive quelquefois qu'on ne peut maintenir en contact les bords de la playe, les chairs se retirent plus ou moins, & les ligatures coupent les parties qu'elles doivent seulement embrasser.

Afin de prévenir cet écartement des bords de la peau, & des autres parties, il y a long-tems qu'on avoit proposé de joindre à la Suture entrecoupée une chose que l'on regardoit comme très-propre à soutenir les parties; c'étoient des tuyaux de plumes, ou des rouleaux de quelque emplâtre de la même forme. On plaçoit un de ces rouleaux de chaque côté de la playe, l'un étoit passé dans une anse de la ligature, & le nœud se faisoit sur l'autre, au lieu de se faire sur les bords de la playe comme dans la Suture entrecoupée.

On voit cependant, du premier coup-d'œil, qu'ici les ligatures doivent exercer sur les parties qu'elles renferment la même pression que dans la Suture entrecoupée; & cela étant, il est également évident que l'interposition de ces rouleaux ne peut être d'aucun usage. Aussi cette espèce de Suture n'est-elle que bien rarement employée, & il est probable que l'on ne tardera pas à l'abandonner tout-à-fait.

III. *De la Suture du Pelletier.*

Cette Suture est ainsi nommée, parce qu'elle ressemble à celle dont on se sert pour coudre des gants. Comme elle est extrêmement simple & très-généralement connue, nous ne la décrirons pas d'une manière bien particulière. Nous nous contenterons de dire qu'elle consiste en une suite de points liés les uns aux autres, continués en forme de Spirale oblique autour des bords des parties que l'on a intention de rapprocher.

On a généralement employé cette Suture pour les blessures du canal intestinal; mais la Suture entrecoupée remplit mieux, & avec moins de danger, l'intention qu'on se propose dans leur traitement; & comme on n'en a jamais fait usage que pour ces sortes de cas, il est très-vraisemblable qu'on l'abandonnera bien-tôt ainsi que la précédente.

IV. *De la Suture entortillée.*

On entend par-là cette espèce de ligature qui se fait au moyen d'un fil passé à plusieurs reprises autour des extrémités d'une aiguille, qu'on a fait pénétrer auparavant au travers des bords des parties divisées, de manière que ses deux bouts soient hors de la peau de part & d'autre.

Cette Suture s'emploie ordinairement pour opérer la réunion des parties dans les cas de bec-de-lièvre, & c'est presque le seul usage qu'on en ait jamais fait. *Voyez* BEC-DE-LIÈVRE. Cependant on pourroit s'en servir très-utilement dans une multitude d'autres occasions, particulièrement dans toutes les divisions artificielles ou accidentelles des lèvres ou des joues. C'est encore elle qu'on doit préférer dans toute espèce de blessure des autres parties qui n'a pas beaucoup de profondeur, & où cependant il est nécessaire de faire une Suture.

Dans les cas de blessures très-profondes, l'on peut nommer ainsi toutes celles qui ont plus d'un pouce & demi de profondeur, la Suture entrecoupée est la seule admissible; car ici l'on ne pourroit; ni introduire, à une assez grande profondeur, les aiguilles nécessaires pour la Suture entortillée, ni les garnir de fils de manière à réunir efficacement les parties divisées, sans faire beaucoup souffrir le malade. En pareil cas, s'il faut une Suture, on ne peut avoir recours qu'à la Suture entrecoupée. Mais il est bien rare de voir des blessures aussi profondes qui requièrent ce secours; le plus grand nombre de beaucoup de celles où il est nécessaire sont de nature à admettre l'usage de la Suture entortillée. Quand cela se trouve ainsi, il ne faut jamais hésiter à la préférer, comme ayant l'avantage, même sur la Suture entrecoupée, pour contenir les parties divisées. Les aiguilles employées dans cette opération, doivent être plattes, de manière qu'elles ne puissent pas couper les parties dans lesquelles on les a fait pénétrer, comme font souvent les ligatures qu'on emploie pour la Suture entrecoupée. Par ce moyen, on se met efficacement à l'abri des plus grands inconvéniens de cette dernière espèce de Suture; car tout Praticien doit s'être apperçu que dans les cas de blessures profondes des parties musculaires, où la force de rétraction est considérable, les ligatures, qu'on emploie pour empêcher l'écartement des bords, viennent presque toujours à les couper avant qu'ils ayent pu se réunir, tandis que la forme platte des aiguilles sur lesquelles s'exerce toute la compression des ligatures entortillées, est un sûr préservatif contre cet accident.

On a coutume de faire ces aiguilles en argent, &, pour les introduire plus facilement, on a cru devoir y ajouter des pointes d'acier. Cependant, comme il est possible de faire des aiguilles d'or suffisamment pointues, les pointes d'acier deviennent parfaitement inutiles, &, comme l'or est plus propre que l'argent, en raison de ce qu'il ne contracte pas aussi facilement cette espèce d'enduit que l'immersion dans les fluides produit souvent sur ce dernier, il vaut mieux les faire de ce métal.

Pour faire cette opération, on commence par rapprocher les parties qu'on veut réunir, & on les fait tenir par un aide de manière qu'elles soient à peu-près en contact, ne laissant entre elles que justement assez de distance pour que le Chirurgien puisse voir si les aiguilles pénètrent à la profondeur convenable. Ensuite on introduit une aiguille par l'extérieur à une certaine distance de la playe, on la fait pénétrer jusques assez près de son fond, & on la fait ressortir par l'autre côté à peu-près à la même distance du bord qu'elle est entrée.

Cette distance doit être déterminée par la profondeur de la plaie, & par la force avec laquelle les parties tendent à se retirer. La maxime qu'il faut qu'elle soit à peu-près égale à la profondeur à laquelle on fait pénétrer les aiguilles, est bonne en général pour les cas de blessures profondes. Il convient aussi de les faire pénétrer jusques auprès du fond de la blessure, autrement il pourroit arriver que les parties voisines du fond ne se réuniroient pas; ce qui seroit une circonstance fâcheuse à cause des dépôts de pus qui pourroient en résulter.

Pour l'ordinaire on passe facilement les aiguilles d'un côté à l'autre d'une playe, sur-tout si elles ont une tête arrondie sur laquelle le doigt puisse presser; mais si la dureté des tégumens ou quelqu'autre circonstance rend la chose plus difficile, l'instrument nommé Porte-aiguille remédie parfaitement à cet inconvénient. *Voy.* PORTE AIGUILLE.

La première aiguille étant passée près d'un des bouts de la playe, & les parties étant toujours soutenues par un aide, le Chirurgien, au moyen d'un fil assez fort & bien ciré, qu'il passera trois ou quatre fois autour des extrémités de l'aiguille en le croisant, de manière à lui donner à peu-près la forme d'un 8, rapprochera les parties au travers desquelles elle a pénétré, de manière qu'elles se touchent exactement. Il l'arrêtera par un nœud qu'il ne serrera pas, & ensuite il introduira une seconde aiguille à une distance convenable de la première. Ayant dénoué le fil dont il a déjà employé une partie, il le passera de même autour de la seconde; & il continuera à placer le nombre d'aiguilles nécessaires le long de la playe; le fil qu'on emploie doit être assez long pour assujettir toutes les aiguilles.

L'étendue de la playe doit seule déterminer le nombre des aiguilles qu'on emploie. Toutes les fois qu'on fait une Suture, de quelque étendue que soit la playe, il faut placer une aiguille tout auprès de chacune de ses extrémités, ou sans cette précaution les parties sont sujettes à se séparer de manière à ne pouvoir ensuite être facilement réunies. Pour de grandes playes, il suffira ordinairement de placer les aiguilles à trois quarts de pouce de distance l'une de l'autre; mais, pour celles qui ont moins d'étendue, il faudra les rapprocher davantage. Ainsi, pour une playe qui a un pouce & demi de longueur, il faut trois aiguilles, une vers chaque extrémité & l'autre au milieu, tandis que cinq suffiront pour une playe de trois pouces & demi, en supposant qu'on en mette une à un quart de pouce de chaque bout, & les autres à trois quarts de pouce de distance l'une de l'autre.

Toutes les aiguilles étant placées & fixées de la manière que nous avons prescrite, il ne reste plus qu'à recouvrir la playe d'un plumaceau de charpie, imbibé de quelque mucilage, pour la défendre de l'air extérieur autant qu'il sera possible.

Pour empêcher que les extrémités des aiguilles n'appuient trop fortement sur la peau & ne la blessent, on est dans l'usage de mettre au-dessous de chacune un coussinet de charpie ou de linge fin; mais ce préservatif est plus nuisible qu'utile, en ce que ces coussinets poussent les aiguilles de manière à leur faire comprimer avec plus de force les parties molles, au travers desquelles on les a fait passer. Cependant si le malade se plaint du mal que lui font les bouts des aiguilles, on pourra y porter remède, en plaçant entre ces bouts & la peau, de petite languettes de linge fin, enduites de quelque emplâtre agglutinatif.

Pour assurer, autant qu'il est possible, le succès de cette opération, on conseille ordinairement, après que l'on a fixé les aiguilles, de placer par-dessus le tout un bandage propre à soutenir les parties voisines. Mais il est aisé de voir que le moindre degré de pression qu'on fera de cette manière ne peut qu'être nuisible; car le bandage étant appuyé immédiatement sur les aiguilles, il doit nécessairement occasionner beaucoup d'inflammation & de douleur; ou s'il ne produit pas cet effet, il ne résulte aucun avantage de son application, parce qu'alors il ne comprime pas les parties assez fortement pour leur donner aucun appui.

Il nous reste à déterminer le tems que les aiguilles doivent demeurer en place. Si on les laisse long-tems, elles font ordinairement du mal, en causant une irritation inutile, d'où résulte toujours une rétraction plus ou moins considérable des parties comprimées. D'un autre côté, si l'on se presse trop de les ôter, on empêche qu'il se forme entre les parties divisées ce degré d'adhérence nécessaire pour leur complette réunion; l'on manque ainsi en bonne partie, ou même entièrement le but de l'opération.

Dans les playes peu profondes, celles par exemple qui ne pénètrent pas à plus de trois quarts de pouce, l'adhérence est toujours assez forte au bout de cinq jours; il en faut six ou sept pour des playes plus profondes.

Il est bon cependant de remarquer que la santé du malade peut avoir une grande influence sur le tems nécessaire pour la réunion des parties divisées; &, en déterminant, comme nous venons de le faire, le nombre de jours qu'il falloit pour cette réunion, nous avons supposé chez le malade une constitution parfaitement saine. Mais nous ne pouvons rien dire de positif à cet égard; si le malade a quelque affection générale qui se manifeste par des éruptions ou de toute autre manière, il faut en pareil cas se déterminer par la nature & l'état de la maladie qui se manifeste à cette époque.

Dès qu'on a ôté les aiguilles, on peut appliquer le bandage contensif, qui pour lors servira très-utilement à soutenir les parties nouvellement réunies. Mais on peut obtenir le même effet d'une manière encore plus sûre, au moyen de bandelettes de peau enduites de glu, qu'on applique de chaque côté de la cicatrice, & que l'on fixe par des ligatures qu'on a eu soin d'y adapter.

Comme cette espèce de Suture est plus élégante que les autres dont nous avons fait mention; comme d'ailleurs ses conséquences sont en général assez importantes, nous avons cru qu'il convenoit d'en parler avec plus de détail qu'on ne l'a fait ordinairement; d'autant plus qu'à la réserve d'un très-petit nombre de cas, elle peut remplacer toutes les autres opérations de ce genre.

§. V. *De la Suture sèche.*

La Suture sèche est en usage pour les playes qui ne sont ni fort étendues, ni fort profondes, & principalement à la face, aux joues, au front, &c. parce qu'elles laissent moins de difformité en ces parties que ne feroit la Suture sanglante. Ses bons effets reconnus, dans les cas où on l'avoit adoptée par cette raison, & l'avantage qu'elle a sur cette dernière de ne point causer de douleur, en ont fait étendre l'usage à toutes les playes, dont elle pouvoit suffire à tenir les bords réunis.

Pour

Pour bien faire la Suture sèche, il faut que les emplâtres aient une étendue suffisante, & que leur forme soit adaptée à celle de la partie sur laquelle on veut les appliquer. Ils doivent en embrasser la plus grande portion, mais non la circonférence entière, de peur qu'interceptant la circulation, ils n'occasionnent des gonflemens & d'autres accidens. Il faut en outre, qu'ils adhèrent à la partie. L'emplâtre que nous avons décrit sous le nom d'adhésif, *voyez* EMPLATRE, ou celui qui est connu dans la Pharmacie sous le nom d'André de la Croix, sont ceux qui ont la plus grande ténacité. On se sert aussi, dans la même intention, de diachylon gommé, de térébenthine, ou de glu bien battue & étendue sur de la toile. Après avoir arrété le sang & bien nétoyé la playe, on prend quelqu'un des emplâtres indiqués ci-dessus, on en forme des languettes, dont on proportionne le nombre, la largeur & la longueur à l'étendue de la playe; on leur donne une figure droite, ou plus ou moins échancrée, selon les cas, *voyez* les planches. On applique ces languettes par une de leurs extrémités, alternativement sur chaque lèvre de la division, en les pressant pendant quelques momens avec la main, afin qu'elles se collent mieux; après quoi on rapproche également, & tout doucement, les deux lèvres l'une de l'autre, & l'on applique l'autre extrémité de chaque languette sur le bord opposé. On couvre le tout d'un plumaceau enduit de cérat, & d'une compresse qu'on affermit convenablement par le bandage. *Voyez* PLAYE.

M. Petit se servoit d'emplâtres agglutinatifs percés dans le milieu d'un ou deux trous, ou même davantage, suivant l'étendue de la playe. Ces ouvertures sont ovales ou angulaires, & elles donnent la facilité de voir, non-seulement si les lèvres sont bien rapprochées, mais encore en quel état elles sont; elles donnent aussi la liberté d'y faire les applications convenables, comme on l'a dans la méthode précédente, à la faveur des intervalles que les languettes d'emplâtre laissent entr'elles. On applique l'emplâtre de M. Petit, qu'on appelle fenêtré, d'abord sur un côté de la playe, puis sur l'autre, & on le laisse sur la partie jusqu'à ce que la playe paroisse bien consolidée.

On pratique encore la Suture sèche de la façon qui suit. Prenez de l'emplâtre adhésif, que vous étendrez sur deux morceaux de toile neuve & forte, d'une grandeur proportionnée à l'étendue & à la profondeur de la playe; attachez au bord de chacun trois ou quatre cordons de fil, selon la longueur de la division, & après avoir chauffé les emplâtres, mettez-en un sur chaque lèvre de celle-ci, distant l'un de l'autre d'environ un travers de doigt. On rapproche ensuite les lèvres de la playe exactement, & tandis qu'un Aide les tient bien appliquées l'une contre l'autre, le Chirurgien lie les cordons des emplâtres, en serrant les nœuds, autant qu'il le faut, pour que les bords de la playe soient bien réunis. On met sur la playe un plumaceau de charpie, enduit de cérat, & par-dessus chaque emplâtre, une compresse longitudinale; on les recouvre d'une grande compresse quarrée, & d'un bandage pour contenir le tout. Le lendemain, on examine la playe, & si les cordons paroissent être relâchés, on les serrera de nouveau, sinon l'on n'y touchera pas. Si les cordons s'étoient relâchés, ou s'il étoit survenu une inflammation considérable, il faudroit aussi-tôt les relâcher, autant qu'il seroit nécessaire, & l'inflammation passée, ou notablement diminuée, les serrer de nouveau si le cas l'exige.

§. VI. *Des cas où il ne convient pas d'employer la Suture pour la réunion des Playes.*

Quoique la réunion soit l'indication générale que donne la cure des playes, il y a des cas où il ne faut point mettre en usage les moyens de la procurer. Tels sont, 1.° ceux des playes soupçonnées d'être venimeuses, parce qu'il faut les traiter de manière à détruire le venin. *Voyez* PLAYES VENIMEUSES. 2.° Les playes accompagnées de grandes inflammations ne permettent pas l'usage des Sutures, proprement dites, parce que les points d'aiguille augmenteroient les accidens; mais on se servira des autres moyens unissans, s'ils peuvent avoir lieu. 3.° les Playes contuses devant nécessairement suppurer, ne peuvent point être réunies, non plus que celles où il y a une grande déperdition de substance qui empêche le rapprochement de bords de la playe. 4.° On ne réunit point les playes qui pénètrent dans l'intérieur de la poitrine. *Voyez* POITRINE. 5.° Les playes où il y a des gros vaisseaux ouverts n'admettent la Suture, que lorsqu'on aura pu se mettre à l'abri de l'hémorrhagie par la ligature des vaisseaux.

Dionis, après plusieurs autres Auteurs, a cru que l'on ne devoit point réunir les playes où les os sont à découverts, à cause des exfoliations qu'il en faut attendre. Ce précepte ne doit pas être pris à la rigueur; on ne doit le suivre que quand les os découverts sont altérés; car, s'ils sont simplement découverts, ou même divisés par un instrument tranchant, en approchant les bords des parties molles nouvellement divisées, on les préservera de l'impression de l'air qui est nuisible aux os découverts, & l'on procurera la réunion des unes & des autres. On pourroit appuyer la pratique de réunir les playes avec division des parties osseuses, sur un grand nombre de faits; nous avons entr'autres une observation, communiquée à l'Académie de Chirurgie, par M. de la Peyronie, qui est très-concluante sur ce point. Un Homme reçut un coup d'instrument tranchant, porté obliquement sur la partie extérieure & moyenne du bras; l'os en fut coupé net avec les muscles & les tégumens qui le couvroient, en sorte que ce bras ne tenoit qu'à une bande de peau, de la largeur d'un pouce, sous laquelle étoit le cordon des vaisseaux. M. de la Peyronie tenta la réunion, bien persuadé qu'il seroit toujours à tems d'ôter le membre, si le cas le requéroit. Il mit les deux extrémités de l'os divisé dans leur situation naturelle; fit plusieurs points de Suture, pour la réunion des parties molles, & appliqua un bandage capable de contenir la fracture; ce bandage étoit fenêtré, vis-à-vis de la playe, pour la facilité des pansemens. On employa pour topique l'eau-de-vie avec un peu de sel ammoniac, dont on fomenta aussi l'avant-bras & la main qui étoit froide, livide & sans sentiment; on parvint à rappeller la chaleur naturelle; on pansa la playe. Le huitième jour, l'appareil en fut levé par la fenêtre du bandage; le quatorzième jour on leva le second appareil, & la playe parut disposée à la réunion. Le dix-huitième la cicatrice se trouva avancée, la partie presque dans son état naturel, & le battement du pouls sensible; alors, M. de la Peyronie substitua un bandage roulé au fenêtré: on eut soin de lever l'appareil de dix jours en dix jours; au bout de cinquante jours on l'ôta entièrement, & au bout de deux mois, le malade fut entièrement guéri, à un peu d'engourdissement près dans la partie. On doit conclure de cette observation, qu'il faut tenter la réunion, quelque grande que soit la playe, & qu'il n'y a point d'inconvénient à l'essayer, pour peu que la conservation d'un membre soit vraisemblable.

Les Chirurgiens modernes font beaucoup moins d'usage de la Suture que les anciens, sur-tout depuis la Dissertation de M. Pibrac sur ce sujet, insérée dans le troisième volume des Mémoires de l'Académie de Chirurgie. Ce Praticien judicieux & éclairé, s'élève contre cette méthode de réunir les playes qui, suivant lui, ne devroit jamais être mise en pratique que dans les cas où il seroit absolument impossible de maintenir les lèvres de la playe rapprochées par la situation & à l'aide d'un bandage méthodique; circonstances qu'il présente comme extrêmement rares, & qu'il paroît même regarder comme ne pouvant jamais avoir lieu. Il parle des Sutures comme remplissant rarement l'intention du Chirurgien, qui, dans la plupart des cas où il les emploie, se voit obligé d'y renoncer avant d'en avoir obtenu l'effet desiré; il croit qu'elles sont en général plus nuisibles qu'utiles à la réunion des playes, &, que lorsqu'elles réussissent le mieux, elles ne procurent pas une guérison plus prompte qu'un bandage bien fait. Il cite beaucoup d'observations de playes très-étendues de l'abdomen, du col, &c. où le bandage avoit suffi pour la guérison, même dans plusieurs cas où les points de Suture avoient manqué, & coupé les chairs comprises dans l'anse du fil. M. Louis avoit adopté la même doctrine & a publié une Dissertation dans le 4.e volume des Mémoires de l'Académie de Chirurgie, où il s'attache à prouver que la réunion du bec-de-lièvre réussit mieux avec le bandage unissant que lorsqu'on la fait au moyen des aiguilles. *Voyez* BEC-DE-LIÈVRE. Mais, quoique personne ne puisse contester que le bandage, aidé sur-tout de la Suture sèche, ne puisse suffire dans le plus grand nombre des cas, & que ce moyen ne soit infiniment préférable à la Suture, toutes les fois qu'on a lieu de se flatter qu'il réussira, on ne peut nier qu'il n'offre beaucoup moins de sécurité pour contenir les bords des playes dans la position convenable, & qu'il ne demande bien plus de dextérité que la Suture pour assurer, par son application, la guérison des playes.

SYMPHYSE (section de la). Συγχονδροτομια, Synchondrotomie. Severin Pineau étoit persuadé, il y a plus de deux cens ans, que l'accouchement ne pouvoit se faire qu'autant que les Symphyses cartilagineuses des os du bassin, en se relâchant, prenoient plus d'étendue, & ainsi agrandissoient la capacité totale de cet espace. Dans cette persuasion, quand le travail traînoit en longueur, il recouroit aux bains, aux lotions émollientes, aux corps gras & mucilagineux, dans l'intention de subvenir à la Nature, toutes les fois qu'elle étoit lente dans ses opérations. *Voyez* sur ce relâchement des Symphyses, ce que nous en avons dit à l'article BASSIN. Il n'y avoit qu'un pas à faire de ce qu'avoient dit les Anciens, à la section de la Symphyse des pubis, & ce pas ce fut M. Sigault, Médecin de la Faculté de Paris, qui le fit. Sans doute il s'y détermina d'après la lecture de Severin Pineau; car cet Auteur est on ne peut plus clair, dans le passage qui a trait à cette matière. Après avoir parlé des précautions que la Nature a prises dans la structure de la tête du fétus, pour aider à l'accouchement, il s'étend sur les grands avantages de l'écartement des os du bassin, & dit expressément que, non-seulement les Symphyses peuvent être dilatées, mais même encore être coupées avec toute sûreté. *Si enim*, dit-il, *natura ossa capitis non perfecerit in utero, neque suturas ullas effinxerit, ut deflexis ossibus & utcùmque compresso capite fœtus enixu faciliùs expellantur utero exeantque foràs; quantò magis in dilatandis maternis ossibus sagax, & provida eadem erit, contrà eorum opinionem qui ista ossa dilatari negant. Præterea ignobiliores partes nobilioribus semper ministrant & obsequuntur, nec non continentes seu externæ non tantùm dilatari, sed etiam secari tutò possunt ut internis succuratur ut Galenus ait. At nemo sanè est mediocriter in Medecina versatus qui non noverit pueros in utero contentos multò nobiliores esse maternis ossibus, pelvim, ut vulgò loquimur, constituentibus.* Que M. Sigault ait eu ou non le mérite d'inventer cet opération, on ne peut lui contester le courage de l'avoir mis le premier en exécution. Aussi le succès qu'il eut, dès la première tentative, lui valut-il une récompense du Gouvernement & les distinctions honorifiques de son Corps. La Faculté de Médecine de Paris dont il étoit Membre, fit frapper en son honneur une médaille d'or, qui, d'un côté, représente le Doyen de l'année, & de l'autre l'inscription suivante: *Sectio Symphys. Off. Pub. Lucina nova ann.* 1768, *invenit, & proposuit* 1777; *fecit feliciter J. R. Sigault D. M. P. Juvit Alph. Le Roi D. M. P.*

M. Sigault, en présentant son opération, ne la proposoit que dans des cas extrêmement rares, où la mauvaise conformation du bassin ne laissoit d'autres ressources que l'opération césarienne, & à dire vrai, le succès dont on s'en flattoit, en pareil cas, devoit lui donner la préférence sur cette dernière. Mais dans une découverte qui fait honneur & qui mène à grands pas vers la réputation, & nécessairement ensuite à la fortune, il est difficile de se tenir dans les bornes d'une précision raisonnée, on empiète toujours sur ce qui peut lui donner plus de consistance; & de-là l'attrait qui porta M. Sigault & ses adhérens à substituer leur nouvelle méthode à une patience raisonnée, à l'extraction par les pieds ou au forceps même qui eussent exposé la mere, & même son enfant à de bien moins grands accidens. Ils voyoient par-tout des accouchemens interminables par les moyens connus, parce qu'ils avoient une nouvelle méthode qu'ils cherchoient à mettre en pratique; en sorte que, dans l'espace de quatre à cinq ans, l'on fit plus de sections de Symphyses, qu'on avoit fait d'opération césarienne en vingt ans, & même plus. La simplicité du procédé, la facilité des parties coupées à se réunir, tout devenoit un motif d'exclusion de l'opération césarienne, & de la préexcellence de la nouvelle méthode sur celle-ci.

Mais cette méthode a-t-elle réellement les avantages qu'on lui attribue? On ne peut satisfaire à cette question que par des expériences sur le cadavre, dont le résultat soit pesé d'après un examen le plus scrupuleux. Voici celui qu'on a eu après plusieurs essais. La section faite sur un bassin dont le détroit supérieur n'avoit que trois pouces & un quart de petit diamètre, & cinq pouces de largeur transversalement, à peine eut-on écarté les parties divisées de l'étendue d'un pouce, qu'une des Symphyses sacro-iliaques parut s'entr'ouvrir d'une ligne & demie, & l'autre d'une ligne seulement. On porta l'écartement des pubis jusques à deux pouces & demi; mais, avant qu'il fût parvenu à ce point, le périoste des Symphyses sacro-iliaques se détacha, & d'assez loin, & leurs ligamens antérieurs furent déchirés, quoique l'écartement de l'une n'augmentât pas de cinq lignes, & celui de l'autre de trois seulement. Dans une autre expérience sur un bassin de quatre pouces sept lignes de petit diamètre, & de quatre pouces trois-quarts dans l'autre sens, les pubis ne purent s'écarter de vingt-&-une lignes, sans que le périoste ne fût également détaché des Symphyses sacro-iliaques, & ne se fût déchiré un pouce au-devant d'elles. Les Symphyses entr'ouvertes au point d'admettre le bout du doigt, s'écartent dans la suite, de manière à recevoir librement le bout du pouce.

Dans ces expériences, on a trouvé une variété dans l'accroissement du bassin à laquelle on étoit loin de penser, quoique l'écartement des os pubis fût toujours de deux pouces & demi. Dans la première, la distance naturelle de l'angle du pubis droit au centre de la ligne du sacrum s'est augmentée de cinq lignes seulement, & le diamètre transversal s'est agrandi de dix lignes. Dans la seconde, l'angle de chaque os pubis s'est éloigné de cinq lignes du centre de la saillie du sacrum, & l'accroissement du diamètre transversal a été la même que dans le premier. Le diamètre transversal du détroit inférieur s'est augmenté beaucoup plus que celui-ci du détroit inférieur, & le haut de l'arcade du pubis s'est élargi presque toujours dans les mêmes proportions que les os se sont écartés. Dans des expériences faites à l'Hôtel-Dieu de Paris, on a remarqué qu'un écartement d'un pouce entre les pubis, n'a donné qu'une ligne & demie de plus au petit diamètre du détroit; qu'il a fallu, dans un autre cas, porter cet écartement à neuf lignes en sus, pour en obtenir le même produit, tandis que six lignes d'ouverture sur un troisième bassin, ont donné ce résultat, & qu'un écartement de deux pouces & un quart ne produisit que trois lignes & demie chez une autre femme.

Il est constant, d'après le résultat de toutes les expériences tentées à ce sujet, que le petit diamètre du détroit supérieur, qui est celui qui met le plus constamment obstacle à l'accouchement, ne peut s'accroître que de quatre à six lignes au moyen d'un écartement de deux pouces & demi de la part des os pubis. Ce qui, dit M. Baudeloque, ne sauroit, dans tous les cas, faire cesser la disproportion qui existe entre ce diamètre & celui que la tête de l'enfant doit y présenter, quand même on pourroit, sans inconvéniens, obtenir cet écartement de deux pouces & demi sur le vivant. Mais, pour mettre plus la chose en évidence, supposons avec l'Auteur que nous venons de citer, un bassin dont l'entrée n'a de petit diamètre que quatorze à quinze lignes, tel qu'il est représenté dans la Planche relative à cet article, & admettons qu'au moyen d'un écartement de deux pouces & demi, les angles des os pubis s'éloignent de neuf lignes au-delà de leur distance naturelle du centre de la saillie du sacrum, ainsi qu'il est représenté dans la Planche citée. Admettons, comme il le dit, que le petit diamètre de ce bassin prolongé dans l'écartement des os pubis, jusqu'au point où l'on assure avoir engagé la tête de l'enfant, l'accroisse d'un pouce au lieu de sept à huit lignes. Quel sera le rapport qui existera alors entre ce diamètre & le plus petit que la tête puisse y présenter ? Si l'on accorde à celle-ci une épaisseur ordinaire, qui est environ trois pouces & demi, le défaut de proportion sera encore de seize lignes après la section de la Symphyse des pubis & l'écartement des os ; c'est-à-dire, que le plus petit diamètre de la tête surpassera encore de cette étendue le petit diamètre du bassin. Or, quel sera le fruit de cette opération dans un cas semblable ? Quelles en seront les suites sur un bassin qui seroit beaucoup plus étroit, car il en existe ?

Supposons un bassin conformé comme nous venons de le dire, le rapport de ses dimensions avec celles d'une tête ordinaire, est tel que le petit diamètre de celle-ci surpasse de vingt-sept à vingt-huit lignes le petit diamètre de l'entrée d'un pareil bassin. Ce bassin seroit assez large dans la direction de la ligne II, II. En éloignant les os pubis de deux pouces & demi, on augmente la largeur de l'entrée du bassin d'environ trois-quarts de pouce dans la direction de la ligne II, II ; de la même étendue ou à-peu-près dans la direction de la ligne III, & de six lignes seulement dans celle de la ligne IV ; l'angle de chaque os pubis s'éloigne du centre de la saillie du sacrum, de neuf à dix lignes au-delà de ce qu'il en étoit distant avant l'écartement des os. L'entrée du bassin s'accroît de la même étendue dans la direction de la ligne V, & d'un demi-pouce seulement selon le trajet de la ligne VI. Le petit diamètre, ou la ligne I, prolongé jusqu'au milieu de la ligne IX, IX, qui marque la profondeur à laquelle la convexité de la tête pourroit s'engager entre les os pubis écartés de deux pouces & demi, si le bassin étoit privé de toutes les parties molles, ne l'augmente alors que de sept lignes ; d'où l'on voit qu'il se trouve encore d'un pouce & demi au moins plus court que le petit diamètre de la tête de l'enfant de grosseur ordinaire. La section de la Symphyse seroit donc infructueuse sur un pareil bassin, si elle ne pouvoit procurer que deux pouces & demi d'écartement, ce qui paroît déjà exhorbitant. A plus forte raison seroit-elle sans succès, si l'on ne pouvoit éloigner les os pubis que de dix-huit lignes, comme il est arrivé le plus souvent ; puisqu'elle ne rétabliroit pas encore le rapport nécessaire à l'accouchement, quand on pourroit faire tourner cet écartement en entier à l'avantage du petit diamètre du détroit supérieur. Voyons si un écartement de trois pouces pourra procurer ce rapport. En éloignant les os pubis de trois pouces, on augmente la largeur du bassin de douze à treize lignes, la direction de la ligne II II, de dix lignes au plus, selon le trajet de la ligne III, de sept lignes selon la ligne IV, d'environ un pouce suivant la ligne V, & de sept lignes selon la direction de la ligne VI ; l'angle de chaque os pubis s'éloigne d'un pouce du centre de la saillie du sacrum, & au-delà de ce qu'il en étoit distant avant l'écartement des os ; ce qui augmente l'ouverture du bassin de l'étendue d'un pouce, ou à-peu-près, dans l'indication de la ligne VII, & d'un demi-pouce seulement selon la ligne VIII. Le diamètre d'avant en arrière de l'entrée de ce bassin jusqu'au milieu de la ligne ponctuée XX, qui marque la plus grande profondeur à laquelle la tête de l'enfant pourroit s'engager entre les os pubis écartés de trois pouces, si le bassin étoit dégarni des parties molles, ne s'accroit que de dix lignes ou environ ; ce qui ne sauroit encore faire cesser la disproportion qui existoit avant la section de la Symphyse du pubis, entre ce diamètre & l'épaisseur de la tête qui doit passer dans cette direction ; d'où il faut conclure que cette opération seroit également sans succès, si le bassin se trouvoit aussi difforme que celui que nous prenons pour modèle. Les lignes ponctuées XI & XII, indiquent l'écartement qu'on doit craindre du côté des Symphyses sacro-iliaques, en éloignant les os pubis. Les deux autres lignes ponctuées IX, XX, indiquent de combien la tête peut s'engager entre les os pubis écartés aux deux degrés qui ont été assignés ; elles ont été tracées sur la convexité même de la tête appliquée derrière les os pubis, dans un bassin privé de toutes parties molles.

Toutes les expériences dont nous venons de faire mention sont assez décisives sur le non-succès que devoit avoir la section de la Symphyse, dans les cas ordinaires où l'accouchement ne peut avoir lieu, à raison d'un vice du bassin, tels que ceux que nous venons de rapporter. Parmi le grand nombre d'observations qui ne prouvent point en sa faveur, & dont les circonstances néanmoins avoient été jugées les plus favorables, nous n'en rapporterons que deux, l'une dont il est fait mention dans une Dissertation inaugurale publiée à Strasbourg, en 1779, & dont on trouve dans les précis *Medicals-Commentaries*, année 1780. L'une fut faite par le Profess. Sieboald, en 1778, & l'autre par le Docteur Guerard, Professeur d'Anatomie, dans le mois de Mai suivant. La femme, qui fait le sujet de la première observation, éprouva les suites les plus fâcheuses, quoiqu'on n'eût porté l'écartement des os qu'à quinze ou dix-huit lignes ; elle ne dut sa conservation qu'à la prudence & à la sagacité de l'Opérateur, qui n'osa pas étendre cet écartement au-delà, crainte qu'il ne devînt mortel. Malgré cette augmentation de quinze à dix-huit lignes, à un bassin qui en avoit déjà trente-trois de diamètre, il fallut comprimer fortement la tête, & même l'écraser en quelque sorte pour en obtenir la sortie. La fièvre s'en suivit après l'opération, les urines coulèrent plusieurs semaines à travers la plaie, les os s'exfolièrent, & la malade n'en revint qu'avec la plus grande difficulté. Le bassin, dans celle qui fait le sujet de la seconde, n'avoit que deux pouces six lignes d'ouverture. Ne pouvant s'accorder sur la nécessité de l'opération, dit M. Baudeloque qui la rapporte, & l'un des Consultans, se persuadant qu'on pouvoit extraire l'enfant sans ce moyen extraordinaire, on fut chercher un des pieds qui se présentoit dans le voisinage du col de la matrice; on fit beaucoup d'efforts inutiles, soit pour faire descendre ce pied, soit pour aller prendre le second, & ce ne fut qu'après tous ces efforts vains qu'on mit en usage la section de la Symphyse. Quoiqu'elle eût donné un pouce & demi ou environ d'écartement, l'extraction de l'enfant n'en devint pas plus facile, on mit à contribution toutes les ressources de l'Art, mais ce fut envain. On arracha d'abord la jambe gauche, & on repoussa le tronçon de la cuisse dans la matrice, pour s'ouvrir une route vers la seconde extrémité qu'on ne put dégager, quoique M. Guérard & deux Consultans, s'entraînassent tour-à-tour. La tête paroissant vouloir se rapprocher, ils attendirent dans l'espérance qu'elle s'engageroit; mais, voyant qu'ils étoient trompés, ils ouvrirent le crâne, & en évacuèrent le cerveau, & appliquèrent successivement le forceps & le crochet; ils ne purent en détacher quelques pièces qu'au moyen d'une forte tenaille, & le reste parut inébranlable; enfin il sortit après cinq heures de repos d'un travail si continue. Cette opération commencée après midi, ne fut terminée que sur les neuf heures du soir, & la femme y survécut onze jours.

Tels mauvais succès que cette opération a eu dans les deux cas que nous venons de rapporter, elle a été cependant plus heureuse entre les mains de M. Després, en Bretagne, M. Gaubon, à Mons. Elle a été pratiquée heureusement en Espagne, en Hollande, mais souvent aussi elle a eu des suites les plus fâcheuses. Cependant, avant de porter un jugement définitif sur elle, voyons en quoi elle consiste. On commencera par introduire une sonde dans la vessie, pour éviter de blesser cet organe, ensuite on fera, sur le mont de Vénus directement sur la Symphyse, une incision avec un scalpel très-fort; tels que ceux dont se sert dans les dissections pour couper les cartilages inter-vertebraux; on coupera, dans cette première incision, les tégumens & la graisse, pour mettre la Symphyse bien à découvert. Alors on plongera la pointe du même scalpel obliquement en haut dans la propre substance de la Symphyse, jusqu'à ce qu'on sente un manque de résistance, on aggrandit l'incision jusqu'au bas de la Symphyse. Cette section faite, on écartera doucement les genoux de la malade, & on les fera tenir par un Aide dans le degré d'écartement qu'on jugera convenable. Il faut aller ici avec beaucoup de ménagement & par degré. Les choses ainsi une fois conduites, on attend paisiblement que les contractions de la matrice expulsent l'enfant; & lorsqu'il est sorti de lui-même, on rapproche les cuisses après la délivrance, on applique un bandage à l'entour des reins, on place la malade dans son lit, & du reste on se comporte comme dans tous les cas de grandes opérations. Cette opération, telle que nous venons de la rapporter, est simple; mais quelquefois elle offre beaucoup plus de difficulté. On a été, en certains cas, obligé de recourir à la scie pour diviser la Symphyse qui étoit ossifiée; dans d'autres, il a été impossible d'écarter les os séparés, quelques écartées qu'on tînt les cuisses; le plus souvent on n'a pu retirer l'enfant que par morceaux, quelque soin qu'on prît pour aggrandir cette nouvelle ouverture en étendant les cuisses.

En comparant le procédé de cette opération & les parties qu'on incise, avec celles qu'on intéresse dans l'opération césarienne, tout parle certainement en faveur de la première. On n'y divise que les tégumens, les graisses & les cartilages, parties assez insensibles; les vaisseaux coupés sont incapables de fournir une bien grande hémorrhagie; l'enfant vient au monde par la voie naturelle qui lui est rendu plus libre; on n'a point à craindre d'épanchemens, ni aucun foyer purulens, le seul obstacle seroit la soudure des os, mais elle ne peut guère avoir lieu que chez les personnes fort âgées. Cependant la section de la Symphyse n'est rien moins que favorable à la sortie de l'enfant, la plupart jusqu'ici ont péri au passage, où sont morts quelques minutes après leur naissance; elle n'est rien moins que favorable, lorsque les os des isles sont soudés avec le sacrum; circonstance qu'on reconnoît quand l'opération est faite, par la difficulté qu'on rencontre à écarter les parties divisées en portant les cuisses en dehors. Elle n'est rien moins que favorable encore, parce que rarement elle met à couvert la vie de l'enfant, même lorsque le bassin n'est pas des plus difforme, & que souvent celle de la mère est exposée. La mort de l'une & de l'autre est certaine, quand cette mauvaise conformation est extrême. Le délabrement des parties extérieures & du col de la matrice, l'inflammation & la gangrène de ce viscère, les dépôts de matières purulentes, sanieuses, putrides dans le tissu cellulaire du bassin, la hernie de la vessie entre les os pubis, les échymoses le long des muscles psoas, la lésion du canal de l'urètre, l'incontinence d'urine, & des escarres gangreneux plus ou moins profond, forment le tableau des accidens auxquels cette opération expose. De tous ces détails, nous conclurons que la section de la Symphyse ne peut soutenir de paralèle aujourd'hui avec l'opération césarienne, si on lui accordoit quelqu'avantage, ce ne seroit que dans le cas d'enclavement de l'espèce dont parle Rœderer, où l'on ne peut, dit-il, introduire aucun instrument entre la tête & le bassin, en quelqu'endroit que ce soit; elle mériteroit alors la préférence sur l'ouverture du crâne, sur l'usage des crochets, & même sur l'opération césarienne, que cet Auteur propose; elle lui seroit encore préférable dans le cas où le détroit inférieur est resserré transversalement, s'il ne falloit que peu d'écartement pour donner à ce diamètre l'étendue qui lui manque. *Voyez*, pour de plus grands détails, les livres d'Accouchemens. (*M.* PETIT-RADEL.)

SYMPTOME, Συνπτωμα. *Symptoma.* Phénomène qui survient dans l'exercice des fonctions, & qui, joint à d'autres, constitue une maladie plus ou moins grave. Le Symptôme est un effet aussi nécessaire à la maladie que l'ombre l'est à un corps exposé à la lumière; aussi les Grecs en ont-ils pris l'étimologie du verbe συμπίπτειν, qui veut dire *arriver avec*. Le Symptôme suppose la présence de la maladie, sa cause, & de plus un effet qui lui est cohérent, & qui peut cependant en être distingué; effet qui se manifeste spontanément à celui qui connoît bien les phénomènes propres à l'état de la santé, & qui disparoît lorsque tout revient dans l'ordre naturel. D'après cela, le Symptôme peut être regardé comme le radical de toutes maladies, & comme une circonstance propre à entrer dans leur définition. Eclaircissons ceci par un exemple: il est actuellement reconnu que l'inflammation dérive d'une irritation qui attire dans les capillaires une plus grande quantité de sang qu'il ne peut y en passer. Ses Symptômes sont la douleur, la pulsation, la rougeur, la chaleur & quelquefois une intuméfaction très-apparente. Mais ces Symptômes ne sont pas par eux-mêmes des maladies, mais bien des parties constituantes, qui ne la forment complettement que par leur réunion.

Les Symptômes ne doivent point être confondus avec certains désordres qui paroissent moins dûs au caractère de la maladie qu'à une idiosyncrasie particulière dont la considération est de la plus grande importance dans la pratique. L'homme, en effet, n'est point une machine brute, qui soit indifféremment soumise aux influences du dehors; il est doué d'une intelligence qui souvent apprécie les dérangemens survenus dans son organisme, & qui, par l'anxiété où elle se trouve alors, leur donne une plus ou moins grande intensité. Ses organes jouissent également de forces, qui souvent deviennent plus puissantes par l'effet de la maladie, pour s'opposer à sa véhémence. Chacun a une intimité réciproque, une liaison, enfin un consentement d'action qui font que quand l'un souffre, l'autre compatit à son mal, & souvent réunit tous ses efforts pour, conjointement avec le premier affecté, éloigner la cause commune du désordre. De-là naissent de nouveaux Symptômes, qui anticipent sur ceux qui ont paru les premiers, & qui souvent se mêlent tellement avec eux, qu'il est très-difficile de pouvoir les distinguer.

Les Symptômes se divisent en primitifs & en consécutifs: les primitifs, qu'on nomme encore essentiels, sont ceux qui paroissent à l'instant que la maladie commence, & qui en sont un effet immédiat & prochain, telle est l'hémorrhagie dans une playe où les gros vaisseaux ont été ouverts, la rougeur & la pulsation dans un phlegmon, la paralysie des extrémités inférieures dans les fractures de l'épine avec déplacement; le crachement de sang dans les playes de poitrine où le poumon est blessé. Les consécutifs ou secondaires sont ceux qui surviennent à une maladie déjà formée, telle est la difficulté de respirer, l'oppression dans les cas d'épanchement à la suite des playes de poitrine, la rougeur des joues, les frissons irréguliers, la fièvre dans les cas d'empyème.

Les Symptômes peuvent quelquefois former les signes de la maladie; mais quoique ceux-ci soient alors regardés comme autant de symptômes, il ne s'ensuit pas que tous soient symptômes, ainsi que nous l'avons expliqué à l'article SIGNES. Les symptômes ayant rapport aux actions de la vie, & celles-ci pouvant être en général lésées en trois manières, par diminution, par abolition ou par dépravation d'action, les Auteurs qui ont voulu être exacts ont parcouru ces différentes lésions, en développant tout ce qu'elles ont d'intéressant. Leurs observations à ce sujet forme un corps de doctrine auquel ils ont donné le nom de Sympromatologie, & qui fait la première partie de la Pathologie ou de l'Histoire des maladies en général. Les Pathologistes exacts regardent les Symptômes comme les élémens ou parties constituantes des maladies, & c'est bien avec raison; car de même qu'on ne peut avoir aucune connoissance de l'économie animale sans celle préliminaire de ses élémens ou principes, de même on ne sauroit connoître à fond une maladie, sans scruter intimement la nature des phénomènes ou Symptômes qui la constituent, & sans chercher à connoître les différentes affections qui peuvent s'ensuivre de leur réunion. Nous renvoyons, pour de plus grands détails, à un Ouvrage que nous ferons paroître incessamment. (*M.* PETIT-RADEL.)

SYNCHYSE, Συγχύσις. *Confusio.* Saint-Yves & Maître-Jan donnent ce nom à un changement ou fonte du corps vitré & du cristallin, en une humeur purulente visqueuse qui, par la suite des tems, prend une apparence séreuse, jaunâtre, comme du blanc d'œuf tombé en dissolution. Depuis on l'a appliquée à la confusion des humeurs qui survient à la suite des contufions de l'œil, avec dilacération des membranes internes ou capsulaires. *Voyez*, pour de plus grands détails, l'article ŒIL, où l'on trouve tout ce qui a rapport à l'inflammation & la contusion de cet organe. (*M. PETIT-RADEL.*)

SYNTHESE, réunion, jonction; de συν, ensemble, & de θεσις, position, situation. Terme générique qui comprend toute opération par laquelle on réunit les parties qui ont été séparées, comme dans les fractures, les playes. *Voyez* OPÉRATION. *Voyez* aussi PLAYE, FRACTURE, SUTURE.

SYRINGOTOME, de σύριγξ, roseau, fistule, & de τομή, incision. Espèce de bistouri à lame courbe, dont le tranchant suit la cavité, & dont on se sert pour couper les tégumens, les duretés & tout ce qui recouvre un canal fistuleux, situé au fondement ou dans quelqu'autre partie.

On trouve dans Sculset & dans Fabrice d'Aquapendente des figures de Syringotomes; ce sont des espèces de petites faucilles boutonnées par leur extrémité. La Chirurgie moderne a cherché à perfectionner le Syringotome, en faisant souder à la pointe du bistouri courbe un stilet d'argent, de figure pyramidale : ce stilet a six ou huit pouces de long; il est plus gros à sa base qui est soudée à l'acier, & va doucement en diminuant pour se terminer par un petit bouton. Ce stilet doit être recuit, afin d'avoir plus de flexibilité. *Voyez* les Planches.

Pour se servir de cet instrument dans l'opération de la fistule à l'anus, on introduit le stilet dans la fistule, on le fait sortir en-dehors par l'intestin, &, en le tirant, on coupe la peau, les graisses, les duretés, & tout ce qui couvre le canal fistuleux. Cet instrument n'est plus en usage aujourd'hui.

Voyez, au mot ANUS, ce que nous avons dit sur la meilleure forme à donner au bistouri pour opérer la fistule par l'anus.

T

T. Bandage en T. C'est le nom qu'on donne à une sorte particulière de bandage à cause de sa figure. Il est destiné à contenir l'appareil convenable à l'opération de la fistule à l'anus, aux maladies du périnée, & à celles du fondement des aines, &c. On le fait avec deux bandes longues d'une aulne, & plus ou moins larges, suivant le besoin. La bande transversale sert à entourer le corps sur les hanches; la perpendiculaire est cousue par une de ses extrémités au milieu de celle-ci; pour l'ordinaire on la fend par l'autre bout jusqu'à six ou huit travers de doigts de la ceinture; le plein de cette bande passe entre les fesses & s'appuie sur le périnée; les deux chefs sont conduits à droite & à gauche entre la cuisse & les parties naturelles pour venir s'attacher à la ceinture par un nœud en boucle de chaque côté. Dans le bandage nommé en double T, il y a deux branches perpendiculaires cousues à quatre travers de doigts de distance l'une de l'autre. Le double T. convient plus particulièrement pour l'opération de la taille, & pour les maladies du périnée; parce qu'on croise les deux branches sur le lieu malade, & qu'on laisse l'anus libre & à découvert, avantage que n'a point le T. simple.

TABAC. *Nicotiana Tabacum*, Lin. Les feuilles de cette plante sont narcotiques, résolutives, sternutatoires. L'application externe du Tabac sur les ulcères a quelquefois fait vomir & occasionné d'autres symptômes fâcheux; elle a cependant été quelquefois employée avec succès pour des ulcères sordides & calleux, pour résoudre le paraphymosis chronique, les tumeurs scrophuleuses des glandes, celles des testicules, &c. On se sert, pour cet effet, des feuilles humectées ou de la décoction de ces feuilles.

La fumée de Tabac, reçue dans la bouche, est utile pour les maux de dents & pour les fluxions de gencives. L'on recommande dans le même but la mastication des feuilles dont l'effet est plus grand encore que celui de la fumée. Mais l'usage de ce remède n'est pas sans inconvénient pour les personnes qui n'y sont pas accoutumées, occasionnant très-promptement du vertige, des maux de cœur, &c.; il n'est pas même sans danger pour celles qui, par l'habitude qu'elles en ont contractée, ne sont plus sensibles à ces effets désagréables, mais dont il vient à la longue à fatiguer les nerfs & à détruire l'estomac.

Le principal avantage qu'on ait retiré du Tabac, employé comme médicament, c'est en injectant la décoction ou la fumée des feuilles dans les intestins dans les cas urgens, & particulièrement dans ceux de hernie incarcérée. M. Heister a donné de grands éloges à ce remède, & M. Pott, dont le témoignage est d'un si grand poids, a recommandé les lavemens de cette espèce comme un des moyens les plus actifs qu'on puisse employer pour réduire une hernie, tant que l'inflammation n'a pas fait encore beaucoup de progrès. Il préfère la fumée à l'infusion, celle-ci se portant sur une moins grande étendue du canal intestinal que la première; il croit d'ailleurs que l'infusion est plus sujette à causer des maux de cœur, des foiblesses, des sueurs froides & d'autres symptômes nerveux que la fumée. Aussi préfère-t-il cette dernière toutes les fois qu'il peut se procurer une machine convenable pour l'injecter.

« Mais, dit-il, lorsque je n'ai point eu de pareille machine, ou que je n'aurois pu me la procurer sans perdre un tems précieux, je me suis souvent servi de l'infusion, & communément avec beaucoup de succès. Elle fatigue ordinairement le malade, & produit une foiblesse avec une sueur froide capable d'allarmer ceux qui ne font pas aussi-tôt réflexion à la propriété du Tabac & aux symptômes qu'il peut occasionner; mais, soit par l'effet de la foiblesse, ou par celui de l'irritation excitée dans le canal intestinal, ou, ce qui est beaucoup plus probable, par l'effet de l'une & de l'autre, j'ai vu plusieurs fois des hernies qui avoient résisté à tous les efforts de la main, rentrer d'elles-mêmes sans qu'on y touchât pendant l'action de ce lavement.

» J'ai différentes fois essayé plusieurs autres remèdes stimulans administrés par le fondement; je n'en ai point trouvé dont l'effet fût comparable à celui du Tabac, & je n'en ai vu aucun produire ce mouvement convulsif des muscles de l'abdomen, qui a très-souvent lieu pendant le mal-aise qui accompagne l'usage de ce médicament, & qui, quoique fatiguant & incommode tant qu'il dure, est néanmoins un des principaux moyens par lesquels s'opère le dégagement de la portion d'intestin étranglée.

» J'ai aussi rencontré bien des cas où ce remède n'a pas mieux réussi qu'aucun des autres moyens qu'on a proposés dans le même but, quoique employé avec tout le soin & la dextérité possible; & cela n'est pas étonnant; celui qui cherche l'infaillibilité dans les remèdes de la Médecine aura toujours du mécompte. Mais je puis assurer avec vérité que j'ai vu la fumée & l'infusion de Tabac réussir beaucoup plus souvent que tout autre remède, & quelquefois dans des cas très-désespérés. » *Voyez* le Traité des hernies de M. Pott où cet Auteur raconte plusieurs observations tendantes à confirmer ce qu'il vient de dire à ce sujet.

L'infusion qu'il recommande se fait avec un gros de Tabac dans une livre d'eau bouillante.

Pour l'appareil destiné à injecter la fumée de Tabac, *voyez* les Planches.

TAGLIACOT, (Gaspard) Médecin & Philosophe, qui professoit l'Anatomie & la Chirurgie à Bologne, vers la fin du quinzième siècle. Il pratiqua long-tems avec distinction, & se fit connoître à la postérité, par son livre, intitulé : *De curtorum insitione per Chirurgiam venet, in-folio*. 1597. Ouvrage dans lequel il enseigne différents procédés pour substituer à certaines parties; ce qui leur manque à la suite de quelques playes, en prenant d'autres parties du corps des portions analogues.

Cette méthode, d'ajouter ainsi au corps humain, a beaucoup d'analogie avec ce qui se passe, lorsqu'on ente une branche d'anche d'arbre sur une autre. Colummella & Caton, les premiers Auteurs qui nous ont présenté l'Agriculture comme un corps de Science, sont ceux où Tagliacot a puisé ses premières idées. Son procédé que nous n'aurons point occasion de développer ailleurs, consiste en ceci. Il faut d'abord faire une incision au bras; on en coupe un lambeau qu'on laisse adhérent par un bout; on élève le bras jusqu'à ce que le lambeau puisse toucher l'endroit où le membre qui manque devroit être; préliminairement on affraîchit l'endroit où doit être apposé le lambeau; on y applique celui-ci & l'on maintient le bras convenablement élevé par le moyen de bandage que le génie suggère, & que notre Auteur décrit; mais, pour plus grande sûreté, il recommande de faire quelques points de suture entrecoupée. Quoique les idées & la pratique de Tagliacot paroissent destituées de toute raison, qu'elles soient exposées d'une manière souvent inintelligible, elles ont eu leurs partisans. Ronzanus, dit-on, pratiqua ces opérations bien avant notre Auteur en 1442. Jacques Horstius dit, dans son Traité de Chirurgie, avoir été témoin oculaire de ses succès. Fabrice de Hildan parle d'un Grison qui donna un nez à un homme qui n'en avoit point, en suivant exactement la méthode de Tagliacot. J'ai peine à croire que telle méthode qu'on suive, on puisse restituer ainsi un nez; il ne faut que se rappeller l'Anatomie de cette partie pour concevoir que, si strictement parlant, on peut par incision lui ajouter quelque chose; il est impossible de lui conférer une forme & une action qui dépendent des cartilages & autres parties qu n'existent plus.

Tagliacot mourut à Belogne en 1553. La Faculté de cette ville, pour perpétuer sa mémoire, fit graver l'inscription suivante dans une des salles de ses Ecoles.

D. O. M.

Gaspari Taliacotio civi Bononiensi
Philosopho ac Medico ætatis nostræ celeberrimo.
Cum universam humani corporis Anatomen in doctissimorum virorum frequentissimo conventu publicè administratam facundiâ, methodo ac doctrinâ admirabili explicavit, ejusque incompertas adhùc partes in lucem prodierit, animi grati & perpetuæ memoriæ ergò :
Lect. Medicique P. P.
Ordinariæ Anatomes ab illo administratæ monumentum. (*M. Petit-Radel.*)

TAILLADE. Incision longue & profonde qu'on fait quelquefois dans les parties molles pour donner issue à des fluides infiltrés. On recommande lorsque l'urine s'est infiltrée dans le scrotum, de lui donner promptement issue par de profondes Taillades faites à cet organe, afin d'en prévenir la gangrène qui ne tarderoit pas à en être la conséquence.

TAILLE. Λιθοτομία *Lithotomia*. Lithotomie. Opération par laquelle on extrait les pierres qui se forment dans les voies urinaires chez l'un & l'autre sexe. On peut voir ce que nous avons déjà

déjà dit de cette opération, relativement aux pierres qui se forment dans les reins à l'article NÉPHROTOMIE. Nous ne traiterons dans celui-ci que de l'extraction des pierres hors de la vessie, du canal de l'urètre & du prépuce, où on les rencontre quelquefois chez les enfans.

De l'extraction de la Pierre hors de la vessie.

L'extraction de la pierre hors de la vessie, ou la Taille proprement dite, est une opération fort ancienne; elle date bien avant Hippocrate, si l'on s'en rapporte au passage suivant pris du serment que ce Père de la Médecine faisoit faire à ses Elèves, où il dit: *neque verò calculo laborantes secabo; sed magistris ejus peritis id muneris concedam.* Elle a été depuis particulièrement décrite par Celse qui l'a pratiquée avec le plus grand succès à Rome & successivement par Paul & tous les grands Maîtres qui l'ont suivi jusqu'ici, mais avec une diversité de moyens relative aux connoissances des tems, ainsi qu'on peut s'en convaincre, en lisant les Auteurs qui en ont particulièrement traité, & comme on le verra dans le cours de cet article.

Les Anciens, si l'on en juge par le passage suivant de Celse, ne pratiquoient point cette opération aussi communément qu'aujourd'hui; *ad quam quum præceps sit*, dit cet Auteur, *nullo modo convenit. Ac neque omni tempore, neque in omni ætate, neque in omni vitio id experiendum est, sed solo vere in eo corpore quod jam novem annos nondum quatuordecim excessit.* Mais depuis ces premières époques de l'Art, de plus grandes connoissances ont fait établir d'autres règles, & l'on n'a point tardé à distinguer, pour cette opération, un tems d'élection & un de nécessité. On ne se détermine à celui-ci que dans les circonstances graves où la vie du malade est en danger, si l'on n'opère pas promptement. Le tems d'élection est ordinairement le Printems ou l'Automne, saisons où la rigueur moindre du froid ou du chaud, donne moins à craindre pour les suites de l'opération. Mais les préparations qu'on doit faire subir au malade, exigent plus d'attentions que le choix de la saison; elles sont relatives au tempérament dont il jouit, à son âge & à ses forces. Pour peu qu'il éprouve des douleurs dans la région des reins, il faut attendre qu'elles soient complettement passées sur-tout si tout porte à croire qu'elles proviennent d'une pierre retenue dans les reins, ou engagée dans les uretères; car alors on préviendroit le retour d'une nouvelle pierre dans la vessie, en les extrayant toutes deux par une même opération. On saigne alors le malade une ou deux fois; on le met à l'usage des boissons adoucissantes & légèrement diurétiques; on lui fait prendre les bains pour relâcher les parties & permettre à la pierre de passer avec plus de facilité; on le purge ensuite une ou deux fois & on l'assujettit à un régime doux & humectant. La veille de l'opération on lui fait donner un lavement, pour vuider les gros intestins, & on le répète le jour même quelques heures avant que d'opérer, si on le juge nécessaire. On fait raser les régions sur lesquelles on se propose d'inciser, & l'on dispose convenablement une table, dans l'endroit où l'on a intention d'opérer. La vessie étant différemment placée chez l'homme que chez la femme, & le canal de l'urètre qui mène à elle, chez celle-ci, étant beaucoup plus court & moins courbé dans son trajet, il s'ensuit que les régles auxquelles il faut s'astreindre, en opérant dans le plus grand nombre des cas, ne sont nullement les mêmes quant aux deux sexes; aussi, les considérerons-nous séparément chez l'un & chez l'autre, avec l'extension que demande une matière si intéressante.

I. Des Méthodes propres aux hommes.

On doit entendre par Méthodes, dans la pratique de la Taille, certaines manières d'attaquer les régions de la vessie au moyen d'instrumens convenables & dirigés selon certaines règles établies par leurs Auteurs, pour pouvoir inciser sûrement les parties, & extraire plus promptement la pierre. Ceux qui ont inventé ces méthodes n'y ont d'abord été portés que par un louable motif, celui de diminuer les souffrances des malades & d'éviter les accidens auxquels ils étoient exposés dans celles qui étoient usitées avant eux. La routine paroît avoir beaucoup plus contribué, que le jugement, à la conservation de ces méthodes chez nos prédécesseurs, tant les hommes ont peine à s'éloigner de la route battue par leurs devanciers, même dans les choses les plus soumises aux sens & conséquemment moins sujettes à les égarer. Mais, si l'opération de la Taille a été long-tems circonscrite dans les bornes étroites où l'avoient resserré les Anciens, l'*auri sacra fames*, de ceux qui sont survenus depuis plus d'un demi-siècle, l'a enrichi de nombreux procédés dont la plupart sont ensevelis dans l'oubli avec leur Auteur. Chacun ici a voulu inventer son instrument, pour fouiller dans une mine qu'il ne vouloit faire regarder comme sûrement exploitable que par lui, & de-là cette richesse illusoire qui n'a été qu'au préjudice de l'Art. On peut attaquer la vessie, par le col de cet organe, par le col de côté, par le canal de l'urètre, & par son fond, ce qui constitue quatre Méthodes, qu'on appelle Petit-Appareil, Appareil-Latéral, Grand-Appareil & Haut-Appareil. Ce que nous allons dire de chacun, est extrait des cahiers que M. Sabatier a bien voulu nous fournir.

Du Petit-Appareil.

Le Petit-Appareil est communément appellé

la Méthode de Celse, *Celsiana sectio*; parce que cet Auteur est le premier qui l'ait décrite; il est cependant vraisemblable qu'il n'en est pas l'inventeur, & que cette opération étoit connue long-tems avant lui; *Florus Historicus* rapporte que le fils d'Alexandre, Roi de Syrie, âgé d'environ dix ans, périt des suites de la Taille qui lui avoit été faite par des Médecins gagnés par Diodore, son tuteur. Le Petit-Appareil a été connu quelque tems sous le nom de *Guidoniana sectio*, de Gui de Chauliac, Professeur en Médecine à Montpellier, puis à Avignon où il fut Médecin du Pape Clément V. Ce Praticien le releva du discrédit où il étoit tombé, mais le Grand-Appareil ayant prévalu vers le commencement du sixième siècle, on ne le désigna plus que sous le nom où il est connu aujourd'hui, eu égard au petit nombre d'instrumens & d'aides qui sont nécessaires pour le pratiquer.

Pour opérer dans cette méthode, il ne faut que deux instrumens, savoir un bistouri bien tranchant & une curette; deux aides, un desquels soutient & assujettit le malade, & l'autre qui relève les bourses. Le premier doit être grand & fort; il s'assit sur une chaise élevée; &, après avoir fait mettre un oreiller sur ses genoux, & par-dessus un drap en plusieurs doubles & qui pend jusqu'à terre, il fait placer le malade sur lui, de manière que ses fesses portent sur le bord de l'oreiller, que son dos soit renversé en arrière, les cuisses étant écartées l'une de l'autre, & ses bras placés dans leur intervalle. Cet aide saisit alors de chaque main le poignet & le bas de la jambe du malade, & le retient ainsi dans la situation où il se trouve. Les bourses relevées par le second aide, le Chirurgien assis sur une chaise moins haute ou agenouillé du côté gauche vis-à-vis du malade, lui introduit le doigt indicateur & celui du milieu de la main gauche bien graissé, dans le rectum, avec la précaution de tourner la paume de la main en haut; il lui met en même-tems la main droite sur l'hypogastre afin de pousser la pierre de haut en bas & de l'amener vers le col de la vessie avec les doigts placés dans le rectum lorsqu'il a pu les y introduire. Il tire à lui la pierre, autant qu'il peut de dedans en dehors, afin de lui faire faire saillie au périnée, puis il coupe tout ce qui se présente par une incision profonde & légèrement oblique. Il ne doit pas craindre d'appuyer le tranchant de l'instrument, de peur de l'émousser; il faut au contraire fendre avec exactitude jusqu'au col de la vessie, afin que rien ne s'oppose à la sortie du corps qu'on veut extraire. Lorsque l'incision est faite, le Chirurgien quitte le bistouri pour prendre la curette qu'il pose derrière la pierre pour l'attirer de dedans en dehors, en quoi il est aidé par les deux doigts qui sont dans l'anus, il cherche ensuite s'il n'y en auroit pas quelques autres pour les tirer de même; après quoi il fait porter le malade dans son lit, & se conduit pour le reste comme nous le dirons en parlant de l'appareil latéral, selon le procédé de Cheselden.

Les parties intéressées dans le Petit-Appareil, sont les tégumens, le muscle transversal ou triangulaire de l'urètre, les graisses profondes du périnée & le col de la vessie.

Cette méthode semble avantageuse à quelque égard, elle est beaucoup moins effrayante pour les malades qui ne sont point liés ni assujettis comme on a coutume de le faire dans les autres méthodes, elle exige moins d'instrumens; ce qui la rend d'une exécution plus facile & plus prompte. L'urètre & le col de la vessie ne sont pas exposés aux contusions & aux déchiremens forcés qui sont les suites de beaucoup d'autres manières d'opérer. Enfin l'extraction de la pierre se fait de la manière la plus favorable, c'est-à-dire, par la section du col de la vessie & par la partie la plus large de l'angle des os pubis. Mais ces avantages sont compensés par trois inconvéniens bien grands, le premier est la lésion du col de la vessie, soit par les aspérités de la pierre qui, devant être poussée avec force de dedans en-dehors, peut meurtrir les parties sur lesquelles on l'appuie, ou par l'action du bistouri qui, n'étant dirigé que par la pierre dont la position n'est pas constante, peut, étant porté plus haut, plus bas ou en travers, séparer entièrement le col du reste de l'urètre. Le second inconvénient est la difficulté de couper avec exactitude la vessie sur la pierre, lorsqu'elle est raboteuse, à raison de la peine que la pointe du bistouri trouve à s'introduire dans les enfoncemens qu'elle présente: le troisième est l'impossibilité de ramener la pierre, vers le col de la vessie chez les hommes faits, ce qui borne l'usage de cette opération aux enfans, & empêche de la pratiquer chez les adultes, à moins qu'ils ne soient d'une fort petite taille. Ces inconvéniens du Petit-Appareil étoient si bien connus des Anciens, qu'ils n'y avoient recours que sur les enfans parvenus à leur quatorzième année, *in eo corpore quod jam novem annos nondum quatuordecim excessit*, dit Celse; passé cet âge, les calculeux ne devoient plus rien attendre de la Chirurgie. Cependant l'Histoire fait mention de quelques personnes qui se vantoient de pouvoir la pratiquer sur les sujets de tout âge & de toute grandeur; mais elle dit aussi que c'étoit des Charlatans & des imposteurs qui, après avoir fait à leurs malades une incision au périnée comme pour l'opération de la Taille, y mettoient adroitement une pierre qu'ils avoient teint de sang qui sortoit de la plaie pour faire croire au malade & aux assistans qu'ils venoient de la tirer de la vessie. Tel étoit ce Raoux dont plusieurs Auteurs nous ont conservé la mémoire. Cet homme s'attira d'abord quelques considérations par la hardiesse avec laquelle il parloit & par la promptitude des cures qu'il entreprenoit ; mais les douleurs qui restoient au plus grand nombre de ses malades, commencèrent à donner des soupçons qui furent vérifiés. On dit que Jérome Collot, assistant à l'opération qu'il faisoit à un vieillard, s'apperçut de sa fourberie, & qu'il s'écria que le malade n'étoit pas taillé; en effet, les douleurs se réveillèrent & Collot fut obligé de l'opérer. Raoux eut par la suite le châtiment qu'il avoit si bien mérité.

Quelques soient les inconvéniens dont il vient d'être parlé, il y a néanmoins un cas où le Petit-Appareil doit être mis en usage sur les adultes & même préférablement à toute autre méthode de tailler; c'est lorsque la pierre s'est pratiqué dans le col de la vessie un logement où elle a pris des accroissemens tels qu'elle fait en même-tems saillie au périnée. Il faut pour lors situer & assujettir le malade comme dans l'appareil-latéral & préparer avant d'opérer un bouton avec plusieurs tenettes de différentes grandeurs, afin de faire l'extraction des pierres qui pourroient se trouver dans la vessie & qui seroient situées trop profondément pour pouvoir être tirées avec la curette.

Du Grand-Apparcil.

Le Grand-Appareil n'a été ainsi nommé, que parce qu'il exige un plus grand nombre d'instrumens que le petit. On l'appelle encore *Sectio Mariana* du nom de Marianus Sanctus de Barletti, qui en a donné le premier la description. Ce Médecin n'en étoit pas l'inventeur, il le tenoit de Joannes de Romanis de Casal, & Chirurgien de Crémone, qui l'imagina, dit-on, vers l'année 1520 ou 1525; mais cette époque est encore incertaine. On ne fait pas non plus en quelle année Marianus publia le Traité *De Calculo extrahendo* dans lequel il décrit cette méthode; quelques-uns croyent que ce fut en 1535; mais Douglas pense que ce fut en 1522; mon exemplaire ne porte ni l'année, ni le lieu où il a été imprimé; ce ne peut pourtant pas être avant 1540, car on y voit une lettre adressée à Marianus Sanctus, laquelle est datée de cette année. Il y en a une autre de Joannes de Romanis qui félicite Marianus sur l'exactitude & l'élégance de son Ouvrage, en même-tems qu'il lui fait des reproches d'avoir publié sa méthode, parce qu'il craint que des gens sans adresse & sans savoir se mêlent de la pratiquer. L'événement a justifié Marianus à cet égard, car quoique sa description du Grand-Appareil soit fort bien faite, personne, dit-on, n'osa l'entreprendre & il en resta le seul possesseur. Il en fit part, avant de mourir, à Octavian de Ville, Chirurgien de Rome, lequel acquit une réputation fort étendue, & qui le faisoit appeller de tout côté.

Octavian de Ville fit plusieurs voyages en France où les calculeux sont fort communs, & il y eut des succès étonnans. Il avoit souvent passé à Tresnel, près de Troyes, en Champagne; & ce fut là qu'il contracta une amitié étroite avec Laurent Colot Médecin, qui pratiquoit les opérations de Chirurgie les moins usitées. Octavian de Ville mourut peu de tems après, & Laurent Colot, étant le seul qui, en 1556, pratiquât sa méthode, fut obligé de venir s'établir à Paris par un ordre exprès de Henri II qui l'honora de sa protection, & créa pour lui une charge de Lithotomiste pour sa maison. Trois de ses descendans ont joui de cette charge après lui, & Philippe Colot, son petit-fils, se trouva seul capable de continuer la profession de Lithotomiste: mais le nombre des malades devenant excessif il ne put bien-tôt suffire à un fardeau si pesant. D'ailleurs il étoit valétudinaire & ne pouvoit se dispenser de suivre la Cour, ni de s'attacher à la Personne de Henri II qui lui avoit donné sa confiance; c'est pourquoi il prit la résolution, pour se soulager & se rendre utile au Public, d'instruire deux sujets. L'un d'eux fut Restitut Girault, auquel il donna sa fille en mariage, à condition qu'il donneroit des leçons à son fils, nommé aussi Philippe. Celui-ci, ayant reçu de Girault des instructions suffisantes, devint bientôt fort habile, il lui fut associé & ensuite entra dans cette société Jacques Girault, fils de Restitut. L'autre Elève de Philippe Colot fut Séverin Pineau, Chirurgien ordinaire du Roi, à qui il fit épouser sa Cousine. Dulaurent, alors premier Médecin, persuadé qu'il étoit du droit de sa charge de conserver à la postérité un secret d'une aussi grande importance, représenta à Henri IV la nécessité d'avoir des Opérateurs pour ceux qui étoient attaqués de la pierre, ce fut la raison pour laquelle ce Roi ordonna que Séverin Pineau, qui alors n'avoit pas d'enfans, instruiroit dix jeunes Chirurgiens choisis, & qu'on lui donneroit une récompense proportionnée à ses peines & à l'importance de la chose; on passa un contrat en conséquence. Pineau prit des mesures pour y satisfaire avec honneur & bonne-foi; mais soit qu'il mourût peu de tems après, ou que ses Elèves ne répondissent point à ses soins, le Public ne tira pas de cet établissement, les avantages qu'il s'en étoit promis; ce qui fit que Restitut Girault & ses deux Elèves restèrent seuls en état de pratiquer la méthode de Marianus.

Ce fut d'eux que le dernier des Colot, nommé François, reçut le secret de cette méthode qui ne seroit pas devenue si commune, si la compassion naturelle aux hommes ne les eût engagé à tailler les pauvres qui se présentoient à la Charité & à l'Hôtel-Dieu de Paris. Les Chirurgiens de ces deux maisons s'instruisirent en les surprenant. Ils firent secrètement quelques ouvertures au plancher, directement au-dessus de la chaise où on plaçoit les malades pour être taillés, & ils apprirent ainsi sa méthode qu'ils enseignèrent à d'autres. Il est cependant fort vraisemblable que Laurent Colot ne fut pas le seul Elève d'Octavian de Ville, & que Marianus & lui en avoient fait d'autres en Italie.

Le Grand-Appareil étoit connu en France & ailleurs avant la fin du seizième siècle, puisqu'il est décrit comme une méthode ordinaire de tailler par Ambroise Paré, Fabrice de Hildan, Covillard & autres. L'Auteur des Recherches critiques sur l'origine & les différens états de la Chirurgie en France, fait remonter l'invention du Grand-Appareil, à la fin du quinzième siècle, & l'attribue à Jérôme Colot, le même qui est dit avoir opéré le franc Archer de Bagnolet. Il pense que ce fut l'opération qui fut faite à ce malheureux; plusieurs admettent cette opinion, mais elle paroît trop peu fondée pour enlever à Jean de Romanis un honneur qui ne lui a jamais été contesté.

Les instrumens dont on se servoit pour le Grand-Appareil sont un cathéter, un lithotome, des conducteurs, l'un mâle & l'autre femelle, & à leur place le gorgeret, les tenettes & le bouton, à quoi il faut ajouter le dilatatoire: il est d'autant plus essentiel de faire connoître ces instrumens, que la plupart sont en usage dans les méthodes de tailler, les plus accréditées.

Le cathéter est une sonde qui, par sa longueur, sa grosseur & sa forme, ressemble aux algalies, dont on se sert pour s'assurer de l'existence de la pierre; il en diffère cependant en ce qu'il est d'acier pour mieux conserver sa courbure; & pour qu'il ne se laisse pas entamer par le lithotome qui doit glisser avec facilité le long de sa cannelure. Cette cannelure règne sur la convexité jusqu'à 3 ou 4 lignes de son extrémité, il faut qu'elle soit parfaitement évidée. Je me suis trouvé très-embarrassé, en taillant un malade, selon le procédé de Chefelden, parce qu'il y avoit dans la cannelure du cathéter une paille qui ne me permettoit pas de pousser le lithotome en avant. L'extrémité de cet instrument doit être arrondie très-exactement & son manche plat pour pouvoir être tenu avec plus de fermeté.

La forme du lithotome varie beaucoup; ordinairement il est à double tranchant & d'une largeur médiocre. L'un de ses tranchans est légèrement convexe, & l'autre médiocrement concave. Sa lame est enfermée entre deux pièces d'écaille mobile qui forment une chasse. Lorsqu'on veut s'en servir, il faut l'assujettir de manière qu'il ne puisse se fermer; pour cela on prend une bandelette longue d'un pied & plus; & fendue par un de ses deux bouts de la longueur de cinq à six travers de doigts, on roule cette bande autour du lithotome ouvert en commençant par une de ses extrémités qui n'est pas fendue, & on l'arrête en nouant ensemble les deux chefs qui la terminent; la lame de l'instrument ne doit rester à découvert que dans un pouce d'étendue.

Les conducteurs sont deux sondes presque droites, surmontées chacune d'une vis arrêtée sur leur longueur, & terminées d'un côté par une sorte de croix qui leur sert de manches, il n'y a que leur extrémité qui les distingue l'une de l'autre. Dans le conducteur mâle, elle forme une languette, polie & arrondie qui puisse glisser le long de la cannelure du cathéter jusque dans la vessie, sans craindre de la blesser, & dans le conducteur femelle elle fait une échancrure assez profonde.

Le gorgeret qu'on substitue aux conducteurs, est d'une invention plus récente, on l'attribue à Fabrice de Hildan, qui vivoit encore au commencement du siècle dernier. Cet instrument forme une gouttière qui va en diminuant de largeur depuis un bout jusqu'à l'autre, sa partie la plus étroite est garnie d'une languette semblable à celle du conducteur mâle, & la plus large aboutit à un manche dont la figure varie beaucoup. Une chose digne d'attention; c'est que le gorgeret soit d'une longueur & d'une largeur suffisante, pour entrer dans la vessie & y conduire les tenettes d'une manière sûre.

Les tenettes sont de grandeur & de forme différente; les unes sont petites & médiocres & les autres grandes. Celles-ci sont droites & celles-là sont courbes. En général, elles doivent être assez fortes pour ne pas se fausser lors de l'extraction de la pierre; il faut aussi qu'elles soient fort polies & bien évidées à l'endroit de leur jonction; enfin les mors ou cuillerons qui les terminent, doivent être légèrement courbés, garnis d'aspérités en-dedans, sur-tout à leur extrémité, & disposées de façon qu'ils ne puissent jamais s'approcher entièrement l'une de l'autre, de peur qu'ils ne pincent la vessie dans les différens mouvemens qu'on est obligé de faire pour saisir la pierre. Outre ces tenettes, on doit en avoir d'autres dont les mors s'approchent dans toute leur longueur & qui représentent un bec de canne, celles-ci sont utiles & absolument nécessaires pour l'extraction des pierres de forme platte & pour celles d'un petit volume qui passeroient entre les mors des tenettes ordinaires & leur échaperoient.

Le bouton est une longue tige d'acier, terminé d'un côté par un bout arrondi & de l'autre par une espèce de cuillere qui porte sur sa longueur une vive-arrête semblable à celle qui règne le long des conducteurs.

Enfin le dilatatoire est un instrument essentiellement composé de deux branches d'acier parallèles, longues & convexes en-dehors, & qui, par une mécanique fort simple, s'écartent l'une de l'autre avec une force assez grande, & sans jamais perdre leur position respective. Les Modernes avoient abandonné l'usage du dilatatoire auquel ils suppléoient par l'introduction lente & graduée du doigt indicateur de la main droite; le long de la gouttière du gorgeret, jusqu'à ce qu'ils eussent élargi le trajet de la plaie, de manière à permettre aux tenettes d'entrer aisément.

Ces instrumens devoient être rangés sur un plat suivant l'ordre où il convenoit de les employer; on disposoit aussi sur un autre l'appareil qui devoit servir au pansement du malade. Les pièces de cet appareil étoient, 1.° des canules, les unes solides & les autres flexibles, c'est-à-dire, faites d'une lame d'argent tournée en spirale & couverte extérieurement avec une bandelette de linge effilée roulée autour. 2.° Des bourdonnets dont quelques-uns devoient être trempés dans une forte dissolution de vitriol & fortement exprimés, & en des plumaceaux de diverses grandeurs. 3.° Des compresses les unes oblongues & les autres disposées en triangle. 4.° Un bandage en double T avec une bande simple qu'on nommoit le Collier & qui faisoit fonction de scapulaire, & une autre qu'on appelloit Jarretière, parce qu'elle servoit à tenir les genoux l'un contre l'autre. 5.° Quelques morceaux de flanelle assez grands pour couvrir le ventre, s'il étoit nécessaire d'y faire des fomentations ou des embrocations. 6.° Un rouleau qui pût être placé sous les genoux du malade pour lui tenir les cuisses & les jambes médiocrement fléchies. 7.° Plusieurs draps dont les uns étoient destinés à être mis sous les fesses & les autres à couvrir le ventre & la poitrine du malade, pour le garantir du froid. 8.° Enfin deux terrines, l'une remplie d'huile pour y tremper tous les instrumens, excepté le lithotome; & l'autre plus grande pleine d'eau tiède avec une éponge pour nettoyer la plaie & faire des injections dans la vessie avec une seringue qu'on tenoit prête pour cet usage.

Toutes ces choses ainsi disposées, on garnissoit le lit qui devoit recevoir le malade, avec un grand morceau de toile cirée que l'on couvroit d'un drap plié en plusieurs doubles. On disposoit aussi la table sur laquelle devoit être placé le malade. Dans les hôpitaux où l'on opéroit souvent, on avoit une table faite exprès, laquelle étoit surmontée d'un dossier qu'on pouvoit élever ou abaisser au moyen d'une cramaillière; chez les particuliers, on y suppléoit avec une table ordinaire sur un des bouts de laquelle on renversoit une chaise qu'on y assujettissoit avec des cordes. Cette table étoit couverte d'un oreiller pour recevoir le malade, & de plusieurs draps pliés en double & qui pendoient jusqu'à terre.

Il ne restoit plus qu'à y placer le malade & à l'y assujettir avec des liens convenables; ces liens étoient faits de deux larges cordons de fils, de laine, de soie, longs de deux aunes & demie chacune, & cousus ensemble par leur milieu : le malade assis au bout de la table & renversé sur le dossier, on lui appliquoit le milieu des liens à la partie postérieure & inférieure du col, de sorte que les chefs qu'ils présentoient de chaque côté, pendissent sur les épaules, l'un en devant & l'autre en arrière : Ces chefs étoient croisés plusieurs fois & comme cordelés sous les aisselles; on faisoit fléchir les cuisses du malade pour les cordeler de même au-dessous, puis, faisant approcher les talons des fesses & alonger les bras, on recommandoit aux malades de saisir ses pieds avec ses mains & chacun de ceux qui étoient chargés de le lier, fixoit la main & le pied l'un à l'autre, en les entourant plusieurs fois avec ce qui restoit des liens qui étoient enfin arrêtés par une rosette double.

Le malade ainsi retenu, étoit encore fixé par trois aides, dont un monté sur la table, appuyoit ses deux mains sur ses épaules, & les deux autres écartoient les genoux & les pieds; un quatrième placé à la droite du Chirurgien étoit chargé de lui présenter les instrumens, & de les recevoir de lui. Alors celui-ci prenoit le cathéter qu'il introduisoit dans la vessie, suivant l'un des procédés indiqués à l'article SONDE. Il cherchoit de nouveau la pierre, & après l'avoir sentie, il faisoit relever les bourses par un cinquième Aide destiné à cet emploi. Celui-ci monté sur un siège médiocrement élevé, & à la droite du malade, prenoit le scrotum d'une main, le relevoit doucement en pliant les deux doigts, il appliquoit les deux autres sur le périnée, de manière que ceux de la main droite couvrissent le raphé, & que ceux de la main gauche s'en écartassent à gauche.

Alors le Chirurgien prenant le cathéter de la main gauche sans l'incliner d'aucun côté, il lui faisoit faire saillie au périnée; &, après s'être bien assuré de sa position & de celle de la canelure, il saisissoit le lithotome, qu'il tenoit comme une plume à écrire, & avec lequel il incisoit les tégumens de haut en bas, depuis le dessous des bourses, jusqu'à un travers de doigt de l'anus, en présentant son tranchant aux parties qu'il se proposoit de diviser. Cet instrument porté une seconde fois & plus profondément dans la plaie, coupoit le muscle bulbo-caverneux du côté gauche, le tissu spongieux de l'urètre & pénétroit jusque dans ce conduit; quand l'Opérateur étoit sûr d'y être parvenu, & de l'avoir ouvert dans toute l'étendue de la playe des tégumens, il relevoit le cathéter pour l'éloigner du rectum, puis le ramenant un peu à lui par une sorte de bascule, de derrière en devant, il y faisoit glisser la pointe du lithotome, qu'il portoit aussi loin qu'il lui étoit possible du côté du col de la vessie; c'est ce qu'on appelloit donner le coup de Maître.

Il ramenoit enſuite l'inſtrument de bas en haut, en ſuivant la cannelure du cathéter dont la pointe ne devoit pas ſortir, & il le reportoit vis-à-vis l'angle ſupérieur de la peau des tégumens, où il le donnoit à tenir à un Aide juſqu'à ce qu'il eût par ſon moyen introduit dans cette cannelure le bec d'un conducteur mâle ou celui d'un gorgeret. L'un ou l'autre de ces inſtrumens placé, le Chirurgien faiſoit retirer le lithotome devenu inutile; puis faiſant faire au catheter une nouvelle baſcule, il pouſſoit l'un ou l'autre dans la veſſie, après quoi il dégageoit & retiroit le cathéter à ſon tour. Quand il ſe ſervoit du conducteur mâle, il en prenoit le manche de a main gauche & faiſoit gliſſer le conducteur femelle le long de la vive-arrête qui règne ſur ſa longueur, après quoi il les écartoit l'un de l'autre de haut en bas, & terminoit enfin l'opération en portant les tenettes dans leur intervalle. Quand il employoit le gorgeret, il le prenoit de même de la main gauche, portant le doigt indicateur de la main droite dans ſa gouttière avec l'attention de mettre la paume de la main en haut; il dilatoit la plaie & finiſſoit par l'introduction des tenettes. Quelques-uns écartoient les mors de ce dernier inſtrument, de haut en en bas, pour augmenter la dilatation de la plaie, avant d'aller à la recherche de la pierre. Dans les premiers tems, on employoit le dilatatoire à cet uſage. Enfin, ſi l'on étoit obligé de mettre les tenettes à diverſes repriſes, on ſe ſervoit du bouton qu'on portoit profondément ſur le doigt indicateur de la main gauche, & on le faiſoit gliſſer ſur la vive-arrête.

Lorſque l'opération étoit achevée, le malade étoit délié & porté auſſi-tôt dans ſon lit, & on l'y laiſſoit pendant deux ou trois heures ſans le panſer, afin de donner le tems à la veſſie & à la playe de ſe dégorger. Le panſement conſiſtoit à remplir la playe de quelques bourdonnets, à la couvrir de plumaceaux & de compreſſes qu'on retenoit avec le bandage en double *T*, qui lui-même étoit ſoutenu par le collier ou le ſcapulaire, & à attacher les cuiſſes l'une à l'autre au-deſſous du genou; enfin, on pourvoyoit aux accidens.

Ceux dont le Grand-Appareil étoit ordinairement ſuivi, étoient l'ecchymoſe du ſcrotum, l'inflammation des parties qui l'avoiſinent, les fiſtules complettes & incomplettes de l'urètre, l'écoulement involontaire des urines & l'impuiſſance.

On avoit long-tems penſé que l'ecchymoſe du ſcrotum dépendoit de la mal-adreſſe de l'Aide, chargé de ſoutenir les bourſes, lequel froiſſoit & contondoit cette partie; mais il paroît qu'elle dépendoit d'une toute autre cauſe. L'inciſion ſe faiſoit le long du périnée, parallélement au raphé: la crainte de bleſſer le rectum, empêchoit de la prolonger en bas; on étoit obligé, pour lui donner une étendue convenable, de la commencer fort haut, ce qu'on ne pouvoit faire ſans relever les bourſes. Celles-ci revenues à leur ſituation naturelle, après l'opération, couvroient preſque toute la playe faite à l'urètre, & alors le ſang & les urines qui s'échappoient de ce canal, s'infiltroient dans leur tiſſu. On a vu de ces infiltrations devenir aſſez conſidérables, pour cauſer des abcès & attirer la gangrène.

L'inflammation de la veſſie & des parties voiſines étoit une ſuite du délabrement que la partie membraneuſe de l'urètre, le col de la veſſie & la glande proſtate éprouvoient; car ces parties n'étoient pas intéreſſées par l'inſtrument tranchant. Celles qui avoient été inciſées, étoient la peau, le tiſſu cellulaire, le muſcle bulbo-caverneux du côté gauche, le tiſſu ſpongieux de l'urètre, & ce qu'on appelle le bulbe. Le coup de Maître, perfection que les Modernes croyoient avoir ajoutée à l'opération du Grand-Appareil, & par lequel ils avoient intention de s'approcher, le plus qu'il étoit poſſible, du col de la veſſie, entamoit à peine le commencement de la portion membraneuſe de l'urètre. Il falloit donc que le reſte de cette portion du canal, & les autres parties que nous venons de nommer, fuſſent dilatées, pour prêter à l'introduction des inſtrumens avec leſquels on procédoit à la recherche & à l'extraction de la pierre. Pour peu que ce corps étranger eût de volume & d'aſpérités, elles étoient froiſſées, contuſes & déchirées, ce qui occaſionnoit l'inflammation, la fièvre, la douleur, la tenſion du ventre, les hocquets, les vomiſſemens, & enfin les ſuppurations intérieures, qui faiſoient périr le plus grand nombre de malades.

Les fiſtules complettes du canal de l'urètre, où les urines ſortent par une ou pluſieurs ouvertures au périnée, comme les incomplettes, qui ne ſe manifeſtent par aucune ouverture extérieure, & où l'urètre ſeul eſt ouvert, procédoient également de la même cauſe que l'inflammation de la veſſie. La contuſion & le déchirement ne portoient pas ſeulement ſur les parties intérieures; car, comme l'ouverture faite au périnée répondoit à la partie la plus étroite de l'angle des os pubis, les bords ne prêtoient qu'avec la plus grande peine à l'introduction des inſtrumens & à la ſortie de la pierre, ils en étoient froiſſés & meurtris; il s'y formoit des ſuppurations abondantes, & ſouvent des eſcarres gangreneuſes. La mauvaiſe manière de panſer, qui étoit alors en uſage, ajoutoit encore à ces cauſes. L'uſage des bourdonnets, long-tems continué, la canule qu'on ſe croyoit obligé de laiſſer ſéjourner dans la plaie, en rendoient le bord calleux & la guériſon difficile; & ſi quelques-uns des points de la playe tardoient plus que les autres à ſe cicatriſer, le paſſage continuel des urines achevoit de la rendre fiſtuleuſe. Les fiſtules complettes étoient fort incommodes aux malades qui ſe trouvoient plus ou moins ſalis & excoriés.

par le pus & les urines. On en a même vu qui ne les rendoient que par cette voie, & chez qui elles sortoient involontairement, de sorte qu'ils ne pouvoient porter aucune espèce de vêtement. Les fistules incomplettes n'étoient guères moins fâcheuses, en ce qu'elles donnoient lieu quelquefois à la formation de pierres dans le tissu cellulaire du périnée; mais pour cela, il falloit le concours de plusieurs circonstances. On sait que quand les urines sortent de leurs voies naturelles, & qu'elles se déposent dans les cellules du tissu adipeux, elles occasionnent des abcès plus ou moins considérables, & qui sont souvent gangreneux. Pour que le séjour de cet excrément n'attire pas des accidens de cette espèce, & qu'il puisse s'épaissir de manière à former des concrétions pierreuses, non-seulement il faut qu'il ne s'écoule qu'en petite quantité, & d'une manière, pour ainsi dire, imperceptible, mais encore qu'il contienne une plus grande quantité de matière hétérogène, lapidifique, & conséquemment susceptible de se conglutiner; aussi les pierres de la nature de celles dont il s'agit ici, sont-elles très-long-tems à croître. On croyoit autrefois qu'elles avoient pris naissance dans la vessie, & que chassée à travers l'urètre, elles avoient rompu ce canal, dont la capacité ne pouvoit répondre à leur volume; mais il est facile de voir que l'éthiologie que nous donnons ici, d'après la théorie de M. Louis, exposée dans son Mémoire sur les concrétions calculeuses, formées hors des voies urinaires, inséré dans le troisième volume de ceux de l'Académie Royale de Chirurgie, est plus simple & plus naturelle. Ce Praticien observe, que ces sortes de concrétions peuvent arriver en toutes autres circonstances, qu'après l'opération de la Taille, & qu'il suffit que le canal de l'urètre ait été lésé par quelque cause que ce soit, pour qu'elle puisse avoir lieu, ce qu'il confirme par l'histoire d'un Pilote, chez qui il se forma une pierre de cette espèce, à la suite d'un coup de pied, anciennement reçu, sur le scrotum, qui avoit occasionné des douleurs très-vives en cette partie.

L'écoulement involontaire des urines, qui succédoit au Grand-Appareil, venoit de la dilatation & du déchirement du col de la vessie, qui avoit plus ou moins perdu son ressort. Quelquefois cet accident se dissipoit avec le tems, quelquefois aussi, il étoit permanent, & duroit autant que la vie. L'impuissance procédoit de la contusion du verumontanum, & des ulcérations gangreneuses dont elle étoit suivie. Lorsque la perte de substance avoit été considérable, les parties se rapprochoient & se consolidoient de manière à fermer constamment les orifices des vaisseaux éjaculatoires; & alors, le malade perdoit pour toujours la faculté d'engendrer.

Tout ce que nous venons de dire sur les accidens consécutifs à l'opération de la Taille, par Grand-Appareil, suffit pour éclairer sur le jugement qu'on doit en porter, & pour confirmer les raisons qui l'ont fait abandonner; si cette méthode a été long-tems en vogue, on doit en attribuer la cause à l'habileté de ceux qui la pratiquoient, aux nombreuses occasions de succès que cette habileté leur procuroit, & au manque d'autres mieux raisonnées & plus certaines dans leurs effets; mais à présent que l'Art est plus riche en moyens, il y auroit plus que de l'imprudence à leur préférer cette méthode. Si nous sommes entrés ici dans les détails que nous venons d'exposer, c'est que, dans un Ouvrage tel que celui-ci, on doit y trouver tout ce qui a rapport aux fastes de l'Art; & que, d'une autre part, le plus grand nombre des instrumens avec lesquels on pratiquoit le Grand-Appareil, ainsi que plusieurs de ses procédés, sont encore reçus aujourd'hui dans la méthode latérale.

Du Haut-Appareil.

On donne ce nom à la méthode dans laquelle on tire la pierre de la vessie, par une incision qu'on fait à son fond, au-dessus du pubis. On doit cette manière de tailler à Franco, Chirurgien de Turrières, en Provence, qui l'imagina & osa la tenter sur un enfant de deux ans, confiés à ses soins, & dont la pierre, dans la méthode par le petit-appareil, ne pouvoit être amenée vers le périnée, eu égard à son volume. Voici comme il raconte le fait, dans son Traité des Urines, imprimé à Lyon, en 1561. « Je rapporterai ce qu'une fois m'est advenu, en voulant tirer une pierre à un enfant de deux ans ou environ, auquel ayant trouvé la pierre de la grosseur d'un œuf de poule, ou à-peu-près, je fis ce que je pus pour la mener bas. Or, voyant que je ne pouvois rien avancer par mes efforts, avec ce, que le patient étoit merveilleusement tourmenté, & aussi ses parens desirant qu'il mourût plutôt que de vivre dans un tel travail, joint aussi que je ne voulois qu'il me fût reproché de ne l'avoir sçu tirer, ce qui étoit à moi grande folie, je délibérois avec l'importunité des père & mère & amis, de couper ledit enfant par-dessus le pubis, d'autant que la pierre ne vouloit descendre bas; & fut coupé sur le penil, un peu à côté, & sur la pierre, car je la serrois avec mes doigts, qui étoient au fondement; & d'autre côté, en la tenant assujettie avec la main d'un serviteur, qui comprimoit le bas-ventre, au-dessus de la pierre, dont elle fut tirée par ce moyen, & puis après le patient fut guéri, nonobstant qu'il fut bien malade, & sa playe consolidée. »

Un succès aussi heureux ne suffit pas pour rassurer Franco sur les dangers des playes de la vessie, aussi crut-il devoir avertir de ne pas l'imiter. Ce conseil intimida, sans doute, ses contemporains, car depuis lui, personne ne parla de cette façon de tailler, jusqu'à ce que François Rousset, Médecin du Duc de Nemours, homme d'un jugement & d'un savoir au-dessus de son siècle, en soutînt les avantages, & enseigna plusieurs manières de la pratiquer, dans un excellent Ouvrage sur l'Enfantement Césarien, imprimé vingt ans après le Traité de Franco. Il paroît même certain, par le texte de cet Ouvrage, que Rosset avoit des idées très-nettes sur la possibilité de tirer la pierre, par une incision au-dessus du pubis, avant qu'il eût connoissance de l'opération de Franco. Fabrice de Hildan, après lui, blâma d'abord, puis adopta cette méthode, dans un cas où la pierre étoit d'un volume considérable. Riolan la loue dans ses Remarques sur l'Anatomie de Veslingius, & Simon Pierre, Médecin de Paris, la fit défendre dans une thèse, soutenue sous sa Présidence, en 1635, aux Ecoles de la Faculté, avec ce titre : *An ad extrahendum calculum dissecanda sit ad pubem vesica.* Depuis ce tems, plusieurs ont fait mention du Haut-Appareil, mais peu ont osé l'entreprendre. On lit cependant dans Tolet, qu'un ancien Chirurgien de l'Hôtel-Dieu de Paris, nommé Bonnet, y avoit eu recours; & que Petit, autre Chirurgien du même Hôpital, la lui avoit vu faire à une jeune fille. Ce furent sans doute ses succès & sa facilité, qui déterminèrent, à-peu-près dans le même-tems, les Médecins de Paris, à faire des représentations au Parlement, sur la nécessité de rétablir le Haut-Appareil. Lamoignon, premier Président, donna ordre à François Colot, Auteur d'un Traité sur l'Opération de la Taille, publié en 1727, plus de vingt ans après sa mort, lequel étoit depuis long-tems chargé de toutes les opérations de la Taille à l'Hôtel-Dieu, de faire les épreuves & expériences convenables. Son avis fut, que cette opération étoit extrêmement dangereuse, & qu'il n'y alloit pas moins que de la vie; il fut arrêté, en conséquence, qu'on ne le mettroit plus en usage.

Cependant on ne s'en tint point par-tout à la décision de Colot, & quelques Praticiens continuèrent toujours à y avoir recours. On trouve dans les Transactions Philosophiques, pour l'année 1700, que Probi, Chirurgien de Dublin, l'avoit pratiqué sur une fille de vingt ans, d'un tempérament fort robuste, pour lui ôter de la vessie une aiguille à cheveux, longue d'environ trois travers de doigt, & recouverte d'une couche pierreuse, qu'il avoit inutilement essayé d'extraire par l'urètre. Groënevelt, Médecin Hollandois, dit dans un Traité sur la Lithotomie, publié en Anglois, en 1710, qu'il fut aussi contraint de tirer une pierre de la vessie, par une incision au-dessus du pubis; mais il n'ajoute rien sur la raison de cette nécessité. Enfin, le D. Douglas lut, en 1718, à la Société Royale de Londres, une dissertation, dans laquelle il établit les avantages du Haut-Appareil; bien-tôt après, son frère le Chirurgien fit des épreuves relatives à cette méthode, en quoi il fut suivi par plusieurs de ses compatriotes, & par des Allemands. La même émulation régna en France; le Haut-Appareil fut pratiqué à Saint-Germain-en-Laye, par Berger, Chirurgien de cette ville, & à l'Hôtel Royal des Invalides, par Morand, sur un Officier, qui, après avoir donné les plus grandes espérances de guérison, mourut pour avoir fait plusieurs imprudences. Ces deux dernières opérations furent faites en 1727, & Morand en rendit compte dans un Traité sur cette matière, imprimé la même année, & dans lequel il avoit rassemblé tout ce qu'on avoit écrit à ce sujet.

Soit que les succès du Haut-Appareil n'eussent pas été aussi heureux qu'on s'y attendoit, ou que l'attention des Praticiens se portât vers l'appareil latéral qui commençoit à s'établir, & en promettoit de plus grands, cette manière de tailler fut totalement abandonnée, & il n'en seroit actuellement plus question, sans le nouveau procédé, imaginé par le Frère Côme, Feuillant, & publié par lui en 1779, dans un Ouvrage où il fait connoître les épreuves nombreuses qu'il en a faite & leur réussite. Revenons sur tous ceux qu'on a imaginé, & qu'on peut réduire à trois; celui de Franco, celui de Rosset, & celui du Frère Côme.

Franco a incisé sur la pierre même, qu'il avoit soulevée avec deux doigts introduits dans le fondement, en quoi il a été imité par Bonnet, & depuis par Heister, dans un cas où n'ayant pu tirer un gros fragment de pierre, par l'appareil latéral, il se détermina le lendemain à ouvrir la vessie au-dessus du pubis. Les suites de cette opération furent d'abord heureuses, mais le malade, épuisé par la fièvre & par les douleurs, mourut au bout de quatre semaines. Si la pierre qu'on se propose de tirer étoit excessivement grosse, cette méthode seroit presque la seule que l'on pût mettre en pratique. Le malade, couché sur le côté droit de son lit, & suffisamment assujetti, le Chirurgien fait lever la pierre par un aide, pour avoir la liberté de ses deux mains; puis tendant les tégumens avec les doigts de la main gauche, il incisera la peau, à la partie inférieure de la ligne blanche, & enfin la vessie, dont il pourroit, pour plus de commodité, aggrandir la playe avec un bistouri boutonné, porté de haut en bas, à travers la première ouverture qu'il auroit faite, & il procéderoit à l'extraction de la pierre & au pansement de la playe.

Dans le procédé de Rousset, on distend la vessie avec de l'eau qu'on y injecte, pour pouvoir l'ouvrir avec plus de facilité. Le malade situé & retenu comme il vient d'être dit, il faut introduire une algalie dans ce viscère, & y pousser lentement de l'eau tiède avec une seringue, pour imiter, autant qu'il est possible, la marche de la nature, qui ne le remplit que goutte à goutte. La quantité ne doit pas être moindre que huit onces, & plus considérable que seize. Lorsque la vessie est

est suffisamment distendue, & qu'elle fait saillie au-dessus du pubis, le Chirurgien ôte la sonde; il donne la verge à tenir à un aide, qui la comprime avec ses doigts, pour empêcher la sortie de l'eau, & qui l'abaisse entre les cuisses du malade; puis il tend & coupe les tégumens & la ligne blanche, de la même manière que s'il opéroit sur la pierre même. Cela fait, il porte le doigt indicateur de la main gauche, dans l'angle supérieur de la playe, la paume tournée en haut, & il appuie sur la partie supérieure de la vessie, pendant qu'il y plonge la pointe d'un bistouri, qu'il tient comme une plume à écrire, & dont le tranchant regarde le pubis. L'eau s'échappe & la vessie ne tarderoit pas à s'affaisser, s'il n'enfonçoit le doigt indicateur gauche dans la playe de ce viscère; il le courbe alors de bas en haut pour en soutenir les parois, comme avec un crochet, pendant qu'il acheve de l'inciser de haut en bas & jusque dessous le pubis. Enfin, il retire le bistouri sans cesser de tenir le viscère comme suspendu, & cherchant la pierre avec les doigts de la main droite, ou avec une tenette appropriée, il termine l'opération. Midleton, Chirurgien Anglois, pour être sûr que la vessie fût pleine, n'ôtoit point l'algalie pendant l'incision des parties extérieures, afin d'avoir la facilité de pousser une plus grande quantité d'injection, s'il le jugeoit nécessaire; & Douglass ne plaçoit l'algalie qu'après avoir mis la vessie à découvert; mais ces précautions sont inutiles, puisqu'on n'a jamais conseillé de pratiquer le Haut-Appareil par la méthode de l'injection, que sur des sujets dont on sauroit que la vessie étoit suffisamment grande pour qu'elle pût s'élever au-dessus du pubis. Quelques-uns veulent aussi qu'on ouvre ce viscère de bas en haut, procédé dangereux, en ce qu'il expose à l'entamer au-delà de ses adhérences avec le péritoine, & qu'il peut donner lieu à l'épanchement des urines dans le ventre.

On a reproché à la méthode du Haut-Appareil, de n'être praticable que sur ceux dont l'embonpoint est médiocre, & dont la vessie est spacieuse, ce qui malheureusement est assez rare, car ce viscère est le plus souvent raccourci, ou au moins fort contracté sur lui-même, chez les personnes attaquées de la pierre. On a dit aussi que le secours de l'injection étoit incertain, douloureux, en ce qu'on ne pouvoit pas toujours pousser une assez grande quantité d'eau dans la vessie, de sorte qu'on court risque d'ouvrir le péritoine. Enfin on a observé que cette méthode étoit ordinairement suivie d'infiltrations urineuses, purulentes, & d'escarres gangreneuses dans le tissu cellulaire du bassin, à raison de ce que les urines ont plus de facilité à s'échapper par la playe de la vessie, qu'à se porter au-dehors par le canal de l'urètre; & parce que la vessie se contractant sur elle-même, & s'enfonçant derrière les os pubis, sa playe cesse d'être parallèle à celle de la ligne blanche & des tégumens, & devient de plus en plus profonde. C'est envain que, pour éviter cet accident, on a prescrit de faire tenir les malades dans une position horizontale, & de leur introduire une algalie dans la vessie, suivant le conseil de Rousset, renouvellé par Morand: l'expérience a appris qu'il n'étoit ni moins bon ni moins funeste.

Le procédé du Frère Côme n'a aucun de ces inconvéniens. Il consiste à ouvrir la vessie au-dessus du pubis, à l'aide d'une sonde à flèche, portée dans ce viscère par une playe faite à l'urètre, au bas du périnée, tant pour la facilité de son introduction, que pour pouvoir mettre à demeure dans la vessie, après l'opération, une canule droite, au moyen de laquelle les urines s'écoulent librement, tant que la playe supérieure reste ouverte. La situation qu'il convient ici de donner au malade, est à-peu-près la même que dans le grand-appareil. Lorsqu'il est assujetti, on lui passe un cathéter dans la vessie; cet instrument est confié à un Aide, qui le tient ferme en inclinant son manche vers l'aîne droite. Le Chirurgien tend les tégumens du périnée avec les doigts de la main gauche, & après s'être assuré du lieu auquel répond la courbure du cathéter, il fait une incision de la longueur d'un pouce ou environ. Il ouvre ensuite l'urètre dans une même étendue, en s'approchant le plus qu'il lui est possible du bas de son bulbe & de sa partie membraneuse. Ce canal ouvert, il porte dans la canelure du cathéter, l'extrémité d'une sonde droite, terminée par un bec analogue à celui du gorgeret, cannelée elle-même sur sa longueur large de deux lignes. Il dégage & ôte le cathéter, & fait glisser le long de la canelure de la sonde, dont il vient d'être parlé, une autre sonde en argent, longue & faite comme une algalie ordinaire, laquelle renferme une flèche, dont la tige est cannelée aussi du côté de la concavité de sa courbure, & qu'on peut en faire sortir en poussant la tige de cette flèche, qui excède le pavillon de la sonde. L'instrument parvenu dans la vessie, il ôte la sonde cannelée, & il le donne à tenir à un Aide. *Voyez* les Planches pour ce qui concerne cet instrument.

Ceci fait, alors il incise les tégumens de la région hypogastrique, vis-à-vis la ligne blanche, dans une étendue qui ne doit guère être moindre que la moitié de l'intervalle qui sépare le nombril du pubis. Cette incision doit s'avancer jusqu'à la partie supérieure de la symphyse des os pubis, & entamer la graisse jusqu'à la ligne blanche. Le Chirurgien plonge ensuite, à la partie inférieure de cette ligne, un petit trois-quart, dont la tige renferme une lame tranchante, qui s'en écarte en faisant angle avec la pointe. Cet instrument doit pénétrer d'un tiers ou de la moitié de sa longueur, descendre un peu obliquemment derrière les os pubis, & regarder ces os par sa tige, pendant que la lame qu'il contient regarde le nombril. Le Chirurgien continuant de le tenir de la main droite, en écarte la lame tranchante avec la gauche, & coupe une partie de la ligne blanche; après quoi il retire l'instrument & acheve l'incision de cette partie, avec un bistouri boutonné, tourné en haut, & qui tenu de la main gauche, est dirigé par l'indicateur de la main droite, portée dans l'ouverture déjà faite.

Lorsque la ligne blanche est incisée, il faut ouvrir la vessie. Pour cela on introduit le doigt indicateur de la main gauche, sur la face antérieure de ce viscère, au-dessus du pubis, en prenant soi-même le pavillon de la sonde à flèche, tenu jusqu'alors par l'aide à qui il avoit été confié; on en pousse doucement le bec de bas en haut, depuis le pubis jusqu'à la partie supérieure de la vessie, à la faveur du doigt introduit précédemment, pour soulever en quelque sorte le plancher du péritoine, ou plutôt pour que le bec de la sonde arrive jusqu'à l'endroit où ce plancher répond. Alors le Chirurgien, inclinant le pavillon de la sonde, en pousse le bec en-dehors, & soulève ainsi la vessie qui fait une espèce de mamelon; il saisit ce mamelon avec le pouce & l'indicateur de la main gauche, fait pousser par un aide le talon de la tige qui porte la flèche, laisse sortir cette flèche entre ses doigts, la saisit, donne le pavillon de la sonde à contenir à un Aide, pour avoir la liberté de ses deux mains, glisse la pointe d'un bistouri demi-courbe dans la cannelure pratiquée, sur la concavité de la flèche, porte le tranchant du bistouri de haut en bas, aussi loin qu'il est possible, & incise de cette manière le parois antérieure de la vessie. Alors il ordonne à l'Aide, qui tient le pavillon de la sonde, de faire rentrer la flèche dans la cavité de cet instrument, & le fait ôter, avec la précaution d'introduire le doigt indicateur de la main gauche dans la vessie, pour la suspendre, avec ce doigt courbé, en haut, en manière de crochet.

Si l'incision de la vessie n'étoit pas assez grande, il l'augmentoit en en bas, au moyen d'un bistouri caché dans leur gaîne, ou mieux encore, avec un bistouri boutonné. Si cette incision ne montoit pas assez haut, il l'aggrandissoit dans ce sens, avec le bistouri boutonné, introduit de la main gauche, après avoir pris la précaution de mettre le doigt indicateur de la main droite dans la vessie, pour servir de crochet, pendant cette partie de l'opération, & ne jamais abandonner la vessie, dont le chemin pourroit être difficile à retrouver.

Alors il ne reste plus qu'à ôter la pierre. Cette partie de l'opération, assez difficile en elle-même, deviendra plus aisée, si au doigt indicateur d'une des mains, on substitue une espèce de crochet, qu'on place à l'angle supérieur de la playe de la vessie, lequel sera contenu par un aide, & procurera non-seulement l'avantage d'avoir les deux mains libres, mais encore celui d'occuper moins d'espace que le doigt, & de soutenir avec sa tige l'effort que les viscères du bas-ventre font, pour pousser le péritoine en avant, & pour le faire bomber à la partie supérieure des tégumens.

La pierre ôtée, il faut panser le malade. Le plus essentiel de cette partie de l'opération, est de faire entrer dans la vessie, par la playe du périnée, la canule droite, qui doit rester à demeure dans cette playe. Si l'on éprouve quelque difficulté à retrouver l'ouverture de l'urètre, il faut remettre le cathéter, introduire à sa faveur l'espèce de gorgeret, sur lequel on a fait glisser la sonde à flèche, & porter la canule le long de la gouttière, jusques dans la vessie; après quoi on ôte le gorgeret; on assujettit la canule, on met dans la playe supérieure de la vessie une bandelette de linge, dont un des bouts pend sur le ventre, pour servir de filtre; on couvre la playe d'un large plumaceau, & l'on remet le malade dans son lit. Chez les femmes cette opération se pratique de la même manière, excepté que la sonde à flèche est introduite par les méat urinaire, & qu'on y fait entrer la canule droite, destinée à charier les urines en dehors.

Non-seulement le procédé que nous venons de décrire, convient à toutes les personnes qui ont la pierre, quelque soit le diamètre de leur vessie, mais encore ne faisant point souffrir de tension forcée à ce viscère, il est exempt du danger qui résulte des infiltrations dans le petit bassin. La canule placée dans la vessie, à travers la playe de l'urètre chez les hommes, & à travers le méat urinaire chez les femmes, détourne les urines & les matières purulentes, & les empêche de se porter vers la playe de la partie supérieure & antérieure, ce que ne pourroit faire également une sonde ou algalie, introduit par les voies ordinaires, parce qu'il n'a pas la même largeur, & que sa courbure éloigne son bec du bas fond de ce viscère. Ce procédé a d'ailleurs l'avantage inestimable de permettre l'extraction des pierres beaucoup plus grosses que celles qu'on pourroit tirer par toute autre voie, parce qu'on peut faire sans risque au corps de la vessie une incision, dont la grandeur soit proportionnée, & que la portion charnue prête plus aisément que son col & que la partie membraneuse de l'urètre; à quoi il faut ajouter que sa sortie n'en est pas gênée, par la résistance des parties osseuses, comme lorsqu'on les tire par l'espace que les os pubis laissent entr'eux.

Le Haut-Appareil offre en général de très-grands avantages; il n'expose à aucun ou presqu'aucun des inconvéniens que nous avons dit survenir au grand-appareil & qui lui sont communs jusqu'à un certain point avec la plupart des autres méthodes de tailler. En le pratiquant, on n'a point à craindre de délabrement dans les bourses, d'irritation & d'inflammation intérieures, de fistules au périnée, & d'impuissance. Nous pouvons donc assurer qu'avec la perfection que le Frère Come lui a ajoutée, cette méthode est une des plus sûres qu'on ait imaginées. On objectera sans doute que la multiplicité des instrumens nécessaires au procédé de Frère Côme, doit le rendre embarrassant & difficile à mettre en pratique; mais pour peu qu'on s'y soit exercé, cette opération s'exécute avec autant de promptitude & de facilité que les autres. Dailleurs, qu'importe le tems & la complication des moyens pourvu qu'on arrive à son but, & que l'on sauve un plus grand nombre de sujets.

De l'Appareil-Latéral.

L'appareil-Latéral tire son nom de ce que l'incision qu'on pratique au périnée pour ouvrir la vessie, se fait obliquement depuis le raphé jusqu'à la tubérosité de l'ischium, du côté gauche. Cette manière de tailler n'a commencé à être connue qu'à la fin du siècle dernier. Au mois de Septembre 1697, il vint à Paris une espèce de moine, nommé Frère Jacques de Baulieu, portant nombre de certificats, qui attestoient les guérisons qu'il avoit faites en différens endroits. Il disoit avoir une façon toute particulière de tirer la pierre de la vessie, & qu'il la venoit enseigner aux Chirurgiens. Il s'adressa à Mareschal, alors Chirurgien en chef de la Charité de Paris, pour obtenir de lui la permission d'opérer quelques-uns des malades de cet hôpital; mais celui-ci refusa de lui en confier, & se contenta de lui faire donner un cadavre, pour voir qu'elle étoit sa méthode. Elle ne lui parut pas avantageuse. Frère Jacques peu satisfait de l'accueil qu'il avoit reçu, partit de Paris au mois d'Octobre suivant pour se rendre à Fontainebleau, où étoit la Cour. Il avoit des lettres de recommandation pour Duchêne, Médecin des Princes, qui parla de lui à Fagon & Félix, premier Médecin & Chirurgien du Roi. Ces Messieurs lui procurerent l'occasion de tailler un garçon cordonnier de Versailles, qui se trouvoit à Fontainebleau. Le succès de cette opération fut très-heureux dans le commencement, quoique dans la suite la plaie devînt fistuleuse, & que le malade devînt infirme; non-seulement la pierre fut ôtée avec promptitude & facilité, mais il ne survint aucun accident fâcheux, & ce jeune homme fut vu dans les rues, trois semaines après avoir été opéré.

Frère Jacques ne faisoit aucune préparation aux malades qu'il devoit opérer, il les couchoit à la renverse sur le bord d'une table, avec un oreiller sous la tête, leur faisoit écarter & fléchir les jambes, les cuisses, de manière que les talons s'approchassent des fesses, & se contentoit de les faire tenir par deux personnes fortes, sans les lier. Ensuite ayant introduit dans la vessie une sonde solide, exactement ronde, sans canelure, & peu différente pour la courbure de celles qui étoient alors en usage, il faisoit avec un bistouri long & étroit, une incision oblique au périnée, le long de la partie interne de la tubérosité & de la branche de l'ischium, en coupant de bas en haut, & divisoit ainsi tout ce qui se présentoit, sans retirer la sonde. Cela fait, il poussoit le doigt dans la plaie, pour reconnoître la position de la pierre, & agrandissoit l'ouverture intérieure avec un instrument assez semblable à un grattoir, & qui ne tranchoit que d'un côté. Sur cet instrument qu'il nommoit son conducteur, il poussoit ses tenettes dans la vessie, retiroit ce conducteur, chargeoit la pierre, ôtoit la sonde de dedans l'urètre, & faisoit ensuite l'extraction de la pierre. S'il y en avoit plusieurs, il alloit les chercher l'une après l'autre, & quand il les avoit toutes tirées, il appliquoit sur la playe un linge trempé dans un mélange d'huile & de vin, sans d'autres pansemens à ses malades; il les quittoit ensuite, en disant qu'il les avoit opérés & que Dieu les guériroit.

Ce succès apparent de l'opération du Frère Jacques à Fontainebleau, avoit favorablement disposé les esprits en sa faveur; on pensoit à lui faire opérer le Printems suivant les malades de l'Hôtel-Dieu & ceux de la Charité de Paris; mais le Premier Président ordonna qu'il fût fait préalablement des essais de sa méthode sur les cadavres, & que Mery, Chirurgien en chef de l'Hôtel-Dieu, lui en rendît compte. Le premier rapport de ce Chirurgien, justement célèbre, fut entièrement à l'avantage du Frère Jacques; il dit que le col & le corps de la vessie dilatés dans la manière ordinaire de tailler, étant incisés dans son opération & la pierre sortant par la partie la plus large de l'angle des os pubis, il devoit survenir beaucoup moins d'accidens, que l'hémorrhagie n'étoit pas autant à craindre parce que les parties blessées n'étoient pas arrosées d'une aussi grande quantité de vaisseaux sanguines que le bulbe & la partie spongieuse de l'urètre, que la tuméfaction des bourses ne devoit par avoir lieu aussi fréquemment, parce que l'endroit par où l'on entre dans la vessie, n'a pas les mêmes communications avec le scrotum que celui où les autres Lithotomistes font leur première incision; enfin qu'il ne devoit pas arriver les mêmes contusions & déchiremens aux parties inférieures. Il ajoute que les instrumens de Frère Jacques lui paroissent moins bons que ceux dont on a coutume de se servir, que le défaut de cannelure de la sonde est sur-tout un grand obstacle à la sûreté de l'opération, parce que le bistouri peut & doit vaciller.

Quelques jours après ce premier compte, Méry reçut un second ordre du Premier Président pour voir encore opérer Frère Jacques. Cet opérateur tailla alors le cadavre d'un jeune-homme de quatorze ans dont la vessie se trouva ensuite dans un délabrement affreux & celui d'une femme où le vagin fut percé de part en part. Cette fois, le rapport de Méry ne fut pas si favorable; le Frère Jacques avoit mal réussi dans quelques opérations qu'il avoit faites depuis peu à Versailles & à Paris; néanmoins cela ne parut pas suffisant pour faire rejetter sa méthode, & il fut arrêté qu'il seroit chargé de la Taille dans les Hôpitaux. On lui confia à l'Hôtel-Dieu quarante-deux malades & dix-huit à la Charité. L'empressement à voir opérer fut extrême. Il n'y avoit pas de Médecin ni de Chirurgien, qui ne voulût assister à ses opérations; il fallut des gardes pour empêcher la foule. De ces soixante opérés, vingt-trois moururent, treize furent parfaitement guéris & encore apprit-on ensuite que la plaie de quelques-unes s'étoit r'ouvertes; les vingt-quatre autres restèrent dans les Hôpitaux, les uns avec une incontinence d'urine, les autres avec une fistule, & tous dans un état de marasme & d'exténuation dont ils ne revinrent pas. L'ouverture du cadavre de ceux qui étoient morts, fit voir qu'aux uns la vessie étoit ouverte dans son fond, aux autres que le col de ce viscère étoit entièrement séparé d'avec l'urètre; que chez les femmes, le vagin étoit constamment percé en deux endroits opposés, que le rectum étoit fréquemment ouvert dans les deux sexes, & que chez tous, il y avoit un délabrement excessif, suites nécessaires du défaut de guide pour le bistouri & pour le conducteur avec lesquels la vessie avoit été ouverte. Le Frère Jacques assistoit pour le plus souvent à ces examens & ne pouvoit disconvenir des conséquences qui en résultoient, contre sa manière d'opérer. Cette précaution étoit d'autant plus utile qu'il avoit accusé les Religieux & les Chirurgiens de la Charité d'avoir fait périr ses malades par des instrumens qu'ils avoient poussés dans la vessie après l'opération; ce qui lui fut reproché par le Prieur de la Charité qui lui dit que de pareilles inculpations étoient indignes d'un honnête homme.

Les succès malheureux que le Frère Jacques avoit eu, ne firent pas la même impression sur tout le monde; Felix & Fagon jugèrent qu'on pouvoit rectifier son opération, & ils lui donnèrent quelques avis dont il profita sans doute, car ce Religieux tailla, en 1699, à Aix-la-Chapelle, environ soixante personnes dont le plus grand nombre guérit. Il revint passer l'Hiver à Versailles chez Fagon qui le reçut dans sa maison & à sa table; pendant ce tems, il lui fit faire un grand nombre d'essais sur les cadavres; Duverney en faisoit la dissection, & quoiqu'il trouvât la méthode du Frère Jacques fort supérieure à celle du grand-appareil, qui pour lors étoit seul en usage, il pensa comme Méry l'avoit dit avant lui, qu'on pourroit la perfectionner en ajoutant une cannelure au cathéter, dont la forme solide parfaitement ronde ne pouvoit diriger convenablement le bistouri. Frère Jacques, docile & raisonnable, saisit & approuva cette correction. Il fit faire de nouveaux cathéters & s'en servit pendant tout le tems de sa vie. Il partit de nouveau pour la Province, mais sans renoncer à Versailles où il tailla, pendant le Printems de 1701, trente-huit calculeux qui guérirent. Fagon qui avoit la pierre, ne put cependant se résoudre à se mettre entre ses mains, il se fit opérer par Mareschal qui le guérit. Alors le Frère Jacques dégoûté s'en alla à ce qu'il paroît pour ne plus revenir; lorsqu'il fut attiré de nouveau, en 1702, par le Maréchal de Lorges. Vingt-deux calculeux rassemblés dans l'Hôtel de ce Seigneur furent taillés par lui au Printems de cette année & guérirent tous; mais le Maréchal dont la vessie ulcérée pleine de fongosités & qui contenoit sept petites pierres dont l'extraction exigeoit un travail long & pénible, mourut le lendemain. Cet événement détermina le Frère Jacques à passer en Hollande où ses succès durent être fort grands, puisqu'il y fut gravé trois fois, & que les Magistrats d'Amsterdam lui envoyèrent à Bruxelles, où il étoit allé, une médaille sur laquelle on voyoit son portrait avec cette inscription *Pro servatis civibus*. Le revers porte pour légende un passage de Cicéron, *ægri quia non omnes convalescunt, non idcircò ars nulla Medicina est*. Faisant allusion par-là aux critiques nombreuses qui s'étoient élevées contre lui.

La plus forte sans doute, parce qu'elle étoit la plus raisonnable & la plus modérée, fut celle que Méry publia en 1700, sous le titre d'Observations sur la manière de tailler pratiquée par Frère Jacques. Hunault, oncle de celui qui étoit membre de l'Académie Royale des Sciences, & que ce moine avoit eu occasion de reconnoître à Angers, entreprit de le venger dans un Ouvrage orné de planches Anatomiques dont lui-même avoit fait les desseins, & qui contenoit la description de la méthode de Frère Jacques perfectionnée au point qu'il étoit sûr de couper toujours les mêmes parties. Cet Ouvrage ne fut pas imprimé, mais Frère Jacques publia en 1702, un petit Ecrit dans lequel il exposa sa manière d'opérer & dont il n'a été tiré qu'un petit nombre d'exemplaires. L'histoire de cet homme, si intéressant pour la Chirurgie, n'offre plus rien qui puisse piquer la curiosité; il continua quelque tems à mener la vie errante qu'il avoit embrassée, & à exercer ses talens sur tous ceux qui se présentoient sans en exiger ni même en recevoir la moindre récompense.

A l'époque où le Frère Jacques passa en Hollande, Raw devenu depuis très-célèbre, donnoit à Amsterdam des leçons particulières d'Anatomie & d'Opérations, & y pratiquoit la grande Chirurgie avec succès. Ce Médecin le vit opérer, & soit que le Frère Jacques eût déjà corrigé sa méthode, ou que Raw connût les Observations que Méry venoit de publier, il conçut qu'elle devoit l'emporter de beaucoup sur le grand-appareil, & il se mit à en faire des essais sur des cadavres. Bien-tôt il fut en état de la pratiquer sur les calculeux qui venoient se mettre entre ses mains. Jamais succès ne furent pareils au siens; non-seulement il tiroit les pierres fort aisément, mais il guérissoit tous ses malades. Sa réputation devint étonnante, on se rendoit de toute part à Amsterdam, pour le voir & l'entendre, il opéroit en présence de tout le monde, mais il ne s'expliquoit avec personne sur son procédé. Il n'étoit pas possible de le pénétrer; interrogé par ses élèves & par ses amis, il répondoit que sa manière de tailler étoit son savoir faire, & qu'il ne pouvoit le communiquer. Si on le pressoit davantage, *Celsum legitote* étoit sa réplique ordinaire, & par elle il donnoit à entendre qu'il entamoit les mêmes parties que dans le petit-appareil. On a dit que 1540 malades opérés par lui sont tous guéris, & que jamais on a eu l'occasion d'ouvrir le corps d'aucun de ceux qu'il avoit taillés.

Les instrumens dont il se servoit, étoient les mêmes que ceux du grand-appareil, excepté le cathéter dont la courbure étoit plus saillante & le bec plus alongé, & son lithotome qui, renfermé dans une chasse mobile comme ceux qui étoient d'usage, avoit une forme plus alongée, & étoit plus aigue.

Le malade couché à la renverse avec un oreiller sous sa tête, comme ceux du Frère Jacques, & assujetti par deux liens de quatre pieds de long chacun, qui attachoient les poignets avec le bas des jambes entre le mollet & le pied; Raw introduisoit le cathéter, en inclinoit le manche vers l'aine droite, faisoit relever les bourses, & incisoit les tégumens à la partie inférieure du périnée, commençant auprès du raphé, à un pouce environ de l'anus & allant finir au bas & à la partie interne de la tubérosité de l'ischium, du côté gauche. Les graisses étoient coupées plus profondément, après quoi Raw introduisoit le doigt indicateur de la main droite dans le fond de la playe, pour mieux juger de la position de la sonde, & la replacer si elle étoit dérangée. Reprenant ensuite le lithotome, il recommandoit au malade de rester le plus tranquille qu'il pourroit; & à ceux qui étoient chargés de le tenir, de l'empêcher de faire le moindre mouvement; & il portoit son instrument profondément dans la playe, il incisoit sur la sonde & parvenoit jusques dans la vessie. Alors il donnoit la sonde à tenir, prenoit le lithotome de la main gauche & glissoit à sa faveur un conducteur mâle; le lithotome ôté, ce conducteur servoit à en introduire un femelle, & il achevoit l'opération comme il a été dit en parlant du grand-appareil.

On a long-tems présumé que Raw parvenoit au corps de la vessie, sans en entamer le col & sans couper la prostate; c'est du moins l'avis d'Albinus le pere, de qui l'on tient tout ce qu'on sait à ce sujet. Mais depuis on a pensé qu'il devoit inciser le col de la vessie comme on le fait dans toute autre manière de pratiquer par l'Appareil-Latéral. Raw ne s'en est jamais ouvert à personne, il est mort avec son secret, & même sans avoir jamais rien publié. Son dessein, dès l'année 1707, étoit d'écrire une Dissertation, intitulée: *De neglectis quibusdam in oculo & aure* qu'il n'a point fait paroître; il y auroit sans doute décrit l'apophyse du manche du marteau qui porte son nom. On ne connoît de lui que le discours qu'il a prononcé à l'ouverture des Ecoles, lorsqu'il succèda à Bidloo dans la place de Professeur d'Anatomie & de Chirurgie à Leyde.

Après la mort de ce Médecin, arrivée en 1719, on se mit à faire des tentatives de toute espèce, pour retrouver sa méthode; mais elles ne conduisirent point au résultat qu'on en attendoit. Cheselden cependant étoit parvenu, à l'aide des injections dont il remplissoit la vessie, à ouvrir le col de ce viscère. Ayant fait usage de ce procédé sur quelques malades, il éprouva bientôt qu'il donnoit lieu à des infiltrations mortelles dans le tissu cellulaire du bassin, & il y renonça pour toujours. Néanmoins il continua toujours ses recherches & se convainquit enfin qu'en opérant avec ses instrumens & suivant le procédé de Raw décrit par Albinus, on ne pouvoit parvenir à la vessie, sans inciser la partie membraneuse de l'urètre & la prostate. Il n'alla pas plus loin, & n'eut plus d'autres desirs que de remplir ce but avec facilité. Le couteau dont il avoit coutume de se servir dans le plus grand nombre des autres méthodes, lui parut plus commode que le lithotome aigu du Médecin Hollandois, & il lui donna la préférence. Il pensa aussi qu'il vaudroit mieux substituer le gorgeret aux conducteurs avec la précaution de changer la forme du manche de cet instrument, qui avant lui représentoit une espèce de noix, & qu'il fit faire en manière d'ovale, en même-tems qu'il le faisoit incliner à gauche pour la facilité de l'introduction des doigts & des tenettes dans la vessie.

Sa manière d'opérer étoit celle-ci: le malade couché à la renverse & bien retenu, le cathéter introduit dans la vessie, Cheselden inclinoit le manche de cet instrument vers l'aine droite du malade, & le donnoit à tenir à un Aide qui devoit l'empoigner fermement d'une main, pendant que de l'autre il relevoit les bourses; alors tendant les tégumens du périnée avec le pouce de la main gauche, il prenoit le couteau dont la lame longue d'environ quinze lignes, convexe sur son tranchant, concave sur son dos, étoit supporté sur une tige d'un pouce de long & sur un manche de trois, & faisoit avec cet instrument, qu'il tenoit à pleine main & sur le dos duquel il étendoit le doigt indicateur, une incision oblique semblable à celle de Raw. Les graisses étoient ensuite coupées profondément; puis portant le doigt indicateur de la main gauche dans la playe près son angle supérieur, il cherchoit la cannelure de la sonde, il y introduisoit l'ongle de ce doigt à travers l'épaisseur des parois de l'urètre, & faisoit glisser la pointe de son instrument dans ce canal à la faveur de cet ongle. Quand il y étoit parvenu, il recommandoit à l'aide chargé de la sonde de la relever pour en appuyer la concavité sous celles de la voûte des os pubis & l'écarter autant qu'il étoit possible, de l'intestin rectum. Il ne s'agissoit plus que d'inciser la partie membraneuse de l'urètre & le col de la vessie, ce qu'il faisoit en conduisant de la main droite la pointe de son couteau le long de la cannelure de la sonde, pendant qu'avec le doigt indicateur gauche, il pesoit sur le dos de cet instrument pour en faciliter la marche. Enfin, arrivé à la pointe, il achevoit l'incision, en retirant son couteau en-dehors & en bas, le tranchant tourné vers la tubérosité de l'ischium.

Le doigt indicateur gauche resté dans la playe servoit à conduire le bec du gorgeret dans la cannelure du cathéter. Cheselden prenoit alors le manche de cet instrument avec la main gauche, &, le ramenant à lui par une espèce de bascule, il faisoit glisser le gorgeret jusque dans la vessie. Il dégageoit & ôtoit le cathéter, prenoit le manche du gorgeret de la main gauche, portoit le long de sa cannelure le doigt indicateur de la main droite dont la paume étoit tournée en haut; dilatoit ainsi la plaie intérieure & la disposoit à permettre l'introduction des tenettes qu'il portoit dans la vessie, en leur faisant faire un angle assez ouvert avec le gorgeret, dont le manche étoit tenu fort bas, & procédoit enfin à la recherche & à l'extraction de la pierre.

Cette manière d'opérer est celle qui constitue l'Appareil-Latéral par excellence. Elle procura à Cheselden des succès brillans & une très-grande réputation qui, s'étant étendus jusqu'en France, excitèrent les Praticiens à répéter les essais pour retrouver aussi la manière de Raw. Garengeot & Perchet s'en occupèrent avec ardeur, Morand crut qu'il étoit plus simple d'aller voir opérer Cheselden qu'on disoit suivre le même procédé. L'Académie Royale des Sciences dont il étoit Membre, obtint du Ministère, en 1729, qu'il feroit le voyage de Londres, & il partit. Pendant son séjour en Angleterre, Garengeot & Perchet tailloient un malade qu'ils avoient fait sortir de la Charité pour l'opérer à leur manière, & quand Morand revint, il se trouva que le procédé qu'il avoit été apprendre, étoit celui qu'ils avoient suivi. Mais continuons par la conduite qu'on doit tenir dans l'extraction de la pierre, relativement aux différentes circonstances; & considérons la manière dont il convient de panser la plaie, qui succède à l'opération.

Les tenettes introduites à l'aide du gorgeret, le Chirurgien fait faire à ces deux instrumens un demi-tour à gauche au moyen duquel le gorgeret devient supérieur aux tenettes, & peut être ôté avec plus de facilité. Ensuite prenant les deux branches des tenettes, & les disposant une en haut & l'autre en bas, il les écarte avec lenteur, pour opérer une dilatation qui favorise la sortie de la pierre. Il faut d'abord reconnoître la position de ce corps étranger qui, pour l'ordinaire, occupe le bas-fond de la vessie, ou sa partie postérieure. C'est-là qu'il convient de la chercher avec l'extrémité des tenettes, dont on a rapproché les branches; lorsque le Chirurgien l'a trouvé, il les écarte de nouveau; &, leur faisant faire un demi-tour, il fait en sorte de placer l'un des mors ou cuillers de l'instrument, au-dessus de la pierre, & l'autre au-dessous, puis il les rapproche l'un de l'autre, & saisit la pierre. Si l'écartement de la tenette est médiocre, il procède à l'extraction, en prenant cet instrument avec la main droite dont il place un ou deux doigts entre ses branches, pour empêcher qu'elles ne s'approchent trop, & qu'elles ne brisent la pierre. Disposant ensuite la tenette, de manière qu'un de ses mors soit en haut & l'autre en bas; il la tire en appuyant sur le rectum, & en faisant faire de légers mouvemens de bascule & en haut & en bas, pour dégager les mors l'un après l'autre.

Quelquefois la pierre, après s'être fait sentir dans un lieu de la vessie, fuit & ne se trouve plus que par moment, ou bien après avoir été saisie avec les tenettes, elle s'en échappe, & ne sort point avec elle; ce qui est une preuve de sa petitesse. Il faut dans ce cas employer une tenette moins forte, ou une de celles en forme de bec de canne; on l'introduit à la faveur du doigt indicateur de la main gauche, qu'on a poussé précédemment dans la playe, ou au moyen du bouton qu'on a déjà fait entrer dans la vessie, & sur la vive-arrête duquel on la fait glisser. En d'autres circonstances, la pierre, quoique facile à trouver, ne peut être saisie, parce qu'elle est profondément engagée dans le bas-fond de la vessie; ce cas exige qu'on ait recours aux tenettes courbées. Mais lorsqu'on a chargé la pierre, il ne faut pas la tirer comme il vient d'être dit; on sent aisément que, si on disposoit les mors de cet instrument en haut & en bas, il n'y auroit qu'une violence excessive sur le col de la vessie & sur le trajet de la plaie, qui pût la faire sortir dans cette position. Il faut les placer l'une à droite & l'autre à gauche; la convexité de leur courbure en bas, & leur concavité en haut. Ensuite on tire les tenettes de bas en haut, afin qu'elles puissent décrire en sortant, une courbe qui réponde à celle que présentent les os pubis. Si, lorsqu'on tient la pierre entre les mors de la tenette, les branches de cet instrument se trouvent fort écartées l'une de l'autre, il est à craindre que le volume de la pierre ne soit excessif. Cette disposition peut cependant venir de ce qu'elle a été saisie dans un sens défavorable, ou de ce qu'elle se trouve trop près de la jonction des mors. Dans l'un & l'autre cas, il faut ouvrir les tenettes, pour laisser échapper la pierre & la saisir de nouveau, ou la repousser avec l'extrémité du bouton pour en changer la position.

Il y a des pierres que la vessie embrasse exactement de tout côté, & qui sont enfermées dans des espèces de loges qu'elles se sont pratiquées, ou au-dedans de la prostate, où elles ont pris leurs accroissemens. Ces sortes de pierres sont fort difficiles à dégager; quelquefois on y parvient avec le doigt introduit profondément dans la playe; quelquefois après avoir fait glisser la tenette jusqu'au lieu qu'elles occupent, il faut commencer par écarter les mors de cet instrument en divers sens, afin d'écarter les parois de la vessie, ou de la poche qui contient la pierre, avant de chercher à la saisir. Le Frère Côme a imaginé pour ces cas, des tenettes composées de deux branches, séparées l'une de l'autre, & qui ne se rapprochent que quand on les a placées séparément sur les côtés de la pierre, à la manière des branches du forceps, dont on se sert dans les accouchemens laborieux. Si la pierre étoit d'un volume excessif, & qu'il ne fût pas possible de l'extraire, sans s'exposer à un grand délabrement, on pourra avoir recours à l'opération du haut-appareil, dont le danger ne seroit guère plus grand qu'il n'a coutume d'être, pourvû qu'on n'eût pas poussé trop loin les tentatives, pour l'extraire par-dessous le pubis, & qu'on n'eût pas donné lieu à des accidens graves, par la dilatation du col de la vessie. Avant qu'on fût plus instruit sur cette opération, on conseilloit de briser la pierre dans la vessie, avec des tenettes fortes & garnies de pointes, plus saillantes que les autres; & dans le cas où il seroit impossible d'y réussir, de placer une canule à demeure, par où les urines pussent s'écouler, pendant le peu de tems que le malade pourroit survivre à une pareille circonstance.

La pierre ôtée, il faut examiner avec soin s'il n'y en auroit point d'autres. Lorsqu'elle présente une surface inégale & raboteuse, on peut présumer qu'elle est unique; mais si elle est lisse & polie, & qu'elle présente quelques facettes applaties, il est vraisemblable qu'il y en a d'autres avec elle. Alors le Chirurgien porte le bouton dans la vessie, cherche à reconnoître avec cet instrument, la position des pierres qu'il doit ôter, & il les saisit l'une après l'autre. Cependant si, comme il arrive quelquefois, leur nombre étoit considérable, ou que les forces du malade ne lui permissent pas de supporter une opération aussi longue & aussi laborieuse, il faudroit renvoyer à un autre tems l'extraction des pierres restantes. La même conduite devroit être observée, si on rencontroit une pierre molle qui se brisât en éclat entre les mors de l'instrument, & qui laissât dans la vessie un grand nombre de fragmens, ou seulement des graviers difficiles à saisir. On seroit encore forcé d'y avoir recours, même avant d'avoir procédé à la recherche d'une pierre qu'on croiroit unique, s'il survenoit une hémorrhagie qui parût ménaçante. C'est ce qu'on appelle faire l'opération en deux tems. Dans ce dernier cas, on mettroit une canule dans la playe. Dans les autres on pourroit s'en dispenser, pourvu qu'on ne différât pas trop à procéder à l'extraction des pierres ou graviers que la vessie contiendroit encore, & que l'on eût l'attention tous les jours, ou tous les deux jours, d'introduire le doigt indicateur de la main droite, bien graissé dans la playe, afin d'en prévenir la trop prompte agglutination.

Cette manière d'opérer en deux tems remonte à Franco, le même qui a imaginé le Haut-Appareil, & elle lui fait honneur. Elle a été renouvellée dans ces derniers tems, par M. Maret, habile Chirurgien à Dijon, qui a donné à ce sujet un Mémoire, dans le premier volume de ceux de l'Académie de cette Ville; & par M. Louis, qui en a lu un sur le même objet, dans une des Séances publiques de l'Académie Royale de Chirurgie. On ne peut disconvenir qu'elle n'offre de grands avantages; mais l'expérience apprend qu'il ne faut pas en abuser. Il m'est arrivé de perdre des malades à qui je n'avois pu ôter toutes leurs pierres, parce que les accidens qui ont coutume de succéder à l'opération, ayant duré jusqu'à leur mort, je n'ai pu saisir le moment d'en faire l'extraction. J'en ai vu d'autres, dont la playe s'étoit si fort rétrécie, pendant la durée de la fièvre & de la tension inflammatoire du bas-ventre, qu'il m'a pas été impossible de retrouver le chemin de la vessie, & que j'ai été obligé de laisser fermer leur playe, quoique je susse qui leur restoit encore des fragmens considérables de pierres.

Pour l'ordinaire cependant, il est facile d'ôter, par une seconde opération, les pierres qui ont échappé à la première, & qu'on n'a pas jugé à propos d'extraire, au moment où l'on venoit d'ouvrir la vessie. Quelquefois même ces pierres ou fragmens sortent spontanément, & se trouvent sur l'appareil. Le malade placé sur le bord de son lit, les jambes & les cuisses fléchies, on commence par introduire dans la playe une sonde de poitrine, avec laquelle on fait dans la vessie des injections deau tiède, ou de décoction de guimauve; après quoi on procède à la recherche & à l'extraction des corps étrangers, avec des tenettes proportionnées à leur grosseur; ce que j'ai fait à plusieurs malades, & quelquefois au même à plusieurs reprises, sans qu'ils aient donné des marques de sensibilité trop vive, ou qu'ils aient témoigné trop de répugnance pour les tentatives qui ont suivi la première.

Les pierres enkystées demandent, pour être extraites, des procédés différens de ceux dont il vient d'être fait mention. Littre croyoit qu'on pourroit les disposer à sortir de deux manières différentes; si elles font peu de saillie dans la vessie, il vouloit qu'avec une sonde, introduite dans cet organe, on froissât la parois membraneuse qui les couvre, après avoir pris la précaution de porter un doigt dans le rectum pour l'assujettir, & faciliter l'action de l'instrument; si elles sont saillantes, il prescrivoit de les saisir avec des tenettes, & de mâcher & confondre cette même parois membraneuse, avec les pointes & aspérités qui s'élevoient de la face interne & concave de leurs mors. La suppuration devoit détruire la parois interne de la loge, dans laquelle la pierre étoit contenue, & ce corps tombé dans la vessie devoit être facile à saisir & à extraire. On s'apperçoit assez que cette théorie est fondée sur l'idée que Littre s'étoit formée de la manière dont les pierres deviennent enkystées, & qu'elle ne peut avoir lieu dans la pratique.

Garengeot, après lui, a osé porter le bistouri dans la vessie, pour dégager une pierre qui occupoit une poche particulière à sa parois antérieure, derrière le pubis. Cet instrument fut entouré d'une bandelette de linge, dans la plus grande partie de sa longueur, & fut conduit sur le doigt indicateur de la main gauche, qui avoit été porté plus avant qu'il avoit été possible. Le malade n'étoit âgé que dix à onze ans, & par conséquent il étoit d'une texture qui favorisoit cette opération. Le succès en fut heureux, puisqu'elle permit de dégager & d'extraire la pierre, & que l'enfant guérit. Cependant il y a beaucoup de cas où cet exemple ne pourroit être suivi. Si, comme il arrive souvent, la pierre étoit enfermée dans une sorte de cul-de-sac, dont l'entrée fut plus étroite que le fond, & que son volume fût un peu considérable, on ne pourroit donner à l'incision une étendue suffisante, sans s'exposer à ouvrir la vessie dans toute son épaisseur, & sans donner lieu à une mort certaine, par l'effusion des urines dans le ventre.

D'autres ont pensé qu'on pourroit, sans s'exposer à trop d'inconvéniens, saisir la pierre, tourner les tenettes en différens sens, pour déchirer les adhérences & la tirer même avec force. On voit dans le Mémoire de Houstet, sur les pierres enkystées de la vessie, que la Peyronie mit ce procédé en usage, sur un sujet de trente & un ans, qu'il tailla à l'Hôtel-Dieu. La pierre ne résista pas long-tems; on vit qu'elle étoit garnie de portions charnues qui avoient fait ses adhérences avec la vessie. L'opération avoit été douloureuse, elle fut suivie d'une effusion de sang fort abondante, à laquelle succédèrent la tension du ventre, le hoquet, le froid des extrémités, & enfin la mort.

Enfin, Le Dran a réussi à dégager une pierre enkystée, au moyen d'injections faites à la faveur d'une canule, qu'il a laissée à demeure dans la vessie, pendant près de six semaines. La position de cette pierre lui avoit fait présumer qu'elle étoit engagée à l'extrémité de l'uretère. Il l'ébranloit de tems-en-tems avec des tenettes, enfin elle tomba dans la vessie, d'où il fut aisé de la tirer. Sa forme étoit semblable à celle d'un cornichon, & elle avoit été retenue par sa grosse extrémité, qui n'avoit pu sortir de l'uretère, que lorsque les parties eurent été relâchées, & peut-être aussi, lorsque les secousses réitérées qu'on avoit données à la pierre, y eurent attiré une suppuration qui la disposa à prêter. Le succès de Le Dran est d'autant plus flatteur, que connoissant les circonstances de la maladie, il n'a fait courir aucun risque aux malades. Ce cas, qui doit être fort rare, est peut-être le seul où l'on puisse se promettre du succès de l'extraction des pierres enkystées; dans tous les autres, il n'y a rien à espérer pour le salut du malade. Si l'on rencontroit des cas de cette espèce, il seroit plus prudent de laisser les pierres, & de faire cicatriser la playe, que d'exposer le malade à une perte presqu'assurée, en s'obstinant à vouloir les tirer. *Circunspecti est*, dit Tulpius, en parlant de ces sortes de cas, *Lithotomi fluctuantes quidem calculos educere, sed qui inter utramque tunicam delitescunt, prudenter relinquere.*

L'opération par l'Appareil Latéral étant ainsi terminée, il ne reste plus qu'à panser le malade. On commence par le délier; on le porte ensuite dans un lit garni d'alaises, où on le laisse pendant quelque tems, sans rien mettre sur la playe, afin de lui donner le tems de se dégorger. Peut-être seroit-il encore mieux de n'y rien appliquer pendant tout le traitement jusqu'à la guérison, se contentant de fomenter, de tems-en-tems, le périnée, avec une décoction émolliente & résolutive, pour empêcher l'impression des urines, dont il est perpétuellement baigné les premiers jours. Mais l'usage veut qu'on mette un plumaceau, des compresses, un bandage en double *T*, & sur-tout un trousse-bourses, qui est extrêmement nécessaire pour empêcher le scrotum de descendre trop bas, & prévenir les engorgemens qui ont coutume de s'y faire. Les pansemens doivent être fréquemment renouvellés, & continués jusqu'à la guérison : ce qui n'a guère lieu avant la septième ou huitième semaine.

Les avantages de l'Appareil-Latéral, tel que nous l'avons exposé, sont ceux que Méry reconnoissoit dans la manière de tailler du Frère Jacques, pourvu qu'on y employât un cathéter, garni d'une canelure propre à diriger le lithotome, & qu'elle fût pratiquée par des gens habiles. Il expose beaucoup moins à l'engorgement des bourses, parce que l'incision commençant fort bas, elles ne reviennent point après l'opération vis-à-vis la place de l'urètre. L'irritation, la douleur excessive, & l'inflammation des parties intérieures, suites nécessaires de l'extension forcée, & du déchirement que la partie membraneuse de l'urètre & du col de la vessie la vessie éprouvent dans le grand-appareil, n'arrivent pas aussi souvent, parce que ces parties sont incisées, au lieu d'être simplement dilatées. L'extraction de la pierre se faisant par la partie la plus large de l'angle que forment les os pubis, est beaucoup plus facile. La disposition de la playe, qui représente un triangle scalêne, dont un des côtés répond à l'intestin, le second aux tégumens, & le troisième descend obliquement du col de la vessie jusqu'au bas du périnée, permet un écoulement libre aux urines & au pus. Enfin l'incontinence des urines, les fistules & l'impuissance sont moins à craindre. Cependant on ne peut pas dire que ces accidens ne puissent quelquefois avoir lieu; aussi le Chirurgien doit-il mettre toute son attention à les prévenir, en donnant à la playe l'étendue que permet la nature des parties incisées, en couvrant les bourses après l'opération avec un défensif, tel que le blanc d'œuf battu avec de l'eau-de-vie, & une petite quantité d'alun en poudre, en tenant les malades à une boisson abondante & à un régime sévère; en le faisant saigner si le pouls est fort, en mettant sur le ventre des flanelles, trempées dans des fomentations ou des embrocations émollientes; enfin, en donnant de légers narcotiques, pour dissiper le spasme & faire cesser la douleur. Il doit aussi se mettre en garde contre l'hémorrhagie, qui survient assez fréquemment à la suite de l'opération, notamment selon le procédé de Chefelden, & qui est un des inconvéniens le plus grand de l'Appareil-Latéral. Pour l'ordinaire, on y remédie assez aisément, par l'introduction d'une canule garnie de linge & d'agaric, qu'on pousse jusque dans la vessie. Cette canule doit rester dans la playe jusqu'à ce que la suppuration soit bien établie.

L'Appareil-Latéral a varié, relativement aux procédés que les différens Praticiens ont employé, pour faire la section des parties qui y sont intéressées. Nous allons actuellement nous occuper de chacun, pour donner à cette matière toute l'étendue dont elle est susceptible, & nous commencerons par celui de Le Dran.

Procédé de Le Dran.

Après avoir bien disposé le malade, il faut faire au périnée une incision, qui commence vis-à-vis la partie inférieure du pubis, & qui s'étende un pouce & demi au-dessous de celle qui se pratiquoit pour le grand-appareil. Cette incision doit intéresser l'urètre dans toute son étendue, jusqu'au bulbe inclusivement. On introduira le long de la partie membraneuse de ce canal, une sonde canelée, droite & garnie d'une languette à son extrémité, pour qu'elle puisse glisser plus aisément dans la canelure du cathéter. Lorsque cette sonde est parvenue dans ce viscère, on ôte le cathéter, on cherche à reconnoître le volume de la pierre, & on dirige la canelure de la sonde vers l'intervalle qui est entre l'anus & la tubérosité de l'ischium; après quoi, tenant cet instrument dans une direction horizontale, on introduit un bistouri convexe, large de six lignes, long de sept à huit, avec lequel on coupe la partie membraneuse de l'urètre & le col de la vessie. Il ne reste plus qu'à substituer un gorgeret à ce bistouri, & à finir l'opération comme il est d'usage.

Quoique Le Dran n'ait pas dit quelle direction il convient de donner à l'incision des parties extérieures, il est évident qu'elle doit descendre obliquement depuis le raphé jusqu'au-dedans de la tubérosité de l'ischium. Par ce moyen, aussi simple que facile, on incise les parties qui doivent donner issue à la pierre, dans le lieu le plus favorable à sa sortie, & on se procure tous les avantages de l'appareil-latéral, sans s'exposer aux hémorrhagies, qui en sont quelquefois la suite. Le trajet de l'incision ne représente pas un triangle scalêne, comme dans la méthode de Chefelden; mais il ne permet pas moins l'écoulement des urines & des mucosités, qui s'échappent presque continuellement de la vessie, les premiers jours de l'opération. On verra par la suite, que la manière de tailler la plus avantageuse, telle que celle de Moreau, de Pouteau, & de Hawkins, approchent beaucoup de celle que nous venons de décrire.

Procédé du Frère Côme.

Le Dran publia son procédé en 1742; mais, en 1748, le Frère Côme, Feuillant, dont nous avons déja eu occasion de parler, en traitant de la méthode par le haut-appareil, en découvrit un autre, qui consiste à couper le col de la vessie, de dedans & en dehors, avec un instrument d'une forme particulière, auquel il a donné le nom de Lithotome caché. Frère Côme ne s'attribuoit pas l'invention de cet instrument, il convenoit de l'analogie qu'il avoit avec le bistouri herniaire, qu'on dit avoir été imaginé par Bienaise, un des Membres & Restaurateur du Collège de Chirurgie de Paris; & il ajoutoit qu'il n'avoit fait que l'approprier à l'opératiou de la Taille. La longueur du lithotome caché est de neuf pouces; il est composé d'une tige & d'un manche. La tige légèrement courbée, de la grosseur d'un tuyau de plume à écrire, & longue de quatre pouces & demie, est évidée & forme une gaîne, dans laquelle est renfermée une lame tranchante de même longueur. Elle est terminée, à son extrémité, par une languette applatie, longue de trois lignes. Du côté du manche, cette tige devient insensiblement plus grosse, & porte le noyau d'une grosse bascule, qui tient à la lame tranchante, & par le moyen de laquelle cette lame sort de la gaîne qui la renferme, & une autre bascule plus petite, qui s'engage dans les hoches pratiquées au haut du manche. Celui-ci, traversé par une mèche qui tient au reste de l'instrument, est taillé à six faces ou pans inégaux, & tourne sur lui-même, de sorte que la petite bascule, entrant dans les hoches qui répondent à ses pans, fixe l'instrument au point où on le veut. Les pans du manche plus ou moins élevés, permettent à la grande bascule de l'abaisser plus ou moins, & par conséquent à la lame tranchante de sortir de la gaîne d'une même quantité. Les pans sont numérotés 5, 7, 9, 11, 13 & 15; ainsi, on peut à volonté faire au col de la vessie, une incision qui ait l'une de ces six dimensions, & qui ait depuis cinq jusqu'à quinze lignes de profondeur. *Voyez* les Planches qui ont rapport à cet Article.

Pour se servir de cet instrument, on place & l'on assujettit le malade comme dans les autres méthodes de pratiquer l'appareil-latéral, & après avoir passé un cathéter dans la vessie, on fait au périnée une incision oblique, qui ouvre les tégumens, depuis le raphé jusqu'au-dedans de la tubérosité de l'ischium, & l'on entame le canal de l'urètre de la longueur d'un demi-pouce, du côté de l'angle supérieur de la playe. Le bistouri, qui a servi à cette partie de l'opération, doit rester engagé dans la lame du cathéter, pour servir de guide à la lancette du lithotome caché, qu'on a disposé d'une manière convenable à la grosseur de la pierre. On l'y fait glisser, & lorsqu'elle y est parvenue, on ôte le bistouri, & prenant le manche du cathéter de la main gauche, on l'amène un peu à soi, pendant qu'on pousse le lithotome jusque dans la vessie, en tenant le manche de cet instrument aussi bas qu'on le peut. On dégage alors, & on ôte le cathéter; après quoi, cherchant encore à reconnoître la pierre avec la tige du lithotome, on voit si l'on a bien estimé le volume, & si le degré d'ouverture qu'on a donné à cet instrument lui convient. Si celui-ci est bien disposé, on en porte la tige sous la voûte du pubis; on donne au manche la position qu'il doit avoir, pour que la coupe soit parallèle à celle des tégumens, on abaisse la bascule qui tient à la lame tranchante; on tire à soi l'instrument ouvert, dans une direction parfaitement horizontale, jusqu'à ce qu'on juge, à la longueur dont il est sorti de la playe, & au défaut de résistance qu'on éprouve, que la prostate & le col de la vessie sont coupés; après quoi on acheve de la tirer en abaissant le poignet, de peur de donner trop de profondeur à l'incision des parties qui avoisinent le rectum. Cela fait, il ne reste plus qu'à introduire dans la playe un gorgeret ou un bouton, sur lequel on conduira les tenettes, ou à porter celles-ci sur le doigt indicateur de la main gauche, & à procéder à la recherche & à l'extraction de la pierre.

Le procédé du Frère Côme a tous les avantages de l'appareil-latéral; l'exécution en est facile, on opère avec plus de précision que dans la méthode de Chefelden; le col de la vessie est incisé plus nettement; on donne à la coupe des parties intérieures des dimensions plus étendues, & qui permettent de faire l'extraction de la pierre sans causer autant de délabrement. Le Frère Côme se flattoit sans doute d'être le premier qui eût conseillé de placer le malade dans une situation horizontale, puisqu'il s'est fort étendu sur l'utilité de cette situation. Il ne faisoit que des pansemens très-simples, en quoi il avoit été prévenu par le Frère Jacques & d'autres. Enfin, il croyoit que l'incision de la vessie avoit une étendue fixe & déterminée, par le degré d'ouverture de son instrument, & que cette incision pourroit sans danger être aussi grande que le volume de la pierre pourroit l'exiger. L'expérience a fait voir qu'il se trompoit sur le premier point, & que souvent le col de la vessie étoit coupé moins profondément chez ceux sur qui on l'avoit employé aux numéros 13 ou 15 par exemple, qu'à ceux sur qui on l'avoit employé aux numéros 5 & 7, ce qui doit effectivement arriver suivant le degré de contraction du col de la vessie. Si cette partie a beaucoup de ressort, & qu'elle ne se laisse dilater qu'avec peine, par l'écartement de la lame tranchante d'avec la gaîne qui la renferme, elle sera coupée plus avant que si elle est lâche & sans action. Quant à la facilité de faire l'incision proportionnée au volume de la pierre, elle pourroit être dangereuse, si on s'y laissoit aller, en ce que la section intéressant toute l'épaisseur de la prostate, & se portant jusqu'à la partie membraneuse de la vessie, on coureroit risque d'entamer des parties qu'il est essentiel de ménager. D'ailleurs cela n'est rien moins que nécessaire; car, lorsque le col de la vessie & la prostate ont été incisés, à une médiocre profondeur, ces parties se dilatent ensuite, autant qu'il est nécessaire, pour la sortie des pierres dont l'extraction est possible.

On a reproché au procédé du Frère Côme d'exposer plus que les autres manières de pratiquer l'appareil-latéral, à l'infiltration & à l'inflammation gangreneuse des bourses, accident qu'on pourroit éviter en faisant la section plus bas qu'il ne la recommandoit. On a dit que l'étendue de la coupe, faite au col de la vessie, pouvoit varier, suivant que le manche de l'instrument est tenu plus haut ou plus bas; mais cela n'arrivera pas si l'on opère suivant les règles prescrites. Cette opération, a-t-on ajouté, expose quelquefois à des hémorrhagies intérieures qu'on ne peut arrêter, parce qu'elles dépendent de la section de la membrane interne de la vessie au-delà de son col. On ne peut disconvenir que cet inconvénient ne doive souvent avoir lieu, lorsqu'on lève la main qui tient l'instrument, parce que la lame descend à proportion. C'est encore une faute de l'opérateur plus que de l'opération, & même il est presqu'impossible de l'éviter, si la vessie est contractée avec force au moment où le lithotome doit en sortir, & c'est un mal d'autant plus grand, qu'il n'y a aucun remède à lui opposer. On ne pourroit que faire des injections astringentes, qui, si elles avoient assez d'éner gie pour s'opposer à l'écoulement du sang, blesseroient les parois de la vessie. L'hémorrhagie dépendante de l'ouverture des artères horizontales du périnée, est encore un des inconvéniens de ce procédé, on l'a reproché également à celui de Cheselden. Mais cet accident est commun à tous ceux qu'on a imaginé pour pratiquer l'appareil-latéral; il y en a peu qui en soient exempts, peut-être cependant auroit-il moins fréquemment lieu, si l'on prenoit la précaution de baisser le manche de l'instrument à l'instant où l'on est sûr que le corps de la vessie & de la prostate sont incisés.

M. Caqué, habile Chirurgien de Rheims, a proposé, pour rendre le procédé du Frère Côme plus sûr, d'émousser le tranchant du lithotome caché, à son extrémité, de la longueur d'un demi-pouce, & de retirer cet instrument à soi avant d'en abaisser la lame, au moyen de sa bascule, de manière qu'elle ne soit pas engagée de plus d'un pouce dans la vessie. En faisant la correction dont il s'agit, cette lame doit avoir bien peu d'action, puisqu'il ne lui reste plus qu'un pouce de tranchant. Par conséquent le col de la vessie ne peut être entamé profondément, quelqu'écartement qu'on donne à la lame du lithotome. D'autres ont imaginé d'armer cet instrument d'un gorgeret, semblable à celui que porte le lithotome de Thomas, ce qui empêche que l'action par laquelle on doit appuyer la tige de l'instrument sous la voûte du pubis, ne blesse la parois de l'urètre, sur laquelle elle porte, & donne plus de facilité pour l'introduction des instrumens qui doivent succéder au lithotome.

Procédé de Moreau.

Moreau, Chirurgien en chef de l'Hôtel-Dieu de Paris, vers le milieu de ce siècle, se servoit d'un lithotome, dont la lame renfermée dans une chasse d'écaille, comme ceux dont on faisoit autrefois usage dans le grand-appareil, étoit longue de trois pouces & demi, tranchante des deux côtés, étroite & par conséquent fort aigue. Cet instrument ouvert, est fixé par une bandelette de linge, qui ne laisse à nud qu'une étendue d'un pouce ou de quinze lignes. Le malade est placé sur l'extrémité d'une table, assujetti avec des liens & soutenu par des Aides, à la manière du Frère Côme, & de ceux qui l'ont précédé. Le cathéter introduit dans la vessie, & incliné de manière que sa convexité fasse saillie du côté du périnée, les bourses sont relevées par un Aide, qui passe la main gauche dessus. Le Chirurgien à genou, & tenant lui-même le manche du cathéter, fait aux tégumens, avec son instrument qu'il tient comme une plume à écrire, une incision oblique; puis il cherche, avec le doigt indicateur de la main droite porté dans la playe, à s'assurer de la position de la canelure de la sonde, dans laquelle il plonge la pointe de son lithotome. Lorsqu'elle y est introduite, il la fait glisser dans la vessie, en amenant un peu à lui la plaque du cathéter. Jusque-là il avoit tenu le manche du lithotome fort bas, afin que sa pointe ne s'échappât pas de la canelure qui lui sert de guide; mais, lorsqu'il est arrivé à l'extrémité de cette canelure, il le relève de manière que la pointe de l'instrument s'éloigne du bec du cathéter, en faisant avec lui un angle plus ou moins ouvert, suivant l'étendue & la profondeur de l'incision qu'il se propose de faire à la prostate. Il tourne sa lame obliquement en bas & en-dehors, vers la tubérosité de l'ischium, & le retire en coupant la prostate & le col de la vessie. Lorsque le défaut de résistance & la quantité dont il a retiré le lithotome, indiquent que cet obstacle est franchi, il abaisse le manche du lithotome, dont la pointe se relève & s'approche du cathéter, & il acheve l'opération en le tirant dans cette dernière position. Le reste se fait comme dans les autres méthodes.

Le but que Moreau se proposoit, étoit d'entamer profondément la prostate & le col de la vessie, sans intéresser les artères horizontales du périnée, dont la section est presqu'infaillible dans le procédé de Cheselden, & dans celui du Frère Côme. Pour cela, il vouloit qu'on fît l'incision de manière à donner au trajet de la playe la forme d'un double triangle, dont un intérieur a sa base au col de la vessie, & l'autre extérieur a le sien à la playe des tégumens. Ces deux triangles se rencontrent par leur sommet, au milieu de l'intervalle qui se trouve entre le périnée & le col de la vessie. Si, après avoir élevé le manche du lithotome, on le retiroit à soi dans la même position, le trajet de l'incision n'en représenteroit qu'un, & les graisses qui avoisinent le col de la vessie & le rectum, ainsi que celles qui occupent le périnée, seroient coupées d'autant plus profondément, que l'angle formé par la lame de cet instrument, & par le bec du cathéter, seroit plus ouvert. Mais, en abaissant le manche du lithotome, pour en ramener la lame vers la canelure du cathéter, aussi-tôt que la prostate & le col de la vessie sont coupés, non-seulement on décrit le double triangle dont nous venons de parler, mais encore on ne touche point aux graisses & aux vaisseaux qui les traversent. On pourroit objecter que ces graisses doivent faire obstacle à l'introduction & à la sortie des instrumens, & sur-tout à l'écoulement des urines, des graviers & du pus qui succède à l'opération. Moreau pensoit qu'elles devoient s'affaisser par les différentes tentatives qu'exigent la recherche & l'extraction de la pierre, & que leur conservation met à l'abri de l'hémorrhagie, sans exposer à aucun inconvénient. Ce qu'il y a de sûr, c'est qu'il a obtenu de nombreux succès, & que ceux qu'il a pris la peine d'instruire, en ont eu également. Le seul reproche qu'on puisse faire à son procédé, est qu'il est plus difficile que les autres, & qu'il exige qu'on s'y soit exercé plus souvent. Mais ce reproche est bien léger, en comparaison de l'avantage inestimable dont il est accompagné. La forme de l'instrument de Moreau, & les mouvemens combinés qu'il lui fait exécuter, semblent rapprocher son procédé de celui de Raw, plus qu'aucun de ceux qui sont connus.

Procédé de Pouteau.

Pouteau, Chirurgien de Lyon, pour faire l'incision de la prostate & du col de la vessie, avec toute la précision possible, avoit imaginé d'employer des lithotomes de longueur différente, qui doivent être conduits le long de la sonde canelée droite, garnie d'une languette semblable à celle du conducteur mâle ou d'un gorgeret ordinaire. A l'une de ses extrémités étoient deux jumelles, entre lesquelles le lithotome devoit être introduit. Cette sonde étoit en outre surmontée d'un niveau, qui indiquoit la position qu'on devoit lui donner pour que la canelure regardât obliquement en-dessus & en bas. Sans doute cet instrument lui a paru trop compliqué & d'un usage trop difficile, puisqu'il ne la point décrit dans ses Mélanges de Chirurgie, imprimés en 1760, & qu'il n'en est pas parlé dans ses Œuvres Posthumes, publiés en 1788. Ceux qu'il leur a substitués sont plus simples; ils consistent en un cathéter ordinaire, dont le manche, moins long que les autres, est terminé par un anneau, & en une espèce de couteau, fixé sur un manche solide, & qui diffère peu de celui de Chefelden.

Le malade situé est assujetti, & le cathéter introduit dans la vessie; Pouteau tenoit lui-même cet instrument, en passant le petit doigt de la main gauche dans l'anneau qui le termine, pour avoir la facilité de relever les bourses, & de tendre les tégumens du périnée, avec les autres doigts de cette main. Tout étant ainsi disposé, il prenoit le lithotome avec la main droite, & incisoit les tégumens du périnée, entre l'anus & la tubérosité de l'ischium; puis, après s'être assuré que la canelure de la sonde étoit placée vis-à-vis l'incision, il reprenoit le lithotome, sur lequel il plaçoit le doigt index, de manière que l'extrémité de ce doigt entré, passât la pointe de l'instrument, pour sentir la saillie du cathéter. Il retiroit ce doigt sur le dos du lithotome, afin d'en pousser la pointe dans la canelure du cathéter, & il la faisoit glisser jusque dans la vessie. L'incision commençant à la parois inférieure du bulbe de l'urètre, coupoit la portion membraneuse de ce canal, & la plus grande partie de l'épaisseur de la prostate. L'introduction du bec du gorgeret dans la canelure du cathéter, se faisoit comme celle de la pointe du lithotome; les tenettes étoient introduites avec lenteur, pour ne rien forcer, & le reste se passoit comme dans les autres procédés dont nous avons parlé.

Ce procédé de Pouteau, sembalable en apparence à celui de Chefelden, en diffère essentiellement, en ce que le lithotome introduit dans la vessie, n'en étant pas retiré obliquement en-dessus & en bas, les graisses du voisinage, & les vaisseaux qu'elles renferment, ne sont pas entamées. L'incision des parties intérieures n'a d'autre étendue que celle qui résulte de la longueur plus ou moins grande de l'instrument; & son trajet, au lieu d'avoir la forme d'un triangle, a celle d'un entonnoir, dont l'ouverture est évasée & le bec alongé. Si ce procédé pouvoit être comparé à un autre, ce seroit avec ceux de Le Dran & de Moreau, qu'il paroîtroit avoir le plus d'analogie. Comme lui, il a eu de nombreux succès, qui sont même avoués par l'Auteur d'une Critique amère publiée en 1761, sous le titre: d'*Avis d'un serviteur d'Esculape, sur les Mélanges de Chirurgie de M. Pouteau, aux Habitans de Lyon.*

Procédé de Foubert.

La persuasion où l'on étoit que Raw ouvroit la vessie, sans inciser son col, avoit fait faire un grand nombre d'expériences, dont le succès n'avoit pas répondu à l'attente qu'on s'en étoit formée. Foubert, Chirurgien en chef de la Charité, & Lieutenant du premier Chirurgien du Roi, en avoit fait comme les autres, & il avoit trouvé que la prostate étoit toujours entamée, lorsqu'on suivoit le procédé décrit par Albinus. Il se détermina enfin, à examiner quelle partie de la vessie se présente au périnée, & à quel endroit de cette région elle répond. Pour cela, il remplit la vessie d'un cadavre avec de la cire molle, & celle d'un autre avec de l'eau, après en avoir préliminairement injecté les vaisseaux. Il trouva, par la dissection, que la partie latérale du corps de ce viscère, répondoit à la partie latérale & inférieure du périnée, & qu'on pouvoit y atteindre avec un trois-quart. En conséquence, il en fit construire un dont le poinçon avoit cinq pouces & quelques lignes de long, & le manche trois pouces & demi. Le manche étoit creusé sur sa longueur, pour recevoir celui d'un couteau, qui devoit servir de lithotome. La canule, qui renferme le poinçon, étoit fendue dans toute sa longueur, excepté à sa dernière extrémité, de manière à former une canelure, le long de laquelle on conduisoit la pointe du couteau, longue de quatre pouces, tranchante dans toute sa longueur, & faisant avec son manche un angle très-obtus. Tels sont les instrumens que Foubert se procura, pour les épreuves qu'il méditoit, & qu'il commença dès l'année 1727. Au mois de Mai 1731, il se hasarda à tailler un enfant de quatorze à quinze ans, par son nouveau procédé. La vessie fut distendue par une injection, qui causa de la douleur, & fatigua beaucoup le malade; le succès néanmoins fut heureux. Ayant trouvé, l'année d'après, l'occasion d'opérer un sujet de dix-neuf ans, dont la vessie étoit spacieuse, Foubert se contenta de lui faire retenir ses urines pour le moment de l'opération, tems auquel il appliqua le bandage de Nuck, pour empêcher qu'il ne les rendît, & que la vessie ne se vuidât. Au mois d'Octobre de la même année, il se présenta un vieillard, dont la vessie étoit étroite; Foubert imagina de l'engager à retenir ses urines, en plus grande quantité de jour en jour, afin d'accoutumer la vessie à se dilater, ce qui lui réussit fort bien, de sorte qu'il n'a pas eu recours à d'autre expédient depuis.

Le malade préparé, situé & assujetti, voici en quoi consiste le procédé dont il s'agit ici. Le Chirurgien doit commencer par s'assurer si la vessie est suffisamment pleine; car faute de cette précaution, il pourroit manquer l'opération, & c'est ce qui arriva une fois à Foubert, lui-même. Le malade, au moment d'être taillé, venoit d'uriner à son insçu; il ne sortit que du sang par le trois-quart; cependant, l'incision étant faite, on s'apperçut que la vessie n'étoit pas ouverte; mais le cathéter qu'on y introduisit, donna la facilité de tailler à la manière ordinaire. Le malade guérit aussi bien que le second, qui avoit été pris pour un autre; parce qu'on l'avoit changé de lit, celui-ci ne fut pas immolé, Foubert le tailla par le grand-appareil, & la ponction qui lui avoit été faite au périnée, n'eut aucune suite fâcheuse. Le moyen de prévenir ce malheur est facile, il ne faut que porter profondément deux doigts de la main gauche dans le rectum, & appuyer de la droite sur la région hypogastrique pour juger de l'état de la vessie. Lorsqu'on s'en est assuré, on détourne le rectum de gauche à droite avec les doigts qu'on a laissés, & prenant le trois-quart, comme il est d'usage, on en porte la pointe le plus près qu'on peut de la tubérosité de l'ischion gauche, & à un grand travers de doigt au-dessus de l'anus. Cet instrument doit être poussé horizontalement sans incliner le poignet en aucun sens, si ce n'est légèrement en-dedans, pour s'éloigner de la prostate. Quand on est parvenu à la profondeur de trois ou quatre pouces, & qu'on cesse de sentir la résistance qui s'opposoit à son introduction, il est à présumer qu'on est parvenu dans la vessie, & l'on s'en assure en tirant le poinçon du trois-quart à soi, pour que l'eau puisse s'échapper le long de la canelure du premier instrument, jusqu'à ce qu'il soit arrivé à la dernière extrémité; on le dégage alors en le tirant un peu à soi, après quoi, élevant son manche, on tâche de faire faire le même mouvement à la pointe qui est dans la vessie, ayant l'attention d'en diriger le tranchant de bas en haut de manière que l'incision soit parallèle à la branche de l'ischion & à celle du pubis. On retire cet instrument en coupant tout ce qui se présente à son tranchant, &, quand on est prêt à terminer la section on en relève beaucoup le manche pour donner à la playe externe toute l'étendue qui lui est nécessaire. On conduit ensuite le gorgeret dans la vessie le long de la canelure du trois-quart, & l'on termine le reste de l'opération comme dans toutes les autres manières de tailler.

La partie inférieure de l'incision, qu'on fait au périnée, en suivant le procédé qui vient d'être décrit, répond à l'endroit où commence celle qu'on y fait lorsqu'on suit ceux dont il a été parlé précédemment, & c'est déjà un désavantage considérable, parceque la pierre ne peut sortir que par la partie la plus étroite de l'angle des os pubis. Cette incision pénètre au-delà des tégumens dans l'intervalle que laissent entre eux les muscles ischio & bulbo-caverneux & le tranverse de l'urètre, sans entamer ce dernier muscle, de sorte qu'il devient un grand obstacle à l'introduction & à la sortie des tenettes. Foubert, à qui cet inconvénient n'a pas échappé, conseilloit de couper le muscle dont il s'agit avec un bistouri porté profondément dans la plaie, ainsi qu'il a été obligé de le faire en quelques circonstances. Le trajet de cette playe représente un triangle isocèle, comme celui que nous avons dit être formé dans la méthode de Cheselden; mais le côté inférieur de ce triangle étant décrit par le trois-quart est horizontal, & n'offre point cette pente favorable à la sortie des urines & des matières purulentes qui peuvent s'infiltrer dans le tissu cellulaire du voisinage de la vessie; ce viscère est percé dans sa partie membraneuse & charnue; le lieu de l'ouverture qu'y forme le trois-quart, & qui doit être aggrandi par le couteau, ne peut être déterminé, car pour peu que le poinçon de l'instrument ait d'obliquité, sa pointe s'élève ou s'abaisse, s'approche ou s'éloigne de la prostate; on ne peut dire quelle étendue cette ouverture peut avoir. L'écartement de la pointe du couteau d'avec celle du trois-quart ne fait qu'éloigner les fibres de la vessie sans les diviser. Il faudroit que le couteau fût engagé à une grande profondeur dans ce viscère pour, qu'en sortant, il pût avoir action sur lui, parce que les instrumens tranchans, ne coupent qu'autant qu'ils glissent à la manière des scies. Il se peut donc, & l'observation l'a prouvé, que l'ouverture de la vessie soit très-petite; d'où résulte la difficulté d'introduire les instrumens nécessaires pour la recherche & l'extraction des corps étrangers. Cette difficulté seroit plus grande, si l'on avoit manqué la pierre, ou qu'il y en eût plusieurs, parce que l'écoulement des urines permet à la vessie de se contracter, & parce que la playe de ce viscère cesse d'être parallèle à celle des graisses & des tégumens. Ce défaut de parallélisme augmente la disposition aux infiltrations intérieures. Telles sont les objections qu'on peut faire contre le procédé de Foubert, & elles sont d'une telle force qu'on ne doit se hasarder à le mettre en usage en aucune circonstance. Il n'y a qu'un homme de génie qui ait pu concevoir le projet qu'il a osé exécuter ; mais la raison & l'expérience ayant montré ses inconvéniens, il faut lui donner les éloges qu'il mérite & se garder de le suivre.

Procédé de Thomas.

Le Procédé de Thomas, Chirurgien de Bicêtre, est le même que celui de Foubert, avec cette différence, qu'il s'exécute avec un instrument d'une forme particulière, & que l'incision des parties extérieures & celle de la vessie se font de haut en bas, au lieu que Foubert coupoit ces parties de bas en haut. L'instrument qu'il a imaginé, est composé d'une tige longue de quatre pouces & demi, montée sur un manche de même longueur. La tige est terminée par une pointe fort aiguë applatie sur deux faces & tranchante en haut & en bas dans une étendue de quatre lignes; elle est évidée comme celle du Frère Côme & renferme comme elle une lame tranchante qui peut s'en écarter au moyen d'une bascule qui s'abaisse sur le manche. Ce manche ne tourne pas sur son axe pour présenter à la bascule des facettes plus ou moins élevées; mais la bascule est garnie d'une alonge qui se meut au moyen d'une crémaillère & qui la rend plus courte ou plus longue à volonté. Enfin la tige est surmontée d'un petit gorgeret qui s'y adapte avec exactitude & qui en augmente peu l'épaisseur.

Tout étant disposé pour l'opération, & la vessie étant pleine comme pour le procédé de Foubert, il faut plonger l'instrument à sa partie supérieure & latérale gauche du périnée, à peu de distance de l'angle du pubis, & le plus près de la branche du pubis gauche qu'il est possible. On perce les tégumens, les graisses, la partie supérieure de l'angle que forment entre eux les muscles ischio & bulbo-caverneux, & l'on s'approche de la partie latérale de la vessie près son col. La direction de l'instrument doit être horizontale ; mais il convient d'en détourner légèrement le manche vers le côté droit pour que sa pointe s'éloigne de la prostate. Lorsqu'il est parvenu à une profondeur raisonnable & que la résistance qu'offroient les parties, cesse de se faire sentir, l'instrument est dans la vessie. On en est bien-tôt assuré par l'écoulement de quelques gouttes d'urine qui s'échappent sur le côté. Alors le Chirurgien, qui avoit disposé la bascule de manière à donner à l'incision de la vessie une étendue relative aux dimensions connues de la pierre, abaisse cette bascule; &, la dirigeant obliquement en-dehors & en bas, il saisit avec les doigts de la main gauche le petit gorgeret afin de le dégager & de l'empêcher de sortir de la vessie, tirant le reste de l'instrument à soi dans une direction horizontale, il incise la vessie & les graisses du périnée; enfin, lorsqu'il est prêt de finir la section, il abaisse beaucoup le poignet pour éviter que ces graisses ne soient coupées trop profondément & pour agrandir la plaie des tégumens & la prolonger vers la partie inférieure du périnée. Le reste est comme dans tous les autres procédés, excepté que le gorgeret, qui doit servir de guide aux tenettes, est dirigé par celui qui fait partie de l'instrument & le long duquel on fait glisser la languette qui le termine.

Les parties intéressées dans ce procédé sont les mêmes que dans celui de Foubert, si ce n'est que les graisses & les tégumens sont coupés plus bas; que le muscle transversal de l'urètre est entièrement divisé à sa partie moyenne, & que le côté inférieur du triangle que représente la coupe des parties intérieures, forme un plan incliné qui descend depuis le bas de l'incision de ce viscère jusques vis-à-vis la partie inférieure de la tubérosité de l'ischium. Le lieu où l'on plonge l'instrument n'exige pas qu'on le porte à une aussi grande profondeur, parce que le col de la vessie fixé aux os pubis par ses ligamens, est très-près de l'angle qu'ils forment; ainsi, il est plus aisé d'atteindre ce viscère; car le lieu où il est percé sans pouvoir être déterminé avec autant de précision qu'il le faudroit, l'est cependant avec quelqu'exactitude. On est plus sûr de l'étendue de l'incision intérieure parce que l'écartement de la lame d'avec la tige se fait avec plus de force que celui du couteau de Foubert d'avec le poinçon de son trois-quart; & parce qu'on ne peut tirer cet instrument à soi sans que la lame coupe toutes les parties qui s'offrent à son tranchant. Lorsque les urines sont évacuées & que la vessie se contracte, l'ouverture que l'on y fait change moins de position, attendu qu'elle est plus voisine de son col & par conséquent elle s'éloigne moins de celle des parties extérieures avec laquelle elle conserve une partie de son parallélisme.

On ne doit donc pas craindre, en pratiquant le procédé de Thomas, le plus grand nombre des inconvéniens qui résultent de celui de Foubert. L'extraction de la pierre se fait avec plus de facilité, les urines & le pus trouvent une pente plus grande pour se porter au-dehors; il est plus aisé de retrouver le chemin de la vessie, en supposant que l'on soit obligé d'y porter les instrumens à plusieurs reprises. Enfin les infiltrations urineuses & purulentes du bassin doivent avoir lieu moins souvent. Malgré cela, il faut avouer que cette manière de tailler a quelque chose d'effrayant, qu'elle ne peut être pratiquée sur le plus grand nombre de personnes dont la vessie est petite & racornie, & sur qui on s'exposeroit à la manquer, ou en quelque occasion à la percer de part en part, que le résultat n'en est pas assez sûr; l'incision de la vessie n'est cependant pas toujours à la même région de ce viscère; enfin qu'elle exigeroit une adresse peu connue & une habitude que le plus grand nombre des Praticiens ne sont pas à portée de se procurer; aussi pensons-nous qu'on doive lui préférer quelques-unes de celles que nous avons rapportées précédemment. Cependant, si un homme, reconnu pour calculeux, avoit une rétention d'urine telle qu'il fût impossible de lui passer un cathéter dans la vessie, elle offriroit alors une ressource d'autant plus préférable qu'elle seroit unique; la méthode du haut-appareil ne pouvant avoir lieu ici, en ce qu'elle demande, pour être pratiquée avec succès, qu'on procure une issue aux urines par la partie la plus basse de la vessie, en plaçant une canule au périnée.

Procédé de Le Cat.

Le Cat, Lithotomiste de la ville de Rouen, pratiquoit l'opération de la Taille vers le milieu de ce siècle avec des instrumens qui lui étoient particuliers; il leur donnoit les noms d'Urétrotome & de Cystitome & de gorgeret Epistitome. Le premier assez semblable au lithotome usité pour le grand-appareil en diffère en ce que la lame de cet instrument, fixée sur son manche, avoit à sa partie moyenne & droite une canelure assez profonde qui s'étendoit sur toute sa longueur. La lame du cystitome également fixe sur son manche & tranchante des deux côtés, étoit plus étroite & légérement courbe. Le Cat en employoit deux espèces, l'une tranchante de la pointe au talon, l'autre dont la lame longue d'un pouce & demi, étoit portée sur une tige alongée. Le gorgeret cystique, auquel il donnoit depuis long-tems la préférence, avoit la forme d'un gorgeret ordinaire, dans l'épaisseur duquel étoit une lame tranchante, qui pouvoit en sortir & y retirer par une mécanique fort simple, en faisant, lors de son ouverture, un angle plus ou moins aigu avec l'extrémité de cet instrument. Le plus souvent, le Cat se servoit d'un gorgeret cystitome fait d'une seule pièce, mais il en avoit de brisés comme celui de Foubert & qui pouvoient servir en même-tems de lithotome, de conducteur & de dilatateur. Enfin le cathéter dont il faisoit usage, étoit terminé par une plaque plus longue que les autres, pour pouvoir être tenue avec plus de fermeté, & la courbure en étoit plus basse qu'à l'ordinaire.

Le malade situé, assujetti & tenu comme il est d'usage, & le cathéter introduit dans la vessie, le Cat inclinoit le manche de cet instrument vers l'aine droite du malade, & le donnoit à tenir à un Aide. Ensuite il pratiquoit avec son urétrotome une incision oblique aux tégumens, depuis un pouce au-dessus de l'anus jusqu'au bas & au-dedans de la tubérosité de l'ischium gauche; il entamoit l'urètre dans sa partie membraneuse & ramenant l'instrument à l'angle supérieur de la playe, il faisoit glisser le cystitome ou le gorgeret cystitome le long de sa canelure jusqu'à ce que l'un ou l'autre fût dans celle du cathéter. Alors il ôtoit l'urétrotome, & après avoir saisi avec sa main gauche le manche du cathéter & la main de l'aide chargée de le contenir, il retiroit cet instrument vers le pubis pour l'éloigner du rectum, & il portoit le cystitome ou le gorgeret cystitome dans la vessie, où ils étoient arrêtés par l'extrémité de la canelure du cathéter. La parois membraneuse de l'urètre & la prostate étant incisée, il relevoit le manche du cathéter, reportoit l'instrument tranchant vers l'angle supérieur de la playe, prenoit le cystitome de la main gauche pour faire glisser la lame d'un gorgeret ordinaire le long de sa cannelure, ôtoit le cystitome, portoit le gorgeret dans la vessie, faisoit retirer le cathéter par l'Aide qui avoit été chargé de le tenir, & terminoit l'opération comme dans les autres manières de tailler. Quand il se servoit du gorgeret cystitome, il faisoit ôter le cathéter, lorsque cet instrument étoit dans la vessie, mettoit sa lame tranchante dans le repos, & s'en servoit ensuite comme il auroit fait de tout autre gorgeret.

Le résultat de ce procédé de le Cat approche beaucoup de ceux de le Dran & de Pouteau; il ne donne ni un seul triangle comme le procédé de Cheselden, ni un double triangle comme celui de Moreau; mais une sorte d'entonnoir alongé dont l'ouverture est au périnée & le bas au col de la vessie. Cette manière de tailler n'en a pas moins tous les avantages de l'appareil-latéral, sans exposer à l'hémorrhagie qui survient quelquefois à l'ouverture des artères du périnée dans d'autres manières de tailler. Aussi le Cat avoit-il des succès assez nombreux. Ce procédé n'est plus suivi actuellement, si ce n'est peut-être par quelques-uns de ses Elèves.

Procédé de Hawkins.

Hawkins, un des Chirurgiens du Roi d'Angleterre, a pensé qu'on rendroit l'opération de la Taille beaucoup plus simple si on la pratiquoit avec un plus petit nombre d'instrumens. En conséquence il a fait construire des gorgerets dont le bord droit présente un tranchant qui règne sur presque toute sa longueur, & qui fait l'office de lithotome & de gorgeret ordinaire. Il y en a de différentes dimentions pour les sujets de différens âges; la manière de s'en servir est celle-ci.

Le malade situé & assujetti comme dans les autres procédés de la Taille latérale, on porte dans la vessie un cathéter à l'aide duquel on incise les tégumens du périnée; après quoi on continue l'incision au-delà de son bulbe, dans une étendue d'à-peu-près un demi-pouce. Le bistouri ramené vers l'angle supérieur de la playe, le Chirurgien le prend de la main gauche & avec la droite il fait glisser le bec du gorgeret tranchant jusques dans la cannelure du cathéter; lorsque cet instrument y est parvenu, il retire le bistouri, prend le manche du cathéter qu'il avoit donné à tenir à un aide & le redresse de manière qu'il ne panche ni à droite ni à gauche. Il le ramène ensuite à lui en pesant sur le rectum, pour que le gorgeret pénètre par la partie la plus large de l'angle des os pubis, & fait glisser ce dernier instrument jusqu'à l'extrémité du cathéter & par conséquent jusque dans la vessie dont le col est coupé latéralement, ainsi que la partie membraneuse de l'urètre. Le Chirurgien dégage alors & retire le cathéter & prenant le manche du gorgeret avec la main gauche, il s'en sert pour conduire les tenettes dans la vessie. Enfin il le retire dans la direction suivant laquelle il a été introduit, de peur de blesser les parties à travers lesquelles il est engagé, & il termine l'opération comme il est d'usage.

Les parties intéressées dans ce procédé sont les mêmes que dans celui de le Cat, & elles le sont à-peu-près de la même manière, si ce n'est que la partie membraneuse de l'urètre & le col de la vessie sont coupées plus latéralement. On pourroit craindre que l'incision des parties intéressées n'étant point parallèle à celle des parties extérieures, il ne se fit des infiltrations dans le tissu cellulaire du voisinage; mais l'introduction & la sortie des tenettes & de la pierre distendent & applatissent ce tissu comme il arrive dans le procédé de Moreau où les deux plaies n'en font qu'une.

M. Bell pense que le gorgeret de Hawkins n'est pas assez large à celle de ses extrémités qui doit entamer l'urètre & le col de la vessie, & qu'il l'est trop à l'autre; de sorte que les parties dont la coupe est essentielle, ne sont pas divisées dans une assez grande étendue, pendant que l'urètre éprouve une distension trop grande par la partie la plus large de l'instrument. Il est vrai que sa forme conique nuit beaucoup à son introduction, & qu'il doit souvent arriver que la prostate ne soit pas incisée profondément. Le conducteur, que M. Bell propose, n'a pas, il est vrai cet inconvénient, mais peut-être en a-t-il un autre, c'est-à-dire, de pouvoir être porté plus avant qu'on ne voudroit sur-tout lorsqu'on se sert comme les Anglois, de cathéters ouverts à leur extrémité. Aussi dit-il qu'il est arrivé à quelques-uns de ses compatriotes d'avoir blessé la vessie en plusieurs endroits & recommande-t-il comme une précaution nécessaire, de faire retenir les urines aux malades avant de les opérer, comme si le premier effet de l'ouverture de la vessie & du spasme, qui doit être la suite de cette violence, n'étoit pas l'évacuation subite & le rapprochement de toutes les parties vers son col. Le danger de blesser la vessie avec le conducteur de M. Bell seroit moins grand pour nous qui nous servons de conducteurs fermés. Il est certain que son peu de largeur ne nuit pas à l'introduction du doigt & des tenettes, & qu'elle ne met aucun obstacle à la sortie des pierres pourvu qu'on ait soin de bien diviser les graisses & les muscles avec le bistouri, avant d'en faire usage.

II. *Des Méthodes propres aux femmes.*

Les femmes sont beaucoup moins sujettes à la pierre que les hommes. Lorsqu'elles en sont attaquées, la vessie, continuellement stimulée, s'en débarrasse aisément en les portant vers le canal de l'urètre qui est fort court & susceptible d'une grande dilatation. Les Observateurs rapportent nombre d'exemples de femmes qui ont rendu spontanément des pierres d'un volume considérable, soit que ces corps étrangers aient été poussés au-dehors en une seule fois, ou qu'ils soient sortis à la suite d'un travail pénible & plus ou moins long. Un des plus remarquables est celui que rapporte Midléton d'une pierre du poids de quatre onces qui, après avoir demeuré trois jours au passage, en fut chassée dans un accès de convulsions. Elle avoit déchiré l'urètre en-deçà de son ouverture extérieure, & s'étoit fait jour par le vagin; la tumeur qu'elle présentoit au-dedans des parties naturelles étoit si grosse que plusieurs personnes ignorantes croyoient que c'étoit la tête du fémur qui vouloit sortir par cet endroit. Colot parle aussi d'une pierre grosse comme un œuf d'oye qui resta engagée dans l'urètre pendant sept à huit jours, & interceptoit le passage des urines. Une enflure générale déformoit le corps de la malade; on se disposoit à l'opérer lorsqu'il lui prit des douleurs extrêmement vives qui lui firent rendre sa pierre. Les urines coulèrent involontairement pendant deux jours, après quoi elles reprirent leur cours ordinaire.

Il y a deux manières de pratiquer la Taille sur les femmes, savoir par dilatation & par l'incision. Quelque soit celle dont on se propose de faire usage, la malade doit être située & assujettie comme nous l'avons dit en parlant de la Taille des hommes.

Si l'on emploie la dilatation, le Chirurgien, après avoir fait écarter les grandes & les petites lèvres du pudendum, introduit le long de l'urètre jusque dans la vessie, une sonde mousse à son extrémité. Lorsque cet instrument y est parvenu, il le prend de la main gauche & fait glisser sur sa canelure le bec d'un gorgeret qui, devenant plus large vers le manche qui le termine, opère une partie de la dilatation qu'il a intention de se procurer. Il ôte la sonde devenue inutile; & saisissant également le manche du gorgeret avec la main gauche, il porte le doigt indicateur de la main droite dans sa gouttière, en tournant la paume de la main en haut, & en faisant avancer ce doigt avec beaucoup de lenteur. Lorsqu'enfin qu'enfin il est parvenu assez avant pour avoir suffisamment élargi le col de la vessie & l'urètre; il substitue, dans toutes les manières de Tailler, le gorgeret retiré, il va à la recherche de la pierre qu'il saisit, & dont il fait l'extraction.

La dilatation ne peut avoir lieu que lorsqu'il s'agit d'extraire des pierres dont le volume est peu considérable. Si elles étoient grosses, cette méthode pourroit attirer des accidens graves à raison de l'irritation & de l'extension forcées qui en sont la suite, & par la perte du ressort de la vessie qu'elle occasionneroit; aussi le plus grand nombre des Praticiens lui préfèrent-ils la méthode de l'incision.

Il est difficile de concevoir comment les Anciens la pratiquoient : Celse veut que, chez les femmes, on introduise un ou deux doigts dans le vagin, & que l'on coupe sur la pierre entre l'urètre & le pubis par une incision transversale. Chez les filles, les doigts doivent être placés dans l'anus, & la pierre ayant été amenée en bas, il faut aussi couper transversalement au dessus du bord gauche, *Sub imâ sinisteriori orâ.* Albucasis dit bien que les doigts chez les femmes doivent être introduits dans le vagin, chez les filles dans le rectum; mais que chez les uns & les autres, l'incision doit être faite à la racine de l'ischium *ad radicem cocci.* A peine Guy de Chauliac dit-il quelque chose à ce sujet. Franco décrit le procédé d'Albucasis, il avertit d'éviter d'entamer le vagin. Quelques-uns ont donné le nom de petit appareil à cette manière d'opérer. Sharp semble le recommander lorsque la pierre est grosse; c'est celle que suivoit le Frere Jacques. Nous avons dit quel en étoit le résultat malheureux, souvent le rectum étoit ouvert, le vagin l'étoit presque toujours en deux endroits opposés, & il survenoit fréquemment des hémorrhagies considérables.

Les Modernes, en opérant par la méthode de l'incision, ne se proposent pas de parvenir à la vessie par le périnée; ils suivent une route plus simple & plus facile, laquelle consiste à fendre le canal de l'urètre dans toute son étendue, & à entamer le col de la vessie plus ou moins profondément. Les uns se servent dans cette incision d'une sonde canelée dont ils dirigent la rainure obliquement, ou en bas & en-dehors, parallélement à la branche du pubis gauche, pour y faire glisser un bistouri ordinaire ou un lithotome de Chefelden. Les autres employent le lithotome caché qui, après avoir été introduit dans la vessie en place du bistouri & être resté seul dans ce viscère, est ouvert au degré convenable, & de manière à donner à l'incision la même direction que s'ils se fussent servis du bistouri.

Plusieurs ont pensé qu'il ne seroit pas aisé de débrider convenablement le col de la vessie & de l'urètre, si on se contentoit d'inciser ces parties d'un seul côté, & ils ont proposé de les couper des deux côtés en même-temps, avec un bistouri approprié à cet usage. M. Louis, à qui cette idée paroît être venue le premier, a fait construire à cette intention un lithotome composé d'une tige creuse & évidée sur les côtés, laquelle s'élargit beaucoup vers son manche, & de lames tranchantes de diverses largeurs qui, poussées de la partie la plus large de la tige dans celle qui est la plus étroite & qui a été introduite dans la vessie, incisent à droite & à gauche tout ce qui se présente. M. Flurant de Lyon en a proposé un autre dont la tige, pareillement évidée sur les côtés, contient deux lames tranchantes qui peuvent s'en écarter plus ou moins. Celui-ci coupe de dedans en-dehors, au lieu que le premier incise de dehors en-dedans. Il faudroit, pour se servir de l'un & de l'autre avec succès, appuyer sur le vagin afin de l'éloigner de la parois supérieure de l'angle des os pubis. M. Flurant craint qu'on ne trouve quelque conformité entre son instrument & le lithotome caché du Frère Côme. Il ignoroit sans doute celle qu'il a avec les tenailles incisives dont Franco se servoit dans la Taille des hommes, pour ouvrir & débrider sûrement le col de la vessie. Cette conformité est telle qu'on pourroit croire que l'un a été entièrement calqué sur l'autre.

Les occasions de pratiquer la lithotomie sur les femmes sont si rares, que l'on ignore les effets de la double incision dans cette opération. Elle a pour but de prévenir la distension forcée du col de la vessie, & les accidens que cette distension pourroit entraîner à sa suite. Mais cette manière d'opérer n'expose-t-elle pas au même danger, lorsque les pierres sont d'un volume trop considérable pour pouvoir être tirées au moyen d'une seule incision ? le cas semble exiger qu'on ait plutôt recours à la méthode du haut-appareil, lequel ne peut être pratiqué ici qu'en suivant le procédé de Franco; lorsque la pierre peut être soulevée de manière à faire saillie au bas de la région hypogastrique ou en suivant celui du Frère Côme. Ce dernier, préférable à tous égards, a d'autant moins d'inconvéniens que la nature a tout disposé pour qu'on puisse placer la canule qui doit conduire les urines au-dehors; il a souvent été mis en usage par son Auteur & avec succès.

Outre la manière de Tailler dont nous venons de faire mention, si la partie postérieure de la vessie entraînée par le poids des pierres qu'elle contient, déplaçoit une partie du vagin, & se portoit au-dehors des parties naturelles, en formant une tumeur plus ou moins volumineuse, il ne faudroit pas hésiter à inciser la tumeur & à ôter les corps étrangers qui y seroient renfermés. C'est la conduite que tint Rousset chez une femme de 58 ans, laquelle, à la suite d'une constipation qui en avoit duré vingt, eut une tumeur de cette espèce plus grosse que les deux poings, inégalement dure; & qui, lorsqu'on la manioit, rendoit un son semblable à celui qui résulte de la collision de corps durs qui heurtent les uns contre les autres. De même si une pierre à force de peser sur la paroi postérieure de la vessie, y causoit une élévation qui pénétrât dans le vagin, il faudroit, à l'exemple de Fabrice de Hildan, agrandir cet ulcère avec le bistouri & tirer la pierre. Dans le premier cas, on repousseroit la portion de vessie déplacée dans son lieu naturel, & dans tous les deux, on empliroit le vagin avec un pessaire de linge trempé dans du blanc d'œuf, & on feroit les injections convenables. Méry avoit d'abord pensé qu'en beaucoup de cas on pourroit inciser la partie postérieure de la vessie à travers le vagin au moyen d'une sonde cannelée & courbée comme le cathéter ordinaire. Mais il ne conseille pas d'employer cette méthode, de peur d'exposer les malades à des fistules qui leur fassent perdre leurs urines; inconvénient qu'il seroit facile de prévenir, s'il étoit le seul qui s'opposât à cette manière de Tailler.

Enfin, il est des circonstances qui exigent qu'on suive d'autres procédés. Tolet dit avoir vu une femme attaquée d'une chûte de matrice qui avoit entraîné la vessie dans laquelle se trouvoient plusieurs pierres. La malade fut Taillée en incisant sur la vessie déplacée, après quoi on réduisit le tout; la guérison fut assez prompte.

De l'extraction des Pierres arrêtées dans le canal de l'urètre.

Les Pierres d'un volume considérable sorties de la vessie peuvent s'arrêter dans différens endroits de l'urètre, & causer de la douleur & la difficulté d'uriner. En quelques lieux qu'elles se trouvent situées, il faut en favoriser la sortie par les moyens propres à procurer le relâchement tels que la saignée, les bains, les applications émollientes sur le périnée & sur les bourses, les boissons diurétiques, froides, les injections d'huile avec la précaution de faire appuyer avec les doigts au-delà du lieu qu'occupe la pierre & les pressions douces & ménagées qui amènent ce corps étranger vers l'ouverture de l'urètre. Si ces moyens ne réussissent pas, & que les incommodités, que les malades éprouvent, soient considérables, on ne peut se dispenser d'en venir à l'opération.

La pierre occupe la partie membraneuse de l'urètre, où elle s'est avancée jusqu'à la partie de ce canal qui est embrassée par son tissu spongieux, où enfin elle est retenue près de l'ouverture qui termine le gland.

Dans le premier cas, on procède, comme dans le petit-Appareil, c'est-à-dire que le malade étant assujetti & retenu, le Chirurgien introduit dans le rectum un ou deux doigts de sa main gauche qu'il courbe ensuite pour assujettir la pierre & pour lui faire faire plus de saillie au périnée; après quoi faisant tendre les tégumens de cette partie par un Aide qui relève en même-tems les bourses, il prend un bistouri convexe avec lequel il incise les tégumens de haut en bas & de dedans en-dehors, puis le tissu cellulaire & enfin l'urètre. La pierre mise à nud est poussée en-dehors avec un crochet, & retirée avec des tenettes appropriées. Comme il est possible qu'il y en ait d'autres, qui soient restées dans la vessie, il est prudent alors d'introduire dans ce viscère à travers la playe qui vient d'être faite, une sonde canelée droite avec laquelle on s'en assure, & qui sert à diriger un bistouri alongé, tel que celui de Cheselden, pour achever l'opération comme dans toutes les méthodes de pratiquer l'appareil latéral, si elle est jugée nécessaire.

Lorsque la pierre est logée dans la partie spongieuse de l'urètre, l'opération est moins grave sans être plus facile. Il ne s'agit que de fendre sur le lieu qu'elle occupe & d'en faire l'extraction. Quelques-uns veulent qu'on fasse tirer les tégumens vers le périnée, ou qu'on les tire soi-même du côté de l'extrémité de la verge, afin que l'incision qu'on y va pratiquer ne se trouve pas parallèle à celle de l'incision déjà faite aux tégumens, lorsque l'opération sera achevée, & que les urines n'ayent pas autant de facilité à s'échapper. Cette manière de procéder semble moins avantageuse pour l'extraction des corps étrangers, qu'on se propose d'ôter, en supposant qu'il y en ait plusieurs, & peut donner lieu à des infiltrations urineuses dans le tissu cellulaire du voisinage. Il paroît donc préférable d'ouvrir les tégumens & le canal de l'urètre vis-à-vis l'un de l'autre; ce qu'on ne peut faire qu'après avoir bien assujetti les parties entre les doigts de la main gauche & après avoir tendu les tégumens.

Si le lieu qu'occupe la pierre répondoit aux bourses, il seroit plus mal aisé d'y arriver, & le danger des infiltrations urineuses deviendroit plus grand. Il faudroit alors la repousser avec une algalie jusqu'à la partie supérieure du périnée, où si elle étoit trop fermement engagée pour pouvoir se déplacer; il seroit nécessaire de faire relever les bourses & de prolonger beaucoup l'incision de leur côté, afin que les écoulemens de sang & d'urine qui peuvent survenir, se fassent plus aisément. Il faut avouer que ces opérations, si simples en apparence, offrent beaucoup de difficultés, parce que le canal de l'urètre fuit aisément sous les instrumens, & qu'il se laisse entamer avec peine, lorsqu'il n'est pas soutenu par un cathéter.

Enfin, dans le cas où la pierre est parvenue jusqu'au voisinage du gland, on peut essayer de la tirer au-dessus avec des pincettes appropriées telles que celles très-étroites de J. L. Petit ou les pinces à tuyaux de Rosten dont on peut voir la figure dans les planches relatives à cet article, ou avec un fil d'argent plié en deux, dont on fait glisser l'anse jusqu'au-delà du lieu que ce corps occupe. Si l'on ne pouvoit en procurer la sortie par ces moyens, & qu'elle fût retenue par l'étroitesse de l'ouverture de l'incision, il faudroit agrandir cette ouverture avec le bistouri. Dans toutes ces circonstances, les pansemens doivent être extrêmement simples. Lorsque les urines paroissent disposées à passer en tout ou en partie à travers la playe, il faut se servir d'une sonde flexible qu'on laissera dans la vessie jusqu'à ce que cette playe soit cicatrisée.

De l'extraction des Pierres formées dans le tissu cellulaire du Périnée.

On a vu se former au périnée des tumeurs extrêmement dures, & dans lesquelles on a trouvé des pierres plus ou moins volumineuses de la même nature que celles qu'on tire des voies urinaires. Quelquefois ces tumeurs se sont ouvertes spontanément, & ont laissé échapper les pierres qu'elles renfermoient. Cet accident a le plus souvent eu lieu sur des personnes qui avoient souffert l'opération de la Taille. Cependant on l'a vu arriver à la suite d'abcès urineux indépendans de toute affection calculeuse comme dans l'histoire rapportée par François Collot, & après un coup de pied reçu au périnée au-dessous des bourses. Il suppose une ouverture à l'urètre; mais il faut que cette ouverture soit extrêmement petite; pour peu qu'elle fût considérable, la portion d'urine qu'elle laisseroit échapper dans le tissu cellulaire du voisinage attireroit des dépôts urineux ou gangreneux, en même tems qu'elle donneroit lieu à des infiltrations d'urine plus ou moins étendues; au lieu que, quand les urines ne se déposent, pour ainsi dire, que goutte à goutte, leurs parties les plus liquides se dissipent par absorption pendant que leurs plus grossières s'agglutinent & forment des concrétions qui peuvent acquérir un volume énorme. On a cru anciennement que les pierres nées dans la vessie crevoient l'urètre pour aller le long du tissu cellulaire qui les renferme. Leur grosseur s'oppose à une pareille idée, & celle-ci répugne d'autant plus qu'on en a vu qui étoient logées dans des follicules membraneux différens les uns des autres.

Les pierres dont il s'agit ici, sont donc le résultat d'une fistule au canal de l'urètre, laquelle n'a pas d'issue au-delà, & qu'on peut en quelque sorte comparer avec les fistules de la partie inférieure du rectum que l'on nomme borgnes & internes, soit que ces fistules soient la suite d'une playe faite à l'urètre pour extraire des pierres contenues dans la vessie, soit qu'elles dépendent d'une crevasse à ce canal, par quelque cause que ce soit, mais sur-tout à la suite d'une contusion violente. M. Louis, à qui on doit un excellent Mémoire sur cet objet, pense que ces fistules doivent arriver moins fréquemment, depuis que le grand-Appareil est entièrement tombé en désuétude & qu'on l'éviteroit si, après la Taille, on facilitoit la consolidation de l'ouverture faite à l'urètre au moyen des bougies. Sans doute lorsque le cours des urines ne se rétablit pas dans le tems ordinaire, & que celles-ci ne cessent point de se porter vers la playe, c'est un signe que le canal tend à se resserrer, & il faut l'élargir avec les bougies. Mais leur usage paroît inutile dans le plus grand nombre des cas, & l'on peut espérer que si l'urètre se trouve ouvert en quelques personnes par une de ces fistules internes, cela vient plutôt de ce que la cicatrice de ce canal s'est déchirée, que parce que la plaie qu'on y avoit faite ne s'est point consolidée dans le tems. La marche ordinaire de la Nature est que les playes qui intéressent des canaux ne guérissent point tant que ces canaux permettent le plus léger suintement de la liqueur qu'ils charient.

Les pierres formées dans le tissu cellulaire dans les exemples cités, ont donné des preuves de leur existence par le bruit qu'elles faisoient, quand on manioit la tumeur qui les renfermoit; en usant & perçant les tégumens & se montrant en partie au-dehors; ou enfin par l'excessive dureté qu'elles communiquoient au périnée. Si donc une de ces circonstances venoit à se présenter, il ne faudroit pas hésiter à inciser la tunique qui sert de kiste à la pierre, & à en faire l'extraction par les procédés connus. Si la tunique étoit d'une grande étendue, que les parois eussent acquis beaucoup de duretés, il faudroit en extirper une partie. La playe seroit ensuite remplie de charpie & pansée à la manière ordinaire. La fonte & la suppuration en approcheroient les bords & ameneroient une guérison durable qu'on faciliteroit par l'introduction d'une sonde flexible dans la vessie, & peut-être aussi dans quelques cas, en touchant les bords de l'ouverture fistuleuse de l'urètre avec la pierre infernale, pour en détruire les callosités, & pour les disposer à se cicatriser d'une manière solide.

De l'extraction des Pierres entre le prépuce & le gland.

Quelques enfans naissent avec l'ouverture du prépuce fort resserrée; les urines, qui ne peuvent en sortir en même proportion que du canal de l'urètre, s'y amassent chaque fois qu'ils font effort pour les rendre, & ne s'échappent par la suite que goutte à goutte, & après avoir séjourné plus ou moins long-tems. Si ces urines charient avec elles des pierres issues des reins ou de la vessie, ou quelques matières sablonneuses & glaireuses; les premières grossissent & les secondes s'agglutinent de manière à former par la suite des pierres dont le volume peut devenir considérable. J. L. Petit en a tiré une de la grosseur d'une noix; Morand conservoit dans son cabinet une pierre de cette espèce d'un pouce & demi de longueur, & qui avoit trois pouces neuf lignes de circonférence à sa partie la plus large. La forme en étoit ovoïde & sa grosse extrémité étoit creusée par une fossette, qui répondoit assez bien à la forme du gland qu'elle avoit logé. Je ne sais comment cette pierre lui étoit parvenue, & si elle avoit été tirée par l'opération ou trouvée après la mort. J'en posséde une beaucoup plus grosse, puisqu'elle a deux pouces cinq lignes de long, & que sa circonférence à l'endroit de la plus grande largeur est de cinq pouces six lignes & demie. Du reste, la forme en est la même que celle dont il vient d'être parlé. Cette pierre, dont le poids est de trois onces cinquante-quatre grains, s'est fait jour d'elle-même en déchirant le prépuce de l'enfant qui la portoit. Il est fort rare d'en rencontrer d'aussi grosses, parce que les parens des malades ont ordinairement recours aux personnes de l'Art, avant qu'elles ayent acquis autant de volume. Quoi qu'il en soit, il est facile de les reconnoître à travers le prépuce, & d'en faire l'extraction après avoir fendu le kiste sur la pierre même ou à l'aide d'une sonde canelée; la playe qui résulte de cette légère opération n'exige que des soins ordinaires. (*M.* PETIT-RADEL.)

TAMPON. *Obturamentum*. Tout ce qu'on met & fourre de force dans une partie dans l'intention d'y faire un point de compression. On se sert du Tampon dans les cas d'hémorrhagie, de hernie, de chûte du vagin ou de la matrice. Nous avons eu occasion de parler de ce moyen en différens endroits de ce Lexique. (*M.* PETIT-RADEL.)

TAXIS. Τάξις. Arrangement. C'est le nom qu'on donne à la réduction de quelque partie du corps dans sa place naturelle, mais que l'on applique plus particulièrement dans le traitement des hernies à la réduction de l'intestin ou de l'épiploon qu'on fait rentrer dans la capacité du bas-ventre, en les maniant artistement entre les doigts. Voici la manière dont on doit y procéder.

Le malade étant mis dans une position favorable, on prend la tumeur avec les deux mains, on la manie d'abord très-doucement, on la porte en haut & en bas, on la tourne en différens sens; on la tire un peu à soi comme pour alonger l'anse de l'intestin & procurer plus d'espace aux matières qui y sont contenues; on comprime latéralement la tumeur pour les disposer à suivre la route du canal. C'est pour cette raison qu'on recommande de diriger la répulsion des matières obliquement vers l'os des isles dans les hernies qui passent par l'anneau, & vers l'ombilic lorsque la hernie est crurale. On ne risque rien dans ces tentatives, lorsque les parties ne sont point enflammées, une main exercée & que l'intelligence conduit ne les meurtrit point; souvent on ne réussit pas à la première fois; on laisse le malade tranquille pendant quelques momens, & l'on revient à la charge jusqu'à ce que les parties soient rentrées. Il est très-rare que la persévérance ne soit suivie de succès lorsque l'étranglement ne reconnoît pour cause qu'une accumulation de matières. Un Chirurgien expérimenté sent quand elles commencent à céder, & il est autorisé à forcer un peu lorsqu'il croit que l'obstacle ne peut être vaincu que par un petit effort de sa part; mais il n'est pas possible de donner un précepte précis sur un pareil objet; on ne peut s'en instruire convenablement que par l'expérience & l'observation. Une ou plusieurs saignées dans les intervalles des tentatives peuvent, en certains cas, ou procurer une détente salutaire, ou éloigner la complication des accidens inflammatoires qui ne permettroient pas la continuation des essais que nous venons de décrire. On a aussi recours pour favoriser le Taxis à d'autres moyens pour lesquels nous renvoyons à l'article HERNIE.

On donne aussi le nom de Taxis à la réduction des os déplacés dans les luxations & dans les fractures. *Voyez* FRACTURE, LUXATION.

TAYE. Λεύκωμα. Nubecula *Voyez* les articles ALBUGO & LEUCONIA. (*M.* PETIT-RADEL.)

TÉLÉPHIEN. Ulcère dont la guérison est difficile. *Voyez* ULCÈRE.

Ce nom vient de Télèphe qui avoit été blessé par Achille & dont la playe dégénéra en un mauvais ulcère.

TENAILLES INCISIVES. Instrument dont on se sert pour couper des esquilles & des cartilages. *Voyez* les Planches.

Il y en a de différentes espèces. La première est longue de sept pouces & demi, c'est une espèce de pincette dont les branches sont jointes par jonction passée.

L'extrémité antérieure de chaque branche est un demi-croissant un peu alongé, plus épais près de sa jonction, mais qui va en diminuant d'épaisseur pour augmenter en largeur, & se terminer par un tranchant qui a un pouce quatre lignes d'étendue.

Les extrémités postérieures de ces branches ont environ cinq pouces; elles sont épaisses près de leur jonction, où elles ont cinq lignes & demie de large; leur surface extérieure est placée près de leur jonction, & elle devient plus large & arrondie vers leur extrémité, afin de leur tenir lieu de poignée; ces extrémités sont naturellement écartées l'une de l'autre par un resſort de deux pouces ſept lignes de long, dont la baſe eſt attachée ſur la branche femelle par un clou rivé.

Pour peu qu'il y ait de réſiſtance dans les parties, qu'on veut couper avec des Tenailles, on a beaucoup de difficulté, parce que les deux tranchans s'affrontent & s'appliquent perpendiculairement l'un ſur l'autre; on ſe ſert plus commodément de l'eſpèce de ciſeaux appellés par les Ouvriers ciſoires. Cet inſtrument connu des Ouvriers qui coupent le fer, peut être fort utile en Chirurgie; il a beaucoup de force, parce que la puiſſance eſt éloignée du point d'appui, & que la réſiſtance eſt proche; &, en outre, parce que les tranchans ne ſont point oppoſés l'un à l'autre comme dans la Tenaille inciſive que nous venons de décrire.

L'uſage des ciſoires conſiſte à couper des eſquilles d'os, des côtes & des cartilages.

Il y a une autre eſpèce de Tenaille inciſive, fort utile pour couper les ongles des pieds & des mains, & principalement ceux qui entrent dans la chair. On s'en ſert auſſi pour couper les petites eſquilles d'os, & principalement les grandes inégalités qui ſe trouvent quelquefois après l'opération du trépan, ou bien les pointes qui percent ou peuvent percer la dure-mère. Ces ſortes de pincettes n'ont pas plus de quatre pouces de longueur; les branches ſont jointes par jonction paſſée, leur partie antérieure eſt une petite lame, longue de dix lignes, évuidée en-dedans, convexe & polie en-dehors, coupée en talus depuis la jonction juſqu'à la pointe & terminée en pointe; chaque lame eſt tranchante par l'endroit où elles ſe rencontrent; les deux branches poſtérieures qui font la poignée ſont recourbées en arc, & ſe tiennent écartées par un ſimple reſſort qui doit avoir au moins un pouce de long.

TENDON. Les Tendons ſont ſujets à être diviſés par des inſtrumens tranchans, des balles de mouſquet, &c. Ils ſe rompent auſſi quelquefois par l'effort des muſcles, ſur-tout ſi, en même-tems que ceux-ci ſe contractent, ils ſont tiraillés en ſens contraire par une ſecouſſe violente, comme celle qui eſt cauſée quelquefois par le poids de tout le corps. C'eſt ainſi qu'on a vu plus d'une fois le Tendon d'Achille rompu en conſéquence d'une chûte ſur la plante des pieds; le poids du corps, ſur-tout lorſque le talon ne ſe trouvoit pas ſoutenu, pouſſant en bas ce tendon, tandis que la contraction violente des muſcles jumeaux & ſolaires le tiroit dans une direction oppoſée.

La ſolution de continuité d'un tendon, en conſéquence de playe ou de rupture, ſe guérit facilement par la ſituation & l'application d'un bandage convenable, pourvu qu'il n'y ait pas de perte de ſubſtance. *Voyez* PLAYE. Les Anciens ont propoſé, & même exécuté, la réunion des Tendons par le moyen de la ſuture; mais, quoique bien des Auteurs ayent décrit cette opération, il ne paroît pas qu'elle ait été miſe en uſage depuis très-long-tems.

Les playes des Tendons ſont peu douloureuſes, lorſque ces organes ſont diviſés en entier; s'ils ne le ſont que dans une partie de leur épaiſſeur, elles deviennent quelquefois extrêmement douloureuſes, & occaſionnent bien-tôt les accidens les plus funeſtes, tels que des inflammations très-fâcheuſes, des convulſions, le tétanos, &c. On réuſſit dans quelques cas à calmer ces ſymptômes, en achevant la diviſion du Tendon bleſſé; on en procure enſuite la réunion comme dans les cas où la diviſion avoit d'abord été complette.

TENETTES. Πυράγραι. *Forcipes.* Sortes de pinces deſtinées à ſaiſir & tirer la pierre de la veſſie. La Tenette eſt compoſée de deux pinces en forme d'*S* fort alongées, qui elles-mêmes ſe diviſent en quatre parties. La première eſt l'anneau qui eſt plus rond & plus grand que ceux des ciſeaux pour permettre aux doigts d'avancer plus avant dedans, pour avoir plus de force. Les anneaux de la Tenette ſont faits par la courbure de l'extrémité de ſa branche. Ce qui ſuit l'anneau juſqu'à la jonction, ſe nomme la branche; ſa figure eſt ordinairement cylindrique, le volume en augmente pour avoir plus de force dans les efforts qu'on fait lors de l'extraction de la pierre; les branches ſont un peu courbées & laiſſent un eſpace entre elles pour ne point pincer les parties. La partie qui ſuit la branche repréſente le milieu de l'*S*, & eſt par conſéquent courbé en deux ſens. Cet endroit eſt plus large que la branche, & fort arrondi dans tous ſes angles; il a intérieurement une dépreſſion qui ſe joint par entablure avec la dépreſſion de l'autre pièce. Cette jonction eſt aſſujettie par un clou exactement limé ſur les deux pièces, de ſorte qu'il eſt à leur niveau, & ne fait aucune ſaillie. C'eſt ce que les couteliers appellent rivure perdue. La quatrième partie de la Tenette eſt ce qu'on appelle ſa priſe. Ce ſont deux eſpèces de cuillers fort alongées, caves en-dedans, convexes & fort polies en-dehors, & formant, par leur extrémité, un bec camus & fort adouci. Les parties antérieures de ce bec, que les Ouvriers nomment le mors, doivent être fort artiſtement conſtruites pour bien charger la pierre. On doit éviter avec grand ſoin que la cavité aille juſqu'auprès de l'entablure, & encore plus les dents qu'on a coutume d'y graver en façon de rape, car ces défauts font ſouvent ſerrer la pierre auprès du clou; &, comme elle cauſe pour lors un très-grand écartement des anneaux; on s'imagine qu'elle eſt bien groſſe, lorſqu'au contraire elle eſt fort petite. Cela n'arrive point quand la cavité ne commence qu'à un demi-pouce de l'entablure, & ſi elle eſt dans ce moment fort liſſe, polie & comme un glacis pour que la pierre gliſſe plus facilement vers l'extrémité du mors. Pour cette raison, il n'y aura que trois ou quatre rangées de dents vers l'extrémité de chaque cuiller; il ne faut pas que ces extrémités se touchent quand la Tenette est fermée, car alors on courroit risque de pincer la vessie.

Les Tenettes doivent être d'un bon acier & d'une trempe qui ne soit ni trop dure, ni trop molle. Il y en a de droites & de courbes; celles-ci servent à prendre les pierres cantonnées dans les côtés ou au bas-fond de la vessie. Il y en a de grandes, de moyennes & des petites pour répondre aux différens âges des malades & aux différentes situations de la pierre. Les plus grandes ont ordinairement huit à neuf pouces de longueur, trois pouces de mors, plus d'un d'entablure, & environ cinq pouces de branche y compris les anneaux. *Article de l'ancienne Encyclopédie.* On trouve dans les Planches relatives à la taille différens modèles de pinces dont les unes au lieu d'anneaux ont des extrémités recourbées, d'autres, dont les branches applaties, se croisent depuis leur jonction jusqu'à leurs anneaux. Ces dernières sont actuellement le plus en usage, vu la facilité de les faire mouvoir. (*M. Petit-Radel.*)

TENTE. Rouleau de charpie, de figure à-peu-près cylindrique, que l'on met dans les playes & dans les ulcères, & dont on proportionne la grosseur & la longueur à l'ouverture où l'on se propose de l'introduire.

Les Anciens faisoient un grand usage de Tentes dans le pansement des playes; ils les employoient sous deux points de vue, d'abord comme un moyen de porter les médicamens jusqu'au fond de la cavité d'une playe; en second lieu, pour en tenir les lèvres écartées, pour donner le tems au pus & aux autres matières stagnantes d'en sortir, & leur permettre de se bien déterger & cicatriser par le fond avant que les bords puissent se fermer. On recommande de les faire bien molettes pour qu'elles n'augmentent pas la douleur, & ne s'opposent pas à la réunion en irritant les parties. On doit en diminuer par degré la grosseur, à mesure que la playe se déterge, & que ses parois se rapprochent; on doit aussi les supprimer dès qu'on le peut.

On fait d'autres espèces de Tentes avec des morceaux de linge entier & non écharpi qu'on roule en forme de cône, mais dont la pointe est cependant affilée pour en être plus douce, & ne pas fatiguer la partie. On y attache un fil près de l'extrémité supérieure, afin de pouvoir le tirer plus commodément, s'il arrivoit que, malgré la largeur qu'on donne à la base, elle vînt à glisser par la playe dans le bas-ventre ou dans la poitrine; car on se sert quelquefois de ces Tentes pour les playes pénétrantes dans ces deux capacités, & cela pour qu'elles ne se ferment pas avant que tout le sang & les matières purulentes soient entièrement évacuées.

Il y a encore une troisième sorte de Tentes, qu'on emploie principalement pour élargir peu-à-peu l'orifice trop étroit d'une playe ou d'un ulcère & pour faciliter l'écoulement des matières qui peuvent y séjourner. On les fait ordinairement avec de l'éponge préparée, ou avec les racines desséchées de gentiane, de jonc odorant, de grande consoude, &c. Toutes ces matières sont de nature à se laisser pénétrer par le pus ou par la sanie, ce qui en augmente beaucoup le volume & produit en conséquence l'écartement des lèvres de la playe. Dans bien des cas où il ne s'agit que d'assurer l'écoulement du pus, on emploie préférablement à ces sortes de Tentes, des petites canules d'argent ou de plomb. *Voyez* ce que nous avons dit aux articles Playe & Poitrine.

Plusieurs Chirurgiens, témoins des mauvais effets qu'entraînoit le trop fréquent usage des Tentes, & sur-tout des Tentes dures, qui, dans nombre de cas, prolongeoient manifestement le traitement, causoient des inflammations, produisoient des sinus & d'autres accidens graves, ont absolument proscrit ce moyen de la pratique de la Chirurgie. Mais ces Auteurs ont été trop loin; il y a des cas où les Tentes sont d'un usage indispensable; ces cas cependant sont rares, & le Praticien ne doit pas y avoir recours lorsqu'il peut s'en dispenser. Il n'y a pas bien long-tems qu'on s'en servoit encore dans les pansemens après les opérations de la taille, de la hernie, de la fistule à l'anus; aujourd'hui l'on y a renoncé tout-à-fait dans tous ces cas comme étant non-seulement inutiles, mais comme nuisant essentiellement au traitement & retardant la guérison.

On peut voir, dans le premier Tome de l'Ouvrage, intitulé: Recueil des pièces qui ont concouru pour le prix de l'Académie Royale de Chirurgie, deux Mémoires sur les avantages & les inconvéniens des Tentes & des autres dilatans où l'on est entré dans de grands détails sur les cas qui requièrent l'usage de ces moyens, & sur ceux où l'on doit les rejetter comme dangereux.

TÉRÉBENTHINE. Résine liquide à laquelle on a attribué des qualités vulnéraires & antiseptiques. Le principal usage de la Térébenthine entre les mains des Chirurgiens est pour la composition des emplâtres qu'elle rend plus ou moins adhésifs, suivant sa proportion avec les autres ingrédiens. *Voyez* Emplatre.

Cette résine est une substance très-âcre, en sorte, qu'appliquée sans mélange sur la peau, elle y occasionne une inflammation considérable; elle pourroit, sous ce point de vue, être employée comme un bon rubéfiant, si elle n'avoit pas l'inconvénient de s'attacher tellement à la peau qu'il est très-difficile de l'enlever lorsqu'on le juge convenable, & d'occasionner souvent plus de douleur que les malades ne sont disposés à en supporter de la part d'un remède de cette classe.

Cette qualité irritante de la Térébenthine indique assez l'impropriété de la pratique des Anciens Chirurgiens qui étoient dans l'usage de l'employer pour le pansement des playes récentes. Elle peut stimuler utilement les parties dans certains cas de playes & d'ulcères où les vaisseaux manquent du ton nécessaire pour fournir un bon pus; mais, dans ce cas là même, la Térébenthine & toutes les substances appellées balsamiques, qui lui sont analogues, ne doivent jamais être appliquées sans être mêlangées avec des matières propres à en adoucir l'acrimonie. C'est ainsi qu'on la mêle avec le jaune d'œuf pour en former un digestif. *Voyez* ce mot. On s'est aidé pendant long-tems d'une petite proportion de Térébenthine pour éteindre le mercure dans la confection de l'onguent napolitain, & en abréger ainsi le procédé; mais l'onguent préparé de cette manière est fort sujet à irriter & enflammer; ce qui a déterminé enfin à chercher d'autres moyens pour y suppléer. *Voyez* MERCURE.

TESTICULES. Les Testicules sont sujets à différentes maladies accidentelles ou spontanées, qui demandent de la part du Chirurgien, des secours bien étendus & très-suivis. Nous sommes entrés dans les détails nécessaires relativement à ces maladies, & au traitement qu'elles exigent en différens endroits de cet ouvrage. *Voyez* particulièrement les articles HYDROCÈLE, HÉMATOCÈLE, SARCOCÈLE, VARICOCÈLE, &c. Il y en a une cependant dont nous n'avons pas parlé, & dont les Auteurs n'avoient fait aucune mention avant M. Hunter; c'est le dépérissement de ces organes.

« Un Testicule, ou même tous les deux, dit M. Hunter, disparoîtront quelquefois totalement, comme le thymus, ou la membrane pupillaire chez l'enfant; c'est ce qu'on ne voit point arriver dans les autres parties du corps qui sont nécessaires à son ensemble, si ce n'est dans celles qui ne sont pas d'un usage ultérieur, & qui pourroient même devenir nuisibles au corps, comme la membrane pupillaire. Mais les Testicules ne subissent point ce changement, en conséquence d'une propriété première qui leur soit inhérente, comme cela a lieu pour le thymus, toutes les fois que l'âge de la personne les rend inutiles; ils y sont exposés dans tous les périodes de la vie; c'est pourquoi on doit regarder cet accident comme tenant à une disposition qui subsiste dans les Testicules mêmes, indépendamment d'aucune connection avec l'économie animale; un bras, ou une jambe peuvent perdre leur action & dépérir en partie, mais jamais totalement.»

« On a vu des Testicules dépérir dans les cas de hernie, probablement à cause de la pression constante de l'intestin. M. Pott nous a raporté des exemples de cette espèce. J'ai vu, dans un hydrocèle, les Testicules être presque réduits à rien, probablement à cause de la pression continuelle de l'eau. »

« Mais, dans tous ces cas, les causes du dépérissement sont manifestes, & peut-être pourroient-elles produire de semblables effets, en pareilles circonstances, dans d'autres parties du corps. Mais un Testicule dépérit totalement sans aucune maladie antécédente; d'autres fois, il s'enflamme ou d'une manière spontanée, ou à cause de sa sympathie avec l'urètre, il devient gros & commence ensuite à diminuer, comme dans la résolution d'une inflammation ordinaire; mais cette diminution ne s'arrête point lorsque le Testicule est réduit à son état naturel; elle continue encore jusqu'à ce qu'il disparoisse entièrement. »

M. Hunter donne l'histoire de quelques cas qui lui ont fourni la description de cette maladie; mais il ne nous apprend rien relativement à son traitement, n'ayant découvert aucun moyen d'en prévenir les conséquences.

TESTUDO. Espèce de Stéatome ou de loupe graisseuse, qui a une large base, & ressemble un peu, par sa forme, à une tortue. *Voyez* LOUPE.

TETANOS. Contraction spasmodique violente des muscles, qui relèvent la mâchoire inférieure, & qui s'étend plus ou moins à tous les muscles du corps destinés à des mouvemens volontaires. Cette maladie qui peut être excitée par différentes causes, beaucoup plus commune dans les climats chauds que dans le nôtre, s'observe cependant quelquefois parmi nous, principalement à la suite de playes, & sur-tout de celles des parties tendineuses & ligamenteuses; elle en est un des symptômes des plus funestes, & demande, par conséquent, toute l'attention & les soins les plus assidus du Chirurgien. *Voyez* PLAIE.

Le Tetanos ne survient, pour l'ordinaire, que plusieurs jours après la blessure qui l'a occasionné. Quelquefois il se manifeste, dès les premiers momens, avec beaucoup de violence; le plus souvent, il n'est d'abord qu'un accident peu dangereux en apparence, mais qui augmente par degrés, & devient de plus en plus redoutable. Dans ce dernier cas, le malade commence par éprouver un sentiment de roideur à la partie postérieure du cou; cette roideur devient bien-tôt plus considérable, & rend les mouvemens de la tête pénibles & douloureux. A ce symptôme, se joint un embarras vers la racine de la langue, qui, par degrés, amène une difficulté d'avaler; la déglutition devient même, au moins par momens, tout-à-fait impossible. A mesure que la roideur du cou augmente, il se découvre un autre symptôme bien plus redoutable; c'est une douleur qui devient quelquefois extrêmement vive, fixée au bas du sternum, & s'étendant par élançemens dans le dos. Dès que cette douleur se fait sentir, tous les muscles de la partie postérieure du cou sont affectés de spasme, & tirent la tête fortement en arrière. En même-tems, ceux qui relèvent la mâchoire inférieure, qui, dès le premier abord de la maladie, avoient éprouvé un peu de roideur, se contractent avec violence, & tiennent les mâchoires tellement serrées l'une contre l'autre, qu'on ne peut, même par force, les séparer.

Cette affection des mâchoires est regardée comme le symptôme pathognomonique de la maladie, qui, dans bien des cas, ne se manifeste que de cette manière, ou dont elle constitue la principale partie; ce qui l'a même fait regarder comme une maladie particulière qu'on a nommée mâchoire serrée; chez les Anglois, *locked jaw*.

Lorsque le mal est parvenu au point dont nous parlons, la douleur au bas du sternum revient très-fréquemment, & les spasmes du cou & des muscles de la mâchoire redoublent en même-tems de violence. De nouveaux muscles s'affectent & participent à la contraction spasmodique; ce sont d'abord ceux de l'épine du dos, qui, par leur action, courbent le tronc fortement en arrière; accident auquel les Auteurs ont donné le nom d'opisthotonos.

Dans les extrémités inférieures les muscles fléchisseurs & les extenseurs s'affectent pour l'ordinaire en même-tems, & maintiennent les membres dans un état de rigidité. Dans les parties supérieures, quoique les extenseurs du dos & du cou aient été les premiers, & soient généralement les plus fortement affectés, les fléchisseurs du cou, & les abaisseurs de la mâchoire entrent aussi en contraction. Les muscles abdominaux se contractent pareillement, & retirent fortement le bas-ventre en arrière, de manière à le faire paroître dur & roide comme une planche.

Enfin, tous les muscles fléchisseurs de la tête & du tronc, s'affectent au point de balancer tout-à-fait l'action des extenseurs, & de tenir tout le corps, depuis la tête jusqu'aux pieds, dans un tel état de rigidité, que toutes les jointures soient absolument inflexibles. Les bras, qui, jusques-là, avoient conservé quelque mouvement, participent à la roideur générale, à la réserve des doigts, qui conservent souvent jusqu'à la fin un peu de mobilité. La langue conserve aussi la sienne jusqu'à un certain point, quoique fréquemment agitée de violens spasmes. Tous les muscles de la face, ceux du front, des yeux, du nez, des joues s'affectent & altèrent les traits du visage de la manière la plus étrange.

Ces spasmes sont, par-tout, accompagnés de vives douleurs; ils ne sont pas constamment au même point de violence; mais, après avoir redoublé en intensité pendant une ou deux minutes, les muscles se relâchent un peu, pas assez cependant pour céder à l'action de leurs antagonistes. Les violens retours des contractions & des douleurs, se font sentir quelquefois toutes les dix, ou toutes les quinze minutes, sans aucune cause apparente de ces renouvellemens, autre que les efforts naturels, pour changer de posture, pour avaler, pour parler, &c.

On voit rarement dans cette maladie aucun symptôme fébrile, quoique lorsqu'elle est à son plus haut période, & que les muscles se contractent avec plus de violence, le pouls soit fréquemment serré, précipité, & irrégulier. Quelquefois, cependant, il est plus élevé que dans l'état naturel, avec plus de chaleur à la peau; mais le plus souvent le visage est pâle, & la peau se couvre d'une sueur froide plus ou moins générale. Nous ne parlons ici que du Tetanos, qui est la conséquence d'une blessure; dans celui qui est idiopathique, on observe plus souvent des symptômes fébriles, & même inflammatoires. D'ailleurs les fonctions naturelles sont peu dérangées, ou paroissent l'être plutôt en conséquence du traitement & des remèdes qu'on emploie, que par une suite de la maladie même.

Le Tetanos a généralement été regardé, par les Anciens, comme une maladie mortelle; il n'y a même que peu d'années que les Anciens ont commencé à fixer leurs idées, sur la manière dont il convenoit de l'attaquer. Depuis cette époque, on a sauvé la vie à divers individus qui en étoient atteints, & quoique la méthode, qui avoit réussi dans quelques cas, n'eût pas été employée aussi heureusement dans d'autres, les succès ont prouvé que le mal n'étoit pas toujours incurable, & par de nouvelles tentatives, on est parvenu à trouver de nouveaux moyens de guérison.

Lorsque le Tetanos est évidemment occasionné par la lésion de quelque partie nerveuse, les Praticiens sont d'accord pour demander l'amputation complette de la partie blessée, toutes les fois qu'elle est praticable, ou du moins de détruire la communication qui existe entr'elle & le cerveau, soit en achevant, avec l'instrument tranchant, la division du nerf blessé, soit en détruisant une portion de ce nerf, au moyen du cautère actuel. Mais, pour obtenir tout le succès qu'on peut attendre de cette méthode, il faut y avoir recours de bonne heure; elle est pour l'ordinaire inutile lorsque les accidens sont parvenus à un certain point de violence, & que le spasme est devenu général dans tout le système.

L'expérience a montré que l'opium étoit quelquefois un remède très-efficace dans cette maladie; mais elle a fait voir aussi qu'il ne la guérissoit que lorsqu'on l'employoit en doses extrêmement fortes, beaucoup plus fortes qu'on ne sauroit le faire sans danger en tout autre cas; la méthode qu'on a suivie pour son administration, a été de le donner en doses d'abord assez modérées, mais répétées toutes les deux ou trois heures, ou à de plus longs intervalles suivant le besoin.

besoin. On en a souvent administré de cette manière, vingt, trente, quarante grains & au-delà dans vingt-quatre heures, sans autre effet que de relâcher un peu le spasme & les douleurs; le malade n'éprouvant ni sommeil, ni assoupissement, ni aucuns des autres accidens qui sont les effets ordinaires de cette drogue, même en doses beaucoup moins considérables; ce qui fait qu'on peut en augmenter la quantité autant & aussi hardiment que les symptômes paroîtront l'exiger. Il ne laisse pas cependant quelquefois d'avoir des inconvéniens qui ne permettent pas de le pousser aussi loin qu'il seroit nécessaire. Nous avons vu les fonctions de l'estomac & des intestins en souffrir, au point qu'il étoit absolument impossible d'en continuer l'administration, & qu'on étoit obligé de l'abandonner avant qu'il eût produit aucun effet salutaire.

C'est une chose qui mérite une attention particulière, que, quoique les premières doses d'opium aient paru adoucir un peu les symptômes, ces bons effets ne se soutiennent pas long-tems, & qu'il faut en donner de nouvelles doses, avant le moment où les premières doivent cesser d'agir. On suit la même méthode tant que les symptômes ont quelque tendance à se manifester; &, ce n'est qu'après qu'ils ont paru avoir cédé pendant un certain tems, & qu'ils ont laissé au malade des intervalles de bien-être longs & soutenus, qu'on peut se permettre de diminuer les doses du médicament, & mettre entr'elles de plus longs intervalles de tems.

Un accident qui empêche quelquefois de donner l'opium de manière à le rendre utile, c'est la difficulté d'avaler, qui est un fréquent symptôme de cette maladie, & qui se manifeste, sur-tout, lorsqu'elle a déjà fait un certain progrès. Cette circonstance indique la nécessité d'employer ce remède dès les premiers instans, & avant que la déglutition devienne difficile. Lorsque la présence de ce symptôme s'y oppose, il faut donner l'opium en lavemens, en doses proportionnées à la violence du mal. On obvie à la constipation que l'opium occasionne, pour l'ordinaire, par des lavemens émolliens, & un usage de remèdes laxatifs proportionné au besoin.

L'analogie a fait supposer que l'on pourroit aider l'opium, par l'usage de quelques médicamens de la classe des antispasmodiques, & dans cette idée, on a eu recours au musc & au camphre, qui sont justement mis au nombre des plus puissans. Mais, quoique quelques Praticiens aient cru observer de bons effets du premier, la plupart de ceux qui ont fait usage de l'une & l'autre de ces drogues dans des cas de Tetanos, n'ont pas eu lieu de s'en louer, soit qu'ils ne les aient pas employées en assez fortes doses, ce qui est assez vraisemblable, soit que le musc, en particulier, ne fût pas d'une bonne qualité. Nous avons donné jusqu'à 150 grains de musc, dans l'espace de douze heures, à une jeune fille de treize ans, au commencement d'un Tetanos, sans observer qu'il produisît sur la maladie aucun changement salutaire.

C'est encore l'analogie qui a conduit à employer le bain tiède, comme un moyen qui paroissoit devoir contribuer puissamment à relâcher la contraction musculaire. Mais, quoique dans un petit nombre cas il ait paru procurer un peu de calme, sur-tout quand on s'est borné à l'employer sous la forme de fomentations, en général, il ne réussit point, & même il a souvent fait du mal; peut-être en raison du mouvement qu'il faut donner au malade pour le mettre au bain, & de ce que, comme nous l'avons fait observer plus haut, toute espèce d'action, de la part de celui-ci, est sujette à exciter chez lui les plus violens spasmes. Nous avons vu des effets manifestement fâcheux, résulter de l'application de ce remède, dans deux ou trois cas de Tetanos où nous avions cru pouvoir l'employer avec avantage. Et quoique presque tous les Auteurs, qui ont écrit sur ce sujet, l'aient recommandé, il seroit difficile de trouver chez eux des faits d'où l'on pût conclure que son usage ait jamais été suivi d'un succès bien marqué, Hillary, Médecin Anglois, qui exerçoit sa profession dans les climats chauds de l'Amérique, où le Tetanos est très-fréquent, est du même sentiment que nous à cet égard. Il dit que, quoique l'usage du bain tiède paroisse très-raisonnable & promette du succès, il l'a toujours trouvé beaucoup moins utile que les fomentations émollientes & antispasmodiques, & qu'il a vu quelquefois les malades mourir au moment où on les sortoit du bain, quoiqu'ils n'y eussent pas demeuré plus de vingt minutes, & que la chaleur de l'eau ne fût qu'à vingt-neuf, ou trente degrés; *Hillary on the air and diseases of Barbadoes*. De Haen aussi raconte un fait semblable, où un malade, que le bain paroissoit avoir soulagé, tomba mort un instant après en être sorti.

Ce sont peut-être ces mauvais effets du bain tiède qui ont conduit quelques Praticiens à tenter ce qu'on pourroit obtenir du bain froid. De tous les remèdes qu'on a employé contre le Tetanos, ce dernier paroît être celui par lequel on en a les plus grands succès. On trouve, dans un Mémoire de M. Wright, publié dans le sixième volume des Recherches & Observations de Médecine, de Londres, le récit des premiers essais qu'on en a faits qui ont tous été heureux. Aujourd'hui ce moyen est devenu d'un usage presque général dans toutes les Indes Occidentales. La méthode qu'on suit, à cet égard, consiste à plonger le malade dans l'eau froide, dans celle de la mer, préférablement à toute autre, quand on en est à portée, ou à verser sur son corps quelques seaux d'eau d'une certaine hauteur. Après cette opération, on l'essuie avec soin, on le met au lit, où il ne doit être que légèrement couvert, & on lui donne vingt ou trente gouttes de laudanum liquide. Les symptômes, pour l'ordinaire, paroissent céder jusqu'à un certain point, mais le soulagement qu'éprouve le malade n'est pas de longue durée, & l'on doit répéter les mêmes remèdes au bout de trois ou quatre heures, & continuer à de pareils intervalles jusqu'à ce que ceux de bien-être augmentent; ce qui, généralement, ne tarde pas à arriver, & à amener une guérison complette. On a quelquefois ajouté à ce traitement l'usage du vin, & celui du kinkina qui ont paru coopérer à ses bons effets.

Un autre remède qui a fréquemment réussi dans cette maladie, c'est le mercure. Nous l'avons nous-mêmes employé quelquefois avec le succès le plus complet, comme on peut le voir dans le volume 45 du Journal de Médecine. Il faut y avoir recours de bonne-heure, de peur que la maladie ne gagne de vitesse sur son usage, & en presser l'administration assez pour qu'il agisse promptement sur la bouche, en veillant cependant à ce qu'il ne l'affecte pas trop fortement. *Voyez* MERCURE. Il est indifférent de quelque manière qu'on l'emploie, que ce soit intérieurement, ou en frictions, pourvu que le corps en puisse être suffisamment chargé; on en continue l'usage jusqu'à ce que la maladie soit entièrement subjuguée, à moins que des symptômes particuliers n'obligent à le suspendre. L'on emploie utilement l'opium en même-tems que le mercure.

Les embrocations onctueuses balsamiques, spiritueuses, les saignées, les applications de vésicatoires que beaucoup de Praticiens ont recommandées, sont non-seulement des remèdes inutiles dans la plupart des cas, mais même nuisibles, &, à moins de symptômes particuliers qui en requièrent l'usage, doivent être absolument proscrites.

TÊTE. Κεφαλή. *Caput*. Partie la plus élevée du corps, destinée à contenir le cerveau & le plus grand nombre des organes des sens, & conséquemment celle dont l'intégrité importe le plus dans l'exercice libre des fonctions. La Tête est sujette à différentes affections ou maladies chirurgicales, dont nous nous sommes déjà occupés dans plusieurs articles de ce Lexique. Nous ne considérerons ici que celle qui dérivent de l'action subite & imprévue des corps extérieurs, & qu'on nomme communément traumatiques, dans les ordres systématiques de Nosologie; renvoyant, pour les détails, aux divers endroits où la matière est déjà traitée dans une suffisante étendue. Pour mettre plus de suite dans tout ce que nous avons à dire ici, nous suivons l'ordre de division des Anatomistes, en distinguant la Tête en partie chevelue & en face.

Des affections traumatiques externes & internes de la partie chevelue de la Tête.

Ces affections, qu'on appelle communément playes, peuvent intéresser ici les tégumens communs, c'est-à-dire, le cuir chevelu; ou, s'étendant plus loin, léser le crâne, & le cerveau même & ses membranes, & donner ainsi naissance à divers symptômes & accidens, dont la gravité & la complication demandent toute l'attention du Praticien, qui ne se détermine à opérer que d'après des indications bien raisonnées. Suivons ces premières divisions qui nous mettent à même de dire tout ce qu'il importe de savoir sur cette matière si intéressante.

Lésions de la Peau, de l'Epicranium, & du Péricrâne.

Les playes du cuir chevelu, quoique simples en apparence, peuvent cependant avoir des suites plus fâcheuses que celles des tégumens de la face, ou d'autres régions, tant à cause de la tissure serrée de l'épicranium, & du péricrâne, qu'à raison de la communication vasculaire établie entre eux & les membranes ou meninges qui enveloppent le cerveau. Les lésions, comme toutes celles dont il a été fait mention à l'article PLAYE, sont faites par un instrument tranchant, piquant ou contondant. Celles du premier genre sont en général les plus simples; il ne faut, pour les guérir promptement, qu'en tenir les bords dans un état d'approximation, ce qu'on fait au moyen de la suture sèche, des compresses & d'un bandage contentif, soit la fronde ou l'unissant qu'on place convenablement. On met sur la playe un plumaceau sec, ou légèrement couvert de baume d'Arcéus, & l'on continue le même pansement jusqu'à parfaite guérison.

Les plaies du second genre, c'est-à-dire les piquures, ont, en général, une grande tendance à l'inflammation. Quand celle-ci a lieu, si l'instrument n'a pas été au-delà du tissu cellulaire, le gonflement s'étend sur toute la Tête & le visage; la teinte de celui-ci est d'un rouge jaunâtre; il s'en élève des vésicules qui contiennent une sérosité de même couleur. La pression du doigt fait disparoître la rougeur; mais ce n'est que momentanément, les paupières sont quelquefois si gorgées que l'œil en est couvert. A tous ces symptômes locaux se joignent quelquefois des affections générales qui en aggravent la nature; la soif est insupportable, l'inertie très-grande, le sommeil suspendu, les nausées fréquentes, & la fièvre plus ou moins développée. Ces accidens ont plus communément lieu chez les personnes d'un tempérament sec & bilieux, qui sont sujettes aux éréysipèles. Les saignées, les doux purgatifs, les antiphlogistiques ordinaires, le régime le plus sévère, & les fomentations résolutives dissipent toujours ces accidens, & à mesure qu'ils disparoissent, la peau devient sèche, écailleuse, & conserve une teinte jaunâtre jusqu'à ce que la transpiration s'y soit parfaitement rétablie, & la playe prend de jour en jour un aspect plus favorable.

Le cas est beaucoup plus fâcheux quand l'instrument a lésé l'épicranium & le péricrâne; les symptômes qui ont alors lieu, mettent évidemment la chose hors de doute. Le gonflement n'est jamais porté au même degré que dans le premier cas, il ne retient point l'empreinte du doigt, la rougeur de la peau est foncée, & n'est point mêlée de la teinte jaune de l'érésypèle; il y a tension, & la moindre pression excite de la douleur. Comme les oreilles & la peau ne sont point couvertes par les expansions que la cause vulnérante a lésé, elles sont rarement comprises dans la tuméfaction, quoi qu'elles participent de la rougeur générale de la peau. La douleur de Tête est violente, & la fièvre est portée à un si haut point, qu'elle chasse tout sommeil, & que même elle est accompagnée de délire. Ce dernier symptôme est toujours l'indice de la formation du pus entre le crâne & la dure-mère, sur-tout quand il survient des frissons irréguliers, & des sueurs qui ne procurent aucun mieux au blessé. Les saignées ici sont beaucoup plus urgentes que dans le cas précédent, elles doivent être réitérées suivant les circonstances; on aura ensuite recours aux fomentations discussives & résolutives chaudes, & mieux encore à un cataplasme fait avec les quatre farines résolutives, qui convient particulièrement pour ce cas. Cette méthode suffit ordinairement quand les symptômes ne sont point pressans; mais les tégumens sont quelquefois si tendus, la douleur locale si grande, & la fièvre si forte qu'on a tout à craindre pour les jours du blessé. Si celui-ci résiste à de si fâcheuses circonstances, bien-tôt le mal local continuant le même, il se forme une ou plusieurs escarres ou des abcès, dont la matière se répandant à l'entour, détache la membane du crâne, & ainsi dénude entièrement celui-ci. C'est pour éviter d'aussi fâcheuses suites qu'on conseille d'inciser sur la plaie, de la manière que nous dirons ci-après.

Les playes du troisième genre, ou les contuses, sont très-souvent accompagnées des symptômes fâcheux dont nous venons de faire mention, & conséquemment exigent les mêmes procédés curatoires. Quand l'instrument vulnérant est porté de biais ou en dédolant, il détache communément un lambeau plus ou moins étendu des tégumens, & souvent même du péricrâne, de manière que l'os reste entièrement à nud. On a vu les muscles frontaux & occipitaux être ainsi détachés dans une très-grande étendue, & renversés sur la Tête. La conduite des Praticiens, dans ce dernier cas, est loin d'être uniforme. Il en est qui conseillent de retrancher le lambeau, dans la persuasion où ils sont qu'une fois détaché du crâne, depuis un certain tems, il ne peut plus s'y recoller, & qu'une réunion, en supposant qu'elle fût possible, empêcheroit les recherches qu'on pourroit faire sur la cause des accidens actuellement existans, tels qu'une fracture, une dépression ou une contusion du crâne. D'autres au contraire, conseillent de conserver la portion détachée croyant qu'elle pourra se réunir à l'os; circonstance, disent-ils, qui abrégeroit beaucoup la cure, & éviteroit la nécessité de l'exfoliation & la difformité de la cicatrice. Le dernier parti est le meilleur à suivre. « Je crois, dit Pott à ce sujet, qu'il faut toujours essayer de conserver la portion séparée des tégumens, à moins qu'elle ne soit tellement déchirée qu'il n'y reste plus aucune trace d'organisation, ou qu'il existe des symptômes inquiétans. En effet, la playe offre quelquefois un aspect tellement effrayant, que ceux qui n'ont pas encore une grande expérience, sont portés à croire qu'il n'y a pas d'autres remèdes que la résection. Mais j'ai si souvent tenté de conserver la portion déchirée, & avec succès, que je conseille très-fort de tenter la même méthode, même dans les cas où une grande étendue du crâne seroit entiérement dépouillée, à moins que les circonstances mentionnées ne la rendent impraticable. » Ces circonstances sont les symptômes qui indiquent que les parties placées au-dessous sont endommagées. Si aucun ne se manifeste, & que toute la violence du coup n'ait eu lieu qu'à l'extérieur, il faut, sans plus tarder, après avoir bien lavé la plaie avec du vin chaud, & l'avoir nétoyé de toute ordure & de tout sang extravasé, en appliquer le lambeau au crâne, & le maintenir en place par des bandelettes agglutinatives, un bandage unissant, & même la suture, s'il n'y a pas d'autres moyens plus expéditifs. « Je prévois, dit Pott, qu'en faisant seulement mention de sutures pour une playe de cette espèce, j'étonnerai quelques-uns de mes Lecteurs, qui se sont imaginés qu'elle ne peut convenir pour aucun cas. Je sais que c'est-là la doctrine générale; mais aussi je n'ignore pas que, quoiqu'elle soit quelquefois bien fondée, si on la rend générale, on sera souvent privé d'un secours très-efficace; car un point de suture, fait avec un nœud coulant, peut maintenir les parties divisées dans une situation qui accélérera beaucoup la guérison. Dans plusieurs cas, il ne faudra qu'un espace de tems très-court pour obtenir l'effet qu'on desire, & le fil pourra être retiré aussi-tôt que les vues seront remplies, ou que la suture sera devenue inutile. La portion des tégumens se réunira aux parties dont elle étoit séparée, il n'y aura pas d'autre ulcère que celui qui dépend de l'impossibilité de remettre les lèvres de la plaie dans un contact immédiat, & la cicatrice qui se formera aura une petitesse proportionnée. » Mais les tentatives qu'on fait pour procurer une réunion parfaite du lambeau, ne sont pas toujours efficaces pour toute son étendue. Souvent alors il s'amasse sous lui une plus ou moins grande quantité de pus, qu'on évacue en faisant une ou deux petites ouvertures avec la pointe du bistouri. On panse ensuite à l'ordinaire, en appliquant des compresses expulsives, pour tenir les tégumens autant près du crâne qu'il est possible. Mais si une portion avoit été déchirée, & détachée avec une si grande violence que le crâne & les parties qui y sont renfermées en eussent pu souffrir, il seroit très-imprudent de tenter la réunion. Le cas demandant alors la résection, il faut la pratiquer en n'emportant que ce qui est absolument nécessaire pour découvrir le crâne, & faire place aux moyens de guérison qui sont les plus urgents.

Si l'instrument a été porté perpendiculairement, la simple contusion en est plus souvent la suite. Il n'y a quelquefois qu'une simple meurtrissure, & alors les remèdes sont les mêmes que les généraux qui conviennent à ce genre de lésion. D'autres fois, il y a un épanchement plus ou moins considérable selon le genre de vaisseau qui fournit le sang. La tumeur paroît très-promptement, elle est plus ou moins volumineuse, selon la quantité de sang épanché, & forme ce qu'on appelle une Bosse. Quelquefois, comme l'observe Quesnay, le contour en est dur & un peu relevé, & le milieu mou, de manière qu'en appuyant le doigt dessus, on sent comme un creux, ce qui pourroit faire croire, à ceux qui ont peu d'expérience, qu'il y a une dépression au crâne. Mais, quand on ouvre la tumeur, on n'y trouve que du sang épanché sur le péricrâne ou dessous, & des caillots à la circonférence. Cette circonstance mérite d'être notée; car, d'après cette fausse apparence, on s'est quelquefois porté à incier la tumeur, croyant trouver dessous une fracture avec dépression, & l'on n'a rien rencontré que du sang, en partie fluide, & en partie coagulé. Quand rien n'indique que l'impression du corps contondant s'est portée plus loin que les tégumens, on se contente d'appliquer des compresses trempées dans une eau spiritueuse & résolutive, & de former, sur la tumeur, un point de compression pour arrêter les progrès de l'extravasation. Pott vante beaucoup ici une solution de sel ammoniac crud dans le vinaigre & l'eau, ou dans l'esprit-de-vin aqueux. Une plaque de plomb, suffisamment grande & épaisse, qu'on maintient au moyen de quelques tours de bande, est singulièrement utile en pareil cas. La contusion dont les effets se portent jusque sur le péricrâne, sur-tout quand elle est accompagnée des accidens dont nous avons fait mention plus haut, exigent les mêmes secours que ce genre de lésion. Mais il faut encore, pour peu que les symptômes persistent, se déterminer à inciser sur la tumeur. Après avoir rasé la partie, comme dans le cas de piquure, on porte la pointe d'un bistouri, qu'on tient de la main droite, à un des bords de la tumeur, pendant que du pouce & de l'index de la gauche, on appuie sur les côtés pour affermir les tégumens. On la plonge obliquement, de manière à inciser plus du péricrâne que des tégumens, & quand on est parvenu vers le milieu, on reprend le bistouri de la main droite & l'on applique la gauche, comme on a fait précédemment de la main droite. On incise de la même manière, & si l'on juge à-propos, on fait, sur un des côtés de cette première incision, une seconde, qui lui donne la figure d'un T. On dirige ces incisions de manière à couper net, l'aponevrose & le péricrâne jusqu'à l'os, & l'on applique ensuite dessus un peu de charpie sèche, & l'on termine par un cataplasme des quatre farines résolutives. Si l'on avoit à opérer sur la région des tempes, il faudroit faire les deux incisions que nous recommandons, de manière qu'elles se rencontrassent comme les deux jambes d'un V; ce précepte est fondé sur la disposition rayonnée des fibres du muscle crotaphyte, qu'il faut nécessairement inciser. Les Anciens avoient une grande répugnance à inciser ce muscle, à raison des convulsions qu'ils avoient observé en être toujours la suite; mais Fallope, Magati & Marchettis ont suffisamment démontré, par plusieurs faits, combien leur crainte, à cet égard, étoit vaine; & Morgagni dit avoir vu un jeune-homme à qui un coup de filet avoit été porté à travers le muscle de la partie supérieure jusqu'à la conque, sans qu'il en survînt aucun accident, si ce n'est une grande hémorrhagie.

Soit que les playes de Tête résultent d'une violence extérieure, ou qu'elles soient la suite de quelques incisions faites pour des vues particulières, il est très-prudent de ne les panser que le plus rarement possible, & de ne les tenir découvertes que le moins long-tems qu'on pourra; car elles sont susceptibles, par l'influence de l'air, de dégénérer, & souvent de prendre un mauvais caractère. Magati, qui a été un des premiers à donner ce conseil, dit qu'on guérit facilement celles qui sont sans dénudation, en leur appliquant de la résine de sapin, du mastic & de la sarcocolle. Il ne veut pas qu'on lève le premier appareil avant quatre jours dans les plaies sans perte de substance. On doit, quant à la répétition des pansemens, se laisser guider d'après les circonstances & la quantité de pus qui se forme; il faut aussi avoir soin que toutes les pièces d'appareil soient prêtes, pour ne laisser la plaie à découvert que le moins de tems qu'il est possible. Un simple digestif, fait avec les jaunes d'œufs & la térébenthine, est le meilleur. S'il y a contusion, on ajoutera des fomentations avec l'eau marinée spiritueuse; si la plaie est une simple incision, on pansera à sec; cette méthode se rapporte à celle d'Hippocrate, qui dit, qu'on ne doit humecter les playes de la Tête avec aucune chose, pas même avec du vin, ou très-peu.

Lésions du Crâne.

Un instrument tranchant, dont l'effet se porte au-delà des tégumens, c'est-à-dire sur le crâne, produit une plaie dont la dénomination diffère à raison de la manière dont il est porté. S'il tombe perpendiculairement, la division est l'Eccopé, s'il est dirigé obliquement ou horizontalement, la solution est Diacopé; & si la force a été suffisante pour que la pièce ait été emportée, il y a ce qu'on appelle Aposkeparnismos, ou dédolation. Dans tous ces cas, l'instrument peut n'avoir endommagé que la première table de l'os, ou toutes les deux à-la-fois, avec ou sans fracture, la dure-mère & même le cerveau peuvent avoir été lésés par le même instrument, ou éprouver les effets de l'ébranlement qu'occasionne toujours la force du coup qui a produit la lésion. Il y a alors ce qu'on appelle une commotion locale, où il survient un épanchement qui peut avoir des suites fâcheuses, ainsi qu'il est prouvé par quelques faits qu'on trouve dans les Observations de Chirurgie de le Dran, Pott & autres. Quand l'Eccopé s'étend jusqu'à la deuxième table, comme il est rare alors que celle-ci ne soit point fracturée, il est prudent, pour peu que quelques accidens paroissent, de recourir promptement au trépan pour relever les pièces qui pourroient être déplacées, ou évacuer les matières épanchées. Le danger dont nous venons de parler est moindre dans le Diacopé, vu l'obliquité du coup. Mais si l'on peut différer, lorsque les accidens sont légers, il y auroit la plus grande inconséquence à tenir cette conduite, quand ils deviennent plus graves; il faut alors trépaner pour les mêmes raisons que dans le premier cas, & toujours comprendre la plaie de l'os dans la couronne du trépan. Mais de tous ces cas, le moins inquiétant est l'aposkeparnismos, sur-tout quand la playe n'a point une trop grande étendue. Scultet cite un exemple où un morceau du crâne, de la largeur d'un écu, ayant été emporté, le blessé fut cependant heureusement guéri. Le Dran, en pareil cas, regarde la playe comme simple, si le lambeau charnu, où la pièce d'os est attachée, tient assez au reste des tégumens pour pouvoir espérer qu'il se recollera en le mettant en place. Il dit avoir trouvé, en 1775, dans le cimetière de Worms, le crâne de quelqu'un qui avoit reçu un coup de sabre de cette espèce sur la partie postérieure d'un des pariétaux. La pièce de l'os, qui étoit ronde, & qui avoit dix à douze lignes de diamètre, avoit probablement été remise en sa place avec la peau, car elle étoit parfaitement réunie au crâne, & l'on distinguoit, par-dehors comme par-dedans, le calus qui résultoit de sa soudure. On voyoit, à sa face interne, trois petites portions osseuses, larges comme des lentilles & fort minces, qui probablement étoient restées entre la dure-mère & cette pièce; elles y étoient soudées dans son milieu, & y étoient très-adhérentes, sans doute qu'on avoit réappliqué la pièce avec peu de précaution. Cette observation dicte & confirme la conduite qu'on doit tenir en pareil cas. Il faut, quand il n'y a aucune altération aux parties découvertes, réappliquer le lambeau sur la playe, après avoir nétoyé celle-ci du sang caillé, des esquilles, ou autres corps étrangers qui pourroient s'y trouver, & on l'y maintiendra au moyen des languettes agglutinatives, & d'un bandage convenablement fait. Voyez, pour ce qui regarde la confirmation de cette pratique, les Œuvres de Paré, d'Arcœus, & de Platner. Si le lambeau change de couleur, & qu'il tourne manifestement à la putréfaction, on le coupera entièrement, & l'on traitera la plaie comme toute autre avec perte de substance.

Un instrument piquant porté dans une direction quelconque, ne produit point par lui-même une playe inquiétante, quand la pointe en est bien aigue, & qu'elle n'a pas été plus loin que l'os; ce qui est l'ordinaire chez les adultes dont le crâne offre une certaine résistance. S'il arrive quelques accidens, on peut les rapporter à la blessure de l'épicranium plutôt qu'à toute autre cause, & alors il faut se comporter, comme nous l'avons conseillé plus haut en parlant de ce genre de lésion. Mais si la pointe est mousse, l'instrument pesant, & qu'il ait été dirigé avec une certaine force, alors on a tout à craindre d'une fracture de la seconde table, sur-tout quand quelques-uns des symptômes de la compression ont lieu. En pareil cas, il faut, sans plus différer, inciser sur la piquure, & que l'os soit découvert ou non, y appliquer une couronne de trépan pour donner issue aux épanchemens, ou relever les portions d'os qui pourroient être déprimées intérieurement. C'est le parti le plus sage en pareil cas, *namque*, comme l'observe Arcœus, *nullum ex hoc periculum timemus, etiamsi interius nihil læsum fuisse inveniemus, nullum inquam periculum, nullamve curationis dilationem: contrà verò si hoc negligatur, maximum certissimumque periculum, & plerumque mors ipsa sequitur.* Ce qui est confirmé par plusieurs observations de le Dran & autres.

Un instrument contondant opère, en agissant sur le crâne, des effets qu'on peut distinguer en deux classes; savoir ceux qui se passent sur le lieu même du crâne qui a été frappé, & ceux qui se manifestent ailleurs; ces derniers sont les contre-coups. Considérons-les chacun en particulier.

1. Les effets de la première classe sont la contusion de l'os, l'enfoncement, la fracture & l'enfonçure.

La contusion du crâne est très-difficile à découvrir d'abord, même quand l'os est à nud. Aucun des Auteurs, si ce n'est Fallope, n'a encore rien donné de bien certain sur le diagnostic, celui-ci même, après avoir dit que la couleur naturelle de l'os est d'un blanc tirant sur le rouge, comme si à du lait on en mêle un peu de sang, continue, *sed si videritis inæqualitatem coloris in ipso osse detecto, ità ut adsint veluti puncta coloris albi & aridi ossis, quæ aridæ particulæ aliquando majores sunt, aliquando minores, &c. sciatis quòd os sit contusum.* Mais ces apparences ne peuvent avoir leur valeur que dans le cas de playe; dans toute autre circonstance, on est réduit à s'en tenir au développement des symptômes. Le premier est une douleur continue qui se fait sentir sur le lieu frappé. Cette douleur, quoique bornée d'abord, s'étend bien-tôt à toute la tête, & est accompagnée d'un grand abattement. La partie frappée se gonfle, s'élève, & devient sensible, quoique peu douloureuse; si l'on incise dessus, on trouve le périoste noirâtre, entiérement séparé du crâne, ou en disposition à l'être, & entre le crâne & lui une petite quantité d'une matière ichoreuse & noire, souvent l'os altéré n'a plus la couleur qu'il avoit, lorsqu'il étoit sain. Dès ce moment les symptômes font des progrès plus rapides, la fièvre paroît, le sommeil se trouble, l'anxiété & l'agitation continuent; à ceux-ci succèdent des frissons qui ne sont accompagnés d'aucune sueur critique: si alors on découvre l'os, on le trouve évidemment changé de couleur, & le péricrâne plus livide. Si la dure-mère est à nud, on trouvera qu'elle ne tient plus à la surface interne du crâne, & qu'elle a perdu sa couleur vive & argentine, & qu'elle est recouverte de muscles ou de sanie. Quand l'os est à ce point de détérioration, les symptômes augmentent avec la plus grande activité, le mal de tête & la soif deviennent excessifs, les forces diminuent, les frissons sont plus fréquens, & enfin les mouvemens convulsifs avec délire, chez les uns, paralysie ou coma, chez les autres, terminent cette tragédie. Si alors on ouvre le cadavre, on découvre une sérosité putride épanchée dans les environs, à l'extérieur de la dure-mère, ou entre celle-ci & la première, & même aussi sur la surface & dans la propre substance du cerveau. La contusion qui, par elle-même, est peu inquiétante, lorsqu'elle est bornée, & que les sujets jouissent d'ailleurs d'une bonne santé, peut avoir des conséquences fâcheuses dans les circonstances opposées, si ce n'est momentanément, du moins par la suite. L'engorgement ne se résolvant point dans le diploé, & la suppuration lente s'établissant peu-à-peu dans l'os, & se portant insensiblement plus loin, parvient à détruire une grande portion de celui-ci. C'est ce qui est prouvé par l'observation suivante rapportée par Pott.

« Une femme d'un certain âge étant dans un carrosse, se heurta violemment la tête dans une secousse imprévue contre un crochet de fer qui étoit placé en haut pour retenir ensemble les deux parties de l'impériale. Ce coup lui fit éprouver dans l'instant une douleur aigue, mais qui cessa promptement, & comme il n'y eut ni playe, ni tumeur, cette femme n'y pensa plus. Mais environ au bout de deux mois, elle fut attaquée d'une douleur de tête si aigue, que pendant plusieurs nuits on eut recours au laudanum pour en appaiser la violence. Au bout d'une semaine environ la douleur cessa, & il s'éleva une tumeur précisément à l'endroit où le coup avoit porté, c'est-à-dire exactement au milieu de la suture sagittale. Pott la vit avec M. Brown; ils ouvrirent la tumeur, & donnèrent ainsi issue à une très-grande quantité de matières décolorées & très-puantes. Pott passa son doigt dans l'ouverture, & à son grand étonnement, il apperçut qu'il touchoit la dure-mère. Ils enlevèrent une portion circulaire des tégumens, & trouvèrent les deux pariétaux nuds & cariés dans une très-grande étendue de chaque côté de la suture. Il y avoit au milieu de cette portion cariée, précisément dans le trajet de la suture, un trou assez large pour admettre le doigt sans toucher au bord de l'os. Ils ne découvrirent aucune exfoliation dans la matière, ni sur la dure-mère qui en cet endroit étoit très-éloignée du crâne; la matière qui en sortoit étoit abondante & très-puante. Environ trois semaines après l'ouverture, la malade mourut subitement. » Le vice de l'os, en pareil cas, ne paroît point au-dehors tel qu'il est réellement au-dedans, la surface de l'os est rarement très-élevée, & quand elle fait saillie, elle offre sous les tégumens l'apparence d'un nodus. Ceux-ci sont souvent rongés par une ulcération fort étendue, ou par plusieurs qui ont un vilain aspect; quelquefois on voit l'os à nud dans leur milieu; on le sent en y portant une sonde boutonnée. Les douleurs de tête surviennent dans le commencement; mais elles se dissipent à mesure que les membranes se séparent du crâne, & que l'os se corrompt. Si l'on touche le lieu douloureux pour s'assurer du caractère de la maladie, l'on excite au malade un vertige, des tremblemens & même de convulsions, selon le degré de pression qu'on exerce. Mais quelquefois au lieu d'une carie, c'est une exfoliation qui se forme; celle-ci alors s'opère par le même méchanisme que nous l'avons dit à cet article. Quand l'altération de la table externe est plus étendue que celle de la table interne, la pièce s'enlève fort aisément dès qu'elle est complettement détachée, & la portion découverte de la dure-mère est petite comparativement à l'étendue de l'ulcère extérieur. Mais quelquefois c'est précisément le contraire, & alors le cas devient plus embarrassant, il faut recourir au trépan, ce qui rend la cure beaucoup plus longue. Quand on a ôté la pièce d'os, on trouve immédiatement la dure-mère qui est dans un état de plus ou moins bonne incarnation ; on se conduit alors selon l'exigence des cas.

L'enfoncement est un genre de dépression sans fracture apparente, qui arrive par l'affaissement de la première table sur la seconde, ou de toutes les deux en même-tems ; c'est le thlasis ou le phlasis des Anciens que les Modernes n'ont admis que chez les jeunes sujets, & que plusieurs autres ont rejetté. On ne peut, à la vérité, se dissimuler que l'enfoncement ne puisse arriver chez eux, mais aussi peu-à-peu le crâne se rétablit tellement par la suite, qu'il n'en reste pas le moindre vestige. Cependant M. Simon, ancien Professeur-Royal au Collège de Chirurgie, dit avoir vu un homme à qui il étoit resté un enfoncement très-remarquable au pariétal droit, à la suite d'un coup qu'il avoit reçu dans sa jeunesse. Cet homme étoit grand, fort, & s'étoit toujours bien porté. L'enfoncement dans le jeune âge se guérit quelquefois spontanément en très-peu de tems, & c'est ce qui prouve l'observation suivante. Un enfant de l'Hôtel-Royal des Invalides, âgé de 13 ans environ, fut frappé, en 1777, à la tête par une boule d'un bois léger qui tomba d'un second étage sur le coronal, au-dessus de la racine du nez. Il se forma sur-le-champ un enfoncement d'environ cinq lignes de profondeur sur quinze de diamètre, tant transversal que longitudinal, l'excavation auroit pu aisément recevoir la moitié d'un œuf de pigeon. La peau n'étoit ni contuse, ni tuméfiée, les bords de la dépression étoient arrondis sans aucune inégalité qui auroit pu faire soupçonner une fracture ; on sentoit la résistance égale que le coronal offroit à travers la peau qui étoit fort mince, & nullement engorgée. L'enfant ne souffroit aucunement ; il se promena même plus d'une heure après avoir reçu le coup, & se coucha après. A peine fut-il au lit qu'il sentit une douleur à chaque côté de la tête, dont il désignoit le lieu en portant sa main de la partie supérieure du pavillon de l'oreille vers la fontanelle supérieure, & cette douleur le prit tout-à-coup en appuyant le côté droit de la tête sur son traversin. L'enfoncement parut alors beaucoup diminué, en partie par le retour de l'os à son premier état, & par le gonflement de la peau. On fit une fomentation avec l'eau-de-vie camphrée ; & l'enfant fut saigné du pied, & s'endormit jusqu'au lendemain. Il se réveilla sans douleur, excepté à l'endroit où il en éprouvoit une, quand on le pressoit, & où il paroissoit y avoir un petit épanchement. Le lendemain la contusion & l'enfoncement étoient diminués au trois quarts, quand l'enfant s'en alla, c'est-à-dire le deuxième après le coup reçu. L'enfoncement chez les enfans cause quelquefois une stupidité, une langueur, la perte de la mémoire, souvent les symptômes sont plus urgens, & demandent qu'on avise aux moyens de relever promptement la portion déprimée. On a conseillé d'abord d'appliquer une portion arrondie d'emplâtre agglutinative, & de la retirer fortement ensuite avec un cordon qu'on a fait passer dans son milieu, quand on l'a laissé un tems suffisant pour qu'elle colle bien. Ce moyen est insuffisant, il n'agit que sur les tégumens. D'autres ont préféré le tire-fond ; mais, pour l'appliquer & le faire agir convenablement, on coure le risque d'augmenter l'enfoncement ; aussi vaut-il toujours mieux avoir recours au trépan quand un pareil cas l'exige.

La fracture offre les mêmes phénomènes locaux que ce genre de lésion dans toute autre partie du corps. Les Anciens ont donné à chaque diverse dénomination prise de leur apparence, ainsi qu'on le peut voir à chacun de leurs articles. Mais une division beaucoup plus intéressante, relativement à la Pratique, est celle où l'on distingue les fractures avec ou sans dépression. Les fractures de ce dernier genre sont toujours compliquées, celles du premier sont simples, à s'en tenir du moins au désordre local. Celles-ci se présentent toujours sous l'apparence d'une fente ou fêlure qui est simple comme un cheveu, ou radiée comme une étoile. La fente peut s'étendre plus loin que l'endroit frappé, & même si loin qu'il n'est pas toujours possible d'en découvrir toute l'étendue, quelques prolongées que soient les incisions qu'on pourroit pratiquer pour parvenir à cette fin. Elle descend communément jusqu'au diploë, & va souvent plus loin. La fente a presque toujours des suites dangereuses, parce que ne la découvrant pas, & persistant à être tranquille du côté de la fracture, on néglige les moyens qui pourroient obvier à l'inflammation & à l'épanchement qui lui succède souvent. Ces suites fâcheuses ont été observées par Hippocrate. « Si l'os, dit-il, a été fracturé, fendu ou coutu, & que, par erreur, on ne l'ait pas raclé ou coupé, ne le croyant pas nécessaire, la fièvre vient communément avant le quatrième jour. Il sort de l'os un ichor en petite quantité, ce qu'il y a d'enflammé meurt, ensuite l'ulcère devient décoloré & glutineux, semblable à de la chair salée, d'une couleur jaunâtre, un peu livide, l'os commence à se corrompre, & à noircir, demeurant lisse au milieu, & aux extrêmités un peu pâle & blanchâtre ; lorsqu'il est pourri, il vient des pustules à la langue du malade, & il meurt dans le délire. » En général, comme la plupart des Auteurs ont regardé la fracture du crâne comme une circonstance qui indiquoit l'application du trépan, tous ont été scrupuleux à établir les signes qui l'annoncent. Les signes commémoratifs donnent bien quelques indices, mais non une certitude. Le diagnostic est assez évident dans le cas d'enfonçure ou dépression ; mais il n'en est pas ainsi dans ceux de fissure. On a dit qu'en pareil cas le péricrâne étoit toujours détaché de l'os; mais si cette séparation a quelquefois lieu dans le cas de contusion, rarement on l'observe dans ceux dont il s'agit ici. *Ossium rima*, dit Hippocrate à ce sujet, *occulta interdùm non antè septimum diem interdùm non antè decimum-quartum, interdum serius se offendit. Tùm caro ab osse recedit, tùmque os lividum apparet, dolores item ichorum diffluentium exitus excitantur, atque heu! difficulter remediis cedunt.* Quelquefois on découvre une petite ligne rougeâtre & saillante sur toute l'étendue de la fissure, laquelle est occasionnée par l'inflammation du péricrâne; en versant sur l'os un peu d'encre, & l'essuyant après, on découvre souvent une ligne noirâtre; en cherchant à s'en assurer avec un stilet pointu, on sent souvent celui-ci arrêté par elle dans sa marche. Lorsqu'on a recours à ce dernier moyen, il faut être sur ses gardes pour ne point tomber dans la faute dont Hippocrate s'avoue lui-même coupable. Il dit, en effet, s'être trompé en pareil cas, n'ayant pas distingué l'impression d'une flèche d'avec une suture. Celse donne à ce sujet un avis bien important : *Ergò quâ plagâ est, demitti specillum oportet neque nimis tenue, neque acutum, ne, quum in quosdam sinus naturales inciderit, opinionem fracti ossis frustrà faciat, neque nimis plenum ne parvulæ rimulæ fallant. Ubi specillum ad os venit, si nihil nisi læve & lubricum occurrit, integrum id videri potest; si quid asperi est uti quâ suturæ non sunt, fractum os esse testatur.*

Mais tous ces signes ne peuvent servir que dans les cas de playe au cuir chevelu, & ce cas n'a pas toujours lieu. On a conseillé, d'après Hippocrate, de faire mordre un mouchoir au malade, & de le tirer violemment par l'autre bout, en même-tems qu'on lui demande s'il ne sent pas un cliquetis dans les os de la tête. Mais le blessé est toujours dans un état de torpeur qui lui ôte toute faculté d'agir, & de pouvoir satisfaire aux demandes qu'on pourroit lui faire. On a encore conseillé d'appliquer sur l'endroit frappé, après l'avoir bien rasé, un cataplasme de farine de fève, & de l'y laisser pendant vingt-quatre heures, puis d'examiner les traces d'humidité que la fissure y a laissées. Mais, en général, tous ces moyens sont par eux-mêmes peu efficaces; & séparés ils pourroient conduire à l'erreur si alors on ne réunissoit point toutes les circonstances & accidens momentanés qui pourroient leur donner de la valeur. Ces circonstances offrent plus de certitude que les symptômes qui pourront survenir, & dont nous parlerons bien-tôt.

Quand il n'y a aucun symptôme bien urgent, il faut commencer par nettoyer la plaie du sang de la poussière & autres corps étrangers qui pourroient y être; si le toucher fait découvrir quelques fractures, on remet les pièces d'os en leur premier état, on enlève celles qui sont entièrement détachées, les esquilles & autres; les pièces qui sont volumineuses seront relevées avec l'élévatoire ou le trépan, quand aucun autre moyen ne pourra convenir. On fera toutes ces opérations avec beaucoup de ménagement pour ne point tirailler les membranes auxquels elles tiennent encore, & la plaie ainsi bien détergée, on la conduit à la cicatrisation. Si le nombre des pièces à emporter étoit trop grand, il vaudroit mieux en confier la séparation à la Nature qui la produiroit par une suppuration subséquente. On doit tenir ici la conduite que Bellosle rapporte dans l'observation suivante. Une jeune fille d'environ neuf à dix ans, dit cet Auteur, avoit reçu dix-huit playes à la tête, toutes de tranchant. Toutes ces plaies lui avoient blessé le crâne; il y avoit quelques portions d'os emportés jusqu'au diploë; dans d'autres endroits, tout le crâne l'étoit jusqu'à la dure-mère. On mit un appareil convenable, & l'on ne visita les playes que tous les deux jours. A chaque fois, on trouvoit de petits morceaux d'os attachés aux plumaceaux. A l'égard de ceux qui tenoient encore au péricrâne, ils se rejoignirent au reste, & les endroits où le crâne avoit été emporté tout-à-fait ne tardèrent pas à se remplir, en sorte que, dans l'espace de cinq semaines, cette fille, qui avoit reçu tant de plaies, fut parfaitement guérie.

L'enfonçure a lieu quand l'os étant rompu en plusieurs pièces, quelques-unes d'elles sont déprimées & portées vers la dure-mère, & le cerveau qu'elles piquent, compriment & blessent d'une manière quelconque. L'ecpiesmam l'engissoma & le camarosis sont les termes usités chez les Auteurs pour exprimer les diverses manières dont sont alors affectés les organes intérieurs. *Voyez* à ce sujet l'article Dépression. Mais quelquefois l'os est tellement fracassé qu'aucune de ces dénominations ne sauroit convenir à la fracture, on dit alors qu'il y a commination. Si le mal paroît présenter au-dehors une plus grande complication, si les procédés, pour relever les pièces d'os, sont quelquefois difficiles à mettre en pratique, si l'on a plus à craindre de l'inflammation & de ses suites, de l'épanchement de sang, &c. on a aussi moins à redouter les effets de la commotion; car il est prouvé, par de nombreuses observations, que plus le dégât apparent est grand, moins la commotion a été considérable. Or c'est toujours ce dernier effet qu'on doit le plus redouter après le coup violent reçu à la tête. Quelquefois ce sont de larges pièces qui sont enfoncées, & qui par la manière dont elles sont placées entre le cerveau & la dure-mère ne peuvent être relevées, & rétablies dans leur lieu. Quelquefois encore celles-ci sont dejettées & appuyées sur le sinus longitudinal ou les latéraux, de manière à empêcher le sang d'y couler Quand cela a lieu ainsi, les symptômes comateux disparoissent bien-tôt dès qu'on les a relevés au moyen du trépan.

II. Les effets

II. Les effets de la seconde classe de coups reçus à la tête, se passant ailleurs qu'à l'endroit frappé, offrent différens désordres auxquels les Auteurs ont donné le nom d'Ἀπήχημα. *Ictûs repercussio*, ou contre-coup. Les contre-coups n'ont point été unanimement admis par les Auteurs, plusieurs même ont dit que ceux qui existoient réellement, n'étoient que l'effet d'un second coup dont le blessé pouvoit n'avoir aucune connoissance. Cette replique est spécieuse, mais la fausseté en est si bien prouvée, qu'actuellement il ne reste aucune difficulté à ce sujet. Celse est le premier Auteur qui ait évidemment reconnu & admis le contre-coup; il dit à ce sujet; *Solet evenire ut alterâ parte fuerit ictus, & os alterâ fiderit. Itaque si graviter aliquis percussus est, si mala indicia subsecuta sunt, neque eâ parte quâ cutis discussa est, rima reperitur, non incommodum est parte alterâ considerare num quis locus mollior sit & tumeat, eumque aperire, si quidem ibi fissum os reperietur; nec tamen magno negotio cutis sanescit, etiam si frustrà dissecta est.* Le contre-coup se distingue en contre-fissure & en contre-facture. La contre-fissure ou contre-fente est une solution de continuité étroite, oblongue, avec un reste de cohésion, & qui arrive toujours à un autre lieu que celui qui a été frappé. La contre-fracture diffère de la contre-fissure en ce que les portions rompues sont séparées & éloignées les unes des autres. La contre-fissure comme la contre-fracture peuvent arriver de quatre manières différentes, & principales; 1.° dans l'os même qui a reçu la violence du coup, mais ailleurs qu'à l'endroit frappé. Bohn dit, dans son Traité *De Renunciatione vulnerum*, qu'un homme reçut un coup de bâton au front sur le sourcil droit. Il mourut à la suite des fâcheux symptômes qui survinrent. A l'ouverture de son corps on ne trouva rien à l'os au lieu de la plaie; mais on découvrit dans l'orbite, du côté droit, une fissure à-peu-près longue d'un pouce & demi, & qui s'étendoit vers la selle turcique. 2.° Dans l'os voisin, comme quand le pariétal étant frappé, la fente paroît dans le temporal, le coronal ou l'occipital. 3.° Dans un lieu diamétralement opposé, comme quand l'os du front étant frappé, l'occipital se trouve fendu. Un homme eut une bosse avec plaie au pariétal droit, à la suite d'un coup de pierre qu'il reçut; on dilata la plaie, l'os parut sain, & néanmoins le blessé périt le vingt-unième jour après. On ouvrit son crâne, & l'on découvrit une fente au pariétal opposé. On trouve plusieurs cas de ce genre dans Paré & Morgagni. 4.° Dans une table de l'os, l'autre restant entière. Un homme reçut un coup d'armes à feu à la tête, le plomb en déprima le casque dont il étoit couvert. Le septième jour, il mourut apoplectique : en ouvrant sa tête, on découvrit une fracture en plusieurs pièces à la table interne, quoique l'externe fût sans lésion. *Voyez* dans Paré, Tulpius, Paaw, Morgagni & Pott des faits confirmatifs de cette assertion.

La disposition des os de la tête est telle que le plus grand nombre des contre-coups se passent vers la base du crâne. Supérieurement les os s'agencent & se reçoivent si réciproquement, que l'impression d'un coup passe bien-tôt d'un os à l'autre, sans que les sutures, comme le croyoit Galien, y apportent le moindre obstacle. L'ébranlement alors se communiquant uniformément de la partie supérieure vers le bas, vient se perdre vers les ouvertures qu'on appelle Trous déchirés, tant antérieurs que postérieurs. Ainsi on conçoit, d'après cette doctrine, pourquoi les contre-fractures & contre-fissures arrivent si souvent vers le corps du sphénoïde, près les apophyses ensiformes & sur le rocher; ce qui est prouvé par les témoignages de ceux qui ont observé avec les yeux de la raison, par M. Morgagni, Valsalva & autres.

La contre-fracture offre un de ces phénomènes qui a paru mériter des Physiciens une explication autant complette qu'il est donné à l'homme de concevoir. Ils ont comparé le crâne à une sphère de verre qui dans ses vibrations déployeroit successivement ses diamètres en sens contraires, comme une cloche qui résonne. La partie frappée, ont-ils dit, tend à s'enfoncer ou se rapprocher du centre en même-tems qu'elle fait effort pour en éloigner toutes les parties qui sont près d'elle ou à sa circonférence. Celles-ci obéissant à cet effort, tirent à elles par degré les parties qui leur sont continues. En comparant les parties élémentaires de la sphère comme à autant de coins dans l'effort qui agit pour les enfoncer, elles sont pressées les unes vers les autres de la manière la plus propre à les écarter. Ces dernières en tirent ou en pressent d'autres, ainsi successivement, jusqu'à la partie de la sphère, diamétralement opposée à celle qui a reçu la percussion. Ainsi, qu'un corps contondant soit dirigé sur la tempe droite, par exemple, les deux tempes s'écartent alternativement, comme ainsi les deux points opposés du centre du crâne, & y reviennent alternativement. Mais la communication de mouvement se faisant des deux côtés à l'opposite de l'endroit frappé, l'effet de la percussion doit y être d'autant plus fort qu'il ne peut se transmettre plus loin. Cette théorie est simple; mais, telle plausible qu'elle paroisse, on auroit tort d'en conclure que les endroits opposés aux coups doivent toujours en éprouver les effets. La chose pourroit être ainsi, si le crâne étoit formé d'une substance par-tout homogène qui présentât la même résistance; ce qui est bien loin d'être. La raison dit qu'il y a une portion entre la force du corps frappant & l'adhésion des parties du crâne. Si l'impulsion du premier est supérieure à la résistance de cette dernière, il se fera dès-lors une trop grande dépression pour que le mouvemen se continue. Mais si les forces sont égales de part & d'autre, la communication peut arriver, & la fracture ou fissure se former à l'opposite. Si l'impulsion est inférieure à la résistance, la fracture ne s'établit nulle part, mais il peut survenir un dérangement, une rupture dans les vaisseaux où se réunissent les forces, notamment dans ou sur la surface du cerveau, & de-là l'inflammation & les épanchemens consécutifs.

Il est très-difficile, souvent même impossible, de reconnoître le siège des contre-coups, surtout quand ils ont lieu vers la base du crâne; la mort emportant le blessé avant qu'on ait pu s'assurer de la véritable cause des accidens, qu'on ne fait que soupçonner. On ouvre le crâne, & alors on découvre une fracture vers le rocher, les aîles du sphénoïde, ou le trou impair, & du sang coagulé qui comprime plus ou moins la moëlle alongée en se portant dans le canal vertébral. On peut les soupçonner quand, après un un coup reçu dans un endroit, le blessé dit éprouver une douleur continue vers un autre, qu'on en augmente la violence en appuyant fortement le doigt sur lui; quand le blessé étant dans un état comateux y porte spontanément la main, quand la partie rasée, on y découvre une petite élévation ou une dépression; quand y ayant appliqué un cataplasme de farine de fèves cuites dans l'oxicrat, & l'y ayant laissé vingt-quatre heures, on découvre sur le cataplasme une trace de sécheresse qui a l'apparence plus ou moins étoilée. (1) Quand tous ces signes ont lieu, ou plusieurs d'eux, il faut, sans plus différer, inciser sur l'endroit, & si l'on y trouve le péricrâne détaché, ce sera une raison de plus pour recourir promptement à l'opération du trépan. Mais quelquefois, au lieu d'une fracture, on trouve un simple écartement des sutures, ce cas arrive particulièrement vers la région des tempes, quelquefois aussi vers le sregma; alors l'effet du contre-coup paroît évidemment, & les suites en sont souvent fâcheuses; car alors il y a toujours un déchirement dans la dure-mère qui est fort adhérente dans cet endroit, & rupture des vaisseaux, & quelquefois même des sinus qui la parcourent; d'où s'ensuivent des épanchemens qui se portent plus ou moins loin.

Lésions du Cerveau & de ses Membranes.

La résistance du crâne n'absorbe pas toujours la violence du coup, celle-ci alors se propage souvent sur les parties contenues, & se perd sur ou vers les environs du lieu frappé, ou fort au loin, ce qui établit un genre de contre-coup dont les Observateurs citent plusieurs exemples. On peut distinguer les affections qui surviennent alors, en celles qui ont leur principal siège sur la dure-mère, & celles où le cerveau est spécialement lésée; quoiqu'à dire vrai, communément ces affections se confondent de manière à offrir des cas très-compliqués, ainsi qu'on le peut voir dans la pratique journalière, & particulièrement dans les hôpitaux. Commençons par ce qui regarde la dure-mère.

I. La séparation de cette membrane succède souvent à la simple contusion du crâne, toutes les fois que l'inflammation qui survient alors, passe promptement à la suppuration. Cette inflammation & la formation du pus entre elle & le crâne sont ordinairement indiquées & précédées par deux symptômes que Pott dit n'avoir jamais vu manquer, c'est-à-dire une enflûre circonscrite & indolente des tégumens, & une séparation spontanée du péricrâne au-dessus d'elle. La dure-mère corrodée par l'acrimonie du pus qui se forme alors, ronge également la lame vitrée de l'os, l'ulcère bien-tôt, & le mal, se propageant à la longue, mine l'os, & le réduit en putrilage. Les malades, en pareil cas, éprouvent à l'endroit frappé une douleur continue & si violente qu'elle les empêche de s'appliquer à aucun travail. Quelquefois ils éprouvent quelques accès épileptiques qui durent plus ou moins longtems. Pott prouve tous ces faits par l'observation suivante. Un matelot reçut à la tête un coup d'éclat de bois dans ce combat où le Capitaine Gilchrist, à bord du *Southampton*, fit une défense à jamais mémorable contre les François très-supérieurs en nombre. Une petite plaie & une large contusion furent les suites immédiates de ce coup; mais elles se guérirent en si peu de tems que ce matelot reprit ses fonctions au bout de quelques jours. Cependant environ sept semaines après, à compter du moment de l'accident, il commença à se plaindre d'une grande douleur de tête qui, dans l'espace de quelques jours, le mit tellement hors d'état de travailler qu'on le déposa dans l'hôpital de Gorport. Il y

(1) Ces topiques dont on doit toujours faire moins de cas, en pareilles circonstances, que d'un tact judicieux & exercé, ont été en vogue dans la Pratique, depuis l'Histoire de Borel, détaillée dans le Sepulcrhetum de Bonnet. Un Seigneur, y est-il dit, tomba de haut à la renverse, & resta sans sentiment ni mouvement. Il n'y avoit aucune tumeur ni dépression à la tête. Deux des plus habiles Chirurgiens de Paris furent appellés, c'étoient Pimpernelle & le Juif. Ils ordonnèrent un cataplâme de fèves, après avoir probablement fait raser sa tête; ils furent occupés pendant six heures à dessécher le cataplasme, par l'application des linges chauds. A la levée de ce topique, on trouva les traits de la fracture sur le cataplasme. Ainsi, dit l'Auteur, l'art fit découvrir ce qu'on n'auroit jamais apperçu par la vue. Il y avoit une très-grande fracture sur le milieu du muscle crotaphyte; le Juif y fit une incision, tira une grande esquisse dont le vuide tint lieu de trépan; le sang épanché sortit, & le malade rappellé sur-le-champ à la connoissance, guérit ensuite par des soins méthodiques. Depuis la connoissance de ce fait jusqu'ici, ce genre de cataplasme a été employé dans des cas semblables, mais avec une si grande diversité de succès qu'on ne compte plus guères actuellement sur lui.

resta environ trois semaines, souffrant toujours, mais non pas continuellement; &, pendant ce tems, il éprouva trois ou quatre accès assez semblables à ceux de l'épilepsie. Il fut alors envoyé à l'hôpital Saint-Barthélemi, & confié aux soins du D. Pitcairn qui le fit saigner & purger; mais, ayant appris les circonstances de son accident, il invita Pott à l'examiner. Ce Praticien ne trouva aucun gonflement ni aucune inflammation, pas même aucun vestige de cicatrice. Mais tandis qu'il faisoit son examen, le malade éprouva quelques spasmes qui discontinuèrent du moment où il le cessa, chose qui le frappa. Le lendemain, ayant répété l'expérience, il obtint le même résultat; le jour suivant, il y revint encore; mais le malade eut de si fortes convulsions qu'il résolut de ne plus satisfaire sa curiosité. Il informa le D. Pitcairn de ce qui s'étoit passé, & ils résolurent ensemble, vu l'inefficacité de tous les remèdes qu'on avoit précédemment tentés, qu'il falloit découvrir le crâne à l'endroit où la pression avoit produit un effet si extraordinaire. Le lendemain, Pott emporta une portion circulaire des tégumens, & trouva que la couleur du péricrâne étoit altérée, & qu'il n'adhéroit plus à l'os; que celui-ci étoit carié, & qu'il y avoit plusieurs petits trous d'où s'élevoit & découloit une matière sanieuse. Il appliqua alors une large couronne de trépan sans aucun égard à la suture, & il emporta une portion du crâne. Le malade eut des mouvemens spasmodiques, qui cessèrent aussi-tôt que l'opération fut finie. La dure-mère étoit détachée du crâne, & sa surface couverte d'une matière extrêmement puante, & chargée de manière à faire croire que le désordre datoit de loin. Le malade passa mal la nuit suivante; &, le lendemain, il eut un si violent frisson qu'on le crut à son dernier moment. Le jour suivant, il fut mieux, la matière qui découloit de l'ouverture faite à la tête, étoit abondante, il n'y eut plus de spasmes ni de frissons, mais la langue étoit extrême, les remèdes qu'on lui prescrivit intérieurement paroissoient avoir un bon effet, & tout sembloit assez bien aller quand il fut, tout-à-coup, attaqué d'une péripneumonie dont il mourut en trois jours. On ne découvrit aucune autre cause extérieure ou intérieure du mal à l'ouverture de sa tête; la dure-mère étoit bien incarnée; il n'y avoit aucun foyer de matière. La dure-mère dans les cas de ce genre éprouve quelquefois des changemens qui surviennent d'une manière lente & beaucoup plus tardive; il s'y forme des tumeurs fongueuses qui insensiblement minent le crâne, ou passent à travers les sutures, quand l'écartement de celles-ci est la suite immédiate du coup, comme il arrive quelquefois chez les jeunes sujets. L'ouverture des cadavres offre quelquefois de pareilles tumeurs dans un état voisin de celui où elles auroient bien-tôt intéressé le crâne si les sujets eussent vécu plus long-tems.

Mais souvent les progrès de l'affection que la dure-mère éprouve sont beaucoup plus prompts, sur-tout quand ils tiennent du caractère décidément inflammatoire, les symptômes qui accompagnent l'état inflammatoire des membranes, dit Pott, diffèrent beaucoup, ils sont plus ou moins de la nature fébrile, & n'indiquent d'abord aucune pression contre nature. Ces symptômes sont la douleur de tête, l'agitation, l'insomnie, un pouls dur & fréquent, la chaleur, la sécheresse de la peau, les rougeurs du visage & des yeux, les nausées, les vomissemens, & enfin succèdent le frisson, le délire & les convulsions qui annoncent toujours la pourriture. Tout ceci n'a point échappé à Bérenger; car il dit, *interdùm etiam à contusione non rumpitur aliqua vena, sed rumpuntur ligamenta illa duræ matris à quibus resudat aliquid. Hisce verò nisi succurratur, accidunt sæva accidentia & mors.* Et Hippocrate fait voir combien il croyoit difficile de prendre une notion juste du mal lorsqu'il dit, *nullo autem harum contusionum aspectu dignosci potest qualis nempe quantave sit, non protinùs ab ictu malum se videndum præbet.* Les saignées répétées sont le meilleur remède qu'on puisse employer dans le premier période de la maladie; mais il faut, pour qu'elles deviennent réellement prophylactiques, les mettre en usage sans différer, & avec hardiesse; car c'est de ce remède employé à tems, ou négligé, que dépend la vie, ou la mort du blessé. Une ventouse scarifiée, appliquée sur le lieu même frappé, auroit son utilité. Lorsque, par la continuité des symptômes, il y a lieu de croire que la matière est formée sous le crâne, l'opération du trépan ne sauroit être trop tôt faite, c'est ce dont avertit Archigènes dont Galien rend un si bon témoignage, en disant, *his ubi citò manus admovetur salutis aliqua spes subest; ubi seriùs plærique omnes moriuntur.* Prouvons cette assertion par une observation prise de Pott.

Un garçon traversant Tower-Hill, fut assailli par une populace qui s'efforçoit de sauver un matelot de la presse. Il reçut un coup à la tête, & fut renversé par terre. Lorsque la foule fut dissipée, on le trouva étendu sans sentiment, & dans cet état il fut porté à l'hôpital Saint-Barthélemi, où il fut saigné aussi-tôt. En deux heures, il recouvra tellement ses sens qu'il put donner des détails sur son état. M. Nourse, qui le vit le lendemain, ne trouva sur la tête aucune marque de violence, excepté une petite contusion, mais si légère qu'on pouvoit avec plus de probabilité l'attribuer à la chûte qu'au coup. Cependant comme il sut que le coup avoit été violent, que l'instrument qui l'avoit porté étoit pesant, & que la perte des sens s'en étoit suivie pendant un tems considérable, ce Praticien lui prescrivit une saignée, le fit tenir au lit, & le mit à une diète très-sévère. Au bout de trois jours le blessé se trouva si bien qu'il sortit de l'hôpital, & reprit son travail. Mais le douzième jour, à compter de celui de l'accident, il revint, se plaignant d'un grand mal de tête, d'une chaleur & d'une soif continuelle, d'un sommeil interrompu, & d'une forte foiblesse, qu'il ne pouvoit vaquer à aucun travail; il avoit, en effet, un fort mauvais visage, quoiqu'il assûra n'avoir fait aucune débauche depuis qu'il étoit sorti de l'hôpital. Il y rentra aussi-tôt, il fut saigné, & reçut un lavement émollient le même jour. Le lendemain, qui étoit le huitième jour, il étoit dans le même état que le précédent; il avoit passé une mauvaise nuit, il avoit été assoupi quelques instans, mais le plus grand trouble avoit succédé à ce sommeil interrompu. Il avoit la peau chaude & le visage animé, & mêlé d'une teinte jaune. Il se plaignoit d'une douleur & d'un serrement universel par toute la tête; mais on n'y découvrit rien, soit à la vue, soit au tact qui pût faire conjecturer où étoit le siège particulier du mal. Il fut saigné encore, & prit, de six heures en six heures, la mixture de Rivière, à laquelle on joignit quelques grains de rhubarbe. Il passa la nuit suivante dans le trouble & l'agitation, & le lendemain, quatorzième jour, son état parut plus mauvais, sa peau étoit plus chaude, son pouls plus vîte, & sa douleur plus aigue. Il crut alors qu'une partie de la tête étoit plus sensible au toucher, & il dit qu'il étoit sûr que c'étoit cette partie qui avoit reçu le coup. Pott examina l'endroit; les tégumens lui parurent plus gonflés que précédemment, mais ce gonflement n'étoit en aucune façon suffisant pour le mettre en état de porter aucun jugement. Vers la fin du jour un léger frisson survint avec des anxiétés, des vomissemens, la nuit suivante fut sans sommeil; les idées furent sans suite, quoique le malade pût encore répondre juste aux questions qui fixoient son attention. Le quinzième jour, l'enflure des tégumens fut plus sensible; mais elle ne paroissoit encore contenir aucun fluide ou peu, & elle avoit environ la largeur d'un écu. J'aurois incisé cette portion des tégumens, dit ce Praticien, mais tandis que je me mettois en devoir de le faire, le malade eut un si violent frisson qu'il supplia qu'on le laissât tranquille pour le moment. L'après-midi il eut deux frissons; il passa fort mal la nuit suivante, & le lendemain matin, il étoit dans le délire. La tumeur étoit alors fort considérable, & elle contenoit sensiblement un fluide. J'emportai toute la partie tuméfiée par une incision circulaire, & je donnai issue par-là à une sanie terne & bleuâtre, & je trouvai le crâne tout-à-fait dépouillé. Sa couleur naturelle étoit considérablement altérée; mais il n'y avoit aucune fente, aucune fracture ni autre dommage. Toute cette nuit, & le jour suivant, il y eut du délire, la peau fut brûlante, les spasmes se succédèrent fréquemment; & la nuit suivante, c'est-à-dire le dix-septième jour il mourut. A l'ouverture du corps tous les tégumens, excepté alentour des bords de l'incision, furent trouvés dans l'état naturel. Le péricrâne adhéroit à l'os dans toute autre partie que celle qui avoit été le siège de la tumeur. Enfin il n'y avoit sur tout le reste de la tête ni inflammation ni aucune espèce de gonflement. On trouva sous la portion du crâne dont le péricrâne étoit séparé, & d'où les tégumens avoient été emportés par l'incision, un amas très-considérable de matière placé entre la dure-mère & le crâne; mais, dans tout autre endroit, il n'y avoit aucune apparence de maladie. Pareils faits se trouvent rapportés dans Bonnet, Marchettis & Morgagni.

II. Le cerveau peut être lésé ou par la pression qu'il éprouve de la part des matières épanchées, des pièces d'os déplacées, ou par la secousse qui l'a en quelque façon resserré & affaissé sur lui-même, de manière à en rendre la masse plus compacte & par-là moins perméable aux fluides & aux liqueurs qui doivent la parcourir; ou enfin avoir été contu localement de manière à ne pouvoir se rétablir sans suppuration. Tous ces désordres ont souvent lieu en même-tems, ou se succèdent rapidement; ce qui complique singulièrement les cas & rend les évènemens fort incertains, circonstances qui ne doivent point échapper à un Praticien instruit & prudent. Car, lorsqu'on a combattu victorieusement la cause d'un grand nombre de symptômes fâcheux, il peut encore en rester une suffisante pour faire périr le blessé. De-là les secours efficaces ne pouvant satisfaire aux vues qu'on a, & souvent n'y satisfaisant que d'une manière indirecte, ils n'en trompent que plus les espérances dont on se flattoit vainement.

1.° Tout a été si bien disposé dans le crâne, que la diminution subite de sa capacité ne peut avoir lieu sans qu'une pression toujours nuisible ne se fasse sentir sur le cerveau, de manière à en intervertir les fonctions. Quand il y a sur le crâne une dépression, la cause étant évidente, offre par elle-même le remède, savoir, l'opération du trépan; quand on ne peut relever les pièces avec le bout d'un élévatoire ou autrement. Mais, quand tout paroît au-dehors comme dans l'état naturel, alors il ne reste plus qu'à s'en tenir aux symptômes apparens pour décider la nature de la cause qu'on suspecte. Quand aux symptômes qui paroissent immédiatement après les coups, & qu'on nomme primitifs par cette raison; il s'en joint, plusieurs jours après, d'autres de nature différente, &, tenant plus ou moins du caractère comateux, ces symptômes consécutifs pour nous servir du langage des Auteurs, annoncent toujours, sur-tout lorsqu'ils ne sont point accompagnés de fièvre, un épanchement de sang dont les suites ne peuvent être que très-inquiétantes. Ces sortes d'épanchemens & leurs suites fâcheuses n'ont point échappé aux Anciens. Celse dit, à ce sujet, *rarò sed aliquandò tamen evenit ut os quidem totum integrum maneat, intùs verò ex ictu vena aliqua in cerebri membrana rupta aliquid sanguinis mittat, isque ibi concretus magnos dolores moveat & oculos quibusdam obcæcet.* Le sang peut s'épancher alors aux environs du coup reçu, entre la dure & la pie-mère; entre cette dernière membrane, & la propre substance du cerveau dans les ventricules du cerveau, ou en d'autres endroits comme sous la tente du cervelet, ainsi qu'il arrive dans les contre-coups qui ont lieu sur le cerveau. Les épanchemens qui surviennent dans ce dernier endroit sont les plus promptement mortels de tous à raison de la compression qui a lieu sur la moëlle alongée, qui laisse peu de tems à la détermination. Ce ne sont pas toujours alors les ramifications les plus fines des vaisseaux, celles qui offrent le moins de résistance qui sont rompues & déchirées, ce sont quelquefois les plus gros tronc. Une fille de seize ans, étant morte d'une chûte le quatrième jour, Bohn en visita le cadavre pour en faire son rapport aux juges. Et, quoique depuis sa chûte, il lui fût sorti par le nez & par la bouche une grande quantité de sang, on ne lui trouva rien d'offensé à la Tête; mais, après qu'on lui eût enlevé le crâne & le cerveau, on découvrit une rupture complette du rameau gauche & antérieur de la carotide interne.

Les épanchemens, qui se font sur le cerveau sont annoncés par une suite de symptômes consécutifs dont les principaux sont les vertiges, le vomissement, la stupeur, l'hémorrhagie, la perte du sentiment & du mouvement. Mais ces symptômes, tels évidens qu'ils paroissent, ne sauroient passer pour des signes univoques de l'épanchement de sang, car ils ont aussi bien lieu dans le cas d'inflammation de meninges & d'épanchement séreux que dans celui dont il s'agit actuellement. Le Dran est le premier Auteur qui ait cru voir dans la succession des symptômes un moyen de distinguer les épanchemens cachés qui se forment, même lorsque le crâne est dans toute son intégrité. Il regarde ceux qui paroissent immédiatement après le coup reçu, comme venant de la secousse qu'ont éprouvé le cerveau & tous les nerfs à leur origine, & ceux qui leur succèdent comme étant occasionnés par une extravasation secondaire. Mais cette distinction bonne en elle-même, quand l'apparition des symptômes est marquée par un long intervalle de repos, ne sauroit convenir quand l'extravasation est si subite & si considérable au moment de l'accident; que le sentiment & le mouvement se perdent à l'instant. De-là la difficulté, pour ne pas dire l'impossibilité où l'on est, de statuer à laquelle des deux causes sont dûs les symptômes qui persistent. Le sang, dans le premier cas, est ordinairement en partie fluide & en partie coagulé; dans le second, c'est une eau rougeâtre ou une lymphe sanguinolente; &, dans ce cas, les symptômes ne paroissent que successivement & à mesure que la quantité de matière épanchée augmente. Ces épanchemens en général sont très-fâcheux; car, excepté ceux qui se font immédiatement sous le crâne, aux endroits où l'on peut appliquer le trépan; les autres sont toujours mortels. Souvent d'ailleurs l'épanchement dans les cas curables se fait par contre-coup à la partie opposée à celle qui a été frappée, circonstance dont il est impossible d'être assuré par aucun signe certain, & dont cependant on trouve des exemples chez les Auteurs & notamment dans l'Ouvrage de Morgagni, *De caussis & sedibus morborum.* Un homme, dit celui-ci, fut blessé au côté gauche de la Tête & aussitôt tout le côté gauche du corps devint immobile. Il vécut ainsi pendant trois jours au bout desquels il mourut. On trouva au-dessus du muscle temporal du même côté une fissure à laquelle aucune lésion intérieure ne répondoit; mais on trouva à l'endroit opposé entre la dure & la pie-mère environ trois onces de sang épanché, d'où dérivoit, dit cet Observateur, l'hémiplégie du côté gauche. Pareil fait a été observé par M. Goursault, Professeur Royal au Collège de Chirurgie. *Voyez* le Recueil d'Observations d'Anatomie & de Chirurgie pour servir de base à la Théorie des lésions de Tête par contre-coup.

Quand l'épanchement est considérable & qu'il siège sur l'un des hémisphères du cerveau, si l'on ne peut pas toujours s'en assurer d'après des signes positifs, on peut du moins le présumer d'après quelques symptômes qui, sans avoir l'univocité de ces premiers, ont cependant leur degré de certitude sur lequel on peut le plus souvent compter. Un des principaux qui se manifeste alors est la paralysie qui occupe le côté du corps opposé à celui de la Tête qui a reçu le coup. Ce signe paroît n'avoir point échappé à Hippocrate; car, il dit : *capite vulneratos impotentes fieri, si in dextris fuerit vulnus, in sinistra, si verò in sinistris in dextrâ;* & on doit d'autant plus y avoir de confiance qu'on a des preuves journalières de sa certitude comme la dernière observation que nous venons de rapporter, & d'autres prises de le Dran & Morgagni pourroient venir à son appui, si nous voulions alonger davantage cette matière. Les Praticiens, pour expliquer un pareil phénomène, ont eu recours à une décussation admise, dans la moëlle alongée, par les Anatomistes, & notamment par Santorini & Petit, Médecin de Namur, & plus anciennement encore par Arétée de Cappadoce. Au moyen de cette disposition, les effets de la compression du cerveau d'un côté se manifeste toujours à l'opposite; ce qui est un effet naturel de leurs observations. S'il est des faits contre cette assertion peut-être que mieux suivis ils n'eussent servi qu'à la confirmer davantage ; une recherche plus scrupuleuse eût pu en effet la faire trouver dans l'épanchement du sang dans l'intérieur des ventricules du cerveau comme il m'arriva dans le cas suivant. Une sexagénaire fut prise d'une apoplexie avec perte de sentiment de tout le côté gauche du corps. Je lui administrai les secours que son état exigeoit pendant quatre jours qu'elle vécut. Je l'ouvris au cinquième jour annonçant un épanchement de sang au côté droit à un de mes Professeurs qui m'aidoit dans cette opération. L'événement justifia mon attente, nous trouvâmes une cuillerée de sang coagulé dans le ventricule latéral droit, & le plexus choroïde de ce côté extrêmement gorgé. L'on voit, d'après ce que nous venons de dire sur ce sujet, la vérité du theorême de Salicet: *Quoties alicui caput vulneratum fuerit ità ut indè paralysis contingat, si læsio dextram capitis partem tenet, sinistram corporis partem paralysis obsidebit & contrà.*

A ce symptôme indicateur de l'épanchement, on pourroit & même l'on doit ajouter les convulsions dont sont agités quelquefois les membres du côté frappé. Un homme, dit Morgagni, fut blessé au côté gauche de la Tête par un fer contondant, il tomba aussi-tôt, mais il se releva ensuite. Quelques jours après il eut la fièvre, il tomba paralytique du côté droit, & éprouva des convulsions au côté gauche. Il mourut peu de jours après ; &, à l'ouverture de son crâne, on trouva du pus épanché entre la dure & la pie-mère ; tout le côté droit du cerveau étoit sain. On trouve, dans le Traité *De causis & sedibus morborum*, plusieurs autres faits qui viennent à l'appui de celui-ci & que nous passerons sous silence pour ne point alonger la matière. S'il est des cas qui semblent contradictoires, un plus grand examen les ramène au principe général comme nous l'avons dit plus haut à l'égard de la paralysie.

Mais ce n'est point assez de connoître le côté où siège la matière de l'épanchement ; il reste encore à savoir si elle occupe la partie antérieure, moyenne ou postérieure de la Tête. Si l'on s'en rapporte aux assertions de Petit, la chose n'est rien moins que difficile à découvrir. Cet Auteur dit avoir observé, d'après différens cas chirurgicaux & plusieurs expériences sur les animaux, que la résolution des membres arrivoit très-promptement si le milieu de l'hémisphère & sur-tout les corps striés étoient comprimés ou affectés d'une manière quelconque ; que l'accident arrivoit plus tardivement si la cause comprimante affectoit plus la partie postérieure ou antérieure du même côté. En résumant ses observations, & celles que nous ont laissées les différens Auteurs il conste que la cause de la paralysie des bras réside dans la partie postérieure, & que ce qui affecte ces deux parties en même-tems se trouve dans la partie moyenne de l'une ou de l'autre hémisphère. Les accidens dont nous venons de parler, paroissent plus ou moins promptement selon que la compression agit sur une plus ou moins grande étendue du cerveau sur le principe des nerfs ou loin, selon que le cerveau est plus ou moins consistant, selon enfin la direction perpendiculaire, transversale ou oblique de pression qui a lieu alors. Il est en effet constaté, d'après un très-grand nombre d'observations, que l'épanchement de sang sur la partie supérieure du cerveau a produit très-promptement la paralysie des extrémités, pendant qu'une plus grande sur les parties latérales n'a causé que le coma ou délire sans aucun autre désordre plus éloigné. Il reste encore beaucoup à faire sur cette matière, si l'on cherche à reculer les bornes de l'Art ; mais, pour marcher sûrement dans cette carrière, il faut se laisser conduire par le flambeau d'une observation scrupuleuse & exacte, sans quoi l'on prend infailliblement le chemin de l'erreur. *Voyez*, à ce sujet, les articles OBSERVATION & OBSERVATEUR.

Les épanchemens de sang pourroient être prévenus, si l'on avoit des signes bien décisifs qui annonçassent leur formation, & que celle-ci ne fût point trop subite. Les saignées copieuses pourroient, en pareil cas comme en d'autres, en diminuer la quantité & conséquemment les effets ; mais comme tout ici est conjecture, souvent on se détermine à un parti qui est précisément celui qu'il ne faudroit point prendre, l'on ne pense à ce dernier que quand le mal est porté à un trop haut point. Le trépan est alors le seul remède auquel il faut recourir On doit d'autant plus espérer de son application que les symptômes de l'épanchement sont évidens, & qu'ils se succèdent d'une manière régulière. La séparation du péricrâne d'avec le crâne, & les fentes ou fissures qu'on trouve sont un nouveau motif de prendre promptement une résolution ; car, comme l'observe Fabrice d'Acquapendente, *in vulneribus quæ naturâ suâ admodùm periculosa sunt pessimum est expectare prava symptomata & tunc demum providere cùm forsitan occasio præteriit, nec ampliùs providere licet.* Si le sang est fluide, qu'il soit en petite quantité & entre le crâne & la dure-mère, à côté ou dessous la partie perforée, on pourra lui donner complettement issue, & par-là conserver la vie au blessé ; succès dont on a beaucoup d'exemples. On doit également prendre le même parti dans le cas où les symptômes continuant d'être les mêmes, on n'auroit d'autres indices du siège de l'épanchement que la percussion faite à un lieu déterminé & apparent ; car ici les incertitudes sont égales de toutes parts, & probalité pour probabilité, on courre encore une chance plus certaine, en perforant sur le lieu qui a reçu le coup, qu'ailleurs où l'épanchement auroit pu se faire par contre-coup. *Voyez*, pour les procédés qu'on doit suivre en pareil cas, l'article TRÉPAN.

2.° Les coups reçus à la Tête sont très-souvent accompagnés d'un état du cerveau bien plus promptement alarmant que celui dont nous venons de parler. Comme, en pareil cas tout indique que ce viscère a éprouvé une violente secousse, & qu'il s'est en quelque façon affaissé sur lui-même, les Auteurs ont donné à cet état le nom de commotion qu'ils ont dérivé du latin *commovere*. Littre est un des premiers qui auroit fourni une preuve décisive de ce qui se passe alors dans le cerveau, si son observation étoit vraie. Il dit, dans les Mémoires de l'Académie Royale des Sciences, qu'un jeune-homme fort & robuste détenu en prison, se tua subitement pour éviter son supplice, en allant avec toute l'impétuosité qu'il put avoir, se frapper la Tête sur le mur opposé à celui proche duquel il étoit. Littre l'ouvrit & fut étonné de ne trouver aucun désordre à l'endroit qui avoit reçu le coup; ayant scié le crâne, il ne découvrit également rien, si ce n'est que le cerveau ne remplissoit point exactement la cavité du crâne, & que sa substance lui parut à l'œil & au tact beaucoup plus ferme & plus dense qu'elle ne devoit être. Cette observation de Littre est difficile à concilier avec les notions que donne l'Anatomie; comment concevoir, en effet, qu'un pareil affaissement ait pu avoir lieu sans qu'aucun des vaisseaux de la pie-mère qui vont se dégorger dans le sinus longitudinal, n'ayant été rompus de manière à fournir hémorrhagie. D'ailleurs cette observation est contraire à d'autres, où l'on n'a vu aucun affaissement immédiatement après la mort qu'un pareil coup avoit occasionnée. *Voyez*, à ce sujet, la Lettre VIII.e de Morgagni, article 14. L'on a lieu d'être surpris après la mort qui succède souvent à un ébranlement si fâcheux, de ne rien rencontrer à quoi l'on puisse attribuer le désordre. Baillou dit à ce sujet, *innumeri à morbis cerebri post convulsiones & concussiones interierunt quorum in cerebro per Anatomen nil videre contigit quod terrifici symptomatis causa extitisset; & id plærosque fefellit ratos se aliquid* ἀξιόλογον *reperire posse in cerebro laborantium extinctorum; adeò oculta sæpè causa convulsionis!*

La commotion succède quelquefois à une violence extérieure qu'on seroit bien éloigné de croire pouvoir la produire en pareil cas. On trouve une preuve frappante de ceci dans le deuxième Livre des Epidémies d'Hippocrate. *Pulchra erat virgo, Neræi filia; erat quidem annorum viginti. Verùm ab amicâ mulierculâ ludente latâ manu in synciput percussa est, ac tùm sane tenebricosâ vertigine prehensa est. Non spirabat. Cùmque domum pervenisset, eam illicò febris prehendit & capitis dolor vexavit, & faciem rubor colorabat; septimo die ad aurem dextram; pus graveolens aliquantulùm rubrum cyatho amplius prodiit, meliùsque habere videbatur ac levata est; rursùs increscente febre in soporem deferebatur, neque loqui poterat; faciei pars dextra contrahebatur, spirandi difficultas aderat, & cùm tremore convulsio, & lingua detinebatur & oculus stupefactus, nono interiit.* On l'a également vu survenir à un coup reçu au menton à une chûte de fort haut sur les pieds, sur les genoux & même sur les fesses; ce qu'on ne peut expliquer que par une transmission des effets de la violence de l'endroit frappé vers la Tête & jusqu'au cerveau.

La commotion est suivie de désordres qui commencent au moment même du coup, & dont la violence tend toujours à diminuer à mesure que le rétablissement s'opère. Les plus ordinaires sont un dérangement dans le cours du sang & des esprits qui paroît annoncé par divers symptômes, tels que l'éblouissement, le vertige, la dilatation des pupilles, le tremblement, la perte de connoissance, du mouvement & du sentiment, l'issue involontaire des excrémens & de l'urine, les vomissemens bilieux, la foiblesse & la petitesse du pouls. Paaw, qui vivoit au commencement du seizième siècle, détaille ces symptômes d'une manière très-exacte, comme on peut en juger par le passage suivant: *Si læsus instar dormientis sensus expers deprehendatur; si oculi ejus obcæcati fuerint, si obtumuerit, si bilem vomuerit, si animalis instar malleo icti conciderit; hæc omnia maximam & subitaneam significant cerebri commotionem, perturbationem ac concussionem, quæ non rarâ integro manente nec ullâ ex parte rupto cranio mortem percusso adferant.* Quand la commotion est légère, le cours du sang d'abord suspendu se rétablit bien-tôt & la connoissance revient peu-à-peu. Si elle est forte, les accidens paroissent en plus grand nombre, la léthargie ou l'assoupissement profond & quelquefois le délire leur surviennent, les paroles sont sans suite, mais insensiblement ils disparoissent, & enfin les blessés sont rendus à eux-mêmes. Quelquefois néanmoins & c'est le plus souvent, à ces accidens primitifs succèdent les secondaires qu'on présume annoncer l'inflammation des membranes ou l'épanchement. Le malade, qui commencoit à mieux aller, retombe dans l'assoupissement, perd de nouveau la connoissance; le plus grand nombre des symptômes ci-dessus décrits reparoissent; le pouls devient irrégulier, fréquent, le blessé porte spontanément sa main à l'endroit du coup & tous les symptômes que nous détaillerons plus bas survenant, annoncent enfin une suppuration qui terminera bien-tôt les jours du malade. L'épanchement succède toujours à la rupture des vaisſeaux qui parcourent la pie-mère. Quand pluſieurs ſont rompus & qu'ils ſont très volumineux, la quantité de ſang épanché ſuffit pour produire une apoplexie foudroyante dans le cas ſur-tout où le ſang s'accumuleroit ſur le cervelet ou la moëlle alongée. Mais, quand le ſang ne s'épanche que goutte à goutte, ou que la rupture ſuccède à l'engorgement conſécutif, le cortège des ſymptômes ſubſéquens paroît, & rend la ſituation ſecondaire du malade auſſi critique que la première. Quand l'apparition des ſymptômes eſt marquée par une interruption auſſi évidente que celle qui a lieu alors, il eſt aiſé de diſtinguer à quel genre de déſordre on doit les rapporter. Mais la choſe ne paroît pas toujours ainſi, comme il arrive dans le cas où l'épanchement commence à ſe faire du moment où le coup a été reçu ou peu après; car alors à meſure que les effets de la commotion diſparoiſſent, ceux de la compreſſion ſurviennent, & ſe confondent tellement avec les premiers qu'on les croit toujours de même nature ou être occaſionnés par une même cauſe; erreur où ſont tombés les plus grands Praticiens & de laquelle à dire vrai il eſt difficile d'être détrompé. Si l'on en croit M. Bell, le pouls & la reſpiration peuvent fournir un diagnoſtic certain. Dans les cas de compreſſion, dit-il, la reſpiration eſt communément profonde & opprimée ſemblable à celle qui a lieu dans l'apoplexie; au contraire, dans celui de commotion, la reſpiration eſt généralement libre & aiſée; le bleſſé dort comme d'un ſommeil naturel & tranquille, le pouls eſt communément mou, égal & non point irrégulier & lent comme il eſt ordinairement dans les cas de compreſſion.

La commotion n'exige que des ſecours généraux, & encore ne faut-il employer ceux-ci ſur tout ceux de la claſſe des évacuans, qu'avec la plus grande réſerve, crainte d'augmenter encore l'affaiſſement, à moins qu'on ait des indices de la formation d'un épanchement; car, ce n'eſt qu'alors que les ſaignées du bras, du pied, de la gorge & même de l'artère temporale peuvent convenir. Fiſcher, Praticien de Gottingue, propoſoit d'ouvrir la ſaphène aux deux pieds à-la-fois; il y joignoit des fomentations ſur la tête avec l'eau à la glace pour, diſoit-il, prévenir l'inflammation & la ſuppuration du cerveau. Les obſervations de Bertrandi, qui établiſſent que les abcès du foye ſont produits par un reflux du ſang de la veine-cave ſupérieure, dans la veine-cave inférieure, ont porté à tenir une toute autre conduite, & à ouvrir les veines qui ont communication avec la veine-cave ſupérieure notamment les jugulaires. *Voyez* à ce ſujet ſon Mémoire ſur les abcès du foye, qui ſe forment à l'occaſion des playes de Tête, inſéré dans le ſecond tome de ceux de l'Académie Royale de Chirurgie. On fait enſuite uſage des purgatifs & des lavemens ſtimulans; on applique les véſicatoires aux jambes, & l'on donne intérieurement tous les excitatifs qui agiſſent, ſans occaſionner aucune dérivation du ſang, qui ne pourroit qu'augmenter l'engorgement ou l'épanchement déjà exiſtant. Les remèdes & particulièrement les véſicatoires ont eu, en pareil cas, un effet qui en garantit la néceſſité. On les applique ſur la Tête en même-tems qu'on met un ſinapiſme aux pieds. Comme en général les bleſſés ont alors le pouls aſſez foible, l'uſage du vin convenablement donné, peut avoir une très-grande efficacité pour relever, ſur-tout quand ils peuvent l'avaler en ſuffiſante quantité. Mais, comme ſouvent les facultés de la déglutition ſont moindre qu'en ſanté, on lui ſubſtituera alors les potions cordiales où entrent l'alkali volatil, les eſprits ardens & autres de nature ſtimulante, ſur-tout quand on préſume n'avoir rien à craindre du côté de l'inflammation. Bromfield, Praticien très-répandu à Londres, preſcrivoit les opiates corroborans. Quand tous ces remèdes opèrent en bien, les ſens reviennent peu-à-peu, & enfin les opérations de la vie reprennent comme précédemment; il reſte quelquefois une langueur, une inertie dans les actions vitales, une perte de mémoire, & même une démence dont ils reviennent par la ſuite & quelquefois point. On a conſeillé, en pareil cas, l'uſage du kinkina & les eaux minérales ferrugineuſes & même l'électricité; mais le tems eſt ſouvent le meilleur remède. On voit, d'après tout ce que nous venons de dire ſur la commotion que ſon traitement eſt plus médical que chirurgical, & que le Praticien ne peut ſe flatter du ſuccès qu'autant qu'il alliera à l'exercice de ſon état des notions de la ſaine Médecine, que bien peu poſsèdent également.

3.° La contuſion du cerveau eſt une affection qui ſouvent accompagne ſa commotion, mais dont les effets ne ſe font ſentir que ſecondairement. Ils ſont bornés à un lieu & ne s'étendent point par toute la maſſe du cerveau comme dans la commotion. La contuſion a lieu dans le cas où la cauſe vulnérante ayant ſon plein effet ſur le cerveau, elle en rompt & détruit la texture à un tel point que la ſuppuration devient néceſſaire pour expulſer, hors du domaine de la vie, tout ce qui eſt ainſi déſorganiſé. Les phénomènes locaux qui ſurviennent alors, ſont abſolument les mêmes que ceux qui paroiſſent ſur les régions du corps qui ſont les plus à découvert. *Voyez* l'article CONTUSION. Quand la contuſion eſt légère, elle ſe réſout d'elle-même, comme il arrive à tout autre endroit du corps; mais, quand elle eſt plus forte, les parties contuſes ne pouvant être réintégrées, il faut qu'elle ſe ſéparent comme une eſcarre dans le cas de cautériſation. Paré atteſte avoir ſouvent remarqué en viſitant les cadavres des gens morts de playes à la Tête pour en faire ſon rapport aux

Juges,

Juges, en avoir trouvé beaucoup où une portion isolée du cerveau étoit en suppuration, & même sphacelée. Il ajoute une autre histoire où l'on voit qu'après une suppuration dans la cavité même du crâne, le malade en est réchappé. Un petit-garçon étant tombé, se heurta la Tête contre le pavé, mais d'une si grande force qu'il resta sans sentiment. Il eut la fièvre, le délire & autres mauvais symptômes; le septième jour, il lui vint une grande sueur & des éternuemens, & en même-tems il lui sortit une grande quantité de pus par la bouche, les narines & les oreilles; ce qui le soulagea beaucoup & le guérit. On voit, par cette observation, & par d'autres consignées dans les Auteurs, que la suppuration du cerveau n'est pas toujours mortelle; mais il n'en est point ainsi de la gangrène. On trouve, dans Scultet, une observation très-curieuse à ce sujet. Un soldat fut reçu dans un Hôpital pour une grande contusion à la Tête sans playe. Neuf semaines après, ne se sentant plus ni douleur, ni aucun mal, &, se disposant à retourner dans son pays, il mourut subitement la nuit dans son lit. On l'ouvrit; on ne lui trouva rien au crâne, mais la substance du cerveau au-dessous de l'endroit qui avoit reçu le coup, paroissoit corrompue de l'épaisseur d'un doigt, & ressembloit à une pomme pourrie & une horrible putréfaction s'étendoit presque jusqu'au ventricule antérieur. Il avoit de plus à la pie-mère un peu de corruption, tout le reste paroissoit sain. Hippocrate dans ses Coaques s'est servi du mot σφακελιζειν pour désigner cette corruption, & il dit, à ce sujet, que lorsque le cerveau est corrompu, il y en a qui meurent en trois jours, d'autres en sept, & s'ils les passent, ils en réchappent. Cette dernière assertion d'Hippocrate pourroit être appuyée sur l'observation suivante de Lambert, Chirurgien de Marseille. Un laquais, dit-il dans ses Commentaires sur la Carie, reçut un coup de pierre au milieu du pariétal droit. Le cerveau fut blessé & le malade tomba le lendemain en convulsion du côté du coup, & en paralysie de l'autre. A ces accidens se joignirent la fièvre, le délire & une diarrhée considérable. La substance du cerveau devint noire, se gonfla, s'amollit beaucoup plus qu'elle ne le devoit, & sortoit par l'ouverture du crâne, & à mesure on la retranchoit. Le malade intempérant arracha lui-même, à l'insçu de ceux qui le gardoient, une très-grande quantité; il en étoit tant sorti qu'on s'appercut enfin qu'on étoit près du corps calleux lorsque la playe parut prendre une bonne apparence. Une couleur vermeille succéda à la lividité, toute la pourriture tomba & le malade guérit. Il lui resta cependant une paralysie; il devint même, dit l'Observateur, sujet à des mouvemens épileptiques. On voit, par cette observation, qu'il peut sortir une très-grande quantité de cerveau sans néanmoins que la mort s'ensuive; vérité qui est encore confirmée par plusieurs exemples insérés dans les remarques de Quesnai sur les playes du cerveau. Les playes, où la contusion est la plus grande, sont celles portées par des armes à feu. On a vu quelques-unes de celles-ci traverser une très-grande étendue du cerveau, aller des lobes antérieurs aux postérieurs ou d'une hémisphère à l'autre, être suivis de la perte d'une très-grande quantité du cerveau, & néanmoins le blessé se rétablit sans qu'une playe aussi grave laissât après elle aucune suite fâcheuse. Ainsi, Valeriola dit qu'un soldat guérit d'une playe d'arme à feu dont la balle lui traversa la Tête de la tempe gauche à la droite; mais il observe que le blessé resta aveugle & un peu sourd. On dit même plus, que la balle, en pareil cas, peut séjourner long-tems & même toute la vie dans le cerveau, sans qu'il arrive aucun accident. Une observation de Mareschal prouve la vérité du fait. Il dit qu'un brigadier reçut un coup de mousquet au-dessous du sourcil, que la balle perça l'os & se perdit dans le cerveau. Le blessé fut assez bien rétabli, pour retourner, l'année suivante, en campagne, où il mourut d'un coup de soleil. On lui ouvrit la Tête, & l'on y trouva la balle, entrée de deux travers de doigts dans la substance du cerveau, où elle étoit restée, sans y occasionner aucun désordre. On trouve, dans Fabrice de Hildan, Veslingius, Zacutus & Dominique Sala, plusieurs exemples de pareils cas, où des corps étrangers ont été trouvés dans le cerveau, long-tems après des coups portés à la Tête. Anel dit même que, dans un cas de ce genre, on trouva la balle sur la glande pinéale, avec du sang nouvellement épanché. En parcourant les Observateurs, qui ont écrit sur ce sujet, on ne trouve rien de semblable à l'égard du cervelet. Il paroît, d'après les indurations & pétrifications de ce viscère, que s'il peut être changé dans sa texture d'une manière si étrange, sans que la vie périclite, il ne sauroit éprouver de même aucune impression subite sans quelques dangers; & Goëlike observe, d'après différentes tentatives faites sur les animaux, que plus les playes approchent de la moëlle alongée, plus aussi elles sont souvent mortelles. Voyez à ce sujet, le Mémoire de la Peyronie, lu à l'Académie Royale des Sciences, en 1741.

La contusion du cerveau, celle sur-tout qui en occupe la surface près des méninges, & où ses membranes ont participé de la violence du coup, est toujours annoncée par une suite de symptômes semblables à ceux qui accompagnent l'inflammation des méninges; le pouls devient irrégulier, plus fréquent, les blessés disent éprouver une douleur pulsatile à l'endroit du coup, & y portent spontanément la main, ils sont altérés, brûlans, la fièvre augmente, elle est avec frisson, la tête est pesante, les malades se tiennent appuyés de préférence sur le côté lésé, le délire, les mouvemens convulsifs surviennent, & sont bien-tôt remplacés par l'assoupissement. La substance contuse du cerveau se mêlant au pus qui se forme en pareil cas, lui donne un très-mauvais caractère. Mais les suites de la contusion ne sont pas toujours si promptement fâcheuses; souvent même ses effets ne se manifestent que longtems après le coup reçu, par une dégénérescence chronique du cerveau, qui présente tous les caractères des tumeurs carcinomateuses. On trouve, dans un des Mémoires de Quesnay, un exemple que nous rapporterons ici. Un homme fut tourmenté d'une douleur de tête à la suite d'un coup auquel il n'avoit porté aucune attention. Cette douleur persista, malgré tous les remèdes, jusqu'à la mort, après laquelle on trouva à l'ouverture du crâne une humeur carcinomateuse de la grosseur d'un œuf de poule, & formée par la propre substance du cerveau. Les Ephémérides d'Allemagne, Fabrice de Hilden & Bonnet, offrent plusieurs faits de ce genre. La structure du cerveau connue & les pertes de substance que ce viscère peut subir sans danger pour la vie, portent à croire que ces cas ne sont pas toujours au-dessus des ressources de l'Art, & qu'on pourroit, quand elles sont peu volumineuses & à la surface du cerveau, en tenter l'extirpation.

Le cerveau est comme le crâne, susceptible d'éprouver les effets d'un coup ailleurs qu'à l'endroit où il a été frappé. Ainsi, l'on a observé des abcès vers la base du crâne, lorsque des coups avoient été portés à la partie supérieure du crâne; on en trouve des exemples dans Pigray. Il survient alors des accidens qui peuvent faire soupçonner le mal, notamment une douleur fixe à un des points de la tête opposé à celui qui a été frappé; douleur qui le plus souvent est accompagnée de frissons irréguliers, de la fièvre & autres symptômes dont nous avons fait mention précédemment. Amatus Lusitanus dit qu'on appliqua le trépan à la partie opposée à celle qui avoit reçu le coup, & qu'on ne se détermina à ce parti que parce qu'une première opération sur le lieu frappé ayant été infructueuse, le malade éprouvoit à l'opposite une douleur que rien n'avoit pu calmer. Le succès fut heureux, on trouva sous la dure-mère un abcès dont la détersion fut suivie de la guérison. L'hémiphlégie, qui assez souvent arrive alors du côté du corps, répondant à celui de la tête qui a été frappé, est un des plus certains. En pareil cas, il ne faut point hésiter à en venir à l'opération du trépan sur l'endroit qui éprouve de la douleur, supposé toutefois que le lieu soit favorable. La sûreté de cette conduite est établie sur une foule d'observations données par Valsalva & Morgagni. Voyez le Traité *de causis & sedibus morborum per anatomen indagatis*. Valsalva à ce sujet conseille d'être plus attentif sur la nature des symptômes qui paroissent, pour en tirer des inductions utiles aux blessés relativement aux secours à leur accorder. Il trouve essentiel, par exemple, de ne pas les saigner indistinctement d'un bras ou d'un autre, de leur ouvrir la veine jugulaire droite ou gauche, de leur présenter indifféremment des odeurs fortes à l'une ou l'autre des narines; il étend même ses vues jusques sur le côté où est couché le malade. Il a vu qu'en le remuant & le faisant mettre sur le côté paralytique, la paralysie s'étoit étendue des deux côtés, la matière de l'épanchement ayant vraisemblablement passé d'un ventricule du cerveau dans l'autre.

Dans toutes les affections traumatiques dont nous venons de traiter, le bandage doit être employé, moins pour remplir une indication prochainement curative, que pour retenir les médicamens, & opposer une certaine résistance au cerveau dans les cas de grande fracture où l'on a emporté quelques pièces d'os, ou dans ceux où l'on a été forcé de recourir au trépan. Dans tout autre cas, il faut faire le moins de compression qu'il est possible, d'autant plus qu'elle ne contribue en rien à la plus prompte cicatrisation de la playe. Cette règle avoit déjà été établie par Hippocrate dans les cas où la plaie ne pénètre pas; car, quand elle pénétroit, il recommande un bandage serré, tant pour les vues que nous venons d'exposer, que pour retenir les cataplasmes & autres médicamens usités de son tems dans le traitement des plaies pénétrantes de la Tête. Celui dont il se servoit étoit fait avec une bande roulée à deux chefs, dont il faisoit passer l'un & l'autre alternativement dessus, & autour de sa tête, de manière à faire des demi-doloires qui se recouvrant successivement entouroient enfin toute la Tête. Aujourd'hui l'on se contente du bandage de Galien, ou du grand ou petit couvre-chef. On place ensuite la Tête, moyennement élevée, sur un oreiller, & l'on a soin que la plaie n'éprouve aucune compression, encore moins que le malade soit couché dessus, pour éviter que le cerveau qui dans les cas où il y a perte de substance au crâne, a tant de disposition à sortir, n'y soit sollicité par une telle situation.

Des Affections traumatiques de la Face.

Ces affections diffèrent beaucoup entre elles, soit à raison de l'organe qui éprouve lésion, ou à raison du genre de celle-ci qui ne peut être que fort diversifiée. Il suffit de se rappeller la structure & l'usage des organes qui sont placés à la face, pour savoir qu'en pareil cas on doit se proposer deux points capitaux, conserver ceux-ci dans leur intégrité première, & diminuer ou même prévenir, autant qu'il est possible, la trop grande difformité qu'occasionne le grand nombre des cicatrices. Il est cependant des cas où il faut se mettre au-dessus de ces règles, ce sont ceux où il y a du danger pour la vie. Il est prudent alors de ne point ménager les incisions & les débridemens, soit pour aller à la recherche des corps étrangers, ou pour arrêter le sang dans le cas d'une hémorrhagie inquiétante. On a été quelquefois obligé alors de fendre avec le ciseau une portion du canal osseux pour découvrir une artère, & y appliquer un moyen de compression.

Les plaies de la face, quoiqu'à la première apparence peu inquiétantes, sont néanmoins quelquefois suivies d'accidens fâcheux, & même de la mort. On trouve dans le *Sepulchretum* de Bonnet l'observation suivante, & qui confirme pleinement cette assertion. Un jeune homme de vingt-cinq ans reçut un coup d'épée vers la marge inférieure de l'orbite, du côté gauche. Il tomba aussi-tôt privé de la parole & de tous les sens internes; il éprouva quelques mouvemens convulsifs, & du reste il continua d'être immobile, excepté le tems où l'on sondoit la plaie. La respiration devint de plus en plus accélérée, & enfin le pouls manquant, il mourut environ dix heures après avoir reçu le coup. Ayant mis le stilet dans la plaie, on découvrit à l'ouverture de la tête, que l'épée avoit passé sur le côté de l'os spongieux supérieur dans l'intérieur du crâne, ce que confirmerent des fragmens d'os qu'on trouve au-dedans & la lésion de la substance du cerveau. La dure-mère & la pie-mère qui recouvrent les lobes antérieurs du cerveau, étoient gorgés de sang; il y avoit une très-grande quantité de ce fluide épanché dans les ventricules latéraux du cerveau, une partie s'étoit même portée jusque dans le quatrième ventricule. Nous confirmerons encore cette léthalité des playes de la face par une observation qui nous est particulière. Un soldat invalide dans un état d'ivresse, se laissa tomber de sa hauteur sur le pavé. L'os malaire du côté gauche reçut tout l'effort du coup; la contusion étoit légère, & il y avoit échymose autour de l'œil du même côté. Au premier examen on sentit manifestement que l'arcade zygomatique étoit fracturée avec dépression. L'état carotique où étoit le malade fut d'abord attribué au vin qu'il avoit pris, & en effet, il vomit beaucoup pendant la nuit. Mais cet état persistant le matin, il fut saigné du pied, & mis au régime; le lendemain, la respiration devint stertoreuse, aucun symptôme n'annonçoit une compression du cerveau; mais tout indiquoit une défection prochaine de la vie. Aussi le laissa-t-on finir tranquillement ses jours, enfin le troisième de sa chûte fut pour lui le dernier. A l'ouverture de son corps, on trouva une double fracture à l'apophyse zygomatique, avec dépression de la partie comprise entre les deux fractures. L'os de la pomette étoit fracturé dans tous les endroits où il se joint avec les os voisins; il y avoit également une fracture à la partie antérieure du sinus maxillaire, & épanchement de sang dans son intérieur. Le crâne ouvert, on vit un léger épanchement de sang sous la dure-mère & sur la partie supérieure & latérale de l'hémisphère gauche du cerveau, tous les vaisseaux de la pie-mère étoient excessivement gorgés de sang; il y avoit un peu de sang épanché à la partie postérieure & supérieure de l'hémisphère droit, entre la dure-mère & la pie-mère. On découvrit enfin un autre épanchement assez considérable à la partie moyenne & latérale de l'hémisphère gauche, occasionné par une crevasse dans la substance même du cerveau, qui paroissoit déjà en suppuration jusqu'à la profondeur de quatre à cinq lignes, autour de l'endroit où le sang s'étoit creusé cette cavité. Il y avoit un semblable désordre à la partie postérieure & un peu latérale de l'hémisphère droit. Le cerveau & le cervelet étoient sains du reste, & le crâne sans aucune fracture ou fissure. Cet état du cerveau a-t-il précédé la chûte, ou n'en est-il qu'un effet subséquent. Si l'on s'en tient à la dernière conjecture, l'on voit quels désordres peuvent suivre d'une contusion violente reçue à la face.

Les plaies du front sans lésion du crâne demandent une méthode différente, selon qu'elles sont accompagnées de contusion ou non. Les simples incisions seront réunies au moyen d'emplâtres agglutinatives, notamment celui d'André de la Croix, quand elles auront une direction transversale. Les longitudinales seront retenues avec le bandage naissant: on traitera celles qui sont contuses avec le baume d'Arcéus, qu'on étendra légèrement sur un plumaceau d'une grandeur proportionnée à celle de la contusion, & l'on couvrira les environs avec des résolutifs spiritueux. Si la contusion s'étendoit jusqu'au péricrâne, & qu'il y eût quelques accidens, il faudroit sans plus différer, procéder au débridement de la manière que nous avons dit qu'on devoit le faire en parlant du cuir chevelu. S'il y a fracture à la première table avec dépression, il faudra relever les pièces avec beaucoup de ménagement, pour ne point intéresser la membrane des sinus en cas qu'elle ne fût point endommagée; & si elle l'est, on n'appliquera dans la suite des pansemens aucun corps gras ou onctueux qui aideroient la disposition qu'a cette membrane à produire des chairs fongueuses. Il faut, au contraire, leur préférer les spiritueux & les dessiccatifs. On fera sur la plaie un plus grand degré de compression que celui nécessaire pour maintenir en place les pièces d'appareil, afin d'empêcher la membrane de faire saillie au dehors; ce à quoi elle tend naturellement dans les mouvemens d'inspiration. Ces plaies, quand elles sont bien traitées, n'ont pas plus de propension à devenir fistuleuses que d'autres, quoiqu'on ait eu communément cette opinion. Le gonflement modéré de la membrane du sinus & son épaississement en soutenant les bords de l'os, & faisant corps avec eux, contribuent beaucoup à la formation de la cicatrice; mais celle-ci reste molle long-tems, à raison de ce que les bords minces de l'os ne s'étendent que difficilement pour lui fournir un appui.

Les plaies du sourcil, par incision, lorsqu'elles sont perpendiculaires, se réunissent aisément, soit par le bandage unissant, ou par de simples languettes agglutinatives. Ces dernières conviennent particulièrement dans le cas de plaies transversales; on conseille même ici, lorsque la plaie est profonde, de faire quelque point de suture entre-coupée pour éviter que la paupière ne s'abaisse & ne couvre l'œil. On n'emploiera que les dessiccatifs, & même la simple charpie sèche, pour ne point entretenir une longue suppuration qui entraîne toujours après elle une cicatrice difforme. Comme, dans ces sortes de plaies, l'inflammation qui communément se développe chez ceux dont le visage est le siège ordinaire des éruptions ou ébullitions sanguines, a de la disposition à se porter jusque sur l'œil, il convient, en pareil cas, d'insister sur les saignées & les dessiccatifs qui peuvent s'y opposer. « Dans les playes contuses du sourcil, & sur-tout dans celles qui sont faites par armes à feu, l'orbite peut être fracturé. Quand la fracture est considérable l'inflammation du péricrâne qui en tapisse la cavité peut s'étendre aux graisses qui la remplissent en partie, & gagne bien-tôt jusqu'au globe de l'œil. Lorsque les incisions & les secours généraux n'ont pu calmer l'engorgement inflammatoire, il se fait une suppuration dans l'intérieur de cet organe. Dès qu'on peut soupçonner, par la tuméfaction du globe & par les élancemens profonds que le blessé y ressent, que le pus commence à se former, on est quelquefois obligé de fendre l'œil pour le vuider. Si l'on attendoit la maturation, la malade pourroit perdre complettement la vue par l'inflammation qui se communiqueroit à l'œil sain. » Si la playe est contuse, on la pansera avec le baume d'Arcéus & de l'eau marinée. Si les chairs sont entièrement mâchées, on appliquera dessus un plumaceau imbu d'huile de térébenthine, & l'on terminera par le baume blanc de la Mecque.

Les playes des paupières, par incision, demandent les mêmes moyens; savoir, les languettes agglutinatives, & l'on panse comme nous venons de le dire. Mais si le cartilage tarse se trouvoit compris dans la plaie, comme les moyens énoncés, même la compression ne pourroit en maintenir les lèvres dans une approximation convenable, il n'y auroit alors aucun inconvénient à faire un point de suture qui traversât le cartilage. Quand la plaie occupe transversalement la paupière supérieure, l'on a à craindre la division de son muscle releveur. Ce cas demande absolument la suture entre-coupée; on assujettira ensuite l'œil de manière que la paupière ne puisse faire aucun mouvement. Les plaies faites par un instrument piquant sont communément beaucoup plus fâcheuses, soit parce que se portant encore plus loin, il aura pénétré dans le crâne, dans le nez ou dans le sinus maxillaire, selon la variété des positions de celui qui porte le coup. Mais la plus fâcheuse de ces circonstances est lorsque l'instrument perce la parois supérieure de l'orbite, qui ne lui offre aucune résistance. Camerarius rapporte dans les Ephémérides des Curieux de la Nature, qu'un chasseur fut frappé par un instrument piquant, vers le grand angle de l'œil, aux confins de la paupière supérieure. Cette blessure qui parut légère, fut suivie de la paralysie de tout le côté opposé à la blessure, & de l'amaurose de l'œil, avec une légère perte de mémoire, la paralysie diminua cependant peu-à-peu par la suite, mais ne guérit point; ce en quoi le malade fut moins heureux que celui dont parle Nebelius dans la Centurie sixième des mêmes Ephémérides. C'étoit un jeune-homme qui fut blessé par une épée dont la pointe pénétra sans doute le crâne par l'orbite du côté gauche. Il éprouva aussi-tôt une paralysie du même côté, & eut des mouvemens convulsifs au côté opposé, il fut pris d'une aphonie, du délire & d'une amnésie complette. Trois semaines après, il rendit, pendant plusieurs jours, un peu de sanie par l'oreille gauche, à la suite d'une très-grande douleur qui avoit précédé, & fut entièrement rétabli environ six semaines après sa blessure. On s'étonnera, dit à ce sujet Morgagni, que l'hémiplegie ait occupé le côté de la playe, & les convulsions l'autre, ce qui est le contraire de ce qui arrive communément. Mais on saura, continue-t-il, que la playe faite par une épée aigue sur l'angle extérieur de l'œil gauche, pénétroit à travers la paupière inférieure, par une piqure; de sorte que la pointe d'épée avoit passé obliquement sous le bulbe de l'œil, & avoit pénétré la base du cerveau. Ajoutez, continue-t-il, que cette marche oblique de l'instrument & la grande douleur de l'oreille droite, ainsi que l'écoulement salutaire qui s'est fait par elle, indiquoient une lésion de l'hémisphère droite du cerveau; ainsi, l'on concevra facilement que le côté gauche du corps, & non le droit, étoit celui qu'on devoit regarder comme opposé à la blessure.

Les yeux sont également sujets à diverses affections traumatiques qui sont plus ou moins graves, relativement à l'organe, mais qui rarement entraînent aucun danger pour la vie. *Voyez*, à ce sujet, tout ce que nous avons dit à l'article Œil auquel nous renvoyons. Il en est de même du nez sur les plaies duquel on peut consulter tout ce que nous avons déjà dit à ce dernier article. On trouvera, à celui de Bec-de-Lièvre, les moyens les plus utiles pour les plaies des lèvres & du menton. Si, dans le cas de ce dernier genre la houppe du menton étoit abattue par un instrument tranchant, si le lambeau n'étoit pas altéré, soit par l'inflammation ou autrement, loin de la couper, ce qui occasionneroit de la difformité il faudroit, après l'avoir bien lavé avec du vin tiède, la replacer dans sa situation naturelle, & l'y maintenir par des bandelettes d'emplâtre & une mentonnière qui tendent à rapprocher le lambeau de la circonférence de la division. On appliqueroit sur les bords un peu de charpie recouverte de baume d'Arcéus, & chaque fois qu'on pansera le blessé, on commencera à lever l'appareil par la base du lambeau pour ne point le détacher. Si la playe succédoit à une chûte, il faudroit voir s'il n'y auroit point quelques esquilles ou portions de dents cachées qui, par leur présence, en empêchassent la coalition. Morgagni cite l'histoire d'un enfant où une complication de ce genre eut lieu, & fut méconnue pendant long tems; on s'en apperçut enfin, & la guérison survint bien-tôt à son extraction.

L'oreille externe peut aussi être divisée complettement ou incomplettement par un instrument tranchant. Lorsque la division s'étend à quelques lignes, qu'elle est peu profonde, on peut se contenter d'en réunir les bords au moyen d'une languette agglutinative. On en soutiendra l'effet au moyen d'un bandage circulaire qui tiendra l'oreille appliquée sur la région temporale. On a proposé la suture dans le cas où la division seroit très-étendue, & même couperoit entièrement le cartilage: l'observation suivante que nous fournit M. Hevin, prouve qu'on peut s'en dispenser. « Un particulier reçut, en 1740, un coup bien appliqué d'une grosse bouteille qui, en se cassant sur la tête, lui coupa transversalement d'une part le cartilage de l'oreille presque jusqu'au méat auditif, & de l'autre lui ouvrit l'artère temporale, d'où s'ensuivit une très-forte hémorrhagie. Arrivé près de lui, je commençai par arrêter le sang au moyen de la compression & du bandage à nœud. Je tentai ensuite de rejoindre les deux parties divisées de l'oreille par des bandelettes d'emplâtres agglutinatives, & ne levai cet appareil que le quatrième jour. Je trouvai alors la peau assez bien réunie dans les faces antérieures & postérieures; j'y remis cependant de nouvelles bandelettes qui y restèrent autant de jours. Cette playe déchirée, malgré le suintement purulent qui s'y fit pendant quelques jours, fut parfaitement consolidée le douzième, l'artère fut aussi solidement réunie à-peu-près vers le même tems. » Dans le cas où la plaie est proche du conduit auditif, il convient de le boucher avec de la charpie ou du cotton pour empêcher qu'il n'y entre du sang, ou autre corps étranger qui pourroit affecter la membrane du tympan. Une oreille abattue ne peut pas plus se réunir aux parties restantes qu'un nez; ainsi, l'on doit regarder comme frivoles les moyens de guérison que conseille en pareil cas l'Auteur que nous venons de citer.

Les playes, qui n'intéressent que l'intérieur de la joue, n'offrent point des indications difficiles à remplir. Celles qui pénètrent un peu plus profondément, & qui vont jusque dans l'intérieur de la bouche, sont plus inquiétantes, sur-tout quand elles traversent cette cavité de part en part. En 1736, dit Ravaton, « un Officier du Régiment de la Marck, reçut, dans un combat singulier, un coup d'épée, qui avoit son entrée environ vers le milieu de la joue droite, & sa sortie, au-dessous de l'oreille gauche. La playe étoit accompagnée d'une grande hémorrhagie & d'infiltration de sang sur tout le col. Comme le sang sortoit de la playe du col, par la bouche, je portai, à plusieurs reprises, le bouton de vitriol dessus & sans effet. L'hémorrhagie arrêtée, je pansai la playe du col avec l'emplâtre diachylum gommé, & je couvris l'infiltration de sang de linges trempés d'eau-de-vie camphrée; celle de la joue avec une compresse, en plusieurs doubles, imbibées d'eau vulnéraire spiritueuse; deux autres plus grandes sur celle-ci, le tout soutenu d'un bandage convenable. Je le mis à la diète, & lui fis vuider le ventre, & lui conseillois le repos. Huit jours après, la playe de la joue fut réunie; l'infiltration du sang & le gonflement résistèrent près de cinquante jours, & le mouvement du col resta gêné. » Les playes des joues, qui sont occasionnées par un arme à feu, sont souvent accompagnées de circonstances qui en rendent le traitement difficile. Elles demandent quelquefois des incisions ou dilatations qu'on doit faire, en suivant les règles prescrites dans l'histoire des playes d'armes à feu, en les ménageant autant que la délicatesse & la nature des parties qu'on intéresse, l'exigent. Dans le cours du traitement de celles-ci, il convient de placer entre les dents & la playe intérieure, un linge trempé dans du miel rosat seul, ou aiguisé de quelques gouttes d'eau vulnéraire. On recommandera, en même-tems, au malade de ne faire aucun mouvement qui puisse écarter les lèvres de la division. « Mais, s'il y avoit perte de substance, observe M. Hevin, ou que la playe de la joue s'étendît jusqu'à la commissure des lèvres, de manière que la playe & la joue ne fissent qu'une seule & même ouverture, & qu'on craignît l'insuffisance de la suture sèche, pour en opérer la réunion. Il seroit peut-être plus sûr, pour maintenir dans leur niveau les bords de cette division, de faire un point de suture du côté de la commissure divisée. » Dans les playes d'armes à feu, la balle peut avoir pénétré dans l'épaisseur de l'os maxillaire supérieur, elle peut même avoir passé de part en part, ou être resté enfermées entre les pièces d'os brisées. Si la balle est demeurée dans le sinus maxillaire, de manière qu'on ne la puisse trouver, la playe reste ordinairement fistuleuse, bien-tôt même l'inflammation s'empare des membranes qui tapissent le sinus & les cellules offenses; & si l'on ne parvient pas par les saignées & autres remèdes à calmer les accidens, le malade périt. Dans quelques cas, l'inflammation du mutcle crotaphyte & de son tendon, cause des convulsions, il faut faire en sorte de les prévenir, ou de les appaiser par les secours généraux, & les topiques anodins & relâchans. Les digestifs gras & onctueux sont préjudiciables dans les cas dont il s'agit, par la fonte qu'ils occasionnent, & qui peut donner lieu à des fistules. Ainsi, lorsque les escarres sont tombées, il faut leur substituer de légers détersifs ou sarcotiques, tels que les huiles d'œufs & de térébenthine. Si la playe pénètre dans la bouche, on la lavera avec de l'eau d'orge & le miel rosat, aiguisé d'eau vulnéraire.

Les playes des joues, celles qui sont faites par armes blanches ou armes à feu, sont souvent compliquées de la lésion de la glande parotide ou de son canal. Paré fait mention d'une complication de ce genre, à la suite d'un coup d'épée, que reçut un soldat en 1557. Quelque précaution qu'il ait prise, pour obtenir la cicatrisation de cette playe, il resta près de la jonction de la mâchoire inférieure, avec la supérieure, un petit trou, dans lequel on auroit à peine mis la tête d'une épingle, & d'où sortoit une grande quantité d'eau claire, toutes les fois que ce Soldat parloit ou mangeoit. Tout ce que Paré dit à ce sujet, marque que la fistule siégeoit sur la glande parotide. Fabrice d'Aquapendente fournit la même observation; mais il dit, qu'au lieu de traiter la fistule par la cautérisation avec l'eau forte, ou la poudre de vitriol brûlé, il se contenta de l'application de compresses, imbues d'eaux minérales d'Appone, & d'un cérat puissamment dessiccatif.

Les fistules de ce genre sont celles qui offrent le moins de difficultés; on ne s'apperçoit guères, dans le commencement, de cette complication, parce que la salive qui sort, se mêle & se confond avec le pus qui sort de la playe; mais, à mesure que celle-ci avance vers la cicatrice, les bords en deviennent durs & calleux, & quelques soient les dessicatifs qu'on y applique, les pièces d'appareil sont toujours humectées, sur-tout quand les blessés exercent les mouvemens de la mastication. Quand la fistule est placée sur un lieu, où l'on peut faire la compression, de petites compresses chargées, qu'on a auparavant trempées dans une forte dissolution d'alun, suffisent communément pour opérer la guérison: on les maintient par le chevêtre simple, de manière à borner, autant qu'il est nécessaire, les mouvemens de la mâchoire inférieure. On a imaginé, pour mieux exercer cette compression, une sorte de bandage élastique, qui a un assez grand rapport avec celui usité dans le traitement des hydropisies lacrymales par compression. Une platine mobile & souple, qui fait une pression continuelle sur la fistule, empêche si bien l'écoulement de la salive, que la playe du dehors se cicatrise sans aucune difficulté. Mais, malgré tous ces moyens, il est souvent nécessaire d'en venir à la cautérisation des bords de la fistule avec la pierre infernale.

Le procédé est un peu plus difficile dans le cas de playe au canal salivaire. Il est plus facile alors de connoître la complication, à raison de la grande quantité de salive qui coule, & ne se mêle jamais en totalité au pus. La playe en pareil cas, pénètre dans l'intérieur de la bouche, ou elle n'y pénètre pas; circonstance essentielle à noter, pour savoir le parti qu'on suivra. Quand tout annonce sa pénétration, on introduira dans le canal, un des bouts de deux ou trois brins de fils ciré ensemble, & on le fera entrer du côté qui répond à la glande, & on laissera pendre l'autre bout dans la bouche. On rapprochera ensuite les lèvres de toute la playe, & on les maintiendra avec une emplâtre agglutinative, ou avec deux points de suture, entre-coupée ou entortillée au-dessus, & l'autre au-dessous de la division du canal, en cas que l'emplâtre agglutinative ne puisse contenir les lèvres rapprochées. On soutient le tout avec quelques compresses & un bandage. La playe se consolidera ainsi en trois ou quatre jours, tant à l'intérieur qu'à l'extérieur, excepté la petite ouverture qu'auront laissé les deux brins de fils pendans dans la bouche, & par laquelle passoit la salive dans cette cavité, lors de l'application de l'appareil. Quand on sera bien assuré de ce nouveau conduit, & de la parfaite consolidation de la playe, on ôtera le fil, & la salive, en coulant par ce nouveau canal, achevera d'en consolider les bords.

Si la playe ne pénètre point dans la bouche, on cherchera à rétablir l'intégrité du canal, & conséquemment le passage de la salive dans son intérieur, au moyen du séton. Cette méthode ingénieuse est dûe à M. Louis. On prend un stilet, d'un calibre plus petit que celui du canal salivaire, & terminé par une des extrémités comme la tête d'une aiguille. On y passe deux à trois fils, le bout en est noué en anse. Le malade assis, on introduit aisément le stilet dans le canal salivaire, jusqu'auprès de son orifice. On porte alors le doigt indicateur & celui du milieu dans la bouche, & en soulevant la joue aux côtés de l'extrémité du stilet, qu'on conduit avec l'autre main, on donne aux parties la direction nécessaire pour qu'il pénètre dans la bouche. On le tire alors par cette ouverture, & le fil qu'il entraîne parcourt facilement le canal, sur-tout lorsqu'on appuie doucement deux doigts de la main droite sur la joue, suivant la direction du canal, l'un au-dessus & l'autre au-dessous, afin de l'étendre en tirant la joue de la commissure des lèvres, vers l'oreille opposée. On attache le bout postérieur avec deux épingles au bonnet du malade, & l'on contient le bout antérieur, extérieurement par une mouche de taffetas gommé, près de la commissure des lèvres. La salive, au moyen de ce séton, filtre dans la bouche, & s'il en passe quelques gouttes, ce n'est que pendant le repas; qu'il faut alors prescrire le plus léger possible. Les chairs bourgeonnent alors, & tellement, qu'il est nécessaire de les réprimer dans le cours du traitement. La pierre infernale suffit pour cette opération. On diminue la grosseur du séton, on en retire quelques fils, & quand on juge le traitement assez avancé, on le soustrait totalement; & alors, voici comment on se comporte. On coupe la mèche au niveau de la cicatrice, lorsque celle-ci sera prête à la toucher, ensuite on tirera quelques lignes seulement du bout qui est dans la bouche. En conservant ainsi la mèche dans le canal, on assure la filtration de la salive, pendant que l'ulcère extérieur achève de se consolider. Il reste alors assez souvent un peu de dureté le long du canal, quelquefois même un peu d'engorgement à la joue; mais ce mal disparoît insensiblement d'un jour à l'autre. La playe, après l'extraction du séton, ne tarde point à se cicatriser; on passe de tems en tems sur elle la pierre infernale, & quand la cicatrisation est suffisamment avancée, on met sur elle un plumaceau, trempé dans le baume du commandeur, & par-dessus deux compresses imbibées de vin chaud, qu'on renouvelle matin & soir. Cette méthode l'emporte beaucoup sur celles où l'on perfore la bouche, tant à raison de sa simplicité, qu'à raison de sa sûreté. « Quand le canal, observe M. Louis, est ouvert dans quelques points que ce soit, la salive trouvera toujours moins de résistance à s'échapper par cette division contre nature, qu'à parcourir le reste du conduit. Son extrémité contournée forme un obstacle, qui rend encore l'issue de cette humeur plus facile par l'ouverture accidentelle. Mais, lorsque le séton a été placé dans le canal, pendant un tems suffisant pour redresser son extrémité & augmenter son diamètre, le séton doit y passer facilement.

La langue est aussi susceptible de différentes lésions, qui demandent un traitement différent à raison de leur nature. On a développé, à l'article Langue, celui qui convient dans le cas de gonflement inflammatoire ou chronique quelconque. Nous ne considérerons ici que celui que demandent les playes simples de cet organe. Celles-ci succèdent très-souvent aux chûtes qu'on fait sur le menton, lorsque la langue sort entre l'une & l'autre rangée de dents, ou elles ont lieu lors des accès épileptiques, où la langue est portée en-dehors par la force convulsive de ses muscles, en même-tems que ceux des mâchoires agissent de toutes leurs forces. Paré est le premier Auteur qui ait expressivement parlé du traitement qui convient le plus à ce genre de playe. Il parle de la suture comme le meilleur moyen; il en pratiquoit plusieurs points, tant supérieurement qu'inférieurement, lorsque la langue étoit coupée en travers dans toute son épaisseur, & dans une partie de sa longueur. Paré, pour faciliter cette opération, recommande de tenir la langue avec un linge, de crainte qu'elle ne glisse. Mais, malgré cette précaution, les Praticiens s'accordent à la reconnoître d'une exécution difficile. Pibrac, dans un cas qui lui survint, se comporta d'une manière qui prouve son génie. Une demoiselle, dans une attaque d'épilepsie, se coupa obliquement la langue, d'environ un travers de doigt de longueur, depuis la partie latérale gauche, jusqu'au bord ou environ de la partie latérale droite. Les dents étoient forcées, & cette portion de langue pendoit presque sur le menton. La première indication étoit de séparer les mâchoires, pour prévenir une séparation complette de la langue; ce qui étoit difficile, à raison de l'état convulsif des muscles de la mâchoire. Pibrac forma d'abord une espèce de coin avec un morceau de bois; &, après quelques efforts, il parvint à l'introduire entre les dents, du côté droit, où le morceau de langue tenoit encore; &, à son aide, il passa de chaque côté une moitié de bouchon entre les dents molaires. Alors, étant hors de toute inquiétude sur le plus grand mal qu'auroit pu encore éprouver la langue, il fit faire une petite bourse de linge fin, pour loger exactement cet organe, & il trouva moyen de l'assujettir, en l'attachant à un fil d'archal, replié sous le menton, & qu'il fixa derrière la Tête par deux rubans. Voyez-en la figure dans les Planches. La playe ainsi traitée, guérit en très-peu de tems; il ne la fomenta qu'avec un mélange de vin & de miel rosat. Quoique la guérison fût parfaite au bout de huit jours, il fit encore porter ce bandage pendant dix jours, pour plus grande sûreté. Quand la petite bourse est bien humectée, elle devient transparente, & permet de voir l'état de la playe. La langue, dans le cas de playes par armes à feu, se gonfle quelquefois considérablement, & alors empêche la déglutition. Si les scarifications qu'on a coutume de faire en pareil cas, ne dégorgent pas assez promptement la partie, les malades souffrent de ne pouvoir rien avaler. Il faut, en pareil cas, passer un tube de gomme élastique, qui aille du nez jusques dans l'arrière bouche, & l'on poussera par sa cavité, des bouillons avec une seringue, jusque dans l'œsophage. S'il y a fracture dans les os maxillaires supérieurs, on fera la conformation d'après les circonstances présentes, on enlèvera les caillots de sang, & l'on fera des injections détersives aussi souvent qu'il conviendra. En général, ces cas sont très-graves, & demandent toute l'attention des Praticiens, non-seulement par rapport au traitement local, mais encore par raport aux remèdes généraux, toujours indiqués alors. (*M. Petit-Radel.*)

TÉTINE. Nom que l'on donne à un instrument dont on se sert pour développer les bouts des seins des Nourrices, ou pour tirer le lait des mammelles, lorsque cela est jugé nécessaire.

Les mammelons sont quelquefois tellement enfoncés dans les seins, que l'enfant nouveau né, a beaucoup de peine à le faire sortir, & même que cela lui est quelquefois tout-à-fait impossible.

Le moyen qui généralement réussit le mieux, pour leur donner le développement nécessaire, consiste à mettre au sein un enfant de cinq ou six mois, qui ayant de la force, & étant accoutumé à téter, fera les efforts les plus propres à y réussir,

& manquera rarement de tirer les mammelons en-dehors, & après quelques tentatives pareilles, de le former, de manière que la mère puisse allaiter son propre enfant. Mais, comme il n'est pas toujours possible de recourir à ce moyen, on y supplée par différens instrumens. Le plus simple & le plus en usage, est une bouteille de verre, dont l'orifice est assez large, pour admettre librement le mammelon, & dont le bord large & évasé, s'applique facilement sur le sein. Du côté de la bouteille & près de son fond, sort un tube de huit à dix pouces de long, dont l'extrémité est recourbé, de manière que la personne qui veut s'en servir, puisse avoir cette extrémité dans sa bouche, en même-tems que l'orifice de la bouteille est appliqué sur le sein. Par ce moyen elle peut, en suçant, purifier l'air qui se trouve dans la bouteille, ce qui nécessairement élève & développe le mammelon. Mais cette opération est souvent trop fatiguante, pour une personne dans un état de foiblesse, tel que celui d'une femme en couches ; il vaut mieux alors donner ce travail à une autre personne. On y supplée d'une manière encore plus sûre, au moyen d'une petite pompe aspirante, qu'on adapte au côté de la bouteille, à la place du tube. *Voyez* les Planches. On doit répéter l'application de cet instrument assez souvent, pour que le mammelon se forme & se développe ; il faut la faire sur-tout à chaque fois que l'on présente l'enfant au sein.

On se sert aussi du même moyen dans les cas d'engorgement des seins, par le lait qui menacent d'inflammation ; sur-tout lorsque la femme ne nourrissant pas son enfant, ou par quelqu'autre cause, elle ne peut donner à téter, il est alors très-utile, pour détendre les mammelles, & favoriser la révolution qu'on veut opérer.

THÉORIE. θεωρία. *Theora.* Explication d'un ou de plusieurs phénomènes qui frappent évidemment les sens, & dont il est intéressant de connoître les causes ainsi que les effets. La Théorie donne, pour ainsi dire, à l'art de guérir, une âme qui en vivifie toutes les parties, & en lie tous les préceptes, en les rendant dépendans les uns des autres. C'est un flambleau à la lueur duquel l'homme sage tente les routes les plus cachées de la Nature, épie les traces de la vérité, & aidé des apparences, scrupuleusement analysées & réduites à leur juste valeur, établit un systême, où les effets sont exactement déduits de leurs causes.

La Théorie, en Chirurgie comme en Médecine, suppose une profonde connoissance des parties qui composent notre machine, & du jeu dont elles sont susceptibles ; car, envain on cherche à expliquer un phénomène morbifique, si l'on ignore les loix que la Nature suit dans l'état le plus favorable à ses opérations. Elle suppose de plus l'esprit d'observation, qui fait que les contraires étant compensés & pesés dans la balance de la discussion, on se détermine pour les faits qui naturellement se lient, & viennent comme d'eux-mêmes, former autant d'anneaux de la chaîne de vérité. C'est à un pareil avantage qu'on doit la Théorie de la compression & de la commotion, si bien développée par Quesnay, dans son Mémoire sur l'application du trépan, dans les cas douteux de playes à la Tête, & l'histoire des signes que présentent les tumeurs formées par la bile retenue dans la vésicule du fiel, & qu'on a souvent prises pour des abcès au foie, comme le remarque J. L. Petit, qui le premier a traité cette matière, d'une manière aussi étendue que la gravité le comporte.

Une Théorie bien établie, sur des principes aussi certains qu'il est donné à l'homme de les acquérir, mène à la pratique par la voie la plus sûre ; elle donne à celle-ci une stabilité, une assiète qui dérive du rapport combiné des vérités, elle rend fructueuse toutes les tentations faites d'après elle, & fournit même, dans les cas les plus embarrassans, les indicans qui peuvent mener à un parti salutaire. Mais, pour qu'on puisse en espérer d'aussi grands avantages, il faut qu'elle soit elle-même fondée sur une observation & une expérience judicieuse ; car, comme le remarque Baglivi, *multa homines in musæis excogitant quæ rationi consona ac prorsuà certa existimant, sed quando adusum descendunt, non solum absurda, sed penè impossibilia deprehendunt.* L'observation réunit les faits, constate les parités, les dissemblances ; l'expérience confirme ou annulle les résultats, & fait de ceux qu'elle trouve conformes à la Nature, autant de matériaux propres à servir à l'édifice de l'Art de guérir.

La Théorie, qui ne repose point sur de pareilles bases, toute pompeuse qu'elle est, ne peut quadrer avec la simplicité de la Nature, dont les opérations, quelques cachées qu'elles paroissent, dépendent d'une uniformité de loix générales & évidentes. Aussi celles-ci ne peuvent-elles que perdre à être expliquées par des Interprêtes, qui en rendent si mal le langage. Il faut se défier d'eux, comme de ces Traducteurs infidèles, qui pour vouloir embellir leurs originaux, les défigurent & les altèrent en y substituant leurs propres idées. L'homme réfléchi, qui parcourt dans les Fastes de l'Art les Théories monstrueuses, qui l'ont tour-à-tour infesté, a peine à concevoir comment les siècles passés ont pu ainsi se laisser successivement entraîner à l'erreur, comment celui-ci, où les Sciences Physiques & la Philosophie, en développant l'esprit, & donnant à la pensée ce caractère mâle, qui est l'indice d'un jugement exercé, n'a pu se préserver de l'épidémie générale, & donne encore à croire que la contagion est bien loin d'être éteinte. L'envie d'attirer à soi les opinions, de s'élever au-dessus des autres, dont on croit les facultés inférieures aux siennes, & de jouir par-là de la considération & des richesses que celle-ci amène, est un motif bien fréquent, qui porte à expliquer même ce que la Nature nous cache avec soin, ou qu'elle nous réserve pour une époque où nous serons plus convenablement disposés à l'écouter. De-là les Théories absurdes qui ont infecté

infecté les sources de l'Art, & les principes de corruption, qu'ont pris ceux qui ont été puisés aux ruisseaux vénéneux qui en découlent. Tout a été pour l'un, un édifice soutenu sur les loix d'une méchanique exacte, & dont les défauts devoient être corrigés par une substitution de pièces de rapport; lorsqu'un autre ne voyoit par-tout que des combinaisons, des assimilations & des affinités réciproques. C'est ainsi, qu'édifiant d'après ses vues, chacun réduisoit la Nature, en santé comme en maladie, à ses propres opérations, & prétendoit la forcer à une suite de procédés, qu'il appelloit orgueilleusement son système. Aussi celle-ci, morcellée de toute part, n'a-t-elle point répondu avantageusement aux sommations forcées qu'on lui a faites; en sorte que, ce qu'elle offroit à l'un aujourd'hui, elle le lui refusoit opiniâtrément le lendemain. Mais l'esprit de propriété, qui porte chacun à garder ce qu'il s'imagine devoir lui appartenir, n'en a pas moins persisté à reconnoître à lui, ce qui lui avoit paru bon à prendre, & ainsi l'on s'est vanté de toujours posséder la vérité, lorsqu'on ne tenoit que l'erreur.

La Théorie est ou générale ou particulière; la générale a pour objet les faits qui se manifestent également dans tous les points de notre système organique, quels que soient les organes ou parties actuellement en souffrance. La particulière présente l'histoire des événemens ou phénomènes particuliers, calquée d'après les restrictions ou les observations que donne lieu de faire la nature spécifique des organes ou des parties affectées. La Théorie générale offre plusieurs points de rapport, qui semblent lier la Chirurgie à la Médecine, & ne devoir faire de ces deux Sciences qu'un tout indivisible, si l'homme pouvoit être assez heureusement né, pour que ses moyens physiques pussent toujours aller de pair avec ses facultés intellectuelles. Mais, comme le développement de ces dernières est le plus communément le fruit d'une éducation soignée, à laquelle le plus grand nombre ne sauroit prétendre, & qu'il faut beaucoup moins de profondeur pour saisir les causes des maladies, dont le traitement appartient à la Chirurgie; l'usage a établi, pour l'une & l'autre de ces Sciences, une Théorie, qui, quoique fondée sur des axiômes généraux, n'en est pas moins propre à chacune. La Théorie particulière de la Chirurgie est relative aux humeurs, aux playes, aux ulcères, aux fractures, aux luxations, & généralement à toutes les maladies & cas qui demandent quelques opérations, ou quelques topiques, considérés comme moyen essentiel de guérison. La Théorie générale ne pouvant être bien développée que dans un ouvrage, où l'on considère l'Art dans toute son étendue, en passant didactiquement de ce qui est déjà connu à ce qui l'est moins, nous renvoyons à un autre que celui-ci, & qui paroîtra incessamment. Quant à la Théorie particulière, nous ne pouvons en donner ici des détails, sans revenir sur les points de doctrine qui se rapportent aux différens articles qui ont déjà été traités d'une manière suffisamment étendue dans ce Lexique; aussi y renvoyons-nous pour ne pas tomber dans des répétitions. (*M. Petit-Radel.*)

THÉORICIEN. Celui qui rend raison d'un ou de plusieurs phénomènes, & les réunissant à d'autres, forme un système, où les effets sont rapportés aux causes qui sont présumées les produire. Pour être bon Théoricien, c'est-à-dire, pour pouvoir se glorifier d'être dans les voies de la Nature, il faut donc bien connoître les causes, peser leurs puissances, & saisir les circonstances qui peuvent l'étendre ou la diminuer, ce dont seul est capable l'homme profondément instruit, & assez prudent pour ne donner à chacune que ce qui lui convient. Cependant, chacun élève sa Théorie, même le Charlatan qui, monté sur les tréteaux, en impose à ses Auditeurs par un fatras de mots, dont l'ensemble forme une espèce de système, que saisissent avidement ceux qui ne veulent ou ne peuvent point approfondir. Ce sont ces Théories absurdes, où l'on s'écarte tant de la vérité, qui ont été si préjudiciables à l'humanité, tant par la marche qu'elles ont fait suivre dans le traitement des maladies, que par les moyens qu'elles ont suggérés pour les faire éviter. Il n'est aucune erreur où l'homme ne se soit laissé entraîner sur ce point; les Fastes de l'Art offrent ici, à chaque siècle, la preuve la plus certaine que, si la Science a été utile à plusieurs, elle n'a pas moins été funeste à un plus grand nombre.

Le Théoricien qui épie les traces de la Nature, qui tire ses corollaires de son histoire; qui, Observateur exact des phénomènes, cherche moins à les expliquer qu'à les ranger, pour pouvoir en tirer un jour des matériaux tout façonnés qui puissent former un système, est loin de tomber dans de pareils écarts. La prudence qui le guide dans toutes ses assertions, ne lui fait proposer que celles qui sont établies sur les loix les plus reçues & les plus conformes à notre économie. Si quelquefois il a recours, dans ses explications, à des dogmes puisés dans la Physique & la Chymie, ce n'est qu'avec la restriction que demandent les loix de notre organisme, qui ne sont pas toujours celles de ces Sciences, quoiqu'elles entretiennent avec elles les plus grands rapports. Aussi, le Praticien qui prend un tel Théoricien pour guide, étoit plus sûr d'arriver à son but, que s'il se fût abandonné à sa propre expérience. Instruit du conflit, où souvent mène la contrariété des faits, il reste inébranlable au milieu des incertitudes, & ne se porte à une détermination, que quand une discussion sévère lui fait connoître où est la vérité. Tout est pour lui motif d'observation & de réflexion, & plongé dans les doutes, où paroît devoir le retenir long-tems un septicisme philosophique, son jugement, mûri par l'expérience, lui indique une avenue qui le mène au temple de la vérité. Plût-à-Dieu, que tous ceux qui ont écrit sur la Théorie, se fussent astreints à une pareille marche, l'Art sans doute auroit acquis une plus grande évidence, & ceux qui l'exercent, une plus grande considération. (*M. Petit-Radel.*)

TEIGNE. Espèce de dartre qui attaque le cuir chevelu, & qui produit, auprès des bulbes des cheveux, de petits ulcères, d'où sort une liqueur, qui, en s'épaississant, forme des croûtes blanches & friables. Elle attaque particulièrement les enfans, ceux sur-tout qui ne sont pas accoutumés à la propreté; ceux qui sont d'un tempérament scrophuleux, paroissent aussi plus sujets que d'autres à cette dégoûtante maladie.

Les Auteurs qui ont traité de cette maladie, en ont distingué plusieurs espèces, qui ne sont que différens degrés de la même affection, & dont la plus ou moins grande opiniâtreté ne dépend, pour l'ordinaire, que de ce que le mal est plus ou moins invétéré.

Les différens moyens curatifs que nous avons indiqués pour des dartres en général, sont applicables à la Teigne; il faut, dans le traitement de celle-ci, employer les évacuans & les autres remèdes généraux, recommandés pour les affections dartreuses. (*Voyez* DARTRE.) Mais ici, il y a une circonstance particulière, à laquelle on est fréquemment obligé de faire attention, dans le traitement. Les racines des cheveux se trouvent souvent affectées; il se forme autour d'elles des tumeurs, qui sont peut-être la première origine de la maladie, & qui contribuent à en produire & à en entretenir tous les autres symptômes. C'est pourquoi l'on conseille ordinairement de commencer le traitement de la Teigne, par enlever tous les cheveux, jusqu'à leurs racines, au moyen d'emplâtres agglutinatifs, faits avec la poix.

Cette méthode néanmoins est toujours très-douloureuse; il en résulte quelquefois des inflammations très-fâcheuses, & d'ailleurs elle n'est jamais nécessaire dans les premiers périodes de la maladie. Il est vrai que les tubérosités qui surviennent à la racine des cheveux, augmentent quelquefois dans la Teigne invétérée, au point de rendre la guérison beaucoup plus difficile; mais, en prenant la précaution de tenir les cheveux très-courts, & les parties affectées le plus proprement possible, les moyens généraux, utiles dans d'autres cas de dartres, réussiront souvent pour la guérison de celle-ci, sans qu'il soit nécessaire d'emporter les cheveux.

M. Evers a communiqué, à l'Académie des Sciences de Gottingue, un Mémoire sur la Teigne, dans lequel il s'élève contre le traitement avec l'emplâtre de poix. Il reproche à ce traitement, principalement fondé sur l'arrachement des cheveux, l'inconvénient d'être extrêmement douloureux; l'inconvénient plus grand encore, de manquer souvent la guérison; enfin l'espèce de cruauté qu'il voit à réitérer jusqu'à trois fois cet arrachement, comme on y est souvent forcé.

Persuadé qu'il suffit pour guérir cette maladie de dissoudre & d'évacuer les fluides stagnans dans les bulbes des cheveux & les réservoirs de la graisse, & que l'arrachement des cheveux n'est point nécessaire, M. Evers propose un nouveau procédé que voici.

Après avoir coupé les cheveux, on amollit les les croûtes, en les frottant avec du saindoux, & on les enlève. Ensuite on couvre la tête de bandelettes de peau, sur lesquelles on a étendu l'épaisseur d'une ligne d'une dissolution de gomme ammoniac dans le vinaigre, cuite jusqu'à consistance d'emplâtre, & l'on soutient le tout avec un bonnet. Au bout de six semaines, on enlève cet emplâtre & l'on trouve la tête saine. M. Evers rapporte trois observations, qui paroissent établir la bonté de cette méthode.

M. Rougemont a lui-même employé trois fois cette méthode avec un succès complet.

Quelque réprouvée que soit la méthode d'arracher les cheveux, beaucoup de Praticiens la préfèrent encore à toute autre. On prépare pour cet effet, avec l'emplâtre commun de litharge & une quantité suffisante de poix de Bourgogne, un emplâtre qui a la propriété de s'attacher fortement aux cheveux; on l'applique sur la tête, & on le laisse en place jusqu'à ce que les cheveux y adhèrent suffisamment. On l'enlève alors, en arrachant les cheveux qui ne peuvent s'en séparer. On répète cette opération trois ou quatre fois, même plus souvent, jusqu'à ce que la Teigne ait disparu.

M. Pleuck conseille d'oindre la tête deux fois le jour, pendant six semaines, avec le mélange de demi-once d'onguent d'althéa, de deux onces d'onguent de genièvre, & de demi-once d'acide marin.

M. Bell emploie avec succès une dissolution de cinq grains de sublimé corrosif dans une livre d'eau.

M. Stoller dit avoir guéri une Teigne, qui duroit depuis dix-huit ans, par l'usage interne & externe de la ciguë ordinaire, *conium maculatum*, Lin.

On emploie avec le plus grand succès, à l'Hôtel-Dieu, le traitement suivant. On fait prendre au malade une tisane, faite avec les racines de patience & de bardane, quelquefois même avec la salsepareille, à la dose d'une once pour trois livres d'eau, à réduire aux deux tiers. On donne en même-tems, le matin & le soir, une pilule composée d'un grain de calomel, & d'autant de soufre doré d'antimoine. On applique, dès le premier jour, un cataplasme sur la tête, pour amollir & détacher les croûtes.

Après huit ou dix jours de l'usage de ces moyens, on fait des lotions fréquentes sur la partie malade, avec une dissolution de six grains de sublimé corrosif, & d'autant de verdet dans deux livres d'eau. On applique même sur la tête des compresses trempées dans cette liqueur. On continue l'ensemble du traitement, jusqu'à l'entière guérison, qui arrive plus ou moins promptement, suivant l'étendue & l'ancienneté de la maladie. *Journal de Chirurgie, Tome 3, p. 243.*

THERAPEUTIQUE. θεραπευτική *Therapeutice.* Partie de la Chirurgie, qui traite de ce qu'on appelle communément les moyens de guérison, c'est-à-dire, des choses dont il faut faire usage, & des règles qu'il faut suivre pour parvenir à détruire les causes des maladies, ou du moins, à les énerver, quand on ne peut remplir cette première intention. On n'emploie ces moyens qu'autant qu'on découvre entr'eux, & les maux auxquels ils doivent remédier, un rapport ou liaison, qui annonce un heureux succès, ainsi que nous l'avons dit à l'article INDICATION. Mais encore, pour obtenir ce succès, faut-il les employer dans l'ordre & la succession qui paroissent les plus convenables; sans cette attention, les moyens les plus sûrs & les mieux indiqués manquent leurs effets, & souvent deviennent plus nuisibles que le mal laissé à lui-même. *Voyez* à ce sujet, l'article MÉTHODE.

Les moyens de la Chirurgie sont les topiques, la main, les machines & les instrumens. Les topiques sont les médicamens, les substances mêmes les plus simples; l'eau, la glace, le feu, qu'on applique à l'extérieur, les huiles grasses ou essentielles, dont on enduit les parties. La main saisit, empoigne & opère différens efforts utiles, pour replacer les parties déplacées dans les aberrations d'organes, séparer un membre, & opérer une division ou une extraction quelconque. Elle exécute dans certaines opérations délicates des procédés, dont l'exactitude dérive de la délicatesse des doigts, & de leur extrême agilité ou souplesse, & dont le succès ne peut être certain qu'autant qu'ils sont confiés à un homme fort exercé. Les machines suppléent aux mains, quand elles ne peuvent convenablement agir, soit par l'impossibilité de les porter sur le lieu même du mal, ou la difficulté, & même l'impuissance où l'on est de les faire agir avec un degré de force suffisant, pour satisfaire à des vues particulières. Les instrumens sont un des derniers moyens qu'on doive employer; celui qui est le plus redouté des malades, & néanmoins celui dont ils aient le moins à craindre, quand ils sont dirigés par le savoir & l'expérience. On les a tellement variés, ainsi que les machines, qu'on a tout lieu de croire que l'abondance en cette partie, est encore une preuve de pénurie pour l'Art; car celui-ci consiste moins à inventer des moyens nouveaux, qu'à les faire servir, à corriger ceux qui sont existans, & qui peuvent aussi-bien remplir les indications que tout autre qu'on imaginera, & qui, foncièrement n'agira point d'une meilleure manière. Le bon emploi des moyens en Chirurgie constitue le bon Chirurgien; mais cet emploi demande souvent qu'on lui allie les moyens médicaux, & c'est alors qu'on pourroit dire, que la pratique devient commune à l'un & à l'autre Praticien. *Voyez*, pour de plus grands éclaircissemens, le Discours préliminaire de cet Ouvrage, & les articles CHIRURGIE & CHIRURGIEN. (*M. PETIT-RADEL.*)

THEVENIN (François) Il vivoit vers le commencement du siècle dernier à Paris, ville où il avoit pris naissance. Il fut Opérateur & Chirurgien ordinaire du Roi. Il pratiqua beaucoup & avec distinction. Il n'a rien fait paroître de son vivant; Parthon, Chirurgien Oculiste, publia ses Œuvres bien après lui, sous le titre suivant: *Œuvres contenant un Traité des Opérations de Chirurgie, un Traité des Tumeurs & un Dictionnaire des mots grecs servant à la Médecine*, 1658. *Collectanea ex veteribus*, dit Haller. Il a beaucoup pris de Paré; mais il est entré dans de plus grands détails que lui sur l'opération ancienne, celle de la taille. Il prise beaucoup l'opération de la Bronchotomie en différentes circonstances; quoique ce que Thevenin dit ne soit réellement point de lui, ses assertions ont pour base un jugement établi sur beaucoup de méditations que la lecture des Auteurs lui avoit fait faire; il a porté la concision & l'exactitude dans ce que ses devanciers avoient exprimé d'une manière fort diffuse. Il avoit puisé cet esprit de méthode du sein de la Faculté; il s'en vantoit même, si l'on en croit l'Editeur de ses œuvres, & va jusqu'à avouer tenir d'eux ses plus grandes connoissances; aveu bien fait pour le faire estimer & que peu de Chirurgiens oseroient faire dans les tems actuels où ils croyent être les seuls possesseurs de leur Science; ce reproche ne tombe que sur ceux de notre Nation dont le général lit peu. Le tems où Thevenin mourut n'est pas connu. Devaux, dans son *index funereus*, dit que ce fut en 1658, quoique dans deux approbations des Œuvres de Thevenin, l'une du 4 Mars, & l'autre du 26 du même mois de l'année 1657, on lise *feu M. Thevenin*; ainsi, suivant Moréri, il faudroit mettre sa mort en 1656. (*M. PETIT-RADEL.*)

THLASEI. θλάσις. *Thlasis.* Terme employé par Hippocrate & Galien pour désigner toute contusion faite dans les chairs comme sur les os, par tout corps mousse & dur quelconque. Ils nommoient θλάσμα la même contusion quand elle formoit un creux vers son milieu. Les Auteurs n'ont conservé le Thlasis que dans la nomenclature des affections du crâne à la suite de l'effet des corps extérieurs portés avec force sur lui; & encore les plus sensés ne l'ont-ils admis que chez les jeunes sujets où les os sont très-flexibles. *Voyez* l'article TÊTE. (playes de la) (*M. PETIT-RADEL.*)

THROMBUS, de θρόμβος un, grumeau de sang. Tumeur formée par du sang épanché & grumelé sous les tégumens en conséquence d'une saignée. Lorsque l'épanchement est peu considérable quoiqu'assez étendu, on lui donne le nom d'ecchymose. *Voyez* ce mot.

Le Thrombus dépend quelquefois de ce que

le Chirurgien a totalement coupé la veine; mais beaucoup plus fréquemment de ce qu'il n'a pas fait l'ouverture de la veine suffisamment correspondante à celle des tégumens. Le sang, à mesure qu'il s'échappe de la veine, se répand entre cuir & chair dans les mailles du tissu cellulaire; & cela plus ou moins vîte, & en plus ou moins grande quantité, suivant que la rencontre de la peau gêne plus ou moins sa sortie. Quelquefois encore le Thrombus se forme après la saignée lorsque l'appareil ordinaire, ayant été mis sur l'ouverture, le malade se sert imprudemment du bras dont on l'a saigné, surtout si l'on a fait à la veine une très-grande ouverture.

Cet accident n'est point dangereux, lorsque l'extravasation du sang est peu considérable; car on la résout très-aisément pour l'ordinaire en appliquant sur le Thrombus une compresse trempée dans de l'eau fraîche. Si la tumeur est plus étendue, on recommande de mettre du sel marin entre les doubles de la compresse mouillée. On applique aussi avec succès sur la partie de l'eau-de-vie, ou une solution du sel ammoniac dans le vinaigre.

Quelquefois le Thrombus détermine une inflammation & une suppuration des bords de la playe. Lorsque le mal est très-superficiel, on se contente de le traiter comme un léger phlegmon, & on laisse, comme dans le cas précédent, à la nature, le soin de dissiper l'épanchement par l'action des vaisseaux absorbans.

Mais lorsqu'il y a beaucoup de sang extravasé, on ne doit point compter sur la résolution naturelle de la tumeur, le Thrombus, en pareil cas, excite presque toujours une inflammation qui vient à suppuration, & cause même quelquefois la gangrène. On prévient ce malheur, en ouvrant une issue au sang extravasé par des incisions proportionnées à l'étendue de la tumeur. *Voyez* SAIGNÉE.

THYMUS. Excroissances en forme de verrue, qui viennent en différentes parties du corps, notamment à l'anus. Le Thymus est toujours un symptôme ancien de la maladie vénérienne. *Voyez* les articles FICS & CONDYLOME. (*M. PETIT-RADEL.*)

TIRE-BALLE. Instrument qui tire son nom de son usage. Il y en a de plusieurs espèces. L'un est une espèce de vilebrequin avec une pointe en double vis, appellée par les Ouvriers *Mêche*, longue de cinq ou six lignes, terminée par deux petits crochets. Le corps de ce vilebrequin, qui est une espèce de poinçon, est une longue tige d'acier, ronde, polie, longue d'environ un pied; son extrémité postérieure est une vis garnie par le bout d'un trèfle ou d'un anneau pour servir de manche; ce poinçon se met dans une canule dont la base est un écrou pour recevoir sa vis, & qui est affermie sur deux traverses soutenues par deux colonnes. On introduit cet instrument dans la playe, la vis cachée dans la canule; &, lorsque l'extrémité de celle-ci touche la balle, on tourne le poinçon pour faire enfoncer la mêche dans ce corps étranger; on le retire ensuite doucement.

L'on ne prescrit l'usage de cet instrument, que pour les balles enclavées dans les os; mais, si le corps étranger, au lieu d'être une balle, étoit, par exemple, un morceau de fer, tellement enchâssé dans l'os, qu'aucun des instrumens consacrés pour l'extraction des corps étrangers, ne pût avoir de prise sur lui, on voit bien que celui-ci ne pourroit pas le percer; en pareil cas, on pourroit, dans quelques circonstances, trépaner l'os aux parties voisines du corps, & passer dessous celui-ci des élévatoires ou d'autres instrumens pour l'enlever.

On a imaginé un autre Tire-balle à-peu-près semblable au précédent, mais dont au lieu de mêche, l'extrémité antérieure de la tige est divisée en trois lames minces, élastiques, longues de quatre pouces, recourbées en-dedans & polies en-dehors; elles forment chacune une petite cuillère; en tournant la vis, qui est au bas de la tige de gauche à droite, on fait écarter les trois cuillères, en la tournant de droite à gauche, on les fait rapprocher l'une de l'autre, & l'instrument se ferme; il doit être fermé quand on l'enfonce dans la playe; lorsqu'on touche la balle, on l'ouvre doucement, on embrasse le corps étranger avec les cuillères, & on le retire, après avoir un peu refermé l'instrument. *Voyez* les Planches.

Ce Tire-balle approche fort de celui qui se nommoit Alphonsin. (*Voyez* ce mot.) Mais il n'avoit point de canule; les trois cuillères se fermoient par le moyen d'un anneau coulant, en le poussant en avant, & s'ouvroient en le retirant. La partie cave des cuillères étoit garnie de dents pour mieux saisir les balles.

Les becs de grue, de canne, de corbeau, sont pareillement des espèces de Tire-balle.

L'ancienne Chirurgie, qui n'avoit point encore apperçu la nécessité d'agrandir les playes d'armes à feu par les incisions & contr'ouvertures convenables, avoit beaucoup multiplié les espèces de Tire-balles dont l'usage est aujourd'hui presque abandonné.

TIRE-FOND. Instrument dont quelques personnes se servent pour enlever la pièce d'os sciée par le trépan, lorsqu'elle ne tient plus que foiblement. Cet instrument, comme on le peut voir dans les Planches qui ont rapport à l'opération du trépan, a environ trois pouces de long, & peut être divisé en trois parties; le milieu est une tige d'acier de quatorze lignes, plus ou moins ornée au gré de l'Ouvrier. La partie supérieure est un anneau qui sert de manche à l'insstrument; la partie inférieure est une double vis de figure pyramidale qu'on appelle communément mèche; elle a neuf lignes de longueur, & sa base peut avoir quatre lignes de diamètre.

Lorsqu'on veut se servir de cet instrument, il faut, dès qu'on a jugé à propos d'ôter sa pyramide de la couronne, introduire la mèche dans le trou formé par le perforatif. On tient, avec le pouce & le doigt indice de la main droite l'anneau qui sert de manche au Tire-fond; ensuite le pouce & l'indice de la main gauche appuyés du côté du trou, on tourne doucement jusqu'à ce qu'on sente que la mèche tienne avec fermeté. On retire le Tire-fond en détournant; & on achève de scier l'os avec la couronne jusqu'à ce qu'il vacille. On introduit alors la vis du Tire-fond avec les mêmes mesures que nous venons de prescrire dans le trou qu'elle s'est formé dans l'os. Par ce moyen, on ne risque pas d'enfoncer la pièce d'os sur la dure-mère, on l'enlève au contraire perpendiculairement, en donnant de petites secousses pour rompre les fibres osseuses qui la tiennent encore attachées.

On peut convenir avec les Partisans de cet instrument qu'il n'est point dangereux lorsqu'on fait bien s'en servir, mais il est inutile. Si la pièce d'os, qu'on se propose d'enlever, étoit trop adhérente, le Tire-fond emporteroit la table externe, comme il est arrivé plusieurs fois; ce qui qui rend la suite de l'opération plus difficile. Si l'on ne fait usage du Tire-fond que lorsque la pièce d'os ne tient presque plus, on peut se dispenser de cet instrument; car, avec une feuille de mirthe, le manche d'un scapel ou l'extrémité d'une spatule qui a la figure d'un élévatoire, on enlève très-facilement la pièce sciée par la couronne de trépan. *Article extrait de l'ancienne Encyclopédie.* (*M.* PETIT-RADEL.)

TIRE-TETE. Instrument destiné à retirer la tête d'un enfant, dans le cas où celui-ci étant déjà sorti, il y a eu ce qu'on appelle communément décolation. Comme aussi dans celui où la tête passant la première, éprouveroit des difficultés insurmontables à traverser le détroit du bassin. On se servoit, dans les premiers tems des accouchemens, d'instrumens tranchans & de crochets qu'on appliquoit sur le crâne, dans l'intention de le vuider ou de l'attirer à soi avec la plus grande force; ce qu'on pratiquoit sans crainte toutes les fois qu'on avoit des signes certains que l'enfant étoit mort, mais non point sans quelque danger pour la mère, dont les parties éprouvoient de plus ou moins grandes contusions. En général, la pratique des Anciens étoit meurtrière en pareil cas; & l'impossibilité d'établir avec certitude si l'enfant est vivant ou mort, les faisoit tomber dans des erreurs bien funestes à l'humanité. C'est ce qui est prouvé, entre autres, par l'opération suivante de Saviard. Cet Auteur dit qu'un Chirurgien dont il a la délicatesse de taire le nom, ayant été mandé par une sage-femme, pour tirer un enfant qui étoit depuis six jours au passage, & qu'il crut mort par plusieurs signes des plus essentiels qu'on ait pour s'en convaincre, il arriva cependant qu'ayant ouvert avec son bistouri les tégumens & les membranes qui remplissent l'espace non encore ossifié à l'endroit de la commissure des os pariétaux avec le coronal, qu'on nomme vulgairement la fontaine de la tête, il arriva qu'ayant ouvert cet endroit avec un bistouri, glissé son crochet par cette ouverture, & l'ayant attaché à l'un des pariétaux, il tire l'enfant qui se mit à crier fortement, tout blessé qu'il étoit de cette grande playe, par laquelle il sortoit plus gros qu'un œuf de la substance du cerveau, ce qui fit un spectacle très-cruel aux yeux des assistans, & très-mortifiant pour le Chirurgien.

Mauriceau crut trouver un moyen d'éviter une grande partie des inconvéniens qui accompagnoient la pratique reçue de son tems, en inventant le premier l'instrument qu'il appelle Tire-tête, & dont on trouvera la figure & l'explication dans les Planches qui ont rapport à cet article. Mais cet instrument a le même inconvénient que les crochets; car il faut, pour s'en servir avec fruit, commencer par fendre le crâne avec un bistouri ordinaire, ou avec un de fer de pique, tranchant des deux côtés, qu'il avoit imaginé à dessein de faire une ouverture au crâne de l'enfant, à l'endroit des fontanelles, pour donner passage à une petite plaque ronde d'acier, attachée dans son centre par le moyen d'une charnière à une tige aussi d'acier, qui a, à son autre extrémité des pas de vis, auquel on adapte un écrou ailé, pour qu'on puisse le tourner aisément avec les doigts, sans avoir besoin d'autre tourne-vis; outre cette pièce, il y en a une autre qui est un tuyau ou canule d'acier, cylindrique, qui porte à une de ses extrémités une plaque pareille à la précédente, & qui a deux petits enfoncemens sur une de ses faces destinées à recevoir deux éminences qui sont à l'autre plaque. Pour se servir de cet instrument, Mauriceau introduisoit dans le crâne de l'enfant, par l'ouverture qu'il y avoit pratiquée, la plaque mobile du corps de cet instrument, en la présentant par sa circonférence, dans le sens où il avoit incisé le crâne; ensuite l'ayant placée transversalement par-dessous les pariétaux, il enfiloit la canule armée de sa plaque, qu'il appliquoit sur le cuir chevelu. Alors, au moyen de l'écrou ailé qu'il tournoit à l'extrémité inférieure de la tige de l'instrument, il saisissoit toutes les parties qui se trouvoient entre deux; savoir, le sinciput ou vertex. Mais, pour peu qu'on fasse d'attention il sera aisé de voir que si la tête offre la moindre résistance, on emportera la pièce dans les efforts qu'on sera nécessité de faire, sur-tout quand l'application de l'instrument à lieu sur la tête de l'enfant mort depuis quelque tems, & qu'elle résistera encore moins s'il n'est pas à terme, quoiqu'en dise son Auteur, en rapportant plusieurs exemples de succès dans ses opérations : c'est ce qui est plus que prouvé dans un Mémoire de Journain, lu à l'Académie Royale de Chirurgie, vers le milieu de ce siècle. Le Tire-tête de Fried est dans le même cas que celui de Mauriceau, & c'est ce qu'avoue son Auteur lui-même dans un Traité d'Accouchemens, imprimé à Halle, en 1746, par les soins de Bohëmer. Ménard donne la figure d'un instrument dont l'idée, dit Levret, paroît être prise d'après la pince droite & en bec-de-canne de la Motte. Ménard l'a fait couder, raccourcir & caneler, c'est-à dire, qu'il lui a donné une figure de tenailles dentelées qui a les serres recourbées. Il donne aussi celle d'un instrument pointu & tranchant fait en fer de lance, & assez semblable à celui que propose Mauriceau pour le même usage. Il s'en sert pour ouvrir le crâne & faire passer ses tenailles avec lesquelles il prétend tirer l'enfant par la tête en pinçant les os du crâne & les tégumens. Mais cet instrument n'a pas plus d'avantage que le Tire-tête de Mauriceau, & en a tous les inconvéniens. A peu-près dans le même-tems, Armand inventa un réseau de soie pour tirer la tête d'un enfant séparée du corps & restée seule dans la matrice. Ce réseau a neuf pouces de diamètre, il est garni à sa circonférence de quatre rubans attachés à quatre points opposés. Ce réseau se fronce en forme de bourse au moyen de deux cordons qui en font le tour. Au bord extérieur de la circonférence, il y a cinq anneaux de soie dans lesquels on loge les extrémités des doigts pour tenir le réseau étendu sur le dos de la main. Pour se servir de cette machine, il faut, suivant l'Auteur, introduire dans la matrice la main graissée & munie de ce réseau. On tire un peu les rubans pour l'étendre, on enveloppe la tête, on dégage ses doigts des anneaux ; on retire doucement sa main, on serre les cordons pour faire froncer la machine comme une bourse & quand la tête est bien envelopée, on la tire hors de la matrice. Ce moyen, observe Levret, est plutôt un produit de l'imagination que de l'expérience. En effet, s'il étoit possible d'aller coëffer la tête d'un enfant avec ce réseau, quelle difficulté pourroit-on rencontrer en tentant de la tirer sans ce secours ? & si le jeu de la main n'est pas libre dans la matrice, il ne sera pas possible de faire usage de ce réseau. Aussi, malgré cette belle invention, a-t-on été réduit jusqu'à présent à la dure-nécessité de se servir de crochet, toutes les fois que la main a été insuffisante.

Levret a fait construire un instrument qu'il destine particulièrement à tirer la tête séparée du corps, & restée seule dans la matrice. Il en donne une description très-détaillée dans un Ouvrage, intitulé : *Observations sur les causes & accidens de plusieurs Accouchemens laborieux*, &c. Ce nouveau Tire-tête, qu'on peut voir, comme celui de Mauriceau, dans les Planches qui ont rapport à cet article, est composé de trois branches d'acier, plates, flexibles & faisant ressort, longues d'environ un pied, large de six lignes, plus minces à leur fin qu'à leur base, où elles sont percées de deux trous & courbées convenablement. L'union de ces trois branches se fait par leur extrémité antérieure, au moyen d'un axe qui a une tête horizontale formé en goutte de suif très-lisse, & l'autre bout duquel est en vis pour entrer dans un petit écrou fait aussi en goutte de suif. Ces trois branches sont montées par leur base sur un arbre ; c'est un cylindre d'acier de deux diamètres différens. Les deux tiers de la partie inférieure sont d'un moindre diamètre, mais deux viroles d'acier qui se montent dessus en font un cylindre égal, dont la partie supérieure a une entaille percée de deux trous taraudés, pour recevoir deux vis à tête plate qui y fixent la base de la première branche, & qui est la plus courte. La seconde branche se monte sur la virole qui occupe le milieu de l'arbre, & par conséquent un peu plus longue que la première, & la troisième finit à la virole inférieure par deux vis, comme la seconde branche à la virole supérieure. Une de ces vis est à tête plate, & l'autre a une tête longue, olivaire & canelée. La vis à tête est à droite à la seconde branche, & à gauche à la troisième ; ces vis sont en même-tems des pièces de pouces au moyen de quoi on fait tourner ces branches avec les viroles, sur lesquelles elles sont montées. Pour fixer la progression de ces deux branches de chaque côté à un tiers de circonférence du manche, chaque vis à tête olivaire déborde intérieurement la virole & entre dans un petit fossé creusé sur un tiers de l'étendue circulaire de l'arbre. Cet arbre se monte à vis sur une tige d'acier qui passe à travers d'un manche d'ébène, & qui est fixé, à son extrémité par une vis qui entre dans le bout taraudé de la tige. Pour faire mieux comprendre le jeu de cet instrument, nous allons en donner l'explication particulière. Quoique cet instrument paroisse fort composé, il est néanmoins très-simple. Pour s'en servir, on le graissera avec du beurre ou autre corps onctueux ; on portera le doigt index de la main gauche inférieurement dans l'orifice de la matrice, & l'on introduira sur lui l'extrémité de l'instrument fermé par-de-là la tête de l'enfant, comme on conduit un algali dans la vessie en sondant par-dessus le ventre. On fera glisser ensuite la branche sur la tête d'un côté ou de l'autre ; pour mettre la partie extérieure des branches toujours réunies sous l'os pubis, on les dégagera alors à droite & à gauche, & le développement des branches formera un sphéroïde ouvert, lequel embrassera la tête du fétus, qu'on tirera avec beaucoup de fermeté. On peut lire, dans cet Auteur, les avantages & l'effet de la construction de cet instrument. *Extrait de l'ancienne Encyclopédie.* Hippocrate avoit imaginé, pour remplir les mêmes vues, deux crochets qui tenoient chacun à une tige commune au moyen de deux chaînes très-flexibles, & on peut voir dans les Planches aussi bien que le ployant imaginé par Grégoire ; mais l'usage bien réfléchie du forceps, rend l'emploi de ces moyens singulièrement rare. (*M. Petit-Radel*)

TOLET. (François.) Il vivoit au dix-septième siècle. Il fut Disciple de Jonnot, célèbre Lithotomiste, dont parle Dionis. Il fut reçu Maître Chirurgien, juré à Paris ; & ensuite il s'appliqua à la pratique de l'opération de la taille. Les succès qu'il eut lui valurent le titre d'Opérateur du Roi pour la pierre. Il eut le même titre pour l'hôpital de la Charité des hommes. Tolet, pendant toute sa vie, jouit de la plus grande réputation. Il publia, en 1681, l'Ouvrage qui suit : *Traité de la Lithotomie ou de l'extraction de la Pierre hors de la vessie, in-12.* Il y en eut plusieurs éditions & traductions. L'Auteur y explique ses idées sur la formation de la pierre à l'entour d'une espèce d'aiguillette de fer qui lui servoit de tuyau, d'une balle de plomb, &c. Il fait mention d'un calcul qui se forma dans le scrotum & acquit le volume d'un gros œuf ; il parle d'un autre qui se prolongeoit jusque dans le canal de l'urètre. Il annonce que l'on distingue difficilement le calcul enkysté d'avec le sarcome de la vessie, que le cathéter trompe souvent dans l'exploration du calcul ; il loue l'opération par le haut-appareil & la ponction de la vessie par-dessus le pubis ; il remarque que les calculs inégaux & remplis d'aspérités sont ordinairement petits & uniques. Toutes les observations & procédés de l'Auteur sont rendues plus claires par un grand nombre de planches où ce qui a rapport aux instrumens, est assez bien traité. Tolet mourut, en 1724, âgé de 77 ans. (*M. Petit-Radel.*)

TOPHUS. Gonflement calleux qui attaque particulièrement la substance d'un os ou le périoste qui le recouvre. *Voyez* les articles Exostose & Périostose. (*M. Petit-Radel.*)

TOPIQUES de Τοπος, lieu. On appelle médicamens topiques, tous ceux qu'on applique extérieurement sur diverses parties du corps ; par opposition aux remèdes internes qui, pour l'ordinaire, agissent d'une manière plus générale sur tout le système animal. On regarde vulgairement l'administration des Topiques comme étant du ressort de la Chirurgie, & celle des remèdes internes comme appartenant aux Médecins. Mais quoique cette distribution soit fondée jusqu'à un certain point, le plus léger coup-d'œil, sur les maladies appellées Chirurgicales, fera voir que le secours des remèdes internes est quelquefois de la plus grande utilité pour leur guérison ; & que souvent l'on ne vient à bout de bien des maladies, dont le traitement est dévolu aux Médecins, que par le moyen de médicamens Topiques.

On verra, à l'article médicament, l'énumération de tous les moyens dont on fait usage pour agir sur l'extérieur du corps dans l'intention de guérir les maladies qui peuvent être attaquées de cette manière. On peut consulter aussi les articles Cataplasmes, Caustiques, Cérats, Emolliens, Emplatres, Fomentations, Moxa, Onguens, Vésicatoires, &c. Quant aux usages des Topiques & aux cas où ils sont indiqués, nous en avons parlé dans la plupart des articles de ce Dictionnaire, & nous n'entrerons ici dans aucune discussion à cet égard.

TORMENTILLE. *Tormentilla erecta.* Linn. La racine de cette plante est fortement astringente & employée quelquefois sous ce point de vue pour les affections résultantes de l'atonie de certaines parties. On s'en sert dans les cataplasmes astringens destinés à être appliqués dans les cas de chûtes de l'anus ou du vagin ; on en fait des gargarismes pour ceux de prolongement de la luette ou de scorbut des gencives ; on en prépare des fomentations pour le relâchement des articulations après les foulures, &c.

TORTICOLIS. Col de travers. Maladie qui fait pencher la tête de côté. Les Anciens n'en ont point parlé ; les Modernes l'ont appellée *Caput obstipum*, dénomination employée par les meilleurs Auteurs latins pour signifier la tête penchée. Il ne faut pas confondre le Torticolis permanent avec la tension & la roideur du col occasionnée par une affection rhumatismale sur cette partie, ni avec le penchement de tête qui est un effet de la mauvaise disposition des vertèbres.

Tulpius, Savant Médecin d'Amsterdam, au milieu du dernier siècle, rapporte l'histoire de la guérison d'un enfant de douze ans qui, dès son plus bas-âge, portoit la tête penchée sur l'épaule gauche, par la contraction du muscle scalène ; on avoit en vain essayé des fomentations pour relâcher les parties dont la roideur & la corrugation causoient la maladie ; les colliers de fer n'avoient pu parvenir à redresser la tête ; il fut décidé, dans une consultation faite par l'Auteur avec deux autres Médecins très-habiles, qu'on commettroit l'enfant aux soins d'Isaac Minnius, Chirurgien très-renommé, qui avoit opéré avec succès dans plusieurs cas de la même espèce. Il forma d'abord une grande escarre par l'application de la pierre à cautère ; il coupa ensuite avec un bistouri le muscle qui tiroit la tête ; mais Tulpius qui fait un tableau assez embrouillé de cette opération, remarque qu'elle fut pratiquée avec beaucoup de lenteur & de peine ; effet de la timidité & de la circonspection avec lesquelles on agissoit dans la crainte de blesser les artères & les veines jugulaires.

L'Auteur désapprouve ce procédé, & conseille à ceux qui voudront courir les hasards d'une opération aussi dangereuse de rejetter l'usage préliminaire du caustique qui a causé au malade des douleurs inutiles, qui ne lui en a point épargné dans l'opération, &, dont l'effet a été nuisible en dérobant à la vue de l'Opérateur les parties qu'il devoit diviser; &, en les rendant plus difficiles à couper, il ajoute des conseils à ces réflexions; il faut, dit-il, prendre les précautions convenables pour que l'opération ne soit point funeste & ne pas la faire à différentes reprises; mais couper d'un seul coup le muscle avec toute l'attention qu'exige une opération de cette nature.

Job à Méckren, Chirurgien d'Amsterdam, qui a donné un excellent recueil d'observations médico-Chirurgicales, parle aussi de l'opération convenable au Torticolis qu'il a vu pratiquer sous ses yeux chez un enfant de quatorze ans. Le tendon du muscle sterno-mastoïdien fut coupé d'un seul coup de ciseaux très-tranchans, avec une adresse singulière par un Chirurgien, nommé Flurianus, &, sur-le-champ, la tête se redressa avec bruit. L'Auteur donne l'extrait de la critique de Tulpius sur l'opération décrite plus haut pour faire connoître qu'on avoit profité de ses remarques.

Beaucoup plus récemment M. Sharp, célèbre Chirurgien de Londres, regardant le Torticolis comme dépendant le plus ordinairement de la contraction du muscle sterno-mastoïdien, a proposé la section de ce muscle toutes les fois que la maladie pourroit être rapportée à cette cause, pourvu cependant que le vice ne fût pas très-ancien & sur-tout ne vînt pas de l'enfance; car, dit-il, il seroit impossible de mettre la tête dans une situation droite, si l'accroissement des vertèbres s'étoit nécessairement fait de travers. Voici l'opération qu'il décrit pour les cas où elle sera praticable. Ayant placé le malade sur une table, on coupe la peau & la graisse par une incision transversale, un peu plus grande que la largeur du muscle, & qui soit environ au tiers de sa longueur depuis la clavicule. Ensuite, passant avec circonspection un bistouri à bouton par-dessous le muscle, on tire en-dehors cet instrument & l'on coupe ainsi le muscle. On remplit ensuite la playe avec de la charpie sèche, pour en tenir les lèvres séparées avec le secours d'un bandage propre à soutenir la tête; ce que l'on continuera pendant tout le traitement qui est pour l'ordinaire d'environ un mois.

Suivant cet exposé de M. Sharp, cette opération sembleroit être assez commune; cependant si l'on fait réflexion à la nature, & aux causes de la maladie, & à ses différences qui résultent de ce qu'elle est récente, ou ancienne & habituelle, constante ou périodique, idiopathique ou sympatique, provenant de spasme ou simplement de la paralysie des muscles antagonistes; enfin, si l'on se souvient que d'autres muscles que le sterno-mastoïdien peuvent être attaqués, on conviendra que les cas favorables à cette opération ne doivent que rarement se présenter. Quant à la manière de l'exécuter, M. Bell regarde la méthode proposée par M. Sharp comme dangereuse à cause du risque auquel elle expose l'opérateur de couper des vaisseaux sanguins considérables: il croit qu'il seroit plus prudent de diviser le muscle par des coups de bistouri ménagés avec soin, & de continuer peu-à-peu l'incision jusqu'à ce qu'elle eût toute la profondeur nécessaire.

Mais, quoique le Torticolis puisse être quelquefois occasionné par la contraction du muscle sterno-mastoïdien, cela n'est rien moins que fréquent; il est beaucoup plus ordinaire de le voir résulter de quelque affection des tégumens. M. Louis a coupé avec succès des brides de la peau qui tenoient la tête de côté depuis bien des années, à la suite des brûlures du col; il a vu, dit-il, de ces brides qui auroient pu en imposer pour le muscle mastoïdien.

On lit, dans les Observations de M. Gooch, l'histoire d'un Torticolis occasionné par la contraction du muscle peaussier. Le malade étoit un jeune-homme de quatorze ans, qui paroissoit d'ailleurs avoir toujours joui d'une bonne santé. Depuis plusieurs mois il avoit la tête tirée fortement de côté par une contraction constante du muscle peaussier, ou *platysma myodes* qui avoit acquis une rigidité extrême, particuliérement auprès de son insertion à la mâchoire, & faisoit paroître la peau depuis l'angle de la mâchoire jusqu'au menton comme s'il y avoit en cet endroit une cicatrice formée à la suite d'une brûlure. Tout ce côté du visage, depuis l'extrémité du menton, avoit perdu de son embonpoint, il étoit de travers, & le coin de la bouche surtout étoit tellement retiré en bas, & latéralement sur-tout lorsque le malade tournoit la tête du côté opposé, qu'il en résultoit une grande difformité. On voyoit, sur la peau depuis l'angle interne de l'œil jusques vers le sommet de la tête, une espèce de sillon de demi-pouce de largeur, lisse & poli comme une cicatrice à la suite d'une playe, dépouillé dans la portion qui appartenoit au cuir chevelu de tous les cheveux que le défaut de nourriture avoit apparemment fait tomber. Il y avoit un sillon à-peu-près semblable, quoique moins marqué depuis l'angle interne de l'œil jusques au coin de la bouche. Tout le muscle, depuis son insertion jusqu'à l'œil, étoit sujet à de violens & fréquens spasmes accompagnés de beaucoup de douleurs & auxquels les muscles temporaux & frontaux, ainsi que l'oreille, participoient quelquefois. Les tégumens, le long du cours de l'insertion du muscle sur l'os de la mâchoire, étoient fort épaissis;

on n'y appercevoit aucune apparence d'inflammation, & le malade n'éprouvoit aucune douleur lorsqu'on les touchoit, à moins qu'ils ne fussent distendus en même-tems. Les muscles subjacens ne participoient point à la maladie.

Il paroît, d'après le récit de M. Gooch, que l'on employa, pour le traitement de cette affection d'après l'avis de plusieurs Praticiens distingués, tous les moyens que pouvoit fournir une Médecine éclairée, mais sans aucun succès. Après plusieurs mois consacrés à l'usage de secours de ce genre, M. Gooch se détermina à tenter la section du muscle où étoit le siège du mal. Il incisa d'abord les tégumens un peu au-dessous de la mâchoire, & mit ainsi à découvert, dans toute sa largeur, le muscle peaussier dont les fibres paroissoient être dans un état de violente extension, sur-tout lorsque la tête du malade se portoit de l'autre côté. Ensuite il divisa le muscle tout en travers par une dissection ménagée avec soin, jusqu'à ce qu'il eût mis à découvert les membranes des muscles subjacens; après quoi il engagea le malade à tourner la tête du côté opposé, & vit avec plaisir qu'il faisoit ce mouvement sans que le visage, ni le coin de la bouche en fussent affectés comme auparavant. La playe fut traitée à la manière ordinaire, sans qu'il survînt aucun accident. L'inflammation étant appaisée, on conseilla au malade de faire de fréquens mouvemens avec sa tête, afin de prévenir la gêne qui pourroit par la suite résulter du racourcissement des fibres musculaires & de la rigidité de la cicatrice.

Le malade, au moyen de cette opération, se trouva parfaitement guéri, & n'éprouva aucun retour des spasmes douloureux auxquels il étoit sujet auparavant. Le côté du visage néanmoins qui avoit été affecté ne recouvra pas le degré d'embonpoint qu'il devoit avoir.

Toutes les fois qu'on aura été dans le cas, pour guérir le Torticolis, d'inciser quelqu'un des muscles du col ou seulement quelque portion des tégumens, il faut prendre des précautions convenables pour maintenir la tête dans une bonne position pendant le traitement de la playe, de peur que, demeurant penchée du côté où elle l'étoit avant l'opération, les parties divisées ne se réunissent promptement, & que le malade ne se retrouve dans le même état à peu-près où il étoit auparavant. M. Sharp recommande, pour prévenir cet inconvénient, de remplir la playe de charpie & de la faire suppurer. M. Bell conseille l'usage d'une machine destinée à tenir la tête redressée; nous pensons qu'un usage prudent du bandage divisif suffira pour remplir cette intention. *Voyez* DIVISIF.

TOUCHER, *Tactus*, *exploratio*. Introduction d'un ou deux doigts dans le vagin, pour découvrir une grossesse, une maladie de la matrice ou du vagin, ou autres parties environnantes. Telle est l'acception commune de ce mot; mais on doit encore l'étendre à la coutume de palper concurremment les différentes régions du ventre, pour reconnoître le volume de la matrice, la hauteur de son fond, son obliquité, & généralement tout ce qui a rapport à cet organe. Le Toucher, pour l'Accoucheur, est en quelque sorte un sens qu'il s'est créé à lui-même, & au moyen duquel il prend connoissance de nombre d'affections qui se soustraient à sa vue. Non-seulement il y a recours aux approches de l'accouchement, pour savoir quelles parties de l'enfant se présentent, & si les douleurs sont vraies ou fausses; mais encore pendant la grossesse pour en connoître les différens termes, & même après, ou dans tout autre circonstance, pour s'assurer si la personne soumise à l'examen est accouchée depuis peu; si les vices de conformation dont on la soupçonne, sont réels ou non; si les accidens qui se présentent, proviennent d'une désorganisation dans les parties qu'on touche, ou autrement. Déventer & Puzos sont les Auteurs, qui les premiers aient développés ce qui a rapport à ce genre de signes, & qui aient posé les bases, pour en établir la validité. Levret a ensuite renchéri sur eux, & les Accoucheurs qui sont venus après, ont porté les détails jusqu'à la minutie; le plus grand nombre, dans l'intention de donner de la valeur à une mine, dont l'exploitation leur étoit d'un si grand rapport, & de rendre inquiètes sur leur état, les personnes dont les scrupules devoient tourner à leur profit. *Sic sors mala abripit omnes*. On ne peut avoir de connoissances certaines sur le Toucher, qu'autant qu'on connoît déja bien l'état naturel des parties; & les différens changemens dont elles sont susceptibles aux époques périodiques de la menstruation. On ne peut donc que bien faire, en s'accoutumant de bonne heure à Toucher la femme, hors le tems de grossesse, pour prendre toutes les notions nécessaires sur l'état naturel de la matrice, car ce sont les signes négatifs de cet état, qui conduisent à la connoissance des autres.

Les Accoucheurs ne sont point d'accord sur la situation qu'il faut donner à la femme dans ces examens. M. Levret dit, que le meilleur est de la faire coucher sur le dos, le derrière & la tête un peu élevés, & les pieds rapprochés des fesses, & les genoux écartés; il ajoute qu'il est même à propos de lui faire élever le derrière de dessus le plan où elle est couchée, pendant qu'on la touche. Cependant, plusieurs préfèrent aujourd'hui de la faire tenir de bout, les cuisses & les jambes écartées, & le corps panché en avant. La matrice qui retombe en avant, & sur le détroit supérieur du bassin, se présente mieux aux doigts qui la recherchent. Avant de disposer la femme à cet examen, il convient de la faire uriner, & de lui faire rendre ses gros excrémens; l'on s'entoure le poignet d'un mouchoir, pour ne pas se salir, & l'on graisse ensuite le doigt indicateur qu'on se propose d'introduire; celui de de la main droite ou de la main gauche, pour que l'introduction en soit moins douloureuse à la femme, & que les risques d'infection soient moindres pour l'Accoucheur. Si celui-ci ne suffit point, l'on graisse celui du milieu, qu'on pourra lui ajouter. L'on a soin que les ongles en soient bien rognés. L'on en porte l'extrémité entre les grandes lèvres, on le dirige vers leur réunion inférieurement, pour trouver plus facilement l'orifice du vagin. Dès qu'on y est parvenu, on le porte dans ce canal, dont on suit la direction, jusqu'à ce qu'on soit parvenu à l'orifice de la matrice. Pendant qu'on fait cette introduction, l'autre main embrasse la région ombilicale, soutient la matrice, si elle est développée, & la porte de côté & d'autre, de manière à faire sentir ses mouvemens aux doigts qui sont dans le vagin. Ceux-ci parcourent le contour de l'orifice, en examinent la forme, la longueur, l'épaisseur, la densité; &, en soulevant le poids qui appuie sur eux, ils font juger de sa pesanteur & de sa mobilité. Mais, la matrice ne peut guères être ainsi sentie, que quand elle est déja parvenue à un très-haut point de développement, & qu'elle est immédiatement sous les muscles du bas-ventre. A toute autre époque, il faut Toucher la femme sur son lit, & par des pressions réitérées écarter les intestins de la matrice, pour mettre, en quelque façon, celle-ci à découvert; lorsqu'on la distingue bien, on estime alors son développement, en rapportant l'éloignement de son fond à la symphyse du pubis. Cette pratique réussit très-bien chez les femmes maigres, chez celles qui ont eu des enfants; mais elle est accompagnée de plus grandes difficultés chez celles qui sont corpulentes, par la raison que leur embonpoint rend les sensations moins distinctes.

Mais il est quelquefois très-difficile de contenir la matrice, de quelque manière qu'on s'y prenne. On parvient plutôt, dit M. Baudeloque, à renverser la matrice dans le bassin, qu'à la fixer, selon sa longueur, ce qui permet également à l'Accoucheur instruit de juger son état en parcourant de l'extrémité du doigt, toute la face postérieure de cet organe, ou bien en appuyant le fond contre le sacrum, &, en estimant alors à quelle distance de la symphyse du pubis se trouve le museau de tanche. « Mais, en même-tems qu'on cherche à faire cette estimation, il faut s'assurer de l'état du bassin & en apprécier les différens détroits. *Voyez*, pour ce dernier objet, l'article BASSIN.

Lorsqu'on a recours au Toucher pour constater une grossesse, il convient de la différer jusqu'à passé le quatrième mois, car ce n'est guères qu'à cette époque, où on puisse compter dessus. Quelques Accoucheurs prétendent cependant pouvoir s'en assurer bien avant; ils disent la distinguer à une grosseur & une dureté plus grande après la conception, à une chaleur qui n'est point ordinaire, à l'occlusion de son orifice & à sa situation plus haute ou plus basse; mais ces signes sont précisément ceux qui paroissent dans un tems où la grossesse est si évidente qu'il n'est pas nécessaire de recourir à eux pour la constater. Néanmoins, quelques certains que puissent encore paroître ces signes, ils auront toujours leur doute à raison de ce qu'ils sont communs à toute cause qui développe intérieurement la matrice, soit que ce soit un môle, un polype, un enfant ou tout autre substance. Aussi ne doit-on réellement compter sur aucun autre signe, que sur les mouvemens de l'enfant qui sont ordinairement distincts vers le quatrième mois & demi.

Ces mouvemens peuvent être distingués en actifs & en passifs. Les premiers sont ceux où l'enfant agit par lui-même; ils dépendent du changement de position dans ses membres, & sont opérés par l'action de ses différens muscles. Les autres dérivent d'une secousse qui lui est étrangère, & à laquelle il est soumis comme un corps qui est mû passivement au milieu de l'eau. Dans les mouvemens de la première espèce, les bras, les jambes ou la tête se meuvent en différens sens, même bien avant l'époque, où la femme les ressent ordinairement; comme aussi souvent elle ne les sent que beaucoup plus tard. Le quatrième mois est l'époque ordinaire où ces mouvemens sont sensibles, même à toute personne, qui applique la main sur la région de l'ombilic & plus bas. On a vu des femmes parvenir au dernier terme de leur grossesse, accoucher même heureusement, sans cependant qu'elles ou d'autres ayent jamais apperçu les mouvemens de leurs enfans. Le mouvement passif ou de ballotement est un mouvement de totalité par lequel l'enfant tombe comme une masse, du côté où il y a une grande déclivité, selon que la mère prend telle ou telle disposition, ou qu'elle saute plus ou moins précipitamment. Il a lieu dès le commencement de la grossesse, mais il n'est pas possible alors de le bien distinguer, parce qu'il se perd, pour ainsi dire, au milieu des eaux. On ne commence guères à le bien distinguer que vers le quatrième mois & demi. Voici alors comment on peut parvenir à le découvrir: on avance le doigt qu'on a introduit dans le vagin sur le corps même de la matrice près son col, le plus haut possible, soit en devant, soit en arrière, & l'on applique l'autre main au-dessus du pubis pour en fixer le fond. Alors, par des mouvemens alternatifs & du doigt introduit dans le vagin, & de la main appliquée sur le ventre, on agite en différens sens les parties comprises jusqu'à ce qu'on distingue bien ce mouvement de totalité. Une chose, néanmoins à laquelle on doit faire attention, c'est de ne point confondre le poids d'une matrice hydropique, engorgée, ou affectée de toute autre manière avec ce mouvement de l'enfant. Les signes de ces affections, comparés à ceux qui accompagnent la grossesse, dissiperont ici toutes les difficultés qui pourroient s'élever. Il faut, dans toutes ces tentatives, que la femme se tienne debout, de préférence à la situation renversée dans laquelle l'enfant ne pourroit se porter inférieurement avec la même facilité. Quoique l'on puisse bien s'assurer de ce mouvement, cependant on n'en peut rien conclure sur la vie de l'enfant, car il a également lieu, qu'il soit mort ou non; on ne peut également rien décider sur la fluctuation, car elle existe souvent sans qu'il y ait grossesse, & elle n'est quelquefois nullement sensible quoique cette dernière ait lieu.

Quand on touche une fille qui a intérêt de cacher son état, il convient, pendant qu'on cherche à s'en instruire, de la faire parler indifféremment sur divers objets, afin que, pendant ce tems, les muscles du bas-ventre puissent entrer dans un complet relâchement; car souvent celles qui sont rusées, savent tellement les contracter, qu'on ne peut qu'avec peine savoir si elles sont grosses ou non. On doit toujours éviter de Toucher dans les premiers mois de la grossesse, parce qu'à cette époque on ne peut rien décider; & qu'une décision trop prompte pourroit avoir ses inconvéniens. On ne Touchera que rarement dans le commencement du travail, & dans son progrès, & point du tout lorsqu'il est déjà avancé; on s'en gardera également quand une femme qui n'est pas à terme est surprise d'une perte de sang, sur-tout quand on a certitude que le travail n'est pas commencé, crainte de le déterminer ou d'occasionner quelqu'autres accidens; Ruisch en fait une loi dans ses observations Anatomiques & Chirurgicales. *Sint prudentiores obstetrices in obstetricatione, ne continuè absque necessitate manus in utero habeant, à quâ frictione non raro expertus sum uteri partem inferiorem fuisse inflammatam. In summa absit omnis crudelis uteri tractatio, ne tale amplius occurrat malum abominandum.* Ce qui convient de faire en pareil cas, c'est de saigner la femme, de lui faire garder le lit, & la tenir à un régime sévère, pour arrêter le sang & empêcher une complette séparation du placenta. Que si le travail se déclare, quelque soit le terme de la grossesse, l'on peut toucher la femme avec toute assurance, & n'en venir à la saignée qu'après, si les circonstances le demandent.

Il n'est point de circonstances où l'on ait plus fréquemment recours au Toucher que dans le tems où le travail se déclare, l'on s'assure par lui, si l'orifice est complettement dilaté, s'il a acquis la minceur qu'il doit avoir pour laisser passer la tête. Nous remarquerons cependant que le col de la matrice, en se développant dans une première grossesse, change peu de forme dans sa partie inférieure, tandis que sa base s'élargit, & que l'orifice ne s'entr'ouve que quand le développement est complet; il arrive qu'il s'ouvre beaucoup plutôt dans les grossesses suivantes. On s'assure de plus quelle partie de l'enfant se présente, & si c'est la tête, quelles en sont les régions comparativement à celles du bassin qu'on connoît déjà. Toutes ces notions indiquent la conduite qu'on doit tenir, & en même-tems donnent lieu d'annoncer si l'accouchement sera heureux ou non. *Voyez*, pour tout ce qui a rapport à cet objet, l'article ACCOUCHEMENT. On distingue également s'il est prochain ou éloigné; on doit le regarder comme très-prochain, quand les membranes se tendent & se relâchent alternativement, que le corps de la matrice, vers son orifice, se durcit momentanément & se relâche ensuite.

Le Toucher se dit encore de la sensation qu'éprouve le Chirurgien lorsqu'il porte un ou plusieurs doigts dans toute autre cavité du corps, dans une playe profonde ou un ulcère, pour en connoître l'étendue, les parties qui sont intéressées, les corps étrangers qui, par leur séjour, occasionnent des accidens, pour s'assurer de la présence & direction des vaisseaux à ménager, des brides qui sont à couper, si un os est dans un état de dénudation ou de carie, s'il est fracturé ou luxé, généralement enfin pour établir un diagnostic certain, tant sur la nature des maladies qui sont de son ressort que sur la manière de diriger les moyens mécaniques propres à leur remédier. Le Toucher, sous ce point de vue, est un sens infiniment utile au Chirurgien, un sens qui remplace les secours que peuvent lui fournir tous les autres & dont il tire le plus grand parti quand un bon jugement apprécie tout ce qu'il offre; & pèse convenablement chaque circonstance, ce dont on sera d'autant plus assuré qu'on se rappellera les différens articles de cet Ouvrage qui y ont quelque rapport. (*M. PETIT-RADEL.*)

TOURNIQUET. Machine avec laquelle on suspend la circulation du sang dans un membre, jusqu'à ce qu'on y ait fait les opérations qui conviennent.

Les Anciens se servoient d'un lacs tissu de soye ou de fil dont ils entouroient le membre, & le serroient jusqu'à la suspension parfaite du cours du sang; cette ligature avoit encore, selon eux, l'avantage d'engourdir le membre & de modérer les douleurs des opérations.

La douleur, la meurtrissure & la contusion, que ce Tourniquet occasionnoit, produisant fréquemment la gangrène ou des abcès consécutifs, on chercha de nouveaux moyens d'éviter les hémorrhagies; on perfectionna d'abord l'application du lien circulaire pour faire moins de douleur & de meurtrissure à la peau; on entoura le membre avec une compresse assez épaisse sur laquelle on mettoit le lacs; on posoit ensuite deux petits bâtons sous le lacs, l'un en-dedans, l'autre en-dehors du membre, & on les tournoit jusqu'à ce qu'il fût suffisamment serré. C'est de cette manière, dit M. Dionis dans son Traité d'Opérations, que les voituriers serrent avec un bâton les cordes qui tiennent les ballots sur leurs charrettes. Cet Auteur donne l'époque de l'invention de ce Tourniquet; il en fait honneur à un Chirurgien de l'armée Française pendant le siège de Besançon, en Franche-Comté. Je crois avoir lu quelque part que ce Chirurgien étoit Aide-major de l'armée & qu'il se nommoit Morel. Il a paru dans les journaux une Dissertation pour prouver que ce Morel étoit Chirurgien de la ville de Besançon.

Le Tourniquet a encore bien des inconvéniens, quoique les Modernes y ayent fait des corrections notables. Pour arrêter le sang dans le tronc de l'artère, il faut comprimer le moins qu'il est possible les parties voisines; c'est pourquoi l'on met longitudinalement sur le cordon des vaisseaux une compresse circulaire; par-dessus cette dernière compresse, & à la partie opposée au trajet des vaisseaux, on met une compresse quarrée en six ou huit doubles, recouverte d'une lame de corne ou de carton, &c. On fait sur cet appareil deux tours avec le cordon de soie ou de fil que l'on noue sur la lame de corne; mais on doit le nouer assez lâche pour pouvoir faire une anse des deux circulaires sous laquelle on fera passer un petit bâton pour serrer ensemble les deux tours du lien; la compresse épaisse, qui est appliquée sur les vaisseaux, les comprime alors, & empêche que le lacs ne fasse des contusions aux parties latérales en les serrant trop. La plaque de corne ou d'écaille un peu courbe, ou le morceau de carton, de cuir, &c. placés sur la partie opposée à celle où l'on doit faire la compression, empêche que le garot ou petit bâton ne pince la peau.

M. Petit a présenté à l'Académie des Sciences, en 1718, un Tourniquet de son invention beaucoup plus parfait que l'ancien, tout rectifié qu'il paroisse; il est composé de deux pièces de bois, l'une supérieure & l'autre inférieure; l'inférieure est longue d'environ quatre pouces & demi, large de près de deux pouces, un peu ceintrée en-dessous, légèrement convexe en-dessus & échancrée par ses extrémités; de son milieu s'élève une éminence ronde, haute de sept lignes sur huit lignes & demie de diamètre. La supérieure est à-peu-près semblable, mais un peu plus courte. L'éminence qui s'élève de son milieu a six lignes de hauteur & un pouce & demi de diamètre; cette éminence est percée verticalement par un trou dont la cavité est un écrou qui sert à loger une vis de bois dont le sommet est un bouton applati des deux côtés pour la tourner. Les pas de cette vis sont au nombre de quatre ou cinq, chacun doit avoir quatre lignes de diamètre, afin qu'elle fasse son effet par le moyen d'un demi-tour. Enfin toute la machine est assujettie par une cheville de fer qui traverse les deux pièces par le milieu & la vis dans toute sa longueur, & qui est rivée sous la pièce inférieure & sur le sommet du bouton, de manière pourtant que la vis puisse tourner sur cette cheville comme sur un pivot.

Pour se servir du Tourniquet, on entoure la partie avec une bande de chamois, double, large de quatre travers de doigts; c'est la compresse la plus douce dont on puisse se servir. A une des extrémités de cette bande est attaché un double coussinet de la longueur & de la largeur de la pièce inférieure du Tourniquet; il faut de plus une compresse étroite, ou pelotte cylindrique, pour comprimer la route des vaisseaux. Cette pelotte est construite d'une bande de linge roulée assez ferme & couverte de chamois. Sur la partie externe de cette pelotte est cousu par ses extrémités un ruban de fil, ce qui forme une passe pour la bande de chamois; par ce moyen, la pelotte est mobile, afin qu'elle puisse se mettre au point convenable, suivant la grosseur du membre; ce ruban doit être attaché par son milieu sur la partie externe de la bande de chamois; la pelotte cylindrique se place sur le trajet des vaisseaux; le double coussinet doit répondre à la partie opposée & la bande de chamois entoure le membre circulairement. Tout cet appareil est retenu par le ruban qu'on noue à côté du double coussinet.

Alors on pose le Tourniquet au-dessus du double coussinet, à la partie du membre opposée au cours des gros vaisseaux; on assujétit le Tourniquet par un lacs double qui a une boutonnière pour permettre le passage de l'écrou de la plaque supérieure; on voit à côté une anse formée par la duplicature du lacs, pour recevoir un des chefs de ce lacs qui, après avoir passé par cette anse, sert à former une rosette avec l'autre chef, ce qui contient le Tourniquet en place.

Pour faire la compression, on donne à la vis un demi-tour, ou un tour de droite à gauche; pour lors la pièce supérieure s'éloignant de l'inférieure, le lacs tire le cylindre, & le serre contre les vaisseaux, ce qui les comprime parfaitement.

Ce Tourniquet a l'avantage, 1.° de comprimer moins les parties latérales que le tourniquet décrit ci-dessus; 2.° de n'avoir pas besoin d'aide pour le tenir ni pour le serrer, ni pour le lâcher; 3.° l'Opérateur peut lui-même, par le moyen de la vis, arrêter plus ou moins le cours du sang dans l'artère; 4.° quand on craint l'hémorrhagie, après une opération, on peut laisser ce Tourniquet en place; &, en cas que l'hémorrhagie survienne, le malade, au défaut d'autres personnes, peut le serrer lui-même autant qu'il est nécessaire; 5.° on ne risque pas de faire tomber le membre en mortification, par la constriction de ce Tourniquet, parce qu'il ne suspend point le cours du sang dans les artères collatérales.

Mais ces avantages ne sont pas aussi précieux que le jugeoit M. Petit; la dernière circonstance même, loin de devoir être envisagée comme avantageuse, est un inconvénient très-réel; car, si les artères collatérales demeurent libres tandis que le tronc est comprimé, elles fourniront du sang en abondance, & l'on aura manqué tout le but de l'application de cet instrument. Il importe donc que le membre soit comprimé dans toute sa circonférence; &, pour cet effet, on a corrigé le Tourniquet de M. Petit, en lui donnant beaucoup moins d'étendue; la pièce inférieure ne doit avoir qu'environ deux pouces de long, & la supérieure un peu moins. Chaque pièce a quatre ouvertures : deux auprès du centre à chaque côté de la vis, & deux autres vers chaque extrémité. Par les deux premières sont introduites les deux extrémités d'une longue & forte courroie que l'on fait passer de dessous en-dessus, & qui, redescendant par les deux autres ouvertures, doivent être fixées ensemble par une boucle, de manière à embrasser fortement le membre, afin que le moindre mouvement de la vis exerce une forte compression. On a soin, avant de s'en servir, de placer une compresse cylindrique sur le trajet des vaisseaux, & de la fixer par une bande circulaire. Le Tourniquet s'applique au côté opposé au trajet des gros vaisseaux. *Voyez les Planches*.

M. Heister décrit un instrument propre à comprimer l'ouverture d'une artère, qui est une espèce de Tourniquet. Il est composé d'une plaque de cuivre légèrement courbée, large d'un pouce & demi, & longue de trois; à l'une des extrémités de cette plaque, il y a deux rangs de petits trous, pour y pouvoir coudre une courroie; à l'autre extrémité, il y a deux petits crochets; le milieu de cette lame est percé en écrou, au milieu duquel passe une vis assez forte; la partie supérieure de cette vis est applatie, & forme une pièce de pouce; & la partie inférieure porte une petite plaque ronde, qui a environ un pouce de diamètre; la courroie qui est cousue par un de ses bouts à une des extrémités de la grande lame, est percée à l'autre bout de plusieurs trous en deux rangs, pour que cette machine puisse servir à différentes parties; ces trous servent à accrocher la courroie aux deux crochets qui sont à l'autre extrémité de la grande lame.

Pour arrêter une hémorrhagie avec cet instrument, il faut mettre des tampons de charpie sur le vaisseau ouvert, les couvrir de quelques compresses graduées, & appliquer sur la dernière de ces compresses la petite plaque orbiculaire; alors on entourera fortement le membre avec la courroie que l'on accrochera par son extrémité libre aux crochets; &, en tournant la vis, on comprimera l'appareil, & l'on se rendra maître du sang.

Il faut observer que l'extrémité de la vis doit être rivée de façon que la plaque orbiculaire ne tourne point avec elle, ce qui dérangeroit l'appareil, & nuiroit au succès de l'opération. Il faut, pour cet effet, que la vis soit percée dans toute sa longueur, & traversée par une cheville dont la plaque orbiculaire soit la base, & sur laquelle cheville la vis tourne sans fin.

THESSALUS, né à Tralles, en Lydie; d'où lui vient le surnom de *Trallianus*. Il eut pour père, un Cardeur de laine. Thessalus se distingua sous le règne du successeur de Claude, par les changemens & les additions qu'il fit à la secte des Méthodistes, dont Thémison & Asclépiade avoient jetté les premiers fondemens. Il ne paroît pas que les disciples de Thémison eussent retouché son ébauché. On dit bien que Vectius Valens s'en occupa; mais ce Médecin est plus connu par les faveurs de l'Impératrice Messaline, que par les progrès qu'il fit faire à cette secte. Thessalus tira parti de la circonstance où il se trouvoit, & quoiqu'il n'eût fait que perfectionner cette secte, il osa s'en dire l'inventeur. « J'ai fondé, disoit-il, dans un écrit adressé à Néron, une nouvelle secte, la seule véritable; m'y voyant forcé, parce qu'aucun des Médecins qui m'ont précédé n'ont rien trouvé d'utile, ni pour la conservation de la santé, ni pour la guérison des maladies; & qu'Hipocrate, lui-même, a débité, sur ce sujet, plusieurs maximes pernicieuses. » L'orgueil qui aveugla Thessalus pendant sa vie, ne l'abandonna pas même à sa mort. Il fit graver sur son tombeau, qu'on voyoit, au rapport de Pline, dans la voie Appienne; *vainqueur des Médecins*. Si cette épitaphe n'excuse pas Galien, d'avoir appellé les disciples de ce Médecin, *les ânes de Thessalus*, elle l'autorisoit du moins à décorer leur maître de l'épithète d'*impudent*, dont il étoit si digne. Avec ce fond d'arrogance & de bonne opinion de lui-même, Thessalus n'eut qu'à se montrer pour devenir célèbre, tant dans la pratique, que dans l'enseignement. Comme Praticien, il ne pouvoit manquer de devenir le Médecin à la mode, par la condescendence ou plutôt la basse flatterie dont il usoit envers les malades : en cela bien différent, dit Galien, de ces anciens Médecins de la race d'Asclépiade, qui commandoient à leurs malades comme un Général commande à ses troupes, & le Prince à ses sujets. Quant à la foule d'Elèves, dont Thessalus se vit environné, peut-on s'en étonner, lorsqu'on sait qu'il ne rougissoit point d'annoncer qu'il leur apprendroit toute la Médecine en six mois? Il auroit pu leur tenir parole, en réduisant, comme il le fit, cette Science à la connoissance des maladies, sans aucun égard à leur cause, & les rangeant sous deux ou trois genres principaux; le *strictum*, le *laxum*, & le *mixtum*. Ce systême, de Thessalus eût pu ruiner la Chirurgie de fond en comble, s'il se fût soutenu, comme la célébrité de son Auteur devoit le faire craindre, tant en s'opposant à ses nouveaux progrès, qu'en faisans oublier ceux qu'elle avoit déja fait. Mais la Chirurgie n'est point une des Sciences qui se prêtent aux préceptes généraux applicables à tous les cas. Chaque genre de maladies, chaque espèce & chaque variété veut être considérée à part; & c'est de cette considération particulière que se tirent les indications propres aux cas journaliers.

Les rapports ou convenances relatifs à la Chirurgie, en particulier établis par les Méthodistes, & peut-être par Thessalus lui-même, consistent à ôter ce qui est étranger ou étrange à l'égard du corps, ou à l'égard de son état naturel.» Il y a deux sortes de choses que l'on peut appeller étranges ou étrangères, par rapport au corps; les unes sont extérieures, les autres intérieures; les extérieures sont, par exemple, une épine ou une flèche, ou quelqu'autre chose du dehors qui blesse, & qui, demeurant dans la partie blessée, y cause une grande incommodité, & empêche qu'on ne puisse guérir. Il est visible que les choses étrangères de cette nature, demandent qu'on les ôte. Quant aux choses intérieures, elles sont de trois espèces; il y en a premièrement qui sont dans notre corps ou qui en font partie, & ne laissent pas d'être à charge, comme si elles étoient étrangères, parce qu'elles ne sont pas dans leur lieu; comme, par exemple, un os disloqué ou un os cassé avec déplacement, qui demande en partie qu'on les ôte du lieu où ils sont, & en partie qu'on les remette dans leur place naturelle. Il y a en second lieu des choses qui deviennent étrangères par leur excès, comme par leur grosseur ou leur grandeur, ou par leur superfluité; telles sont toutes les espèces de tumeurs, tous les abcès, toutes les différentes sortes d'excroissances, les verrues; un sixième doigt, &c. dont les unes demandent seulement qu'on les ouvre ou qu'on les dissipe; les autres veulent être coupées ou emportées. Il y a au contraire des choses étranges par défaut, comme sont les ulcères profonds, le bec de lièvre, lesquelles insinuent qu'on doit remplir le vuide, & suppléer à ce qui manque. Thessalus avoit fait encore quelques sous-divisions, que Galien réfute avec autant de chaleur & d'âcreté que de force & de raison. Il enseignoit que tout ulcère, en quelque partie du corps qu'il soit placé, demande la même curation; s'il est creux, qu'il faut toujours le remplir; s'il est égal, qu'il faut toujours le cicatriser; si la chair y croît trop, qu'il faut la consumer; s'il est récent & sanglant, qu'il faut en rapprocher les bords, & les fermer sans retard. Les convenances des vieux ulcères, observe Thessalus, de ceux qui ne pouvant se fermer, ou qui étant cicatrisés, s'ouvrent de rechef, sont très-importantes; car il faut nécessairement savoir à l'égard des premiers, ce qui les empêche de se fermer, afin d'ôter l'obstacle, & à l'égard de ceux qui se renouvellent après avoir été cicatrisés, ce qui fait qu'ils se r'ouvrent, afin de faire en sorte que la cicatrice puisse tenir; ce qu'on n'observe, qu'en changeant l'habitude de la partie malade, ou même de tout le corps, au moyen des remèdes appellés par les Thessaliens *Métasyncritiques.*

Aurélianus met Thessalus au nombre des Médecins qui rejettoient l'opération de la paracenthèse dans l'hydropisie. Il n'omet pas les raisons sur lesquelles ils se fondoient; raisons qui ne font que confirmer de plus en plus que rien ne pouvoit être plus préjudiciable à la Chirurgie que la secte des Méthodistes. Thessalus avoit écrit une Chirurgie singulière, comme on peut le présumer, mais que le tems n'a pas traité avec plus de ménagement que le reste de ses Ouvrages, dont on ne connoît que des fragmens. Nous n'en dirons pas davantage sur le compte de ce Médecin, personnage plus intéressant dans l'Histoire de la Médecine que dans celle de la Chirurgie. Il vécut sous Néron, & fit arriver jusqu'à cet Empereur ses folles prétentions; on a même cru que ce Prince les goûta; car il aimoit, dit Tagault, la Médecine, & se méloit de Chirurgie; mais sur quels fondemens asseoir une pareille opinion, qui pourroit faire croire que le destructeur de l'espèce humaine eût travaillé pour la conserver; seroit-ce parce qu'ayant eu la face meurtrie dans ses débauches nocturnes, qu'il aimoit tant à partager avec la canaille de Rome, il fit si bien qu'en vingt-quatre heures il dissipa les échymoses & parvint, en se montrant dès le lendemain en public, à jetter des doutes sur sa risible aventure. Il est bien plus croyable qu'il contrefit le loup herboriste de la fable, en offrant à Burrhus, Préfet du Prétoire, un remède contre le mal de gorge, & lui faisant remettre un poison. *Extrait de l'Histoire de Chirurgie, par M. Peyrhile.* (*M.* Petit-Radel.)

TRACHÉOTOMIE. C'est la même opération qu'on connoît vulgairement sous le nom de Bronchotomie. *Voyez* ce dernier article. (*M.* Petit-Radel.)

TRÈFLE-D'EAU. *Menyanthes trifoliata.* Lin. Cette plante très-amère est réputée détersive & anti-septique. On en loue la décoction pour en faire des fomentations dans les cas de teigne, d'affections dartreuses & de gale. Le suc forme une injection très-utile dans les playes fistuleuses & les ulcères anciens, sur-tout si, après le lavage, on applique sur la partie les feuilles fraîches ou macérées dans l'eau.

TRÉPAN. Τερέτριον *Terebellum, Modiolus.* Instrument destiné à scier circulairement les os, de manière à en emporter une pièce circulaire plus ou moins étendue, selon le diamètre de la pièce qu'on appelle couronne. On distingue trois espèces de Trépan, l'exfoliatif, le perforatif & le couronné. L'exfoliatif est formé d'une lame applatie coupante en deux sens différens par l'extrémité qu'on appuie sur l'os & dont les deux tranchans sont séparés par une dent qui est fixe pendant leur action. On s'en est servi pour faciliter le travail de l'exfoliation; mais actuellement son usage est tombé, pour plusieurs raisons qu'on peut concevoir d'après ce que nous avons dit à l'article EXFOLIATION. Le Trépan perforatif est ainsi appellé parce qu'il n'a d'autre action que de percer. Il faut considérer à cet instrument son milieu & ses extrémités. Le milieu est une tige d'acier très-polie, perpendiculaire & de différente forme, pour la propreté. *Voyez* les Planches relatives à cet article. La partie supérieure de cette tige est une plaque taillée à pans à sa circonférence, mais exactement plane du côté de la scie & limée de manière qu'elle ne soit pas polie, afin de l'appliquer plus intimement sur la partie inférieure de l'arbre du Trépan. Les couteliers nomment cette petite plaque la mitte. Du sommet de cette mitte, s'élève une tige ou soie de la hauteur d'un pouce qui porte deux lignes & demie en quarré. A une des surface de cette soie, & environ deux lignes & demie de la mitte, on pratique une hoche ou entaille située transversalement & dont les deux bords sont distans d'une ligne & demie l'une de l'autre. Cette entaille peut avoir une ligne de profondeur dans sa partie supérieure d'où elle vient obliquement trouver le bord inférieur. La même surface, dans laquelle l'entaille est pratiquée, ne se continue pas quarrément jusqu'à son sommet, mais elle forme un biseau en doucine de trois lignes & demie de longueur, & dont nous dirons l'usage. La partie inférieure, ou la lame du perforatif, ressemble à une lame qui se termine par une pointe tranchante sur les côtés. La trempe de cet instrument doit être douce pour qu'il ne s'égraine point. L'usage le plus commun du perforatif est de trouer le crâne pour y fixer la pyramide du Trépan couronnée; on s'en sert aussi pour faire plusieurs trous ailleurs, comme pour percer des exostoses afin de les enlever plus facilement au moyen du ciseau & du maillet de plomb. Le Trépan couronné a trois parties, la moyenne & la supérieure ne diffèrent en rien des mêmes parties du perforatif & de l'exfoliatif dont nous venons de parler. Ce Trépan est ainsi appellé, parce que sa partie inférieure représente une couronne. C'est une tige d'acier qui soutient une espèce de boisseau de figure conique en-dehors & en-dedans & qui est hérissé par le bas de dents tranchantes qui forment une scie circulaire. Chaque dent est à l'extrémité d'un biseau; tous les biseaux sont tournés de droite à gauche pour couper dans le même sens. Ils ne tombent pas perpendiculairement de la partie supérieure de la couronne à l'inférieure; mais ils descendent obliquement & en spirale, non-seulement pour mieux couper, mais encore pour chasser par leur obliquité la sciure qui se sépare au fond de l'ouverture. La couronne est plus étroite par son extrémité que par sa culasse, afin que la pièce d'os qu'on scie puisse y monter facilement à mesure qu'elle avance; & qu'on ait la facilité de pencher le Trépan de côté & d'autre pour scier également. Sa profondeur est d'environ dix lignes, sa largeur varie, y en ayant de grandes, de moyennes & de petites. Le diamètre de la plus grande est de neuf à dix lignes dans son fond, & de six à sept dans son entrée; les autres diminuent à proportion. *Voyez* la Planche relative à cet article. Dans le fond de la couronne se monte de gauche à droite une pointe en pyramide, faite comme un poinçon, ovale ou quarrée, terminée par son extrémité inférieure en façon de langue de serpent, tranchante sur les côtés pointue comme le perforatif & un peu plus longue que la couronne. Son extrémité supérieure est une vis de trois lignes de longueur. Cette pyramide se monte & se démonte par le moyen d'une clef d'acier qui est un tuyau ovale ou quarré, long au moins de deux pouces & demi pour recevoir & embrasser juste la pyramide & terminée par un anneau ou un trèfle qui sert de manche. On fait entrer la pyramide dans la cavité de cette clef, on trouve, de gauche à droite pour la monter, & de droite à gauche pour l'ôter. Le Trépan couronné sert à ouvrir le crâne pour donner issue au sang ou au pus épanché sur la dure-mère ou le cerveau, pour relever des pièces d'os, pour ouvrir des abcès dans la cavité des os longs, pour extraire des esquilles, ou emporter des portions cariées d'os & donner issue aux épanchemens qui se font entre les lames du médiastin.

L'arbre qui sert à porter les différentes pièces dont nous venons de détailler la construction, a beaucoup de ressemblance au villebrequin dont les serruriers se servent. *Voyez* la Planche relative à cet article. Pour le bien faire connoître, nous lui considérerons trois parties dont deux sont perpendiculaires l'une à l'autre, & la troisième est une branche coudée qui représente un demi-cercle fort alongé & irrégulièrement arrondi, mais très-symmétriquement construit. La partie ou l'extrémité supérieure de l'arbre du Trépan est comme la base de toute la machine. C'est une pièce d'acier très-polie qui a environ un pouce deux lignes de longueur sur quatre à cinq de diamètre. Elle est taillée à huit pans. La partie supérieure de cette pièce octogone est une mitte sur laquelle le manche est appuyé. Du milieu de la mitte, s'élève une scie ou petite tige d'acier fort ronde & polie, d'un pouce & demi de hauteur sur près de deux lignes d'épaisseur. Cette scie est cachée & contenue dans le manche par la mécanique que nous allons expliquer. Le manche de l'arbre du Trépan doit être construit de deux pièces qui sont ordinairement d'ébène ou d'yvoire; la partie inférieure de ce manche est plus longue que large, elle ressemble assez à une petite pomme de canne bien tournée; il y a une vis à son sommet & elle est percée dans toute son étendue. Ce canal contient & renferme une petite canule de cuivre qui entre avec beaucoup de justesse, & qui est très-polie au-dedans, afin de permettre à la scie qu'elle entoure d'y tourner & d'y faire ses mouvemens. C'est pourquoi cette scie est comme rivée sur la canule par un petit écrou qui s'engage sur la vis qui est à son sommet; ce qui est beaucoup plus commode que la rivure que les couteliers ont coutume d'y mettre. Voilà la mécanique qui cache & qui contient la scie de l'arbre du trépan, ce qu'on appelle la noix. Cette partie supérieure de l'arbre est courbée par une pomme d'ébène ou d'ivoire applatie convexe en-dehors & cave en-dessus. Elle se joint avec l'autre partie du manche par un écrou gravé dans la partie cave de la pomme & qui se monte sur la vis qui est à la partie supérieure de l'autre pièce du manche. La partie inférieure de l'arbre du Trépan est perpendiculaire à celle dont il vient d'être parlé. On la nomme la boîte, parce qu'elle sert à emboîter la tige des couronnes & autres Trépans. Pour que cette partie soit bien construite, elle ne doit point être ronde & tournée en écrou comme on le voit dans les Planches de plusieurs Auteurs, parce qu'alors les scies des couronnes sont en vis, structure qui a beaucoup d'inconvéniens. Un des principaux, est que cette vis se monte à contre-sens du jeu de la couronne, & lorsqu'on Trépane, elle se serre quelquefois à un tel point qu'il faut un étau pour la démonter. D'ailleurs il est plus long & plus embarrassant de monter une vis dans un écrou que de faire entrer une soie quarrée dans une boîte de même figure. La boîte est à pans, elle a environ un pouce & demi de longueur; sa surface qui est diamétralement opposée à celle qui touche la manivelle ou branche courbe qui joint la partie supérieure & l'inférieure, est fendue de la longueur de dix lignes par une ouverture qui pénètre jusque dans la cavité de la boîte, & qui sert à y placer un petit ressort à bascule, dont l'extrémité inférieure, faisant éminence en-dedans de la boîte, est taillée en talus & très-polie, afin de glisser facilement sur la surface ou biseau de la scie du Trépan, pour s'engager dans leur hoche ou entaillure. La troisième pièce de l'arbre est la branche ou manivelle; c'est un arc irrégulièrement arrondi, dont les extrémités tiennent aux parties supérieures & inférieures de l'instrument. Cet arc est plus ou moins orné au gré de l'Ouvrier. Il doit y avoir dans son milieu une petite boule tournante d'acier, ovale, ayant environ un pouce de diamètre sur 15 lignes de longueur. Cette petite boule doit être garnie de petits sillons moins pour l'élégance que pour présenter des surfaces inégales aux doigts, & être tenue avec plus de fermeté. Cette boule doit tourner autour d'un essieu; ce qui facilite beaucoup l'action de la machine, & en rend les mouvemens bien plus doux. *Extrait de l'ancienne Encyclopédie.*

Les Anglois ont substitué à cet instrument, un autre qu'ils nomment tréphine. Toute la différence consiste dans l'arbre & son manche, ainsi qu'on le peut voir dans la planche qui a rapport à cet article. Leur couronne est aussi beaucoup plus large & point conique; ils s'en servent comme on se sert d'une vrille. Cet instrument, dans son emploi, demande un tems beaucoup plus long que le Trépan ordinaire, aussi est-il actuellement tombé en désuétude dans la plus grande partie de l'Angleterre.

Avant qu'on mît en usage ces instrumens, on avoit recours à des machines grossières, compliquées & difficiles à manier, ainsi qu'on le peut voir dans Fabrice de Hildan, Scultet & Dionis. D'autres conseilloient d'élargir la fracture en en raclant les bords avec des espèces de grattoirs ou de rapes selon le choix du Praticien. On en peut voir différentes formes dans de la Croix, Scultet, Fabrice d'Acquapendente, & dans Béranger. Galien avoit dit à ce sujet; *ex fracturis verò quæ ad cerebri membranas pervenerunt, si simplex fractura sit angustis scalpris utendum; sin cum contusione aliquâ, quod contusum est excidi debebit, idque vel terebelli priùs in circulum foratum ac mox scalpris admotis vel protinùs ab initio cyglisari.* Mais quand ces Praticiens avoient des raisons pour soupçonner que les parties, au-dessous de la fracture, étoient lésées, ils avoient recours à des instrumens propres à enlever une portion entière de l'os. C'est ce qu'on peut augurer du passage ci-dessus de Galien & du suivant d'Oribase; *in iis quæ usque ad cerebri membranam divisa sunt; si solum rima sit, iisdem radulis exscindere collisum oportet scalpris adhibitis.* Ces instrumens étoient différentes espèces de tarières dont on peut voir la description dans les commentaires de Vidius sur Hippocrate, dans Paaw & Albucasis. On les appliquoit autour de la pièce qu'on vouloit emporter en laissant des espaces qu'on enlevoit ensuite au moyen du ciseau. A mesure que l'Art s'est perfectionné, on a amélioré les moyens, & enfin on en est venu au Trépan tel qu'il est d'usage aujourd'hui.

On a recours au Trépan sur le crâne pour enlever la carie qui peut l'attaquer, lorsqu'elle est fort étendue, pour donner issue au sang ou à des matières purulentes lorsque les signes annoncent leur présence, ou pour relever quelques pièces d'os qui compriment la dure-mère & le cerveau, & par-là occasionnent des accidens plus ou moins fâcheux. Les mêmes indications sont en faveur de son usage sur le sternum & l'omoplate, ainsi qu'on le peut voir à chacun de ces articles. Cependant il n'est pas toujours nécessaire, dans

dans ce dernier cas; car quant au moyen de l'élévatoire, on peut relever les pièces déprimées, il vaut mieux se servir de ce dernier instrument. Il n'en est pas ainsi dans le cas de fente ou de fracture simple, il faut toujours avoir recours au Trépan, même quand il n'y auroit aucun symptôme bien urgent, car ici on doit viser à prévenir l'épanchement qui accompagne souvent ce genre de fracture, ou à lui donner issue dans le commencement de sa formation; or il n'y a point de meilleur moyen que cette opération qui, par elle-même, est peu inquiétante; c'est l'opinion de Pott, & ses raisons sont tellement fondées sur l'observation, que nous ne craignons nullement de nous ranger de son parti. Il est vrai, dit-il, qu'en établissant comme règle générale de faire l'opération du trépan en pareil cas, plusieurs la subiront qui auroient bien pu se rétablir sans elle; mais aussi cette pratique en conservera un grand nombre qui l'auroient perdu inévitablement si l'on n'eût point pris ce parti; car, tout bien considéré, il n'y a aucune parité entre le bien qui résulte de l'opération faite à dessein de prévenir des maux plus grands & celui qu'on peut attendre lorsqu'on la diffère jusqu'à ce que l'inflammation de la dure-mère & une fièvre symptomatique la rendent nécessaire. Cette règle est confirmée par plusieurs faits cités dans le Mémoire de Quesney sur l'usage du Trépan dans les cas douteux. Les Observateurs éclairés, dit cet Auteur, ont remarqué qu'on pouvoit se dispenser de l'opération du Trépan dans les cas de fracture, où les pièces étoient assez écartées l'une de l'autre, pour permettre la sortie du sang qui auroit pu s'échapper sur la dure-mère. Mais aussi il est des cas où il faut néanmoins y avoir recours, tels sont ceux où l'épanchement seroit des deux côtés de la suture, car il pourroit se faire que la dure mère restât attachée au crâne précisément du côté où l'on n'auroit point Trépané, & alors les accidens paroîtroient persister les mêmes.

L'observation a également prouvé la nécessité de l'application du Trépan dans les plaies du crâne faite par des armes à feu, c'est du moins ce qu'on peut conclure d'après ce qu'ont écrit les Observateurs à ce sujet. En effet, quoique le crâne n'ait quelquefois souffert aucune fracture que même l'os ne soit point visiblement contus, & que même les symptômes de la commotion & de l'épanchement ne paroissent point, on n'en a pas moins observé une suppuration consécutive de la dure-mère à l'endroit frappé. Dans ce cas, les accidens ne se déclarent que depuis le neuvième jour du coup jusqu'au quinzième; quoique le blessé ait été bien pendant les huit premiers. Le Dran conseille alors de ne Trépaner au plutôt que le quatrième ou cinquième jour, tems où la dure-mère sera alors séparée de l'os que la couronne doit ouvrir.

Enfin, il est un dernier cas où l'application du Trépan, quoiqu'indiquée, a néanmoins un succès douteux; tel est celui où après un coup à la tête, il reste à l'endroit frappé, quoique bien guéri, une douleur fixe qui, au lieu de diminuer avec le tems, augmente de plus en plus malgré tous les topiques auxquels on peut avoir recours. Plusieurs, en pareil cas, se sont déterminés à inciser sur l'os pour le ruginer; d'autres ont préféré l'opération du Trépan. Une Demoiselle de douze ans, dit Mareschal, fut frappée à la tête par une tringle de fer. Ce coup ne fit aucune playe & la guérison fut prompte, à la réserve cependant d'une douleur fixe à la tête, sur un des pariétaux. Cette douleur étoit très-bornée, elle augmentoit de tems en tems, même jusqu'à causer de la fièvre qu'on appaisoit par les saignées & autres remèdes généraux; mais la douleur persévérant toujours depuis plusieurs années, j'y appliquai une couronne de Trépan, &c, en opérant, je remarquai que la sciure de l'os étoit sèche, comme celle d'un crâne qui auroit été long-tems enterré. Cette opération réussit si bien que la douleur cessa entièrement & pour toujours. Quesney, dans le Mémoire que nous venons de citer, rapporte des observations où l'on voit que la rugine & le Trépan ont diversement réussi selon les différens cas. Ces observations laissent entrevoir que l'opération du Trépan ne doit avoir lieu que quand on soupçonne que l'os est altéré presque dans toute son épaisseur, ou lorsque quelques accidens font croire que la cause du mal est sous le crâne comme seroit une carie à la face interne des os, ce dont il y a des exemples, ou enfin, lorsqu'ayant jugé à propos d'attendre l'exfoliation, elle n'a pas fait cesser les accidens. Mais quand la douleur paroît extérieure, qu'elle augmente lorsqu'on presse sur l'endroit où elle se fait sentir, on doit tout espérer de l'exfoliation, sur-tout si, après avoir découvert l'os, on n'y apperçoit qu'une légère altération ou une carie superficielle. Il faut, pour s'en assurer, recourir à la rugine; son usage ici peut encore servir à accélérer beaucoup l'exfoliation, & même faire cesser la douleur qui en accompagne toujours le travail, cessation à laquelle on doit s'attendre quand on découvre la portion altérée de l'os, de manière que le mal ne puisse plus communiquer avec le péricrâne.

Il n'est guères possible de déterminer la quantité de trous qu'il faut faire au crâne, cela dépend des circonstances que le Praticien seul peut évaluer. Si l'on applique le Trépan pour donner issue à du sang extravasé, si ce sang est encore fluide, il peut s'échapper alors par une seule ouverture. Mais, s'il est coagulé, il faudra en faire plusieurs & encore un bien plus grand nombre dans le cas d'une carie très-étendue: on a quelquefois emporté, en pareil cas, presque la moitié du crâne & néanmoins le rétablissement des malades a été parfait. *Voyez*, à ce sujet, le Mémoire de Quesney sur la multiplicité des Trépans dans le premier volume des Mémoires de l'Académie Royale de Chirurgie. Si l'on n'a fait l'opération que pour prévenir les accidens secondaires comme dans le cas de fracture ou de fentes, la longueur & l'étendue détermineront le nombre des ouvertures. On en fera d'abord une ou deux, & l'on attendra, pour en pratiquer un plus grand nombre, que les circonstances l'exigent. Ces circonstances sont l'augmentation de la fièvre, quand elle a déjà lieu, une sortie abondante de matières, une tension inflammatoire de la portion déjà découverte de la dure-mère. Si l'on a opéré pour donner issue à de la matière qu'une fièvre symptomatique annonce devoir se former, il faut prendre l'indication de sa qualité, de l'état de la dure-mère & de l'étendue de sa séparation. Le moyen le plus efficace ici est de découvrir une portion considérable pour que l'évacuation de la matière soit aussi grande & son foyer aussi petit qu'il est possible.

Les Auteurs, qui ont parlé de l'opération du Trépan, ont posé certaines règles relativement aux endroits où l'on devoit la pratiquer. Ces règles, étant fondées sur les notions d'Anatomie, sont devenues d'une telle importance, que les Praticiens ne s'en éloignent que dans les cas les plus extraordinaires où il faut satisfaire aux circonstances de nécessité. Ainsi l'on a défendu de Trépaner sur les sutures dans la crainte que la dure-mère, plus adhérente là qu'ailleurs, ne soit blessée par les dents de la couronne, lors de son action. Cette première règle, à laquelle les Anciens étoient attachés d'après leur peu de notion sur le genre d'adhésion de cette membrane au crâne & les accidens qu'entraînoient leurs moyens grossiers pour ouvrir le crâne, soutenue depuis par Chefelden & le Dran, est actuellement rejettée par le plus grand nombre des Praticiens, & elle le fut même autrefois par Cortésius, ainsi qu'on peut s'en assurer en lisant son Traité des playes de la tête, imprimé, à Messines, en 1732, & par Berenger comme il conste du passage suivant, où il dit : *si contingat caput lædi notabiliter in loco commissurarum, ob quod vel statim, vel paulo post contingat ibidem duram-matrem esse separatam, tunc etsi commissuris operetur, nullum fiet nocumentum, venis aut arteriis, quia jam sunt separatæ & à cranio distantes.*

La règle de ne point Trépaner sur les sutures a été particulièrement portée, relativement à la suture sagittale, crainte qu'on n'ouvrît le sinus longitudinal, d'où l'on appréhendoit une hémorrhagie plus ou moins fâcheuse. *In processu falciformi sinus major venosus reconditus est ex quo si rumpitur, funesta sanguinis profusio oritur. Quem perrumpere*, dit également Heister, *pestiferum est.* Cette crainte, si elle est fondée en apparence, est du moins nulle dans la réalité; car Chefelden lui-même qui l'avoit, prouve que ce genre de playe n'est pas bien inquiétant lorsqu'il dit : « que ce sinus où les vaisseaux qui s'y déchargent furent blessés par un Chirurgien, mais qu'il arrêta l'hémorrhagie avec de la charpie sèche, & qu'il eut le bonheur de sauver le malade. » Mais l'on devroit y avoir d'autant moins égard, qu'on auroit à combattre des accidens graves provenans d'une pression faite par une pièce d'os sur le sinus, & même dans tout autre cas ; car comme Béranger l'a remarqué, & comme Quesney l'a depuis rappellé, la dure-mère est presque toujours détachée du crâne par la violence du coup qui a précédé. *Voyez*, à ce sujet, quelques observations inférées dans un Mémoire de M. Lassus, Professeur Royal, & qu'on trouve dans le V.e Volume de ceux de l'Académie Royale de Chirurgie, & les observations de Warner. Ce dernier dit, qu'ayant appliqué le Trépan sur un trou fait au crâne d'où le sang jaillissoit par un fil continu, il enferma ce trou & la suture sagittale sous la couronne. La pièce circulaire de l'os étant enlevée, il apperçut une playe dans le sinus faite par les esquilles; il l'élargit avec une lancette pour les emporter avec moins de violence. Leur extraction augmenta l'hémorrhagie; mais celle-ci fut arrêtée par la seule application de la charpie sèche & ne revint plus. Cette observation, ajoutée à la quatrième de Marchettis, prouve que le danger qui accompagne les playes du sinus longitudinal est moins grand qu'on se l'imagine.

On a également défendu d'appliquer le Trépan sur la protubérance externe de l'os occipital, sur l'angle antérieur & inférieur des pariétaux & sur la partie écailleuse des temporaux sans léser les artères épineuses de la dure-mère ou le *Torcular herophyli.* Mais, dans ces cas comme dans celui ci-dessus, on ne court aucun risque en allant avec ménagement, & d'ailleurs le détachement de la dure-mère & le sang extravasé entre elle & l'os mettent le sinus & les artères à l'abri de toute lésion. On a étendu la règle sur les os temporaux tant à cause des vaisseaux que des muscles crotaphytes dont Hippocrate avoit regardé les blessures comme mortelles. L'hémorrhagie & les convulsions, dont elles sont quelquefois accompagnées, ont pu donner lieu à cette règle ; mais la pratique montre que les craintes de cet accident sont vaines. On peut souvent arrêter le sang par la compression & toujours par la ligature, & les convulsions n'arrivent jamais quand le muscle est divisé par une incision qui met l'os bien à découvert; ceci est prouvé par la pratique ordinaire & par les observations de Fallope, Magali & Marchettis. En général, l'opération, en pareil cas, n'a pas toujours un grand succès à raison de la fracture qui s'étend souvent sur la portion mastoïdienne ou sur le rocher, & des extravasations sur le cervelet, accidens auxquels l'ouverture du crâne ne sauroit remédier.

On a encore rejetté l'application du Trépan de dessus les sinus frontaux, tant à cause de la difficulté de faire entrer également la scie dans le crâne en traversant les deux tables qui laissent entre elles un écartement triangulaire qu'à cause de la chance qu'on court que la playe ne reste fistuleuse. On s'est cependant mis au-dessus de cette règle dans certaines céphalées occasionnées par des vers ou insectes nés dans le sinus : la playe, qui en résulte, n'a pas plus de difficulté à se guérir que les autres, sur-tout quand on a soin de la panser rarement quand elle tend vers la cicatrice, & qu'on fait retenir au malade son haleine chaque fois qu'on le panse, & qu'on couvre bien la playe avec un morceau d'emplâtre agglutinatif. Il sort quelquefois, en pareil cas, à la suite des pansemens, des flocons de matières muqueuses & blanches qui en imposent pour être de la substance du cerveau. On étoit d'autant plus porté à tomber dans cette erreur, que la membrane gorgée des sinus, agitée par l'air dans la respiration a un mouvement isochrone avec ceux que le cerveau éprouve dans les cas où ce viscère est découvert dans une certaine étendue. Une attention plus scrupuleuse a fait revenir de cette erreur. Cependant le vulgaire n'en a pas moins persisté à croire que cette matière qui se forme quelquefois abondamment après les coups reçus à la tête étoit celle d'un abcès du cerveau, qui, retenue, auroit causé de grands maux. Et, comme en éternuant, on en rend une plus grande quantité, des empyriques ont profité de son ignorance pour lui vendre chèrement des remèdes qui ne peuvent qu'être préjudiciables dans une circonstance où, loin d'exciter, on doit réprimer toute secousse qui tend à accélérer le cours du sang vers le cerveau. De-là le succès prétendu de la poudre capitale de Saint-Ange & autres qui ne sauroient jamais rien faire sortir du crâne dont toutes les ouvertures entre lui & le nez sont fermées tant par les vaisseaux & les nerfs que par les prolongemens de la dure-mère qui les accompagnent fort au loin.

Enfin Sharp recommande de ne point Trépaner au bas de la suture sagittale au-dessus du nez à cause de l'épine du coronal. L'épine, dont il s'agit, est en effet si saillante vers sa base chez quelques sujets, que les dents de la couronne auroient déchiré la dure & la pie-mère, & le cerveau aux deux côtés de cette épine, avant que de l'avoir scié dans la moitié de son épaisseur. Cette circonstance est une considération bien importante qui, si elle a été sentie, n'a été, dit M. Louis, ni assez fortement, ni assez précisément exprimée par les Auteurs.

Quand la nécessité de l'opération est bien établie, il s'agit de placer convenablement le malade pour la subir. On le laissera dans son lit; & on lui levera la tête au moyen de coussins convenablement disposés, sous lesquels on mettra une planche ou un grand plat d'étain pour l'empêcher de trop s'enfoncer, & des aides la tiendront en cette situation. Le lieu de l'application du Trépan décidé on le rasera, & s'il y a une playe suffisamment étendue, on ratissera aussitôt l'os, sinon il faudra procéder à découvrir celui-ci, ce qu'on fera en faisant dessus une incision en *T*. Ce procédé se trouve dans Celse. *Plagam*, dit-il, *si ex vulnere est, talem necesse est habeamus qualem acceperimus. Si manu facienda est; ea ferè commodissima est quæ duabus transversis lineis litteræ X, figuram accipit, ut deindè à singulis procedentibus angulis cutis subsecetur.* On se sert, pour cette opération, d'un bistouri très-fort ou d'un scapel bien afilé qui est placé sur un plat conjointement avec les autres instrumens dans l'ordre qu'ils doivent être employés. On fera cette première incision avec beaucoup de ménagement dans le cas où il y auroit dépression, pour ne point enfoncer les pièces d'os qui pourroient être vacillantes; & l'on suivra, à cet égard, les règles que nous avons établies à l'article Tête. On relève les angles & l'on en coupe les sommités, crainte que, par la suite, se recoquillant, elles ne nuisent à la facilité des pansemens. Si l'endroit où l'on incise est très-contus, il ne faut point hésiter à couper les angles entièrement, car autrement ils se flétriroient, se gangreneroient & pourroient être cause de désordres étrangers à l'opération. Ces incisions, sur-tout quand elles sont faites aux endroits où il y a beaucoup de vaisseaux, fournissent quelquefois une assez grande quantité de sang. Quand l'hémorrhagie n'est pas absolument urgente, il faut alors l'arrêter avec de l'agaric & de la charpie qu'on maintient de manière à faire un point suffisant de compression, & l'on remet le reste à faire douze ou vingt-quatre heures après; sinon l'on fait la ligature du vaisseau, & l'on vient promptement à l'opération. Si l'on découvre une dépression & des pièces assez vacillantes & détachées pour croire qu'elles ne pourront reprendre, il faut les enlever avec de fortes pinces; & si l'ouverture est suffisamment grande pour laisser échapper le sang épanché & introduire un élévatoire, il suffira alors d'enlever les aspérités de la fracture avec un couteau lenticulaire. Si elle ne l'est point, on appliquera le Trépan près de la fracture & sur une partie de l'os la plus solide; c'est une règle qu'il faut suivre dans tous les cas. Mais alors aussi il faut toujours faire en sorte d'anticiper sur la fracture, & s'il y avoit [illegible] [illegible] par l'ouverture du Trépan, on appliqueroit une seconde couronne & même une troisième. Pour peu, dans tous ces cas, qu'on trouve la dure-mère enflammée, il ne faudroit point hésiter à la scarifier & même à l'ouvrir crucialement tant pour prévenir l'étranglement des vaisseaux que pour ouvrir une issue libre au pus qui doit se former ou qui l'est déjà. S'il n'y a aucune dépression, il faut procéder aussi-tôt à l'opération & avant ruginer l'os pour le dénuder entièrement.

Alors on prend le Trépan perforatif comme une plume à écrire, on le pose perpendiculairement sur l'endroit qu'on se propose d'ouvrir, & le menton ou le front, appuyant sur la main gauche qui en retient le manche; on fait agir l'arbre de la main droite jusqu'à ce qu'on ait fait une ouverture suffisante à loger la pointe de la pyramide. Alors on fait un demi-tour de gauche à droite sans appuyer avec le menton, & l'on porte les doigts qui tenoient la pomette de l'arbre auprès du crâne, pour prendre l'instrument & l'ôter perpendiculairement du trou où il étoit engagé. L'Aide, chargé des instrumens, démontera le perforatif, & mettra une couronne à sa place pendant que l'opérateur avec une brosse fine enlevera la sciure que le perforatif a faite. Il prendra alors le Trépan couronné & en portera la pyramide dans le trou fait par le perforatif; il se met dans la même situation où il étoit précédemment; &, tournant de droite à gauche, il scie l'os circulairement. Il faut, pendant l'opération, appuyer également de toutes parts pour que l'os soit scié en même-tems partout. On s'apperçoit qu'il ne l'est point, quand il s'élève plus de sciure d'un côté que de l'autre; alors on appuie davantage sur celui où il s'en élève moins. Quand le chemin de la couronne est bien frayé, on ôte le Trépan en donnant un demi-tour & en portant la main droite à la base de la couronne comme nous l'avons dit précédemment à l'égard du perforatif. Pendant que l'aide démonte la pyramide & nétoie les dents de la couronne avec une petite brosse de crin, l'opérateur porte un petit filet ou cure-dent dans la trace faite par la couronne; il en ôte la sciure avec la pointe, puis remet la couronne & continue de tourner jusqu'à ce qu'il soit arrivé au diploë, ce dont il s'apperçoit par la teinte que prend la sciure. Il faut alors aller avec beaucoup de ménagement pour ne point tomber trop précipitamment sur la dure-mère, qui peut être adhérente, ou enfoncer avec éclat la lame vitrée de l'os qui est encore entière. On sonde de tems en tems avec le filet pour voir si l'on scie également & à quelle profondeur on est, quand on ne découvre point cette couleur dans la sciure; quand on sent de la difficulté à faire aller la couronne, c'est signe que les dents s'enfoncent trop d'un côté, alors on donne un demi-tour à contre-sens & l'on recommence de nouveau, mais avec plus de précaution. On tente de tems à autre d'enlever la pièce avec un élévatoire qu'on insinue dans la trace de la couronne; mais il n'est pas prudent de ne le faire que quand on a dépassé le diploë; car, par de pareils efforts, on pourroit parvenir à séparer la première table de la seconde, ce qui auroit son inconvénient. Quand la pièce est emportée, on passe dans le trou la lentille du couteau lenticulaire, en même-tems qu'on l'insinue entre la dure-mère & l'os, & tenant le couteau fermement, on en passe le tranchant dans tout le contour de l'ouverture pour couper les inégalités restantes de l'os qui pourroient blesser la dure-mère. Quand l'ouverture est suffisante pour remplir les vues, si l'on a une pièce d'os à relever, on se sert d'un simple élévatoire tel que celui qu'on trouve dans les planches qui ont rapport à cet article; on prend son point d'appui sur l'os qui est ferme, en même-tems qu'on relève le bout qui entre dans le crâne & qui soulève la portion qu'on veut replacer. L'élévatoire agit ici comme un levier de la première espèce; mais comme il n'est pas toujours possible de rencontrer près de la fracture un point commode pour appui, J. L. Petit a adapté à cette espèce de lévier deux branches qui s'éloignent ou s'avancent sur la longueur de la tige première, de manière à donner à celle-ci tout le jeu qui lui est nécessaire. Cet instrument a depuis été perfectionné par M. Louis & rendu d'un usage encore plus commode au moyen d'un genou qui fait mouvoir la longue tige dans toutes sortes de direction. *Voyez* cet instrument dans les planches relatives à cet article, & sa description à l'article ÉLÉVATOIRE. Si l'on n'a en vue que l'évacuation des matières épanchées, on fait faire au blessé une grande inspiration, supposé qu'il entende ce qu'on lui prescrit, & on lui pince en même-tems le nez pour que l'effet qu'on desire soit plus prompt. Pendant ce tems, on déprime la dure-mère avec le menyngophylax pour faire jour aux matières épanchées.

Telle est la conduite à tenir dans les cas de dépression ou d'un simple épanchement. Mais si les circonstances eussent déterminé à Trépaner dans tout autre cas & qu'on trouvât la dure-mère enflammée, il ne faudroit point hésiter à faire sur elle avec la pointe de la lancette plusieurs incisions en différens sens pour aider à son dégorgement. Ces saignées locales, en évacuant sur le lieu même, ne peuvent que diminuer l'éréthisme inflammatoire de cette membrane, d'où dérivent les symptômes inquiétans qui existent alors. Si l'on opère à une époque plus avancée, lorsque la suppuration est déjà faite, il faut alors sans plus tarder, inciser la membrane pour donner aux matières l'issue la plus libre qu'elles peuvent avoir. On fait pancher la tête convenablement de manière que le pus ait une issue facile, on le pompe avec une fausse tente ou un peu de charpie, & l'on fait dans la suite des pansemens, des injections détersives qui peuvent l'entraîner avec elles.

On observe, dans tous les cas d'inflammation & de suppuration de la dure-mère, que la sensibilité de cette membrane augmente, & son tissu s'épaissit à un tel point qu'il s'y forme des excroissances qu'on a beaucoup de peine à réprimer. Une poudre composée de sabine & de ver-de-gris a produit, en pareil cas, des effets qu'on auroit vainement attendu de tout autre remède. On la répand sur l'excroissance & on couvre le tout avec un sindon trempé dans l'huile de térébenthine & exprimée. Quelquefois l'excroissance est assez considérable pour résister à ce remède, elle saille au-dehors en manière de champignon, & le pédicule en est comme étranglé par le rebord de l'os; il faut alors le couper au niveau du crâne & saupoudrer le reste avec les cathérétiques dont nous avons parlé plus haut; on comprime ensuite modérément la surface coupée au moyen des pièces d'appareil. Il arrive quelquefois dans les cas où l'on se détermine à opérer sans y être conduit par aucun signe extérieur, que tout paroît être dans l'ordre le plus naturel, même le cerveau à l'ouverture de la dure-mère. Ce cas est singulièrement embarrassant pour le Praticien; car si, d'un côté, il incise le cerveau & qu'il ne trouve aucune matière, la mort qui surviendra pourra être attribuée à sa témérité; si, d'un autre côté, il ne prend point ce parti, c'en sera également fait du malade. Il faut alors, compensant les incertitudes, qu'il se mette au-dessus des reproches que lui dicte sa propre conscience & qu'il courre la chance de pouvoir être utile à un blessé que la nature de sa maladie voue à une mort certaine; mais, avant de rien faire, il faut qu'il porte prudemment le prognostic que lui suggère un aussi fâcheux cas. On a vu, en effet, de pareils malades mourir, & leur cerveau, après la mort, offrir à quelques lignes de la surface extérieure un abcès; à la matière duquel on auroit pu donner issue en portant un bistouri un peu profondément. Quand ces abcès siégent plus profondément, qu'ils s'étendent jusqu'aux ventricules, on peut les regarder comme mortels; c'est ce qui est prouvé par un très-grand nombre d'observations. Il n'en est point ainsi quand l'abcès est à la surface du cerveau; si le cas alors est dangereux, il laisse du moins plus de répit. La matière alors se fait quelquefois jour au-dehors en cariant quelques-uns des os de la base du crâne. Les caries sont ordinairement précédées de douleur assez vives, mais qui cessent bien-tôt dès que le pus s'est fait jour au-dehors. La matière, qui sort, est en partie purulente & en partie séreuse; il faut la laisser couler & ne rien faire qui puisse l'arrêter. On a vu de ces suppurations se vuider par les oreilles, le nez & même la bouche. Un homme, blessé à la tête, après avoir été six mois sans ressentir la moindre incommodité, eut un écoulement purulent par l'oreille; il se forma ensuite des dépôts en différentes parties de la tête dont les ouvertures restèrent fistuleuses. On ouvrit le crâne après la mort du sujet & l'on trouva sur la dure-mère un foyer purulent dont la matière avoit percé le crâne. Dans les cas où de pareils abcès s'évacuent par l'oreille la matière tombe dans la caisse après avoir rongé la lame osseuse papyracée qui en fait la parois supérieure près le trou de Ferrein. Quand la matière sort par le nez, c'est toujours à la suite d'une carie de la lame criblée de l'ethmoïde Quand on les rend par la bouche, la matière vient toujours de la caisse, & elle sort par la trompe d'Eustache.

Dans les cas où l'on trouveroit le cerveau en suppuration, il faudroit, à chaque pansement, y faire des injections avec une légère décoction de milpertuis & de miel rosat, en adaptant au corps de la seringue une canule en aspersoir, pour que la liqueur agisse avec moins d'impétuosité sur la pulpe du cerveau, & l'on appliqueroit ensuite un sindon trempé dans le baume de Fioraventi. Si on le trouvoit gangrené, il faudroit emporter tout ce qui est mort avec une spatule, & pour peu qu'on prouve de la difficulté à opérer par une seule ouverture, il faudroit en pratiquer une seconde, ou même une troisième. On feroit alors des injections détersives & spiritueuses, & l'on appliqueroit ensuite un ou plusieurs sindons trempés dans l'huile de térébenthine. Le cerveau, dans le cours du traitement se gonfle quelquefois de manière à dépasser beaucoup le rebord de l'ouverture du crâne; il forme alors des fongosités qu'il est difficile de réprimer. La Peyronie a remarqué, en pareil cas, que l'esprit-de vin, & autre liqueur ardente de son genre, loin de prévenir ces excroissances ne faisoient que les exciter davantage, & que les huiles essentielles balsamiques telles que celles de térébenthine, le baume de Fioraventi ou du commandeur, étoient les remèdes les plus convenables pour les réprimer. Dans les cas ordinaires, c'est-à-dire, ceux où le cerveau n'a aucune disposition à se tuméfier, on se contente d'un sindon trempé dans un mélange de syrop rosat & de baume de Fioraventi. On place les fils de chaque côté du trou, après qu'on en a insinué le contour entre les bords de l'os & la dure-mère; on met par-dessus une petite plaque de plomb dont la grandeur est proportionnée à l'ouverture. Elle est percée de plusieurs trous pour laisser échapper les humidités puriformes, & a deux aîles à ses côtés pour la soutenir. On remplit le trou de charpie sèche, puis on met plusieurs tampons mollets de charpie entre le crâne & les angles de la playe qu'on rabat quand on les a conservées suffisamment longs. On termine par un plumaceau qui recouvre toutes ces pièces, plusieurs compresses quarrées & le bandage de Galien ou le mouchoir triangulaire qui contient le tout. Ces simples bandages sont préférables à la capeline & au grand couvre-chef; car, ici plus qu'ailleurs, il ne faut point surcharger la playe de bandes inutiles, & qui tiennent la partie dans un trop grand degré de chaleur. *Quin etiam*, observe Oribase à ce sujet, *ipsa quoque ulcera extra terbrationem, quæ ad fieri potest, conari debemus, sine fasciis curare non modo quia gravantur compressis iis quæ sub vinculis imposita ipsis fuerant, verum etiam quia plus quam par est calefaciunt. Etenim quod in aliis partibus vinctura, id in capite positio præstabit, ideo deligare supervacanuum erit.* On panse vingt-quatre heures après, en ôtant toutes les pièces d'appareil comme l'on fait dans tout autre cas; on pompe la matière avec un peu de charpie fine ou avec un petite éponge, & l'on met sur la plaie un plumaceau recouvert d'un digestif simple ou animé selon que le cas le requiert.

Quand les symptômes proviennent de la dépression de quelques portions du crâne, ils se dissipent bien-tôt, & l'on s'apperçoit promptement du succès de l'opération. L'assoupissement, la torpeur deviennent moindres, la respiration devient plus accélérée & moins laborieuse; les pupilles commencent à se mouvoir, la parole revient ainsi que les mouvemens. Ce retour des sens est quelquefois tardif, ce qui provient du degré violent de compression que le cerveau a éprouvé. Quelquefois aussi après un mieux marqué, les malades retombent dans le même état que précédemment. Ce cas a particulièrement lieu dans les épanchemens sanguins, il annonce leur retour ailleurs qu'à l'endroit où l'on a Trépané, & est un indicant de la nécessité de pratiquer l'opération à un autre endroit. La continuation des symptômes donne à penser qu'ils dérivent ou d'une inflammation cachée, ou de la commotion dont le coup a été suivi. Ceux qui sont particuliers à ces deux états indiquent chacun une conduite différente; on aura recours aux saignées plus ou moins répétées dans le premier cas, aux catharthiques, on appliquera des fomentations, des cataplasmes sur le lieu découvert, & l'on insistera sur les purgatifs drastiques dans le second, ainsi que sur les potions cordiales aiguisées d'alkali volatil. Quand le Praticien a fait ainsi tout ce que l'art prescrit, il peut dire avec Pope:

Thus far was right, the rest we leave to heaven.

Le traitement devient alors simplement local; on panse à sec & à plat le plutôt possible, pour ne point détourner la nature dans les moyens qu'elle met en usage pour fermer l'ouverture du crâne. Celle qui résulte de la contraction d'une pièce un peu étendue du crâne à la suite d'une dépression ne se ferme qu'après un très-long tems. On a observé dans le plus grand nombre de circonstances, que les bords de l'os s'amollissoient, s'amincissoient & faisoient corps avec une substance dure & comme cartilagineuse qui s'élevoit de la dure-mère. La peau, qui recouvre cette substance, est très-mince, en sorte qu'il seroit très-facile de percer le crâne en cet endroit. Aussi est-il très-nécessaire de le couvrir avec une plaque de plomb ou d'autre métal, tant pour éviter les injures extérieures que pour offrir au cerveau une résistance qui puisse s'opposer à sa hernie. *Voyez* l'article CALOTTE. (*M. PETIT-RADEL.*)

TRICHIASE. Τρίχιασις ou Τριχωσις, *Trichiasis*. Affection dans laquelle les cils dont l'une & l'autre paupières sont fournies, étant rentrés en-dedans vers la conjonctive, deviennent cause d'une ophtalmie rébelle, de suppuration & d'ulcération. Cette inversion des cils peut provenir de différentes causes; quelquefois elle arrive par un changement de direction dans l'ouverture d'où chaque cils sortent; mais d'autres fois aussi elle reconnoit une cause beaucoup plus opiniâtre & plus fâcheuse; savoir, l'inversion des tarses à la suite d'affections spasmodiques dans la portion inférieure du muscle orbiculaire, ou de brides à la suite de cicatrices formées sur la peau des paupières. Les Auteurs donnent différens noms tirés des Grecs, à cette affection, relativement à la variété des causes qui peuvent la produire. Mais nous ne les rapporterons point, vu qu'ils ne peuvent que surcharger inutilement la mémoire, & que la plupart sont mal appliqués.

Le Trichiase est une de ces maladies qui présentent leur diagnostic, même aux personnes les moins instruites, soit que les cils soient dirigés naturellement vers le globe de l'œil, ou qu'il y en ait un double rang, comme cela arrive dans certaines circonstances. Quand il provient du changement de direction dans la position des cils, sans qu'il y ait aucune inversion des paupières, l'indication se présente d'elle-même; c'est d'arracher avec une petite pince, tous les cils qui ne sont point dans leur direction naturelle; mais, pour empêcher qu'ils ne reviennent, il faut en brûler la racine, soit avec le caustique lunaire, ou avec la pointe d'une aiguille rougie au feu. On a même été jusqu'à proposer de détruire avec le caustique, tout le bord de chaque tarse; cette méthode nous paroît la plus sûre; mais il faut, quand on la met en pratique, avoir le soin, quand on a touché le bord des tarses, de les laver avec une éponge, pour ôter toutes les portions adhérentes du caustique qui, sans cette précaution, perpétueroient l'inflammation. Avant que de se fixer à ce procédé, on conseilloit de couper les poils qui sortoient de leur position naturelle; mais ceux qui revenoient ayant la même direction, & étant beaucoup plus roides que les premiers, la maladie nécessairement continuoit, & l'on n'en avançoit pas plus. Il y avoit cependant un moyen de parer à cet inconvénient, & le voici; c'étoit lorsqu'ils étoient parvenus à un certain point de leur croissance, & par conséquent assez souples, de les tourner vers chaque paupière, en les y maintenant collés avec une languette d'emplâtre d'André de la Croix, ou avec de la gomme, au moyen d'un petit pinceau dont on les enduit. Ce procédé nous paroît beaucoup plus simple, & moins sujet à inconvénient que la méthode des caustiques qui augmente nécessairement les accidens inflammatoires, souvent portés à un très-haut point.

Mais si les accidens que le Trichiase occasionne proviennent d'une contraction irrégulière des fibres de la paupière, circonstance qu'à la vérité je regarde comme très-rare, si toute fois elle se rencontre, il ne peut y avoir aucun danger, dit M. Bell, de faire une légère incision à la surface intérieure de la paupière inférieure, assez profonde pour diviser les fibres du muscle qui sont contractées contre nature, & qui, par-là, occasionnent l'inversion des cils. Le seul inconvénient que cet Auteur y trouve, seroit une roideur ou immobilité dans la paupière inférieure, qui, par elle-même, ne peut pas être regardée comme bien importante. Une pareille opération a été faite avec le plus grand succès, au rapport de M. Ware, dans le cas d'une inversion à la paupière supérieure; comme le cas est très-important par lui-même, nous en rapporterons l'observation, d'après les propres paroles de celui qui la lui a communiquée. La plus fâcheuse espèce de Trichiase que j'aie jamais vu, dit l'Auteur, fut chez un jeune homme d'environ dix-huit ans. Avant que je fusse appellé, on lui avoit déjà arraché les cils; mais, en revenant, ils avoient pris leur première direction vers la conjonctive, &, par l'irritation continuelle qu'ils y entretenoient, l'inflammation étoit au point qu'on appelle chemosis, c'est-à-dire, qu'elle sembloit comme fongueuse. Après nombre de remèdes, tels que la saignée, les purgations, les vésicatoires, les sétons, le quinquina, les altérans de toute espèce & les plus en vogue, on eut recours aux eaux, aux baumes & aux panacées des empyriques les plus renommés; mais tout fut inutile, & le jeune homme devint entièrement aveugle. Ce fut à cette époque que je fus consulté, dit l'Auteur de cette observation, concurremment avec un Oculiste errant dont on parloit alors beaucoup en Angleterre. Il proposa alors d'emporter un morceau de peau de la paupière. Le jour fut fixé pour l'opération; mais quelque tems avant, il envoya une annonce au père du jeune-homme qui décéla le charlatanisme le plus évident, & qui détermina le père à ne plus avoir affaire avec lui. Je fus mandé de nouveau, & dis que le mal ne consistoit point dans l'excès de la peau, mais dans le relâchement du releveur de la paupière supérieure. Voici donc quel fut mon procédé. Je fis une incision à travers les tégumens de la paupière supérieure, en commençant de l'angle interne vers l'externe; je séparai les fibres de l'orbiculaire, & mis à découvert celles du releveur de la paupière le plus près possible de leur insertion au tarse; ceci fait, j'appliquai dessus un petit cautère suffisamment chaud, & dont la forme étoit adaptée à la convexité de l'œil. En agissant ainsi, mon intention étoit d'occasionner une légère irritation dont je me figurois l'effet pareil à celui qui a lieu dans la brûlure, c'est-à-dire, une contraction telle que celle qui arrive souvent aux doigts ou autres parties dont la peau a été brûlée; c'est ce qui arriva heureusement dans ce cas, & quoique la paupière fût tenue constamment plus haute que je ne l'aurois desiré, sa maladie fut guérie; & tous les accidens ayant disparu, l'œil devint aussi beau que précédemment.

Quelquefois, au rapport de quelques Auteurs, le Trichiase provient d'une intuméfaction œdémateuse de l'une ou de l'autre paupière; quelques mouchetures, en pareil cas, y remédient assez facilement; mais quand le gonflement est assez considérable, l'on a été jusqu'à conseiller d'emporter un segment de la peau, & quand il ne se faisoit plus aucun écoulement par la plaie, on a proposé de réunir les lèvres au moyen de sutures. On est étonné de voir comment sur ce point le génie des opérateurs s'est exercé pour trouver des moyens qui facilitassent l'opération, & sans une grande perte de sang. On a inventé des espèces de pinces, telles qu'on en peut voir dans Scultet & Heister, lesquelles par une pression convenable, vient détruire toute la portion de peau comprise entre leurs mors; mais, comme la plupart de ces pinces avoient été fabriquées pour remédier à une prétendue hémorrhagie qui n'est nullement redoutable, ces moyens ont été oubliés, & le bistouri a eu la préférence; si l'on préfère cet instrument, comme il n'y a point de doute, il convient, dès que l'opération sera faite, de rapprocher les bords au moyen de languettes d'emplâtre d'André de la Croix. Nous sommes loin de recommander ici les sutures entrecoupées, quoique M. Bell en fasse spécialement mention. Olaüs Acrel qui, dans ces cas de Chirurgie, observe que le Trichiase est généralement l'effet de l'ophtalmie chronique, dit que, dans le plus grand nombre des cas qu'il a vu, il a guéri, en coupant une portion de la peau extérieure de la paupière qui étoit toujours alongée & relâchée. (*M. Petit-Radel.*)

TRICHISMOS. *Rima capill.* Τριχισμὸς, *acea.* Espèce de fracture si fine, qu'elle égale la finesse d'un cheveu, & que souvent même elle est imperceptible. Pour n'être point trompé sur cette espèce de fracture, il faut faire couler quelques gouttes d'encre sur l'os & ruginer ensuite l'endroit. Si l'os est réellement fracturé, on voit une ligne noire produite par l'encre qui a pénetré la fracture. Ce qui est important dans les félures du crâne pour se déterminer à l'opération du Trépan, ou s'en abstenir. Paul porte un très-mauvais prognostic du Trichismos, il le regarde comme mortel. (*M. Petit-Radel.*)

TROCAR *ou* TROIS-QUARTS. Poinçon d'acier cylindrique, d'environ deux pouces & demi, emmanché par son extrémité postérieure dans une petite poignée faite en poire, terminé à son extrémité antérieure en pointe triangulaire. C'est des trois angles tranchans qui forment la pointe de cet instrument, qu'il tire son nom. Les Auteurs Latins le nomment *Acus triquetra. Voyez les Planches.*

Le poinçon, dont nous venons de parler, est renfermé dans une canule d'argent proportionnée à son volume. L'extrémité antérieure de la canule est ouverte, non-seulement par le bout, mais encore par les côtés pour donner une issue plus facile aux matières liquides épanchées dans quelque cavité. Cette extrémité de la canule doit être taillée extérieurement en biseau, afin qu'elle s'adapte si exactement à la base de la pointe triangulaire du poinçon, qu'elle n'excède sa grosseur que le moins qu'il est possible. Par ce moyen, le Trocar armé de sa canule pénètre plus aisément les parties qu'il doit diviser, & cela épargne beaucoup de douleur au malade.

La partie postérieure de la canule est une plaque exactement ronde, dont la face postérieure est un peu cave, & l'antérieure un peu convexe. Cette plaque est percée de deux petits trous pour pouvoir passer des fils en anse, afin d'assujettir au besoin la canule par un bandage circulaire.

M. Petit a perfectionné la construction de cet instrument. Il a fait alonger le pavillon de la canule en forme de cuillère terminée en bec d'aiguière pour faciliter la sortie du fluide & empêcher qu'il ne coule sur la peau. Cet avantage seroit de petite considération, parce que les fluides épanchés forment une arcade en sortant de la canule, sur-tout dans l'opération de la ponction au ventre des hydropiques. *Voyez* Paracentèse. Mais cet alongement a une utilité relative à une autre addition que M. Petit a fait au Trocar; c'est une petite rainure qui s'étend extérieurement tout le long de la canule. Cette dépression est fort avantageuse pour l'ouverture des dépôts internes, des tumeurs enkystées & autres cas où l'on desire de connoître la nature du fluide épanché avant de se déterminer à faire une opération; mais ce qui vaut encore mieux, c'est de pratiquer, comme on l'a fait, la rainure le long du poinçon; on est bien plus sûr de cette manière de voir paroître le fluide en-dehors dès que la pointe du Trocar y sera plongée; au lieu que les parties molles qui environnent l'instrument peuvent, en s'engageant dans la rainure faite sur la canule, empêcher le fluide d'y couler.

On a encore perfectionné le Trocar en lui donnant une forme applatie, & en faisant la pointe du stilet à-peu-près comme celle d'une lancette. Cette espèce de Trocar entre plus facilement que le Trocar ordinaire, & peut être préférable dans certains cas comme dans celui de l'hydrocèle; mais la canule, par sa configuration, ne laisse qu'un passage très-étroit au fluide à évacuer, ce qui la rend moins propre pour les cas où il y en a une accumulation considérable.

M. Petit a imaginé un Trocar pour les contr'ouvertures. Sa canule en ronde, garnie d'une rainure sur le long de son corps, & de deux yeux à son extrémité, pour y passer une bandelette. La construction du manche de ce Trocar est semblable à celle du pharyngotome. *Voyez* Pharyngotome.

On se sert aussi d'un Trocar courbe pour faire la ponction de la vessie, soit au-dessus du pubis, soit au périnée, soit par le rectum. *Voyez* Paracentèse.

TULPIUS (Nicolas), né, à Amsterdam, en 1593. Quoiqu'il y eût été élevé dès son enfance dans le commerce, il se porta entièrement vers les Sciences, & suivit les leçons d'Heurnius de Vorstius & autres Savans. Il prit le Doctorat à Leyde où il avoit étudié, & s'en retourna ensuite dans sa Patrie pour s'abandonner entièrement à la pratique de la Médecine. Il y fut heureux, & il obtint, par ses succès, non-seulement de la considération, mais encore de très-grandes richesses. Il fut promus au Consulat; honneur qui n'est ordinairement accordé qu'aux personnes de la plus haute distinction. Tulpius fut marié deux fois, & il eut de ses deux femmes un grand nombre d'enfans, dont un seulement suivit la carrière de son Père. Les Citoyens de la ville d'Amsterdam eurent pour lui une telle estime, qu'ils l'élurent Conseiller en 1622, & Bourg-mestre long-tems après; il remplit la première de ces dignités, pendant environ cinquante ans. Quoique Tulpius menât une vie fort occupée, il ne fut pas moins trouver suffisamment de tems pour publier un Ouvrage très-intéressant, le seul qu'on ait de lui, & qui porte le titre suivant: *Observationum Medicarum libri quatuor cum fig. Œneis Amstelod.* 1641, *in*-8.° Cet Ouvrage a eu différentes éditions & traductions. Il contient plusieurs observations intéressantes, entre autres une où il est question d'un hydrocéphale qui occupoit une moitié de la tête; il y avoit deux livres d'eaux épanchées dans un des ventricules du cerveau, & l'autre étoit entièrement à sec. Cette observation qui actuellement n'a point

point le mérite qu'elle avoit du tems de Tulpius, parce que plusieurs Auteurs nous en ont laissé de pareilles, prouvent inconteslablement que les ventricules latéraux sont naturellement séparés par une cloison, & que les trous qu'on y suppose n'ont lieu que quand on a maltraité le cerveau, ainsi que l'observe Morgagni. Parmi les observations que rapporte cet Auteur, il en est quelques-unes qui manifestent son ignorance sur les fonctions les plus intéressantes à la vie; la respiration, telle est celle où il dit avoir vu quelques sujets qui respiroient avec peine, parce que, dit-il, ils avoient une ouverture à la membrane du tympan, & que l'air qui, selon lui, étoit destiné pour les poumons, sortoit par cette nouvelle voie, au lieu de s'insinuer dans ces organes.

Il parle d'ongles venus sur la seconde & même la troisième phalange, après l'amputation d'une portion des doigts. *Non semel*, dit-il, *vidimus progerminare debitamque acquirere formam, ac si in digitorum consisterent apicibus, deponente nunquam sollicitudinem suam officiosâ Naturâ.*

Tulpius est l'Auteur qui le premier nous ait fait connoître que dans le spina bifida, il y avoit une collection d'eau épanchée dans le canal vertébral, & que la division des apophyses épineuses étoit un effet symptomatique & non point protopathique de la maladie; ses réflexions sur ce point sont infiniment intéressantes; nous sommes fâché de ne pouvoir nous y arrêter ici, ainsi que sur celles qui ont rapport à d'autres objets; il nous suffit de dire que ses observations ont tellement été appréciées, qu'on leur a généralement donné le titre de *divinæ*, tant elles sont judicieusement faites. Tulpius mourut en 1679, fort âgé, d'une maladie de langueur. Cet infatigable Praticien avoit pris pour devise une lampe allumée avec cette inscription : *Aliis inserviendo consumor*; sans doute que cette devise fait allusion à sa pratique & non à ses travaux de cabinet, du moins à en juger par ce qu'il nous a laissé. (*M. Petit-Radel.*)

TUMEUR, *Tumor.* Nom générique par lequel on désigne toute éminence & tout accroissement contre nature dans une partie quelconque du corps humain.

Les tumeurs constituent une très-grande partie des maladies Chirurgicales, & tous les jours le Praticien en rencontre qui se présentent à lui sous différentes formes. Elles sont souvent de la plus grande importance, soit par leur nature même, soit par les dérangemens qu'elles occasionnent dans les fonctions de différens organes.

On comprend sous la dénomination générale de Tumeurs un si grand nombre d'affections diverses qu'on ne peut indiquer, même de la manière la plus générale, aucun traitement qui leur soit commun; il n'est pas même facile de classer la plupart suivant une méthode dont on puisse tirer quelqu'avantage pour la pratique.

On a eu raison cependant de les diviser en deux classes générales, dont la première renferme les tumeurs qui ont un caractère aigu ou inflammatoire, & la seconde, celles qui sont chroniques & indolentes, ou, suivant le langage de la plupart des Auteurs, les distinguer en tumeurs chaudes ou ardentes, & en tumeurs froides qui ne sont accompagnées ni de douleur, ni de rougeur, symptômes qui, pour l'ordinaire, accompagnent l'inflammation & la chaleur. Les termes aigus ou inflammatoires & chroniques ou indolens, expriment mieux la nature de ces différentes affections; car on peut établir, comme un fait général, que les tumeurs sont aigues ou indolentes, c'est-à-dire, qu'elles cheminent rapidement ou lentement vers leur terminaison, suivant qu'elles sont accompagnées d'une inflammation plus ou moins vive. On peut donc ranger parmi les premières toutes celles qui, dès le commencement, se montrent comme étant de nature inflammatoire; & parmi les secondes, toutes celles qui ne sont pas évidemment accompagnées de ce symptôme.

Cette division, au reste, n'est pas si exacte, qu'on ne voie bien des tumeurs qui, ayant dans leur principe, les caractères requis pour être rangées dans l'une de ces classes, paroissent ensuite devoir appartenir à l'autre. C'est ainsi qu'une tumeur occasionnée par quelque affection inflammatoire, peut se montrer ensuite tout-à-fait indolente; tandis que d'autres, indolentes dans leur principe, peuvent, en conséquence de leur progrès, contracter un degré d'inflammation considérable. Mais, lorsqu'une tumeur change ainsi de nature, il faut la classer suivant ses caractères actuels plutôt que suivant ce qu'elle a été, ou ce qu'elle peut devenir, puisque ce sont ceux-là particulièrement qui doivent diriger la conduite du Praticien.

Nous allons donner l'énumération des tumeurs de l'une & de l'autre classe qui sont l'objet de la pratique Chirurgicale; nous contentant ici d'une simple nomenclature, &, renvoyant pour la description de chaque espèce, & pour le traitement, soit à notre Discours préliminaire, soit aux divers articles de ce Dictionnaire qui y sont relatifs.

Classe I. *Tumeurs aigues ou inflammatoires.*

Phlegmon.
Abcès-Mortification.
Ophtalmie.
Esquinancie.
Parulis.
Parotide.
Otalgie, ou mal d'oreille.
Inflammation du sein.
Panaris.

Inflammation du foye.
Inflammation des testicules.
Inflammation du fondement.
Inflammation des lombes ou du Psoas.
Inflammation des jointures ou articulations.
Arthrocace.
Inflammation des os.
Anthrax ou Charbon.
Clou ou Furoncle.
Goutterose.
Brûlure.
Engelure.
Foulure, Entorse.
Bubon.
Phimosis.
Paraphimosis.
Erésypèle.
Classe II. *Tumeurs chroniques indolentes.*
TUMEURS ENKYSTÉES.
Athérome.
Meliceris.
Stéatome.
Mole.
Orgelet.
Grenouillette.
Ganglion.
Empyème de la tête.
——— de l'Antre maxillaire.
——— de l'Œil ou Hypopyon.
——— de la Poitrine.
——— du Médiastin.
——— de l'Abdomen ou Ascite purulente.
——— du Scrotum.
——— des Articulations.
Aneurisme.
Varice.
Varicocèle.
Hématocèle de la Tête.
——— de la Poitrine.
——— de l'Abdomen.
——— du Scrotum.
Hydropisie du Cerveau, ou Hydrocéphale.
——— de l'Epine ou Spina-Bifida.
——— de l'Œil, ou Hydrophtalmie.
——— de Poitrine.
——— Ascite.
——— de Matrice.
——— de l'Ovaire.
——— du Scrotum.
des Articulations.
Tumeur blanche ou Hydarthrus.
Pneumatocèle de la Poitrine.
Tympane ou Ascite flurulente.
Tympanite de la Matrice.
Cystocèle bibiaire.
Tumeur formée par l'urine.
TUMEURS FORMÉES PAR DES FLUIDES.
EPANCHÉES.
Echymose.
Anasarque ou Œdème.
Emphysème.
TUMEURS des PARTIES SOLIDES.
Exostose, ou Nœud.
Squirrhe.
Sarcocèle.
Physconie.
Lipome.
Goitre.
Polype.
Epulis.
Onglet.
Drapeau.
Pterygium.
Leucoma.
Albugo, Taye.
Caroncule ou Carnosité.
Cor.
Verrue.
Condylome.
Fic.
Crête.
Choufleur.
Fongosité.
Callosité.
Chair baveuse.

On a quelquefois rangé parmi les Tumeurs, les gonflemens qui se manifestent en diverses parties du corps, par le déplacement de certains organes, comme dans les cas de hernies, de chûtes, de luxations; mais il est aisé de voir que c'est mal-à-propos qu'on appliqueroit cette dénomination aux affections de ce genre. La Tumeur n'existe ici qu'en apparence, puisque la substance qui en constitue le volume, fait essentiellement partie du corps, & qu'il ne faut que lui faire changer de place pour faire cesser la maladie qui en résulte; l'on n'est pas mieux fondé à donner le nom de Tumeur à l'augmentation de volume d'une partie, occasionné par la présence d'un corps étranger. *Voyez* CORPS ÉTRANGER.

On rencontre quelquefois, dans la pratique, des Tumeurs anomales & sur la nature desquelles il est impossible de former un jugement. Telle étoit une Tumeur que j'ai été dans le cas d'observer, sans pouvoir trouver dans les Auteurs, rien qui pût éclairer mon opinion à cet égard; ni après la dissection, rien qui ressemblât à ce qu'elle m'avoit présenté. Le cas m'a paru assez singulier pour trouver ici sa place.

Une Demoiselle de vingt-deux ans portoit sur la partie interne de l'avant-bras, une Tumeur qui avoit commencé quatorze ans auparavant, par une petite dureté, située à-peu-près à égale distance du pli du coude & du poignet, & qui paroissoit avoir son siège sur le ligament interosseux. Aucune cause manifeste n'avoit donné naissance à cette affection, que l'on crut cependant pouvoir attribuer à une chûte qu'avoit faite la malade quelque tems auparavant. La Tumeur fit des progrès malgré des tentatives sans nombre pour la dissiper, & son volume ne cessa jamais de s'accroître dans toutes ses dimensions. On avoit consulté de tous côtés les Praticiens les plus distingués ; on s'étoit aussi adressé à des Charlatans, un de ceux-ci eut la hardiesse d'appliquer sur le mal un caustique par lequel il prétendoit avoir guéri beaucoup de Tumeurs. Mais, lorsqu'il eut fait une playe aux tégumens, on vit qu'il avoit mis à découvert une partie des muscles & des tendons de l'avant-bras, & on ne lui permit d'aller plus avant. On fit sur la playe les applications convenables, & elle se cicatrisa plus heureusement qu'on n'avoit osé l'espérer.

Après avoir inutilement tenté une multitude de remèdes, on renonça absolument à en faire de nouveaux; on se flattoit que la tumeur cesseroit enfin de prendre de l'accroissement, & comme le malade se servoit toujours de son bras, malgré le poids énorme qu'il avoit acquis, on écartoit l'idée de l'amputation, à laquelle néanmoins on sentoit que l'on seroit probablement obligé, tôt ou tard, d'avoir recours. La tumeur n'étoit pas douloureuse habituellement; mais le malade y éprouvoit des douleurs laminantes qui se faisoient sentir particulièrement aux deux extrémités, & sur-tout inférieures; ces douleurs devenoient avec le tems toujours plus fréquentes & plus vives. Enfin, le volume de la tumeur s'étant accru au point qu'elle occupoit tout l'avant-bras depuis le coude jusques au carpe, & qu'elle avoit au moins six pouces de diamètre dans son milieu; sa surface lisse & uniforme, devenant un peu plus inégale; sa dureté, jusques-là paroissant diminuer dans quelques points, & les élancemens douloureux augmentant en fréquence & en intensité, la malade vint à Paris, où, d'après l'avis unanime de plusieurs personnes de l'Art, elle se soumit à l'amputation du bras qui fut faite à quatre pouces environ au-dessus du coude. L'opération, faite par le célèbre M. Louis, fut suivie du plus heureux succès, & la malade acquit bien-tôt après, un degré de santé dont elle n'avoit pas joui depuis bien des années.

Après l'opération, l'on examina la tumeur; on la trouva par-tout environnée sous les tégumens par les muscles qui formoient autour d'elle comme un fourreau, & sous les muscles par un kyste particulier formé par une membrane très-fine, à demi-transparente, sur laquelle on voyoit un grand nombre de vaisseaux lymphatiques, très-considérables. Les vaisseaux sanguins de la partie, & particulièrement les veines cutanées, étoient aussi excessivement dilatées. A l'ouverture du kyste, la tumeur parut se diviser en plusieurs masses plus ou moins considérables, enveloppées chacune en particulier par une membrane de la même nature que celle qui enveloppoit la totalité. Chacune de ces masses étoit composée de plusieurs lobes fortement serrés les uns contre les autres; la plupart d'une forme vermiculaire & de la grosseur du doigt, ou à-peu-près, variant beaucoup entr'elles pour la longueur. Chacun de ces lobes avoit un pédicule très-délié qui étoit une branche du nerf radial autour duquel ils étoient tous fixés à-peu-près comme des raisins le sont à la grappe. La substance de ces lobes ferme & compacte, homogène, jaunâtre, un peu transparente, paroissoit formée presque en entier par la lymphe coagulable; on ne pouvoit y appercevoir aucune organisation.

Telle étoit sur-tout la partie supérieure de la Tumeur, la partie inférieure, c'est-à-dire, depuis le milieu, à-peu-près de l'avant bras, jusqu'au poignet, étoit un peu différente; on y voyoit le tronc même du nerf radial affecté dans son entier; en sorte que ses fibres qui, dans l'état naturel, s'avancent parallèlement vers la main, étoient séparées les unes des autres excessivement épaissies jusqu'au ligament annulaire du carpe, & reprenoient, en cet endroit, leur apparence naturelle pour former le nerf qui s'avance sous l'aponeurose palmaire. La matière de la Tumeur étoit d'ailleurs la même dans toute son étendue, si ce n'est qu'en plusieurs points, elle paroissoit un peu plus rouge, moins dure, & sembloit avoir contracté un degré d'inflammation.

On ne trouve nulle part que je sache la description d'une Tumeur pareille formée uniquement par le gonflement d'un nerf, toutes les parties environnantes étant d'ailleurs dans un état très-sain. C'étoit une chose assez étonnante qu'une affection pareille du nerf radial n'en eût point altéré les fonctions; la malade s'étant toujours servie de sa main autant que l'embarras, résultant du volume de la Tumeur, le lui avoit permis; cette main étoit, il est vrai, un peu plus petite que l'autre, mais elle n'avoit rien perdu quant à la sensibilité & au mouvement des doigts. Cette circonstance conduisit à supposer que le nerf n'étoit pas affecté dans sa substance même; mais seulement dans ses enveloppes, supposition que toute la dextérité du Savant Anatomiste, M. *Pelletan*, chargé de la dissection du bras, ne put point confirmer.

Si l'on eût pu se former d'avance une idée de la nature de la Tumeur & sur-tout si l'on eût pu juger qu'elle étoit parfaitement enkystée, peut-être auroit-on tenté de l'enlever par la dissection, & de sauver ainsi le bras; mais, outre qu'on ne pouvoit avoir aucune notion à cet égard capable de diriger le Chirurgien, on auroit tout lieu de craindre que cette opération ne fût sans succès, soit à cause de la vaste étendue de la playe qu'on auroit été obligé de faire, soit à raison de la destruction du nerf principal de l'avant-bras, dont les fonctions n'eussent probablement été que difficilement suppléées par le nerf cubital & les autres branches qui se rendent à cette partie.

On lit, dans les cas & remarques de Chirurgie de M. Gooch, l'Histoire d'une Tumeur qui étoit peut-être de la même nature que celle dont on vient de voir la description. Elle étoit située pareillement sur l'avant-bras, elle avoit augmenté pendant plus de cinquante ans, & avoit quatre pieds de circonférence. La malade étoit obligée de la soutenir par une écharpe, elle en ressentoit peu de douleurs, & avoit refusé de se soumettre à l'amputation du bras. Enfin la Tumeur devint gangreneuse & la fit périr; mais on n'en examine pas la structure à cause de la puanteur effroyable qu'elle exhaloit. M. Gooch n'y avoit jamais découvert de fluctuation, mais elle avoit été long-tems mobile; ce qui n'avoit, en aucun tems, été le cas de la Tumeur décrite ci-dessus.

TUTHIE, *Tuthia*. Mêlange de terre argilleuse, de chaux de zinc sous la forme métallique; il est le produit d'une sublimation qui s'opère dans les fourneaux où l'on expose au feu la pierre calaminaire. La Tuthie a été célébrée depuis long tems comme un excellent topique dans les ophtalmies, & employée comme telle sous la forme d'onguens & de collyres.

U

ULCÈRE, Ἕλκωσις, *Ulcus*. Solution de continuité dans une partie molle du corps, d'où il sort du pus, de la sanie, ou quelqu'autre matière viciée, soit que la maladie tire son origine d'une cause interne ou d'une cause externe.

Plusieurs Auteurs ont borné la signification de ce terme aux affections de la surface du corps ou des viscères accompagnées d'écoulement, qui étoient produites par quelque vice intérieur, en quoi ils se sont certainement trompés; car la plus simple plaie, entièrement indépendante de toute autre maladie, doit, à mesure qu'elle approche de la guérison, se terminer par un Ulcère, à moins qu'elle n'ait été cicatrisée par le rapprochement & la réunion de ses bords. *Voyez* l'article PLAIE.

Pour nous conformer à l'usage, nous avons, dans notre définition, borné le siége des Ulcères aux parties molles; il est certains néanmoins que les os n'en sont pas exempts. Ainsi, toute espèce de carie accompagnée de perte de substance, peut convenablement s'appeller Ulcère, car elle en a réellement les apparences, & produit les mêmes effets.

On distingue communément les Ulcères par différens noms, pris des circonstances particulières qui les accompagnent. L'on a, en conséquence, indiqué différentes méthodes curatives, propres à chaque espèce. Ces dénominations seroient utiles & mériteroient d'être conservées, si elles étoient fondées sur des caractères suffisamment distinctifs qui pussent éclairer la théorie ou influer sur la pratique; mais comme il est évident que la plupart ont été admises d'après des circonstances purement accidentelles ou peu communes, & qu'elles n'offrent en conséquence aucune différence réelle, il n'y a aucun avantage à les admettre; il est même à présumer qu'elles peuvent être souvent nuisibles, en faisant adopter une pratique fort compliquée, dans des cas où un traitement beaucoup plus simple pourroit remplir l'indication qui se présente. Nous nous bornerons aux distinctions qui tiennent aux apparences les plus simples & les plus frappantes, ou qui sont déduites de causes bien déterminées & bien reconnues; & comme il n'est pas toujours facile de classer ces sortes d'affections d'une manière claire & exacte, nous tâcherons d'y suppléer en faisant, avec autant de précision qu'il sera possible, l'énumération des différens symptômes caractéristiques de chaque espèce.

Des causes des Ulcères en général.

Les causes qui peuvent, dans différentes circonstances, donner lieu aux Ulcères, sont très-variées; mais, en les examinant de près, il paroît qu'on peut les rapporter à quelques-unes des classes suivantes:

1.° Aux causes que l'on peut appeller occasionnelles ou déterminantes; telles sont les playes en général, les coups qui se terminent par la suppuration, les brûlures, l'inflammation, enfin quelle que soit sa cause, lorsqu'elle se termine par la gangrène ou la suppuration.

2.° A celles que l'on peut convenablement nommer, prédisposantes telles que tous les désordres en général qui sont accompagnés de déterminations vers quelques parties, ou d'affections particulières de ces mêmes parties; comme il arrive dans les fièvres de toutes espèces, qui se terminent par ce qu'on appelle des abcès critiques, de même que dans la maladie vénérienne, les écrouelles & le scorbut.

3.° Les Ulcères peuvent être l'effet de deux causes précédentes réunies, Ainsi, une légère blessure ou une simple excoriation, qui se guérit facilement chez une personne bien constituée, produit facilement un Ulcère désagréable & difficile à guérir, lorsqu'il existe quelques-uns des vices dont nous venons de parler.

Du pronostic des Ulcères en general.

La nature & les effets des causes capables de produire les Ulcères étant aussi variés, il est évident que le pronostic ne doit pas moins varier dans toutes les maladies de ce genre.

Il doit dépendre, 1.° de la nature des causes

déterminantes qui ont donné lieu à la maladie;

2.° De la situation des Ulcères;

3.° De l'âge & de la constitution du malade.

Quant au premier de ces chefs, il est évident que la cause occasionnelle doit influer beaucoup sur la nature du mal. Ainsi, un Ulcère qui succède à une playe simple faite par un instrument tranchant non infecté d'aucune substance irritante ou vénéneuse, sera toujours, toutes choses égales d'ailleurs, plus aisée à guérir qu'un Ulcère qui est la suite d'une forte contusion, ou d'une playe faite par un instrument mal-propre & non tranchant.

Les plaies étroites faites avec des instrumens pointus, sont aussi beaucoup plus difficiles à guérir que celles qui ont de larges ouvertures; ce qu'on doit attribuer à la douleur & à l'inflammation, toujours plus considérables dans les playes produites par des instrumens pointus, que dans celles ou les parties ont été complettement divisées dans une certaine étendue; & que le pus ne pouvant s'écouler librement au-dehors, dans ces sortes de playes, est sujet à s'insinuer entre les tégumens & les muscles eux-mêmes. *Voyez* l'article PLAYE.

La situation des Ulceres, avons-nous dit, doit influer beaucoup sur le pronostic qu'on forme à leur égard. On doit la considérer sous deux points de vue.

1.° Relativement à la nature & à l'organisation des parties sur lesquelles se trouvent les Ulcères.

2.° Relativement à leur situation sur le tronc, ou bien sur les extrémités supérieures ou inférieures.

Ainsi, l'on a remarqué depuis long-tems, que les Ulcères des parties molles charnues, se guérissent beaucoup plus facilement que ceux où les tendons, les aponeuroses des muscles, les glandes, le périoste ou les os sont affectés.

La douleur que causent les Ulcères des parties musculaires molles, est moins violente, le pus qui en sort est, en général, de meilleure qualité, & la guérison est communément plus prompte que quand certaines autres parties sont le siège du mal. D'un autre côté, lorsque les Ulcères affectent le tissu cellulaire, les tendons, le périoste ou les os, la guérison en est toujours beaucoup plus facile, lorsqu'ils se trouvent sur le tronc, que quand ils sont sur quelqu'une des extrémités; il n'y a aucun Praticien qui n'ait remarqué que les jambes & les pieds étoient la situation la plus fâcheuse pour les Ulcères de toute espèce.

La situation basse de ces parties, leur éloignement du centre d'action, la facilité avec laquelle le principe vital y perd son énergie, en raison de cette distance de la circulation, paroissent être les principales causes de la différence dont nous parlons.

Car il faut que les fluides y circulent dans une direction contraire à leur propre poids, à une telle distance du cœur, que l'influence de cet organe sur leur mouvement ne peut être que très-petite. Toutes les fois que quelques-unes de ces parties perdent leur ton, ou que, par un accident quelconque, leur organisation est dérangée, il est très-ordinaire d'y voir survenir des gonflemens, communément de nature séreuse. Lorsque ces gonflemens ont lieu dans le voisinage des Ulcères, ils y occasionnent une affluence extraordinaire de matière, d'où il résulte que la qualité de l'écoulement se trouve altérée, & que la guérison se prolonge, jusqu'à ce que les parties aient recouvré leur ton naturel par le repos & un régime convenable.

C'est particuliérement en raison de cette circonstance que le repos & la situation horizontale de la partie malade contribuent, en grande partie, à la guérison des Ulcères des jambes. Le grand avantage des bandages & autres moyens de compression qu'on emploie avec tant de succès, dans un grand nombre de ces mêmes cas, tient également à l'usage dont ils sont pour prévenir ces gonflemens. Nous reviendrons plus particuliérement sur cet objet.

La situation des Ulcères doit encore beaucoup influer sur leur pronostic relativement au voisinage des gros vaisseaux sanguins & des nerfs considérables; car il est quelquefois à craindre que ces derniers n'en soient affectés; on doit aussi redouter leurs effets sur les articulations, lorsqu'ils se trouvent dans leur voisinage; enfin on doit calculer le risque de voir le pus s'épancher dans la cavité de la poitrine ou du bas-ventre, dans le cas d'Ulcères situés sur quelque partie du tronc.

Nous avons observé, en troisième lieu, que l'âge & la constitution du malade influoient aussi beaucoup sur le pronostic des Ulcères. Ainsi, chez les jeunes gens qui jouissent d'une bonne santé, toutes les sécrétions se font ordinairement d'une manière plus parfaite que chez les vieillards & les cacochymes. Or nous avons vu à l'article PUS, que ce fluide est le produit d'une véritable sécrétion, & que sa qualité plus ou moins bonne, tient à la manière plus ou moins parfaite dont cette sécrétion s'opère; on concevra aisément, par conséquent, que l'état de vigueur & la santé générale du malade doit influer sur sa nature.

La cure des Ulcères dépend d'un si grand nombre de circonstances, qu'il est évident qu'on ne peut former de pronostic juste, qu'en faisant une attention convenable à toutes leurs variétés.

De la question si l'on doit tenter la guérison des Ulcères.

La première question qui se présente, relativement au traitement des Ulcères, est de déterminer si l'on peut tenter de les guérir ou non. L'on convient généralement que l'on doit entreprendre la guérison de tout Ulcère récent ; mais l'on pense aussi qu'il est dangereux de supprimer ceux qui subsistent depuis long-tems, ou qui paroissent contribuer à guérir ou à prévenir quelque maladie à laquelle la constitution étoit sujette auparavant. C'est pourquoi presque tous ceux qui ont traité cet objet se sont vivement élevés contre cette pratique, qu'ils regardent comme téméraire & dangereuse.

Il n'est pas douteux qu'il seroit très-imprudent de guérir tout-à-coup des Ulcères dont l'écoulement est abondant & qui subsistent depuis long-tems ; le systême pourroit alors souffrir beaucoup de la suppression subite d'une évacuation considérable de fluide, dont il étoit accoutumé à se débarrasser par ce moyen. L'on a vu des Ulcères de ce genre desséchés tout-à-coup naturellement, ou par l'usage imprudent d'applications astringentes, être suivis de maladies très-graves, telles que l'asthme, la paralysie, l'épilepsie & même la mort.

Cependant, quoique l'on ne puisse nier ces faits, il n'est pas également prouvé que les accidens attribués à une pareille cause en dépendent réellement, dans tous les cas où l'on a cru devoir leur assigner une semblable origine. On a souvent guéri des Ulcères anciens & de mauvaise apparence, non-seulement sans qu'il en soit résulté aucune suite dangereuse, mais encore avec le plus grand avantage pour les malades ; & l'on a vu plus d'une fois des symptômes fâcheux, & même funestes, survenir peu après la guérison d'Ulcères beaucoup plus récens, chez des gens en apparence bien constitués. La succession des événemens n'établit pas toujours entr'eux le rapport de causes & d'effets, quoique par-tout où il s'agit de choses dont la nature est une preuve obscure, on soit porté à la supposer ; & si la maxime qu'on ne peut sans danger supprimer d'anciens Ulcères s'est trouvée quelquefois confirmée par des faits qu'on ne pouvoit contester, on en a fréquemment admis en preuve qui, bien examinés, se seroient trouvés ne rien prouver du tout.

La théorie, plus encore que l'observation, a soutenu l'opinion du danger dont nous parlons. On voyoit que les Ulcères fournissoient un écoulement de matière plus ou moins âcre & viciée, comme aussi plus ou moins abondante, & l'on en a conclu qu'on ne pouvoit arrêter un pareil écoulement, sans retenir dans la circulation une masse plus ou moins considérable d'humeurs acrimonieuses & morbifiques, & sans s'exposer à les faire refluer sur d'autres organes. Mais tous les faits tendent à prouver le peu de fondement de cette doctrine, & à faire voir que l'Ulcère doit être considéré, non comme le goût des humeurs viciées ; mais comme leur source & l'organe dans lequel elles se forment. *Voyez* les articles DARTRES, RÉPERCUSSIFS, &c.

Aucune opinion de théorie médicale n'a peut-être été plus universellement répandue que celle de l'existence d'humeurs peccantes ou viciées dans le sang ; aucune probablement n'a jamais été admise avec moins de fondement. La sérosité du sang peut avoir plus ou moins de consistance ; elle peut tenir en solution plus ou moins de particules salines ; les globules rouges peuvent être en plus ou moins grande quantité ; la lymphe coagulable peut varier dans sa proportion aux autres parties constituantes du sang. On n'a pas de peine à se former des idées nettes de ces différences ; mais l'on ne sauroit entreprendre de faire un pas de plus dans la théorie chimique des fluides animaux, sans donner absolument dans les suppositions ou dans les hypothèses.

Il est aisé de se convaincre que les diverses espèces de matières que rendent les Ulcères n'ont jamais existé dans le sang. Aucune analyse de ce fluide n'a encore pu les y faire reconnoître ; il n'est pas même possible de concevoir comment des fluides quelquefois si âcres & si différens du sang des personnes saines, pourroient circuler dans les vaisseaux, sans produire, par l'irritation qu'ils occasionneroient, des effets dangereux ou même mortels ; car l'on sait que l'écoulement de certains Ulcères, particulièrement de ceux que l'on nomme phagédéniques, est souvent âcre au point d'excorier, non-seulement les parties voisines, mais même de rendre quelquefois les pansemens dangereux pour le Chirurgien.

Dans quelques ophtalmies, l'écoulement que fournissent les yeux est si âcre qu'il excorie les parties voisines ; l'évacuation séreuse des vésicatoires, qui est communément bénigne, acquiert aussi quelquefois beaucoup d'acrimonie. Ces divers écoulemens cessent ordinairement d'avoir lieu, lorsqu'on emploie des moyens propres à changer l'état d'action des vaisseaux qui les fournissent, & rien n'annonce ensuite que la masse du sang soit devenue plus âcre & plus irritante.

Mais si l'on n'a pas lieu de craindre en supprimant l'écoulement d'un Ulcère, d'altérer la qualité des fluides, il n'en est pas de même de leur quantité ; & l'on ne peut nier qu'une suppuration habituelle n'entraîne journellement hors de la circulation, une certaine quantité de fluide fourni particulièrement par la lymphe coagulable, que la cessation de cet écoulement n'augmente de la même quantité la masse des fluides qui circulent dans les vaisseaux, & que, chez des individus irritables, ou disposés naturellement à la pléthore, cette surabondance ne puisse quelquefois déterminer des maux plus ou moins graves. M. Bell est un des Auteurs qui ont le plus insisté sur ces inconvéniens, auxquels il propose de parer, en établissant un écoulement artificiel de pus, au moyen d'un cautère, toutes les fois qu'on entreprend le traitement d'un Ulcère d'une certaine importance. Nous observerons néanmoins que, sans rejetter son principe, nous croyons qu'il ne faut pas lui donner trop d'extension. Une attention convenable aux faits montrera que le danger de fermer un Ulcère, même sous le point-de-vue que nous venons de faire mention, n'est pas aussi grand qu'on peut l'imaginer.

Les effets fâcheux d'un Ulcère sur l'économie animale ne sont point proportionnés à son étendue ni à l'abondance de la suppuration qu'il fournit; ils paroissent tenir plus manifestement à la nature même de l'Ulcère, & à celle des parties où il est situé On voit quelquefois des symptômes de fièvre hectique survenir à l'occasion d'un Ulcère de peu d'étendue, & cesser par l'amputation du membre qui en est le siège, quoique cette opération détermine, pour le moment, une suppuration beaucoup plus abondante. D'un autre côté, l'amputation, qui est un moyen bien assuré de supprimer pour toujours l'écoulement d'un Ulcère, n'a jamais été regardée comme dangereuse sous ce point-de-vue, quoiqu'on ait observé que, dans bien des cas, elle paroissoit augmenter, pour un tems, la pléthore générale, & tous les jours on voit des Empiriques fermer de vieux Ulcères que des Chirurgiens, plus circonspects, avoient laissé subsister, sans qu'on en voie résulter des accidens; ou, si le malade en éprouve quelqu'un par la suite, il seroit bien difficile, dans la plupart des cas, de prouver qu'ils tiennent à cette cause.

La précaution d'établir un cautère, lorsqu'on supprime l'écoulement du pus d'une partie ulcérée, doit certainement être avantageuse dans bien des cas; il est probable cependant qu'elle seroit inutile dans un grand nombre, & même nuisible dans ceux où le malade est fort épuisé, ou, comme il arrive souvent lorsque le mal a été occasionné & entretenu par la foiblesse & le relâchement du systême. M. Underwood, dans son intéressant Traité sur les Ulcères des jambes, paroît le prescrire, comme étant presque toujours utile. *Voyez A Treatise on Ulcers of the legs.* En général cependant on peut présumer que le danger qui résulteroit d'un usage trop fréquent de ce moyen, seroit moindre que celui de le négliger toujours.

Généralités sur le traitement & la division des Ulcères.

Après avoir prouvé que l'on doit tenter la guérison des Ulcères, il reste à examiner la méthode qu'il faut suivre pour y parvenir. Presque tous les Auteurs, qui ont donné des préceptes sur cet objet, admettent, suivant leur manière de s'exprimer, quatre états différens qu'il faut que l'ulcère parcoure, pour parvenir à l'état de guérison; ces états sont ceux de digestion, de détersion, d'incarnation & de cicatrisation L'on a recommandé différens remèdes comme convenables à ces divers états, & à chacun d'eux uniquement; les Auteurs en ont même parlé avec autant de certitude & de précision que s'il étoit possible de diriger à volonté chaque circonstance du traitement.

Ainsi, l'on a mis au rang des digestifs les baumes naturels, l'onguent d'Arceus, la térébenthine. L'on a recommandé comme détersifs, les poudres & les teintures de myrrhe, l'euphorbe, l'aloës, l'onguent égyptiac & diverses préparations de mercure. L'on prescrit dans la vue de favoriser l'incarnation ou la naissance des nouvelles chairs, les poudres de mastic, d'encens, &c. & l'on a vanté comme cicatrisans pour accomplir la cure, un grand nombre de remèdes tant simples que composés, particulièrement tous les bols astringens, les terres, l'eau de chaux, &c.

Néanmoins ces nombreuses divisions d'Ulcères en différens états, ainsi que les indications curatives que l'on en a déduites, & les remèdes que l'on a recommandé pour remplir ces indications, contribuent beaucoup à en rendre le traitement plus compliqué qu'il ne doit l'être, d'après les nouvelles observations que l'on a faites. Les indications que nous allons proposer sont fort simples, & nous pouvons dire que les méthodes de traitement qui en découlent sont plus efficaces que celles qui ont pour base les distinctions mentionnées ci-dessus.

Nous allons considérer en particulier les différentes classes & les diverses espèces d'Ulcères; & l'on observera que les signes que nous avons adoptés pour caractériser chaque espèce, sont pris des circonstances les plus communes, de manière qu'elles indiquent & exigent quelques changemens dans la méthode curative.

Ainsi, l'on verra que tous les Ulcères de la première classe diffèrent beaucoup entr'eux par leurs symptômes, & que chacun d'eux exige quelque variété dans le traitement. Nous présumons que ceux de la seconde classe seront également aisés à distinguer par de semblables circonstances, non-seulement les unes des autres, mais même de chacun de ceux qui appartiennent réellement à la classe précédente.

Nous comprendrons dans la première classe des Ulcères tous ceux qui sont purement locaux, & qui ne dépendent pas de quelque maladie de la constitution. Nous considérons sous ce point-de-vue les espèces suivantes.

L'Ulcère simple purulent.

L'Ulcère simple vicié.

L'ulcère fongueux.

L'Ulcère fistuleux.

L'Ulcère caleux ou variqueux.
L'Ulcère avec carie.
L'Ulcère cancereux.
L'Ulcère cutané.

Nous renfermerons dans la seconde classe tous les Ulcères qui sont l'effet de quelque désordre dans le systême, ou qui sont modifiés de quelque manière par une cause de cette nature. Les espèces de ce genre sont l'Ulcère vénérien, le scorbutique & le scrophuleux.

De l'Ulcère purulent simple.

§. I. *Symptômes, causes & prognostic de l'Ulcère purulent simple.*

L'on entend par Ulcère purulent simple, une affection purement locale, accompagnée d'un degré très-léger de douleur & d'inflammation, qui fournit toujours une matière d'une nature purulente bénigne, & d'une consistance convenable.

Cette espèce est la plus simple de toutes, tant par les symptômes que par la méthode curative qu'elle exige. Il faut, pour obtenir une guérison permanente, réduire toutes les autres espèces d'Ulcères à l'état qui caractérise celle-ci; c'est pourquoi nous donnerons à son sujet des observations plus détaillées qu'il n'auroit été d'ailleurs nécessaires; & lorsque les espèces dont nous parlerons par la suite, seront parvenues au point d'exiger le même traitement que celle dont il s'agit ici, nous renverrons à ce qui en aura été dit, afin d'éviter les répétitions.

Nous ajouterons aux circonstances indiquées dans la définition de cette espèce d'Ulcère, que les bourgeons charnus qui y prennent naissance ont une apparence ferme, fraîche, rouge & saine; & que, lorsqu'il ne survient aucun accident, la guérison fait, en général, des progrès réguliers non interrompus, jusqu'à ce que la cicatrice soit formée.

L'on peut observer, en considérant l'origine des Ulcères, que cette espèce même, qui est la plus simple de toutes, peut être dûe à un grand nombre de causes différentes; mais, d'après la définition que nous avons donnée, il est aisé de voir que l'on ne doit y comprendre que les causes qui sont de nature à produire une affection purement locale, sans occasionner le moindre dérangement dans le systême.

Nous rangerons au nombre de ces causes les playes de toute espèce qui ne se réunissent pas sur-le-champ, sans qu'il se forme de pus, qu'elles soient accompagnées ou non de perte de substance. Nous rapporterons aussi à ce chef toutes les opérations chirurgicales qui exigent des incisions dans une partie quelconque.

On peut encore mettre au nombre des causes de ces Ulcères, les brûlures, de quelque manière qu'elles soient produites, de même que les contusions; en un mot tous les accidens externes qui se terminent par la suppuration, & auxquels succède une solution de continuité.

Il ne faut pas croire que l'Ulcère simple purulent soit toujours la conséquence nécessaire & immédiate des différentes causes dont on vient de faire l'énumération, car on observe fréquemment le contraire; les brûlures, sur-tout, produisent quelquefois des Ulcères viciés très-difficiles à guérir; les contusions, de même que toutes les autres causes dont nous avons fait mention, sont fréquemment accompagnées des mêmes effets. Nous disons seulement que l'une ou l'autre de ces causes peut, en général, être considérées comme la cause primitive ou originelle de ces Ulcères, indépendamment des apparences qu'ils offrent avant que d'être réduits à l'état d'Ulcère simple purulent.

Le prognostic de cet Ulcère est très-favorable dans presque tous les cas; il varie cependant en raison de la perte plus ou moins grande de substance, de la situation de l'Ulcère & de la constitution du malade. Il suffit de faire attention à ces circonstances & à ce que nous avons déjà dit des Ulcères en général, pour qu'ils ne reste aucun doute sur le prognostic que l'on doit porter.

Avant d'examiner en particulier les moyens que l'on doit employer pour obtenir la guérison de l'Ulcère simple, nous donnerons un petit nombre d'observations générales sur la manière dont paroît agir la Nature pour opérer la guérison des Ulcères, & sur les effets que l'on peut attendre des secours de l'Art, afin de parvenir au même but.

§. II. *De la Régénération des parties dans les Ulcères.*

A mesure qu'un Ulcère se guérit, on y observe évidemment une régénération de parties qui tend à diminuer la perte de substance occasionnée par maladie ou par accident. On donne généralement le nom de bourgeons ou tubercules charnus à cette nouvelle substance, en raison de sa forme; ces tubercules croissent en plus ou moins grande quantité dans toutes les playes, suivant que le malade est jeune ou vieux, & suivant le degré de santé dont il jouit; au point que chez les jeunes gens pléthoriques, leur accroissement est souvent si considérable qu'ils s'élèvent au-dessus du niveau des tégumens voisins.

Lorsque la perte de substance est ainsi réparée autant qu'il est possible, le reste de la cure consiste dans la formation de la cicatrice, qui est ou l'effet de la Nature seule, quand elle produit en quelque sorte l'exsiccation de la surface de la substance régénérée, & forme de cette manière une espèce d'épiderme; ou bien l'Art parvient à l'obtenir

enir, en appliquant des substances astringentes dessicatives.

Nous nous servons ici du terme de régénération des parties, sans prétendre qu'il se fasse réellement une génération nouvelle des parties musculaires ou autres parties organisées, qui ont été détruites par les playes ou par les Ulcères; nous voulons seulement donner une idée de cette production, qui a toujours lieu à un certain point, dans les Ulcères accompagnés de perte de substance, lorsque la constitution est saine.

Il n'est peut-être pas aisé de déterminer la véritable nature de cette production; mais il est évident, par les phénomènes qu'elle présente, qu'elle est très-vasculaire; d'où il est probable qu'elle est produite par l'alongement ou l'extension des petits vaisseaux sanguins, qui n'ont été divisés que par une certaine quantité de tissu cellulaire formé, comme il y a tout lieu de le croire, par une matière que fournissent les orifices de ces vaisseaux, & qui leur sert comme de soutien ou de moyen de connexion.

On ne doit pas cependant s'attendre qu'une très-grande perte de substance puisse jamais être entièrement réparée de cette manière. La Nature, il est vrai, répare dans quelques circonstances particulières, des pertes accidentelles très-considérables; mais ses opérations en ce genre sont fort limitées. Chez les jeunes gens, lorsque les parties n'ont pas encore acquis leur dernier degré d'accroissement, & que les vaisseaux continuent à s'étendre, l'on voit quelquefois de grandes pertes de substances se réparer presque complettement; mais l'on ne doit jamais à ce période même de la vie attribuer entièrement ces guérisons, comme on les fait communément à la génération de nouvelles parties; car, en y réfléchissant, il est très-évident qu'une circonstance d'une nature entièrement opposée contribue, dans tous ces cas, à la guérison parfaite. Nous parlons ici de l'affaissement des parties divisées que quelques Auteurs prétendent être le seul moyen employé par la Nature, pour guérir les playes & les Ulcères. M. Fabre & M. Louis ont particulièrement soutenu cette opinion, que tout Praticien qui ne mettra pas cependant son imagination à la place des faits, ne manquera pas de trouver exagérée.

On ne peut disconvenir que l'effet de l'affaissement des parties voisines de la solution de continuité ne soit, jusqu'à un certain point, le même pour la guérison, que celui de la régénération des chairs, & la cicatrisation a souvent lieu, sur-tout chez les vieillards, sans qu'il y ait une régénération évidente des parties.

Ce procédé de la Nature est, jusqu'à un certain point, sensible dans les plus petits Ulcères; mais il l'est davantage dans ceux qui sont considérables, & particulièrement dans ces vastes Ulcères qui succèdent communément à l'amputation de quelqu'extrémité, telle, par exemple, que la cuisse.

On n'observe jamais dans ces cas aucune régénération considérable des parties, & la guérison s'accélère toujours en proportion de la facilité qu'acquiert la peau de se contracter par l'affaissement ou l'amaigrissement des parties environnantes. Cette diminution de volume n'est pas bornée à quelques parties, mais elle a également lieu dans toutes, excepté peut-être uniquement dans les os.

Ainsi, lorsque la cicatrice est formée après l'amputation d'un membre, tous les vaisseaux, & même les plus gros, sont presqu'entièrement oblitérés dans une étendue considérable; au moins l'on n'en trouve d'autre vestige que les membranes minces qui constituoient leurs tuniques, & qui sont réitérées au point de ne plus former que des cordes extrêmement petites; les fibres des différens muscles sont aussi considérablement diminuées; & souvent le tissu cellulaire paroît être presqu'entièrement détruit.

Il y a une autre espèce d'Ulcère, dont il paroît que la guérison est particulièrement accomplie par l'influence de la même cause. Les lèvres des playes faites par incision, avec peu ou point de perte de substance, se gonflent extraordinairement dans l'espace de vingt-quatre heures; ce qui les écarte tellement l'une de l'autre que le tout ressemble à un large Ulcère sordide. La playe resteroit long-tems dans cet état, si on la négligeoit ou si l'on y appliquoit des remèdes irritans; mais, dès que des cataplasmes émolliens & d'autres pansemens convenables, l'on a obtenu un écoulement abondant de pus, l'inflammation diminue, le gonflement des lèvres s'affaisse, & l'Ulcère se contracte par degrés, au point que les bords, qui étoient fort séparés, se rapprochent l'un de l'autre.

Le même phénomène est très-sensible pendant la guérison de tout Ulcère accompagné de beaucoup d'inflammation; & une grande partie du traitement consiste à dissiper la douleur, l'irritation & le gonflement, qui ont toujours lieu dans ces cas.

Dans les playes transversales profondes, qui pénètrent les muscles au point de s'étendre jusqu'à l'os, on obtient rarement la guérison par la simple réunion des parties, sur-tout lorsqu'il y a eu perte de substance; & à mesure que la cicatrice se forme, il se fait toujours un affaissement évident des extrémités des parties divisées. Dans tous ces cas, immédiatement après la guérison, tant que la maigreur est encore considérable, la perte de substance produite par la playe, n'est jamais si apparente qu'elle le devient au bout d'un certain tems, lorsque la santé & l'appétit sont rétablis, & que toutes les parties du corps, celles particulièrement qui ont été divisées, ont, en grande partie, recouvré leur premier volume; l'enfoncement occasionné par les playes de ce genre paroît alors plus considérable qu'il n'étoit avant, & ne laisse pas de doute que la cicatrisation ne se soit formée en partie aux dépens des parties voisines.

Tous ces faits prouvent que l'affaissement des parties divisées contribue beaucoup à la guérison des playes; ils ne démontrent pas que l'on doive donner à cette opinion toute l'extension que quelques personnes voudroient lui attribuer, ainsi que nous l'avons dit ci-dessus. On ne doit pas moins conclure de tout ce qui a été dit sur ce sujet que les Ulcères sont en général réparés par une substance de nouvelle production, quoique la guérison dépende beaucoup de la contraction des tégumens, qui a eu lieu en raison de la diminution de volume des parties qui sont au-dessous. *Voyez* RÉGÉNÉRATION.

§. III. *Des effets de la compression sur les Ulcères.*

C'est peut-être à l'opération de cet affaissement dont nous venons de parler, qu'on doit, jusqu'à un certain point, attribuer les bons effets d'une pratique connue depuis long-tems pour le traitement des Ulcères, mais presqu'entièrement abandonnée de nos jours, sans aucune raison évidente. Nous voulons parler de la compression qui a été fort recommandée pour les Ulcères des jambes, par Wiseman & d'autres Écrivains anciens, dans la vue de prévenir les tumeurs œdémateuses auxquelles sont communément sujets ceux qui sont affectés de cette maladie. M. Underwood, Chirurgien de Londres, a publié un Traité plein de vues utiles & intéressantes sur cette méthode, qu'il regarde comme de la plus grande importance pour guérir les Ulcères des extrémités inférieures. Elle a, suivant lui, par-dessus toute autre, l'avantage bien précieux de laisser au malade la liberté de marcher & de se tenir debout autant que bon lui semble; il recommande même à ses malades de prendre autant d'exercice que leurs forces le permettent, comme une mesure propre à avancer leur guérison. Il attribue particulièrement les bons effets de la compression à ce qu'elle contribue à mettre les surfaces de l'Ulcère au même niveau des parties voisines; circonstance essentielle pour déterminer la formation d'une bonne cicatrice.

Le moyen que recommandoit Wiseman étoit de comprimer les jambes affectées d'Ulcères, au moyen de bas lacés que l'on serroit au point convenable. M. Underwood préfère au bas lacé, un bandage roulé suffisamment large. Ce bandage s'applique en spirale, d'une extrémité du membre à l'autre, s'il est nécessaire, jusqu'un peu au-dessus de la partie malade. Mais, lorsqu'il n'y a pas de parties œdémateuses aux environs de l'Ulcère, il suffit en général de commencer par placer le bandage trois pouces environ au-dessous de l'Ulcère, & de la faire passer deux ou trois pouces au-dessus. Dans les Ulcères des jambes, il doit commencer aux doigts du pied, & se terminer à l'articulation du genou, ou au moins deux pouces au-dessus de l'Ulcère; lors même qu'il survient des gonflemens œdémateux autour des Ulcères des cuisses, comme il arrive souvent, le bandage doit également commencer aux doigts des pieds. Néanmoins cela est rarement nécessaire, lorsqu'il n'y a pas de gonflement à la jambe. Le bandage roulé est un moyen de comprimer plus immédiatement la partie sur laquelle on l'applique que le bas lacé; il s'adapte aussi beaucoup mieux, & occasionne, en général, moins de malaise au malade. Il est d'ailleurs plus aisé de se le procurer; car la difficulté d'adapter le bas lacé avec l'exactitude qu'il exige est telle que peu d'ouvriers sont capables d'en faire de convenables; l'on peut au contraire se procurer facilement le bandage roulé dans tous les tems.

L'on choisit pour ce bangage des bandes de deux pouces & demi de large, & l'expérience a prouvé qu'une flanelle légère, d'Espagne ou d'Angleterre, étoit préférable à toute autre substance. Non-seulement elle entretient dans les parties plus de chaleur que le lin, qui d'ailleurs est généralement utile dans les Ulcères de toute espèce, mais en raison de sa souplesse & de son élasticité elle n'est pas sujette à irriter les parties sur lesquelles on l'applique; inconvénient très-ordinaire de l'usage des bandes de toile.

Il est inutile de dire que ce bandage doit toujours être appliqué de manière à soutenir particulièrement la peau, & à rapprocher, autant qu'il est possible, les bords de la playe; car comme la peau ne se régénère jamais, il faut tâcher de recouvrir avec tout ce que l'on aura pu en ménager facilement, les parties mises à nud par sa rétraction, parce que toutes celles qui n'en sont pas recouvertes, ne sont défendues, lorsque la cicatrice est formée, que par une espèce d'épiderme fort inférieure, tant en force que par les autres qualités à la véritable peau.

En faisant une attention convenable à cet objet, on en tirera beaucoup plus d'avantage qu'on ne l'imagine communément, pour la guérison des playes & des Ulcères; car la plupart sont situés de manière qu'ils peuvent se guérir par la réunion des parties divisées, pourvu que la perte de substance ne soit pas considérable. Cette méthode curative est bien supérieure à toute autre; on doit l'adopter toutes les fois que la réunion peut convenablement se pratiquer immédiatement après que la playe est faite. *Voyez* PLAYE. Mais si, comme il arrive très-souvent, l'on néglige dans les premiers momens cette précaution, ou si elle n'est pas praticable, en raison de la rétraction trop grande des parties, il est encore fréquemment possible d'obtenir leur réun'on dans un période plus avancé de la maladie.

Car, dans les grandes playes, lorsqu'il y a eu une suppuration abondante pendant une quinzaine de jours, & que l'inflammation primitive est en grande partie diminuée, quoique les bords aient alors pris le caractère d'un Ulcère, il est possible de les réunir parfaitement par une compression convenable, ou au moins de les rapprocher au point de diminuer considérablement le vuide qui s'étoit formé; ce qui rend la cure de ces maladies beaucoup plus courte & plus facile qu'on ne l'observe en suivant une méthode différente.

Il est aisé de comprendre, d'après ce que nous avons dit de l'usage de la compression, qu'il faut s'en abstenir dans toute espèce d'Ulcère, tant qu'il subsiste un degré considérable d'inflammation; mais, dès que ce symptôme est entiérement dissipé, on peut toujours avoir recours à la compression sans rien craindre.

Ce remède est si généralemant utile pour la guérison des Ulcères, que l'on doit peut-être l'employer dans tous les cas, dès que l'état inflammatoire est passé. Il n'est pas douteux que l'on peut guérir par d'autres méthodes; mais nous osons avancer que dans les Ulcères les plus fâcheux, tels que les Ulcères habituels des jambes, on peut en général obtenir une guérison plus durable en faisant un usage convenable de la compression, que par aucun des moyens connus jusqu'ici.

§. IV. *Du développement des Bourgeons charnus dans les Ulcères, & des moyens que l'Art employe pour le favoriser.*

La première partie du procédé de la nature dans la guérison des Ulcères, est, comme nous l'avons expliqué, l'affaissement des parties voisines de la solution de continuité. La seconde partie est la formation des Bourgeons charnus destinés à remplir en partie la cavité. Cette substance nouvelle se manifeste dans toute espèce d'Ulcère chez les personnes saines, sous la forme d'un grand nombre de tubercules très-petits, d'un rouge vif, brillant, & en général d'une texture assez ferme. *Voyez* BOURGEONS.

Ces tubercules offrent des apparences très-différentes, chez ceux dont la santé est altérée. Suivant la nature particulière de la maladie, dont la complication modifie l'Ulcère. Nous parlerons ci-après en particulier de toutes les variétés qui résultent de l'état du corps. Nous allons d'abord indiquer les diverses méthodes par lesquelles on peut aider la nature, non-seulement pour corriger le mauvais état de ces productions, mais pour favoriser leur accroissement, lorsqu'elles sont fermes & saines; car, même quoique leur formation soit particuliérement l'ouvrage de la nature, l'art peut fréquemment, dans différentes circonstances, lui être d'un grand secours.

L'avantage principal que l'art peut procurer à cet égard pour la guérison des Ulcères, consiste à écarter les causes qui tendent à retarder les efforts naturels du systême. Les obstacles que la Nature rencontre dans sa marche sont extrêmement variés; on peut cependant les rapporter à deux chefs généraux; savoir: 1.° les causes que l'on peut regarder comme tenant à l'état interne du corps, & 2.° à celles qui agissent simplement comme externes ou locales.

Les obstacles du premier genre sont les désordres généraux auxquels la constitution est sujette; car l'expérience prouve que l'état de santé est le seul propre à produire des Bourgeons charnus propres à former une bonne cicatrice. *Voyez* RÉGÉNÉRATION. Ainsi, la guérison des Ulcères qui surviennent dans la maladie Vénérienne ou le Scorbut, ne peut jamais convenablement s'accomplir, si l'on ne détruit d'abord le vice général de la constitution.

L'on a également remarqué que l'amaigrissement extrême produit par le défaut de nourriture ou par des évacuations immodérées, étoit très-préjudiciable à l'accroissement des nouvelles parties. Le systême ne peut suffire à réparer les parties accidentelles, telles que celles qui sont produites par les Ulcères, s'il ne reçoit une plus grande quantité de matière nutritive que celle qui seroit nécessaire dans les cas où il n'y a pas de pareilles pertes; il est par conséquent évident qu'en tenant le malade à une diète très-sévère, la perte de substance se réparera beaucoup plus lentement, qu'en suivant une méthode opposée. La pléthore extrême, un régime très-nourrissant & échauffant ne conviennent nullement dans quelque espèce d'Ulcère que ce soit; mais un régime sévère chez une personne déjà affoiblie & exténuée, ne seroit pas moins préjudiciable.

Il faut en conséquence, prendre, dans tous ces cas, un parti mitoyen, & entretenir le malade dans une situation telle au moins qu'il ne soit pas beaucoup plus foible que dans l'état ordinaire ou naturel de santé; mais il faut, à cet égard, se conduire principalement suivant que l'exige chaque cas particulier; car la disposition inflammatoire est portée à un tel point, chez quelques malades, que la moindre écorchure peut s'enflammer & donner lieu à bien des accidens; lorsqu'il survient des Ulcères un peu considérables chez des personnes d'un tel tempérament, il est souvent nécessaire de leur faire observer un régime très-sévère.

Il arrive fréquemment que d'autres d'une constitution différente, qui sont fort affoiblis par la maladie ou par une mauvaise nourriture, & qui n'ont aucune disposition aux maladies inflammatoires, supportent très-bien & se trouvent mieux d'un régime plus nourrissant que celui auquel ils étoient accoutumés avant; en sorte qu'il faut toujours abandonner au jugement du Praticien, le soin d'indiquer le régime qui paroîtra le plus convenable à la situation particulière de chaque malade.

Les obstacles locaux, qui s'opposent à la formation des nouvelles parties dans les Ulcères, peuvent se rapporter à deux chefs; le premier comprend les causes irritantes qui agissent d'une manière purement mécanique; le second renferme celles qui sont évidemment de nature corrosive.

L'expérience journalière fait voir que les Bourgeons charnus des Ulcères se forment toujours, toutes choses égales d'ailleurs, beaucoup plus promptement lorsque la partie est entièrement exempte de douleur; & que tout ce qui tend à entretenir une inflammation considérable dans les Ulcères, contribue, jusqu'à un certain point, à arrêter la production de ces Bourgeons.

Cette observation prouve combien il est nécessaire d'écarter des plaies & des Ulcères tout corps étranger, ou tout ce qui tend à produire irritation, elle sert en même-tems à rendre raison des avantages considérales que l'on retire des pansemens rares & de l'usage des applications simples, au lieu de suivre la méthode autrefois adoptée, de faire des pansemens beaucoup plus fréquens en employant même des onguens & divers autres topiques d'une nature très-irritante.

Les causes locales du second genre qui tendent à s'opposer à la formation des Bourgeons charnus, & que l'on prétend être de nature corrosive, sont principalement les écoulemens de matière viciée qui surviennent si facilement dans les Ulcères, par négligence ou par défaut de traitement convenable. Car en général toute matière qui diffère beaucoup par sa nature, sa couleur & sa consistance du pus doux & louable, possède constamment un degré plus ou moins considérable d'acrimonie ou de causticité; cette acrimonie est, dans quelque cas, si remarquable, que non-seulement les tubercules en sont corrodés, & ne peuvent s'élever; mais que les parties voisines, quoique saines, en sont souvent affectées. Au reste, ce genre de causes locales doit presque toujours rentrer dans le précédent, puisqu'en général, l'état de la matière qui sort d'un Ulcère dépend de celui des vaisseaux qui le fournissent, & de l'espèce connue du degré d'irritation dans lequel ils se trouvent. *Voyez* PUS.

L'on doit particulièrement s'occuper, dans toutes les maladies de ce genre, de corriger cet état d'acrimonie, & tenter de convertir la matière de l'Ulcère en ce qu'on nomme un pus louable. Nous indiquerons dans la suite les moyens propres à remplir cette indication.

Les différens obstacles qui s'opposent à la formation des tubercules charnus étant une fois détruits, la Nature accélérera toujours, autant que les circonstances le permettront, leur accroissement; &, lorsqu'au bout d'un tems convenable, le vuide des Ulcères est rempli, autant qu'il est possible, par l'accroissement des tubercules, ou par l'effet de la compression, ou par ces deux moyens réunis, il ne reste plus, comme nous l'avons déjà observé, pour que la guérison soit parfaite, qu'à obtenir la cicatrice. Ce qui est encore en grande partie l'ouvrage de la Nature; mais souvent l'Art peut y contribuer beaucoup par l'usage des applications convenables.

Nous avons remarqué que tant qu'il restoit quelque vuide à remplir dans les Ulcères, & que, pour cet effet, les parties bourgeonnoient encore & s'étendoient, rien ne convenoit mieux que les applications les plus douces; mais lorsque la perte de substance est entièrement réparée, ou au moins lorsqu'elle l'est autant que le permettent les forces du malade, & les autres circonstances dans lesquelles il se trouve, il est convenable & même quelquefois nécessaire de recourir à des applications, qui auroient été préjudiciables pendant l'état d'extension des vaisseaux.

Toutes les poudres & les lotions légérement stypiques, capables de resserrer les extrémités des vaisseaux divisés, & de dessécher le tissu cellulaire inorganique dans lequel ils sont enveloppés, sont propres à favoriser la production de cette membrane mince & délicate que l'on nomme cicatrice, & qui recouvre la surface de l'Ulcère. cette membrane improprement appellée peau, est toujours fort tendre dans les commencemens; mais, avec le tems, elle acquiert plus de force, & s'épaissit aux dépens du même tissu cellulaire, qui avoit originairement contribué à sa formation.

§. V. *Du Traitement de l'Ulcère simple purulent.*

Cette espèce d'Ulcère est accompagnée de très-peu d'inflammation; l'on n'y apperçoit non plus aucun gonflement contre nature, mais uniquement un vuide produit par une perte réelle de substance, ou par la rétraction des parties qui ne sont que divisées; & l'écoulement en est d'une nature purulente bénigne. Les seules indications qui se présentent à remplir pour obtenir la guérison sont:

1.° De diminuer, autant qu'il est possible, le vuide que l'Ulcère a produit.

2.° De favoriser la formation de la cicatrice.

La première de ces indications ne peut être efficacement remplie que par le concours de deux circonstances différentes; il faut qu'il se forme des Bourgeons charnus dans la cavité de l'Ulcère, & que l'affaissement des parties immédiatement contigues, ait lieu jusqu'à un certain point.

Nous avons déjà observé qu'un degré considérable d'inflammation ou la présence d'une matière âcre corrosive, étoient extrêmement nuisibles à la formation des nouvelles parties; ainsi, cette partie de la curation doit particulièrement consister à employer les moyens les plus propres à empêcher l'action de ces deux causes.

Il faut, pour remplir cette indication, premièrement éviter les gommes échauffantes, les baumes & les teintures spiritueuses que tous les anciens Auteurs recommandent dans les différentes espèces d'Ulcères, & qu'un grand nombre de Praticiens continuent encore à employer.

L'on peut, il est vrai, dans quelques espèces d'Ulcères, faire usage de plusieurs remèdes de ce genre, sans beaucoup d'inconvéniens, & il est même possible qu'ils soient utiles dans quelques circonstances; mais ils sont toujours pernicieux dans l'Ulcère simple; il faut, dans les Ulcères de ce genre, rejetter absolument ces médicamens, & éviter toute application capable d'occasionner beaucoup de douleur ou d'irritation, parce que tout ce qui produit cet effet doit toujours augmenter l'inflammation, & par conséquent retarder nécessairement la guérison. On peut faire les mêmes objections, même contre l'usage du basilicum ordinaire & de l'onguent d'Arcéus des boutiques; car toute composition de cette nature, dans laquelle il entre une grande quantité de térébenthine ou d'autres résines, irrite toujours.

L'on ne doit, dans ces cas, employer les onguens que dans la vue d'exciter le moins de douleur possible, en renouvellant les pansemens; en conséquence l'on doit préférer les préparations composées des ingrédiens les plus doux, comme pouvant seules remplir cette intention. Un cérat composé de cire blanche, de blanc de baleine & d'huile d'olive (*voyez* CÉRAT) ou la composition connue sous le nom de *Céromel* (*voyez* ce mot), sont les meilleurs topiques dont on puisse faire usage. Le cérat de Goulard, qui n'est autre chose qu'un cérat simple uni à une certaine proportion d'extrait ou de sucre de Saturne, peut être avantageusement substitué aux précédens, lorsqu'il y a quelque degré d'inflammation dans l'Ulcère.

L'on peut en général appliquer, sans causer la moindre douleur, des plumaceaux ordinaires, enduits d'une couche légère de l'un de ces onguens; & en s'en servant de cette manière, il en résulte rarement aucun inconvénient, si ce n'est peut-être chez un très-petit nombre de personnes dont la peau ne peut supporter le contact d'aucune espèce de graisse, sans contracter une inflammation érésypélateuse, plus ou moins marquée. Quelques Auteurs, trompés peut-être par cette dernière circonstance, ont condamné l'usage de toutes les applications huileuses sur les Ulcères, dans la crainte qu'elles ne rancissent, & ne finissent par irriter les parties; mais si on les emploie suffisamment fraîches, il est difficile de concevoir qu'elles puissent s'altérer assez d'un pansement à l'autre pour produire cet effet, qui tient plutôt, ainsi que nous venons de le dire, à une disposition particulière de la peau. On préférera, chez des personnes ainsi disposées, l'usage du céromel à celui de toute autre composition.

On condamne aujourd'hui très-généralement, & avec beaucoup de raison, les pansemens fréquens; mais souvent les Praticiens abandonnent une erreur pour tomber dans l'extrémité contraire; quelques-uns recommandent de ne renouveller les applications de ce genre qu'une fois en cinq, six ou huit jours. Si jamais cette méthode peut convenir, les cas en sont fort rares; elle ne procure aucun avantage à l'Ulcère. Excepté dans les derniers périodes de la maladie, où la cicatrice est sur le point de se former, tout Ulcère se guérit plus facilement, en changeant tous les jours l'appareil, que quand on le renouvelle moins souvent; il en résulte d'ailleurs l'avantage de tenir le malade propre, & de conserver l'air de l'appartement qu'il occupe dans un plus grand degré de pureté que quand on suit une méthode contraire. La quantité de matière que rendent les Ulcères doit particulièrement déterminer la fréquence des pansemens.

L'impression que l'air produit sur les Ulcères qui y sont exposés, est le principal inconvénient que l'on croit résulter des pansemens fréquens; mais il suffit de tenir les nouveaux appareils prêts, de manière à pouvoir les appliquer immédiatement après avoir levé les autres, pour éviter les mauvais effets qui pourroient résulter de l'action de l'air. Néanmoins cet objet est d'une telle importance qu'il exige l'attention la plus sérieuse; car la trop libre admission de l'air interrompt toujours la guérison; non-seulement il agit sur les Ulcères comme une cause d'irritation très-puissante, mais même il tend à altérer la nature de la matière qu'ils rendent.

Plusieurs Praticiens objectent encore que l'usage des applications onctueuses dans le traitement des Ulcères est sujet à relâcher les parties, & à les priver de leur ressort, au point d'empêcher les nouveaux bourgeons de devenir aussi fermes qu'ils le seroient, si l'on s'abstenoit de l'usage de ces substances.

Les fomentations & les cataplasmes émolliens appliqués pendant long-tems, peuvent produire un pareil effet; mais il n'a jamais lieu lorsqu'on étend légèrement sur les plumaceaux un onguent tel que celui que nous avons conseillé; cet onguent est même préférable à la charpie sèche seule, que bien des Praticiens recommandent; car, à moins que les Ulcères ne fournissent une grande quantité de matière, elle occasionne toujours beaucoup d'irritation, & produit, jusqu'à un certain degré, les mêmes effets qu'un doux escarotique. Cette circonstance qui rend la charpie sèche très-utile dans bien des cas, paroît avoir été connue de plusieurs Anciens, qui recommandent fréquemment cette application, pour réprimer l'accroissement des parties, lorsqu'il est trop considérable pendant le traitement des Ulcères.

Cette partie du traitement qui nous occupe, exige en second lieu que l'on emploie les moyens propres à entretenir la matière de l'Ulcère dans son état de purulence convenable, tant pour la couleur que pour la consistance. Cet objet demande une attention extrême, sans quoi il peut arriver que la matière la mieux conditionnée dégénère tôt ou tard en une espèce très-mauvaise.

Pour remplir cette indication dans l'espèce simple d'Ulcère dont il est ici question, on s'occupera particulièrement de conserver dans la partie un degré de chaleur convenable; cela est absolument nécessaire dans quelque partie que se trouve l'Ulcère, mais sur-tout lorsqu'il est sur les extrémités; car la chaleur naturelle de ces parties n'est pas à beaucoup près aussi considérable que dans le tronc, & dans les autres endroits où l'action du cœur a plus d'influence.

Tant que l'inflammation subsiste à un certain degré dans les Ulcères, les cataplasmes émolliens chauds sont le moyen le plus facile & le plus convenable d'entretenir la chaleur; mais il faut les abandonner dès que les symptômes inflammatoires sont fort modérés, parce que l'usage trop fréquent & trop long-tems continué des émolliens chauds est sujet, en raison de leur vertu très-relâchante, à produire, comme nous l'avons déjà observé, un relâchement trop considérable, ou à détruire le ton des parties sur lesquelles on les applique. L'on peut d'ailleurs également bien remplir cette indication, en appliquant sur l'appareil des couvertures épaisses, ouatées avec la laine, le coton ou autres substances semblables, qui conservent très-bien la chaleur. Ces attentions sont moins essentielles dans les cas d'Ulcères simples que dans ceux d'un fort mauvais genre; néanmoins on ne doit pas les négliger, même dans les cas d'Ulcères les plus légers.

Le soin de prévenir l'irritation en se servant de substances très-douces à chaque pansement, & celui de conserver un degré de chaleur convenable dans la partie affectée, sont les moyens les plus certains que l'on puisse employer, tant pour favoriser l'accroissement des nouvelles parties que pour obtenir & entretenir une bonne suppuration. Il faut donc y faire une attention particulière, jusqu'à ce qu'il ne paroisse plus rester de vuide à remplir, ou jusqu'à ce que la Nature semble avoir contribué à la production de nouvelles parties, autant que le permettent les circonstances de la maladie.

La seconde partie essentielle de la première indication curative des Ulcères consiste, comme nous l'avons déjà observé, dans une douce compression. Dès que l'état inflammatoire est dissipé, & qu'on a obtenu une suppuration louable, on peut sur-le-champ faire une légère compression, au moyen du bandage roulé, comme nous l'avons recommandé plus haut, & la continuer jusqu'à la fin du traitement. Il faut, comme nous l'avons prescrit, appliquer ce bandage de manière qu'il produise, non-seulement une douce compression sur les parties qui environnent immédiatement l'Ulcère, mais même qu'il serve à soutenir la peau & les autres tégumens, afin d'en prévenir la rétraction qui surviendroit sans cette précaution, sur-tout dans les Ulcères considérables.

Quand, par une attention convenable aux circonstances les plus essentielles du traitement, & en continuant plus ou moins de tems les remèdes nécessaires, en raison de la grandeur des Ulcères & de la constitution du malade, on est enfin parvenu à réparer, autant qu'il étoit possible, la perte de substance, il faut s'occuper de la dernière indication curative, c'est-à-dire, de la formation de la cicatrice.

Nous avons déjà observé que la cicatrice est ordinairement l'ouvrage de la Nature seule; néanmoins, dans beaucoup de cas, quoique la perte de substance paroisse entièrement réparée, la guérison parfaite est difficile à obtenir; la surface de l'Ulcère reste dans un état de crudité, & rend une grande quantité de matière. Il faut absolument abandonner alors les onguens émolliens que nous avons recommandés pour la première partie du traitement, & en substituer d'autres, d'une nature styptique & dessiccative, tels que l'onguent saturnin, celui de céruse, celui de zinc ou de pierre calaminaire. L'eau de chaux réussit très-bien dans la même intention; on en lave l'Ulcère deux ou trois fois le jour, & l'on y applique quelqu'un des onguens dont nous venons de parler. Les esprits ardens peuvent également remplir le même but, c'est-à-dire, arrêter l'écoulement de ces sortes d'Ulcères, dessécher ou resserrer la substance cellulaire molle, qui recouvre leur surface, & en former une cicatrice solide.

L'accroissement des nouveaux tubercules est quelquefois si considérable qu'ils s'élèvent au-dessus de la surface des parties saines, & empêchent qu'il ne se forme une cicatrice convenable. Lorsque cela arrive, il faut recourir aux astringens, ou même aux escarotiques, dont le plus efficace entre les caustiques doux est le vitriol bleu. Ce remède suffit presque toujours, excepté dans les Ulcères très-rebelles; mais lorsqu'il ne réussit pas, ce qu'on a de mieux à faire est de toucher les bourgeons trop élevés avec la pierre infernale.

Dans les cas légers de ce genre, la charpie sèche suffit souvent pour obtenir la guérison, pourvu qu'en même-tems on applique sur le tout un bandage suffisamment serré.

Nous observerons néanmoins que cet état est fréquemment plus embarrassant & plus disgracieux que toute autre partie de la curation des Ulcères; car il arrive souvent chez les personnes même qui jouissent de la meilleure constitution, quand d'ailleurs tout ce qui a précédé annonce une heureuse guérison, que l'on ne peut pas obtenir de cicatrice, & que les bourgeons charnus, nouvellement formés, restent dans un état de crudité, sans montrer aucune tendance à la guérison. Dans ce cas, lorsque les moyens que nous avons indiqués ne sont d'aucune efficacité, l'on pourra souvent obtenir une guérison complette, en appliquant au-dessous du bandage roulé, des compresses imbibées de bonne eau-de-vie. En même-tems qu'on emploie les spiritueux de cette manière, on peut les remplacer alternativement par la teinture de mirrhe, ou par la solution de vitriol bleu dans l'eau.

Nous avons fait l'énumération des topiques dont l'efficacité est la mieux reconnue pour la guérison des Ulcères; mais il y a quelques circonstances qui, quoique plus générales, n'exigent pas moins d'attention.

Dans toutes les espèces d'Ulcère, le repos du corps, & sur-tout celui de la partie affectée, est extrêmement essentiel. Dans les maladies de ce genre, qui attaquent les extrémités inférieures, le membre affecté doit toujours être, autant qu'il est possible, dans une position horizontale, qui est celle qui favorise le plus la circulation des fluides.

Presque tous les Praticiens, tant Anciens que Modernes, ont regardé le repos & la position horizontale comme absolument nécessaires à la guérison des Ulcères des extrémités inférieures. Les maximes qu'ils ont posées à cet égard sont trop générales, & sujettes à des exceptions; il il y a des cas où le repos absolu nuit essentiellement à l'état général du corps, & où les malades se guérissent plutôt & d'une manière plus complette, lorsqu'on leur laisse prendre un certain exercice, pourvu que les parties soient convenablement soutenues par un bandage suffisamment serré. Il paroît néanmoins que les règles que les Anciens nous ont laissées sur ce point sont généralement bien fondées, & que, dans la plupart des cas, la guérison des Ulcères des extrémités est plus ou moins prompte, suivant que l'on observe le repos avec plus ou moins d'exactitude.

L'on a donné, dans presque chaque espèce d'Ulcère, des règles particulières relativement au régime; l'on a, en général, recommandé une diète très-austère. Néanmoins un régime fort sévère est presque constamment nuisible, quand on l'observe fort long-tems; il est rare qu'il ne soit pas suivi d'un relâchement considérable de tout le corps, & qu'il ne produise en conséquence d'autres effets désagréables sur l'état des Ulcères & sur la nature du pus qu'ils fournissent.

Il paroît qu'il suffit à cet égard de se mettre en garde contre tout excès dans le boire & le manger; car tout ce qui est capable d'animer à un certain point la circulation, comme il arrive souvent chez des personnes en santé, qui ne sont pas dans le cas d'en redouter les conséquences, tout ce qui peut exciter la moindre inflammation, est toujours très-préjudiciable dans ces cas. L'on a même quelquefois remarqué, qu'au lieu de suivre un régime plus sévère que de coutume, tel qu'on le recommande, communément les malades s'étoient bien trouvés de prendre des alimens plus substanciels qu'ils ne faisoient dans l'état de santé.

L'écoulement de la matière purulente produit toujours une telle foiblesse dans les grands Ulcères où il est très-abondant, que cette circonstance seule suffiroit souvent pour épuiser le malade, si on ne le mettoit en état d'y résister par une nourriture convenable; l'on voit même ces Ulcères guérir avec beaucoup plus de facilité, lorsqu'on entretient le malade dans son état de vigueur ordinaire que quand on l'affoiblit par trop de réserve dans l'usage des alimens.

Les purgatifs, & en général tout ce qui tend à affoiblir la constitution, ne conviennent point, par les mêmes raisons qui font rejetter un régime sévère. Il n'est même jamais nécessaire de recourir à aucun remède interne dans l'espèce d'Ulcère qui nous occupe, lorsque l'on fait une attention convenable aux différentes circonstances du traitement que nous avons indiquées. Comme la maladie est purement locale, il ne faut compter que sur les topiques pour la guérison. L'on a, il est vrai, souvent employé avec avantage le quinquina, l'acier & d'autres topiques, dans des cas où l'Ulcère rendoit une très-grande quantité de matière, sur-tout lorsqu'elle étoit sanieuse & âcre; mais, lorsqu'on ne peut pas la corriger par le régime & les applications externes, l'on découvre communément qu'elle doit son origine à quelque maladie générale du systême, ce qui constitue une espèce différente d'Ulcère, qui exige en conséquence d'autres remèdes.

De l'Ulcère simple vicié.

L'Ulcère simple purulent dont nous venons de nous occuper, est l'espèce la plus bénigne, & même, si l'on peut se servir de ce terme, la plus naturel des dérangemens qui peuvent survenir pendant la santé. Tout Ulcère qui s'écarte des caractères propres à cette espèce, doit être regardé comme vicié; &, nous comprendrons, sous cette dénomination, tous ceux qui diffèrent de l'Ulcère simple par l'apparence & la nature de leur écoulement. Ceux qui se distinguent par quelqu'affection remarquable des parties solides exigent une méthode curative, distincte & séparée, & forment, comme nous l'avons déjà remarqué, autant d'espèces différentes dont nous parlerons séparément. Les Ulcères, qui diffèrent de l'Ulcère simple, uniquement ou particulièrement par la nature de leur écoulement, ne peuvent former des espèces séparées, pour plusieurs raisons, mais sur-tout en ce qu'ils exigent tous à-peu-près la même méthode curative, & que leurs différences ne sont qu'accidentelles.

§. I. *Des Symptômes, des Causes & du Prognostic de l'Ulcère simple vicié.*

Les variétés qui s'observent le plus communément dans la matière que rendent les Ulcères, lorsqu'elle s'écarte de son état le plus naturel, qui est celui de purulence, sont les suivans:

1.° Un écoulement aqueux, limpide, quelquefois verdâtre, que l'on nomme sanie.

2.° Une matière légèrement rouge, aqueuse & généralement très-âcre; appellée matière ichoreuse, &

Une espèce de matière plus visqueuse, appellée sordide.

Souvent cette dernière est d'un rouge tirant sur le brun, & ressemble un peu au marc de caffé, ou à des grumeaux de sang mêlés avec de l'eau. Toutes ces espèces exhalent une odeur beaucoup plus fétide que la matière purulente, & il n'y en a aucune qui n'ait un peu d'acrimonie; mais celle que l'on nomme généralement matière ichoreuse l'emporte beaucoup sur les autres par son âcreté; souvent elle est si irritante & si corrosive qu'elle détruit une grande étendue des parties voisines.

L'acrimonie de ces différentes matières empêche les Ulcères qui les produisent de se remplir de tubercules charnus; ces Ulcères s'étendent en conséquence de plus en plus; &, au lieu d'avoir une couleur vermeille, ils sont d'un brun foncé, ou ils ont quelquefois l'apparence d'escarres noires. Tous excitent des douleurs plus ou moins vives, suivant le degré d'acrimonie de la matière qu'ils rendent.

On peut mettre au nombre des causes de cette espèce d'Ulcère toutes celles que nous avons indiquées dans la section précédente, telles que les playes de toute espèce, les brûlures, les contusions; toutes les causes enfin capables de produire l'Ulcère simple purulent; car cette dernière espèce même, toute bénigne qu'elle paroisse, dégénère facilement en celle qui nous occupe, si on la néglige, ou si l'on y applique des substances irritantes, propres à aggraver le mal.

L'Ulcère simple se change en espèces du plus mauvais genre, bien plus facilement encore quand il est sur certaines parties plutôt que sur d'autres; ainsi, comme les tendons & les expansions aponeuroriques des muscles ne fournissent pas ordinairement un bon pus; les Ulcères qui s'y forment sont communément beaucoup plus fâcheux & plus difficiles à guérir que ceux qui sont situés dans le tissu cellulaire, où il se fait, en général, à la suite d'une cause quelconque d'inflammation, une sécrétion abondante d'un pus doux & louable.

Le prognostic des Ulcères du genre de celui dont nous parlons est toujours favorable, lorsqu'ils sont purement locaux, lorsqu'ils ne dépendent pas d'une maladie du systême, & lorsqu'ils ne subsistent pas depuis long-tems, sur-tout s'ils affectent des jeunes gens qui jouissent d'une bonne santé. Mais, dans le cas contraire, c'est-à-dire, lorsque le malade est fort âgé, lorsque l'Ulcère est fort étendu, qu'il dépend de quelque vice de la constitution, & qu'il subsiste depuis long-tems, le prognostic doit toujours être fort douteux.

§. II. *De la Curation de l'Ulcère simple vicié.*

Nous avons déjà remarqué que la mauvaise qualité de la matière que rendent les Ulcères, procède, en général, de quelqu'affection particulière des solides, qui nuit à la sécrétion d'un bon pus. Nous avons tâché de développer la nature de cette affection; *voyez* Pus, & il est évident, par les preuves que nous en avons données, qu'elle dépend du degré d'inflammation ou d'action augmentée dans les vaisseaux des parties affectées, qui varie suivant que les Ulcères ont été produits par telle ou telle cause.

Indépendamment de ce que nous avons avancé pour tâcher d'établir cette opinion, elle paroît encore confirmée par la nature des remèdes que l'expérience a prouvé être les plus efficaces pour la guérison de ces sortes de maladies; car ces remèdes se tirent particulièrement de la classe de ceux qui sont évidemment les plus propres à modérer la douleur & à dissiper l'irritation.

Ainsi, l'on voit fréquemment dans un espace très-court, quelquefois même en vingt-quatre heures, les fomentations émollientes & les cataplasmes, non-seulement diminuer beaucoup la douleur, mais même produire un mieux sensible dans la nature de l'écoulement; & en les continuant plus long-tems, c'est-à-dire, jusqu'à ce que la disposition à l'inflammation soit entièrement dissipée, ils suffisent très-souvent pour convertir la matière, quelque mauvaise qu'elle puisse être, en un pus naturel & louable.

En conséquence, la méthode la plus convenable de traiter ces Ulcères est de fomenter la partie trois ou quatre fois par jour, pendant une demi-heure à chaque fois, avec une décoction émolliente; d'y appliquer ensuite des plumaceaux enduits de quelqu'un des cérats que nous avons indiqués,

indiqués, & de recouvrir le tout de grands cataplasmes émolliens que l'on renouvellera, lorsqu'ils se réfroidiront.

Rien n'accélère plus la guérison des Ulcères de ce genre que la cessation de la douleur; c'est pourquoi il est fréquemment nécessaire, lorsque la douleur est vive, d'avoir recours aux narcotiques dont l'usage est souvent fort avantageux dans ces circonstances. Mais, lorsqu'on les prescrit, il faut en augmenter la dose, & toujours les réitérer suivant que l'indique sa violence.

Il faut en même-tems faire attention à la constitution, & varier en conséquence le traitement, suivant la situation dans laquelle se trouve le malade; par exemple, lorsqu'il est fort affoibli par un Ulcère de longue durée, ou par toute autre cause, il faut tâcher de réparer les forces, en augmentant la nourriture; s'il est au contraire fort pléthorique & sujet aux maladies inflammatoires, il convient de le tenir à un régime plus sévère.

Dans les Ulcères de ce genre qui surviennent dans la première de ces circonstances, c'est-à-dire, lorsqu'il y a un état de foiblesse considérable, le quinquina est souvent efficace; il agit fréquemment dans ces cas comme un remède très-puissant, & améliore sur-tout la nature de l'écoulement; mais, pour que le quinquina ait cet effet, il faut le prescrire en doses passablement fortes. Un gros de ce remède donné en substance toutes les trois ou quatre heures, manque rarement de produire sur l'Ulcère un changement très-avantageux. Il faut prendre garde cependant à ne pas le donner, sur-tout en grandes doses aux personnes d'une constitution inflammatoire ou pléthorique, jusqu'à ce que cette disposition ait été suffisamment combattue. *Voyez* QUINQUINA.

En faisant une attention convenable aux différentes circonstances dont nous venons de faire l'énumération, & en tenant en même-tems la partie malade en repos & dans une position convenable, il en résulte communément ou même toujours, que la matière se convertit promptement en un bon pus. Lorsque l'on a une fois obtenu cet avantage, tous les autres symptômes de l'Ulcère s'améliorent en peu de tems; au moins cela arrive communément quand l'Ulcère ne dépend pas de quelque maladie générale du systême; circonstance que nous n'admettons pas ici, parce qu'elle constitueroit une espèce d'Ulcère différente de celle dont nous nous occupons présentement.

Dès que l'écoulement est converti en une suppuration louable, l'on a, en quelque sorte, obtenu le point le plus essentiel de la guérison; car les parties n'étant plus corrodées par la matière âcre dont elles étoient continuellement humectées, mais étant au contraire recouvertes d'un bon pus, le meilleur baume qui puisse y être appliqué, elles prennent ordinairement en peu de tems une belle couleur rouge vermeille. Alors rien n'empêche les nouveaux tubercules charnus de se former, & la perte de substance se répare, autant qu'il est possible, avec plus ou moins de promptitude, suivant la profondeur & l'étendue de l'Ulcère, suivant la situation de la partie affectée, & suivant l'âge & la constitution du malade.

Lorsque l'on est parvenu, par ces moyens, à ramener les Ulcères de ce genre à l'état de l'Ulcère purulent simple, il faut les traiter jusqu'à leur guérison parfaite, exactement de la même manière que nous avons indiquée pour le traitement de ce dernier, c'est-à-dire, n'y appliquer que des substances adoucissantes, avoir en même-tems soin de conserver les parties dans un degré de chaleur convenable, & les comprimer légèrement dès que les symptômes inflammatoires sont totalement dissipés.

Il arrive fréquemment quand on est parvenu, par un traitement convenable, à procurer à cette espèce d'Ulcère, la meilleure apparence, & à convertir la matière en un pus très-louable, que l'on ne peut néanmoins le cicatriser, & que l'écoulement en est toujours aussi abondant. On tentera, en pareilles circonstances, les mêmes moyens que nous avons indiqués dans la dernière section, & s'ils ne réussissent pas, on parviendra pour l'ordinaire à obtenir la guérison, en ouvrant dans quelque partie du corps, un cautère assez grand pour que la quantité de matière qu'il doit rendre soit, jusqu'à un certain point, proportionnée à celle que l'Ulcère avoit coutume de produire. L'on a coutume d'établir ces exutoires le plus près possible de la partie affectée; il est probable néanmoins que la situation du cautère est peu importante, pourvu qu'il rende autant de matière que l'Ulcère.

Dans les Ulcères qui n'ont pas subsisté long-tems, il ne conviendroit nullement, quelle que soit leur étendue, d'assujettir le malade à un cautère pour obtenir la guérison; la constitution dans ces cas n'a pas été assez long-tems accoutumée à l'évacuation du pus pour qu'il puisse résulter aucun danger de la supprimer. Mais, dans le traitement de ceux qui sont très-anciens, une pareille précaution est non-seulement une mesure de prudence, mais quelquefois une mesure absolument nécessaire.

L'on a pareillement recommandé l'usage du nitre dans l'espèce d'Ulcère dont nous nous occupons actuellement; il ne paroît pas néanmoins qu'il ait des effets sensibles pour accélérer la guérison, & quelque remède interne qu'on emploie, il ne faut jamais négliger les moyens externes dont nous avons parlé, sans lesquels aucun médicament ne sauroit être d'une grande utilité.

De l'Ulcère fongueux.

Il se forme fréquemment dans les Ulcères des excroissances fongueuses, qui acquièrent communément un tel volume qu'il en résulte des Ulcères fort différens de l'Ulcère primitif, par leurs apparences, leurs effets & la curation.

§. I. *Des Symptômes & des Causes de l'Ulcère fongueux.*

On entend par fongosités, des excroissances contre nature, qui s'élèvent dans les Ulcères, communément plus molles & plus spongieuses que les tubercules charnus, qui se manifestent dans l'état de santé. Ces excroissances ne parviennent pas, en général, à un volume fort considérable; néanmoins lorsqu'elles durent long-tems, ou qu'on les néglige, elles deviennent, dans certains cas, très-volumineuses, & quoique leur substance soit lâche & molle dans les commencemens, elles acquièrent quelquefois en vieillissant un très-grand degré de dureté.

La douleur, qui accompagne ces excroissances, est communément légère, & le contraire s'observe rarement. L'écoulement qu'elles produisent varie suivant l'espèce d'Ulcère dont elles dépendent.

Ainsi, lorsqu'une *fongosité* ou *hypersarcose*, (ce sont ces noms par lesquels on désigne ces excroissances) survient dans un Ulcère simple purulent, uniquement par défaut de soin, l'écoulement continue fréquemmeut à être d'une assez bonne qualité; mais, au contraire, lorsque l'hypersarcose dépend d'un Ulcère qui rend une matière viciée fort âcre, comme il arrive quelquefois; l'écoulement est communément de la même nature.

Quant aux causes de la maladie, nous avons observé, en parlant de l'Ulcère simple purulent, que dans l'état de santé, & sur-tout chez les jeunes gens, les nouveaux tubercules qui se forment dans cet Ulcère, étoient sujets à prendre un tel accroissement qu'ils s'élevoient au-dessus de la surface des parties voisines. L'on prévient généralement cet inconvénient, en suivant les préceptes que nous avons donnés; mais la maladie dont nous nous occupons présentement, a lieu lorsque, faute d'attention, l'on permet alors aux tubercules de prendre un accroissement plus considérable; si l'on néglige même encore plus long-tems l'Ulcère, comme il arrive souvent, sur-tout chez le peuple, cette espèce de fongosité peut dégénérer en une maladie très-fâcheuse. C'est de cette manière que se forment communément les excroissances les plus dures.

Il y a une autre variété d'hypersarcose que l'on observe quelquefois dans le cours du traitement des Ulcères, lorsque l'on a pas eu la précaution d'en guérir le fond, avant de permettre aux nouveaux tubercules charnus de prendre un certain accroissement. Il suffit alors qu'il reste des clapiers, ou quelques matières corrompues qui n'ont pu être poussées au-dehors, agissent comme corps étrangers, pour que les tubercules charnus qui s'étoient manifestés d'abord continuent à croître; mais au lieu de former la cicatrice, lorsqu'ils sont parvenus au niveau des parties saines, ils les surpassent de jour en jour, constituent enfin la maladie dont il s'agit.

Lorsqu'une fongosité s'est ainsi formée, ses progrès ne cessent que quand l'on est parvenu à découvrir ou à détruire par l'Art, ou naturellement, la cause qui l'a originairement produite, ce qui arrive lorsqu'il s'établit au-dessous de la tumeur une suppuration abondante, & que la matière s'ouvre une issue au-dehors. Alors le siège de la maladie étant à découvert, on peut recourir au traitement convenable.

§. II. *Du traitement de l'Ulcère fongueux.*

En faisant attention aux cas & aux deux causes dont nous avons parlé, il est aisé de découvrir celle qui a originairement donné lieu à la maladie; & cette cause étant bien connue, on peut déterminer avec certitude la méthode curative que l'on doit adopter; mais, sans cela, il n'est pas possible d'en suivre aucune, parce que les remèdes nécessaires dans chacun de ces deux cas sont d'une nature fort opposée.

Lorsque l'on s'est assuré que les fongosités ne sont que l'effet de l'accroissement excessif des parties, & qu'il n'y a aucune maladie cachée dans le fond de l'Ulcère; lorsque la tumeur est fort large, & sur-tout lorsqu'elle ne s'élève pas beaucoup, il faut encore sur-le-champ recourir aux escarotiques. La pierre infernale est le meilleur remède de ce genre que l'on puisse employer; elle a par-dessus tous les autres l'avantage de ne jamais manquer son effet, & de ne point s'étendre sur les parties voisines; inconvénient qui rend l'usage des autres caustiques souvent fort embarrassant. Quelquefois cependant on est dans le cas d'employer un caustique plus fort que la pierre infernale, afin d'accélérer la destruction des fongosités.

En faisant dissoudre une once de mercure pur dans une once & demie d'acide nitreux concentré, l'on obtient peut-être un des plus forts caustiques que l'on puisse préparer, & qui réussit parfaitement, lorsqu'il s'agit de détruire des excroissances dures & calleuses, des poireaux de toute espèce, & particulièrement ceux qui sont vénériens. Lorsqu'on se sert de ce caustique pour les poireaux ou pour les excroissances fongueuses dont il s'agit ici, il ne faut jamais l'appliquer tout d'un coup sur une surface étendue. Lorsque les fongosités sont peu considérables, on peut sans danger étendre sur toute leur surface, une petite quantité de dissolution; mais, dans les affections de cette nature qui sont fort étendues, il vaut mieux se borner à une petite portion de l'excroissance; car il suffit d'en toucher tous les jours une petite partie pour parvenir, en général, à la détruire en entier en peu de tems. Après l'usage de l'un des caustiques dont on vient de parler, on recouvrira les parties de charpie, & l'on se gardera d'y appliquer, comme on le fait communément, aucune espèce d'onguens, parce qu'ils tendent toujours à détruire l'activité du caustique.

Lorsque l'excroissance s'élève beaucoup, & que sa base est étroite, la méthode la plus courte & la plus facile est de l'enlever par le moyen d'une ligature suffisamment serrée que l'on passe autour de sa racine, & qu'on resserre un peu chaque jour. Ce moyen détruit promptement la circulation dans la tumeur, & la fait tomber en peu de tems. Mais lorsque la base de la tumeur est beaucoup plus large que sa partie supérieure, il n'est pas possible, sans employer d'autres secours, d'empêcher la ligature de glisser. On y réussit en observant la méthode suivante.

On prend une aiguille droite fixée à un manche, & percée vers sa pointe; on l'introduit tout au travers de la base de la tumeur; on fait passer dans l'œil de l'aiguille deux fils cirés d'une force suffisante; ensuite on la retire, & on laisse les bouts de fil pendre de chaque côté de la tumeur. On fait alors une forte ligature autour de la moitié de la fongosité avec les deux extrémités de l'un des fils, & l'on serre de la même manière l'autre moitié avec les deux autres bouts de fils; il suffit de serrer de tems-en-tems chacun de ces fils, pour que les deux hémisphères de la tumeur tombent très-promptement. Cette méthode a été recommandée par M. Chefelden.

Lorsqu'on est parvenu à détruire les fongosités par l'une de ces méthodes, il faut traiter la playe de la manière que nous avons indiquée pour l'Ulcère simple purulent.

La seconde espèce de fongosité est, comme nous l'avons observé, l'effet des nouveaux tubercules charnus de l'Ulcère, qui ne portent pas sur une base solide, parce que le fond est rempli d'une matière purulente ou de quelques autres corps étrangers. Cette espèce se distingue, en général, très-facilement de la précédente; elle s'élève avec beaucoup plus de facilité, & sa substance est toujours molle & flasque.

En faisant attention à ces circonstances, & à toutes celles qui accompagnent l'Ulcère, il est rare que l'on reste long-tems en doute sur la cause des carnosités; dès que l'on est parvenu à la découvrir, il faut commencer par donner jour à la matière renfermée dans la tumeur, en y faisant une ouverture convenable. Il suffit ensuite de prendre garde que la playe commence à se remplir par son fond, pour obtenir facilement la guérison, en suivant le traitement ordinaire. On ne doit jamais en ce cas recourir aux escarotiques, à moins que les fongosités ne soient très-considérables; car les tubercules sont communément si mous & si spongieux dans ces sortes d'Ulcères, qu'ils se dissipent d'eux-mêmes pendant le traitement, sans le secours d'aucun caustique.

De l'Ulcère fistuleux.

Nous renverrons, pour la description & le traitement de cette espèce d'Ulcère, à l'article FISTULE, où nous sommes entrés à ce sujet dans tous les détails nécessaires.

De l'Ulcère calleux ou variqueux.

On nomme calleux tout Ulcère dont les bords, au lieu de se contracter & de diminuer la grandeur de la playe, se tiennent écartés, se rident, & acquièrent enfin une épaisseur contre nature, qui souvent les élève beaucoup au-dessus du niveau des parties voisines. Les Ulcères deviennent, en général, calleux par négligence ou par un mauvais traitement; & la matière qu'ils rendent alors est communément âcre & viciée.

L'on observe aussi particulièrement dans cette espèce des veines variqueuses plus ou moins considérables, sur-tout lorsque l'Ulcère est situé sur les extrémités inférieures. Ce symptôme, qui est en quelque sorte caractéristique de cette maladie, a été regardé comme l'effet de la gêne que les callosités apportent au retour du sang vers le cœur; mais, outre que cette cause ne paroît pas suffisante pour expliquer un pareil effet, il est d'autant plus difficile d'admettre cette explication, que la compression, seul remède curatif des varices, suffit, en général, pour dissiper aussi les callosités.

C'est particulièrement cette espèce d'Ulcère qui, de tout tems, a été la croix de la plupart des Praticiens, sous les noms d'Ulcères phagédéniques, malins, chironiens, téléphiens, invétérés. La difficulté qu'ils trouvoient à les guérir leur en faisoit chercher au loin les causes. On en accusoit les vices des humeurs, l'acrimonie du sang, son extrême ténuité, ou son épaississement, la mauvaise disposition du corps, & surtout les maladies de la rate & du foye. On avoit observé cependant que la dilatation des veines, & l'engorgement des jambes précèdent ou suivent toujours cette espèce d'Ulcère. On avoit même été plus loin, puisque les Auteurs les plus anciens reconnoissent qu'on ne peut obtenir de guérison, ou du moins de cicatrice durable que par la destruction des varices. Mais on a long-tems regardé ces varices comme produites elles-mêmes par un sang épais & mélancholique, par un sang d'une nature particulière. De-là l'opinion qu'il étoit avantageux que ce sang se portât aux parties les plus éloignées du tronc, & qu'il seroit dangereux, non-seulement de le faire rentrer dans la masse commune, mais même de détruire les réservoirs & les égoûts que lui procuroient loin du centre de la vie la dilatation des veines, & les Ulcères des extrémités inférieures.

Hippocrate proposoit seulement de faire aux varices des ponctions multipliées, afin de soulager le malade par l'évacuation du sang qui les distendoit. Les Médecins venus après lui ont été plus hardis; ils ont tenté la cure radicale des Ulcères, & des varices qui les entretenoient, en détruisant les veines variqueuses. Il est vrai cependant qu'ils n'ont osé l'entreprendre qu'après avoir combattu long-tems par des remèdes internes, les prétendus vices du sang. Aëtius & Paul d'Egine parlent de l'excision des varices comme d'une chose fort ordinaire. Le premier convient pourtant que cette opération cruelle, loin d'atteindre toujours son but, laissoit souvent après elle un nouvel Ulcère qui devenoit lui-même incurable. Avicenne a fait aussi la même remarque. Cette observation n'a pas échappé non plus à ceux des Modernes qui ont excisé les varices; & l'ouvrage de Bidlon, extrait par Maoget, en présente un exemple frappant.

Pour épargner aux malades une portion des douleurs, toujours très-vives dans cette opération, quelques Praticiens se sont contentés de faire la ligature des veines au-dessus & au-dessous de la dilatation, & de les vuider ensuite par une simple ponction. C'est la méthode qu'a adopté Fabrice d'Aquapendente. Scultet, qui l'avoit employée sans succès, la rejette absolument. Et en effet les playes qu'on est obligé de faire dans ce cas, quoique beaucoup plus petites que celles que l'excision nécessite, guérissent néanmoins difficilement, les varices reviennent presque toujours. Il arrive d'ailleurs que des veines venant à s'ouvrir dans le sac variqueux, donnent lieu à une hémorrhagie, & rendent les ligatures insuffisantes. Fabrice de Hilden confirme ce fait par une observation qui lui est particulière.

Ces moyens ne sont pas les seuls qu'on ait employés. On a aussi combattu les varices par le caustique, & même par le cautère actuel. Celse, qui propose d'inciser la peau, & d'appliquer un fer rouge immédiatement sur les tuniques du vaisseau variqueux, paroît n'avoir jamais vu pratiquer cette opération, ou du moins il n'a pas une idée exacte de sa manière d'agir; & Fabrice d'Aquapendente, qui rapporte son opinion, prétend avec raison que le feu ne desséche pas seulement la veine, mais qu'il la désorganise entièrement, & forme une escarre dans la séparation, ramène ou produit l'hémorrhagie.

Les Arabes connoissoient ces moyens de détruire les varices; mais ils paroissent ne les avoir employés que rarement, & dans les cas extrêmes. Ils avoient en effet dans la compression un moyen beaucoup plus doux, & dont l'effet devoit être plus certain. Le bandage compressif décrit par Avicenne, comme l'un des moyens curatifs que l'on employoit habituellement de son tems, s'étendoit depuis la partie inférieure de la jambe jusqu'au genou. Cet Auteur recommande aux personnes qui ont les jambes variqueuses, de ne point marcher ni même se tenir de bout sans le bandage. Cette pratique que Fabrice d'Aquapendente, Scultet, Fabrice de Hilden, Jean Munick, &c. avoient probablement empruntée d'Avicenne, est à-peu-près celle que nous employons aujourd'hui; mais il paroît que les Arabes ne savoient pas en tirer tout le parti dont elle est susceptible, & que moins hardis ou moins expérimentés que nous, ils n'osoient en faire usage, lorsque les varices étoient accompagnées d'Ulcères.

La compression des Ulcères n'étoit pourtant pas une chose nouvelle; puisque Hippocrate en connoissoit déjà les bons effets. C'est sur l'autorité de cet illustre Observateur, que Paré appuye le précepte qu'il donne de faire sur les Ulcères un bandage serré. Mais ce bandage ne devoit s'étendre de chaque côté que de quelques pouces de l'endroit malade. Wiseman, Scultet & Fabrice de Hilden, ont été plus loin; ils ont adapté au traitement des Ulcères variqueux le bandage qu'Avicenne opposoit à la dilatation des veines & à l'engorgement des jambes.

Les Praticiens, qui sont venus ensuite, ont négligé cette méthode, & si Théden qui de nos jours l'a retirée de l'oubli, n'a pas le mérite de l'invention, on ne peut lui disputer celui d'en avoir étendu l'usage, & de nous avoir éclairés dans la manière d'agir, & sur les effets de la compression.

Il est cependant un de ces effets que Théden paroît n'avoir pas assez observé; c'est la destruction des callosités dans les Ulcères anciens. Ce symptôme se présente fréquemment dans la foule des malades qui viennent se faire traiter à l'Hôtel-Dieu de Paris, & cependant on n'est jamais obligé d'avoir recours aux incisions, aux scarifications, aux caustiques, aux épispastiques, ni aux autres moyens que proposent tous les Auteurs & qu'emploient encore la plupart des Praticiens. La compression seule aidée de la propreté & d'un pansement méthodique, parvient constamment, & souvent en peu de jours, à détruire les callosités.

La compression est encore le seul moyen d'empêcher le retour des Ulcères variqueux. Les bas de peau lacés qu'on emploie ordinairement pour cet effet après la cicatrisation, ne sont point une invention nouvelle, ils étoient connus de Wiseman, de Scultet, &c. & la peau de chien connue pour être très-souple & très-élastique étoit dès-lors, comme elle l'est aujourd'hui, consacrée à cet usage.

Nous croyons devoir ajouter à ces réflexions que nous avons tirées du Journal de Chirurgie de M. Dessault une des observations qu'il a publiées, comme montrant l'efficacité de la compression dans les cas dont il s'agit.

Marie Elisabeth du Coudrai, âgée de soixante ans, se rendit à l'Hôtel-Dieu de Paris, le 17 Décembre 1790, pour une contusion assez légère à la cuisse. Cette femme avoit en même-tems à la jambe gauche deux Ulcères variqueux très-considérables, dont elle croyoit inutile qu'on s'occupât, attendu que des Chirurgiens célèbres, après lui avoir donné pendant long-tems des soins infructueux, lui avoient annoncé que cette maladie étoit incurable. Elle consentit cependant à garder le repos, & se soumit au traitement qu'on lui proposa.

La malade portoit ces Ulcères depuis dix-huit ans; ils étoient survenus à la suite d'un engorgement considérable, vers l'époque de la cessation des règles. Ils étoient situés aux deux côtés de la jambe, au-dessus des malléoles; l'interne avoit six pouces de long & trois lignes de profondeur; l'externe plus profond encore avoit une circonférence de dix-huit pouces; les bords de l'un & de l'autre étoient durs & calleux. Il suintoit de leur surface une petite quantité de matière sanieuse & sanguinolente. Le volume de la jambe & du pied étoit d'un tiers plus considérable que dans l'état naturel. Ces parties étoient empâtées & parsemées de ces espèces de nodosités très-dures, qui accompagnent souvent les varices. La peau étoit d'une couleur brune, & couverte de croûtes écailleuses, restes d'anciennes ulcérations.

Le premier jour, on remplit les Ulcères de charpie mollette, & afin de nétoyer plus aisément la jambe & le pied, & d'en détacher les croûtes, on enveloppa ces parties d'un cataplasme. On prescrivit pour boisson une tisane de patience & de fumeterre, & l'on ne permit dans ce moment que des alimens légers & en petite quantité. Dès le troisième jour la suppuration étoit abondante, plus épaisse, d'une couleur blanchâtre, & les bords des Ulcères commençoient à s'amollir & à s'affaisser. Les cataplasmes furent alors supprimés, & l'on employa la compression. Pour cet effet, on couvrit les bords des Ulcères avec des bandelettes de linge fin, enduites de cérat, afin d'empêcher l'appareil de s'y coller; on appliqua ensuite de la charpie brute sur laquelle on ne mit qu'un simple linge pour servir de compresse; & l'on fit sur toute la partie un bandage serré, avec une bande de six aunes, large de trois pouces. L'extrémité de cette bande fut fixée auprès des orteils par des circulaires. On fit sur tous les pieds des doloires, disposées de manière que les tours de bandes se recouvroient à-peu-près dans les trois parties inférieures de la jambe, & de-là jusqu'au genou, en observant de serrer également par-tout, & de faire des renversés aussi souvent qu'il étoit nécessaire, pour que la bande fût appliquée exactement dans toute sa largeur.

La malade supporta très-bien ce pansement, qui fut ensuite renouvellé tous les jours. Le lendemain la suppuration étoit plus abondante & de meilleure qualité. Elle avoit beaucoup diminué le deuxième jour; les bords des Ulcères étoient affaissés presqu'au niveau du fond. On augmenta alors la qualité des alimens.

L'Ulcère du côté interne fut cicatrisé le dix-huitième jour; celui du côté externe avoit diminué de trois quarts; mais il ne fut guéri que vingt-deux jours après. Il se forma alors sur la partie antérieure & inférieure de la jambe, une ulcération dont les progrès furent si rapides que, dans trois jours, il y eut un Ulcère de deux pouces de diamètre. Il s'en forma encore d'autres petits sur le dos du pied. Cet incident ne changea rien au traitement, & les nouveaux Ulcères parcoururent les mêmes périodes que les deux premiers, mais beaucoup plus long-tems, puisqu'ils n'étoient pas encore tout-à-fait cicatrisés, soixante-dix jours après leur apparition. A cette époque la malade perdit l'appétit, la langue devint chargée & la bouche amère, comme il arrive presque toujours aux personnes qui gardent long-tems le repos, sur-tout lorsqu'elles respirent un mauvais air. Un grain de tartre stibié dans une pinte de décoction de chiendent, avec l'oxymel, suffit pour détruire cette disposition; il procura des évacuations abondantes, & l'on vit bien-tôt reparoître avec l'appétit, tous les signes d'une bonne santé.

Après trois mois & demi de séjour dans l'Hôpital, la jambe & le pied avoient repris leur état naturel; il restoit seulement un peu de rigidité dans l'articulation, bien moindre cependant que lorsque la malade étoit arrivée. Quelques jours d'exercice suffirent pour rétablir en entier la liberté des mouvemens, & la femme sortit de l'Hôpital parfaitement guérie, le cent vingt-deuxième jour de son entrée. On lui recommanda de porter pendant très-long-tems un bas de peau lacé, afin de prévenir l'engorgement auquel la jambe étoit disposée, & dont le retour ne pouvoit manquer de r'ouvrir les Ulcères.

Il nous resteroit, pour completter ce qui regarde les Ulcères, à parler de ceux qui sont accompagnés de carie, des Ulcères cancereux, cutanés, vénériens & scrophuleux; mais nous nous sommes suffisamment étendus ailleurs sur ces divers sujets, & nous n'y reviendrons pas ici. On pourra consulter les articles CARIE, CANCER, DARTRES, ECROUELLES & VÉROLE.

V

VALET-À-PATIN. Pincettes dont le bec alongé ressemble à celui d'une canne & dont on se servoit autrefois pour faire la ligature des vaisseaux après l'amputation. *Voyez les Planches* relatives aux dents.

Cet instrument est composé principalement de deux branches, l'une mâle & l'autre femelle. On peut diviser chaque branche en trois parties, qui sont l'extrémité antérieure, le corps & l'extrémité postérieure.

Le corps de la branche mâle a en dedans une avance plate, arrondie dans son contour de quatre lignes de saillie, longue d'un demi-pouce & épaisse d'une ligne & demie. Cette éminence est percée dans son milieu, & l'on remarque à chaque côté de sa base une échancrure semi-lunaire ou ceintrée & creusée sur le ventre de la branche.

Le corps de la branche femelle porte intérieurement deux avances dont les dimensions sont les mêmes que celles de la branche mâle; elles sont percées dans leur milieu; elles sont sur les côtés & laissent entr'elles une cavité ou mortaise qui reçoit l'avance de la branche mâle pour composer une charnière. La jonction des deux pièces est fixée par un clou rivé sur les deux éminences de la branche femelle.

L'extrémité antérieure de l'instrument est la continuation des branches; elles se jettent légèrement en-dehors de la longueur d'un pouce quatre lignes, puis formant un coude très-mousse, elles diminuent considérablement d'épaisseur pour former le bec qui a près d'un pouce de long & qui est garni intérieurement de petites rainures & éminences transversales qui se reçoivent mutuellement.

L'extrémité postérieure est la continuation des branches qui se jettent beaucoup en-dehors; ces branches diminuent d'épaisseur & augmentent en largeur depuis le corps jusqu'à l'extrémité, afin de présenter une surface plus étendue & d'être empoignées avec plus d'aisance, l'extrémité est un peu recourbée en-dedans.

Enfin il y a un double ressort formé par un morceau d'acier plié en deux, dont la base est arrêtée par une vis sur la branche femelle tout auprès de la charnière & dont l'usage est d'écarter avec force les branches postérieures de l'instrument pour que le bec pince sans risquer de lâcher prise.

On recommandoit de saisir avec le Valet-à-patin l'extrémité du vaisseau qu'on vouloit lier, de laisser ensuite pendre l'instrument & de faire la ligature avec le fil & l'aiguille. *Voyez* HÉMORRHAGIE.

On ne se sert plus de cet instrument, du moins pour le cas en question; mais il peut être utile dans d'autres circonstances. L'avantage qu'il a sur toutes nos pincettes, c'est qu'au moyen de son ressort on est dispensé du soin de serrer; & que l'on peut être assuré que ce qui a été bien saisi avec le Valet-à-patin n'échappera pas. *Article de l'ancienne Encyclopédie.*

VAGIN. Κολεός, *Vagina*. Conduit qui de la vulve se porte obliquement vers le col de la matrice, qu'il embrasse de toute part. Ce conduit est d'une tissure serrée, ses parois formées de fibres charnues & ligamenteuses, sont fortifiées par un tissu cellulaire très-dense & arrosé par des vaisseaux très-nombreux qui compliquent singulièrement sa structure. Le Vagin est sujet à deux affections qui méritent la plus grande considération, savoir, la rupture & la descente.

La rupture du Vagin arrive assez souvent à l'époque de l'accouchement dans les violens efforts que les femmes font pour se délivrer, & lorsqu'elle se fait à l'endroit où ce conduit s'insère au col de la matrice, il est alors très-difficile de la distinguer de la rupture de matrice; & tellement, que les Praticiens les plus instruits peuvent tomber ici dans de grandes erreurs, en prenant une de ces maladies l'une pour l'autre; c'est ce qu'on présume être arrivé souvent, en lisant les Observateurs, notamment Vander-Wiel, Bonnet, Douglass, Peuteau & autres. M. Goldson, dans une petite brochure qui parut à Londres, en 1787, est entré à ce sujet dans des détails on ne peut plus intéressans; il y fait voir que les cas qu'ont rapporté ces Auteurs, même celui de M. Maning détaillé par le D. Douglass, n'étoient qu'une rupture du Vagin; ce qui explique la facilité qu'ont pu rencontrer ces Observateurs à faire l'extraction de l'enfant, lorsqu'il étoit entièrement passé dans la cavité du ventre, en portant la main par la rupture qui y avoit été faite. Il est même porté à croire que la totalité de l'enfant s'échappe bien rarement dans une rupture de matrice, & quand cela arrive, c'est toujours à la suite d'une déchirure du Vagin. Il pense également que le placenta ne se trouve que bien rarement dans le bas-ventre, si ce n'est lorsqu'il y a déchirure du Vagin; car, observe-t-il, quand la rupture arrive à la matrice, l'ouverture doit diminuer presqu'aussi-tôt, après que l'enfant s'est échappé par elle, & à un tel point qu'il est impossible que le placenta puisse le suivre. Cela ne pourroit guères avoir lieu qu'autant que le cordon seroit entortillé autour du col ou du ventre de l'enfant. Mais il en est tout autrement dans la rupture du Vagin; le placenta, par les contractions de la matrice, est forcé par l'ouverture du museau de tanche, d'où ensuite il passe d'autant plus facilement dans le bas-ventre que l'ouverture du Vagin ne se retrécit aucunement lors des contractions de la matrice.

La difficulté qu'on trouve à extraire l'enfant, quand il y a rupture du Vagin, doit être bien légère, si on la compare à celle qui se présente dans le cas de rupture de matrice. La difficulté dans cette dernière circonstance sera augmentée ou diminuée, selon qu'une plus ou moins grande portion de l'enfant se sera échappée dans la cavité du ventre. Si la rupture est assez étendue pour avoir laissé passer entièrement l'enfant, l'ouverture diminue aussi-tôt, & d'autant plus que la contraction qui succède, est plus grande; si elle est beaucoup moindre, & qu'il n'y ait qu'une portion de l'enfant qui ait passé à travers; il se fera sur celle-ci un resserrement difficile à vaincre. Rien de tout ceci n'arrive dans les ruptures du Vagin, à raison du degré de contraction infiniment moindre dont il jouit; aussi ce cas est-il bien moins fâcheux que l'autre, soit à raison de la facilité qu'on trouve à extraire l'enfant, ou à cause du peu de sang qui ordinairement s'échappe à la suite d'une pareille rupture. Veslingius observe cependant, relativement à ce dernier point, qu'il a vu une hémorrhagie succéder à une rupture du Vagin d'une manière si abondante qu'on eut pu croire qu'elle vint d'une rupture de matrice. *Bisenim notavi,* dit-il, *cum uteri Vagina secundum latus dextrum esset disrupta, quàmvis fœtus extinctus integrè cùm secundinis educeretur, subsequente ex laceratis hypogastricis vasis enormi sanguinis profluvio, matrem paulò post pariter fato cessisse.* Mais Veslingius ne s'est-il point mépris sur le lieu qu'occupoit la rupture. Les limites du Vagin, avec ceux du col, sont en effet très-difficiles à établir, à l'époque de la délivrance, & si les Auteurs que nous avons cités plus haut, s'y sont mépris, notre Observateur pourroit fort bien être tombé dans une pareille erreur.

La descente du Vagin, qu'on désigne encore sous les noms de *Relaxation* ou *Chûte*, selon qu'elle est plus ou moins considérable, est un genre de déplacement dans lequel, dit-on, la tunique intérieure, se relâchant peu-à-peu, se retourne, pour ainsi dire, sur elle-même, & sort au-dehors. Quand on se rappelle la texture infiniment serrée de la tunique intérieure du Vagin & la manière dont elle fait corps avec les autres, on a peine à concevoir ce genre de déplacement, tel que nous venons de l'expliquer; il est bien plus facile à imaginer, en admettant une invagination d'une partie retrécie du calibre dans l'autre qui est plus élargie. Le renversement du Vagin se présente pour l'ordinaire sous la forme d'un bourrelet irrégulièrement plissé, au milieu duquel, si l'on introduit un doigt, on sent le col de la matrice qui, pour lors, est placé plus bas qu'à l'ordinaire; circonstance favorable à l'opinion que nous venons d'établir. Ce bourrelet augmente ou diminue, suivant que la malade se tient debout ou couchée pendant long-tems; elle est communément accompagnée, dit M. Sabbatier, d'un sentiment de pesanteur dans la région hypogastrique, d'un tenesme fréquent & d'une difficulté d'uriner, à raison d'un changement de direction dans le canal de l'urètre.

Tels sont les phénomènes qui accompagnent la chûte du Vagin, dans son commencement; mais, lorsque la maladie date de loin, que la femme a resté long-tems sans secours, il se forme un engorgement dans le bourrelet; la tumeur qu'il forme, s'alonge & se durcit; elle conserve encore en cet état une ouverture, dans sa partie inférieure, par laquelle on voit le sang menstruel s'écouler à l'époque des règles. Les symptômes, qui paroissent alors, ont assez de rapport avec ceux qui accompagnent la descente de matrice, & tellement que Bartholin, Widman, Job à Meckreen, y ont été trompés. C'est sans doute cette similitude d'apparences qui a fait dire à plusieurs Praticiens, que la précipitation de matrice ne pouvoit avoir lieu, & que ce qu'on prenoit pour elle n'étoit qu'un renversement de Vagin.

Il est aisé, quand la chûte du Vagin n'est pas considérable, d'en faire la réduction; on prévient alors le retour de la maladie, en faisant usage de fomentations astringentes, & d'un pessaire convenable à la circonstance. Mais cette réduction est souvent très-difficile, lorsque la chûte est ancienne, & lorsqu'on y est parvenu, après l'emploi des remèdes appropriés aux circonstances, on est souvent obligé d'avoir recours à un bandage, à ressort qui d'une part soit assujetti à une ceinture, & de l'autre appuye sur une compresse ou une éponge posée à l'entrée du Vagin. Mais la protrusion est quelquefois telle, & l'engorgement porté à un si haut point, que la mortification s'en empare. Dans ce cas, dit M. Sabbatier, la plupart des Praticiens n'hésitent pas à en conseiller l'extirpation; ils s'appuyent sur le succès avec lequel Roonhuisen, Job à Meckreen & autres l'ont pratiquée, & sur le peu de danger qui paroît devoir en résulter. S'il étoit possible de distinguer le renversement du Vagin, parvenu au point dont il s'agit, d'avec la précipitation de matrice, le moyen qu'ils proposent seroit sans doute le plus sûr & le plus avantageux; mais le danger inévitable de l'extirpation de la matrice, qui seroit faite dans cette circonstance, & le défaut de signes qui puisse la faire reconnoître, doivent retenir tout Chirurgien prudent. Il vaut mieux s'en tenir à l'Administration des médicamens, tant internes qu'externes, capables de fixer la gangrène; si cette méthode est la moins prompte, au moins on peut la regarder comme la plus sûre.

Il est des tumeurs qui paroissent dans l'intérieur du Vagin, au-devant ou en arrière de ce canal, sans que ces parois soient aucunement lésées dans leur textures. Ces tumeur viennent de la saillie de la partie correspondante du rectum ou de la vessie qui, dilatées par les matières fécales où les urines se portent au-dedans du canal. Ces tumeurs diminuent considérablement, selon que les femmes ont dernièrement uriné ou été à la selle; & elles augmentent en raison inverse. On remédie à ces petites indispositions, en entretenant la liberté du ventre, au moyen des lavemens, & en recommandant aux femmes de ne point garder leur urine trop long-tems. Si cette précaution ne suffisoit point, on auroit recours au bandage à ressort. (*M. Petit-Radel.*)

VARICE. On donne le nom de Varices à des espèces de nœuds ou de tubercules inégaux & noirâtres formés par la dilatation des veines, & qui peuvent avoir leur siège dans toutes les parties du corps, quoiqu'ils se montrent le plus souvent aux pieds, près des malléoles, & quelquefois plus haut, aux jambes, aux cuisses, & dans d'autres endroits comme au scrotum, & même à l'abdomen, comme Celse l'a remarqué. La grossesse est la cause la plus fréquente des Varices; on en voit aussi qui sont occasionnés par des obstructions des viscères abdominaux, par une vie trop sédentaire, &, en général, par toutes les causes qui gênent le retour du sang veineux vers le cœur. Plus les varices s'accroissent & plus elles deviennent incommodes & douloureuses, à cause de la violente dilatation que souffrent leurs tuniques; elles se crèvent même quelquefois, & répandent une grande quantité de sang, ou se changent en ulcère d'une très-mauvaise espèce. Celles qui n'ont que peu de volume ne causent presque jamais aucune incommodité considérable; aussi les malades ne s'en plaignent-ils point pour l'ordinaire, & cette négligence ne tire pas beaucoup à conséquence.

Lorsque les Varices deviennent douloureuses, on doit commencer par faire saigner le malade, lui prescrire un régime rafraîchissant, & lui appliquer sur la partie un bandage expulsif qu'on aura soin de tenir toujours bien serré, & dont on continuera long-tems l'usage.

Celse nous apprend que les Anciens délivroient les malades des Varices par le cautère ou l'incision. Le premier est un mauvais moyen; le second est rarement nécessaire. Cependant lorsque les Varices sont extrêmement douloureuses & menacent de s'ouvrir, on conseille d'inciser les plus grosses longitudinalement avec la lancette, d'en faire sortir quelques onces de sang, plus ou moins, suivant les forces du malade, de couvrir ensuite la playe de charpie, d'appliquer pardessus une plaque de plomb & un bandage convenable.

Dionis assure qu'il ne connoît point de meilleur moyen pour comprimer les Varices qu'une bottine de peau de chien, ou de quelqu'autre peau suffisamment forte que l'on taille & proportionne à la grosseur de la jambe, en y pratiquant des œillets pour la lacer en dehors, à l'aide d'un cordon, & la serrer autant que le malade peut le souffrir; au moyen de quoi la jambe éprouve une compression égale, sans qu'on soit obligé de l'ôter la nuit. On peut aussi faire ces bottines avec du gros linge.

On a conseillé de faire sur les Varices des applications astringentes, telles que des compresses trempées dans le vinaigre. Mais, quoique ces moyens ne soient peut-être pas tout-à-fait à rejetter, on ne peut guères compter sur leur efficacité, si l'on n'emploie en même-tems la compression qui, dans la plupart des cas, aura seule un effet plus sûr que tous les autres remèdes qu'on pourroit employer, pourvu qu'elle soit faite méthodiquement & soutenue avec soin. Une bottine lacée bien faite & qui embrasse exactement le membre affecté, vaut mieux dans cette intention que toute autre espèce de bandage.

Muys ayant à traiter une Varice accompagnée d'ulcères, l'ouvroit toutes les années, & en tiroit une livre de sang, ce qui l'empêcha enfin de s'ulcérer de nouveau.

VARICOCELE, de *Varix* & Κηλή. Tumeur contre nature du cordon des vaisseaux spermatiques, occasionnée par l'engorgement des veines qui s'y distribuent, & que Celse désignoit sous le nom de Circocèle, dont la racine est κίρσος, *Varix*. On distingue cette tumeur à une nodosité qui s'étend le long du cordon spermatique vers l'abdomen. *Tactui turgentia vasa digiti crassitudine digitis sese offerunt*, dit Arantius: *intestinorum in modum orbibus & anfractibus obvoluta quæ discumbentibus magnâ ex parte delitescunt, hyemalique tempore contracto scroto minuuntur ac minus infestant, ætate verò maximè.* Si l'on ne remédie pas d'abord au mal, la stase se faisant peu-à-peu dans le corps même du testicule & sur ses enveloppes, à raison des communications veineuses qu'ont entr'elles ces différentes parties, la tuméfaction devient considérable; elle est accompagnée de douleurs; l'épidydime, ainsi que le testicule, s'engorgent, & il survient des maladies très-compliquées, & souvent difficiles à connoître. Le Varicocèle est une des tumeurs dont la formation mécanique se présente, pour ainsi dire, d'elle-même. Toutes les fois que, par une cause quelconque, le retour du sang est empêché par les rameaux de la veine spermatique d'une manière continue, quoique les cutanées du scrotum, qui communiquent avec les ramifications répandues sur la membrane érythroïde, puissent en reprendre une certaine quantité; cependant ne pouvant suffire toutes à une pareille fonction, le surplus s'arrête, s'accumule, & par des accroissemens insensibles, forme une tumeur qui égale quelquefois la moitié du poing. Le Varicocèle arrive par cette raison plus fréquemment du côté gauche, à cause du séjour des matières endurcies dans l'S du colon, sous lequel est le cordon.

cordon. Cette théorie nous paroît beaucoup plus admissible que celle de Morgagni, qui déduit la formation de la maladie de l'insertion de la veine spermatique dans l'émulgente, au lieu de se dégorger dans la veine-cave; comme cela a lieu pour le côté droit. Elle étoit la plus reçue, jusqu'à ce que le Professeur Ritcher de Gottingue en eût publié une autre, en 1776. Il pense que le Varicocèle a son origine dans l'épidydime même, & que les diverses inégalités de la tumeur ne viennent que des contours serpentins du canal qui le compose. Le D. Penchienati, éditeur des Œuvres chirurgicales de Bertrandi, paroît beaucoup pencher pour cette opinion; il croit la confirmer par une explication qui ne nous paroît rien moins que concluante. En attendant que l'ouverture des cadavres & l'observation nous aient donné des lumières plus certaines sur ce point de doctrine, nous nous en tiendrons aux causes déjà connues, & rapportées par ceux qui nous ont précédé.

Dans le commencement de la maladie, il faut faire quelques saignées, notamment chez les sujets, qui d'ailleurs sont forts & vigoureux. On leur fera toujours porter un suspensoir, qui tienne les testicules élevés le plus haut qu'il sera possible, non-seulement pour éviter le tiraillement & la douleur que pourroit occasionner le poids de la tumeur, mais encore pour moins tendre les vaisseaux, qui ne sont déjà que trop foibles. Il faut veiller à ce que les matières fécales sortent aisément, afin qu'elles compriment moins le cordon dans leur passage, à travers l'S du colon. On appliquera les cataplasmes de farines résolutives qu'on aiguisera avec un peu de sel marin, & à mesure que l'engorgement se dissipera, on aura recours aux astringens, aux lotions de vin rouge simple ou aluminisé. Si les veines du scrotum sont très-grosses & apparentes, on applique cinq ou six sangsues sur les plus saillantes, jusqu'à ce qu'elles aient suffisamment dégorgé, & l'on réitère selon les occurences. Si la tuméfaction étoit portée au plus haut point, & qu'elle menaçât de quelque fâcheux accident, il faudroit inciser les tégumens, découvrir les veines variqueuses, les inciser pour en procurer le dégorgement, & en faire ensuite la ligature. On aura soin cependant d'en conserver quelques-unes, afin que le sang puisse encore trouver des voies de retour; mais il est infiniment rare de rencontrer des Varicocèles assez volumineux pour demander de pareilles opérations. (*M. Petit-Radel.*)

VARICOMPHALE, de *Varix* & ὀμφαλός, *Umbilicus*. C'est une affection dont la nature est la même que le varicocèle, & qui cependant en diffère à raison de son siége à l'ombilic. (*M. Petit-Radel.*)

VENTOUSE, *Cucurbitula*. Petit vaisseau, ordinairement de verre, de la forme à-peu-près d'une pomme, surmonté d'un petit chapiteau, à base large par laquelle il est ouvert. Le bord de cette base est contourné, uni & poli, afin qu'elle puisse s'appliquer à la peau plus aisément, & que son application ne soit point douloureuse. On se sert de Ventouses pour attirer le sang vers la peau, & en faciliter la sortie par des scarifications faites dans ce but.

Lorsqu'on veut en faire usage, on raréfie l'air contenu dans la ventouse, pour l'ordinaire, au moyen de la chaleur, en y introduisant la flamme d'une lame, ou celle d'un peu d'étouppes, ou un morceau de papier imbibé d'esprit-de-vin; puis on applique sur-le-champ la ventouse sur la partie qu'on veut ventouser. Quelquefois aussi on raréfie l'air au moyen d'une petite pompe aspirante, qui s'adapte à une ouverture faite dans cette intention au sommet de la ventouse.

Les Egyptiens, au rapport de Prosper Alpin, se servoient d'une autre espèce de ventouse; c'étoit un vaisseau en forme de corne ou de poire alongée, percé par son sommet. Le Chirurgien après avoir placé la base de la Ventouse sur la partie désignée pour cette opération, appliquoit sa bouche sur l'ouverture du sommet, suçoit l'air & l'empêchoit de rentrer, en bouchant à l'instant cette ouverture avec une petite boule de cire qu'il tenoit dans sa bouche. Pour ôter la Ventouse, on enlevoit la petite boule de cire, & le vaisseau tomboit de lui-même.

Les Ventouses sont sèches ou humides. On nomme Ventouse sèche celle après laquelle on ne fait point de scarifications; elle a pour objet de faire une dérivation, & de porter le sang du centre à la circonférence. Quand on incise le lieu ventousé, les Ventouses sont appellées humides ou scarifiées; elles servent à faire des saignées topiques. *Voyez* Saignée.

On recommande les Ventouses sur les épaules dans les affections soporeuses, les maux de tête invétérés, les fluxions habituelles sur les yeux; on les applique aussi sur les reins & sur toutes les grandes articulations dans les cas de douleurs rhumatismales de ces parties.

Les Anciens appliquoient des Ventouses aux mammelles, pour arrêter les règles, & aux cuisses pour les provoquer, sur le nombril pour la colique. Sur la tête pour relever la luette, &c. Ils croyoient aussi que l'application d'une Ventouse sur le nombril étoit capable de retenir l'enfant dans la matrice, & retarder un accouchement qui auroit menacé d'être prématuré.

VERGE, Πέος, *Coles*. Partie qui, chez les hommes, est destinée à porter au-dehors l'urine, & à transmettre à la femme la liqueur spermatique, lors de la copulation. La Verge est sujette à différentes affections qu'on peut ranger en celles qui en attaquent le corps, & celles qui n'occupent que les tégumens. Nous avons déjà parlé de plusieurs de l'une & l'autre classe, dans divers articles de cet Ouvrage, sous les dénominations qui leur sont particulières. Toutes ne sont pas également de peu d'importance; il en est même quelques-unes assez graves pour exiger ou paroître exiger l'amputation. La gangrène de la Verge a été celle qu'on a regardée comme la plus urgente, quoique souvent elle laisse encore beaucoup d'espoir, lorsqu'on croit le mal sans remède. Cette circonstance arrive assez souvent dans le cas de paraphymosis, lorsqu'on a négligé l'opération, ou qu'on l'a mal-à-propos trop différée. Il est assez ordinaire, en pareil cas, de voir tomber toute la partie comprise en-deçà de la bride ou ligature, & la Verge conserver encore assez de longueur, quoiqu'il parût y avoir une beaucoup plus grande perte, à s'en tenir au désordre qui paroît sur les tégumens, & qui se prolonge quelquefois jusqu'à la racine de la Verge. La gangrène survient encore à la suite d'un commerce impur, & souvent alors elle arrive si promptement qu'elle est tombée avant qu'on ait pu aviser aux moyens efficaces de la conserver. Je me rappelle d'une de ce genre que je vis, il y a une vingtaine d'années, sur un Invalide; elle avoit tous les caractères d'une gangrène sèche; elle fit tomber la moitié de la Verge aussi complettement que si l'on en eût fait la résection. Il faut, dans le plus grand nombre de ces cas, attendre que la gangrène soit fixée, pour ne point tenter une opération sans la moindre chance de succès. Les cas qui exigent plus évidemment l'amputation, sont les dégénérescences schirreuses & cancéreuses de la Verge; car ici la maladie est incurable, quels que soient les remèdes qu'on lui oppose. Nous n'entrerons point ici dans des détails sur le cancer de la Verge, renvoyant à ce sujet à l'article CANCER, où il en est traité d'une manière très-étendue.

Quant au schirre de la Verge, il est souvent porté à un tel volume, & quelquefois nuit tellement à la sortie des urines qu'il ne reste plus d'espérance que dans l'amputation. Un soldat invalide eut une affection de ce genre, qui occupoit toute la verge, lui donnoit un volume considérable, & la rendoit toute tortueuse. Il attribuoit cette maladie à la suppression d'une forte d'ulcération purulente qu'il avoit eu à la base du gland, laquelle avoit été arrêtée par une solution de vitriol, & de tout ce qu'il dit, on n'en put conclure sur l'existence d'une affection vénérienne. Il y avoit trois ans & demi que le mal avoit commencé, lorsqu'il vint aux infirmeries de l'Hôtel, en 1782. A cette époque, le corps caverneux, du côté droit, étoit tellement gonflé près de la base du gland, & avoit tellement distendu le prépuce, que l'urine ne pouvant passer qu'avec les grands efforts, elle rompit dans un de ceux-ci, la fosse naviculaire du côté opposé, & se fit ainsi une issue. On lui amputa la Verge, près de sa racine. Le hasard fit que l'urètre fut taillé en bec de flûte, de manière qu'on pût aisément y introduire une sonde. On appliqua le cautère actuel pour arrêter le sang; mais celui-ci sortoit toujours d'une petite artère située au côté droit de la Verge. Enfin l'hémorrhagie cessa; mais ce fut pour recommencer quatre jours après, & elle fut effrayante; on appliqua un bouton de vitriol, & l'on tamponna; le sang sortit encore, mais le malade fatigué de ces pertes de sang continuelles, eut quelques mouvemens spasmodiques & mourut dans un accès de tétanos décidé. La Verge aux endroits où le schirre étoit plus considérable, étoit de la dureté d'un cartilage; le schirre occupoit principalement le côté droit, & s'étendoit tout le long du corps caverneux; vers sa racine, on avoit même coupé dans la schirrosité.

Quand les cas que nous venons d'exposer ont paru assez graves pour se déterminer à l'amputation, il faut y disposer les malades par les remèdes généraux, les saignées & les bains, surtout chez les sujets vigoureux, & qui ont le genre nerveux très-sensible; car on doit, en pareil cas, penser à prévenir les affections spasmodiques & l'hémorrhagie, qui font périr ici un grand nombre des opérés. Les procédés qu'on suivoit autrefois dans cette opération, n'étoient rien moins que propre à en favoriser le succès. Ainsi, Ruisch dit, dans sa trentième observation, qu'ayant à opérer dans un pareil cas, il introduisit une sonde creuse dans la vessie, & qu'il la retint au moyen d'une ligature convenable. Il lia ensuite fortement la Verge au-dessus de l'endroit affecté. Le lendemain, il fit une ligature sur la première, & cinq jours après il coupa avec un bistouri, dans la même place déjà presque détruite par les ligatures. Le but de cette manœuvre étoit de prévenir l'hémorrhagie; aussi, dit cet Auteur, la partie tomba-t-elle presqu'entièrement mortifiée, & on l'emporta sans effusion de sang. Le succès de l'opération fut des plus heureuses; mais celle-ci n'en est pas moins cruelle, & les douleurs qui s'ensuivirent ne laissèrent aucun doute qu'on ne lui doive préférer la résection, malgré ce que dit Heister pour soutenir cette méthode.

Quand on s'est décidé pour elle, la partie étant rasée, & le malade ayant uriné, on le place ou dans un fauteuil à dos ou sur le dos dans son lit; on fera une incision circulaire sur la peau, à un travers de doigt environ de la tumeur cancereuse. Un Aide alors la retirera en arrière, pour découvrir les corps caverneux, & d'un seul coup on les incise au niveau de la peau, de manière à ne faire d'eux & des bords de la peau qu'une seule & même plaie. On cherche aussi-tôt à s'assurer des vaisseaux qui fournissent le sang; ce sont particulièrement les deux artères caverneuses qui en donnent les plus, & conséquemment celles auxquelles il faut porter une ligature. On les saisit avec une pince ordinaire qu'on a garnie d'une anse de fil, on pousse celui-ci sur la portion de vaisseau qui fournit, & l'on fait le nœud du Chirurgien. On peut sans difficulté saisir dans l'anse un peu de tissu, même du corps caverneux; cette méthode rendra l'opération plus sûre, en évitant le retour de l'hémorrhagie. Quand les principaux vaisseaux ont été liés, il reste encore un suintement assez abondant, & dont on vient à bout, en lavant la plaie avec de l'eau convenablement aluminée, & en saupoudrant la surface avec de la gomme arabique en poudre & un peu de farine. On passe ensuite une sonde d'argent dans la vessie, pour faciliter le cours des urines, & empêcher qu'elles ne salissent les pièces de l'appareil, quand celui-ci a été convenablement appliqué. Cette sonde a encore le grand avantage de donner plus de fermeté & d'appui aux pièces d'appareil dont on se sert pour arrêter l'hémorrhagie. On peut faire sur la surface de la playe, & mieux encore sur toute l'étendue de la Verge, une compression suffisante, au moyen d'une bande circulaire qu'on tient alors un peu serrée, sans aucune crainte que la playe n'en éprouve aucun mal. On met de la charpie sèche sur la playe, puis une ou deux compresses en croix de Malte, percées d'un trou par où passe le bout de la sonde, & l'on termine par quelques tours de bande. On laisse l'appareil deux ou trois jours; si les premières pièces sont mouillées par les urines, on les change, & l'on tient toujours la sonde dans la vessie. La ligature ici est indispensable, elle arrête le sang beaucoup plus sûrement que ne pourroit le faire la simple compression; mais celle-ci aussi rend la première plus certaine dans son effet. On ne doit donc point les employer l'une sans l'autre, si l'on ne veut point risquer le danger d'une nouvelle hémorrhagie; & en les employant de la manière que nous venons de prescrire, on ne s'expose à aucun inconvénient.

Il arrive quelquefois que la ligature est suivie de mouvemens spasmodiques, & même d'un véritable trisme, chez les personnes singulièrement sensibles. Cet accident étoit plus fréquent, quand on faisoit la ligature avec une aiguille courbe, en comprenant beaucoup de chairs & de nerfs dans son anse. La méthode que nous avons conseillée, qui est celle de Paré perfectionnée, fait éviter cet accident. Il faut toujours, dans ces sortes d'opérations, laisser pendant les deux premières vingt-quatre heures, un Aide qui veille à ce que le sang ne sorte point; car, faute de cette précaution, on a vu des malades périr, & très-promptement.

On panse par la suite avec les digestifs simples; l'on a soin de toujours coucher la Verge sur l'hypogastre, & de l'y maintenir avec une bande étroite de linge double, qu'on fixe avec des épingles. Lorsque la suppuration est bien établie, on substitue à la sonde une canule du même volume, & longue de deux ou trois pouces, pour faciliter le passage des urines, & empêcher qu'elles ne mouillent l'appareil. On peut employer celle-ci jusqu'à parfaite cicatrisation; elle empêche à ce terme que l'orifice du canal ne se resserre trop; ce qui auroit un grand inconvénient. J'ai vu, dit le Dran, que faute d'avoir mis une canule aussi-tôt après l'opération, l'urètre se ferma, de manière que cinq à six heures après le malade ne put uriner; soit qu'on n'eût pas coupé assez de peau, ou que les corps caverneux se fussent beaucoup retirés vers leur point fixe, la peau étoit boursoufflée sur la playe, & s'étoit rapprochée de toute la circonférence, de manière qu'elle ne paroissoit presque plus. On eut beaucoup de peine à retrouver l'entrée de l'urètre, & on ne la distingua qu'en appuyant à plusieurs reprises le doigt sur la playe, pour sentir le point où la colonne d'urine faisoit effort pour sortir. Alors le Chirurgien y porta la pointe d'une lancette, & l'urine sortit avec force; on n'avoit point de canule toute prête, on passa une algalie dans la vessie, jusqu'à ce qu'on pût lui en substituer une. (*M. Petit-Radel.*)

VÉROLE, *Syphillis*, *Morbus Venereus*. Maladie vénérienne. Infection d'une ou plusieurs parties de notre systême, occasionnée par l'action du virus vérolique qui, ayant passé des surfaces du corps au-dedans, y opère des changemens apparens qu'on regarde comme autant de symptômes de la maladie. Les Auteurs en portent l'apparition à l'année où débarquèrent en Europe les flottes de l'Amiral Colomb; cette vérité est actuellement reconnue par le plus grand nombre des Auteurs qui ont écrit sur la Vérole. *Voyez* à ce sujet le Traité *De morbis venereis*, du D. Astruc; l'Auteur qui a mis le plus d'érudition & d'exactitude dans ses recherches. La cause de la maladie resta d'abord inconnue, & ses effets n'étant aucunement arrêtés dans leur marche, & se revêtant des apparences communes à d'autres affections, furent long-tems infructueusement traitées pour elles. Cependant le tems & l'observation, qui ont amené tant de richesses en Médecine, amenèrent aussi des résultats assez certains pour qu'on pût établir sur eux un plan de pratique utile à plusieurs, s'il n'étoit pas toujours avantageux au plus grand nombre. On entra d'abord dans la carrière par empyrisme, & le succès favorisant l'entreprise, on modifia les moyens, & l'on fit de leur administration une doctrine raisonnée, fondée sur l'expérience, & qui constitue ce qu'on appelle aujourd'hui une Méthode. Cette méthode a singulièrement varié jusqu'à présent, tant en raison des voies que devoient pénétrer les remèdes qu'on employoit, qu'à raison des remèdes eux-mêmes qu'on a travaillé de mille & mille manières, pour leur donner la forme la plus convenable aux indications qu'on leur vouloit faire remplir. Mais, dans ces conflits répétés entre la cause du mal & le remède qu'on lui opposoit, la Nature aux prises entre ces deux puissances a souvent succombé à leur action, ou si elle en est sortie victorieuse, ce n'a été qu'après un long combat qui lui a ôté toutes ses forces. Il faut lire l'Histoire sur l'apparition de la Vérole en Europe, pour se convaincre de la vérité de tout ce que nous avançons. Les premiers symptômes qui frappèrent le plus, furent les pustules, les ulcères & les exostoses qui, étant autant d'affections extérieures apparentes, furent laissées aux soins des Chirurgiens destinés par état au traitement de toutes les maladies qui dérivent d'un désordre local. Ils n'eurent point à se louer de leur succès, dans l'ignorance profonde où ils étoient de la cause qu'ils devoient seule combattre; aussi la maladie fit-elle des progrès étranges, jusqu'au tems où Bérenger de Carpi croyant trouver une analogie entre les pustules vénériennes & celles de la gale où l'on employoit le mercure, eut recours aux frictions mercurielles. Les succès que la Pratique en retira furent bien-tôt répandus, malgré les obstacles que leur opposèrent la routine & l'empyrisme dans lesquelles on tomba ensuite, par l'abus qu'on fait des meilleurs moyens en Médecine, comme dans toute autre profession.

La formation de la Vérole succède toujours à l'absorbtion du virus qu'on en regarde comme la cause prochaine, & à sa dissémination dans les différentes régions du système organique du corps. Il s'est élevé à ce sujet plusieurs difficultés qu'on a cru résoudre en ayant recours aux loix de la Physique & de la Chimie; mais ces solutions, telles plausibles qu'elles aient paru à leurs Auteurs, sont encore loin de satisfaire le Philosophe qui va à la recherche de la vérité par le plus court chemin. Ainsi, l'on a regardé le virus comme étant d'une nature acide, & l'imagination aidée de quelques faits, a été jusqu'à établir l'espèce de cet acide que les uns ont rapporté au vitriolique & d'autres au marin. Cette supposition a paru d'autant plus vraisemblable que plusieurs symptômes de la Vérole paroissent accompagnés d'indurations dans les glandes & autres parties du corps fournies de sucs albumineux, sucs qu'on sait être coagulables par l'action des acides. Mais l'expérience aidée de toutes les tentatives nécessaires, n'a jamais pu faire découvrir le moindre degré d'acidité dans les humeurs qu'on a toujours regardées jusqu'ici comme en étant le véhicule. D'autres, d'après une suite d'hypothèses, l'ont soupçonné être une sorte d'altération de fluide électrique passé sous forme d'expansion; &, partant de cette supposition, ils ont cru expliquer tous les phénomènes, en admettant un mode de communication fondé sur celui des loix que suit l'électricité dans son expansion. La vérité est qu'on ignore & qu'on ignorera peut-être toujours l'intime nature du virus de la Vérole.

On avoit cru jusqu'ici, & Hunter lui-même est de cette opinion, que le pus en étoit l'excipient, & qu'il ne pouvoit se communiquer que sous cette forme: « Le pus, qui est imprégné de ce virus, dit cet Auteur, venant à toucher une partie vivante, y cause une irritation, & l'inflammation en est la suite ordinaire. Mais il faut pour cela, ou qu'il soit appliqué dans un état de fluidité, ou qu'il soit rendu fluide par les humeurs de la partie sur laquelle on l'applique; car il n'y a point d'exemples que l'infection se soit communiquée sous la forme de vapeurs, comme il arrive à l'égard de plusieurs autres virus. »

Cette opinion est démontrée fausse par diverses expériences faites & rapportées par M. Bru. Ce Praticien a inoculé avec une lancette, sur le gland & dans l'intérieur du prépuce, du pus provenant de chancres de toute qualité & de différentes époques, & la maladie n'a pas eu lieu. Il a fait les mêmes tentatives avec la matière des gonorrhées, & toujours sans succès; il a employé celle des bubons au moment de leur ouverture, & il n'a pas été plus heureux. Enfin il a porté profondément dans le canal de l'urètre, du pus provenant de ces trois symptômes, & rien n'a paru. Il a établi, par des vésicatoires, des ulcères sur le gland & le prépuce, & y a appliqué, lorsqu'ils étoient en pleine suppuration, du coton imbibé de pus provenant de toutes sortes de simptômes véroliques; il a répété ses expériences sur différentes parties du corps; il en a placé dans le vagin de quelques chiennes, sous le prépuce de plusieurs chiens, & toujours sans aucun effet. D'où il conclut que le pus, qui provient des divers accidens vénériens, n'est point le virus, qu'il n'y est pas même uni, & que nécessairement ce pus ne pouvoit être qu'une conséquence de sa neutralisation. Cette conclusion est conforme à la suites d'idées que s'est faite M. Bru, sur la nature & communication du virus, & si elle acquiert par la suite l'évidence dont elle est susceptible, elle pourra jetter un grand jour sur l'histoire de la Vérole.

Le délétère de la Vérole paroît ne pas affecter indistinctement toutes les surfaces du corps, & les pénétrer également pour se répandre dans le système. Cette vérité est fondée sur l'observation, & c'est d'après elles que les Praticiens sont partis pour établir à ce sujet deux sortes de surfaces, les sécrétoires & les poreuses qui, ayant une organisation particulière, & une sensibilité différente, influent par cela même sur les causes morbifiques qui les affectent. « Les premiers, dit le D. Nisbet, se distinguent par la finesse de leur sentiment; elles sont couvertes d'une pellicule très-délicate, & forment des conduits qui mènent à des organes intérieurs; elles opèrent une sécrétion dont la quantité est singulièrement liée avec leur degré de sensibilité. Les secondes sont couvertes d'une peau commune, & n'admettent qu'une exsudation insensible qui se fait par les extrémités des pores organisés, toutes les fois que, par une diminution de sensibilité, elles sont seulement affectées par des circonstances qui déterminent en elles un état favorable à l'absorption. » Les premières sont beaucoup plus propres que les autres à admettre le virus, & même l'on pourroit croire, d'après un très-grand nombre de faits, qu'elles sont les seules qui peuvent le recevoir, malgré ce qu'en pense le vulgaire qui, pour sauver quelquefois la délicatesse, n'adopte que trop souvent ce mode de transmission.

Le virus une fois reçu, n'opère pas toujours instamment ses effets sur le lieu qui l'a admis; il est quelquefois quatre à cinq jours, & d'autres fois huit, avant que la partie ne manifeste quelques preuves de son action, ainsi qu'on le voit dans la formation du chancre, de la gonorrhée & du bubon. Mais aussi, dans quelque cas, il agit d'une manière singulièrement prompte, & comme un caustique dont on pourroit comparer l'effet à celui de la pierre à cautère. C'est ce que j'eus occasion de voir, en 1773, sur un Invalide qui, immédiatement après avoir vu une femme gâtée, éprouva une violente inflammation au prépuce & au gland, du genre de ces érésipèles qui, par leur aspect, indiquent aux Praticiens une gangrène menaçante. Les anti-phlogistiques généraux & topiques furent conseillés, l'application en fut différée au lendemain, pour des raisons indispensables; mais alors il n'étoit plus tems; la gangrène sèche s'étoit emparée de la moitié de la verge, & l'escarre ou la causticité du virus s'étoit éteinte, étant tombée, il guérit sans l'usage d'aucun mercuriel. M. Peronotti fait mention d'un cas de ce genre; c'est celui d'un tambour qui, quarante heures après, le coït eut la verge énormément gonflée, & noire depuis sa racine jusqu'à son extrémité, en sorte que quelques prompts que furent les secours qu'on lui porta, les tégumens tombèrent en gangrène en moins de douze heures, & laissèrent les corps caverneux & le gland à découvert.

Mais les effets sont loin d'être toujours aussi actifs; le plus communément ils paroissent d'une manière successive, & dans un ordre si régulier, quand la maladie est laissée à elle-même, qu'on pourroit prédire leur filiation. Entr'autres preuves que la pratique m'en ait fournies, ai-je dit dans un Ouvrage publié sur cette matière, en 1788, je ne citerai qu'une personne que je traitai, avec le plus grand succès, dans les Indes Orientales, vers la fin de 1774, & de qui j'eus lieu d'entendre cette succession d'effets d'autant mieux marqués qu'ignorant la cause de son mal, elle l'avoit abandonné à lui-même, jusqu'à ce qu'un an après, m'ayant consulté, je l'eus éclairé sur son état. Elle eut une gonorrhée qui, d'après son récit, siégeoit dans la fosse naviculaire. A cette gonorrhée, succéda un phymosis, à raison de l'étroitesse du prépuce. Le phymosis guérissant, fut remplacé par un bubon & une intumescence du testicule, qui disparurent, à l'exception d'un gonflement à l'épidydime. Deux mois après la guérison apparente de ces maladies, il lui survint une inflammation sur la région d'un sourcil, qui se termina par un ulcère qu'on traita avec de l'oliban en poudre. Cet ulcère fut trois mois à se guérir; à peine étoit-il cicatrisé, que l'un des testicules se gonfla, pendant que l'autre diminuoit à proportion. Les choses se passèrent ainsi pendant environ deux mois, lorsque le malade commença à maigrir, & à éprouver un dépérissement de forces qui l'abbatit entièrement. A ce dépérissement, succéda une exostose à la partie supérieure du tibia, & une autre sur la première phalange du grand doigt de la main droite. Quelques jours après, il lui survint une carie au vomer, & bien-tôt une autre au palais, en sorte qu'à raison de la communication établie entre la bouche & les narines, la voix étoit entièrement perdue. Ce fut alors que je vis le malade, & que, lui découvrant la cause de ses maux, je lui prescrivis les remèdes appropriés, qui eurent le plus grand succès.

Cette observation confirme une vérité admise par tout Praticien vraiment observateur; savoir, que tout symptôme est un foyer virulent où se fabriquent les principes d'infection qui peuvent, par métastase, passer d'une partie vers une autre, sans que le caractère de la maladie en éprouve la moindre mitigation. Ce foyer existe par lui-même, & sans recevoir une plus grande activité par les humeurs qui continuellement y affluent, & qu'on peut croire comme très-saines, lorsqu'il est en pleine activité; ce qui est contre l'opinion du plus grand nombre, qui regardent les humeurs comme infectées, chez ceux qui ont la Vérole portée au plus haut degré. L'inflammation, en ranimant les principes de vie, semble augmenter sa force, & rendre plus actifs les principes d'infection. Il est rare qu'une femme qui voit un homme affecté d'un écoulement gonorrhoïque inflammatoire, échappe à la contagion, ce qui a rarement lieu, lorsque le flux est devenu chronique. Les foyers sont souvent multipliés, & au-delà du nombre nécessaire pour constituer ce qu'on appelle proprement la Vérole. Ainsi, l'on observe souvent un même homme avoir en même-tems une exostose au crâne, par exemple, une carie aux os du nez, des pustules aux bourses, & les actions qui se passent dans ces foyers être assez dissemblables entr'elles, pour céder, à des époques différentes, aux remèdes qu'on leur oppose, ou même leur résister, indépendamment les unes des autres.

Ces Auteurs ont tous été curieux d'établir quelles étoient les routes qui convoyoient les principes d'infection dans leurs propres foyers. Boërrhave a été un des premiers à croire qu'ils traversoient les cellules du tissu adipeux, mêlé intimement à leurs sucs; &, pour donner une plus grande apparence de vérité à sa théorie, il se vit forcé d'admettre cette membrane dans des parties où l'on n'en trouve aucun vestige. C'est d'après ces idées qu'il partit pour prôner la méthode sudorifique qu'on a observée avoir d'aussi fâcheuses suites, quand on la mettoit indistinctement en pratique. Mais un fait qui renverse totalement son systême, est celui que lui opposa le Docteur Astruc; savoir, que la plupart des effets du virus se passent sur des parties dénuées de cette membrane. On peut ajouter que les personnes les plus grasses sont les moins propres à la propagation des principes d'infection, ce qui est prouvé par l'expérience & l'observation. D'autres ont cru que ces principes se portoient dans la masse du sang, au moyen d'une absorption veineuse, telle qu'on l'admettoit, il y a quelques années, dans les différentes régions & cavités du corps où il se fait une résorption. On a cru que ces principes séjournoient dans les voies de la circulation, intimement mêlés & combinés avec ceux du sang & des humeurs qui en dérivent. On a même été jusqu'à dire que le lait, l'urine, la sueur en étoient imbues; assertion que nuls faits démontrent être vraie, quand ils sont réduits à leur juste valeur. Un Auteur récent, croyant trouver un rapport entre le fluide électrique & le virus, tant à raison de leur nature, qu'au mode de leur communication, admet, pour la transmission de celui-ci, des loix analogues à celle que suit le premier de ces fluides. Nous n'entrerons point dans des détails sur cette nouvelle théorie, qu'aucun fait réel ne confirme, & qui est conséquemment bien éloignée d'avoir le degré de sanction qu'il lui faudroit pour que nous l'admettions comme doctrine. Une plus vraisemblable est celle qui attribue tout au systême absorbant. On sait que cet ordre de vaisseaux charrie une classe d'humeurs avec laquelle le virus vérolique a la plus grande affinité, & sur laquelle il opère de préférence, lorsqu'il est laissé à ses propres actions. On en a la preuve journalière dans ce qui arrive lors de la formation du bubon, à la suite d'un chancre sur le prépuce, qu'on a imprudemment combattu par des cathérétiques impuissans. Le virus se propage le long du corps de la verge, jusqu'aux glandes inguinales, du même côté du chancre, y développe une sphère d'action dont les effets premiers sont une stase dans les sucs de la glande, & quelquefois même leur épanchement dans les tissus cellulaires d'alentour, ce qui donne à la tumeur une étendue qu'elle n'auroit point, sans une pareille complication. Cette propagation est souvent annoncée, non-seulement par une douleur qui suit la marche des lymphatiques de la Verge; mais encore par une espèce de corde ou nodosité qui les accompagne jusqu'à l'aine. On observe le même phénomène, lorsque l'absorption se fait par le mamelon, chez une nourrice saine, ou par les lèvres, chez un enfant qui est allaité par une gâtée. Il se forme alors des tumeurs vers les angles de la mâchoire ou aux aisselles, qui offrent les mêmes caractères que les bubons à l'aine. Les principes d'infection peuvent suivre cette route des absorbans, pour être mêlés à la masse des humeurs; mais bien-tôt ils se séparent de celle-ci, dès qu'une ou plusieurs sphères d'activité, établies dans quelques régions du corps, y attirent & fixent le délétère d'une manière qui a peut-être quelqu'analogie avec le mécanisme des sécrétions.

Les phénomènes morbifiques qui surviennent alors, sont très-variés, tant à raison du degré d'action du délétère, qu'à raison de la sensibilité des parties qui éprouvent ses effets. Ils paroissent communément six semaines après l'absorption du délétère; mais, chez quelques sujets, le tems est plus court; on les a vu se manifester douze ou quinze jours après, les mêmes circonstances qui influent sur la première apparition des symptômes, ayant également lieu ici. Quand le foyer est unique & convenablement placé, ainsi qu'il arrive quand le virus n'affecte qu'une seule glande qui puisse être enlevée, soit à l'aisselle ou ailleurs, on peut, en extirpant la tumeur, extirper également la cause de la maladie, comme M. Hunter a eu occasion de l'observer; preuve que ni le sang, ni aucun des autres fluides des secrétoires ordinaires ne sont affectés par le virus. Mais, le plus communément, les circonstances ne sont point telles, les foyers sont multipliés, ils sont plus ou moins profondément cachés dans le systême, & s'y développent plus ou moins rapidement. On rapporte les changemens qui se passent alors, à un genre caché d'irritation, au moyen de laquelle les principes d'infection recevant une plus grande acrimonie, enflamment les vaisseaux, & rendent leurs humeurs un foyer plus propre à leur développement, en les convertissant en pus, ou en une matière qui en approche.

L'observation constate que l'extérieur du corps, comme étant la plus exposée aux variations de température de l'atmosphère, est aussi la région qui commence à être la première infectée. Ainsi, après la disparition d'une gonorrhée négligée, d'un bubon répercuté, l'on voit souvent des pustules ou des dartres paroître à la peau, & offrir toutes les marques de celles qui dérivent d'une infection vraiment vénérienne. Les mêmes désordres ont souvent lieu sur les surfaces intérieures, celles qui étant continuellement arrosées par des humeurs muqueuses, n'en sont que plus propres à retenir & fixer le délétère: c'est ce qu'on observe souvent sur les amygdales, les narines, le palais, la luette & le larynx, qui, quand ils sont le siège de l'infection, éprouvent bien-tôt une très-grande déperdition de substance. Ses effets sur ce dernier genre de parties, sont d'abord une rougeur, mais qui ne participe point du genre inflammatoire; la douleur ne se fait point sentir; le pus se forme, & il s'échappe déjà, qu'à peine les malades se sont plaints de quelques incommodités; l'ulcération succède bien tôt, & elle continue d'être sans intumésaction; sa surface est sale, blanchâtre, & ses bords acquièrent une dureté qui s'étend peu au-delà; ils sont déchiquetés & irréguliers. Les dartres & pustules vénériennes sont plus long-tems à se former. Les premières commencent par une tache plus ou moins rougeâtre, souvent bigarrée, qui d'abord n'occupe que l'épiderme, & qui, ensuite, pénètre plus profondément dans le corps de la peau, & la fait tomber par écailles assez épaisses : les pustules paroissent d'abord comme un petit bouton dont la base est beaucoup plus rouge que le sommet, qui est, en quelque sorte, transparent. Dès que celui-ci s'est rompu, l'humeur visqueuse qui en sort s'épaissit & forme croûte; la base s'étend, s'épaissit, & il continue à s'en détacher des écailles de couleur cuivrée, jusqu'à ce que le fond ulcéré soit entièrement à découvert. Il n'est point rare qu'à cette époque, les ongles tombent, ainsi que les cheveux : ce phénomène a particulièrement lieu chez les sujets d'une frêle constitution, & qui n'ont rien fait pour arrêter le cours de la maladie.

A ce premier ordre de symptômes, en succède un autre qui siége particulièrement sur le périoste & les membranes qui entourent les articulations. M. Hunter les regarde comme indiquant le second degré de la vérole; il succède à la disparition des premiers symptômes, qui a quelquefois lieu spontanément, sans que les malades aient rien fait pour en énerver la cause. Quand le siége du mal est à la tête, dans le canal auditif, il s'en suit souvent une surdité complette, &, d'autres fois, une suppuration accompagnée de douleurs violentes dans l'oreille du même côté, & même par toute la tête. Mais, quand le mal occupe les extrémités, les apparences qui ont lieu paroissent avoir une identité avec celles qui sont fomentées par un principe scrophuleux. D'autres fois, elles semblent plus tenir de la nature du rhumatisme chronique, avec néanmoins cette différence, observe M. Hunter, que, dans cette maladie, les jointures sont moins sujettes à être affectées que dans le rhumatisme. Lorsque le mal occuppe le périoste, la tumeur à laquelle il donne lieu, offre l'apparence d'un vrai gonflement de l'os; elle est dure & infiniment unie avec lui, comme le seroit la matière d'une exostose. Quand la matière travaille, le pus qui en résulte, est moins un vrai pus qu'une matière épaisse, visqueuse, entremêlée de quelques portions suppurées qui viennent des parties environnantes qui avoient contracté inflammation. En pareil cas, les tégumens deviennent peu-à-peu parties de la tumeur; ils se collent & deviennent moins mobiles sur elles; ils s'enflamment même quelquefois; mais ce n'est jamais que secondairement. Lorsque les choses se passent ainsi, la douleur survient, & même elle est quelquefois portée à un très-haut point. Les douleurs, observe M. Hunter, sont ordinairement périodiques, c'est-à-dire qu'elles ont leurs exacerbations, étant communément plus violentes pendant la nuit, ce qui est commun à d'autres douleurs; particulièrement celles de l'espèce rhumatismale, avec lesquelles les vénériennes ont beaucoup de rapport. Les douleurs qui, par elles-mêmes, sont décidément vénériennes, ne sont cependant point un signe pathognomonique de la maladie, par la raison qu'elles peuvent également avoir lieu dans les affections d'un tout autre genre.

Enfin, un dernier ordre de symptômes, est celui qui indique une affection profonde dans la substance même des os; telles sont les douleurs qu'on appelle les ostéocopes, & qui sont le prélude d'une exostose, d'une carie, ou d'une telle altération de l'os, qu'ils se cassent souvent aussi facilement que le verre, ou qu'ils se convertissent en une substance qui a toute l'apparence de la chair. Comme ces symptômes ont souvent lieu dans des circonstances où l'on ne peut nullement suspecter la Vérole, ils deviennent, par cela même, autant de signes équivoques de l'infection, ainsi qu'on a occasion de l'observer dans la pratique journalière, notamment chez ceux qui, étant intéressés à cacher leur état, font tout ce qu'ils peuvent pour faire prendre le change à cet égard.

Mais tels distincts que paroissent souvent les symptômes dont nous venons de faire l'énumération, il leur arrive fréquemment de se confondre, & de paroître en même-tems chez un grand nombre de sujets, suivant que les parties sont plus ou moins portées à subir les effets du délétère mis en circulation. Ainsi, l'on voit, pendant que la maladie se manifeste dans son premier période, par des pustules; des condylomes, des poireaux ou des choux-fleurs, des tophus, des périostoses, & même de vraies exostoses se former, & parcourir très-promptement leurs tems, ce qui n'arrive cependant que dans des circonstances fort rares, & qu'on pourroit rapporter à une spécificité particulière d'organes, plutôt qu'à un caractère différent du virus, ainsi que quelques-uns l'ont cru.

Il est rare que les symptômes que nous venons d'énoncer, parcourent leurs tems sans intéresser quelques-uns des viscères renfermés dans les principales cavités. Les mêmes causes qui ont donné naissance aux foyers qui paroissent à l'extérieur, peuvent également les susciter intérieurement, &, par-là, produire des effets morbifiques dont quelquefois on est bien éloigné de connoître la véritable cause, quand on néglige d'insister sur les circonstances qui pourroient donner lieu à un bon diagnostic. Les viscères du bas-ventre & de la poitrine sont alors ceux qui éprouvent le plus souvent les ravages du mal, les derniers sur-tout, qui sont si sujets à être corrodés par les acrimonies qui parcourent les diverses routes de la circulation. Les symptômes hectiques annoncent alors le mal; l'appétit devient moindre; il survient des frissons auxquels succèdent des accès de chaleur; la toux, en se répétant à chaque instant, devient fatiguante; elle est bien-tôt accompagnée d'un sentiment de chaleur intérieure, & d'une expectoration de matière plus ou moins jaune & épaisse. D'autres fois, le foyer s'établit sur le foie; & la stase, se faisant lentement, donne lieu à une schirrosité plus ou moins étendue, & qui gêne toujours assez le cours de la bile, pour occasionner une jaunisse que les remèdes ordinaires ne sauroient vaincre; ou bien attaquant, se fixant sur le testicule, il amène le gonflement chronique de cet organe, qui constitue ce qu'on appelle le sarcocèle. On peut voir dans les Auteurs, sur-tout ceux qui ont constaté la nature de ces dégénérescences, par l'ouverture des cadavres, combien sont variés les désordres qui dépendent d'une cause aussi facile à combattre, si on ne l'eût point négligée dans les commencemens.

Une observation que la pratique a donné lieu de faire, & qui mérite la plus grande attention dans le traitement, c'est que les symptômes marchent avec d'autant moins de rapidité, que les désordres qui accompagnent l'affection locale ont été plus grands. C'est ce qu'on remarque dans la vérole qui est la suite d'un bubon qui a bien suppuré, dans celle qui succède à une gonorrhée qui a été violente dans ses commencemens, & qu'on ne s'est point trop pressé d'arrêter, dans celle qui survient aux chancres qu'on a traité long-tems localement. Aussi est-il constaté, par l'expérience, qu'il faut beaucoup moins de tems & de remèdes pour guérir ces sortes de véroles, que pour celles qui succèdent à des symptômes légers, & qu'on croit, par cette raison, ne mériter aucune considération. J'ai vu ainsi des bubons accompagnés d'une suppuration très-abondante, offrir, par la suite du traitement, un large ulcère qui se guérissoit par un pansement purement local, pendant que d'autres, qui se résolvoient par de simples emplâtres, demandoient un traitement général qui pût obvier aux suites fâcheuses de la résorption: ce sont de ces faits que la pratique journalière fournit dans les hôpitaux comme dans les maisons particulières.

A l'énumération que nous venons de faire des symptômes de la Vérole, au caractère que chacun d'eux offre, & à leur opiniâtreté à céder aux remèdes ordinaires qu'on leur oppose, on pourra tirer un diagnostic assez certain & assez appuyé sur les faits, pour établir la nature de la maladie qu'ils constituent, quand, d'ailleurs, les malades ont assez de franchise pour répondre ingénuement aux questions qu'on leur fait. Mais il n'en est pas ainsi dans le cas de complication où plusieurs genres d'infection ayant lieu, les symptômes existans paroissent indiquer aussi bien l'un que l'autre, & plus encore, quand l'infection vénérienne paroît moins évidemment que les autres: c'est ce qui a particulièrement lieu dans le cas de scorbut porté au second ou au troisième degré, & compliqué récemment de maladie vénérienne. Ces cas offrent nombre de difficultés, sur-tout quand les malades veulent cacher leur secret: la Vérole ne présentant souvent aucun signe qui lui soit propre, on est réduit à l'empyrisme; c'est ici où l'axiôme de Thérapeutique *à juvantibus sumitur indicatio*, a lieu. Les cas de complication de la Vérole avec le scorbut sont beaucoup plus fréquens qu'on ne pense, dans les hôpitaux sur-tout où l'on entasse les malades au détriment de leur reste de santé. L'expérience, dit M. Bru à ce sujet, apprend que ces deux maladies ne se croisent à l'avantage des sujets, que lorsque la Vérole prédomine sur le scorbut. Ils sont alors plus dispos, ont un teint plus frais, le ventre plus libre, les urines plus cuites; il semble que, dans la majorité de ces cas, les symptômes véroliques sont des égoûts par lesquels le vice scorbutique s'écoule. Il n'en est pas de même quand le scorbut prend le dessus; les ulcérations tiennent de ce dernier caractère, & deviennent toujours gangreneuses, sur-tout quand la fièvre vient à se mettre de la partie; car alors, dit notre Auteur, la fièvre y porte le vice scorbutique avec profusion, ce qui détruit la constitution vénérienne locale, & change l'ulcère vénérien en ulcère scorbutique. Les accidens qui s'ensuivent de la présence du scorbut chronique, sont moins rares; les bubons, en pareil cas, sont lents à se résoudre ou à suppurer, & quand ils sont ouverts, les bords en deviennent durs & calleux, ce qui nuit à la prompte cicatrisation.

Quant au pronostic ou événement qu'on peut prévoir de la maladie, il sera d'autant plus fâcheux que l'infection datera de plus loin, & qu'elle occupera un plus ou moins grand nombre de parties plus ou moins essentielles à la vie; qu'elle sera compliquée ou non de perte de substance, ou jointe à d'autres affections qui en masquent le caractère, & qui, conséquemment, font souvent prendre le change, lorsqu'il s'agit de la bien connoître. La Vérole, autrefois, étoit une maladie fort grave, parce que, dans l'ignorance où l'on étoit sur sa nature, on l'abandonnoit à elle-même, dans un tems où l'on pouvoit lui opposer les plus grands secours, & que, quand ses symptômes étoient des plus évidens, on les prenoit souvent pour d'autres, & qu'on les traitoit comme tels, c'est-à-dire d'une manière entièrement opposée à celle qui leur convenoit. Il faut lire l'histoire, pour être assuré de la vérité de tout ce que nous avançons, ou pratiquer dans des climats fort éloignés, où l'Art, encore dans l'enfance, est laissé à des ignorans qui sont loin de faire toutes les distinctions que nous venons d'établir. En général, la Vérole, dont les symptômes occupent un système un systême de parties soumis aux influences actives de la vie, est toujours beaucoup plus facilement curable que celle qui siége dans des régions qu'on pourroit regarder comme inorganiques. Ainsi, l'on peut plus espérer, lorsque la maladie a pour cortége des ulcérations, des pustules, des poireaux, des choux-fleurs, que quand elle est accompagnée de périostoses, d'exostose ou de carie. Nous laissons toutes autres considérations relatives à ce point, pour passer à ce qui regarde le traitement de la maladie, d'autant plus que c'est la partie la plus essentielle de tout ce que nous pourrions dire dans cet article.

Curation.

Les premiers Praticiens qui eurent à traiter la Vérole, persuadés que la maladie provenoit d'un levain qui infectoit la masse des humeurs, & pensant qu'ils pourroient l'en soustraire par des remèdes évacuans, eurent d'abord recours aux purgatifs, & généralement à tous les remèdes qu'on reconnoît pouvoir purifier le sang. Cette méthode réussit à quelques-uns, mais momentanément, car le foyer, déplacé par elle, ne faisoit que changer de lieu, &, se portant au-dedans, il opéroit un plus grand mal, & d'une manière d'autant plus funeste, qu'étant plus caché, les malades vivoient dans la plus grande sécurité sur leur état, jusqu'à ce que des symptômes plus graves dénotassent une maladie plus inquiétante, qu'on rapportoit alors à une toute autre cause. Ceux sur qui elle étoit plus lente à manifester son efficacité, tourmentés continuellement par les remèdes, se desséchoient & dépérissoient à vue d'œil, comme ceux qui sont tourmentés d'une diarrhée ou d'un flux dyssentérique.

Ce fut alors que Bérenger de Carpi, voyant que le mercure guérissoit les gales & les furoncles, tenta ce même remède pour la Vérole qui se manifestoit sous cette forme. Il y fut d'autant plus porté, qu'il savoit que les Bergers & les Paysans de la Calabre employoient avec succès ce minéral, pour guérir les maladies cutannées de leurs troupeaux: ses tentatives eurent tous les succès qu'il s'étoit promis, quoique, dans bien des cas, cette nouvelle méthode lui fut inefficace. Thierri de Heri, Chirurgien des Armées Françoises, ayant suivi les troupes en Italie, apporta ici ce nouveau remède, & rendit publique la manière de s'en servir. Mais le mercure, laissé alors à des mains qui l'employoient dans tous les cas, & d'une manière purement empyrique, fit bien-tôt lui-même des ravages qui égalèrent ceux du mal, s'ils n'étoient pas pires. Aussi le remède tomba-t il dans un tel discrédit que personne ne vouloit en tenter les effets. Mais comme l'opinion étoit que la maladie avoit été apportée de l'Amérique en Europe, par les Espagnols, on crut aussi que la même contrée devoit fournir le remède.

Enfin, en 1508, c'est-à-dire quinze ans, à-peu-près, après l'apparition de la Vérole dans nos climats, les Espagnols vantèrent le gayac comme un spécifique nouvellement venu de leurs nouvelles Colonies, & assurèrent qu'il avoit la plus grande efficacité parmi les Naturels chez qui la maladie étoit si fréquente. Un prêtre Espagnol publia un livre, à Venise, où il vanta beaucoup les grandes vertus du remède. Son efficacité étoit telle alors, qu'au rapport de Nicolas-Paul, Médecin de Charles-Quint, trois mille malades désespérés furent guéris presqu'à-la-fois. Hutten, Chevalier Allemand, le loua également dans un Ouvrage où il déclare qu'ayant été attaqué lui-même, depuis neuf ans, d'une Vérole terrible, avec des douleurs cruelles, des ulcères, des exostoses, des caries, & un marasme complet, il avoit inutilement essayé, jusqu'à onze fois, les frictions mercurielles, jusqu'à ce qu'il prit le gayac, qui le guérit dans l'espace d'un mois. La méthode, alors, étoit de le donner en décoction, à une très-haute dose, ce qui rendoit le remède infiniment dégoûtant à prendre; on ensevelissoit les malades sous leurs couvertures, de manière à faciliter la sueur qu'on vouloit procurer, & on les réduisoit à une diète sévère, pour mieux faciliter la dépuration qu'on avoit en vue. Le gayac n'a pas toujours soutenu la haute réputation qu'il avoit acquise: aussi, en lisant ce qui a rapport à l'histoire de la Vérole, voit-on qu'en 1535, la racine de squine, venue de Chine, l'avoit déjà, en quelque sorte, remplacé; mais elle eut bien-tôt le même sort que le gayac, quoique vantée par Cardan, Paulmier, Brassavolle & Fallope. Les Espagnols, aussi intéressés que les autres à la découverte d'un spécifique, apportèrent encore, en 1563, la salsepareille, qui croît dans les Indes occidentales; mais le succès fut encore le même que celui du gayac & de la squine, & même du sassafras, qui nous vint ensuite de l'Amérique Septentrionale.

La méthode sudorifique à s'en tenir à ce que nous venons d'en dire, auroit dû nécessairement tomber de manière à ne plus jamais reparoître, si les substances qu'on employoit en la suivant, eussent été absolument privées de toute efficacité; mais l'observation & l'expérience prouvent le contraire. On a donc fait de nouveaux essais en combinant plusieurs de ces substances, & même d'autres ensemble, pour en faire des boissons qu'on donna dans des cas où le mercure n'avoit été d'aucune efficacité; & on eut souvent lieu de s'en louer. Entr'autres formules de ce genre, on vanta beaucoup la ptisanne de Lisbonne, qui est composée de la manière suivante: ℞ Racine de Salsepareille; Santaux blanc & rouge, de chaque trois onces; Réglisse & Mézereum, de chaque demi-once; bois de Rhodès, Gayac, Saffras, de chaque une once; Antimoine crud, cinq onces; versez dix livres d'eau bouillante; faites infuser, pendant vingt-quatre heures, & bouillir ensuite, jusqu'à réduction de cinq livres ; passez & exprimez. La dose est depuis trois chopines jusqu'à deux pintes par jour. Cependant, si l'on en croit les expériences faites en Angleterre, cette recette, si prônée qu'elle ait été, a été bien loin de répondre au plus grand nombre d'essais. Depuis peu, M. Hunter a voulu tenter par lui-même l'efficacité du gayac, &, persuadé que ce bois n'agissoit que par son principe résineux, ses essais se sont bornés à la gomme. Un homme, dit-il, presque tout couvert d'ulcères vénériens, fut reçu à l'hôpital Saint-Georges ; un grand nombre de ces ulcères étoient fongueux, quelques-uns avoient la largeur environ d'un demi-*penny*; il y en avoit également aux environs de l'anus, entre les fesses, le long du périné, entre le scrotum & la cuisse ; les ulcères qui étoient sur le reste de la peau, avoient une apparence ordinaire. J'ordonnai d'appliquer un cataplasme de gomme de gayac sur les ulcères de l'aisselle droite, & j'en fis aussi appliquer un autre, fait avec une forte décoction de salsepareille & de gruau d'avoine, mêlés ensemble, sur ceux de l'aisselle gauche. On changea tous les jours ces cataplasmes, pendant deux semaines. Les ulcères fongueux de l'aisselle droite étoient alors entièrement guéris, & la cicatrice étoit bonne, quoique la peau n'eut pas tout-à-fait sa couleur naturelle. Les ulcères de l'aisselle gauche, où l'on avoit appliqué le cataplasme de salsepareille, étoient empirés de ce qu'ils étoient d'abord. Il en étoit de même des autres ulcères, à l'exception de ceux de l'aisselle droite. J'ordonnai, pour lors, d'appliquer le cataplasme de gayac sur eux, &, quinze jours après, ils furent guéris. Je fus alors convaincu que la gomme de gayac avoit guéri ces symptômes. Je voulus ensuite savoir quel effet produiroit ce même remède sur les autres ulcères, c'est-à-dire sur ceux des environs de l'anus, du scrotum & de la peau en général, en le donnant intérieurement. Le malade commença à en prendre un demi-gros trois fois par jour, ce qui le purgeoit ; mais j'arrêtai cet effet, en y mêlant de l'opium. Tous les symptômes disparurent dans environ quatre semaines ; mais, malgré cette guérison apparente, le malade resta encore quelque tems à l'hôpital. Mais, environ quinze jours après les symptômes reparurent, & le malade fut, en très-peu de tems, aussi mal qu'il étoit précédemment. Je lui fis reprendre l'usage de la gomme de gayac intérieurement, mais elle fut sans vertu, ou plutôt la constitution n'en fut plus affectée. Il subit alors un traitement mercuriel & guérit. Que conclure de ceci ? que le gayac l'emporte sur les autres sudorifiques ; qu'il peut, dans quelques cas, par lui-même, guérir la maladie, & que, dans le plus grand nombre de cas, on peut l'employer comme remède accessoire, sur-tout dans les Véroles anciennes, où le mercure a échoué ; mais il faut alors l'employer à très-forte dose, pour le mettre en état de déployer son efficacité.

Cependant, l'inefficacité des substances dont nous venons de parler, bien reconnue dans un très-grand nombre de cas, les préjugés qu'on avoit sur la qualité froide du mercure, réduits à leur juste valeur, les succès qu'avoit toujours ce minéral, entre les mains des Praticiens prudens, ramenèrent peu-à peu le plus grand nombre vers lui. On crut que les effets qu'il produisoit, appliqués au-dehors, seroient plus fréquemment heureux, si on le dépouilloit de son principe vénéneux par des opérations chimiques, & c'est ce à quoi on s'appliqua le siècle dernier, & dans celui-ci. *Voyez*, à ce sujet, les progrès de l'Art, à l'article MERCURE. On établit dès-lors deux sortes de traitements qu'on distingua en intérieur & extérieur. Dans l'un, on prescrit le mercure de manière qu'étant avalé, il pénètre les voies de la circulation par les orifices des absorbans, qui s'ouvrent dans le système des premières voies. Dans l'autre, on l'applique sur la surface de la peau, dans un tel état de division qu'il puisse facilement être résorbé par les pores inhalans qui communiquent avec le système des absorbans. Ces deux divisions renferment toutes les méthodes mercurielles qu'on a inventées jusqu'ici, & qui ont eu quelque succès, ainsi qu'on peut s'en convaincre, en lisant l'article MERCURE, où l'on trouve beaucoup de détails sur lesquels nous ne pouvons entrer ici, sans tomber dans des répétitions. Nous conclurons de tout ce qui y est dit, que ce minéral peut agir, selon les circonstances, comme évacuant, comme liquéfiant, ou comme spécifique, c'est-à-dire comme possédant une qualité anti-dotale dont on ne peut se rendre compte que par les loix de la Chimie.

Le D. Wodward, en Angleterre, étoit un des plus grands partisans de la première de ces doctrines. Il croyoit que tout ce qu'on a dit sur le changement du principe virulent par les altérans, étoit une pure chimère. Il soutenoit que, dans la Vérole, comme dans tout autre genre d'infection, il ne s'opéroit aucune altération avantageuse dans le corps humain, sans l'évacuation de ce qui lui étoit nuisible, & qu'il ne survenoit alors d'amélioration dans l'organisme, qu'autant que de nouveaux sucs balsamiques remplaçoient ceux qui étoient atteints d'infection : l'esprit imbu de cette opinion, il ne regardoit le mercure comme spécifique dans la maladie vénérienne, qu'autant qu'il procuroit des sécrétions abondantes. Le D. Fordyce paroît être du même avis ; car il dit : « Quelque préparation que l'on emploie, on doit la donner de manière & à telle dose qu'elle produise une dureté, une plénitude & une fréquence modérée du pouls, avec des évacuations sensibles ; car, de cette manière, le mercure guérit plutôt & avec plus de certitude. Le D. Plenck croit également que le virus, une fois combiné au Mercure, doit nécessairement & plus aisément être évacué par les selles, les sueurs & les urines, quoiqu'il regarde la salivation comme dangereuse : Keyser, dans la prescription de ses pillules, avoit particulièrement en vue la liberté du ventre ; & même il la portoit à un tel point, en redoublant la dose de son remède, que la diarrhée passoit souvent à la dyssenterie, inconvénient ordinaire de cette méthode, & dont nous avons eu occasion de voir beaucoup de victimes aux Invalides, où elle étoit la seule admise en 1771. Plusieurs Praticiens, en France, ont également été persuadés de la nécessité des évacuations dans le traitement mercuriel ; &, à leur tête, étoient le D. Astruc & J. L. Petit. Cette opinion, quelque plausible qu'elle soit dans quelques cas où l'on ne peut se refuser de reconnoître une évacuation évidente, est combattue par d'autres où l'on ne découvre pas la moindre excrétion, quoique la guérison s'ensuive ; & par plusieurs autres faits sur lesquels nous ne pouvons insister ici, sans entrer dans de trop grands détails.

La seconde doctrine sur l'opération du mercure, celle où on le croit agir en liquéfiant ou dissolvant les humeurs, est celle où on le suppose pénétrer en substance dans les voies de la circulation, mais sous une forme extrêmement divisée. On a pensé que son action pouvoit alors se rapporter à la masse de chacune de ses molécules, qui restoient apparentes, quelque soit la formule dont on se servît. On fut d'autant plus porté à cette opinion, qu'on découvroit dans l'onguent mercuriel vu à la loupe, une infinité de globules avec leur apparence métallique, & très-propre, dans cet état de division, à agir jusques dans les détours les plus cachés de l'organisme, & que les Fastes de l'Art renfermoient des observations où il étoit dit qu'on avoit trouvé dans le crâne, même dans l'intérieur des os de ceux qui étoient péris dans les remèdes, du mercure en masse & en assez grande quantité. On partit de-là pour accorder à ce minéral une force centrifuge d'autant plus grande que la puissance trusive du cœur étoit plus énergique. Mais tout ce systême s'écroula, du moment que le D. Macquer eut fait voir que le mercure, dans l'onguent mercuriel, étoit d'autant mieux disposé à opérer ses effets, qu'il y étoit dans l'état d'une exacte combinaison, & qu'il y avoit moins de globules apparentes. Aussi les Pharmaciens, dans la confection de l'onguent mercuriel, ont-ils, depuis, porté le scrupule jusqu à ne vouloir aucune apparence de globules, quand ils le réputoient bien fait.

Enfin, la dernière doctrine relative à l'action du mercure, est celle où l'on rapporte sa spécificité à l'attraction chimique entre lui & le principe virulent, attraction qui, quand elle est exacte comme celle qui a lieu entre l'acide sulphurique & la potasse dans le tartre vitriolé, rend l'une & l'autre substance inactive. Les preuves de cette opinion sont l'analogie qu'on a cru devoir admettre entre le virus vénérien & les autres agens chimiques qui, quoiqu'actifs, perdent toute leur force par une pareille combinaison, & le succès des topiques mercuriels pour guérir les ulcères vénériens, succès qui indique une action immédiate sur la partie. Cette opinion semble être admissible dans beaucoup de cas où aucune évacuation ne succède à l'opération du mercure, & où la guérison se fait d'une manière cachée, comme dans le traitement intérieur ou dans la méthode mercurielle par extinction. Mais le mercure, alors, paroît agir non-seulement par attraction, mais encore en suscitant les actions de la vie par une faculté qui lui est particulière. En effet, il est d'observation que les ulcères vénériens prennent, dans le traitement, une apparence de vie qu'ils n'avoient point auparavant ; le pouls devient plus animé, & les forces plus grandes, circonstances qui indiquent que le mercure agit par une faculté stimulante quelconque. Ceci avoit déjà été remarqué par le D. Fordyce, qui dit que les battemens du pouls dans le traitement mercuriel, vont rarement au-dessous de quatre-vingt-dix pulsations. Aussi recommande-t-il de donner le mercure de manière qu'il produise une dureté, une plénitude & une fréquence dans le pouls, marque d'une diathèse inflammatoire commencée.

Avant de passer à de plus grands détails sur l'usage qu'on fait des préparations mercurielles pour remplir les indications qu'offrent les différentes affections vénériennes, nous croyons bien faire d'en présenter l'ensemble selon l'ordre qu'a suivi le D. Schwediaver, dans ses *Observations-Pratiques sur les Maladies Vénériennes.* Ce Praticien y a rangé les acides suivant la table des attractions électives de Bergman.

Tableau de toutes les différentes PRÉPARATIONS & COMPOSITIONS MERCURIELLES connues jusqu'à ce jour. (1)

I. Préparation dans laquelle le Mercure est simplement purifié.

* *Hydragyrum purificatum.*
Mercurius crudus purificatus *officinarum.*
Argentum vivum purificatum. *Pharm. Lon.*
Anglis, Quinckfilver, crude purified mercury ; *Germanis*, Reines queckfilber ; *Gallis*, Mercure pur.

II. PRÉPARATIONS dans lesquelles le Mercure est simplement divisé.

1. Par les gommes ou mucilages ; tels que la gomme arabique, la gomme adragant, &c.

* *hydragyrum gummosum.*

(1) Les plus usitées sont marquées d'une *.

Mercurius gummosus de *Plenck*, qui en est l'inventeur.

COMPOSITA.

* *Pilulæ ex hydragyro gummoso.*
Pilulæ ex mercurio gummoso. *Plenck. Ph. Chir.*
Solutio mercurialis gummosa. *Ibid.*
Mixtura mercurialis. *Pharm. Nosocom.* S. *Georgii.*
Potio mercurialis. *Dispens. Novi Brunswicensis.*
Lac mercuriale. *Plenck.*
Syrupus hydrargiri. *Pharmac. Succ.*

2. Par les résines & baumes; tels que la térébenthine, le baume de copahu, &c.

* *Hydrargirum terebinthinatum*, &c.

COMPOSITA.

* *Pilulæ ex hydrargyro terebinthinato.*
Pilulæ mercuriales. *L.*
Pilulæ mercuriales laxantes. *G.*
Pilulæ mercuriales sialagogæ. *Pharm. Danic.*
Injectio mercurialis. *Ph. Edimb. pauperum.*

3. Par les huiles grasses, animales ou végétales; telles que la graisse de porc, la graisse d'oie, ou le beurre de cacao.

* *Hydrargyrum unguinosum.*
* *Unguentum hydrargyri.*
Unguentum ex hydrargyro cœruleum. *E.*
Unguentum mercuriale, seu unguentum Neapolitanum. *Pharm. Austriaco-Provincialis.*

COMPOSITA.

α. Unguentum cœruleum fortius. *L.*
Unguentum cœruleum mitius. *L.*
Unguentum mercuriale. *D.*
β. Ceratum mercuriale. *L.*
γ. Emplastrum mercuriale. *O.*
Emplastrum ex hydrargyro. *E.*
Emplastrum ex gummi ammoniaco cum mercurio. *L.*
Emplastrum commune cum mercurio. *L.*
Emplastrum de ranis cum mercurio. *A.*

4. Par les terres calcaires; telles que la craie, les pattes d'écrevisses, &c.

Mercurius alkalisatus. *E.*
Pulvis mercurialis. *G.*

III. PRÉPARATIONS dans lesquelles le mercure est calciné par la chaleur & par l'air.

* *Hydrargyratum calcinatum.*
Mercurius calcinatus. *L. S.*
Mercurius præcipitatus per se. *L.*

COMPOSITA.

* *Pilulæ ex hydrargyro calcinato.*
Pilulæ syphiliticæ. *Ph. Nosoc. S. Thomæ.*
Pilulæ ex mercurio calcinato *G.*
Pilulæ ex mercurio calcinato anodynæ. *G.*

IV. PRÉPARATIONS dans lesquelles le mercure est en partie divisé & en partie dissous.

1. Par le sucre candi, ou par les compositions saccharines; telles que la conserve de roses, de kinorrhodon, &c.

* *Saccharum hydrargyratum.*

COMPOSITA.

Bolus ex hydrargyro saccharato.
Bolus cœruleus. *Th.*
Bolus mercurialis. *G.*

2. Par le miel.

* *Mel hydrargyratum.*

COMPOSITA.

Pilulæ Æthiopicæ. *E.*
Pilulæ mercuriales purgantes. *E. Paup.*
Pilulæ Bellostii.

3. Mercure combiné avec le soufre (les fleurs de soufre).

* *Hydrargyrum sulphuratum.*
a. par simple trituration, ou par fusion.
* *Hydrargyrum sulphuratum nigrum.*
Æthiops mineralis. *O.*

COMPOSITA.

Pulvis Æthiopicus. *G.*
b. par sublimation.
* *Hydrargyrum sulphuratum rubrum.*
Cinnabaris factitia, seu artificialis. *O.*

COMPOSITA.

Pulvis antilyssus Sinensis. *O.*

4. Mercure combiné avec le soufre d'antimoine.

a. Par simple trituration.
* *Sulphur antimonii hydrargyratum nigrum.*
Æthiops antimonialis. *O.*

COMPOSITA.

Pilulæ Æthiopicæ. *E. D.*
b. Par sublimation.
Sulphur antimonii hydrargyratum rubrum.

Cinnabaris antimonii. *O.*

COMPOSITA.

Bolus Cinnabarinus. *G.*

5. Mercure combiné avec le soufre par précipitation.

(Voyez ci-dessous *les préparations avec l'acide vitriolique.*)

V. PRÉPARATIONS dans lesquelles le mercure est réduit sous la forme d'un sel ou d'une chaux métallique par les acides.

1. L'acide de la graisse. 2. L'acide du sel marin. 3. L'acide du sucre. 4. L'acide du succin. 5. L'acide de l'arsenic. 6. L'acide de surelle. 7. L'acide phosphorique. 8. L'acide vitriolique. 9. L'acide du sucre de lait. 10. L'acide tartareux. 11. L'acide du citron ou limon. 12. L'acide nitreux. 13. L'acide spathique. 14. L'acide acéteux. 15. L'acide du borax. 16. L'acide du bleu de Prusse. 17. L'acide aërien.

1. Mercure combiné avec l'acide de la graisse ou du suif (acidum sebi).

Hydrargyrum sebinum.

2. Mercure combiné avec l'acide muriatique, ou l'acide du sel commun ou marin.

* a. *Hydrargyrum muriatum.*

* *Hydrargyrum muriatum fortius.* { Par sublimation, ou par précipitation.

Mercurius sublimatus corrosivus. *O.*
Mercurius sublimatus albus. *O.*
Mercurius corrosivus albus. *S. L.*
Mercurius corrosivus viâ humidâ paratus. *Monnet.*

COMPOSITA.

Solutio sublimati spirituosa, *de Van-Swieten.*
Solutio mercurii sublimati corrosivi. *E.*
Mixtura mercurialis. *S.*
Mercurius sublimatus solutus. *G.*
* *Solutio hydrargyri saliti fortioris aquosa.*
Pilulæ e mercurio corrosivo albo. *S.*
* *Lotio syphilitica flava, (lotio ex hydrargyro muriato fortiori).*
Aqua phagedænica. *O.*
Liquor mercurialis. *A.*
Lotio mercurialis. *Th.*
Solutio sublimati balsamica. *Plenck.*
* *Liquor ad condylomata.*
Aqua caustica pro condylomatibus. *Plenck.*

b. *Calx hydrargyri muriata.* C'est-à-dire, la chaux de mercure unie avec l'acide marin.

Par la sublimation.

* *Hydrargyrum muriatum mitius.*
Mercurius dulcis (sublimatione paratus). *O.*
Mercurius dulcis sublimatus. L.
Calomel seu calomelas. *L.*
Aquila alba.
Panacea mercurialis.
Mercurius dulcis lunaris. *Schroëder.*

COMPOSITA.

Bolus mercurialis. *E.*
Bolus jalappæ cum mercurio. *Ibid.*
Bolus rhei cum mercurio. *Ibid.*
Pilulæ calomelanos. *G.*
Pilulæ Plummeri. *E.*
Pilulæ alterantes Plummeri. *O.*
Pilula depurans. *Th.*
Pulvis Plummeri. *O.*
Pilulæ mercuriales purgantes. *A.*
Pilulæ catarrhales purgantes. *D.*
Pilulæ laxantes cum mercurio. *Ibid.*
Pulvis è scammonio cum mercurio. *Th.*
*. *Lotio syphilitica nigra, (lotio ex hydrargyro muriato mitiori.)*
Lotio mercurialis. *G.*

Par précipitation.

a. De sa dissolution dans l'acide nitreux par le sel commun.

* *Calx hydrargyri muriata Scheellii.*
Mercurius precipitatus dulcis, *de Scheele (son inventeur).*

b. De sa dissolution dans l'acide muriatique par l'alkali végétal.

Mercurius précipitatus albus. *L.*

c. De sa dissolution dans l'acide muriatique par l'alkali minéral.

Mercurius précipitatus albus. *A.*

d. De sa dissolution dans l'acide muriatique par l'alkali volatil.

Mercurius præcipitatus albus. *E.*

e. De sa dissolution dans l'acide muriatique par le cuivre.

Mercurius precipitatus viridis. *E.*

COMPOSITA.

Unguentum è mercurio præcipitato. *L.*
Linimentum mercuriale. *E. Paup.*

3. Avec l'acide saccharin.

Hydrargyrum saccharatum. *Bergman.*

4. Avec l'acide du succin.

Hydrargyrum succinatum. *Bergman.*

5. Avec l'acide arsénical.

Hydrargyrum arsenicatum. *Bergman.*

6. Avec l'acide de surelle blanche ou alleluia (oxalis acetosella Linnæi).

Hydrargyrum oxalinum. *Bergman.*

7. Avec l'acide phosphorique.

Hydrargyrum phosphoratum. *Bergman.*
Par précipitation de sa dissolution dans l'acide nitreux par l'urine récente.
Rosa mineralis. *O.*

8. Avec l'acide vitriolique.

* a. *Hydrargyrum vitriolatum.*
Vitriolum mercurii. *O.*
Oleum mercurii. *O.*
b. *Calx hydrargyri vitriolata* (flava).
Turpethum minerale. *O.*
Mercurius emeticus flavus. *L.*
Mercurius flavus. *E.*
Mercurius precipitatus luteus. *D.*
Turpethum nigrum. *O.*
c. Mercure précipité de sa dissolution dans l'acide nitreux par le foie de soufre ou par l'hepar calcaire.
Mercurius præcipitatus niger. *O.*

9. Avec l'acide du sucre de lait.

10. Avec l'acide tartareux.

a. Hydrargyrum tartarisatum. *Bergman.*
b. Avec le tartre purifié, vulgairement appellé *crême de tartre* (*alkali végétal sursaturé d'acide tartareux.*).
* *Tartaratus hydrargyratus.*
Terre feuilletée mercurielle de D. *Pressavin* (son Inventeur).
c. Mercure précipité de sa dissolution dans l'acide nitreux par l'acide tartareux.
* *Calx hydrargyri tartarisata flava; vulgo* Pulvis Constantinus.
d. Mercure précipité de sa dissolution dans l'acide muriatique & dans l'acide tartareux par l'alkali fixe végétal.
* *Calx hydrargyri tartarisata alba; vulgò*, Pulvis argenteus.

11. Avec l'acide du citron.

Hydrargyrum citratum. *Bergman.*

12. Avec l'acide nitreux.

* *Hydrargyrum nitratum.*

A. simplement dissous.
* *Acidum nitri hydrargyratum.*
Solutio mercurii. *E.*

COMPOSITA.
Unguentum citrinum. *A. E. S.*
B. Evaporé & calciné par le feu.
* *Hydrargyrum nitratum rubrum.*
Mercurius corrosivus ruber. *L. E.*
Mercurius præcipitatus ruber. *O.*
Pulvis principis. *O*
Mercurius corallinus. *L.*
Mercurius tricolor. *O.*
Panacea mercurii. *O.*
Arcanum corallinum. *O.*
Panacea mercurii rubra. *O.*

COMPOSITA.
Balsamus mercurialis. *Plenck.*
Unguentum ophtalmicum *Saint-Yves.*
Balsamum ophtalmicum rubrum. *D.*
Unguentum précipitatum. *G.*
Unguentum ad lippitudinem. *Th.*
Unguentum mercuriale rubrum. *D.*
Unguentum pomatum rubrum. *D.*
C. Précipité de sa dissolution dans l'acide nitreux.
a. Par l'alkali volatil.
* *Hydrargyrum nitratum cinereum.*
Pulvis mercurii cinereus. *E.*
Turpethum album. *O.*
Mercurius præcipitatus dulcis. *O.*

COMPOSITA.
Gouttes blanches du Docteur Ward (mercure précipité de l'acide nitreux & redissous par le sel ammoniac).
Syrop végétal.
Syrop de *Bellet.*
b. Par l'alkali volatil vineux, (spiritus salis ammoniaci vinosus.)
Turpethum nigrum.
Mercurius præcipitatus niger.
Par l'alkali fixe végétal.
Mercurius precipitatus fuscus. *Wurtz.*
d. Par le cuivre.
Mercurius præcipitatus viridis. *B.*

13. Avec l'acide du spath, (fluor mineralis).

Hydrargyrum fluoratum. *Bergman.*

14. Avec l'acide acéteux.

* Hydrargyrum acetatum. *Bergman.*

COMPOSITA.
Trochisques ou pilules de *Keyser.*

15. Avec l'acide du borax.

Hydrargyrum boraxatum. *Bergman.*

16. Avec l'acide du bleu de Prusse.

17. Avec l'acide aërien (air fixe).

Hydrargyrum aëratum. *Bergman.*

Du Traitement extérieur de la Vérole.

Ce traitement comprend la méthode frictionnelle & la fumigatoire.

La méthode frictionnelle ou des frictions date de l'apparition de la Vérole en Europe, ainsi qu'il conste de tout ce que nous avons dit précédemment. On a en vue, en la suivant, de procurer la salivation ou point, ce qui constitue deux procédés, celui par extinction & celui par salivation. Le premier est la méthode de Montpellier, ainsi nommée, parce que ce fut dans cette Ecole qu'elle prit naissance, & qu'elle y trouva des défenseurs, lorsqu'on voulut l'attaquer. Qu'on s'en tienne à une méthode ou à l'autre, il faut y disposer les malades, en les saignant une ou plusieurs fois, s'ils sont sanguins & replets, pour détendre les vaisseaux & les rendre plus dociles à l'expansion que le mercure ainsi administré, pourra occasionner dans les humeurs. On les purge, tant pour soustraire à celles-ci toutes impuretés qui pourroient séjourner dans les premières voies que pour les disposer aux bains, qui sont essentiels dans cette méthode; car il est un axiome de Médecine, pris d'Hippocrate, qui dit: *Corpora impura ne balnearis.* Ces bains seront modérément chauds; on les fera prendre une quinzaine de jours de suite, & les malades y resteront au moins une heure. Si les accidens ne sont point inquiétans, ils pourront, dans leurs intervalles, faire de l'exercice, & se livrer au travail de leur profession, si elle n'est pas fatigante, sinon ils resteront tranquilles renfermés chez eux. Après l'usage des bains, on pourra les saigner encore, si les circonstances le demandent, sinon l'on donnera de nouveau une purgation ordinaire, & commencera le traitement auquel on se sera fixé.

Si c'est la méthode par la salivation, on donne le soir du jour de la purgation la première friction avec l'onguent mercuriel, à partie égale, à la dose de deux gros, *Voyez*, pour la préparation de ce remède, ce qu'il en est dit à l'article ONGUENT. On la fait près d'un feu clair en Hiver, afin d'ouvrir les pores de la peau, & de faciliter la résorption. On étend toute la dose sur toute une jambe & on la fait frotter par le malade lui-même, jusqu'à ce qu'il sente de la difficulté à faire glisser sa main sur la partie; alors on la lui fait essuyer à l'envers d'une chaussette dont on couvre ensuite la jambe. On le fait mettre au lit suffisamment couvert, pour lui procurer une légère moiteur. On recommence le lendemain aux mêmes heures & à la même dose, à l'autre jambe, & ainsi de suite à chaque cuisse, aux fesses, aux bras jusqu'aux poignets, & ensuite au dos; après l'on recommence comme précédemment, & ainsi de suite pendant les huit ou dix premiers jours, & même pendant tout le cours du traitement. Pendant ce tems, on nourrit le malade avec le potage, un peu de viandes blanches ou du poisson léger; on lui accorde un peu de vin; &, le soir, on lui donne de la soupe & des fruits cuits, & on lui entretient la liberté du ventre, s'il ne l'a point, en lui donnant des lavemens tous les trois jours. A cette époque, & quelquefois même bien avant chez quelques sujets, la salivation s'annonce par une chaleur & une puanteur de la bouche, par une rougeur des gencives & des bords de la langue, par un léger mal de tête. Ces accidens sont plus évidens chez ceux qui ont le ventre resserré, & dont les urines coulent peu abondamment. Il faut alors leur prescrire de se gargariser très-souvent avec une décoction d'eau d'orge, coupée de partie égale de lait, & même de tenir long-tems ce mélange dans la bouche. On continue l'usage du mercure à même dose; de cette manière, la salivation insensiblement se déclare par un petit crachotement qui bientôt devient un vrai flux; & son apparition, loin d'être orageuse, comme dans les premiers tems où l'on employoit l'onguent mercuriel par onces, est douce, paisible & sans aucun accident. Les escarres se forment dans la bouche: ils sont peu nombreux & peu profonds. Quand les choses en sont à ce point, on cesse les frictions, & on laisse aller la salivation à elle-même. La routine est de toucher alors les escarres avec le collyre de Lanfranc, qu'on sait être composé de substances très-irritantes, & conséquemment propres à augmenter les douleurs, sans remplir aucune vue raisonnée. Ma coutume est de ne point y avoir recours, & je n'ai point encore observé qu'il s'en soit suivi aucun mal. Les ulcères se forment en divers endroits de la bouche, mais particulièrement au voisinage des dents, leur proximité de ces parties les rend difficiles à supporter; on peut éviter les douleurs qu'ils occasionnent en pareil cas, en plaçant entre les ulcères & les dents, de petits tampons de charpie trempés dans une décoction émolliente, ou des morceaux de racines de guimauve bouillie, & qu'on aura applatis convenablement. Les escarres tombent communément en cinq ou six jours; quand ils commencent à se détacher, il convient de tenir la surface des ulcères en détersion, en faisant souvent rincer la bouche avec une décoction d'orge & d'aigremoine, à laquelle on ajoutera un peu de miel rosat. On passe sur eux un petit pinceau de charpie qu'on trempe dans la décoction, & l'on veille à ce qu'il ne se forme aucune cicatrice qui, par la suite, pourroient nuire aux mouvemens de la langue & des joues. On continue l'usage du mercure, en mettant deux ou trois jours d'intervalle entre les frictions, selon que les circonstances le demandent.

Ainsi l'on passe les dix ou douze premiers jours de la salivation. Les autres évacuations sont communément suspendues ou singulièrement diminuées à cette époque, tant à raison de l'augmentation de la salivation qu'à cause de l'état de tension & d'éréthisme où sont les solides, état qu'on connoît à la dureté & à l'élévation du pouls. Mais bien-tôt tout paroît autrement: le pouls se ramollit, bat moins fortement; les urines coulent plus abondamment, & les selles deviennent plus faciles. Quand les choses sont telles, on rapproche les frictions, on tient le malade à une diète plus rigoureuse, on ne le nourrit qu'avec le potage ou la crême de ris, & l'on continue ainsi jusqu'à ce qu'on ait donné vingt à vingt-cinq frictions, qui est le nombre communément suffisant pour terminer la cure. Les symptômes véroliques sont alors dissipés, ceux sur-tout qui sont de nature à disparoître totalement; car il en est quelques-uns qui demandent un traitement local, indépendemment de celui qu'on suit pour l'intérieur. Il convient, à cette époque, de purger une ou deux fois le malade; le lendemain de la dernière purgation, on lui fait changer de linge, on lui fait prendre un bain de propreté, &, si la salivation continue, on lui fait faire usage d'un gargarisme légérement astringent. On lui fait prendre le lait tous les matins; &, aux repas, de la soupe, de la volaille rôtie, des œufs frais & autres analeptiques les plus propres à le restaurer.

Telle est la conduite à tenir dans le plus grand nombre de cas & chez le plus grand nombre de sujets; mais il est des précautions à prendre chez les femmes, tant à cause de leur constitution qu'à des circonstances où elles peuvent se trouver. Il faut ainsi disposer le tems de leur préparation, de manière qu'elles ne puissent point prendre les premières frictions dans le période de leurs règles, crainte que l'impression subite du mercure ne détermine leur suppression. Le meilleur est de commencer les préparations de manière qu'elles soient finies à l'approche des règles, & l'on administrera les frictions après la cessation de cette évacuation; l'intervalle d'un période menstruel à l'autre laissera alors le tems nécessaire à l'usage du mercure. Quand la salivation vient après la cinquième ou sixième friction, elle est peu abondante; si elle se déclare plutôt, elle est souvent orageuse, & tellement qu'il faut aussitôt changer les linges, & nétoyer avec une solution de savon les restes d'onguent, qui pourroient encore occasionner de nouveaux ravages. La face se gonfle quelquefois très-promptement en pareil cas, & la déglutition devient souvent très-difficile. Il faut alors sans différer, tirer du sang du pied, & à différentes fois, s'il est nécessaire; ou tâchera de lâcher le ventre par des lavemens faits avec la casse, le petit lait & le séné; & si-tôt que la déglutition sera plus aisée, on aura recours à un cathartique. On revient plusieurs fois à ce dernier moyen, & quand la salivation est rentrée dans ses bornes, on recommence l'usage des frictions à moindre dose, & en mettant plusieurs jours d'intervalle entr'elles. On a soin de faire tenir debout les malades, & de ne leur faire garder le lit que le moins de tems qu'il sera possible; on changera l'air de leur chambre, & même on les placera dans une autre, s'il est possible. Pour procéder plus sûrement en pareil cas, il convient de noter chaque jour sur un papier à plusieurs colonnes, la quantité & le poids des frictions qu'on donne à mesure, la dose de salive que le malade rend chaque vingt-quatre heures, & la quantité de fois qu'il a été à la selle. Ainsi, en jettant tous les jours un coup d'œil sur cette espèce de journal, on voit l'état des excrétions, & la conduite qu'on doit tenir par rapport à elle.

La salivation, dans la méthode que nous venons de décrire, a été regardée comme l'effet d'une crise, qui s'opéroit dans le systême des vaisseaux qui composent les glandes salivaires. On a été jusqu'à expliquer mécaniquement les raisons qui déterminent le mercure à se porter vers ces organes de préférence à d'autres; car que n'explique-t-on pas avec un esprit fécond & quelques loix générales de Physique & de Chimie. Les systêmes de ce genre appuyés sur les paralogismes qui pouvoient les faire valoir, ont été la source de nombre d'erreurs qui ont eu leurs victimes. Il est certain que la salivation n'a rien de comparable à une crise, si l'on attache à ce mot la signification qu'on lui a donné dans l'Histoire des maladies aigues. La crise dans ces maladies est annoncée par une suite de phénomènes, qui paroissent régulièrement à une époque fixe, quand on ne trouble point la marche de la Nature, & quand la crise se fait, comme disent les Pathologistes, *vincente Natura*, l'ordre est rétabli dans le systême, & la maladie disparoît entièrement. Rien de ceci n'a lieu dans la salivation; souvent elle paroît dès la première friction, sans s'être fait précéder d'aucun signe indicateur; &, quand elle a duré long-tems, elle laisse le malade à-peu-près dans le même état où elle l'a trouvée; d'autres fois, elle ne s'annonce pas, quoiqu'on porte la dose du mercure au plus haut point, & que les symptômes les plus graves soient entièrement disparus. Mais en quoi consiste cette singulière propriété du mercude de se porter de préférence chez la plupart des sujets, sur les organes salivaires? Dépend-elle du minéral, en tant qu'il est sous forme

forme métallique ou sous forme saline? Arrive-t-il dans notre système une décomposition chimique, au moyen de laquelle l'acide phosphorique du sel fusible, comme l'ont dit quelques-uns, se combine aux principes mercuriels, pendant que l'alkali volatil dégagé, se porte vers les organes salivaires, pour exciter leur irritabilité? Mais si la chose se passe ainsi, pourquoi la salivation paroît-elle si rarement chez les enfans à la mammelle, à qui l'on donne le mercure? Pourquoi n'a-t-elle point lieu dans le traitement où l'on emploie l'alkali volatil? De quelque manière qu'on tourne l'explication du phénomène, il présentera toujours un côté à l'objection, jusqu'à ce que nos notions sur les changemens que le minéral éprouve dans le système, aient acquises toute la certitude dont elles sont susceptibles.

La méthode par extinction a d'abord été présentée par Chicoineau, dans une thèse soutenue, en 1718, aux Ecoles de Médecine de Montpellier, puis mise en vogue par Guisard & Goulard, qui en ont chacun vanté le succès dans leurs écrits. Elle consiste à donner le mercure de manière qu'il n'existe aucune évacuation quelconque, & qu'il puisse rouler le plus long-tems possible dans la masse des humeurs. Cette méthode mise en opposition avec celle par salivation, dont on a singulièrement augmenté les accidens, lui a paru infiniment préférable, & a valu aux Praticiens de Montpellier une célébrité, dans un tems où cette dernière étoit loin d'avoir la perfection qu'elle a aujourd'hui. Cette méthode a d'abord été vicieuse, tant dans son administration que dans ses moyens; mais elle a peu-à-peu été perfectionnée au point où elle est actuellement. On se conduit par rapport aux préparations & au régime, selon les règles que nous avons établies dans la méthode précédente, & l'on vient ensuite aux frictions qu'on porte au nombre de treize ou quatorze. On met de plus grands intervalles entre chacune d'elles, & aussi-tôt qu'on voit quelques indices d'une salivation prochaine, on change le malade de linge, on le baigne, on le purge, on lui fait user de gargarismes un peu astringens; &, quand l'orage est passé, on revient aux frictions, & ainsi jusqu'à la fin du traitement, qui est beaucoup plus prolongé que celui par la salivation. Les partisans de cette méthode ont cherché tous les moyens d'empêcher le mercure de se porter à bouche. Outre les précautions qu'ils ont prises du côté du malade, ils ont cru que le camphre dont on connoît les qualités sédatives, uni en certaine dose à l'onguent mercuriel, auroit plus que tout autre moyen cette propriété. L'expérience n'a point confirmé leur assertion.

De quelque manière qu'on envisage la méthode frictionnelle, il est certain qu'elle a eu de grands avantages, & les succès qu'elle a journellement les lui garantissent suffisamment, malgré tout ce qu'ont fait ses détracteurs pour la faire tomber dans l'opinion publique. Néanmoins la salivation que les uns ont en vue de procurer, les autres d'éviter, n'est point un effet assez certain pour qu'il puisse servir de règle dans cette méthode. Car il est des malades qui salivent dès les premières doses du remède, & d'autres qui ne salivent point, telles fortes & rapprochées que soient les frictions. En général, la méthode par salivation, telle que nous l'avons rapportée, est celle que l'expérience nous a fait voir être la plus favorable, soit que la salivation survienne ou non. Ordinairement quand on ne renferme point trop les malades, qu'on leur fait faire un exercice modéré, qu'on entretient les couloirs des reins ouverts par de légers diurétiques, les humeurs liquéfiées se portent vers ces dernières voies, & entraînent avec elles les principes virulens que le mercure a dénaturés; comme ils s'échappent également par les selles ou la bouche, quand les sécrétoires de la bouche ou des intestins se sont relâchés. Nous suivons volontiers cette méthode chez les sujets d'un bon tempérament dont les accidens sont urgens & graves, & qui ont tout le tems nécessaire à consacrer à leur traitement. Nous la rendons extinctive, en diminuant de moitié la dose des frictions, & mettant plusieurs intervalles entre chacune d'elles, & donnant quelques légers purgatifs de tems à autre. Ainsi corrigée, nous y avons recours chez les femmes qui ont le système nerveux très-sensible, chez celles qui sont grosses, même chez les enfans, les hypochondriaques, & ceux qui ont la poitrine fort délicate.

M. Bru, dans un Ouvrage fait & publié, en 1789, par ordre du Gouvernement, Ouvrage qu'on peut regarder comme bon, malgré les points étrangers de doctrine que l'Auteur auroit pu se dispenser de traiter; persuadé que le mercure administré en frictions ne pénètre point dans le corps sous forme globuleuse, mais au contraire dans un état plus ou moins parfait de solubilité, a cru que les accidens auxquels il donne si souvent lieu alors, pouvoient venir de ce que l'acide animal se dissout en trop grande quantité. Pour éviter cet inconvénient, il conseille de faire les frictions avec l'onguent mercuriel lavé; & voici à ce sujet comment cet Auteur s'explique.

« On sait que l'onguent néapolitain ou mercuriel n'est qu'un mélange fait par une longue trituration de graisse & de mercure coulant. Nous avons pris une livre de cet onguent fait par parties égales de mercure & de graisse, & fabriqué depuis six mois; nous l'avons mis dans un pot de terre vernissé, avec deux livres d'eau; nous avons exposé le pot sur un fourneau pour le faire bouillir. Nous avons entretenu cette ébullition pendant une demi-heure; nous avons ensuite retiré le pot du feu, & laissé refroidir nos matières; après quoi nous avons enlevé la graisse qui surnageoit & qui étoit fixée. Ayant vuidé l'eau dans un autre vase, nous avons trouvé au fond du pot une matière dure & pesante comme le mercure. Nous avons ensuite pesé séparément cette matière, ainsi que la graisse qui avoit surnagé, & chacune nous a donné le poids d'une demi-livre. Ensuite nous avons étendu de l'une & de l'autre matière sur une carte, & en les examinant au microscope, nous avons observé des globules mercuriels très-gros & très-resserrés dans le magma & aucuns dans la graisse. Nous avons versé de l'eau de chaux dans l'eau où l'onguent avoit bouilli, & elle a pris une légère teinte jaune, preuve qu'elle tenoit un peu de mercure en dissolution; nous avons frotté plusieurs métaux avec la graisse surnageante, & tous nous ont donné de preuves de l'existence du mercure.» C'est cette graisse qu'il paroît que M. Bru préfère à l'onguent mercuriel; car il n'est pas trop clair sur cet objet. «Lorsqu'un malade se présente, dit-il, je lui fais laver tout le corps avec de l'eau tiède par le moyen d'une éponge, & ensuite, sans autre préliminaire, je lui prescris une friction de deux onces sur toute l'étendue d'une jambe avec l'onguent lavé que je lui fais continuer de deux jours l'un, jusqu'à ce qu'il soit parfaitement guéri. Pendant ce tems, je lui prescrir pour boisson ordinaire une légère tisane de squine; mais point d'autre régime que la sobriété dans le boire & dans le manger, & autant de dissipation & d'exercice qu'il peut s'en procurer. Les Véroles les plus anciennes cèdent merveilleusement à ces moyens simples, continue-il, les malades n'éprouvent aucune espèce d'accident, & ne s'apperçoivent jamais qu'ils font usage du mercure que par les effets salutaires qu'il produit. La plupart sortent du traitement avec de l'embonpoint & de la fraîcheur dans la figure qui, malgré ce qu'on peut dire, est un signe plus certain de la guérison & de la bonne santé que la maigreur & la foiblesse extrême de ceux qui ont passé aux frictions ordinaires.» Voilà sans contredit une méthode qui, si elle est sanctionnée par l'expérience, offre l'*utile dulci* qu'on trouve si rarement joints ensemble dans la Pratique. Nous ne dirons rien sur elle, n'ayant point encore eu lieu d'éprouver si ce qu'en dit l'Auteur, est vrai.

La méthode fumigatoire est celle où l'on présente aux pores de la peau le mercure mis dans le plus grand état de division qu'il peut acquérir par le moyen d'un feu ouvert. *Voyez*, à ce sujet, les détails où l'on est entré aux articles CINNABRE, & MERCURE; cette méthode employée comme universelle, est longue, ennuyeuse, & d'ailleurs sujette à occasionner beaucoup d'accidens. Quelques précautions qu'on prenne, l'acide du soufre, qui se décompose, pénètre les poumons, les agace & les irrite, de manière à donner lieu à des crachemens de sang; quelquefois considérables, à des maux de tête, & quelquefois à des convulsions. La chaleur trop grande qu'elles occasionnent, en desséchant la peau, empêche le mercure de pénétrer, & celui-ci, se déposant sur l'épiderme sous forme de poussière plus ou moins visible, il ne s'en détache que par la transpiration, qui survient après, & entre avec elle par les pores absorbans d'une manière si peu régulière qu'on ne peut nullement compter sur ses effets. M. Lallouette, Médecin de la Faculté de Paris, a voulu corriger plusieurs inconvéniens de cette méthode; mais les embarras & les incertitudes dont elle est accompagnée, l'ont totalement fait rejetter, comme applicable sur tout le corps. Les fumigations locales sont plus utiles; elles consistent à conduire, au moyen de tuyaux de différentes formes, évasés sur le bout qui doit couvrir le réchaux, plus étroits par celui qui doit porter sur la partie, la fumée de cinnabre seule ou mélangée. Leur efficacité est sensible dans le cas de symptômes locaux, rebelles aux méthodes générales, comme les exostoses, les nodus, les ulcères. *Voyez*, pour de plus grands détails, l'Ouvrage d'Astruc.

Du traitement intérieur de la Vérole.

Nous rangerons sous ce titre toutes les préparations qu'on prend par la bouche, & qui sont ensuite absorbées, après avoir subi une sorte de solution dans les humeurs des premières voies. Nous suivrons, dans ce que nous en dirons, l'ordre selon lequel nous les avons rapportées dans le tableau général que nous en avons donné ci-dessus.

Le MERCURE gommeux, *Hydrargyrum gummosum*, est une préparation dans laquelle le mercure est tenu dans un état d'extrême division, par le moyen de la gomme arabique, qu'on a trituré long-tems avec lui. Plenck, qui en est l'inventeur, ayant observé l'affinité qu'a ce minéral avec la salive, & généralement les humeurs de nature muqueuse, jugea, par analogie, qu'il pourroit également se combiner avec la gomme, jusqu'à parfaite extinction. Il soumit donc ces deux substances à une longue trituration, & il en résulta un mucilage gris qui, délayé dans l'eau, la coloroit uniformément. Il prescrivit d'abord ce mélange, puis il lui substitua des pillules qu'il faisoit, en triturant deux gros de mercure avec trois de gomme arabique en poudre, & suffisante quantité de sirop de ronces, jusqu'à ce que le mercure ait disparu; il mêloit ensuite à la masse une demi-once de pain blanc; pour former des pillules de trois grains chacune, & il en faisoit prendre six, matin & soir. Si ces pillules ne laissent point déposer le mercure comme la solution, elles ont aussi l'inconvénient, lorsqu'elles sont trop sèches, de passer dans l'estomac & les intestins, sans s'y dissoudre, & de sortir, par les selles, telles qu'on les avoit prises. Mais on peut reprocher, en outre, à cette préparation, en supposant qu'on la fasse chaque jour qu'on la prend, de ne point tenir le mercure dans une combinaison assez exacte; en sorte que, peu retenu dans son excipient, il se dépose sur les tuniques des intestins, & est entraîné au-dehors avec les matières de la digestion. Cette préparation, quoiqu'infidèle, est néanmoins une des plus douces qu'on connoisse; on peut y avoir recours, dans les cas qui ne sont point urgens, chez ceux qui sont menacés de phthisie, ou sujets à des crachemens de sang.

L'*Hydrargyrum terebinthinatum* se fait en mêlant une once de mercure avec une once & demie de térébenthine, jusqu'à extinction. Le mélange est long-tems à se faire, à moins qu'on n'y ajoute quelques gouttes d'huile de térébenthine. Cette préparation a l'inconvénient, prise en pillules, comme on la prescrit ordinairement, de porter sur les entrailles, comme les préparations salines; d'exciter des tranchées, & même le dévoyement. On peut unir le Mercure avec le baume de Copahu, conjointement avec la crême de tartre, & diverses poudres & sucs résineux, comme dans les pillules mercurielles du Codex. On en donne une, tous les soirs, du poids de six à sept grains; mais, en général, il faut peu compter sur cette préparation.

L'*Hydrargyrum calcinatum*, ou le mercure précipité *per se*, se donne communément à la dose d'un demi-grain, uni à de la mie de pain. Mais ce remède, tel simple qu'il soit, a l'inconvénient d'exciter des tranchées, qu'on peut cependant diminuer, en mêlant à cette dose un grain d'Opium.

L'*Hydrargyrum saccharatum* s'obtient en triturant le Mercure avec deux ou trois fois son poids de sucre candi, autant exactement qu'il est possible. On donne cette préparation sous forme sèche, à la dose de quatre à huit grains par jour, ou sous forme pilulaire ou de trochisques; on la fait dissoudre aussi, pour faire des lotions à l'extérieur.

L'*Hydrargyrum muriatum*, ou le Sublimé corrosif s'obtient par sublimation, en combinant le mercure, réduit en vapeurs, avec l'acide muriatique, sous la même forme. *Voyez*, à ce sujet, les Ouvrages de Chimie. On se servoit, depuis long-tems, de ce remède chez les Russes, lorsqu'il fut apporté en Angleterre, d'où il passa en Hollande, où Boërhaave l'annonça comme le vrai mercure soluble si long-tems desiré. Van-Swiéten le mit en vogue à Vienne & dans les Hôpitaux militaires; puis Pringle, dans les guerres d'Hanovre. *Voyez*, à ce sujet, tout ce qui en a été dit dans les Transactions Médicales, & dans les *Medical Observations and Inquiries*. La formule, selon Van-Swiéten, consiste à dissoudre huit grains de sublimé corrosif dans deux livres d'esprit de froment, & à en prendre deux cuillerées dans la journée, une le matin, & l'autre le soir, & buvant immédiatement après une demi-livre de décoction chaude d'orge ou de guimauve. Le remède, pris seul, ou vers la fin du traitement, par extinction, a eu des succès avérés, & tels que nous ne craignons point de la regarder comme un des meilleurs dans la Pharmacie syphilitique. Mais il faut l'employer avec la plus grande prudence: *at prudenter à prudente Medico*, comme dit Boërhaave, à ce sujet: *abstine, si methodum nescis*. Nous renvoyons aux Ouvrages qui en ont parlé amplement, & notamment à celui de M. Dehorne. La lotion syphilitique jaune est un mélange d'eau de chaux & de solution de sublimé, les meilleures proportions sont un gros de sublimé sur une livre d'eau de chaux.

L'*Hydrargyrum muriatum mitius* est ce qu'on nomme communément le Mercure doux, l'*Aquila alba*, ou le Calomel, selon le nombre de sublimation qu'on fait subir au sel qu'on prépare. Les deux premiers ne sont guères usités que pour certains gonflemens de glandes qu'on présume tenir de la nature vérolique, sans pouvoir cependant l'assurer. Quant au dernier, il a eu quelque célébrité dernièrement en Angleterre, où l'on a désigné son usage sous le nom de Méthode d'absorption. M. Clare, Chirurgien de Londres, lui donna le jour, & il l'auroit sans doute vu périr à sa naissance, sans les soins paternels du D. Hunter, qui la soutint tant qu'il vécut; mais, après sa mort, elle retomba dans l'oubli. Cette méthode consiste à frotter l'intérieur des joues vers le lieu où s'ouvre le canal de la parotide, avec le calomel à la dose d'un demi-grain, ou d'un grain, & à répéter cette opération trois ou quatre fois dans la journée. Son Auteur croit que le mercure n'agit qu'à l'intérieur de la bouche, & il donne, à ce sujet, des règles pour que la chose se passe ainsi. Mais, qu'on les suive ou non, le remède, délayé par la salive, n'en passe pas moins dans l'estomac; & alors sa méthode est la même que celle où l'on prend le Mercure intérieurement; c'est ce qu'il a pensé lui-même, en s'en tenant au passage qui suit: « On dira peut-être que la poudre mercurielle passe également dans l'estomac, & qu'ainsi, sans qu'il soit besoin d'absorption par les surfaces de la bouche, elle guérit à la manière ordinaire. Quand cela seroit, il n'en seroit pas moins vrai que le malade seroit guéri plus sûrement que s'il eût pris le remède en pilule. Le calomel, préparé à la manière de Scheele, est utile dans les cas ordinaires, & léger comme altérant & comme purgatif; mais sur-tout pour l'usage extérieur, soit en poudre, soit suspendu dans l'eau, au moyen d'un mucilage. On en peut faire une lotion qu'on nomme syphilitique noire, en en mêlant une drachme avec quatre onces d'eau de chaux. Le Calomel, quand il est bien préparé, donne à cette eau la couleur noire, comme le sublimé corrosif lui en donne une jaune.

Le Turbith minéral, *Calx Hydrargyri vitriolata*, ou le mercure émétique jaune, est peu usité actuellement ; quelques-uns cependant pensent encore qu'il est préférable, comme vomitif, au tartre stibié, ou à l'ipécacuanha, pour guérir les tumeurs des testicules. M. Schewediaver dit cependant avoir vu quelques cas où ce remède, donné journellement à très-petites doses, a détruit efficacement des affections vénériennes cutanées du plus mauvais genre. Si l'on vouloit en tenter l'usage en pareil cas, il seroit prudent d'en réprimer les trop violens effets, en lui mêlant l'opium.

L'*Hydrargyrum nitratum* est une combinaison du mercure avec l'acide nitreux, qu'on a employée sous différentes formes & dénominations, tant à l'intérieur qu'à l'extérieur. Pour l'extérieur, dit Schewediaver, on se sert de la dissolution étendue d'eau, comme d'un déterfif ; c'est un très-bon remède pour les chancres, &c. ; la même dissolution, faite avec une once de Mercure, sur trois onces d'acide nitreux, & unie, pendant qu'elle est encore chaude, avec une livre de graisse de porc, par une trituration exacte, forme l'onguent Citrin, si utile dans les affections opiniâtres & vénériennes de la peau. Le Précipité rouge, *Hydrargyrum nitratum rubrum*, qu'on prépare avec la même dissolution exposée au feu jusqu'à ce que le résidu ait acquis cette couleur, est d'une nature corrosive, & est usité comme caustique, dans les cas d'ulcères vénériens avec hypersarcose. On donne communément, à l'intérieur, l'*Hydrargyrum nitratum*, depuis un demi-grain jusqu'à un grain, dans une pinte de quelque décoction appropriée. Les gouttes blanches du D. Ward, qui ont eu de la réputation, ne sont autre chose que le mercure, dissous par l'acide nitreux précipité, & redissous par le moyen du sel ammoniac. Le syrop de Bellet, ou Végétal, paroît être du mercure précipité de l'acide nitreux par l'alkali fixe végétal, & ensuite dissous dans l'éther vitriolique, mêlé avec quelque syrop agréable.

L'*Hydrargyrum acetatum*, plus connu sous le nom de Pilules de Keyser, est une préparation saline dans laquelle le mercure, après avoir été divisé par une longue trituration, est ensuite dissous dans le vinaigre. *Voyez* ce qu'il en est dit dans l'Ouvrage de M. Dehorne. On unit cette préparation à la manne, pour en former des pillules qu'on fait prendre d'abord à la dose de deux, en augmentant peu-à-peu jusqu'à douze, chaque jour. Les pilules de Keyser ont eu de grands succès dans quelques cas, mais elles ont fait bien des ravages dans d'autres. Nous pouvons en dire autant de la terre feuilletée de Pressavin, & de toute autre composition qu'on voudra faire regarder comme ayant une vertu intrinséque.

On a beaucoup vanté, il y a une vingtaine d'années, une méthode qu'on a appellé Mixte, parce qu'en la suivant, on réunit ensemble le traitement interne & externe de la Vérole. M. Gardane, Médecin de la Faculté de Paris, s'est fait un nom passager en la prônant. Elle consiste à prescrire le sublimé intérieurement, pendant qu'on fait prendre les frictions par extinction. Cette méthode est la méthode par excellence, à en croire M. Dehorne. « De toutes les préparations mercurielles, dit-il, employées au traitement des maladies vénériennes, il n'y en a guères dont la combinaison soit plus heureuse & plus universellement pratiquée que celle des frictions mercurielles avec le sublimé corrosif. Quand on a jugé nécessaire la réunion de ces deux moyens, on y a été déterminé sans doute par l'avantage de pouvoir augmenter l'énergie du mercure simplement étendu & divisé par l'activité de celui qui, donné sous une forme saline, étoit exactement soluble & miscible à toutes nos liqueurs. Outre cette propriété si précieuse, le mercure, sous cette dernière forme, a acquis la faculté de stimuler plus puissamment nos fibres, d'ouvrir les couloirs, de préparer & d'assurer conséquemment l'ordre des sécrétions ; ce qui, indépendamment de la vertu qu'il a d'enchaîner & de décomposer le virus, en détermine plus sûrement & plus complettement l'évacuation. On peut ajouter à ces réflexions qu'il est peut-être plus rare qu'on ne pense de trouver une maladie assez simple pour qu'une seule méthode suffise toujours à sa guérison. » Il s'en faut de beaucoup qu'on doive tout attendre de la méthode mixte ; son efficacité est fondée sur des principes trop hypothétiques pour qu'on puisse les prendre pour base d'un traitement. *Voyez*, à ce sujet, dans l'Ouvrage de M. Bru, des détails où nous ne pouvons entrer ici, sans alonger plus qu'il ne convient cet article.

Enfin, ce dernier Auteur propose aussi une méthode de donner le Mercure intérieurement, au moyen de gâteaux de sa composition, avec un sel qu'il nomme Régalin. Voici la manière dont il s'y prend pour obtenir ce sel : ℞ mercure revivifié, une once. Placez-le dans une capsule de verre, ou dans une grande fiole à médecine, dont on aura séparé le col ; versez dessus une once d'acide nitreux. Aussi-tôt que le mercure sera réduit sous forme de chaux bleuâtre, & qu'on n'appercevra plus de globules mercuriel, on y ajoutera deux onces d'acide marin. On aura soin de ne verser cet acide sur le mercure calciné par le nitreux, que lentement & à plusieurs reprises, pour éviter la trop grande effervescence. Quand on verse l'acide marin sur le nitreux, qui tient le mercure en dissolution, ou seulement en calcination, il se fait aussi-tôt un précipité, mais qui se redissout promptement. On fait évaporer cette liqueur au bain de sable, jusqu'à siccité, & l'on obtient un sel mercuriel d'une teinte un peu jaune ; on le dissout alors dans une très-petite quantité d'eau bouillante, en le triturant dans un mortier de porcelaine ou de verre. Lorsqu'il est parfaitement dissous, on met la liqueur en évaporation au bain de sable, & l'on obtient un sel blanc friable, quelquefois un peu humide, selon qu'on a plus ou moins poussé l'évaporation; on lui enlève cette humidité en l'étendant sur du papier gris, pour le faire sécher; quand il est dans cet état, on l'enferme dans un flaccon de crystal pour l'usage. Une once de mercure coulant, dit l'Auteur, donne à-peu-près dix gros de sel régalin; en sorte que le cinquième du poids qu'il acquiert, lui vient autant des acides qui ont servi à le dissoudre, que de l'eau dans laquelle il a été lavé. Les proportions indiquées changent selon la capacité des vases dont on se sert pour faire l'opération; mais il faut, dans tous les cas, le même poids d'acide nitreux que de mercure. Le sel mercuriel régalin ainsi obtenu, on en dissout peu-à-peu deux gros dans une livre d'eau bouillante de fontaine ou de rivière, bien clarifiée, en versant celle-ci à mesure que la dissolution s'opère. D'une autre part, on dissout trois gros & demi d'alun de roche, dans autant d'eau; on mêle les deux solutions ensemble dans une bouteille, & on y ajoute deux onces de miel commun. On agite la bouteille; on la place sur des tablettes, dans un lieu chaud, où on la laisse débouchée un mois en hiver, & quinze jours en Eté; la liqueur est alors en état d'être employée. Pour être exact, dit l'Auteur, dans la fabrication de la pâte, & afin de la mieux pétrir, pour faire les gâteaux, il ne faut prendre à-la-fois que la moitié de la solution, c'est-à-dire une livre & une once; puis les deux solutions, qui, réunies avec le miel, donnent deux livres & deux onces. On agite la solution, en secouant la bouteille, après l'avoir partagée, soit en la pesant ou en la mesurant. On la verse dans un grand mortier de marbre, & on y projette environ deux onces de farine, qu'on délaye avec une grande cuiller de bois; & quand elle est bien délayée, on y ajoute deux onces de bonne cassonade; ensuite on met de la farine petit-à-petit, avec une main, tandis que, de l'autre, on remue la pâte avec la cuiller, jusqu'à ce qu'elle ait acquis une certaine consistance; on se sert alors des deux mains pour la pétrir, & l'on y ajoute la quantité de farine nécessaire pour lui donner la consistance convenable; il en faut deux livres & demie pour chaque livre d'eau. Quand la pâte est bien pétrie, on la repasse sur une table solide, pour l'étendre en forme de plateau de huit à dix lignes d'épaisseur, à la manière dont les Pâtissiers le font à l'égard de leur pâte. Quand elle est au point que nous venons de l'indiquer, on la découpe avec un emporte-pièce qui forme le moule des gâteaux. Lorsque la pâte est découpée, on repétrit les rognures entre les mains, & l'on en fait un petit plateau de même épaisseur que le premier, & on le découpe de même. On étend les gâteaux sur une feuille de papier d'office, comme on le fait des massepains. Les gâteaux ainsi disposés, on les met aussi-tôt au four, & on les fait cuire modérément; la chaleur d'un four de Boulanger, dont on vient d'ôter le pain, est suffisante pour cette opération. Il faut rejetter tous les gâteaux qui sont noirs après leur cuisson; leur couleur doit être un peu dorée; le dedans blanc, & à peu de chose près de la couleur de la pâte; la masse de pâte résultante d'une livre & une once d'eau, & de deux livres & demie de farine, doit produire environ deux cents quarante gâteaux. Il ne faut jamais faire une plus grande masse, si l'on veut la bien travailler.

L'Auteur trouve dans cette formule un bien grand avantage. Le mercure, dit-il, s'y trouve dans l'état de la plus grande expansion, parce que la chaleur qu'on emploie pour les cuire, le divise à l'infini, & le fixe, en quelque sorte, dans la pâte, dans le même état d'expansibilité où il se trouve réduit, lorsqu'il est sous la forme de vapeurs, comme lorsqu'il est volatilisé par le feu. Il se volatiliseroit de même par l'effet de la chaleur du four, sans la pâte à laquelle il se trouve uni, & qui les retient en se cuisant. Le plus précieux des avantages des gâteaux, continue-t-il, est donc celui de tenir le mercure dans l'expansion la plus parfaite; car il y est aussi divisé que s'il étoit réduit en vapeurs. Ces idées de l'Auteur, qui offrent beaucoup de côtés à l'objection, dérivent de celles qu'il s'est formées sur la spécificité du mercure, qui, selon lui, sont en raison directe de son expansion, & en raison inverse de sa fixité ou concentration.

Des Méthodes Empyriques.

Nous appellons ainsi celles peu raisonnées dont font usage les personnes qui, n'ayant pas acquis de connoissances dogmatiques de l'Art, l'exercent cependant par pure cupidité. La Vérole, dans son premier âge, fut long-tems abandonnée à ces sortes de gens, par la faute des Medecins, qui avoient trop promptement désespéré d'en pouvoir trouver le remède. *Quare*, dit Astruc, *aromatarii, herbarum collectores, cæterique mechanici ac vagabundi & impostores his temporibus hujus morbi veros & perfectos curatores se ipsos esse profitebantur.*

On auroit peut-être encore le même reproche à faire à ceux d'aujourd'hui, qui abandonnent le traitement d'une maladie plus de leur ressort que de la Chirurgie. Ces sortes de gens, visant à la réputation par une voie différente, décrièrent le mercure, pour donner une plus grande vogue à leurs remèdes. C'est ainsi que Vinache vanta sa Tisanne sudorifique; Velnos, sa boisson dépurante; M. Mittié même, ses décoctions végétales. Les feuilles périodiques offrent, sur cet objet, une liste nombreuse de personnes qui, dans leurs recherches, ont été plus guidées par leur propre intérêt que par le desir d'être utiles. On trouve dans cette liste l'Affecteur, personnage sur lequel nous nous arrêterons d'autant plus volontiers ici, que la Société de Médecine lui a donné ses suffrages. On s'accorde assez sur les drogues qui entrent dans sa recette : c'est, dit-on, la salsepareille, le gayac, le cumin, les fleurs de bourache, le senné, les roses musquées, le sucre & le miel. Quelques-uns ont cru qu'il contenoit, de plus, du sublimé corrosif; ce qu'on seroit d'autant plus porté à croire, que son usage a été quelquefois suivi de salivations qu'on a eu beaucoup de peine à réprimer. Mais les Commissaires chargés par la Société de Médecine, de son analyse, n'en ont point trouvé; ils ont cependant dit qu'il pouvoit en contenir sans qu'on pût le reconnoître : car, ayant mis une certaine quantité de sublimé dans une bouteille de ce rob, ils ne purent jamais parvenir à le reconnoître. Le sublimé corrosif a toujours été le remède qu'ont admis les Empyriques dans leurs compositions, quoiqu'ils le décriassent beaucoup en public, ainsi que toutes les préparations mercurielles, pour faire valoir leur remède, où, disoient-ils, il n'entre point de mercure. Tous ont cette marche uniforme, de décrier pour louer. Ils s'étudient à tellement déguiser ce sel, qu'il est souvent impossible de le reconnoître; ils le préfèrent à tout autre, à raison de son extrême solubilité, & de la petite quantité qu'il en faut pour opérer quelques effets momentanés. Les uns le dissolvent dans une tisanne, dans un élixir, dans un syrop; d'autres, & ceux-ci nous paroissent bien imprudens, dans un opiat, un biscuit, ou sous toute autre forme solide. En général, la Vérole offre le plus grand champ à la cupidité des Empyriques, & tous y ayant une égale prétention, ils se jugent réciproquement aux yeux des hommes instruits. Les mauvais succès des personnes de l'Art, dont les pas ne sont pas toujours guidés par le savoir & la prudence, ne leur donnent que trop souvent gain de cause; & leur triomphe est d'autant plus grand, qu'ils ont affaire à des ignorans qui sont loin d'apprécier leur conduite. Mais c'en est assez sur un sujet qui mérite si peu la discussion.

Telles sont les différentes manières de traiter la Vérole : mais il ne suffit point de s'en tenir uniquement au traitement général de cette affection; les symptômes locaux demandent quelquefois une considération toute particulière. Quand ces symptômes ne sont point très-graves, on peut les abandonner à eux-mêmes; le remède général suffira pour les dissiper. Mais, quand ils sont tels, il faut y remédier selon leur nature. Les bubons, les condylomes, les choux-fleurs, les exostoses, la carie sont ceux qui demandent plus fréquemment un traitement suivi. En général, il faut éviter d'ouvrir les bubons, tant pour ne point donner lieu à des ulcérations qui sont souvent fort difficiles à guérir, que pour éviter les désagrémens d'une cicatrice, sur-tout chez les personnes qui ont intérêt de cacher toutes les traces de leur maladie. On se contente d'appliquer dessus un emplâtre de diachylum gommé, ou de de Vigo, avec le mercure; & quand les duretés se ramollissent, que le pus pointe, & a corrodé le sommet de manière à s'échapper par lui-même, on comprime les environs, en exprimant la matière, & l'on rechange plus souvent l'emplâtre. J'ai vu, dans plusieurs cas de ce genre, la matière prête à s'échapper, être résorbée insensiblement, & la tumeur disparoître peu-à-peu, sans que la maladie ait éprouvé plus de difficulté à guérir. Quand le bubon s'ouvre par plusieurs crevasses, il passe toujours à l'état d'ulcère; les portions de peau intermédiaires aux ouvertures se flétrissent, tombent par la suppuration, & la tumeur n'offre plus qu'un ulcère plus ou moins large, dont la surface tend plus ou moins à la cicatrisation. Il faut alors traiter l'ulcère à sec, & l'arroser toutes les fois qu'on le panse, afin de pouvoir enlever plus facilement le plumaceau qui le recouvre. Quand la surface en est érétisée, & les bords rongés, enflammés, on le lave avec l'eau végéto-minérale, & l'on couvre légèrement le plumaceau avec le cérat de saturne. *Voyez*, pour de plus grands détails, l'article BUBON. Les condylomes, de même que les crêtes & les poireaux, se dessèchent communément au milieu du traitement, & laissent une base en suppuration, qui se cicatrise bien-tôt. Quelquefois cependant ils s'enflamment, suppurent même à leur extérieur, & tombent par parcelles. Il faut alors les tenir dans la plus grande propreté, les lavant fréquemment avec des lotions émollientes & résolutives, ou, tout uniment, avec l'eau de Goulard, aiguisée d'un filet d'eau-de-vie. Quelquefois ils exigent de plus grands soins; il faut alors se comporter comme nous l'avons dit à chacun de ces articles. Les choux-fleurs exigent souvent des moyens plus promptement effectifs; il faut alors les emporter avec un bistouri, de préférence aux ciseaux, qui font toujours beaucoup plus souffrir. On panse ensuite leur base avec l'onguent brun, qu'on rend plus ou moins cathérétique. On ne se détermine à ces opérations que vers la fin du traitement. Les exostoses qui ne sont point ouvertes, seront traitées avec les emplâtres fondantes; on fera sur elles, de tems à autre, des illinitions mercurielles; & si elles viennent à s'ouvrir, on les traitera simplement jusqu'à la fin du traitement, où l'on avisera aux moyens locaux, de la manière qu'il est dit à l'article EXOSTOSE. On agira de même à l'égard de la carie. Le traitement est souvent achevé, que celle-ci est dans le même état; il faut alors s'occuper du vice local, & recourir aux moyens que nous avons rapportés à l'article CARIE. La propreté, les injections fréquemment répétées par les sinus & ouvertures qui fournissent la matière, & le tems font souvent plus que toutes les tentatives où l'on agit tumultuairement, sans consulter la nature. Il se forme quelquefois, après le traitement, une inflammation extérieure; le pus qui est dessous dégage une portion d'os qui cherche à sortir, & lorsque celle-ci s'est échappée, les chairs reviennent; elles sont de bonne nature, & tendent facilement à la cicatrice. Il est cependant des cas de carie, & même d'exostoses, où il faut recourir au traitement local, avant tout autre. Fabrice de Hilden cite une observation qui, sur cette matière, n'est nullement indifférente. Une femme de cinquante ans étoit, depuis trois ans, dans un état très-fâcheux, par la maladie vénérienne, que son mari lui avoit communiquée. Elle avoit passé inutilement trois fois par les grands remèdes; elle souffroit des douleurs aigues à la tête & dans les articulations; elle ne pouvoit se soutenir, & avoit en différentes parties des ulcères malins, sordides, & un principalement sur la clavicule droite, avec carie. Éclairé par l'expérience, Fabrice prépara sa malade pendant trois semaines, & procéda ensuite préliminairement à la guérison du mal local, par l'application du cautère actuel sur la clavicule cariée. Ce ne fut qu'après la chûte de l'escarre qu'il commença l'administration des frictions mercurielles, & il eut la satisfaction de guérir, en très peu de tems, la malade, qui a vécu, depuis plusieurs années, en parfaite santé. Fabrice, en se conduisant ainsi, regardoit, avec raison, la carie comme un foyer où le virus vérolique s'étoit déposé. Tous les traitemens ont été inutiles, tant que cette carie n'a pas été détruite, parce qu'il repassoit sans cesse de cette partie dans tout le systême, des principes d'infections, qui en corrompoient les diverses régions. Que les Chirurgiens apprennent donc par-là, dit Fabrice, qu'il faut souvent faire l'extraction des os cariés, avant de passer au traitement spécifique.

L'engorgement de la prostate, porté au point d'occasionner la strangurie, est un symptôme des plus rebelles de la Vérole. Cet engorgement succède quelquefois au mauvais traitement de la gonorrhée; & quand il est ancien, on peut le regarder comme un mal incurable, & d'autant plus fâcheux qu'il devient souvent cause de rétention d'urine. Les malades n'ont de soulagement à attendre que du continuel emploi des bougies. Elles facilitent le cours des urines, quand on peut les porter au-delà de l'obstacle, & les laisser un certain tems. On en fait actuellement de creuses & souples, qui peuvent mieux remplir les intentions du Praticien que les précédentes; mais il faut que les malades les portent habituellement; car, s'ils les discontinuent, la strangurie ne tarde point à revenir au même point où elle étoit précédemment. On a vu, mais malheureusement ces cas sont rares, la prostate se fondre par une suppuration spontanée ou déterminée par la bougie. Les urines étoient alors purulentes; elles donnoient même de l'inquiétude, lorsque, tout changeant, les malades revenoient à l'état de la plus parfaite santé. La dureté de l'épididyme, suite d'une gonorrhée tombée dans les bourses, comme s'expriment communément les Praticiens, est un symptôme qui résiste souvent au traitement mercuriel; il n'a rien d'inquiétant; il subsiste quelquefois long-tems, quoique l'infection soit radicalement détruite. Il se dissipe ordinairement par le tems, comme j'en ai beaucoup d'exemples.

Les ulcères vénériens seront traités avec un mélange de digestif & de Néapolitain; on les lavera avec les lotions syphillitiques dont nous avons fait précédemment mention, & l'on se comportera, du reste, comme le demanderont les circonstances & indications particulières qu'ils offriront: ceux de la gorge offrent plus d'embarras, tant à cause de la difficulté de les bien découvrir, que d'y pouvoir maintenir les topiques qui pourroient en accélérer la guérison. D'ailleurs, on les confond souvent avec ceux de nature scorbutique, qui, quelquefois, succèdent au traitement de la Vérole, chez les sujets qui ne sont déjà pas d'une bien bonne constitution. L'expérience prouve qu'on risque peu de s'égarer, en traitant comme vénérien tout ulcère profond qui est couvert d'une croûte blanche, coënneuse, & terminé par un bord dur & relevé, avec une rougeur obscure tout-au-tour. Ces ulcères, indépendamment du traitement général, en exigent quelquefois un local. On prescrit alors les injections, les gargarismes, où entre le sublimé corrosif, mêlé, suivant les circonstances, aux teintures résineuses, telles que celle de succin, de mastic ou de gomme laque. Les ulcères qui sont peu étendus, qui ont paru dans le traitement, qui, loin de ronger profondément, ne s'étendent point, & qui ont été précédés de la chûte d'une escarre, sont réputés dûs à l'effet du mercure. Il ne faut leur rien faire; on se contente des gargarismes d'eau d'orge & de miel rosat.

La Vérole, chez les enfans, offre quelques circonstances assez intéressantes pour que nous nous en occupions séparément. Elle se manifeste plus souvent vers les parties de la génération qu'ailleurs, & presque toujours par des pustules de couleur cuivreuse, assez semblables à celles qui paroissent sur toute la surface du corps, chez l'adulte. Successivement ces boutons paroissent ailleurs, & prennent bien-tôt la même apparence que ceux de la petite-vérole, qui tendent à l'exsiccation. L'intérieur de la bouche se charge d'aphtes qui dégénèrent en ulcères, s'enfoncent insensiblement en arrière, dans le gosier, ou s'avancent sur les lèvres & les narrines, & portent, en cet état, obstacle à la respiration & à la déglutition. Le mammelon, chez les nourrices qui allaitent ces sortes d'enfans, commence alors à se gercer; il offre enfin, par la suite, l'apparence d'un chancre qui indique évidemment la transmission de l'infection. Par la suite, toute la peau de l'enfant se couvre d'ulcérations; mais, avant que les symptômes soient à ce point, la gorge de la nourrice est ulcérée, & le mal se porte plus ou moins profondément. Les yeux & les oreilles deviennent incapables de leurs fonctions, & les maux dont ils sont attaqués deviennent si universels, chez le plus grand nombre, qu'ils ont été regardés comme un signe caractéristique de l'infection. Communément les marques d'infection paroissent depuis le dixième jour jusqu'au quinzième & même vingtième de leur naissance; car, avant ce tems, ils paroissent jouir de la meilleure santé; quelquefois aussi ils apportent, en naissant, tous les signes les plus caractéristiques d'une infection décidée; preuve manifeste d'une contagion par transmission de la mère à l'enfant. Merklin rapporte qu'une noble Vénitienne, qui faisoit le métier de courtisanne, mourut suffoquée par un morceau d'aliment qui s'étoit glissé dans la trachée-artère. On l'ouvrit, & l'on fut étonné de trouver un ulcère vénérien qui avoit déjà rongé l'épiglotte, & un fétus dont les os étoient exostosés en différens endroits. Il est rare, en pareil cas, que les femmes portent leurs enfans jusqu'au terme de la grossesse; elles avortent toujours, &, ordinairement, elles sont stériles. Mais l'enfant contracte plus souvent la Vérole en traversant le vagin, lors de l'accouchement, ou par la suction du mammelon déja excorié de sa nourrice.

On a pensé, dans ce dernier cas, que l'infection s'opéroit par le lait, chargé de molécules virulentes. Mais les principes de cette humeur viennent directement des alimens, comme nous l'avons dit dans un Ouvrage particulier sur le Lait, & ils ne sont point assez long tems distincts de la masse du sang, pour qu'on puisse croire qu'ils partagent les qualités morbifiques de cette dernière humeur, de manière à opérer sur un enfant qui le tireroit d'un mammelon où il n'y auroit aucune ulcération. Haller a observé que des enfans qui avoient sucé le lait de femmes bien atteintes de cette maladie, n'en avoient cependant éprouvé aucun symptôme, même long-tems après leur sevrage; & d'une autre part aussi, ce qui est en faveur du fond de la question, Blancard parle d'une Succeuse de Zélande, femme très-honnête à tous égards, qui fut infectée, pour avoir sucé une femme dont les mammelons étoient excoriés, & qui infecta, à son tour, plusieurs femmes très-bien portantes. Quand la femme reçoit la virulence de son nourrisson, le mammelon se gonfle, l'épiderme s'en détache; il se forme souvent de petites vésicules qui dégénèrent en chancres, & ceux-ci sont souvent accompagnés d'une éruption éréfypélateuse. Mais, plus souvent encore, les glandes voisines de l'aisselle s'engorgent, & l'on sent des espèces de cordes qui se portent de la mammelle vers elle. L'infection, ainsi communiquée, se manifeste bientôt par des symptômes généraux qui parcourent promptement leurs périodes, & souvent avec un caractère d'atrocité qui semble lui être particulier, & qu'on n'observe point communément, quand elle est la suite d'une action primitive du système génital; c'est ce qui est prouvé par les tristes exemples que nous fournissent la plupart des Observateurs.

On reconnoît deux manières d'administrer le mercure aux enfans vérolés: l'une où on leur applique extérieurement, & l'autre où on le prescrit à leurs nourrices. En donnant le mercure aux nourrices, dit le D. Nisbet, on est moins sûr des effets qu'il pourra avoir sur l'enfant; &, avant que les humeurs en aient été empreintes, il y a tout à craindre d'une plus grande infection. Il est prouvé, d'après les expériences du D. Young, qu'il est très-difficile d'imprégner de mercure le lait des nourrices; d'où il conclut que si la guérison a lieu dans ces cas, on doit plutôt l'attribuer à l'atmosphère mercuriel où les enfans vivent constamment, soit qu'ils dorment avec leurs nourrices, soit qu'ils soient tenus dans leurs bras ou autrement. Cependant cette difficulté d'imprégner ainsi le lait, a été formellement niée par d'autres Observateurs, qui disent: qu'après l'évaporation de cette humeur prise d'une nourrice qui est dans le traitement, il reste une si grande quantité de ce minéral qu'on peut le découvrir à la vue. Mais comme il est difficile de se procurer une nourrice qui veuille entreprendre d'allaiter de pareils enfans, & que souvent, d'ailleurs, la mère éprouve des accidens qui l'empêchent de vaquer à cet emploi, on a proposé d'imprégner de mercure le lait de quelques animaux, pour le donner ensuite aux enfans. L'on trouve, à ce sujet, dans le Traité de Van-Rosenstein des préceptes sur la manière d'ôter à une chèvre ses poils, pour la frotter d'onguent mercuriel, comme dans la méthode ordinaire des frictions. Il y est dit que, quand on présume le lait suffisamment imbu, on peut le donner aux enfans de la manière la plus convenable. Cette méthode, telle efficace qu'elle ait pu être pour quelques cas, est néanmoins incertaine, pour le plus grand nombre, ainsi que les préparations intérieures qu'on pourroit donner dans quelques-uns, & telles que Massa & Mathiole les prescrivoient à la mère & à l'enfant, dans les premiers tems. Ce fut vers le milieu du quinzième siècle que Léonard Boral, ayant peu de confiance en toutes ces préparations, conseilla les frictions pour les enfans, d'après les idées de succès que suggère l'expérience. Vraisemblablement ces frictions n'en eurent pas d'heureux entre les mains de ceux qui lui succédèrent, puisque, depuis lui jusqu'au milieu de ce siècle, on n'y a point eu généralement recours. Est-ce aux suites fâcheuses de la mauvaise administration de ce moyen, ou à son insuffisance qu'on doit attribuer le silence du D. Astruc sur l'efficacité des frictions chez les enfans, lui qui s'est tant étendu sur elles pour les adultes? Il est certain qu'on peut guérir les enfans par les frictions,

frictions, & peut-être avec moins de danger que par aucune autre préparation saline; mais cette méthode demande des précautions. Les enfans ont naturellement la peau très-sensible; &, quoiqu'ils suent peu, ils l'ont également perméable aux principes médicamenteux des substances qu'on y applique; cette seule considération doit déterminer sur le choix des surfaces, dans l'application du mercure.

Quand on se décide à traiter un enfant, & que des raisons empêchent la mère de le nourrir, il convient de le sevrer, pour empêcher qu'il ne communique lui-même l'infection, sur-tout quand il a des aphtes à la bouche. On le met au lait de vache, coupé avec l'eau de riz ou l'eau d'orge, & l'on se contente d'oindre les jambes & l'intérieur des cuisses d'un tiers ou d'un quart de gros d'onguent mercuriel ordinaire. L'on étend une bande à l'entour de la partie, & l'on répète ce procédé tous les trois jours. Le mercure pénètre facilement; & il est rare, quand l'enfant est fort, qu'il en faille plus d'une once. Ce traitement simple est beaucoup plus expéditif que celui par l'allaitement, & il est aussi plus sûr. On dit cependant qu'à l'Hospice de Vaugirard, près Paris, cette méthode n'a été heureuse qu'autant qu'on lui a joint l'usage du sublimé ou de la panacée. Il est rare que l'enfant éprouve des coliques ou tranchées à la suite de ce traitement. Si cela arrivoit, il faudroit lui ôter les linges, & le purger avec le syrop de chicorée: cette seule attention dissipe ordinairement tous les accidens, & l'on revient ensuite au même traitement, que l'on continue jusqu'à ce que les symptômes soient dissipés. Mais quand rien ne s'oppose à ce que l'enfant prenne sa nourriture des mammelles, & que les symptômes ne sont point urgens, on peut se dispenser de ces onctions, pourvu que la mère subisse un traitement en régle.

Quand l'enfant est encore dans le sein de sa mère, il n'y a point d'autre parti à prendre, pour remédier à l'infection dont il pourroit être attaqué, que de faire subir à celle-ci un traitement mercuriel. Mais il faut combiner ce traitement de manière que, sauf les retards occasionnés par les accidens qui pourroient survenir, il se termine toujours trois semaines au moins avant le terme de l'accouchement, pour éviter les suites fâcheuses que l'usage du mercure pourroit entraîner vers le tems de la délivrance. Il ne faut point, non plus, le commencer trop tôt, notamment chez les personnes sujettes aux accidens nerveux, pour leur éviter toute occasion d'avortement: le tems le plus convenable est depuis le troisième mois jusqu'au septième & demi ou huitième. En général, le mercure peut être donné à plus grande dose aux femmes grosses qu'à celles qui ne le sont pas; mais, s'il paroît avoir peu d'effet pendant la grossesse, il n'en est que plus à craindre après la délivrance. J'ai vu une femme qui avoit été traitée, depuis le sixième mois de sa grossesse, par des frictions alternativement données jusqu'au terme de ses couches, & qui, avant, avoit pris différens mercuriels, éprouver ainsi, immédiatement après son accouchement, une folie, qu'on rapporta, d'après tout ce qui avoit précédé, à une surcharge de mercure dont les effets s'étoient portés sur le cerveau; & cette observation n'est point unique en son genre.

Le mercure, donné avec prudence, excite rarement la salivation chez les enfans; c'est un phénomène dont il est difficile de se rendre raison, mais qui n'est pas moins attesté par l'expérience. Le D. Young rapporte, à ce sujet, une preuve confirmative de cette assertion. On avoit donné à un enfant douze prises de calomel à lui faire prendre pour douze jours; on lui fit prendre la dose en six, par un mal-entendu; cependant l'enfant s'en trouva bien, & il ne lui survint pas le moindre symptôme de salivation. Le calomel, quand les circonstances ne favorisent point l'emploi des frictions, est la meilleure préparation que l'on puisse choisir, donné à la dose d'un grain chaque nuit; mais il convient de l'unir à deux grains de sucre, & autant de magnésie de nitre. Douze doses, dit-on, suffisent ordinairement; mais il faut quelquefois les doubler. Donné à doses plus grandes ou plus rapprochées, il occasionne des tranchées, & toujours s'échappe par les selles, & alors il perd son effet altérant.

Nous terminerons cet article par quelques considérations sur les maladies qui, ressemblant beaucoup à la Vérole, peuvent induire en de grandes erreurs, en les prenant pour elle, & sur les préservatifs de l'infection. La Pathologie médicale sur-tout offre beaucoup de faits du premier genre, tant à raison de la complication des circonstances, que de la difficulté qu'ont les malades à les bien développer. La situation seule d'une maladie peut jetter dans de grandes erreurs, à ne s'en tenir qu'à ce qui concerne l'histoire de la Vérole. Ainsi, la présence d'un ulcère sur le gland, le prépuce, les grandes lèvres, la gorge, le nez, ont souvent porté à soupçonner une maladie vénérienne qui n'existoit point. Combien de femmes n'ont point été traitées comme affectées de la Vérole, qui n'avoient que des fleurs-blanches, ou quelques excoriations. Pour éviter l'erreur, en pareil cas, il faut ne point s'en tenir à un seul symptôme, mais bien à leur ensemble; il faut considérer les circonstances antécédentes, & prendre les indications de celles qui sont les plus concluantes. On sera fondé à croire la maladie vénérienne, quand le plus grand nombre de ses symptômes offriront un caractère qu'on a découvert dans d'autres de nature évidemment telles, quoiqu'elle manque du principal, le pouvoir d'infection. « Quoique la maladie vénérienne, dit Hunter à ce sujet, conserve distinctement les propriétés spécifiques dont elle jouit dans ses différentes formes, ses symptômes sont cependant communs, en apparence, à plusieurs autres maladies; &, sous ce point de vue, on ne peut pas dire qu'elle ait quelques symptômes qui lui soient particuliers. Chaque symptôme de la maladie vénerienne, par exemple, sous forme de gonorrhée, peut être produite par quelqu'autre cause visiblement irritante, & souvent sans aucune qu'on puisse assigner. Les bubons mêmes & le gonflement des testicules, qui sont des symptômes de cette maladie, ont, l'un & l'autre, paru après des injections astringentes & l'usage des bougies, lorsqu'on les a employées chez une personne saine. Les symptômes que l'infection produit, lorsqu'elle est générale, peuvent être communs à plusieurs maladies. Ainsi, l'on voit les pustules de la peau avoir également lieu dans les constitutions scorbutiques; les douleurs dans le rhumatisme, & les tumeurs des os, du périoste & des aponévroses dans plusieurs mauvaises constitutions de l'espèce peut-être rhumatismale. » Il faut, en pareil cas, toute la réflexion possible pour ne point tomber dans des erreurs qui ne peuvent qu'être funestes en tous cas; car, si les maladies qui décidément ne sont point vénériennes, peuvent s'aggraver par l'usage du mercure; celles qui le sont, ne peuvent qu'augmenter par un traitement qui ne seroit point mercuriel. J'ai vu ainsi un Paysan d'Aubervilliers, près de Paris, qui fut tourmenté par différens traitemens mercuriels, notamment par les pillules de Keyser, alors fort en vogue, pour un ulcère très-large qui lui avoit rongé une amygdale, & même une portion du pilier & du voile du palais, guérir par l'usage du lait & des anti-scorbutiques que demandoit l'état saigneux de ses gencives.

Quant aux préservatifs de l'infection, ils ne sont pas aussi faciles à trouver qu'on a voulu le faire croire dans ces derniers tems. Les premiers Auteurs qui ont administré le mercure dans le traitement de la Vérole, n'ont pas manqué de croire qu'un remède aussi efficace dans les maladies invétérées, devoit encore l'être bien davantage pour en préserver chaque individu. De-là l'assertion de Fallope sur la possibilité d'un pareil spécifique dans le mercure. Que ce soit dans ce minéral qu'on cherche un pareil remède, ou dans toute autre substance, il faut toujours supposer qu'il puisse empêcher l'intromission du virus dans le systême général, ou qu'il se combine tellement avec lui, qu'il en énerve les actions. Voyons si ceux qu'on a présenté peuvent remplir cet objet. Les lotions que Fallope & Mayerne ont conseillé extérieurement, étoient faites avec les décoctions astringentes, aiguisées de mercure, dont la manière d'agir étoit ici la même qu'on avoit en vue, en les appliquant dans d'autres circonstances. Mais l'expérience a prouvé que, soit que l'application en fût faite momentanément, lors du coït ou longtems avant, & d'une manière continue, l'infection n'en avoit pas moins lieu. Préval a cru ou a voulu faire croire qu'une simple solution de sublimé, telle qu'elle est dans son Eau fondante, pourroit, par une spécificité particulière, s'opposer à l'infection; mais ce remède, qui a eu ou semblé avoir quelque succès, est tombé dans l'oubli. Plusieurs ont recommandé ensuite l'eau de chaux, mais celle-ci n'a pas été plus efficace. Hunter a eu quelque confiance en l'extrait de saturne; mais il l'a bien-tôt abandonné, dès qu'il en eut vu l'incertitude. Non-seulement on a appliqué ces remèdes à l'extérieur, mais on les a injectés dans le canal de l'urètre, & avec un degré d'âcreté tel qu'ils pussent contribuer à l'excrétion d'une plus grande quantité de mucus, qu'on regardoit comme propre à envelopper le virus, & l'entraîner au-dehors, en même-tems qu'on disposoit les surfaces à ne pouvoir le recevoir. Le D. Balfour cite, à ce sujet, ses succès, dans un cas de gonorrhée commençante. Il va même plus loin; il dit avoir connu une personne sujette, pendant nombre d'années, à l'infection, & qui en a prévenu tout retour par des injections austères, faites immédiatement après la coïtion, lors même que d'autres, sans cette précaution particulière, la recevoient avec la même femme; & qu'enfin, ayant négligé son remède pendant quelque tems, elle éprouva les effets de la contagion comme les autres. On peut rapporter à cette prétendue efficacité celle du suc de limon, des acides minéraux affoiblis, la solution de savon ordinaire & de l'alkali caustique, selon la méthode du D. Waren. Les injections huileuses sembleroient devoir avoir un plus grand succès: on sait combien il est facile de conserver les œufs dans leur état frais, en les oignant de substances grasses qui bouchent les pores par où se fait l'exhalation de leur propre substance. Le même effet peut avoir également lieu à l'égard des pores qui absorbent sur les surfaces génitales ou ailleurs; mais, quelque probable que soit l'utilité de ce moyen, il n'a été démontré que trop inefficace, d'après l'expérience, pour qu'on puisse y avoir quelque confiance. Quelques-uns, persuadé que le seul frottement qui avoit lieu dans la copulation, suffisoit pour mettre à nud les surfaces qu'on avoit ainsi enduites d'huiles, conseillèrent les illinitions avec des onguens; mais on les trouva, par la suite, aussi inefficaces que les autres moyens précédens. On eut ensuite recours aux spécifiques, notamment à une solution de calomel, faite par un mucilage. Cette formule eut d'autant plus de vogue en Angleterre, qu'elle avoit pour base l'expérience du D. Harrison, qui dit, qu'ayant mêlé une quantité de ce minéral, éteint par un mucilage, avec une certaine dose de virus, & ayant appliqué ce mélange sur une surface même dénuée de tégumens, il ne s'en suivit rien. Mais ce qui n'a pas lieu dans un cas, peut certainement arriver dans un autre; & c'est ce qui est confirmé par la pratique & l'observation des Personnes de l'Art. Ce que nous disons des moyens médicaux peut également s'entendre de ceux que l'imagination dépravée des libertins a reconnus comme immanquables dans tous les cas; &, à ce sujet, nous citerons le passage suivant d'Astruc, pour terminer tout ce que nous avons à dire sur cette matière. *Audio*, dit-il, *à perditissimis ganeonibus qui meretricios amores effrenatè sectantur, adhiberi nupèr in Angliâ folliculos è tenui & inconsutili pelliculâ in vaginæ formam confectos, quibus congressuri obvolutum penem loricant, ut à periculis pugnæ semper dubiæ tutos se præstent; sed errant quidem maximè. Quæri enim posse arbitror nùm inter infectos connumerari debeant quicumque ab infectione quotidiè non absunt, nisi pelliculâ subtili, bibulâ, permeabili plærumque lacerâ; illis sanè non pellicula fragilis, sed robur & æs triplex esse deberet circà penem qui partem illam tam facilem ad contagium, impurissimo meretricum barathro amant committere.*

De tout ce que nous avons dit précédemment, tant sur l'histoire que sur le traitement de la Vérole, nous tirerons les corollaires suivans: 1.° Que l'infection vénérienne est le résultat d'une action primitive sur une surface, laquelle action se transmet dans diverses parties du système, par l'absorption d'un délétère. 2.° Que les symptômes locaux sont autant de foyers où se forment les principes d'infection. 3.° Que le pouvoir infectant est idiogène, & n'a aucun rapport à celui des autres délétères. 4.° Que la matière purulente ne lui sert pas plus de matrice que les autres humeurs répandues dans la masse du sang. 5.° Que le délétère opère localement sur les solides, dont il pervertit les actions & les humeurs, dont il dénature la crâse, soit par une combinaison nouvelle qu'il y établit, ou d'une toute autre manière qui nous est inconnue. 6.° Qu'on ne peut établir l'existence de cette maladie que d'après les symptômes locaux que l'observation a jusqu'ici fait connoître. 7° Que le traitement mercuriel est le seul qui convienne, quand le délétère jouit de toutes ses facultés & moyens de propagation. 8.° Que le traitement extérieur est celui où ces facultés sont combattues avec plus de certitude & de sûreté pour les malades. 9.° Que le grand point, dans cette méthode, est de la conduire tellement qu'elle ait tout le succès qu'on en peut espérer, & à éviter les inconvéniens qui l'accompagnent. 10.° Que le mercure ne guérit la maladie qu'autant qu'il est porté sur les foyers d'action, charrié par les humeurs, qui le tiennent dans un état de dissolution. 11°. Que sa solution sera d'autant plus compatible avec les humeurs, que l'excipient aura plus d'affinité & plus de rapport avec elle; & de-là la préférence que doivent avoir les préparations faites avec les acides végétaux, celui de la graisse, du sain-doux, sur toutes les autres où l'on trouve des acides minéraux. 12.° Que la curabilité est en raison de l'excitabilité des organes & du pouvoir mutuel de combinaison qu'ont le délétère & les principes mercuriels; d'où il suit que les doses du remède, & le tems qu'elles mettent à agir, ne peuvent être les mêmes chez les divers individus. 13.° Enfin, qu'il n'y a jusqu'ici aucun préservatif de l'infection sur lequel on puisse réellement compter, & que ceux qui ont été présentés comme tels jusqu'aujourd'hui, ont été inefficaces, même dans les circonstances que leurs inventeurs ont regardées comme les plus favorables. (*M.* Petit-Radel.)

VERRUE. Ἀκροχορδών, *Veruca.* Excroissance dure, indolente, d'un volume en général peu considérable, de la couleur à-peu-près de la peau, qui se forme en différentes parties du corps; mais particulièrement sur ses doigts. Les Verrues naissent de la peau & de l'épiderme. Elles se manifestent à tout âge, mais plus fréquemment dans l'enfance que dans la vieillesse.

Lorsqu'une Verrue n'incommode, ni par sa sa situation ni par son volume, il ne faut pas y toucher; car, pour l'ordinaire, avec le tems elle tombe ou se détruit peu-à-peu. Mais on en voit quelquefois qui sont si grosses, ou tellement situées, qu'on est obligé de recourir aux moyens propres à les détruire.

Lorsqu'elles sont pendantes, & ne tiennent à la peau que par un pédicule étroit, la meilleure méthode pour les enlever est d'en lier la base; on le fait quelquefois avec un cheveu, cependant une soie fine est préférable. Mais, lorsqu'elles ont une base large, on en fait l'excision avec le bistouri, ou bien on le détruit par des caustiques. Peu de gens se soucient de recourir au bistouri, & l'on se sert plus volontiers du caustique, qui manque rarement son effet.

La pierre infernale est le caustique le plus fort dont on se sert en pareil cas; mais la Verrue devient, pour l'ordinaire, très-douloureuse, après qu'on l'en a touchée deux ou trois fois. La même objection a lieu contre la solution de mercure dans l'eau forte, qui d'ailleurs est un caustique très-puissant. Le mercure dissous dans un poids égal, ou même dans une double quantité d'esprit de nitre concentré, est un remède qui manque rarement de détruire les Verrues; mais, comme il est sujet de s'étendre au-delà du lieu où on l'applique, on ne doit s'en servir qu'avec beaucoup de précaution. La poudre de sabine constamment appliquée sur une Verrue, la dissipera, pour l'ordinaire, en deux ou trois semaines; mais ce moyen est sujet aussi à occasionner un trop grand degré d'inflammation. Le remède le plus innocent est le sel ammoniac dont on frotte les Verrues deux ou trois fois par jour, après l'avoir préalablement trempé dans l'eau. Ce remède est très-lent; mais il ne cause ni inflammation ni douleur; &, à l'exception de quelques Verrues d'une dureté particulière, il manque rarement de détruire celle pour lesquelles on l'emploie. La solution de sel de tartre & l'alkali volatil ont été aussi employés dans la même intention avec succès.

On voit quelquefois des Verrues naître sur la verge, comme symptômes de maladie vénérienne; &, comme elles sont à-peu-près de la même nature que celles dont nous venons de parler, on doit les attaquer de la même manière. En général, la disposition des parties à former ces sortes d'excroissances ne se soutient pas très-long-tems, &, si l'on a un soin particulier d'y entretenir la propreté, les Verrues commencent à se détruire d'elles-mêmes, & s'en vont bientôt tout-à-fait, lors même qu'on n'y fait aucune application. Mais, comme les malades sont toujours impatiens de s'en débarrasser, les Praticiens sont souvent induits à tenter des remèdes dont on feroit mieux de ne pas faire usage. Car, jusqu'à ce qu'on ait détruit cette disposition du corps à les produire, disposition qui a été excitée par l'action du virus vénérien, on le voit repulluler presqu'aussi rapidement qu'on le détruit. Le mercure n'a aucun pouvoir sur ce symptôme; & l'on voit tous les jours des Chirurgiens employer ce médicament sous toutes sortes de formes pour détruire les Verrues, sans autre effet que d'irriter les parties, & souvent d'entretenir le mal. C'est pourquoi, lorsque tous les autres accidens vénériens sont dissipés, la présence des Verrues n'est point une raison qui doive engager à continuer le traitement mercuriel. Lorsqu'elles sont un peu vives à leur surface, & qu'elles fournissent une sorte de suppuration, on doit se contenter de les laver soir & matin avec de l'eau de chaux, ou avec de l'eau de Goulard; cette méthode, pour l'ordinaire, suffira pour les faire disparoître au bout d'un certain tems. Mais, si le malade est impatient de s'en débarrasser, on peut se servir de quelqu'un des escarotiques mentionnés ci-dessus; ou, s'il consent à ce qu'on les enlève avec le bistouri, il faut, après l'excision, toucher la playe avec la pierre infernale, pour en empêcher tout-à-fait le retour.

Il est bon de faire observer que, dans le traitement de toute espèce de Verrue, il faut éviter avec soin toute application qui a paru exciter quelque degré d'inflammation; car on ne guérit pas facilement ce symptôme, lorsqu'il s'est développé à un certain point. Par la même raison, lorsqu'on se détermine à emporter une Verrue avec l'instrument tranchant, il vaut mieux enlever un peu de la peau saine que de courir le risque de laisser aucune portion de la Verrue; car, pour avoir négligé cette précaution, on a vu quelquefois les conséquences les plus fâcheuses résulter de l'extirpation d'une tumeur de cette espèce qu'on n'eût pas imaginé pouvoir occasionner rien de pareil. *Voyez* CANCER.

Il se forme en différentes parties du corps des excroissances charnues, qui ressemblent, jusqu'à un certain point, aux verrues; mais qui en diffèrent en ce qu'elles ont une consistance moins dûre, & qu'elles acquièrent ordinairement un plus grand volume. Ces excroissances sont rarement douloureuses; elles sont, en général, plus rouges que la peau dans son état naturel; elles ont à-peu-près la fermeté & la couleur des lèvres. Lorsqu'on les ouvre, elles présentent, au premier coup-d'œil, à-peu-près la même apparence que la substance musculaire; mais on n'y apperçoit point de fibres. Elles paroissent formées par une portion de tissu cellulaire, fournie d'un très-grand nombre de vaisseaux sanguins, qui s'y ramifient presqu'à l'infini.

Aucune espèce d'application extérieure ne paroît avoir d'effet sur ces tumeurs, à la réserve des caustiques dont on s'est servi quelquefois pour les détruire, mais qui ne réussissent pas toujours, & qui sont sujets à irriter la partie, à l'enflammer, & à déterminer la formation de fâcheux ulcères. Lorsqu'on veut détruire une tumeur de cette nature, il faut le faire avec le bistouri, ou par la ligature. On préférera ce dernier moyen, quand la base de la tumeur sera assez étroite pour qu'on puisse aisément la serrer avec un fil; mais, quand elle tient à la peau par une basse large, il vaut mieux recourir à l'instrument tranchant. Il faut alors être très-attentif à n'en laisser aucune partie, & rapprocher les bords de la peau de chaque côté de la playe, de manière à en diminuer la surface autant qu'il est possible; on traitera ensuite la playe comme en tout autre cas.

VERD-DE-GRIS ou VERDET. *Ærugo.* Préparation de cuivre, formée par la combinaison de ce métal avec l'acide du vinaigre.

Le Verd-de-Gris est une substance légèrement escarotique, dont on se sert pour déterger les ulcères bavants & fongueux. On s'en sert pour la composition de l'Eau bleue ou Sapphirine. *Voyez* EAU-BLEUE. Il est la base de l'onguent Œgyptiac. *Voyez* ONGUENT de Verd-de-Gris.

VERTEBRES, Σπόνδυλοι. *Vertebræ*, du mot latin *vertere*. Os artistement formés, & dont l'application successive les uns au-dessous des autres, constituent une espèce de colonne qui, à raison des inégalités qu'on y observe en arrière, a été nommée Epine par les Anatomistes. Cet ensemble des Vertèbres offre la pièce de mécanique la plus admirablement imaginée, pour faciliter, avec sûreté & aisance, les différens mouvemens dont l'épine est susceptible dans les diverses circonstances de la vie; ce qui dépend de leur configuration réciproque & de la souplesse des cartilages & ligamens qui servent à leur union. Nous renvoyons aux Ouvrages d'Anatomie, où l'on trouvera tout ce qui regarde un objet si intéressant & si digne de la considération du Philosophe, pour nous occuper des maladies auxquelles les Vertèbres sont sujettes. Nous ne considérons ici que la fracture, la luxation, & la carie, qui peuvent les affecter; renvoyant leurs autres maladies à leurs articles respectifs.

De la fracture des Vertèbres.

Les Vertèbres peuvent être fracturées à la suite des coups, des chûtes, & particulièrement par des armes à feu; mais la portion qui éprouve le plus communément cet accident, est celle que les Anatomistes appellent leur arrière-train. Leur corps se rompt aussi souvent par une chûte, ou lorsqu'un corps dur a porté au-travers du corps; j'en ai vu deux exemples accompagnés d'accidens graves qu'on attribuoit à une luxation, & que l'ouverture du cadavre a fait rapporter à leur véritable cause. En général, ces sortes de fractures, même celles de l'arrière-train, sont toujours très-inquiétantes, à raison des accidens consécutifs qu'elles entraînent avec elles; la moëlle épinière est toujours plus ou moins comprimée; il se forme, entre le prolongement de la dure-mère & le canal qu'elle recouvre, une inflammation, une suppuration dans laquelle la matière de mauvaise qualité fuse souvent au loin. Cocchi, dans une note sur Sorano, annonce tous ces accidens d'une manière si précise, que nous nous servirons de ses propres termes pour les faire connoître. *Officulis comminutis*, dit-il, en parlant des fragmens, *medullam per ea descendentem comprimi, pungi atque inflammari necesse est, & subjectas corporis partes universas resolvi, ac vesicæ & recti intestini vim constringentem amitti, adeò ut urina & excrementa vel supprimantur, vel sine voluntate prorumpant. Quâ certissimâ atque evidentissimâ notâ, nos sæpè conjecimus Vertebræ alicujus processum spinosum introrsùm confractum fuisse; & quùm plærùmque vel cita vel tarda insecuta sit, incisis corporibus, id mali solum fuisse vidimus, etsi nullo modo Vertebræ exciderint. Antiqui id parùm perspexisse videntur, à quibus noxæ & pericula Vertebris luxatis tribuuntur quæ reverà fractarum sunt. Hoc infortunium longè frequentiùs quoque quam illud accidere comperimus, secùs ac illi putarunt.* Ces accidens, quelque fréquemment que Cocchi croye qu'ils arrivent aux fractures de l'arrière-train, succèdent plus fréquemment à celle du corps, où le dégât est souvent irremédiable. Albuchasis observe que les fractures qui occupent les Vertèbres supérieures, sont, la plupart du tems, accompagnées de la paralysie des extrémités supérieures, & de celles des extrémités inférieures, quand elles ont lieu aux Vertèbres lombaires. Avicenne remarque que la mort s'ensuit toujours dans ce dernier cas; ce qui a rarement lieu dans les fractures de l'arrière-train. L'on a vu, en effet, des fractures de ce dernier genre, où une, & même plusieurs épines des Vertèbres étoient rompues, même avec déplacement, sans qu'il en fût résulté des accidens bien graves: aussi ces fractures sont-elles regardées comme simples, & même curables, en comparaison des autres. Celles-ci cependant ne sont pas toujours mortelles, sur-tout quand la fracture n'occupe que le corps d'une Vertèbre, & qu'elle est à la suite de coups d'armes à feu, ainsi qu'on en a quelques exemples. Mais, dans le plus grand nombre des cas, les malades languissent; une petite fièvre lente les mine peu à peu, & enfin les fait périr.

Il n'y a rien à faire, sinon qu'à répondre aux indications générales, quand le corps des Vertèbres est rompu. Il n'en est pas de même dans les fractures de l'arrière-train; il faut chercher à remettre les pièces qui se sont détachées; ce dont on vient souvent à bout, quand elles prominent beaucoup au-dehors. S'il y a plaie, l'on fait les débridemens & dilatations nécessaires, quand les circonstances l'exigent, & l'on se sert d'un élévatoire pour relever les pièces déprimées; on panse la plaie convenablement; &, après avoir appliqué les compresses, l'on termine par le bandage de corps, qu'on retient avec le scapulaire. Une attention essentiel en pareil cas, c'est de mettre une sonde dans la vessie, pour peu que l'évacuation des urines paroisse plus tardive qu'à l'ordinaire, & de solliciter l'action des fibres du rectum par des lavemens irritans; car ces parties sont toujours des premières à se ressentir des effets de la commotion qui, communément, s'ensuit. *Voyez*, à ce sujet, Lanfranc & Guillaume de Salicet.

De la luxation des Vertèbres.

Celse est le plus ancien Auteur qui ait spécialement parlé de la luxation des Vertèbres. *Excidunt autem eæ*, dit-il, *& in posteriorem & suprà septum transversum & infrà: sed in utramvis partem exciderint à posteriore parte vel tumor vel sinus oritur: si super septum id incidit, manus resolvuntur vomitus aut distensio nervorum insequitur, spiritus difficulter movetur, dolor urget, & aures obtusæ sunt: si sub septo femina resolvuntur, urina supprimitur, interdùm etiam sine voluntate prorumpit.* Mais tout ce passage de Celse peut également s'entendre de la fracture des Vertèbres.

Les Auteurs qui font des traités auxquels aucun chapitre ne doit manquer, n'oublient point de rapporter tout ce qui a rapport à l'histoire des luxations des Vertèbres; ils offrent, en détail, les causes qui peuvent les occasionner, les accidens & les symptômes dont elles sont suivies, & les divers procédés curatifs qui peuvent leur convenir. Tout est prévu, tout est combiné pour le meilleur développement d'une doctrine; cependant, après avoir lu attentivement tout ce qu'ils ont écrit, un esprit réfléchi se demande encore: mais ces luxations peuvent-elles réellement exister? En parcourant les diverses régions de l'épine, l'on voit qu'un pareil déplacement ne peut pas avoir lieu également par-tout. Nous avons déjà considéré, aux articles Col & Coccix, le genre de luxation qui pouvoit survenir entre la première Vertèbre & la seconde, entre la fin du sacrum & la première pièce du Coccix. Maintenant, si nous considérons le grand nombre de ligamens qui unissent tant le corps que l'arrière-train entr'eux, leur peu d'étendue, leur entrelacement, les paquets de muscles qui les lient & les retiennent, leurs articulations multipliées & rapprochées, leurs cartilages intermédiaires qui forment entre chaque pièce, une synchondrose très-forte, l'articulation des côtes, qui ajoute une plus grande solidité à la jonction mutuelle de celles du dos; nous y verrons autant d'argumens contre la prétendue luxation des Vertèbres, de quelque classe qu'elles soient; argumens qui sont encore appuyés sur ce qu'a découvert l'ouverture des cadavres après la mort. L'expérience m'a fait voir deux fois, dans les Hôpitaux, que des cas de ce genre, que l'on croyoit devoir rapporter à une luxation, d'après les symptômes, étoient entièrement dûs à une fracture complette de l'arrière-train & du corps d'une Vertèbre; ce qui a été confirmé sur trois cadavres, par Tabarrani, Chirurgien à Lucques, & qui avoit déjà été établi par Duverney, dans le second volume de son Traité sur les Maladies des Os, même d'après l'autorité d'Hippocrate. Aussi ce dernier Auteur, après avoir critiqué justement différentes méthodes de réduction, ne veut-il en enseigner aucune; non-seulement parce qu'il croit la maladie impossible, mais encore les moyens d'y remédier dangereux, pour ne pas dire impossibles à tenter, quand même on l'admettroit. Aussi ne trouvera-t-on rien ici relativement aux manœuvres à tenter pour guérir une prétendue maladie que nous sommes loin d'admettre; ni rien de relatif à une diastase des apophyses articulaires, que nous ne croyons pas plus admissible, quoiqu'on la trouve décrite dans un Traité des Maladies Chirurgicales, imprimé, il y a une dixaine d'années, aux frais de leurs Auteurs, & dans l'Ouvrage de Bertrandi, qui a paru il y a quelque tems. Mais un accident qui souvent est la suite des coups ou ou chûtes sur l'épine, est la commotion de la moëlle épinière, sur laquelle nous dirons un mot. La Motte est peut-être le premier qui, dans les réflexions ajoutées à l'Observation 289 du IVe Volume de sa Chirurgie complette, ait parlé de la concussion ou commotion de la moëlle épinière, sans fracture ni luxation. Par exemple, si un homme tomboit d'en-haut, sur ses pieds ou sur le croupion, les Vertèbres, alors ébranlées & tiraillées, éprouveroient une secousse ou répercussion qui se communiqueroit à toute l'Epine, & conséquemment à la moëlle qui y est contenue. Ce cas n'est point de pure supposition; il s'est présenté avec tous les symptômes qui accompagnent la fracture des Vertèbres; &, en général, la mort en est toujours la suite. Mais un symptôme qui semble lui être particulier, est un certain tremblement ou palpitation des chairs qui avoisinent l'épine, & qui, s'il ne cesse, est bien-tôt suivi de marques livides qui annoncent la gangrène. Quoique la maladie soit très-fâcheuse, & ordinairement mortelle, l'on conseille néanmoins les onctions d'huile de laurier, d'essence de térébenthine, d'huile de succin, de pétrole, pendant qu'on donne intérieurement les cardiaques & les antispasmodiques, tels que la teinture de succin & de castoreum avec l'eau thériacale.

De la Carie des Vertèbres.

La carie des Vertèbres est une maladie qui survient souvent à une petite vérole mal jugée chez les Phthisiques, à la suite de vomiques, soit que le pus ait fusé ou non, & assez souvent chez les Vérolés. Le mal, en pareil cas, commence dans le corps même de la Vertèbre, la matière détruisant & corrompant son propre tissu. Elle peut également provenir à la suite d'un effort ou d'une chûte de fort haut; c'est une remarque de Hunault, qu'il confirme par une observation, dans une thèse soutenue, en 1742, aux Ecoles de Médecine, sous ce titre: *An ab ictu, nisuve quandòque Vertebrarum caries?* Le mal alors commence presque toujours vers le milieu du cartilage intervertébral; les lames ou feuillets en sont distendus, forcés, déchirés; d'où s'ensuit l'épanchement des sucs, qui, devenant âcre par son séjour, corrode & mine la Vertèbre la plus proche, & quelquefois toutes les deux. Elle est ordinairement accompagnée d'une douleur locale, profonde, sourde, que souvent l'on prend pour un rhumatisme. Insensiblement l'épine se courbe ou se déjette de côté, mais plus fréquemment en-dehors; les apophyses épineuses font saillie, le malade maigrit; une petite fièvre lente le mine souvent; &, au moment où l'on s'y attend le moins, il se manifeste un ou plusieurs dépôts à l'aine, ou en arrière, au plis de la fesse, qui, dès qu'ils paroissent, offrent une fluctuation manifeste. Quelquefois ces dépôts se forment beaucoup plus promptement aux environs de la carie; mais alors ils paroissent toujours tenir de l'œdème, & sont peu circonscrits, & la fluctuation s'y fait sourdement sentir. Il ne faut point confondre cette carie des Vertèbres avec l'usure que leur occasionne la pression d'un sac anévrismal. J'ai vu ainsi, à Londres, dans le cabinet de M. Hunter, les huit dernières Vertèbres du dos, & toutes celles des lombes, & même une portion des côtes & des os des iles du côté gauche, usées sans aucune apparence d'érosion, par une anevrisme énorme, qui avoit fait tout ce dégât. Tout ce qu'on peut faire dans la véritable carie, c'est d'ouvrir, avec le bistouri, les dépôts, dès qu'ils sont formés; le pus qui en sort, est d'abord blanc, jaunâtre & inodore; mais il devient bien-tôt séreux, mêlé de concrétions lymphatiques, & enfin entièrement ichoreux; mais la mort alors ne tarde point à venir; peut-être l'entrée de l'air dans le foyer purulent y entre-t-elle pour beaucoup, aussi, pour cette raison, doit-on préférer le troiscart à l'instrument tranchant. Pott conseille l'usage des cautères à l'extérieur de l'épine, vers les lombes, avant que la maladie en soit venue à un si fâcheux état. *Voyez* ce que nous avons dit de cette méthode, à l'article GIBBOSITE. (*M. PETIT-RADEL.*)

VÉSICATOIRES. Επισπαστικα, *Attrahentia.* Médicamens topiques, qui, appliqués sur la peau, font lever l'épiderme en forme d'ampoule pleine de sérosité.

Différentes substances ont la propriété de produire cet effet sur la peau (*Voyez* RUBÉFIANS); mais la poudre de cantharides est celle qui l'opère le plus sûrement & le plus promptement; elle est aussi la seule dont on fasse usage aujourd'hui dans cette intention. Les cantharides d'une bonne qualité, & appliquées exactement à la peau, manquent rarement d'y occasionner de larges ampoules; & lorsqu'elles ne produisent pas cet effet, il faut s'en prendre, ou à leur mauvaise qualité, ou à ce qu'elles ont perdu leur vertu dans la préparation de l'emplâtre avec lequel on a coutume de les incorporer, pour en faire usage. Voici une formule très-convenable pour préparer l'emplâtre Vésicatoire:

Prenez, de Cantharides,
de graisse de Porc,
de Cire jaune,
de Résine blanche, de chacune partie égale.

Broyez les cantharides en poudre très-fine, & ajoutez cette poudre aux autres ingrédiens que vous aurez fait fondre ensemble, & que vous aurez retirés du feu, de peur que la trop grande chaleur ne nuise aux cantharides. Mêlez le tout exactement.

On étend cette composition sur de la peau, & on en forme des emplâtres depuis un jusqu'à trois ou quatre pouces de largeur, qu'on applique, suivant le besoin & les circonstances, aux bras, aux jambes, entre les épaules, sur les côtés de la poitrine, sur les reins, sur la tête, &c. On assujettit l'emplâtre avec une compresse, & deux ou trois tours de bande. Au bout de douze, quinze ou dix-huit heures, on le lève & l'on trouve sur la peau, à l'endroit qu'il recouvroit, une vessie formée par l'épiderme, pleine d'une sérosité limpide. La plupart des Chirurgiens sont dans l'usage d'enlever toute cette épiderme détachée de la peau. Il suffit, pour l'ordinaire, d'y faire quelques incisions, pour donner issue à la sérosité; elle se détache ensuite dans les pansemens. On met à la place du Vésicatoire quelqu'onguent propre à solliciter un nouvel écoulement de sérosité, & à déterminer une suppuration; mais il vaut mieux s'en tenir à la méthode populaire de n'employer, pour les premiers pansemens, que des feuilles de poirée, ou, à leur défaut, des feuilles de chou. On enduit ordinairement ces feuilles d'un peu de beurre frais.

Lorsqu'on veut entretenir, pendant quelque tems, l'écoulement d'un Vésicatoire, ces moyens ne suffisent pas. On joint alors une petite quantité de poudre de cantharides à quelque cérat doux dont on se sert pour panser la plaie, & l'on en varie la proportion suivant le besoin.

Il arrive assez souvent que les Vésicatoires causent une impression douloureuse à la vessie, & beaucoup d'ardeur dans les urines; ces accidens se manifestent sur-tout lorsque l'on fait un usage trop suivi de cantharides dans les pansemens. Ces accidens, si l'on n'y fait attention, peuvent devenir très-graves; nous les avons vu dégénérer en une inflammation mortelle de la vessie. Il faut, dès qu'ils se manifestent, ôter de dessus la plaie tout ce qui peut contenir des cantharides, & faire prendre abondamment au malade des boissons mucilagineuses, des émulsions, &c. On donne enfin, avec succès, quelques doses de camphre. *Voyez* CANTHARIDES.

On prépare, avec le bois de garou, l'euphorbe, & d'autres substances irritantes, incorporées avec des onguens, des compositions épispastiques très-propres au pansement des Vésicatoires, & qui n'ont pas l'inconvénient d'irriter la vessie, comme les cantharides.

VIGO (Jean de) né à Gênes, vers la fin du quinzième siècle. Il publia divers Ouvrages au commencement du seizième. Sa réputation l'appella à Rome, où il exerça la Chirurgie avec la plus grande distinction. Jules II lui accorda le titre de son premier Chirurgien. Sixte de Ravere, son Neveu, lui fit trois cents écus d'or jusqu'à sa mort, pour le récompenser des services qu'il rendoit au Public. Jean de Vigo, non-seulement donnoit son tems aux malades; mais il fit encore beaucoup d'Elèves, parmi lesquels se distingua Marianus, célèbre Lithotomiste, dont nous avons fait mention en son lieu. La réputation de ce grand Homme ne fut point bornée à l'Italie; les plus grands Princes de l'Europe le consultèrent: tant sa réputation s'étoit étendue au loin! Le seul Ouvrage que nous ayons de lui, est le suivant: *Practica in Arte Chirurgicâ copiosa, continens novem Libros. Lugd.*, 1516, *in*-4°. Il y en a eu un très-grand nombre d'éditions & de traductions. L'Auteur, dans sa préface, exhorte son fils à soutenir la dignité du Chirurgien; il lui fait voir l'étendue des connoissances que son état exige; il lui recommande la probité, le désintéressement & l'humanité, qualités essentielles pour un homme destiné à secourir ses semblables dans leurs infirmités. *Nec quemquam avaritiâ aut odio derelinquas, quatenus negligentiâ vel tuâ culpâ non pereat, ne tu, infelix homicida, in posterum pari pœnâ vel æterno supplicio crucieris.* L'Ouvrage offre les principales divisions de ceux de Chirurgie. L'Auteur y traite des apostêmes ou tumeurs, des plaies, des ulcères, des fractures & des luxations; il a porté ses considérations sur la Vérole, dont il fait un chapitre particulier. Ce qu'il en dit est d'autant plus nouveau, pour le tems où il écrivoit, que la maladie venoit de se manifester. Il est pour la méthode de Bérenger de Carpi, quant aux frictions; il parle d'un emplâtre qui a encore beaucoup de vogue aujourd'hui, pour fondre les tumeurs schirreuses & les bubons; l'efficacité en a été tellement confirmée jusqu'ici, que le nom de l'Auteur lui est resté. A s'en rapporter aux époques où l'Ouvrage de Vigo parut, on a tout lieu de croire que cet Auteur avoit employé le Mercure avant Bérenger. Le Traité des Plaies de Tête, de Vigo, est un des plus intéressans de son Ouvrage. Il est un des premiers qui aient remarqué que souvent il y avoit épanchement sous le crâne, sans aucune fracture d'os; il a cherché à établir des signes qui annonçassent cette circonstance, & plusieurs autres relativement aux diagnostics généraux des plaies de tête, & dont on trouve un exposé plus clair dans le premier volume des Mémoires de l'Académie Royale de Chirurgie. Il recommande beaucoup de ne point laisser ces plaies trop long-tems exposées à l'air, pour en éviter les mauvaises influences. Vigo nous donne encore de très-bons préceptes relativement aux tumeurs enkistées. En homme instruit, il passe en revue les différentes méthodes usitées de son tems, & se fixe à l'excision; mais, ajoute-t-il, il faut alors emporter tout le kyste; sans quoi, *nodus rediret in pristinum statum.* Si, par des raisons particulières, cette excision ne peut avoir lieu, il faut vuider le kyste, & le remplir de charpie imbue d'onguent Œgyptiac, où on le saupoudrera de trochisque de minium. Il recommande l'extirpation ou les corrosifs, pour les sarcomes; il dit avoir guéri, par cette méthode, un que Jules II portoit sur un des doigts. Le caustique dont il se servit ici, étoit fait avec du levain, du lin, du sublimé, de l'eau de plantain & de rose. (*M. Petit-Radel.*)

VULNÉRAIRES, *Vulneraria.* de *Vulnus*, une plaie. Médicamens propres à guérir les plaies. Les Anciens ont donné le nom de Vulnéraires à un grand nombre de plantes dont ils croyoient que l'usage, & particulièrement l'usage interne, contribuoit beaucoup à la guérison des plaies. Telles étoient l'Aigremoine, la Véronique, la Bétoine, la Sauge, la Sanicle, la Scolopendre, l'Alchimille, la Fumeterre, & une multitude d'autres dont on faisoit prendre des infusions aux blessés. Le peuple est encore imbu de préjugés en faveur des vertus spécifiques de certaines substances, dans les cas de blessures; préjugés souvent très-nuisibles, parce qu'ils empêchent souvent qu'on ne recourre, aussi-tôt qu'on pourroit le faire, aux soins bien entendus des Gens de l'Art, & font perdre un tems précieux.

W

WISEMAN. (Richard) Il florissoit à Londres vers le milieu du siècle dernier, & fut le premier Chirurgien du Roi Charles II, qu'on sait avoir beaucoup aimé les Arts & les Sciences. C'est le Père des Chirurgiens Anglois, peu connu en France, & qui mériteroit cependant de l'être davantage. Tomlinson en a fait un éloge qui mérite d'être lu. Nous n'avons de Wiseman qu'un Ouvrage, intitulé : *Several Chirurgical Treatises. Lond. 1676, in-folio,* 1705. Avant de publier ces Traités, il avoit fait paroître quelques Dissertations, mais dont Haller ne dit point le sujet. Son grand Ouvrage est partagé en huit Livres qui ont rapport aux tumeurs, aux ulcères, aux maladies de l'anus, aux écrouelles ou maladies analogues aux plaies, aux fractures aux luxations, & à la vérole. Il parle des ulcères en homme versé profondément dans son Art; il marque le tems où les épulotiques peuvent convenir, les différens remèdes que leur tems ou apparences extérieures exigent; il vante beaucoup, & avec raison, les lotions lixivielles dans le pansement des ulcères sordides; il ne veut point qu'on traite les caries du crâne avec le cautère actuel; les observations de Haën sur les effets fâcheux de ce moyen, employé dans les douleurs chroniques de la tête, confirment les vues de notre Auteur sur ce point. Wiseman étoit entreprenant, mais, en même-tems, prudent, comme le sont tous les Chirurgiens qui connoissent profondément leur Art. Eloigné de cet esprit de charlatanisme qui fait taire les mauvais succès & enfler les bons; il dit avoir attaqué un *spina ventosa* à la mâchoire inférieure, avec la scie & la gouge, avoir porté sur l'artère le cautère actuel, pour arrêter l'hémorrhagie; mais que le malade périt au milieu des convulsions, qui, sans doute, provenoient de ce que le nerf maxillaire avoit été intéressé. Il donne un avis, en parlant des plaies, & un avis qui ne peut partir que d'un Praticien de grand jugement : que les corps étrangers ne doivent pas toujours être extraits sur-le-champ; qu'il les faut souvent abandonner à la nature, qui les expulse, au moyen d'une douce suppuration. En parlant des luxations, il avance que la mâchoire ne peut se déplacer qu'en avant; observation bien judicieuse, & qui suppose une connoissance bien parfaite de l'articulation de la mâchoire avec la cavité glenoïdale de l'os des tempes, & de toutes les parties qui l'avoisinent. Vingt ans avant que l'Ouvrage de Wiseman parût, ce Praticien avoit commencé à mener une vie valétudinaire qui lui laissoit beaucoup de tems pour composer son Ouvrage. Ce fut Guather Needham qui le rédigea, & qui même acquis

acquis un fonds de pratique que depuis il a mûri dans le silence domestique. Il n'eut aucune honte, comme tous les grands hommes, à révéler ses fautes, quand elles pouvoient tourner au profit de l'art : *sincerus homo*, dit l'auteur que nous venons de citer, en parlant de cette qualité qui a toujours honoré les hommes qui se dévouent entiérement, pour le bonheur de l'humanité, à un état aussi pénible que le nôtre. (*M. Petit-Radel.*)

WOODALL. (Jean) Il naquit en 1569. Aikin ne dit point où. Il vint, en 1589, en France, fut reçu chirurgien des troupes envoyées par la reine Elisabeth, au secours d'Henri IV, sous les ordres du lord Willougby. Il ne paroît pas qu'il retourna en Angleterre après cette expédition, car il dit, dans son ouvrage, qu'il traversa la France, l'Allemagne & la Pologne. Il demeura quelque tems à Stad, en Allemagne, parmi les marchands anglois qui y faisoient leur résidence. La reine étant morte, il retourna en Angleterre, s'établit à Londres, & fit usage de l'expérience que sa pratique lui avoit donnée sur la peste, durant celle qui sévit la première année du règne du roi Jacques. Quelque tems après avoir été incorporé dans la compagnie des chirurgiens de Londres, il fut élu premier chirurgien de l'hôpital Saint-Barthelemi, & chirurgien en chef de la compagnie des Indes orientales. Cette dernière place étoit de la plus grande importance. On ne peut douter qu'il n'ait fait un ou deux voyages aux Indes, avant de l'obtenir; mais Aikin ne l'assure point. Ce fut vers ce tems où il fut nommé, ou après, qu'il fit paroître un petit ouvrage qu'il a intitulé : *The Surgeon's Mate*, où il a rassemblé à-peu-près toutes les connoissances nécessaires à un chirurgien de vaisseau.

En 1626, les forces navales de l'Angleterre ayant été augmentées, & les préparatifs de la guerre se faisant avec vigueur, Woodall composa, vers ce tems, un petit traité, intitulé : *Viaticum*, qui n'est qu'une addition à son premier ouvrage. Notre auteur ne fit rien paroître jusqu'en 1638, qu'il retoucha ce qu'il avoit donné, & n'en fit qu'un seul volume, auquel il ajouta un traité sur la peste, & un autre sur la gangrène & le sphacèle. On ignore l'année de sa mort; ce qui est certain, c'est qu'il ne survécut pas long-tems à cette dernière édition de ses œuvres. Dans la dédicace qui est adressée au roi, au gouverneur, & au comité de la compagnie des Indes, il donne un précis de l'histoire de la médecine, dans lequel il montre un grand fonds d'érudition; il y traite une question délicate, l'*emploi des remèdes internes dans les cas de chirurgie*; question qui a toujours été un objet de rixe entre les medecins & les chirurgiens, & qui cesseroit de l'être, si ceux-ci étudioient plus, & qu'ils s'occupassent sérieusement de tout ce qui peut contribuer au progrès de leur art; mais qui ne sera jamais terminé, tant que l'ignorance voudra jouir des prérogatives du savoir. En parlant ainsi, nous sommes loin d'avoir en vue tous les chirurgiens indistinctement; ceux qui se sont distingués par une capacité réelle, ont toujours mérité & obtenu nos suffrages. Nous indiquons ceux que trop de vanité a portés à se prévaloir, sans autre soutien que leur jactance & leur impudeur. Ceux-ci ne doutent de rien, parce qu'ils ignorent tout; & voilà les hommes que l'on voit tous les jours transformés en médecins, & qui font accroire au vulgaire que la somme de leur connoissance est supérieure à celle de ceux qui étudient l'art dans toute son étendue.

Mais revenons : on ne trouve rien de bien important dans le Traité de Woodall; il est fait pour les élèves, & n'offre rien qui mérite ici notre attention. Il parle d'un instrument pour introduire la fumée de tabac dans l'anus, mais que Muschembroëck a depuis portée à une bien plus grande perfection. Il parle des inconvéniens du bandage roulé dans les fractures simples. Pott paroît avoir puisé de lui ses idées sur ce sujet. On trouve dans cette édition un article sur le scorbut, qui est très-bien fait; il décrit exactement la maladie, & vante beaucoup les acides végétaux, même l'huile de vitriol, & fait quantité d'observations dont l'excellence a été confirmée par les praticiens modernes. Le D. Macbride, dans ses *Experimental Essays*, recommande particuliérement celui-ci; il en cite nombre de passages; il est surpris que si peu d'écrivains modernes en aient parlé. Woodall étoit si heureux dans ses grandes opérations, que, pendant vingt-quatre ans qu'il pratiqua à Saint-Barthelemy, il ne lui est mort aucun malade d'hémorrhagie, après l'amputation. (*M. Petit Radel.*)

WOOLHOUSE. (Jean-Thomas de) gentilhomme anglais, & méd.-oculiste du roi Jacques II, qu'il accompagna en France, lors de sa fuite d'Angleterre. Il voyagea beaucoup, & exerça son art avec célébrité, quoiqu'y mêlant beaucoup de charlatanisme. Il avoit une dextérité singulière pour l'exercice des opérations relatives aux yeux; non-seulement il a perfectionné, mais il a été encore inventeur dans sa partie. On lui doit une méthode particulière de traiter la fistule lacrymale, & de scarifier l'œil, dont nous avons fait mention dans le cours de cet ouvrage. Il a donné quelques écrits qui sont, en partie, didactiques & polemiques. Le premier qu'il fit paroître est intitulé : *Catalogue d'instrumens pour les opérations des yeux*, Paris, 1696, *in-8°.*, avec cette épigraphe : *Non potest oculus dicere manui, operâ tuâ non indigeo.* I. Cor. 12, v. 21. L'auteur y décrit plusieurs instrumens qui lui sont propres, en leur donnant des noms Arabes & Grecs, pour en imposer davantage. En 1711, il fit paroître, *in-8°.*, une autre brochure, intitulée : *Expériences de différentes opérations manuelles, & des guérisons spécificiques pratiquées aux yeux.* Celui-ci est une espèce de journal où l'auteur rapporte les cures singulières qu'il a faites à Paris. Il cite comme témoins Duverney, Geofroy, Littre & Winslow. Trois ans après, il publia ses Observations critiques sur l'Ophtalmographie de Kennedy. En 1717, parurent, à Francfort, ses *Dissertations savantes & critiques sur la Cataracte*; le Glaucôme de quelques modernes, & principalement de Brisseau, Antoine & Heister. Il y soutient l'opinion des anciens sur les cataractes membraneuses, & que le défaut de vision par l'opacité du crystallin, est irréparable. Il y fait des sorties indécentes sur les praticiens qui étoient d'une opinion différente de la sienne, & nie les faits qu'ils rapportent, en les taxant d'imposture; on voit par-tout qu'il étoit peu endurant, & ne se payoit point de raison, comme c'est la coutume des charlatans de sa sorte. On trouve, dans le journal de Trévoux, plusieurs dissertations & observations qu'il a faites, tant pour sa défense, que pour attaquer ceux qui ne penseroient point comme lui. Il y loue beaucoup ses procédés, & le suc de cloportes, pour la cataracte naissante, non des cloportes ordinaires, mais de ceux à 32 pieds, qui lui étoient inconnus. Il conseille même de les avaler tout vivans. Il taxe Saint-Yves de plagiaire & d'ignorant. Il mourut très-âgé, au commencement de ce siècle. (*M. Petit-Radel.*)

X

XÉROPHTALMIE. ξηροφθαλμία de ξηρος & ὀφθαλμια. *Ophthalmia sicca*; c'est une affection où les yeux, dit Celse, *neque tument, neque fluunt, sed rubent tantùm cum dolore quodam levi ac pru rigine gravescunt.* L'inflammation qui constitue le radical de cette maladie n'est ni si violente, ni si gravement urgente que dans l'ophthalmie ordinaire. Hippocrate en fait mention dans son Traité *De arte locis & aquis*, ainsi que dans ses Aphorismes. Les caractères que cette espèce d'ophtalmie présente ne sont point assez distincts pour demander un traitement particulier. Les remèdes que conseille Celse sont d'une nature trop âcre & trop irritante, pour qu'on puisse les employer sans courir le risque d'augmenter la maladie. Aussi renverrons-nous, pour le traitement, à ce que nous avons dit aux articles OPHTALMIE & PSOROPHTALMIE. (*M. Petit-Radel.*)

Y

YVES. (Charles de Saint-) Il vivoit au commencement de ce siècle. Il étoit chirurgien-oculiste, reçu au collège de Saint-Côme, & pratiquoit son état avec la plus grande distinction, éloigné de tout esprit de charlatanisme; ce qui est rare parmi ceux qui cultivent cette branche essentielle de la chirurgie. Il est auteur de l'ouvrage suivant: *Nouveau Traité des maladies des yeux.* Paris, 1722, dont il y a eu plusieurs éditions & traductions. Saint-Yves a quelques idées relativement au siège de la vue, qui ne sont plus en vogue pour le tems où nous écrivons; il les a empruntées de Mariotte, qui vivoit alors. Ce qu'il dit au sujet des maladies est beaucoup plus appréciable. Il est le premier qui ait parlé des accompagnemens, ou prolongemens de la cataracte; il traite de deux maladies rares de la rétine; l'une, son détachement de quelques points de la choroïde, & l'autre son atrophie. Il est un de ceux qui aient le plus prisé l'opération de la cataracte, par l'abaissement; néanmoins il conseille d'inciser la cornée, quand le cristallin a passé dans la chambre antérieure; ainsi, l'on voit qu'il peut être regardé comme l'auteur de la méthode par extraction. Saint-Yves eut quelques disputes à soutenir contre Mauchart, au sujet de son ouvrage; il y répondit en homme honnête, qui ne cherche que l'avancement de l'art qu'il cultive. *Voyez* le supplément du Mercure de mai 1722. Saint-Yves mourut en 1731. (*M. Petit-Radel.*)

Z

ZIGOMA, *Jugum.* (fracture du) Le Zigoma, ou cette arcade qui transversalement se prolonge du dehors de l'os temporal jusque sur celui de la pomette est, par sa position, plus exposé aux fractures que tout autre os de la face. Il soutient les efforts que font mutuellement sur eux les os du crâne & de la face; aussi en souffrent-ils souvent, particulièrement dans les chûtes qu'on fait sur cette partie. Duverney en rapporte deux exemples dans son Traité sur la maladie des os; dans l'un les fragmens étoient déprimés contre le muscle crotaphyte, & dans l'autre l'un se portoit en-dehors, ce qui venoit sans doute de la manière dont le coup avoit été reçu dans l'un & l'autre cas. Le malade n'abaissoit la mâchoire inférieure qu'avec beaucoup de peine; la douleur étoit très-considérable dans l'endroit de la fracture, le crotaphyte étoit très tendu; il y avoit à la face quelques mouvemens convulsifs qu'on rapportoit à la compression de la septième paire de nerfs. On sentoit chez le premier malade, à l'endroit frappé, un vide qui venoit de la dépression des fragmens; on reconnut mieux cette dépression, en introduisant le doigt index dans la bouche, beaucoup au-dessus des dents molaires de la mâchoire supérieure, & en le poussant de dedans en-dehors. Duverney ne pouvant relever les fragmens avec son doigt, il porta sur les dents molaires, aussi en arrière qu'il put, un morceau de bois plat, gros comme le doigt, fit fermer fortement la mâchoire au malade. Ainsi, la pression faite par cette espèce de coin, entre l'apophyse coronoïde & le Zigoma, pression qu'on continuoit avec un morceau de bois plus épais, à mesure que l'os se restituoit, remit le Zigoma dans l'état où il étoit avant. La conformation fut aisée dans le second cas; on y parvint, en pressant sur le fragment qui sailloit en dehors. L'appareil qu'on appliqua fut simplement contentif. (*M. Petit-Radel.*)

TABLE DES MATIÈRES

CONTENUES DANS TOUT L'OUVRAGE.

A

B

C

F

G

J

Q

R

U

X

Z

Fin de la Table des Matières

EXPLICATION
DES PLANCHES
QUI ONT RAPPORT
A LA MATIÈRE CHIRURGICALE,

Faisant partie de l'Encyclopédie par ordre de matières.

PAR les Cit. PETIT-RADEL ET ALLAN.

DISCOURS PRÉLIMINAIRE;

PAR G. F. ALLAN (1).

Le Professeur Lafaye s'étoit occupé, les dernières années de sa vie, d'un ouvrage particulier sur les opérations chirurgicales, où il devoit faire graver une suite assez étendue d'instrumens qui leur sont propres. J'avois en quelque sorte coopéré à ce travail, tant par les observations que par les faits que je lui avois fournis. M. Lafaye étant mort, plusieurs de mes collègues m'engagèrent à continuer cet ouvrage, pour ne pas priver les personnes de l'art du résultat de la pratique de ce chirurgien, qui avoit joui d'une grande réputation. J'aurois déféré aux sollicitations qui m'étoient faites, si les planches & les manuscrits n'eussent pas été enlevés par un de ses parens qui les transporta en Allemagne, où il mourut quelques années après. Instruit de cette circonstance, j'écrivis pour qu'on me fît tenir l'ouvrage; mais malgré mes recherches, je n'ai pu découvrir ce que les cuivres & les cahiers sont devenus.

L'intention de Lafaye étoit de publier un arsenal de Chirurgie; il avoit une très-belle collection d'instrumens dont il fit présent à l'Académie, à l'époque où il en étoit le directeur. Il ne suivoit point dans cet ouvrage le plan de Scultet; il se proposoit seulement de présenter les instrumens par ordre d'opérations; & par l'historique qu'il faisoit des unes & des autres, il mettoit à même de juger des progrès de la Chirurgie dans ce siècle. Ce plan étoit vaste; il ne pouvoit être entrepris & exécuté que par celui qui avoit professé & exercé les opérations chirurgicales pendant plus de quarante années, avec le succès qui l'a placé au rang des grands

(1) Ce Praticien nous ayant remis tout son travail, nous l'avons adapté aux différens articles de notre texte, en y ajoutant de nouvelles planches qui ne se trouvant point dans sa collection, n'en étoient pas moins nécessaires au complément de l'ouvrage; tout ce qui sera marqué d'une étoile lui appartient, (Petit-Radel).

maîtres. On verra dans le cours de notre travail, qu'il a perfectionné & simplifié quelques méthodes d'opérer, soit en corrigeant les instrumens, soit en leur en substituant d'autres qu'il imagina à cet effet.

Il m'étoit seulement resté un exemplaire des planches ; on me proposa de les faire graver *in-4°.*, d'*in-folio* qu'elles étoient. Je m'y prêtai, & je promis de donner en précis, ce que Lafaye devoit donner plus en grand. Déjà quarante-cinq planches étoient gravées. J'avois supprimé quelques instrumens anciens pour faire place à de nouveaux. Mon travail étoit sur le point de paroître, lorsque les événemens de 1789, & ceux qui leur ont succédé si rapidement, ont fait tout suspendre ; je ne regrettai point mes peines, puisqu'elles avoient été pour moi une source d'instruction.

En 1790, le libraire qui étoit propriétaire des planches, ayant éprouvé des pertes considérables dans son commerce, & désespérant de pouvoir le continuer, prit des arrangemens avec le cit. Panckoucke, éditeur de l'Encyclopédie méthodique. Quoique les instrumens gravés, ne soient point distribués dans l'ordre qui auroit peut-être convenu pour ce Dictionnaire, il fut néanmoins décidé qu'on se serviroit de ces planches, en changeant les numéros & les lettres. Et comme je n'avois concouru en rien à ce travail, je fus invité seulement à continuer les planches qui manquoient, & à en donner l'explication, avec mes réflexions particulières.

Ceux qui ne sont point initiés dans l'art de guérir, pourroient être effrayés d'une si énorme quantité d'instrumens : qu'ils se rassurent, & ne croient point que tous soient en usage. Ce grand nombre ne se trouve rassemblé ici, que pour tracer la route qu'il a fallu parcourir pour conduire l'art au point de perfection où il se trouve. Prenons pour exemple l'extraction de la cataracte. Daviel est le premier qui ait réduit en méthode cette opération ; une circonstance particulière avoit déplacé le cristallin abattu par l'aiguille à cataracte. Ce corps opaque étoit remonté & avoit passé dans la chambre antérieure du globe de l'œil derrière la cornée ; la vue étoit de nouveau offusquée ; à l'exemple de J. L. Petit dont il connoissoit l'observation (1), Daviel incisa la cornée

(1) *Mém. de l'Acad. des Sciences*, ann. 1708.

& fit l'extraction du cristallin. Encouragé par le succès, il fit plusieurs essais, dont le résultat parut lui démontrer que l'opération de la cataracte par l'extraction du cristallin étoit exempte du principal inconvénient qu'on reproche à celle de l'abaissement; & comme il avoit reconnu que la cornée offroit beaucoup de résistance au tranchant de l'instrument, il imagina, pour faire cette opération, des lances de diverses espèces; des ciseaux à double courbure, &c., ce qui rendoit l'opération fort longue. A peine cette méthode d'opérer fut-elle connue qu'elle fut adoptée; on s'appliqua à la rendre plus simple, & d'une exécution plus facile. Lafaye & Poyet proposèrent bientôt après un procédé opératoire différent de celui de Daviel; la méthode de Lafaye parut préférable, & c'est celle que l'on s'est sur-tout appliqué à perfectionner; de là sont venus les procédés des Bérenger, des Wenzel & autres. Le dernier sur-tout s'est fait une très-grande réputation par la facilité & la celérité qu'il mettoit à opérer. Peu de praticiens ont égalé cet oculiste.

Un des principaux obstacles à vaincre dans cette opération, est la mobilité de l'œil; on avoit imaginé, pour y parvenir, des dards, des érignes, des ophtalmostats de différentes espèces, instrumens en général fort nuisibles, en ce que les uns blessent & irritent le globe de l'œil, les autres le compriment, ce qui donne lieu à des inflammations consécutives d'une part, & de l'autre à l'évacuation de l'humeur vitrée. Wenzel n'avoit jamais besoin de ces auxiliaires dangereux, son génie & sa dextérité savoient suppléer à tout. Enfin de nos jours, Guérin, chirurgien distingué à Bordeaux, & Dumont, ancien chirurgien aux Invalides, ont imaginé chacun un instrument avec lequel ils fixent l'œil, en même-tems qu'ils font la section de la cornée.

A mesure que les procédés opératoires se sont perfectionnés, les instrumens ont nécessairement subi des changemens dans un grand nombre de cas. Il a été aussi quelquefois utile d'en inventer de nouveaux. Une heureuse hardiesse de la part d'un homme instruit, a dans quelques circonstances, augmenté le domaine de l'art, en donnant l'idée d'une opération d'un genre tout nouveau.

Dans le seizième siècle, il n'y avoit que deux méthodes de faire l'extraction de la pierre, la taille au petit appareil, dite taille de Celse, & celle au grand appareil, qui prit aussi le nom de Marianus, parce qu'il venoit de la faire connoître. Dans ce même tems, Franco qui exerçoit avec distinction l'art de guérir, n'ayant pu tailler un enfant par la méthode de Celſe, parce que la pierre étoit trop volumineuſe pour s'engager dans le col de la veſſie; néanmoins ne voulant point abandonner ce petit malade à ſon malheureux ſort, il fit une inciſion au-deſſus du pubis, & tira la pierre. Quoique l'enfant guérit de cette opération, Franco ne conſeille à perſonne de l'imiter. Cependant la tentative de ce praticien fut une étincelle de laquelle jaillit avec le tems une lumière éclatante. Malgré les ſuccès de la taille de Marianus, on rencontroit ſouvent des pierres difficiles à extraire à cauſe de leur volume; on étoit obligé de les briſer avec des inſtrumens particuliers, ce qui expoſoit les malades à des dangers ſouvent mortels. Quelques changemens que l'on fît dans le procédé de Marianus, c'étoit toujours la même difficulté, parce que l'eſpace oſſeux que la pierre avoit à traverſer étoit trop étroit. La taille latérale qui ſuccéda à l'autre par la ſuite, quoiqu'offrant un eſpace bien plus large, n'eſt pas à l'abri du même inconvénient, lorſque la pierre eſt très-groſſe. On voulut réduire en méthode le procédé qu'avoit tenté Franco. On obtint quelques ſuccès, mais ils ne balançoient point les accidens & les ſuites funeſtes qu'on eut ſouvent occaſion d'obſerver, ce qui fit regarder la taille hypogaſtrique comme très-peu avantageuſe. On étoit perſuadé qu'elle ne devoit point être tentée indifféremment, & qu'on ne devoit y avoir recours que dans les cas de néceſſité abſolue. Il étoit ſans doute réſervé au frère Côme, de perfectionner cette méthode & de parer aux inconvéniens dont elle avoit paru ſuſceptible; il imagina des inſtrumens particuliers & traça une méthode d'opérer ſimple & facile. Si on lui reproche d'avoir multiplié les inſtrumens pour cette opération, on ne peut lui refuſer la gloire d'en être pour ainſi dire le créateur.

L'étude des opérations conduit néceſſairement à la connoiſſance des inſtrumens qui leur ſont propres. D'abord ceux-ci étoient groſſiers & imparfaits. A meſure que l'art d'opérer s'eſt perfectionné, on les a rendus plus ſimples & plus convenables à l'uſage auquel ils étoient deſtinés; ce n'eſt guères que vers le tems de Paré que l'on s'eſt réellement occupé de ce perfectionnement. Les ouvrages des deux derniers ſiècles prouvent de combien on avoit ſurpaſſé les anciens dans la pratique des opérations.

Au commencement de ce ſiècle, la chirurgie prit une nouvelle face. La taille latérale a été ſubſtituée au grand appareil; le traitement de la fiſtule lacrymale fut ſimplifié, ainſi que l'opération de la fiſtule à l'anus & des hernies. Bientôt après le forceps remplaça les inſtrumens meurtriors qu'on employoit précédemment pour terminer les accouchemens laborieux ; l'extraction de la cataracte fut préférée à l'abaissement : la ligature des polypes a été pour ainsi dire créée de nos jours, & substituée à la méthode de l'arrachement & du caustique ; ce qui a donné naissance à une multitude d'instrumens, les uns fort simples, les autres plus ou moins compliqués, & dont le choix peut être très-embarrassant pour le jeune praticien, lorsqu'il n'est point guidé par les conseils d'un maître instruit & dégagé de toute prévention. Les instrumens les plus simples sont toujours les meilleurs, & par conséquent préférables, sur-tout quand ils sont destinés à inciser les parties. C'est la main guidée par le génie de l'homme de l'art, qui doit opérer, & non l'instrument qu'elle dirige. Les instrumens n'étant que les auxiliaires doivent donc être soumis à la main qui les dirige où, & comme elle veut, ce qu'elle ne peut faire si l'action de l'instrument dépend d'une mécanique particulière qu'on ne peut maîtriser en opérant. Il faut le dire, ces instrumens-machines n'ont été inventés que pour suppléer à la dextérité ; aussi il y a plus de mérite à faire l'opération de la taille latérale avec le lithotôme de Moreau qu'avec celui de Lecat ; & celui qui pour l'extraction de la cataracte incise la cornée, avec le couteau de Lafaye ou celui de Wenzel, est sans contredit plus habile que ceux qui n'opèrent cette section qu'avec des instrumens-machines.

Mais pour parvenir au point de perfection où se trouve l'art d'opérer, combien de tentatives n'a-t-on pas été obligé de faire, avant d'arriver à des résultats satisfaisans ; il falloit combattre l'habitude, plus souvent encore les préjugés, qui dans l'art de guérir sont ordinairement les plus difficiles à vaincre. L'expérience qui est le meilleur maître, a pu seule faire adopter les nouveaux procédés : chacun alors a voulu coopérer à leur perfectionnement ; ce qui a donné naissance à cette foule d'instrumens dont l'arsenal des modernes se trouve maintenant comme surchargé, & parmi lesquels il s'en trouve beaucoup qui n'ont point survécu à leurs Auteurs.

Les opinions diffèrent encore sur le choix à faire parmi ceux qui sont le plus généralement adoptés ; & il seroit peut-être difficile d'asseoir un jugement certain à cet égard. Quelque parfaits que quelques-uns paroissent, des connoissances ultérieures pourroient encore en faire imaginer de meilleurs ; car il seroit absurde de penser qu'on ne pût aller au-delà du point où nous sommes. Cette vérité avoit été sentie par l'Académie de Chirurgie. Persuadée comme elle l'étoit de la nécessité d'une réforme dans les instrumens,

& qu'il étoit possible d'améliorer cette partie de la médecine opératoire, elle avoit conçu un plan qui auroit amené utilement cette réforme. Pour parvenir à ce but si desiré, cette savante compagnie avoit arrêté que le sujet du grand prix qu'elle distribuoit tous les ans à sa séance publique, seroit une question sur cette matière. Déjà depuis trois ans, elle s'applaudissoit de ce choix, elle se promettoit des succès plus grands encore, lorsque tout-à-coup elle fut anéantie; ses membres dispersés se sont trouvés sans aucun espoir de ralliement. Quoi qu'il en arrive, la naissance de cette société, ses travaux & ses succès sont des époques trop frappantes pour échapper à l'histoire du progrès des sciences & des arts dans le dix-huitième siècle.

EXPLICATION

EXPLICATION DES PLANCHES
QUI ONT RAPPORT
A LA MATIÈRE CHIRURGICALE.

PLANCHE Iere.

Relative à l'ouverture des abcès & à la rupture du tendon d'Achille.

Fig. 1. Directeur pour conduire le feton.

Fig. 2. Abcès au genou ouvert par cette méthode.

Fig. 3. Appareil qu'employa fur lui le docteur Hunter, les premiers jours d'une rupture du tendon d'Achille.

Fig. 4. Pièce de cuir doublé, garnie de fa boucle & de fes œillets.

Fig. 5. Son lacet.

Fig. 6. Chauffon qui finit vers le talon *b*, par une courroie doublée.

Fig. 7. Autre appareil qu'il lui fubftitua tel qu'il eft en place.

Fig. 8. La pièce d'acier qui s'applique fur le dos du pied jufqu'au bas de la jambe.

Fig. 9. Ruban ou courroie pour entourer le pied.

Fig. 10. Autre pour la jambe.

Fig. 11. Troifième pour la portion moyenne, dont le milieu *n* s'applique à la plante du pied devant le talon, & les bouts paffent de chaque côté du pied par l'ouverture *o o* d'une autre lanière *p*, qui entoure le talon du foulier. *q q* bouts qui s'attachent à la boucle & qui fervent à étendre le pied.

Fig. 12. Application de la pantoufle de J.-L. Petit, pour la rupture du tendon d'Achille.

a. La pantoufle, *b*, courroie qui prenant du talon va fe rouler fur un treuil *c*, qui tient à une pièce de cuir *d d*, bouclée en *e e*.

Fig. 13. Clef du treuil.

PLANCHE II.

Relative à l'article Accouchement.

Fig. 1. Première pofition de la tête. L'occiput regarde la cavité cotyloïde gauche, & la face la fymphyfe facro-iliaque droite.

Fig. 2. Seconde pofition. L'occiput regarde la cavité cotyloïde droite, & la face, la fymphyfe facro-iliaque gauche.

Fig. 3. Troifième pofition. L'occiput regarde la fymphyfe du pubis, & la face, le facrum.

Fig. 4. Quatrième pofition. La face regarde la cavité cotyloïde gauche, & l'occiput, la fymphyfe facro-iliaque droite.

Fig. 5. Cinquième pofition. La face regarde la cavité cotyloïde droite, & l'occiput, la fymphyfe facro-iliaque gauche.

Fig. 6. Sixième pofition. La face regarde la fymphyfe du pubis, & l'occiput, le facrum.

a, Os des îles. *b*, Symphyfe du pubis. *c*, Sacrum. *d*, Cavité cotyloïde. *e*, Fontanelle poftérieure. *f*, Symphyfe facro-iliaque. *g*, Fontanelle anterieure.

PLANCHE III.

Relative aux mouvemens qu'exerce la tête dans le travail ordinaire de l'accouchement.

Fig. 1. Enfant dans la position la plus ordinaire, offrant le sommet de la tête à l'orifice de la matrice; l'occiput tourné vers la cavité cotyloïde gauche.

Fig. 2. Enfant offrant la tête au détroit inférieur, & dans la position la plus ordinaire vers les derniers tems du travail de l'accouchement, l'occiput étant placé sous le pubis. Le trait qui est au-dehors indique de quelle manière & à quel point l'occiput s'élève au-devant du pubis de la femme, à mesure que la tête se dégage.

Fig. 3. Attitude de l'enfant, lorsque sa tête se renverse sur le dos à mesure qu'elle s'engage dans le bassin.

Fig. 4. Position que la tête prend à l'égard du détroit inférieur à la suite de la quatrième, cinquième & sixième position. Le trait de la tête qui est en-dehors, indique à quel point elle se reverse vers l'anus de la femme, en se dégageant complettement.

PLANCHE IV.

Relative à la position de la face & autres parties au détroit inférieur.

Fig. 1. Attitude de l'enfant dans le cas le plus ordinaire où il présente les pieds.

Fig. 2. Attitude de l'enfant, dont le genou s'engage dans l'orifice de la matrice.

Fig. 3. Attitude de l'enfant présentant les fesses.

Fig. 4. Attitude où il offre la face, la fontanelle, répondant à la cavité cotyloïde gauche & le menton à la cavité cotyloïde droite.

PLANCHE V.

Relative aux accouchemens contre nature.

Fig. 1. Attitude de l'enfant présentant la poitrine à l'orifice de la matrice.

Fig. 2. Attitude où il offre le ventre.

Fig. 3. Attitude où il présente l'occiput & le derrière du col.

Fig. 4. Attitude où il offre le dos.

PLANCHE VI.

Suite de la précédente.

Fig. 1. Attitude de l'enfant, les lombes étant à l'orifice de la matrice.

Fig. 2. Attitude où il présente l'un des des deux côtés de la tête.

Fig. 3. Attitude de l'enfant, l'épaule, le bras étant engagés dans le col de la matrice, la face & le ventre tournés en arrière.

Fig. 4. Attitude où il présente l'épaule & le bras engagés dans le col de la matrice, la face & le ventre tournés en avant.

Fig. 5. Enfant présentant la hanche.

PLANCHE VII.

Elle offre les aiguilles à suture, à séton, & autres.

* *Fig.* 1 & 2. Aiguilles courbes & ordinaires pour faire la suture & la ligature des vaisseaux; leur grandeur varie; le chas ou œil est sur le côté.

Fig. 3, 4 & 5. Aiguilles courbes de nouvelle forme, plates dans toute leur étendue; l'ouverture ou chas est en-dedans, & non sur le côté.

Fig. 6. Représente la forme des aiguilles 3, 4 & 5, qui ne doivent être tranchantes que depuis la pointe jusqu'au point *a*, le chas *b* est à l'opposite de la pointe *a*, mais dans un sens opposé aux tranchans; l'aiguille se termine par une rainure *c*, dans laquelle le fil doit être logé.

Fig. 7. Modèle d'aiguille à suture pour le bec de lièvre.

Fig. 8. Aiguille courbe à future, inventée par M. Louis ; l'œil ou chas est à quelques lignes de la pointe.

Fig. 9. La même, vue droite & par le dedans *a*, l'ouverture.

Fig. 10. Autre aiguille courbe imaginée par le même, pour faire la ligature de l'artère fémorale dans l'opération de l'anévrisme de la poplite.

Fig. 11. La même aiguille vue de face; on y considère près de la pointe les deux ouvertures *a*,*a*, pour passer les deux extrémités du fil, qui doit être logé dans une cannelure assez évasée, & qui règne sur la convexité de l'aiguille.

Fig. 12. Aiguille à séton.

On sait que les aiguilles servent à faire la suture des plaies qu'on veut réunir, ainsi que la ligature des vaisseaux dont la lésion donne lieu à des hémorrhagies qu'on ne sauroit trop se hâter d'arrêter. Mais dans ce dernier cas, on n'a recours à la ligature que quand on a reconnu l'insuffisance des moyens ordinaires que l'on fait précéder pour empêcher l'effusion du sang.

La suture se fait avec des aiguilles droites ou courbes, selon que les circonstances l'exigent. Mais on se sert toujours d'aiguilles courbes, quand il s'agit de lier une artère; on ne fait guères usage des droites que pour la suture entortillée, celle du pelletier, & à point passé.

1. On considère aux aiguilles trois parties, *a* la tête, *b* le corps & la pointe *c*. La tête est plus mince que le corps, elle n'est point courbe ; elle porte un œil ou chas entre deux rainures dans lesquelles le fil doit être placé pour ne point augmenter le volume de cette partie de l'aiguille ; les rainures & l'œil sont tournées du côté des tranchans ; le corps est cette partie qui est depuis les rainures jusqu'aux tranchans. Il est arrondi & s'applatit par degrés, pour former celle qu'on nomme la pointe ; celle-ci est la portion la plus large de l'aiguille, elle en comprend environ le tiers, elle est large d'abord, & diminue insensiblement jusqu'à son extrémité qui doit être assez fine & en même-tems assez solide pour ne point s'émousser en pénétrant le tissu des parties. On en construit de différentes grandeurs. Quoique les caisses militaires en contiennent encore à présent un assortiment de cette forme, & qu'il paroisse qu'on n'en emploie guères d'autres pour les cas où l'usage des aiguilles courbes est nécessaire; nous n'en avons fait graver qu'une seule ; & notre intention est d'en proposer d'autres, comme on le verra plus bas.

2. Cette aiguille représente assez bien la figure d'un demi-cercle, depuis sa pointe jusqu'au talon. Elle ressemble parfaitement à la figure de celle que Gérard a proposée, il y a à peu près cinquante ans, pour faire la ligature de l'artère intercostale; elle est seulement plus mince dans son corps : on l'a proposée pour faire la ligature des vaisseaux après l'amputation.

3, 4 & 5. Nous désirerions connoître l'auteur de ces aiguilles qui nous ont paru mériter d'être préférées à toutes celles qui ont été proposées jusqu'à ce jour. L'Académie de Chirurgie avoit proposé pour le grand prix de déterminer la meilleure forme des aiguilles, dans quels cas on doit les employer de préférence aux autres moyens connus. Enfin, de donner la manière de s'en servir ; aucuns des mémoires qui ont été envoyés en 1790, n'ont paru satisfaisans. Le prix fut remis pour l'année 1792. Parmi les mémoires qui ont été envoyés à cette époque, on en a distingué principalement deux qui annonçoient des auteurs instruits & vraiment praticiens ; il fut reconnu que le sujet du prix qui avoit paru a plusieurs membres de l'Académie fort stérile & peu intéressant, étoit devenu d'une haute importance par la manière dont il avoit été traité. Ces mémoires donnèrent lieu dans le comité des prix dont j'étois membre cette année, à des discussions approfondies sur cette matière ; & quoiqu'en général on ait paru convenir que les deux mémoires pouvoient balancer les suffrages, on s'est enfin convaincu que le sujet pouvoit être encore plus approfondi, le prix fut remis pour 1794. On ne doutoit point que les concurrens ne reparussent de nouveau & avec plus d'éclat ; la dissolution de l'Académie qui eut lieu au mois d'août 1793, a sûrement fait perdre à l'art deux ouvrages précieux & utiles ; quoique nous connoissions bien l'auteur d'un des mémoires qui ont fixé l'attention de l'académie, nous devons respecter ici son secret. L'autre nous est absolument inconnu, mais il est l'auteur des aiguilles 3, 4 & 5, qui par leur forme & leur construction ont paru mériter devoir l'emporter sur les anciennes ; elles sont courbes & plates dans toute leur étendue ; la pointe en est fort acérée, les bords en sont tranchans dans l'étendue d'environ deux à trois lignes, où leur largeur déterminée s'étend jusqu'au talon. L'œil ou chas est opposé aux tranchans. On remarque au-dessous une échancrure pour recevoir le ruban de fil.

6. Cette figure n'est autre chose que l'une de ces aiguilles pour en faire connoître la forme, & pour mieux appercevoir la disposition du chas. S'il étoit de notre objet de traiter de l'usage des aiguilles, il nous seroit facile de démontrer combien celles qui ont absolument la forme d'un demi-cercle doivent l'emporter sur les anciennes, soit que l'on pratique la suture, soit que l'on fasse la ligature des vaisseaux. Mais comme cette matière a dû être traitée par les auteurs des articles *ligatures* & *sutures*, nous craindrions de répéter ce qu'ils ont dû en dire.

7. Cette aiguille sert pour faire la suture entortillée. Tous les chirurgiens ne sont point d'accord sur la préférence que l'on doit donner aux différentes aiguilles de cette espèce, les uns veulent que l'on emploie de préférence de petites aiguilles sans pointes, que l'on introduit au moyen d'une espèce de lardoire ; d'autres veulent que l'aiguille soit pointue & courte, qu'on l'introduise dans le tissu des parties avec une petite pince élastique à virole que l'on nomme porte-aiguille. Enfin, des praticiens considérant que l'aiguille d'acier n'étant point flexible, ne peut se prêter à la convexité de l'arcade alvéolaire, ils préfèrent de se servir d'épingles d'Allemagne, qui sont flexibles, & que l'on réduit à la longueur que l'on veut, en les rognant lorsqu'elles sont en place, & se servant à cet effet du petit cisoire des horlogers.

8 & 9. Lorsque M. Louis voulut bien nous prêter les aiguilles ci-dessus & dont il étoit dépositaire, comme secrétaire de l'Académie, il approuva le dessein que nous lui communiquâmes de les faire graver dans les planches de l'Encyclopédie & de les substituer aux anciennes ; il nous apprit aussi qu'il s'étoit appliqué à la correction de cet instrument, il nous fit voir celle-ci, & nous assura qu'il y avoit plus de dix ans qu'il s'en étoit occupé ; & qu'alors il fit construire celle *fig.* 8, parce qu'il étoit convaincu qu'il étoit inutile de faire traverser l'aiguille en totalité pour passer le fil ; qu'il n'étoit pas non plus nécessaire que l'instrument fût plat & tranchant sur les côtés ; enfin, il ajouta qu'il avoit des vues sur cette matière, & qu'il les communiqueroit incessamment à l'Académie. Nous fîmes dès-lors dessiner ces aiguilles 8 & 10 ; mais la mort nous ayant ravi cet homme célèbre, nous avons cru devoir à sa mémoire de les transmettre à la postérité. Nous devons le dire, quoique plusieurs concurrens au prix de l'Académie aient proposé des aiguilles à peu-près semblables, il avoit eu la discrétion de ne point dire à l'assemblée, qu'il avoit imaginé il y a plus de douze ans de placer l'œil de l'aiguille près de la pointe pour faire la suture ; & qu'il avoit montré cette aiguille à beau-

coup de chirurgiens de province. Il nous a avoué de bonne foi que cette idée lui étoit venue de l'aiguille de Goulard. Quoi qu'il en soit, l'aiguille à suture *fig.* 8, mérite de fixer l'attention des praticiens. Elle présente un instrument solide & qui réunit bien des avantages en ce qu'elle est plus facile à manier que celle où l'œil est au talon.

10. Cette aiguille, construite d'après celle de Goulard, porte sur sa convexité une cannelure assez large pour y loger les chefs du ruban de fil qui est passé dans les deux ouvertures parallèles, situées à un pouce environ de la pointe. On peut dire que cette aiguille ressemble parfaitement à un cathèter, & c'étoit l'intention de M. Louis en lui donnant cette forme. Il pensoit avec raison qu'elle devoit être beaucoup plus commode que toute autre pour embrasser l'artère fémorale dans l'opération de l'anévrisme de l'artère poplitée. Il n'ignoroit point que l'on avoit imaginé depuis quelque tems, diverses aiguilles pour faire cette opération. Malgré les grands avantages que les auteurs attribuent à celles qu'ils ont proposées, nous ne pensons pas moins avec M. Louis, qu'avec une aiguille dont le manche est très-long & n'est point dans une direction opposée à la pointe, on embrasse plus promptement & plus aisément l'artère que l'on veut lier; au reste, nous reviendrons sur ce point en parlant des instrumens pour l'anévrisme.

La courbure des aiguilles doit varier selon l'usage auquel on les destine; mais il est reconnu que pour faire la ligature des vaisseaux, il faut qu'elles soient très-courbes.

Si on en croit quelques chirurgiens modernes, il est bien peu de cas où on ne puisse se passer de ces instrumens; après l'amputation on fait la ligature immédiate de l'artère. Suivant eux, elles ne sont utiles que pour lier les artères dans l'anévrisme; ou dans les plaies profondes avec hémorrhagie, lorsque la compression ne peut être exercée avec succès. Ils sont de la même opinion à l'égard des sutures; quelques-uns ont affirmé qu'il n'y a point de plaie qu'on ne puisse réunir par la situation & le bandage. Il est certain qu'on a très-long-tems abusé de ce moyen de guérison, & qu'on en abuse peut-être encore; mais il ne s'ensuit point de là qu'il doive être proscrit; ce seroit, selon moi, tomber dans un excès opposé, qui deviendroit préjudiciable aux progrès de la chirurgie.

On a reconnu & enseigné bien avant nous que la plaie simple pouvoit se guérir par le seul secours de la suture sèche & du bandage. C'étoit la pratique de Paul d'Egine, qui décrit comme il faut appliquer la bande pour rapprocher les lèvres de la plaie (lib. 4. c. 36). Il ne prescrit l'usage de la suture que quand il n'est pas possible de rapprocher & de maintenir les bords de la division par l'usage de la bande, mais il veut que cette dernière, la bande, & les emplâtres agglutinatives soient employées comme moyens auxiliaires. Les meilleurs auteurs qui ont écrit depuis, ont répété les mêmes préceptes: cependant on n'en prostituoit pas moins la suture; voilà l'abus.

Lafaye, commentateur de Dionis, témoin de cette pratique abusive, a cru devoir s'élever contre l'usage inconsidéré que l'on faisoit des sutures. « Il est inutile, dit-il, de faire la suture aux plaies » des parties dont la situation seule suffit » pour maintenir les lèvres rapprochées » l'une de l'autre; le bandage & la situation sont des moyens préférables à la » suture, lorsqu'ils suffisent ». L'assertion de ce praticien éclairé, qui ne s'est jamais écarté de cette règle, a fixé l'attention des chirurgiens. Chacun a cru y trouver la censure de sa conduite; & on s'est réformé. Il ne s'agissoit que de savoir appliquer le précepte aux différens cas que la pratique présente, & bientôt on eût été convaincu que ceux qui exigent la suture, ne sont pas aussi fréquens qu'on se l'étoit imaginé ; les ſuccès multipliés obtenus d'après l'application méthodique de ces principes, ont en quelque ſorte exalté les eſprits. On s'eſt perſuadé que la ſuture étoit inutile dans tous les cas ; à force de le penſer on l'a cru ; & ſans s'être aſſuré auparavant ſi l'expérience étoit d'accord avec des idées auſſi haſardées, on n'a pas craint de les publier. Enfin pour donner du crédit à ſon opinion, on a cité des faits, les uns en partie dénaturés, les autres arrangés au ſyſtême qu'on a voulu accréditer. Mais nous ſommes convaincus, & nous pourrions citer des faits à l'appui, qu'on ne peut nier de bonne foi, qu'il ſe trouve des circonſtances où la ſuture eſt d'une abſolue néceſſité.

12. Le ſéton conſidéré comme exutoire, ſe place ordinairement à la nuque ; on le préfère au fonticule ou cautère, & au veſſicatoire, parce que la plaie qui en réſulte préſente deux ſurfaces qui ſuppurent, & procurent une plus grande évacuation de l'humeur morbifique que l'on cherche à détourner. Nous ne prétendons point examiner ſi ce moyen comme exutoire, remplit véritablement le but qu'on ſe propoſe, ni diſcuter ſur le mérite de préférence qu'on lui attribue. Nous dirons ſeulement qu'il eſt très-douloureux à ſupporter.

On y a recours ordinairement dans les ophtalmies rebelles, dans la paralyſie de l'iris, &c. ; en un mot, c'eſt le grand champ de bataille des oculiſtes ; nous n'avons que trop ſouvent obſervé, que ce n'étoit que l'eſpoir d'une guériſon promiſe qui ſoutenoit les malades, & les encourageoit à vivre dans un état conſtant de ſouffrances, qu'ils ont bien regretté enſuite, quand malgré leur patience, il leur a été infructueux.

On ſe ſert ordinairement du biſtouri ou d'une large lancette, pour percer le pli que l'on fait à la peau, & on introduit la bandelette avec une aiguille mouſſe.

L'aiguille tranchante eſt préférable, parce qu'en même-tems que l'on inciſe, on place de ſuite la bandelette. Plus l'aiguille ſera large, plus le ſéton aura de largeur, plus il y aura de ſurface qui ſuppurera.

Pour placer le ſéton à la nuque, on fait un pli à la peau ; on le fait tenir en haut par un aide, & le tient ſoi-même en bas, d'une main, & de l'autre on perce le pli le plus près des chairs, on retire l'aiguille du côté oppoſé juſqu'à ce qu'elle ait entraîné environ un pouce de bandelette au-dehors ; on lâche le pli de la peau, on enduit de digeſtif la bandelette du côté par où elle eſt entrée ; on tire de l'autre, on retranche le ſuperflu, on applique un peu de charpie ſur les diviſions ; on met une compreſſe ſur laquelle on relève le long chef de la bandelette du ſéton. On met par-deſſus une ſeconde compreſſe, puis une bande.

PLANCHE VIII.

Tourniquets pour ſuſpendre le cours du ſang dans l'amputation des membres.

* *Fig.* 1, 2 & 3. Les trois parties qui compoſent le tourniquet circulaire, appellé le tourniquet de Morel, & qui ſont le lacs ou lien, la plaque & le garrot.

Fig. 4. Le tourniquet de J.-L. Petit. *a*. La plaque fixe *b*, la plaque mobile. *c*, la vis qui écarte ou rapproche les plaques l'une de l'autre. *d d*, tiges d'acier qui partent de la plaque inférieure, & traverſent celle qui eſt mobile pour l'empêcher de s'écarter de ſa direction. *e e*, traverſes d'acier ſous leſquelles on fait paſſer le lien. *f f*, *g*, la boucle pour fixer le lien. *h*, la pelotte.

Fig. 5. Tourniquet en forme de brayer pour comprimer l'artère fémorale dans le pli de la cuiſſe. *a*, la pelotte qui eſt mobile. *b*, la plaque ſur laquelle ſont deux petits crochets pour arrêter les extrémités de la ceinture. *c*, *d*, la vis qui écarte par son action la pelotte de la plaque.

Fig. 6. Le tourniquet de M. d'Ahl pour comprimer l'artère axillaire au-dessous de l'extrémité humérale de la clavicule. *a*, *a*, *a*, la longue branche. *b*, la courte branche qui est fixée sur l'autre par une ou deux vis. *c*, *d*, la grande vis qui passe par le trou taraudé qui est à l'extrémité de la branche, & qui sert à presser sur la plaque comprimante. *e*, cette plaque tient à la longue branche par une languette d'acier percée d'un trou simple pour le passage d'une petite vis, dont le bout est reçu dans l'un des trois trous taraudés 1, 2, 3, qui se trouvent sur la partie élargie de la branche, de manière que l'on porte la plaque plus ou moins avant sous le bout de la courte branche, pour que la grande vis la presse sur les parties par son action.

Lorsqu'il s'agit de procéder à l'amputation des membres, il faut s'occuper avant tout, des moyens capables de prévenir l'hémorrhagie, soit pendant soit après l'opération. Les anciens ne connoissoient ni l'usage des tourniquets, ni comment à son défaut on peut suspendre la circulation dans le membre, ni la manière de lier les vaisseaux coupés. De fortes ligatures autour du membre. Le cautère actuel & potentiel étoient les seuls moyens connus par eux pour procéder à une opération d'une aussi grande importance.

Le tourniquet est cependant moins ancien que la ligature, il ne fut inventé qu'en 1674. C'est à Morel, chirurgien de Besançon, que cette découverte est attribuée, elle étoit d'abord imparfaite. En lisant Dionis, on voit qu'on ne s'étoit point encore apperçu qu'il étoit inutile d'appliquer deux garrots opposés, pour serrer le lacs. Nous ignorons à qui on doit la perfection de ce tourniquet qui est très-simple & que l'on a facilement sous la main, que l'on peut imiter dans les cas imprévus avec un mouchoir, une jarretière ou autre lien quelconque.

Trois pièces composent principalement ce tourniquet, le lacs 1, la plaque 2, & le morceau de bois ou garrot 3. La plaque doit être d'écaille ou de corne, concave pour s'adapter facilement à la rondeur du membre, on l'applique sur la compresse circulaire, à l'endroit où le garrot doit serrer le lacs. Son effet est d'empêcher que les chairs ne soient pincées par le lacs pendant qu'on le tourne avec le garrot pour comprimer le membre, jusqu'à ce que les artères cessent de se faire sentir au-dessous.

Le célèbre Petit est le premier qui s'est élevé contre l'usage de ce tourniquet. Il trouve qu'il faut beaucoup de tems pour le placer ; que quelques précautions que l'on prenne les chairs sont souvent pincées. Il dit que ce tourniquet occupe pour le gouverner une personne qui ne peut faire que cela, & qui rarement le gouverne au gré de l'opérateur. Il ajoute, qu'il serre & étrangle pour ainsi dire les parties du membre, compression aussi inutile que préjudiciable. *Œuv. post.* 5, *t.* 3, *p.* 149 ; aussi préfère-t-il le tourniquet de son invention.

L'autorité d'un homme accrédité par ses lumières, tel qu'étoit ce praticien, doit sans doute être d'un grand poids ; mais l'expérience, qui est sans contredit le meilleur maître, semble prouver que ce chirurgien a jugé peut-être trop sévérement le tourniquet de Morel.

Il est certain que ce tourniquet n'est pas plus long à placer que celui qu'il veut lui substituer ; c'est même le contraire. Il occupe il est vrai un aide qui ne peut faire que cela ; mais un aide doit toujours aussi surveiller & soutenir celui de Petit, que quand il ne seroit construit qu'en bois comme étoit celui qu'il recommande, il glisserait par son propre poids, s'il n'étoit maintenu. Mais dans le cas contraire, quand il faudroit un aide de plus à cause du garrot à gouverner, en manquet-on jamais dans les opérations majeures, & c'est ordinairement un homme intelligent qui en est chargé, & qui sait encore se rendre utile de l'autre main, lorsqu'il est nécessaire. La compression que fait ce tourniquet n'est point inutile, puisque le membre étant serré de toutes parts, il ne s'écoule pour ainsi dire point de sang; la compression circulaire qu'il exerce n'est point préjudiciable, personne n'a reconnu qu'elle ait causé d'accidens.

Un avantage que l'on retire de l'application de ce tourniquet, c'est que tous les rameaux artériels qui sont disséminés dans le membre sont comprimés, tandis que le tourniquet de Petit ne comprime que le tronc, & dans un seul point : d'où il résulte que les ramifications supérieures au point comprimé par ce dernier, ne cessant point d'être libres, il s'écoule nécessairement trop de sang. Et que n'auroit-on point à craindre si on se trouvoit dans le cas cité par M. Alanson, qui rapporte qu'en lâchant le tourniquet, le sang sortit d'un si grand nombre de rameaux artériels, qu'il fut nécessaire de lier treize artères? Voyez *Manuel pratiq. de l'amputation des membres, observ. première, pag.* 27. Trad. par M. Lassus.

Le plus grand reproche que l'on puisse faire au tourniquet de Morel, c'est qu'il excite un sentiment si douloureux, que les malades ont peine à l'endurer; & qu'ils ne semblent l'oublier que par l'effet des souffrances qu'ils essuient dans l'opération.

Ceux des modernes qui ne le mettent point en usage, font comprimer l'artère dans le pli de l'aine, pour l'extrémité inférieure, ou sous la clavicule, pour l'extrémité supérieure. Cette compression est préférable, parce qu'on est sûr que sans comprimer les chairs, on intercepte la circulation dans le tronc principal & dans les ramifications; c'est la seule que l'on devroit employer si on étoit sûr d'avoir toujours des aides intelligens; & c'est la seule qui puisse convenir si on opère selon le procédé de M. Louis.

Le tourniquet de J.-L. Petit est construit en bois, tant à cause de sa légèreté, qu'à cause de la vis qui étant de cette matière peut avoir des pas fort allongés. Ensorte qu'en un seul tour on fait faire beaucoup de chemin à la plaque mobile, M. Petit l'a toujours préféré à ceux construits en cuivre; c'est le seul qu'il ait jamais reconnu. Il l'inventa vers l'année 1716, & après des expériences, il l'a présenté à l'Académie des Sciences. Voy. *les Mémoires de cette Académie, ann.* 1718. D'abord ce tourniquet fut adopté par les uns, & critiqué par d'autres; ceux qui l'ont adopté, ont pensé que le bois étoit susceptible de se gonfler, & de se sécher successivement selon les variations de l'air, ou à cause de la transpiration insensible qui s'exhale de la surface du corps. Ils l'ont fait construire en cuivre, suivant le modèle de la *fig.* 4. Quand ce tourniquet ne seroit applicable dans aucun cas, il n'en est pas moins devenu une découverte utile, puisque c'est de cette invention que sont venus les différens bandages compressifs avec lesquels on est parvenu à modérer avec succès l'accroissement des tumeurs anévrismales au pli du bras. On en a même vu diminuer au point que les malades étoient comme s'ils eussent été pleinement guéris. Enfin, c'est à la découverte de J.-L. Petit que l'on doit le tourniquet *figure* 5, pour comprimer l'artère fémorale à sa sortie du bas-ventre.

Un des vices principaux de l'ancienne méthode de faire l'amputation de la cuisse, étoit la saillie de l'os qui avoit presque toujours lieu au moment de la cicatrice, M. Louis qui en a si bien reconnu la cause dans la rétraction des muscles coupés, a en même-tems décrit les moyens de prévenir cet accident : l'usage du tourniquet de Morel étoit nécessairement contraire au procédé qu'il mit en usage.

Le tourniquet de J.-L. Petit, faisoit encore

core un obstacle à la rétraction desirée ; la compression de l'artère dans le pli de la cuisse lui offrit un moyen assuré. Il chargea un de ses confrères de faire cette compression avec une compresse épaisse ; l'amputation fut faite, l'artère fut liée sans aucune effusion de sang autre que celui qui doit couler nécessairement. Mais comme on ne peut pas toujours avoir des personnes sûres, le C. Louis proposa un tourniquet particulier pour faire cette compression. Lafaye en fit une application heureuse sur un Suisse qui avoit reçu un coup d'épée à la partie supérieure de la cuisse avec lésion d'une branche de l'artère fémorale. Le C. Brasdor en a été le témoin. Quand le C. Louis ne feroit point le premier qui auroit eu l'idée de comprimer l'artère fémorale dans le pli de la cuisse, il n'en est pas moins le premier qui l'a conseillée pour les cas d'amputation ; d'ailleurs, il ne s'en dit point l'inventeur. C'est à tort que pour lui en ôter le mérite, on lui oppose l'observation du cit. Ant. Séverin, dans laquelle on voit que Trullus comprimoit l'artère dans le pli de l'aine, pendant que Séverin lioit l'artère sept ou huit travers de doigts au-dessous à cause d'une anévrisme faux, dans une plaie faite par arme à feu. Compression qu'il ne faisoit que pour corroborer celle qu'il avoit faite au-dessus de la plaie, selon le procédé connu alors pour l'amputation (1).

S'il est facile de comprimer avec les doigts l'artère fémorale sans que l'aide qui en est chargé soit bien fatigué ; cette compression peut être plus sûre que celle que l'on feroit avec le tourniquet, *fig.* 4. Il n'en peut être de même pour la compression de l'artère axillaire ; en rendant justice aux lumières & à la sagacité de M. d'Alh, nous ne croyons point que son tourniquet puisse être préféré aux autres moyens connus. Cette machine, sans être trop compliquée, exerce une compression constante sur trop de parties, pour que le malade puisse l'endurer, & qu'on n'ait pas à redouter les effets dangereux de la compression permanente, telle qu'il la propose pour l'amputation du bras dans l'article. La crainte que la ligature ne manque, a suggéré certainement l'idée de ce moyen au cit. d'Alh. Une ou deux ligatures d'attente peuvent être placées pour y avoir recours au besoin ; mais si l'on isole l'artère avant que de la lier, on ne courra point le risque de voir la ligature manquer.

PLANCHE IX.

Contenant les instrumens qui servent dans l'amputation.

Fig. 1. Le couteau courbe.

Fig. 2. Couteau droit à deux tranchans.

Fig. 3. Autre couteau droit dont la lame est à dos.

Fig. 4. Couteau interosseux à deux tranchans.

Fig. 5. Autre, dont la lame n'a qu'un tranchant.

Fig. 6 & 7. Couteaux convexes du cit. Brasdor.

(1) *Inventâ tactu igitur arteriâ circà inguen, ipsam paulo inferius inguine prosequendo, injecto in eam duro spleni fortique ligaturâ, femur astringimus, more eorum qui aliquam partem amputare solent ; ut pressurâ angustius redditum vas minorem sanguinis quantitatem, in operatione fundat. posteà partem cutis aperiendam atramento signavimus, & signatam secuit D. Joannes.* Par cette guérison on mit à découvert une énorme quantité de sang caillé, qui fut évaluée à six livres. Séverin en fit l'extraction. Le sang que l'on vit jaillir indiqua la route à suivre pour découvrir l'artère. *Quâ repertâ*, dit l'auteur, *forti digitorum compressione sanguis coercitus est fortiter in inguine comprimente D. Trullo, arteriamque conspicuam habuimus, quam à proxima vena separavi & alligavi parte priùs superiori, deinde inferiori.*

Pour faire l'amputation des grandes extrémités, on commence par couper la peau & les chairs qui recouvrent les os, que l'on divise ensuite avec la scie, à moins que l'on ne fasse l'amputation dans l'article.

On s'est servi long-tems, & quelques chirurgiens se servent encore du couteau courbe ; la figure de cet instrument semble annoncer que c'est la seule qui puisse convenir à ce couteau pour faire promptement & commodément la section dont il s'agit. On en étoit tellement prévenu, qu'on attribuoit toujours au défaut d'attention, l'inexactitude de la coupe des chairs, tandis que cela ne dépend réellement que de l'instrument dont le tranchant trop fin s'émousse promptement, & n'est plus capable que de diviser inégalement, lorsqu'il reste encore environ le tiers de la section des parties à achever.

Ce défaut de l'instrument a été reconnu par les praticiens de nos jours; quelques-uns, pour y obvier, ont donné plus d'épaisseur à la lame sans rien diminuer de sa largeur; d'autres, ont préféré le couteau à la lame duquel ils ont donné une longueur suffisante, pour que la section puisse se faire en deux tours de mains.

Le cit. Desault, qui n'a pas été des derniers à reconnoître les inconvéniens du couteau courbe, lui a substitué celui à poignard, *fig.* 2, dont la lame est longue d'environ douze pouces, sur huit à neuf lignes dans sa plus grande largeur, tranchante de deux côtés, avec une vive-arrête mousse sur ses faces & dans toute sa longueur. Cette vive-arrête forme la plus grande épaisseur de la lame & lui donne de la force; le tranchant est moins mince & ne s'émousse pour ainsi dire point ; il fait la section plus nette & plus égale que celle du couteau courbe.

Quand on se sert du couteau droit, on n'a point besoin de changer d'instrument pour couper les chairs entre les os, ni pour tracer sur l'os le lieu où l'on doit faire agir la scie, parce qu'il peut remplir cet usage, ce qui abrège en quelque sorte l'opération. Cependant il faut le dire, celui qui ne seroit point exercé avec le couteau droit à deux tranchans, courroit le risque ou de se blesser, ou de faire une section qui ne seroit point circulaire. Bien des chirurgiens préfèrent le couteau droit, *fig.* 3, parce que la lame n'ayant qu'un seul tranchant, il est plus facile à manier. Cette lame doit avoir au moins onze pouces de longueur, sur six à sept lignes de large.

C'est d'ailleurs de ce couteau dont il faut se servir, si on veut faire l'amputation de la cuisse, selon le procédé de M. Alanson, chirurgien de Liverpool, en Angleterre. On sait que le but de ce chirurgien est, 1°. de faire une plaie telle qu'elle puisse être réunie par la première intention; 2°. que le moignon forme un cône dont la bâse réponde au tronc, & que le moignon soit recouvert de plus de peau & de moins de chairs possible. (Voyez le procédé qui est décrit au mot *Amputation*, de ce Dictionnaire.)

Nous devons observer que ces instrumens doivent être plus courts pour l'amputation de l'extrémité supérieure. C'est pour cela que dans les caisses il y a toujours deux couteaux courbes, l'un grand, & l'autre petit, &c.

Le couteau interosseux, *fig.* 4, est encore un instrument que l'habitude a fait conserver. J.-L. Petit le rejette, & lui préfère avec raison, celui *fig.* 5.

Les couteaux à tranchans convexes, *fig.* 6 & 7, ont été proposés par le C. Brasdor pour faire l'amputation de la jambe dans l'articulation du genou, ou celle de l'avant-bras dans l'articulation du coude. La lame du plus grand doit avoir environ six à sept pouces de longueur, sur environ dix lignes de largeur. Le cit. Brasdor veut que les couteaux soient fermés comme les couteaux de poche.

PLANCHE X.

Suite des instrumens relatifs aux amputations.

* *Fig.* 1. La scie ordinaire. *a*, *a*, *a*, l'arbre qui paroît composé de trois branches, une parallèle au feuillet, & deux autres presque transversales. Le feuillet *b*, est reçu & fixé par une petite vis à l'extrémité de la longue branche transversale *c*, qui se trouve fendue dans son épaisseur pour la recevoir. La courte branche est percée d'un trou pour recevoir la vis à patte, *d*, dans laquelle l'autre bout du feuillet est fixé par une vis. *e*, L'écrou au moyen duquel on tend le feuillet. *f*, Le manche est de bois & taillé à pans. Ce manche porte une petite avance recourbée, *g*, tournée du côté des dents de la scie. Cette courbure sert de borne à la main du chirurgien.

Fig. 2. Petite scie, appellée aussi scie d'horloger.

Fig. 3 & 4. Petite scie à main.

Fig. 5. Petite scie convexe.

Dans les caisses d'instrumens il y a ordinairement deux scies; l'une grande, dont le feuillet a douze pouces de longueur; l'autre moyenne, dont le feuillet n'en a que huit.

L'usage de la scie est trop connu, pour qu'il soit besoin de le décrire; mais nous devons dire que quoique l'on ait bien examiné & disposé la scie avant d'opérer, le chirurgien doit toujours en ce moment, avoir l'attention de porter la main sur l'écrou pour s'assurer si le feuillet est bien tendu: car il seroit fort désagréable de ne s'en appercevoir que lorsque l'instrument est placé sur l'os. Ce n'est pas sans raisons que les maîtres recommandent cette prévoyante attention; & pour en faire connoître toute l'importance, on ne manque jamais d'instruire les élèves de ce qui est arrivé à Lapeyronie à cette occasion. Ce chirurgien faisoit l'amputation, l'aide chargé de lui présenter la scie, soit par mégarde ou par distraction, avoit détendu le feuillet, de sorte que si l'opérateur n'eût pas porté la main sur l'écrou, il ne s'en seroit apperçu qu'après avoir placé l'instrument sur l'os: aussi d'après cet événement, toutes les fois que ce chirurgien faisoit quelqu'opération, il ne confioit jamais le soin des instrumens, qu'à des aides sur qui il pût compter.

Une autre précaution qu'il est encore bon de prendre, c'est d'avoir deux scies, & à chacune un feuillet de rechange.

On a quelquefois observé, après l'amputation de la cuisse sur-tout, que les chairs trop rétractées, laissoient à découvert l'extrémité de l'os, & que cette saillie augmentoit à mesure que la guérison du moignon avançoit, ce qui y mettoit obstacle. Nous savons qu'un praticien fort célèbre a fait trois fois la résection de l'os saillant à un homme dont il avoit fait l'amputation de la cuisse; opération douloureuse en ce qu'elle nécessite toujours une nouvelle section des chairs.

On sait que Louis a examiné quelle pouvoit être la cause de cet accident qui s'oppose, tant qu'il subsiste, à la guérison du moignon, & qu'il a proposé un procédé particulier qui semble devoir mettre à l'abri de la saillie de l'os. Louis est le premier qui ait fixé l'attention des chirurgiens sur les causes de cet accident, & qui les ait fait connoître; & quand son procédé ne l'emporteroit point sur ceux qui ont été proposés depuis, c'est toujours à lui que l'on doit les lumières nouvelles sur cet objet.

Il est certain que les chirurgiens étoient fort embarrassés pour faire la résection de l'os saillant. Comme il n'a point assez de longueur pour être assujetti par un aide, la scie ordinaire occasionnoit beaucoup de secousses douloureuses; la scie à main n'étoit pas plus favorable. Bertrandi a eu l'idée de placer le bout osseux sur un chevalet, ce qui rendit l'opération extrêmement facile. Lafaye qui ne méconnoissoit point l'utilité de ce chevalet, crut qu'il étoit possible de s'en passer, en se servant d'une scie très-fine & très-étroite. Le succès a répondu à son attente, & depuis, il a toujours conseillé de se servir de la scie, *fig.* 2. On évite au malade tout ce qui a l'air d'un apprêt redoutable : cette même scie convient encore très-bien pour emporter les éminences osseuses qui peuvent rester lorsque l'os éclate en le sciant. En un mot, elle me paroît dans ce cas, préférable aux tenailles incisives.

Ces deux scies, *fig.* 3 & 4, étoient recommandées pour retrancher l'os saillant, ou pour scier de petits os. Celle, *fig.* 2, les remplace; elles sont utiles pour l'étude anatomique, lorsqu'il faut faire des coupes du crâne. En général, les scies à main ne peuvent être préférées aux scies montées pour les cas d'amputation.

La petite scie convexe, *fig.* 5, est prescrite pour emporter les intervalles que laissent entr'elles les ouvertures faites au crâne par les couronnes du trépan. Il y a quelques praticiens qui préfèrent d'emporter les ponts avec le ciseau & le maillet de plomb.

PLANCHE XI.

Continuation des instrumens relatifs aux amputations, à ceux qui servent à lier les vaisseaux.

* *Fig.* 1 & 2. Platines de bois, échancrées pour relever les chairs pendant la section de l'os.

Fig. 3. Le petit bec de corbin, imaginé par Paré.

Fig. 4. Autre plus grand, dont le manche peut également servir pour aller pincer l'artère, située profondément.

Fig 5. Pince à disséquer, armée de fil, pour saisir l'artère & la lier.

Fig. 6. Tenaille incisive droite.

Fig. 7. Autre tenaille courbe.

Ces plaques ou platines de bois, *fig.* 1 & 2, ont été imaginées par Bell, pour relever les chairs & les préserver de l'action de la scie pendant que l'on fait la section de l'os.

En France, on se sert également bien de la compresse fendue, que l'on trouve partout sous la main.

Aussi-tôt après la section de l'os, le chirurgien doit s'occuper de prévenir l'hémorrhagie qui auroit lieu, si on n'opposoit un obstacle au cours du sang, qui ne manqueroit point de ruisseler dès que le tourniquet seroit lâché.

C'étoit le point de l'opération le plus embarrassant pour les anciens, qui ne faisoient point la ligature des vaisseaux dans ce cas, quoiqu'ils la pratiquassent dans l'anévrisme & dans les plaies avec hémorrhagie considérable. Aussi, comme le remarque Paré, ils employoient des moyens si dangereux & si cruels, que plus de la moitié des malades y succomboient. Aucun d'eux n'a eu l'idée de généraliser le précepte de lier les vaisseaux & de l'appliquer dans les cas d'amputation. Paré est le premier qui y ait pensé; les succès heureux qu'il en a obtenus, l'ont determiné à rejetter la pratique ancienne. Il imagina les becs de corbin, *fig.* 1 & 2, mais il conseille de préférer le plus grand, parce que ses deux extrémités sont également propres à saisir les vaisseaux selon qu'ils sont plus ou moins enfoncés, pour les attirer hors de la surface de la plaie & de les lier. (Des combustions & gangrènes, ch. 31.) Il recommande de saisir en même-tems quelque portion de chairs afin que la ligature soit plus assurée. Il convient de bonne foi que cette ligature peut manquer & donner lieu à une hémorrhagie qu'il est instant d'arrêter. Il propose dans ce cas d'avoir recours à un autre procédé, qui, selon lui, arrêtera sûrement le sang sans aucune crainte de récidive. Nous sommes forcés de le rapporter d'après Paré lui-même, parce que Louis prétend que Guillemeau a mal compris Paré, & qu'il en a dénaturé le procédé.

Quels qu'aient été les succès que Paré

dit avoir obtenus de la ligature des vaisseaux après l'amputation, on a lieu d'être surpris que l'autorité d'un aussi grand-homme n'ait point déterminé les praticiens à l'adopter exclusivement. Guillemeau la redoutoit dans les cas où l'amputation avoit été faite à cause de la gangrène de la partie. Nous ne craignons point de dire que cette dernière pratique a été opiniâtrement suivie jusqu'au milieu du dix-septième siècle.

J.-L. Petit (*Œuv. post. t. 3, p. 199.*) nous apprend que Naudin, son premier maître, redoutoit les effets des escarrotiques qu'on étoit dans l'usage d'employer, parce qu'ils exposoient les malades à des hémorrhagies mortelles; mais qu'il ne vouloit point non plus faire usage du bec de corbin, à cause de ses inconvéniens, & qu'il imagina de lier les vaisseaux, en les entourant d'un fil qu'il passoit dans les chairs avec une aiguille courbe. Ainsi, continue J.-L. Petit, Ambroise Paré est l'inventeur de la ligature, & on peut dire que la manière dont on la pratique aujourd'hui, est due à Naudin. Cette dernière méthode a été généralement adoptée.

Cependant, à le bien examiner, ces deux méthodes de lier l'artère ne diffèrent que dans le procédé; car dans l'une & dans l'autre, on comprend des chairs dans l'anse du fil. Il seroit trop long d'entrer dans le détail des inconvéniens que l'on attribue au procédé de Naudin, mais les succès multipliés dont elle a éte suivie, l'aveu des plus grands maîtres, tout semble faire croire qu'on a pû exagérer, lui attribuant des accidens qui dépendoient essentiellement de causes différentes, ou qui n'avoient lieu que parce que la ligature étoit mal faite; car il n'est pas indifférent d'embrasser beaucoup de chairs, de pénétrer trop profondément, ou de serrer avec trop de force; enfin, de se servir d'un ruban de fil trop gros ou trop mince.

Parmi ceux qui ont cru que la ligature ordinaire devoit être modifiée à cause des accidens dont elle pouvoit être la cause, nous devons distinguer Ravaton, qui pensoit que la compression du nerf en étoit la principale; il conseille en conséquence de l'éviter, & pour y réussir, il propose de se servir d'une double aiguille qu'il a inventée. (*Traité des pl. d'armes à feu, p. 415.*)

D'après ce que nous venons de dire sur la ligature ordinaire, il ne faut point en conclure que nous la regardons comme l'unique moyen qui doive être mis en usage. Les praticiens préfèrent aujourd'hui de faire la ligature immédiate de l'artère, & ce seroit se refuser à l'évidence que de croire qu'elle doit l'emporter sur l'ancienne. Ce procédé est la véritable perfection de celui de Paré; il est exempt de tous les inconvéniens dont le premier étoit susceptible. Rapprochons ces deux procédés, il sera aisé d'en juger.

Paré, conseille de saisir l'artère avec le bec de corbin, de l'attirer au-dehors de la plaie, & de comprendre dans l'anse des fibres musculaires & de serrer fortement le fil. Il arrivoit fréquemment que les parties étoient coupées en très-peu de tems par le fil. Le sang couloit, il falloit recourir à un autre moyen de faire la ligature.

La ligature avec l'aiguille courbe n'étoit point toujours à l'abri de cet inconvénient, parce que toutes les fois que l'on veut lier un vaisseau, si l'on comprend dans la ligature des chairs voisines, il faut serrer assez pour rapprocher toutes les parties comprises dans l'anse du fil; celles-ci se coupent ou se déchirent, l'anse devient lâche, & le vaisseau n'étant plus resserré laisse couler le sang.

Il n'y avoit cependant qu'un pas à faire pour perfectionner le procédé de Paré: quelques réflexions eussent pu faire connoître que les accidens qui l'accompagnoient, dépendoient de la manière d'opérer; que l'on tienne les chairs assez relevées, qu'un autre aide saisisse l'artère avec une pince armée de fil, *fig.* 5, qu'il l'attire au-dehors des chairs sans la tirailler, que l'on glisse l'anse dressé sur le vaisseau à nud; qu'on ne serre le fil qu'autant qu'il le faut pour empêcher l'effusion du sang. C'est à quoi Bromfield a réduit tout le procédé. Les succès constans & multipliés justifient amplement la confiance que l'on doit avoir dans ce procédé. Un chirurgien français a inventé la ligature dans les cas d'amputation. Un chirurgien anglois l'a perfectionnée; la science & la perfection sont de tous les pays.

Il peut se trouver des circonstances où la ligature des vaisseaux soit impraticable après l'amputation; un chirurgien doit être prêt à tout événement, & savoir prendre son parti sur le champ. J.-L. Petit s'est trouvé dans ce cas; en faisant l'amputation, il s'apperçut que l'artère étoit ossifiée, il appliqua sous l'orifice des vaisseaux plusieurs tampons de charpie, & par une compression méthodique, il parvint à arrêter l'effusion du sang. Ce chirurgien a toujours su trouver le moyen de parer aux accidens imprévus. On admirera toujours avec quelle sagacité il sauva la vie à M. de Rothelin, à qui il avoit coupé la cuisse vers son tiers supérieur. Le vingt-unième jour, un mouvement violent que fit le malade, donna lieu à une hémorrhagie effrayante. La ligature avoit coupé le vaisseau; on appliqua des styptiques. Après la chûte de l'escarre l'hémorrhagie reparut; c'en étoit fait du malade, sans le génie de M. Petit. Ce chirurgien fit comprimer l'artère dans le pli de l'aine par des aides qui se relevoient afin d'avoir le tems de construire une machine, dont l'effet fut d'exercer deux points de compression, l'un dans le pli de l'artère, l'autre sur l'embouchure du vaisseau ouvert. Le succès fut on ne peut plus complet.

Les tenailles-incisives, *fig.* 6 & 7, ont été imaginées pour couper les aspérités osseuses qui ne peuvent être enlevées avec la scie ordinaire. On les recommandoit autrefois pour amputer les phalanges des doigts.

PLANCHE XII.

Relative aux articles amygdales & artériotomie.

Fig. 1. Erigne de Caqué.

Fig. 2. Bistouri pour la résection, composé d'une lame de quatre pouces de long, fixée sur un manche de trois pouces & demi, & formant un angle obtus d'environ 160 degrés; son extrémité est mousse pour ne point piquer le fond de la gorge, & le tranchant qui est dans la partie concave, manque à une ligne de la pointe mousse, douze ou quinze lignes de tranchant suffisent pour la résection. Une bandelette dont on recouvre la lame jusqu'au manche, sert à fixer l'étendue précise qu'on veut laisser au tranchant suivant le besoin.

Fig. 3. Double érigne d'usage ordinaire, mais rejettée par Caqué, comme étant plus embarrassante dans l'opération.

Fig. 4. Bandage pour comprimer l'artère temporale, soit après l'opération de l'artériotomie ou à la suite de l'ouverture accidentelle de cette artère. Il est fait avec un ressort d'acier bien trempé, couvert d'un cuir bien doux & de la même force que celui dont on fait usage dans le cas d'hernie. La plaie étant pansée, & ayant mis sur elle une petite compresse de linge convenablement pliée, on écarte les extrémités du bandage pour le porter sur la tête, de manière que chacune *b*, *d*, puissent aboutir aux tempes, & l'une d'elles se fixer exactement sur la compresse qui couvre la plaie : si le bandage est fait de bon acier, il pourra rester fixé par lui-même sur le lieu où on l'a placé. Mais pour empêcher qu'il ne se dérange, on en a garni chaque extrémité d'une courroie *a*, & d'une boucle *c*, au moyen desquelles on peut le tenir fixément serré sur le front. Ce bandage doit avoir trois quarts de pouces de large, & depuis douze à quatorze pouces de long pour répondre aux divers volumes de tête de chaque sujet. On avoit adapté à ce bandage un bouton à écrou pour pouvoir comprimer l'artère à différens degrés; mais la compression qu'on fait sur l'artère au moyen des compresses telles que nous les avons recommandées, répond beaucoup mieux aux vues qu'on se propose, & est plus supportable aux malades. Les bandages, faits des linges ou autres matériaux compressibles ne sauroient aussi bien convenir que ceux d'acier, qui restent plus exactement sur le lieu où on les a placés.

PLANCHE XIV.

Suite de la précédente, relative aux opérations sur les amygdales.

Fig. 1. *a.* Chevalet de Caqué, tenant lieu de *speculum oris*. *b*, Le manche.

Fig. 2. L'instrument en place.

PLANCHE XV.

Relative aux moyens de compression pour les tumeurs anévrismales dans le pli du bras.

* *Fig.* 1. Tourniquet à plaque ronde vu à nud.

Fig. 2. Le même garni, & avec ses liens.

Fig. 3. Tourniquet à plaque ovale non garni.

Fig. 4. Modèle de pelotte concave.

Fig. 5. Bandage compressif avec deux branches d'acier élastique, pour être placées de chaque côté du coude.

Fig. 6. Autre bandage avec un cercle élastique & une pièce de coude bien matelassée.

Fig. 7. Petite aiguille de J. L. Petit pour passer le fil sous l'artère quand on veut en faire la ligature dans l'opération de l'anévrisme.

Fig. 8. Aiguille platte & large non tranchante, aussi inventée par J.-L. Petit, pour placer deux ligatures dans le même tems.

Fig. 9. Serre-artère du cit. Deschamp.

Ce n'est que depuis que le tourniquet à vis fut inventé, que l'on est parvenu à construire des bandages méthodiques pour comprimer les tumeurs anévrismales, principalement au pli du bras. Lorsque la tumeur disparoît entiérement au toucher, on applique le bandage, *fig.* 2, dont la pelotte est bombée; si au contraire elle ne disparoît qu'incomplettement, on fait usage d'une pelotte concave suivant le modèle, *fig.* 4. Les difficultés que l'on rencontre souvent dans l'application du moyen compressif ont suggéré aux praticiens diverses formes de bandages dont nous n'avons fait graver qu'une partie. On doit regarder tous ces moyens comme très-précaires, sur-tout si la tumeur ne disparoît qu'en partie au toucher.

C'est sur-tout à l'instant de la piqûre de l'artère pendant la saignée, que le chirurgien doit apporter toute son attention pour en prévenir les suites par l'application d'un appareil méthodique qui empêche le sang de s'écouler au-dehors, ou de s'épancher dans le tissu cellulaire: en un mot, il ne doit rien négliger pour en assurer le succès; si les moyens connus lui paroissent insuffisans, son génie doit y suppléer. C'est ainsi que Mengelouseaux, digne commentateur de Chauliac, s'est conduit dans un cas de cette espèce, où les moyens compressifs usités n'avoient produit aucun effet. En saignant une dame de 80 ans, le chirurgien piqua l'artère; il avoit appliqué un appareil convenable, le vingtième jour il survint une hémorrhagie assez considérable. Il y avoit une tumeur grosse comme une noisette. On applique un nouvel appareil, le lendemain l'avant-bras & la main commençoient à être livides, à cause du bandage serré; Mengelouseaux fit ôter toute espèce d'appareil, & conseilla à la malade de prendre plusieurs élèves intelligens qui, tour-à-tour, tiendroient les doigts appliqués sur l'ouverture de l'artère, en comprimant assez pour empêcher le sang de dévier; ce conseil fut suivi, & continué pendant vingt jours, la tumeur disparut, & la malade a été parfaitement rétablie. (*Tom. 1, trait. 2, c. 4, p.* 408.)

Si malgré les moyens les plus méthodiquement employés, la tumeur augmente, s'il survient des accidens, il n'y a plus d'espoir de guérison que dans l'opération.

Nous ne dirons rien de l'aiguille, *fig.* 7 & 8, de J.-L. Petit pour faire la ligature dans l'opération de l'anévrisme; il est généralement reconnu aujourd'hui qu'elle ne peut l'emporter sur les aiguilles courbes, dont il a été question en son lieu. Mais nous ne pouvons nous abstenir de dire un mot sur les nouveaux procédés que l'on suit à présent pour l'opération de l'anévrisme au pli du bras & à l'artère poplitée.

C'étoit une pratique universellement adoptée, qu'il falloit lier l'artère au-dessus & au-dessous de la tumeur, & ensuite détruire celle-ci. On connoît les succès de cette méthode, & on n'ignore point non plus que le cit. Pelletan a obtenu de cette manière plusieurs guérisons de l'anévrisme de l'artère poplitée. Malgré ces succès, il est évident que cette opération est non-seulement laborieuse, mais qu'elle expose les malades à beaucoup de dangers; le procédé qu'Anel avoit suivi en 1710, étoit tombé dans l'oubli; ce procédé est cependant fort simple, puisqu'il n'est question que de lier l'artère au-dessous de la tumeur, sans toucher à cette dernière qui s'affaisse & disparoît d'elle-même par la suite, sans qu'il soit besoin de l'entamer.

La tumeur, dit Anel, s'est résoute d'elle-même, de manière qu'il seroit impossible de déterminer le lieu où cet anévrisme étoit situé. Nous regardons le procédé d'Anel comme une perfection de celle de Guillemeau, & de celle décrite par Daleschamps dans ses Annotations sur Paul d'Egine. Guillemeau conseille de faire une ligature au-dessus de la tumeur qu'il ouvre ensuite. Daleschamps propose de placer deux ligatures au-dessus de la tumeur, de couper l'artère entre ces deux ligatures, puis d'inciser la tumeur, d'en ôter le sang amassé pour découvrir la plaie de l'artère, & d'opérer comme on a fait au-dessus. « On fait, dit-il, une incision, » trois ou quatre doigts au-dessous de » l'aisselle, en long, & principalement à » l'endroit où l'artère se rencontre au » toucher; & ainsi l'ayant petit à petit » découverte, on écorche & sépare doucement les parties situées au-dessus d'icelles, » puis la tirant & soutenant avec un crochet mousse, on l'attache dextrement » avec deux ficelles: ce fait, on la coupe » au milieu d'icelles, on emplit la plaie » de mâle encens, & jettant par-dessus » de la charpie, on la bande comme il est » de besoin & requis: & après, sans » crainte d'aucun danger, on incise la » tumeur qui est au pli du coude, ne » doutant plus qu'il s'ensuive effusion de » sang immodérée; & ayant évacué les » caillots de sang, on cherche l'artère » d'où le sang est sorti, & après l'avoir » trouvée, on la tire, lie & touche » comme il a été dit de la précédente ». Il est clair que Guillemeau & Daleschamps conseillent deux opérations en même-tems. D'après les connoissances reçues, la seconde est à présent inutile.

Il y a long-tems que nous avons entendu dire à Brasdor qu'il seroit peut-être très-avantageux de ne point toucher à la tumeur anévrismale, en se contentant de lier l'artère au dessus. Nous ignorons si Brasdor connoissoit le procédé d'Anel. Mais il est certain qu'il n'étoit point encore question de la méthode de Hunter, car c'étoit lors des discussions qui eurent lieu à l'Académie, en 1784, à l'occasion l'occasion du procédé qu'avoit suivi Pelletan, qui venoit d'opérer deux anévrismes de la poplitée à l'Hospice du Collège de Chirurgie. La méthode de Hunter ne tarda point à être connue; encouragés par les succès de cet habile praticien, les chirurgiens français, sur-tout ceux de Paris, se sont empressés d'en faire l'expérience; & si le succès n'a pas été d'abord aussi complet, on n'a pas moins persisté à la regarder comme une des meilleures à suivre. Nous avions, pour ainsi dire, été témoins de l'opération que Desault avoit faite en mai 1785, six mois avant Hunter; & on s'occupoit déjà du moyen de la perfectionner, lorsqu'on apprit les succès de Hunter, qui fit la première opération au mois de décembre, même année.

L'idée de mettre l'artère à découvert, de la lier ensuite pour empêcher le sang de se porter dans la tumeur, paroît fort simple; ceux qui ne connoissent pas la théorie de l'art, peuvent croire même que le procédé est très-facile à exécuter. Mais l'expérience prouve encore ici qu'il est plus aisé d'écrire que d'exécuter. Elle prouve encore que les épreuves mêmes sur les cadavres où l'opération paroît si simple & si facile, ne peuvent entrer en comparaison avec la pratique sur le vivant.

Lorsqu'on opère, on charge un aide de comprimer l'artère dans le pli de l'aine, s'il s'agit de l'anévrisme de la poplitée, ou au-dessous de la clavicule pour l'anévrisme au pli du bras; on peut dans ce dernier faire usage du tourniquet. On incise ensuite les tégumens dans la direction de l'artère, & on incise avec précaution, de peur de la blesser. Quand le tube artériel est mis à découvert, on prend une aiguille courbe dont la tige ait assez de longueur. Celle de Louis, par exemple, (*Voyez* la planche VII, figure II) (1) me paroît la plus convenable de toutes, lorsqu'il s'agit de l'artère fémorale; & avec cette aiguille, on place les liens sous les vaisseaux, on noue celui qui est le plus près de la tumeur anévrismale, on réserve l'autre pour la nouer dans le cas où la première ligature viendroit à manquer.

Dans cette opération, on ne cherche point à isoler l'artère; on comprend dans l'anse du fil le nerf & la veine; mais on évite, autant que possible, d'y comprendre des fibres musculaires; si on en comprend trop, il en résulte qu'il faut extrêmement serrer le lien pour intercepter le cours du sang. Si quelques heures après, les battemens se font sentir de nouveau dans la tumeur, il faut resserrer de nouveau la ligature, pour que les chairs s'affaissent & se coupent facilement; de sorte que dans ces circonstances on est obligé de resserrer la ligature à plusieurs reprises dans l'espace de deux à trois jours. Par ces serremens répétés, il peut arriver que l'artère se coupe trop-tôt & donne lieu à des hémorrhagies qu'il faut se hâter d'arrêter au moyen du fil. Cette seconde ligature n'est pas exempte des mêmes inconvéniens; aussi Hunter avoit-il placé quatre ligatures, dont trois d'attente, la première fois qu'il fit cette opération.

Notre collègue Deschamps, qui a reconnu les inconvéniens dons il vient d'être parlé, s'est appliqué singulièrement à perfectionner cette méthode d'opérer; & après différens essais, il est enfin parvenu à ne plus redouter les hémorrhagies consécutives. Ces inconveniens de la ligature circulaire de l'artère, lui ont fait penser qu'il seroit possible de trouver un moyen de compression immédiate plus sûr, & plus capable de tenir les parois de l'artère applaties l'une sur l'autre; & pour cet effet, il a imaginé un serre-artère qui en

---

(1) Cette aiguille a l'avantage de glisser commodément sous l'artère, & lorsqu'elle est parvenue au côté opposé, on place les liens dans les chas, & on retire à soi l'aiguille qui les entraîne sous les vaisseaux que l'on veut lier ou seulement comprimer.

réunissant tous les avantages que la ligature semble offrir, permet de ne resserrer les parois de l'artère que graduellement. D'abord il gêne le cours du sang, afin de donner le tems aux artères collatérales de se prêter à la dilatation nécessaire pour recevoir une plus grande quantité de sang. Il augmente graduellement la compression pendant les trois ou quatre premiers jours; enfin, quand il est convaincu que par la pression totale de l'artère, la circulation n'en continuera pas moins dans le membre, il serre au plus haut degré. Cette idée neuve appartient toute entière à Deschamps; elle a été couronnée d'un succès marqué; elle n'a aucun des inconvéniens de la compression exercée sur la tumeur, proposée par quelques-uns pour favoriser, à ce que l'on prétendoit aussi, la dilatation des branches collatérales. Jusqu'à présent, on n'a pu encore lui faire d'objections raisonnables: c'est aux maîtres de l'Art à méditer & à juger si, comme nous le croyons, elle l'emporte sur la méthode de Hunter & les autres.

Les instrumens de Deschamps sont simples; ils consistent dans une aiguille courbe, ronde dans toute sa longueur, & montée sur un manche: l'autre instrument s'appelle serre-artère, c'est une plaque un peu oblongue, de la largeur proportionnée au volume de l'artère; du milieu de cette plaque ou platine, s'élève une tige applatie & fendue à son sommet. La platine est un peu concave pour être garnie d'agaric, il y a une ouverture de chaque côté pour donner passage aux chefs du lacet, que l'on passe ensuite à contre-sens dans un trou pratiqué au milieu de la tige de l'instrument, & on les fixe par un double nœud dans l'échancrure.

Quelques soient cependant les succès des méthodes de Hunter & de Deschamps, il existe encore des praticiens qui préfèrent l'ancienne manière d'opérer, celle d'ouvrir le sac anévrismal, & de placer deux ligatures, l'une au-dessus, l'autre au-dessous de la crévasse de l'artère; ils s'appuient sur le danger du retour du sang par les rameaux collatéraux inférieurs. Il me semble que les succès de Guillemeau, d'Anel, de Hunter, de Deschamps & autres, suffisent pour prouver combien cette crainte est illusoire.

Quoique présentement il soit assez généralement reconnu que la ligature de l'artère au-dessus de la tumeur est un des meilleurs moyens que l'Art offre pour la cure de l'anévrisme, je ne puis passer sous silence celui qui vient d'être proposé tout récemment par le citoyen Guérin, habile chirurgien à Bordeaux; ayant tenté infructueusement la méthode de Hunter, & l'ancienne, il a cherché à guérir cette maladie sans opération. L'application des réfrigerans, selon lui, aidée d'un régime analogue, sur-tout par l'usage de boissons fort acidulées avec l'eau de Rabel, lui paroît un moyen plus efficace & plus sûr que l'opération; ce moyen lui a réussi, à la vérité il avoit réussi à d'autres avant lui, ainsi que je l'ai observé dans mes réflexions à la suite de l'extrait qui en a été imprimé dans le *Recueil périodique de la Société de Médecine*, t. 1, pag. 213. Mais il ne s'ensuit point de ces réussites que tous les anévrismes sont susceptiles de se guérir ainsi. De ce qu'on a vu des anévrismes disparoître spontanément, d'autres par la compression, d'autres par un exercice forcé, peut-il s'ensuivre que toutes les tumeurs anévrismales doivent disparoître aussi facilement par ces derniers moyens? Que l'on tente l'usage des réfrigérans & des acides avec une diète sévère pour le traitement des anévrismes hors de la portée de la main du chirurgien; c'est la seule ressource qui reste pour sauver la vie du malade. Mais lorsqu'une tumeur anévrismale survenue au pli du bras ou du jarret fait des progrès, & menace des plus grands dangers, à-coup-sûr on ne peut trop se hâter de prévenir la perte de celui qui est affecté d'une maladie aussi grave. Cependant il faut en convenir, les exemples de Valsalva, de Sabatier, Guérin, ceux mêmes rapportés par Guattani, méritent la plus grande attention de la part des praticiens, & pourroient faire présumer qu'un très-grand nombre d'anévrismes sont susceptibles de guérison, sans le secours de l'instrument tranchant.

PLANCHE XV. bis.

Elle se rapporte aux articles Anévrisme, Chûte de l'Anus, & Anus contre nature.

Fig. 1. Apparence d'un bras avec un anévrisme variqueux.

a. L'endroit le plus élevé, où la pulsation étoit la plus forte, & où la marque de la piqûre étoit encore visible.

b b b. Indiquant jusqu'où alloit la dilatation des veines, & le lieu où le frémissement cessoit d'être sensible, dans l'observation de George Cléghorn, adressée au docteur Hunter. La veine basilique, qui dans la saignée qui précéda la maladie, fut ouverte avant l'artère qui étoit dessous, fut la première à se dilater à l'endroit de la piqûre. Le gonflement passa bientôt à la médiane, & enfin à la céphalique qui étoit variqueuse jusqu'à la clavicule. La dilatation de la basilique équivaloit à la grosseur du pouce, & alloit jusqu'au condyle interne de l'humerus, ensorte que la marque de la lancette, qui dans le commencement étoit au milieu de la largeur du bras, étoit alors visible vers le condyle externe. Quand le bras étoit pendant, le gonflement variqueux augmentoit, le frémissement & la pulsation étoient plus remarquables sur la basilique, un peu plus foible sur la médiane, & encore plus obscure sur la cephalique; & il devenoit très-obscur sur la médiane pendant que la basilique toujours saillante, continuoit de battre fortement. L'artère humerale étoit élargie; ses pulsations plus apparentes depuis l'aisselle jusqu'au coude, quoique le malade ne fût point maigre. Le pouls étoit plus foible & plus petit qu'au poignet opposé. Non-seulement la pulsation étoit perceptible à une oreille délicate, mais on la sentoit distinctement, quand le bout d'une longue sonde de fer touchant la tumeur, on tenait l'autre extrémité entre les dents ou dans le conduit de l'oreille.

Fig. 2. *a*, Presse-artère. *b*, Platine de l'instrument. *c c*, Ouverture par où passe le cordonnet. *d*, Ouverture pour recevoir les bouts du cordonnet & la fiche pour les retenir.

Fig. 3. *b*, *f*, Fiche. *g g*, Cordonnets passés par les ouvertures de la platine, & allant passer par l'ouverture de l'arbre de l'instrument. *h*, L'artère comprise entre la platine & le cordonnet.

Fig. 4. Pessaire pour soutenir l'anus.

Fig. 5. Anus contre nature avec renversement d'intestin.

a. Cicatrice d'une plaie reçue sous les dernières fausses-cotes. *b*, *c*, Deux portions de l'intestin colon séparées, retournées & échappées. *b*, La supérieure. *c*, L'inférieur. Elles sont chacune verruqueuses.

Fig. 6. La portion supérieure étant réduite; *a*, L'ouverture qui mène à l'intérieur du colon.

Fig. 7. Autre anus contre nature. *a*, *b*, *c*, *d*, *e*, Tumeur formée par la portion supérieure du tube intestinal invaginé. *a*, *e*, Collet de la base de la tumeur. *b*, Rugosités de la membrane interne devenue externe. *c*, Sommet de la tumeur d'où sortoient les matières. *e*, *f*, La verge repoussée en dehors par la tumeur.

PLANCHE XVI.

Relative à la fistule à l'anus & aux hernies.

* *Fig.* 1. Gorgeret dilatatoire de Leblanc.

Fig. 2. Bistouri courbe ou syringotome de Bessières.

Fig. 3. Sonde cannelée de Foubert.

Fig. 4. Stilet armé de son plomb.

Fig. 5. Pinces pour tordre le fil de plomb.

Fig. 6. Ciseaux de Foubert.

Fig. 7. Sonde flexible ou pliante, pour embrocher la fistule, dans l'excision.

Fig. 8. Pinces élastiques pour embrasser l'extrémité du prépuce dans l'opération du phimosis.

1. Le gorgeret herniaire de Leblanc ne diffère de celui de Covillard pour la taille, que par l'extrémité des branches qui forment, lorsqu'elles sont réunies, un col & une tête arrondie. Comme Leblanc mettoit beaucoup d'importance à cet instrument, & qu'il vouloit en rendre l'usage plus facile, il imagina dans la suite de placer une vis qui traversât les branches du manche, afin de les retenir écartées à volonté, & que, dans cet état, on pût confier le gorgeret, lorsqu'il est placé, à un aide, pendant que l'on réduit les parties.

Ce Praticien étoit intimement persuadé qu'il étoit plus avantageux de dilater l'anneau dans l'opération de la hernie, que de l'inciser pour vaincre l'obstacle qui s'oppose à la réduction des parties. Il étoit dans l'opinion que l'incision en augmentant le diamètre de l'anneau, étoit la cause principale de la récidive de la hernie; il prétendoit que quand l'anneau n'avoit été que dilaté, jamais la hernie ne reparoissoit, & que conséquemment le malade n'étoit plus dans le cas d'être assujetti à porter un brayer, à moins qu'il ne le voulût, par précaution. Ce chirurgien cite beaucoup d'exemples qui justifient en partie son opinion, c'est-à-dire, que la dilatation lui a suffi pour réduire l'intestin, & en cela, nous ne sommes point éloignés de sa manière de penser, persuadés qu'on pourroit se dispenser d'inciser l'anneau dans nombre de circonstances, & comme le croyoit Perron. Leblanc étayoit encore son nouveau procédé de celui d'Arnaud, qui dans l'opération de la hernie crurale se contentoit de soulever l'arcade. M. Leblanc a eu quelques partisans; cependant Fabre s'est élevé contre l'usage du gorgeret de Leblanc, & il a démontré avec une sorte de conviction que l'incision de l'anneau étoit préférable.

Nous n'examinerons point si Leblanc étoit dans les vrais principes, nous dirons seulement que Lafaye, de l'autorité de qui il s'est étayé, étoit de l'opinion de Fabre. Sans prétendre exclure l'usage du gorgeret, nous devons dire que les meilleurs maîtres préfèrent l'incision; ainsi sans assurer que la méthode de Leblanc est déraisonnable, on peut en conclure qu'elle a besoin de maturité.

2. Le bistouri de Bessières n'a d'autre avantage sur le syringotome des anciens, que par sa courbure, qui rend l'opération plus prompte & plus facile quand on veut faire la section du trajet fistuleux. On sait que ce chirurgien, consulté par Louis XIV, qui avoit une fistule à l'anus, s'exerça avec Félix pendant plusieurs mois à l'Hôtel-Dieu. Que ces chirurgiens essayèrent divers instrumens & procédés; que Bessières convaincu que l'incision étoit préférable à l'excision, imagina de substituer au syringotome ordinaire un bistouri terminé par une sonde très-courbe, & qu'il s'en servit avec succès pour opérer le roi, ce qui a fait donner à cet instrument le nom de bistouri royal. Les chirurgiens modernes opèrent encore plus simplement: ils ont également aboli l'usage de la sonde flexible ou pliante, *fig.* 7, parce qu'ils croient l'excision inutile.

3, 4, 5 & 6. En général, presque tous les Praticiens conseillent de mettre à découvert le trajet fistuleux, soit avec le bistouri, ce qui est plus prompt, soit par la ligature. Cette dernière étoit pratiquée anciennement, elle est décrite dans tous les livres de l'art; mais la manière dont on la faisoit, & la précipitation que l'on mettoit pour achever de couper avec le fil ordinaire le trajet, la rendoient extrêmement douloureuse: de sorte que, quoique presque tous les auteurs en aient parlé, il est à croire qu'elle étoit tombée en désuétude. Foubert qui a fait beaucoup de recherches sur cette méthode, & qui s'est singuliérement occupé des moyens de la perfectionner, a pensé que dans le plus grand nombre de ces circonstances, on pouvoit éviter aux malades les atteintes de l'instrument tranchant, auquel ils répugnent toujours. La ligature lui a paru un moyen simple, suffisant & facile à mettre en usage; l'expérience a justifié combien Foubert avoit rencontré juste dans le nouveau procédé qu'il a proposé. Ce n'est point avec le fil de chanvre, enlacé d'un crin de cheval, qu'il conseilla d'enfiler le trajet fistuleux, pour le lier ensuite; il proposa d'y substituer un fil de plomb, de serrer ce fil par degrés jusqu'à ce qu'il tombe de lui-même; il se servoit pour cela de la sonde, *fig.* 4, armée de fil de plomb *a*. La sonde doit être d'argent non écroué, afin qu'elle ait assez de flexibilité pour se plier à la sortie du fondement: il se servoit de la pince, *fig.* 5, pour tordre & serrer le plomb; précaution inutile, puisque l'on peut le serrer facilement avec les doigts, mais il faut éviter de plisser les chairs, en serrant le fil. La sonde, *fig.* 3, & les ciseaux, *fig.* 6, sont également inutiles pour cette opération, c'est-à-dire, pour couper le fil, lorsqu'il est trop serré.

7. La sonde pliante qui fait encore partie des instrumens portatifs, servoit à embrocher la fistule pour faire l'excision de la partie malade.

8. Cette pince élastique est composée de deux demi-brasselets enclavés l'un dans l'autre, pour embrasser l'extrémité du prépuce, que l'on veut retrancher dans l'opération du phimosis. Lafaye qui en est l'inventeur, nous a dit qu'il avoit cru cet instrument préférable aux doigts; mais qu'il avoit reconnu qu'il ne remplissoit le but que très-imparfaitement, ce qui le lui avoit fait abandonner, & l'avoit empêché de le faire connoître aux élèves.

Ceux qui ont fait l'opération du phimosis, savent que la membrane interne échappe le plus souvent au tranchant de l'instrument, de quelque manière que l'on procède; de sorte que la peau extérieure n'est que coupée; & qu'il faut y revenir pour exciser la membrane interne. C'étoit pour parer à cet inconvénient que Lafaye avoit imaginé la pince élastique, avec laquelle il croyoit serrer plus étroitement le prépuce qu'avec les doigts, mais l'événement n'a point justifié son attente.

PLANCHE XVII.

Elle a rapport aux opérations relatives à la fistule à l'anus.

Fig. 1. Gorgeret de bois concave d'un côté & convexe de l'autre. Sa longueur est de sept pouces, sa largeur de sept à huit lignes. On l'introduit dans le rectum pour inciser le trajet fistuleux dessus.

Fig. 2. Stilet de métal de sept à huit pouces de long sur deux tiers de ligne de diamètre; il est cylindrique, sans bouton & à bout un peu arrondi.

Fig. 3. Canule d'or ou d'argent d'environ six pouces de long, s'adaptant exactement au stilet, & se terminant comme l'extrémité de la canule d'un trois-quarts.

Fig. 4. Trois-quarts d'or ou d'acier de la même grosseur que le stilet, s'adaptant exactement à la canule qu'il surpasse en longueur de toute sa pointe, terminé d'un côté par une espèce de lentille.

Fig. 5. Pièce de métal, large de sept pouces, servant à tirer le plomb. La largeur de chacune de ses branches est d'environ six lignes. *a*, *f*, *g*, Goutière formée par la réunion des branches coupées en biseau suivant leur longueur *f*, *g*, Fente d'une ligne & demie de profondeur, résultant de l'écartement des branches & destinée à recevoir le bout du stilet & de la ligature. Elle a un peu moins d'une ligne à son extrémité la plus large. *f*, de sorte qu'elle ne peut admettre le bout de la canule. *r*, Ressort tendant à écarter les branches.

Fig. 6. Branche femelle de la pince. *t*, Arrêt du cul-de-sac pour retenir l'autre branche. *t*, *u*, Recouvrement mousse s'adaptant exactement à la convexité de la branche mâle, & recouvrant toute la fente lorsque la pince est ouverte.

Fig. 7. Branche mâle terminée par un prolongement *y*, correspondant au cul-de-sac *t*. Ce prolongement est moins large que le cul-de-sac de toute l'étendue de l'ouverture de la pince. *y*, *z*, Côté de la branche coupé à vive-arrête & garni de sillon, ainsi que le côté correspondant de l'autre branche, afin de mieux retenir le plomb.

Fig. 8. Coupe de la pince pour faire paroître le recouvrement.

Fig. 9. Canule d'or ou d'argent applatie, longue de cinq à six lignes, large de deux, destinée à serrer la ligature. Elle est vue de face.

Fig. 10. Canule semblable, plus longue, vue de champ, afin de faire paroître les fentes *x*, destinée à recevoir & fixer les extrémités du fil de plomb. Les bouts de ces canules doivent être très-mousses, de peur qu'ils ne coupent les ligatures.

Fig. 11. Gorgeret repoussoir, destiné à remplacer la pince dans l'extraction du fil. Ici il est représenté vu en-devant. *a*, *b*, Concavité de l'instrument. *a*, Cul-de-sac où s'engage la ligature. Sa grandeur doit être telle que la canûle ne puisse y pénétrer. *d*, Bouton adapté à la tige de métal qui glisse dans la goutière interne de l'instrument. On peut en les poussant en bas ou en haut, entraîner dans le même sens la tige & prendre ainsi ou abandonner la ligature engagée dans le cul-de-sac. *c*, Manche de l'instrument recourbé en arrière. *e*, Extrémité arrondie.

Fig. 12. Le même instrument vu par la face postérieure. *a*, *b*, Extrémité inférieure de la goutière interne où glisse la tige du métal, vue après que le recouvrement a été enlevé. *a*, Orifice interne du cul-de-sac où s'engage le fil. *d*, *e*, Extrémité supérieure de la goutière. *d*, Extrémité de la tige de métal vue dans sa goutière. *e*, Manche de l'instrument.

Fig. 13. Recouvrement de l'extrémité inférieure de la goutière. *a*, *b*, On peut en l'enlevant démonter la tige & nettoyer l'instrument.

PLANCHE XVIII.

Elle offre les diverses pièces d'appareils & bandage.

* *Fig.* 1 & 2. Plumaceaux.

Fig. 3. Bourdonnet simple.

Fig. 4 & 5. Bourdonnets liés.

Fig. 6, 7 & 8. Compresses quarrées & oblongues.

Fig. 9. Compresse en croix de Malthe.

Fig. 10. Compresse triangulaire.

Fig. 11 & 12. Compresses fendues.

Fig. 13. Compresse longuette.

Fig. 14. Bande roulée à un globe.

Fig. 15. Bande roulée à deux globes.

Fig. 16. Bande roulée à deux globes & fendue au milieu pour faire le bandage unissant.

Fig. 17. Bandage de la face, appellé le masque.

Fig. 18. Fronde à quatre chefs.

Fig. 19. Bandage inguinal.

Fig. 20 Bandage en T pour les plaies du périné.

Fig. 21. Bandage en double T pour la fistule à l'anus.

Fig. 22. Suspensoir des bourses.

PLANCHE XIX.

Elle offre les bandages figurés.

* *Fig.* 1. Représente différens bandages & les tourniquets appliqués.

a, Le grand couvre-chef. *b*, Le bandage de corps. *c*, Le scapulaire. *d d*, Les tourniquets, l'un au bras, l'autre à la partie inférieure de la cuisse. Le premier est le tourniquet de Petit ; l'autre est le garrot de Morel. *e*, Le tourniquet dans le pli de l'aine ; il ressemble au brayer. *f*, Le bandage de la saignée du bras. *g*, Celui du pied, appellé l'étrier. *h*, Le rampant. *i*, Le doloir.

Fig. 2. Le divisif de la tête.

Fig. 3. Le solaire pour la saignée de l'artère temporale.

Fig. 4. Le monocle (ou monocule) ou œil simple.

Fig. 5. Celui qui couvre les yeux.

Fig. 6. La fronde appliquée à la lèvre supérieure.

PLANCHE XX.

Suite des bandages figures.

**Fig.* 1. Représente le spica de l'épaule. *a*, Le bandage inguinal.

Fig. 2. Le suspensoir des bourses.

Fig. 3. Le bandage à dix-huit chefs pour les fractures compliquées des extrémités.

Fig. 4. Autre bandage pour le même cas ; il est composé d'un nombre suffisant de bandelettes rangées les unes à côté des autres, de maniere cependant que le bord inférieur de la supérieure couvre celui de celle qui est au-dessous, quand on veut comprimer de bas en haut ; & en sens inverse, si la compression doit être exercée du haut en bas. Ce bandage, qui est très-simple, est aussi fort commode, parce qu'il est très-facile de renouveller les bandelettes sans être obligé de remuer & de soulever le membre.

Fig. 5. Application de ce bandage sur la jambe. *a a*, Chef déjà placé. *b b*, Chefs qui vont être appliqués.

Fig. 6. Bandage unissant appliqué sur le bras.

La connoissance des bandages & appareils, & des différentes pièces qui les constituent, n'est pas moins nécessaire au chirurgien pour parvenir au but qu'il se propose dans le traitement des maladies qui sont de son ressort. Si en effet il doit faire preuve de dextérité & de génie dans la pratique des opérations, il n'en doit pas moins montrer pour le pansement, parce que très-souvent c'est de là que dépend tout le succès qu'il attend ; il doit donc singuliérement méditer cette partie de son art & s'y exercer. L'étude des sciences mécaniques lui est nécessaire ; forcé souvent de s'écarter par des circonstances particulières & imprévues, des règles prescrites, il est obligé d'imaginer sur le champ des moyens propres & particuliers pour suppléer à ce qui manque.

C'est dans l'exercice de l'art qu'on est réellement convaincu de quelle conséquence il est de bien connoître tout ce qui constitue les différentes pièces d'appareils, d'en faire un bon choix, & l'application avec méthode & précision ; ce n'est pas tout, il faut encore y faire concourir la situation du malade & de la partie affectée.

La levée de l'appareil demande encore beaucoup de précaution de la part du chirurgien : s'il importe d'éviter de renouveller les souffrances des malades, il doit craindre quelquefois de renouveller des hémorrhagies que l'on a eu de la peine à arrêter, ou de déranger des parties réduites & très-faciles à se déplacer.

L'article des bandages, soit pour contenir les différentes pièces d'appareils, soit pour contenir des parties déplacées, est aussi très-important ; quoiqu'on en trouve beaucoup, soit simples, soit composés, de décrits dans les livres de l'art, il faut souvent en imaginer de particuliers, sur-tout lorsqu'on manque de choses souvent nécessaires ; & c'est dans ces cas que le chirurgien habile sait faire ressource de tout.

PLANCHE XXI.

Elle se rapporte à l'article Clavicule & Cuisse.

Fig. 1. Relative à la luxation de la

clavicule traitée selon la méthode de Desault. *a*, Coussin en forme de coin, destiné à être placé entre le bras & la poitrine. *b*, Sa base qui doit répondre au creux de l'aisselle. *c*, Son sommet renversé contre lequel est appliqué le coude

Fig. 2. Première bande appliquée pour fixer le coussin sur les côtés de la poitrine. *a a*, Jets obliques de devant, passant sur l'épaule opposée, afin de le retenir en haut. *b*, Jets obliques de derrière, croisant les premiers sur l'épaule. *d d*, Circulaire autour du tronc, cachant le coussin qu'ils assujettissent latéralement.

Fig. 3. Seconde bande appliquée pour fixer le bras contre le coussin. *a*, *b*, Portion des jets obliques de la première, laissés à découvert par celle-ci. *a*, Tours de cette seconde bande, recouvrant ceux de la première, lâches en haut, plus serrés en bas, afin de porter en-dehors l'extrémité supérieure de l'humérus. *d*, Leur passage sur le côté opposé du coussin.

Fig. 4. Troisième bande appliquée pour soutenir en haut le moignon de l'épaule. *a a* & *b*, Jets obliques de la première restés à nud. *c c*, Tours de la seconde, vus dans l'intervalle de la troisième. *d*, Jets obliques de la troisième remontant de l'aisselle sur l'épaule du côté malade, pour redescendre derrière le long du bras & venir passer sous le coude. *f*, *k*, Suite des jets précédens, descendant au-devant du bras, passant sous le coude & remontant sous l'aisselle. *g*, Reste de la bande, destiné à des circulaires pour assujettir les jets *e*, & les empêcher de glisser en-dehors.

Fig. 5. Echarpe qui doit être fixée au jet oblique *d. Fig.* 4. Pour soutenir la main.

Fig. 6. Représente l'appareil à extension continuel dans les fractures obliques du fémur, tel que l'employoit Dessault.

a a, Atelle externe, échancrée & percée d'une mortaise inférieurement, pour fixer la bande inférieure à extension.

b b, Bandage de corps destiné à assujettir cette atelle contre le bassin.

c c, Atelle antérieure étendue jusqu'au genou. *d d d d*, Remplissage antérieur s'étendant sur toute l'extrémité & assujetti par les liens.

e e, Portion de bandage à bandelette, vue entre le remplissage intérieur & le latéral externe.

f f, Drap fanon destiné à envelopper les deux atelles latérales.

g g, Bande supérieure à extension embrassant l'extrémité de l'atelle externe, & fixée d'autre part sur la tubérosité sciatique.

h, Sous-cuisse destinée à empêcher le bandage de corps de remonter.

k k, Bande remplaçant la semelle ordinairement employée à prévenir le renversement du pied.

i i, Bande inférieure à extension fixée dans la mortaise & l'échancrure de l'atelle externe.

PLANCHE XXII.

Ayant rapport aux accouchemens.

Fig. 1. Bassin d'une conformation naturelle vu en-dessus. *a a*, Sacrum. *b*, Vertèbre lombaire. *c c*, Ligamens sacro-iliaques supérieurs & postérieurs. *d*, Les os pubis.

Fig. 2. *Idem*, vu en-dessous. *a*, Symphyse des pubis. *b b*, Cavités cotyloïdes. *c c*, Tubérosités ischiatiques. *d*, Le sacrum. *e*, Le coccix. *f f*, Les os iléums. *g g*, Les ligamens sacro-ischiatiques. On a rendu par des lignes tracées d'un côté à l'autre, les diverses dimensions que les accoucheurs y reconnoissent.

PLANCHE XXIII.

Suite de la précédente.

Fig. 1. Bassin contre nature, dont le plus grand diamètre est de droite à gauche. *a a*, Vertèbres lombaires. *b b*, Le sacrum, les

les os iléums. *d d*, Les os pubis. *e e*, Les os ischiums.

Fig. 2. Autre dont le plus grand diamètre est d'avant en arrière.

PLANCHE XXIV.

Continuation.

a a a a, Les quatre dernières vertèbres lombaires. *b b b b b*, Les cinq fausses vertèbres composant le sacrum, coupées perpendiculairement sur leur centre pour voir l'intérieur du bassin. *c*, L'os iléum gauche. *d*, Le coccix. *e*, L'anus. *f*, Ligament sacro-ischiatique. A, Compas de proportion. 1. Extrémité qui appuie sur l'épine de la dernière vertèbre lombaire. 2. Autre qui repose sur l'extérieur des pubis. 3. Echelle de graduation. 4. Vis de fixation. B. Périmètre à branches mobiles. *s s*, Extrémités olivaires mobiles qui jouent au-dedans du bassin. *b*, Echelle de graduation. Nous préférons le premier de ces instrumens à celui-ci.

PLANCHE XXV.

Elle a rapport au bec-de-lièvre.

Fig. 1. Représente le bec-de-lièvre compliqué. *a*, Portion saillante de la mâchoire, large de six lignes. *b*, Bouton arrondi & continu avec le bout du nez formant la partie moyenne de la lèvre. *ff*, Fente de trois lignes de largeur séparant de chaque côté le bouton, avec les portions correspondantes de la lèvre. *c c*, Angles arrondis de la division.

Fig. 2. Suture entortillée vue sans le bandage *d*. Entrecroisement en huit de chiffre du fil ciré autour des aiguilles. *s s*, Pointes des aiguilles. *t t*, Leur talon.

Fig. 3. Bandage qu'employoit Desault, appliqué sur la suture. *u u*, Petites compresses placées sur la plaie. *dd*, *dd*, Compresses épaisses destinées à pousser les joues en avant. *b b*, Portion de la bande unissante passant sur la compresse des lèvres & sur celle des joues. *i i*, *i i*, Bandelettes soutenant les compresses des joues. *ff*, Fronde. *a a*, *a a*, Tours de bande fixant l'appareil.

Fig. 4. Etat de la lèvre après la réunion.

Fig. 5 & 6. Forme & grandeur différentes des aiguilles.

Fig. 7. Bec-de-lièvre simple avant d'être opéré. *a*, Dent incisive supérieure.

Fig. 8. Morailles pour saisir la lèvre dans le bec-de-lièvre. *a*, *b*, Portions qui doivent saisir la lèvre. *c*, Anneau movible pour l'approcher de la portion *b*.

Fig. 9, Aiguille simple. *o*, Son porte-aiguille muni de son aiguille.

PLANCHE XXVI.

Elle offre les brayers & autres bandages, pour contenir les hernies.

**Fig.* 1. Brayer simple, sans garniture. *a a*, Le demi-cercle d'acier élastique. *b*, La plaque sur laquelle on remarque le petit crochet *c*, & la traverse *d*.

Fig. 2. Plaque double que l'on fixe au cercle de la figure précédente, lorsqu'il faut faire un brayer à deux pelotes, dans les cas où il y a hernie des deux côtés.

Fig. 3. Brayer double, inventé par M. Suret. Ce brayer est garni, les cercles doivent être très-élastiques; on les fixe postérieurement au moyen d'une bandelette de fil ou de soie *a*, & d'une boucle *b*. A l'une des pelotes est fixé un cuir *c*, que l'on arrête sur l'autre par le moyen du petit crochet *d*.

Fig. 4. Brayer ombilical simple, non garni.

Fig. 5. Autre brayer à tirage, pour contenir la hernie de l'ombilic. Ce bandage est garni & vu la pelote étant en-dessous. Cette pelote se termine par une queue d'acier dont le bout est en pas de vis; elle traverse l'épaisseur de la plaque & s'y fixe avec un écrou. *a*, La pelote séparée du bandage ; elle eſt vue du côté qui regarde la plaque. *b*, La pelote vue du côté convexe. *c*, La queue. *d*, L'écrou.

Fig. 6. Cette figure donne le développement du tirage du bandage, *fig*. 5. Le point *a* déſigne le reſſort tendu ou reſſerré ; quand on tire les chefs *cc* de la ceinture. Le point *b* déſigne l'état de repos du reſſort, tel qu'il doit être de chaque côté, lorſqu'on ne tire point les chefs de la ceinture.

Les brayers ſont des moyens mécaniques avec leſquels on s'oppoſe à l'iſſue des parties contenues dans le bas-ventre, en les appliquant ſur les ouvertures qui leur ont livré paſſage.

On diſtingue à un brayer, trois parties, qui ſont la pelote, le cercle & la courroie. La pelote doit être plus ou moins convexe, ſelon l'embonpoint du ſujet ; d'autres fois il faut qu'elle ſoit concave, parce que les parties ne rentrant point en totalité, le bandage ſert à les ſoutenir ſans les comprimer, & empêcher en même-tems qu'il n'en ſorte une plus grande quantité. Le cercle eſt ſolide ou élaſtique ; en général, le cercle ſolide convient aux perſonnes fortes & robuſtes, & qui s'adonnent à des travaux pénibles. Avec ce cercle, on maîtriſe la compreſſion en ſerrant plus ou moins la courroie, ce qui ne peut ſe faire avec le cercle élaſtique, qui comprime toujours en raiſon de ſa propriété élaſtique, ſoit que l'on ſerre plus ou moins la courroie. Le chirurgien herniaire ſait ordinairement apprécier les cas où l'un eſt préférable à l'autre.

L'art du chirurgien herniaire n'eſt point auſſi facile à pratiquer que le public pourroit le croire ; il n'eſt pas indifférent de contenir une hernie avec telle ou telle eſpèce de brayer ; ce n'eſt pas aſſez de ſavoir bien fabriquer le cercle, de river la plaque qui ſert de baſe à la pelote, & de garnir proprement le tout ; il faut au préalable connoître la ſtructure de la partie ſur laquelle le brayer doit être appliqué, quelle eſpèce de hernie il faut contenir ; il faut en outre avoir égard au ſujet qui eſt attaqué de hernie, au genre de vie qu'il mène, & à la cauſe qui a produit la maladie.

Si celui qui s'adonne à la chirurgie herniaire manque de ces connaiſſances, il eſt ordinairement plus nuiſible qu'utile.

Nous pourrions rapporter une infinité d'accidens dont nous avons été témoins par l'application indue des brayers, faite par des gens qui ignoroient les premiers élémens de l'art du bandagiſte.

1, 2 & 3. Le brayer ſimple convient lorſque la hernie n'eſt que d'un ſeul côté, mais il faut qu'il ſoit double ou à deux pelotes, s'il y a hernie des deux côtés ; le bandage double peut n'avoir qu'un ſeul cercle, ſur lequel on attache la plaque, *fig*. 2, avec la précaution que le cercle ſoit toujours du côté où la hernie eſt le plus conſidérable.

On préfère le double brayer, *fig*. 3, lorſque la hernie eſt forte & difficile à contenir de chaque côté.

4, 5 & 6. Les hernies ombilicales offrent en général beaucoup plus de difficulté à contenir que les hernies inguinales & crurales ; les bandages les mieux conſtruits et appliqués avec toute la juſteſſe poſſible, laiſſent fréquemment échapper les parties ; il n'eſt point difficile de s'appercevoir de la cauſe de ces difficultés. Les os du baſſin offrent pour les hernies inguinales & crurales un point d'appui fixe au circulaire du brayer ; le même point d'appui ne ſe rencontre point pour les hernies ombilicales. Le bas-ventre toujours en action ſoulève alternativement la pelote & le circulaire ; ce mouvement qui tient à celui de la reſpiration, rend très-gênant l'uſage du bandage ; ſi ce dernier eſt trop ſerré on ne peut le ſupporter, s'il ne l'eſt point aſſez, les parties gliſſent deſſous la pelote.

C'eſt pour parer à ces déſagrémens que l'on a imaginé le brayer élaſtique, *fig*. 4, dont on ſe ſert lorſque la hernie n'eſt point considérable ; d'autres ont prétendu qu'il étoit possible de construire le brayer de sorte que la pelote restât constamment appliquée tandis qu'elle s'éleve pendant l'inspiration, & pour cela, ils ont imaginé différens ressorts ou tirage. Celui *fig.* 5, a paru plus simple & mieux combiné que les autres.

PLANCHE XXVII.

Suite des bandages pour les hernies & autres déplacemens.

Fig. 1. Le bandage à barillet de Suret, pour retenir l'anus.

Fig. 2. Autre pour le même usage. La plaque de ce bandage porte sur la face externe le tirage à ressort, au moyen duquel la courroie *b* s'allonge ou se raccourcit, selon les mouvemens du malade, & empêche que la tige olivaire d'ivoire *c*, qui est enfoncée dans le fondement, ne se déplace. *dddd*, Les chefs qui s'attachent autour du corps. *e*, Le ressort qui modère le tirage. On le voit séparé dans la figure 6.

Fig. 3. Autre tige olivaire d'ivoire, plus longue que celle qui est au bandage, *fig.* 2.

Fig. 4. Modèle du brayer mécanique pour contenir la hernie du périné. *a*, La pelote mobile terminée par une tige longue & courbée; elle tient au point *b*, par une charnière placée sous la plaque *c*. Celle-ci est percée en écrou pour le passage de la vis *d*, qui sert à appliquer la pelote plus ou moins fortement sur le lieu par où les parties tendent à s'échapper. Ce bandage est imité du lacrimal de J.-L. Petit.

Fig. 5. Bandage imaginé par Suret pour contenir la hernie du périné. La pelote, *a*, forme un ponton pour éviter de comprimer le raphé. Les quatre chefs *b b b b*, dont deux sont en devant & les autres en arrière, se fixent à une ceinture de cuir sur des crochets qui correspondent à chaque courroie.

1. Le bandage à barillet de Suret pour retenir l'anus, n'est plus guère connu que dans les livres de l'art, quoiqu'il ait été beaucoup vanté dans son origine ; l'expérience a justifié qu'il étoit plus curieux qu'utile.

2. Celui-ci, beaucoup plus simple, n'a point les inconvéniens du barillet ; la tige olivaire, en soutenant le fondement, a le double avantage, lorsqu'on lui donne assez de longeur, de soutenir aussi la matrice, lorsque son fond tend à se porter trop en arrière, en un mot, lorsqu'elle menace de rétroversion. J'observe que la tige olivaire doit être pour ce cas introduite dans le rectum ; cette tige doit être de la même forme à-peu-près que celle *fig.* 3. Nous connoissons une personne à qui Desault en a conseillé l'usage, & qui s'en est trouvée singuliérement soulagée. L'idée de soutenir ainsi le fond de la matrice, en introduisant la tige par le rectum, appartient à Desault.

4. & 5. Ce modèle de bandage 4, imité du lacrimal de Petit, nous paroît peu propre à contenir la hernie du périné; celui *fig.* 5, ne vaut guère mieux : heureusement ces espèces de hernies sont extrêmement rares.

PLANCHE XXVIII.

Contenant les instrumens destinés aux opérations sur la bouche.

Fig. 1. *Speculum oris*, des anciens.

Fig. 2. Glossocatoche.

Fig. 3. *Speculum oris*, de Paré.

Fig. 4. Le même corrigé & simplifié par M. Bauve.

Fig. 5. Palette des anciens pour abaisser la langue.

Fig. 6. *Speculum*, de Levret.

Fig. 7. Fourchette des anciens pour la section du filet.

Fig. 8. Pharingotome de J.-L. Petit. *a*, L'anneau qui tient à la boëte de la canule ou gaine de l'instrument. *b*, Le ressort en ſpirale qui eſt renfermé dans la canule. *c*, Le couvercle qui ferme à vis. *d*, Bouton d'argent dont la tige reçoit la ſoie de la lame *e*.

On a donné le nom de *ſpeculum oris*, aux différens inſtrumens qui ont été imaginés pour tenir les mâchoires écartées, toutes les fois qu'il eſt beſoin d'examiner le fond de la bouche & d'y faire quelqu'opération. Parmi le grand nombre qui ſont décrits dans les livres de l'art, nous nous ſommes bornés à ceux de cette planche, parce qu'ils ſont le plus connus, quoiqu'ils ne puiſſent être d'un uſage familier. A l'inſpection ſeule, il eſt aiſé de s'appercevoir combien celui *fig.* 1, doit être, non-ſeulement dangereux, mais encore gênant dans ſon application, ſur-tout ſi les mâchoires ſont attaquées de ſpaſme, ſi le malade eſt indocile, ou attaqué de la toux, quand on preſſe ſur la langue pour l'abaiſſer.

Le gloſſe catoche *fig.* 2, a été longtems le plus accrédité, & notamment lorſqu'il falloit procéder à l'exciſion de la luette, ou à celle des amygdales; la mâchoire inférieure ſaiſie avec cet inſtrument, ſe trouve priſe à-peu-près de la même manière qu'elle le ſeroit avec des tenailles. La courte branche qui eſt fourchue, ſe trouvant placée ſous le menton, y exerce une compreſſion ſi douloureuſe que les malades n'y pouvant réſiſter, on eſt obligé de ſuſpendre momentanément l'opération & de la faire à pluſieurs repriſes. Les chirurgiens modernes ne connoiſſent guère ces inſtrumens que de nom. Nous en dirons autant du *ſpeculum* de Paré, parce que tout inſtrument dont les branches doivent être placées entre les mâchoires, & ne peuvent s'écarter & ſe rapprocher qu'au moyen d'une vis, eſt d'un effet ou nul ou dangereux.

Il y a certainement des circonſtances où il faut abſolument recourir à ces moyens, ſoit pour faire avaler quelques liqueurs aux malades attaqués de convulſions ou frappés d'apoplexie. D'abord on tente d'écarter les mâchoires avec le manche d'une cuillère d'argent ou celui d'une fourchette de fer, ou avec une ſpatule; mais ſi elles ſont trop ſerrées & qu'on ne puiſſe que les entr'ouvrir, & que le malade n'avale point, il faut avoir recours à d'autres moyens.

Le *ſpeculum*, *fig.* 4, a ſur les précédens des avantages qui n'ont peut-être point été aſſez appréciés pour les cas que nous ſuppoſons. Nous nous en ſommes ſervi deux fois avec la plus grande facilité; la première, c'étoit pour un particulier qui s'eſt trouvé attaqué d'une indigeſtion ſi violente, qu'elle étoit accompagnée de convulſions & d'envie de vomir; le malade étoit comme apoplectique. Quoiqu'on entr'ouvroit aſſez facilement les mâchoires pour introduire quelques cuillerées d'eau émétiſée, il n'avaloit rien. Nous écartâmes les mâchoires avec l'inſtrument de de Bauve, & nous introduisîmes dans le pharynx une algalie à la faveur de laquelle nous injectâmes une quantité ſuffiſante d'eau émétiſée; le vomitif fit ſon effet, & le malade fut auſſi-tôt ſoulagé. La ſeconde fois, fut une demoiſelle qui fut ſurpriſe tout-à-coup de convulſions ſi violentes qu'elle ne pouvoit avaler. Nous injectâmes comme au précédent une potion anti-ſpaſmodique & calmante; les ſpaſmes diminuèrent inſenſiblement; nous crûmes ce procédé plus ſimple & plus facile que celui d'introduire un tube par le nez, & de le pouſſer juſques dans l'œſophage, à l'imitation de Fabrice d'Aquapendente, qui conſeille un moyen à-peu-près ſemblable.

Le *ſpeculum* de Levret eſt tout-à-fait différent des précédens; ce chirurgien l'a imaginé pour tenir les mâchoires écartées & la langue abaiſſée, pendant qu'on opère au fond de la bouche. Cet inſtrument eſt compoſé de ſept pièces. Celle du centre eſt impaire, & les ſix autres ſont paires, dont trois de chaque côté. La pièce impaire eſt une platine d'argent ou d'acier très-poli, un peu convexe en-deſſus & concave en-dessous, afin que la langue y soit logée & arrêtée plus facilement. Des extrémités de cette plaque, l'une est plus large qui doit être placée au fond de la bouche, l'autre plus pointue pour correspondre à la pointe de la langue. Sur les côtés de la plaque sont deux pièces d'acier fixées par deux vis; ces pièces servent de pont sous lequel passe une pièce étroite & à double courbure, & qui n'est fixée que par le serrement des vis, de manière qu'elles peuvent se mouvoir. On les nomme les bras ou les branches de l'instrument. Dans l'intervalle qui est entre les deux grandes courbures, on fixe sur chaque branche une pièce de buis ou d'ivoire taillée en forme de dents arrondies; parce que cette partie de l'instrument devant être placée entre les mâchoires, elle sert de point d'appui aux dents de la mâchoire supérieure. Ces pièces de buis seront plus ou moins hautes, selon le degré d'écartement que l'on veut procurer aux mâchoires. L'extrémité externe de chaque branche est percée d'une ouverture ovale, dans laquelle on passe le bout d'une bande, & on l'assujettit avec ces bandes que l'on croise derrière la tête, & que l'on ramène sur le front; on les croise de nouveau, on les fixe par derrière. Ce *speculum* est sans doute ingénieux, mais s'il survient de la toux au malade pendant qu'on l'opère, il faut un peu de tems pour détacher l'instrument, ce qui est un inconvénient. Nous avons plusieurs fois eu l'occasion de faire quelqu'opération dans l'intérieur de la bouche, soit pour des dépôts aux amygdales, au palais, ou pour enfoncer des corps étrangers profondément engagés dans l'œsophage, &c. Nous plaçons entre les mâchoires, sur les dernières molaires, un bouchon de liège plus ou moins haut, & épais, que nous faisons tenir par un aide; nous nous en sommes bien trouvés. S'il arrive que l'on soit obligé de suspendre pendant l'opération à cause de la toux, ou de quelqu'autre incident, le *speculum* est aussi-tôt retiré. Ainsi nous regardons le *speculum* de Levret, comme plus curieux qu'utile.

La palette, *fig.* 5, s'appelle le *speculum* ordinaire des anciens, elle servoit à abaisser la langue; les fentes & les trous que l'on remarque à cette plaque, servoient en ce que l'organe comprimé s'y engageoit, & étoit en quelque sorte assujetti: les bords de l'anneau de ce *speculum* sont un peu tranchans. Ils servoient à ratisser la langue pour la nettoyer, lorsqu'elle se trouve chargée de matières visqueuses & gluantes.

On trouvera à l'explication d'une des planches suivantes, celle de l'usage de la fourchette des anciens, *fig.* 7, que J. L. Petit a corrigée, & dont il a formé le manche de sa sonde.

Le pharingotome, *fig.* 8, a été inventé par J.-L. Petit, pour ouvrir avec sûreté les dépôts qui surviennent au fond de la bouche, aux amygdales, &c. Lorsque ces abcès existent & qu'ils ne s'ouvrent point spontanément, on se sert communément de la lancette armée, dont on porte la pointe sur la partie où on la plonge ensuite, tandis qu'on tient la langue abaissée avec la feuille de myrte ou avec le doigt. Quoique cette opération ne soit point ordinairement difficile, elle exige cependant une main assurée.

Souvent les malades, effrayés à l'aspect de la lancette, ne se soumettent à l'opération qu'avec une sorte d'effroi, & au moindre attouchement, ils font des mouvemens qui, en empêchant d'opérer, les expose à des blessures particulières au fond de la bouche. Il est donc nécessaire, quand on veut ouvrir un abcès au fond de la bouche avec la lancette, de bien faire assujettir la tête & les mains du malade, & sur-tout de faire tenir par un aide un bouchon de liège entre les mâchoires; avec ces précautions, on opère avec plus de sûreté.

Mais comme il faut éviter tout ce qui peut alarmer les malades, ce qui n'arrive que trop dans la plupart des opérations, on peut en quelque sorte les tromper avec le pharingotome, dans lequel ils ne voient qu'une canule plate, dont ils ignorent la mécanique, & ils ne sont avertis de l'opération, que par l'incision qui se fait en poussant le bouton de l'instrument. Comme l'action est prompte, & que la lancette rentre dans sa gaîne dès qu'on cesse d'appuyer sur le bouton, on est assuré que quelques mouvemens que puisse faire le malade au moment de l'opération, il n'en résultera aucun accident.

PLANCHE XXIX.

Continuation des instrumens relatifs à la bouche; on y trouve aussi quelques-uns qu'on emploie dans les maladies du pharynx & de l'œsophage.

Fig. 1. Pincettes courbes de Fabrice d'Acquapendente, pour extraire les corps étrangers arrêtés dans le pharynx.

Fig. 2. Instrument de Fabrice de Hilden, pour le même usage.

Fig. 3. Baleine pour enfoncer jusques dans l'estomac les corps étrangers engagés & arrêtès profondément dans l'œsophage. Cette baleine se termine par un bouton que l'on garnit d'un morceau d'éponge.

Fig. 4. Autre baleine enfermée dans une canule d'argent flexible.

Fig. 5. Canule courbe, avec laquelle M. de Bauve propose d'injecter des liquides dans l'estomac.

Fig. 6. Abaisse-langue de Lamalle.

Fig. 7. Bistouri caché, inventé par le même, pour inciser la langue trop engorgée. *a*, La lame. Vers le milieu de sa tige est un cylindre sur lequel est attaché un petit ressort. *x*, La gaîne du bistouri. *c*, Etui qui doit contenir la lame & le ressort à boudin *d*. *e*, Couvercle en vis qui ferme l'étui par sa partie inférieure. *f*, Bouton avec lequel on presse sur le petit ressort *x* de la lame. *g*, Vis que l'on fixe sur le cylindre, en la faisant passer par la fente de l'étui. Au moyen de cette vis, on fait sortir la lame au degré que l'on desire, & elle reste fixée en cet état par le bout du petit ressort qui s'engage de dedans en dehors dans l'un des trous que l'on remarque sur l'étui au-dessus de la fente. Le ressort à boudin est conique & assez étroit inférieurement, pour que la soie de la lame qui se termine en vis, & qui traverse le ressort, puisse s'y fixer.

L'extraction des corps étrangers, engagés ou arrêtés dans le pharynx, & même dans l'œsophage, n'a pas moins exercé l'imagination des maîtres de l'art, que les autres espèces d'opérations.

Quelquefois ces corps sont minces, pointus, tels qu'une arrête de poisson. Si ces arrêtes sont flexibles, elles échappent à l'instrument le mieux dirigé. Lorsqu'elles sont implantées dans les chairs, elles excitent la toux, des nausées & même le vomissement. Le malade ressent une douleur piquante qui le gêne; & si l'arrête n'est qu'arrêtée, c'est un chatouillement incommode: ordinairement ces sortes de corps n'occasionnent aucun accident inquiétant. Si on ne peut les extraire ni les enfoncer dans l'estomac, il survient une légère inflammation locale, suivie d'un suintement; & dans un petit accès de toux, le malade finit par cracher l'arrête qui le gênoit, ou bien il l'avale entiérement, pendant la déglution de quelqu'aliment.

Dans d'autres circonstances, quoique l'arrête ait été enlevée, il reste une douleur qui fait croire au malade qu'il n'est point entiérement débarrassé du corps étranger; comme cette douleur n'est que l'effet de la piqûre, elle se dissipe peu à peu.

Mais les choses ne se passent point de même si le corps étranger a quelque volume, ou s'il est inégal & fort pointu, & qu'il forme un espèce d'embarure à l'entrée de l'œsophage, tels qu'une grosse arrête de poisson, un os de poulet, un noyau de pêche, une pièce de monnoie, &c. Les accidens de la suffocation arrivent en foule, souvent accompagnés de convulsions effrayantes. Le malade périroit sûrement, s'il n'étoit promptement secouru; & pour cet effet, on a proposé une infinité de moyens. D'abord, on a conseillé d'enfoncer dans le gosier & jusques bien avant dans l'œsophage, un porreau dont la flexibilité s'accommode très-bien au chemin qu'on lui fait parcourir. Ce moyen est sous la main de tout le monde & en tout tems. Hévin dit, que quelques auteurs le regardent comme peu sûr, parce que la tige peut se casser en se pliant pour s'accommoder à la figure de la partie. C'est une erreur qu'il est aisé de reconnoître; & si l'on n'avoit que cette seule crainte pour faire rejetter l'usage du porreau, on pourroit l'employer en toute sûreté dans tous les cas & de préférence aux autres moyens connus. Au lieu de porreau, on peut se servir d'une bougie mince, bien graissée d'huile, avec la précaution de la faire chauffer un peu pour la ramollir & l'empêcher de casser, sur-tout si c'est en hiver.

Fabrice d'Acquapendente se servoit d'une bougie graissée pour enfoncer le corps étranger dans l'estomac; mais lorsqu'il étoit facile à extraire, il le saisissoit avec les pincettes courbes, *fig.* 1. Hildanus se servoit d'une canule courbe, *fig.* 2, percée de plusieurs trous. Cette canule doit être longue de dix-huit pouces, montée sur un manche, & terminée à son sommet par une éponge. S'il n'avoit pu enfoncer le corps étranger dans l'estomac, il tâchoit de l'engager dans l'un des trous qui sont au corps de l'instrument, & par ce moyen il le déplaçoit ou l'attiroit au-dehors.

Les chirurgiens qui désireroient connoître tous les moyens qui ont été proposés jusqu'à J.-L. Petit, pourront consulter le mémoire de M. Hévin, inséré dans le premier volume de ceux de l'Académie de Chirurgie, pag. 144. Cet Académicien y discute les cas où il est le plus avantageux d'extraire les corps étrangers, que de les enfoncer dans l'estomac, & du danger qu'il y a à courir si on prend ce dernier parti. Cependant, si après avoir tenté inutilement de différentes manières de faire cette extraction, il n'y a point de milieu, il vaut encore mieux les enfoncer dans l'estomac, que d'exposer le malade au danger de périr; sauf à prendre ensuite les précautions qui mettent l'estomac & les intestins à l'abri des lésions qui pourroient s'ensuivre de l'action des corps piquans, qu'on y auroit poussés.

Il s'est trouvé des circonstances où on a tenté envain l'une & l'autre manière de soulager les malades. On a été obligé de pratiquer l'œsophagotomie, sans laquelle il n'y avoit point de salut à espérer. Cette opération est délicate sans doute, & on ne doit point la pratiquer sans un concours de circonstances favorables qui semblent l'indiquer, en désignant, pour ainsi dire, le lieu sur lequel on doit inciser, telle que la tuméfaction locale occasionnée par le corps étranger lui-même. Mais revenons à l'enfoncement de ces corps dans l'estomac; nous n'avons jamais hésité à le faire, toutes les fois que les occasions se sont offertes, deux fois sur-tout, où les accidens étoient on ne peut plus graves. La première, sur une cuisinière qui, en mangeant sa soupe, avoit avalé par mégarde, un os de poulet. Ce corps étranger s'arrêta dans l'œsophage, où il formoit embarrure; on ne peut se faire une idée de l'état effrayant où elle se trouva à l'instant. Nous plaçâmes entre les dents un bouchon de liège que nous fîmes tenir par un aide, nous enfonçâmes dans l'œsophage la baleine, *fig.* 3, longue de seize pouces. L'éponge qui est au bout bien imbibée d'huile, & par des mouvemens doux, nous réussîmes à faire descendre l'os dans l'estomac. Quelque tems après, un gagne-denier se trouva dans le même cas: cet homme eut d'abord des convulsions, puis resta comme mort. Sa face étoit livide, le col déjà gonflé, un chirurgien qui avoit été appellé en même-tems que nous, prétendoit que cet homme étoit ivre & qu'il commençoit à s'endormir. Nous fîmes usage de la baleine avec les précautions dont nous avons parlé, nous fîmes sentir le corps étranger à cet incrédule qui reconnut son erreur. A peine l'os fut-il enfoncé dans l'estomac, que l'homme se leva & acheva sa soupe, qu'il avoit été interrompu de manger par son accident. Nous pourrions citer huit ou dix exemples à-peu-près semblables.

Nous préférons la baleine, *fig. 3*, à celle, *fig. 4*; celle-ci est enfermée dans une canule flexible, imaginée par J. L. Petit. Ce dernier usoit de cette précaution pour donner plus de force à l'instrument, & en même-tems parce qu'il craignoit que la baleine ne se rompît pendant l'opération, ce qui n'est nullement à craindre.

La sonde, *fig. 5*, a été proposée par de Baude, pour deux objets; 1°. pour servir de canule au moyen de laquelle on injecte des liquides dans l'estomac; ce qu'on fait aussi bien avec une algalie ordinaire, ou une sonde de gomme élastique. 2°. S'il se trouve quelque corps étranger arrêté dans l'œsophage, il place dans cette sonde un stilet courbe de grosseur convenable & beaucoup plus long que la sonde. L'extrémité supérieure est plus grosse, arrondie, taillée & fendue en bec de canne, dont les mâchoires d'acier sont élastiques. En les poussant hors de la sonde, ces mâchoires s'écartent & embrassent le corps étranger; on pousse ensuite la sonde dessus pour serrer les pièces écartées; & lorsqu'on juge que le corps étranger est bien saisi, on retire tout l'instrument qui doit se trouver aussi chargé de l'os ou de l'arrête, ainsi que l'assure de Baude; il y a long-tems qu'on a imaginé des moyens à-peu-près semblables pour extraire les corps étrangers de différentes parties du corps. On trouve un tire-balle de cette forme dans Paré, Franco & ailleurs. On lit dans le Dictionnaire de Médecine, par James, tome 2, page 317, que Gale propose un instrument semblable pour extraire les pierres engagées dans l'uretre. Nous parlerons dans la suite de cet instrument & des changemens qu'on y a faits.

L'abaisse-langue, *fig. 6*, a été imaginé par de Lamalle, pour suppléer aux autres moyens connus pour cet usage. Lamalle pense avec raison que la spatule, la feuille de myrte & le manche d'une cuillère, n'ont point assez de surface pour couvrir entiérement la langue & l'abaisser. 1°. Parce que ces instrumens ne les compriment que dans un seul point. 2°. Parce qu'à mesure que la langue s'affaisse, l'instrument n'agit plus que par son extrémité obtuse ou tranchante. En effet, plus l'instrument est étroit pour abaisser la langue, moins on en retire d'avantages, parce que si on ne comprime la langue que dans son milieu, ses bords se relèvent; si on la comprime plus d'un côté que de l'autre, elle se dégage d'elle-même par l'action de ses muscles, ou bien l'instrument glisse sur un des côtés; on le remarque dans la pratique journalière.

De Lamalle nomme son instrument *speculum gutturis*, ou indifféremment *depressor linguæ*, parce qu'il remplit complettement ces deux intentions. Il est fait d'un seul morceau d'acier ou d'argent applati; son extrémité qui est la plus large, se nomme la plaque; elle est figurée comme la langue, on y observe deux fentes qui reçoivent les portions de langue qui y correspondent, ce qui ne contribue pas peu a assujettir cet organe. Cette idée appartient à M. Louis, car dans l'origine, de Lamalle n'avoit point fait de fente à son *speculum*. L'autre extrémité forme le manche de l'instrument, & a plus de longueur que l'autre portion; elle est aussi applatie, mais moins large. La portion qui est entre la plaque & le manche est courbée, & forme une espèce d'arcade propre à loger les lèvres & les dents qui y correspondent. Voici comme on applique cet instrument. On introduit la plaque dans la bouche & on en dirige le bout vers le palais, jusqu'à ce que la lèvre & les

les dents de la mâchoire inférieure soient logées dans l'arcade ; l'instrument ainsi placé, on l'abaisse sur la langue qui s'en trouve couverte en totalité ; on appuie par degrés sur le manche pour mettre à découvert le fond de la bouche autant qu'il est besoin. Comme l'organe est comprimé dans tous ses points, on ne craint aucun mouvement qui le fasse échapper. Un autre avantage que produit ce *speculum*, c'est que, comme on le porte en dirigeant le bout du côté du palais, il n'excite point cette toux fatigante que l'on observe lorsqu'on se sert des autres instrumens.

Le bistouri caché, *fig.* 7, est aussi de l'invention de Lamalle ; il l'avoit imaginé pour faire des incisions à la langue, lorsque cet organe est si tuméfié qu'il peut à peine être contenu dans la bouche. L'auteur est louable, sans doute, d'user de précautions en pareil cas ; en convenant que cet instrument est ingénieux, on peut dire aussi qu'il est facile de le suppléer. Mais c'est un moyen de plus que nous avons cru devoir faire connoître.

PLANCHE XXX.

Instrumens destinés à la bronchotomie & à l'opération du cancer.

* *Fig.* 1. Bronchotome, ou lancette à double courbure, avec sa canule, *a*.

Fig. 2. Trois-quarts applati du Dekkers, avec sa canule, *b*.

Fig. 3. Bronchotome de Bauchat. *c*, Canule de l'instrument. *d*, Croissant pour fixer la trachée-artère.

Fig. 4. Tenette ou errigne double d'Helvétius, pour saisir & soulever la mammelle cancéreuse, au moment qu'on veut en faire l'amputation.

Fig. 5. Petite errigne aussi en forme de tenette, pour saisir les petites glandes, ou les tubercules graisseux qu'il faut emporter.

La diversité des opinions sur les avantages de la bronchotomie, a retardé les progès de l'art sur ce point de la chirurgie. Le public toujours craintif lorsqu'il s'agit de quelqu'opération chirurgicale, ne revient que très difficilement des préjugés dont on l'a nourri, & il s'oppose d'autant plus fortement à une opération salutaire, qu'il est souvent environné de personnes de l'art, ou pusillanimes, ou qui hésitent à prononcer sur la nécessité de la faire, parce qu'elles manquent des connoissances suffisantes pour décider affirmativement. A présent qu'on est plus éclairé, que l'on est certain des avantages & des succès de la bronchotomie, on trouvera sans doute bien moins d'oppositions, lorsqu'on proposera cette opération comme l'unique ressource pour sauver le malade dont la perte seroit certaine, si on n'y avoit recours.

Si cependant il existoit encore quelqu'un qui ne fût pas convaincu, nous l'engagerions à lire, non-seulement l'article *Bronchotomie* de cet ouvrage, mais encore ce que M. Louis a écrit sur cette matière (1) ; il y verra combien l'ignorance & le préjugé ont fait de victimes, qui eussent été sauvées, si on eût laissé employer le moyen unique, & qu'aucun autre ne pouvoit remplacer.

Il n'est point de notre objet d'entrer dans des détails sur les maladies ou les causes qui nécessitent cette opération. Si M. Louis n'a point épuisé la matière dans son mémoire, il l'a au moins traitée de manière à laisser peu à désirer. Il a démontré clairement que l'on peut inciser sans crainte le canal aérien, pour rappeller à la vie des malades prêts à être suffoqués faute de respirer : que cette opération n'est ni dangereuse ni mortelle ; à quoi on peut ajouter que c'est un crime de ne point la pratiquer lorsqu'elle est indiquée, parce qu'elle seule peut sauver la vie des malades.

(1) Mémoires de l'Académie de Chirurgie de Paris, in-4°, 5e volume.

On pratique cette opération pour deux raisons générales. 1°. Pour ouvrir un passage à l'air lorsqu'il ne peut arriver aux poumons par la voie naturelle. 2°. Pour extraire les corps étrangers engagés par erreur de lieu dans la trachée-artère : d'où il suit qu'il y a deux manières d'opérer : par la première, on se contente de faire une simple ponction entre deux anneaux cartilagineux, & de placer ensuite dans l'ouverture une canule que l'on assujettit, & de l'y maintenir jusqu'à ce que l'air ait un accès libre par la voie naturelle; & quand on le juge nécessaire, on guérit l'ouverture artificielle. D'abord on se servoit de canule courbe, mais l'expérience ayant fait connoître qu'elle excitoit de la toux, on lui en a substitué une droite.

La mobilité de la trachée a quelquefois rendu l'opération difficile ; M. Bauchat, ancien chirurgien-major de la marine ayant fait cette remarque, il a imaginé un croissant qui, en fixant ce canal, sert en même-tems de conducteur à l'instrument pour opérer; ce procédé a été assez généralement adopté.

Par la seconde manière d'opérer, on fait une incision longitudinale par laquelle on divise trois ou quatre anneaux pour faire l'extraction des corps étrangers qui se sont introduits dans le canal.

Nous ne pouvons mieux terminer cet article qu'en rapportant ici l'extrait d'une observation communiquée à l'Académie de Chirurgie, au mois de septembre 1791, par M. Descamps, chirurgien à Castillonès, près Bayonne. Une jeune demoiselle avoit avalé un noyau de prune. Ce corps étoit passé dans la trachée artère, & occasionnoit les accidens les plus effrayans ; M. Descamps proposa pour tout remède l'opération de la bronchotomie, tout le monde s'y opposa, & l'on donna à la malade les remèdes que l'on crut capables de la soulager ; comme les accidens persistoient, M. Descamps de nouveau consulté, persista dans son opinion. Comme rien ne réussissoit, & que la malade qui étoit prête à chaque instant de périr, désiroit elle-même d'être opérée, on y consentit. L'opération fut faite trente-neuf heures après l'accident. A peine l'incision fut elle achevée, que le noyau fut expulsé par l'air qui sortit en abondance, on vit à l'instant la malade passer de la mort à la vie. Elle a été parfaitement guérie en trois semaines. Voilà un exemple de plus du succès de cette opération, & qui, joint à ceux déjà connus, prouve qu'aucun moyen ne peut la suppléer.

Quelquefois cependant le corps étranger ne descend point dans la trachée-artère, il reste engagé dans les ventricules du larynx. La bronchotomie seroit inutile dans cette circonstance; cependant le malade n'est point sans ressource ; on peut sans crainte inciser du haut en bas le cartilage thyroïde : puis en écartant les lèvres de la plaie avec des crochets mousses, on a la facilité d'aller saisir le corps étranger avec des pinces à anneaux. Cette opération n'est point sans exemple, le C. Pelletan l'a déjà pratiquée deux fois avec le plus grand succès ; la première, il y a environ dix ans, sur un ouvrier à la manufacture des glaces. Cet homme avoit avalé un morceau de tendron de veau qui, au lieu d'enfiler la route de l'estomac, s'égara & s'arrêta dans les voies de la respiration, le C. Pelletan, bien certain que le corps n'étoit point dans la trachée-artère, fendit sans hésiter les cartilages thiroïde & cricoïde, fit ensuite l'extraction du corps étranger & sauva par un coup hardi mais non téméraire, la vie à cet ouvrier dont la perte étoit certaine sans l'opération. La seconde fois, ce fut à un enfant de trois ans qui avoit avalé une mâchoire de macquereau : après l'incision du larynx & de la trachée-artère, le corps étranger ne sortoit point, M. Pelletan introduisit dans la plaie une bandelette de linge fixée au bout d'un stilet ; au moyen de laquelle il attira comme en balayant le corps étranger dont les pointes multipliées expliquoient assez l'obstacle à son expulsion.

L'errigne double ou tenette d'Helvétius a été imaginée par ce dernier, pour saisir la mammelle cancéreuse, & l'écarter des côtes afin qu'on pût l'exciser avec plus de facilité ; cet instrument a été regardé dans le tems comme une perfection de ceux dont on se servoit précédemment. En effet, avant Helvétius, on traversoit la mammelle avec deux fils placés en croix ; ce préliminaire de l'opération parut trop cruel, on adopta la tenette d'Helvétius : si on considère que ce dernier est aussi douloureux, on ne sera pas étonné que les chirurgiens aient rejetté tous ces préliminaires d'opération qui n'ont d'autre mérite que d'augmenter les douleurs de la malade. On a rejetté pareillement tous ces instrumens variés & imaginés, disoit-on, pour opérer plus sûrement & promptement ; on se sert tout simplement du bistouri à tranchant convexe, & dès que la mammelle est suffisamment entamée, on glisse les doigts dans la plaie, & on soulève la partie à mesure qu'on en fait l'excision circulaire, ce qui est aussi sûr, & plus prompt que les moyens usités par les anciens. Nous ne parlons point des précautions à prendre pour se rendre maître du sang pendant & après l'opération, cela n'étant point de notre objet.

Il n'en est pas de même des petites tenettes ou errignes doubles, *fig. 5*, elles sont très-commodes & fort utiles pour saisir les petites tumeurs glanduleuses que l'on veut emporter lorsqu'on craint qu'elles ne deviennent par la suite une nouvelle source de cancer ; pour cela, on incise la peau jusque dessous l'aisselle ; & quand ces petites glandes sont à découvert, on les saisit avec cette errigne, puis on les excise.

PLANCHE XXXI.

Elle est relative à l'article Cal.

Fig. 1. Tibia de la jambe droite vu antérieurement. On y observe une grande ouverture dans celui nouvellement formé, à travers laquelle on découvre l'os primitif avec la perte de substance qu'il a éprouvée dans toute sa partie antérieure. Toute la surface extérieure du nouvel os est irrégulière, comme on le voit dans la figure suivante.

Fig. 2. Celle-ci montre l'état du cal vers la partie postérieure, & quelques circonstances qui éclaircissent le cas.

a. La partie supérieure de l'os.

b. L'inférieure seulement tracée.

cc. Les parties latérales de l'épiphyse.

dd. L'union de l'épiphyse avec l'os.

ee. Le commencement de la nouvelle ossification, de manière que d'*o* en *e*, tout est dans l'état naturel, le reste étant le produit de la végétation.

Fig. 3. Tibia d'une poule traité par le procédé de Troja. (Voy.-en l'explication à l'article *Cal.*)

Fig. 4. Os de la cuisse fracturé obliquement & guéri sans réduction.

Fig. 5. Le lieu de la réunion scié transversalement pour en voir le parenchyme.

Fig. 6. Canon d'un cerf solidifié après une fracture non réduite.

Fig 7. Représente une portion d'un os du bras qui a été fracturé obliquement, & où il s'est formé un cal qui est assez égal & qui a peu défiguré cet os scié ici en long pour en voir l'intérieur.

a. La tête de cet os.

b, *c.* Espace où la fracture a été faite, & où le cal s'est formé obliquement.

d, *e*, *f*, *g.* Substance compacte trouvée dans un travail de décomposition plus ou moins sensible, pour souder ensemble les deux morceaux rompus, par un mécanisme qui ne diffère pas beaucoup de celui des sutures par engrainure profonde.

h. Endroit où la substance compacte *e* commence à se décomposer insensiblement après avoir passé par un certain degré de ramollissement.

b. Lieu où les lames osseuses des extrémités fracturées de *e* & de *f*, paroissent s'entrelacer entre elles, pour former de ce côté-là, un réseau osseux qui se porte obliquement jusqu'en *c*, où la même chose s'est pratiquée.

i, *k*. Canal médullaire, dont la continuité est interrompue par une masse spongieuse, qui le partage aux deux portions. Cette masse n'est autre chose qu'une production ou une expansion de sa substance compacte qui s'est décomposée, & qui seroit devenue aussi dure que l'ivoire, si le sujet eût vécu plus long-tems.

Fig. 8. Idem, vu en-dehors.

PLANCHE XXXII.

Relative à l'article carie.

Apparence qu'offrit à l'extérieur le crâne de William Prasley, dont il est fait mention à cet article.

PLANCHE XXXIII.

Effet de la maladie précédente audedans du même.

PLANCHE XXXIV.

Celles-ci & les suivantes offrent les instrumens propres à l'opération de la cataracte.

* *Fig.* 1. Aiguilles à cataracte. *a*, *e* représente les deux étuis de cette aiguille.

Fig. 2. Aiguille de Pallucci.

Fig. 3. Aiguille d'Albinus.

Fig. 4. Aiguille plate de Guillemeau.

Fig. 5 & 6. Autres aiguilles des anciens.

Fig. 7. Crochet spiral de Freytag.

Fig. 8. *Speculum* pour fixer l'œil.

Fig. 9. Crochet d'argent pour soulever & fixer la paupière supérieure.

Fig. 10. Autre *speculum* composé de deux branches aussi circulaires & mobiles. *c c*, bouton de la coulisse qui sert à écarter ou à rapprocher les demi-cercles, *ee*. *dd*, vis au moyen desquelles on fixe les deux branches mobiles. Cet instrument est double.

Fig. 11. Autre crochet pour soulever la paupière supérieure.

Fig. 12. Petites pinces à ressort, fort commodes dans diverses opérations sur les yeux & même pour soulever la cornée dans l'extraction de la cataracte.

Fig. 13. Le petit dard ou tresse de Pamard, pour fixer le globe de l'œil.

Fig. 14. Errigne de Bérenger, pour le même usage.

L'inspection des différentes aiguilles pour abaisser la cataracte suffit seule, sans qu'il nous soit nécessaire de les décrire, puisque l'on ne pratique plus cette opération par l'abaissement du cristallin, si ce n'est en Angleterre.

Les *speculum* 8, 10 & 11, ne sont plus en usage. On se sert encore quelquefois de celui *fig.* 9, dont les courbures le rendent commode pour élever & maintenir la paupière supérieure sans crainte de la léser.

Le crochet d'or, *fig.* 7, en forme de tire-bouchon, a été imaginé par Freytag, pour extraire les cataractes membraneuses.

J. Henri, son fils, l'assure dans une thèse sur la cataracte, soutenue à Strasbourg en 1721. Cette thèse est dans le recueil de celles de Haller. Rocho Mathioli, chirurgien italien, montroit un petit pinceau composé de fil d'or, qu'il introduisoit, disoit-il, dans l'œil, par le moyen d'une canule, & avec lequel il embrassoit la cataracte pour l'extraire. Il n'y a pas quarante ans qu'un charlatan montroit au peuple un instrument semblable, avec lequel il assuroit qu'il alloit saisir la cataracte pour l'extraire. Des gens crédules ont pu y croire, comme on croyoit du tems d'Albucasis, qu'en introduisant une canule dans l'œil, on suçoit l'eau qui forme la cataracte.

Comme l'œil est extrêmement mobile, & qu'il est difficile de le fixer, sur-tout quand on incise la cornée par la méthode latérale.

Pamard imagina le petit dard, *fig.* 13, reſſemblant à un treſle, dont il plongeoit la pointe dans le globe de l'œil pour l'empêcher de ſe porter du côté de l'angle interne de l'orbite. Bérenger crut qu'une errigne vaudroit mieux; ſi quelques chirurgiens ont cru devoir adopter ces inſtrumens, on peut aſſurer que le plus grand nombre les ont rejettés comme plus nuiſibles qu'utiles au but que l'on ſe propoſe.

Il eſt cependant certain que le plus grand obſtacle à vaincre dans l'opération de la cataracte par l'extraction, c'eſt l'extrême mobilité de l'œil. Taylor avoit coutume de fixer l'œil gauche s'il opéroit le droit, & *vice verſâ*; à cet effet, il emboîtoit en quelque ſorte le globe dans une eſpèce d'inſtrument cave & de forme un peu conique, & le fixoit par un bandeau. Les oculiſtes ſe contentent de fixer l'œil qu'ils n'opèrent point, avec des compreſſes épaiſſes, ſoutenues par le bandeau.

PLANCHE XXXV.

* *Fig.* 1. Lance ou aiguille de Daviel.

Fig. 2. Autre de Grandjean.

Fig. 3. Lance mouſſe pour aggrandir la ſection de la cornée.

Fig. 4 & 5. Ciſeaux à double courbure de Daviel. Celui, *fig.* 4, eſt pour l'œil gauche.

Fig. 6. Curettes pour faciliter la ſortie du criſtallin, & pour en extraire les fragmens lorſqu'il s'eſt briſé en ſortant.

Fig. 7. Biſtouri de Lafaye.

Fig. 8. Biſtouri de Poyet.

Fig. 9. Crochet pour tirer le fil dont eſt armée la pointe de la lance de Poyet, lorſqu'elle déborde du côté de l'angle interne de l'œil.

Fig. 10. Kyſtitôme de Lafaye pour inciſer la membrane criſtalline.

Fig. 11. Biſtouri de Bérenger.

Fig. 12. Les mêmes vus du côté de leur biſeau.

Fig. 13. Pincette à reſſort, dont les ſerres ont une forme lenticulaire, pour ſaiſir & ſoulever la cornée.

Fig. 14. Biſtouri de Wenzel.

La lance ou aiguille de Daviel doit être tranchante des deux côtés, & un peu courbe ſur le plat, afin qu'en la plongeant dans l'œil, & baiſſant un peu le poignet, on puiſſe éviter de bleſſer l'iris; comme cette lance a peu de largeur, & quelle ne peut faire une inciſion aſſez grande, Daviel ſe ſervoit de différens inſtrumens pour aggrandir cette ſection. Grandjean, oculiſte de grande réputation, a cru qu'il étoit poſſible de faire avec la lance, une inciſion qui exigeroit bien moins d'augmentation. Il ſe contenta d'augmenter la ſection avec la lance, *fig.* 2, ce qui abrège de beaucoup l'opération ſuivant la méthode de Daviel, puiſqu'il n'a pas beſoin de ciſeaux ni d'aiguille mouſſe. Je les ai vu opérer deux fois avec ſuccès, par ce procédé. Quant aux ciſeaux à double courbure dont ſe ſervoit Daviel, nous pouvons aſſurer que la courbure latérale eſt inutile. Mais il ſuffit, pour faire rejetter les ciſeaux, de ſavoir que la cicatrice qui réſulte de la plaie de la cornée faite avec cet inſtrument, eſt fort lente à ſe faire, & qu'elle eſt preſque toujours difforme.

Dès que la méthode de Daviel a été connue, on a cherché à la ſimplifier. Grand-Jean s'en étoit occupé, en ne ſe ſervant que de la lance. D'autres ont penſé que l'on pourroit d'un ſeul coup faire une inciſion ſuffiſante en traverſant la cornée d'un angle à l'autre pour l'inciſer de haut en bas, & c'eſt ce qu'a eu pour but Lafaye qui a propoſé deux biſtouris, dont les lames ſont étroites & un peu courbes ſur le plat. Suivant le procédé de ce praticien, il faut avoir deux inſtrumens, dont l'un eſt pour l'œil droit, & l'autre pour le gauche.

Dans le même tems, Poyet a propoſé un inſtrument dont la lame eſt à langue de ſerpent, & percé d'un trou très-près de la pointe pour recevoir un fil.

Cette lame eſt droite & tranchante ſur les côtés ; on plonge cet inſtrument armé de fil, dans la cornée du côté de l'angle externe de l'orbite ; on traverſe la chambre antérieure pour le faire ſortir du côté oppoſé où il eſt entré ; on tire avec le crochet, *fig.* 9, un des bouts du fil, que l'on dégage de la lame ; on noue les extrémités de ce fil pour en former une anſe, avec lequel on ſoutient le globe de l'œil, tandis qu'on achève la ſection de la cornée, en coupant de haut en bas & de dedans en-dehors. Cette précaution de ſoutenir l'œil pendant que l'on coupe la cornée, paroiſſoit d'autant plus néceſſaire à Poyet, qu'en opérant avec le biſtouri de Lafaye, il a vu le globe s'allonger ſingulièrement d'arrière en avant, à cauſe de la réſiſtance de la cornée qui eſt fort dure à couper ; que l'humeur aqueuſe qui s'échappe avant que la ſection ſoit achevée, rend encore l'opération plus difficile ; que l'humeur vitrée preſſée de toute part, chaſſe avec aſſez de force le criſtallin, & qu'elle-même s'écoule en partie. La méthode de Poyet n'a point prévalu, l'anſe de fil n'aſſujettit point l'œil, comme il le penſoit, il peut même déchirer la cornée.

Béranger, qui a reconnu comme les autres que la mobilité de l'œil & l'écoulement ſubit de l'humeur aqueuſe étoient les principaux obſtacles à vaincre pour opérer ſelon la méthode de Lafaye ; a cru obvier, 1°. à cette mobilité, en faiſant aſſujettir le globe de l'œil par un aide qui le fixoit en bas avec une erigne double, (*V*. pl. XXXIV, fig. 14.) tandis que lui-même l'arrêtoit en y plongeant du côté de l'angle externe, le petit dard ou treffe de Pamard. (*Ibid.* figure 13.) 2°. Pour empêcher l'écoulement de l'humeur aqueuſe, il faiſoit la ſection avec un biſtouri convexe & à biſeau, *fig.* 11 & 12 ; puis avec la pincette lenticulaire, *fig.* 13, il ſoulevoit la cornée pour inciſer la membrane du criſtallin.

Beaucoup d'oculiſtes ont adopté la forme des biſtouris de Béranger ; mais on ne peut éviter l'écoulement ſubit de l'humeur aqueuſe, ce qui eſt un des points eſſentiels à tenir pour opérer avec ſûreté & promptitude.

Wenzel pere s'étoit acquis une grande célébrité pour cette opération ; ſa dextérité étoit telle, qu'en traverſant la chambre extérieure du globe de l'œil, il avoit l'adreſſe de plonger la pointe de l'inſtrument à travers la pupille & d'inciſer la membrane criſtalline, puis il achevoit la ſection de la cornée. Il ſe ſervoit de biſtouris fort minces, allongés & à peine convexes. Son fils, qui lui ſuccède, a adopté la méthode de fixer l'œil avec une erigne.

Quand la ſection de la cornée eſt faite, tout le monde convient qu'il faut inciſer la membrane qui retient le criſtallin ; on a penſé qu'il y avoit des précautions à prendre pour le faire. Lafaye a propoſé de ſubſtituer à la petite aiguille de Daviel, une petite lancette cachée, *fig.* 10, qu'il a nommée à cauſe de ſon uſage, *kyſtitome*. Cet inſtrument eſt conſtruit ſur le modèle du pharingotome. Tenon penſe qu'il ne ſuffit point de faire une ſimple inciſion à la membrane, qu'il faut la détruire en la coupant ſur le criſtallin lui-même, & a propoſé un biſtouri fort étroit & fort court, monté ſur un manche ; la lame de l'inſtrument a environ quatre ou cinq lignes de longueur, ſur une de large.

PLANCHE XXXVI.

Continuation du même ſujet.

Fig. 1. Aiguille pour abaiſſer la cataracte. La forme applatie qu'elle a, la rend très-propre à cet uſage ; elle pénètre plus facilement la ſclérotique qu'une aiguille ronde, telle que celle indiquée *fig.* 2, & par ſon plat, l'on abat plus facilement le criſtallin.

Fig. 3. Aiguille d'une forme applatie avec une légère courbure à ſon extrémité.

Quelques-uns la préfèrent à la droite, dont nous venons de faire mention.

Fig. 4 & 5. Deux aiguilles pour opérer par la méthode de l'abaissement en entrant par l'angle interne de l'œil, & poussant l'instrument vers l'angle opposé. Par ce moyen, on peut opérer sur l'œil droit avec la main droite, ce qu'on ne pourroit faire avec une aiguille droite, où il faut se servir de la main gauche. Tous ces instrumens sont représentés avec le volume qu'ils doivent avoir dans l'usage; leurs manches seront d'un bois léger, & l'acier le mieux poli qu'il sera possible. Aucun d'eux ne pesera plus de quarante grains.

Fig. 6. Procédé de l'abaissement mis en exécution avec l'aiguille droite que nous venons d'indiquer.

Fig. 7. Procédé de l'extraction, mis en exécution avec la lance droite.

PLANCHE XXXVII.

Continuation du même objet.

Fig. 1. Procédé de l'abaissement sur l'œil droit.

Fig. 2. Procédé de l'extraction sur le même œil, tels qu'ils sont conseillés dans l'ouvrage de Bell.

Fig. 3 & 4. Ophtolmostats de Demours, pour l'un & l'autre œil.

Fig. 5. Procédé de cet auteur.

Fig. 6. Errigne courbe inséré au-dessous de la cornée pour prendre le cristallin dans l'opération de la cataracte, par extraction.

Fig. 7. Petite pince servant au même usage.

Fig. 8. Petite sonde courbe faite d'or ou d'argent destinée à être portée par la pupille, pour déchirer & former une ouverture à la capsule du cristallin, pour que celui-ci puisse passer plus facilement.

Fig. 9. Petit tube d'acier avec un biseau assez tranchant pour se faire voie à travers l'os unguis, quand on juge à propos d'enlever une portion de celui-ci dans la fistule lacrymale.

PLANCHE XXXVIII.

Procédé de Wenzel.

Fig. 1. La lame du cératotome hors du manche, comme pour être employée de la main droite.

Fig. 2. Le cératotome tel qu'il doit être situé pour être employé par la main gauche, par conséquent le tranchant en bas. *a*, le dos. *b*, le tranchant. *c*, marque d'or incrustée pour indiquer le dos.

Fig. 3. Le cératotome vu pour être employé de la main droite. *a*, le dos. *b*, le tranchant, la marque d'or incrustée dans le manche pour indiquer la partie opposée au tranchant.

Fig. 4. Le cératotome perçant la cornée obliquement & introduit dans la pupille, pour inciser la capsule antérieure. *a*, le tranchant du cératotome. *b*, l'endroit de la cornée percé par l'instrument. *c*, la pointe entrée dans la pupille.

Fig. 5. L'instrument pratiquant l'opération dans la partie supérieure de la cornée. *a*, le dos. *b*, l'endroit où l'instrument est entré. *c*, celui où il est sorti.

Fig. 6. Manière dont l'œil peut être retenu pendant l'opération.

Fig. 7 & 8. L'aspect que présente l'incision faite obliquement sur l'un & l'autre œil à la partie supérieure. *a*, ligne parcourue par l'instrument.

Fig. 9. Manche dans lequel se trouvent une aiguille d'or *a*, & la curette *b*.

Fig. 10. Crochet de fer recourbé en forme d'hameçon.

Fig. 11. Pince pour extraire la capsule antérieure & postérieure lorsqu'elles sont opaques.

Fig. 12. Ophtalmostat de Rumpelt, décrit pas Brambilla.

PLANCHE XXXIX.

Continuation des inſtrumens pour l'opération de la cataracte. Inſtrument de Guérin, ſpeculum de Becquet.

Fig. 1. L'inſtrument tendu & prêt à être appliqué ſur l'œil, pour faire la ſection de la cornée.

Fig. 2. Le même inſtrument, la boîte ouverte, pour en diſtinguer la mécanique, qui ne diffère en rien de celle de la flammelle allemande.

La lame eſt repréſentée en détente. Cette lame eſt recourbée à angle droit; au-devant d'un anneau auſſi recourbé à angle droit. A un des côtés de cet anneau, on remarque un petit bec pour empêcher que la lame ne bleſſe les parties voiſines.

Fig. 3. Le couvercle de l'inſtrument.

Fig. 4. L'inſtrument vu par-deſſous & obliquement, ce qui fait mieux appercevoir la courbure de l'anneau, ainſi que ſon encavement, qui correſpond au globe de l'œil.

Fig. 5. L'anneau & la lame vus par-devant.

Fig. 6. L'un & l'autre vus dans le ſens oppoſé.

Fig. 7. *Speculum oculi*, dont l'anneau eſt garni de deux aîlerons pour tenir les paupières écartées.

Fig. 8, 9 & 10. Le même inſtrument vu ſur différentes faces.

Fig. 11. Anneau d'or monté ſur une tige courbée. Cet anneau eſt très-commode pour extraire les corps étrangers, il ſuffit de le promener entre l'œil & les paupières.

Guérin, chirurgien d'un mérite diſtingué à Bordeaux, convaincu que quels que fuſſent les ſuccès de tous ceux qui ont préſenté des inſtrumens particuliers pour inciſer la cornée, tous avoient le même inconvénient à combattre, celui de la mobilité de l'œil : perſuadé que tous les moyens que l'on avoit propoſés pour fixer cet organe pendant l'opération, donnoient le plus ſouvent lieu à des accidens conſécutifs qui en retardoient la guériſon, ou compliquoient la cure, & étoient plus incommodes qu'avantageux, crut qu'il ſeroit poſſible de parer à ces inconvéniens, ſi l'on trouvoit un inſtrument qui, en fixant le globe de l'œil, ſeroit en même-tems le point d'appui & le conducteur de l'inſtrument tranchant. La flammette allemande lui parut propre à cet uſage en changeant la forme de la lame, & en ajuſtant au ſommet de la boîte un anneau qui, en embraſſant la cornée, fixeroit l'œil en même-tems. Après beaucoup de tentatives & de corrections, il parvint enfin à obtenir un inſtrument très-commode, avec lequel l'opération ſe fait très-promptement. Nous avons été témoins de pluſieurs eſſais qui ont été faits, & dont les ſuccès ne paroiſſent point équivoques, puiſque les malades ont été parfaitement guéris.

L'inſtrument de Guérin ſert également pour l'œil droit comme pour l'œil gauche.

Lorſque la lame de l'inſtrument eſt tendue & fixée ſur le côté, *fig.* 1, on tient l'inſtrument avec quatre doigts, le pouce deſſous, le doigt indicateur en-deſſus, le doigt annulaire ſur l'extrémité de la baſcule qui en fixe la lame, celui du milieu doit être en l'air. L'inſtrument ainſi tenu, on place l'anneau ſur la cornée, & lorſqu'elle ſe trouve embraſſée à l'œil en même-tems fixé, on appuie le doigt du milieu ſur la baſcule, la lame part auſſitôt, en gliſſant rapidement au-devant de l'anneau, elle inciſe la cornée dans une aſſez grande étendue pour livrer paſſage au criſtallin, quelque volumineux qu'il ſoit.

La manière d'opérer avec cet inſtrument paroît fort ſimple; elle a ſéduit dans le tems tous ceux qui ont été témoins des expériences faites ſur le cadavre, & ſur le vivant. Mais on ne peut ſe diſſimuler les

les inconvéniens, peut-être les désagrémens auxquels seroient exposés ceux qui opéreroient avec cet instrument, sans avoir au préalable acquis une très-grande habitude.

Cette méthode d'opérer est d'autant plus ingénieuse, qu'elle est très-simple ; on lui oppose cependant quelques objections que nous croyons devoir faire connoître. On objecte, 1° que la main qui opère n'ayant de point d'appui que sur la cornée elle-même, ne peut fixer l'œil que d'une manière fort incertaine. Ou bien elle le pressera trop, ou trop peu. Si elle le presse trop, la cornée se trouvant rapprochée de l'iris, cette dernière est en danger d'être blessée ; si la main qui n'est point assurée presse trop peu, on coupera à peine la cornée, & l'opération sera difficile ou manquée. C'est encore ce que l'on a vu arriver dans quelques-unes des expériences qui ont été faites sur des yeux d'animaux & sur le cadavre. 2°. L'instrument, en opérant, donne une secousse violente à l'œil, qui se communiquant à toutes les parties de l'organe, peut donner lieu à l'effusion d'une partie de l'humeur vitrée. Nous avons été témoins du fait, mais le malade a heureusement guéri, l'œil étoit diminué de volume sans altération de la vue. 3°. Enfin, la lame qui est courbe à angle droit, ne peut être repassée à la meule, son tranchant est rude. Le point d'appui de cette lame est trop mobile, & quoiqu'elle ne touche point à l'anneau, on a reconnu dans les épreuves qui ont été faites, que quelquefois elle passoit derrière l'anneau, qui en arrêtoit ainsi la marche. Tous ces inconvéniens dépendent à la vérité de la perfection de la lame ; mais cette dernière en général, est si difficile à forger, qu'il est rare de trouver deux lames parfaitement semblables pour le même instrument.

Le *speculum oculi* à ailerons, a été imaginé par M. Becquet pour tenir les paupières écartées, & faciliter les opérations sur le globe de l'œil. Cet instrument est d'or ou d'argent.

PLANCHE XL.

Idem. *Instrument du citoyen Dumont, corrigé & perfectionné par Becquet, pour l'opération de la cataracte.*

* *Fig.* 1. L'instrument tout monté, & dont la lame est censée poussée par le ressort.

Fig. 2. Le même dont la gaîne est enlevée pour mettre à découvert toutes les pièces qui composent la mécanique de cet instrument ; la lame est abaissée sur le ressort à lacet, & censée retenue par la bascule. Au-devant de cette lame est placé le ressort applati.

Fig. 3. La gaîne qui sert de boîte à la portion inférieure de l'instrument. *a*, trou taraudé pour recevoir la vis qui sert à la fixer avec la tige. *b*, ouverture longitudinale sur laquelle est placée la bascule qui empêche la lame de partir. *c*, autre trou taraudé pour recevoir la vis qui fixe la pièce de cuivre qui est au bas du ressort à lacet.

Fig. 4. La tige terminée par un anneau, *a*, & au sommet de laquelle se trouve un petit bec applati *b* ; vers le milieu de cette tige il y a un petit rebord *c c*, inférieurement un trou quarré *d*, & au-dessous une pièce d'acier fixée par une vis *e*, &c.

La tige qui vient d'être décrite, est pour opérer l'œil gauche. Celle, *fig.* 6, est pour le droit. La gaîne sert pour l'une & l'autre tige.

Fig. 5. La tige, *fig.* 4, vue de l'autre face, pour faire observer l'excavation de l'anneau qui doit embrasser la cornée ; on voit aussi l'aileron *a*, qui retient la paupière supérieure & l'empêche de couvrir l'œil.

Fig. 6. La tige pour opérer l'œil droit, elle est garnie de sa lame.

Fig. 7. La lame séparée de l'instrument. A environ un pouce de la pointe, est soudée une vive-arrête d'argent *a*, sur laquelle on appuie pour enfoncer la lame dans la gaîne. Inférieurement sont deux ouvertures, la supérieure d'environ deux lignes, pour recevoir l'avance de la bascule, & l'inférieure de quinze; celle-ci est pour recevoir la pièce d'acier qui est au bas de la tige.

Fig. 8. Ressort applatti qui doit être placé au-devant de la lame & fixé comme elle; elle a aussi inférieurement deux ouvertures qui correspondent à celles de la lame; la partie supérieure de ce ressort est un peu relâchée du côté qui regarde la lame.

Fig. 9. La bascule vue de face & de côté.

Fig. 10. Le ressort à lacet, monté sur deux pièces de cuivre que l'on voit séparément *o*, *p*. La pièce *p* est percée d'un trou taraudé pour recevoir la vis *q*. qui la fixe au bas de la gaîne.

Dumont, ancien élève en Chirurgie à l'hôtel des Invalides, & présentement capitaine-canonnier retiré à Litteville, instruit par les papiers publics que l'Académie avoit accueilli l'instrument que lui avoit présenté le citoyen Guérin, & qu'elle lui avoit accordé une récompense digne de ses talens, crut qu'il se devoit à lui-même & à l'art qu'il avoit autrefois professé sous les plus habiles maîtres, de faire connoître celui qu'il avoit imaginé, & dont il se servoit avec succès depuis plus de douze ans. Persuadé que son instrument étoit semblable à celui de Guérin, il hésita d'abord; mais comme il n'en n'avoit point de certitude, il le soumit avec confiance aux lumières & au jugement de l'Académie.

Le C. Dumont ne réclama point contre Guérin; il ne lui contesta point sa découverte, mais il prouva que long-tems avant lui, il opéroit avec l'instrument qu'il présentoit, & dont il est l'inventeur.

Il faut convenir que l'instrument du cit. Dumont offroit au premier aspect, bien des avantages que l'on ne rencontre point dans celui de Guérin. La main a un point d'appui pour opérer; l'œil du malade n'est point masqué par l'instrument ni par la main qui opère; on voit la marche que tient la lame en coupant la cornée; on a encore l'avantage de suspendre très-facilement la mobilité de l'œil sans le fatiguer par le poids de l'instrument & de la main.

Cependant malgré tous ces avantages, cet instrument offroit des inconvéniens, & entre les mains de tout le monde, il pouvoit devenir dangereux, parce que les pièces qui le composoient, n'étoient point fixées dans la gaîne qui sert de boîte. La caroncule lacrymale n'étoit point à l'abri de la pointe de la lame, parce que cette dernière, qui n'étoit ni fixée, ni modérée dans sa marche, étoit poussée beaucoup au-delà de l'anneau par l'action précipitée du ressort. Nous avons été témoin des essais qui en ont été faits, & il en est résulté de grands accidens.

Malgré ces défauts, notre collègue Becquet pensa qu'il étoit possible d'y remédier en faisant quelques additions, & quelques changemens. Sans détruire le mérite de l'inventeur, il a rendu cet instrument tel, que tout le monde peut s'en servir sans danger. Il a ajouté au côté de l'anneau qui regarde la caroncule lacrymale, un petit bec qui met cette partie à l'abri de la pointe de la lame, & supérieurement un aileron qui soutient la paupière supérieure & l'empêche de couvrir l'œil & l'anneau; précaution d'autant plus utile, que cette paupière échappe très-souvent aux doigts qui la retiennent.

Cet instrument peut être divisé en deux parties; on y considère, 1° une gaîne ou boîte qui lui sert de manche, *fig.* 3; cette gaine est longue de cinq pouces six lignes, sur un demi-pouce ou environ de largeur. On y place le ressort, *fig.* 10, & on le fixe au moyen d'une vis *q*, à la partie inférieure de la gaine *c*. Au-devant de la partie supérieure *b*, se trouve la bascule, *fig.* 10, placée *b*, *figure* 1.

La seconde partie, s'appelle la tige sur laquelle la lame est fixée, de manière cependant qu'elle peut être reculée ou avancée. La tige est d'argent & large de quatre lignes, sur quatre pouces quatre lignes de longueur, & d'une ligne d'épaisseur. Le sommet présente un anneau qui a sept lignes de diamètre & cinq d'ouverture. Le centre de cet anneau ne correspond point au milieu de la largeur de la tige, mais il est très-près de son bord supérieur à une ligne de distance seulement; le côté de l'anneau qui doit être appliqué sur l'œil, est excavé afin d'emboîter la cornée. On remarque à cet anneau deux pièces particulières, 1° un petit bec mousse *b*, *fig.* 4, qui paroît être la suite de la tige; 2° au bord supérieur & externe de l'anneau, on a placé un aîleron courbé *a*, *fig.* 5. Nous avons indiqué l'usage de ces deux pièces. Becquet convient qu'il les a empruntées de l'instrument du citoyen Guérin.

Vers le milieu de chaque côté de la tige, est un petit rebord *cc*, *fig.* 4, pour servir d'engrainure à la gaîne, & au bas est une pièce d'acier *e*, longue de six lignes; elle y est soudée & percée d'un trou taraudé pour recevoir la vis qui fixe la tige à la gaine *a*, *fig.* 1.

La lame, *fig.* 7, a trois lignes & demie de largeur, sur quatre pouces & demi de longueur. Son extrémité est tranchante des deux côtés, dans l'étendue de quatre lignes; à un pouce & demi de la pointe on a soudé une vive-arrête d'argent qui sert de point d'appui pour faire descendre la lame dans la gaîne. Le reste de la lame qui est au-dessous, est applati & percé en deux endroits; la première ouverture a environ trois lignes, elle est quarrée & donne passage à l'avance de la bascule, lorsque la lame est enfoncée dans la gaine; cette ouverture correspond à une semblable que l'on remarque à la tige, au-dessus de la pièce d'acier; la seconde ouverture de la lame a dix-sept lignes de longueur, elle reçoit la pièce d'acier qui est fixée au bas de la tige. Par cette disposition, lorsque la lame est chassée par le ressort, elle ne peut varier ni de droit ni de gauche, & ne peut être poussée au-delà de la pièce d'acier.

La tige d'argent & la lame doivent être doubles, parce que celle qui sert pour le côté droit, ne peut servir pour le côté gauche.

Le ressort, *fig.* 8, est destiné à être placé au-devant de la lame pour l'empêcher de sautiller pendant sa marche, & pour cet effet, il est un peu cambré. Il est aussi percé de deux ouvertures qui correspondent à celles de la lame; la plus petite reçoit l'avance de la bascule, & l'autre la pièce d'acier qui est au bas de la tige.

Le ressort à lacet, *fig.* 10, est monté sur deux pièces de cuivre: celle *o*, qui répond à la lame, est applatie & unie à sa surface; le reste est tourné & arrondi pour être enchâsée dans l'extrémité supérieure du ressort; l'autre pièce *p*, est pareillement enchassée dans la partie inférieure du ressort, & elle est fixée au bas de la gaîne par la vis *q*.

Pour monter l'instrument, on place la lame sur la tige de manière que la pièce d'acier quarrée qui est percée en écrou, soit reçue dans l'ouverture inférieure; on place ensuite le ressort applati qui en est comme le modérateur, & on a l'attention de le placer aussi de manière que la pièce d'acier dont nous avons déjà parlé, soit logée dans son ouverture inférieure. On introduit ensuite ces trois pièces ensemble dans la gaîne, qui sert comme de manche à l'instrument, & on fixe le tout au moyen d'une vis qui traverse la gaîne, la pièce d'acier & la tige. Après quoi, on enfonce la lame en pressant sur la vive-arrête, qui est au-dessous de la partie tranchante; la lame en s'enfonçant déprime le ressort à lacet, l'avance de la bascule, *fig.* 9, se loge dans la petite ouverture du ressort applati, & dans celles de la lame

& de la tige, qui se correspondent. L'instrument est alors disposé pour l'opération.

Quand on veut opérer, on tient l'instrument comme une plume à écrire, le pouce dessus le bouton de la bascule, les doigts indicateur & du milieu en-dessous, on applique les deux autres doigts contre la tempe, on place l'anneau de la tige sur la cornée, on fait ensorte que celle-ci soit exactement logée dans l'excavation de cet anneau. On appuie légérement l'instrument pour suspendre la mobilité du globe de l'œil, & quand on juge qu'il est bien fixé, on appuie le pouce sur le bouton de la bascule; la lame part aussi-tôt & coupe la cornée dans une assez grande étendue, pour livrer passage au cristallin. On termine ensuite l'opération comme à l'ordinaire.

PLANCHE XLI.

Suite des instrumens pour la cataracte, & autres opérations sur les yeux.

* *Fig.* 1. Bistouris de Becquet, la tige des lames est flexible pour s'accommoder à la saillie ou à l'enfoncement du globe de l'œil. La pièce d'ébene qui est sur le manche indique le côté externe, ou la face de la lame opposée à l'iris.

Fig. 2. Pince de Paupe, pour saisir & fixer l'œil.

Fig. 3. Couteau du même auteur, pour inciser la cornée de bas en haut; à l'extrémité du manche de cet instrument, est une petite lame pour inciser la membrane du cristallin.

Fig. 4. Bistouri de Favier, pour inciser selon le procédé de Bérenger. Le manche de ce bistouri est terminé par une aiguille tranchante; à quelques lignes de la pointe s'élève une tige d'acier, courbée, qui sert à soulever & à soutenir la cornée pendant qu'avec l'aiguille on divise la membrane du cristallin.

Fig. 5. Petites pinces à ressort, très-commodes pour saisir & extraire des portions de membranes ou de cristallin; elles sont encore très-utiles pour saisir de petits corps étrangers introduits dans les oreilles ou ailleurs. On assure que cet instrument est de l'invention de feu M. Hoin pere, chirurgien de Dijon.

Fig. 6. Bistouri à deux tranchans, pour inciser & extraire le globe de l'œil. On attribue cet instrument à Antoine Petit, médecin de la Faculté de Paris.

Fig. 7. Ciseaux courbes sur le plat. *a*, désigne la courbure des lames.

Nous avons exposé dans l'explication de la planche précédente les raisons qui ont déterminé Bérenger à faire la section de la cornée avec un bistouri convexe, & dont une des faces de la lame, celle qui regarde l'iris, est taillée en biseau, tandis que l'autre face est un peu courbe. Son intention étoit d'achever promptement l'incision sans donner le tems à l'humeur aqueuse de s'évacuer; ce qu'on n'obtient pas aussi aisément que Bérenger l'a avancé, sur-tout quand le globe de l'œil est un peu enfoncé dans l'orbite. Becquet, professeur public pour les maladies des yeux, au Collège de Chirurgie de Paris, imagina d'allonger la tige de la lame, & de rendre cette tige assez flexible, pour la courber, ou la redresser selon le besoin.

Cet oculiste s'est servi plusieurs fois de cet instrument; & comme le succès n'a point constamment répondu à son attente, il s'occupoit des moyens de le perfectionner, lorsque l'instrument de Dumont, dont il sera question dans une des planches suivantes, lui a été connu; & après quelques corrections & additions qu'il y a faites, il l'a adopté.

La difficulté de fixer l'œil pendant l'opération, l'inconvénient qui arrive souvent de faire une incision à peine suffisante pour livrer passage au cristallin, ont fourni à M. Paupe l'idée de fixer l'œil par une pince, dont un des côté se termine par une pointe tranchante & allongée, qu'il plongeoit dans la partie inférieure de la cornée, très près de la sclérotique, & incisoit ensuite la cornée de bas en haut. Après quoi, retournant l'extrémité de l'instrument, il incisoit la membrane cristalloïde, avec la petite aiguille tranchante qui la termine.

Paupe étoit alors élève aux Invalides ; il fit beaucoup d'expériences en présence du C. Sabatier ; nous avons été plusieurs fois témoins de ces essais. L'Académie de Chirurgie a cru devoir récompenser son zèle, en lui accordant le prix d'émulation en 1764. Je n'ai point oui dire que Paupe ait opéré sur le vivant.

Le citoyen Favier, pénétré des avantages qu'on peut tirer du procédé de Bérenger, en faisant quelques changemens au couteau de ce dernier, dans l'intention de fixer l'œil & d'inciser en même-tems la cornée sans laisser échapper l'humeur aqueuse, a présenté à l'Académie en 1770 un instrument nouveau, *fig.* 4, dont la lame a deux pouces de longueur, la pointe est terminée en aiguille platte, longue de six lignes & tranchante du même côté que la lame qui lui donne naissance. Une des faces de la lame est convexe, l'autre est cambrée, comme celle de Bérenger ; le manche participe des mêmes figures que la lame, puisqu'il est cambré & convexe dans les mêmes faces. A l'extrémité de ce manche, se trouve jointe l'aiguille qui doit diviser la capsule cristalline ; à environ deux lignes de la pointe s'élève une petite lame d'acier courbée, de manière que la concavité regarde le plat de l'aiguille. Favier n'a produit que des expériences réitérées sur le cadavre. Nous croyons cependant que cet instrument peut avoir plus d'avantages que celui de Bérenger ; c'est à l'expérience à en décider. Favier, a depuis reçu de l'Académie les marques d'encouragemens dont il s'étoit rendu digne de plus d'une manière.

La seule inspection des pinces de Hoin, *fig.* 5, en indique l'usage, & en justifie le mérite.

L'instrument d'Antoine Petit, pour inciser circulairement & extraire le globe de l'œil, ressemble à un fort scalpel à deux tranchans ; mais on préfère les ciseaux courbes sur le plat. Ces derniers sont d'une très-grande utilité dans plusieurs espèces d'opérations ; 1° ils sont très-commodes pour aggrandir l'incision de la cornée lorsqu'elle n'a point assez d'étendue pour livrer passage au cristallin. ; 2° pour extraire le globe de l'œil ; 3° pour faire la rescision des amygdales, de la luette ; enfin, ils peuvent être d'une très-grande utilité dans une infinité de cas, que les circonstances seules peuvent indiquer.

PLANCHE XLII.

Relative aux cautères actuels.

* *Fig.* 1. Cautère pointu.

Fig. 2. Cautère plat & conique.

Fig. 3. Cautère olivaire.

Fig. 4. Cautère convexe ou semi-lunaire.

Fig. 5. Cautère à bouton.

Fig. 6. Cautère des anciens pour appliquer sur le moignon après l'amputation.

Les différentes espèces de cautères qui sont ici représentées, ne sont que pour donner une idée de ces instrumens dont les formes sont très-variées. Les cinq premières peuvent servir dans une infinité de cas. Celui, *fig.* 6, servoit aux anciens pour l'appliquer à la surface du moignon immédiatement après l'amputation, afin de cautériser les vaisseaux & de s'opposer à l'effusion ultérieure du sang. Les ouvertures qu'on y remarque, sont pour laisser échapper les humidités qui doivent s'évaporer pendant l'application. La ligature des vaisseaux, dont on est redevable à Paré, préserve les malades d'un moyen aussi dangereux que cruel.

Les anciens qui ignoroient l'art de se rendre maîtres du sang par la ligature des artères, étoient obligés d'avoir recours à l'action du feu, quoiqu'ils en connussent bien tous les dangers; & pour cet effet, ils avoient imaginé un très-grand nombre de cautères; il y en avoit même de tranchans.

On ne peut nier que l'application du feu ne soit d'une très-grande utilité en Chirurgie, sur-tout quand on sait l'employer avec méthode; on connoît l'usage du moxa pour le traitement des douleurs de rhumatisme, on y a substitué des petites cônes de coton que l'on applique sur la partie affectée, on met le feu au sommet, & à mesure que le coton se consume, la partie s'échauffe par degré, jusqu'à ce qu'enfin la bâse du cône venant à brûler, elle cautérise le point sur lequel on l'a appliqué. Pouteau assure avoir obtenu les meilleurs effets de cette espèce de cautère.

On doit aussi à M. Faure un execellent Ouvrage sur la chaleur actuelle, pour la guérison des ulcères. A l'en croire, il n'y a point d'ulcère qui résiste à l'action du feu, approché assez de la partie affectée pour l'échauffer sans la cautériser.

On peut consulter son ouvrage qui est inséré dans le cinquième tome des Mémoires de l'Académie de Chirurgie.

PLANCHE LXIII.

Instrumens relatifs au nétoyement des dents.

*1, 2, 3, 4, 5, 6. Rugines de différentes formes pour nétoyer les dents.

7 & 8. Plomboirs.

9. Polissoir.

10. Stilet pour sonder les dents cariées.

11. Déchaussoir.

12, 13, 14 & 15. Limes de différentes épaisseurs & grandeurs.

16. Ciseaux à double courbure pour exciser les tubercules qui naissent à la surface externe des gencives ou à la surface interne des joues. Des ciseaux ordinaires bien fins & bien tranchans peuvent également convenir.

Les dents qui, en même-tems qu'elles sont un des plus beaux ornemens de la bouche, servent à la mastication des alimens & à la prononciation, sont aussi sujettes que les autres parties du corps, à des maladies qui les altèrent, les détruisent, & forcent souvent d'en faire l'extraction. Leur utilité est telle qu'on ne néglige aucun moyen pour les conserver; & lorsqu'on est obligé de faire le sacrifice de quelques-unes, principalement des incisives & des canines, on en substitue d'autres qui sans avoir la solidité des naturelles, corrigent au moins la difformité très-gênante sur-tout pour ceux qui exerçent le talent d'orateurs. Tout l'art du dentiste consiste donc essentiellement à entretenir la propreté des dents, à les conserver, & à remplacer celles qui manquent par d'autres, qui imitent au moins les naturelles.

On entretient la propreté des dents en enlevant le tartre qui s'y accumule, les ternit, & comprime les gencives. Cette matière s'y amasse très-promptement, & se durcit quelquefois au point qu'elle fait presque corps avec les dents. Il y a des exemples qu'elle s'est amassée très-promptement, en telle quantité, que ceux qui l'ont observé croyoient ou que les dents soudées entre elles s'étoient accrues pour former l'énorme amas qu'ils appercevoient, ou qu'il s'étoit formé une exostose; mais avec quelques efforts on est parvenu à entamer la masse sous laquelle on apperçoit les dents intactes. Le moyen de guérison n'étoit plus alors difficile à trouver; mais ces cas sont rares, nous n'en connoissons que deux exemples.

Dans les cas ordinaires, on enlève le tartre avec des rugines accommodées à la figure & à l'arrangement des dents; tout l'art consiste à ménager la gencive & à prendre garde de l'altérer.

Lorsqu'une dent est gâtée, on ne doit point en faire l'extraction, à moins qu'elle ne soit douloureuse, & qu'elle n'excite des fluxions violentes & souvent répétées. En effet il est quelquefois possible de dessécher la carie humide qui la mine peu à peu. Alors dès qu'on est assuré qu'il n'y a plus de sensibilité, on remplit de feuilles de plomb la cavité contre nature qui reste; on se sert pour cet effet des plomboirs, *fig.* 7 & 8, & quand la cavité est exactement remplie, on lisse la surface avec le polissoir, *fig.* 9.

Le stilet courbé, *fig.* 10, sert à sonder les dents pour s'assurer de leur état, lorsqu'il y en a de douloureuses.

Avec le déchaussoir, on sépare la gencive de la dent. Les dentistes étoient autrefois dans l'usage de déchausser les dents avant de les extraire; ils pensoient que cette précaution étoit nécessaire pour éviter le déchirement de la gencive pendant l'extraction de la dent. Les dentistes d'aujourd'hui s'en abstiennent parce qu'ils regardent cette précaution comme inutile; c'est une douleur qu'ils évitent & qui diminue la répugnance de ceux qui souffrent, pour se soumettre à laisser extraire la dent dont ils ont le plus grand besoin d'être débarrassés.

Il suffit de voir les limes pour en connoître l'usage. On lime les dents, surtout les incisives, lorsqu'elles sont inégales ou trop serrées; ou enfin lorsqu'elles ne sont attaquées que très superficiellement de carie.

PLANCHE XLIV.

Instrumens relatifs à l'extraction des dents.

* *Fig.* 1, 2 & 3. Pinces droites pour extraire les dents.

Fig. 4, 5 & 6. Pinces courbes, ou daviers.

Fig. 7. Levier simple, pour extraire les racines.

Fig. 8. Levier composé, pour extraire les dents en les renversant.

Fig. 9. Autre levier, appellé repoussoir, pour enlever les racines; le petit crochet sert à attirer au-dehors la racine renversée au-dedans de la bouche: cet instrument s'appelle aussi pied-de-biche.

Fig. 10. Pélican double.

L'extraction des dents n'est point une opération aussi indifférente qu'elle le paroît au vulgaire; on ne doit jamais s'y déterminer que lorsqu'on a reconnu qu'il n'est point possible de conserver ces parties si nécessaires à la mastication.

Assez ordinairement, les dents primaires ou dents de lait, tombent d'elles-mêmes. Quand leurs racines sont usées par leur pression sur celles qui s'accroissent pour leur succéder, elles s'ébranlent, & il faut peu d'efforts pour les détacher des gencives; mais cela n'arrive pas toujours ainsi. Quelquefois par une disposition particulière, la dent secondaire s'élève à côté de la racine de celle qu'elle devroit chasser, & se fait ainsi jour à travers de la gencive, ensorte que la rangée est double; ou la dent en s'élevant, prend une direction opposée. Dès qu'on s'apperçoit de cette circonstance, on se hâte d'extraire la dent de lait, & l'autre reprend petit à petit sa direction, à moins qu'elle ne soit absolument trop inclinée en-dehors ou en-dedans; dans ce cas, il faut l'extraire.

On est obligé d'extraire les dents lorsqu'elles sont attaquées de carie douloureuse qui occasionne des fluxions fréquentes, & quand on ne peut parvenir à les calmer, ou bien lorsque la carie, sans être douloureuse, imprime une odeur désagréable. Enfin, dans les maladies des sinus maxillaires, lorsqu'il est besoin de les traiter par des injections, on sacrifie l'une des molaires pour avoir un accès dans le sinus.

Les instrumens les plus en usage pour extraire les dents, sont les pinces, les daviers, le pélican, & la clef de Garengeot.

Les pinces droites servent ordinairement pour extraire les incisives & les canines; on tire les molaires avec le davier, la clef de Garengeot ou le pélican.

Le davier est rejeté par quelques-uns, non sans raison, parce que souvent la dent serrée par cet instrument se casse à son collet, sur-tout si la carie en est proche, & que la racine résiste à l'effort que l'on fait pour l'attirer; & c'est pour cette raison que les dentistes préfèrent le pélican ou la clef de Garengeot.

Le levier, *fig.* 8, a été abandonné, parce que le point d'appui se faisant sur la gencive & sur l'alvéole de la dent à extraire, ne peut déraciner celle-ci qu'en la renversant considérablement, ce qui occasionne des déchirures & un délabrement suivis de fluxions & autres accidens graves. Par la même raison on a rejeté le repoussoir, *fig.* 9.

Nous parlerons du pélican dans l'explication de la planche suivante.

PLANCHE XLV.

Continuation des instrumens relatifs à l'extraction des dents, & autres destinés à quelques maladies de la bouche.

* *Fig.* 1. Levier, dont le crochet est moins courbe que celui de la planche précédente.

Fig. 2. Pélican de Bourdet, dont on change le crochet au moyen de la vis à tête qui le fixe au cou de la tige. *m m*, crochets dont les tiges sont cambrées. *n*, autre crochet droit, dont la portion courbe est cannelée en-dessus.

Fig. 3. Levier anglois; on le nomme aussi clef de Garengeot, parce que ce chirurgien l'a perfectionné. *a*, le crochet ordinaire, vu de profil. *b*, crochet très-courbe.

Fig. 4. Pélican à cric du C. Dubois, surmonté du point d'appui convexe, auquel on peut substituer à volonté le point d'appui concave *c*, ou celui *d*; on adapte au clou en vis de cet instrument, les crochets *m* ou *n*, selon le besoin; *e* est le point d'appui, *d* vu de l'autre face; elle doit être garnie de peau.

Fig. 5. Obturateur du palais, *f*, représente la surface convexe, & *g* la concave; cet obturateur a deux ailerons qui servent à l'empêcher de vaciller lorsqu'il est en place, & à en faciliter le déplacement lorsqu'on veut le retirer.

Fig. 6. Ciseaux imaginés par J. L. Petit, pour faire la section du filet.

Fig. 7. Le même instrument vu de l'autre face, avec cette différence que les branches sont à anneaux. *h*, la plaque recourbée & fendue, qui recouvre les lames. *i*, la branche dormante; on remarque à la face interne du manche un ressort. *k*, la branche mobile. *l*, vis qui unit les deux branches.

Les inconvéniens que l'on a remarqués dans l'usage des daviers & autres pinces pour extraire les dents, ont peut-être donné lieu à l'invention du pélican; il est probable même que le levier, *fig.* 1, ou autre semblable, furent les premiers que l'on a substitués à la pince. Il est certain qu'avec cet instrument on ne risque point de décoler la dent, parce que le point d'appui est fixe & comme immobile; tandis qu'avec le crochet qui agit du côté opposé & sur le colet, il faut peu d'efforts pour attirer la dent; mais il est certain aussi, que ce point d'appui, quelque perfectionné qu'il ait été, étant placé sur l'alvéole de la dent à extraire, l'opération est souvent suivie de délabremens considérables, d'hémorrhagies, de fluxions, &c.

Il a donc fallu placer le point d'appui ailleurs que sur la dent elle-même. C'est cet avantage que l'on trouve dans le pélican ordinaire, & dans celui, *fig.* 2. D'abord la tige du crochet étoit droite, on en a fait de courbes pour placer plus commodément l'instrument dans le fond de la bouche, aux dernières molaires. La courbure a cet avantage que la commissure

missure des lèvres s'y place sans être aucunement distendue. M. Bourdet avoit un crochet courbe pour le côté droit, & un autre pour le gauche. (*Voyez* fig. *m m*. Ce dentiste avoit observé que quelquefois le crochet n'avoit point de prise du côté interne, parce que la couronne de la dent étoit détruite de ce côté; il imagina d'extraire la dent en la poussant en sens contraire, c'est-à-dire, de dehors en-dedans; & pour cela, il adaptoit au corps de l'instrument un crochet dont la courbure est cannelée en-dessus. (*Voyez* fig. *n*.)

Le point d'appui du pélican est une demi-roue cannelée dans tous les sens, pour former des inégalités; on reproche à cette pièce que par sa convexité, elle ne peut appuyer sur les dents voisines que par un seul point, & qu'il est possible que pendant qu'on attire en-dehors la dent saisie avec le crochet, la demie-roue renverse en-dedans ou ébranle considérablment celle sur laquelle elle est appuyée, sur-tout si elle est isolée d'un côté. Pour prévenir cet accident, on a proposé un point d'appui concave *c*, qui embrassant plus d'espace, n'est point sujet à cet inconvénient.

La clef de Garengeot est un instrument combiné du davier & du pélican; il est plus commode que le davier, sur-tout pour extraire les grosses molaires, mais il n'est pas aussi sûr que le pélican. Il faut beaucoup d'habitude pour s'en servir, & si on ne le soulève pas en même-tems qu'on ébranle la dent, on court risque de la casser comme avec le davier. Les crochets sont plus ou moins courbes; (voy. *a* & *b*,) on les change au moyen d'une vis, mais de sorte que la courbure soit tournée du côté de la charnière; cette charnière peut être mobile & se tourner en sens opposé, de manière que le crochet saisisse la dent du côté de l'intérieur de la bouche.

Le pélican à cric dont le C. Dubois se sert préférablement à tout autre, parce qu'il a la faculté d'en allonger ou racourcir la longueur du crochet, peut être regardé comme une correction de celui dont Garengeot a donné la description. On y place à volonté le point d'appui convexe ou concave; mais le C. Dubois assure que l'effet du dernier est dangereux. Au lieu de la vis qui traverse l'axe vertical de l'instrument, c'est un essieu percé & taraudé dans son milieu; les extrémités de cet essieu sont terminées, l'un par une tête en forme de vis, & l'autre par un petit bouton avec une petite avance pour recevoir la queue du crochet. Celle-ci est percée d'un trou, sur un des côtés duquel est une rainure que l'on fait correspondre à l'avance du bouton de l'essieu, quand on veut placer ou déplacer le crochet. La vis de l'instrument est verticale, & fixée dans le manche qui est mobile; en tournant ce manche l'essieu monte ou descend selon que l'on tourne.

Le C. Dubois préfère une demi-roue en bois à celle d'acier, pour les cas ordinaires, & s'il est question d'extraire la dent en la poussant de dedans en-dehors, il se sert du point d'appui *d*, qu'il ajuste à la tige du pélican de la même manière que l'on ajuste une couronne sur l'arbre du trépan. Avec cette pièce, *voyez e*, qui la représente de face, il prend son point d'appui en-dedans, c'est-à-dire, dans le sens opposé à l'action du crochet sur la dent; quand il n'y auroit plus de dent à l'endroit où il veut prendre son point d'appui, l'arcade alvéolaire en peut tenir lieu avec cette plaque garnie & couverte de chamois.

Nous ne pouvons quitter cet article, sans parler d'un accident assez effrayant qui survient quelquefois après l'extraction d'une dent, c'est l'hémorrhagie. Plusieurs fois témoins de cet accident, nous ne pouvons dissimuler que nous avons vu des chirurgiens & des dentistes fort embarrassés pour arrêter l'effusion abondante du sang. On a proposé de cautériser l'alvéole; la compression est cependant facile à employer; il ne s'agit que de remplir la cavité alvéolaire, soit de charpie ou de cire, & de mantenir les mâchoires rapprochées, pour contenir l'appareil. Nous nous servons ordinairement de la cire bien ramollie, dont nous remplissons la cavité, avec la précaution d'en soutenir les parois avec deux doigts de l'autre main, que quand l'alvéole est suffisamment remplie ; nous mettons par-dessus de la charpie & des petites compresses pour venir au-delà du niveau des dents voisines; & s'il se trouve à la mâchoire opposée des dents qui correspondent, nous rapprochons les mâchoires & nous les maintenons avec la fronde; mais s'il arrive qu'il n'y ait pas de dents à l'endroit qu'il faut comprimer, nous plaçons sur les compresses un morceau de liège qui, étant soutenu par les dents voisines de celles qui manquent, facilite la compression; mais nous nous servons constamment du morceau de liège pour soutenir les pièces d'appareil, si l'hémorrhagie a lieu à la suite de l'extraction d'une dent à la mâchoire supérieure.

L'obturateur du palais est une plaque d'or ou d'argent, concave d'un côté, convexe de l'autre, que l'on place au plancher supérieur de la bouche, lorsqu'une portion de la voûte palatine a été détruite.

Celui que l'on voit, *fig.* 5, a été imaginé par M. Bourdet, pour une personne chez laquelle le palais avoit souffert une telle déperdition de substance, qu'il ne pouvoit avaler sans qu'il lui survînt de la toux, de la suffocation, &c. Un dentiste avoit placé de chaque côté de la plaque, un aîleron qui s'appliquoit obliquement sur les côtés de la voûte du palais; ces aîlerons servoient de prise pour placer & déplacer la plaque obturatrice.

Quoique la section du filet de la langue soit une opération fort commune, on ne doit point cependant la regarder comme peu importante. Deux circonstances particulières exigent cette opération; 1° lorsque le repli qui forme cette espèce de ligament membraneux, quoiqu'assez large, s'étend jusqu'à la pointe de la langue & empêche que l'enfant ne la porte en avant ou vers la voûte du palais. Dans cet état, l'enfant ne peut teter que très-difficilement; on incise avec des ciseaux à pointe mousse ce repli, & la langue exerce aussi-tôt ses mouvemens qui n'étoient que gênés. 2°. Ce repli a quelquefois si peu d'étendue, que la pointe de la langue est comme attachée & fixée à la bâse de la mâchoire inférieure. La langue n'a de mouvement qu'à sa partie moyenne, elle forme une convexité qui empêche l'enfant d'avaler la liqueur qu'on lui verse dans la bouche; car il ne lui est pas possible de teter le sein de sa mère ni de sa nourrice. Ce cas est rare, cependant nous l'avons rencontré une fois; l'enfant étoit né depuis quatre jours, il étoit foible & exténué. Nous hasardâmes de débarrasser la langue du lieu qui la tenoit assujettie. Ce n'est point une simple section du filet qu'il faut faire dans ce cas, c'est une véritable dissection; nous en sentîmes les conséquences, mais falloit-il abandonner l'enfant à une mort certaine? avec de la patience nous en vînmes à bout, mais nous ne pûmes éviter la lésion d'une des ranines. Nous cautérisâmes sur le champ, sachant parfaitement que le moyen de compression proposé par J.-L. Petit, lui avait manqué à lui-même. L'enfant teta aussi-tôt; mais trois jours après, la chûte de l'escarre se fit, l'hémorrhagie reparut; nous cautérisâmes de nouveau; nouvelle récidive de l'hémorrhagie qui revint dans la nuit, & dont on ne s'apperçut que le matin; l'enfant mourut exténué: nous étions décidés à tenter la ligature. Nous citons ce fait, non pour nous justifier, mais pour prévenir que la cautérisation n'est point toujours un moyen sûr d'arrêter irrévocablement l'hémorrhagie dans ce cas. Il en est arrivé autant à J.-L. Petit chez le maréchal de Bervick.

On sait que cet habile chirurgien s'est attaché, non-seulement à arrêter le sang lorsque l'artère ranine s'est trouvée ouverte par la section du filet, mais qu'il a principalement cherché les moyens d'être à l'abri de la lésion de cette artère pendant l'opération. Le fourchon applati qu'il a placé au bas de la sonde cannelée, peut remplir cet objet dans les cas ordinaires. Mais pour plus de sûreté, il a imaginé des ciseaux particuliers, *fig.* 6. Ces ciseaux ne sont, ainsi qu'il le dit lui-même, qu'une perfection d'une espèce de bistouri à ressort caché sous une plaque recourbée & fendue supérieurement pour recevoir le repli que l'on veut inciser. En adoptant cette plaque recourbée, J.-L. Petit substitue au bistouri, des ciseaux dont l'une des lames est dormante, & l'autre mobile. Cet instrument est peu connu, mais nous le répétons, il ne pourroit servir que dans les cas ordinaires où les ciseaux & les fourchons de la sonde cannelée peuvent également bien servir; mais dans le cas que nous avons cité, il eût été impossible d'en faire usage.

Au reste, en faisant graver les ciseaux à plaque de J.-L. Petit, nous n'avons eu d'autre but que de montrer les ressources du génie de ce chirurgien, à qui l'art doit une partie de sa perfection.

PLANCHE XLVI.

Elle est relative aux leviers dentaires.

Fig. 1. Elle représente un instrument propre à remplir toutes les indications relatives à l'extraction des dents. *a a a a*, les deux branches réunies par leur milieu au moyen d'une vis. *b c*, les deux tiges creuses qui les terminent, dont l'une *c* est taraudée pour recevoir le point d'appui *d*, & l'autre qui est à huit pans, est destinée à recevoir le crochet *e*. *f*, vis pour arrêter le crochet dans la position la plus convenable. *g g g*, crochets ordinaires de différens volumes, selon la grosseur des dents à extraire. *h*, point d'appui inverse destiné à être appliqué sur la surface interne des dents. *i i*, point d'appui du levier droit, vu dans toute son étendue. *l*, surface tangente. *m m m*, crochets inverses servant conjointement avec le point d'appui *h* du même nom, pour extraire les dents de dehors en-dedans. *n n*, crochets courbés pour loger la commissure des lévres lors de l'extraction des dents de sagesse.

Fig. 2. Levier simple, composé de deux branches croisées & fixées par leur milieu. *o o*, crochets qui terminent une des extrémités. *p p*, points d'appui placés à vis à l'autre extremité des branches.

Fig. 3. Poussoir pour mettre à la branche des crochets de la *fig.* 1. *q*, forme de la cavité dans laquelle s'adaptent, les crochets du même instrument.

PLANCHE XLVII.

Elle se rapporte au pélican à cric.

a a a Le corps de l'instrument vu sous ses différentes faces. Il renferme un cric qui sert à éloigner ou rapprocher les crochets du point d'appui *b*, qui est fixe sur le corps & garni de buffle.

b b. Points d'appui qui s'appliquent sur la gencive & qui en couvre le trajet; l'un est vu de face & l'autre latéralement.

c. Autre point d'appui hors de l'instrument & montrant le ressort qui le fixe à ce dernier, & le bouton qui sert à l'en dégager. *d d d*, crochets à charnières servant avec les points d'appui *b b*, *c*, & formant ensemble un levier communément appellé, levier droit. Cet instrument sert à extraire toutes les dents de devant, depuis la première grosse molaire jusqu'à celle du côté opposé, indistinctement, à la mâchoire supérieure & à l'inférieure, jusqu'à la dernière petite molaire seulement. *e e*, crochets droits. *f*, point d'appui de Dubois. *g*, la surface tangente du point d'appui vue latéralement. Cette surface garnie de buffle a environ six lignes de long, sur deux lignes & demie de hauteur. Elle s'applique sur la surface externe du corps de plusieurs dents & se tient sur une charnière *h*, pratiquée à la face opposée. Il forme avec un des crochets droits *ee*, ou un des crochets courbes ci-dessous, ce qu'on appelle le pélican ou levier latéral. *ii*, crochets courbes destinés à loger la commissure des lèvres dans l'extraction des dernières molaires, dites dents de sagesse, pour lesquelles ils sont spécialement destinés. *l*, point d'appui du pélican inverse qui s'applique sur la face interne des molaires. *mm*, crochets du pélican inverse, ces crochets sont dentelés à l'extérieur de leur courbure, & sont destinés conjointement avec le point d'appui *l*, à renverser les dents vers l'intérieur de la bouche, lorsque le cas le requiert.

Le Cit. Dubois, dans un mémoire lu à l'Académie de Chirurgie en 1786, ayant passé en revue les divers instrumens qui sont en usage pour l'extraction des dents, & ayant fait l'analyse de leur avantage & de leurs inconvéniens, ayant démontré qu'ils étoient tous des leviers de différens genres ou agissant comme tels, a conclu que le pélican à cric que nous venons de décrire, étoit le plus avantageux de tous ceux connus jusqu'à ce jour par la facilité de donner aux dents à extraire, même pendant l'opération, la direction la plus favorable & la plus conforme à celles des racines. Ayant d'ailleurs observé que le grand défaut des instrumens étoit dans la forme ronde de leur point d'appui, qui alors ne posant jamais que sur un point mathématique, comme la tangente d'un cercle, ils fatiguoient considérablement la partie sur laquelle ils portoient leur action, soit sur les dents voisines ou sur la gencive ; de sorte que si l'on avoit à vaincre, par exemple, une résistance comme vingt, & que la partie sur laquelle on appliquoit le point d'appui ne pouvoit supporter un effort comme dix, elle avoit un excédent de dix livres au-dessus de ses forces : en conséquence, ce dentiste changea la forme du point d'appui du pélican, & adopta comme principes nécessaires, de fournir à ses instrumens des points d'appui larges & d'une forme telle qu'ils pussent faire partager les efforts de la résistance à un très-grand nombre de parties à-la-fois. Ces corrections lui ont paru utiles, quand on a à extraire ou à redresser des dents déviées, soit de dedans en-dehors, ou de dehors en-dedans.

PLANCHE XLVIII.

Elle est relative aux articles douleurs & écharpe.

Appareil de M. Moore, pour éviter les violentes douleurs dans le cas où l'on seroit nécessité à faire l'amputation des extrémités.

Fig. 1. La machine de compression. Elle est faite d'un morceau d'acier courbe, couvert de cuir & d'une étendue suffisante pour contenir le membre sur lequel on doit l'appliquer. *a*, coussinet de cuir à l'une de ses extrémités pour être placé sur le cordon de nerfs. *b*, coussinet ovale fixé sur la vis qui passe à travers un trou à l'une de ses extrémités. Celui-ci est pour appuyer sur les nerfs cruraux dans le cas où la machine seroit appliquée sur la cuisse. Quand on y a recours dans ce dernier cas, il faut d'abord chercher le nerf sciatique. Pour cela, l'opérateur cherchera la tubérosité de l'ischium, & ensuite le grand trochanter, & supposant ensuite une ligne droite tirée de l'une à l'autre, il appliquera le coussinet *a* à environ un pouce au-dessus du milieu de cette ligne. On trouvera le nerf crural en s'assurant de la pulsation de l'artère crurale qui en suit le tronc. On appliquera sur lui le coussinet *b*, & en faisant agir la vis, on fera de part & d'autre le degré de compression qui sera nécessaire.

Fig. 2. & 3. Elles représentent l'application de l'instrument sur le bras & la cuisse. *a*, aneuvrisme.

Fig. 4. Echarpe de Bell. *aa* étui de cuir

convenablement garni en flanelle & d'une largeur suffisante pour couvrir le bras depuis le coude jusqu'au commencement des doigts. Cette machine est pour le bras gauche. *b*, *c*, collier de buffle pour passer par-dessus le bras droit & soutenir l'extrémité de l'étui par une courroie *f*, qui passe sur l'épaule gauche pour être fixée par une boucle en *c*, & empêcher le collier *b*, de glisser en bas. *d*, bout percé de cette courroie, qui passe dans la boucle *e*, pour s'y fixer. *g*, *h*, deux courroies & deux boucles pour fixer le bras au-dedans de la machine.

Fig. 5. Application de la machine.

PLANCHE XLIX.

Elle se rapporte aux articles cuisse, écartement & enfant.

Fig. 1. Machine de Gooch, pour tenir la cuisse fracturée dans un état d'extension permanente. *a a*, parties longitudinales de la machine qui se meuvent sur la plaque circulaire. *b*, *c*, autre plaque circulaire qui doit être placée sous la rotule; à l'extrémité de chaque cercle est une cheville.

Fig. 2. Application de la machine sur la cuisse.

Fig. 3. Bandage inventé par Traisnel dans le cas d'un écartement d'une des symphyses sacro-iliaques chez un homme. *a*, pelotte postérieure. *b*, pelotte latérale qui doit appuyer sur le grand trochanter. *c c*, courroies obliques propres à les contenir. *d*, courroie en forme d'anneau pour embrasser le genou. *e*, autre pour embrasser la jambe au-dessus de la cheville du pied. *f*, continuation de la courroie qui passe sous la plante du pied comme un étrier. *g*, courroie supérieure qui, passant sur l'épaule opposée, vient s'attacher au-devant à la bouche. *i*, garniture du devant destinée à rendre plus supportable le bouclage.

Fig. 4. Application du bandage sur le corps & la disposition de toutes les parties. *a*, *b*, les deux pelottes. *c*, la courroie supérieure. *d*, l'inférieure. *e e*, les deux obliques.

Fig. 5. La tête d'un enfant à terme vue sous différens aspects, relativement à l'accouchement.

a a. Le menton.

b. L'extrémité occipitale.

a, *b*. Diamètre oblique de la tête, & le plus grand de tous.

c c. Diamètre antéro-postérieur, communément appellé, grand diamètre.

d d. Diamètre perpendiculaire, qui va du sommet à la bâse du crâne.

Fig. 6. *a*. Le haut du front.

b. Le haut de l'occiput.

c c. Diamètre antéro-postérieur.

d d. Diamètre transversal ou petit diamètre.

e. La fontanelle antérieure.

f. La fontanelle postérieure.

g. La suture sagittale.

h h. La suture coronale.

i. La suture qui descend de la fontanelle antérieure à la racine du nez.

k k. La suture lambdoïde.

PLANCHE L.

Elle se rapporte à l'article exostose.

Fig. 1. Elle représente une portion de tibia exostosé très-irrégulièrement, & tel qu'il se trouve dans la collection de Tenon.

a. L'extrémité supérieure de cet os.

b. Portion de sa partie moyenne qui est très-saine, & qui commence néanmoins à se décomposer vers sa partie *c*. Ensuite cette décomposition devient beaucoup plus considérable, à mesure qu'elle approche de l'extrémité *a*, à cause de sa texture délicate.

Cette figure offre un exemple de la décomposition sensible des substances de l'os. Cette espèce de décomposition n'observe aucune régularité, elle se fait en tous sens & très-inégalement. Cependant le parenchyme d'un pareil os conserve une ſorte d'organiſation aſſez ſemblable à celle d'une éponge plus ou moins fine.

Fig. 2. Fémur exoſtoſé dans toute ſa longueur. On y voit très-diſtinctement comment la ſubſtance compacte a été convertie en une autre de nature entiérement celluleuſe, & comment auſſi le canal médullaire a été rempli par la ſubſtance ſpongieuſe de nouvelle formation.

a a. Gonflement de la ſubſtance compacte à l'extérieur.

b b b b. Limites de ce gonflement, tant ſupérieurement qu'inférieurement.

c. Tête du fémur.

d. Condyles du même os.

PLANCHE LI.

Elle eſt relative au même ſujet que la précédente.

Fig. 1. Elle offre la partie moyenne d'un fémur exoſtoſé & en partie ſcié, ſelon ſa longueur, pour faire voir le canal médullaire qui eſt entiérement oblitéré, étant rempli d'une ſubſtance oſſeuſe organiſée en manière d'éponge très-fine, & qui eſt une continuation ou plutôt une expanſion de la ſubſtance compacte du même os, laquelle eſt pareillement ſpongieuſe.

a. Subſtance oſſeuſe qui remplit le canal médullaire; cette ſubſtance eſt plus compacte & plus ſolide dans certains endroits que dans d'autres, ſuivant que l'oſſification s'y trouve plus ou moins parfaite.

b. Subſtance compacte devenue ſpongieuſe & bourſoufflée, d'où s'en eſt ſuivi le gonflement de l'os.

c, d. Endroit où l'autre portion de cet os a été enlevée par la ſcie.

Fig. 2. Morceau de la partie moyenne d'un humérus ſcié dans ſa longueur pour faire obſerver la grande & ample cavité qui s'eſt formée en conſéquence d'un ramolliſſement ſurvenu à la ſubſtance compacte, qui a été obligé de prêter peu à peu, & de céder aux efforts que faiſaient intérieurement la moëlle & les vaiſſeaux qui s'y trouvaient en grande quantité, ce qui a été cauſe que cette ſubſtance compacte s'eſt étendue inſenſiblement au-dehors, en perdant de ſon épaiſſeur à proportion de ſon extenſion.

a. Extrémité ſupérieure de cet os, dont la ſubſtance compacte eſt démeurée dans ſon état preſque naturel.

b b. Cette même ſubſtance devenue très-mince à cauſe de ſa grande extenſion, d'où eſt réſultée la cavité *g.*

c. Extrémité inférieure.

Fig. 3. Morceau de fémur ſcié en travers aux environs de ſon extrémité inférieure, laquelle eſt devenue fort ample & fort évaſée à cauſe de l'extenſion conſidérable de la ſubſtance compacte qui a paſſé, 1° par l'état de ramolliſſement, 2°. qui eſt devenue très-ſpongieuſe par l'écartement de ſes lames & de ſes mailles, leſquelles ont formé différentes expanſions au-dehors, qui ont enfin acquis extérieurement une dureté & une ſolidité ſemblables à celles de la ſubſtance compacte & naturelle des os.

a. Subſtance en partie décompoſée.

b. Cavité où la moëlle étoit logée. Cette cavité eſt encore très-apparente au moyen de lames oſſeuſes *c*, qui ſont un reſtant de la ſubſtance compacte, laquelle eſt demeurée cellulaire en *d*, & qui enfin eſt devenue très-dure & très-compacte en *e*.

f. Partie inférieure de l'os.

Fig. 4. Bout de fémur ſcié ſelon ſa longueur, long-tems après une amputation précédente.

PLANCHE LIII.

Inſtrumens pour les accouchemens, forceps, levier.

* *Fig.* 1. Forceps ordinaire.

a. L'axe mobile; *b*, la clef pour tourner l'axe lorſqu'il faut fixer les branches.

c. Ancienne forme de l'entablure du forceps dont l'axe est un pivot à tête arrondie, dans le collet de laquelle on fait glisser la plaque à coulisse, qui est fixée sur l'entablure de la branche femelle. Cette plaque est percée en queue d'aronde.

Fig. 2. Cette figure désigne la courbure latérale des branches du forceps.

Fig. 3. Le petit forceps de Smellie.

Fig. 4. Levier à jour.

1 & 2. Le forceps est composé de deux branches, l'une que l'on peut appeller branche mâle, à cause du pivot ou axe mobile qui est placé dans l'entablure; l'autre femelle, parce qu'elle est percée dans son entablure, pour recevoir le pivot lorsqu'on joint les deux branches.

On divise chacune de ces branches en trois parties, une supérieure courbe excavée & à jour; on la nomme cuillère, pince ou serre; une inférieure recourbée de côté, on la peut appeller le manche; enfin, la partie moyenne qui est le lieu où se fait la jonction, se nomme l'entablure.

Le forceps ordinaire doit avoir quinze pouces de longueur; savoir, huit pour les serres, six pour le manche, & un pouce d'entablure. Cette longueur suffit pour tous les cas où la tête est arrêtée au détroit inférieur du bassin. Cette longueur a été déterminée par Levret; mais si la tête est arrêtée plus haut, les branches ne la saisiroient qu'imparfaitement, & c'est ce qui a déterminé à donner environ neuf pouces de longueur aux serres; celles du forceps dont nous nous servons ont huit pouces & demi, & avec cet instrument nous avons saisi & amené la tête engagée & arrêtée entre le pubis & le sacrum.

Le forceps a été long tems imparfait, il manquoit souvent son but, ou il occasionnoit des déchirures aux parties de la femme. Si Levret n'est pas le premier qui en ait reconnu les défauts, on ne peut lui contester d'être celui qui en a découvert la véritable cause, & qui y ait aussitôt remédié, en imaginant la courbure latérale des branches.

Un accoucheur de mérite & grand admirateur de Smellie, a prétendu que Levret n'étoit point l'inventeur de la courbure du forceps, mais que c'étoit Smellie. Comme on lui opposoit que Levret avoit publié sa découverte en 1749, que Smellie n'a écrit pour la première fois qu'en 1752, que dans cet ouvrage il n'est nullement question de la courbure du forceps, & que Smellie n'en parle qu'en 1754, en ces termes: *Il y avoit quelques années que j'avois inventé cette paire de forceps, aussi bien que d'autres praticiens*, l'admirateur de Smellie conclut de ce passage que cet accoucheur anglois est véritablement l'auteur de la découverte, & il suppose que Levret ayant su par des élèves qu'il avoit inventé un forceps courbe, il s'est hâté d'en faire construire un, & de le publier pour s'en attribuer l'honneur de l'invention. C'est par de pareils raisonnemens que l'on veut dépouiller Levret de la plus importante de ses découvertes, pour en attribuer la gloire à un autre; à Smellie, en un mot, qui ajoute après ce que nous en avons cité: *Mais je n'ai point recommandé de s'en servir de peur de faire plus de mal que de bien, en déchirant les parties de la femme, lorsqu'on se sert d'une trop grande force*. Et c'est précisément parce que le forceps droit occasionnoit des déchirures, que Levret a pensé qu'en donnant aux branches une courbure proportionnée à celle du bassin, on éviteroit de déchirer les parties de la femme, en conservant la force de direction de l'instrument. Levret avoue enfin que l'idée lui en est venue des tenettes courbes, pour extraire la pierre; enfin, il déclare qu'il en a fait le premier essai en 1748, le 7 août, & cite l'observation.

Levret a encore ajouté un autre avantage au forceps. Pour donner plus de prise aux branches, il y a pratiqué intérieurement & dans toute leur longueur, une espèce de cannelure pour que les parties de l'instrument s'appliquent plus intimement sur la tête de l'enfant, afin que la prise soit plus solide que dans celui dont on se servoit alors. En un mot, ce célèbre accoucheur a tellement corrigé & simplifié le forceps, qu'il est douteux qu'on puisse aller au-delà. Depuis plusieurs années des accoucheurs en ont présenté à l'Académie de différentes espèces, qu'ils vantoient comme supérieurs à celui de Levret, ou comme des perfections de l'instrument de cet habile maître; mais en les examinant de près, on a reconnu que ces copies informes étoient bien inférieures au modèle qu'on avoit la prétention de vouloir corriger.

3. Ce forceps nous fournit l'occasion de placer ici quelques réflexions sur Smellie. Ce fut dans le même-tems que Levret courboit le forceps, que l'accoucheur anglois imagina son petit forceps à manche de bois, dont les serres sont garnies de peau, & que l'on ne conserve parmi les instrumens de chirurgie, que pour servir à l'histoire des forceps. Smellie se vante d'avoir fait en dix ans deux cens quatre-vingts cours d'accouchemens; sa réputation peut bien lui avoir attiré un grand nombre d'élèves; mais faire vingt-huit cours par année, ce qui monte à plus de deux par mois, avoir une pratique extrêmement étendue, être appellé partout, comment se peut-il qu'un homme ait suffi à tant d'occupations à-la-fois? Quoi qu'en disent les partisans de Smellie, nous répétons ici ce que nous avons soutenu dans le sein de l'Académie. En ne jugeant Smellie que par ses ouvrages, on est tout étonné de trouver que cet homme a eu plus de réputation que de mérite; qu'il étoit au-dessous des accoucheurs de son tems, même de ceux de son pays.

L'usage du forceps est connu; tout le monde convient qu'il faut l'appliquer pour extraire la tête arrêtée ou enclavée dans le bassin. Quelques-uns le conseillent dans d'autres circonstances, mais tout le monde n'est point d'accord sur ce point; par exemple, lorsque les fesses se présentent les premières, qu'elles sont fort engagées, & que malgré les douleurs expultrices, elles restent immobiles; des accoucheurs se sont servis avec avantage du forceps, & d'après leurs succès, ils en conseillent l'usage que d'autres ne laissent pas de blâmer, parce qu'ils préfèrent le crochet mousse introduit dans le pli de la cuisse de l'enfant: d'autres ont proposé le lacq qu'ils disent facile à placer, au moyen d'un instrument fait en forme d'algalie. Ce dernier procédé est plus aisé à conseiller qu'à mettre en pratique; car toutes les fois qu'il sera facile à employer, c'est qu'il étoit inutile d'y avoir recours.

Sans doute que toutes les fois que les fesses seront assez descendues pour qu'il soit possible de placer le manche recourbé d'une des branches du forceps, on doit l'appliquer de préférence au forceps lui-même, parce qu'avec des mouvemens méthodiques d'attraction, on parvient à attirer le corps de l'enfant au-dehors; nous l'avons éprouvé plusieurs fois. Mais il est des circonstances où il est impossible de faire usage du crochet, c'est encore ce que nous avons observé; & avec le forceps, nous avons eu la satisfaction de terminer plusieurs accouchemens de cette espèce, à l'avantage de la mère & de l'enfant.

Ce seroit peut-être ici le lieu d'examiner & de discuter les cas où le forceps est d'une absolue nécessité; ce point de doctrine a dû être traité à l'article *Forceps* de cet ouvrage. Nous parlerons seulement de la manière de l'appliquer.

Le point essentiel dans l'usage de cet instrument, c'est que la partie de la tête qui doit être saisie, soit exactement comprise dans la courbure des branches; que les branches soient également placées à l'opposite l'une de l'autre, de manière que l'une ne soit pas plus enfoncée que l'autre, afin que la jonction s'en puisse faire sans blesser ou altérer les parties que les serres contiennent. Il arrive quelquefois que l'une des branches & peut être toute toutes les deux, après avoir été introduites, se trouvent comme déjettées; ensorte qu'il n'est pas possible de joindre les parties de l'instrument, & de le fermer. On bri eroit plutôt la tête que de réussir, si on s'obstinoit à le faire; c'est au chirurgien à en chercher la cause, & à prendre ses mesures pour les placer d'une manière plus convenable. Nous convenons que ce n'est point une chose toujours facile, mais avec de la méthode & de la patience, un homme instruit en vient ordinairement à bout. C'est ici le cas de dire avec Paré: *Que c'est chose très-difficile de mettre clairement & entiérement par écrit la chirurgie manuelle, car elle se doit plutôt apprendre par imagination & en voyant besogner de bons & expérimentés maîtres*. En effet, on ne peut trouver dans les livres que des préceptes généraux sur l'application du forceps; le génie seul doit dicter au praticien les ressources qu'il peut employer dans les cas particuliers ou difficiles.

Une attention qu'il faut avoir lorsque l'on introduit les branches du forceps, c'est de veiller à ce qu'elles ne s'écartent point de la tête, & qu'elles n'aillent point heurter contre la cloison qui unit le vagin à la matrice; outre que la rupture de cette partie entraîneroit des suites fâcheuses, c'est qu'on ne pourroit placer l'instrument.

Autant qu'il est possible, la main doit servir de guide à la branche que l'on veut placer; & pour cela, on introduit la main ou les doigts, on les place sur les côtés de la tête; puis de l'autre main, on glisse l'extrémité de la branche du forceps, la face concave tournée du côté de la tête, & la face convexe du côté de la concavité de la main qui est introduite dans le vagin. On pousse avec ménagement la branche, & par des mouvemens gradués, on parvient à l'introduire de manière que l'entablure se trouve près des grandes lèvres. Le manche en bas, on fait tenir ce manche par un aide intelligent qui, en l'assujétissant, empêche que la branche ne se déplace dans le tems que l'on introduit l'autre branche de l'instrument. Après quoi, on saisit les deux branches, on les rapproche & on en fait la jonction en faisant entrer le pivot dans l'ouverture de la branche femelle. Cette dernière doit être en-dessus, & conséquemment, placée la dernière; la jonction faite, on tourne le pivot avec la clef, ou une pièce de monnoie. Quand le forceps est appliqué, on en fixe solidement les branches avec un lien fort serré, à l'extrémité du manche; on empoigne ensuite l'instrument avec les mains, & par des mouvemens de haut & de bas, de gauche à droite, & *vice versâ*, combinés avec méthode & précaution, on attire la tête, on la désenclave, & si l'on veut, on achève son extraction avec le forceps.

En effet, dès que la tête est désenclavée, la nature reprend ses droits, les contractions utérines qui paroissoient suspendues se font sentir dès que l'obstacle est levé; elles reprennent leur énergie & poussent la tête au-dehors. Le C. Piet en a fait le premier la remarque, & l'a publiée en 1771. Ce procédé a eu quelques contradicteurs qui, sans examiner les raisons du C. Piet, ont déclamé contre sa doctrine, sans doute plutôt pour avoir le plaisir de dire un bon mot, que pour celui d'éclairer. Nous avions alors fait part à Piet, qu'un accoucheur célèbre nous avoit assuré, que depuis long-tems, il se contentoit de désenclaver la tête; nous avions été témoins du fait. Piet, sans nommer cet accoucheur, s'étaie de son expérience; on répond à ces faits que cet accoucheur étoit las de déchirer les femmes. Piet eut pitié de son adversaire, il ne répondit plus à ses déclamations. Il est constant qu'on évitera plus facilement la déchirure du périnée, en abandonnant à la nature l'expulsion de la tête désenclavée, plutôt que de l'extraire avec l'instrument; c'est ce qui est démontré dans la thèse que nous avons fait soutenir aux Ecoles de Chirurgie, en 1772, sous le titre *De methodo quandam partus præter naturalis speciem, in naturalem convertendi forcipis ope.*

4. Ceux qui ont fait usage du levier, ont remarqué que la pression que cet instrument exerce nécessairement sur le canal de l'uretre, avoit quelquefois donné lieu à des escarres dont les chûtes ont occasionné l'incontinence d'urine. On a cru parer à cet inconvénient en proposant de se servir d'une branche de forceps ordinaire; mais l'expérience a justifié que la branche du forceps n'étoit nullement propre à faire l'office du levier à cause de ses courbures. On a proposé celui qui semble bien mieux convenir. Mais nous verrons en parlant du levier de Ronhuisen, quel cas on doit faire de ces sortes de moyens.

PLANCHE LIV.

Continuation des instrumens relatifs aux accouchemens. Forceps, crochets brisés & pelvimètre, de l'invention du cit. Coutouly.

* *Fig.* 1. Le forceps brisé, monté sur le manche.

Fig. 2. Crochets qui peuvent se monter sur le manche *d*, de la figure première.

Fig. 3. Le pelvimètre.

Fig. 4, 5 & 6. Le même instrument démonté *j*. Cette figure donne l'idée de la coulisse à galerie de la branche de dessous, *fig.* 5.

Les difficultés que l'on rencontre assez souvent dans les accouchemens que le vice de conformation du bassin rend laborieux; celles que l'on éprouve lorsqu'il s'agit d'extraire la tête de l'enfant restée seule dans la matrice; enfin, l'incertitude dans laquelle on est ordinairement pour déterminer l'étendue du diamètre antéro-postérieur du détroit supérieur chez les femmes contre-faites, ont déterminé le C. Coutouly à imaginer ces différens instrumens.

1. Ce nouveau forceps est composé de trois pièces principales; savoir, deux branches ou cuilleres & d'un manche. A ce dernier, on remarque une traverse *d* mobile, aux extrémités de laquelle se trouve une espèce de genou que l'auteur a substitué aux jumelles à charnière; ainsi les broches *bb*, & les chaînons *cc*, se trouvent supprimés. Les branches viennent s'adapter à la traverse au moyen d'une cavité ronde, au lieu d'un talon à œil que l'on remarque à celle-ci, & aux crochets *fig.* 2. A l'une des branches est une ouverture de forme quarrée, d'un pouce de hauteur, pour recevoir la vis *a*, qui passe ensuite dans le trou taraudé de l'autre branche; c'est dans ce trou quarré & dans la mobilité de la traverse du manche, que l'auteur fait consister l'excellence de son forceps. A environ un pouce de l'extrémité inférieure de chaque branche, l'auteur y a placé transversalement une bande d'acier d'environ trois pouces de longueur, pour servir de point d'appui aux doigts indicateur & du milieu, pendant que l'on opère avec l'instrument.

Ces instrumens ont été présentés par l'auteur dans une séance publique de l'Académie de Chirurgie, avec les changemens que nous avons indiqués. Nous ferons connoître plus bas ceux qu'il a faits aux crochets. Quoique le mémoire qu'il a lu dans cette séance n'ait point été soumis à la discussion dans les séances subséquentes, l'auteur a cru devoir faire graver ses instrumens, & mettre en titre qu'ils avoient été approuvés par l'Académie, ce qui est cependant resté en suspens.

Personne ne rend plus de justice que nous au mérite personnel de l'inventeur du forceps brisé; nous savons qu'il est très-versé dans la pratique des accouchemens laborieux, qu'il a fait une étude particulière des instrumens qui ont été proposés pour cette partie de la chirurgie. Nous avons peut-être tort de ne point croire avec lui que le forceps courbe ordinaire est dans certains cas insuffisant: que quelqu'exercé que l'on soit, on ne peut pas toujours joindre les branches ensemble, & les fixer de manière à pouvoir saisir & extraire la tête enclavée. Il affirme qu'il parle d'après l'expérience: nous ne doutons point que cela ne lui soit arrivé, puisqu'il le dit; mais si une expérience de près de vingt années, nous apprend qu'avec de la patience & de la méthode, on parvient à réunir les branches du forceps, toutes les fois que son application est indiquée; si nous savons que dans les cas les plus difficiles, avec du jugement & de l'habitude, on vient à bout de vaincre les obstacles qui semblent s'opposer à cette jonction; il peut nous être permis de révoquer en doute la nécessité d'employer de préférence le nouveau forceps. Enfin, si l'examen attentif de ce nouvel instrument nous fait préjuger, que non-seulement il ne remplit point le but qu'on lui suppose, & que s'il le remplissoit, celui sur-tout de saisir & de fixer la tête sans que les branches se correspondent, nous croyons qu'il seroit d'un effet dangereux, & nous avons droit de le dire, parce que c'est la vérité.

Nous avons dit que c'étoit dans le trou quarré d'un pouce de hauteur, & dans la mobilité de la traverse du manche que l'auteur fait consister l'excellence de son forceps. Persuadé que toute la difficulté de joindre les branches du forceps ordinaire dépend du moyen de jonction qu'on y remarque, lequel se fait par un pivot mobile qu'il faut conduire dans l'ouverture simple de la branche opposée, il croit avoir vaincu cette difficulté, parce qu'il a la facilité de placer une vis latérale ou plus haut on plus bas pour la faire correspondre au trou taraudé de l'autre branche. Cette idée pourroit paroître plausible à quiconque ignoreroit ce qui empêche qu'on ne puisse joindre les branches du forceps; mais ceux qui connoissent les conditions requises pour que cette jonction puisse avoir lieu, savent, 1° qu'il faut que les branches soient enfoncées à une égale distance pour que le pivot ou l'axe corresponde à l'ouverture de la branche femelle, à quoi il n'est jamais impossible de parvenir; 2° qu'il faut que la concavité des cuillères soit exactement appliquée sur les parties de la tête qui doivent être embrassées; que la tête soit bien contenue dans la courbure des branches, que celles-ci soient de champ, & que leurs concavités se regardent. Car le grand obstacle à leur réunion, & pour ainsi dire le seul, c'est le renversement en dehors de l'une ou de toutes les deux; car alors il n'est pas possible de faire passer le pivot de la branche mâle dans l'ouverture de l'autre; & si on s'obstinoit à vouloir les joindre quand elles sont ainsi déjettées, on briseroit plutôt la tête de l'enfant, que de parvenir à faire cette jonction.

L'auteur prétend qu'avec son nouvel instrument, on n'a jamais ces difficultés à vaincre; mais, 1° ne peut-il pas arriver que l'une des branches du nouvel instrument, ou même toutes deux, au lieu d'être de champ, soient couchées sur leur face postérieure? N'est-il pas certain au contraire qu'il y a plus lieu de craindre que cela n'arrive avec cet instrument qu'avec le forceps ordinaire? car quand on a placé la première branche de ce dernier, on la fait maintenir dans la direction qu'on lui a donnée par un aide intelligent, ou du moins que l'on instruit de ce qu'il doit faire, & comment il doit assujettir la branche qu'on lui confie. La longueur & la forme du manche de cette branche offrent tout ce qu'il convient pour la retenir en place, au lieu que les branches du nouvel instrument n'offrent point de prise à leur extrémité inférieure, on ne peut les maintenir en place. Aussi la première étant placée, peut facilement prendre une mauvaise situation, pendant que l'on introduit l'autre; l'ouverture qui donne passage à la vis, n'est plus vis-à-vis du trou taraudé de l'autre branche. 2°. L'auteur ajoute qu'il n'est point nécessaire de s'opiniâtrer à vouloir enfoncer les branches à une égale profondeur, parce qu'on est toujours sûr, au moyen du trou quarré d'un pouce de hauteur, de porter la vis dans l'écrou de la branche opposée. Il sembleroit d'après cela, qu'il seroit souvent fort difficile & quelquefois même impossible de porter les branches à une égale hauteur : nous ignorons si cela lui est arrivé ; quant à nous, nous pouvons assurer qu'avec de l'habitude, de la patience & sur-tout de la dextérité, on parvient toujours à vaincre les obstacles qui paroissent s'opposer à l'introduction & à la jonction des branches du forceps ordinaire.

D'après cette vérité affirmée par l'expérience, le nouveau forceps seroit inutile, puisque le forceps ordinaire peut toujours remplir le but pour lequel il a été imaginé.

Mais en supposant avec l'auteur que la tête une fois serrée à sa manière avec des branches inégalement enfoncées, & même un peu déjetées, ne puisse échapper à l'instrument, il est évident que dans cette position l'une des branches pressera une partie du crâne, & que l'autre n'agissant point à l'opposite, pressera dans un autre endroit. Or comme alors il n'y aura ni action ni résistance réciproque, il y a tout lieu de présumer que l'une ou l'autre branche & peut-être toutes les deux, briseront le crâne à l'endroit où elles le comprimeront.

Nous ne nous étendrons point davantage sur les inconvéniens qu'il y auroit à faire usage du forceps brisé. Nous invitons les Praticiens à lire la dissertation que nous avons traduite du latin de M. P., en 1789 : nous les invitons en même-tems à examiner l'instrument, à l'essayer, comme nous l'avons fait sur le phantôme, avant de le juger.

2. C'est encore dans la vue d'être utile & de concourir aux progrès de l'art que le même chirurgien avoit imaginé les crochets *fig.* 2, pour extraire la tête restée seule dans la matrice. Cette dernière circonstance est en effet très embarrassante pour l'accoucheur qui, en tirant trop fort sur le corps de l'enfant, sépare le tronc de la tête ; c'est à quoi on est exposé quand on est forcé d'attirer l'enfant par les pieds, & que le bassin de la femme est mal conformé.

On trouve dans les livres de l'art que pour faire cette extraction, il faut introduire une main dans la matrice, saisir la tête, tâcher de la fixer, & de l'autre y porter un crochet que l'on implante avec précaution dans le crâne ; porter ensuite la main du côté opposé au crochet, & par des mouvemens méthodiques de traction attirer la tête au-dehors. D'autres veulent, que quand on a fixé la tête avec le crochet, on applique le forceps. Tous ces procédés sont plus aisés à décrire qu'à mettre en pratique ; aussi convaincu de cette vérité, l'auteur du forceps brisé a-t-il imaginé & proposé d'appliquer les crochets *fig.* 2, & de les monter sur le manche du forceps *fig.* 1. Pensant ensuite aux difficultés qu'il pourroit y avoir d'introduire & d'implanter ces crochets, il a substitué à ces derniers des branches de forceps dans l'intérieur desquelles se trouvent des éminences pointues qui en s'implantant dans le crâne, doivent empêcher que la tête n'échappe pendant l'opération. Cette invention peut être fort belle, mais il reste toujours la grande difficulté à vaincre, celle de fixer la tête pour placer les branches de ce forceps dentelé ; c'est encore à l'expérience à faire connoître le cas que l'on doit faire de ce moyen.

Il est certainement très-louable de rechercher tous les moyens possibles pour extraire la tête restée seule dans la matrice, sans exposer la vie de la femme & d'augmenter par là les ressources de l'art ; aussi ne sommes nous point étonné des procédés qui ont été conseillés & que l'on trouve consignés dans les livres de l'art. Nous ne le sommes point davantage quand nous voyons que quelques chirurgiens ont entrepris avec succès cette extraction par l'un des moyens que l'on a enseignés ; mais lorsque nous comparons les observations, si nous voyons que plus de femmes ont été victimes de ces moyens, qu'il ne s'en trouve de sauvées, nous avons droit de conclure, ou que ces moyens sont insuffisans, ou qu'ils sont plus nuisibles que salutaires. Si des observations nous apprennent que des chirurgiens, après s'être épuisés envain pour faire cette extraction ont vu avec étonnement que la matrice par ses contractions, s'est débarrassée toute seule du corps étranger qu'on n'avoit pu ni fixer, ni extraire, n'avons-nous pas droit de mettre en question s'il n'est pas plus avantageux de commettre à la nature le soin de cette expulsion, plutôt que d'exposer la femme à périr des suites des tentatives que l'on aura pu faire pour extraire la tête, puisque les résultats en sont si douteux ?

Cette question a été agitée beaucoup de fois dans l'Académie : ceux qui sont de bonne foi ont été forcés de convenir que l'art étoit plus souvent nuisible qu'utile dans ce cas; car il a été reconnu par nombre de faits bien constatés, que loin de s'opiniâtrer à vouloir extraire la tête, il valoit mieux en abandonner le soin aux forces expultrices de la matrice; & c'est ce qui a donné lieu à la thèse soutenue aux écoles, en 1778, sous la présidence du cit. Piet, professeur des accouchemens, dans laquelle ce chirurgien conclut contre l'usage de tous les moyens prescrits. Nous pourrions citer des faits récens qui prouveroient ce que nous avançons, & d'après lesquels nous pouvons assurer que quiconque voudra s'opiniâtrer à opérer, comptera plus de victimes que de succès.

4, 5 & 6. Ces figures représentent le pelvimètre du même auteur; instrument qui paroît fort simple. Reste à savoir s'il remplit le but proposé.

On sait que la première fois que la section de la symphyse a été faite, toutes les têtes ont été pour ainsi dire électrisées; les uns ont écrit pour, les autres contre. Si les premiers ont mis beaucoup d'importance à préconiser cette opération, les autres ont peut-être mis trop de chaleur pour la combattre. Le public qui ne juge que sur des faits, lit des succès, il y croit, parce qu'il n'ose imaginer que parmi les gens instruits dans l'art de guérir, & auxquels il a confiance, il puisse se trouver des hommes assez hardis pour le tromper par d'impudens mensonges; il ne voit donc dans les contradicteurs que des jaloux ou des ennemis des progrès d'un art qu'il révère : c'est ainsi que l'opération césarienne avoit été combattue; mais le tems & l'expérience en ont prouvé l'utilité & les avantages. Néanmoins cette opération est si périlleuse, qu'elle inspirera toujours de la terreur; il ne paroîtra donc point étonnant que le public se soit laissé séduire lorsqu'on lui a proposé une opération nouvelle bien moins dangereuse & bien moins effrayante, comme capable de remplacer absolument l'ancienne. Quoi qu'il en soit, les partisans les plus zélés de la section de la symphyse, ont été forcés de convenir qu'elle ne pouvoit suppléer l'opération césarienne, puisqu'il est résulté de cette discussion, que lorsque le bassin est excessivement vicié, c'est à cette dernière qu'il faut avoir recours. L'auteur du pelvimètre a pensé qu'avant de se déterminer à opérer, il étoit important de s'assurer s'il étoit physiquement impossible que la tête de l'enfant pût franchir les détroits du bassin, & de bien connoître l'étendue de ces détroits, sur-tout du supérieur. On avoit proposé avant lui de faire cet examen avec un compas de proportion ou d'épaisseur; on a regardé avec raison ce moyen comme insuffisant & très-fautif. L'auteur du forceps brisé a proposé le pelvimètre *fig.* 3, dont les extrémités courbes & applaties étant écartées *a a*, donnent vers le manche *b b*, l'étendue du diamètre du bassin. Cette idée de mesurer ainsi le bassin, a paru d'abord simple & fort ingénieuse. Cependant, si d'un côté on considère qu'un accoucheur expérimenté n'a besoin d'aucun moyen mécanique pour connoître avec une sorte de précision les dimensions du bassin; qu'il ne lui faut que ses mains; on conviendra sans peine que tous les moyens proposés sont au moins de surérogation : d'une autre part, on ne pourra concevoir comment on a pu regarder ce pelvimètre comme capable de remplir cet objet, si on fait attention que dans un bassin vicié la saillie du sacrum n'est point vis à-vis de la symphyse du pubis ; que d'ailleurs l'extrémité *a a* de cet instrument *fig.* 3, ne peut parvenir jusqu'au détroit supérieur, puisque hors l'état de grossesse, la cloison du vagin & la matrice, sont dans le petit bassin ; & que dans l'état de grossesse, les mêmes parties, quoique plus élevées, empêchent que l'on ne place la platine de la branche *fig.* 5, au-devant de la saillie du sacrum. L'auteur a fait depuis quelques changemens à cet instrument ; nous souhaitons qu'il l'ait rendu plus commode & plus utile.

PLANCHE LV.

Elle est relative à l'usage du forceps.

Fig. 1. Elle représente une coupe verticale de bassin bien conformé, de manière à laisser voir la tête de l'enfant entiérement engagée dans la position la plus favorable relativement au détroit inférieur, & prise entre les branches du forceps de la manière dont on doit le faire en pareil cas, lorsque des circonstances accidentelles exigent qu'on emploie ce moyen pour terminer l'accouchement.

a a. Le corps des deux dernières vertèbres lombaires.

b b b b b. Les cinq fausses vertèbres du sacrum.

c c c. Les trois os du coccix.

d d d d d. Les apophyses épineuses des dernières vertèbres lombaires & des premières fausses vertèbres du sacrum.

e e. Le canal des mêmes pièces osseuses revêtues du surtout ligamenteux.

f f. L'intestin rectum.

g. La face cartilagineuse & ligamenteuse de l'os pubis gauche, faisant partie de la symphyse.

h. Le mont de Vénus.

i i i i. Cercle représentant la coupe verticale de la matrice, dont l'hémisphère droit a été enlevé pour faire voir la situation de l'enfant.

k. L'extrémité occipitale de la tête de l'enfant.

l. Le menton ou l'extrémité antérieure de la tête. Une ligne conduite de l'un de ces caractères à l'autre, traverse la tête dans sa plus grande longueur ; c'est cette ligne que nous appellons diamètre oblique.

m m m. La branche femelle du forceps, placée comme il convient sur les côtés du bassin, & sur l'oreille droite de l'enfant.

n n n. La branche mâle du forceps placée également sur le côté gauche du bassin & de la tête.

O. La main gauche qui embrasse le corps de l'instrument près de la vulve, & disposée comme il a été recommandé à l'article *accouchement*.

P. La main droite appliquée sur l'extrémité de l'instrument, comme il convient dans le cas dont il s'agit.

Q, R. La ligne ponctuée qui se remarque entre ces deux caractères, sert à déterminer à-peu-près la hauteur à laquelle on doit tenir l'extrémité du forceps quand la tête est parvenue dans le fond du bassin, & dans la position où on la voit.

Pour extraire la tête en pareil cas, il faut tirer en relevant insensiblement l'extrémité du forceps vers le ventre, de manière que l'occiput roule autour du bord inférieur de la symphyse du pubis, & que le menton en s'éloignant de la poitrine décrive une ligne courbe qui partiroit des environs de la lettre *l*, pour se terminer à *R*, en passant sur *i*, qui est au milieu de la courbure du sacrum & sur *f*, qui se trouve au-devant de la pointe du coccix.

Fig. 2. Elle offre un bassin dont les proportions sont également réduites à la moitié de ce qu'elles ont dans l'état de bonne conformation. L'enfant entouré d'un cercle qui indique la coupe verticale de la matrice, y eſt dans la poſition où ſa tête traverſe le plus ordinairement le détroit ſupérieur, & qu'elle conſerve quelquefois après être parvenue dans le fond du baſſin. On y remarque aiſément que l'occiput eſt derrière le trou ovalaire gauche, & la face vis-à-vis la ſymphyſe ſacro-iliaque droite; que le forceps embraſſe la tête comme il eſt recommandé dans cette poſition à l'article *accouchement ;* & ſe trouve dans le baſſin dans un rapport tel qu'une des cuillères eſt ſous la cavité cotyloïde droite, & l'autre vers l'échancrure iſchiatique gauche & le devant du ſacrum.

Pour extraire la tête dans cette poſition, il faut d'abord la faire rouler dans le baſſin de manière à conduire le front au milieu du ſacrum & à ramener l'occiput au-deſſous de la ſymphyſe du pubis, c'eſt-à-dire, qu'il faut la placer avant tout comme on le voit dans la première planche. On doit placer le forceps abſolument de la même manière quand la tête s'eſt engagée en préſentant le front derrière le trou ovalaire gauche, & l'occiput à l'échancrure ſacro-iſchiatique droite. Mais avant de chercher à l'extraire, il faut ramener le front ſous le pubis, de ſorte que le forceps ſoit vu comme ſur la première planche.

PLANCHE LVI.

Continuation du même ſujet.

Fig. 1. Elle offre la même coupe verticale du baſſin que dans la première planche; mais la tête y eſt ſituée de manière que l'occiput ſe trouve ſur le pubis, & le front contre la ſaillie du ſacrum, ſon grand diamètre répondant au plus petit du détroit ſupérieur.

aa. Les deux dernières vertèbres lombaires.

bbbbb. Les fauſſes vertèbres du ſacrum.

cc. Le coccix.

dd. Canal qui loge l'extrémité de la moëlle épinière.

eeee. Les tubercules épineux des dernières vertèbres lombaires & des premières pièces du ſacrum.

ff. Portion applatie de la face antérieure du ſacrum

g. Ligament ſacro-iſchiatique.

h. La face interne de l'os iſchium gauche.

i. La branche du pubis & de l'iſchium gauche, vue en raccourci.

k. Facette cartilagineuſe & ligamenteuſe de l'os pubis gauche, faiſant partie de la ſymphyſe.

l. Le mont de Vénus.

m. Portion du trou ovalaire gauche.

nnn. Cercle qui repréſente la coupe verticale de la matrice dans le même ſens que celle du baſſin.

ooo. La branche femelle du forceps appliquée de même ſur le côté gauche de la tête & du baſſin.

Toutes les parties qu'on offre dans cette planche étant réduites à-peu-près à la moitié de leur grandeur naturelle, ſi l'on ſe rappelle les dimenſions du baſſin bien conformé & leur rapport avec celles de la tête d'un enfant de volume ordinaire, on verra que l'obſtacle qui s'oppoſe à l'accouchement dans le cas énoncé ne vient pas d'un défaut de conformation, mais bien de la poſition de la tête. De là on jugera qu'il ne faut que détourner l'occiput de deſſus le pubis, en l'inclinant ſpécialement du côté gauche du détroit, comme on le remarque ſur la planche ſuivante, pour mettre la tête dans le cas de deſcendre aiſément ; de même qu'il faut la ramener à la poſition exprimée ſur la première planche pour lui faire franchir le détroit inférieur. Cette dixième planche peut encore ſervir à répandre un plus grand jour ſur ce que nous avons recommandé dans les cas où le front de l'enfant eſt appuyé ſur le rebord des os pubis, & l'occiput ſur le haut du ſacrum ;

car le forceps alors doit être disposé à l'égard du bassin comme il est représenté. C'est encore ainsi qu'il faut conduire le forceps quand la tête se trouve enclavée selon sa longueur entre le pubis & le sacrum supérieurement.

Fg. 2. Elle représente la moitié d'un bassin de trois pouces six lignes de petit diamètre dans son entrée coupée verticalement au milieu du sacrum, du coccix & du pubis. La tête de l'enfant y est située de manière que l'occiput répond au côté gauche du détroit & le front au côté droit; l'oreille droite étant au-dessus du pubis & la gauche au-dessus du sacrum. On la voit embrassée par les branches du forceps. L'instrument ainsi placé, ne présente à la vue que son bord postérieur, & la face externe de l'une de ses jumelles.

a a. Les dernières vertèbres des lombes.

b b b b b. Les cinq fausses vertèbres du sacrum.

c c. Le coccix.

d d. Le canal qui loge la fin de la moëlle épiniaire.

e e e e e. Portion applatie de la face antérieure du sacrum & du coccix.

f f f f. Tubercules épineux des dernières vertères des lombes & des premières fausses vertèbres du sacrum.

g. Ligament sacro-ischiatique.

h. Petit ligament sacro-ischiatique.

i, k. Face interne du corps & de la tubérosité de l'ischium gauche.

l. Le trou ovalaire.

m. La face cartilagineuse & ligamenteuse du pubis gauche, faisant partie de la symphyse.

n. Le mont de Vénus.

o o o. La branche mâle du forceps appliquée sur le côté gauche de la tête & audevant du sacrum.

p p p. La branche femelle de ce même instrument placée sous le pubis & sur le côté droit de la tête.

q q q. Ce cercle indique la coupe verticale de la matrice dont on a enlevé le côté droit pour faire voir l'attitude de l'enfant.

La situation de la tête telle qu'elle est représentée dans cette planche, est la meilleure de toutes celles qu'elle puisse prendre à l'égard du détroit supérieur quand il se trouve un peu resserré de devant en-arrière. Ce seroit dans cette direction qu'il faudroit la placer si elle ne s'y présentoit pas naturellement comme nous l'avons recommandé dans l'explication de la planche précédente, cependant avec encore cette différence, que l'occiput réponde un peu plus à la cavité cotyloïde gauche. Après l'avoir entraînée dans le fond du bassin selon cette position, on la fait rouler de manière à ramener l'occiput sous le pubis.

PLANCHE LVII.

Continuation du même sujet.

* *Fig.* 1. Coupe verticale d'un bassin. Le corps de l'enfant en est entiérement dégagé & la tête embrassée par le forceps s'y trouve retenue au détroit supérieur, de manière que l'occiput est sur le pubis & le bas du front contre la saillie du sacrum.

a a. Les dernières vertèbres lombaires.

b b b b b. Les fausses vertèbres du sacrum.

c c c. Le coccix.

d d. Le canal des dernières vertèbres lombaires & du sacrum.

e e. Portion applatie de la face antérieure du sacrum.

f. Ligament sacro-ischiatique gauche.

g g g g g. Tubercules épineux des vertèbres désignées.

h. Facette cartilagineuse & ligamenteuse du pubis gauche, faisant partie de la symphyse.

i. Le mont de Vénus.

k k k k. Cercle représentant la coupe

verticale

verticale de la matrice dont on a enlevé le côté droit pour faire voir la tête & l'instrument.

ll. Portion du placenta attaché à la partie supérieure & antérieure de la matrice.

mmm. La branche femelle du forceps, appliquée sur le côté gauche de la tête qui répond au côté droit du bassin.

nn. La branche mâle appliquée sur le côté gauche du bassin & le côté droit de la tête.

o. Portion du petit ligament sacro-ischiatique gauche.

p. Portion gauche de l'os des îles, le reste étant caché par la tête.

q. Point jusqu'où l'on doit abaisser l'extrémité du forceps en entraînant la tête dans l'excavation du bassin.

r. Point d'élévation où l'on doit tenir l'extrémité du forceps quand la tête occupe le fond du bassin, après avoir replacé la face en-dessous.

Le rapport des dimensions de la tête de l'enfant avec celle d'un bassin bien conformé, est tel qu'elle pourrait traverser le détroit dans la direction où elle est; mais elle subiroit des frottemens plus considérables qu'en passant dans une situation transversale, ce qui paroîtra plus que suffisant pour la placer ainsi. Cette précaution est importante quand le détroit supérieur se trouve un peu resserré de devant en arrière; & il ne faut pas manquer alors de donner à la tête une situation transversale avant de faire le moindre effort pour l'entraîner. On baisse l'extrémité de l'instrument vers le point *q*, autant que le permettent les parties extérieures de la femme, en même-tems qu'on place ainsi la tête, & on continue de le faire à mesure qu'elle descend, en s'inclinant en même-tems vers le dessous de la cuisse gauche. Quand la plus grande épaisseur de la tête a traversé le détroit dont il s'agit, on commence à relever cette même extrémité du forceps vers le point *r*, en lui faisant décrire une ligne courbe dont la convéxité regarde la cuisse gauche de la femme, & en faisant rouler la tête de nouveau pour remettre la face en-dessous & continue à la dégager.

Fig. 2. Autre coupe du bassin dont le petit diamètre est supposé n'avoir que trois pouces six lignes d'étendue. La bâse du crâne y est engagée dans une direction transversale, l'occiput étant tourné vers le côté gauche & la face du côté droit, de sorte que la plus grande épaisseur de la tête est encore au-dessus du détroit.

aa. Les deux dernières vertèbres lombaires.

bbbbb. Les cinq fausses vertèbres du sacrum.

ccc. Les trois pièces du coccix.

dd. Le canal des vertèbres indiqués.

eeee. Les apophyses épineuses des mêmes vertèbres,

ff. Portion de la face antérieure du sacrum.

g. Ligament sacro-ischiatique gauche.

h. Facette cartilagineuse & ligamenteuse du pubis gauche, faisant partie de la symphyse.

i. Le mont de Vénus.

kkkk. Cercle qui indique la coupe verticale de la matrice dans le même sens que celle du bassin.

ll. Portion du placenta, attaché au fond de la matrice.

mmm. La branche femelle du forceps appliquée sur le côté gauche de la tête de l'enfant, & au-dessous de la symphyse du pubis.

nnn. La branche mâle appliquée sur le côté droit de la tête & au-devant du sacrum: la position de cet instrument est telle qu'on ne voit que le bord postérieur de chacune de ses branches, & la face externe de l'une de ses jumelles.

o. Ligne ponctuée selon laquelle on doit tirer sur l'instrument, pour entraîner la tête dans le fond du bassin.

p. Point d'élévation où l'on doit tenir l'extrémité du forceps quand la tête occupe le fond du bassin, & après avoir tourné la face vers la courbure du sacrum. En relevant ainsi cette partie de l'instrument, on lui fait décrire une ligne courbe telle qu'elle est indiquée à la fin de l'explication de la planche précédente. Les cuillères du forceps sont placées selon les principes donnés à l'article *accouchement.* On peut remarquer ici comment le corps de l'enfant doit être incliné vers la cuisse gauche de la femme pendant l'introduction de l'instrument & le tems où l'on entraîne la tête jusque dans l'excavation.

PLANCHE LVIII.

Levier de Roonhuisen, crochet à gaîne & tire-tête à trois branches de Levret.

* *Fig.* 1. Levier de Roonhuisen, garni & vu de face.

Fig. 2. Le même vu de profil, pour indiquer les courbures.

Fig. 3. Crochet à gaîne de Levret.

Fig. 4. Tire-tête à trois branches.

Fig. 5. Le même instrument vu fermé, & de côté.

1 & 2. On ignore si Roger Roonhuisen est véritablement l'inventeur de ce levier, ou si la découverte en est due à Henri, son père, qui jouissoit de quelque célébrité à Amsterdam, vers la fin du siècle dernier. Mais il est certain que Roger jouissoit de la plus haute réputation dans l'art de terminer les accouchemens laborieux; qu'il se servoit d'un instrument particulier, au moyen duquel on assure qu'il a conservé nombre de mères & d'enfans qui seroient péris, sans son secours.

Roonhuisen auroit acquis une gloire intacte, il auroit mérité la reconnoissance de la postérité, s'il n'eût pas fait un secret de ses instrumens & de ses procédés; si loin d'en resserrer l'applicatiou pour ses concitoyens, il eût instruit toutes les personnes de l'art en publiant sa méthode. Il avoit seulement associé à son secret deux amis qui, après en avoir profité longtems eux-mêmes, le communiquèrent ensuite à deux autres sous les mêmes conditions; ceux-ci en tirèrent également parti. Enfin, ce secret tant vanté fut publié en 1747, par J.-P. Rathlaw, on fut tout étonné de voir qu'il ne consistoit que dans un levier garni de chamois, & dans plusieurs pinces dont les serres étoient fenétrées aux unes, & pleines aux autres, dont on dit que Roonhuisen se servoit aussi suivant les circonstances.

Dès que ce secret fut connu, chacun put se demander s'il étoit vrai que Roonhuisen ait pu terminer avec autant de facilité qu'on le disoit les accouchemens les plus diffiles; toujours est-il certain qu'ils tombèrent aussi-tôt dans le discrédit, parce qu'il fut avéré qu'ils ne pouvoient soutenir le parallèle avec le forceps corrigé, en Angleterre, par Chapman, & en France, par Grégoire le fils.

3. Le crochet à gaîne de Levret a eu peu de partisans. L'auteur n'est pas le premier qui a cherché à préserver les parties de la femme des atteintes du crochet dans le cas où il échapperoit pendant l'opération. On en peut entrevoir l'idée dans le crochet *fig.* 2, de la planche soixante, qui est fort ancien.

4 & 5. Le but principal de Levret en proposant ce tire-tête, a été de fournir un moyen simple & facile pour saisir & extraire la tête séparée du corps de l'enfant & restée seule dans la matrice. Levret dit que cet instrument est encore fort utile pour saisir & extraire la tête arrêtée au passage, lorsque le corps est sorti; il ne cite aucun fait qui vienne à l'appui de son assertion; il rapporte seulement une observation dans laquelle on voit qu'il en a fait usage pour déclaver la tête dans un cas ordinaire.

Ces deux instrumens de Levret ne sont plus regardés que comme des objets de curiosité, & faisant suite à l'histoire de ceux qui ont été proposés pour les accouchemens. Nous n'avons point cru devoir les décrire d'une manière détaillée, ils sont d'une composition très-composée; il sera facile de la connoître en consultant les ouvrages de l'auteur.

Ce n'est point sans raison que l'on regarde comme un accident très-fâcheux celui dans lequel la tête séparée du corps est restée seule dans la matrice. Tant qu'on a cru qu'il seroit dangereux d'abandonner la mère dans cet état, ou a cherché tous les moyens possibles pour faire l'extraction de cette tête sans exposer ou compromettre les jours de l'infortunée qui étoit dans ce cas. Comme on reconnut que la main seule ne pouvoit que très-rarement suffire, parce que la tête qui est enduite de matière glaireuse, échappe continuellement & n'offre aucune prise, & d'autant plus qu'elle est contenue dans un viscère dont les parois sont lisses & humides, chacun a proposé le moyen que l'idée & la réflexion lui ont suggéré : de là sont venus les pieds de griffons, les crochets simples & doubles, la coiffe d'Amand, le filet de Grégoire, enfin les tire-têtes de différentes formes.

Si l'expérience a fait voir que ces moyens sont presque toujours nuls, elle a aussi justifié que la plupart n'ont pas été appliqués impunément.

C'est une erreur de croire qu'il est de nécessité absolue de faire l'extraction de la tête, lorsqu'elle est ainsi séparée du corps.

Lorsqu'on a fait quelques tentatives & qu'on n'a pas pu parvenir à l'extraire, c'est envain que l'on s'obstine, ou on expose la femme à un plus grand danger, par les douleurs & les fatigues qu'on lui fait éprouver. Il faut tout attendre de la nature, elle seule opérera sa délivrance. En effet, la matrice en se contractant par degrés, ses parois s'appliqueront autour de la tête, elles la presseront de toutes parts, & la pousseront graduellement jusque dans le vagin; alors il sera facile d'en hâter la sortie. C'est pour n'avoir point été bien pénétré de ces principes, qu'un accoucheur a eu la douleur de voir périr entre ses mains, il y a près de six ans, une femme à Passy dans un cas de cette espèce, en s'obstinant pendant plusieurs heures, & se relayant avec ses élèves qu'il avoit amené pour faire cette extraction, parce que, disoit-il, le bassin étoit trop étroit pour que la tête pût franchir spontanément le passage.

L'opinion que nous produisons ici n'est point nouvelle. Peau lui-même, qui faisoit un abus condamnable du crochet, conseille de confier à la nature le soin de cette expulsion. Mauriceau en fait un précepte particulier dans ses aphorismes ; enfin cette question a été agitée plusieurs fois dans le sein de l'Académie; beaucoup de faits ont été rapportés en faveur de ceux qui prétendent que l'on doit tout attendre de la nature : & certes, quand on voudra y réfléchir sans partialité, on sera convaincu qu'il y a plus à gagner d'attendre pour opérer, que de se hâter & s'obstiner à le faire, sur-tout quand on y rencontre des difficultés.

PLANCHE LIX.

Elle est relative aux articles Kiotome & Levier.

Dans ce dernier cas, on voit la manière dont on doit se servir du levier supposé que la tête soit arrêtée au passage. On y voit la coupe d'un bassin bien conformé, dont on a enlevé la partie antérieure pour faire voir l'une des positions transversales de la face, & faire voir comment l'on doit agir dans le cas d'un accouchement où les choses seroient ainsi disposées.

Fig. 1. *a a.* Portion des fosses iliaques.

b b. Portion de la crête de l'os des îles.

c c. Epines supérieures & antérieures des os des îles.

d d. Les tubérosités ischiatiques.

e e. Les cavités cotyloïdes.

f f. Epaisseur des os ischiums sciés verticalement au-devant de leur tubérosité.

g g. Le corps des os pubis sciés au-devant des cavités cotyloïdes.

h h. Cercle représentant la coupe verticale de la matrice, dont on a enlevé la partie antérieure afin de mettre l'enfant à découvert.

i. Le menton de l'enfant.

k. L'extrémité postérieure de la tête.

l l l. Le levier appliqué le long du sommet de la tête & dont l'extrémité porte au-delà de la fontanelle postérieure.

m. La partie latérale gauche & inférieure du bassin.

n. Portion de la partie latérale droite de la cavité utérine.

o. La main gauche.

p, q. Le doigt index & celui du milieu placés sur les côtés du nez & appuyé sur la mâchoire supérieure.

r. La main droite embrassant l'extrémité du levier.

On a ici préféré cette position de la tête pour expliquer l'action du levier, parce que c'est celle qui se présente le plus souvent. Quand on ne peut redresser la tête aussi fortement engagée & la ramener à sa situation naturelle, en suivant les procédés indiqués à l'article *accouchement*, on applique le levier tel qu'il est représenté ici pour entraîner l'occiput marqué par la lettre *k*, jusqu'au point du bassin indiqué par la lettre *m*, tandis que des deux doigts *p*, *q*, on repousse le menton *i*. On doit se proposer le même but dans les trois autres positions de la face. Le levier, lorsque les circonstances en requierent l'usage, doit être appliqué relativement à la tête, de la manière dont on le voit dans cette planche; mais différemment à l'égard du bassin, car tantôt il doit être placé sous le pubis, & tantôt au-devant du sacrum ou sur l'un des côtés.

Fig. 2. Kiotome vu en totalité *a b*, gaîne d'argent qui reçoit la lame. *v v*, anneaux soudés à la gaîne. *y*, portion de la lame vue à nud dans l'échancrure. *a t c*, tige d'acier terminée par un anneau & servant de manche à la lame. *b c*, longueur totale de l'instrument, neuf pouces.

Fig. 3. Gaîne du kiotome vue séparée de la lame. *x y z*, échancrure demi-circulaire, de neuf lignes de diamètre. *a b*, longueur totale de la lame, six pouces quatre lignes; largeur près des anneaux, huit lignes, près l'échancrure, sept lignes. *B x*, distance de l'extrémité à l'échancrure, sept lignes.

Fig. 4. Lames du kiotome vu sans sa gaîne. *E s*, *D s*, côtés émoussés de la lame plus minces que son milieu. *D E*, tranchant de la lame obliquement dirigé de dix lignes de long. *s s*, rebord saillant pour empêcher la lame d'entrer trop avant dans la gaîne. *E s s*, longueur de la lame, dix-huit lignes. *T s s*, tige d'acier terminée par un anneau soutenant la lame, dont la largeur est de sept lignes & demie près la tige, de six près le tranchant.

PLANCHE LX.

Instrumens relatifs aux accouchemens laborieux, crochets, perce-crâne & tire-tête.

* *Fig.* 1. Crochet ordinaire.

Fig. 2. Crochet rond avec une platine ascendante & descendante.

Fig. 3. Crochet en forme de curette.

Fig. 4. Crochet tranchant.

Fig. 5. Perce-crâne de Mauriceau.

Fig. 6. Platine ou tire-tête du même auteur.

1. Le crochet est un instrument auquel on est forcé d'avoir recours lorsque dans quelques circonstances on a employé inutilement tous les moyens que l'art indique pour extraire l'enfant sans en entamer les parties.

On reproche aux anciens d'avoir fait un abus continuel de ce moyen, comme s'il étoit en leur pouvoir d'en employer d'autres. Leur conduite est assez justifiée, quand on reconnoît par l'étude, que leurs connoissances étoient très-bornées sur cette partie de l'art de guérir.

Les progrès rapides que l'art a faits depuis que l'on a connu la méthode de retourner l'enfant, lorsqu'il se présente dans une mauvaise position; l'usage du levier, du forceps ont rendu bien plus rare celui du crochet; & s'il se rencontre quelques circonstances où l'on croit qu'il est absolument nécessaire d'y avoir recours, on ne doit jamais le faire qu'on ne soit assuré de la mort de l'enfant. On ne peut se faire une idée de l'horreur qu'inspire naturellement la vue d'un enfant extrait avec cet instrument meurtrier; nous le disons avec regret, quoique les meilleurs maîtres aient enseigné depuis plus de trente ans les procédés les plus simples pour terminer les accouchemens laborieux, il y a encore des chirurgiens assez peu instruits dans les provinces qui font un abus criminel de ce moyen perfide qui devroit être à jamais rejeté. Le seul cas où nous pensons qu'on pourroit le tenter, c'est lorsque la tête, séparée du corps, est restée seule dans la matrice: au moins c'est le seul cas pardonnable; mais la difficulté d'appliquer l'instrument, les risques que l'on fait courir à la mère, comparés avec les observations qui prouvent que la matrice peut expulser d'elle-même ce corps devenu étranger, sembloit indiquer la proscription absolue du crochet.

Quoi qu'il en soit, si on se croit dans la nécessité de faire usage de cet instrument, & si l'on est convaincu qu'il seroit dangereux de ne pas y avoir recours, il faut au moins que celui qui en fait l'application connoisse les précautions qu'il y a à prendre, & pour en assurer l'effet, & pour éviter de blesser les parties que l'instrument parcourt pour aller jusqu'à l'enfant & l'attirer ensuite au-dehors. Pour cet effet, on introduit d'abord la main dans la matrice, on l'applique sur l'endroit où l'on a dessein d'implanter le crochet, on tient celui-ci de l'autre main, on l'introduit avec l'attention d'en tourner la griffe du côté de la paume de la main qui est dans la matrice; quand on y est parvenu, on tourne l'instrument avec précaution, & on tâche de l'implanter d'une manière assez solide, pour qu'il n'échappe point pendant les mouvemens de traction. Cette opération exige beaucoup de prudence & d'attention de la part de celui qui opère.

2. Il est aisé de voir que ce crochet a été imaginé pour préserver la matrice & le vagin de l'action de la griffe, dans le cas où l'instrument échapperoit en opérant. L'inspection seule de ce crochet démontre combien peu on doit compter sur la correction qui y est faite; nous croyons que c'est de cet instrument que Levret a conçu l'idée du crochet à gaîne.

3. Le crochet mousse n'a été proposé anciennement que pour saisir la tête enclavée, en le plaçant au-dessous du menton de l'enfant: quel que soit au reste, l'usage auquel il ait été destiné, on sent assez qu'il ne pouvoit remplir le but.

4. Le crochet tranchant est connu, ainsi que l'usage auquel il étoit destiné. Les accoucheurs sont trop éclairés aujourd'hui, pour croire qu'on soit dans le cas de s'en servir; nous ne l'avons fait représenter que pour faire suite à la collection de ceux qui ont été les plus accrédités, & que l'on a rejeté depuis.

5 & 6. Nous en disons autant du perce-crâne & du tire-tête de Mauriceau, dont l'usage est proscrit par celui du forceps.

PLANCHE LXI.

Suite des instrumens pour les accouchemens laborieux, tire-tête, crochets & pessaires.

* *Fig.* 1. Tire-tête de Laroche.

Fig. 2. Le même vu fermé, pour être introduit.

Fig. 3. Crochets dont Hippocrate a parlé.

Fig. 4. Pessaire d'ivoire, à tige mobile.

Fig. 5. Autre pessaire dont la tige est fixe.

Fig. 6 & 7. Les mêmes vus par leurs bords supérieurs. *a*, *b*, *c*, *d*, Pessaires de liège recouverts de cire.

1 & 2. L'expérience avoit prouvé combien il étoit difficile d'introduire & de placer le tire-tête de Mauriceau, quoiqu'on eût fait une large issue avec le perce-crâne. La même expérience justifia encore que souvent le tire-tête augmentoit la dilacération & ramenoit la portion qui lui servoit de point d'appui, sans que le reste de la tête suivît. Laroche, chirurgien à Bicêtre, crut y remédier en imaginant en 1773, le tire-tête *fig.* 1, que l'on a jusqu'à présent attribué mal-à-propos à Grégoire fils. Mais si l'on considère l'effet que doit produire cet instrument, on se convaincra aisément qu'il n'est pas meilleur que celui de Mauriceau; nous en disons autant du tire-tête de Bacqué, que l'on trouve gravé dans le quatrième tome des Mémoires de l'Académie de Chirurgie, & qui a beaucoup de ressemblance à l'extracteur du Burton, dont il me paroît être la copie.

Nous ne sommes point étonné que l'on ait cherché à corriger le tire-tête de Mauriceau; nous ne le sommes pas davantage que Burton ait imaginé son extracteur. On étoit alors peu familiarisé avec le forceps; mais que l'Académie ait donné une sorte d'approbation au tire-tête à double croix de M. Bacqué, pour extraire la tête restée seule dans la matrice, lorsque tout semble faire voir que l'instrument est inapplicable dans la plupart des cas, ou bien qu'il ne pourroit agir avec assez de force pour faire l'extraction proposée; nous avons tout lieu de penser que cette savante compagnie a eu plus en vue d'encourager le zèle de M. Bacqué, dont le mérite étoit déjà connu, que d'engager les chirurgiens à faire usage d'un pareil moyen.

3. On voit par la structure du crochet d'Hippocrate que les anciens avoient bien senti que pour extraire la tête avec plus de facilité, il falloit diviser les forces & saisir la tête de manière qu'elle ne pût vaciller plus à droite qu'à gauche.

4 & 5. Le pessaire est un instrument avec lequel on soutient la matrice lorsqu'elle tend à tomber dans le vagin; cette chûte est très-commune, & très-difficile à pallier. On a imaginé une infinité de moyens, qui tous ont paru plus ou moins insuffisans; nous n'exagérerons point en disant que nous avons vu plus de cinquante modèles de pessaires, tous différens les uns des autres, qui tous ont été fort vantés, & que presqu'aucun ne remplit le but, celui de contenir la matrice, & même le vagin. Celui *fig.* 4, a paru un de ceux qui approche le plus de la perfection, en ce que la tige est mobile sur la pièce à laquelle sont fixés les liens; néanmoins nous avons vu beaucoup de femmes qui se trouvoient incommodées de l'application de ce pessaire, & qui se trouvoient mieux de celui *fig.* 5; l'humanité devra beaucoup à celui qui trouvera le secret de rendre ce moyen palliatif d'une application facile & plus supportable aux femmes qui sont obligées d'y avoir recours.

a, *b*, *c*, *d*. Ces pessaires sont de différentes formes & dimensions, quoiqu'on en fasse un usage habituel dans les hôpitaux; nous avons souvent observé qu'ils glissent de côté peu de tems après qu'ils ont été appliqués: en un mot, qu'ils ne contiennent nullement les parties relâchées.

Il est bon de prévenir les femmes qui sont dans la nécessité de faire usage de ces moyens, qu'il faut beaucoup de propreté, & nettoyer de tems en tems le pessaire de quelque matière qu'il soit; celles qui négligent cette précaution, s'exposent à des ulcérations dans les parties. Nous avons été quelquefois consulté par des dames qui souffroient beaucoup d'un écoulement putride, accompagné de douleurs vives dans les parties. Nous avons reconnu que le mal étoit occasionné par la présence d'un pessaire corrompu.

Les chirurgiens ne sauroient donc trop recommander aux femmes de surveiller de tems en tems, & de renouveller le pessaire dès qu'il commence à se gâter.

PLANCHE LXII.

Elle est relative à la gibbosité.

Fig. 1. Machine de M. Roux. *aa*, ceinture de fer dont les deux extrémités s'avancent jusqu'à l'épine supérieure de chacun des os des îles, & sont courbées de manière à embrasser la crête de cet os.

b, *c*, *d*. Seconde pièce de la machine.

f. Troisième pièce faite en forme de fourche, de manière à embrasser exactement & fermement la région de l'occiput. *Voyez* pour de plus grands détails, l'article *Gibbosité*.

Fig. 2. Corps de fer-blanc qu'on applique sur un ordinaire. *aa*, les coquilles.

bb. Collier de fer portant sur chaque côté du col une petite lame *aa*, pareillement de fer. Chaque lame tient d'une part au collier, & de l'autre aux épaulettes *bb*, de manière à pouvoir s'enlever & s'y attacher à volonté. *Voyez* pour de plus grands détails, cet article.

Fig. 3. Machine de M. Levacher, vue de côté, après qu'elle est appliquée.

Fig. 4. La même, vue en arrière, également appliquée.

PLANCHE LXIII.

Instrumens de Georges Arnaud, pour faire l'opération de la hernie crurale. Quelques autres anciens, pour l'opération de la fistule à l'anus.

* *Fig.* 1. Crochet mousse pour soulever l'arcade.

Fig. 2. Erigne à extrémité applatie.

Fig. 3. Sonde cannelée & recourbée latéralement vers la pointe.

Fig. 4. Aiguille courbe pour faire la ligature de l'artère spermatique, si elle a été lézée, en faisant l'opération.

Fig. 5. Aiguille courbe armée de fil, pour lier l'artère épigastrique, si elle a été entamée. *a*, la même aiguille, vue de côté & en face.

Fig. 6. Ciseaux pour inciser le col du sac herniaire.

Fig. 7. Syringotôme des anciens, pour exciser la fistule à l'anus.

Fig. 8. Autre pour inciser seulement.

En 1736, l'opération de la hernie crurale ayant été faite à un jeune homme par Arnaud, avec toute la précaution requise en pareil cas, le malade mourut une heure après, quoique tout parût dans le meilleur état possible. Etonné de cet événement, le chirurgien voulut en connoître la cause. A l'ouverture du cadavre, il s'apperçut que le bas-ventre étoit rempli de sang, & que cet épanchement étoit l'effet de la lésion de l'artère spermatique qui avoit été coupé en faisant la section de l'arcade crurale. L'hémorrhagie n'avoit été annoncée par aucun signe extérieur. Arnaud savoit bien qu'il étoit possible de blesser l'artère épigastrique; il avoit vu périr quelques mois auparavant, une femme opérée par M. Lachaud, & chez laquelle cette artère avoit été ouverte; mais il n'imaginoit point, ou du moins il n'étoit point en garde contre la lésion de l'artère spermatique. Frappé de cet accident, il fit des recherches sur le cadavre, & crut s'assurer qu'il étoit presque toujours impossible de l'éviter; il communique ses craintes & ses idées à l'Académie de Chirurgie, on nomma des commissaires qui se transportèrent à l'Hôtel-Dieu pour faire des expériences sur les cadavres. M. Boudou, chirurgien en chef, s'y prêta volontiers, & les conduisit lui-même à la salle des morts. Le hazard voulut qu'on y rencontra le cadavre d'un homme mort à la suite de l'étranglement de la hernie crurale. M. Boudou fit lui-même l'opération, & à l'examen des parties, on reconnut qu'il avoit coupé l'artère spermatique. M. Russell, l'un des commissaires, fit l'opération du côté opposé, & le même accident s'ensuivit. Arnaud en conclut qu'il falloit renoncer à inciser l'arcade crurale dans l'opération; que comme l'obstacle à la réduction des parties dépendoit dans cette maladie du resserrement du sac herniaire, qui forme selon lui une espèce de col qu'il faut inciser profondément pour mettre les parties à l'aise, il assure n'avoir jamais employé d'autre procédé. Il a imaginé, pour le mettre en pratique, le crochet mousse, *fig.* 1; la sonde cannelée, *fig.* 3; & les ciseaux, *fig.* 6, dont les lames n'ont qu'un demi-pouce de longueur, une ligne de large; les pointes fort arrondies, les branches courbées verticalement près de l'écusson, & horisontalement du côté des anneaux: voici comme il prescrit d'opérer.

Les parties bien à découvert, on passe l'extrémité du crochet entre l'intestin & le sac, en mettant le doigt du milieu dans l'anneau de l'instrument; on soulève l'arcade en élevant l'instrument, & on le fait tenir ainsi par un aide. Après quoi, le chirurgien qui opère s'assure s'il y a des adhérences entre l'intestin & le sac; s'il en existe, il doit s'occuper de les détruire avec les précautions requises, puis avec de petites pinces ou avec une érigne, il saisit un des lambeaux le plus épais du sac, où au moyen d'un fil passé en forme d'anse, on l'attire extérieurement, & on le confie ensuite à un aide qui le maintient assez tendu pour l'empêcher de fuir sous les instrumens; alors on introduit la sonde cannelée, *fig.* 3, laquelle sert à diriger une des lames des ciseaux, *fig.* 6, & coupe ainsi avec précaution le sac le plus profondément possible, ce qui facilite l'introduction du crochet entre le sac & l'intestin; l'aide qui tient le crochet, soulève l'arcade tandis que l'on fait la réduction des parties. Arnaud observe encore que l'aide qui assujettit le lambeau du sac étendu au-dehors, ne doit point l'abandonner jusqu'à ce que l'intestin ne soit complettement réduit.

Quoique ce procédé paroisse un peu compliqué, nous avons cru qu'il méritoit place ici. Personne n'a imité Arnaud sur ce point, soit parce que même les meilleurs praticiens ne font point l'opération de la hernie crurale, sur-tout aux hommes, sans une sorte de crainte, ou par toute autre raison que nous ignorons.

M. Perron, qui jouissoit d'une bonne réputation, nous a assuré plus d'une fois qu'il s'étoit très-rarement trouvé dans le cas d'inciser l'arcade; qu'il réussissoit assez constamment à le dilater avec le doigt. M. Lafaye, que nous avons vu opérer plusieurs fois, incisoit l'arcade; il nous a assuré n'avoir jamais vu d'hémorrhagie; il avoit alors la précaution d'inciser plus extérieurement quand il opéroit un homme.

Mais si par malheur on avoit en opérant, interressé l'une des artères dont nous avons parlé, et qu'on s'en apperçût, il n'y auroit point à balancer, il faudroit faire la ligature; nous pensons que l'on pourroit se servir avec avantage des aiguilles d'Arnaud, *fig.* 4 & 5, elles sont modelées sur les principes de celle de Goulard, pour lier l'artère intercortale.

Nous parlerons des syringotômes, *fig.* 7 & 8, à l'explication de la planche suivante.

PLANCHE LXIV.

Intrumens pour l'opération de la hernie.

* *Fig.* 1. Bistouri herniaire de Bellocq.

Fig. 2. Bistouri caché, corrigé par Bienaise.

Fig. 3. Sonde ailée de Mery.

Fig. 4

Fig. 4. Biſtouri caché & aîlé de J.-L. Petit.

Fig. 5. Celui de Ledran.

Fig. 6. Biſtouri à la lime de Petit.

Fig. 7. Biſtouri courbe d'Arnaud.

Fig. 8. Erigne, du même.

Les accidens auxquels la maladreſſe a plus ſouvent donné lieu que la diſpoſition des parties, dans l'opération de la hernie, ont déterminé les praticiens à imaginer des inſtrumens avec leſquels on pût opérer avec plus de ſûreté.

L'opération de la hernie eſt importante ſans doute, elle exige beaucoup de dextérité & de connoiſſances ſaines; mais, n'y a-t-on point mis une importance exagérée, en imaginant cette multitude d'inſtrumens dont cette planche ne retrace qu'une partie, & dans le choix deſquels le jeune praticien ne peut être qu'incertain, juſqu'à ce qu'une expérience réfléchie lui ait appris à diſcerner les avantages des uns d'avec les inconvéniens des autres?

La pratique, en effet, nous apprend qu'on peut parvenir au même but par des moyens plus ſimples. Chacun ſait que quand on opère une hernie, il faut éviter ſur-tout de bleſſer l'inteſtin, ſoit en ouvrant le ſac herniaire, ſoit en inciſant l'anneau, ou l'arcade crurale; dans le premier cas, on évite de le bleſſer en ſoulevant le ſac avec une érigne, ou avec des pinces à diſſéquer, & en portant le tranchant du biſtouri à plat, puis on aggrandit l'inciſion par haut & par bas, en ſe ſervant de la ſonde cannelée pour diriger la pointe de l'inſtrument tranchant. Il y a des praticiens qui préfèrent de l'inciſer avec des ciſeaux, mais ils ont la précaution de le ſoulever & de le diſtendre avec les doigts placés au-dedans de l'ouverture. Dans le ſecond cas, c'eſt-à-dire, lorſqu'il s'agit d'inciſer l'anneau, avec un peu d'habitude, la même main qui ſoutient la ſonde cannelée, fait mettre les parties à l'abri de toute atteinte du tranchant de l'inſtrument. Ainſi, la ſonde aîlée de Méry, les biſtouris herniaires cachés, aîlés, le biſtouri à la lime de Petit, & tant d'autres, peuvent être retranchés ſans injuſtice du nombre des inſtrumens néceſſaires pour l'opération dont il s'agit; ainſi le biſtouri droit ordinaire, celui *fig.* 7, que nous avons nommé le biſtouri courbe d'Arnaud, la ſonde cannelée de l'étui portatif, des pinces à diſſéquer, l'érigne *fig.* 8, & des ciſeaux, peuvent ſervir pour toutes ſortes de cas.

Beaucoup de praticiens ſe ſervent de préférence du biſtouri courbe boutonné, dont nous venons de parler, pour inciſer l'anneau. Cet inſtrument eſt véritablement bien plus commode pour faire cette inciſion, que ne l'eſt le biſtouri droit ou convexe, dirigé par la ſonde cannelée; l'opération en eſt plus facile & plus ſûre, & on ne court point le riſque de bleſſer des parties qu'il faut ménager. Voici comme on opère.

On applique les doigts de la main droite ſur les parties, & on les déprime aſſez pour faciliter l'introduction de l'extrémité boutonnée du biſtouri que l'on tient de la main gauche, avec l'attention de le préſenter de manière que le tranchant ſoit tourné vers l'anneau, & non à plat; les choſes ainſi diſpoſées, on porte le pouce de la main droite ſur la convexité ou le dos de la lame, & ſans que les doigts ceſſent de déprimer, on pouſſe la lame, de ſorte qu'elle inciſe l'anneau à la manière des coins; ce procédé eſt très-ſimple & aiſé à exécuter, on n'inciſe qu'autant qu'on le veut, & on ne craint point de bleſſer les parties au-dehors ni au-dedans.

PLANCHE LXV.

Machine inventée par Lafaye pour faciliter le tranſport & le panſement de ceux qui ont la jambe ou la cuiſſe fracturée. Jambes artificielles.

Fig. 1. *a.* La piéce du pied ou ſemelle. *b*, la pièce de la jambe. *c*, la pièce du genou. *d*, la pièce de la cuisse. *a*, la goupille qui maintient la pièce du pied dans sa charnière. *b b b b b*, les morceaux de fer-blanc qui composent la machine. *i*, la partie de la pièce de la cuisse qui monte jusqu'à la hauteur des os des îles. *e e e*, les charnières qui unissent les morceaux de fer-blanc au moyen desquels la machine qui entoure toute la partie, peut facilement s'ouvrir à volonté. *g g*, les goupilles pour tenir ces pièces ensemble & pouvoir les séparer les unes des autres. Il y en a autant du côté opposé. *h h*, les tenons ou crampons par où passent les cordons. *i i i*, les cordons pour attacher toute la machine. *f*, cordon qui passe dans un crampon qu'on ne peut pas voir & qui assujettit la femelle & le pied. *k*, ceinture qui passe dans deux crampons qu'on ne peut pas voir, & qui entoure le corps à la hauteur des os des îles pour assujettir la partie supérieure de la pièce de la cuisse *l*.

Fig. 2. Pièces d'usage lorsque la jambe est seule affectée.

Fig. 3. Jambe artificielle décrite par White, chirurgien à Manchester, dans ses cas de chirurgie. Elle est d'étain, creuse & couverte d'un cuir léger. *b*, courroie avec une boucle en-dehors pour la fixer au-dessous du genou. *c*, *d*, tige d'acier qu'on doit faire aussi ferme & aussi légère qu'il est possible. *e*, jointure qui doit être placée exactement à l'endroit du mouvement du genou. *f*, arc d'acier léger & élastique pour passer environ les deux tiers à l'entour de la partie inférieure de la cuisse, & qu'on fixe avec les courroies à la boucle de la partie antérieure.

Fig. 4. Autre jambe artificielle du même auteur, faite comme la précédente, & à laquelle on a ajouté un pied d'un bois léger, & des jointures mouvantes pour imiter le mouvement de celles qui avaient lieu précédemment.

PLANCHE LXVI.

Elle est relative aux articles Jambe & Ambi.

Fig. 1. Jambe & cuisse fracturées pansées selon la méthode de Pott, avec le bandage à dix-huit chefs. Chaque membre est placé sur le côté, le genou fléchi comme il a été recommandé aux articles *cuisses & jambes*.

Fig. 2. Jambe fracturée pansée avec le même bandage à dix-huit chefs, & une éclisse en-dessous pour la mieux contenir.

Fig. 3 & 4. Eclisses faites d'un fort carton & qu'on fixe à l'entour du membre fracturé, avec des courroies qui entourent le tout.

Fig. 4. Représente l'éclisse inférieure; elle est d'une forme irrégulière & propre à entourer la partie de la jambe qu'on veut couvrir. Elle est un peu concave intérieurement & convexe extérieurement. Sa longueur pour une personne de moyenne taille, est de dix-huit pouces d'*e* jusqu'à *e*. Sa largeur de deux pouces trois-quarts à la courroie près du genou, & deux pouces & un quart entre les deux autres courroies. *d d d*, *f f f*, trois courroies de quinze à vingt pouces de long & un de large, ayant deux rangées de trous tellement placés, que chaque trou à chaque rangée, soit opposé aux espaces de l'autre. Ces courroies doivent être cousues au milieu & au-dehors de l'éclisse inférieure. Les portions des courroies *d d d* doivent être plus courtes que celles de la partie opposée *f f f*, qui doivent entourer la portion musculeuse de la jambe. *g*, partie destinée à soutenir le pied depuis le point *e*, jusqu'au talon *h*. Elle a cinq pouces de long & forme un angle de soixante degrés. *c*, la courroie du pied qui doit avoir douze pouces de long. Elle est cousue au bas de l'éclisse inférieure à deux pouces de la pointe, elle porte ensuite sous le talon par une gance de cuir *b*, *fig.* 3, qui est au bas de l'éclisse inférieure où elle s'attache par une épingle. *i*, trou irrégulier de deux pouces de long & large presque d'un vers le bas, diminuant vers le haut pour recevoir la malléole externe.

Fig. 5. La jambe placée de manière à montrer cette éclisse inférieure en situation.

Fig. 3. *a a a*. Petits crochets sur lesquels les courroies de l'éclisse inférieure viennent se fixer au moyen des trous *d d d*, *f f f*.

Fig. 6. Jambe fracturée & munie de ses éclisses & de son soulier.

Fig. 7. Ambi d'Hippocrate pour la réduction des luxations de l'humérus. Il est composé d'un point d'appui *a*, & d'un levier movible.

PLANCHE LXVII.

Elle a rapport aux articles Jambe & Pied.

Fig. 1. Machine à fracture plus simple que celle de Rae & celle de Lafaye. *a a*, la bâse de la machine faite d'une pièce de bois d'un demi-pouce d'épaisseur. *b b*, deux autres pièces se terminant par les montans *c c c c*. *d d*, pièce d'appui pour supporter le membre fracturé. Cette pièce peut se lever & être arrêtée à la hauteur qu'il convient par des chevilles de fer *e e*, qui passent à travers les trous pratiqués dans les montans *c c c c*. Elle peut aussi être abaissée à un bout & élevée à l'autre. *h h*, deux courroies avec leurs boucles pour fixer le membre après qu'on l'a convenablement placé. Avant de placer la jambe, on lui appliquera le bandage ci-dessus, on garnira de matières molles le creux de la pièce mobile. *g*, trou pour recevoir le talon & empêcher les effets de la pression de cette partie. Les pièces *b b* peuvent être fixées à la bâse de l'instrument, ou pour le rendre plus portable, on pourra les rendre mobiles & les fixer quand il faudra, au moyen d'une double fiche à chaque extrémité *f*.

Fig. 2. Offre l'emploi de la machine.

Fig. 3. Bandage propre à la fracture de la rotule. Il est composé de deux circulaires de cuir doublé en molleton de deux autres perpendiculaires *c*, *e*, qui vont de l'une de ces circulaires à l'autre, pour s'attacher au moyen d'une boucle au-dessus de la rotule, ainsi que le font en *b* les circulaires sur le côté.

Fig. 4. Partie postérieure de ce bandage *d*. Pièce sémilunaire de liège couverte de chamois & qui doit, le bandage étant appliqué, se trouver au-dessus de la rotule. *e*, semblable pièce qui doit se trouver à la partie inférieure de cet os. Ces pièces étant convenablement disposées, peuvent rapprocher plus ou moins près les extrémités fracturées de la rotule, au moyen des courroies *f f f*.

Fig. 5. La jambe avec cet appareil. On y a ajouté la courroie *g*, qui fixée à la pointe du pied & s'attachant moyennant une boucle à la courroie supérieure en *i*, permet qu'on étende plus ou moins la jambe sur la cuisse.

Fig. 6. Machine de Wilson pour la distorsion de la jambe. *a a*, étui d'un fort cuir ouvert par-devant pour recevoir la jambe & le pied déformé. *b*, *c*, platine de fer pour donner une plus grande force à la machine. La jambe étant dans l'étui, le pied sera fixé dans l'endroit qui lui est destiné, au moyen d'une courroie *h h*, qui passera par le trou *i*; la jambe elle-même sera graduellement tirée d'un côté vers l'autre, selon la nature de la distorsion, & maintenue en place par des couroies *d*, *f*, qui se fixent à des crochets de cuivre *g*, *a*. L'usage long-tems continué de cette machine, a complettement guéri plusieurs cas de difformité considérable.

Fig. 7. Représente la machine appliquée comme elle doit être.

Fig. 8. Une paire de souliers qui ont été utiles dans la difformité de la cheville où les orteils étoient trop tournés en-dedans dans l'enfance. Le pied étant fixé dans le soulier par le lacet qui est au-devant, les orteils peuvent être tenus à une distance suffisante & maintenus dans cette situation par l'appareil qui est en *a*. Il consiste en trois petites plaques de fer minces parallèles *b*, fixées avec des clous sur le côté de la semelle du soulier. Elles sont assez écartées l'une de l'autre pour recevoir la plaque ronde *e* entre elles; l'autre bout est fixé à la semelle de l'autre soulier. Ces trois plaques sont unies ensemble par une fiche qui passe par les trous du centre de chaque. Par cette disposition, on obtient une mobilité par laquelle les orteils peuvent être mus en-dehors ou en-dedans. Les pièces d'un autre part peuvent être fixées à différens points, par une épingle de fer qui passe à travers l'un ou l'autre des trous qui sont sur le côté de la plaque *c*.

PLANCHE LXVIII.

Elle offre les instrumens portatifs.

* *Fig.* 1. Ciseaux droits.

Fig. 2. Pince à pansement.

Fig. 3 & 4. Feuilles de myrte.

Fig. 5. Ancienne pince à ressort, pour les pansemens.

Fig. 6. Spatule.

Fig. 7. Lancette à abcès, dont la pointe est arrondie.

Fig. 8. Ciseaux courbes.

Fig. 9. Autre lancette à abcès.

Fig. 10. Bistouri courbe.

Fig. 11. Bistouri droit.

Fig. 12. Bistouri convexe.

Fig. 13. Petit rasoir.

Les ciseaux ont différens usages en chirurgie; ils servent essentiellement aux appareils; on les a par la suite admis dans la pratique des opérations; de là, leur distinction en deux espèces, savoir, les ciseaux à linge, & les ciseaux à incision; nous n'entendons parler ici que de ces derniers.

Quoique l'on se soit servi long-tems des ciseaux dans plusieurs opérations sans qu'on se soit apperçu d'aucun de leurs inconvéniens, les chirurgiens de nos jours paroissent cependant partagés sur leur usage; les uns les regardent comme nuisibles, & allèguent que le tranchant de cet instrument toujours trop mousse & taillé en biseau, mâche & meurtrit les chairs, qu'il occasionne par suite une sorte de perte de substance lorsqu'il ne s'agit que de fendre; en un mot, ils pensent que toute division faite par ce moyen, se réunit plus difficilement que celle qui est faite avec le bistouri. D'autres, qui n'ont pas moins de mérite que les premiers, disent s'être servis des ciseaux dans les cas où ils semblent proscrits sans que les cicatrices aient été plus défectueuses, ou qu'elles aient été plus long-tems à parvenir à leur état de perfection; il y a peut-être de l'exagération d'un côté, & de l'abus de l'autre. Il est certain qu'on ne peut abolir l'usage des ciseaux, mais on peut le restreindre. Quand les lames en sont bien tranchantes & minces, pourquoi ne pourroit-on pas quelquefois les préférer, s'il est certain que la section doit se faire avec plus de célérité & aussi bien? L'homme instruit saura toujours en tirer un parti avantageux, s'il sait s'en servir à propos.

Avant d'entrer dans quelques détails sur les formes variées des ciseaux, nous observerons qu'on a supprimé le bouton que l'on avoit coutume de fabriquer à l'une des lames, & on a terminé chacune par une pointe mousse & arrondie. M. Brambilla a aussi adopté cette réforme; ce chirurgien, dont nous aurons souvent occasion de parler, nous paroît peu certain de la doctrine qu'il établit en peu de mots sur les ciseaux; il leur reproche les désagrémens que M. Louis croit avoir remarqué dans leur usage ; il convient qu'il y a cependant des cas où on doit les préférer ; il peut jusques-là penser comme tout le monde, mais personne ne croira avec lui qu'on doit s'en servir de préférence au bistouri, toutes les fois qu'on est obligé de faire quelques opérations à des enfans. (*Voyez* son ouvrage intitulé : *Armamentarium militare chirurg. Tabul. V.*)

On a donné différentes courbures aux ciseaux, ainsi qu'on le verra par la suite ; nous n'en connoissons qu'une seule qui soit commode, c'est la courbure sur le plat de la lame. Quant aux autres, s'ils sont conservés dans ce recueil, c'est parce qu'on a cru qu'il falloit les connoître pour être en garde contre les novateurs qui présentent souvent des instrumens sous un aspect moderne, sans offrir plus d'utilité.

La pince à pansement sert à ôter les plumaceaux, les bourdonnets, & à en replacer de nouveaux ; on peut la regarder, ainsi que les autres espèces de pinces & tenettes, comme une main artificielle dirigée par celle du chirurgien ; car outre l'usage qu'on vient de lui assigner, elle peut encore servir à faire l'extraction des corps étrangers qui ne sont point hors de sa portée. La pince à anneaux est plus commode que celle à ressort, *fig.* 5. Elle est ordinairement d'acier poli ou d'argent. L'extrémité supérieure & interne des serres doit être dentelée, afin que les corps saisis ne puissent s'échapper pendant qu'on en fait l'extraction.

La feuille de myrte & la spatule sont à-peu près du même usage, mais on préfère la feuille de myrte, parce qu'outre sa légéreté ; elle est plus commode pour nettoyer les parties sur lesquelles on a appliqué des médicamens.

Le manche de la feuille de myrte a des usages qui dépendent de la forme qu'on lui donne ; on en fait une pince, un petit élévatoire ou une sonde cannelée.

La lancette à abcès n'est presque plus d'usage ; on donne la préférence au bistouri. Les Anglais en ont cependant une particulière, *fig.* 7, qui diffère de la nôtre, *fig.* 9, en ce que la lame est fort large, la pointe est arrondie ; le tranchant finit d'un côté vers le milieu de la lame. Cette lancette est commode en ce qu'en la plongeant, on fait à l'abscès une ouverture large, & qu'on peut l'aggrandir avec autant de facilité, qu'on le feroit avec le bistouri.

Le bistouri est utile dans un grand nombre d'opérations ; sa grandeur, sa figure & sa forme ont souvent varié au gré des chirurgiens, suivant les circonstances particulières où ils desiroient l'employer : ainsi on en a de grands & de petits, de droits, de courbes, de convexes, de boutonnés, de lenticulaires, de cannelés, &c. L'usage du bistouri droit est bien plus général, car il est peu d'opérations où on ne puisse s'en servir avec avantage.

Avec le rasoir, on coupe les poils qui couvrent les parties sur lesquelles on veut opérer, ou appliquer un médicament sous quelque forme que ce soit. Anciennement, on s'en servoit dans quelques opérations, mais on l'a rejetté absolument à cause de sa forme, qui n'est nullement commode ; on lui a substitué le bistouri qui, par sa forme & sa légéreté, est bien moins embarrassant pour l'opérateur, & moins effrayant pour le malade à qui on doit éviter, autant qu'il est possible, l'aspect de l'instrument.

PLANCHE LXIX.

Suite des instrumens précédens.

Fig. 1. Ciseaux droits.

Fig. 2. Ciseaux courbes.

Fig. 3. Ciseaux concaves.

Fig. 4. Autres ciseaux courbes en sens inverse des premiers.

Fig. 5. Ciseaux à lames coudées.

Fig. 6. Ciseaux droits dans leur repos, avec des lignes ponctuées qui indiquent les arcs des cercles que leurs pointes parcourent dans leur développement. (*Voy.* la *fig.* 2 de la planche suivante.)

Fig. 7. Canule d'argent applatie & un peu courbée, pour être laissée dans l'ouverture après l'opération de l'empième.

Fig. 8. Autre canule de même métal, pour introduire dans l'uretre après l'amputation de la verge. Les cordons qu'elle a sont pour la fixer à un bandage circulaire, qui passera à l'entour du corps.

PLANCHE LXX.

Suite des instrumens précédens.

Fig. 1. Ciseaux des Juifs.

Fig. 2. Elle marque un fait relatif à l'action des ciseaux droits. Les lames en s'écartant forment un angle qui, dans aucun cas, ni dans aucune espèce de ciseaux, ne peut aller à plus du cinquante-cinq degrés, sans fatiguer les doigts & leur ôter toute leurs forces. Cet angle s'accroît à mesure que les lames s'éloignent l'une de l'autre, & toutes deux contribuent à son aggrandissement progressif. Mais celle que meut le doigt annulaire, long & mobile, y coopère plus que celle que fait agir le pouce, plus court & plus lent; de sorte que si l'on partageoit en vingt-quatre parties l'espace qu'elles ont à parcourir, soit pour s'ouvrir, soit pour se fermer, on verrait que la lame du doigt annulaire en parcourt quinze, pendant que l'autre n'en parcourt que neuf. (*Voyez-en* la preuve sur l'échelle de l'arc de-cercle décrit par sa pointe.

Fig. 3. Ciseaux oculaires propres à la section du staphylôme, &c.

Fig. 4. Ciseaux concaves du même genre.

Fig. 5. Ciseaux dont la pointe forme avec les branches un angle de vingt-cinq degrés, & s'éloigne de six lignes de leur direction.

Ces ciseaux oculaires saisissent, comme les concaves, les excroissances à enlever, mais leurs pointes coupent mieux.

PLANCHE LXXI.

Suite des instrumens portatifs.

* *Fig.* 1. Sonde cannelée.

Fig. 2. Sonde à panaris, cannelée dans la moitié de sa longueur.

Fig. 3. Sonde à bouton, cannelée comme la précédente.

Fig. 4. Aiguille à séton.

Fig. 5. Grosse sonde à curette d'une extrémité, & à bouton de l'autre.

Fig. 6. Grosse aiguille à séton.

Fig. 7. Meningophylax.

Fig. 8. Sonde à poitrine.

Fig. 9. Stilet boutonné.

Fig. 10 & 11. Sonde brisée.

Fig. 12. Stilet d'argent roulé en pain de bougie.

Fig. 13 & 14. Etui à pierre infernale.

Fig. 15. Pince élastique où à disséquer.

Les sondes & stilets servent à reconnoître la profondeur des plaies & des fistules, à s'assurer de leur direction, & reconnoître en même-tems les corps étrangers qui peuvent s'y être introduits ou formés, ainsi que l'état des parties osseuses, quand la vue & le toucher ne peuvent suffire aux recherches que l'on a à faire. Comme il est nécessaire que l'instrument soit proportionné à l'ouverture de la plaie ou du sinus, il faut en avoir de plus ou moins grosses; mais nous le répétons, on ne doit en faire usage que dans les cas indispensables; car de leur abus, il est résulté des accidens assez graves.

Si la sonde n'est point dirigée par une main habile, elle peut préjudicier à l'état des parties & même induire en erreur; ainsi dans une maladie pour laquelle on a rassemblé plusieurs consultans, il seroit à désirer, si l'usage de la sonde est nécessaire, d'en déférer l'application à un ou deux tout au plus, & s'en rapporter à ce qu'ils ont observé.

Les ſondes ſont pleines, cannelées ou creuſes, elles doivent être d'acier bien poli, d'or ou d'argent. Les ſondes pleines ſont ordinairement boutonnées. Ce bouton, qui doit être proportionné à la groſſeur de l'inſtrument, a l'avantage d'en rendre l'application moins douloureuſe & de préſerver de faire de fauſſes routes, ſurtout dans les plaies d'armes à feu. Les ſtilets, au contraire, ſont ſeulement terminés par une pointe mouſſe, à la vérité, mais aſſez aiguë pour exiger que le chirurgien mette beaucoup de délicateſſe dans ſes recherches.

Outre que le bouton de la ſonde en rend l'application plus douce & plus ſûre, il ſert encore à pouſſer de dedans en-dehors la partie ſur laquelle on a intention de faire une contre-ouverture, ſoit pour extraire un corps étranger qu'on ne peut faire rétrograder, ſoit pour y placer un ſéton; la partie ainſi pouſſée de dedans en-dehors, préſente une ſurface diſtendue pour être inciſée avec facilité & ſûreté. Nous parlerons dans l'explication de la planche ſuivante du procédé de Petit, pour pratiquer les contre-ouvertures.

Il eſt inutile d'expliquer l'uſage des aiguilles à ſéton, d'après ce qui vient d'être dit de l'uſage du bouton de la ſonde pleine. Nous obſerverons ſeulement que les ſondes briſées, *fig.* 10 & 11, ſervent lorſque la plaie a trop de profondeur & que l'aiguille, *fig.* 6, ne peut atteindre le fond. Lafaye avoit ſubſtitué à la ſonde briſée, celle *fig* 12, qui eſt d'argent, aſſez mou pour être roulée comme un pain de bougie, & qui remplit très-bien le même but.

La ſonde creuſe, *fig.* 8, ſert à évacuer comme on le feroit avec une pompe, le ſang épanché dans la capacité de la poitrine, à la ſuite des plaies pénétrantes dans cette partie; elle ſert encore d'algalie pour évacuer l'urine retenue dans la veſſie chez les femmes.

Les ſondes cannelées, en général, peuvent être appellées les conducteurs des inſtrumens tranchans, parce qu'en effet, elles les dirigent lorſque le doigt ne peut le faire. Leur cannelure doit être unie & ſans la moindre inégalité : on verra par la ſuite les avantages de ces inſtrumens dans les différentes eſpèces d'opérations, & les différentes formes qu'on leur a données, ſoit pour les diſpoſer à la forme des parties, ſoit par rapport aux procédés opératoires que l'on a intention de ſuivre. Mais je ne dois parler ici que des ſondes cannelées portatives; ces ſondes ſont des corps preſque cilyndriques unis & arrondis d'un côté, & formant de l'autre une cannelure ou gouttière, qui va en diminuant depuis le talon juſqu'à la pointe que quelques uns terminent par un cul-de-ſac, pour arrêter l'extrémité de l'inſtrument tranchant. Ce cul-de-ſac eſt aſſez inutile, il rend le bout de la ſonde trop épais ; c'étoit ſur-tout pour l'opération de la hernie qu'on exigeoit cette forme, dans la crainte, diſoit-on, que la pointe du biſtouri n'allât bleſſer quelque partie contenue dans le bas-ventre : auſſi auroit-on blâmé anciennement quiconque auroit violé le précepte qui preſcrivoit de ramener la pointe du biſtouri engagé dans le cul-de-ſac de la ſonde. La forme du manche de la ſonde cannelée ne doit pas être indifférente, elle doit avoir aſſez d'étendue, & préſenter une ſurface aſſez large pour que l'inſtrument ſoit tenu de manière qu'il ne puiſſe vaciller pendant que l'on opère. Auſſi beaucoup de chirurgiens veulent-ils que ce ſoit une plaque large d'un demi-pouce ſur deux de longueur, renverſée à-peu-près comme le manche d'une cuillère; d'autres préfèrent la feuille de myrte, pour raiſon d'économie, parce qu'ils ont deux inſtrumens en un.

J.-L. Petit, à qui la chirurgie doit pluſieurs inventions utiles, a terminé le manche de cette ſonde par deux fourchons applatis, qui laiſſent entre eux un petit intervalle d'environ une ligne, avec une ouverture plus large en haut, *fig.* 1. Cette portion de la ſonde ainſi conſtruite, lui servoit à assujettir la langue lorsqu'il vouloit faire la section du filet, en plaçant cette bride membraneuse dans l'espace qui se trouve entre les deux jambes ou fourchons ; au moyen de cette précaution, il évitoit de blesser les artères ranines.

Les anciens se servoient aussi, pour la même opération, d'une petite fourchette ; (Pl. XXVIII, *fig.* 7.) mais qui ne présentoit pas les mêmes avantages que celle de J.-L. Petit.

L'étui à pierre infernale, renferme un porte-crayon d'argent, sur lequel on monte cette pierre, dont l'usage est connu.

La pince élastique est comprise au nombre des instrumens portatifs, outre qu'elle est utile, non-seulement dans quelques opérations pour soulever les parties molles & délicates qu'on veut inciser ; elle sert aussi quelquefois à extraire des corps étrangers ; mais son principal usage est pour les dissections ; aussi la nomme-t-on, pince à disséquer.

PLANCHE LXXII.

Instrumens relatifs à la saignée & aux scarifications.

* *Fig.* 1, 2 & 3. Lancettes dont les lames sont plus ou moins aiguës.

Fig. 4. Flammelle ou lancette allemande.

Fig. 5. Le même instrument vu de l'autre face, & sans couvercle, pour voir l'intérieur de la boîte.

Fig. 6. Le couvercle.

Fig. 7. La lame hors de sa place.

Fig. 8. Vis qui sert à assujettir la lame dans la boîte.

Fig. 9. Scarificateur dont les lames sont à nud.

Fig. 10. Le même garni de son surtout, sur lequel sont autant d'ouvertures pour le passage des lames. *a*, languette du ressort qui fait sortir les lames. *b*, languette qui fait mouvoir un autre ressort, au moyen duquel les lames incisent.

Fig. 11. Serre-col de Chabert, pour comprimer la veine dans la saignée de la jugulaire. *a*, la pelotte mobile que l'on fixe sur la branche avec des rubans *bb*.

Fig. 12. Lancette à trois-quarts, de J.-L. Petit, pour faire les contre-ouvertures.

Sans entrer dans les détails sur l'origine de la saignée, ni sur celle des instrumens qui servent à cette opération ; nous nous contenterons de dire que lorsqu'on a commencé à saigner avec méthode, les Phlébotomistes ont chacun adopté les instrumens dont la forme leur a paru la plus commode. Les uns frappoient sur l'instrument pour l'enfoncer dans la veine ; d'autres incisoient cette dernière avec le scapel, ou bistouri ; d'autres enfin y plongeoient la pointe d'un instrument aigu & à deux tranchans : c'est tout ce qu'on peut raisonnablement conjecturer d'après les phlébotômes d'Albucasis ; Galien cependant nomme phlébotôme l'instrument qu'Hippocrate recommandoit pour l'opération de l'empième. Certains auteurs pensent que c'est le *phlebotomus myrtinus d'Albucasis ;* Celse & Paul d'Egine, qui ont précédé ce dernier, désignent par le mot *scalpellus*, l'instrument dont on se servoit de leur tems pour ouvrir les veines. On ignore s'il étoit question alors d'instrumens à deux tranchans pour cette opération. On ne peut donc s'en rapporter qu'à ce que dit Albucasis. Il est évident, d'après cet auteur, que de son tems on pratiquoit l'opération de la saignée de deux manières, & avec différens instrumens ; 1°. avec le stilet, *fossorium*, dont on posoit la pointe sur la veine, puis en frappant avec un petit bâton sur l'instrument, on faisoit la section de la même manière que les maréchaux la font encore aujourd'hui pour saigner les chevaux ; 2°. on piquoit la veine avec un phlébotôme myrtiforme, ou avec un de figure olivaire. La pointe de de celui-ci étoit plus allongée, on ne devoit s'en servir que pour ouvrir les veines délicates. Enfin, si l'on craignoit de percer la veine de part en part, ou de blesser les parties qui sont au-dessous; Albucasis recommande de l'inciser avec le phlébotôme cultellaire *alnessil.*

Ces différens procédés ont été en usage fort long-tems, on les a conservés sans y rien changer, même depuis que la lancette a été connue. Cette dernière, dont on ignore l'inventeur, n'a commencé à être mise en usage, que dans le treizième siècle; mais elle n'a point été généralement adoptée dans tous les pays, car selon Scultet, on peut croire qu'il n'y avoit que les François & les Italiens qui s'en servissent; les Allemands, dit-il, ne l'employoient que pour ouvrir la verge ou l'anus, aux enfans qui naissoient avec les parties imperforées.

On distingue trois espèces de lancettes par rapport à la forme de la lame; savoir, celles à grain d'orge, celles à grain d'avoine, & celles à pyramide ou à langue de serpent. La lame de la lancette à grain d'orge, a la pointe peu allongée, *fig.* 2; celle à grain d'avoine, *fig.* 1, l'est d'avantage; enfin, celle à pyramide, *fig.* 3, se termine en une pointe fort longue, très-fine & très-aiguë; on ne s'en sert que pour ouvrir des veines délicates & profondes.

La lancette ne sert pas seulement pour faire l'opération de la saignée, on s'en sert encore pour faire des mouchetures & des scarifications. On a vu plus haut qu'on lui avoit quelquefois donné la préférence pour ouvrir des abcès; mais ce doit être principalement pour ouvrir ceux qui surviennent dans l'arrière-bouche aux amygdales ou à la bâse de la langue, &c. Alors il faut fixer la lame sur la chasse au moyen d'une bandelette, quoique bien des chirurgiens se servent de cet instrument pour ouvrir ces sortes d'abcès; on doit néanmoins les prévenir qu'il n'est point aussi commode qu'on pourroit le présumer. C'est pourquoi J.-L. Petit en a imaginé un particulier, qui remplit parfaitement son objet; c'est le pharingotôme dont nous parlerons par la suite.

La lancette ou flammette Allemande peut-êregardée comme le *fossorium* des anciens, corrigé & ajusté de manière que la lame est poussée dans la veine au moyen d'un ressort: cet instrument a subi beaucoup de changemens & de variations avant d'être parvenu à l'état de perfection où on le voit. Il est composé d'une boîte de cuivre d'or ou d'argent, qui porte d'un côté une bascule à ressort, sur laquelle on appuie avec le doigt du milieu de la main qui tient l'instrument, pour lâcher le grand ressort. Cette bascule porte, à sa partie supérieure, une traverse à angle droit qui passe par un trou fait à la boîte, & sert à retenir le ressort qui doit pousser la lame. Le ressort est logé dans l'intérieur de la boîte, au bas de laquelle il est fixé. Son extrémité supérieure est libre, elle déborde la boîte d'environ deux lignes, & elle a la forme d'un petit crochet, *fig.* 4 & 5 *a.* la lame, *fig.* 7, est placée au-devant du ressort. Sa tige est percée d'un trou taraudé pour recevoir la vis, *fig.* 8, qui la retient dans le bas de la boîte; on ne doit point trop serrer la vis, pour que la lame ait la facilité d'avancer ou de rétrograder. Il y a encore dans l'intérieur de la boîte un petit ressort placé au-devant de la lame pour l'empêcher de retomber, lorsqu'elle est couchée sur le grand ressort que l'on a tendu.

Il faut une très-grande habitude pour saigner avec la flammette, qui, à beaucoup près, n'est pas aussi commode que la lancette, qu'on dirige comme on veut en opérant.

Le scarificateur n'est guères connu que de nom par le plus grand nombre de chirurgiens, parce qu'il est assez inutile. Il a été imaginé pour faire d'un seul coup un grand nombre de scarifications. Paré le recommande pour donner issue au sang épanché sous les tégumens dans les grandes contusions.

Dans les pays où l'on est dans l'usage de se faire tirer beaucoup de sang, on applique les ventouses; puis, quand la partie est tuméfiée, on y fait des scarifications; on replace ensuite la ventouse, au moyen de laquelle on tire autant de sang qu'on le juge nécessaire. C'est pour faire d'un seul coup toutes ces incisions qu'on a imaginé le scarificateur. Dans l'apoplexie & autres affections comateuses, occasionnées par la pléthore sanguine, des praticiens employent quelquefois les ventouses scarifiées; dans ce cas, la lancette supplée très-bien au scarificateur. Mais l'observation démontre que les saignées répétées de la gorge, du bras & du pied soulagent plus promptement, aussi les ventouses sont-elles peu en usage. Je les ai vu appliquer plusieurs fois dans ma jeunesse, & je n'ai jamais vu qu'elles aient procuré le moindre bien.

Le serre-col, inventé par Chabert, pour comprimer la veine dans la saignée de la jugulaire, est fort ingénieux; mais il me paroît précisément inutile pour les cas où il le propose, c'est-à-dire, lorsque le sujet a le col gros & court. La pelote occupe trop d'espace & même beaucoup plus que la ligature sous laquelle on placeroit une compresse épaisse. Nous préférons de comprimer la veine avec un cathéter, ce qui est beaucoup plus simple. La machine de Chabert mérite néanmoins d'être connue : elle est composée de deux pièces d'acier qui ont à-peu-près la forme d'un demi-cercle, unies ensemble par une charnière; ces demi-cercles se prolongent pour former deux branches, dont l'une forme une double courbure & se termine en une crémaillère élastique; l'autre branche est droite, & elle a une ouverture allongée qui reçoit la cremaillère & en fixe les dents. Les demi-cercles sont couverts de chamois, & on assujettit à celui qui répond au côté que l'on veut saigner, une pelotte. (*Voyez la* fig. 11.)

En parlant (Pl. LXX.) de l'usage du bouton qui est à l'extrémité des sondes & aiguilles à séton, nous avons dit que J.-L. Petit avoit simplifié le procédé par lequel on fait une contre-ouverture pour placer un séton. En se servant d'un instrument de son invention, qu'il a nommé trois-quarts à contre-ouverture, dont nous lui conservons le nom, quoique par les changemens que J.-L. Petit y a faits depuis, on pourroit plutôt l'appeller lancette cachée pour pratiquer les contre-ouvertures. Il est composé d'une lame, *fig* 12, *b*, enfermée dans une gaîne applatie, percée par le haut d'un œil *c*, pour y passer la bandelette du séton Au-dessous de cette ouverture, la gaîne est cannelée dans une étendue d'environ trois pouces pour servir de conducteur à la pointe de l'instrument tranchant, quand il s'agit d'aggrandir la contre-ouverture. Quand on veut faire agir cet instrument, on l'introduit jusqu'au fond de la plaie ou du sinus; on pousse le bouton *a*, pour faire sortir la lame hors de la gaîne, où elle rentre aussi tôt que l'on cesse de presser, au moyen d'un ressort placé dans la canonnière, à laquelle est attaché un anneau pour passer le doigt indicateur de la main dont on tient cet instrument. L'application en est très-facile, si on a l'attention d'appliquer deux doigts de l'autre main pour soutenir & distendre les tégumens à l'endroit où on veut faire l'ouverture indiquée. Quand la gaîne est sortie à découvert, on laisse rentrer la lame, on place la bandelette dans l'œil *c*, on retire ensuite l'instrument comme il est entré, & on attire en même-tems le séton. Comme la mécanique de cet instrument est la même que celle du pharingotôme, on peut voir celui-ci, *pl. XXVIII*, *fig.* 8. Ces deux instrumens sont d'une grande utilité, & suffiroient pour immortaliser celui qui les a inventés. Cependant nous devons le dire, J. L. Petit n'est pas le premier qui ait eu l'idée de faire ainsi les contre-ouvertures & de placer le séton de cette manière.

Hildanus avoit aussi une lancette à contre-ouverture, la lame étoit cachée dans une canule à quelques lignes de la pointe de la lame ; il y avoit aussi une ouverture pour ramener la bandelette du séton. (*Voy.* ses Œuvres, *centuriâ quartâ*, obs. 84e.)

PLANCHE LXXIII.

Instrumens propres à la dissection.

* *Fig.* 1, 2, 3 & 4. Scalpels à dos de différentes espèces.

Fig. 5, 6 & 7. Scalpels en forme de lancette.

Fig. 8. Autre très étroit, aussi à deux tranchans. La lame est plus épaisse que celle des trois précédens. On y remarque sur chaque face une vive-arrête qui descend depuis la pointe jusqu'au talon ; ce scalpel est principalement destiné à disséquer les nerfs, ce qui lui a fait donner le nom de *névrotôme*.

Fig. 9. Petite scie à main.

Fig. 10. Ciseaux à disséquer.

Fig. 11. Aiguille pour recoudre les cadavres.

Fig. 12. Tuyau à robinet avec sa clef ; son extrémité *a*, est taillée en dedans en écrou pour s'adapter sur la vis qui est au sommet de la seringue ; l'autre extrémité *b*, va en diminuant, pour être introduite facilement dans les tubes, droit & courbe *a*, *b*, *c*.

Fig. 13. Levier pour écarter les os du crâne quand on a scié la boîte osseuse.

Fig. 14. Pinces à disséquer.

Fig. 15. Erigne.

PLANCHE LXXIV.

Instrumens rélatifs aux opérations des paupières & des voyes lacrymales.

* *Fig.* 1. Cette figure est prise de la description anatomique de l'œil du docteur Zinn.

aa. Représentant les orifices des glandes de Meibomius, qui séparent la chassie. *d d*, la caroncule lacrymale. *c*, la membrane sémi-lunaire dont l'usage est de diriger les larmes vers les points lacrymaux *b b*, d'où elles sont conduites par leur canaux correspondans dans le sac lacrymal. *e*, pour après être transmises dans les narines par le canal nasal. La nécessité d'avoir bien présenté cette disposition des parties, pour bien traiter les maladies qui les affectent, nous a déterminé à les représenter ici.

Fig. 2. Bandage lacrymal perfectionné par J.-L. Petit.

Fig. 3. Autre bandage lacrymal plus simple.

Fig. 4. Pinces à ressort, dont les serres sont en forme de palette échancrée.

Fig. 5. Autre pince plus petite & plus étroite.

Voyez *Lacrymale* (*fistule*) pour l'intelligence des fistules de cette partie.

Le bandage lacrymal, *fig.* 2, que quelques-uns attribuent à Platner, est composé de quatre branches d'acier demi-circulaires, deux latérales qui descendent le long des tempes, une postérieure qui descend sur l'occiput & l'antérieure au-devant du coronal. Cette dernière est de deux pièces, une supérieure presque horisontale ; l'autre plus longue & courbe, se termine par une petite platine *a*, sur laquelle on assujettit une pelote de grosseur convevable. Cette branche est mobile sur la supérieure par un mouvement de charnière, & on l'en écarte avec la vis *b*.

A chacune des branches latérales on attache un ruban, on croise ces rubans sous le menton & on les fixe au sommet de la tête. Avec le ruban que l'on place aussi à la branche postérieure, on fait un ou deux tours circulaires pour bien fixer le bandage.

L'autre bandage lacrymal, *fig.* 3, est d'argent ; il est plus simple que le précédent, puisqu'il n'est composé que d'une ſeule branche demi-circulaire & d'une platine qui s'applique ſur le front, où on l'aſſujettit au moyen de deux rubans que l'on croiſe derrière la tête, & que l'on fixe enſuite ſur les côtés. La branche ſe partage à ſon extrémité en deux lames élaſtiques, qui tendent à ſe rapprocher & que l'on tient écartées au moyen de la vis *b*. On met une petite pelote ſous la lame *a* ; c'eſt avec l'un ou l'autre de ces bandages & celui de M. Couſin, (*Voyez* la pl. ſuiv. *fig.* 1.) que l'on conſeille de comprimer le ſac lacrymal, lorſqu'il eſt dilaté. En ſuppoſant l'utilité de cette compreſſion, celui de J.-L. Petit paroît devoir être préféré, parce qu'on l'aſſujettit d'une manière moins variable.

Mais la compreſſion peut-elle être conſidérée comme le moyen indiqué pour guérir la tumeur lacrymale. L'expérience ſemble avoir démontré juſqu'à préſent qu'elle eſt plus nuiſible qu'utile dans le plus grand nombre de cas. D'ailleurs, il ne remédie point à la cauſe qui vient toujours de l'obſtacle qu'éprouvent les larmes à paſſer par le canal naſal. En effet, ſi par une cauſe quelconque les larmes ceſſent de couler librement par le canal naſal, une portion de cette humeur s'amaſſe dans le ſac lacrymal, elle le dilate par degrés & donne lieu à une petit tumeur qui paroît au-deſſus du rebord orbitaire, entre la racine du nez & l'angle interne des paupières immédiatement au-deſſous du tendon du muſcle orbiculaire. Si on preſſe cette tumeur avec le bout du doigt, on la fait diſparoître, parce que la preſſion oblige les larmes à refluer par les points lacrymaux ; & ſi le paſſage n'eſt point tout-à-fait intercepté du côté du nez, une portion des larmes s'écoule auſſi par cette voie ; mais quelque-tems après les larmes s'amaſſent de nouveau dans le ſac, & la tumeur reparoît.

La facilité avec laquelle on fait ainſi diſparoître cette tumeur, a fait penſer qu'il ſeroit poſſible de s'oppoſer à ſon retour par des moyens capables d'exercer une preſſion continue & égale à celle que l'on peut faire avec le doigt.

Cette idée qui paroît toute ſimple & naturelle, a produit celle de tenter la compreſſion par différens bandages, qui n'ont pas eu plus de ſuccès les uns que les autres, quelques efforts qu'on ait faits pour amener ces moyens au point de perfection où ils ſont. Les progrès de la maladie n'alloient pas moins en augmentant, l'opération devenoit indiſpenſable ; heureux encore ſi après un traitement long & incertain, on obtenoit enfin la guériſon !

Des oculiſtes modernes penſent cependant que le bandage compreſſif peut devenir utile, ſi le ſéjour des larmes dans le ſac n'a été occaſionné que par un léger obſtacle du canal, qui a pu céder aux tentatives les plus ſimples ; alors ſelon eux la compreſſion peut devenir avantageuſe, en ce que ſoutenant la parois du ſac, elle s'oppoſe à ſa dilatation ultérieure, & empêche que les larmes n'y ſéjournent. C'eſt bien auſſi ce que J.-L. Petit conſeille de faire, quand, après l'opération, le ſac & les conduits lacrymaux reſtent dilatés ; mais il ne dit point qu'il l'ait tenté.

Quoi qu'il en ſoit, il reſte toujours douteux que la compreſſion puiſſe être de quelqu'utilité dans l'une ou l'autre circonſtance ; car elle ſera médiocre ou légère : ſi elle n'eſt que légère, elle ſera inutile & ſans effet ; ſi elle eſt médiocre, elle s'oppoſera néceſſairement au paſſage des larmes par les conduits lacrymaux qu'on ne peut éviter de comprimer auſſi, en comprimant le ſac lacrymal. Enfin, quand cela n'arriveroit point, les moyens compreſſifs ſont toujours à redouter ; car on ne peut ſe diſſimuler que la compreſſion permanente donne toujours lieu à des inflammations locales, qui ſont ſuivies d'eſcares, d'où il réſulte des points d'ulcérations avec perte de ſubſtance, ce que l'on doit ſurtout éviter ici ; car ſi elle a lieu, la fiſtule lacrymale qui en eſt la ſuite, ne guérit point auſſi aiſément qu'on le penſe. Nous parlons d'après l'expérience.

S'il eſt preſque démontré que la compreſſion eſt nuiſible au traitement de la tumeur lacrymale, il ne faut point en conclure que l'on ne puiſſe la traiter que par l'opération indiquée par J.-L. Petit, à moins qu'il n'y ait obſtruction totale, ou maladie au canal naſal. Les injections longtems continuées, viennent ſouvent à bout de rétablir le cours des larmes, & on ne doit recourir à d'autres moyens, que lorſqu'on s'eſt pleinement aſſuré qu'elles ſont inſuffiſantes.

PLANCHE LXXV.

Suite des mêmes inſtrumens, & machines pour les affections de l'œil & du nez.

* *Fig.* 1. Bandage lacrymal de M. Couſin. *a*, la platine de la branche antérieure. La queue de cette branche eſt reçue dans l'ouverture d'une pièce d'acier. *b*, attachée d'une manière mobile à une des branches latérales. *c*, la boucle qui reçoit la courroie *d*, avec laquelle on fixe le bandage derrière la tête.

Fig. 2. Cuvette pour baigner l'œil.

Fig. 3 & 4. Baignoire fumigatoire pour les yeux. *a* Petit entonnoir pour le bain de vapeurs des narines, & des oreilles.

Fig. 5. Petite veſſie de gomme élaſtique avec un tuyau d'ivoire.

Fig. 6 & 7. Tuyaux de différentes formes, propres à s'adapter à la veſſie, ſelon les circonſtances.

Le bandage lacrymal, *fig.* 1, a été imaginé par M. Couſin, pour une malade qui n'avoit pu ſoutenir l'action de celui de J.-L. Petit; les deux cercles latéraux ſont d'acier élaſtique; nous n'avons pu ſavoir quel en avoit été le réſultat; mais la conſtruction en eſt telle, que le même bandage ne peut ſervir pour les deux côtés, à moins qu'on ne change la tige. Celui-ci eſt pour le côté droit.

Tout le monde connoît les uſages de la cuvette, *fig.* 2, pour y plonger l'œil, dans les maladies inflammatoires de cet organe, ou pour celles des paupières.

On connoît auſſi à l'inſpection l'uſage de la cuvette fumigatoire, *fig.* 3, que l'on ajuſte ſur le vaſe, *fig.* 4; ce vaſe doit être rempli d'eau chaude ſimple, ou autre médicament que l'on veut adminiſtrer ſous la forme de vapeur.

Si on veut diriger le remède dans l'intérieur des narines, ou dans le conduit de l'oreille, on ſe ſert de l'entonnoir *a*.

La veſſie, *fig.* 5, eſt utile pour pouſſer de l'eau chaude entre les paupières & le globe de l'œil, quand il faut ôter du ſable, de la terre ou quelqu'autre corps étranger qui ſe ſerait fourré entre ces parties.

PLANCHE LXXVI.

Inſtrumens pour traiter la fiſtule lacrymale.

* *Fig.* 1. Stilet d'Anel pour déboucher le canal naſal, en ſondant par les points lacrymaux.

Fig. 2. Seringue avec laquelle on injecte le canal par le point lacrymal inférieur, le bout du ſiphon eſt d'or, & de la groſſeur d'une ſoie de ſanglier.

Fig. 3. Siphon courbe, } de M. Delaforeſt.
Fig. 4. Autre ſiphon courbe à bourelet. } de M. Delaforeſt.

Fig. 5. Siphon ordinaire pour injecter le canal par la fiſtule.

Fig. 6. Petit crochet, } de M. Méjean, pour placer un ſéton dans le canal naſal par la fiſtule.
Fig. 7 Porte-fil, } de M. Méjean, pour placer un ſéton dans le canal naſal par la fiſtule.

Fig. 8. Sonde cannelée & perforée à ſon extrémité, } de M. Méjean, pour placer un ſéton ſans faire d'ouverture au ſac lacrymal.
Fig. 9. Stilet dont le bout eſt arrondi pour ſonder le canal par le point lacrymal ſupérieur; l'autre bout eſt percé d'un œil ou chas pour recevoir un fil. } de M. Méjean, pour placer un ſéton ſans faire d'ouverture au ſac lacrymal.
a. Autre ſtilet plus aigu. } de M. Méjean, pour placer un ſéton ſans faire d'ouverture au ſac lacrymal.

Fig. 10. Palette double de M. Cabanis.

Fig. 11. Sonde flexible, du même auteur.

Fig. 12. Trois-quarts de Monro.

a. Canule des trois-quarts.

Fig. 13 Sonde flexible de Monro, avec son stilet.

c, *d*. Canule de Lecat.

e. Bougie pour placer dans le conduit nasal.

Fig. 14. Bistouri dont la lame est cannelée sur le plat. Cet instrument est de l'invention de J.-L. Petit.

On sait qu'Anel est le premier qui a tenté de traiter la fistule lacrymale en passant un stilet par le point lacrymal supérieur, pour déboucher le canal nasal obstrué; & qu'ensuite il faisoit des injections par le point lacrymal inférieur, & qu'il continuoit le même traitement jusqu'à ce que la liqueur coulât librement dans le nez.

Les siphons courbes, *fig.* 3 & 4, ont été imaginés par Laforest, pour injecter le canal nasal par son orifice inférieur.

Avec le siphon droit, *fig.* 5, on pousse l'injection par la fistule; on s'en sert surtout si on a été dans la nécessité de pratiquer une nouvelle route aux larmes.

Le crochet mousse, *fig.* 6, & le porte-fil, *fig.* 7, ont été inventés par Méjean, chirurgien de Montpellier, pour placer un séton de bas en haut dans le canal nasal, & quand il y a fistule au grand angle. Ce chirurgien étoit convaincu que les injections étoient insuffisantes pour détruire les obstacles qui empêchoient l'écoulement des larmes, parce que le plus souvent l'obstruction de ce conduit est occasionnée par des chairs fongeuses, que des médicamens cathérétiques peuvent seules détruire. Pour y parvenir, il portoit l'instrument, *fig.* 7, dans le nez, & plaçoit le fil sous le cornet inférieur; & dans le même-tems, il introduisoit par la fistule, le crochet *fig.* 6, l'engageoit dans le canal nasal & alloit ainsi accrocher le fil placé dans la narine, l'attiroit en haut & le faisoit sortir par la fistule; il attachoit au bout du fil qui répond à la narine, une petite mêche de charpie, chargée de médicament, & l'engageoit dans le canal. Cette mêche doit être plus longue que le canal n'a d'étendue; elle doit avoir deux anses, de manière que l'on passe un fil dans l'anse inférieure, pour pouvoir l'attirer de haut en bas, quand on veut les renouveller; le fil qui répond à la fistule, est attaché à l'anse supérieure. Le succès que Méjean a obtenu par ce traitement lui a suggéré l'idée de traiter à l'avenir les maladies des voies lacrymales par le séton, & sans faire d'ouverture au grand angle. Son procédé consiste à introduire le stilet *fig.* 9, par le point lacrymal supérieur, & de le faire descendre par le conduit nasal jusques dans le nez; & de porter ensuite la sonde cannelée *fig.* 8, dont l'extrémité est percée d'un trou dans lequel on tâche d'engager le bout du stilet pour l'attirer au-dehors. Le stilet traîne après lui un fil qui est le bout d'un peloton que l'on place ensuite sous le bonnet ou dans les cheveux du malade. Le premier jour, Méjean se contente d'avoir placé le fil, & laisse reposer le malade quarante-huit heures. Après quoi, il place le séton avec la précaution que j'ai dit plus haut. La difficulté dans cette opération ne consiste point à faire descendre le stilet sous le cornet inférieur; car à moins qu'il n'y ait un obstacle considérable, on en vient aisément à bout, mais elle consiste à en saisir le bout & à l'attirer au-dehors. C'est ce qui a engagé M. Cabanis, chirurgien de Genève, a imaginer deux palettes mobiles *fig.* 10, pour le saisir de manière qu'il ne puisse échapper. Ces palettes sont percées à jour, & ne different l'une de l'autre que par le manche, dont l'un est une tige solide terminée en vis, sur laquelle se monte un anneau *b*; le manche de l'autre est creux, pour recevoir la tige solide. Aux parties latérales de la tige creuse sont placés deux anneaux *a*, dans lesquels on place les doigts indicateur & du milieu, tandis que le pouce, placé dans l'anneau *c*, fait agir & gliſſer les palettes l'une ſur l'autre. La tige creuſe eſt percée entre ſes deux anneaux de deux ouvertures paralièles, d'environ ſix lignes de longueur, dans leſquelles gliſſe une petite languette qui s'élève de la tige ſolide, & par le moyen de laquelle les palettes ſont toujours vis-à-vis l'une de l'autre, quand on fait mouvoir l'inſtrument. L'intervalle des ouvertures des palettes eſt cannelé pour faciliter l'engagement du bout du ſtilet, qui une fois engagé, ſi on fait gliſſer les palettes l'une ſur l'autre, il ſe trouve fixé d'une manière aſſez ſolide pour être attiré au-dehors. Cet inſtrument eſt d'argent.

D'abord M. Cabanis ſuivoit la méthode de Méjean; connoiſſant enſuite les avantages de celle de Laforeſt, mais ne pouvant réuſſir auſſi facilement que ce dernier, à introduire une algalie par l'orifice inférieur du conduit naſal, il imagina d'y placer une ſonde flexible de la même manière que Méjean plaçoit le ſéton. Cette ſonde, *fig.* 11, eſt couverte de vélin fin, aſſujetti ſur la ſonde avec de la ſoie fine & non torſe, dont on forme deux petites anſes qui ſervent à attacher le fil paſſé par le point lacrymal ſupérieur; ce fil ſert enſuite à attirer la ſonde de bas en haut & à l'engager dans le conduit naſal. M. Cabanis regarde ſon moyen comme une perfection du procédé de Laforeſt; procédé dont il reconnoît les avantages pour le traitement de la fiſtule, mais que tout le monde ne peut employer à cauſe des difficultés qu'on éprouve, & que la ſeule habitude peut ſurmonter.

L'idée du trois-quarts, *fig.* 12, ou du poinçon pour déboucher le canal naſal, n'eſt point nouvelle, quoiqu'on l'attribue à Monro; cet auteur parle encore de ſe ſervir de l'alène de cordonnier. Ce procédé eſt très-ancien, l'auteur n'a d'autre mérite que d'avoir ſubſtitué au dernier inſtrument, le trois-quarts, afin de placer la canule en même-tems, ce qui peut être une perfection, ſur-tout lorſqu'il s'agit de faire une route artificielle pour l'écoulement des larmes. Monro plaçoit auſſi quelquefois une canule flexible, *fig.* 13, quand il opéroit ſuivant le procédé de J.-L. Petit. Lecat plaçoit ordinairement une petite canule à demeure, *c* & *d*, ſur laquelle il laiſſoit cicatriſer la plaie extérieure; cette méthode a eu des ſuccès & des partiſans.

Le biſtouri *fig.* 14, dont la lame eſt cannelée ſur le plat, eſt de l'invention de J.-L. Petit; ce chirurgien, après avoir ſinguliérement médité ſur les cauſes de la fiſtule lacrymale, ſur ſa nature, & connoiſſant parfaitement la ſtructure des parties affectées, penſa, avec raiſon, que, ſoit qu'il n'y eût qu'une tumeur, ou bien qu'il y eût fiſtule, la maladie ne pouvoit guérir que par une opération conforme à l'organiſation de la partie, & qu'il étoit ſouvent poſſible de conſerver ou de rétablir l'intégrité du canal naſal obſtrué; la canelure du biſtouri lui ſervoit de conducteur, pour introduire une ſonde canelée, ou une bougie dans le canal.

Pour opérer ſelon le procédé de J.-L. Petit, il faut deux biſtouris, celui *fig.* 14 eſt pour le côté gauche; on peut ſi l'on veut, faire une cannelure de chaque côté de la lame, alors on n'en auroit beſoin que d'un; il faudroit que la lame fût plus épaiſſe, inconvénient léger peut-être, mais que J. L. Petit a voulu éviter.

PLANCHE LXXVII.

Suite des inſtrumens pour la fiſtule lacrymale.

* *Fig.* 1, 2 & 3. Sondes pleines de différentes grandeurs.

Fig. 4. Sonde pleine percée à ſon extrémité, pour paſſer un ſéton.

Fig. 5. Siphon courbe, pour injecter le canal.

Fig. 6. Algalie pour être placée à demeure dans le canal nasal; il faut en avoir de plusieurs grandeurs, comme des sondes pleines. *a*, le porte-algalie.

Fig. 7. Sonde creuse avec un stilet plus long & pointu.

Fig. 8. Défenseur des paupières & de l'œil, pour les mettre à l'abri de la chaleur du cautère.

Fig. 9. Le cautère actuel.

Fig. 10. Entonnoir, dont quelques-uns se servent pour porter le cautère actuel.

Fig. 11 & 12. Tubes d'or pour conserver libre le canal artificiel à travers l'os unguis.

Fig. 13. Petit tube capillaire qui s'adapte à la seringue, & dont l'usage est relatif aux points lacrimaux.

Fig. 14 & 15. Tubes plus volumineux pour pousser des liquides dans le sac nasal par une ouverture extérieure, faite par incision ou ulcération.

La méthode d'Anel pour traiter la fistule lacrymale, ne peut convenir dans les cas où l'engorgement du canal nasal est léger & perméable au stilet fin, que l'on introduit par le point lacrymal supérieur. Elle ne peut donc être généralement adoptée. Il en est de même pour le procédé de Méjean & de Cabanis. Pour peu que l'engorgement du canal nasal soit considérable, il ne faut point croire que le stilet le traversera impunément; souvent même il y a tant de résistance, qu'il est impossible d'y parvenir. Comme la plupart des malades répugnent à l'opération, il étoit donc naturel de chercher à les guérir sans le secours de l'instrument tranchant. Laforest connoissoit les expériences que Bianchi avoit faites, que de Lafaye avoit répétées, & il en avoit inféré qu'il étoit possible de faire des injections par l'orifice inférieur du canal nasal. Laforest frappé de l'idée de ce précepte proposé par de Lafaye, fit des expériences & se vit bientôt en état d'en publier le résultat soutenu de succès non équivoques; il introduit d'abord une des sondes pleines *fig.* 1, 2 ou 3, qu'il laisse deux ou trois jours dans le canal nasal.

Mais si la maladie n'est que dans le sac lacrymal, qu'il se trouve simplement engorgé ou ulcéré, sans obstruction du canal, il se contente de faire des injections avec la seringue & le siphon recourbé, *fig.* 5; s'il juge au contraire qu'il soit nécessaire d'entretenir le calibre du canal par l'usage permanent de la sonde & en même-tems par les injections, il introduit la petite algalie *fig.* 6, ou une plus grande, selon l'étendue de la partie.

S'il y a pluie au grand angle, & qu'il soit nécessaire de faire usage du séton préférablement aux injections, il introduisoit par l'orifice inférieur du canal la sonde *fig.* 4, dont le bec est percé comme une aiguille; il en faisoit sortir l'extrémité par l'ulcère, y enfiloit un ou plusieurs brins de fils qu'il tiroit par le nez, en retirant la sonde.

Lafaye pensoit que les injections étoient insuffisantes pour guérir la maladie du canal, & qu'elles ne pouvoient agir que sur les parois du sac lacrimal. Cette idée n'étoit pas sans fondement; il pensoit encore que la présence de l'algalie dans le canal étoit insuffisante pour en détruire les chairs fongueuses qui l'obstruoient; enfin, que le séton seul pouvoit convenir dans ce cas. La difficulté de passer le fil selon le procédé de Méjean, le détermina à faire construire l'algalie *fig.* 7, dont le stilet est assez pointu pour percer le sac de dedans en-dehors, & placer ensuite le séton selon la méthode de Laforest; il n'a point eu occasion de le tenter.

On ne connoît plus aujourd'hui que dans les livres la méthode de traiter la fistule lacrymale par la cautérisation. Ce moyen de guérison, qui a été si long-tems en usage, & dont on a tant abusé, semble à présent proscrit. Nous ne déciderons point ici si les modernes ont raison; mais il paroît constant qu'on peut s'en passer;

&

& que les cas qui pourroient l'exiger, sont extrémement rares ; à moins que l'apophise montante de l'os maxillaire ne soit attaquée de carie, que l'ulcère ne soit sordide, on guérit la fistule lacrymale sans ce moyen.

PLANCHE LXXVIII.

Elle est relative à la fistule lacrymale & aux tumeurs fongueuses de l'œil.

Fig. 1. Représente l'instrument de Jurine, tel qu'il doit être disposé au moment de l'opération.

a. Le trois-quarts d'acier. *b*, le trou qui correspond à la cannelure de la sonde & par lequel on sort le stilet. *c*, la courbure que doit avoir l'instrument. *d*, les aîles destinées à le rendre plus fixe & en assurer la direction. *e*, le stylet qu'on peut supprimer si l'on veut en opérant. *f*, l'œil du stilet portant la soie.

Fig. 2. Offre le stilet isolé. Il est formé d'une lame d'or platte assez écrouie pour lui faire acquérir cette courbure. *g*, petite olive qui doit empêcher la membrane pituitaire d'être piquée ou écorchée pendant l'introduction du stilet le long de la partie antérieure des fosses nasales.

Fig. 3. Coupe antérieure du trois-quarts & l'orifice allongé, qui doit se trouver sur cette face pour donner issue au stilet.

Fig. 4. *i.* Endroit où doit se faire la ponction. *l*, obliquité que doit avoir l'instrument pour pratiquer la ponction.

Il faut remarquer que le trois-quarts est couché sur le visage, ce qui paroît, au premier coup-d'œil, une erreur de perspective ; il est représenté ainsi, pour offrir par la ponctuation *m*, la portion de cercle qui doit éloigner l'instrument d'une ligne horisontale, qu'on supposeroit traverser le sac lacrymal de devant en arrière, en partant du centre des aîles de la sonde. L'endroit où le trois-quarts est enté, offre un petit renflement occasionné par la pression avec laquelle il a été chassé. Ce renflement a son utilité, en ce que lorsqu'il a dépassé les tégumens, la sonde est plus libre dans l'ouverture de la peau ou dans le chemin que lui a frayé le trois-quarts. Elle se meut avec plus d'aisance pour aller à la recherche du canal, & son passage dans le canal lui même, en est rendu plus facile.

Fig. 5. Tumeur fongueuse de l'œil, dont l'étendue est si grande, qu'elle ne peut être emportée sans que les paupières ne le soient pareillement. La figure est prise des Transactions Philosophiques.

Fig. 6. Même tumeur vue du côté opposé.

PLANCHE LXXIX.

Elle se rapporte aux maladies du sinus maxillaire de la langue & à l'incontinence d'urine.

Fig. 1. Bandage de Pibrac, usité dans les plaies transversales de la langue. *a a*, bande d'une toile forte & en double, destinée à passer par ses deux chefs en arrière de la tête, & venir s'attacher en avant sur le front. *b b*, fil d'argent solide recourbé en bas pour le placer sous le menton, & en haut pour entrer & rester dans la bouche. *c*, petit sac de toile destiné à contenir la langue. *d*, la langue en place.

Fig. 2. Compresseur de l'urètre. Cette machine est propre à comprimer la verge sans occasionner aucun mal sur la partie où il est appliqué. Il est fait d'un morceau d'acier élastique garni de velours ou de chamois ; au moyen de la vis *e*, on peut approcher ou écarter l'une & l'autre branche à volonté. Le coussin *f* est placé sur l'urètre, ensorte qu'on peut exercer une pression sur ce canal en tournant la vis qui fait mouvoir le coussin ; de cette manière, la pression n'agit que sur l'urètre, & la circulation reste libre dans le reste de la verge. Quand la nécessité de la même compression a lieu chez les femmes, il faut chercher à la faire passer dans le vagin, moyennant des pessaires d'ivoire ou de buis.

Fig. 3. Réservoir à urine. Il est d'un volume suffisant pour contenir une chopine. Il est applati de manière à s'adapter à l'intervalle des cuisses, & se prêter à tous les mouvemens nécessaires que le malade pourroit faire.

Fig. 4. Représente l'apparence extérieure d'une femme qui étoit vers le commencement de prairial, an 6, à l'hospice de perfectionnement des Ecoles de Médecine. Elle avoit un polype dans le sinus maxillaire du côté droit. *h*, fistule lacrymale qui est survenue vers les derniers tems de la maladie. On voit ici que la paroi inférieure de l'orbite est soulevée; l'œil est sorti de sa cavité. Vers son angle interne à l'endroit où répond le sac lacrymal, se remarquoit une tumeur grosse comme le petit doigt, & percée d'une ouverture fistuleuse qui, tantôt se fermoit & tantôt se rouvr pouroit laisser sortir une humeur épaisse, blanchâtre & quelquefois verdâtre: la pression faisoit sortir cette même humeur par les points lacrymaux. La fosse sous-orbitaire étoit occupée par une tumeur qui s'étendoit jusqu'au bord de l'arcade alvéolaire, & qui touchée par la bouche en soulevant la lèvre, cedoit de même que le feroit une feuille de parchemin. Si l'on pressoit sur la tumeur à sa partie supérieure & qu'on regardât en même-tems à l'inférieure, on la voyoit se porter de haut en bas. Si l'on exercoit la même pression de bas en haut, l'œil devenoit alors plus saillant. Les deux dents incisives supérieures du même côté étoient immobiles, & quand on les touchoit, la malade éprouvoit dans leur alvéole un sentiment d'engourdissement. La première dent molaire étoit très-mobile & renversée en-dedans; en la touchant la malade éprouvoit une douleur qui répondoit dans le sinus maxillaire. Le nez étoit porté du côté gauche. La deuxième & la troisième molaire étoient un peu mobiles. Si l'on appuyoit du doigt sur l'œil en le dirigeant dans l'abduction, la malade sentoit que le mouvement se transmettoit jusque dans son nez.

PLANCHE LXXX.

Relative aux maladies du sinus maxillaire.

Fig. 1. *a.* Le fond de l'alvéole de la dent canine supérieure, plus élevée en quelques sujets que la partie la plus basse du sinus maxillaire *b*.

Fig. 2. *c.* *Speculum* des dernières gencives. C'est un crochet coudé ayant très-peu de volume.

Fig. 3. *d.* L'instrument en place sur le malade.

Fig. 4. *e.* Perforateur en langue de serpent, destiné à ouvrir le sinus maxillaire à l'endroit *d*.

Fig. 5. Perforateur aigu dont se servoit Desault. *f*, manche taillé à facette.

Fig. 6. Perforateur mousse propre à aggrandir l'ouverture du sinus sans craindre d'en blesser la paroi opposée.

Fig. 7. Instrument en forme de serpette pour emporter des parties osseuses du sinus. La lame en est épaisse & d'une forte trempe.

PLANCHE LXXXI.

Elle est relative aux articles Dure-Mère, Mâchoire & Nécrose.

Fig. 1. Apparence extérieure qu'offroit la tumeur du malade de Grima, dont il est fait mention à l'article des *Tumeurs fongueuses de la dure-mère.*

Fig. 2. Apparence qu'offrit le crâne après la mort du sujet, qui arriva quatre mois après son entrée à l'hôpital.

Fig. 3. Apparence extérieure d'une tumeur circonscrite sur le sommet de la tête d'un soldat prussien, & dont il est fait mention dans l'ouvrage d'Heister. Ce praticien l'attaqua par le caustique qui ne lui réussit point; les accidens qui survinrent firent périr le malade ; & à l'ouverture du cadavre, on trouva une tumeur fongueuse de la dure-mère, qui avoit usé le pariétal.

Fig. 4. Apparence qu'offroit l'extérieur du crâne.

Fig. 5. Celle que présente l'intérieur.

Fig. 6. Exfoliation de toute l'épaisseur de l'os de la cuisse, dont l'histoire a été donnée par le Dr Mackensie.

a. La partie supérieure & inégale de l'exfoliation.

b. L'inférieure.

c. La partie où l'os était entier dans tout son contour.

d d. Une soie passée dans le trou ou canal par lequel les principaux vaisseaux passent dans l'intérieur de l'os. La situation de ce trou & la figure de la portion entière *c*, marquent que l'exfoliation étoit un peu au-dessous du milieu du fémur.

Fig. 7. Mentonnière de cuir, dont il est fait mention dans l'ouvrage de Ravaton, & employée avec succès dans la réduction d'une luxation de la mâchoire inférieure.

Fig. 8. Application de cette mentonnière pour en faire sentir le mécanisme.

PLANCHE LXXXII.

Relative à l'article des Noyés.

Fig. 1. Machine du docteur Gardane ; pour introduire la fumée de tabac dans les intestins d'un noyé.

Fig. 2, 3 & 4. Machine de Schœffer, pour le même usage.

Fig. 5. Machine du docteur Goodwyn, pour retirer l'eau épanchée des bronches.

On a inventé différentes machines pour porter la fumée dans l'anus, non-seulement dans le cas de submersion, mais encore dans celui d'étranglement d'intestins par engouement de matières, comme il arrive souvent dans les hernies anciennes. Muschenbroëck est le premier qui se soit occupé de recherches aussi utiles. M. Pia & Louis ont ensuite perfectionné les moyens que ces auteurs ont trouvé, ainsi qu'on le peut voir dans les Mémoires qu'ils ont publiés à ce sujet. Mais de toutes les machines inventées jusqu'ici, il n'en est point d'un usage plus avantageux que celles qu'on trouve dans cette planche.

1. Celle du docteur Gardane, qui est représentée ici, est composée de trois parties ; 1° un conduit *a*, *b*, *c*, destiné à porter la fumée dans l'anus ; 2° d'un fourneau *d*, *e* ; 3° d'un tuyau *h*, *i*, *k*, pour souffler. La première est composée elle-même d'une canule *a*, qui doit entrer dans l'anus. Elle tient à un canal flexible de cuir & assez semblable à ceux que les Hongrois mettent à leurs pipes. Celui-ci se termine par une canule *b*, qui, à cet endroit, sera garnie d'un petit grillage. La seconde est une boëte cylindrique *d*, *e*, de cuivre de trois pouces de long sur quinze lignes de large. L'une des ouvertures *e* de cette boëte se visse dans le couvercle *f*, du même calibre & du même métal, ayant environ un pouce de même hauteur. Ce couvercle forme une espèce de dôme percé dans le milieu d'un trou *g*, par lequel il communique avec la troisième partie de la machine, qui est le tuyau à souffler. *h*, *i*, est un tuyau de métal qui est joint au tube flexible *k* ; celui-ci est terminé par une tuyère *k* de corne ou de bois. On conçoit facilement quel peut-être l'usage de cette machine, d'après sa description. On commence par remplir la boëte de tabac à fumer, on met sur celui-ci un gros morceau d'amadou allumée ; on souffle dessus celle-ci jusqu'à ce que le tabac bien allumé puisse fournir sa fumée ; on recouvré la boëte de son couvercle ; l'on introduit aussi-tôt la canule *a*, dans le fondement du noyé, & on souffle par la tuyère *k*, jusqu'à ce que le malheureux ait donné des signes permanens de vie. Il convient toujours en pareil cas d'avoir au moins un aide ; celui qui tient la boëte doit saisir d'une main la tuyère de buis *a*, avec l'index &

le pouce de la main gauche, de manière que chacun de ces deux doigts porte moitié sur la partie qui est en buis, & moitié sur le tube flexible. On saisit avec le pouce & l'index de la main gauche le second tube *h*, qui lui est attaché, afin de pouvoir soutenir le poids de la machine. Par cette position, l'on a les mains assez éloignées du foyer pour ne pas se brûler, & l'on peut mieux soutenir le fourneau de la main droite & presser le tuyau flexible avec les deux doigts de la main gauche, lorsqu'on veut reprendre haleine. Cette position fermant le conduit & servant comme de soupape, empêche la fumée de revenir dans la bouche de celui qui souffle.

2. Cette machine du docteur Schœffer n'est autre chose qu'une seringue adaptée à l'usage qu'on se propose ici; elle est ouverte dans cette figure selon toute sa longueur, pour qu'on en conçoive mieux tout le mécanisme. *a*, tuyère qui doit entrer dans l'anus. *b*, petite chambre qui se visse en *d*, avec le corps de la seringue. *c*, petite soupape élastique au moyen de laquelle la petite ouverture qui établit une communication entre cette chambre & le corps de la seringue, est fermée quand on tire le piston. *ee*, corps de la seringue. *m*, clapet élastique destiné à fermer l'ouverture qui mène au conduit qui règne le long du piston. *f*, fourneau vissé sur l'extrémité extérieure du piston. *g*, *h*, le manche du piston avec la vis. *i*, qui le ferme. *k*, grille qui doit être au fond du fourneau.

3. Intérieur du piston. *i*, la vis qui ferme l'extrémité du manche. *l*, conduit qui aboutit à la vis du fourneau. *m m*, manière dont il se visse avec la dernière piéce. *a*, son ouverture.

4. La seringue toute montée. *g*, le piston. *b*, la portion où est la petite chambre. *a*, la canule. Voici le jeu de la machine, le fourneau étant monté sur sa vis & garni de sa grille, on y met suffisamment de tabac que l'on allume comme précédemment, & le canal pratiqué dans le manche étant bien fermé, au moyen de sa vis, on tire à soi le piston, comme si l'on pompoit de l'eau. Il se fait alors un vuide dans le corps de la seringue, lequel est bientôt rempli par la fumée du tabac qui enfile le tuyau ménagé dans l'intérieur du piston, & sort par l'ouverture du clapet; mais lorsque celle-ci vient à être refoulée par le piston, elle ferme le clapet qui lui est adapté & ouvre celui qui lui est ajusté dans la chambre *b*, la fumée sort alors par l'ajoutoir de cette dernière.

5. La machine du docteur Goodwyn est un cylindre de cuivre, dont l'ouverture circulaire *a*, communique avec l'atmosphère. *d*, *e*, est un piston de bois garni à l'extrémité. *e*, *i*, *b*, issues par où l'air peut s'échapper, quand le piston est tiré plus haut que l'ouverture *a*. *c*, portion de tube propre à en recevoir un autre plus petit, pour être porté dans le nez ou le larynx.

PLANCHE LXXXIII.

Continuation des machines relatives aux noyés. Soufflet apodopnique, destiné à rétablir la respiration.

Fig. 1. La totalité du soufflet.

Fig. 2. Soupapes pour appliquer au bout du soufflet.

Fig. 3. Vessie destinée à contenir le gaz déphlogistiqué, ainsi qu'on le verra plus bas.

Fig. 4. Bandage de Monro.

Le Dr Gorcy, médecin de New-Brisack a imaginé un soufflet double pour remplir la double indication d'extraire & d'introduire; il le nomme soufflet apodopnique. L'effet de cette machine est fondé sur l'opinion qu'il a que toutes les aphyxies, même celle des noyés, sont occasionnées par un air méphytique, resté dans le tissu lobulaire des poumons; on peut voir à ce sujet sa théorie dans le Journal de Médecine, année 1789, & l'application qu'il en fait dans le cas présent. Comme cet ouvrage est destiné à faire connoître les richesses de l'art dans ses différentes parties, & que l'ébauche d'un travail peut en suggérer un autre d'une utilité plus réelle, nous allons exposer l'invention du Dr Gorcy à ce sujet. Sa machine est composée de deux corps de soufflets joints ensemble sans aucune communication de l'un à l'autre : le feuillet extérieur de chacun de ces soufflets, a une ouverture pratiquée pour y adapter une soupape. La partie inférieure par où l'air doit sortir, est faite aussi de manière à recevoir deux autres soupapes. A un pouce environ de ces soupapes, les deux conduits qui communiquent dans l'intérieur de chaque soufflet, se réunissent en un seul, terminé par un tuyau flexible, & dont l'extrémité est arrondie en forme de canule, laquelle doit faire un coude pour être introduite plus facilement dans les narines. On peut substituer à cette canule un tuyau un peu applati, si l'on aime mieux l'introduire dans la bouche que dans les narines. Les soupapes sont faites comme celles de la machine pneumatique de Nairne. C'est une gorge de cuivre fermée à un bout par une plaque de même métal, laquelle plaque est percée de six petits trous, également éloignés les uns des autres.

Cette plaque est recouverte d'un morceau de taffetas gommé, auquel on fait une incision transversale de la grandeur à-peu près de deux ou trois lignes, placée entre deux petits trous dont elle est également distante. On a soin de fixer le taffetas au moyen d'un fil fort & tourné à l'entour de la gorge de cuivre. Cela posé, si l'on souffle par le côté de la plaque opposée au taffetas, l'air passant au travers des trous de la plaque, soulève le taffetas & s'échappe par les incisions placées entre les trous. Si au contraire l'on souffle de l'autre côté, l'air applique le taffetas sur l'ouverture des petits trous, & les ferme exactement, de sorte qu'il lui est impossible de passer au travers de la plaque. Voici la manière de placer ces soupapes. La première soupape *a*, s'adapte sur le trou du feuillet *a*, qui est à droite, & le côté de la plaque qui porte le taffetas sera placé dans l'intérieur du soufflet, ce qui permettra à l'air extérieur de pénétrer dans l'intérieur du soufflet, & l'empêchera de refluer au dehors. La seconde est posée à l'extrémité du soufflet *a*, par où l'air doit sortir : elle est dans un sens contraire à la première, c'est-à-dire, qu'elle doit laisser sortir l'air contenu dans le soufflet, & l'empêcher d'y rentrer. La troisième se trouve à côté de la seconde, mais placée dans le passage inférieur du soufflet *d* : elle fait le même effet que la première, c'est-à-dire, qu'elle livre à l'air extérieur l'entrée du soufflet, mais lui en défend la sortie. La quatrième enfin, ressemble à la deuxième, en ce qu'elle laisse sortir l'air de l'intérieur du soufflet *d*, où elle occupe la même place que la première du soufflet *a*, & elle empêche l'air de l'extérieur d'y entrer. L'extrémité inférieure des deux soufflets, quoique percée par deux canaux différens au-dessus des soupapes, est cependant terminée par un même tuyau, parce que l'air qui doit sortir & rentrer par ce canal, ne le fait qu'alternativement, quoique les mouvemens des soufflets soient simultanés, comme on le verra dans un instant. Tout étant ainsi préparé, après avoir introduit la canule du tuyau flexible dans une narine, & tenant le soufflet par les deux poignées *l* & *m*, on fait fermer exactement la bouche & l'autre narine, & l'on déploie seulement le soufflet. Alors le côté *a* reçoit l'air extérieur par la soupape *a*, & point par la soupape *b* du tuyau. Le soufflet *d*, au contraire, se remplit par la soupape *c*; la soupape *d* restant fermée. Mais comme le tuyau communique avec l'air des poumons, c'est donc l'air qui se trouvoit dans cet organe qui a passé dans le soufflet *d*. On affaisse le soufflet, & alors le côté *a* qui est rempli d'air extérieur le porte dans les poumons, & le côté *d* se vuide de celui qu'il a pompé dans cet organe. En continuant la même manœuvre, on oblige par ce moyen la poitrine de l'asphyxié d'exécuter les mouvemens de la respiration. La feuille qui sépare les deux soufflets a aussi un petit manche, afin de pouvoir fixer un des soufflets lorsqu'on voudra n'en faire agir qu'un. Les soupapes *a* & *d* sont fermées extérieurement par un couvercle percé de plusieurs petits trous, pour laisser passer l'air. Ce couvercle est vissé & n'est fait que dans l'intention d'empêcher l'approche des corps externes qui pourroient endommager le taffetas des soupapes. Les bords extérieurs des soupapes *a* & *d*, sont travaillés en vis pour recevoir le couvercle, mais cette vis a aussi une autre destination. Dans le cas où l'on voudra employer le gaz déphlogistiqué au lieu de l'air commun, elle doit servir à recevoir l'extrémité d'un tuyau flexible qui est adapté à une vessie remplie de ce gaz. Alors le soufflet *a* pompe l'air de cette vessie pour l'injecter dans les poumons; mais comme le gaz déphlogistiqué peut servir plusieurs fois à la respiration, & que par conséquent, il est avantageux de ne point perdre celui qui n'a servi qu'une ou deux fois; on a adapté à la soupape *d* un tuyau semblable au premier, mais beaucoup plus long, dont l'extrémité va se perdre dans la même vessie dont il vient d'être fait mention. Par ce moyen, rien du gaz déphlogistiqué n'est perdu; & on le fait respirer autant de fois qu'on le veut, ce qui n'est pas un petit avantage.

Le bandage de Monro pour la paracenthèse de l'abdomen est fait d'un fort cuir, doublé de flanelle. *a*, corps du bandage qui doit être d'une longueur suffisante pour passer d'un os ilium à l'autre, où il est fixé par des courroies *bbbb*, aux branches *cccc*. Les courroies *dd*, en passant sur les épaules, vont se fixer aux boucles *ee*, qui tiennent aux courroies qui passant entre les cuisses, vont en-arrière. De cette manière, la plus grande partie du ventre peut-être convenablement comprimée. Quand l'opération de la ponction est à faire, on placera le bandage comme nous venons de l'indiquer, ayant soin de mettre la fenêtre *f* exactement sur l'endroit où se doit faire la ponction, & que l'on marquera à cet effet avec de l'encre. L'eau étant évacuée, & un plumaceau mis sur la piqûre, on fermera l'ouverture *f* avec la fenêtre, moyennant les courroies *g*, qui passent dans la boucle *h*, ainsi qu'on le voit en *i*. De cette manière, on peut exercer une certaine pression, & aussi grande qu'il est nécessaire dans la plupart des cas de paracenthèses.

PLANCHE LXXXIV.

Elle se rapporte à l'article Pierre.

On y voit différentes espèces de pierres tirées de la vésicule du fiel & de la vessie urinaire. Elles sont gravées de manière à ce qu'on puisse appercevoir leur forme, tant extérieure qu'intérieure.

Fig. 1. Deux pierres contiguës entre elles, & trouvées dans le canal cholédoque d'une vieille, morte à la suite d'un ascite.

Fig. 2. L'une d'elles rompue.

Fig. 3. Pierre vésicale, grisâtre, tendre, composée de fragmens ou écailles collés ensemble: elle est rompue de manière que les écailles & le noyau paroissent autant qu'il convient.

Fig. 4. Autre pierre, mais dont les couches sont évidemment séparées.

Fig. 5. Pierre vésicale polie, dure & comme tenant du silex. Les couches paroissent bien séparées.

Fig. 6. Autre de même genre, inégale, dure, & comme siliceuse; les couches sont comme collées entre elles. Au milieu est un espace plein de matière pierreuse.

Fig. 7. Pierre de la vessie inégale, solide & dure, l'écorce en est épaisse & laisse voir des vestiges de portions qui ont contribué à lui donner son volume. Audedans est un gros noyau fait de plusieurs fragmens réunis en une masse.

Fig. 8. Fragment détaché de l'écorce.

Fig. 9. Pierre de la vessie, dure & semblable à une mûre. On en a enlevé une partie de l'écorce. Celle ci est formée de la réunion de plusieurs petites pierres qui tiennent ensemble.

Fig. 10. Pierre vésicale, entière, dure & composée de plusieurs petits calculs unis & collés ensemble.

Fig. 11. Pierre vésicale contenant une fève ou haricot pour noyau. On y voit les différentes couches apposées dessus, & qui vont en augmentant d'étendue, à mesure qu'elles approchent de l'extérieur.

Fig. 12. Pierre vésicale traversée par une aiguille à tête d'ivoire, & retirée de la vessie d'une fille sans aucune opération. La vessie étoit ulcérée du côté du vagin. Ce fut par cette ulcération que la pierre sortant d'elle-même, fut retirée à l'aide de la main.

PLANCHE LXXXV.

Elle est relative aux polypes du nez & des arrières-narines.

Fig. 1. Coupe perpendiculaire des narines & arrière-narines, de manière à faire voir la marche de la sonde munie de son ressort. *a*, sinus frontaux. *b*, sinus sphénoïdaux. *c*, cornet supérieur. *d*, cornet inférieur. *e*, cartilage de l'aîle du nez. *f*, orifice de la trompe d'Eustache. *g*, la luette. *h*, l'épiglotte. *i*, la langue. *l*, la racine d'un polype à la paroi postérieure du pharynx. *mmmm*, position de la sonde à l'égard des parties mentionnées, lorsque son stilet doit être poussé. *n*, ressort tel qu'il paroît alors dans la bouche, sur la langue, son bouton *o*, répondant à la seconde dent molaire, & étant prêt à recevoir l'anse du fil, dont nous avons parlé plus haut.

Fig. 2. Position de l'index & du médius dans l'anse du fil d'argent, pour y faire entrer le polype, dans le cas où la racine de celui-ci seroit en arrière, & le fil placé au-devant du polype.

Fig. 3. Position de la main, dans le cas où l'insertion du polype seroit en avant, & où l'anse du fil d'argent auroit passé en arrière. On voit ici la manière d'où l'index & le médius agissent, pour pousser le polype d'avant en arrière, afin de bien disposer l'anse du fil, pour que la racine soit serrée autant qu'il est possible.

PLANCHE LXXXVI.

Continuation de la précédente.

Fig. 1. Instrument de Bellocq, destiné à conduire de la bouche dans les arrière-narines, un bourdonnet sec ou imbibé d'une liqueur stiptique. *aa*, canule avec son anneau. *b*, pour mieux la tenir. *c*, stilet destiné à la parcourir, & auquel tient une lame élastique, se terminant par le bouton *d*, supporté par une gorge *e*. Le ressort est un peu poussé dans cette figure, pour laisser appercevoir la gorge du bouton, où l'on met le nœud coulant d'un fil de chanvre.

Fig. 2. Le même instrument, dans la position où on l'introduit dans le nez.

Fig. 3. Fil pour attacher à la gorge de la lame.

Fig. 4. Manière de faire le nœud coulant.

Fig. 5. La sonde dans l'état où elle doit être, pour qu'on puisse attacher le fil à la gorge du bouton, quand il sort dans la bouche. *d*, la lame élastique. *e*, nœud du fil de chanvre attaché à la gorge du bouton. *f*, fil de chanvre déployé, & tenant par son anse *g* aux deux crochets du fil d'argent *hh*. *iii*, autre fil de chanvre, pour ramener l'anse de celui d'argent, dans le cas où elle auroit passé par-dessus le polype, sans pouvoir le comprendre.

Fig. 6. Serre-nœud de Levret. *k*, traverse qui sert à séparer les fils qu'on y a introduits. *ll*, anneaux qui la terminent, & destinés à fixer les fils d'argent, quand la torsion est faite. *m*, mitre pour arrêter l'instrument.

Fig. 7. Autre canule destinée à recevoir le serre-nœud, & à rester immobile, pendant que la torsion s'exécute.

Fig. 8. Indique la manière dont doivent passer les fils dans les ouvertures que laisse la traverse, & comment ils doivent être placés, en sortant du nez. *n n*, disposition des canules renfermées l'une dans l'autre.

Fig. 9. Manière dont elles sont dans les narines, pour exécuter la torsion, *o o*, fils d'argent prêts à être attachés aux anneaux *pp*.

PLANCHE LXXXVII.

Suite des instrumens destinés à faire la ligature des polypes du nez, de la gorge & de la matrice. Instrumens imaginés par M. d'Allas, chirurgien à Edimbourg, pour lier un sarcome qui avoit son pédicule dans l'œsophage.

* *Fig.* 1. Le nœud coulant pour embrasser le pédicule du polype.

Fig. 2. Le porte-nœud pour diriger l'anse du lien jusqu'au lieu où doit se faire la constriction. *a*, *b*, orifices qui conduisent aux deux branches creuses *c c*, par où doivent passer les extrémités du nœud coulant, dont chaque bout doit sortir de chaque côté par l'ouverture *d*. Cette partie de l'instrument, composée d'un anneau & de deux branches un peu convexes en-devant, doit être d'argent ou de cuivre bien lisse & poli; ces branches doivent avoir deux pouces & demi de long, & supportent l'anneau qui est placé un peu obliquement sur elles. Le tout est fixé sur une tige d'acier *e*, terminée par un manche *f*.

Fig. 3. Instrument pour faire un second nœud. *g g*, petites poulies de cuivre fixées chacune dans une caisse de même métal; chaque poulie doit avoir environ huit ou dix lignes de grandeur, sur six d'épaisseur: le tout monté sur une tige un peu courbée supérieurement, & terminée en bas par un manche. Après qu'on a formé le second nœud, on passe les bouts de chaque fil sur les poulies, ainsi que la figure le représente; on saisit ensuite d'une main les deux bouts du lien, & de l'autre en poussant l'instrument jusqu'au pédicule du polype, on serre à un dégré suffisant ce second nœud.

M. d'Allas a publié ce moyen opératoire & ces instrumens, en 1771, dans l'ouvrage intitulé : *Essays and observations physical and litterary, read before the philosophical society at Edimburg*, tom. III.

Fig. 4. Instrumens de Dessault. Les deux porte-nœuds disposés pour l'opération, un des bouts du fil est fixé dans l'échancrure qui termine la tige. Chaque porte-nœud est composé d'une canule d'argent *a a*, & d'une tige d'acier ou d'argent *b b*; celle-ci est bifurquée supérieurement & forme deux demi-anneaux élastiques, *c c fig.* 2, d'où résulte un anneau complet *d d*, lorsqu'ils sont rapprochés l'un de l'autre par la canule. L'extrémité inférieure *e* de cette tige, est échancrée pour y assujettir un des bouts du lien, pendant que l'on en tourne l'anse autour du pédicule du polype.

Fig. 5. Cette figure représente le porte-nœud, dont la portion élastique & bifurquée, écartée de la canule, forme les deux derniers anneaux dont il vient d'être parlé.

Fig. 6, 7 & 8. Serre-nœuds de longueur différente; celui *fig.* 6, est pour le polype du nez; la *fig.* 7, pour celui de la gorge; enfin, le serre-nœud *fig.* 8, pour les polypes utérins. Le serre-nœud est une tige d'argent, dont le sommet a été plié à angle droit, & percée d'un trou à travers lequel on passe les deux chefs de la ligature. L'extrémité opposée se termine par une fente ou échancrure profonde *b*, dans laquelle on arrête les extrémités du fil.

Fig. 9. Machine de Roderick. *a*. L'anse du fil double. *b*, la colonne composée de grains de chapelet. *c*, la boîte pour servir de point d'appui à la colonne. *d*, le treuil. *e*, les chefs de la ligature reçue, dans l'ouverture du treuil où ils doivent être fixés.

Fig. 10. Il arrive quelquefois qu'à la suite de la petite vérole, les narines s'oblitèrent en partie, & ne laissent qu'une très-petite ouverture au passage de l'air, ce qui dépend ordinairement de la négligence de ceux qui soignent les malades, sur-tout lorsque la petite vérole est très-abondante. Heister rapporte qu'il a vu un cas de cette espèce sur un enfant âgé de près de trois ans. Les narines étoient fermées par le rapprochement des aîles du nez; la lèvre supérieure repliée en-dessous ajoutoit encore à la difformité; après avoir séparé celle-ci qu'il retint en situation par un bandage, il incisa la cicatrice qui retenoit les aîles contre les cloisons du nez, & les tint écartées au moyen d'une tente placée dans les narines. Mais ce moyen ne réussissant point, il y substitua deux tuyaux de plomb qu'il imagina & qui produisirent tout l'effet qu'il attendoit. *a*, tuyau pour la narine droite. *b*, autre pour la gauche. *c c*, aîleron pour empêcher les tuyaux de monter trop haut dans le nez.

PLANCHE LXXXVIII.

Instrumens pour faire la ligature des polypes utérins.

* *Fig.* 1. Le porte-anse, ou serre-nœud de Levret. *a*, l'anse du lien dont les chefs passent de dedans en-dehors par les ouvertures *b b*, dans chacune desquelles est logée une petite poulie. Les chefs du lien descendent ensuite le long des parties latérales externes de la pince; ils traversent les avances *c c*, derrière l'ex-poulie qui y est placée, & de là vont se rejoindre en *e*, où ils forment un nœud après avoir passé au travers des anneaux *d d*, qui sont fendus à cet effet.

Fig. 2. Le même instrument vu de côté pour en remarquer la structure aux points *b*, *c*, *d*.

Fig. 3. Les tuyaux à polype du même chirurgien. *a*, l'anse du fil d'argent. *b b*, les deux tuyaux soudés ensemble dans toute leur longueur. *c c*, les anneaux auxquels on fixe les extrémités du fil avant de faire la torsion pour étrangler le polype.

Fig. 4. Le même instrument avec les additions que le citoyen Fleck, ancien chirurgien-major du régiment d'Eptingen, y a faites. Ce chirurgien, qui avoit reconnu les inconvéniens de la torsion du fil d'argent, a imaginé d'étrangler le polype en diminuant l'anse par degrés, au moyen d'un tourniquet qu'il a adapté à l'instrument. *a*, l'anse du fil. *b*, la plaque du tourniquet. *c*, le treuil à cric. *d*, la clef pour faire mouvoir le treuil. *e e*, les extrémités du fil fixées sur le treuil. L'extrémité supérieure de ces tuyaux n'est point olivaire comme celle de la figure 3.

Fig. 5. L'instrument d'Herbiniaux, chirurgien à Bruxelles. Il est composé de deux pièces principales, toutes deux courbées, & que l'on place l'une sur l'autre lorsqu'on l'introduit jusqu'au pédicule du polype; la première *a*, se nomme le constricteur, & l'autre *b*, l'accessoire ou le conducteur de l'anse. Le constricteur est en deux parties, l'une est la canule *a*, l'autre la boîte du tourniquet, qui s'adapte à la canule; celle-ci est creuse, & donne à son extrémité *d*, passage aux deux branches du lien; un peu au-dessous de l'endroit où cesse la courbure de cette canule, sont deux petits aîlerons *e*, qui empêchent le conducteur de l'anse de vaciller lorsqu'on introduit les deux pièces placées l'une sur l'autre; le conducteur de l'anse *b*, contient un stilet *a*, œillé en *c*, au travers duquel le fil ou lien est passé. *g*, anneau où on fixe le bout du stilet.

Fig. 6. Cette figure représente le manche, ou la seconde partie du constricteur. *a a*. Les deux chefs du lien qui passent par la tige creuse *a*, & vont se fixer au treuil *c*: la bascule *d*, s'engraine dans la roue du treuil & l'empêche de rétrograder. *e*, l'ouverture quarrée où l'on place la clef *fig.* 7, pour faire la constriction.

PLANCHE LXXXIX.

Suite des instrumens pour la ligature des polypes utérins.

* *Fig.* 1. Instrument de David, chirurgien du grand Hospice à Rouen, monté & enchâssé dans les deux canules d'argent, dont l'inférieure se termine par un tourniquet. *a*, la face externe de l'ouverture d'une des jumelles de l'instrument, au travers de laquelle passe un des chefs du lien. L'instrument est vu de côté.

Fig. 2. La canule supérieure, vue de face, & séparée de l'instrument. *a*, le bout supérieur. *b b*, l'inférieur. On y remarque de chaque côté un oreillon percé à jour pour le passage du lien qui descend le long des parties latérales de l'instrument.

Fig. 3. La canule inférieure, terminée par un tourniquet à cric. Cette canule doit être placée, ainsi qu'on le voit, dans un sens opposé à la surface plate, formée de la jonction des deux jumelles. *b*, le treuil percé d'outre en outre pour y passer les extrémités du lien. *c*, le cliquet qui s'engraine dans la roue du treuil & l'empêche de retourner en arrière.

Fig. 4. La clef pour faire mouvoir le treuil.

Fig. 5. Les branches jumelles de l'instrument, vues de face & jointes ensemble, hors des canules.

Fig. 6. Les mêmes branches écartées l'une de l'autre & vues par la surface où elles se touchent. *a a*, ouvertures pour le passage des extrémités du lien. *b*, la branche mâle. *c*, la branche femelle. Ces deux branches s'appellent aussi le conducteur de l'anse du lien.

Fig. 7. Tuyaux à jonctions passées, ou nouveau porte-lien de Levret. *a*, l'anse du fil. *b b*, extrémité du même fil que l'on fixe aux anneaux *c c*, quand le pédicule du polype est étroitement serré. Levret prescrit d'en avoir de trois grandeurs différentes.

Fig. 8. Cuillère d'argent pour soulever le polype & servir en même-tems de conducteur du porte-anse. Elle est lisse & concave en *a* pour loger la masse polypeuse; du côté convexe il règne dans toute sa longueur une vive-arrête qui sert à diriger le porte-anse jusqu'au pédicule du polype.

Fig. 9. La cuillère vue par sa face convexe, au milieu de laquelle on apperçoit la vive-arrête en *b*.

Fig. 10. Le même instrument vu de profil, pour en connoître la courbure.

Il est universellement reconnu aujourd'hui, que la ligature est le moyen le plus convenable & le plus sûr pour obtenir la cure radicale des polypes dont il s'agit. Avant que le génie de Levret eût éclairé ses contemporains, la chirurgie étoit encore vague & incertaine sur le choix des moyens à employer pour déraciner ces corps étrangers & empêcher leur retour. Les polypes de la matrice sur-tout, présentoient les plus grandes difficultés. Il falloit attendre pour les lier qu'ils fussent descendus presque au-dehors des parties génitales; souvent ces corps étoient pris pour la matrice elle-même. On hésitoit à les emporter; des chirurgiens étoient persuadés après la guérison des malades qu'ils avoient retranché la machine, & concluoient de là que ce viscère renversé pouvoit être emporté sans risque. On trouve dans les livres de l'Art beaucoup d'exemples de matrice amputée avec succès. Des détails plus suivis sur la nature de la maladie, sur les circonstances qui l'accompagnoient depuis sa naissance jusqu'à l'instant de l'opération, & l'état de la femme après la guérison, auroient peut-être démontré qu'on n'avoit réellement emporté que des polypes. A peine l'Académie de Chirurgie étoit-elle dans sa première aurore, qu'elle reçut de toutes parts des observations de matrices amputées avec succès. Un examen approfondi démentit bientôt ces faits, & dissipa l'illusion en faisant connoître que les auteurs n'avoient extirpé que des masses polypeuses. L'incertitude des moyens qu'on étoit dans l'usage d'employer en pareil cas, déterminèrent Levret à s'en occuper ; après divers essais, il parvint enfin à fixer les idées sur ce point. On ne peut lui refuser d'avoir aggrandi le domaine de l'Art & de l'avoir enrichi d'une découverte qui, jointe à celle du forceps courbe, doit rendre son nom immortel.

A peine le premier moyen inventé par Levret fut-il connu, que chacun a médité sur cet objet important. Si on en reconnut les avantages, on ne pouvoit non plus se dissimuler combien il étoit difficile à mettre en pratique. Notre auteur en convenoit lui-même ; aussi ne tarda t-il point à en présenter un autre qui fut généralement accueilli, ce sont les deux tuyaux droits soudés ensemble ; on y trouvoit cet avantage qu'avec quelques changemens, un instrument de la même forme pouvoit être utile pour la ligature des polypes du nez & de la gorge. Pour ces deux derniers cas, Levret ne se servoit que d'un seul tuyau, dont l'ouverture supérieure étoit partagée par une traverse : néanmoins quoique le procédé opératoire parût simple, il n'étoit pas aussi facile de lier ces espèces de polype que ceux de la matrice, & Levret ne vit pas sans satisfaction que Brasdor sut vaincre toutes les difficultés, en faisant passer les extrémités du fil par l'arrière bouche, pour les ramener par l'une des narines : méthode dont Desault a su profiter, & qui fait partie de celle qu'il a imaginée pour lier ces corps étrangers avec un fil de lin, au lieu du fil d'argent, dont Levret & Brasdor se servoient.

Mais la ligature des polypes utérins paroît avoir plus généralement occupé les maîtres de l'Art.

On s'étoit apperçu que par la torsion le fil d'argent étoit sujet à se casser ; on imagina divers instrumens pour porter sur le pédicule du polype un fil de chanvre ou de lin. Ils furent construits de manière qu'on pût resserrer ou relâcher la ligature à volonté. Entre ces instrumens, on doit principalement remarquer ceux de M. Herbiniaux & de M. David ; & ce qui distingue particuliérement celui de M. Herbiniaux, c'est le constricteur à tourniquet, qui en fait le point essentiel, & que David ajouta dans la suite au sien. Je n'examinerai point ici la dispute qui s'est élevée alors entre Herbiniaux & Levret. Celui-ci venoit de proposer son dernier instrument, qui consiste en deux tuyaux unis par une jonction, passé à la manière des pinces, & au moyen duquel on place avec la plus grande facilité la ligature autour du pédicule du polype. Herbiniaux mécontent des objections que Levret avoit faites sur son constricteur, s'exhala en reproche, déclama contre les tuyaux croisés & voulut prouver que son constricteur devoit l'emporter sur tous ceux destinés à cet usage. L'instrument d'Herbiniaux est certainement très-ingénieux, mais celui de Levret est si simple ; il rend le procédé opératoire si facile, qu'il est douteux que jamais on lui préfère celui de son adversaire.

Comme on ne doit rien négliger de ce qui intéresse les progrès de l'Art, je ne crois pas inutile de rapporter ici ce qui a suggéré l'idée du tourniquet à Herbiniaux. C'est lui-même qui nous l'apprend. Ce fait est digne d'être consigné dans les fastes de l'Art.

» Un riche particulier de Cologne, nommé Roderick, vint à Bruxelles chercher des secours pour un polype qui lui pendoit dans l'arrière-bouche, & menaçoit de le faire périr. Des gens de l'Art, & M. Levret lui-même, tentèrent envain de le débarrasser de ce corps étranger. Ce malade courageux, instruit & lettré, résolut de tenter lui-même sa guérison. Il fit faire un tourniquet d'ivoire, & au lieu d'y adapter une canule, il se servit d'une rangée de grains de chapelet aussi d'ivoire qui, en formant une colonne creuse & mobile, recevoit un fil double, dont les deux chefs venoient s'attacher au tourniquet. Voici comme il s'y prit pour l'opération; il embrassa d'abord le polype avec l'anse d'un fil libre dont il introduisit les deux chefs par l'arrière-bouche & les ramena au dehors par l'une des narines. Après quoi, il les enfila dans les grains de chapelet qu'il plaça l'un après l'autre jusqu'à ce que le premier fût parvenu très-près de la racine du polype, ensuite il arrêta les chefs du fil sur le treuil du tourniquet, &c. C'est ainsi que M. Roderick se délivra lui-même d'une maladie qui avoit plusieurs fois pensé lui être funeste. C'est à son génie seul qu'il doit son salut; c'est lui qui a fourni l'idée du tourniquet pour faire la constriction du polype; c'est peut-être aussi à la manière dont il s'y prit pour embrasser le polype avec l'anse du fil, que l'on doit la méthode raisonnée de Brasdor».

Tel étoit l'état de la chirurgie sur la ligature des polypes, à l'époque où Desault imagina les instrumens particuliers qu'il a laissés pour cette operation. Le porte-nœud est très-ingénieux par la facilité qu'il y a de le dégager du lien, pour engager ensuite les chefs dans l'ouverture du serre-nœud, avec lequel on serre ou desserre à volonté la ligature. Ce serre-nœud ressemble parfaitement à celui que Paré a décrit pour faire la ligature de la luette; Desault y a seulement ajouté une échancrure à l'extrémité inférieure pour y arrêter les chefs de la ligature. Quoique l'opération paroisse fort simple par le procédé de Desault, je pense qu'il exige beaucoup de dextérité & d'habitude: il est facile à la vérité de porter les porte-nœuds jusqu'au pédicule du polype, de l'entourer ensuite avec le fil; mais lorsqu'on dégage ce dernier de l'instrument, il peut facilement s'échapper dans le tems qu'on est occupé d'en engager les extrémités dans l'ouverture du serre-nœud. Cette difficulté a été sentie sans doute par le citoyen Bichat, éditeur du quatrième & dernier volume du Journal de Chirurgie de Desault; car voici ce qu'il ajoute en note, pag. 271: » Ne pourroit-on pas employer seulement dans beaucoup de cas, pour la ligature des polypes, le serre-nœud & le porte-nœud, en opérant de la manière suivante; 1°. passer de haut en bas les deux bouts de la ligature, égaux en longueurs, dans l'anneau (du serre-nœud) fixer ces deux bouts à l'échancrure, laisser tomber ensuite le long du serre-nœud l'anse que forme la portion de la ligature excédente de l'anneau; 2°. faire glisser le serre-nœud ainsi disposé, sur l'un des côtés du polype, jusqu'à la partie supérieure de son pédicule; 3°. porter du côté opposé avec le doigt l'extrémité inférieure de l'anse, en la faisant passer sous la tumeur qui s'y trouve ainsi engagée inférieurement; 4°. fixer le milieu de cette extrémité inférieure de l'anse de l'anneau réuni du porte-nœud, jusqu'à la partie supérieure du pédicule; ensorte qu'entre ces deux instrumens flotte antérieurement & postérieurement un repli de la ligature, qu'il ne s'agit que de faire disparoître pour serrer l'anse; 5°. pour y parvenir, on détache les deux objets fixés à l'échancrure (du serre-nœud); on les tire en bas. Les replis flottans dans le vagin s'effaçent, & l'anse dont les deux côtés opposés sont assujettis par le serre-nœud & le porte-nœud, est serrée à volonté; 6°. on dégage le porte-nœud, & on laisse en place le serre-nœud, à l'échancrure duquel s'attachent les deux chefs de la ligature».

Desault ne se servoit que d'un porte-nœud, comme l'un des deux cités, & d'une canule légèrement courbe, longue d'environ sept pouces, pour s'adapter à la forme convexe du polype. Cette canule porte à son extrémité inférieure deux anneaux, dans l'un desquels on arrête le fil. Mais elle n'est point d'une absolue nécessité, parce qu'on peut également bien entourer le polype avec deux porte-nœuds semblables, pourvu que le fil soit arrêté à l'échancrure inférieure de l'un des deux. La méthode d'opérer est toute semblable à celle que David suivoit avec ses porte-anses jumelles. Le serre-nœud est plus commode que le tourniquet, il est moins embarrassant.

En examinant sans partialité les différens instrumens dont nous venons de parler, & les procédés opératoires, on ne peut se dissimuler que les tuyaux croisés de Levret, ne présentent plus de facilité & de certitude pour l'opération, dans les cas de polypes utérins; & que la méthode de Brasdor, pour ceux de la gorge, ne mérite encore la préférence. L'instrument de M. Rodérick sera quelques jours plus apprécié à cause de la mobilité de la colonne qu'il forme. On pourroit le rendre moins gênant, en substituant au tourniquet quelqu'autre moyen d'arrêter les fils pour faire la constriction.

On observe assez généralement que le polype qui a pris naissance au fond de la matrice, entraîne souvent par son poids cette partie, & détermine insensiblement le renversement de ce viscère. Si ce renversement n'est qu'incomplet, le fond de la matrice se rétablit de lui même peu après la chûte du polype opéré par la ligature; mais lorsqu'il est complet, les suites peuvent en être fâcheuses, si on ne peut parvenir à réduire le fond. Ce dernier état n'a lieu que lorsqu'on a été appellé trop tard pour traiter la maladie, ou lorsque l'opération a été trop long-tems différée.

On observe encore que quand le polype a pris naissance au fond de la matrice, & qu'il prend un accroissement considérable dans cette même cavité, il repousse le fond de cet organe du côté du ventre, & offre à l'hypogastre une tumeur dont on ne peut reconnoître la nature, jusqu'à ce que le développement qui se fait dans tous les sens, ait assez entrouvert l'orifice pour permettre de la reconnoître au toucher. Comme le polype trouve moins de résistance de ce côté à mesure que cet orifice se dilate, il ne tarde point à se faire sentir d'une manière qui devient journellement plus sensible! La maladie une fois reconnue, doit-on attendre que le polype ait franchi dans sa presque totalité, les bords de l'orifice utérin? Non sans doute, car la malade qui éprouve souvent des pertes, tantôt sanguines, tantôt séreuses, seroit épuisée & hors d'état de survivre à l'opération. Mais ici, comme l'observe judicieusement le cit. Baudelocque, il n'est point possible de porter l'anse du fil de la ligature jusqu'à la racine du mal: aussi ce praticien conseille-t-il de saisir le polype avec un petit forceps & d'amener son pédicule à la vulve pour y placer la ligature. Selon lui, le renversement de la matrice opéré méthodiquement ne pourroit avoir les mêmes inconvéniens que celui qui se fait accidentellement, & que le poids du polype augmente sans cesse. Le citoyen Baudelocque regrette que Louis ait rejeté fort loin la proposition qu'il en fit auprès d'une malade qui étoit dans le cas que je viens de citer, & il paroît persuadé qu'elle auroit pu être sauvée, si on l'eût laissé opérer. Il s'étaie d'Herbiniaux, qui par ce procédé a réussi dans un cas de cette nature; c'étoit aussi l'opinion de Levret, qu'on doit quelquefois opérer méthodiquement le renversement de la matrice. Il a imaginé à cet effet un forceps particulier (1), & il observe qu'immédiatement après avoir lié le polype, il faut soustraire la tumeur en retranchant ce qui est au-dessous de la ligature, *afin d'éviter tous les accidens qu'occasionneroit indubitablement le tiraillement des parties, par leur déplacement subit* (2). Les craintes de Levret sont fondées, si on opère le renversement complet; mais si on n'a renversé qu'en partie la matrice, le fond remonte & disparoît bientôt avec la portion liée, dès qu'on a retranché la

(1) Obs. sur la cure des polypes, pl. III, fig. 14 & 15.

(2) Mém. de l'Acad. de Chirurgie, tom. 3.

tumeur. C'eſt ce que juſtifient les obſervations citées par Levret, & celle d'Herbiniaux (1). Quelque ſuccès que ſemble permettre cette méthode d'opérer, je penſe qu'on ne doit point ſe décider à la légère, à recourir à ce moyen extrême; il faut auparavant peſer avec maturité les circonſtances qui ſemblent y déterminer.

PLANCHE XCX.

Elle ſe rapporte aux articles porte-aiguille, ſuture & tetine.

Fig. 1. Porte-aiguille de Bell. *aa*, les deux branches de l'inſtrument. *b*, rainure pour recevoir les aiguilles uſitées dans la ſuture entortillée. L'inſtrument eſt diſpoſé de manière à recevoir un coulant pour fixer les branches quand l'aiguille eſt dans leur rainure. On peut néanmoins s'en paſſer.

Fig. 2, 3 & 4. Différentes formes d'emplâtres adhéſives, propres à rapprocher les bords d'une plaie, ainſi qu'il en eſt fait mention à l'article *ſuture.*

Fig. 5. Pompe aſpirante dont il a été fait mention à l'article tetine. *a*, corps de la pompe. *b*, tige du piſton. *c*, piſton. *dd*, ouvertures ſupérieures d'échappement pour l'air. *eee*, ouvertures inférieures. *ff*, robinet pour le paſſage de l'air. *g*, clef du robinet. *h*, petite tige pour déboucher les ouvertures *dd* & *ee*. *i*, cannepin appliqué ſur l'ajutage. *l*, vaſe pour recevoir le lait quand la femme opère par elle-même. *m*, autre uſité quand une aide lui donne ſes ſoins.

PLANCHE XCXI.

Elle eſt relative à la rétention d'urine.

* *Fig.* 1. Algalie droite ordinaire, percée ſur les côtés pour ſonder les femmes. Le même inſtrument ſert auſſi de ſonde à poitrine.

Fig. 2. Autre pour le même uſage, percée à ſon extrémité, & dont le ſtilet eſt ſelon les principes de Lachaud.

Fig. 3 & 4. Algalies courbes ordinaires pour les adultes; on en fait de différentes longueurs & de différens calibres.

Fig. 5. Sonde à dard, de Lafaye.

Fig. 6. Algalie à ſtilet boutonné, de J. L. Petit.

Fig. 7. Autre, de l'invention de Lachaud. Le ſtilet *a*, terminé en goutte de ſuif, bouche exactement le bout de la ſonde; tandis que l'autre extrémité, conſtruite ſur les principes du bouchon de flacon, ferme la ſonde du côté de ſon pavillon.

Fig. 8. Sonde à double courbure, de J. L. Petit.

Fig. 9. Algalie droite de Tenon.

Fig. 10. Etui courbe d'argent, que l'on remplit d'huile, pour en oindre la ſonde au moment de s'en ſervir. Cet étui eſt fort utile pour ceux qui, ayant la veſſie paralyſée, ſont obligés de ſe ſonder eux-mêmes pluſieurs fois le jour, quelque part où ils ſe trouvent. J'ai connu pluſieurs perſonnes dans ce cas, & qui trouvoient cet étui fort commode.

Fig. 11. Sonde ou algalie flexible, avec ſon mandrin qui en eſt ſéparé.

Fig. 12. Pavillon du citoyen Bodin, chirurgien de Paris, le bout ſupérieur de la ſonde de gomme élaſtique, eſt engagé dans la tige *a*, du pavillon. *b*, pavillon vu de face.

bb. Robinet d'argent qui s'adapte à l'algalie, pour que l'urine tombe directement dans le vaſe deſtiné à la recevoir, lorſqu'on ſonde le malade au lit.

c. Bouchon d'argent que l'on introduit dans le pavillon de la ſonde, pour la fermer

d. Foſſet de bois garni de fil ciré, plus commode que le précédent, pour boucher la ſonde.

Perſuadé que les auteurs de la première

(1) Traité ſur divers accouchemens laborieux, & ſur les polypes de la matrice, tom. 2, obſ. XVII. Cette intéreſſante obſervation eſt bien digne de remarque.

partie de cet ouvrage n'ont rien omis de ce qui concerne le traitement des maladies de la vessie, & qu'ils ont traité du cathétérisme avec beaucoup de détails, je me contenterai de faire ici quelques remarques qui m'ont été suggérées par la pratique.

Dans toute espèce de rétention d'urine, quelque simple qu'elle soit, il n'est jamais prudent, selon moi, de retirer la sonde sitôt après l'évacuation de l'urine; l'expérience n'a que trop appris combien on a souvent eu lieu de regretter de ne l'avoir point laissée avant de s'être assuré que la vessie avoit repris son ressort, ou que la cause de la rétention avoit cessé d'exister. J'ai plusieurs fois observé dans les commencemens de ma pratique, que quoique la sonde ait d'abord pénétré facilement dans la vessie, il n'en étoit pas toujours ainsi, lorsqu'il falloit l'introduire de nouveau, plusieurs heures après, & c'est ce qui m'a déterminé à insister pour que les malades gardassent au moins la sonde pendant vingt-quatre heures. On n'ignore point qu'un chirurgien de réputation à Paris, a eu beaucoup de désagrémens, pour s'être écarté de cette règle à l'égard d'un religieux de Sainte-Geneviève. Il l'avoit sondé le matin avec la plus grande facilité; après l'évacuation de l'urine, il retira la sonde; le soir se trouvant obligé de le sonder de nouveau, il ne put introduire l'instrument dans la vessie. Cherchant à vaincre l'obstacle par des efforts toujours méthodiques, il ne put éviter de faire une fausse route. Le lendemain matin le frere Cosme fut appellé; celui-ci reconnut la fausse route; il fit beaucoup de tentatives d'abord inutiles. Enfin, le bec de la sonde lui paroissant plus enfoncé, il la poussa avec une certaine force, & pénétra dans la vessie, de laquelle on évacua une prodigieuse quantité d'urine. Le malade garda très-long-tems la sonde, & guérit plusieurs mois après; le frère Cosme étoit persuadé qu'il étoit entré dans la vessie par la route naturelle. Quoique le Génovéfain fût rétabli de cet accident, il lui resta un écoulement involontaire d'urine par l'urètre, ce que l'on attribuoit à l'état de foiblesse qu'avoit conservé la vessie, ou à un vice particulier du canal de l'urètre. Mais étant mort plusieurs années après à Auteuil, M. Gondret, chirurgien qui l'avoit soigné dans sa dernière maladie, fut curieux d'examiner dans quel état étoit resté l'urètre après la rétention d'urine qui avoit été accompagné d'accidens si effrayans. Il reconnut que la glande prostatate avoit été percée par l'algalie, & que les urines se rendoient dans l'urètre par un conduit que la nature s'étoit fait de l'extérieur de la glande au canal, à l'endroit où la crevasse avoit eu lieu, ce qui lui parut indiquer la route que le frère Cosme s'étoit frayée pour pénétrer dans la vessie. Il envoya la pièce anatomique avec son observation à l'Académie de Chirurgie, le 22 août 1782. Dessault fut chargé d'examiner la pièce & l'observation. Il y a tout lieu de croire qu'il a gardé le tout, car le citoyen Sue & moi avons fait la recherche de cette observation intéressante dans les cartons de l'Académie, & ne l'avons point trouvée. Le plumitif du 22 août 1782. annonce l'observation & la vessie envoyée par le citoyen Gogdret, & que Dessault a été nommé commissaire.

Lafaye, qui avoit traité un grand nombre de maladies de vessie, étoit persuadé depuis long-tems qu'il n'étoit pas impossible de diriger la sonde jusques dans la vessie par la fausse route. Il sentoit bien aussi qu'on ne pourroit le faire sans de grands efforts avec un algalie mousse. Pour rendre cette opération plus facile & moins dangéreuse, il imagina la sonde à dard, *fig.* 5. Quelque convaincu qu'il fût de l'utilité de cet instrument, il m'a avoué qu'il redoutoit trop les suites d'une pareille opération, pour en tenter le hasard. D'ailleurs, la pratique si heureuse de cet homme célèbre, ne l'a jamais mis dans le cas d'user de ce moyen extrême, qu'il n'a jamais fait qu'indiquer sans oser conseiller de le tenter.

Il s'est trouvé des chirurgiens plus hardis que le professeur que je viens de citer. Il y a quinze à vingt ans que j'ai entendu lire à l'Académie de Chirurgie, un mémoire adressé par un Praticien qui n'hésite point de conseiller de faire une fausse route & de pénétrer avec force dans la vessie par cette voie, lorsqu'on rencontre des obstacles insurmontable pour introduire la sonde par la voie naturelle. Il rapporte, à l'appui de sa doctrine, plusieurs faits qui annoncent des succès. La remarque faite sur le Génovéfain, sondé par le frère Cosme, avoit été lue vers le même-tems. On ne pouvoit guères se refuser à la possibilité de se frayer ainsi une route artificielle, pour pénétrer de force dans la vessie. Mais l'Académie qui redoutoit les conséquences d'une telle pratique, se garda bien de prononcer (1). J'ai su que c'étoit aussi l'opinion de Desault, & qu'il n'hésitoit point à franchir tous les obstacles qui s'opposoient à l'introduction de la sonde; Chopart m'a assuré avoir été plusieurs fois témoin des succès de l'habile chirurgien que je cite, & que lorsque l'obstacle paroissoit insurmontable, il tournoit la sonde en manière de vrille, & la poussoit ainsi jusqu'à ce qu'elle eût pénétré dans la vessie.

Les hommes qui ont de la célébrité peuvent bien quelquefois être entreprenans, la confiance publique semble les mettre à l'abri des reproches; mais leur propre conscience leur dit aussi fort souvent que sans leur témérité, quelques malades auroient pu être sauvés.

Le déchirement des parties par l'introduction forcée de la sonde, doit nécessairement aggraver le mal. L'inflammation qui survient bientôt après, rend la présence de la sonde insupportable; la fièvre, le délire & d'autres accidens plus terribles encore se manifestent; peu de malades sont en état d'y résister. La ponction de la vessie me paroît devoir être préférée, elle expose sans contredit à moins de dangers. La cause de la maladie & les circonstances qui l'accompagnent, doivent cependant déterminer en quel lieu on doit la pratiquer: lorsque la rétention d'urine est occasionnée par l'inflammation du col de la vessie, il faut éviter de faire la ponction au périnée, parce qu'il est dangéreux de porter l'instrument tranchant ou piquant sur des parties enflammées; il vaut mieux attaquer la vessie vers son fond par une ponction au-dessus du pubis; comme l'état inflammatoire n'est que momentané, & qu'il cède plus ou moins promptement aux moyens usités en pareil cas, le malade court bien moins de risques. Si au contraire la rétention d'urine a pu causer une obstruction chronique de l'urètre ou du col de la vessie, comme il y auroit quelque danger à laisser trop long-tems la canule au-dessous du pubis, on doit préférer la ponction au périnée ou par le rectum.

L'usage de la sonde ou algalie pour évacuer l'urine & explorer la vessie, se perd dans la nuit des tems. On n'en trouve la première trace que dans Celse, qui décrit la manière de sonder. Il est plus que probable qu'on s'en servoit bien long-tems avant lui; dans la suite on les a perfectionnés; le bec de celle dont on se sert communément est percé sur les côtés de deux ouvertures allongées; cette ouverture a paru préférable, parce que ce bec étant lisse & uni, on ne craint point qu'il déchire

(1) Ayant égaré la note que j'avois prise alors, j'ai encore consulté le citoyen Sue, bibliothécaire de l'École de Médecine, qui s'est fort bien rappellé du mémoire que j'indique; mais il ne s'est point rappellé plus que moi du nom de l'auteur. Nous avons cependant cherché dans les cartons tout ce qui a rapport à la retention d'urine; nous ne l'avons point retrouvé. Comme les archives de l'Académie de Chirurgie ont été un peu dilapidées à l'époque de la destruction des Sociétés Savantes, je suis convaincu que cet ouvrage a été soustrait avec bien d'autres qui ne se trouvent point; peut être que celui qui avoit été chargé dans le tems d'examiner ce mémoire & d'en rendre compte, l'aura gardé sans faire de rapport.

déchire les parties lors de son passage. Cependant quelques chirurgiens ont pensé que ces ouvertures latérales étoient une des causes principales des difficultés que l'on rencontre quelquefois pour introduire l'algalie jusques dans la vessie ; ils disent que les parois de l'urètre s'engagent dans les ouvertures & arrêtent tellement la sonde, que l'on déchireroit les parties plutôt que de pénétrer plus avant ; c'est ce qui a déterminé J.-L. Petit à proposer la sonde à bouton, *fig.* 6 ; mais l'inconvénient qu'il a d'être un obstacle aux injections, l'a fait rejetter. Lachaud lui a substitué celle *fig.* 7, & c'est celle dont se servent & que recommandent ceux qui sont de cette opinion ; ils ajoutent que si on est obligé par circonstance de sonder avec une algalie percée latéralement, il faut la remplir d'huile, & que l'on retient en bouchant exactement le pavillon avec le pouce pendant que l'on introduit la sonde : l'huile, disent-ils, remplit exactement les ouvertures latérales, & empêche les parois de l'urètre de s'y engager. Enfin, ceux qui préfèrent les sondes fermées à l'extrémité du bec, y font pratiquer sur les côtés des ouvertures rondes au lieu de longues.

La nature de la maladie qui affecte la vessie ou l'urètre exige souvent que la sonde reste long-tems à demeure, soit pour donner le tems au viscère de reprendre son ressort, soit pour faire des injections dans sa capacité, soit enfin pour favoriser la consolidation d'un ulcère fistuleux au canal de l'urètre. L'expérience avoit démontré combien il étoit douloureux & fatigant pour les malades de porter long-tems cet instrument à cause de sa solidité ; on a cherché à la rendre plus supportable, en imaginant la sonde flexible, *fig.* 11 : on l'a bientôt abandonnée à cause des inconvéniens dont elle est susceptible, & des accidens qui en sont inséparables, si elle vient à se casser lorsqu'elle est en place. J. L. Petit, dont il a déjà été parlé, lui a substitué la sonde à double courbure ou en S, *fig.* 8. Cette sonde a réellement bien des avantages sur toutes les autres qui l'ont précédée. Mais on a observé que plusieurs malades ne pouvoient la garder sans éprouver de la gêne, sur-tout ceux qui sont sujets aux érections. Il étoit donc nécessaire de chercher un moyen qui fût exempt du moindre de ces inconvéniens ; après des essais multipliés pour corriger les sondes flexibles, on est enfin parvenu à en construire d'une espèce toute particulière, & qui n'expose à aucun des dangers que les malades couroient avec les précédentes. Cette nouvelle invention est due au génie actif du citoyen Bernard, orfèvre-mécanicien. Cet habile artiste, qui s'est le plus occupé de la fabrication des sondes flexibles, voyant que malgré toutes les précautions qu'il prenoit, en les couvrant de soie écrue qu'il enduisoit ensuite de substances emplastiques, elle se cassoit le plus souvent, imagina celles connues sous le nom de sondes de gomme élastique. (*Voyez le mot* SONDE.) Il faut le dire, cette découverte doit être rangée dans la classe de celles qui sont le plus utiles à l'humanité souffrante. Jusqu'à présent, le citoyen Bernard a eu peu d'imitateurs ou de concurrens dans la fabrication de ces instrumens ; ceux qui ont voulu l'imiter ou le copier, n'ont encore pu l'égaler.

En reconnoissant les avantages de la sonde de gomme élastique, tous ceux qui en font usage n'ont point manqué de s'appercevoir que le pavillon retrécit le passage qui laisse tomber l'urine dans le vase. Si on est obligé d'en placer une de petit calibre, ce pavillon est toujours trop foible, & ne résiste point long-tems à l'action du siphon de la seringue, lorsque la maladie exige que l'on fasse des injections. Je cherchois à obvier à ces inconvéniens, lorsque notre collégue Bodin, membre de la ci-devant Académie de Chirurgie, me fit voir un pavillon d'ivoire qu'il a imaginé, & au moyen duquel l'ouverture de la sonde conserve l'intégrité de son diamètre. La cuvette reſſemble à un bilboquet & ſe termine par une tige creuſe un peu plus longue qu'un centimètre, ou ſix à ſept lignes, & dans laquelle on introduit le bout de la ſonde qui s'y fixe d'une manière ſolide, *voyez fig.* 12. Outre les ſondes, le citoyen Bernard fabrique auſſi des bougies de gomme élaſtique, dont on obtient de très-bons effets, dans les cas de rétréciſſement du canal de l'urètre.

PLANCHE XCII.

Elle ſe rapporte aux articles ſeringues & canules.

* *Fig.* 1. Petite ſeringue à injection.

Fig. 2 & 3. Seringues plus groſſes, ſur leſquelles on adapte des ſiphons de différentes formes, ſelon le lieu où on veut pouſſer l'injection, & ſelon les circonſtances.

Fig. 4. Canule platte, percée latéralement.

Fig. 5 & 6. Canules plattes & un peu courbes, deſtinées à être placées dans les plaies faites à la poitrine, après l'opération de l'empyème.

Fig. 7. Siphon courbe, percé en arroſoir, pour faire des injections dans la matrice.

Fig. 8. Siphon droit, percé comme le précédent.

Fig. 9. Siphon conique, pour les cas ordinaires.

Fig. 10. Canule flexible.

Fig. 11. Autre canule ſolide. Ces deux dernières ont été imaginées pour être placées dans la plaie qui réſulte de l'opération de la taille.

L'uſage des ſeringues eſt trop connu pour que nous nous arrêtions à en parler ; nous obſerverons ſeulement que quand le chirurgien eſt obligé d'injecter la veſſie par l'algalie, il faut ſouvent que lui-même aſſujettiſſe la ſonde d'une main, & injecte de l'autre. De Lafaye a fait conſtruire un cercle à deux aîles, pour ſervir de point d'appui aux doigts pendant que le pouce preſſe ſur le piſton, *voyez fig.* 3. Quant aux canules droites, courbes, plattes ou rondes, il eſt peu de circonſtances où elles ſoient d'une véritable utilité, parce que la compreſſion qu'elles exerçent, donnent ſouvent lieu à des accidens qui déterminent à les retirer. Elles ſont ordinairement d'argent, & quelquefois de plomb.

PLANCHE XCIII.

Elle eſt relative à l'article ſymphyſe du pubis.

Fig. I. repréſente un baſſin mal conformé, dont le petit diamètre du détroit ſupérieur n'a que deux pouces ſept lignes. La forme de ce détroit eſt triple ; la première le repréſente dans ſon état naturel ; la ſeconde les os pubis écartés de dix-huit lignes ; & la troiſième avec un écartement de deux pouces & demi, pour mieux rendre le produit de l'ampliation que peut donner la ſection de la ſymphyſe ſur un pareil baſſin aux dégrés d'écartement indiqués.

a a, les deux dernières vertèbres lombaires.

b b b b, les apophyſes tranſverſes de ces vertèbres.

c c, ligamens qui vont des apophyſes tranſverſes de la dernière de ces vertèbres à la partie moyenne & poſtérieure de la lèvre interne de la crête de l'os des îles.

d d, autres ligamens qui deſcendent de ces mêmes apophyſes à la partie ſupérieure des ſymphyſes ſacro-iliaques.

e, ſaillie du ſacrum.

f f, les parties latérales de la bâſe du ſacrum.

g g, portions des os ilium, les reſtes de ces mêmes os étant cachés par la ſeconde & troiſième figure.

h h, le corps des os pubis.

i i, l'angle des os pubis.

k k, les os iſchiums.

ll, les branches des os ischiums & pubis.

m, l'arcade des os pubis qui se voit sur le bassin.

n n, les trous ovalaires masqués par les os pubis de la seconde & troisième figure.

A, la symphyse des os pubis vue en raccourci.

B B, Les symphises sacro-iliaques.

O, portions des os iliums.

P P, le corps des os pubis.

Q Q, l'angle des os pubis.

R R, facettes orticulaires des os pubis vues en raccourci.

S S, les os ischiums : ils paroissent derrière les trous ovalaires de la troisième figure.

ſ ſ, très-petites portions des branches des os pubis.

t t, facettes articulaires des os des îles correspondantes à de semblables, qui se remarquent sur les côtés du sacrum.

u u, les os iliums.

v v, la crête de ces mêmes os.

x x, angle que forme la lèvre interne de cette crête dans la partie moyenne & postérieure de la longueur.

y y, les épines supérieures et antérieures des os des îles.

z z, les épines antérieures & inférieures de ces mêmes os.

& &, facettes articulaires des os des îles, faisant partie des symphyses sacro-iliaques.

1, 1, les os pubis.

2, 2, l'angle des os pubis

3, 3, facettes articulaires des os pubis vues en racourci.

4, 4, les os ischiums.

5, 5, les branches réunies des os ischium & pubis.

6 6, les cavités cotyloïdes.

Les lignes pleines indiquent la largeur naturelle de ce bassin dans les différentes directions où elles sont tracées, & leurs extrémités ponctuées l'ampliation que le détroit supérieur reçoit dans ces mêmes directions au terme de dix-huit & de trente lignes d'écartement entre les os pubis.

I. Diamètre antéro-postérieur du détroit supérieur ou distance du pubis à la saillie du sacrum : deux pouces sept lignes.

II. Diamètre transversal du détroit supérieur, considéré dans le lieu le plus étendu : quatre pouces sept lignes.

III. Diamètre oblique du détroit supérieur qui s'étend du point de ce détroit correspondant au bord antérieur de la cavité cotyloïde gauche à la jonction sacro-iliaque droite : trois pouces onze lignes.

IV. Autre diamètre oblique qui s'étend du point du même détroit qui répond au bord antérieur de la cavité cotyloïde droite à la symphyse sacro-iliaque gauche : quatre pouces.

En donnant la moindre attention au rapport de ces dimensions avec celles que la tête d'un fétus de volume ordinaire présente dans leur direction au moment de l'accouchement, on voit qu'elles sont très-favorables, excepté la première qui est à la rigueur de 11 lignes trop courte, puisqu'elle n'a que trente une lignes d'étendue ; le diamètre transversal de la tête étant communément de quarante-deux. Ce seroit uniquement dans cette direction & de l'étendue d'onze lignes qu'il faudroit augmenter la capacité d'un pareil bassin, pour favoriser l'accouchement. Comme la plupart de ceux qui ont pratiqué cette nouvelle opération n'ont obtenu que dix huit lignes ou environ d'écartement entre les os pubis, il est fixé à ce terme dans la seconde figure. Dans un écartement de cette espèce & sur un bassin parfaitement semblable à celui qui est représenté ici, l'angle de chaque os pubis s'éloigne du centre de la saillie du sacrum de trois lignes, ou à peu près au-delà de ce qu'il en étoit distant naturellement. *Voyez* les lignes V & VI. Le diamètre antero-postérieur ne reçoit que le même accroissement, si on le considère prolongé jusqu'au milieu de la ligne ponctuée IX, IX, qui trace la profondeur à laquelle on pourroit présumer que s'engage la convexité latérale de la tête. L'un & l'autre diamètre obliques augmentent de cinq lignes en devant & d'environ deux lignes & demie en arrière, & le diamètre transversal de sept lignes ou à peu près. Il est évident qu'un écartement de dix-huit lignes sur un pareil bassin ne peut faire cesser la disproportion qui existe entre le petit diamètre du détroit supérieur & le petit diamètre de la tête de l'enfant; puisque le premier ne s'en trouve augmenté que de trois lignes, considéré sous le point de vue le plus avantageux. L'ampliation que les autres diamètres reçoivent d'un semblable écartement est absolument inutile, ces diamètres étant naturellement assez grands.

En supposant que les os pubis parcourent un chemin égal en s'écartant de deux pouces & demi, l'angle de chacun d'eux ne s'éloigne du centre de la saillie du sacrum que de six lignes au-delà de ce qu'il en étoit distant auparavant, ce qui ne donne encore que six lignes d'accroissement entre ces deux points. *Voyez* les lignes VII & VIII. Le petit diamètre de l'entrée de ce bassin ne s'en accroît pas de beaucoup plus en le considérant jusqu'au milieu de la ligne ponctuée XX, qui trace les bornes au-delà desquelles la convexité de la tête ne sauroit s'engager entre les os pubis quand le bassin seroit dégarni de toutes les parties molles, ce qui n'a pas lieu dans le cas de la section du pubis, puisque le col de la vessie, le canal de l'urètre, leur tissu cellulaire, le demi-cercle antérieur de l'orifice de la matrice & la partie antérieure du vagin se présentent à cet écartement & au-devant de la tête de l'enfant. Le diamètre transversal, au terme de l'écartement indiqué, augmente d'environ treize lignes, & chaque diamètre oblique, tant en-devant qu'en arrière, de quatorze lignes ou à peu près : accroissemens superflus, puisque ces diamètres sur le bassin assigné, ont toute la largeur requise pour l'accouchement.

L'extrémité postérieure des deux diamètres obliques qui est ponctuée & marquée par les chiffres XI & XII, indique l'écartement qu'on doit craindre vers les symphyses sacro-iliaques en éloignant les os pubis de deux pouces & demi, en admettant que la convexité de l'un des côtés de la tête puisse s'engager entre les pubis écartés de deux pouces & demi, jusqu'au milieu de la ligne ponctuée XX, tracée sur cette convexité même. Il est évident que cet écartement ne peut procurer le rapport de dimension nécessaire à la facilité de l'accouchement, lorsque le bassin n'a primitivement que deux pouces six à sept lignes de petit diamètre. D'où il suit que la symphyse du pubis, en supposant qu'on puisse obtenir cet écartement de deux pouces & demi sur la femme vivante sans l'exposer à de fâcheux accidens, ne conviendroit pas dans le cas d'un bassin semblable à celui qui est représenté dans cette Planche.

Fig. 2. Représente un bassin qui n'a que quatorze à quinze lignes de petit diamètre dans son entrée, & quatre pouces dix lignes dans sa plus grande largeur. La forme du détroit supérieur y est triple comme sur la précédente. La première le représente tel qu'il est naturellement; la seconde les os pubis étant écartés de deux pouces & demi; & la troisième, de trois pouces. Les deux degrés sont ceux que le cit. Leroy dit avoir constamment obtenus, & qu'on peut obtenir, sans inconvénient.

aaa, les trois dernieres vertèbres lombaires.

b, la saillie que forme l'union de la dernière de ces vertèbres avec la bâse du sacrum.

cc, les côtés de la bâse du sacrum.

ddd, les apophyses transverses du côté droit des vertèbres assignées.

ee, ligament qui s'étend de la première de ces apophyſes à l'angle qui fait la lèvre interne de la crête de l'os des îles vers la partie moyenne & poſtérieure.

ff, autre ligament qui deſcend de cette apophyſe à la partie ſupérieure de la ſymphyſe ſacro-iliaque.

gggg, Portion des os iliums.

hh, le corps des os pubis.

ii, l'angle des os pubis.

kk, les os iſchiums.

ll, les branches de l'os iſchium & pubis.

m, l'arcade des os pubis.

nn, les trous ovalaires.

A, la ſymphyſe des os pubis.

BB, les ſymphyſes ſacro-iliaques.

oooo, portions des os iliums.

pp, le corps des os pubis.

qq, l'angle des os pubis écarté de deux pouces & demi.

rr, facette cartilagineuſe des os pubis, vue en racourci.

ss, les branches des os iſchiums & pubis.

ſſ, facettes articulaires des os iliums qui font partie des ſymphyſes ſacro-iliaques.

ttt, les os iliums.

uu, la crête de ces mêmes os.

vv, les épines ſupérieures & antérieures des os des îles.

xx, les épines antérieures & inférieures des mêmes os.

yy, les épines antérieures & inférieures des os des îles de la ſeconde figure.

ʒʒ, les facettes articulaires de l'os des îles faiſant partie des ſymphyſes ſacro-iliaques.

&&, le corps des os pubis.

1, 1, l'angle des os pubis.

2, 2, la facette articulaire de chaque os pubis, vue en racourci.

3, 3, les branches réunies des os pubis & iſchiums, vues en racourci.

4, 4, les os iſchiums.

5, 5, les trous ovalaires derrière leſquels on voit une portion des os iſchiums de la ſeconde figure.

6, 6, les cotyloïdes.

Les lignes indiquent les différens degrés de largeur du détroit ſupérieur dans la direction où elles ſont tracées, & leurs extrémités ponctuées, l'ampliation qu'on doit attendre d'un écartement de deux pouces & demi, & de celui de trois pouces.

I. Diamètre antero-poſtérieur ou petit diamètre du détroit ſupérieur, un pouce deux à trois lignes.

II. Largeur tranſverſale du même détroit : cette ligne qui a quatre pouces dix lignes d'étendue paſſe au-deſſous de la ſaillie du ſacrum.

III. Diſtance de la partie moyenne & latérale gauche de la ſaillie du ſacrum, au point de la marge du baſſin qui répond au bord antérieur de la cavité cotyloïde de ce côté ; un pouce.

IV. Diſtance de la partie moyenne & latérale droite de la ſaillie du ſacrum au point de la marge qui répond au bord antérieur de la cavité cotyloïde de ce côté ; un pouce huit lignes.

Ce baſſin eſt celui que nous avons ſuppoſé à l'article *ſymphyſe*, pour prouver les dangers de l'opération où l'on ſe propoſe de diviſer le cartilage qui unit les os pubis entre eux. *Voyez*, pour de plus grands détails, cet article.

PLANCHE XCXIV.

Elle offre les inſtrumens pour l'opération de la taille.

* *Fig.* 1, 2 & 3. Cathéters, ou ſondes canelées courbes, de différentes grandeurs.

Les deux premiers ont la pointe terminée en cul-de-ſac ; celui *fig.* 3, dont le manche eſt fort allongé, un peu recourbé & applati, ſelon les principes de Lecat, n'a point de cul-de-ſac, étant principalement destiné pour la taille selon la méthode de Hawkins.

Fig. 4. Cathéter de Pouteau, le manche est terminé par un anneau ; la courbure est plus considérable qu'aux précédens, afin que l'instrument fasse plus de saillie au périnée.

Fig. 5. Le lithotôme de Colot, son sommet arrondi ne doit avoir de tranchant que dans une étendue de quatre lignes, désignée en *a a*.

Fig. 6. Celui de Raw, son tranchant n'a d'étendue que six lignes de chaque côté, depuis la pointe *b b*, limites du tranchant.

Fig. 7. Lithotôme de Maréchal.

Fig. 8. Celui de Cheselden.

Fig. 9. Rondache de Ledran.

Fig. 10. Lithotôme de Moreau.

PLANCHE XCXV.

Continuation des instrumens pour la taille.

* *Fig.* 1. Lithotôme caché du frère Côme. Cet instrument est composé, 1° d'une gaîne, terminée par un manche à facettes inégales ; ce manche tourne sur son axe ; on le fixe au moyen d'une petite bascule qui s'engraine dans les hoches correspondantes à chaque pans ou facettes, lesquelles sont numérotées 5, 7, 9, 11, 13 & 15 ; 2°. & d'une lame dont le tranchant est légèrement convexe : la queue de la lame est recourbée du côté du manche à facettes, auquel elle correspond, ce qui règle l'étendue que l'on veut donner. L'écartement de la lame est ici représenté ouvert au n° 15 ; une grande bascule à ressort modère l'action de la main sur l'instrument.

Fig. 2. Lithotôme caché de Thomas. La gaîne est droite & se termine en pointe de trois quarts applatie & tranchante. Elle porte du côté opposé à la canelure, un petit gorgeret *a* ; dans la partie concave du manche *c* de la lame règne une cremaillère sur laquelle on fait glisser une queue d'aronde *b*, par laquelle on détermine l'étendue que l'on veut donner à l'écartement de la lame ; il y a aussi, comme au précédent, une grande bascule pour modérer l'action de la main. A, le petit gorgeret séparé du lithotôme.

Fig. 3. Le trois-quarts de Foubert. La tige doit-être canelée.

Fig. 4. La canule du trois quarts ; elle est aussi canelée dans presque toute sa longueur, excepté vers le bout supérieur qui est fendu dans l'étendue de plusieurs lignes.

Fig. 5 & 6. Couteaux lithotômes.

Fig. 7. Gorgeret dilatatoire ; c'est celui que décrit Covillard.

Fig, 8. Bandage à crémaillère pour comprimer l'urètre ; de Nnuck.

PLANCHE XCXVI.

Instrumens de Lecat, d'Andouillé & de Hawkins.

*. *Fig.* 1. Uréthrotôme. Il y a une rainure qui règne entre les deux tranchans de la lame, depuis la pointe jusqu'au talon.

Fig. 2. Cistitôme. On y remarque aussi une rainure près le dos de la lame.

Fig. 3. Gorgeret lithotôme. C'étoit l'instrument favori de Lecat. *a*, union de la lame avec la languette. *c*, *b*, tranchant de la lame. *c*, anneau mobile pour faire sortir ou rentrer la lame. *d*, vis pour fixer les pièces.

Fig. 4. Gorgeret lithotôme dilatatoire. Lecat l'avoit pour ainsi dire abandonné. *a*, l'anneau mobile pour faire sortir ou rentrer la lame qui est cachée dans la longue branche *b*. Le ressort. *c*, attaché au bas du manche de la branche *f*, sert à modérer l'action de la main pour faire la dilatation. *d*, la vis avec laquelle on fixe la lame, soit rentrée, soit sortie.

Fig. 5. Le gorgeret lithotôme de M. Andouillé. C'est encore le gorgeret dilatatoire de Covillard, auquel est ajustée une lame *a*, assujettie par une vis *b*; la soie *c*, de cette lame est élastique ; la pointe *d* est cachée dans une petite gaîne qui termine le sommet d'une des branches du gorgeret. C'est avec ce gorgeret lithotôme que Andouillé tailla, en 1746, à Bruxelles, un particulier, en présence de Cabany fils, du Collège de Chirurgie de Paris, & chirurgien-major du régiment de Picardie. Le malade a très-bien guéri. Andouillé m'a confirmé lui-même le fait. Il est donc le premier qui ait eu l'idée du gorgeret lithotôme.

Fig. 6. Gorgeret lithotôme de Hawkins. *a*, le bord tranchant.

PLANCHE XCVII.

Instrumens de Pouteau & de Hoin.

* *Fig.* 1. Le directeur, armé de son modérateur sans le niveau. *a*, la canelure qui règne le long de la partie latérale & un peu postérieure de la sonde appellée directeur. *b*, le manche applati. *c*, les branches jumelles du modérateur. *d*, la longue branche où doit être placé le niveau.

Fig. 2. Le modérateur vu séparément chargé de son niveau. *c c*, les branches jumelles entre lesquelles doit glisser le lithotôme. *ee*, vis pour fixer le niveau *d*, *f*, la courte branche.

Fig. 3. Lithotôme. Le manche de cet instrument se termine par une pièce mobile qui peut s'ajuster à différentes lames. Cette pièce est composée d'un anneau *a*, & d'une pièce de pouce *b*, qui font partie de la virole *c*.

Fig. 4. Lithotôme sans la virole du manche.

Fig. 5. Dilatatoire de Hoin pour la taille des femmes ; il est composé de deux branches inégales en longueur, jointes ensemble par une charnière ; la plus longue *a*, est reçue dans l'autre *b*; elle est canelée depuis l'endroit de sa jonction avec l'autre, jusqu'à environ deux lignes de son extrémité. Les bords de la canelure sont rabattus, afin que l'extrémité du lithotôme ne puisse s'échapper; le dessus de cette branche est arrondi en dos d'âne pour recevoir la gouttière de la courte branche; la charnière qui joint les deux branches est fixée par une clavette ou cheville ronde *c c*. A la pièce de pouce de la courte branche est attaché un ressort *e*, dont l'extrémité échancrée reçoit l'autre branche ; son usage est de marquer les degrés de la dilatation en parcourant les lignes tracées en *f*, sur les côtés de la branche.

Fig. 6. La longue branche séparée de la courte ; *a*, la canelure à coulisse ; *d*, la charnière ; *f*, les lignes qui doivent marquer les degrés de dilatation ; *g*, le manche.

Fig. 7. La lame lithotôme. Elle diffère de celle de Pouteau, en ce que la pointe est terminée par une petite tête applatie *a*, pour s'adapter à la gouttière rabattue de la longue branche, *fig.* 6. Le manche du lithotôme se termine en vis pour recevoir la platine ou pièce de pouce *b*, percée en écrou.

Fig. 8. Autre lithotôme plus petit, sans pièce de pouce. On y reconnoît la vis *a*, qui termine le manche.

PLANCHE XCVIII.

Elle offre les instrumens pour la taille des femmes.

* *Fig.* 1. Bistouri caché à deux lames, avec lequel Franco proposa en 1561 d'inciser le col de la vessie pour favoriser l'extraction de la pierre.

Fig. 2. Lithotôme féminin de Fleurant, de Lyon. *a a*, les soies de lames.

Fig. 3 & 4. Lithotôme féminin de Louis. Cet instrument, dont l'une est le bistouri ou lithotôme à deux tranchans, & l'autre l'étui ou chape dans laquelle la lame est cachée. Le bistouri est composé d'une lame & d'une queue ou soie : la lame est longue de deux pouces & demi, les côtés bien tranchans & en pointe mousse, sa largeur varie selon les sujets. La queue ou soie a quatre pouces & demi de long, en y comprenant la pièce de pouce *e*; la tige de cette queue a une crête dans toute sa longueur à sa face supérieure. Dans cette figure, la lame est censée en repos & cachée dans sa gaîne, le chemin qu'elle doit parcourir est tracé par une ligne ponctuée *a a*; la seconde partie de l'instrument que Louis a nommé chape, est faite de deux pièces ou plaques jumelles qui, jointes ensemble, foment une caisse de la même configuration que la lame. Chacune des deux pièces qui la composent est terminée supérieurement par un bec de deux pouces & demi de long, & s'unit à un bouton olivaire pour former conjointement une canule ouverte latéralement pour le passage de la lame; l'extrémité inférieure *d*, fournit avec le concours des deux pièces un allongement quadrangulaire, long de douze à quatorze lignes, dans lequel passe la soie de la lame. Il y a au-dedans de la lame supérieure une rainure pour loger la crête qui règne le long de la tige, & un petit ressort au-dessus de l'avance qui tient à la plaque inférieure, *fig.* 4, afin que le lithotôme soit contenu lors même qu'on ne le soutient presque pas, & qu'il rentre pour ainsi dire de lui-même lorsque l'incision est faite. Chaque pièce de la chape à encore des particularités qui la distinguent. Celle *fig.* 3, a extérieurement sur son milieu une crête pour servir de conducteur aux tenettes : l'autre, *fig.* 4, a dans son centre un anneau *c*, auquel est soudée une pièce de pouce. Enfin, on voit sur les côtés *b b*, les vis qui unissent les plaques. Les têtes de ces vis sont du côté de la plaque inférieure, *fig.* 4; la chape est d'argent & le lithotôme d'acier.

PLANCHE XCXIX.

Instrumens du frère Cosme pour la taille au haut appareil.

* *Fig.* 1. Sonde à dard. *a*, mamelon qui termine le bout de la sonde. *b*, la pointe acérée de la flèche. *c*, le lieu où elle se visse. *d*, expansion de plusieurs lignes pour augmenter en cet endroit le diamètre de la sonde qui est ouverte en forme de canelure, depuis le commencement de sa courbure, jusqu'au mamelon. *e e*, les anneaux de la sonde. *f*, la tige de la flèche. La sonde & la flèche sont d'argent; mais cette dernière doit être forgée à froid, plus longue que la sonde de deux pouces & demi. La pointe ou dard est d'acier.

Fig. 2. La flèche séparée de la sonde.

Fig. 3. Cette figure montre le dard dévissé & séparé de la flèche.

Fig. 4. Bistouri droit
Fig. 5. Bistouri lenticulaire
Fig. 6. Bistouri courbe.
} Ils doivent être fixés sur leur manche

Fig. 7. Bistouri trois-quarts.

Fig. 8. Suspenseur de la vessie. *a*, la partie qui soulève l'organe; elle se termine en forme d'anneau, afin que la vessie soit pour ainsi dire fixée. *b*, le manche; l'un & l'autre sont tournés du même sens & courbés à angle droit.

Fig. 9. La curette à manche renversé.

Fig. 10. Sonde canelée en forme de gorgeret, pour favoriser l'introduction des canules dans la vessie.

Fig. 11. Canule avec son stilet.

Fig. 12. Flèche terminée en forme de pignon de montre pour nettoyer la canule sans la changer de place; il en faut de plusieurs grosseurs pour correspondre aux différens calibres des canules.

Fig. 13. Tourne-vis pour démonter le bistouri trois-quarts.

PLANCHE C.

Continuation des instrumens propres à la taille.

* *Fig.* 1. Dilatatoire composé, dont on se servoit dans la taille au grand appareil.

Fig. 2. Dilatatoire simple.

Fig. 3. Conducteur mâle.

Fig. 4. Conducteur femelle.

Fig. 5 & 6. Gorgerets.

Fig. 7. Le bouton à curette.

Fig. 8. Petite tenette.

Fig. 9. Curette.

Nota. Ces deux derniers instrumens servoient pour la taille au petit appareil.

PLANCHE CI.

Continuation du même sujet.

* *Fig.* 1 & 2. Tenettes droites & courbes.

Fig. 3. Autre, dont les branches se terminent comme celles du forceps.

Fig. 4. Tenette à jonction passée.

Fig. 5. Tenette plate.

Fig. 6. Brise-pierre.

Fig. 7. La clef pour resserrer les dents placées à vis dans l'intérieur des mors de ce dernier instrument.

Fig. 8. Tenette lithotôme du cit. Tenon. *a*, la lame sortie de la rainure pratiquée sur le côté d'une des branches de l'instrument. *b*, la soie de la lame en forme de bascule. *c*, petit ressort pour modérer l'action de la main. Tenon a imaginé cette tenette pour aggrandir l'incision trop petite en proportion du volume de la pierre. Il la nomme aussi tenette dilatatoire.

PLANCHE CII.

Instrumens imaginés par le citoyen Deschamps, pour faire la ponction de la vessie par le fondement, dans la taille au haut appareil.

* *Fig* 1. Tige de bois avec son cylindre en acier *a*; la profondeur du cylindre doit avoir quinze lignes.

Fig. 2. Trois-quarts courbe semblable à celui de Fleurant.

Fig. 3. Canule du trois-quarts que ce praticien nomme aussi canule extérieure, elle est longue de quatre pouces sur deux lignes de diamètre intérieur; son pavillon *a*, est une plaque de figure ovoïde située transversalement, & percée à ses extrémités *b b*, d'un trou pour recevoir les rubans qui servent à la fixer lorsqu'elle est en place. Son extrémité supérieure est percée latéralement de plusieurs trous *c c c c*, fort larges, au nombre de quatre ou six.

Fig. 4. Autre canule aussi d'argent, ou canule intérieure, pour être introduite dans la précédente. Sa grosseur doit être proportionnée au diamètre de l'autre, pour qu'elle ne vacille point. Son sommet *a*, est arrondi; au-dessous sont des ouvertures larges en pareil nombre que ceux de la précédente, auxquels ils doivent correspondre exactement. Cette canule est plus longue que l'autre, d'un pouce. On remarque vers son pavillon deux anneaux *bb*, pour le passage des rubans qui servent à l'assujettir, & un cercle d'arrêt, en forme de platine, qui empêche l'instrument de pénétrer plus avant.

Fig. 5. Les canules, *fig.* 3 & 4, introduites l'une dans l'autre, & disposées pour l'opération.

Fig. 6. Mandrin d'acier, ou de cuivre ou d'argent; il doit être lisse & poli, de grosseur proportionnée au diamère de la canule *fig.* 3; il doit être courbé de manière qu'il puisse entrer par l'une de ses extrémités & sortir par l'autre; à quatre pouces, trois-quarts de chacune de ses extrémités est pratiqué un enfoncement circulaire *aa*, pour faire connoître qu'après son introduction dans la canule, il la dépasse de quatre lignes.

Fig. 7. Pinces élastiques en bec de canne, enfermées dans une canule qui leur sert de gaîne, destinées à saisir & extraire les pierres ou autres corps étrangers engagés & arrêtés dans le canal de l'urètre. Si on fait attention à la mécanique de cet instrument, & à l'état de spasme & d'irritation où se trouve nécessairement l'urètre fortement appliqué contre la pierre; il est difficile de concevoir qu'il puisse être de quelqu'utilité réelle. L'idée de cette pince est fort ancienne; Franco en proposa une à quatre branches, pour extraire les pierres difficiles à saisir avec la tenette dans la vessie. Il appelle cet instrument *vésical*, & dit qu'il n'en est point l'inventeur. André Delacroix en a fait graver un aussi à quatre branches, pour saisir & extraire les petites balles engagées dans les chairs, à la suite de plaies d'armes à feu. Hildanus l'avoit réduit à trois branches; enfin Hales, à deux, pour extraire les corps étrangers arrêtés dans l'urètre. Celui que nous décrivons est une perfection de celui de Hales, en ce que les serres sont en bec de canne. On attribue cette correction à Rosten ou à Hunter. Cet instrument a probablement fourni à de Bauve l'idée de celui qu'il a proposé pour extraire les corps étrangers engagés dans l'œsophage. La canule ressemble à une algalie; les serres de la pince qu'elle contient, sont aussi en bec de canne. Desault, en donnant aux serres la forme d'un demi-cercle pour former un trou exactement fermé, lorsqu'elles sont rapprochées, en a fait une application ingénieuse, pour porter l'anse du fil dans la ligature des polipes utérins.

Fig. 8. Pinces fines & allongées, imaginées par J. L. Petit, pour saisir aussi les petites pierres & autres corps étrangers engagés dans l'urètre. A l'inspection seule on peut juger de leur utilité.

L'opération de la taille est certainement une des plus difficiles de la chirurgie. Aussi, en est-il peu sur laquelle le génie des Praticiens se soit autant exercé dans la vue de la rendre plus simple & plus facile à pratiquer, & plus sûre pour les malades.

Avant la découverte du grand appareil, cette opération n'étoit guères pratiquée que par des hommes qui s'adonnoient exclusivement à cette partie de l'art de guérir. La méthode du grand appareil, quoique plus facile que celle qui étoit précedemment en usage, a été aussi pendant des années le domaine de quelques hommes qui ne faisoient que cette opération, tels que les Colots en France. Cette méthode avoit sur l'ancienne l'avantage d'être applicable aux individus de tout âge. Il y avoit cependant aussi des chirurgiens distingués qui tailloient, mais la variété de leurs succès ne peut balancer ceux des Colots; ces derniers restèrent long-tems en possession du titre de plus habiles dans cette importante partie de la chirurgie. Ce ne fut que vers la fin du seizième siècle que cette opération devint plus familière aux chirurgiens, & qu'un plus grand nombre la pratiquoient avec presqu'autant de succès que les Colots l'avoient fait. On étoit si familiarisé avec cette méthode, qu'à peine on fit attention aux perfections que promettoit déjà le procédé inventé par le frère Jacques de Beaulieu. Celui-ci qui tailloit depuis plusieurs années, s'étant convaincu que les fistules urinaires qui restoient quelquefois à la suite de l'opération de la taille, dépendoient de la direction de la plaie & de la dilatation forcée du col de la vessie & du canal de l'urètre; il changea sa manière d'opérer en faisant l'incision plus bas & la dirigeant obliquement du raphé à la cuisse gauche. Il reconnut que par ce procédé, il lui étoit plus facile de charger la pierre & de l'extraire; il en fut si satisfait, qu'il abandonna l'ancienne méthode, & proposoit la sienne par-tout où il passoit. Arrivé à Paris en 1698, frère Jacques fit part de sa découverte. Méry, chargé d'examiner ce procédé, ne put s'empêcher de dire qu'il avoit de grands avantages sur celui qui étoit alors en usage. Il observa seulement que la sonde n'étant point canelée, l'instrument tranchant ne pouvoit être dirigé avec certitude; c'est une tache à la mémoire de Méry de n'avoir point insisté pour que le frère Jacques se servît au moins d'un cathéter canelé. Le frère Jacques étoit de bonne foi & sans prévention. Persuadé de la bonté de sa méthode, il aimoit à recevoir des avis pour la perfectionner: dès que Duverney lui eut fait connoître combien il lui seroit avantageux de se servir d'un cathéter canelé, & de faire quelques changemens aux autres instrumens, il n'hésita point à se rendre à ce conseil; cependant malgré les succès constans de cette méthode d'opérer, corrigée par les conseils de Duverney, on n'en continua pas moins de tailler par le grand appareil.

Frère Jacques, convaincu par sa pratique heureuse de l'excellence de son procédé opératoire; mécontent de ses compatriotes déchaînés contre lui, mais non rebuté de rendre service à ses semblables, recommença ses voyages. Arrivé à Amsterdam, où sa réputation l'avoit précédé, il y fut accueilli comme devoit l'être un véritable bienfaiteur de l'humanité: il y tailla plusieurs malades, qui guérirent. Chacun lui en témoigna de la reconnoissance, excepté Raw qui blâma hautement la nouvelle méthode. Raw avoit vu opérer le frère Jacques qui ne se cachoit de personne, & il étoit trop habile pour s'y méprendre; mais il avoit ses vues, il ne vouloit que l'éloigner pour mettre à profit les lumières qu'il en avoit reçues, & se les approprier: en effet, dès que le frère Jacques fut parti, il déclama contre la méthode de ce moine, & annonça qu'il en avoit une particulière supérieure à toutes celles qui avoient été imaginées jusqu'alors. Il se garda bien de dire que c'étoit celle de frère Jacques. Bien différent de ce dernier, qui expliquoit sa manière d'opérer à tous ceux qui l'interrogeoient. Raw fit un mystère de son procédé; lui faisoit-on quelques questions: *Celsum legite*, c'étoit sa réponse. On assure que durant sa longue pratique, il n'a pas perdu un seule malade. Raw, qui visoit autant à la fortune qu'à la gloire de passer pour le plus habile lithotomiste de son tems, n'eut garde de dire la vérité sur ce point. Pendant qu'il s'illustroit ainsi par ses succès, on se contentoit de l'admirer sans s'opiniâtrer à le deviner, ou au moins à l'imiter, ce qu'il étoit possible de faire, puisque l'ouvrage de Méry étoit entre les mains de tout le monde. Méry décrit avec exactitude les parties qui sont intéressées dans l'opération du frère Jacques, & il y déclare que ce procédé offre bien plus d'avantage, & que les malades ne courent pas autant de dangers que par le procédé que l'on suivoit alors. Il n'y avoit donc que des expériences à faire, & on auroit trouvé ce que Raw cachoit si obstinément. Après sa mort, on crut trouver sa méthode dans une description qu'en donne Albinus; & on s'imagina, d'après ce dernier, que Raw incisoit le corps de la vessie; mais l'inspection seule des instrumens de Raw, son mot ordinaire *lisez Celse*, tout paroît prouver qu'il n'opéroit réellement que selon le procédé de frère Jacques.

Cheselden, à Londres, après beaucoup d'essais, réussit enfin à latéraliser le grand appareil. La réputation qu'il se fit, lui attira un grand nombre de chirurgiens de mérite, pour participer aux fruits de sa découverte. Pendant que Morand traverse la mer pour apprendre le procédé du chirurgien anglais, Garangeot & Perchet, à Paris, faisoient précisément la même opération, mais on ne peut refuser à Cheselden l'honneur d'avoir retrouvé le procédé du frère Jacques.

Ce procédé que l'on avoit pour ainsi dire regardé avec dédain, fut accueilli avec enthousiasme; chacun voulut concourir à le perfectionner ou à le simplifier. On corrigea les instrumens, on en inventa une foule de nouveaux, dont le plus grand nombre n'a point survécu à leurs auteurs. Ledran, qui a fait un parallèle des différentes manières de tirer la pierre hors de la vessie, me paroît avoir le mieux apprécié les procédés qui ont été imaginés de son tems; les avantages & les inconvéniens de chacun d'eux, n'ont point échappé à la sagacité de son génie.

Le procédé qu'il a inventé justifie pleinement qu'il étoit le plut instruit sur cette importante matière. Ce procédé, qui est peut être le mieux raisonné, n'est cependant plus connu aujourd'hui que par la lecture des livres de l'art. Après Ledran, Lecat a excellé, & il auroit pu le surpasser, s'il eût moins varié sur le choix de ses instrumens. Ledran disoit: *Sat citò si sat benè*. Lecat, au contraire, vouloit de la célérité en opérant. Elle étoit telle en lui, que le 15 mai 1754, il tailla à l'Hôtel-Dieu de Rouen, sept malades en dix-sept minutes. (*Voyez* Journ. de Méd. août 1754.) La section latérale du corps de la vessie à la méthode de Foubert & de Thomas, est tombée dans l'oubli à cause de ses inconvéniens. Le procédé de Moreau, très-difficile, & celui de Lecat, ont encore quelques partisans. La taille au niveau n'a point fait fortune. Quelques-uns se servent du gorgeret de Hauwkins, soit de celui corrigé par Hauwkins, soit de celui qui l'a été par Desault; enfin, le lithotôme caché est le plus universellement adopté, quant à présent. Il est tems de passer l'éponge sur toutes les disputes qui se sont élevées par rapport à cet instrument. Qu'importe à l'art si l'instrument de Tagault, décrit par Franco, ou le bistouri caché herniaire de Bienaise, en ont fourni l'idée à l'auteur? Qu'importe la qualité de celui qui le présente, & s'en dit l'inventeur, si cet instrument offre plus d'avantages que d'inconvéniens; s'il rend le procédé opératoire plus simple, il faut l'accueillir avec reconnoissance: s'il n'est pas le meilleur, on peut le rejetter, mais on n'en doit pas moins savoir gré aux intentions de celui qui le propose.

Si l'art & l'humanité doivent quelque reconnoissance à l'auteur du lithotôme caché, on lui en doit encore plus pour avoir perfectionné la taille au haut appareil, & l'avoir réduite en méthode par un procédé beaucoup plus sûr que ceux que l'on suivoit avant lui. On reproche à la vérité au frère Cosme d'avoir multiplié les instrumens pour cette opération; mais il s'agit ici d'inciser le fond supérieur de la vessie dans un état de vacuité. Il importoit donc qu'il prît toutes les précautions pour que cet organe ne fût point blessé pendant que l'on s'occupe à le mettre à découvert. (*Voyez* au Dictionnaire, *Taille au haut appareil.*)

Le citoyen Deschamps, chirurgien en chef de l'Hospice de l'Unité, qui pratique la lithotomie depuis plus de trente ans, en rendant justice au génie du frère Cosme, élève des doutes sur l'utilité de la canule placée à demeure dans la vessie, par l'incision faite au périnée. « Il n'y a pas de » doute, dit-il, que dans l'opération dont » nous traitons, (la taille au haut appa- » reil) il ne soit de la plus grande né- » cessité de détourner le cours des urines; » les plus célèbres Praticiens en ont senti » l'importance; & la plupart, après l'o- » pération, ont placé une algalie dans la » vessie. Le frère Cosme a été plus loin, » & l'a placée, sans contredit, d'une ma- » nière plus avantageuse & mieux rai- » sonnée; mais a-t-il rempli le but qu'il » se proposoit? je ne le crois pas (1) ». Il pense que le bas-fond de la vessie étant situé quinze à dix-huit lignes au-dessous du niveau de son orifice, la canule qui

(1) Trait. hist. & dogmat. de l'opér. de la taille, t. 4, pag. 114, §. 1372.

reſte à la hauteur de cet orifice, n'offre aucune iſſue à l'urine retenue dans le bas-fond, & qu'il ne s'en écoule que lorſque la quantité eſt augmentée & parvenue juſqu'à elle, d'où il ſuit que pour peu que les malades faſſent quelques mouvemens, l'urine qui ſéjourne s'échappe en partie par la canule, & en partie par la plaie de l'hypogaſtre; d'où il conclut, que, pour éviter que l'urine ne mouille l'appareil pendant les mouvemens du malade, il faut leur pratiquer une iſſue dans la partie la plus déclive de la veſſie, & que c'eſt dans le bas-fond de ce viſcère qu'il faut l'établir: il penſe que la ponction par le fondement ne peut être appliquée plus heureuſement qu'à l'eſpèce d'opération de la taille dont il s'agit. Une canule du diamètre intérieur de deux lignes, percée de pluſieurs trous ſur ſes parties latérales, près ſon extrémité, qui ſeroit introduite dans le bas-fond de la veſſie, près & au-deſſus du bord tranchant du trigône veſical entre les uretères, rempliroit exactement le but que l'on ſe propoſe; celui de mettre à ſec la veſſie, & de donner une iſſue facile aux ſables, au ſang coagulé, &c.; à ces avantages, il ajoute celui de n'intéreſſer en aucune manière ni l'urètre, ni le col de la veſſie; mais comme la veſſie eſt dans ce cas dans un état de vacuité, & que cette ponction ne peut ſe faire ſelon le procédé de Fleurant, le C. Deſchamps propoſe des inſtrumens particuliers à cet effet, *fig.* 1, une tige de bois de la longueur de ſix pouces, terminée d'un côté par un manche, & de l'autre par un cylindre en acier poli; ſa cavité a quinze lignes de profondeur; ſon diamètre cinq lignes; ſon bord parfaitement arrondi, *fig.* 2; un trois-quarts courbe à l'imitation de celui de Fleurant, *fig.* 3; la canule d'argent, longue de quatre pouces, ſur deux lignes de diamètre intérieur: à ſon pavillon eſt une plaque tranſverſale *a*, longue de deux pouces, percée d'un trou rond à chacune de ſes extrémités *b b*; cette canule eſt percée ſur les parties latérales de ſon extrémité ſupérieure de pluſieurs trous *c c c*; il doit y en avoir quatre ou ſix & aſſez larges; *fig.* 4, une autre canule auſſi d'argent, qui remplira exactement la précédente: ſon extrémité arrondie *a*, débordera l'autre de deux à trois lignes; elle aura à cette extrémité un nombre égal de trous, de manière qu'étant introduite dans celle *fig.* 3, les ouvertures de l'une & de l'autre ſe correſpondent. Cette canule intérieure doit déborder le pavillon de l'autre d'un pouce, & à cette diſtance, il y a un cercle d'arrêt pour l'empêcher de pénétrer plus avant, afin que les ouvertures de l'une & de l'autre ſoient en rapport; le pavillon de cette canule intérieure eſt garni de deux anneaux *b b*, *fig.* 5. *Fig.* 6, un mandrin de cuivre poli, ou d'acier ou d'argent, long de douze à treize pouces, de groſſeur telle qu'il rempliſſe exactement la canule extérieure, *fig.* 3. Sa courbure doit être telle qu'il puiſſe être introduit par une de ſes extrémités, & ſortir par l'autre; à quatre pouces trois-quarts de ſes extrémités polies & arrondies, eſt pratiqué un enfoncement circulaire *a a*, pour faire connoître qu'après ſon introduction dans la canule extérieure, il déborde celle-ci de quatre lignes.

On diſpoſera auſſi une ſonde de gomme élaſtique, percée d'autant de trous que la canule extérieure, pour remplacer la canule intérieure: cette ſonde doit être marquée de manière, qu'après ſon introduction, ſes ouvertures ſe rapportent à celle de la canule; la profondeur dont elle doit pénétrer, ſera auſſi fixée par une marque près le pavillon.

Tout étant diſpoſé, on procède à l'opération; on introduit la ſonde à flèche dans la veſſie par le canal de l'urètre; on inciſe la ligne blanche, puis la veſſie, avec les précautions indiquées dans le détail du procédé, & on fait l'extraction de la pierre; celle-ci étant extraite, on continue de maintenir la veſſie avec le ſuſpenſeur, pour faciliter le reſte de l'opération:

alors l'opérateur saisira les deux canules unies, *fig.* 5, trempées dans l'huile; il prend entre le pouce & l'indicateur, la partie de la canule intérieure qui déborde l'extérieure, & faisant écarter les fesses du malade, il découvrira l'anus, dans lequel il introduira la double canule, la concavité tournée vers le pubis; il en dirigera le bec vers la vessie, au-dessus de la prostate, entre les uretères, le plus exactement qu'il pourra dans la ligne moyenne; il soulevera le bas-fond de la vessie, tandis que le doigt indicateur de l'autre main introduit dans cet organe par la plaie de l'hypogastre, sentira aisément, dans le bas-fond de cette poche, le mamelon produit par le bec de la canule; assuré de sa position, il retirera le doigt & lui substituera la tige à cylindre, en placera la virole sur le mamelon, ce dont il s'appercevra aisément en donnant un peu de mouvement au bec de la canule.

Les choses étant dans cet état, il fera pousser, par un aide intelligent, la canule extérieure, jusqu'à ce que son extrémité tranchante ait dépassé le bec arrondi de la canule intérieure; celle-ci sera retirée avec assez de précaution pour ne point déranger la position de l'extrémité de la canule extérieure restée en place. L'opérateur saisira alors cette canule, s'assurera encore de son rapport avec la cavité du cylindre, & il fera introduire le poinçon du trois-quarts dans la canule, & le fera entrer de manière que le rectum & la vessie soient percés. La main gauche de l'opérateur qui assujettit la tige, s'appercevra aisément que la cavité contient la pointe du trois-quarts; alors il saisira le manche de cet instrument, & le portant dans la vessie, il fera pénétrer la canule dans le viscère, il la poussera jusqu'à ce que la pointe du trois-quarts soit arrêtée dans le fond de la cavité du cylindre; par-là, il sera assuré qu'elle pénètre dans la vessie à la profondeur d'un pouce; il fera retirer le poinçon & y substituera, ou la même canule intérieure d'argent, ou la canule de gomme élastique, disposée à cet effet; il retirera alors la tige de bois. Si on opère sur une femme, la ponction de la vessie doit se faire par le vagin ».

« On pourra procéder à cette ponction d'une autre manière; (continue le citoyen Deschamps) la double canule introduite dans le rectum ou le vagin, en portant la tige perpendiculairement dans la vessie, jusques dans la partie la plus profonde de cet organe, c'est-à-dire, dans son bas-fond, le plus exactement possible, dans la ligne moyenne entre les uretères; l'opérateur l'appuiera sur le rectum ou le vagin; il dirigera alors le bec de la canule vers la cavité du cylindre; il s'appercevra aisément qu'il en touche le vide; il retirera, comme il a été dit, la canule intérieure pour y substituer le poinçon du trois-quarts & percer la vessie : la ponction faite & le poinçon retiré, il portera le doigt dans la vessie pour reconnoître l'extrémité de la canule, & s'assurer si elle a pénétré à la profondeur qu'il aura déterminée ».

Tel est le procédé que le citoyen Deschamps décrit, & qu'il propose d'après beaucoup d'essais faits sur les cadavres, pour suppléer l'incision au périnée prescrite par le frère Cosme; il le regarde même comme bien moins douloureux. Il ne se dissimule point les objections qu'on peut lui opposer, parmi lesquelles sont la double blessure faite au corps de la vessie; le danger d'intéresser les vésicules séminales, & la difficulté ou gêne que pourra éprouver le malade pour rendre ses selles.

La première, selon lui, ne peut être d'un grand poids, d'après les succès de Fleurant & autres, qui ont fait la ponction de la vessie par le rectum. Quant au danger de blesser les vésicules séminales, il pense qu'il est facile d'éviter cet inconvénient, au moyen du doigt introduit dans la vessie afin de reconnoître le lieu choisi pour la ponction, & mettre les vésicules séminales à l'abri de l'instrument; qui d'ailleurs, dirigé précisément dans le milieu & entre elles, ne pourra les intéresser : pour ce qui est de l'embarras des évacuations stercorales, comme d'ordinaire les malades sont préparés à l'opération, le canal intestinal se trouve débarrassé de grosses matières, « & dans le cas où il surviendroit des évacuations spontanées, ou déterminées par les moyens médicinaux; ces matières étant sous forme liquide, la canule ne présenteroit aucun obstacle ».

Enfin, le citoyen Deschamps ne se dissimule point qu'il peut se former autour de la canule une incrustation qui s'opposeroit à sa sortie, lorsque n'étant plus nécessaire, on voudroit la retirer, ce qui pourroit donner lieu à des accidens; mais il présume que les urines passant immédiatement des uretères dans la canule, elles n'auroient pas le tems de déposer les matières de la pierre, & que d'ailleurs on pourroit s'y opposer en portant par la canule une injection, mais en très-petite quantité, pour qu'elle ne sorte point par la plaie de l'hypogastre. « Il seroit possible encore, ajoute-t-il, d'obvier à cet inconvénient, en changeant cette canule extérieure; pour cela, on auroit recours au mandrin, *fig.* 6; on l'introduiroit dans la canule jusques dans la vessie, c'est-à-dire, jusqu'à l'enfoncement circulaire; alors le maintenant ferme, on retireroit la canule, on la nettoieroit promptement pour la remettre en place, au moyen du mandrin qui la conduiroit dans la vessie........ » Chez les femmes & les filles, cette ponction sera faite par le vagin; le bas-fond de la vessie étant chez elles comme chez les hommes, bien au-dessous de l'orifice de cet organe; elle auroit le même avantage que chez les hommes.

Le citoyen Deschamps observe que des circonstances particulières & rares pourroient ne pas permettre de faire usage du procédé qu'il indique, tels que l'engorgement & le volume énorme de la prostate, quelques maladies du rectum & du vagin; ce sera, dit-il, au lithotomiste à juger des cas où il pourra être employé.

Notre auteur, comme on le voit, ne se dissimule aucun des inconvéniens qui pourroient être la suite ou l'effet de son nouveau procédé. Témoin plusieurs fois des douleurs que la présence de la canule introduite selon la méthode du frère Cosme par la plaie au périnée, il a pensé que la ponction de la vessie par le rectum, tentée plusieurs fois si heureusement, pouvoit être pratiquée avec autant d'avantages dans la taille hypogastrique; & que si Fleurant avoit pu laisser la canule pendant trente-neuf jours sans qu'il en soit résulté le même accident, il ne pouvoit rien résulter de fâcheux dans le nouveau procédé, en prenant toutes les précautions qu'il décrit. Nous terminerons cet article par les propres paroles du citoyen Deschamps : *ce sera à l'expérience froidement réfléchie à prononcer sur les avantages & sur les inconvéniens qui peuvent en résulter, à le faire adopter, ou à le faire rejetter* (1).

On lit dans presque tous les livres de l'art que les femmes sont moins sujettes à la pierre que les hommes; c'est une erreur qui s'est accréditée, & que chacun répète en se copiant sans autre examen. Il est certain que les femmes sont tout aussi sujettes à la pierre que les hommes; mais comme elles ont l'urètre fort court, qu'il se dilate très-facilement, & que cette dilatation peut être portée à un assez haut degré, la vessie rencontre rarement des obstacles pour s'en débarrasser; d'où il suit qu'elles sont bien moins exposées que les hommes à subir l'opération de la taille. J'ai vu beaucoup de femmes attaquées de cette maladie, les unes rendre des pierres sans presque sans appercevoir, d'autres plus difficilement, quelques-unes ne les rendoient qu'après des souffrances extrêmes; quelquefois la pierre peut s'engager dans le canal de l'urètre, s'y arrê-

(1) Tom. IV, pag. 127.

ter, acquérir un volume considérable, sans que la femme puisse s'en débarrasser d'elle-même.

J'ai rencontré un cas de cette espèce, qui a été accompagné de circonstances si graves, qu'il me paroît important de les rapporter. L'épouse du citoyen S.... employé à la poste, étoit attaquée depuis plus d'un an d'une incontinence d'urine si considérable, qu'elle étoit perpétuellement mouillée; elle se plaignoit d'une pésanteur douloureuse dans le vagin; elle pouvoit à peine marcher depuis quelque tems; ses meubles, ses hardes, quoique souvent changées, exhaloient une odeur si forte d'urine, que l'appartement, quoique bien aéré, en étoit infecté. Elle me dit que sa maladie avoit commencé vers les derniers mois de sa grossesse par une rétention d'urine, & que jusqu'à son accouchement, elle n'avoit uriné que rarement, parce que ses urines s'écouloient d'elles-mêmes gouttes à gouttes; qu'elle eut un travail long & pénible, que son accoucheur lui avoit annoncé que ce travail étoit retardé à cause d'une tumeur osseuse qui s'étoit formée sous l'arcade du pubis, ce qui rendoit le passage très-étroit; qu'un accoucheur distingué ayant été appellé, avoit confirmé ce jugement, qu'il avoit conseillé les bains & autres remèdes qu'il crût convenables; enfin, qu'après avoir souffert des maux inouis, elle étoit accouchée. La citoyenne S.... se rétablit; mais il lui resta un écoulement involontaire d'urine bien plus abondant qu'avant l'accouchement; elle s'apperçut quelque-tems après que la tumeur du vagin augmentoit & qu'elle aggravoit son infirmité. Il y avoit environ quinze mois qu'elle étoit en cet état, lorsqu'elle me pria de lui donner des soins: il me fut facile de reconnoître que cette prétendue tumeur osseuse n'étoit autre chose qu'une pierre qui s'étoit engagée & accrue dans le canal de l'urètre, qu'elle en occupoit toute l'étendue depuis le col de la vessie jusqu'au meat urinaire; celui-ci étoit dilaté de plus de deux lignes & fortement appliqué sur la pierre qu'il laissoit appercevoir. Cette pierre volumineuse avoit prodigieusement dilaté l'urètre & en remplissoit la presque totalité du vagin; elle étoit fixe & immobile, les parois de l'urètre étoient fort épaisses & comme veloutées. En-dehors, au moindre contact, on en retiroit le doigt teint de sang. L'immobilité de la pierre me fit préjuger que je pourrois trouver des difficultés à l'extraire, je remis l'opération au lendemain.

Convaincu qu'il ne seroit pas possible d'opérer par la dilatation, qu'il seroit même dangereux de le tenter. Je fis à la partie un peu latérale gauche de l'urètre, une incision d'un pouce & demi de longueur, ce qui me procura la facilité de saisir suffisamment la pierre; elle résista aux différens efforts que je fis d'abord, & ce ne fut qu'en faisant des mouvemens de demi-rotations, & en tout sens, que je parvins à l'extraire. Je sentis que pendant l'extraction il s'en étoit rompu une portion, & je m'apperçus qu'elle s'étoit détachée de la surface supérieure à l'extrémité qui répondoit au col de la vessie. La pierre pesoit quatre onces deux gros, elle étoit ronde, sa longueur de plus de trois pouces. Dans la soirée, la malade rendit le fragment qui étoit resté; en la replaçant de l'endroit dont elle s'étoit séparée, je m'apperçus que la pierre formoit une espèce de crochet, dont la partie saillante élevée derrière le pubis, avoit empêché les corps étrangers de céder aux premiers efforts que j'avois faits pour l'extraire, & que sa rupture en cet endroit avoit été nécessaire. La citoyenne S.... n'a éprouvé d'autre soulagement de cette opération, que celui d'être débarrassée d'un corps étranger qui la faisoit beaucoup souffrir. Le canal de l'urètre, qui avoit été si long-tems dilaté, n'a point repris son ressort.

Ceux qui ont imaginé des instrumens particuliers pour faire la section du col de la vessie chez les hommes, ont prétendu que leurs procédés étoient applicables à la taille

taille des femmes ; une queſtion s'eſt élevée enſuite : faut-il ſe contenter d'inciſer l'urètre d'un ſeul côté, faut-il l'inciſer des deux ? Les partiſans de la ſimple inciſion ont pour eux l'expérience, il paroît même qu'elle doit ſuffire, parce que l'urètre qui ſe dilate facilement, offre peu de réſiſtance aux efforts ménagés & méthodiques que l'on fait, ſoit pour introduire la tenette, ſoit pour extraire le calcul. Les partiſans de la double inciſion penſoient, au contraire, que ſi l'urètre eſt inciſé des deux côtés, les femmes ſont bien moins expoſées à l'incontinence d'urine après l'opération. C'eſt dans cette hypothèſe que Louis a imaginé ſon lithotôme féminin, avec lequel on peut faire cette ſection de dehors en-dedans. Quoique Louis ait opéré quelques femmes par ce procédé, on ne voit nulle part s'il en a obtenu quelques réſultats ſatisfaiſans & conſtans. Fleurant, chirurgien de Lyon, a penſé depuis que cette double ſection devoit ſe faire de dedans en-dehors, & propoſa à cet effet un lithotôme caché à deux lames, à l'imitation des tenailles inciſives que Franco propoſe pour inciſer des deux côtés le col de la veſſie chez les hommes. Fleurant qui ne parle que d'après des expériences faites ſur le cadavre, eſt convaincu que ſon inſtrument offre plus d'avantages que celui de Louis.

L'idée de la double inciſion du col de la veſſie, ſemble appartenir à Franco ; mais il ne fait que la propoſer, afin d'ouvrir une voie plus facile à l'extraction de la pierre. *Toutefois*, dit-il, *je n'en ai point encore uſé* : Ledran la propoſe auſſi, & la croit utile. Il eſt probable que c'eſt de là que Louis a conçu l'idée du procédé qu'il propoſe & de ſon inſtrument.

Le but que l'on ſe propoſe par cette double inciſion eſt, dit-on, de prévenir la diſtenſion forcée du col de la veſſie chez les femmes, & les accidens qui pourroient en être la ſuite, tels que l'incontinence d'urine ; mais cette manière d'opérer n'expoſe-t-elle pas aux mêmes dangers, lorſque la pierre eſt d'un volume trop conſidérable pour être extraite au moyen d'une ſeule inciſion ? *Ce cas ſemble exiger*, dit Sabatier, *que l'on ait plutôt recours à la méthode du haut appareil.*

Hoin qui ne croyoit point à l'utilité des deux inciſions de l'urètre, a imaginé un procédé qui réunit & l'inciſion & la dilatation. Il veut que l'on commence par dilater l'urètre, ſi on juge que la pierre ſoit volumineuſe, ou ſi l'on s'apperçoit que le col de la veſſie offre trop de réſiſtance : alors ſans retirer l'inſtrument dilatatoire, on engage dans la canelure la lame lithotôme, & on fait l'inciſion. Ce procédé eſt ſimple, il diffère peu de celui qui a été propoſé par Ledran pour la taille latéraliſée. C'eſt celui de tous qui pourroit mériter la préférence.

Porter la tenette dans la veſſie, charger la pierre & l'attirer au-dehors, voilà le but que l'on ſe propoſe dans l'opération de la taille ; c'eſt à cette fin que l'on inciſe avec méthode les parties pour ouvrir une voie qui permette de pénétrer juſques dans l'organe qui recèle le corps étranger. Cette ſeconde partie de l'opération de la lithotonie, n'en n'eſt pas la moins importante. La vie du malade dépend de la conduite que le chirurgien va tenir, pour peu qu'il rencontre d'obſtacles. La pierre eſt ſeule ou il y en a pluſieurs ; elle eſt petite ou volumineuſe ; liſſe ou chargée d'aſpérités ; dure ou friable ; facile ou difficile à charger. Le malade eſt fort & courageux, ou affoibli par de longues ſouffrances ; c'eſt un enfant ou un adulte ; c'eſt un homme ou une femme. Si la pierre eſt plus volumineuſe qu'on ne l'avoit jugée, & qu'on reconnoiſſe qu'elle ne peut ſortir par la plaie faite au périnée, doit-on la briſer avec des tenettes *ad hoc*, comme quelques-uns le conſeillent ? ne ſeroit-il pas préférable de faire de ſuite ou dans un moment plus opportun, la ſection hypogaſtrique, plutôt que d'expoſer les malades aux dangers qui peuvent être les ſuites du briſement de la pierre ? Si celle-ci eſt difficile à charger, doit-on s'opiniâtrer à des tentatives souvent plus dangereuses qu'utiles ? peut-on toujours impunément porter à plusieurs reprises, la tenette dans la vessie pour en extraire les calculs multipliés, ou divers fragmens? Enfin, dans quels cas doit-on remettre à un autre moment l'extraction de ces corps étrangers ? toutes ces considérations doivent être réfléchies & muries avant de se déterminer à opérer. L'observation & l'expérience doivent servir de guides.

PLANCHE CIII.

Elle offre l'extérieur des parties nécessaires à connoître dans la pratique de la taille.

a a, les muscles de l'intérieur de la cuisse.
b b, l'obturateur externe.
c c, le grand fessier.
d d, portions des tégumens relevés.
e, le coccix.
f, le sphincter de l'anus.
gg, le releveur de l'anus.
h h, les transverses.
i i, les ischio-caverneux.
l l, les bulbo-caverneux.
m m, les corps caverneux.
n, le canal de l'urètre.
o, le tronc de l'artère honteuse interne.
p p, la transversale du périnée.
q q, l'ischio-caverneuse.
r r, rameaux qui vont former la dorsale de la verge.

PLANCHE CIV.

Elle représente les parties plus profondément cachées que dans la précédente, & qui sont intéressées dans l'opération à mesure qu'on s'avance de l'extérieur à l'intérieur. La position est telle que la totalité du bassin est inclinée à gauche pour mieux appercevoir la prostate.

a a, la vessie gonflée autant qu'elle peut être.
b, l'insertion de l'uretère.
c, la symphyse du pubis.
d, jonction du col de la vésicule séminale. *e*, avec la fin du canal déférent *f*.
g, la verge
h, le muscle ischio-caverneux.
i, le bulbo-caverneux.
l l, le rectum.
m, l'anus *n*, portion gauche de la prostate. *o*, portion droite. *p*, portion membraneuse de la vessie. *q*, direction de la première incision dans la taille latérale selon les méthodes les plus usitées. *r*, cartilage de la symphyse du sacrum.

PLANCHE CV.

Elle représente la direction de l'incision dans les méthodes de Rauw, de Cheselden & du frère Cosme Les parties sont vues de profil pour produire un meilleur effet.

Fig. 1. *a*, l'os des îles du côté droit. *b b*, le rectum. *c*, la symphyse du pubis. *d*, section du corps caverneux gauche. *e*, le bulbe de l'urètre. *f*, côté gauche de la prostate. *g*, l'anus. *k*, espaces garnis de grailles, de fibres musculeuses & d'un tissu aponévrotique & vasculeux. *h*, portion du muscle bulbo caverneux. 1, 2 & 3, triangle qui résulte de la sectiom complette des parties.

Fig. 2. 1, 2 & 3 forme du triangle résultant des sections obtenues dans les méthodes de Ledran, Lecat, Hauwkins & Pouteau. *b*, *c*, ligne ponctuée qui complette le triangle dans la méthode précédente.

PLANCHE CVI.

Elle se rapporte aux procédés de Moreau & de Fouchet.

Fig. 1. 1, 2, 3, 4 & 5 double triangle qui résulte de la section des parties faites selon le procédé de Moreau. *a*, espace où se trouvent les vaisseaux qu'il se proposoit de ménager par sa méthode. *b*, *c*, ligne ponctuée qui complette le triangle qui fût résulté, s'il ne se fût point écarté de la ligne 2 & 3.

Fig. 2. *a*, *b*, section de la vessie selon la méthode de Foubert & Thomas.

PLANCHE CVII.

Elle offre l'extérieur des parties génitales necessaires à connoître dans l'opération de la taille chez les femmes.

Fig. 1. *a*, l'os pubis. *b*, l'os des îles. *c*, l'ischion. *d*, le sacrum. *e*, le coccix. *f*, ligament sacro-ischiatique. *gg*, les grandes lèvres. *hh*, les nymphes. *i*, le meat urinaire. *l*, le clitoris. *m*, la branche gauche du clitoris. *n*, l'ischio-caverneux qui répond à cette branche. *oo*, le constricteur du vagin qui naît du contour de la vulve de la branche du clitoris, communique avec le releveur & le constricteur de l'anus. *p q*, le vagin. *r*, la fourchette. *s*, l'hymen. *i*, *t*, la direction de l'incision dans la taille.

Fig. 2. *a*, cartilage de la symphyse du pubis. *b*, celui de la symphyse sacro-iliaque. *c*, la vessie. *dd*, le rectum. *e*, l'anus. *f*, la matrice. *g*, la trompe de fallope. *h*, l'ovaire. *ii*, le vagin. *l*, l'uretère. *m*, renflement caverneux du col de la vessie, que quelques-uns prennent pour une prostaté. *n*, orifice du canal de l'urètre. *o*, *m*, *n*, direction qui résulte de la section des parties. *p*, ouverture du vagin. *q*, le clitoris. *r*, branche coupée du clitoris. *s*, le ligament de cette partie.

PLANCHE CVIII.

Instrumens propres à pincer & extraire.

* *Fig.* 1, 2 & 3. Tenettes dont les anciens se servoient pour extraire les corps étrangers introduits dans les ouvertures naturelles. Ils s'en servoient aussi pour extraire les polypes du nez & de la gorge.

Fig. 4. Tenettes droites dont les modernes se servent pour attirer & extraire le polype du nez.

Fig. 5. Tenettes courbes pour aller saisir le polype jusques dans les fosses nasales.

Les trois premiers instrumens ne sont plus maintenant en usage, & il n'y a que que ceux qui manquent d'adresse pour lier le polype nasal ou du gosier, qui se servent des deux derniers. Cependant à la vue de leur forme, on peut s'en servir pour extraire les corps étrangers qui se sont introduits dans le nez ou à l'entrée du pharynx.

PLANCHE CIX.

Instrumens pour le trépan.

* *Fig.* 1 & 2. Rugines.

Fig. 3. Arbre du trépan.

Fig. 4. Trépan perforatif.

Fig. 5. Trépan exfoliatif.

Fig. 6, 7 & 8. Couronne de trépan de différens diamètres.

Fig. 9. Clef de la pyramide.

Fig. 10. Pyramide de la couronne.

Fig. 11. Tirefond.

Fig. 12. Tirefond en deux parties.

Fig. 13. Brosse avec laquelle on nettoie la couronne.

Fig. 14. Curedent nécessaire pour s'assurer du chemin que la couronne parcourt.

Les rugines, *fig.* 1 & 2, sont des instrumens avec lesquels on racle les os pour les dénuder. Ce n'est pas seulement lorsqu'il est question de découvrir les fractures au crâne, ou pour mettre l'os exactement à nud avant de trépaner, qu'on se sert de la rugine; on s'en sert encore pour enlever des caries superficielles. On en fait de différentes grandeurs, & dont la forme varie suivant l'usage auquel on les destine, comme on le verra lorsqu'il sera question sur-tout des instrumens du dentiste. Il ne s'agit ici que de celles avec lesquelles on racle les os du crâne lorsqu'il est nécessaire de s'assurer s'il n'y a point de lésion qui exige l'opération du trépan.

L'arbre du trépan, *fig.* 3, n'est autre chose qu'une manivelle ou villebrequin que l'on fait mouvoir circulairement, pour que la pièce dont il est armé puisse pénétrer la substance de l'os. On y distingue trois parties : la première est la boîte qui reçoit la pièce qui doit agir sur l'os. L'ouverture & la cavité de la boîte sont quarrées, pour recevoir & loger la soie de l'un des trépans ; une pièce de pouce placée à l'extrémité de la boîte sert à déplacer le ressort qui s'est engrené dans l'entaillure que l'on remarque à l'un des côtés de la soie des trépans. La seconde partie de l'arbre est celle sur laquelle on appuie la main ou le menton, lorsqu'on fait agir l'instrument ; on l'appelle le manche. Enfin la troisième, est la portion moyenne qui est arquée, & que l'on nomme particulièrement la manivelle.

Les trépans perforatifs, exfoliatifs, & couronnés, se montent sur l'arbre. On les enchâsse dans la boîte du villebrequin, où ils sont fixés & retenus par un ressort qui se loge dans l'entaille que l'on remarque à l'un des côtés de la soie de l'instrument, *fig.* 4, 5, 6, &c.

Avec le trépan perforatif on fait un trou peu profond à l'os pour recevoir la pointe de la pyramide placée au centre de la couronne avec laquelle on doit scier l'os.

Le trépan exfoliatif est ainsi nommé à cause de son usage ; les Praticiens semblent l'avoir rejeté, car personne ne s'en sert actuellement.

Le trépan couronné peut être considéré comme une scie circulaire avec laquelle on enlève dans son entier une pièce d'os. C'est un boisseau conique dont la base porte une tige ou soie, au moyen de laquelle on l'ajuste dans la boîte de l'arbre. Le corps du boisseau est taillé extérieurement, de manière qu'il forme autant de lames dont les biseaux sont tournés de gauche à droite ; ces biseaux se terminent supérieurement par autant de pointes dirigées dans le même sens, & qui représentent comme je l'ai déjà dit, une scie circulaire ; on donne une figure conique à la couronne, dans la crainte qu'elle n'enfonce dans le crâne pendant qu'on achève de scier la pièce lorsqu'elle ne tient presque plus ; accident que les Anglois ne redoutent point & qu'ils savent éviter ; car leurs trépans couronnés sont d'un égal diamètre dans toute la hauteur du boisseau. Un autre avantage qui paroît résulter de la figure conique de la couronne, c'est que lorsqu'elle n'est plus dirigée par la pyramide, il arrive très-souvent que l'os n'est point scié également par toute la circonférence ; alors on est obligé d'appuyer & de pencher la couronne, tantôt d'un côté, tantôt de l'autre, ce qu'on ne pourroit faire avec facilité si le diamètre n'alloit en augmentant.

Lorsque l'os est scié, la pièce se trouve quelquefois engagée dans la cavité de la couronne & y tient ferme, c'est pourquoi on a coutume de pratiquer un trou à la culasse de la couronne, à côté de la tige, au moyen de quoi on passe un stilet avec lequel on pousse la pièce au-dehors.

La pyramide est une espèce de poinçon à-peu-près quarré, placé au centre de la couronne, & qui la déborde d'environ une demi ligne. Elle en est comme le pivot déjà implanté dans l'os avant que la couronne ait commencé à mordre ; elle la fixe & l'empêche de se dévier pendant que l'on la fait agir.

La pointe de la pyramide est fort aiguë & tranchante sur les côtés, son extremité opposée se termine par une vis dont les pas vont de gauche à droite, c'est-à-dire, dans un sens opposé à celui des biseaux de la couronne ; on sent du reste la raison de cette précaution. On la place dans la couronne & on l'en retire au moyen d'une clef assimilée à sa forme.

Lorsque la couronne a fait assez de chemin dans l'os pour ne pas craindre qu'elle ne se dévie en opérant, il faut nécessairement ôter la pyramide; sans cette précaution, on déchireroit la dure-mère & on blesseroit le cerveau avant d'avoir achevé de scier l'os.

Il seroit bien difficile de dire quelle est l'origine du tirefond; il est probable qu'il nous vient des arts mécaniques; on la cru utile pour mettre de niveau les os enfoncés. Personne ne dit l'avoir mis en pratique; les auteurs se sont contentés de se copier, & sans réfléchir; 1°. si les os du crâne peuvent s'enfoncer ainsi qu'on le prétend, de la même manière qu'un vase d'étain qu'on auroit frappé; 2°. si dans le cas d'enfoncement supposé il est possible de relever la portion enfoncée. Cependant on a inventé le triploïde armé du tirefond. (*Voyez* planche CXII, figure 1 & *b*). Ces mêmes auteurs conseillent aussi d'enlever avec le tirefond, *fig.* 11, la pièce d'os que l'on a scié. C'est pourquoi dès qu'on n'a plus besoin de la pyramide pour diriger la couronne, on perce la pièce avec le tirefond, qu'on retire ensuite pour achever de scier l'os; & quand il ne tient presque plus, on replace le tirefond avec lequel on enlève la portion sciée. Un chirurgien moderne a imaginé un tirefond en deux parties, *fig.* 12. On l'applique comme le précédent, & quand la vis est engagée, on la sépare du manche au moyen d'une bascule qui fixe les deux parties entre elles. On continue ensuite de trépaner; après quoi on rajuste le manche à la vis engagée dans l'os, & on en fait l'extraction.

La brosse est utile pour nettoyer les dentelures de la couronne, qui se remplissent de scieures pendant l'opération.

Enfin, avec le cure-dent on examine de tems en tems le chemin que parcourt le trépan couronné, & on s'assure si l'os n'est pas plus scié d'un côté que de l'autre, afin de le mieux diriger, parce qu'il est essentiel de scier également.

PLANCHE CX.

Suite des instrumens pour le trépan.

**Fig.* 1. Petit ciseau.

Fig. 2. Couteau lenticulaire.

Fig. 3, 4 & 5. Elévatoires ordinaires.

Fig. 6. Elévatoire de J.-L. Petit, corrigé par Louis.

Fig. 7. Lancette armée, pour inciser la dure-mère.

Fig. 8 & 9. Meningophylax.

Le petit ciseau peut tenir lieu de levier pour ébranler la pièce d'os sur la fin de l'opération; ordinairement on ne l'emploie que pour couper les intervalles qui se trouvent entre les ouvertures quand on a appliqué plusieurs couronnes de trépan: alors on se sert du petit maillet de plomb, planche CXI, figure 6, pour faire agir le ciseau.

Avec quelque précaution qu'on ait trépané, il reste toujours aux bords de l'ouverture de l'os, des inégalités qui peuvent devenir nuisibles, sur-tout si la dure-mère venant à se tuméfier, s'engageoit dans cette ouverture. On doit donc avoir l'attention de détruire les inégalités, & pour cela, on se sert du couteau lenticulaire. La lentille interposée entre le crâne & la dure-mère, fait que l'instrument appliqué à la face interne de l'os, trouve un point d'appui solide qui facilite le mouvement demi-circulaire que le chirurgien doit faire pour enlever d'un seul tour de main, s'il est possible, les inégalités qui se trouvent à la circonférence de l'ouverture du trépan. Enfin, la lentille présentant une surface large, reçoit ces inégalités à mesure qu'elles sont détachées, & empêche qu'elles ne se perdent sous le crâne.

Les élévatoires servent à relever les pièces fracturées lorsqu'elles sont enfoncées & qu'elles blessent la dure-mère, & à tâcher de les remettre à leur niveau. En examinant les élévatoires 3, 4 & 5, on s'apperçoit que ces instrumens ne peuvent agir que comme levier de la première espèce; que le point d'appui se trouvant nécessairement sur le rebord de l'os fracturé, l'application peut en être dangereuse, quelque précaution que l'on prenne, pour que le point d'appui se fasse dans la main du chirurgien; on n'est jamais certain de ce que l'on fait, parce que la main n'a ni la précision ni la fermeté nécessaire pour empêcher le bout de l'élévatoire de s'échapper comme nous en avons été les témoins. C'est à ces inconvéniens que sont dus le pied de griffon, le triploïde, l'élévatoire de Paré, celui de Hildanus, enfin, celui de J.-L. Petit; ce dernier élévatoire, d'après les changemens que Louis y a fait, paroît l'emporter sur tous les autres. Nous allons d'abord le décrire tel que Petit l'a proposé; puis nous indiquerons les changemens & améliorations qu'on y a faits. Nous copions Petit.

« Cet élévatoire est composé de deux » parties principales; savoir, d'un le- » vier, & d'un chevalet qui lui sert » d'appui.

» Le levier a environ huit pouces de » longueur, sur quatre à cinq de largeur, » deux lignes d'épaisseur; il est tout » droit si l'on en excepte une courbure » qui est au bout, destinée à faire la » courte branche du levier; cet endroit » est même un peu plus étroit, plus mince » & plus applati que le reste, afin qu'on » puisse le glisser & le conduire plus » facilement sous l'os.....

» Ce bout est taillé de plusieurs pe- » tites rainures transversales, pour l'em- » pêcher de glisser & de s'échapper de » dessous l'os auquel on l'applique.....

» L'autre bout de ce levier que nous » appellons la longue branche, est em- » manché dans du bois exactement » poli.... La sur face de dessous le le- » vier est percée de plusieurs trous, qui » sont taraudés, & éloignés les uns des » autres de deux ou trois lignes; ils » servent à recevoir une vis qui borne & » fixe le point d'appui du levier; & cette » vis peut également se loger dans tous » ces différens trous. Le nombre de ces » trous, disposés comme nous l'avons dit, » procure la facilité d'approcher ou d'é- » loigner l'appui, & par conséquent, de » donner au levier plus ou moins de » force.....

» La seconde partie que nous regardons » comme l'essentielle, est un chevalet sur » lequel ce levier doit s'appuyer.....

» La partie de ce chevalet, qui s'ap- » plique sur le crâne, est arquée, afin » qu'il n'appuie que par ses deux jambes » ou extrémités. »

On donne à ces deux jambes une surface large: on les garnit de chamois ou de linge, tant pour les empêcher de glisser, que pour tâcher qu'elles ne fassent aucune impression sur l'os. Enfin, à la sommité du chevalet, se trouve la vis dont il a été parlé, laquelle s'engrenant dans l'un des trous taraudés qui sont sous le levier, l'assujettit au chevalet.

L'inspection seule de ce levier, & sa description, ont bientôt fait connoître que cet instrument une fois placé, ne pouvoit exécuter que le mouvement limité de la bascule. Louis, qui a le premier fait cette remarque, y a fait un changement tel, qu'on peut diriger le levier dans tous les sens. Il a substitué à la vis en charnière, un pivot dont les mouvemens peuvent se faire en tous sens, au moyen d'une articulation par genou avec le chevalet. Le pivot, au lieu d'être en forme de vis, porte une petite tête arrondie, audessous de laquelle est une rainure circulaire, dans laquelle se loge la coulisse mobile qui est sur la longue branche du levier, afin de fixer ensemble les deux parties de l'instrument.

Ce qui nous a déterminé a décrire le levier tel que J.-L. Petit l'avoit d'abord inventé, c'est qu'en lisant *l'Armamentarium militare austriacum*, par Brambilla, nous n'avons pu voir sans surprise qu'il attribuoit cet élévatoire à Fabrice de Hildan, d'après Heister ; voici les propres paroles de Brambilla, tab. VII, fig. 15, pag. 66. *Vectis seu elevatorium Hildani ab Heistero laudatus*. Quoique nous connussions fort bien le levier de Fabrice, nous nous imaginâmes que Héister, qui n'aimoit pas beaucoup les chirurgiens françois, avoit commis cette erreur ; mais en vérifiant, nous nous sommes convaincus que c'étoit une faute bien volontaire de Brambilla, qui affecte dans tout son ouvrage une ignorance totale sur les noms des chirurgiens françois, qui ont enrichi la chirurgie de quelques instrumens utiles.

Héister (1), après avoir parlé des instrumens du triploïde, décrit le levier de Fabrice Hildan, qui peut être regardé comme un instrument plus avantageux que tous ceux qui existoient auparavant ; il est fort souple, c'est une branche d'acier quarrée, longue d'environ douze à quinze pouces ; on peut lui donner la longueur que l'on veut. Une des extrémités de cette branche est mobile au moyen d'une charnière qui y joint une plaque de même épaisseur, & percée dans son milieu, d'un trou taraudé, pour recevoir une vis fort longue, au bas de laquelle est une platine un peu excavée pour se conformer à la surface convexe du crâne. On passe la branche d'acier dans l'ouverture quarrée d'un tirefond, ou d'un crochet, placé comme si on devoit se servir du triploïde ; la platine de l'instrument sert de point d'appui, tandis qu'avec la main on soulève l'autre branche du levier, ensorte que l'on agit avec un levier dont la résistance est entre le point d'appui & la puissance.

Héister reproche à J.-L. Petit de n'avoir point parlé de ce levier dans son mémoire, ajoutant qu'il ne pouvoit le méconnoître. Il dit que la courte branche de son élévatoire a trop d'épaisseur, & semble préférer le levier de Hildanus. Nous croyons qu'Héister est seul de son avis. Quoi qu'il en soit, Brambilla n'a pas même consulté Héister lorsqu'il a rédigé l'article du levier qu'il décrit Tab. VII, puis à la table suivante, où il représente cet élévatoire avec ses perfections ; il a l'air d'ignorer que Louis en est l'auteur.

Quand après avoir trépané le crâne, on est assuré qu'il y a un fluide épanché sous l'enveloppe du cerveau, on l'incise avec la lancette armée, & quand on a évacué le liquide épanché. Quelquefois, après cette opération, on a lieu de craindre que la substance du cerveau ne s'engage dans l'ouverture, sur-tout si on a trépané à la partie déclive. J.-L. Petit conseilloit d'introduire deux plaques de plomb D, *e*, pour contenir la masse cerébrale. Bellocq avoit conseillé deux autres plaques, dont l'une est à jour, pour laisser épancher la matière ; un sindon de linge, de la charpie & des compresses sont aussi efficaces, & donnent moins d'embarras.

PLANCHE CXI.

Continuation des instrumens pour le trépan.

* *Fig.* 1. Trépan à main.

Fig. b. Couronne cylindrique usitée en Angleterre.

Fig. c. Autre couronne à longues dents.

Fig. 4. Elévatoire de Paré.

Fig. 5. Ciseaux.

Fig. 6. Maillets de plomb.

Fig. 7. Gouges.

Le trépan à main, celui dont se servent le plus grand nombre de Praticiens Anglais, ne diffère de celui à manivelle que par le manche, qui peut servir d'élévatoire ; mais cet instrument n'est point commode, il est plus fatigant pour

(1) *Inst. Chir. part.* 1. *l.* 1. *cap.* 14. §. 30.

l'opérateur, & ne mérite aucunement la préférence sur l'autre.

La couronne cylindrique est beaucoup plus large que ne sont les nôtres; les dents sont perpendiculaires, au lieu d'être obliques; elles sont plus saillantes dans leur contour. Avec cette couronne, conduite par un habile opérateur, on ne court aucun risque de tomber promptement sur la dure-mère; inconvénient qu'en France on a voulu éviter en donnant une forme conique à toute la couronne.

La couronne *fig. c*, a des dents plus longues que celle de l'autre d'usage ordinaire, & dans le contour, sont trois vuides où les dents manquent. On croit que par cette disposition on peut scier plus promptement, & qu'on n'est point nécessité à ôter l'instrument aussi souvent pour le nettoyer de la sciure.

L'élévatoire de Paré ressemble parfaitement au levier avec lequel les tonneliers assujettissent les cerceaux qu'ils veulent placer de force pour serrer les douves d'un tonneau.

Il est bon d'observer ici que l'application du trépan ne se borne pas seulement aux os du crâne. On trépane aussi le sternum pour donner issue au pus épanché dans l'écartement antérieur des lames du médiastin, lorsqu'il s'y est formé un abcès. Cette opération a été quelquefois heureuse. On ne peut cependant disconvenir que le succès doit en être douteux. Car sans s'arrêter à prouver qu'on n'a le plus souvent que des signes équivoques de l'existence de l'abcès en cet endroit; s'il est démontré que l'écartement ne correspond point toujours au centre de la poitrine, on s'expose au moins à faire une opération hasardée & inutile.

On trépane encore les os longs, soit pour donner issue aux fluides épanchés dans leurs cavités, soit pour extraire des corps étrangers qui, après avoir pénétré leur substance, y restent tellement implantés, que les autres moyens se sont trouvés insuffisans pour les en retirer. Très-souvent il arrive qu'on est dans la nécessité d'appliquer plusieurs couronnes de trépan, dans l'intention de procurer une large issue, ou pour détruire une carie d'une assez grande étendue; alors pour remplir complettement l'indication, on est obligé de détruire les intervalles qui se trouvent entre chaque ouverture de trépan; & pour cet effet, on se sert du ciseau ou de la gouge, & du maillet de plomb.

C'est encore avec la gouge & le maillet que, dans la nécrose des os longs, on détruit une portion du nouvel os, pour faire une ouverture suffisante, au travers de laquelle on extrait l'os primitif mort, qui s'y trouve comme enchâssé ou incarcéré.

PLANCHE CXII.

Du triploïde, & des instrumens pour les maladies des paupières.

* *Fig.* 1. Le triploïde ou élévatoire à trois pieds, avec le tirefond *b*.

Fig. 2. Pinces à ressort pour saisir & abaisser la paupière inférieure.

Fig 3. Autre pince élastique, pour le même usage.

Fig. 4. Pince élastique de Lafaye, pour tenir, saisir de la paupière supérieure que l'on doit retrancher, lorsqu'elle est paralysée, & qu'elle reste abaissée sur l'œil.

Fig. 5. Ciseaux à double courbure, pour extirper les tubercules qui surviennent aux paupières.

Fig. 6. Ophthalmoxistre ou palette, dont la surface est en forme de rape, pour scarifier l'intérieur des paupières.

Fig. 7. Autre instrument de forme olivaire, pour le même usage.

Fig. 8. Faisceau de barbe d'épi d'orge, proposé & employé par Woolhouse, pour la même opération.

On est convenu depuis fort long-tems que

que le triploïde ou élévatoire à trois pieds ne pouvoit être employé utilement ; on ne conserve aujourd'hui cet instrument dans l'arsenal de chirurgie, que comme un objet de pure curiosité. L'inventeur n'en est pas connu, & il est probable que cet instrument n'a été imaginé, que parce qu'on avoit observé que les élévatoires ordinaires & le pied de griffon ne réussissoient pas toujours au gré du chirurgien. Le but principal étoit d'avoir un point d'appui fixe, sans courir le risque d'enfoncer les bords de l'os fracturé. On lui adapta ensuite le tirefond pour redresser le crâne enfoncé. Il y a des chirurgiens qui croient encore que les os de cette partie peuvent être enfoncés par un coup violent, de la même manière que s'enfonceroit un pot d'étain sur lequel on auroit frappé. La connoissance exacte de la structure des os du crâne, fait légitimement douter que cela puisse avoir lieu. On ne doit pas plus avoir de confiance dans le moyen qu'on propose pour redresser la partie enfoncée par l'usage du tirefond.

Il survient quelquefois à la parois interne de la paupière inférieure, des tubercules qu'il faut exciser ; d'autres fois, ce sont de petits ulcères qu'il faut cautériser. Dans l'un & l'autre cas, on ne peut découvrir le mal, ni opérer sans renverser la paupière ; si on le fait avec les doigts, ceux-ci sont bien-tôt humectés par les larmes qui coulent en abondance, & la paupière s'échappe pour ainsi dire d'elle-même. Pour obvier à cet accident, on saisit la paupière avec l'une des pinces, *fig.* 2 & 3, & on opère ensuite avec sureté.

Nous avons dit, en parlant des sutures, que dans la paralysie du muscle releveur de la paupière supérieure, si les remèdes internes avoient été sans effet, l'œil restoit fermé, & que la chirurgie pouvoit corriger la difformité en retranchant une portion de la hauteur de cette paupière, & maintenant ensuite les bords de la division rapprochés jusqu'à parfaite consolidation. Pour faire cette rescision avec plus de sûreté, Lafaye a imaginé la pince, *fig.* 4 ; la forme concave du bord de cette pince, fait qu'elle correspond à la convexité de la paupière.

Les scarifications de la conjonctive & de la surface interne des paupières, ont été conseillées par tous les anciens, lorsque les affections variqueuses de ces parties résistent à l'application des médicamens propres à en favoriser le dégorgement. On les ratissoit avec la pierre-ponce, l'os de sèche, ou la feuille de figuier ; & quelquefois avec une petite palette dentelée, *fig.* 6, ou avec le bouton olivaire, *fig.* 7, dont la surface est couverte d'aspérités. On nommoit ces instrumens *opththalmoxiston*, on les désignoit aussi sous celui de *blepharoxiston*. Tous ces moyens ayant paru cruels à cause des accidens graves auxquels ils donnoient lieu, on les avoit abandonnés depuis fort long-tems, lorsque Woolhouse, oculiste anglois, a proposé de nouveau de scarifier la conjonctive avec un faisceau composé de barbes d'épis d'orge, *fig.* 8. Mais ce moyen a été bien-tôt abandonné par les inconvéniens qui en étoient la suite inévitable ; les brins fragiles se cassoient sur la partie, y restoient implantés, & par leur présence, augmentoient le désordre. Ce n'est point en irritant la surface interne des paupières, ou la conjonctive engorgée, que l'on peut parvenir à en procurer la résolution. Les lotions émollientes & résolutives déterminent insensiblement la résolution ; & si malgré les moyens les mieux administrés, on n'obtient point de succès, on y fait quelques mouchetures avec la pointe de la lancette : cette saignée locale détermine plus sûrement & sans danger le dégorgement de la partie. Mais ce moyen n'est point aussi efficace, quand la tuméfaction de la conjonctive est occasionnée par des veines variqueuses, qu'amenent ordinairement des ophthalmies périodiques ;

La saignée locale ne peut jamais que pallier le mal, il faut nécessairement emporter les varices, & pour cela, on saisit avec une érigne convenable les veines variqueuses, on les soulève, & on les emporte avec l'instrument tranchant. C'est une opération délicate, qui exige beaucoup d'habitude, d'adresse & d'intelligence.

PLANCHE CXIII.

Elle offre les instrumens propres à la ponction.

* *Fig.* 1. Trois-quarts ordinaire, armé de sa canule.

Fig. 2. Petit trois-quarts de M. Dupuis. *b*, la canule qui doit rester à demeure. *c*, tige d'argent pour boucher la canule. *d*, le couvercle à vis pour fermer le tout.

Fig. 3. Trois-quarts courbe, pour faire la ponction de la vessie au-dessus du pubis.

Fig. 4. Trois-quarts courbe de Fleurant, pour faire la ponction de la vessie par le rectum.

Fig. 5. Trois-quarts plat, pour l'hydrocèle.

Fig. 6. Bistouri de Guillemeau, pour l'opération du phimosis.

Le trois-quarts est composé de deux pièces, l'une que l'on appelle le poinçon, est montée sur un manche; l'autre est une canule, dont le pavillon se termine en une espèce de goutière, pour faciliter l'écoulement du liquide, & le faire tomber directement dans le vase destiné à le recevoir.

On se sert de cet instrument toutes les fois qu'il faut extraire un liquide épanché contre l'ordre naturel, dans quelque capacité; ainsi dans l'hydropisie ascite, &c. on plonge dans un des points du bas-ventre, le trois-quarts armé de sa canule, & lorsqu'il a pénétré dans le fluide, on retire le poinçon, la canule reste & fournit une issue à l'eau épanchée. On pratique la même opération pour évacuer l'eau dans l'hydrocèle de la tunique vaginale du testicule.

Lorsqu'il survient une tumeur contre nature dans quelque partie du corps, & que l'on ignore la nature du fluide épanché, quelques Praticiens ont conseillé d'y plonger le trois-quarts; & si on reconnoît que ce fluide est de nature à être évacué sans danger, on dirige la pointe du bistouri sur la canelure de la canule, & on incise la tumeur. Cette idée est de J.-L. Petit; c'est à cette fin qu'il a imaginé la canelure que l'on remarque sur la canule de cet instrument.

On sait, & l'expérience ne le prouve que trop, que la ponction n'opère que la cure palliative de l'hydropisie. Les exemples de guérisons radicales sont fort rares; après la paracenthèse dans le grand nombre d'hydropiques que j'ai eu occasion de traiter, je n'en ai vu qu'un seul chez lequel la maladie n'a plus reparu après la seconde ponction. C'étoit un employé aux fermes; il avoit été supprimé. Le chagrin qu'il en conçut, détermina d'abord un ictère rebelle qui dégénéra en hydropisie; quelques jours après la seconde ponction, par laquelle j'avois extrait neuf pintes de liquide sans compter ce qui s'écoula par des mouchetures faites au scrotum, qui étoit extrêmement volumineux; on lui apprit qu'il étoit rétabli dans sa place, dès-lors tout changea en lui, son appétit revint, les urines reprirent leur cours; en moins de quinze jours il fut totalement rétabli. Je suis persuadé que l'agréable nouvelle qu'il reçut d'être remis dans ses fonctions, opéra beaucoup plus que les remèdes que nous lui administrâmes de concert, Guenot & moi. Cette maladie a duré huit mois.

Quand un malade a subi la ponction; on doit s'attendre à renouveller cette opération, chez les uns plus tôt, & plus tard chez d'autres. On a pensé que les parties continuellement abreuvées par le liquide qui s'accumule journellement, étoient bien moins disposées à éprouver les effets des remèdes que l'on administre en pareille occurrence; de là on a conclu qu'il seroit possible d'y parvenir, si on laissoit à demeure une canule, que l'on déboucheroit de tems en tems, pour évacuer l'eau à mesure qu'elle s'amasse; c'étoit le but que se proposoit Thouvenot, chirurgien des Incurables, ainsi qu'il le rapporte. (Journal des Savans, novembre 1678.) Il se servait de trois-quarts fort petits, & laissoit la canule avec la précaution de la boucher exactement; & à mesure que la quantité d'eau augmentoit, il l'évacuoit à volonté. Ce procédé étoit en usage avant Thouvenot, mais seulement dans l'intention d'évacuer à différentes reprises l'eau épanchée, parce qu'on étoit dans l'opinion qu'il y avoit du danger à l'évacuer en totalité, d'un seul coup. L'expérience sembloit justifier ce précepte. On s'étoit apperçu que dès que le ventre étoit totalement vidé, les malades étoient tombés en sincopes, que les foiblesses duroient très-long-tems, que quelques-unes même sont suivies de la mort. On auroit lieu d'être étonné de la timidité qu'avoient nos prédécesseurs, & des suites fâcheuses de l'évacuation totale de l'eau contenue dans le bas-ventre, si l'expérience n'avoit point appris que tous ces accidens dépendoient de la manière dont on situoit les malades, & de la négligence que l'on mettoit à soutenir le bas-ventre immédiatement après l'écoulement des eaux. Les chirurgiens modernes n'hésitent nullement à les laisser écouler en totalité; mais pour prévenir les accidens fâcheux dont nous avons parlé, on opère le malade dans la situation couchée, on comprime le ventre par degré durant l'écoulement des eaux; enfin, quand l'évacuation est achevée, on applique sur le bas-ventre un bandage de corps.

L'opération de la paracenthèse n'est point ordinairement suivie d'écoulement de sang; cependant il ne seroit point étonnant qu'il ne survienne une hémorrhagie. Si le sang couloit abondamment au-dehors, il seroit facile de la reconnoître; le seul moyen qui paroît convenir en pareil cas, c'est d'introduire avec force dans l'ouverture un bouchon conique & pointu fait de cire ramollie. C'est ainsi que Bellocq est parvenu à arrêter une hémorrhagie de cette espèce; on sent bien que ce bouchon doit être soutenu par des compresses & le bandage de corps. On ne doit point non plus se hâter de le retirer, il faut attendre que la suppuration le fasse pour ainsi dire tomber de lui-même. S'il n'y avoit point de signe extérieur d'hémorrhagie, mais que l'on s'apperçût que le malade s'affoiblit par degrés, qu'il lui survient des bâillemens fréquens, des tintemens d'oreilles; en un mot, les signes d'une effusion de sang à l'intérieur, il ne faut point hésiter de mettre en usage le bouchon de cire que nous venons d'indiquer.

L'idée de laisser une canule à demeure, pour évacuer les eaux à mesure qu'elles s'accumulent, paroît d'abord devoir être fort utile, sur-tout pour les cas où il y a certitude qu'il faudra souvent revenir à la ponction; elle a été renouvellée de nos jours par notre collègue Dupuis, qui a imaginé à cet effet le trois-quarts, *fig.* 2, dont la canule *b*, porte un pavillon fort large auquel on fixe une ceinture qui fait l'office d'un bandage de corps. La tige d'argent *c*, sert à boucher la canule; & le couvercle *d*, taillé en-dedans bouche le tout exactement, en prenant la précaution de couvrir d'un peu d'étoupe la vis qui s'élève du centre du pavillon. L'auteur s'en est servi à l'occasion d'une hydropisie enkistée; il remarque qu'il ne faut point évacuer la totalité de l'eau contenue, de crainte que le kiste n'échappe à la canule, mais évacuer tous les deux ou trois jours quelques pintes de liquide, selon que l'on juge de l'augmentation du volume de la tumeur. Cette réflexion est d'autant plus exacte, que je me suis apperçu une fois que l'eau cessa tout-à-coup de couler, quoique le ventre en contînt une très-grande quantité; je reconnus aisément que l'extrémité de la canule étoit hors du kiste. Je la lui retirai, & après avoir fait coucher la malade sur le côté opposé, (c'étoit une femme que j'opérois) j'y fis une nouvelle ponction, & j'enfonçai la canule beaucoup plus profondément; il sortit douze à treize pintes de liquide. J'ai tenté aussi le moyen de Dupuis sur une femme qui avoit une hydropisie enkistée, & à laquelle il falloit que je fisse la ponction tous les mois, à cause de l'état fâcheux où elle étoit réduite, lorsque la tumeur avoit acquis un certain volume. Elle souffroit beaucoup de la présence de la canule. Peu de jours après il survint de l'inflammation aux environs; une toux inattendue la fit échapper du kiste, l'eau s'est épanchée dans le ventre. J'ai toujours pensé que cet accident fut une des causes de la mort de la malade, environ deux mois après, quoique je lui aie fait deux fois la ponction depuis l'essai de la canule à demeure. Je pourrois rapporter plusieurs exemples, d'après lesquels il m'est presque évident que ce moyen douloureux & presque toujours insupportable pour les malades, n'est jamais d'une utilité réelle. L'inflammation qui survient en peu de jours, détermine des escarres gangreneuses, la canule sort d'elle-même, il reste une ouverture large qui laisse pendant quelque-tems couler le fluide; mais bien-tôt l'ulcère se retrécit & se bouche malgré tout ce que l'on fait pour entretenir une fistule. Si le malade en réchappe, le ventre se gonfle de nouveau, il faut recourir à la paracenthèse; j'en parle d'après l'expérience.

Il seroit sans doute très-heureux que l'on pût faciliter l'écoulement des eaux dans l'ascite, par une ouverture faite dans un des points le plus déclive du bas-ventre. Cette idée, si elle pouvoit être réalisée, seroit très-avantageuse, principalement pour les malades qui redoutent toujours les opérations, quelque légères qu'elles soient. Il y a plus de vingt ans que je communiquai à l'Académie de Chirurgie mes vues sur ce point de pratique; j'étois jeune alors; mon opinion fit peu de sensation: cependant il m'est démontré aujourd'hui qu'elle n'est point aussi absurde qu'on l'avoit pu croire, que la ponction pratiquée sur-tout chez les femmes dans le lieu que j'avois proposé, a été faite avec une sorte de succès qui peut en permettre encore de plus certains. Si notre collègue Sabatier, à qui je dois une partie du peu que je sais, ne m'avoit pas cité à l'occasion de ce point de pratique, & qu'il ne m'eût pas annoncé comme le premier qui en ait parlé, je me serois bien gardé de le rappeller ici.

La vérité est qu'en 1777, (v. st.) le hasard me fit tomber entre les mains une observation de Laromignère, un de nos anciens confrères. En 1749, le 29 octobre, ce chirurgien fut appellé auprès d'une jeune femme qui étoit presque agonisante; il reconnut un fluide épanché dans le bas-ventre, quoiqu'il jugeât que ce fluide étoit en grande quantité; comme la peau du ventre n'étoit point tendue, que l'ombilic étoit enfoncé, il ne sut d'abord prononcer sur la nature de la maladie. Mais ce qui le surprit le plus, c'est que dans ses recherches ultérieures, il reconnut à l'entrée de la vulve une tumeur circonscrite & du volume d'un œuf, qui ne lui permit en aucune manière de porter le doigt, ni même un stilet dans le vagin. Laromignère appella un de ses confrères en consultation; la malade étoit âgée de dix-neuf ans, & n'avoit jamais été réglée. Les deux chirurgiens, après y avoir réfléchi, présumèrent que la tumeur vaginale étoit occasionnée par la clôture de l'hymen, & que la tumeur abdominale n'étoit que le résultat du sang amassé & contenu dans la matrice. Comme on les sollicitoit vivement de donner du soulagement à cette femme, malgré le prognostic fâcheux qu'ils en avoient porté, ils firent une incision à la tumeur du vagin, de laquelle ils virent couler, à leur grand étonnement, une eau claire & citrine, semblable à celle que l'on tire ordinairement dans l'hydropisie ; il s'en écoula plus de dix pintes ; étonnés de ce phénomène, les deux chirurgiens appellèrent le lendemain Levret & Sabatier père en consultation. La malade parut un peu soulagée. Il s'étoit encore écoulé beaucoup d'eau depuis l'opération jusqu'à leur visite ; mais épuisée par ses longues souffrances, elle succomba. A l'ouverture du cadavre, on reconnut que l'incision faite au vagin communiquoit dans le bas-ventre, & qu'elle avoit donné issue à toute l'eau qui avoit été contenue dans cette capacité. Cette observation fut un trait de lumière pour moi ; je m'étois déjà apperçu que le vagin pouvoit être poussé du côté de la vulve dans l'ascite ; j'avois fait cette remarque sur une pauvre femme de la paroisse Saint-Eustache, à laquelle je tirai la première fois quarante-deux pintes d'eau ; à la seconde, trois mois après, quarante ; enfin, dans l'espace de six mois, je lui tirai en quatre ponctions, cent quarante-neuf pintes d'eau limpide. Avant chaque opération, elle avoit une tumeur au vagin qui disparoissoit ordinairement après l'évacuation des eaux. J'en conclus qu'il seroit possible chez les femmes, de tenter la paracenthèse par le vagin, d'y laisser une canule à demeure & de chercher à établir une fistule qui, laissant un passage continuel au fluide, mettroit au moins les malades à l'abri d'une nouvelle ponction ; je pensai aussi, que dans quelques circonstances, on pourroit tenter la même opération par le rectum chez les hommes ; dès-lors je fis des recherches ; mais ne trouvant rien de satisfaisant dans les auteurs, je crus devoir faire part à l'Académie de mes idées à cet égard, & des faits qui y avoient donné lieu. D'après la discussion qui s'en étoit suivie, je ne crus point devoir insister, bien résolu d'examiner par la suite si mon opinion étoit aussi mal fondée que quelques membres vouloient me le persuader.

En 1788, l'Académie fut instruite par l'organe de son secrétaire, que Macarn, chirurgien de Turin, demandoit s'il existe quelques faits qui constatent la possibilité de pratiquer la paracenthèse par le vagin chez les femmes, & par le rectum chez les hommes ; il avouoit qu'il n'en avoit trouvé aucun dans les livres de l'art, que cependant on venoit de la tenter à Turin ; qu'un homme étoit mort, & qu'une femme vivoit encore. En 1787, la même opération a été faite en Angleterre, & communiquée le 27 octobre 1789, à la société de Londres, par le docteur Simmons ; d'après une lettre à lui écrite par M. William Bishop, chirurgien à Maidstone, dans le comté de Kent.

Madame Rébecca Jarritt, âgée de 35 ans, d'une taille médiocre, quelques semaines après sa cinquième couche, en 1786, ressentit des douleurs dans le côté droit du ventre, & s'apperçut bientôt qu'elle grossissoit. On employa, sans succès, l'opium, les pilules de scille, la digitale pourprée & d'autres remèdes ; l'hydropisie continua de faire des progrès. En 1787, la malade s'apperçut d'une descente de vagin qui augmenta graduellement jusqu'au volume de quatre pouces de diamètre.

Le 13 mai, on fit une ponction au vagin avec le trois-quarts en forme de lancette, recommandé par M. Henri Watson, il sortit quarante-six pintes de fluide, & la plaie du vagin fut bien-tôt guérie.

Après l'opération, on prescrivit encore les diuretiques avec aussi peu de succès que la première fois. L'hydropisie se renouvella, elle devint si considérable, que le 9 août il fallut recourir à la ponction. Quoique la tumeur du vagin ne fût pas si volumineuse que la première fois, on piqua près de la première cicatrice, qui étoit presqu'effacée, & l'on tira cinquante-une pintes de fluide.

Pendant l'évacuation de l'eau, le ventre

étoit soutenu par une large ceinture qu'un aide serroit à mesure que le volume diminuoit. Par ce moyen la malade put aisément se tenir debout appuyée contre le dos d'une chaise, pendant l'écoulement des eaux, qui dura près d'une heure. On l'avoit d'abord fait coucher sur le côté pendant l'opération, mais trouvant cette situation incommode, elle avoit demandé la liberté de se tenir debout, ce qu'elle fit sans éprouver la moindre foiblesse.

Il ne sortit que quelques gouttes de sang de la piqûre du vagin, & cette opération n'a produit aucun accident.

Ces faits me paroissent suffisans pour démontrer la possibilité de faire quelquefois, de préférence, la ponction au vagin chez les femmes, & qu'elle pourroît-être quelquefois plus avantageuse que l'autre, en ce qu'on est assuré d'évacuer en totalité le fluide épanché. Lorsque je l'ai proposée à l'Académie, mon intention n'étoit point d'abandonner la piqûre à elle-même, parce que je ne doutois nullement qu'elle pût se cicatriser. Je proposois au contraire d'y assujettir une canule à demeure, pour déterminer une fistule par laquelle l'eau trouveroit une issue facile, & qui mettroit le malade à l'abri d'une nouvelle ponction. Je laisse aux maîtres de l'art à réfléchir sur cette idée; l'expérience apprendra quelque jour de quelle valeur elle peut être.

L'usage du trois-quarts ne se borne pas aux seuls cas dont il vient d'être parlé plus haut; on est obligé d'y avoir recours pour faire la ponction de la vessie, dans la retention d'urine, lorsqu'il est de toute impossibilité d'y introduire la sonde. C'est le remède extrême, & l'un à employer pour tâcher de sauver le malade.

On procède à la ponction de la vessie de trois manières.

La première se fait au périnée, dans le lieu où on pratique l'opération de la taille latérale; elle présente plus de difficulté que les autres, sur-tout sur les sujets chez lesquels la vessie n'est ni fort ample, ni susceptible d'une grande expansion. Si la rétention d'urine a pour cause l'inflammation du col de la vessie, elle peut exposer à bien des accidens. C'est pourquoi dans ce cas les praticiens semblent lui préférer l'un des deux autres dont il sera bientôt question. Mais si la rétention d'urine est occasionnée par l'engorgement chronique de la glande prostate, ou que l'obstacle insurmontable vienne d'une maladie à l'urètre, ou par une fausse route pratiquée par des efforts que l'on auroit faits pour introduire la sonde, la ponction au périnée me paroît préférable; je pense même que pour favoriser le dégorgement des parties, & l'application immédiate des médicamens indiqués par la nature du mal, il seroit avantageux de faire une incision comme dans l'opération de la taille, avant de porter le trois-quarts dans la vessie. Le trois-quarts pour cette espèce de ponction doit être plus long que celui dont on se sert pour la paracenthèse dans l'hydropisie ascite. (*Voyez* celui de Foubert, à l'article *Taille*, c'est celui qui convient.)

La seconde manière de pratiquer la ponction de la vessie, se fait au-dessus du pubis; elle ne présente aucune difficulté dans son exécution, si on se sert du trois-quarts courbe, *fig.* 3. Le frère Cosme, qui est l'inventeur de cet instrument, avoit pratiqué le long de la convexité du poinçon une canelure, & un trou de chaque côté de l'extrémité de la canule, afin qu'après avoir plongé l'instrument jusques dans la vessie, & que tirant à soi le poinçon, l'urine en s'écoulant le long de la canelure, indiquât que l'on y est réellement parvenu: alors on achèvera de pousser la canule jusqu'à ce que le pavillon touche au ventre; après quoi, on retire le poinçon pour laisser écouler l'urine. Lafaye a supprimé les trous de la canule comme inutiles, & n'a conservé que la canelure du poinçon. On assujettit la canule avec une bande en forme de ceinture, on la bouche avec un tampon de cire ou autre;

enfin, chaque fois que le malade sent le besoin d'uriner, on ôte le bouchon.

Cette espèce de ponction, malgré l'avantage qu'il y a de la pratiquer avec facilité, ne peut convenir que lorsque la rétention d'urine est occasionnée par l'inflammation du col de la vessie; parce que dans cet état, on doit éviter la blessure des parties affectées; & comme il est ordinaire de voir tous les accidens céder en trois ou quatre jours aux moyens que l'art prescrit, elle semble mériter la préférence. Dans toutes autres circonstances, les causes de la maladie étant beaucoup plus long-tems à se dissiper, la canule restée à demeure au-dessus du pubis, détermine une inflammation locale, puis des escharres gangreneuses; la vessie s'échappe, l'urine peut s'infiltrer dans les parties voisines & donner lieu à une maladie plus grave encore; enfin, à la mort du sujet. Mais un inconvénient notable, qui est inséparable de ce procédé opératoire; c'est qu'on ne peut évacuer en totalité l'urine contenue dans la vessie, & que si par un mouvement particulier du malade ou par une autre cause quelconque, la canule vient à se déplacer, la vessie en se remplissant de nouveau, peut laisser échapper par la plaie qui y a été faite, une partie du fluide qu'elle contient, & quelque célérité que l'on mette à réitérer la ponction, l'infiltration d'urine n'a pas moins lieu, & détermine les accidens graves dont j'ai parlé.

Enfin la troisième espèce de ponction à la vessie se fait par le rectum. Cette opération ne convient que dans le cas qui rend en quelque sorte la précédente préférable à la ponction au périnée. Par ce procédé, on est assuré d'évacuer toute l'urine contenue dans la vessie; Flurant qui l'a imaginée, l'a tentée d'abord deux fois avec un trois-quarts droit ordinaire. Le succès ayant répondu à son attente, il a pensé que cette ressource de l'art pouvoit être appliquée avec plus d'utilité que la ponction au périnée qui étoit alors la seule en usage; & pour rendre l'opération plus facile au chirurgien, & la présence de la canule plus supportable au malade, il a proposé le trois-quarts courbe, *fig.* 4, avec une canule flexible. Cette canule est percée de plusieurs trous à son extrémité. Malgré les succès que Pouteau assure avoir été obtenus par l'auteur de cette opération, & quoique Leblanc assure l'avoir tentée une fois avec tout l'avantage possible, on ne voit point que Flurant ait eu d'autres imitateurs.

Notre collègue Deschamps propose la ponction de la vessie par le rectum, pour faire la taille hypogastrique dans l'homme. Nous parlerons ailleurs des raisons que cet habile chirurgien apporte en faveur de ce procédé.

L'instrument figure *e*, est un manche de trois quarts, dont l'ouverture qui va en se rétrécissant, sert à recevoir la partie aiguë du poinçon armé de la canule, en y enfonçant ainsi l'instrument tout armé, & le tournant en tous sens; la canule s'applique immédiatement sur le poinçon. Par ce moyen, on évite toute espèce de résistance de la part de la canule, lorsqu'on plonge l'instrument dans quelque partie que ce soit.

15. Ce trois-quarts est d'un volume convenable pour évacuer les fluides épanchés dans le cas d'hydrocèle enkisté. Cet instrument pénètre mieux que celui d'une forme ronde, à raison de sa forme applatie; aussi est-il d'un usage plus commun en Angleterre. On fait ordinairement la pointe du perforateur plus longue que celle de la tige des autres trois-quarts ronds; néanmoins elle ne doit pas passer la cinquième ou sixième partie d'un pouce, à compter de l'extrémité de la canule. Cette longueur suffit pour remplir les vues qu'on se propose, & l'on ne risque point de blesser la tunique vaginale lors de l'opération.

L'instrument *fig.* 6, attribué je ne sais pourquoi à Bellocq, a été imaginé par Guillemeau, pour fendre le prépuce dans l'opération du phimosis. Ce bistouri n'a d'autre mérite que celui d'être fixé sur son manche ; on se sert aussi bien du bistouri droit à lame étroite ; un praticien habile n'a pas besoin d'un instrument particulier pour faire cette opération. Néanmoins ce bistouri est fort commode pour inciser d'un seul coup les sinus un peu étendus.

Fin de l'Explication des Planches.

Errata de l'Explication des Planches.

Page 17, 1re. *colonne*, *ligne* 24 : le cit. Ant. Severin; *lisez*, Marc Aurele Severin.
Même page, *à la note*, *ligne* 8 : par cette guérison ; *lisez*, par cette opération.
Page 22, 1re. *colonne*, *ligne* 42 : de l'artère; *lisez*, de l'aine.
23, Planche XIV ; *lisez*, Planche XIII.
Id. Planche XV ; *lisez*, Planche XIV.
24, 1re. *colonne*, *ligne* 41 : au-dessous ; *lisez*, au-dessus.
33, Planche XV ; *ajoutez* : fig. 12, double canule usitée dans l'opération de la bronchotomie; fig. 11, bistouri usité pour faire cette opération.
37, 2e. *colonne*, *ligne* 37 : expose ; *lisez*, exposant.
40, 1re. *colonne*, *lignes* 20 & 21 : de Baude ; *lisez*, de Bauve.
74, 2e. *colonne*, *ligne* 9 : dernière ligne, très-composée ; *lisez*, très-compliquée.
75, 2e. *colonne*, *ligne* 9 : Pean ; *lisez*, Peu.
98, 1re. *colonne*, *ligne* 24 : rouvr pourait ; *lisez*, se rouvrait pour.
105, 2e. *colonne*, *ligne* 10 : Fleck ; *lisez*, Keck.
106, 2e. *colonne*, *ligne* 35 : machine ; *lisez*, matrice.
124, 1re. *colonne*, *ligne* 37 : Hauwkins ; *lisez*, Cruiskank.
130, 2e. *colonne*, *ligne* 38 : Foucher ; *lisez*, Foubert.
135, 1re. *colonne*, *ligne* 24 : souple ; *lisez*, simple.

Nota. La malade dont il s'agit page 98, fut opérée peu de temps après avec succès, au grand hospice de l'Humanité, par le cit. Pelletan, qui lui enleva les dents vacillantes. La masse polypeuse sortit par cette voie ; l'opérateur ayant introduit le doigt, enleva ce qu'il put. Il survint un gonflement inflammatoire sur toute la joue ; les suites n'en furent point fâcheuses. Peu de jours ensuite, les restes d'un polipe assez mou sortirent, et la malade guérit complettement, à l'exception de la fistule qui resta toujours la même. Les parties se rétablirent presque dans leur premier état.

www.ingramcontent.com/pod-product-compliance
Ingram Content Group UK Ltd.
Pitfield, Milton Keynes, MK11 3LW, UK
UKHW020301200726
13857UKWH00001B/52

9 782012 884243